TRAITÉ

DE

CHIRURGIE

TRAITÉ

DE

CHIRURGIE

Publié sous la direction

DE MM.

Simon DUPLAY
Professeur de clinique chirurgicale à la Faculté de médecine de Paris
Membre de l'Académie de médecine
Chirurgien de l'hôpital de la Charité

Paul RECLUS
Professeur agrégé à la Faculté de médecine de Paris
Chirurgien des hôpitaux
Membre de la Société de chirurgie

PAR MM.

BERGER. — BROCA. — DELBET. — DELENS. — FORGUE. — GÉRARD-MARCHANT
HARTMANN. — HEYDENREICH. — JALAGUIER. — KIRMISSON
LAGRANGE. — LEJARS. — MICHAUX. — NÉLATON. — PEYROT. — PONCET. — POTHERAT,
QUÉNU. — RICARD. — SEGOND. — TUFFIER. — WALTHER

TOME VII

PAR MM.

POTHERAT, QUÉNU, SEGOND, WALTHER
TUFFIER, FORGUE

AVEC CENT SOIXANTE-TROIS GRAVURES DANS LE TEXTE

PARIS
G. MASSON, ÉDITEUR
LIBRAIRE DE L'ACADÉMIE DE MÉDECINE
120, BOULEVARD SAINT-GERMAIN

M. D. CCCXCII

TRAITÉ
DE CHIRURGIE

TOME VII

MALADIES DES RÉGIONS
(SUITE)

RECTUM ET ANUS

Par le Dr POTHERAT

CHIRURGIEN DES HÔPITAUX

Quelques-unes des maladies du rectum sont d'ordre purement médical, c'est le petit nombre. Quelques autres, quoique d'ordre médical, s'adressent au chirurgien par leurs complications immédiates ou secondaires. Le plus grand nombre ressortissent entièrement à la chirurgie. Ce sont surtout ces affections d'ordre exclusivement chirurgical que nous étudierons ici, les envisageant à tous les points de vue, particulièrement dans le sens de la clinique et de l'intervention opératoire.

Nous étudierons successivement :

Les traumatismes du rectum ;

Les maladies inflammatoires ;

Les lésions organiques et vitales.

CHAPITRE PREMIER

AFFECTIONS TRAUMATIQUES

I

PLAIES.

BRODIE, *London med. and phys. Journ.*, 1827. — CHRISTOT, Drainage dans les plaies par armes de guerre. *Lyon méd.*, 1871, p. 17. — DUPUYTREN, *Clin. chirurg.*, 1832. — FOLLIN et DUPLAY, *Pathol. ext.*, t. VI, p. 373. — D. MOLLIÈRE, Traité des maladies du rectum, 1877. — FRANK, *Gaz. méd.*, 1876. — GOSSELIN et DUBAR, art. RECTUM du *Dict. encycl. des sciences méd.* — TRÉLAT et DELENS, art. RECTUM du *Dict. de méd. et de chir. prat.*

Considérations générales et étiologie. — Les plaies du rectum considérées isolément ou étendues au rectum et à l'anus sont de deux ordres. Les unes sont *voulues*, les autres sont *accidentelles*. Toutes les plaies faites par le chirurgien appartiennent au premier ordre ; les cautérisations, les sections dans la rectotomie linéaire postérieure, les lésions partielles des rectopexies, etc., rentrent dans ce groupe ; nous les laisserons de côté, il suffit de les avoir citées. Les plaies *accidentelles* seules méritent de nous arrêter.

Tous les auteurs s'accordent à reconnaître que les plaies du rectum sont rares, et pour expliquer cette rareté ils montrent avec raison la situation profonde de cette portion du tube digestif, sa relégation dans l'excavation du bassin qui le protège contre les agents vulnérants. Pourtant cette protection due à la ceinture pelvienne n'est efficace qu'autant que le bassin est intact. Vient-il à être fracturé dans ses portions iliaque et sacro-coccygienne, les fragments peuvent par leur contact ou leur déplacement déchirer ou perforer le rectum. Et c'est là une des sources des graves complications qu'on observe trop souvent dans les fractures du bassin. A elle seule la plaie du rectum peut entraîner la mort, par hémorrhagie et surtout par issue des matières ou des gaz dans la cavité péritonéale.

Au point de vue de l'étiologie, nous diviserons les plaies du rectum en deux groupes, suivant qu'elles sont venues de l'*extérieur* ou de l'*intérieur*. Comme toutes les plaies d'ailleurs, suivant la nature de l'agent vulnérant, elles comprennent les trois ordres classiques : plaies par instruments tranchants, plaies par instruments piquants, plaies par instruments contondants.

Les plaies *par instruments tranchants*, en dehors de l'intervention chirurgicale, sont tout à fait rares et exceptionnelles. Sans doute, on a vu la chute sur des débris de bouteille, de vases en terre cuite, en faïence, en porcelaine, déterminer des sections nettes de la région anale. Mais, si profondes que soient ces plaies, elles n'atteignent pas le rectum à proprement parler. A l'époque où la taille périnéale était fort en honneur, il n'était pas très rare de voir accidentellement et même par des chirurgiens expérimentés, la paroi antérieure de l'ampoule être incisée dans une petite étendue, accident d'ailleurs ordinairement assez bénin (D. Molière). On pourrait encore ranger parmi ces plaies à bords nets, celles déterminées par la section des cuillers du forceps; j'ai eu l'occasion d'observer une division verticale de la paroi recto-vaginale qui reconnaissait cette étiologie. La suture immédiate amena la guérison sans complications.

Enfin on a rapporté des exemples de section du rectum avec le périnée par un coup de couteau porté de bas en haut.

Les plaies par *instruments piquants* sont bien plus fréquentes; elles résultent de deux ordres de causes : 1° des maladresses; 2° des accidents.

Parmi les maladresses, nous rangerons les perforations du rectum produites par la canule à irrigation. Ces blessures étaient très fréquentes autrefois alors que les lavements étaient administrés par les infirmiers, avec des canules métalliques et à bout pointu. Pour donner une idée de cette fréquence, il suffit de dire que Velpeau en rapporte 8 cas, Esmarch 6 cas, Passavant 5 cas et Chomel 2 cas; Nélaton, Chassaignac, en ont également rapporté des exemples et le Musée de *Guy's hospital* renferme des pièces très démonstratives à ce sujet. L'accident, dans ces faits, résulte et de la nature de la canule ainsi que de sa forme, et de la brutalité de l'infirmier et aussi de son ignorance des courbures du rectum. Le coude formé par la deuxième et la troisième portion est à son sommet le siège habituel de ces lésions. Quoique bien moins dangereuses, les canules à bout olivaire, surtout si elles sont résistantes, peuvent produire des déchirures semblables, surtout s'il y a altération des parois du rectum. Il en existe des exemples dans la science, en particulier une pièce au Musée de *Saint-Bartholemew's hospital*. C'est encore à des manœuvres maladroites et violentes, bien moins excusables parce qu'elles sont dues à des mains autorisées souvent, qu'il faut attribuer les plaies du rectum résultant de fausses routes dans le cathétérisme uréthral. Ces plaies peuvent ou guérir spontanément ou devenir l'origine de fistules uréthro-rectales; en tout cas, elles sont bien moins graves que celles produites par le rectum.

Enfin cet ordre de plaies peut être produit accidentellement dans des chutes où le siège vient s'empaler en quelque sorte sur un agent vulnérant terminé en pointe. On pourrait, sans citer les faits de Gross, Esmarck, Camper, etc., trouver dans les annales médicales nombre de cas où le rectum a été blessé par une chute sur une pointe métallique, un éclat de bois, une dent de fourche, l'extrémité d'un échalas, etc. Dans la majorité de ces cas, les désordres sont considérables, il y a lésion du rectum, des voies urinaires, voire de l'intestin grêle. Dubar cite, dans le *Dictionnaire de médecine et chirurgie*, un cas de cette nature chez une femme qui, tombée sur une barrière à claire-voie, avait eu le vagin en haut et le rectum perforés. Dans le cas rapporté par Ahston, il s'agissait d'un coup de corne de vache; la mort s'ensuivit.

Les plaies par *instruments contondants* sont également relativement fréquentes, mais on ne les observe que dans des traumatismes complexes et très graves. Elles résultent, en effet, soit de fractures multiples du bassin, véritables broiements s'accompagnant de lésions de la plupart des organes du bassin, soit de projectiles de guerre, qui grâce à leur force de pénétration, grâce aux esquilles osseuses qu'ils entraînent, lèsent rarement le rectum.

seul. Cependant le squelette peut n'avoir pas été lésé par le projectile; tel est le cas de Dupuytren, où un blessé de 1830 avait eu le rectum et la vessie perforés par une balle venue de bas en haut, tel encore le cas d'un blessé à la bataille de Talant, blessé, soigné par Christot, et dont l'observation est rapportée tout au long dans le traité de D. Molière. Signalons, à titre de renseignement seulement, qu'Otis, dans la statistique de la guerre de Sécession, rapporte 309 cas de blessure du rectum. Les ruptures du rectum dues à l'introduction d'instruments trop volumineux, du spéculum à dilatation, de la main (Allemands), peuvent rentrer dans cette classe de plaies par instruments contondants.

Dans toutes les variétés d'origine des plaies du rectum que nous venons de passer en revue, il ne s'agit que de lésions produites *de dehors en dedans*. Mais il existe aussi des plaies produites *de dedans en dehors*.

Les unes ont un mécanisme fort simple, telles par exemple les petites déchirures produites par des corps étrangers de l'alimentation, ou accidentels, plus ou moins acérés et traversant le rectum; telles encore les grandes déchirures de la cloison recto-vaginale produites parfois par le passage d'un bol fécal trop volumineux et trop résistant (H. Mayo), plus souvent par le passage de la tête du fœtus portant cette paroi au delà de son maximum d'extensibilité.

Les autres, beaucoup plus difficiles à saisir dans leur mécanisme, sont d'ailleurs des raretés. On pourrait donner à ces plaies le nom de *déchirures spontanées* pour bien montrer que la cause qui les a produites n'est pas manifeste. C'est ainsi que Brodie a observé une rupture du rectum qui se serait produite pendant des efforts de vomissements. L'intestin ne présentait aucune altération appréciable, et cependant la déchirure fut assez étendue pour permettre le passage de deux anses d'intestin grêle avec leur pédicule mésentérique. D'autres faits analogues ont été cités par Ashton, Stein, Nedhom et Adelman. Le mécanisme est encore bien plus difficile à saisir quand il s'agit de faits comme celui rapporté par Frank où la déchirure du rectum avait été produite par une contusion de l'abdomen.

Anatomie pathologique. — *Siège.* — C'est plus souvent dans la troisième portion du rectum qu'on observe les lésions, et la paroi antérieure est celle qui est le plus souvent atteinte. Cependant les plaies résultant de fractures du bassin, de projectiles, voire même d'instruments piquants, peuvent siéger beaucoup plus haut et d'une manière générale en un point quelconque du rectum.

Forme et étendue de la plaie. — Tantôt nette, linéaire, plus souvent irrégulière, déchiquetée, plus ou moins arrondie, elle est dans le sens de la longueur ou du calibre de l'intestin, d'une étendue très variable et en rapport direct avec les dimensions, la direction et le mode d'action de l'agent vulnérant. Dans le sens de l'épaisseur, elle est également très variable; le rectum peut être *partiellement* ou *totalement* lésé, et l'on comprend l'importance bien différente d'une lésion atteignant la muqueuse seule, voire même la muqueuse et la tunique musculeuse, et une lésion frappant toutes les tuniques du rectum. Celle-ci, suivant son siège, pourra intéresser la séreuse péritonéale ou la respecter.

Lésions concomitantes. — Le rectum peut enfin être lésé isolément ou concurremment avec les os du bassin, sacrum, coccyx, os iliaque, ceinture pelvienne, les artères de l'excavation, les organes urinaires et génitaux, vagin, utérus, vésicule, prostate, urèthre, vessie, etc.

Symptomatologie. — Les symptômes des plaies du rectum peuvent être divisés en symptômes *fonctionnels* et symptômes *physiques*. Les fonctions du rectum, sa riche vascularité, ses rapports anatomiques enfin, nous rendent compte de ces divers symptômes. Ces symptômes sont d'ailleurs variables suivant que le rectum est seul blessé, ou qu'il y a en même temps lésion du péritoine qui communique avec l'intestin, ou lésion d'autres organes du bassin. Dans ce cas de lésions complexes, la mort peut survenir très rapidement, en un jour, au bout de quelques heures, avant même qu'on ait eu le temps de rechercher s'il existait une lésion du rectum.

Mais si la lésion est plus simple, elle se traduira par une *douleur locale* plus ou moins vive, continue, mais accrue par la miction et surtout par la défécation ; par des *envies fréquentes* d'aller à la garde-robe, envies dues à la présence de sang dans le rectum et dont le résultat est l'évacuation de ce sang plus ou moins altéré, et contenant quelquefois des débris de membranes. La vue permettra de constater l'*issue de sang* soit continue par l'anus, soit intermittente par la défécation; le sang, rouge dans le premier cas, est plus ou moins altéré dans lesecond. Le *toucher rectal*, pratiqué avec les plus grandes précautions, pourra conduire sur la solution de continuité, qu'on pourra exceptionnellement voir à l'aide du spéculum *ani*, manié avec une extrême prudence.

Marche et terminaisons. — Tantôt la marche est très simple. Après les symptômes fonctionnels immédiats que nous venons de signaler, on observe pendant quelques jours des phénomènes de rectite, douleurs, envies fréquentes, ténesme, émission de matières sanguinolentes, muco-purulentes, puis peu à peu les phénomènes de rectite s'atténuent et disparaissent, et tout rentre dans l'ordre. C'est ce qui se passe dans les petites déchirures du rectum, partielles ou totales, mais *bas situées;* c'est ce qui s'observe le plus souvent dans les cas de fausses routes uréthrales ayant lésé le rectum, sauf le cas où une fistule urinaire s'établit. Mais il s'en faut beaucoup qu'il en aille toujours ainsi. Sans rappeler ces cas de lésions multiples où la mort survient en une heure, quelques heures, vingt-quatre heures au plus, il est bon nombre de cas où les choses, après s'être montrées assez simples au début, ont *rapidement, secondairement* ou *tardivement* été aggravées par quelque complication.

Complications. — Elles sont fréquentes, multiples, graves. Les unes sont habituelles : *hémorrhagie, péritonite, inflammation;* les autres plus rares : infiltrations *stercorales et gazeuses*, issue des intestins, etc. L'*hémorrhagie*, au lieu d'être limitée à cette petite émission de sang que nous avons signalée plus haut, peut, lorsqu'un vaisseau important, artère ou veine, a été lésé, être considérable et mettre immédiatement ou en très peu de temps l'existence en cause. Hippocrate a exagéré en disant qu'on pouvait couper, exciser, inciser, corroder l'anus sans crainte, qu'il n'y avait pas d'hémorrhagie à redouter; mais sa proposition eût été outrée s'il l'eût étendue au rectum, et le chirurgien qui opère sur cette portion de l'intestin sait très bien qu'il peut intéresser des vaisseaux importants et qu'il doit en tenir compte.

L'hémorrhagie ne se traduit pas toujours par un écoulement de sang à l'extérieur. Le sang peut s'accumuler en grande quantité dans l'ampoule rectale : on voit alors la pâleur s'étendre sur tous les téguments du blessé; le refroidissement envahit les extrémités; des défaillances, des syncopes, la mort même peuvent survenir. Tantôt cette hémorrhagie succède *immédiatement* à la plaie qui a ouvert nettement un vaisseau important; dans d'autres cas, c'est *secondairement*, par le détachement de lambeaux d'une plaie contuse, qu'elle se produit, elle n'en est pas moins grave et susceptible d'entraîner la mort.

La *péritonite* est aussi *immédiate* ou *secondaire*. Elle est immédiate quand, la séreuse ayant été intéressée, le rectum déverse son contenu dans la cavité péritonéale. C'est alors l'évolution suraiguë, dont la marche est si rapide qu'elle est presque foudroyante. Mais elle peut survenir consécutivement par l'extension à la séreuse des phénomènes inflammatoires du voisinage; dans ce cas, suivant l'intensité, elle peut être aiguë, généralisée, et entraîner la mort. ou bien subaiguë, localisée, et permettre la survie et la guérison. Dans le cas de perforation du cul-de-sac péritonéal vésico-rectal ou recto-utérin par une canule, la péritonite peut être due à l'injection dans la cavité du liquide du lavement; en ce cas, la nature et la quantité du liquide injecté régleront la rapidité et l'intensité de la péritonite.

Les *phénomènes inflammatoires* sont fréquents dans les cas de plaie un peu importante du rectum. Tantôt ils sont limités à la périphérie du rectum avec ou sans propagation aux fosses ischio-rectales; dans ce cas on observe un phlegmon périrectal, se terminant presque toujours par suppuration. — Celle-ci se fera jour à l'extérieur par des trajets fistuleux persistant si un traitement approprié n'intervient pas au moment opportun. Consécutivement, on peut observer, outre les fistules, des indurations diminuant le calibre du rectum. Dans quelques cas, les phénomènes inflammatoires peuvent conduire à la *gangrène partielle* ou étendue de l'anus et du rectum.

Tantôt les phénomènes inflammatoires sont diffus, s'étendent au tissu cellulaire de l'excavation et donnent lieu à ce processus pathologique que l'on a caractérisé du nom de *cellulite pelvienne* et sur la gravité duquel nous n'avons pas besoin d'insister.

La dilatabilité du rectum, les contractions de l'intestin et des parois abdominales au-dessus, la résistance du sphincter au-dessous, rendent compte de deux complications, graves toutes deux, que l'on peut, rarement il est vrai, observer dans le cas de ruptures du rectum; nous voulons dire l'*infiltration stercorale* et l'*infiltration gazeuse*. Les matières et les gaz accumulés dans l'ampoule et pressés entre ces deux forces agissant en sens inverse, trouvant devant eux une voie, font irruption dans le périnée et dans le tissu cellulaire du bassin.

Dans l'*infiltration stercorale*, les matières fécales pénètrent dans les tissus à la façon de l'urine dans l'infiltration urineuse. Rapidement on observe des phénomènes de phlegmon gangreneux d'une extrême gravité contre lesquels le chirurgien n'est pas absolument désarmé.

L'*infiltration gazeuse* se fait ordinairement dans la fosse ischio-rectale et elle peut s'y localiser. Mais elle peut s'étendre beaucoup plus loin vers la fesse dans la paroi antérieure de l'abdomen et même dans les parois du thorax (*Lancet*, 1860). Elle se traduit par des phénomènes d'*emphysème* (fine crépitation à la pression). Avant que ces gaz ne soient résorbés, ils déterminent la mort par septicémie, ce qui se comprend aisément étant donnée leur origine.

L'*issue de l'intestin* par la plaie est un accident rare, mais presque toujours mortel ; il suppose une plaie large et ayant intéressé le péritoine : Adelmann, Stein et Nedham ont observé cet accident ; seul Nedham a pu guérir son blessé. — Nous avons signalé plus haut le cas de Brodie, dans lequel il y eut issue de près de 2 mètres d'intestin. — C'est principalement dans ce que nous avons appelé les *ruptures spontanées* que l'on observe cette grave complication.

Quant aux autres complications qui résultent de lésions concomitantes d'organes du bassin, vessie, urèthre, gros vaisseaux, nous les passerons sous silence. En pareil cas, la blessure du rectum vient au second plan au milieu des symptômes rapidement mortels de ces graves traumatismes. Seules les déchirures du vagin peuvent guérir assez facilement et assez simplement. Après avoir vu passer par le vagin la majeure ou une minime partie des matières intestinales, il peut se faire une oblitération complète, ou s'établir une fistule ne laissant passer que les gaz ; mais bien rare est le cas, en dehors de l'accouchement, où la lésion est assez simple pour n'avoir intéressé que le vagin et le rectum..

Pronostic. — Ce que nous venons de dire de la marche et des complications des plaies du rectum, nous permet d'en porter facilement le pronostic. Toute plaie du rectum, à un degré variable, est grave. Tout au plus les éraillures de la muqueuse sont-elles susceptibles de guérir sans accidents, et encore exposent-elles aux inflammations périrectales. Mais toutes les autres, même les piqûres, sont susceptibles d'entraîner la mort par les graves complications dont elles s'accompagnent le plus souvent, immédiatement ou secondairement.

Toutes choses égales d'ailleurs, les plaies contuses et les ruptures sont plus graves que les piqûres et plaies par instruments tranchants, les plaies de la partie inférieure sont moins graves que celles de la partie supérieure ; l'intégrité ou l'ouverture du péritoine font considérablement varier le pronostic. Disons pourtant pour atténuer un peu cette gravité du pronostic que des lésions considérables au premier abord peuvent se terminer heureusement même après avoir passé par des complications inflammatoires et suppuratives. Tel le malade de Diffenbach dont parle Trélat et qui guérit avec une perforation de l'ampoule et un abcès développé dans la concavité du sacrum. Grâce à un large sphacèle de la paroi rectale, les matières passaient dans la concavité du sacrum. Sur les 309 cas relevés par Otis, il y eut une mortalité de 42,7 pour 100 ; donc plus de la moitié des blessés guérirent, bien qu'il s'agît de blessures par projectiles, c'est-à-dire de plaies ordinairement très graves. D'après Chenu, la mortalité dans la guerre d'Italie aurait été moindre encore, puisqu'il l'évalue à 32 pour 100.

Diagnostic. — Le diagnostic comporte plusieurs points. Le chirurgien doit se demander s'il y a plaie du rectum, où siège cette plaie, son étendue, s'il y a des vaisseaux atteints; enfin il doit rechercher les complications pour les combattre.

Dans quelques cas, lorsque les phénomènes seront peu marqués, on restera dans le doute. Cependant, pour peu qu'il y ait douleur localisée, issue de sang à la défécation, et des commémoratifs capables de faire admettre une plaie, on devra soupçonner l'existence de celle-ci; et c'est alors qu'à l'aide du toucher rectal, de l'examen visuel par le spéculum, on examinera l'intérieur du rectum pour rechercher la solution de continuité. Nous ne reviendrons pas sur les précautions à prendre pour pratiquer cet examen.

Mais pour peu que les phénomènes soient marqués le diagnostic s'imposera. On devra alors songer à la possibilité de complications; c'est surtout l'hémorrhagie que l'on devra surveiller dès le début. On a dit que, au seul examen du sang qui est rendu, on peut affirmer qu'il s'agit d'une plaie artérielle (sang rouge) ou d'une plaie veineuse (sang noir). Il n'y a là rien d'absolu; le sang artériel peu fort bien séjourner dans le rectum, s'y altérer et prendre les caractères du sang noir.

Le passage d'urine par le rectum indiquera la lésion des voies urinaires, de même que l'issue de gaz et de matières fécales par le vagin, indépendamment du toucher vaginal, traduira l'existence d'une lésion de ce conduit. Enfin les signes habituels de la péritonite marqueront l'existence de cette redoutable complication. Le toucher, l'examen au spéculum, pourront faire reconnaître la présence d'un corps étranger. Chez le malade de Christot il y avait une balle aplatie dans le rectum et sa présence avait donné lieu à des accidents d'occlusion intestinale qui cessèrent après l'ablation de ce corps étranger.

Traitement. — La conduite du chirurgien dans le cas de plaie du rectum variera avec les conditions devant lesquelles il se trouvera.

S'il a diagnostiqué une plaie superficielle peu importante, le traitement sera simple. Il constipera son malade pour éloigner les défécations et permettre à la cicatrisation de se faire. Il favorisera celle-ci et préviendra les phénomènes inflammatoires par des lavages aseptiques du rectum, faits avec précaution, à l'aide d'une sonde rectale. Le liquide sera une solution boriquée ou simplement l'eau bouillie, le lavage pourra être renouvelé plusieurs fois par jour. Mais s'il a lieu de croire à une plaie ayant intéressé la totalité de l'épaisseur du rectum, alors sa conduite doit être beaucoup plus réservée. L'opium à l'intérieur, la morphine en injections sous-cutanées, trouveront encore leur application pour déterminer la constipation et l'immobilisation de l'intestin. Il pourrait être utile ici encore de vider l'intestin et d'en faire l'asepsie; mais on court le risque de faire pénétrer le liquide dans les tissus péri-rectaux, aussi faudra-t-il s'abstenir de ces lavages, à moins de les faire en s'aidant du spéculum et sous le chloroforme. Il y aura à cela plusieurs avantages : à l'aide du spéculum, on pourra enlever les matières fécales et laver l'intestin; on pourra se rendre compte de l'état de la lésion; enfin on dilatera l'orifice anal, ce qui facilitera l'issue ultérieure des matières et surtout des gaz. Cette conduite est préférable à l'incision du sphincter préconisée par Bégin et

Dupuytren. A défaut de la dilatation de l'anus, un gros tube en caoutchouc introduit dans le rectum pourrait conduire les gaz au-dehors et éviter leur diffusion dans les tissus du périnée et du bassin.

C'est surtout l'*hémorrhagie* qui préoccupera tout d'abord le chirurgien. Est-elle minime, il n'a pas à s'en inquiéter, mais il devra surveiller de près son malade, car il peut saigner dans son rectum. Quelle se traduise à l'extérieur ou qu'elle soit intérieure, l'hémorrhagie devra être arrêtée. Pour cela il faudra chercher à voir la plaie, lier le vaisseau qui donne si cela est possible, suturer la solution de continuité, cautériser au fer rouge. L'injection d'eau glacée, l'introduction de petits ovules de glace dans le rectum, pourront avoir aussi quelque efficacité. Les liquides astringents doivent être rejetés, particulièrement le perchlorure de fer, mais on pourrait essayer de l'eau de Pagliari. L'injection d'air froid, qui aurait donné des résultats satisfaisants à Gross, me paraît d'une efficacité douteuse. Si ces divers moyens échouent ou sont inapplicables, il faudra recourir au *tamponnement* du rectum. Allingham a imaginé de le faire avec une éponge préparée d'une façon spéciale. On a employé les tampons multiples reliés entre eux en queue de cerf-volant. Ce tamponnement est assez mal supporté, parce qu'il retient les gaz; il a l'inconvénient bien souvent aussi de provoquer de la rectite. Il faudra donc, si l'on y a recours, employer des substances aseptiques et peu irritantes et les oindre convenablement de vaseline. Le ballon de Gariel, percé en son milieu, pourrait atteindre le même but de compression, sans avoir les inconvénients que nous venons de signaler.

Nous avons vu comment par l'évacuation, le lavage, la dilatation anale, le drainage, on s'opposait à l'infiltration stercorale et gazeuse; rappelons que Dieffenbach, dans un cas de large perte de substance, avait obturé avec succès la perforation à l'aide d'un segment de boyau rempli d'eau d'abord, puis d'air.

Si, malgré les précautions prises, cette infiltration se produisait, il faudrait se hâter de faire des incisions multiples et profondes.

Les abcès de la fosse ischio-rectale ou de la marge de l'anus, les fistules consécutives, seront l'objet de traitements appropriés qui ne présentent ici rien de spécial. C'est encore aux larges et multiples incisions qu'il faudra avoir recours s'il y a une lésion concomitante des voies urinaires ayant amené une infiltration d'urine. Enfin il nous reste à examiner le cas où il y a issue de l'intestin dans le rectum. Adelmann ouvrit le ventre pour rentrer l'anse herniée; il la réduisit à grand'peine et sa malade mourut. Stein ouvrit l'anse intestinale pour créer un anus contre-nature. Sa tentative échoua complètement. La malade de Brodie mourut aussi. Seul Nedham parvint après débridement à réduire l'intestin, et obtint une guérison. On comprend en conséquence qu'il soit difficile à l'aide de ces quelques faits d'indiquer une ligne de conduite ferme; heureusement cette lésion est fort rare.

Quant à la péritonite, tout l'effet de la thérapeutique devra tendre à la prévenir, car, lorsqu'elle éclatera, le traitement sera à peu près désarmé, et, sauf le cas d'inflammation peu intense et localisée, les moyens habituels, opium, glace intus et extra, seront le plus souvent impuissants à empêcher un dénouement fatal.

II

CORPS ÉTRANGERS

J. Cloquet, Soc. de chir., février 1862. — Cumano, *Gaz. méd. de Paris*, 1838. — Desormeaux, Soc. de chir., 5 févr. 1862. — Dor, *Gaz. méd. de Paris*, 1835, p. 139. — Follin, Soc. de chir., mai 1861. — Howinson, *The Lancet*, 25 mai 1867. — Laroyenne, *Gaz. méd. de Lyon*, 1867. — Montanari, *Gaz. hebd.*, 15 févr. 1861. — Morand, Acad. de chir. — Rafly, *Journ. de méd. de Toulouse*, mai 1861.

Étiologie. — Les corps étrangers du rectum sont relativement fréquents; quelques-uns sont dus à des *projectiles* tombés dans le rectum. Dans l'article précédent, nous avons vu une balle aplatie restée dans le rectum avoir provoqué des phénomènes d'obstruction qui cessèrent avec l'ablation de l'objet (Christot). Mais c'est là une origine exceptionnelle. En dehors du projectile de guerre, les corps étrangers du rectum sont de trois ordres, suivant que :

1° Ils se sont développés sur place;

2° Qu'ils sont venus des voies digestives supérieures;

3° Qu'ils ont pénétré par l'anus.

A. Les corps *développés sur place* sont relatifs à l'accumulation de matières fécales durcies d'une part, à l'agglomération de vers intestinaux d'autre part.

Deux circonstances favorisent l'accumulation et le durcissement des matières fécales dans le rectum : en premier lieu, la nature des ingestas, surtout quand ils ont été mal mastiqués. Langlham a vu la coprostase avoir pour cause un amas de petits pois durs. Tous les détritus de légume, les pépins de fruits, les noyaux de cerises, les débris celluleux, peuvent former le noyau de la masse intestinale, qui a parfois dans ces cas une apparence stratifiée.

Exceptionnellement, l'emploi fréquemment répété de la *magnésie* prise à dose élevée a provoqué cette même accumulation. Elle a pu être déterminée aussi par un calcul biliaire. La mauvaise qualité des substances ingérées serait susceptibles de provoquer la coprostase ; c'est ainsi que Popham, Donavant et Banks rapportent des faits de coprostase si nombreux lors d'une disette en Irlande, en 1846, que l'affection revêtait le caractère d'une épidémie ; or les paysans ne se nourrissaient que de pommes de terre malades.

Dans quelques cas, le noyau de la masse a été formé par des substances alimentaires avalées gloutonnement; c'est ainsi que J. Bœkel a trouvé dans un rectum 70 escargots enrobés de matières fécales. Il n'est pas jusqu'à des pelotons de cheveux qu'on n'ait trouvés au centre de ces amas. Gross, qui a écrit l'histoire de ces corps étrangers, y a groupé des faits multiples. Mais ce qui favorise surtout la coprostase, ce sont les habitudes de constipation et la parésie ou la paralysie du rectum, soit isolée, soit jointe à la paralysie intestinale. On a invoqué aussi la contracture du sphincter, mais celle-ci est le plus souvent secondaire. L'anémie et l'hystérie sont des causes rares. La vie sédentaire et l'abus des lavements déterminent la coprostase en ce sens qu'ils provoquent la parésie du rectum. Aussi est-ce surtout chez des femmes et principalement chez les vieillards qu'on observe ces divers accidents de la coprostase.

Chez l'enfant, des accidents analogues sont déterminés par des ascarides réunis en masse parfois considérable, enrobés dans du mucus et des glaires qui les agglomèrent.

La coprostase se présente sous deux aspects différents : tantôt elle forme une masse unique pouvant atteindre un volume considérable, rarement régulière, arrondie ou cylindroïde, plus souvent irrégulière, mamelonnée. Ces matières fécales sont durcies et très tassées, au point de former parfois comme des pierres (coprolithes). Tantôt elle est divisée en petites masses multiples arrondies ou ovillées connues sous le nom de scybales. Ces masses sont elles-mêmes extrêmement dures. Qu'elles forment un amas unique ou plusieurs petits noyaux, les matières sont ordinairement gris blanchâtre à leur surface et recouvertes d'un enduit de mucus épais, glaireux, quelquefois sanguinolent ou séro-sanguinolent. Ce dernier caractère du mucus s'observe quand la coprostase s'accompagne de la rectite dont elle a été l'occasion.

Les accidents de la coprostase étant particuliers, nous étudierons de suite ces accidents et leur traitement avant de passer à l'étude des deux autres groupes de corps étrangers.

Nous venons de voir que les lésions de la coprostase sont ordinairement minimes, aussi les symptômes sont-ils d'ordinaire peu accusés, surtout lorsqu'il s'agit d'un rectum paralysé.

Symptômes. — Ils sont surtout *fonctionnels* : le malade accuse des douleurs de reins, des pesanteurs du bas-ventre, des élancements vers l'anus. Les besoins d'aller à la garde-robe se répètent fréquemment, et l'examen de la région anale dans les efforts de défécation est curieux; cette région bombe comme un périnée distendu par la tête du fœtus, mais l'anus s'entr'ouvre à peine. L'effort est le plus souvent inefficace, et il se renouvellera au grand supplice du malade qui recourra vainement à l'emploi des lavements : ceux-ci seront rejetés. Alors les malades redoutent d'aller à la garde-robe, ils se retiennent de manger, s'amaigrissent et prennent un aspect cachectique qui peut d'autant plus facilement tromper qu'ils accusent parfois des douleurs gastriques et hépatiques.

Ce n'est qu'après un temps assez long que les malades sont torturés par ces efforts souvent répétés et comparables aux efforts de l'accouchement. Au début, les phénomènes sont plus obscurs, il n'y a rien d'autre que de la constipation sans rien de spécial, mais avec inappétence et souvent même dégoût pour la nourriture, soif vive.

La constipation peut s'accompagner de rétention d'urine, qui s'explique aisément par la pression d'une masse qui, dans quelques cas, remplit presque l'excavation.

Cependant, il s'en faut qu'il y ait toujours de la constipation : la diarrhée n'est pas rare, mais elle est glaireuse, muco-purulente et due à l'existence d'une rectite; elle se fait avec épreintes et contribue pour une bonne part à provoquer les envies fréquentes et douloureuses de la défécation.

L'ensemble de ces symptômes réagit fortement sur le moral des malades, qui deviennent irritables d'abord, puis tombent dans l'hypochondrie avec tendance au suicide.

Le **pronostic** de la coprostase est donc assez sérieux, non seulement parce qu'elle peut porter une grave atteinte à la santé générale et au système nerveux, mais encore parce que bien souvent elle n'est que la traduction d'une altération plus ou moins profonde des centres nerveux (sénilité, paralysie).

Le **diagnostic** semble devoir être simple ; cependant des praticiens exercés ont commis des erreurs et cru au carreau, au cancer, à des tumeurs utérines, ovariennes, pelviennes, etc. ; dans un cas même, le côlon rempli de matières avait fait diagnostiquer une hypertrophie du foie. Ces erreurs s'expliquent par le vague des signes fonctionnels assez souvent, mais elles sont dues bien souvent à un examen incomplet. Par répugnance personnelle ou par répugnance du malade, on a omis d'avoir recours au mode d'exploration décisif, le toucher rectal, qu'on peut chez la femme remplacer par le toucher vaginal. Dès qu'on aura franchi le sphincter, on trouvera les masses dures caractéristiques, remplissant le rectum et même faisant saillie dans le vagin.

Le **traitement** comporte une indication immédiate absolue, celle de vider le rectum ; les lavements et purgatifs sont sans efficacité, sauf le cas où il s'agit d'une boule d'ascarides, auquel cas une préparation alliacée ou même simplement un lavement salé provoquera l'expulsion. En tout autre cas, il faut extraire artificiellement le bol fécal. Pour cela, en s'aidant au besoin de l'anesthésie générale ou locale, on dilatera l'anus, puis avec une cuiller, des tenettes, des pinces, la main même, on extraira la masse après l'avoir fragmentée au besoin et en facilitant sa sortie avec des onctions grasses. Il est des paralytiques et des vieillards à qui il faut ainsi quotidiennement vider le rectum. Ce n'est que dans le cas d'impossibilité absolue de faire sortir l'amas que l'on aura recours à la section du sphincter, à la rectotomie linéaire postérieure.

Le traitement ne se bornera pas à cette évacuation ; il cherchera à prévenir si possible le retour de semblables accidents par l'emploi de purgatifs légers, d'un régime doux et émollient. La strychnine, la noix vomique, l'ergot de seigle, trouveront leur indication dans certains cas. Enfin l'électrisation du tube digestif peut donner d'excellents résultats.

B. Les *corps étrangers* venus *des voies digestives supérieures* sont nombreux et extrêmement variés. Hévin, dans son mémoire célèbre de l'Académie royale de chirurgie, en a relaté un grand nombre de faits. Les uns proviennent de l'alimentation : arêtes de poisson, portions d'os et de cartilage, tendons, aponévroses; d'autres sont accidentels et sont observés surtout chez les enfants : billes, clous, porte-plumes, aiguilles, épingles, morceaux de verre, une flûte, etc. Quelques-uns ont pu être déglutis par aberration mentale : fourchette (Legendre), couteaux (Brodie). Schmucker rapporte le fait, que lui cita Bloch, d'un jeune fou qui, pour se suicider, ingéra plusieurs centaines de clous, morceaux de fer, épingles à cheveux, épingles ordinaires, morceaux de verre; ce fut vainement d'ailleurs, tout passa sans accident.

Dans quelques cas, le corps étranger a été dégluti volontairement; souvent des voleurs pris sur le fait ont cherché à dissimuler leur vol en avalant des pièces de monnaie. Les bateleurs dont la profession est d'avaler des sabres ou des couteaux sont parfois victimes de cette pratique hasardeuse. Un matelot américain eut ainsi le rectum perforé par un couteau et en mourut (Brodie).

Enfin, on a trouvé dans le rectum des dents artificielles, voire même un œil artificiel (Esmarch)!

Il y a lieu de se demander pourquoi ces corps, qui ont traversé sans danger les voies digestives supérieures, s'arrêtent dans le rectum. Cela est dû sans doute à l'occlusion sphinctérienne, et aussi à ce fait que ces corps partagent le sort des matières intestinales qui séjournent momentanément dans le rectum. D'ailleurs il n'est pas rare de voir ces corps étrangers s'enrober de matières qui se durcissent, devenir ainsi le noyau d'une coprostase ; ils ont pu même s'incruster de sels.

Tantôt ces corps étrangers séjournent dans le rectum sans y déterminer d'autre accident que de la rectite plus ou moins intense, tantôt ils lèsent gravement ses parois et sont l'origine d'accidents inflammatoires secondaires, ou d'accidents immédiats de péritonite, d'hémorrhagie. Le matelot de Brodie eut le rectum perforé; dans un cas de Tauchon, la prostate fut lésée par un os de perdrix; Merlin a même vu une femme avorter au cinquième mois, par suite du passage du rectum dans l'utérus d'une arête de poisson qu'on trouva fichée dans l'épaule et la cuisse du fœtus! Parfois le corps étranger sort du rectum par une perforation, et peut être rejeté au dehors avec le pus d'un abcès périrectal qu'il aura provoqué.

C. Les véritables corps étrangers du rectum sont ceux qui *y ont pénétré par l'anus*. Ils sont nombreux et d'une extrême variété de forme, de volume, de nature, de dimensions.

Exceptionnellement, ces corps étrangers ont été introduits dans un but thérapeutique, par le médecin, le malade, ou une personne étrangère. De ce nombre sont les sondes, les bougies. Luders a trouvé même un pessaire, mais il provenait du vagin, et c'est par ulcération de la paroi recto-vaginale qu'il était tombé dans le rectum. Une sangsue appliquée à l'anus pénétra dans le rectum, chez un jeune sujet.

Rarement c'est à la suite de plaisanteries délirantes ou dans un but criminel. La fille publique à qui des étudiants plantèrent à rebrousse-poil une queue de cochon, est bien connue (Marchetti). Le fer rouge que les assassins d'Édouard II lui introduisirent dans le rectum (Gross) n'a qu'un intérêt historique.

Assez souvent le corps étranger du rectum est dû à ce que cette portion du tube digestif a été transformée en un réceptacle. C'est ainsi qu'on a vu souvent les habitués des prisons y cacher leur *nécessaire*, sorte d'étui qui contient l'attirail délicat d'une évasion (Follin-Closmadeuc). Par jactance, un homme s'était introduit dans le rectum 50 escargots (J. Bœkel)!

Un accident, une chute sur un corps fragile (morceau de bois), a pu être l'origine du corps étranger.

Mais ce sont surtout les habitudes de pédérastie passive qui conduisent leurs auteurs à s'introduire dans le rectum des corps étrangers, et la liste des corps ainsi introduits n'est pas moins bizarre et souvent invraisemblable, quoique authentique, qu'elle est longue. Il n'y a que l'histoire des corps étrangers de l'urèthre et de la vessie qui pourrait nous fournir une pareille variété.

Pour la facilité de la classification, et aussi parce qu'ils se présentent, au point de vue des lésions et du traitement, dans des conditions particulières, on peut diviser ces corps en trois groupes :

1° Les corps *solides* se subdivisant en *corps arrondis* ou à bords mousses, et en corps à *surface irrégulière ;*

2° Les *corps fragiles.*

a. Les *corps arrondis* sont variés : ce sont des morceaux de bois, taillés souvent en forme de pénis, et polis, des billes, des cailloux arrondis, un affiquet (Gérard), une navette de tisserand (Bonhomme), des bouchons de bois, des rouleaux à pâtisserie, des lissoirs de cordonnier, et des objets d'un volume plus considérable encore : tel le malade dont parle Montanari, qui s'introduisait dans le rectum un pilon de mortier, long de 30 centimètres et large de 6 centimètres à sa grosse extrémité, et qui continua ce petit exercice jusqu'à ce qu'il mourût d'une déchirure de l'intestin.

b. Les *corps irréguliers* ne sont pas moins variés et bizarres : ce sont des baguettes de jonc, des vis de bois (Janson), des morceaux de pierre, des racines d'arbre, des dents de râteau, etc. Raffy de Puymarol retira du rectum d'un homme une petite fourche de bois, dont les branches, grosses comme le petit doigt, mesuraient 7 à 8 centimètres de long avec un écartement de 7 centimètres environ. Et rien n'égale la fantaisie des récits qu'imaginent les malades pour expliquer la présence du corps étranger, que d'ailleurs ils cherchent assez souvent à dissimuler.

c. Les *corps fragiles* sont intéressants non seulement par leur variabilité de forme et de volume, vraiment incroyable souvent quoique exacte, que par leurs dangers et les difficultés de leur extirpation. C'est dans ce groupe que l'on trouve les verres à boire; les chopes à bière, les pots de confitures, les bouteilles, etc. Desgranges (de Lyon) a retiré une poivrière; Velpeau put extraire un grand verre à bière; J. Cloquet, une chope. Le malade de Desormeaux et celui de Howinson s'étaient introduit une bouteille. Celui de Laroyenne, comme celui de Cloquet, s'était contenté d'une chope.

Lésions produites par les corps étrangers. — S'ils sont mousses et peu volumineux, les corps étrangers peuvent ne produire que des lésions presque nulles ou minimes, telles que des éraillures, un peu de rectite.

Même lisses, s'ils sont volumineux, ils peuvent provoquer une rupture ; c'est ce qui arriva au pédéraste qui s'introduisait un pilon à mortier.

S'ils sont pointus ou irréguliers, ils déchirent l'anus et le rectum, et peuvent perforer celui-ci avec ou sans ouverture du péritoine. Ces lésions sont d'abord les mêmes, qu'il s'agisse de corps étrangers venus par en haut ou venus par en bas. Elles vont nous rendre compte des phénomènes auxquels ces corps donneront lieu.

Le corps étranger peut se ficher dans les parois du rectum et dans un organe voisin, comme la prostate, le vagin, la vessie. Il peut avoir son grand axe dans l'axe du rectum ou être disposé transversalement, présenter sa grosse extrémité en haut, la petite en bas, ou inversement, ce qui est le cas le plus fréquent.

Symptomatologie. — Parfois les symptômes sont peu accusés ; il y a seulement de la pesanteur au fondement, des difficultés dans la défécation ; si le malade ignore son corps étranger, il n'y prend guère attention, et parfois ce n'est qu'en incisant un abcès de la marge ou en opérant une fistule qu'on retrouve le corps du délit. La même chose peut se passer chez le malade qui veut dissimuler l'introduction qu'il a faite.

Mais il n'en sera pas toujours ainsi : dans bon nombre de cas, il s'agira d'un objet volumineux, ou mieux irrégulier, acéré, et alors éclateront des accidents qui obligeront le malade à appeler à son aide, après avoir souvent lui-même fait toute espèce de tentatives pour se délivrer. Ces accidents consisteront principalement en *douleurs* abdominales et surtout rectales, continues avec exagération considérable dans les efforts de *défécation*. Or, au bout de peu de temps, grâce à la présence du corps étranger qui les provoque, grâce surtout à la rectite, les envies deviennent fréquentes, impérieuses ; il y a du ténesme.

Ordinairement il y a de la constipation ; rarement celle-ci va jusqu'à l'obstruction absolue ; cependant, à propos des plaies, nous en avons signalé un exemple remarquable. S'il y a de la rectite, l'émission de glaires, de mucosités, de sécrétions, masque cette constipation par une apparente diarrhée.

Du côté des *voies urinaires*, il est fréquent d'observer la rétention par compression ou par simples phénomènes réflexes. Nous avons vu plus haut une arête de poisson fichée dans la prostate provoquer une rétention d'urine, à laquelle le malade succomba du reste, et ce n'est qu'à l'autopsie qu'on trouva le corps étranger.

Marche et terminaisons. — Tantôt, soit petit volume, soit forme arrondie, et surtout par le fait de l'accoutumance du rectum due aux habitudes de pédérastie, le corps étranger est assez bien toléré pendant quelque temps, et alors, de deux choses l'une : où le corps étranger est expulsé spontanément ou par une intervention simple, et tout est fini ; ou bien il continuera à séjourner, alors il s'incruste de sels, s'entoure de matières durcies et provoque autour de lui des phénomènes inflammatoires, ou détermine une coprostase abondante. Dans l'un ou l'autre cas, sa présence se révèle par des accidents qui appellent l'intervention. Nous avons déjà indiqué son passage à l'extérieur par un abcès ou une fistule.

Complications. — Le sujet porteur d'un corps étranger du rectum est exposé à de graves complications. Celles-ci sont *immédiates*, *secondaires* ou *tardives*.

Les complications *immédiates* résultent de lésions d'organes voisins blessés en même temps que le rectum et que nous avons déjà signalées : blessure des voies urinaires et infiltration consécutive, blessure du tissu cellulaire permettant l'infiltration stercorale ou gazeuse et ouvrant la porte aux phénomènes inflammatoires et infectieux, lésion des vaisseaux déterminant une hémorrhagie qui peut devenir rapidement très grave, enfin blessure du péritoine occasionnant une péritonite rapidement mortelle.

Les complications *secondaires* sont toutes d'ordre inflammatoire ; c'est la rectite que nous avons déjà indiquée pouvant s'étendre au tissu cellulaire péri-rectal, d'où les abcès des fosses ischio-rectales, la cellulite pelvienne (Lane), la péritonite secondaire, la gangrène partielle des parois du rectum ; celle-ci, à la chute des parois mortifiées, peut se compliquer d'hémorrhagies secondaires graves (Thompsett). Le malade de Rafly succomba à la perte de sang.

Nous avons signalé la possibilité d'une *obstruction intestinale*. Notons simplement qu'on a vu le rectum s'*invaginer* dans un corps cylindroïde, comme un pot de confitures sans fond. Dans un cas de Desault, la portion invaginée était longue de 6 pouces.

Dans les *complications tardives*, nous rangerons les abcès qui se manifestent très tard quelquefois loin de l'anus, et par l'ouverture desquels sort un corps étranger du rectum; parfois le corps étranger ne sort pas, et il y a des fistules persistantes pelvi-rectales supérieures ou autres ouvertes au périnée, au pubis, à la paroi abdominale, etc. La vessie peut être ouverte aussi tardivement (Bartholin, Borel). Signalons enfin la possibilité d'un *rétrécissement cicatriciel* du rectum à la suite de blessure, de gangrène due au corps étranger.

Pronostic. — Il est très variable avec la nature, le volume, la forme et l'état de la surface des corps étrangers ; les corps petits, mousses, lisses, sont moins graves que les corps gros et longs, qui peuvent provoquer une déchirure ou une rupture.

Les corps rugueux comportent aussi un pronostic bien plus sévère que les corps mousses, parce qu'ils déterminent toujours des lésions. Enfin les corps fragiles, les corps en verre, en porcelaine, sont très dangereux, en ce sens qu'ils peuvent se casser soit avant, soit pendant l'extraction, et que leurs fragments peuvent produire de gros désordres.

Dans l'ensemble, le pronostic, assez sérieux dans beaucoup de cas, n'est pas très grave le plus souvent, et même, lorsqu'il survient des phénomènes inflammatoires, la guérison peut facilement se produire.

Cependant la mort est possible, soit immédiatement par hémorrhagie, soit par la suite et du fait de péritonite, suppurations étendues, hémorrhagies secondaires.

D'une manière générale, le pronostic est moins grave si le corps étranger est venu par les voies digestives supérieures que s'il a pénétré par l'anus.

Diagnostic. — Le diagnostic est parfois d'une grande facilité; cependant il ne faut pas oublier que les commémoratifs ici ne peuvent servir. En effet, si le corps étranger est venu d'en haut, le sujet peut n'en avoir aucune notion ou en avoir perdu le souvenir, et s'il est venu par en bas, il cherchera à dissimuler. Cependant, dans ce dernier cas, ce sont ordinairement les accidents éprouvés qui l'obligent à consulter, et si le malade en fournit une explication fantaisiste, il annonce souvent qu'il porte un corps étranger.

Les phénomènes fonctionnels, les douleurs, les troubles de la défécation attirent d'ailleurs l'attention vers le rectum et l'abdomen. Or la palpation de celui-ci pourra, dans beaucoup de cas, faire reconnaître la présence du corps étranger s'il est gros ou s'il est remonté très haut. Mais c'est surtout l'examen direct qui sera concluant. Il montrera, dans beaucoup de cas, un anus dilaté, sans plis, sanieux, éraillé, traduisant les habitudes honteuses de la pédérastie passive. L'introduction d'un doigt, de deux doigts, très facile, pourra de suite faire sentir le corps étranger, sauf le cas où il sera remonté très haut; l'introduction de la main, assez facile en pareil cas, pourra alors être autorisée.

Mais s'il s'agit d'un corps venu des voies digestives supérieures, les choses ne seront pas aussi faciles; le rectum est moins tolérant alors, le sphincter est souvent contracturé et le corps plus petit peut se cacher dans un repli des valvules de Houston. L'emploi du chloroforme sera alors indiqué pour introduire le spéculum de Trélat, dilater largement l'anus, explorer l'intérieur du rectum, voir et enlever le corps étranger.

Cette façon de procéder me paraît bien préférable à l'emploi des *spéculums ani* habituels, petits, éclairant mal, ne dilatant pas le sphincter.

Le diagnostic ne devra pas s'arrêter à la recherche du corps étranger, il devra aussi s'assurer de ses conditions particulières de forme, de situation et rechercher par les moyens appropriés l'existence de lésions concomitantes.

Traitement. — Il est assez difficile d'écrire la technique du traitement des corps étrangers du rectum, car la thérapeutique varie presque avec chaque corps étranger. D'une manière générale, elle peut se formuler de la manière suivante: retirer le corps étranger et obvier aux accidents immédiats ou consécutifs.

Si le corps est petit, mousse, peu élevé dans sa situation, il est facile de l'avoir avec des pinces petites ou même avec les doigts. Daniel Mollière rapporte le procédé employé dans les postes de police pour faire... cracher aux prisonniers leur « nécessaire ». On donne l'ordre au détenu, mis à nu, de se moucher, et au moment où il va se moucher on frappe un coup violent sur l'abdomen, et l'étui est expulsé s'il est petit. Un étui de 650 grammes, comme celui du détenu de Closmadeuc, et contenant un attirail de fausses-clefs, aurait une grande difficulté à sortir ainsi.

Aussi le plus souvent c'est à des manœuvres plus complexes qu'il faut avoir recours. Le premier soin consistera dans la dilatation du sphincter sous le chloroforme, si toutefois ce sphincter n'est pas dilaté, puis, en s'éclairant du spéculum, on pourra dans beaucoup de cas voir le corps étranger et l'extraire.

Où la difficulté devient grande, c'est quand le corps étranger est fiché, quand il présente des aspérités. Dans ces cas, on a multiplié les procédés plus ou moins ingénieux pour se tirer d'embarras. La fille publique dont nous avons cité le cas plus haut ne fut délivrée de la queue de cochon introduite à rebrousse-poil que grâce à l'emploi d'un conduit cylindrique creux (c'était un roseau creux (Marchettis) poussé dans le rectum), pendant qu'avec un fil attaché à l'extrémité de la queue le chirurgien tirait sur celle-ci.

Les gorgerets, les cuillers, les valves de spéculum, trouveront aussi, suivant les cas, leur emploi.

Mais il peut arriver que le corps soit très volumineux; on a conseillé alors de faire la section du sphincter, la rectotomie postérieure, etc. Grâce à la dilatation du sphincter surtout sous le chloroforme, ces opérations trouveront maintenant bien rarement leur indication; déjà, par la seule dilatation, J. Cloquet avait pu extraire avec les doigts une chope à bière.

Pourtant si le corps étranger est réellement trop gros, si surtout il est haut situé et si par des manœuvres externes dans l'excavation, par la paroi abdominale, on n'a pu l'enlever, on devra alors faire la rectotomie linéaire postérieure, qui, ouvrant une large voie, sans grand danger d'ailleurs, permettra d'extraire le corps étranger plus facilement et surtout sans le briser. C'est là un point important quand il s'agit de corps fragiles et dont les morceaux seraient acérés. Les annales médicales renferment beaucoup de cas où des accidents mortels se sont produits par le seul fait de cette rupture. Aussi faut-il éviter ce brisement des objets fragiles : c'est pourquoi il faut de préférence chercher à les extraire avec les doigts quand la voie est largement ouverte, et au forceps de préférence aux pinces-tenettes. Il va de soi que si, malgré toutes les précautions, l'objet est brisé, on cherchera à enlever tous les fragments avec le minimum de dégâts possible. Dans un cas semblable, Velpeau arriva à ce résultat en s'aidant d'une corne à soulier pour protéger les parois du rectum, ce qui n'empêcha pas d'ailleurs que son malade ne succombât huit jours après.

C'est à l'aide du forceps que Désormeaux dans un cas et Cumano dans un autre purent extraire une bouteille intacte dont le goulot était dirigé en haut. Lorsque le goulot est dirigé en bas, la manœuvre devient plus facile pour peu qu'on arrive à saisir ce goulot avec une ficelle ou un cordon. Reymonet (de Marseille) eut ainsi un succès complet. Rappelons, au point de vue historique surtout, qu'on utilisa jadis à Brest la petite main d'un enfant pour aller cueillir une fiole de romarin dans un rectum.

Enfin, il est un cas qu'il nous reste à examiner, c'est le cas, rare d'ailleurs, où le corps étranger du rectum est remonté dans l'*S* iliaque et est accessible par l'abdomen. Dans ce cas, si cela peut se faire sans danger, on essayera de provoquer sa migration par en bas, sinon il sera indiqué de faire la laparotomie et l'entérotomie avec entérorrhaphie immédiate. Notons cependant qu'après avoir fait la laparotomie, Verneuil put (1880), par des pressions, provoquer la sortie du corps étranger par l'anus.

En résumé, la thérapeutique des corps étrangers du rectum se résume en ceci : faire sortir le corps étranger : 1° par les voies naturelles simples rarement; 2° par les voies naturelles *agrandies*, par la dilatation le plus souvent, par l'incision exceptionnellement; 3° enfin par une voie anormale, créée artificiellement.

CHAPITRE II

MALADIES INFLAMMATOIRES

CHARLES B. BALL, The rectum and anus, their diseases and treatment. London, 1887. — GOSSELIN et DUBAR, art. RECTUM du *Diction. de méd. et de chir. prat.*, p. 549. — FOLLIN et DUPLAY, *Traité de chir.*, t. VI, p. 390.

Les inflammations dont le rectum est le siège peuvent, ou bien se localiser à la muqueuse seule, ou encore à toutes les enveloppes de cette portion de l'intestin; ou bien elles peuvent franchir les limites du rectum et s'étendre au tissu cellulaire voisin. Dans le premier cas, c'est la *rectite* proprement dite; dans le second, c'est ce que l'on pourrait appeler la *périrectite*, et ce qu'on désigne dans le langage habituel sous les expressions de *phlegmons périrectaux*, avec des qualifications diverses suivant le siège : phlegmon de l'espace pelvi-rectal supérieur, phlegmon de la fosse ischio-rectale. Nous allons successivement envisager ces *deux groupes d'affections* inflammatoires.

I

RECTITES

Les *rectites* se rencontrent souvent comme conséquence ou complication des maladies chirurgicales du rectum; mais en pareil cas elles passent absolument au second plan, et il suffit de les mentionner au cours de la description de l'affection qu'on étudie. C'est ainsi qu'à l'occasion des plaies et des corps étrangers du rectum nous avons eu souvent l'occasion de signaler la rectite. Mais en tant qu'affection PRIMITIVE, la rectite est peu fréquente; elle est d'ailleurs en pareil cas d'ordre surtout médical et n'est autre chose que l'extension au rectum d'une entérite proprement dite. Aussi, beaucoup de traités de chirurgie et même des ouvrages traitant spécialement au point de vue chirurgical des maladies du rectum, ne mentionnent pas les rectites. Cependant, il en est quelques-unes, la *rectite blennorrhagique* et la *rectite proliférante*, par exemple, qui peuvent présenter un réel intérêt chirurgical, et nous les étudierons plus attentivement. A ce point de vue, les ouvrages anglais sont plus complets que les nôtres, et la *proctite* a suscité beaucoup de travaux en Angleterre. Si nous voulions passer en revue toutes les rectites, nous devrions les diviser de la manière suivante : rectites traumatiques, rectites organiques, rectites par propagation, rectites par inoculation, rectites proliférantes.

1° *Rectites traumatiques*. — Les corps étrangers introduits ou arrêtés dans le rectum sont souvent, nous l'avons vu, le point de départ d'une rectite.

Celle-ci peut se limiter à la muqueuse, dont l'épithélium tombera, laissant à nu des houppes vasculaires susceptibles de saigner, *rectite hémorrhagique*. J'ai eu récemment l'occasion d'observer un bel exemple de cette variété. Si l'inflammation est plus intense, au lieu de la forme végétante, hémorrhagique, on observera la forme *ulcéreuse*, dont les conséquences immédiates sont plus importantes et qui secondairement peut produire des hémorrhagies, des abcès, des fistules, et tardivement provoquer des cicatrices rétractiles.

Mais l'inflammation peut s'étendre à toutes les tuniques du rectum et provoquer alors une rectite *parenchymateuse* qui, suivant son étendue, sera *circonscrite* ou *diffuse*. Si elles sont intenses, ces rectites peuvent provoquer une gangrène partielle ou totale des parois du rectum. Plus facilement que les précédentes variétés, elles se compliquent de phlegmons périrectaux et conduisent à la production de *fistules*.

Toute plaie du rectum, qu'elle soit due à un corps étranger, qu'elle résulte d'un traumatisme chirurgical ou qu'elle soit le résultat d'un examen un peu brutal, peut s'accompagner de rectite. Plus encore que l'introduction des agents infectieux extérieurs, le milieu dans lequel ces plaies se trouvent explique cette évolution. Des rectites par corps étranger nous pouvons rapprocher les rectites dues aux oxyures, qu'on observe surtout chez les jeunes enfants.

2° *Rectites organiques.* — Chaque fois qu'il existe un rétrécissement du rectum, quelle qu'en soit la nature, il se produit au-dessus de lui une dilatation dans laquelle les matières intestinales séjournent et fermentent. La muqueuse d'abord, les autres tuniques ensuite, s'enflamment et deviennent, surtout dans le cas de cancer, d'une grande friabilité qui nous explique les *ruptures* qu'on a observées à la suite de tentatives de dilatation forcée du rétrécissement. Fréquemment cette rectite revêt la forme *ulcéreuse* et provoque aussi des phlegmons et des fistules. La multiplicité des fistules autour de l'orifice anal est bien souvent un indice d'un rétrécissement du rectum.

3° *Rectites par propagation.* — Les inflammations du voisinage peuvent s'étendre au rectum. Ces inflammations peuvent venir du tube digestif lui-même, par voie *descendante* (intestin) ou par voie *ascendante* (anus), ou d'*organes voisins* n'appartenant pas au tube digestif. A la première variété appartiennent les rectites qui accompagnent les entérites, et en particulier la dysenterie (*proctitis dysenteric*), et l'examen du rectum à l'aide du spéculum peut en pareil cas faire reconnaître les lésions et mettre sur la voie du diagnostic d'une entérite de caractère douteux.

Les rectites par voie ascendante proviennent des inflammations anales : eczéma, chancres, végétations, etc.

Les *hémorrhoïdes* peuvent provoquer une rectite, de deux manières : 1° par propagation ascendante dans le cas d'hémorrhoïdes externes enflammées, ou encore dans le cas d'hémorrhoïdes internes procidentes; 2° par périphlébite.

Enfin, c'est encore par propagation que les lésions de la prostate, de l'utérus, et plus rarement de la vessie, peuvent s'accompagner de *rectite*; et celle-ci par ses évacuations, ses envies fréquentes, son ténesme, concourt pour une bonne part à rendre pénible la situation du malade.

En général, ces rectites par propagation ne dépassent guère les limites de la muqueuse; par suite, elles sont habituellement d'intensité moyenne.

4° *Rectites par inoculation.* — Ce groupe ne renferme que les rectites vénériennes. L'existence de ces rectites est aujourd'hui hors de doute; elles peuvent même être *primitives*, c'est-à-dire développées primitivement dans le rectum, ou bien *secondaires*, lorsque l'inflammation a été primitivement anale et qu'elle s'est consécutivement propagée au rectum. Nous dirons plus loin quelques mots de la *rectite blennorrhagique*.

5° *Rectite proliférante.* — Il s'agit ici d'une rectite particulière, se présentant sous un aspect anatomique tout particulier, ayant pour les uns une origine vénérienne, pour les autres non vénérienne. Cette affection rare est certainement très curieuse. Nous avons eu l'occasion d'en observer deux cas, et nous croyons devoir lui consacrer un petit chapitre spécial.

Anatomie pathologique. — Nous serons très bref sur les lésions anatomiques de la rectite, attendu qu'il s'agit là de lésions absolument vulgaires et qu'on observe au niveau de toutes les muqueuses enflammées.

La rectite est-elle muqueuse (*acute catarrhal proctitis*), on trouve l'hypérémie, la prolifération et l'abondante desquamation épithéliale, le gonflement et la friabilité. Si l'inflammation a été suffisamment intense, l'épithélium tombe, et l'on trouve ici une *ulcération*, là une *prolifération* en forme de bourgeonnement saillant, avec vaisseaux de nouvelle formation saignant très facilement.

Dans la rectite parenchymateuse, à ces lésions s'ajoutent l'infiltration et l'épaississement du tissu cellulaire sous-muqueux, la prolifération et l'augmentation d'épaisseur de la musculeuse.

Si l'inflammation est très intense, l'infiltration séreuse devient très abondante, il peut même y avoir suppuration avec décollements plus ou moins étendu de la muqueuse. La circulation de celle-ci se trouve gravement compromise et il en résulte des sphacèles d'étendue variable laissant après élimination des ulcères.

En résumé, l'inflammation des tuniques du rectum peut conduire à l'épaississement, à l'induration, à la suppuration, à l'ulcération, par exfoliation ou par sphacèle. Elle peut conduire à la perforation, à la gangrène, aux inflammations périrectales. Elle peut produire des brides cicatricielles donnant lieu aux phénomènes du rétrécissement du rectum. Toutes ces lésions, en somme, répondent aux modifications que les inflammations produisent dans l'état des tissus, en général.

Symptomatologie. — La rectite se traduit par un certain nombre de symptômes, un peu variables avec la cause, l'étendue et l'intensité de l'affection, mais qui constituent dans leur ensemble un tableau spécial. Ce tableau est d'ailleurs variable, suivant qu'il s'agit d'une rectite *aiguë* ou d'une rectite *chronique*.

Ces symptômes peuvent être distingués en *locaux* et *généraux*; les symptômes locaux sont eux-mêmes *physiques* et *fonctionnels*.

Localement, on observe de la pesanteur anale, de la chaleur le plus souvent, de la cuisson parfois. La douleur est constante, mais plus ou moins vive. Elle présente des irradiations vers le coccyx, le sacrum, vers les lombes, ou encore du côté du périnée, des organes génitaux, de la vessie.

La *défécation* exagère considérablement la souffrance, le passage des gaz eux-mêmes provoque des exacerbations douloureuses. La défécation dans la rectite est modifiée dans son mode de production et dans la qualité des matières rendues. Les envies sont plus fréquentes, elles s'accompagnent de ténesme, les besoins sont souvent infructueux.

Quant aux matières, elles sont également modifiées dans leur qualité et leur nature. Les fèces sont recouvertes d'un enduit muco-purulent, séreux, séro-sanguinolent, séro-purulent, quelquefois glaireux. Mais en dehors des fèces, le malade rend souvent, simplement et exclusivement des matières liquides, muqueuses, sanguinolentes, purulentes, parfois en grande abondance. Car on peut observer diverses modalités, tantôt des phénomènes douloureux très marqués et des sécrétions peu abondantes; inversement peu de douleurs et beaucoup de sécrétions, ou bien à la fois douleur et abondance dans les sécrétions. Des lambeaux de muqueuse peuvent également être rendus par la défécation.

Il s'en faut cependant qu'il y ait toujours *diarrhée;* au début même, la constipation est de règle. Mais ce qu'on observe de préférence et principalement dans les rectites qui accompagnent les rétrécissements, ce sont les alternations de diarrhée et constipation. Si l'on examine le rectum, on voit tout d'abord de la rougeur de la région anale; souvent le sphincter est plus ou moins violemment contracturé. Aussi le *toucher rectal* est-il douloureux, difficile, et dans bon nombre de cas, pour faire un examen physique attentif, faut-il recourir à la chloroformisation. Celle-ci d'ailleurs permettra de dilater l'anus, ce qui diminuera les épreintes douloureuses et permettra l'introduction du spéculum *ani*, à l'aide duquel on constatera les lésions que nous avons mentionnées au chapitre de l'ANATOMIE PATHOLOGIQUE.

Au moment de la défécation, on voit parfois la muqueuse former *prolapsus* sous forme d'un bourrelet d'un rouge vif, œdémateux, grenu à sa surface. Signalons, enfin, qu'on a parfois observé simultanément de la *dysurie* chez l'homme et des *métrorrhagies* chez la femme. Quant aux phénomènes généraux, ils manquent très souvent; on peut observer de la fièvre. Lorsque les envies sont fréquentes, les douleurs vives, les malades ont peine à trouver du repos, parfois ils se retiennent de manger, pensant ainsi diminuer la fréquence des garde-robes; il en résulte une altération de l'état général, de la pâleur, de la fatigue, de l'inappétence et de l'amaigrissement.

Ces phénomènes généraux manquent ou sont très atténués dans la *rectite chronique;* il en est de même des phénomènes douloureux : les sécrétions sont plus épaisses, plus glaireuses; c'est surtout dans cette forme qu'on observe les alternatives de diarrhée et de constipation.

Marche et terminaisons. — La marche peut être simple, début assez rapide, phénomènes douloureux, constipation, puis sécrétions abondantes, ténesme, envies fréquentes, fièvre; bientôt les sécrétions deviennent moins abondantes, plus épaisses, les envies plus lointaines, puis les phénomènes s'atténuent et disparaissent par le retour *ad integrum*.

Au lieu de se terminer par résolution, la rectite aiguë peut passer à l'état chronique; celle-ci s'accompagne fréquemment d'ulcération et expose par conséquent davantage aux complications des rectites. Ces complications, nous les avons souvent fait connaître : perforations, gangrène, phlegmons, fistules, rétrécissements. Notons aussi les *abcès du foie,* lorsqu'il y a inflammation des parties supérieures du rectum (dysenterie).

Pronostic. — Le pronostic est très variable, puisqu'il y a des rectites d'intensité fort diverse. Cependant, on peut dire que la rectite est peu grave par elle-même, et que ce qui peut en faire la gravité c'est l'existence de complications. Or il suffit d'avoir énoncé ces complications pour montrer qu'elles sont graves et que quelques-unes peuvent entraîner la mort. La rectite secondaire emprunte sa gravité à celle de l'affection primitive, dont elle aggrave d'ailleurs bien souvent le pronostic. Donc on peut dire du pronostic qu'il est quelquefois bénin, le plus souvent sérieux et parfois grave.

Diagnostic. — Pour peu que l'on tienne compte des phénomènes locaux, en l'absence de tout état général, il est assez facile de reconnaître ou de soupçonner une *rectite*, alors même qu'il n'y aurait aucun commémoratif s'y rapportant. Cependant l'entérite peut donner lieu à la plupart des phénomènes de la rectite; aussi, dans un certain nombre de cas, pour assurer le diagnostic, faudra-t-il recourir à l'examen local, par l'inspection de l'anus, le toucher rectal et l'application du spéculum *ani*. L'emploi de cet instrument pourra dans certains cas même fournir le diagnostic étiologique, il permettra de constater : la rougeur uniforme de la *rectite catarrhale simple;* les petits points rouges (piqûres) de la *rectite vermiculaire*, les ulcérations de la *rectite chronique*. L'examen au spéculum permettra encore de reconnaître s'il existe des lésions du rectum, quand les commémoratifs, les coliques et la douleur à la pression sur le trajet des colons, le nombre considérable des garde-robes, une grande prostration, auront fait porter le diagnostic de dysenterie. Enfin parfois ce seront les complications (abcès, fistules) qui conduiront à la recherche et au diagnostic de la rectite initiale.

Traitement. — La thérapeutique de la rectite varie avec sa nature, son intensité et surtout l'époque de l'affection. Dans la rectite aiguë, les antiphlogistiques trouvent leur indication au début; les cataplasmes aseptiques, les lavements émollients, les bains de siège, les purgatifs légers, l'abstinence, dans l'alimentation, de substances irritantes, ou pouvant faire passer dans les garde-robes des particules dures et solides. Les sangsues appliquées à la marge de l'anus sont peu employées aujourd'hui. Les suppositoires à la belladone devront être prescrits pour calmer les douleurs et les épreintes. En y incorporant du calomel, on provoquera l'expulsion des oxyures.

Dans la rectite chronique, les bains, les irrigations non irritantes et abondantes, seront d'une réelle efficacité. Il faudra y joindre l'introduction de mèches médicamenteuses (mèches enduites de vaseline iodoformée). Les lavements astringents (extrait de ratanhia, nitrate d'argent 0,05 à 0,25 centigrammes pour un quart de lavement) conviendraient à la rectite chronique à forme ulcéreuse.

Enfin, dans la plupart des cas de rectite secondaire, l'inflammation ne cédera pas tant que persistera la cause initiale (rétrécissements, cancers); c'est donc à celle-ci que devra s'adresser le traitement, si possible.

II

RECTITE BLENNORRHAGIQUE

BONNIÈRE, Recherches nouvelles sur la blennorrhagie. *Arch. génér. de méd.*, avril 1874. — LEBERT, *Ziemssen's Cyclopædia*, vol. VIII, p. 808. — ROLLET, *Dict. encycl. des sc. méd.*

Étiologie. — L'existence de la *blennorrhagie rectale* n'a pas toujours été admise, et aujourd'hui encore il existe des auteurs, en petit nombre il est vrai, qui la nient absolument. On admet bien la *blennorrhagie anale*, on reconnaît que celle-ci n'est pas rare, mais on nie la blennorrhagie rectale. Bonnière, en 1877, échoua complètement dans les tentatives qu'il fit d'inoculation de pus blennorrhagique sur la muqueuse du rectum. Cela ne suffit pas à entraîner la conviction, et Vidal de Cassis, Tardieu, Gosselin, tout en reconnaissant la rareté de la blennorrhagie rectale, l'admettaient. Quoi qu'il en soit, que la blennorrhagie rectale ait été déterminée par le contact direct du pus blennorrhagique apporté par un pédéraste actif sur la muqueuse du rectum d'un sodomiste passif, ou qu'elle ne soit que l'extension au rectum d'une blennorrhagie anale, il n'en existe pas moins une blennorrhagie du rectum (*gonorrhœal proctitis* des Anglais). Il suffit même de l'introduction d'un doigt, d'une canule contaminée, pour la produire (Rollet).

Anatomie pathologique. — Les lésions de la rectite blennorrhagique ressemblent beaucoup à celles de la vaginite blennorrhagique. Après avoir présenté une rougeur uniforme vive, la muqueuse devient rapidement grenue, présentant ces petits points rouges, cet aspect granité, si commun à la surface de la muqueuse du vagin. Les ulcérations sont rares, et le plus ordinairement les lésions ne s'étendent pas au delà de la muqueuse.

Symptomatologie. — Les symptômes rappellent ceux de toute rectite, cependant il y a quelques caractères particuliers. C'est ainsi que les symptômes fonctionnels de pesanteur, douleur, sont peu accusés ; par contre, les sécrétions sont très abondantes. L'écoulement par l'anus est abondant, épais, verdâtre au début, puis jaunâtre, tachant et empesant le linge. Cet écoulement provoque autour de l'anus, et dans le sillon interfessier, comme l'écoulement vaginal chez la femme, un érythème très intense amenant des démangeaisons très pénibles.

La blennorrhagie rectale peut se terminer par résolution, souvent elle passe à l'état chronique.

Pronostic. — Il est bénin. L'inflammation est superficielle ; elle ne retentit pas ordinairement sur les organes voisins, mais elle est longue et très rebelle au traitement.

Diagnostic. — L'examen de l'anus qui dénote des habitudes de pédérastie joint à l'aveu du malade en ce sens, l'existence d'une blennorrhagie anale, avec des symptômes de rectite, conduisent au diagnostic de rectite blennorrhagique. Toutefois, pour affirmer la nature vénérienne de celle-ci, l'examen bactériologique n'est pas suffisant, il faudrait les résultats probants d'une inoculation efficace. Celle-ci pourrait être faite sur l'urèthre du chien, mais on conçoit combien il est difficile, lorsqu'il coexiste une blennorrhagie anale, de se mettre à l'abri du reproche d'avoir inoculé le pus de celle-ci.

C'est ce qui fait qu'il persiste encore des doutes sur l'existence d'une rectite blennorrhagique. Ces doutes sont encore bien plus accentués en ce qui concerne la *rectite chancreuse* et la rectite *syphilitique*, bien qu'on voie souvent les chancres de l'anus et les plaques muqueuses s'accompagner de rectite ; mais celle-ci peut fort bien être de nature vulgaire.

Traitement. — La thérapeutique consiste dans l'emploi, au début de l'inflammation, d'émollients de toute nature; les irrigations tièdes fréquemment renouvelées doivent être prescrites. Dans l'intervalle des irrigations, une mèche enduite de vaseline iodoformée sera introduite et maintenue dans le rectum. A une période plus avancée, il faudra recourir aux astringents *intus* (rectum) et *extra* (anus). Le meilleur des astringents, celui que Guyon a justement appelé l' « ami des muqueuses », c'est le nitrate d'argent, qui joint à son pouvoir astringent une valeur antiseptique de premier ordre. Rollet le prescrit à dose assez forte (30 centigrammes pour 10 à 15 grammes d'eau). Il faut, au moins tout d'abord, employer des doses plus faibles (20 à 25 centigrammes pour 100), qu'on pourra accroître progressivement jusqu'à atteindre 1, 2 et 3 pour 100. Le traitement devra être continué avec persévérance, car l'affection est le plus souvent très rebelle à la médication, quelle qu'elle soit.

III

RECTITE PROLIFÉRANTE

PAUL HAMONIC, De la rectite proliférante. Thèse de Paris, 1885. — P. RECLUS, *Cliniques chirurgicales de l'Hôtel-Dieu*. Paris, 1888, p. 375. *Arch. gén. de méd.*, 1885.

La rectite proliférante est une affection qui ne mérite pas, au moins à sa période d'état, le nom de *rectite*, et qui pourrait aussi bien être décrite dans le chapitre des tumeurs du rectum, car ce qui la caractérise essentiellement c'est la production à la surface de la muqueuse ano-rectale de tumeurs de forme et de volume variables, mais de structure identique. Cependant, beaucoup d'auteurs la décrivent aujourd'hui avec les rectites; elle est fréquemment la conséquence ou d'une inflammation ou d'une irritation de la région ano-rectale : nous la décrirons donc à l'occasion des rectites.

Historique. — Quoique connue depuis longtemps par ses lésions, la rectite proliférante avait été mal décrite, et confondue avec des lésions semblables d'apparence, très dissemblables en réalité.

Longtemps elle a été rangée par les auteurs avec toutes les végétations du rectum sous l'appellation de condylome. Esmark, Curling et Gosselin avaient eu pourtant quelque tendance à l'en séparer sans y arriver. Rokitanski tomba entièrement dans la confusion.

Pourtant, dès 1836, Rognetta, sous le nom de *verrues de l'intestin rectum*, avait nettement isolé les lésions de la rectite proliférante des autres végétations, et Dupuytren, qui opéra un malade, pensait que ces verrues rectales constituaient une production d'une nature *sui generis*.

Mais il faut venir bien plus près de nous pour voir la distinction être nettement établie. C'est à P. Reclus que revient cet honneur; et sous le nom de *molluscums fibreux de la région ano-rectale*, il classe l'affection. Dans ses *Leçons cliniques* de l'Hôtel-Dieu, il en donne une description réellement magistrale. P. Hamonic, sous l'inspiration de M. Trélat, consacre à l'étude de ce sujet sa thèse inaugurale, et donne à l'affection le nom de *rectite proliférante*. Pour des raisons tirées de l'anatomie pathologique et de la clinique, M. Reclus n'accepte pas cette appellation et s'en tient à sa première dénomination. Mais la rectite proliférante de Trélat et Hamonic, et les molluscums fibreux ano-rectaux de P. Reclus ne sont qu'une seule et même affection.

Anatomie pathologique. — Elle est simple; il n'y a pas d'altération de la muqueuse. Toute la lésion consiste dans l'existence sur la muqueuse anale et rectale jusqu'à une hauteur variable de tumeurs villeuses, de volume et de forme variables, pédiculées ou sessiles, non ulcérées et présentant toutes le même aspect macroscopique et la même constitution histologique. « La surface de ces tumeurs possède un revêtement épithélial pavimenteux, au-dessous duquel on trouve du tissu conjonctif du type normal, avec ses fibres élastiques nombreuses, ses faisceaux de fibres musculaires lisses, ses vaisseaux qui irriguent le néoplasme en tous sens. Il s'agit d'une hyperplasie qui porte sur les divers éléments du tégument atteint; rien ne peut y faire soupçonner une affection syphilitique; les néoformations conjonctives provoquées par la vérole sont constituées par un tissu dense et comme cicatriciel; on n'y rencontre pas de vaisseaux aussi nombreux et d'aspect aussi normal; il ne s'y

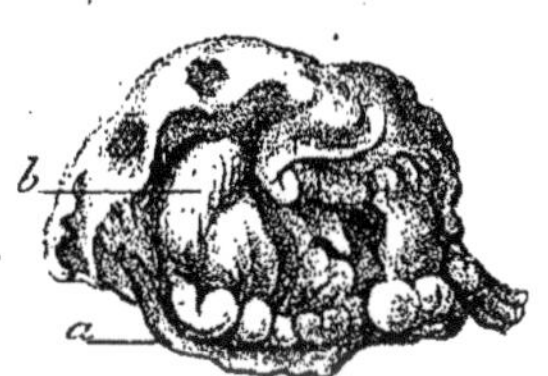

FIG 1. — Grandeur naturelle.

a, pédicule. — *b*, lobules superficiels et saillants. (Hamonic.)

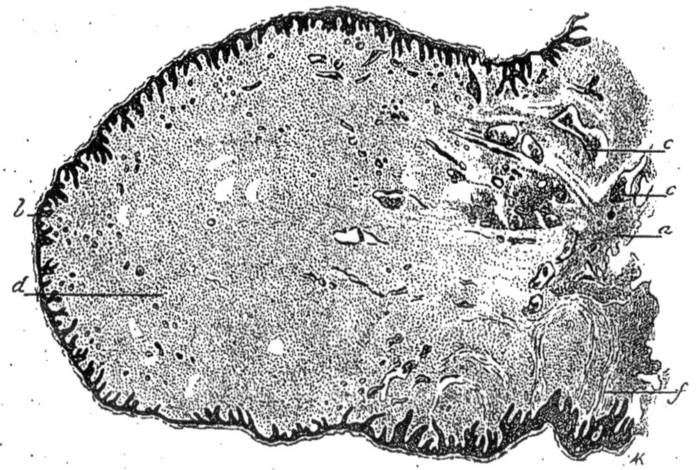

FIG. 2. — *a*, pédicule. — *b*, papilles. — *c*, vaisseaux. — *d*, tissu embryonnaire. — *f*, tissu fibreux. (Hamonic.)

produit jamais de tissus aussi élevés en organisation que le sont des faisceaux musculaires (Malassez). »

Ce sont là aussi les constatations de P. Hamonic, qui retrouve nettement dans ces tumeurs une production *fibro-embryonnaire*; il insiste sur l'abondance de vaisseaux artériels veineux peu ou pas altérés, et sur la production de fibres musculaires. Il met en évidence ce point capital de l'*intégrité absolue de la muqueuse* dans les intervalles qui séparent les productions, ce qui pour M. Reclus doit faire rejeter l'expression de rectite.

C'est en somme la constitution des molluscums fibreux de la peau, et en particulier ceux de la vulve, qui, eux aussi, sont très vasculaires et riches en fibres musculaires lisses (Malassez, Cornil, Dubar). D'ailleurs on trouve ces

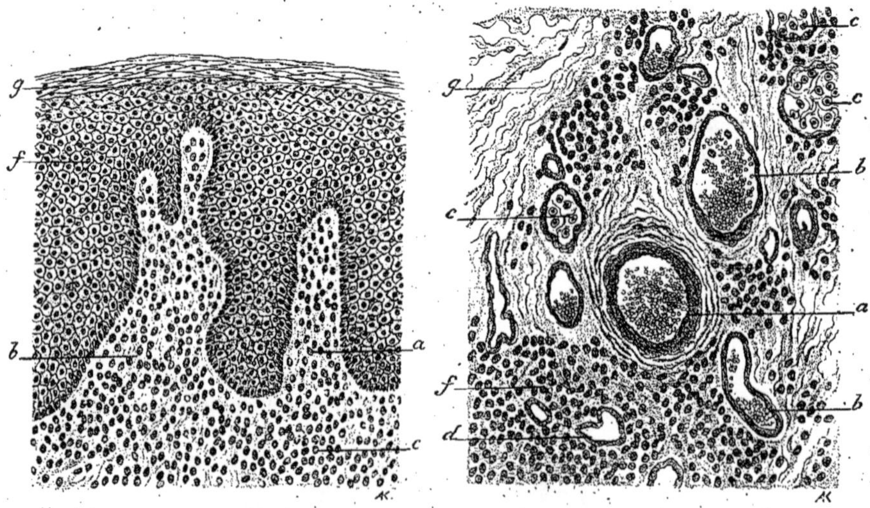

Fig. 3. — *a*, papille simple. — *b*, papille composée. — *c*, tissu embryonnaire. — *f*, corps muqueux. — *g*, couche cornée. (Hamonic.)

Fig. 4. — *a*, artère. — *b*, veine. — *c*, nerf. — *d*, vaisseau lymphatique. — *f*, tissu embryonnaire. — *g*, tissu fibreux. (Hamonic.)

productions sur la muqueuse des grandes lèvres, sur celle de la pituitaire; et Wagner la signale sur la muqueuse de l'utérus (P. Reclus).

Symptômes. — Les symptômes sont physiques et fonctionnels. La maladie est essentiellement constituée par des productions qui siègent ordinairement sur le rectum, dans l'anus et à la marge. D'après Hamonic, les végétations rectales apparaissent d'abord, puis les intra-sphinctériennes et les péri-anales, enfin les extérieures. En quelque endroit qu'elles siègent, quand on les examine à l'œil nu directement sur l'anus, ou à l'aide du spéculum dans le rectum, elles ont les caractères suivants : *Rouges, rosées* sur le rectum, elles sont *blanchâtres, grisâtres, pigmentées*, autour de l'anus, à la fois *rosées* et *grisâtres* quand elles sont à la limite des deux régions. Souvent sessiles, parfois pédiculées ; leur pédicule peut être grêle et long, ce qui permettra leur issue, ou gros et court.

Leur volume varie d'un grain de millet à celui d'une noisette. Sur l'une des malades que j'ai observées, il y en avait du volume d'une noix. Souvent isolées, et en petit nombre, elles étaient sur une malade tellement nombreuses qu'on n'eût pu les compter et étaient sur une grande étendue véritablement confluentes. Il peut n'exister qu'une végétation (Reclus). Leur forme est très variable; informes, bien souvent, elles se rapprochent parfois de la forme hémisphérique; mais elles peuvent être en massue, en poire.

Leur surface est rarement lisse; plus souvent elle est hérissée de productions secondaires de forme et de volume variable qui donne à quelques-unes de ces végétations un aspect de grappe serrée.

Leur consistance est variable : tantôt dures, tendues, rénittentes, elles sont d'autres fois molles, flasques, comme vidées et comparables à des grains de raisin vidés et réduits à la pelure (Duplouy).

Rappelons, ce que nous avons déjà indiqué, à savoir que la muqueuse rectale est souple, qu'elle glisse facilement et se laisse aisément déplisser, ce qui confirme son état d'intégrité.

Hamonic indique trois types cliniques de végétations : dans l'un, les végétations sont toutes petites, et au toucher la muqueuse est comme grenue; dans un deuxième, les végétations sont volumineuses et donnent au malade des sensations de corps étranger: d'où des efforts violents d'évacuation qui peuvent, si la tumeur est pédiculée, provoquer la procidence; enfin le troisième type, le plus fréquent, c'est une multiplicité de petites végétations avec quelques végétations plus ou moins volumineuses. Si plusieurs de ces tumeurs sont pédiculées, elles peuvent devenir ensemble procidentes, et comme il existe simultanément des productions péri-anales, nous allons avoir cet anus « comparable à une marguerite épanouie dont les pétales sont les tumeurs périphériques folaciées, tandis que le cœur est représenté par un des polypes à implantation rectale (Duplouy) ».

A l'existence de ces productions sont liés un certain nombre de phénomènes fonctionnels. Ces phénomènes peuvent être masqués au début et passer presque inaperçus du malade, mais il arrivera un moment où ils apparaîtront et s'accuseront de plus en plus. Il y aura de la *pesanteur* anale, une *douleur* rectale, tantôt *continue* avec sensation de chaleur, de brûlure, de constriction, avec ou sans élancements, tantôt *intermittente* et caractérisée par des épreintes, du ténesme survenant à l'occasion des évacuations, devenues fréquentes.

Soit spontanément, ce qui est rare, soit à l'occasion des garde-robes, ce qui est plus fréquent, soit enfin à l'occasion d'une évacuation spéciale, le malade rend des *matières glaireuses*, comparables à du blanc d'œuf, parfois teintées de sang. Quelquefois c'est après l'évacuation qu'une petite hémorrhagie se produit.

Les efforts répétés et prolongés provoquent parfois un prolapsus partiel du rectum; celui-ci ne se produit toutefois que lorsque le sphincter est relâché (sodomie), car il est le plus souvent plus ou moins contracturé.

Marche et terminaisons. — Le début est insidieux, puis, quand la maladie se caractérise, des phénomènes pénibles de la rectite se produisent.

Si le cas est léger, la thérapeutique bien dirigée, l'affection peut s'arrêter, rétrocéder et disparaître. Parfois il persiste des végétations, mais elles sont comme éteintes, stationnaires, et ne se révèlent par aucun trouble.

Mais l'affection peut progresser et s'aggraver : alors les végétations deviennent plus volumineuses, les sécrétions sont plus abondantes; l'épithélium, constamment baigné par elles, s'irrite, s'enflamme et tombe, et des hémorrhagies se produisent. La fréquence des garde-robes, les épreintes, le ténesme, rendent la défécation terriblement pénible, d'où l'insomnie, l'inappétence, les troubles digestifs, l'hypochondrie. Cependant il survient des débâcles extrêmement douloureuses, mais qui amènent un soulagement momentané. Enfin indiquons que quelques complications peuvent se montrer. Les abcès périrectaux (Reclus) et les fistules sont assez rares. Dans un des cas que nous avons observés, il y avait une fistule labiale qui avait fait croire à une bartholinite suppurée. La procidence, si l'on n'a pas soin d'y remédier de suite par la réduction, peut amener l'inflammation, l'ulcération, des hémorrhagies, et provoquer de violentes douleurs.

Pronostic. — Le pronostic est donc sérieux; sans doute l'affection peut être peu intense et bénigne, mais, pour peu qu'elle soit intense, elle est grave par sa tendance à progresser, par sa résistance au traitement et la fréquence de sa reproduction après l'ablation des végétations. Cette ablation, si l'on n'a soin de laisser intacts des ponts de muqueuse, peut déterminer ultérieurement un rétrécissement cicatriciel.

Dans les cas où l'intensité des accidents, leur persistance, les douleurs, empoisonnent l'existence du malade, engendrent l'hypochondrie et peuvent provoquer par dyspepsie opiniâtre une cachexie progressive, le pronostic devient très grave.

Diagnostic. — La rectite proliférante se présente avec des caractères qui en font réellement, comme le disait Dupuytren, une affection *sui generis;* et lorsqu'on a vu un cas, il est facile de faire le diagnostic.

En effet, le *cancer* se différenciera facilement par l'âge du sujet, les écoulements fétides, ichoreux, sanieux, l'existence d'une masse d'un volume notable, dure, ulcérée, à bourgeons résistants, saignant abondamment au moindre contact; l'infiltration de la muqueuse lui enlèvera sa souplesse.

Les *polypes du rectum* constituent une affection presque exclusive à l'enfance. Ils ont une consistance molle, et la muqueuse n'est pas recouverte de multiples saillies résistantes.

Le *syphilome ano-rectal* mérite de nous arrêter, car nous trouvons ici autour de l'anus ce « bouquet condylomateux » qui, pour le professeur Fournier, est pathognomonique du syphilome. Mais nous avons déjà dit que l'analyse histologique différencie nettement ces productions des néoplasies syphilitiques. En outre, dans le syphilome, la paroi du rectum infiltrée est devenue rigide, elle ne se déplisse plus. Dans la rectite proliférante, il n'y a ni l'aspect scléreux, ni l'ulcération de l'ampoule, ni les bourgeonnements de la muqueuse, ni les fistules sèches, ni enfin le rétrécissement auquel aboutit le syphilome.

Étiologie et pathogénie. — La rectite proliférante, sans être fréquente, est moins rare qu'on aurait pu le croire. C'est une affection de l'*âge adulte* et qui paraît un peu plus fréquente chez la femme que chez l'homme. Les deux malades que nous avons eu l'occasion d'observer étaient deux femmes; quant aux causes occasionnelles, elles sont très variables. Lorsqu'on recherche les affections qui ont précédé ou accompagnent la rectite proliférante, on trouve : la *fissure anale* (Reclus, 1 cas), la *rectite dysentérique*, des *abcès tubéreux* (Trélat), des *hémorrhoïdes*, des *fistules rebelles*. Dans d'autres faits, il existait des *syphilides marginales*, des *plaques muqueuses* (Trélat), des *chancres;* plusieurs fois, on a relevé l'existence préalable de la *blennorrhagie* ano-rectale. Enfin, dans bon nombre d'observations, la rectite proliférante s'est montrée chez des individus adonnés aux pratiques de la sodomie passive.

Ainsi, on le voit, l'étiologie vénérienne semble jouer un rôle important dans la production de la rectite importante; de là la tendance de quelques auteurs à faire de cette affection une maladie vénérienne.

Or, d'une part, nous l'avons vue se développer à la suite d'affections qui n'ont rien de vénérien : la fissure, les fistules, la dysenterie; M. Segond a même montré la fréquence des végétations anales chez les vieux prostatiques; d'autre part, l'examen histologique de ces productions les différencie nettement des formations syphilitiques et vénériennes. Mais il est indéniable que les végétations de la rectite peuvent succéder à des accidents vénériens. Dans ce cas, l'affection n'a rien de vénérien, elle est due à une inflammation banale, proliférante, dont la lésion vénérienne ou syphilitique a été l'occasion; de sorte qu'il existe une rectite proliférante d'origine *non vénérienne* et une rectite proliférante d'origine *vénérienne;* celle-ci identique à celle-là et nullement vénérienne par elle-même.

Traitement. — Suivant l'intensité de la maladie, le traitement sera *palliatif* (cas légers) ou *curatif* et opératoire (cas graves).

Le cas est léger : il suffit alors de prescrire les bains, les petits lavements émollients, les irrigations non irritantes, les suppositoires belladonés. Ces petits moyens, surtout s'il n'existe plus de cause productrice, suffiront à arrêter le développement de l'affection et même à amener la guérison.

Mais si le cas est grave, si la prolifération est active, abondante, volumineuse, il faut intervenir chirurgicalement. L'intervention consiste à abraser au fer rouge les tumeurs végétantes en ayant soin de ménager des ponts de muqueuse pour éviter le rétrécissement ultérieur. Mais, pour aborder les tumeurs, il faut se faire une voie qui les rende accessibles. Dans ce but, on a conseillé la rectotomie linéaire postérieure, et Duplouy (de Rochefort) y a eu recours dans son cas. Nous pensons, avec notre maître M. Trélat, qu'il ne faut recourir à la rectotomie qu'en cas de nécessité absolue. Dans la majorité des cas, la dilatation, sous le chloroforme, du sphincter, permettra l'intervention. Celle-ci n'empêchera pas l'emploi des irrigations aseptiques non irritantes; elle s'accompagnera de pansements locaux à l'aide de mèches enduites de vaseline iodoformée. Enfin on devra prévenir et surveiller la récidive.

IV

PHLEGMONS ET ABCÈS PÉRIRECTAUX

Le tissu cellulaire qui entoure le rectum est cantonné dans deux loges virtuelles, d'étendue et d'importance différentes, et situées l'une au-dessus du releveur de l'anus, c'est l'espace *pelvi-rectal supérieur* de M. Richet, l'autre, bien plus considérable, au-dessous du releveur, c'est l'espace *pelvi-rectal inférieur* du même auteur; ce dernier espace est plus généralement appelé *fosse ischio-rectale*. Le releveur de l'anus est donc la barrière anatomique qui sépare ces deux espaces; dans les inflammations, il est une barrière pathologique, de sorte que nous avons à écrire deux chapitres, savoir : 1° les *phlegmons* et *abcès* de l'espace *pelvi-rectal supérieur;* 2° les *phlegmons* et *abcès* de la *fosse ischio-rectale*.

PHLEGMONS ET ABCÈS DE L'ESPACE PELVI-RECTAL SUPÉRIEUR

GOSSELIN, *Clinique de la Charité*. — LANNELONGUE, Société de chir., 1878. — S. POZZI, Thèse de Paris, 1873. — RICHET, *Anatomie médico-chir*. — VASY, Thèse de Paris, 1879.

Considérations anatomiques. — Étiologie. — L'espace pelvi-rectal supérieur est en connexion : en avant, avec la prostate et les vésicules; en arrière, avec les ganglions lymphatiques de la partie inférieure du méso-rectum ainsi qu'avec le sacrum; enfin il s'étend autour de la première portion du rectum, entre lui et les aponévroses pubio-rectales. Ces connexions vont nous rendre compte de l'origine des suppurations de l'espace pelvi-rectal supérieur. La dissection attentive de cet espace virtuel montre qu'on peut le diviser en deux loges distinctes anatomiquement; et les inflammations respectent souvent la cloison qui les sépare. L'une de ces loges, peu étendue, contenant peu de tissu cellulaire, est antérieure : c'est celle qui est en connexion directe avec les voies génito-urinaires; l'autre loge contient une masse bien plus abondante de tissu cellulo-adipeux : par rapport à l'intestin, elle est postéro-latérale.

Les inflammations de l'espace pelvi-rectal supérieur sont rarement *primitives;* le plus habituellement elles sont *secondaires* et succèdent à une inflammation de voisinage. Or, les inflammations circonvoisines peuvent être réunies en deux groupes, suivant qu'elles sont d'origine *intestinale* ou d'origine *non intestinale*.

Dans le premier groupe rentrent la constipation, la coprostase, signalées par Richet et Vasy comme cause de cette variété de phlegmon; les rectites chroniques (Pozzi), et particulièrement les rectites ulcéreuses (Périer), enfin les traumatismes, les plaies par corps étranger, peuvent provoquer une inflammation périrectale.

Ces inflammations d'origine intestinale provoquent le phlegmon de la loge postérieure de l'espace pelvi-rectal. C'est aussi dans cette loge qu'apparaissent les phlegmons et adéno-phlegmons dus aux lymphangites et aux adénites développées à ce niveau sous quelque influence que ce soit. Les hémorrhoïdes, les ulcérations anales, peuvent par ce mécanisme provoquer cet accident.

C'est encore dans le premier groupe que rentrent les inflammations et suppurations chroniques et froides de cet espace qu'on peut observer dans le cas de *lésion tuberculeuse* du sacrum, de l'os iliaque ou du rachis. L'origine de ces inflammations fait qu'elles se localisent dans la loge postéro-latérale.

Dans le deuxième groupe rentrent toutes les inflammations aiguës ou chroniques, chaudes ou froides, vulgaires ou diathésiques, de l'appareil génito-urinaire : vessie, prostate, urèthre, vésicules séminales, utérus, annexes. M. Segond les a signalées à propos des abcès chauds de la prostate ; l'infiltration d'urine dans la loge périnéale profonde peut s'étendre à l'espace pelvi-rectal supérieur. Ces inflammations du deuxième groupe déterminent le phlegmon de la loge antérieure; de sorte qu'au point de vue pathologique, la loge antérieure est la loge *génito-urinaire;* la loge postérieure est la loge *ano-rectale et sacro-iliaque.* La pathologie est d'accord avec l'anatomie pour séparer ces deux loges.

Anatomie pathologique. -- Les lésions sont celles des inflammations en général ; le processus, dans ces phlegmons, est assez souvent chronique et s'accompagne, en raison du voisinage, d'inflammation péritonéale, avec fausses membranes, adhérences, épaississement. Dans l'infiltration d'urine, on peut observer la *gangrène* du tissu cellulaire. Ce tissu disparaît aussi dans le cas de suppuration ; aussi les abcès de cet espace peuvent donner lieu à une variété de *fistule à l'anus.*

C'est bien plus souvent lorsque la phlegmasie a pour origine une tuberculose, vertébrale, sacrée, iliaque, une sacro-coxalgie, qu'on observe ces fistules au trajet extrêmement profond et qui viennent s'ouvrir assez souvent assez loin de l'anus vers la fesse. Dans toutes les suppurations de l'espace pelvi-rectal, c'est en effet vers l'anus et la région périnéale postérieure que fuse le pus ; en avant, il rencontre un obstacle, sinon invincible, souvent efficace, l'aponévrose prostato-péritonéale de Denonvilliers. D'ailleurs, dans sa migration vers l'extérieur, le pus accomplit diverses étapes; l'une d'elles est la traversée de la fosse ischio-rectale, dont il va provoquer le phlegmon.

Symptomatologie. — Les signes sont *physiques* ou *fonctionnels.*

Les signes *fonctionnels* peuvent être très peu marqués ou tellement vagues qu'ils peuvent se rapporter à toute autre affection ; la résolution n'étant pas rare, ils peuvent disparaître avant que le diagnostic ait été élucidé (Richet). En dehors de la possibilité de la résolution, il y a aussi pour les inflammations ostéopathiques le faible retentissement qu'a ce genre de lésions. Aussi est-ce bien souvent l'abcès extérieur, ou la fistule, qui conduit à découvrir que l'espace pelvi-rectal supérieur a été primitivement atteint.

Cependant, si la phlegmasie est un peu étendue, si le processus est aigu, on observe généralement un certain nombre de symptômes *fonctionnels* et *physiques* d'intensité variable. Les signes fonctionnels sont la *douleur*, la *fièvre*, les *troubles de la défécation*, les *troubles digestifs.*

La *douleur* est ordinairement vague, mal caractérisée ; c'est bien plutôt une *pesanteur* vers le rectum ou vers le sacrum ; il peut cependant y avoir des *irradiations* plus vives vers le bas-ventre, les aines, les lombes.

La *fièvre* est rarement bien accusée, et le plus souvent elle n'attire pas l'attention. Elle devient manifeste dans le cas de suppuration. On voit alors apparaître ces grandes oscillations caractéristiques avec frissons répétés, teinte subictérique des téguments et particulièrement des conjonctives.

Les *troubles de la défécation* sont souvent les seuls qui attirent l'attention et qui portent à examiner le rectum. La constipation est opiniâtre ; le malade ne va que tous les quatre, cinq jours et plus à la selle; et il redoute ce moment qui lui arrache souvent des cris de douleur. Dans quelques cas, le seul passage des gaz éveille la douleur. Après cette constipation opiniâtre, on peut voir tout à coup survenir de la *diarrhée*. Cela se produira, lorsque, depuis quelques jours, il y aura et les frissons répétés et les grandes oscillations qui sont l'indice certain de la suppuration, et la diarrhée sera due à l'ouverture de l'abcès dans le rectum. Aussi les matières fécales seront-elles imprégnées de *pus* et de *sang*, en même temps que cette évacuation se traduira par une atténuation des phénomènes généraux et même locaux.

Les *troubles digestifs* sont tout d'abord peu marqués, l'appétit est médiocre, les digestions difficiles, le ventre ballonné. Ces symptômes acquièrent leur plus grande intensité lorsqu'il y a de la suppuration et lorsque cette suppuration se prolonge.

Quelques autres phénomènes peuvent se montrer *exceptionnellement*; telle la rétention d'urine, si fréquente d'ailleurs dans les inflammations du voisinage de l'appareil urinaire.

Les *signes physiques* sont ceux seulement que permettra de recueillir le *toucher rectal*. Le doigt introduit dans le rectum assez loin trouvera une *tuméfaction* chaude, fluctuante ou rénitente, quelquefois animée de battements, douloureuse à la pression, siégeant soit en avant, soit en arrière.

En *avant*, elle sera elliptique à grand axe vertical; en *arrière*, elle a la forme d'un croissant dont le milieu est la ligne médiane postérieure, et dont les pointes s'effilent sur les côtés du rectum.

Marche et terminaisons. — Au point de vue de la marche, le phlegmon peut être *suraigu*, *aigu*, *subaigu* et *chronique*.

Le phlegmon est *suraigu* lorsqu'il est dû au passage dans le tissu cellulaire des produits intestinaux ou des urines altérées par une vieille inflammation des voies urinaires. Dans ce cas, nous avons les phénomènes des phlegmons gangreneux avec le sphacèle, les vastes décollements, la cellulite pelvienne, avec les graves phénomènes généraux, température élevée, troubles digestifs rapidement très marqués, inappétence, vomissements, diarrhée, la septicémie enfin avec une marche plus ou moins rapide suivant les cas, et la mort. Certaines infiltrations d'urine, les traumatismes accidentels ou chirurgicaux du rectum, sont les causes de ces graves phlegmons, dans lesquels d'ailleurs le phlegmon de l'espace pelvi-rectal supérieur n'est qu'accessoire.

Le phlegmon *aigu*, en particulier celui qui aboutit assez rapidement à la suppuration, n'est pas non plus très fréquent. Lorsque la suppuration est constituée tantôt très rapidement et sans s'entourer d'exsudats plastiques, tantôt plus lentement, auquel cas elle peut rester plus ou moins longtemps emprisonnée dans des épaississements périphériques, le pus devra s'évacuer à l'extérieur. Comme cela se passe toujours dans le cas de suppurations profondes, il suivra pour cela le chemin qui lui offre le moins d'obstacle. Si la suppuration a été rapide, les aponévroses périnéales résisteront, le pus aura de la peine à traverser le releveur, il ne pourra se porter en avant à travers l'aponévrose prostato-péritonéale, et alors on le verra, ou bien faire irruption dans le *rectum*, résultat dont nous avons indiqué les signes; ce peut être une terminaison favorable ; ou bien il pourra aussi fuser par en haut, dans le tissu cellulaire de la *fosse iliaque*, et venir se faire jour au voisinage de l'arcade crurale. C'est surtout chez la femme qu'on observe cette propagation.

Plus souvent, le processus ayant été moins rapide, le pus fuse à travers le releveur, gagne la fosse ischio-rectale, dont il provoque la suppuration (abcès en bissac), enfin s'ouvre au voisinage de l'anus, soit latéralement, soit en arrière.

Plus rarement, c'est dans la vessie, l'urèthre, le vagin, que se fait l'ouverture de l'abcès ; exceptionnellement, le péritoine est envahi ; inutile d'insister sur l'importance de cette irruption, heureusement fort rare.

Mais ce qu'il faut noter dans tous les cas d'ouverture à l'extérieur, et même dans une cavité naturelle, c'est la grande tendance qu'ont ces ouvertures à rester à l'état de *fistules*. Tantôt ces fistules sont momentanées et disparaissent rapidement par guérison définitive; plus souvent elles persistent, mais elles ont un trajet anfractueux, la cavité se vide mal, on assiste fréquemment à des phénomènes de rétention, ou bien encore des infections secondaires se font, et alors les symptômes de la fièvre hectique, de la septicémie chronique, apparaissent et conduisent peu à peu le malade au marasme et à la mort.

Le processus peut enfin être *subaigu* ou *chronique*. C'est parfois au bout de plusieurs semaines, de plusieurs mois même, qu'apparaît l'abcès extérieur et que la fistulisation s'établit (Pozzi). Quelquefois même, la marche est tellement lente qu'il n'y a aucun retentissement; l'inflammation se traduit par des épaississements, déterminant une constipation opiniâtre; le rectum peut être rétréci au point de nécessiter une rectotomie linéaire postérieue à l'occasion de laquelle on voit une petite quantité de pus se faire jour à l'extérieur. Ce pus des abcès pariétaux est toujours, comme celui de tous les abcès qui avoisinent le tube digestif, *très fétide*.

Les abcès ostéopathiques ont une marche essentiellement chronique.

Pronostic. — Le phlegmon de l'espace pelvi-rectal supérieur est une affection sérieuse toujours, grave souvent, et par lui-même, et par les causes qui l'ont déterminé, et par les complications qui peuvent l'aggraver.

Sans doute, il peut se terminer par résolution, mais il peut suppurer, et alors il peut entraîner la mort par septicémie, même dans les cas les plus favorables (ouverture dans le vagin ou dans le rectum). Nous ne reviendrons pas sur la gravité du phlegmon gangreneux.

Les abcès ostéopathiques ont par eux-mêmes une gravité moindre, mais ils sont graves par l'affection, le plus souvent incurable en pareil cas, qu'ils traduisent. Disons que, lorsque le foyer de l'abcès se trouve mis en rapport avec l'intestin, comme il n'a aucune tendance à se rétracter, les matières intestinales y pénètrent et hâtent considérablement la terminaison fatale.

Diagnostic. — Nous avons montré que le phlegmon de l'espace pelvi-rectal supérieur pouvait, par le peu de retentissement qu'il a, passer inaperçu. Cependant il est rare qu'il ne détermine pas une constipation opiniâtre avec évacuations éloignées et très douloureuses. En pareil cas, si l'on méconnaît le diagnostic, c'est par insuffisance d'examen. En effet, le *toucher rectal* conduirait presque infailliblement au diagnostic; il faut donc, pour peu que l'attention soit attirée de ce côté, recourir à ce mode d'exploration, qui permettra de reconnaître le phlegmon, son siège, l'état de suppuration par la fluctuation, l'état des parties circonvoisines. Le toucher devra encore être pratiqué lorsqu'il y aura eu évacuation par le rectum; le doigt introduit assez haut pourra sentir l'ouverture de l'abcès; il reviendra souillé de pus.

Cependant on pourra être indécis sur le siège exact de l'abcès après ouverture dans le rectum; c'est alors qu'il faudra examiner avec soin la façon dont se fait l'évacuation du pus; d'après J.-L. Petit, si le pus *précède* l'issue du bol fécal, il s'agit d'un abcès péri-rectal inférieur; s'il *succède* au passage du bol fécal, il s'agit d'un abcès des parties plus élevées.

Mais c'est bien souvent tardivement, à la période des fistules, qu'on sera appelé à porter le diagnostic; il faudra alors explorer avec soin cette fistule à l'aide d'un stylet d'une part et du toucher rectal d'autre part. On verra alors le stylet pénétrer à une grande profondeur, 12 à 15 centimètres. Au lieu de se diriger rapidement vers l'intestin, il cheminera *parallèlement* à lui; quelquefois même il s'en éloignera (lésion osseuse). Il est bien rare, dans le cas de fistule ostéopathique, qu'on arrive jusqu'à l'os à l'aide du stylet, mais l'examen attentif du sacrum, de l'articulation sacro-iliaque, joint aux commémoratifs, aux antécédents, à la direction du stylet, à la nature des sécrétions (séro-purulente avec quelquefois des parcelles osseuses) conduira le plus souvent au diagnostic.

L'examen des organes circonvoisins devra, pour confirmer le diagnostic et pour instituer le traitement le mieux approprié, compléter les données fournies par le toucher rectal.

Traitement. — Le traitement est variable suivant la nature et l'intensité du phlegmon.

Ce traitement est *préventif* ou *curatif*.

Dans le cas de rectite, d'inflammations péri-vésiculaires, péri-prostatiques, etc., on devra par les moyens appropriés de bains, lavements, purgatifs légers, antiphlogistiques variés, s'efforcer de prévenir cette complication.

C'est encore aux antiphlogistiques et aux purgatifs légers avec irrigations rectales qu'on aura recours lorsqu'on aura constaté près du début l'existence du phlegmon.

Mais si les phénomènes généraux d'une part, l'examen local d'autre part, indiquent qu'il y a suppuration, la thérapeutique sera sans retard plus active : sous le chloroforme, on dilatera l'anus, et, s'aidant du spéculum, on ira par le rectum directement inciser la collection purulente, en suivant exactement le procédé qu'a indiqué M. Segond pour les abcès chauds de la prostate.

S'il s'agit d'un vaste phlegmon, d'une cellulite pelvienne, les larges incisions devront être employées, malheureusement le champ opératoire n'y est pas favorable et les accidents graves éclatent malgré l'intervention et évoluent.

Si l'on n'est appelé à intervenir qu'après l'ouverture spontanée, alors le traitement de l'inflammation de l'espace pelvi-rectal supérieur rentre dans celui des *fistules*, que nous examinerons plus loin. Disons simplement que s'il s'agit d'une lésion ostéopathique, le traitement général de la tuberculose devra marcher de pair avec le traitement chirurgical à instituer en pareil cas (grattage, abrasions, cautérisations).

V

PHLEGMONS DE LA FOSSE ISCHIO-RECTALE

De Barau, de Muratel, De l'incision des abcès ano-rectaux. Thèse de Paris, 1886. — Chassaignac, Traité de la suppuration. — Meloche, Des abcès ano-rectaux et de leur traitement. Thèse de Paris, 1887. — D. Molière, Traité des maladies de l'anus et du rectum. Lyon, 1877. — P. Reclus, *Leçons cliniques de l'Hôtel-Dieu*, 1888. — Richet, *Élém. d'anat. méd.-chir.*

Considérations anatomiques et étiologie. — Entre le rectum d'une part, et la face interne de l'ischion doublée du muscle obturateur interne et de son aponévrose d'autre part, au-dessous de la portion postérieure du muscle releveur de l'anus il existe un espace assez vaste rempli de tissu cellulo-adipeux lâche : c'est la fosse ischio-rectale. Elle existe de chaque côté du rectum, et les deux fosses sont réunies en arrière du rectum par un tissu plus dense qui permet, au bout d'un certain temps, la propagation des inflammations de l'une à l'autre. En avant, la loge s'effile sur les côtés de la prostate, en dehors des aponévroses pubio-rectales, et pénètre aussi dans le triangle *recto-uréthral*. En bas, elle est limitée par le muscle grand fessier, sous lequel elle se prolonge. Autour du sphincter externe, elle se met en continuité avec le tissu cellulaire sous-cutané. Lorsqu'on dissèque le périnée, et qu'après avoir enlevé la peau on est arrivé sur la première couche musculaire, il est facile de vider complètement les deux fosses ischio-rectales de leur atmosphère; alors le rectum apparaît dans toute sa troisième portion, entouré de son sphincter en bas, libre au milieu de l'espace, semblable à un « battant de cloche », rattaché pourtant au périnée antérieur par l'intersection des fibres du sphincte externe avec les transverses et le bulbo-caverneux. L'espace au milieu duque se trouve aussi isolé le rectum est formé par des parois fibreuses ou osseuses, absolument invariables dans leur situation. Donc, si le tissu cellulaire des fosses ischio-rectales vient à être détruit, l'ischion ne pouvant aller au rectum, il faudra nécessairement, pour que la cavité créée disparaisse, que le rectum aille à l'ischion. Cette simple considération anatomique rend compte de la terminaison par *fistule*, qui est la règle dans cette variété d'abcès, elle commande la nature, la forme même de l'intervention chirurgicale.

Nous venons de voir que la fosse ischio-rectale est en continuité directe avec le tissu sous-cutané, autour du sphincter externe. Les abcès de la fosse ischio-rectale font saillie au voisinage de l'anus; aussi beaucoup d'auteurs les rangent-ils parmi les *abcès ano-rectaux*. C'est ce qu'a fait M. Reclus, en particulier. Dans sa classification, sur laquelle nous aurons l'occasion de revenir, ils forment le groupe des *abcès extra-sphinctériens*.

A notre avis, ces abcès ayant une origine le plus souvent rectale ou péri-rectale, constituent des abcès périrectaux au même titre que les abcès de l'espace pelvi-rectal supérieur ; c'est pourquoi, à l'exemple de quelques auteurs, en particulier de M. le professeur Guyon dans ses leçons à la Faculté (1888), nous avons cru devoir réunir ces deux variétés d'abcès pour en faire le chapitre des *abcès périrectaux*.

Les phlegmons de la fosse ischio-rectale, étant donnée l'étendue de cette cavité celluleuse, constituent de graves phlegmasies; les abcès qu'ils constituent sont, avec raison, dans les *Mémoires de l'Académie royale de chirurgie*, qualifiés de *grands abcès* (Faget). Nous verrons plus loin quels désordres ils sont susceptibles d'engendrer.

Les *causes* qui déterminent les phlegmons de la fosse ischio-rectale sont très variées et, suivant l'origine, le phlegmon est *primitif* ou *secondaire*.

Il est *primitif* quand il succède aux *traumatismes* : perforation du rectum par une canule de seringue (Malgaigne), par un corps étranger venu d'en haut (fragment d'os, arête de poisson), ou par un corps étranger introduit par l'anus dans un but lubrique. Le phlegmon peut encore être déterminé par le passage d'un explorateur uréthral ayant fait fausse route.

Bien plus souvent, le phlegmon est *secondaire* et reconnaît une origine *rectale*, *périrectale*, de *voisinage*, ou *générale*. Toutes les rectites, *simples* ou *diathésiques*, médicales ou chirurgicales, peuvent déterminer le phlegmon et cela de deux manières : par *propagation* (rectite parenchymateuse, rectite phlegmoneuse, rectite gangreneuse), ou par *perforation* (ulcération). Dans ce cas, l'allure du phlegmon est tout autre, d'où les deux variétés de phlegmons : le phlegmon *simple* et le phlegmon *gangreneux*. L'inflammation des parois du rectum par les veines atteintes de phlébite (hémorrhoïdes) peut s'étendre à la fosse ischio-rectale et déterminer un phlegmon simple. C'est par *rectite ulcéreuse* que les rétrécissements du rectum se compliquent d'abcès de la fosse ischio-rectale.

Les phlegmons d'origine *périrectale* sont ceux qui succèdent aux inflammations des organes génito-urinaires de l'homme. La prostatite aiguë (Segond), la vésiculite, la péricystite, peuvent leur donner naissance. L'*infiltration d'urine* par rupture de l'urèthre postérieur peut gagner aussi la fosse ischio-rectale et, grâce à l'altération des urines fréquente en pareil cas, déterminer un phlegmon gangreneux.

Dans les phlegmons secondaires par *voisinage* nous ferons rentrer ceux qui sont consécutifs au phlegmon de l'espace pelvi-rectal supérieur (abcès en bissac) et ceux qui succèdent à un phlegmon de la marge de l'anus propagé dans la profondeur. Enfin la fosse ischio-rectale, aussi bien que l'espace pelvi-rectal supérieur, peut être le siège d'*abcès froids* dus à une lésion du bassin, et elle peut donner passage aux *fistules ostéopathiques* (Hawkins, Velpeau).

Quant aux phlegmons de *cause générale*, ce sont tous ceux qu'on observe au cours ou pendant la convalescence des fièvres graves (fièvre typhoïde, fièvres éruptives).

Disons, en terminant cette étiologie, qu'il n'est pas rare que le phlegmon soit survenu sans cause appréciable ; c'est à ces phlegmons qu'on a donné les noms d'*idiopathiques* et *spontanés*, indiquant par là, non pas qu'ils sont spontanés, mais bien que la cause a échappé à l'observation. En pareil cas il faut presque toujours incriminer la *tuberculose*.

Anatomie pathologique. — Les lésions sont banales; ce sont celles de toute inflammation du tissu cellulaire. Le pus contient souvent des masses plus ou moins considérables de tissu cellulaire sphacélé. On y trouve parfois aussi le corps étranger qui a été la cause de l'accident. Avec le pus il peut y avoir, suivant les cas, de l'urine ou des gaz. Ceux-ci s'observent surtout dans le phlegmon *gangreneux*. Le pus formé cherche à sortir vers l'extérieur, mais le tissu cellulaire péri-anal qui met l'atmosphère du creux ischio-rectal en communication avec le tissu cellulaire sous-cutané est dense (aponévrose ano-rectale de Velpeau) et il résiste longtemps à l'invasion. Le pus alors se trouve refoulé sous le grand fessier, vers les bourses, en suivant les racines des corps caverneux, et même dans l'espace pelvi-rectal supérieur à travers le releveur de l'anus. Chassaignac avait donné à ces propagations le nom de *diverticule fessier*, *périnéal* et *pelvien*. Il peut s'évacuer dans le rectum, mais il peut aussi passer d'une fosse ischio-rectale à l'autre : *abcès en fer à cheval*. Tout cela peut s'observer sur le même sujet et produire ainsi, suivant l'expression de Chassaignac, une véritable *dévastation* où le rectum est disséqué, le tissu cellulaire détruit, les muscles mis à nu, les aponévroses perforées, l'intestin ulcéré. Et, dans ces clapiers, on voit parfois un mélange infect de pus, de gaz, de débris organiques et de matières fécales, tout cela se vidant incomplètement par l'anus par un ou plusieurs *trajets fistuleux* qui se sont créés après des *décollements* sous-cutanés plus ou moins vastes. Je viens d'observer un malade apporté à l'hôpital dans ces conditions; il n'a pas longtemps survécu.

Symptomatologie. — Nous diviserons les symptômes en *locaux* et *généraux*.

Les symptômes *locaux* sont *physiques* et *fonctionnels*.

Localement, le malade éprouve une sensation de pesanteur, de tension, de chaleur, avec ou sans élancements. La *douleur*, peu marquée d'abord, sourde, continue, devient plus intense, avec exacerbations et irradiations dans la cuisse, vers les organes génitaux externes.

La *constipation* est de règle, sauf les cas où il y a ouverture dans le rectum : alors on voit apparaître la *diarrhée* avec pus dans les matières; la *défécation* est extrêmement douloureuse. Fréquemment on observe la *dysurie*.

Malgré la marche ordinairement rapide des accidents, la *fluctuation* est tardive, et ce serait s'exposer à de graves mécomptes que d'attendre qu'elle devienne manifeste. Il existe sur un des côtés de l'anus une tuméfaction avec rougeur progressive; cette tuméfaction, très douloureuse à la pression, est résistante, même lorsque le pus est déjà formé; cependant, à ce moment, il y a de l'œdème, et la pression marque son empreinte. Un peu plus tard, les téguments se soulèvent davantage, deviennent lisses, bleuâtres; à ce moment, le pus est sous-cutané et bientôt il sortira à l'extérieur.

Ce pus est d'une extrême fétidité : nous en avons déjà indiqué la cause (voisinage du tube digestif); il est souvent mélangé de gaz, alors même qu'il n'y a pas perforation de l'intestin. La présence de ces gaz explique que la tuméfaction soit parfois sonore à la percussion.

Du toucher rectal, nous ne dirons rien, car il est à peu près impraticable. Si l'on arrive à introduire l'index, on pourra plus aisément, en palpant en même temps la surface tuméfiée, constater la fluctuation.

Mais, nous l'avons dit déjà, il n'est pas nécessaire que cette fluctuation se manifeste pour que l'affection se caractérise. En effet, nous sommes ici en présence d'un vaste phlegmon étendu du coccyx à la racine des bourses de l'anus à l'ischion et qui va par conséquent s'accompagner de *phénomènes généraux* graves et caractéristiques. Il y a de la *fièvre*, et la température peut s'élever à 40 degrés avec *subdélire;* le pouls est fréquent; les *troubles digestifs* sont très marqués; inappétence, soif vive; la langue est quelquefois rôtie, fuligineuse, comme dans tous les états fébriles graves.

Marche et terminaisons. — Au point de vue de la marche, le phlegmon de la fosse ischio-rectale est *aigu* le plus souvent, *subaigu* quelquefois, *gangreneux* fréquemment.

Le phlegmon débute par des phénomènes mal caractérisés, mais qui s'accusent au bout de quatre à cinq jours. Dès ce moment l'exacerbation des phénomènes douloureux, les oscillations de la température, le facies terreux, indiquent la suppuration, malgré l'*induration* de la surface. Si le pus se fait jour dans le rectum, on voit le malade rendre par la défécation du sang et du pus en grande quantité; cette] évacuation coïncide avec une atténuation des phénomènes généraux et un affaissement de la tuméfaction. Mais le plus souvent cette ouverture dans le rectum ne termine rien, bientôt les phénomènes généraux réapparaissent, la tuméfaction s'accuse, la peau rougit, devient bleuâtre, se couvre de phlyctènes, s'ulcère et un on plusieurs orifices se créent par lesquels l'abcès va évacuer son pus fétide.

Au lieu de cette marche rapide aiguë qui dure huit à dix jours, on peut observer une évolution beaucoup plus lente. Dans ce cas, les phénomènes généraux sont moins accusés, et localement la tuméfaction est plus lente à se manifester, l'induration périphérique plus grande. Mais la suppuration survient néanmoins, et le pus trouvant plus d'obstacles à se faire jour vers l'extérieur ne produit que plus de ravages. C'est alors qu'il pousse ses diverticules fessiers, perinéaux, pelviens, qu'il envahit la seconde fosse ischio-rectale. L'intestin est largement ulcéré, et l'on voit apparaître les graves phénomènes de la septicémie : frissons, amaigrissement rapide, teinte terreuse, et bientôt la mort. J.-Louis Petit a bien décrit le phlegmon subaigu. Il est des cas où la marche est si lente, l'induration si grande, qu'on pourrait croire à un néoplasme. Quant au *phlegmon gangreneux*, par infiltration urinaire ou stercorale, sa marche est extrêmement rapide. Les phénomènes généraux atteignent leur maximum d'acuité; la tuméfaction, extrêmement tendue, est sonore, et si l'on intervient, on donne issue à une grande quantité de gaz et de sérosité d'odeur infecte; la terminaison fatale est la règle, elle est rapide. L'évolution est lente dans le phlegmon *ostéopathique*, malgré cela les désordres sont parfois très accusés (J.-L. Petit, Tillaux).

Pronostic. — Le pronostic est donc très sérieux; le phlegmon gangreneux est presque toujours mortel, le phlegmon subaigu l'est souvent, et le phlegmon aigu peut l'être. La septicémie, la pyohémie, les phlébites, les embolies septiques, voilà les causes de la mort dans les cas où elle survient. Il est tout à fait exceptionnel d'observer la *résolution;* la *suppuration* est de règle. Cependant, dans les cas de phlegmon simple, le malade peut échapper à la mort qui le menace dans les premiers temps. Mais tout n'est pas fini avec l'ouverture à l'extérieur; celle-ci est suivie de la constitution de *fistules* n'ayant aucune tendance à se fermer. Les notions anatomiques indiquées plus haut, jointes à la mobilité du rectum, nous rendent compte de ce fait. Ces fistules vont donc continuer à fournir du pus, parfois des gaz, et le malade en dehors de cette infirmité ne sera pas à l'abri des accidents septiques résultant d'évacuations incomplètes et d'infections secondaires du foyer. Outre les *fistules* susceptibles d'entraîner la mort par épuisement, le phlegmon de la fosse ischio-rectale expose au *rétrécissement* cicatriciel du rectum, à l'*incontinence* et à des *troubles* parfois importants dans l'exécution des *fonctions urinaires*.

Diagnostic. — Il est bien rare que la marche soit si lente, qu'on puisse croire, comme l'indique J.-L. Petit, à un néoplasme. En tous cas, l'erreur n'est pas de bien longue durée, car bientôt les phénomènes inflammatoires se caractérisent.

Le plus souvent il est aisé de reconnaître qu'on est en présence d'un phlegmon, mais il peut être assez difficile d'en préciser le siège exact. C'est le toucher rectal qui permettra le plus ordinairement de fixer ce point. Le phlegmon pelvi-rectal supérieur aura une situation bien plus élevée que l'ischio-rectal; il est nettement antérieur ou postérieur, le second est plus latéral; celui-ci a aussi une étendue beaucoup plus considérable. S'il y a ouverture dans le rectum, le pus est évacué *après* le bol fécal dans le pelvi-rectal, *avant* le bol dans l'ischio-rectal (J.-L. Petit).

Le phlegmon étant reconnu ainsi que la variété, il faut en déterminer la nature. Les commémoratifs pourront éclairer cette recherche, mais il faudra explorer avec soin le rectum, et l'on pourra y trouver un rétrécissement, des hémorrhoïdes, une néoplasie. Enfin, dans les cas où rien ne semblerait expliquer l'apparition du phlegmon, ni du côté du rectum, ni du côté des organes circonvoisins, il conviendra d'explorer minutieusement les os du bassin au point de vue de la tuberculose. D'ailleurs, soit qu'elle frappe les os circonvoisins, soit qu'elle ait engendré des ulcérations, la tuberculose se retrouve souvent chez les malades atteints de phlegmasie périrectale. Lorsque le phlegmon s'est ouvert à l'extérieur, c'est par l'exploration au stylet des trajets fistuleux combinée au toucher rectal qu'on arrivera à préciser le siège de l'abcès; et parfois à évaluer l'étendue des désordres qu'il a produits.

Traitement. — Puisque l'expérience a prononcé et enseigne qu'un phlegmon de la fosse ischio-rectale ne se termine jamais par résolution, puisque la suppuration est de règle, et que c'est pour faire sa migration vers l'extérieur qu'elle crée le plus de désordres, l'indication est formelle, il faut se hâter de traiter énergiquement l'affection. Les antiphlogistiques ne sont plus de mise; sans doute les bains, les irrigations chaudes, produiront un certain soulagement dans l'état douloureux du malade, mais le pus se formera et le danger deviendra grand. Il faut donc se hâter de donner issue au pus, et pour cela, nous y avons insisté à deux reprises, ne pas attendre qu'il y ait fluctuation. Hippocrate déjà faisait remarquer que, contrairement aux autres abcès, il fallait ouvrir avant la parfaite suppuration et alors que la « tumeur est encore *verdelette* » (D. Mollière). Tout le monde est aujourd'hui d'accord sur ce point, il faut évacuer l'abcès, et l'évacuer de bonne heure par l'*incision*. En incisant de bonne heure, on préviendra les accidents de *fusées* dans le voisinage et de résorption putride. Mais le chirurgien a à se préoccuper pour l'avenir de la création d'une fistule, et il doit s'efforcer de prévenir cet accident dont nous avons signalé tous les inconvénients.

Or, quelle est la cause de la fistulisation? La mobilité du rectum, son isolement des parois du bassin. Mais le bassin ne peut aller à lui, il faut donc que le rectum aille au bassin; cela n'est possible qu'autant qu'il aura été fendu au préalable dans le sens de sa hauteur, c'est par ce procédé qu'on obtient la cure chirurgicale des fistules à l'anus.

Si donc une fistule se crée, on devra pour la guérir fendre le rectum : or on s'est demandé s'il ne conviendrait pas de faire d'emblée et d'un seul coup l'ouverture de l'abcès et la section verticale du rectum; de cette manière on évacuerait le pus et l'on éviterait la constitution d'une fistule. Saviart (1702) d'après Horteloup, J.-L. Petit, de la Faye, procédaient ainsi et fendaient d'*emblée le rectum dénudé*, mais c'est Faget qui le premier a fait de cette façon d'agir une méthode formelle de traitement, et l'on trouve dans les *Mémoires de l'Académie royale de chirurgie* l'exposé de ses opinions.

Mais en même temps un autre auteur, Foubert, s'éleva contre Faget et vint soutenir qu'il suffisait de faire au point culminant de la tuméfaction une incision petite, juste suffisante pour évacuer le pus. Cette incision, disait Foubert, peut amener la guérison définitive; s'il se crée une fistule, il sera toujours temps de fendre le rectum.

De là sont nées les deux méthodes de traitement des abcès ano-rectaux, la méthode de Faget et celle de Foubert; ces deux méthodes se sont à un moment donné partagé le monde chirurgical. Boyer déclarait la méthode de Faget *dangereuse* toujours et bien souvent *inutile*. Gosselin, dans la majorité des cas, adoptait la méthode de Foubert.

Chassaignac, au contraire, se déclara partisan convaincu de la méthode de Faget, et Verneuil suivit son exemple. Entre ces opinions extrêmes une opinion prit naissance qui chercha à concilier les deux méthodes. Sans doute, disait-on, il y a des cas nombreux où l'incision simple a été suivie de la guérison, mais bien d'autres aussi où il y a eu production de fistule. Dans quel cas la fistule se crée-t-elle et persiste-t-elle? C'est quand il y a perforation de l'intestin. Conclusion : quand l'intestin sera ouvert, la méthode de Faget est de rigueur; quand l'intestin est intact quoique décollé, la méthode de Foubert devra être employée. Ainsi raisonnaient Michaud (1788), Sabatier (1791), Bégin (1832), Velpeau (1835), Ribes (1841), pour ne citer que les plus illustres.

Plus près de nous, un auteur autorisé, D. Mollière, combat la méthode de Faget en rééditant les deux grosses objections qu'on a adressées à cette méthode et qui la faisaient jadis déjà qualifier de dangereuse. Elle expose, dit-on, aux *hémorrhagies* et à l'*incontinence* des matières fécales. A cela on peut répondre que : 1° il est facile de se mettre à l'abri de l'hémorrhagie en incisant avec le fer rouge; 2° que l'incontinence ne succède pas toujours à la section du sphincter et que lorsqu'elle existe elle est le plus souvent passagère. Velpeau, qui se croyait obligé pour faire la section du rectum de trouver l'orifice de communication avec le rectum, faisait pour trouver cet orifice des manœuvres dangereuses, et concluait de là qu'il y avait danger à faire cette section; on sait bien aujourd'hui que cette recherche n'est pas nécessaire.

En somme, la méthode de Foubert a considérablement vu diminuer le nombre de ses adeptes, et la méthode de Faget, réduite d'abord aux phlegmons avec perforation de l'intestin, puis rénovée par Chassaignac et vulgarisée et vivifiée par Verneuil, par Trélat, par M. Reclus, est la plus généralement admise, ainsi que le montre la discussion de la Société de chirurgie à l'occasion de deux observations de Bazy favorables à la méthode de Foubert. L'amélioration de l'arsenal chirurgical, les progrès considérables de l'antisepsie, ont enlevé aux détracteurs de la méthode de Faget leurs meilleurs arguments.

Nous conseillons donc de procéder de la façon suivante : faire une incision large par laquelle le doigt ira ouvrir largement l'abcès, détruire les brides celluleuses, évacuer les clapiers, puis, à l'aide de ciseaux, inciser le rectum dans toute la hauteur du décollement, laver soigneusement et fréquemment et appliquer un pansement antiseptique absorbant; une alimentation légère, de petits purgatifs de temps en temps et des toniques pour soutenir les forces du malade compléteront le traitement. Trop souvent inefficace dans le phlegmon gangreneux, ce traitement pourra dans les phlegmons simples amener une guérison complète et assez rapide. Quant aux phlegmons ostéopathiques, on n'en obtiendra la guérison définitive qu'en s'adressant à la lésion osseuse et en associant au traitement local approprié le traitement général de la tuberculose.

CHAPITRE III

AFFECTIONS ORGANIQUES ET VITALES

I

DES RÉTRÉCISSEMENTS

Février, Thèse de Paris, 1877. — Garsaux, Thèse de Paris, 1877. — Gosselin, *Arch. génér. de médecine*, 1854. — Lancereaux, Société anatomique, 1859. — Lannelongue, *Leçons de clinique chirurgicale*. Bordeaux, 1888. — Panas, *Gazette médicale des hôpitaux*, 1872. — D. Mollière, Traité des maladies du rectum et de l'anus. Lyon, 1878. — E. Pailhès, Thèse de Paris, 1886. — Reynier, *Gazette hebdomadaire*, 1878. — U. Trélat, *Clinique chirurgicale*, t. II, 1891.

Définition. — Il ne faudrait pas faire rentrer dans la dénomination de rétrécissement du rectum toutes les affections susceptibles d'amoindrir le calibre de ce canal. Nous limiterons le terme de rétrécissement du rectum à un *état pathologique caractérisé par une coarctation permanente et progressive* *de ce canal par altération de ses parois*, qui trouble ses fonctions et est *susceptible de subir une modification régressive* par un traitement approprié.

De cette manière nous éliminons le *cancer*, qui, loin d'amoindrir le calibre de l'intestin, peut parfois l'agrandir, et qui jamais ne subit de modification régressive. Le cancer peut toutefois donner lieu à des phénomènes fonctionnels du rétrécissement et nous aurons à y songer au chapitre du diagnostic.

Nous éliminons aussi toutes les diminutions du calibre du rectum dues à une *compression* par une tumeur du voisinage. De même un corps étranger, un polype, une tumeur, obturant partiellement l'intestin, ne doivent pas rentrer dans le groupe des rétrécissements. De telle sorte qu'il ne nous reste que deux variétés de rétrécissements : le *rétrécissement spasmodique* et le *rétrécissement cicatriciel*, celui-ci pouvant d'ailleurs être *traumatique* ou *inflammatoire*.

M. Lannelongue (de Bordeaux) a décrit une autre variété de rétrécissement qu'il appelle *rétrécissement de nature musculaire* et qui serait dû à une *hyperplasie* d'un des anneaux musculaire du rectum. L'observation qu'il fournit à l'appui de cette variété n'est pas absolument probante. Verneuil et Panas ont bien exposé le rétrécissement musculaire; c'est en somme une affection très rare.

Le *rétrécissement spasmodique* n'est pas un véritable rétrécissement. C'est un état de contracture de très courte durée souvent, parfois un peu plus prolongé, mais dans tous les cas *passager* et *intermittent*. C'est le plus souvent à l'occasion du toucher rectal qu'on l'observe, chez des sujets nerveux ou dont le rectum est atteint d'inflammation, de tumeur, voire même de rétrécissement *cicatriciel* (D. Mollière). Allingham met même en doute l'existence de ces rétrécissements spasmodiques. De sorte qu'il ne reste à étudier, en réalité, que ce rétrécissement cicatriciel.

Il existe pourtant une autre variété de rétrécissement peu commune, presque exclusive à la femme, sur la nature de laquelle on a discuté, qu'on rattache généralement à la syphilis et qu'on appelle le *rétrécissement syphilitique*, ou *syphilome ano-rectal*. Nous verrons, en effet que, par son origine, par son aspect et par son évolution, il constitue une entité morbibe distincte.

Quant au *rétrécissement congénital*, valvulaire, il devrait évidemment trouver place dans une étude sur les rétrécissements du rectum, mais son histoire est liée à celle des *vices de conformation* de l'anus et du rectum et c'est là qu'on la trouvera exposée.

Étiologie. — Les rétrécissements du rectum peuvent être d'origine *traumatique*, *ulcéreuse*, ou simplement *inflammatoire*. Les traumatismes *chirurgicaux* peuvent provoquer un rétrécissement. Follin et Verneuil, qui ont signalé le fait dans des mémoires spéciaux, relatent les opérations de fistule, les extirpations de cancer, de tumeur, de corps étrangers, les cautérisations d'hémorrhoïdes. Lorsqu'on traite celles-ci au fer rouge, il faut avoir soin, pour prévenir le rétrécissement, de laisser entre chaque point de cautérisation des intervalles de muqueuse saine. A côté des traumatismes chirurgicaux se placent les *traumatismes accidentels*, plaies par instruments tranchants ou contondants, les corps étrangers, les projectiles de guerre.

L'*accouchement* peut provoquer une induration inflammatoire des parois du rectum succédant au traumatisme qui sera le point de départ d'un rétrécissement (9 sur 20 cas, dans une statistique de Curling). Peut-être est-ce à ce fait qu'il faut attribuer la plus grande fréquence du rétrécissement acquis chez la femme adulte que chez l'homme.

Les vastes *ulcérations* du rectum, les pertes de substances consécutives aux gangrènes (fièvres graves, rectite phlegmoneuse, etc.), sont suivies de la formation d'un tissu cicatriciel, rétractile, qui va amener un rétrécissement. Le rétrécissement consécutif à la *dysenterie* s'explique ainsi (Garsaux, 1877). C'est aussi par ulcération que le prolapsus du rectum, chez le jeune enfant, peut amener un rétrécissement chez l'adulte.

Mais il n'est pas nécessaire qu'il y ait ulcération pour que le rétrécissement survienne, l'*inflammation* seule y suffit; toutes les rectites, muqueuses ou interstitielles, aiguës ou chroniques, peuvent y donner lieu par hyperplasie conjonctive et induration des parois du rectum. Ainsi agissent aussi les inflammations péri-rectales (phlegmons de la fosse iliaque, de l'espace pelvi-rectal, abcès de la marge de l'anus).

Malgré cette étiologie variée, le rétrécissement du rectum est en somme relativement *rare*, et, d'après Allingham, il ne constitue que 4 pour 100 des maladies de cette portion de l'intestin. Quoiqu'on puisse l'observer à tous les *âges*, il est surtout fréquent de vingt à quarante ans. Il paraît un peu plus fréquent chez la *femme* que chez l'homme. Voici des chiffres : 1 homme pour 5 femmes (Després), 7 femmes contre 1 homme (Lauri Ricardo), mais Bérard et Maslieurat-Lagémard donnent seulement 20 hommes contre 25 femmes.

Anatomie pathologique. — *Siège.* — Il est certains rétrécissements qui occupent un siège constant ou peu variable; tels le rétrécissement congénital qui siège tout naturellement à l'union du canal anal et du tube intestinal, le syphilome ano-rectal qui siège le plus ordinairement sur la troisième portion du rectum. Les rétrécissements musculaires siègent au niveau des anneaux musculaires (Nélaton, Houston, O'Beirn). Mais le rétrécissement cicatriciel peut siéger en un point quelconque, soit à la partie supérieure (dysenterie), soit dans l'ampoule ou la troisième portion (rectites et phlegmons pariétaux).

Dans sa thèse de 1885, Perret a réuni 58 observations qui, sans tenir compte de l'étiologie, se décomposent ainsi au point de vue du siège :

Rétrécissements commençant à l'anus		4
—	siégeant au-dessous de 6 centimètres	32
—	— à 6 centimètres	5
—	— entre 6 et 9 centimètres	7
—	— au-dessus de 9 centimètres	5
—	— à la jonction du rectum et du côlon	5

Le rétrécissement de Talma siégeait très haut. Mais, en somme, toutes les statistiques s'accordent à dire que les rétrécissements du rectum sont ordinairement peu élevés.

Forme. — Elle est aussi très variable. Gosselin, en y faisant rentrer les rétrécissements syphilitiques et congénitaux, la rapporte à quatre types principaux :

1° Le rétrécissement *valvulaire*, rappelant plus ou moins le diaphragme des instruments d'optique; bas situé, unique le plus habituellement, exceptionnellement multiple (Nélaton); c'est le type du rétrécissement congénital. A son niveau les tuniques ne présentent pas d'altérations.

2° Le rétrécissement en *anneaux* rarement complets ou en *brides*. Le rétrécissement en anneaux appartient au rétrécissement musculaire (Verneuil, Panas, Lannelongue); ces anneaux sont complets ou incomplets, quelquefois presque imbriqués, comme des valvules conniventes, en général très irréguliers. S'il s'agit d'un rétrécissement musculaire, toute l'altération consiste en une hyperplasie de la tunique musculeuse, sans altération des autres tuniques. Le rétrécissement cicatriciel peut quelquefois avoir une forme *annulaire*, mais le plus souvent il se présente sous l'aspect de *brides* plus ou moins saillantes ou déprimées. Ces brides sont blanchâtres et ont l'aspect cicatriciel; c'est en effet du tissu de cicatrice qui a remplacé la muqueuse et la musculeuse. La pathogénie et la filiation de cette lésion s'expliquent aisément quand il y a eu au préalable ulcération et inflammation, mais ce rôle de l'inflammation est souvent difficile à saisir (Allingham). Tillaux a appelé rétrécissement *en éperon* la saillie qu'on observe parfois au-dessous de l'orifice interne d'une fistule à l'anus. Les brides ont quelquefois la forme de cordages saillants, avec base assez large (D. Mollière).

3° Le rétrécissement *en virole*, constitué par des anneaux fibreux, extérieurs au rectum. Cette variété est fort rare; Broca l'a observée une fois chez une femme; il était consécutif à un accouchement.

4° Enfin la dernière variété est le rétrécissement *cylindrique* ou cylindroïde. C'est en effet un *défilé rétréci*, inextensible, mesurant souvent plusieurs centimètres en hauteur. C'est le rétrécissement syphilitique.

Avec la deuxième variété (brides, anneaux, rétrécissement cicatriciel), c'est la variété la plus fréquente.

Nombre. — La plupart des rétrécissements du rectum sont uniques, c'est le cas du rétrécissement syphilitique et du rétrécissement congénital; le rétrécissement cicatriciel peut être multiple. Cependant il n'y a pas ici cette multiplicité qu'il est si fréquent d'observer dans les rétrécissements blennorhagiques de l'urèthre.

Calibre. — Le calibre du rétrécissement est extrêmement variable avec la nature et l'âge de la lésion. Le rétrécissement congénital ne progresse pas, le syphilome ano-rectal progresse pendant un temps, le rétrécissement cicatriciel peut progresser jusqu'à étreindre l'intestin. Le mémoire de Hévin, d'après La Faye, dans les *Mémoires de l'Académie royale de chirurgie*, renferme la relation de plusieurs faits où l'intestin vu du dehors semblait avoir été étreint dans une ligature (D. Mollière). C'était le cas du rétrécissement de Talma.

Lésions au-dessus du rétrécissement. — Au-dessus du rétrécissement même, quand il est d'un calibre peu serré, on observe d'abord de la *dilatation;* les matières séjournent, l'intestin réagit pour les chasser, d'où *hypertrophie* de sa tunique musculaire, démontrée par Lancereaux.

La muqueuse elle-même n'est pas longtemps saine; bientôt elle présente une *ulcération vaste*, bien indiquée pour la première fois par Gosselin, avec infiltration d'éléments embryonnaires, quelquefois de petits abcès; cette ulcération n'a en aucun point d'aspect cicatriciel, mais elle se recouvre de *bourgeons charnus*, très friables (Malassez). Dans quelques cas, il y a une perte de substance très considérable (Gosselin), pouvant en étendue remonter à 10, 12 centimètres au-dessus, en profondeur atteindre la tunique musculaire. La limite de l'ulcération est marquée par un contour festonné, la muqueuse saine forme une sorte de bourrelet. Esmarch a signalé *une boursouflure*, due à l'hypertrophie des glandes de Lieberkuhn, qui leur donne l'aspect de bourgeons charnus. Ces ulcérations peuvent provoquer une perforation, un phlegmon stercoral de la fosse ischio-rectale et consécutivement une fistule. *Phlegmons* et *fistules* sont fréquents dans le cas de rétrécissement, et l'existence de plusieurs orifices fistuleux autour de l'anus est souvent l'indice d'une coarctation du rectum. C'est parfois par inflammation de voisinage, par abcès développé dans les parois, que la fistule prend naissance. La fistule ne s'ouvre pas constamment à l'anus, elle peut faire communiquer le rectum avec une cavité naturelle, la vessie quelquefois, fréquemment avec le vagin (Février, 1877). Enfin ces fistules peuvent aller s'ouvrir très loin à la paroi abdominale même.

Lésions au-dessous du rétrécissement. — Au-dessous du rétrécissement les lésions sont moins accusées. Parfois le rectum paraît intact. Si le rétrécissement est serré, le calibre de l'intestin diminue au-dessous; on peut y trouver des excoriations, des ulcérations, des cicatrices de rectite, des végétations condylomateuses, etc. Il existe enfin fréquemment des *hémorrhoïdes* et un *état fissuraire*.

Symptomatologie. — Pendant plusieurs mois, plusieurs années (Gosselin), le rétrécissement passe inaperçu ; il y a bien des selles éloignées, des difficultés pour aller à la garde-robe, mais ce sont phénomènes communs dans la constipation simple; aussi le malade n'y prend-il guère attention, même s'il présente ces *fausses défécations* dans lesquelles l'anus ne rejette que quelques glaires; les alternatives de *diarrhée* et *constipation* ne l'inquiètent pas non plus et c'est bien souvent une complication, abcès, fistule, fissure, hémorrhoïdes, qui, conduisant à un examen du rectum, fait découvrir le rétrécissement. Or ces accidents ne se produisent qu'à une époque où la lésion est nettement constituée. Ces premiers accidents sont bientôt suivis d'autres et l'état général s'aggrave d'autant plus qu'aux troubles locaux s'ajoutent des *troubles digestifs*. Ceux-ci, joints aux douleurs, aux insomnies, à la septicémie lente (abcès, fistules), aux pertes ichoreuses, vont engendrer un état d'hecticité progressive et finale.

De telle sorte que nous pouvons avec M. Trélat, avec M. Fournier, considérer trois périodes dans l'évolution du rétrécissement du rectum quelle qu'en soit la variété : Une période *latente*, d'une durée moyenne de deux ans (Gosselin), mais qui peut considérablement dépasser ce laps de temps, période de *constipation* de plus en plus opiniâtre, de *fausses défécations*, d'alternatives de *diarrhée* et *constipation*, sans qu'il y ait aucun trouble dans les fonctions digestives. Avec M. Guyon, nous pourrions appeler cette période *prodromique*.

La seconde période, ou période d'*état*, va être caractérisée par des *troubles locaux* et des *troubles digestifs*.

Localement ce sont surtout les troubles de la défécation qui sont marqués. Le malade reste huit, dix, douze, quinze jours sans aller à la garde-robe, son ventre se ballonne, on sent quelquefois sur l'S iliaque, le côlon ascendant, les matières avec leur consistance spéciale. Le malade a de temps à autre des envies d'aller; il se présente à la garde-robe, fait de violents et douloureux efforts, mais vainement; il ne rend rien ou quelques glaires qui entraînent une *irritation cuisante* du pourtour de l'anus et provoquent du *ténesme*. Mais le séjour prolongé des matières irrite l'intestin, qui se met à sécréter abondamment; les matières se délayent, particulièrement au voisinage du rétrécissement, et alors elles commencent à passer par la filière d'abord en abondance modérée, puis en très grande abondance sous forme d'une véritable *débâcle* de fèces et de gaz. Cette débâcle est suivie d'une *diarrhée* avec sang, puis débris sphacélés, qui dure quelques jours, s'atténue, cesse; puis la constipation se rétablit peu à peu, et continue jusqu'à ce qu'une nouvelle débâcle vienne débarrasser l'intestin. La durée de chaque période devient plus longue, les efforts inutiles plus fréquents; le malade pousse avec énergie, avec rage quelquefois; il prend les positions les plus variées, parfois les plus bizarres; à l'aide des doigts ou d'instruments, ce qui est dangereux, il essaye d'entr'ouvrir l'anus, il se fait des excoriations, des déchirures, tout cela en vain; cette lutte l'épuise et provoque à sa suite un abattement physique, avec troubles nerveux, quelquefois même des syncopes. Les efforts peuvent provoquer des *hernies*, des *hémoptysies*. Les *troubles digestifs* ne tardent pas à apparaître; cette stase prolongée des matières va provoquer des troubles du côté de l'intestin, qui va devenir en quelque sorte inerte, et du côté de l'estomac, qui devient paresseux. Aussi la perte de l'appétit, l'anorexie, le dégoût pour certains aliments, la viande en particulier, sont fréquents. D'ailleurs le malade, fortement éprouvé par le supplice fréquemment renouvelé des efforts de la défécation, constamment préoccupé par l'idée d'une heureuse évacuation qui lui procurerait un considérable soulagement, évite de manger, ce qui ajoute encore aux effets des troubles digestifs. Aussi l'*amaigrissement* s'accuse, le teint devient *terreux, jaunâtre*; la *tristesse*, l'*inquiétude*, le *désespoir*, envahissent le malade, et le *suicide* vient quelquefois mettre fin à ses tourments.

La *forme* des matières rendues par la défécation n'a pas l'importance pathognomonique qu'on lui a prêtée. Sans doute, lorsqu'elles sont molles, elles sont assez souvent aplaties, rubanées, mais, au dire de Nélaton, cela ne se produit que si le rétrécissement est bas situé. S'il est élevé, ou si les matières sont dures, elles peuvent sortir, soit normalement moulées, soit en forme de boulettes ovoïdes, dures, analogues aux scybales. Sans accepter l'opinion de Curling, qui veut que la forme des matières ne signifie rien, nous dirons qu'elle est quelquefois intéressante et indicatrice, mais cela n'est pas dans tous les cas.

Nous venons d'examiner le cas habituel, celui où le malade vide son intestin de loin en loin par une débâcle. Il n'en est pas toujours ainsi. Parfois rapidement, plus souvent lentement, progressivement, on voit les matières s'accumuler ainsi que les gaz, le ballonnement du ventre s'accuse de plus en plus, puis des *éructations fétides* deviennent de plus en plus fréquentes, bientôt suivies de vomissements, en un mot on assiste aux phénomènes de l'*obstruction intestinale*, dont l'aboutissant, si l'intervention ne vient y mettre ordre, sera la mort.

Aux difficultés d'aller à la garde-robe se joignent parfois une *dysurie* par compression, plus rarement il y a une *anurie* passagère due au retentissement sur les reins de l'inflammation pelvienne. L'intensité de ces divers phénomènes, contrairement à l'opinion de Godebert, n'est pas en rapport direct avec le degré de stricture — on a vu des rétrécissements arrivés à un degré de coarctation très prononcé provoquer des accidents infiniment moindres que ceux dus à un rétrécissement relativement très large. C'est qu'en effet, ce qui est le phénomène capital dans la genèse des accidents, c'est le *spasme* musculaire qui vient s'ajouter à la coarctation pour en exagérer considérablement les effets (D. Mollière).

C'est à cette seconde période qu'on peut voir survenir les *phlegmons* de la fosse ischio-rectale, de l'espace pelvi-rectal et même de la fosse iliaque, dont nous avons souvent parlé. Ces phlegmons, par leur ouverture à l'extérieur, laisseront échapper du pus, des matières et des gaz. Les produits intestinaux continuant à passer dégagent d'autant le rectum, mais entretiennent une *fistule*. Cette fistule a souvent plusieurs orifices cutanés. A cette période aussi se produisent les *hémorrhoïdes symptomatiques ;* ces hémorrhoïdes forment autour de l'anus un bourrelet de plus en plus accusé.

Les troubles, les difficultés, les douleurs de la défécation, l'altération des fonctions digestives, les pertes de sang (ulcérations, hémorrhoïdes), les sécrétions intestinales, les abcès, les fistules persistantes, tout cet ensemble symptomatique va nous conduire à l'avènement d'une troisième période, la période des *troubles généraux* graves, la période *hectique*, la période finale, en un mot. Alors la fièvre s'allume, fièvre à grandes oscillations, fièvre de la suppuration; l'amaigrissement fait des progrès extrêmement rapides, les forces du malade disparaissent, il prend une teinte vieille cire analogue à celui du cancéreux; il passe de l'hypochondrie à un état nerveux où l'intelligence s'affaiblit; la *cachexie s'accuse* et la mort survient. Mais il est rare que le malade aille jusqu'à cette cachexie finale; le plus souvent, les *complications* que nous avons déjà souvent énumérées : phlegmons, abcès, fistules, septicémie, obstruction intestinale, abrègent cette évolution. Ajoutons-y des complications plus rares, telles que l'*esthiomène* de la vulve (Huguier, Gosselin), la *fièvre intermittente* (Costallot), les *troubles urinaires*, enfin la *tuberculose pulmonaire*, dont le développement est favorisé par l'insuffisance de l'alimentation et l'affaiblissement de l'organisme.

Parfois c'est le traitement qui a été l'origine d'accidents mortels (ruptures dans la dilatation, perforations, ouverture du péritoine).

Marche. — Durée. — Terminaison. — En somme, de quelque façon qu'on envisage la *marche* du rétrécissement du rectum, on voit que la mort en est l'aboutissant fatal. Elle survient au bout d'un temps variable. Nous avons vu la longue durée de la période prodromique. C'est la longueur de celle-ci qui prolongera surtout la durée de la maladie, car dès que la période d'état est nettement constituée, la marche devient rapide et les accidents hâtent souvent le dénouement. Toutes choses égales d'ailleurs, le rétrécissement du rectum a une durée de plusieurs années.

Pronostic. — Il est essentiellement grave puisque la mort est la terminaison fatale du rétrécissement. Disons cependant que le rétrécissement haut situé est plus grave que le rétrécissement bas situé et que le rétrécissement musculaire ou congénital est moins grave que le rétrécissement cicatriciel. N'oublions pas d'ailleurs que le rétrécissement n'est aussi grave qu'autant qu'il est abandonné à lui-même, mais que par une thérapeutique appropriée on peut le guérir radicalement ou obvier à ses inconvénients de manière à le rendre compatible avec l'existence.

Diagnostic. — Les différents symptômes que nous avons indiqués plus haut ne peuvent que faire préjuger l'existence d'un rétrécissement; seul l'examen local du rectum permettra de l'affirmer. Divers modes d'exploration ont été mis en œuvre pour reconnaître le rétrécissement, préciser son siège, sa forme, son étendue, le degré de la coarctation, l'état des parties voisines.

Le plus fréquemment employé, celui auquel on doit recourir tout d'abord, c'est le *toucher*. Il doit être pratiqué avec prudence, douceur, il doit être extrêmement attentif, n'avancer qu'après s'être assuré de l'état exact des points déjà parcourus. La friabilité des parois du rectum explique cette conduite.

Esmarch conseille d'examiner le malade debout, ce qui permettrait de remonter plus haut par le toucher; dans la plupart des cas il vaut mieux adopter le décubitus latéral sur le côté gauche, la cuisse droite repliée, la gauche étendue. On examine l'anus, le pourtour (hémorrhoïdes, condylomes, fistules), on l'oint de vaseline largement et on en enduit le doigt qui est alors doucement introduit. A une hauteur variable, on est arrêté par un défilé de forme variable; en diaphragme, valvulaire (congénital), allongé, cylindroïde, épais (syphilitique) en anneau complet (musculaire), en anneaux incomplets durs (cicatriciel) avec induration partielle des parois. Si le doigt peut franchir ce défilé, il pourra reconnaître l'ulcération sus-jacente, il rapportera des renseignements absolument précis sur le *siège* exact, la *hauteur* du rétrécissement, son *degré de coarctation*. Mais le doigt ne doit pas chercher à franchir en forçant; il arrivera donc qu'il ne puisse pas franchir. Alors s'il s'agit d'une femme on pourra demander au *toucher vaginal* de compléter les indications du toucher rectal. Sinon il faudra recourir à des artifices. Au nombre de ceux-ci se placent les *bougies rectales*, moyen dangereux et d'ailleurs qui ne fournit pas les renseignements cherchés. Les *explorateurs à boule olivaire*, analogues à ceux employés pour l'urèthre, pourraient être beaucoup plus efficaces, mais ils demandent à n'être employés qu'avec réserve. Laugier a imaginé un petit procédé qui réalise assez bien l'explorateur à boule. Il consiste à adapter au bout d'une sonde un petit sac de baudruche. On introduit au delà du rétrécissement la sonde coiffée de sa baudruche, on y injecte du liquide, la baudruche se remplit; on attire la sonde, le petit sac bute contre le rétrécissement et peut ainsi fournir l'indication du siège et de l'étendue du rétrécissement, mais sans préciser le degré de coarctation.

Ce procédé de Laugier paraît bien inoffensif, pourtant il a déterminé dans un cas une rupture de l'intestin.

Le *speculum ani* peut être employé; il en est de même de l'*endoscope;* ils permettront de voir les lésions de la muqueuse au-dessous du rétrécissement et dans certaines conditions au-dessus même du rétrécissement; il y aura donc avantage à les mettre en usage.

Nous avons vu comment l'exploration du rectum permet de reconnaître le rétrécissement, grâce à elle on le différenciera aisément du *cancer*, remarquable à ce qu'il forme une tumeur saillante, recouverte de bourgeons durs, irréguliers, saignant au moindre contact. Le plus ordinairement en pareil cas, il s'agira de sujets parvenus à un âge assez avancé; en tous cas s'agirait-il exceptionnellement d'un sujet jeune, le cancer a une marche beaucoup plus rapide que le rétrécissement. C'est surtout cette évolution rapide qui éveillera l'idée de cancer, car le syphilome ano-rectal se présente parfois avec les signes objectifs du cancer (D. Mollière).

C'est encore l'exploration du rectum, l'exploration du vagin et des organes pelviens joint au palper abdominal qui permettra de reconnaître une *hypertrophie prostatique*, un *fibrome utérin*, un *kyste de l'ovaire*, une *tumeur du bassin* qui simuleraient par compression sur le rectum un rétrécissement de cet organe.

Traitement. — Il n'y a pas bien longtemps qu'on s'efforce de traiter et de guérir les rétrécissements du rectum. Morgagni est le premier qui ait tiré de l'examen des lésions quelques indications thérapeutiques, théoriques d'ailleurs : c'est loin encore après lui que ces indications commencèrent à entrer dans la pratique, et on peut dire que c'est de Desault que date le traitement des rétrécissements du rectum. Au fur et à mesure que la thérapeutique s'est améliorée les procédés de traitement se sont multipliés et ils sont devenus nombreux.

Nous passerons rapidement sur le traitement *prophylactique*; il n'y a lieu de s'en préoccuper que lorsqu'on est en présence d'une rectite. La possibilité d'un rétrécissement cicatriel dans l'avenir doit nous inviter à traiter soigneusement et sans retard toute rectite. Dans le même ordre d'idées, il faut chez l'enfant atteint de prolapsus éloigner toute cause d'irritation pouvant ulcérer la partie prolabée.

Nous serons également bref sur le *traitement médical*. Sans doute un régime doux, émollient des lavements adoucissants, de petits purgatifs fréquemment employés pourront, en maintenant les matières à l'état mou ou semi-liquide, favoriser leur évacuation et par suite atténuer les accidents du rétrécissement. Mais cela deviendra bientôt insuffisant et il faudra recourir au traitement *chirurgical;* celui-ci est *sanglant* et *non sanglant*. Le traitement *non sanglant* consiste dans la *dilatation* du rétrécissement, sa *divulsion*, son *électrolyse* et sa *cautérisation*.

1° *Dilatation*. — On peut la faire avec un dilatateur métallique à deux, à trois branches, ce qui est dangereux, avec des mèches d'un calibre progressivement croissant. Desault, qui mit en usage ce procédé, recommandé par Morgagni, oignait ses mèches d'onguent mercuriel pour agir sur la lésion qu'il croyait, comme Morgagni, comme Petit, être toujours syphilitique. Les excellents résultats qu'en obtint Desault le confirmèrent dans cette opinion erronée. Ses succès étaient dus à la dilatation et non à l'agent médicamenteux.

Dupuytren, pensant que les mèches agissaient par leur seule présence pour provoquer la résorption, conseillait d'en introduire l'extrémité seule si l'on ne pouvait franchir le rétrécissement, et, dans le même ordre d'idées, Demarquay laissait à demeure des mèches très petites.

En Angleterre on employa, dès le début de ce siècle, des *bougies* au lieu et place de mèches. Copeland, qui signale cet emploi, indique que c'est leur passage fréquent, plus que leur calibre croissant, qui amène la dilatation par les bougies. Les Anglais de l'époque de Copeland se servaient de bougies uréthrales et de sondes œsophagiennes; ces instruments sont dangereux par leur longue étendue. On leur a avantageusement substitué des bougies courtes en gomme élastique ou, mieux, en caoutchouc vulcanisé. L'introduction de ces bougies doit se faire avec les règles si précises, données par M. Guyon pour le rétrécissement de l'urèthre. L'instrument doit pénétrer *sans effort*, la main doit seulement le *guider*, sans le pousser; ainsi l'on évitera les accidents qu'on a signalés avec l'emploi des bougies dilatatrices. De même il y aura avantage à l'exemple de Gross (tous les deux jours) d'Esmarch (tous les quatre jours) de faire des séances intermittentes et lentement progressives. Il est inutile de délaisser la bougie à demeure. Ce cathéthérisme, comme celui de l'urèthre, sera entouré de précautions antiseptiques aussi rigoureuses que le permet la région (irrigations, lavements, vaselines médicamenteuses, etc.).

La dilatation par les bougies donne des résultats rapidement satisfaisants. Pendant longtemps on a cru qu'elle pouvait amener une guérison définitive (Desault, Costallot). Mais il n'en est rien; pour être durable, il faut que la dilatation obtenue soit maintenue par des cathéthérismes espacés, mais régulièrement effectués, sans quoi le rétrécissement se reproduit (Soc. de chir., 1873).

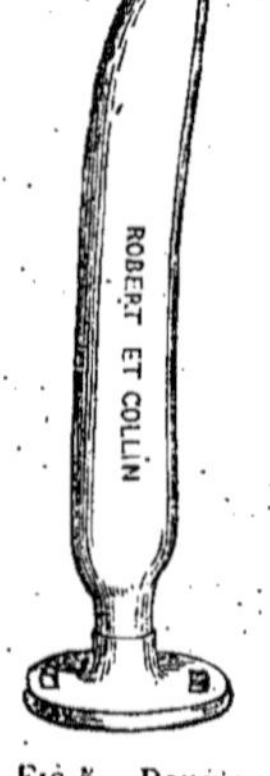

FIG. 5.—Bougie dilatatrice.

De la dilatation par les bougies, nous rapprocherons la dilatation avec des substances susceptibles de se gonfler par l'humidité, *éponge préparée* (Américains), *laminaria* (Schutzenberger). Elles ont cet inconvénient de se dilater beaucoup au-dessus du rétrécissement, et l'on ne peut les retirer qu'en provoquant des désordres plus ou moins graves. On a introduit aussi à travers le rétrécissement des sacs de baudruche, de caoutchouc (Trélat et Delens). Introduites à vide ces poches, qui sont en communication avec une sonde, sont remplies avec du liquide ou de l'air, et font effort pour dilater le rétrécissement. Ces procédés ont une efficacité moindre que les bougies dilatatrices.

2° La *divulsion* consiste à faire en une séance la dilatation forcée du rétrécissement, de manière à rétablir tout d'un coup le calibre de l'intestin. Cette divulsion peut être faite avec les doigts, si le rétrécissement est bas situé, avec un simple spéculum bivalve (Verneuil), avec les dilatateurs variés de Ancelini, Charrière, Demarquay, Nélaton, Weiss, etc.

Malgré le beau succès qu'obtint, dit-on, Astley, Cooper, la divulsion n'est pas un procédé recommandable, car elle expose à des dangers graves. Trélat, Verneuil, Le Dentu et d'autres ont signalé des cas de mort, ce qui se conçoit aisément avec l'altération des parois du rectum et la friabilité que nous avons signalées. Dans les cas où la divulsion n'a pas amené d'accidents graves, elle n'a pas davantage été suivie de guérison définitive. C'est un procédé palliatif, mais dangereux.

3° L'*électrolyse* n'a été guère employée jusqu'ici que par M. Lefort en 1873. Il a obtenu un succès qu'il a communiqué à la Société de chirurgie. La malade est sortie guérie de l'hôpital, mais elle n'a pas été revue.

4° La *cautérisation* est aujourd'hui justement abandonnée. Elle est plus propre à *produire* ou aggraver la maladie qu'à la guérir (Verneuil).

Cette méthode a été conseillée par Evrard Home, Janson, exaltée par Amussat, Robert. M. Richet lui-même, à l'exemple des auteurs ci-dessus, a employé les caustiques contre les rétrécissements du rectum. Les résultats obtenus par ces auteurs ont paru bien souvent encourageants, mais il faut dire qu'ils se sont dans bien des cas adressés à des végétations cancéreuses ou non cancéreuses, et non à des rétrécissements. Dans ceux-ci le résultat immédiat est très beau, la chute de l'escharre livre un passage accessible sinon facile, mais vient ensuite la rétraction cicatricielle qui provoque un rétrécissement plus serré que celui qu'on a prétendu guérir.

Dans les *procédés sanglants* nous rangerons la *rectotomie interne*, la *rectotomie externe*, la *rectotomie linéaire*, l'*excision*, enfin la création d'un anus artificiel.

1° *Rectotomie interne.* — C'est le procédé le plus ancien en date; il est employé depuis fort longtemps, particulièrement par les Anglais, ainsi qu'en témoigne le mémoire de Copeland. En France, Desault, l'employa et inventa un instrument pour le pratiquer. Boyer, Amussat, A. Bérard, Velpeau, Malgaigne y eurent recours, les uns avec un instrument de leur invention (rectotome d'Amussat), les autres avec le bistouri boutonné d'Astley Cooper. M. Tillaux a, lui aussi, imaginé un rectotome particulier : il consiste essentiellement en deux lames cachées dans une boule, à laquelle on fait franchir le rétrécissement. En retirant la boule on fait saillir les lames et on incise crucialement le rétrécissement. Rigaud (de Strasbourg) a imaginé un instrument particulier très ingénieux avec lequel on amène le rétrécissement à l'anus et on le sectionne sous les yeux.

L'incision peut être *profonde*, c'est-à-dire dépassant les limites du rétrécissement, ou *superficielle*, c'est-à-dire ne dépassant pas l'épaisseur de celui-ci. Cette dernière doit seule être employée. La première est dangereuse, elle expose aux *hémorrhagies*, et Richet a même vu dans un cas le rectum être ouvert.

La rectotomie peut être très simplement pratiquée à l'aide d'un bistouri boutonné qu'on conduit sur le doigt jusqu'au rétrécissement et avec lequel on fait des incisions *petites* et *multiples*. La rectotomie, ainsi pratiquée, est sans danger ; elle peut donner d'excellents résultats à la condition qu'on n'oublie pas qu'elle n'est qu'un temps préparatoire à la dilatation progressive. Elle convient parfaitement aux rétrécissements *valvulaires* et aux rétrécissements *musculaires*.

2° *Rectotomie externe.* — Employée pour la première fois peut-être par Stafford, et plus tard dans un cas par Nélaton 1855, elle a été mise en lumière principalement par M. Panas en 1872. Elle consiste dans une section verticale et postérieure de toutes les parties molles comprises entre le rectum, l'anus et le coccyx ; on ouvre ainsi une large brèche par laquelle les matières sortent aisément, et par laquelle on peut appliquer au rétrécissement un traitement modificateur approprié. Cette opération n'a pas été pratiquée jusqu'ici un grand nombre de fois, et les résultats obtenus ne sont pas probants.

3° *Rectotomie linéaire.* — La rectotomie externe peut être faite au bistouri, avec le thermo-cautère, l'anse galvanique, etc. La rectotomie linéaire n'est autre chose qu'une rectotomie externe, faite avec l'écraseur de Chassaignac. Le père de l'instrument a réclamé la paternité d'une opération où cet instrument avait trouvé son emploi; en réalité la paternité de cette méthode appartient en propre à M. Verneuil. Dans cette méthode on ne se contente pas de pratiquer l'incision linéaire, mais encore tous les trajets fistuleux sont débridés.

Cette méthode a donné des succès. Mais il faut aussi recourir à la dilatation pour maintenir le calibre obtenu, quand se fait, par cicatrisation, la réparation des tissus.

4° *Excision.* — L'extirpation du rectum a été proposée, mais elle ne semble pas avoir été beaucoup employée. On lui a objecté d'être grave et d'amener une incontinence des matières fécales. Ces reproches sont justes en présence d'une extirpation totale, mais ils n'ont pas leur raison d'être pour une excision du seul rétrécissement. Nous avons vu M. Bouilly pratiquer cette opération avec un entier succès, sur une jeune femme à l'hôpital Necker. On pourrait au besoin, ce nous semble, recourir au procédé employé par Kraske contre le cancer, et par cette voie, reséquer la partie de l'intestin qui est le siège de la coarctation.

L'excision aurait sur les autres méthodes l'avantage d'amener une cure radicale, définitive.

5° *Anus artificiel.* — Les différentes méthodes de traitement que nous venons de passer en revue ne sont applicables qu'autant que le rétrécissement est accessible. Mais s'il est trop haut situé, si les phénomènes d'obstruction sont menaçants, il faudra créer un anus artificiel. L'*anus iliaque* nous paraît devoir être préféré à la *colotomie lombaire.*

L'anus ayant paré aux premiers accidents, on aura du temps devant soi pour traiter le rétrécissement, et, suivant les résultats de ce traitement, on supprimera (Kahn) ou l'on maintiendra l'anus artificiel.

II

DU RÉTRÉCISSEMENT SYPHILITIQUE

DESPRÈS, Chancres phagédéniques du rectum, 1868. — FOURNIER, *France médicale*, 1874, et *monographie*, 1875. — GODEBERT, Thèse de Paris, 1873. — GOSSELIN, *Archives générales de médecine*, 1854. — TRÉLAT et DELENS, art. RECTUM du *Dictionnaire encyclopédique*, p. 728. — TRÉLAT, *Clinique chirurgicale*, t. II, p. 506.

Sous ce nom et sous celui de *syphilome ano-rectal*, on décrit un rétrécissement du rectum se présentant avec des caractères anatomiques particuliers et constants, et dont la pathogénie encore discutée a été attribuée par un certain nombre d'auteurs à la syphilis. Nous sommes loin aujourd'hui de l'époque où l'on admettait, comme Desault, que tout rétrécissement du rectum est d'origine syphilitique, conception qui avait conduit Desault à son traitement par les mèches enduites de pommade mercurielle à l'influence de laquelle il attribuait les bons effets de la dilatation.

Le syphilome *ano-rectal* se présente sous la forme d'un anneau, dur, élastique, mesurant parfois plusieurs centimètres de hauteur, faisant corps avec les tuniques de l'intestin.

Étiologie. — Fréquent chez la femme, il est rare chez l'homme (4 femmes contre 1 homme); on ne l'observe jamais avant vingt ans, il est exceptionnel qu'il apparaisse après quarante-cinq ans. C'est de vingt à trente ans qu'on note son maximum de fréquence. C'est le plus fréquent des rétrécissements du rectum.

Dès 1854, M. Gosselin a cherché les relations de cette lésion avec la syphilis. Pour lui, ce rapport est direct, mais la lésion, quoique dérivant de la syphilis, n'est pas syphilitique. Pour lui, un chancre *ano-rectal* en est l'origine. « Le rétrécissement syphilitique du rectum n'est point un accident constitutionnel, mais une lésion de voisinage développée au-dessus du chancre de l'anus, c'est-à-dire qu'une inflammation s'est développée autour du chancre et qu'elle s'est propagée au-dessus de lui à une certaine hauteur, et que cette inflammation, *suppurative* dans la portion sphinctérienne, est devenue *hypertrophiante* à la jonction des portions sphinctérienne et ampullaire, et *exulcéreuse* dans celle-ci. » Pour Gosselin, le rétrécissement peut survenir avec ses caractères, que le chancre anal soit vénérien ou qu'il soit syphilitique; car pour lui, dans moitié des cas, on n'a trouvé ni avant ni après d'accidents syphilitiques. Godebert (1873) note encore un tiers des cas dans lesquels on ne peut pas retrouver d'accidents syphilitiques.

En somme, pour Gosselin, le rétrécissement syphilitique n'est qu'une sorte de *chéloïde sous-muqueuse, intra-rectale, résultant d'un épaississement fibreux, d'une véritable rectite plastique, intimement liée à l'évolution du chancre anal*, pouvant être *autant vénérienne* que *syphilitique*, et survenant en même temps que le chancre ou peu après.

Desprès, en 1868, émet une opinion analogue. Pour lui, le rétrécissement succède à un chancre phagédénique ou à une plaque muqueuse, mais c'est un rétrécissement fibreux. Quelques auteurs enfin y voient le résultat d'un traumatisme (sodomie) ou d'une blennorrhagie rectale.

Cette opinion, qui fait du rétrécissement un accident non constitutionnel, n'a plus beaucoup de partisans aujourd'hui; elle est énergiquement combattue et par l'école de Paris, et par l'école lyonnaise. La majorité des auteurs admettent actuellement qu'il s'agit là d'un accident de la syphilis.

Cette deuxième opinion a été formulée nettement et scientifiquement la première fois par Trélat, qui la soutint à toute occasion dans ses leçons cliniques, dans ses écrits, dans les discussions de la Société de chirurgie. Il l'appelle affection *syphilitique tertiaire* de l'*anus* et du *rectum*.

A. Guérin, Verneuil adoptèrent cette manière de voir et cherchèrent à la confirmer; enfin M. Fournier y a attaché son nom; il admet péremptoirement la nature syphilitique de l'affection qu'il propose même de dénommer *syphilome ano-rectal* (1874). Ce syphilome est pour M. Fournier un *néoplasme particulier* différent de la gomme, mais constitutionnel, et *susceptible de dégénérer en un tissu fibreux rétractile*, d'où la constitution d'un rétrécissement. « Non traité, le syphilome ano-rectal persiste d'abord, et non seulement il persiste, mais il dégénère et il s'aggrave. Il *devient fibreux*, et de plus, il *se rétracte.* » Le syphilome peut même, dès le début, diminuer le calibre du rectum, mais non plus à la façon d'un rétrécissement, mais à la façon d'une tumeur annulaire. De cette conception de Fournier, il découle donc qu'une néoplasie précède le rétrécissement. Les adversaires ont objecté qu'on n'a jamais vu ce néoplasme prémonitoire, et font remarquer ce que cette transformation fibreuse d'une lésion syphilitique a de bizarre. A la dernière objection, M. Fournier répond en invoquant les cicatrices de la syphilis hépatique; à la première, en déclarant que le syphilome étant indolent passe inaperçu, et que ce ne sont que les phénomènes de la coarctation qui attirent l'attention, alors que la transformation fibreuse s'est effectuée. Les recherches de Malassez ont bien montré l'hyperplasie conjonctive dans la paroi rectale, mais elles n'ont pas jugé définitivement la question. L'efficacité absolue ou du moins relative du traitement spécifique (Vidal de Cassis, Fournier, Trélat) a plus de valeur. Mais ce traitement n'agit qu'au début, d'après M. Fournier; Trélat va plus loin, et il pense que le traitement est encore efficace à une époque avancée; plusieurs faits confirmatifs de cette opinion sont relatés par lui (*Clin. chirurgic.*, p. 311).

On n'est pas non plus absolument d'accord parmi les auteurs sur l'époque d'apparition du rétrécissement syphilitique. Dans les faits de Gosselin, dont on est bien obligé de tenir compte, il est apparu avec des accidents secondaires (plaque muqueuse); donc il serait de la période secondaire. Pour M. Fournier, il peut apparaître au bout de 2, 3 ans, mais aussi très tardivement, 10, 15 et 30 ans après l'infection syphilitique; pour lui, c'est un accident tertiaire. Trélat le considère comme un accident toujours très tardif, postérieur même à l'époque habituelle des accidents tertiaires, et il constituerait en quelque sorte un accident d'une période lointaine, *quaternaire*.

Ces différentes opinions montrent que tout n'a pas été dit définitivement sur le syphilome ano-rectal. Il nous reste à répondre à une dernière objection, à savoir, s'il s'agit d'un accident syphilitique, pourquoi cet accident est spécial au rectum et ne s'observe pas sur d'autres points du tube digestif. A cela on répond en faisant remarquer que, dans presque toutes les observations, il s'agit de malades livrés à la sodomie passive, et que celle-ci peut être une cause occasionnelle du développement en ce point de la manifestation syphilitique.

Anatomie pathologique. — Au point de vue anatomique, nous avons à étudier les lésions : 1° au niveau du rétrécissement; 2° au-dessus; 3° au-dessous de lui.

A son niveau, on observe cette hypertrophie conjonctive dont nous avons déjà parlé (Malassez). La muqueuse infiltrée devient rigide; elle ne se déplisse plus.

Le rectum est transformé en un cylindre dur, épais de quelques millimètres à 1 centimètre. C'est donc un rétrécissement *annulaire* ou mieux *cylindroïde*, car cet état des parois du rectum mesure quelquefois jusqu'à 5, 7 ou 8 centimètres de hauteur; le plus ordinairement, il a une hauteur de 2 à 3 centimètres. Il *siège* toujours bas, à l'union de l'ampoule et du canal anal; quand il atteint de grandes dimensions, c'est en s'étendant sur l'ampoule rectale. La surface de la muqueuse est ridée verticalement, mais elle est continue toujours; pour M. Fournier, le syphilome ano-rectal ne s'ulcère jamais; Trélat n'est pas de cet avis et il a, dans un cas, observé des ulcérations (Trélat, *loc. cit.*, p. 309).

Au-dessus, les lésions sont banales; on y trouve la *dilatation*, une *vaste ulcération à contours festonnés* (Gosselin). On peut trouver des inflammations périrectales, des abcès, des *fistules* consécutives. Ces *fistules* qui, d'après M. Fournier, ne présentent rien de spécial, sont au contraire, d'après Trélat (*loc. cit.*, p. 310), caractéristiques : « les fistules qui avoisinent le syphilome ano-rectal sont parfaitement sèches et ne fournissent aucun liquide; presque aussitôt que formé, leur trajet se cicatrise nettement; il est souvent très court et semble découpé à l'emporte-pièce. Ces fistules sont multiples ordinairement, séparées seulement par de petits ponts à bords réguliers. » En outre, fait bien spécial, au lieu de prendre naissance au-dessus du rétrécissement, contournant celui-ci pour venir s'ouvrir à la peau, c'est de la *partie sous-jacente au point rétréci* qu'elles partent. Dans un cas de Trélat, il y avait une fistule vésico-vaginale; la malade mourut de pelvi-péritonite.

Au-dessous, l'intestin est plus ou moins rétracté, mais ce qu'il y a de particulier, c'est l'existence autour de l'orifice anal d'un « bouquet condylomateux », signature de la syphilis. Ce bouquet n'est pas constant, et il peut y avoir un bourrelet hémorrhoïdaire.

Symptomatologie. — Elle ne diffère de celle des rétrécissements que dans les résultats fournis par le toucher rectal. Car les *signes fonctionnels* sont les mêmes; l'insidiosité du début est identique, les complications sont analogues; d'ailleurs c'est le syphilome ano-rectal qui sert presque toujours de type à la description des rétrécissements du rectum.

L'examen de l'anus révèle l'existence de condylomes, de marisques, d'hémorrhoïdes, de trajets fistuleux multiples. Le toucher rectal rencontre souvent dans le canal anal des ulcérations, des anfractuosités dans lesquelles s'ouvrent les fistules, puis il se heurte, à 2 ou 3 centimètres de l'anus, à un *bourrelet circulaire* au milieu duquel le doigt s'engage. Ce bourrelet est dur, fibreux, ligneux, mais lisse à sa surface. Après avoir parcouru un défilé de longueur variable (2 à 3 centimètres), très souvent le doigt saute par dessus un deuxième bourrelet au delà duquel l'intestin *s'élargit*. Mais, quoique élargi, il n'a pas repris sa souplesse; il est encore résistant, épaissi dans une hauteur variable.

L'axe de l'intestin n'est nullement dévié, le défilé est nettement circulaire et exactement concentrique au rectum; la surface en est lisse, plissée verticalement, comme cannelée. Le plus souvent, il n'y a pas d'ulcération, cependant il peut en exister (Trélat). Si l'on peut joindre le toucher vaginal au toucher rectal et le pratiquer simultanément, les sensations recueillies sur l'étendue, la consistance, l'épaisseur du bourrelet sont d'une extrême netteté.

Le doigt ramène de l'intestin des produits sanieux, fétides, non sanguinolents. Le malade rend fréquemment par de « fausses défécations » des produits analogues dus à la rectite sus-jacente.

Sauf le cas d'inflammation périrectale, le rectum reste libre sans adhérences avec les organes voisins, et par elle-même, la lésion n'est pas douloureuse.

Marche et terminaisons. — Après une période de début insidieuse, le rétrécissement se caractérise par les troubles de la défécation : constipation, alternatives de diarrhée et constipation, envies fréquentes, fausses défécations, efforts violents et vains; puis arrivent des *troubles digestifs*, une altération progressive de l'état général pouvant conduire à la cachexie, à moins que ne surviennent des *complications*, phlegmons, abcès, fistules, pelvi-péritonite, obstruction intestinale, qui provoquent un dénouement fatal plus rapide.

Pronostic. — Le pronostic est donc *sévère;* n'oublions pas toutefois que si, abandonné à lui-même, le syphilome ano-rectal conduit à la mort, la thérapeutique peut enrayer ses accidents, et cela de trois façons :

1° Par la guérison médicale (traitement spécifique);

2° Par la cure chirurgicale (extirpation);

3° Par le rétablissement du cours de l'intestin à l'aide d'une opération palliative.

Diagnostic. — Il est en général *facile*; le sexe, l'âge, l'existence d'accidents syphilitiques avérés, et surtout les caractères objectifs du rétrécissement qui forme un anneau ligneux, circulaire, haut de plusieurs centimètres, lisse à sa surface, ne saignant pas, ayant une marche progressive à évolution lente, suffisent à le caractériser et à le différencier de toute tumeur rectale, du *cancer*, voire même du *sarcome* annulaire qu'on observe quelquefois dans le rectum.

Ces mêmes caractères objectifs permettront de le différencier du rétrécissement congénital qui siège au même endroit souvent, mais est valvulaire, et du rétrécissement *cicatriciel*, qui est irrégulier, non circulaire, sans épaississement notable de la paroi; seul le rétrécissement musculaire est annulaire aussi et a une certaine épaisseur; mais il siège au niveau d'un anneau musculaire normal (valvule de Nélaton, de Houston); sa consistance est molle, élastique, non ligneuse. N'y eût-il pas de syphilis manifeste ou avouée, n'y eût-il pas de « bourrelet condylomateux », que ces caractères suffiraient à indiquer le rétrécissement syphilitique.

Traitement. — Il est *médical* et *chirurgical*. Le traitement médical est la mise en usage du traitement mixte de la syphilis à la troisième période. Il doit toujours être tenté et poursuivi un temps notable, en même temps qu'il doit être porté à une haute intensité. M. Fournier a pu ainsi obtenir la guérison dans des cas relativement récents. D'après cet auteur, ce seraient les seuls dans lesquels on puisse espérer quelque chose du traitement antisyphilitique. Mais Trélat a montré que, même dans des cas anciens, on pourrait encore beaucoup espérer de ce traitement. D'ailleurs, tout en continuant le traitement médical, on peut mettre en œuvre le traitement *chirurgical*. La *dilatation* lente, progressive, ne donne pas ici d'ordinaire des résultats bien satisfaisants, elle est dangereuse d'ailleurs. L'*électrolyse* n'a pas été employée que nous sachions. L'intervention sanglante peut se faire soit par l'*extirpation*, soit par la *rectotomie*. L'extirpation n'est praticable que lorsque le syphilome est bien limité. La *rectotomie* est l'opération de choix, elle donne lieu à de l'incontinence, mais celle-ci est momentanée. Elle peut être faite soit au *thermo-cautère*, soit à l'écraseur ou au galvanocautère. Dans ces deux derniers cas, il faut au préalable passer un fil au-dessus du rétrécissement. Verneuil et Trélat ont imaginé chacun un procédé particulier pour réaliser ce desideratum (Trélat, p. 212). La rectotomie postérieure n'assure pas la guérison définitive; il faut avoir soin, par une dilatation prudente et attentive, de maintenir le calibre créé.

III

DES TUMEURS

Nous diviserons les tumeurs du rectum en tumeurs *bénignes* et *tumeurs malignes*.

Sous la dénomination de *tumeurs bénignes* nous comprendrons toutes les tumeurs banales réellement bénignes, et quelques tumeurs très rares qui peuvent être malignes, comme le *sarcome*. Les *polypes* constitueront la principale de ces tumeurs.

Nous réserverons le nom de tumeurs malignes aux cancers du rectum et nous leur consacrerons un article spécial en raison de leur grande importance.

I. — TUMEURS BÉNIGNES

1° DES POLYPES

CH. BALL, The rectum and anus their diseases and treatment. London, 1887. — GIRALDÈS, Traité des maladies de l'enfance. — GUERSANT, Traité des maladies chirurgicales des enfants. — PAQUET, *Bulletin médical du Nord*, 1880. — MALASSEZ, Société anatomique, 1872. — STOLZ, *Gazette médicale de Strasbourg*, 1860. — TRÉLAT, *Progrès médical*, 1885. — VERNEUIL, Société anatomique, 1872.

Définition. — Étiologie. — On appelle *polypes* des tumeurs de structure variable, ayant pour caractères communs de s'insérer sur la muqueuse et d'être *pédiculées*. Si nous nous bornions à cette définition, nous embrasserions, comme le faisaient les anciens, toute tumeur bénigne ou maligne qui s'insérerait par un pédicule plus ou moins étroit, et nous aurions ainsi un assemblage absolument disparate; aussi ajouterons-nous aux deux caractères précédents un troisième important, la *bénignité*, l'absence de récidive après ablation. Ainsi compris, les polypes sont relativement rares. Sur 4000 cas de maladies du rectum, Allingham ne relève que 40 cas de polypes. Sur près de 60 000 enfants examinés à ce point de vue par Bokaï (de Pesth), 25 fois seulement cet auteur a trouvé des polypes.

Cependant tous les auteurs s'accordent à reconnaître la fréquence de l'affection chez l'enfant, sa rareté chez l'adulte. Toutefois on a peut-être un peu exagéré dans ce sens, car Allingham trouve 17 polypes chez l'adulte et seulement 23 chez l'enfant; il est vrai que les médecins d'enfants relatent une proportion plus élevée en faveur des enfants. Chez ceux-ci, les deux sexes sont également atteints (Giraldès). Toutefois d'après quelques auteurs (Forget, Bokaï, de Bucharest, Bourgeois, Bryant) le sexe masculin y serait plus exposé. C'est de trois à quinze ans qu'on les observe surtout; mais on en a trouvé à trois mois (Schlœgel), à six mois (Denonvilliers). Chez l'adulte, on les voit surtout de trente-cinq à quarante-deux ans. Du reste, les polypes de l'enfance sont différents des polypes de l'âge adulte; ceux-là sont des *polypes mous*, ceux-ci des polypes *durs*, *fibreux*.

On a voulu rechercher sous quelle influence pouvait se faire cette production polypeuse chez l'enfant, mais on n'est arrivé à rien de certain. Pour Stolz, ils peuvent être la *conséquence du prolapsus de la muqueuse rectale* et seraient dus au *pincement de la muqueuse prolabée* par le sphincter, opinion que combat énergiquement Laugier dans son article du *Dictionnaire en 30 volumes*. Il est de fait que souvent il n'a pas existé antérieurement de prolapsus de la muqueuse, et que l'anatomie pathologique est en contradiction avec l'hypothèse de Stolz.

Quant à l'influence de la scrofule (Meissner) de l'arthritisme, de la tuberculose, de la syphilis, ou du cancer chez les ascendants (Bathurst Woodmann), elle est des plus hypothétiques. De même les influences irritatives sont très douteuses, puisque la diarrhée, la dysenterie, sont sans aucune influence, quoi qu'en pensent Luscha et Lebert (Wirchow); on peut donc dire que la cause réelle, pathogénique, n'est pas connue.

Anatomie pathologique. — Les *polypes mous* ou polypes *muqueux* sont petits, toujours très rouges parce qu'ils sont *très vasculaires*. Leur surface peut être lisse, comme une cerise, ou mamelonnée, comme une framboise.

Le *pédicule* peut être long et grêle, il peut même se rompre, et la tumeur être expulsée : c'est exceptionnel; le plus ordinairement, il est *gros* et *court*, de sorte qu'il y a peu de disproportion entre la tumeur et lui. Il est très vasculaire et sa rupture peut provoquer une hémorrhagie. Smith a observé des *pédicules doubles*. Ce pédicule s'insère sur la muqueuse; il est ordinairement placé sur la paroi postérieure, et à quelques centimètres de l'anus. Il peut siéger plus haut et même dans toute la longueur du gros intestin (Desault, à 16 centimètres de l'anus, Kluyskens dans le côlon descendant).

Au point de vue histologique, les polypes dits *muqueux* ne sont pas des myxomes comme les polypes muqueux des fosses nasales; mais ils sont constitués par tous les éléments de la muqueuse elle-même, et on distingue avec Gosselin diverses *variétés* suivant que tel ou tel élément prédomine.

Lorsque tous les éléments y sont en égale proportion, on a le *polype muqueux vrai*, décrit par Forget; il est très rare.

Bien plus souvent le polype est constitué par les glandes proliférées, hypertrophiées, avec des acini dilatés. Ces polypes, appelés *folliculaires*, sont de véritables *adénomes;* il existe souvent dans les acini de petites cavités kystiques remplies d'une sérosité visqueuse; si ces kystes prennent un développement notable, on a de *véritables polypes kystiques*, tout différents d'ailleurs de ce polype kystique de Woodmann Bathurst qui était tapissé par une membrane identique au péritoine et dont la paroi était formée de toutes les enveloppes intestinales comme si, suivant la théorie de Stolz, il y eût eu un pincement latéral et partiel de l'intestin. Mais ce fait est unique. Le cas de Gerdy, où dans la cavité il y avait des débris intestinaux, est d'une interprétation plus difficile encore.

Ces polypes folliculaires, ou adénomes dont la structure soupçonnée par Nélaton a été reconnue par Robin, Kœberlé (1852), Morel, Paget, Verneuil, Cornil (1866), sont ordinairement multiples. On peut même les observer par centaines (A. Fochier, d'après D. Mollière).

D'autres polypes sont constitués par la prolifération des papilles avec un stroma conjonctif. Ils constituent des tumeurs lobulées, granuleuses, rouges. Ce sont les polypes *papillaires* ou *papillomateux* (Gosselin). M. Duplay, en raison de leur stroma conjonctif, les range dans les polypes fibreux, mais ce sont des tumeurs petites et molles. De ces polypes on peut rapprocher beaucoup de faits de *villous tumor* des Anglais, et les *polypes granuleux* de Paquet (de Lille). Les *polypes glandulaires* du même auteur et de D. Mollière sont des adénomes comme les polypes folliculaires, avec hypertrophie simple des glandes.

Enfin Gosselin décrit une autre variété où l'on trouve une trame celluleuse, renfermant des cellules embryonnaires, des corps fusiformes et des capillaires veineux dilatés, ainsi que quelques glandes et un revêtement épithélial cylindrique (C. et Ranvier) ou pavimenteux (Allingham). Ce sont les polypes *charnus* ou *sarcomateux*. Carll Wed (London, 1885) avait indiqué une structure fibro-embryonnaire dans certaines productions rectales. Dans tous ces faits, il ne s'agit pas de sarcome dans le sens où nous l'entendons aujourd'hui, mais de productions de la muqueuse.

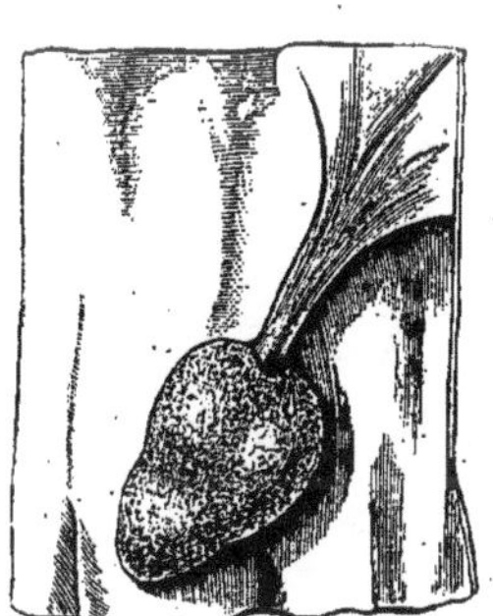

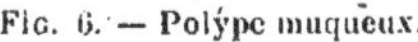

Fig. 6. — Polype muqueux.

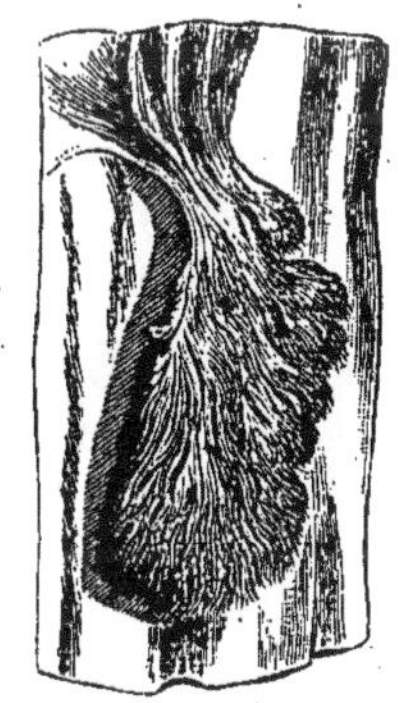

Fig. 7. — Polype papillaire.

Les polypes *fibreux*, avons-nous dit, appartiennent à l'âge adulte, cela n'a rien d'absolu toutefois; Verneuil en a observé chez une jeune fille de 25 ans, Vidal, chez un malade de 20 ans, Dotzauer de Bomberg, chez des enfants de 3, 5 et 7 ans, Diday chez une jeune fille de 13 ans. Le cas de Macfarlane, qui semble se rapporter à un polype fibreux, était d'un enfant de 4 ans.

Ces tumeurs sont dures, rouges sur le vivant, blanches après l'ablation, recouvertes d'une muqueuse amincie, lisse ou mamelonnée; le tissu crie sous le scalpel. En somme, cela ressemble beaucoup, à l'œil nu, aux myomes utérins, d'autant plus qu'on y observe souvent aussi des fibres; seulement ces fibres, au lieu d'être stratifiées comme dans les myomes, sont disposées sans ordre déterminé.

La structure histologique de ces tumeurs n'est pas complètement élucidée; dans quelques-unes, on a trouvé des éléments musculaires lisses (Malassez), ce seraient donc des myomes; le plus grand nombre sont des fibro-myomes; on y a même trouvé du tissu élastique (Billroth). Une pièce du musée Hunter à Londres montre une de ces tumeurs développée dans la tunique musculaire de l'intestin.

L'*élément vasculaire* y est variablement distribué, mais toujours *abondamment*, aussi ces tumeurs diminuent notablement après l'ablation; à leur surface rampent de gros vaisseaux adhérents aux tissus; ils restent béants s'ils ont été ouverts, d'où l'importance des hémorrhagies. C'est peut être à cette richesse vasculaire que l'on doit la fréquence des *kystes* qu'on y rencontre, à moins qu'il ne s'agisse là d'une dégénérescence (D. Mollière). Le cas de Gerdy que nous avons rapporté plus haut se rapproche davantage de ces polypes fibreux que des polypes mous.

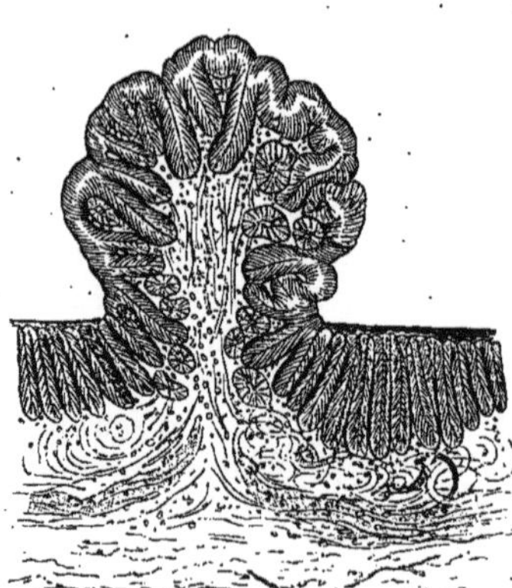

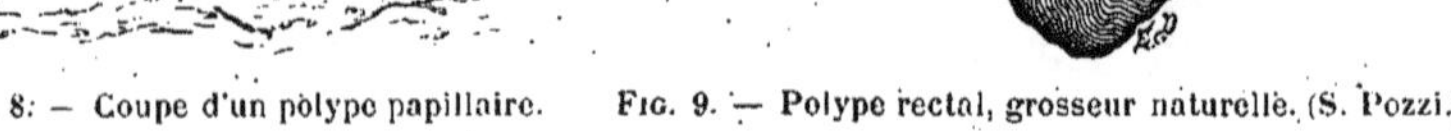

FIG. 8. — Coupe d'un polype papillaire.

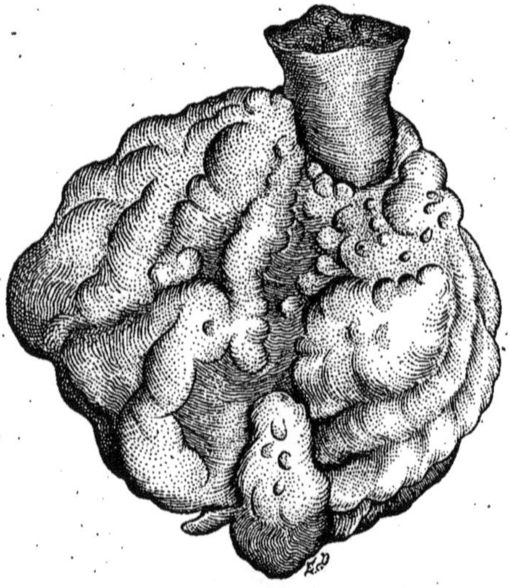

FIG. 9. — Polype rectal, grosseur naturelle. (S. Pozzi.)

Ces polypes fibreux prennent toujours naissance au delà de la muqueuse, soit dans l'épaisseur de la paroi rectale, soit même en dehors d'elle, puis ils s'invaginent dans le rectum en se coiffant de la muqueuse. Pendant les efforts de défécation, ils ont une tendance à se porter vers l'extérieur; alors ils soulèvent davantage la muqueuse, la distendent, l'amincissent, et bientôt se *pédiculisent :* ce pédicule, long et grêle, est donc constitué par les éléments du rectum et non par le tissu de la tumeur. Celle-ci progressant peut entraîner la muqueuse et le rectum tout entier en *prolapsus;* elle peut même *entraîner le péritoine.* Il existe dans la science plusieurs faits où l'extirpation a été suivie de mort par péritonite due à la lésion de la séreuse invaginée dans le pédicule.

Ces polypes fibreux sont, en somme, rares, surtout s'il est vrai, comme le croit Allingham, qu'on a pris souvent pour des polypes durs de simples saillies hémorrhoïdaires ayant subi la transformation fibreuse. Aussi ne possédons-nous que des détails incomplets sur leur histoire.

Ces polypes, souvent uniques, peuvent être multiples (Macfarlane de Glascow); contrairement à ce qu'on observe pour les polypes mous, ils peuvent acquérir un gros volume (noix, pomme, orange). Tantôt ils progressent lentement, d'autres fois se développent assez vite.

Symptomatologie. — Pendant assez longtemps les polypes passent inaperçus parce qu'ils ne donnent lieu à aucun phénomène ou à des phénomènes peu importants, tels que pesanteur vers le fondement, envies fréquentes d'aller à la garde-robe, avec ou sans ténesme.

Mais, à un certain moment, divers phénomènes pourront se produire qui attireront l'attention. Ces phénomènes seront, les *hémorrhagies* et les *troubles de la défécation*.

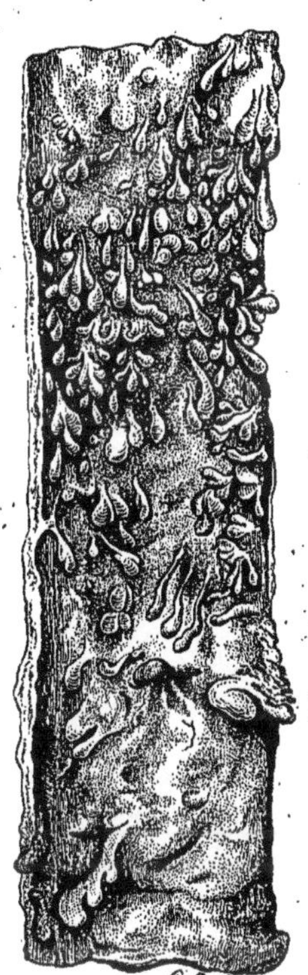

Fig. 10. — Polypes multiples du rectum.

Les *hémorrhagies* sont fréquentes, elles constituent le symptôme capital des polypes, et chez l'enfant, en particulier, ce symptôme est caractéristique s'il est bien observé. Ces hémorrhagies peuvent être intermittentes et ne se produire qu'au moment de la défécation. Ou bien elles peuvent se produire plus fréquemment. Leur abondance à chaque perte, ou leur quantité par répétition des pertes, peut être telle qu'elles entraînent une rapide anémie, avec amaigrissement, couleur jaune pâle des téguments, perte des forces.

Outre le sang, le malade perd assez souvent des *matières glaireuses* d'odeur très fétide, rendues parfois en abondance telle qu'elles simulent une véritable diarrhée. Ces pertes contribuent pour une bonne part à l'affaiblissement général de l'organisme.

Les *troubles de la défécation* sont fréquents, mais ils sont souvent sans caractères. Guersant insiste beaucoup sur la présence d'une rainure sur le bol fécal. Cela a été indiqué pour bien d'autres maladies du rectum, et n'a pas de valeur réelle.

La défécation peut s'accompagner d'efforts violents et de *douleurs vives*. Pour ce qui est de la douleur, il convient de distinguer; si le polype est haut situé, si *jamais il ne sort*, la douleur est minime, la défécation s'accomplit aisément. S'il est bas situé, si surtout *il sort*, alors il y a des douleurs très vives. Il peut se faire que le polype sorte et rentre à chaque défécation; ce phénomène est important, car il ne peut appartenir qu'aux polypes et aux hémorrhoïdes. La procidence du polype peut être suivie de son inflammation, de son étranglement, de sa gangrène superficielle avec perte de liquides d'odeur infecte et hémorrhagies très abondantes. Cette procidence en se répétant dilate parfois l'orifice anal, ce qui facilitera encore la chute qui a déjà beaucoup de tendance à se produire. Parfois, en prenant dans le rectum un grand développement, le polype entraîne l'anus qui devient infundibuliforme.

Les *phénomènes généraux*, quand ils existent, sont ceux des anémies : perte des forces, lipothymies, syncopes, troubles digestifs, affaiblissement général.

Marche et terminaison. — La marche est ordinairement très lente; dans quelques cas rares de polypes fibreux, elle est relativement rapide. La guérison spontanée peut se produire, par rupture du pédicule et évacuation du polype. C'est au moment de la défécation que cela se produit, et surtout chez l'enfant. Cependant, on peut l'observer chez l'adulte et avec le polype fibreux; tel le cas du malade d'Enaux qui, ayant pris un purgatif, rendit deux polypes fibreux. Il est vrai que cela ne l'empêcha pas de succomber à des accidents infectieux après ablation par la ligature d'un troisième polype (Daniel Mollière).

Les hémorrhagies peuvent mettre le malade dans une situation très critique, mais elles cessent immédiatement après l'ablation du polype.

Dans quelques cas enfin, l'*atrophie spontanée* a été observée.

Pronostic. — Le pronostic est *bénin*; le polypes mous ne récidivent jamais; les polypes fibreux peuvent se reproduire, mais ne se généralisent pas, et disparaissent si on les enlève au fur et à mesure de leur reproduction.

Seules les complications, procidence, prolapsus, inflammation, sphacèle et surtout les hémorrhagies peuvent assombrir le pronostic.

Diagnostic. — Les troubles de la défécation, les *hémorrhagies* fixent l'attention sur le rectum, mais ne font pas le diagnostic, quelle que soit leur valeur chez l'enfant au moins, il faut davantage.

Or deux conditions peuvent se présenter :

1° Le *polype sort;* alors il est facile de le reconnaître; en effet, le *prolapsus* présente à son centre un orifice par lequel on pénètre dans le rectum, et un sillon périphérique sans pédiculisation; les *hémorrhoïdes* sont ordinairement multiples et elles se réduisent aisément par pression.

2° Le *polype ne sort pas*, alors le diagnostic est plus difficile. Dans quelques cas on pourra en invitant le malade à faire des efforts de défécations, le *voir*, le *saisir* et l'examiner. Le plus souvent l'examen du rectum s'impose. Le toucher reconnaîtra aisément la tumeur pédiculée, si elle est un peu grosse et résistante, mais la tumeur peut fuir devant le doigt. Aussi Giraldès conseille-t-il avec raison de pousser le doigt d'abord très haut en suivant la paroi antérieure, puis de le ramener de haut en bas en suivant la paroi postérieure sur laquelle s'implantent plus souvent les polypes.

Chassaignac conseillait, pour faciliter cette exploration, de remplir l'ampoule de liquide; il a proposé aussi de faire sortir le polype à l'aide d'un ballon qu'on introduit vide assez haut, qu'on gonfle ensuite et qu'on retire assez brusquement pour entraîner le polype.

Le *toucher rectal* différenciera aisément le polype d'un *rétrécissement*, d'un *néoplasme* et d'une *invagination intra-rectale*. L'emploi de *sondes* toujours *dangereux* est pour le moins *inutile;* le *speculum ani* ne pourra pas être employé dans tous les cas, et il ne fournira souvent que des renseignements très vagues; néanmoins on peut y recourir quand cet examen est possible.

Le toucher non seulement pourra faire reconnaître le polype, mais il renseignera sur son siège, son volume, sa nature, sa consistance, l'état de son pédicule, tous renseignements profitables au traitement.

Traitement. — L'évolution des polypes, la rareté extrême de la guérison spontanée, la possibilité d'accidents sérieux, prolapsus, hémorrhagies, obligent le chirurgien à intervenir en faisant disparaître par l'ablation la tumeur.

Or divers procédés ont été employés pour arriver à cette ablation.

1° La *ligature.* — C'est le procédé le plus anciennement employé.

Elle est facile à exécuter quand le polype est procident et son pédicule grêle, une seule ligature en masse suffit; si le pédicule est gros, on le traverse par un fil et on fait une ligature double ou multiple (Huguier, Roux). Il est bon d'explorer le pédicule et de s'assurer (cas rare) qu'il ne contient pas un prolongement péritonéal, avec de l'intestin.

Si le polype est encore dans le rectum, on essayera à l'aide de lavements, de purgatifs, d'efforts de défécation, de le faire sortir et on le liera comme précédemment. Si on ne peut le faire sortir, on va à travers l'anus ouvert par des valves poser la ligature dans le rectum; il est assez difficile de serrer le nœud; aussi un grand nombre d'instruments ont-ils été imaginés pour y arriver.

La ligature effectuée, il y a deux manières de procéder : ou bien laisser le polype se détacher seul (dans ce cas, s'il est procident, on le oint d'un corps gras et on le réduit); ou bien on en fait l'*excision* immédiate au-dessous de la ligature, avec ou sans *cautérisation* ignée du pédicule. Cette excision n'expose à l'hémorrhagie que si la ligature n'a pas été bien faite.

La *ligature élastique* a été peu employée; elle a donné de bons résultats, elle n'offre rien d'irrationnel.

2° L'*excision* simple sans ligature préalable a été employée dans les cas de pédicules longs et grêles. Elle se fait avec des ciseaux, voire même avec les ongles. Elle peut être suivie d'une hémorrhagie qu'on combattra avec les injections glacées, l'application d'eau de Pagliari, le tamponnement. Chassaignac, excisait un peu de la muqueuse au niveau du pédicule, puis faisait une suture de la plaie. L'hémorrhagie est rarement sérieuse; il est facile de l'éviter en ne faisant l'excision qu'après ligature.

3° L'*écrasement* a été fait de deux manières : avec une sorte de *clamp*, par Rizzoli; avec l'écraseur, par Chassaignac. Si le polype est intra-rectal et assez haut situé, il faut le pédiculiser au préalable par une ligature (Chassaignac). Cette méthode n'offre d'avantages que si le pédicule est gros et très vasculaire.

Allingham applique un *clamp* sur le pédicule et le laisse en place vingt-quatre heures. Ce temps suffit à arrêter définitivement la vascularité du polype et à provoquer sa chute.

4° L'*arrachement et la torsion*] est le procédé de Giraldès; il consiste à prendre le polype dans une *pince à polypes*, et à le tordre sur lui-même jusqu'à ce qu'il se détache « comme un fruit que l'on cueille ». L'arrachement simple, qui va très bien quand le pédicule est grêle, devient d'une application difficile avec un gros pédicule, car il expose alors à la déchirure ou au prolapsus de la muqueuse (A. Guérin); il vaut mieux le combiner alors avec la torsion. M. Richet, dans un cas où il enleva plusieurs polypes par ce procédé, cautérisa au fer rouge chaque point d'insertion.

5° Nous ne parlerons que pour mémoire de la destruction par les *caustiques*, procédé lent et douloureux, d'ailleurs abandonné depuis longtemps; l'ablation avec l'*anse galvanique* est beaucoup plus pratique; son seul inconvénient est de nécessiter un matériel assez important.

En résumé, le traitement des polypes du rectum doit se faire de la façon suivante :

Polype mou, à pédicule long et grêle, torsion et arrachement.

Polype dur à pédicule de petit volume, ligature, excision immédiate au-dessous, cautérisation du pédicule.

Polype à gros pédicule, écrasement linéaire, ou mieux ablation avec l'anse galvanique.

Dans tous les cas où l'on emploie la cautérisation, il convient de bien protéger les parois du rectum, afin de ne pas les brûler et donner naissance à un *rétrécissement cicatriciel consécutif*.

2° DES AUTRES TUMEURS BÉNIGNES

AVEZOU, *Bulletin de la Société anatomique*, 1875. — BARKER, *Medico chirugical, Transact.*, vol. LXVI. — CASTELAIN, *Gazette hebdomadaire*, mai 1870. — DOLBEAU, *Bulletin de la Société anatomique*, 2e série, t. V, p. 6. — GOETZ, *Progrès médical*, 1876. — GASTON GRENET, De la sarcomatose rectale. Thèse de Paris, 1887. — ROGNETTA, Des verrues de l'intestin rectum, *Gazette médicale*. Paris, juin, 1835.

Les tumeurs bénignes autres que les polypes dont le rectum peut être exceptionnellement le siège, sont rares et d'un très médiocre intérêt.

a. *Végétations et tumeurs villeuses.* — Les *végétations* sont rares dans le rectum; on ne les voit jamais former ni ces *crêtes de coq*, ni ces *choux-fleurs* qu'on observe si fréquemment à l'anus et sur la vulve. Elles sont moins volumineuses, plus discrètes; elles siègent dans la troisième portion, immédiatement au-dessus du sphincter. Leur aspect, leur consistance dure et cornée, leur structure rappelle les verrues, et Rognetta qui attira (1835) un des premiers l'attention sur elles les désigne sous ce nom.

Dans son observation, il y avait un grand nombre de ces verrues sur le rectum de la jeune malade que Samson et Breschet excisèrent.

L'histoire de ces végétations se confond d'ailleurs très souvent avec celle de la *rectite proliférante*, ainsi que nous l'avons vu en étudiant cette affection.

Ces végétations s'accompagnent d'ordinaire d'une rectorrhée plus ou moins abondante, avec prurit et ténesme et ce sont ces phénomènes qui attirent l'attention. L'ablation par l'excision, en s'aidant du spéculum bivalve, fait cesser tous les accidents.

Nous avons eu déjà l'occasion de parler des *tumeurs villeuses* des Anglais. Sous cette dénomination sont englobées des tumeurs de nature très diverses; quelques-unes ne sont autres que des polypes papillaires de Gosselin. Il en est qui sont manifestement des polypes glandulaires. Quelques-unes pourtant semblent avoir une structure particulière (Curling) où dominent les vaisseaux et le tissu fibreux ; la tumeur est recouverte d'une couche épithéliale à cellules cylindriques qui forment des prolongements en forme de cylindres creux. Ces prolongements villeux arrivent à constituer de grosses masses, rouges, saignant facilement. Quain a, dans une observation, donné à l'affection le nom de *tumeur saignante*. Cependant Allingham, sur trois malades observés, n'a pas vu d'hémorrhagie se produire.

Ces tumeurs sont spéciales à l'âge adulte et à la vieillesse ; elles marchent très lentement malgré leur riche vascularisation ; l'écoulement de sang (Curling), des pertes glaireuses (Allingham) en sont les principaux symptômes. Souvent elles déterminent le prolapsus de la muqueuse.

Enfin, contrairement à ce qu'avait cru Rokitansky, ces tumeurs ne récidivent pas après l'ablation, ainsi qu'en témoignent les observations d'Allingham, Curling, Quain. Cette extirpation peut se faire comme pour les polypes par excision après ligature, suivie de cautérisation.

b. *Fongus bénin.* — Ce terme désigne de petites tumeurs absolument analogues d'aspect et de structure aux bourgeons charnus. On les observe sur la muqueuse des enfants atteints de prolapsus de la muqueuse. Ces *granulomes* ne sont pas douloureux, mais saignent facilement et abondamment, aussi faut-il les combattre. Le meilleur traitement consiste dans l'emploi de la cautérisation au *nitrate d'argent* qui agit aussi efficacement sur ces bourgeonnements que sur les bourgeons charnus.

c. *Lipomes.* — Ces tumeurs sont très rares. Virchow et Sangalli en ont publié quelques faits. Dans son traité D. Mollière en relate deux observations. Presque toujours il s'agit de lipomes intestinaux rejetés par défécation, de sorte qu'il n'est pas bien sûr qu'ils avaient pris naissance dans le rectum. Ils peuvent aussi être confondus avec des lipomes de la région ano-coccygienne. Ces lipomes sont assez souvent plus ou moins modifiés : parfois leur surface s'est épaissie, indurée, et même incrustée de sels calcaires, parfois on trouve au centre une cavité avec de la graisse fluide. On comprend qu'avec des faits si peu nombreux, si peu précis, il soit, malgré les cas d'Avezou et de Castelain, difficile d'en donner une description détaillée.

d. *Fibromes.* — Nous n'avons pas trouvé d'observation de cette variété de tumeur. Le cas de Gœtz n'est pas un exemple ; en effet, la tumeur enlevée par M. Tillaux siégeait dans la fosse ischio-rectale.

e. *Enchondrome.* — On en a publié plusieurs faits, mais il est très rare ; il ne s'agit d'ailleurs jamais d'enchondrome pur, mais bien de dégénérescence de tumeurs glandulaires. C'est le cas de la tumeur qu'enleva Dolbeau, et où Robin trouva la structure de ce que, d'après lui, on appelait jadis la tumeur *hétéradénique*.

f. On a signalé deux cas de *kystes dermoïdes du rectum* ; ils sont tous deux relatés dans le *Dictionnaire encyclopédique*. L'un appartient à Barker, et l'autre a été publié par Danzel (de Hambourg) dans les *Archives de Langenbeck*. Ce sont là des curiosités pathologiques sur lesquelles on ne peut étayer une description clinique.

g. Barker, que nous nommions plus haut, a également publié un cas d'*angiome* du rectum qu'il observa à *University College Hospital* et dont la relation se trouve dans le traité de Ch. Ball. La structure était celle de l'angiome caverneux. H. Marsh en a également publié un cas à la *Medico-chirurgical Society* (Ch. Ball). Les faits d'angiome du rectum sont en somme très rares.

h. Les *sarcomes* du rectum quoique rares aussi sont plus fréquents.

Rokitanski paraît avoir le premier séparé ces tumeurs du groupe confus des cancers du rectum. Sans doute, il a confondu ces tumeurs avec des syphilomes ano-rectaux, cependant il paraît avoir nettement vu et isolé des sarcomes vrais.

Les auteurs cependant ou bien passent sous silence cette variété de tumeur, ce qui est le cas le plus fréquent, ou ne lui consacrent que quelques mots. En 1887, le professeur Trélat fit sur ce sujet une importante leçon clinique à propos d'un cas personnel. Ce fait a servi de point de départ à un de ses élèves pour écrire une monographie de la *sarcomatose rectale* (Grenet, 1887).

De cette étude, il résulte que le sarcome du rectum peut être *primitif* ou *secondaire*.

Primitif, il peut être *localisé* ou *diffus*.

Localisé, il constitue une tumeur du rectum d'un volume et d'un développement variable, naissant sous la muqueuse, et n'envahissant celle-ci que très tardivement. Cette variété est extrêmement rare.

Diffus, le sarcome du rectum enserre l'intestin dans un cylindre qui fait saillie et en diminue le calibre; de sorte qu'il provoque des accidents de rétrécissement.

Nous avons eu l'occasion d'observer un cas remarquable de cette variété.

Le sarcome *secondaire* peut aussi se présenter sous la forme *diffuse* et créer un rétrécissement néoplasique du rectum.

Plus rarement il est *limité* et constitue une tumeur localisée.

Plus souvent, il forme plusieurs tumeurs petites isolées les unes des autres. C'est la forme *disséminée*.

La sarcomatose secondaire présente évidemment un intérêt chirurgical bien moindre que la sarcomatose primitive. Celle-ci seule peut être efficacement traitée.

Au point de vue histologique, la plupart des observations indiquent des fibro-sarcomes. Cependant on peut observer les formes malignes, le sarcome embryonnaire (Esmark). Là comme ailleurs il marche extrêmement vite, et envahit rapidement les tissus et les organes pariétaux; de sorte que lorsqu'on est appelé à constater ses accidents, il est déjà étendu au delà des ressources de la chirurgie.

D'après Daniel Mollière, on observe souvent les formes *myéloïdes* dans lesquelles on voit la néoplasie prendre d'énormes proportions et englober tous les organes du bassin sans s'ulcérer en aucun point. C'est ainsi que les choses se passèrent chez la malade à laquelle je faisais allusion plus haut et que j'ai observée. Cette malade dont les fonctions intestinales et urinaires étaient considérablement gênées mourut d'obstruction intestinale.

On a observé le *sarcome mélanique*, Virchow et Maïer, en Allemagne, Curling, Ashton, Gross, en Angleterre, en ont relaté des cas.

Enfin Wagstaffe a eu l'occasion de rencontrer un *sarcome ossifiant* rectal.

Le cas de Hulke, qualifié *myxome* péri-rectal, est en somme un cas de myxo sarcome, car il y avait de nombreux éléments fusiformes à côté de cellules ramifiées et sphériques.

Le sarcome rectal marche très vite, plus vite s'il est diffus que localisé, plus vite s'il est secondaire que primitif. Quand il est disséminé, circulairement autour de l'intestin, il provoque tous les accidents des rétrécissements du rectum, et ces accidents aggraveront rapidement l'état du malade.

Le traitement est essentiellement chirurgical; il ne peut évidemment s'appliquer qu'au sarcome primitif. Le mode d'intervention variera avec la variété observée : extirpation pour la *tumeur sarcomateuse; rectotomie* pour le rétrécissement sarcomateux non extirpable ; enfin *anus artificiel* dans le cas de sarcome disséminé.

II. — CANCER DU RECTUM

Curling, Maladies du rectum. — Desault, *Œuvres chirurgicales*, 1798. — Hecker, *Schmidts Jahrbücher*, 1870. — D. Mollière, Maladies de l'anus et du rectum. — Reclus, *Gazette hebdomadaire*, 1881. — Trélat, *Leçons de clinique chirurgicale*, t. II.

Les anciens avaient confondu le cancer avec les *squirrhosités du rectum*, dénomination qui englobait la plupart des affections de cette portion de l'intestin, le cancer véritable, les polypes, les rétrécissements, les fistules, les hémorrhoïdes, etc. Ce n'est que récemment que le cancer a été isolé et classé. Desault, à la fin du siècle dernier, était tombé dans cette confusion et c'est Lisfranc qui, le premier, paraît avoir apporté la lumière dans ce chaos. Aujourd'hui la clinique plus attentive et surtout l'anatomie pathologique plus éclairée ont nettement spécifié ce qu'il faut entendre par *cancer du rectum*. Cette dénomination englobe encore des affections de nature histologique différente, mais ayant des caractères cliniques communs, à savoir : la marche envahissante, la tendance à la récidive après ablation, l'invasion des ganglions lymphatiques, enfin la généralisation aux viscères.

L'histoire du cancer anal se confondant avec celle du cancer du rectum, sous la dénomination de cancer du rectum, c'est le cancer ano-rectal que nous décrirons.

Étiologie. — C'est une affection relativement peu *fréquente* ; sur 4000 maladies du rectum, Allingham note 105 cancers seulement.

Le *sexe* paraît avoir une influence, l'homme semble plus prédisposé que la femme ; d'après Czerny, la proportion serait d'environ 62 hommes pour 100 cas ; Curling, compte que 2 hommes sont atteints pour 1 femme. Si l'on fait entrer en ligne de compte le cancer secondaire, consécutif par exemple au cancer utérin, cette proportion n'est plus exacte.

L'influence de l'*âge* est manifeste, mais elle est commune à tous les cancers et n'a rien de bien spécial pour le rectum. C'est en effet de 40 à 60 ans qu'on l'observe surtout (Czerny), cependant peut-être est-il, plus que pour un autre organe, possible de l'observer à un âge moins avancé. Nous l'avons vu chez deux malades du service de M. Trélat, dont l'un avait 28 ans et l'autre 21 ans !

Allingham et Gross l'auraient observé chez des sujets de 12, 15 et 18 ans, Gowland à 15 ans et Desprès à 16 ans!

Quant à la *cause réelle*, elle nous échappe ici comme pour les autres viscères et la science n'a pas encore prononcé sur l'étiologie du cancer. Quant à l'influence de causes toutes locales et banales comme des habitudes de constipation, l'usage fréquemment répété de purgatifs drastiques, la vie assise, la menstruation et ses phénomènes congestifs, l'accouchement chez la femme, etc. ; elle est purement *hypothétique*. L'influence de l'*hérédité*, admise par quelques auteurs, n'est pas non plus bien nettement établie. Je cite le fait personnel d'une dame atteinte d'un squirrhe du rectum et dont le père avait succombé à un cancer du rectum ; il est exceptionnel.

Anatomie pathologique. — Le cancer du rectum est *primitif* ou *secondaire*. Cette deuxième forme s'observe surtout chez la femme, où le cancer utérin est fréquent ; chez l'homme, il n'y a guère que le cancer de la prostate qui, en devenant prostato-pelvien, puisse envahir le rectum (Guyon).

Nous parlerons principalement du cancer primitif, car l'anatomie pathologique du cancer propagé se confond avec celle de la lésion initiale.

Les *variétés histologiques* sont nombreuses qu'on peut rencontrer ici. Cruveilhier pensait que la plus fréquente était le *cancer colloïde ;* mais il faisait rentrer dans le cancer colloïde toutes les tumeurs malignes molles ; or le cancer épithélial peut se présenter sous cet aspect quand il est *cylindrique*. En réalité les anatomo-pathologistes contemporains sont d'accord avec Nélaton, pour admettre que l'*épithélioma* est le cancer le plus fréquent. Hecker, sur 34 cancers, note 21 épithéliomes.

L'épithélioma se présente sous deux formes, *cylindrique* et *lobulé*. Ces deux formes tiennent à une origine différente du cancer. A-t-il débuté par l'anus, on observe l'épithélioma lobulé ; l'épithélioma cylindrique appartient au cancer primitivement rectal, ce qui est le cas le plus habituel : aussi l'épithélioma cylindrique est bien plus fréquent que le *lobulé*. Celui-ci consiste en un amas de cellules épithéliales pavimenteuses, stratifiées ou non, et au milieu desquelles on trouve des globes épidermiques. C'est la structure du cancroïde. D'ailleurs le début est le même, il y a une sorte de verrue qui progresse, qui reste longtemps sèche, mais qui, lorsqu'elle s'est ulcérée, marche alors très vite, creusant en profondeur et envahissant de proche en proche, bien plus sur le périnée que vers le rectum dans lequel il remonte peu.

L'épithélioma *cylindrique*, bien plus fréquent, débute par les glandes de l'ampoule. Il végète vers l'intérieur de l'intestin, en même temps que les culs-de-sac glandulaires rompus, envahissent par multiplication épithéliale les autres tuniques de l'intestin et à un moment donné les organes du voisinage. Les végétations sont *molles* et *friables ;* l'envahissement néoplasique et la réaction inflammatoire indurent sa base ; il subit enfin souvent la dégénérescence colloïde ; ces particularités anatomiques expliquent que Cruveilhier ait cru le cancer colloïde le plus fréquent et que les Anglais, avec Smith, admettent que la forme habituelle est le squirrhe.

L'épithélioma cylindrique marche beaucoup plus vite que le lobulé.

Le *carcinome* se présente sous deux aspects : l'*encéphaloïde* et le *squirrhe*.

L'*encéphaloïde* était considéré comme très fréquent avant l'époque où le microscope a montré que l'épithélioma pouvait simuler l'encéphaloïde, en réalité il est rare. On l'observe sur des sujets jeunes; il forme des tumeurs très volumineuses, molles, très vasculaires à marche excessivement rapide.

Le *squirrhe*, quoique bien moins fréquent que ne le croient les Anglais, est cependant bien moins rare que l'encéphaloïde. Il débute dans l'épaisseur des tuniques du rectum, forme une masse dure, homogène, non végétante, envahissant rapidement les tissus périrectaux.

Il a une grande tendance à la rétraction et donne souvent lieu aux symptômes du rétrécissement; il subit assez souvent la dégénérescence colloïde. D'après Allingham et D. Mollière, il débuterait presque toujours vis-à-vis de la prostate à l'union de l'ampoule et de la troisième portion du rectum.

Le *carcinome colloïde* est fréquent, si nous considérons comme tels les épithéliomas, ou les squirrhes ayant subi la dégénérescence, mais en tant qu'entité morbide et variété histologique primitive, il existe, quoique très rare.

Il se présente sous l'aspect de tumeurs volumineuses, lobulées, fongoïdes, *molles*, friables et *diffuses*. Exceptionnellement il a de la tendance à se pédiculiser, le plus souvent il procède par *infiltration*.

Le *myxome*, fréquent pour Cruveilhier, est au contraire d'une telle rareté qu'il constitue une curiosité pathologique et l'on cite toujours l'unique observation de Hulke, et encore le myxome dans ce cas paraissait s'être développé primitivement en dehors du rectum qu'il avait envahi secondairement (D. Mollière).

Nous ne reviendrons pas sur le *sarcome* du rectum que nous avons étudié dans le chapitre des tumeurs du rectum; rappelons seulement qu'il peut être *primitif* ou *secondaire;* qu'on a observé toutes les variétés, en particulier le sarcome *mélanique* (quelques cas), le *myéloïde* (rarement), enfin, dans un cas, on a observé un sarcome *ossifiant*.

Siège. — Le cancer peut se développer en un point quelconque de la hauteur du rectum. Toutefois les portions inférieures sont plus souvent atteintes que les supérieures; il est vrai que celles-ci sont moins accessibles et qu'un certain nombre de cancers ont ainsi pu passer inaperçus (Nélaton). Hecker, sur 15 cas, en cite 9 siégeant à la partie inférieure, 3 à la partie moyenne, 3 à la partie supérieure. Le cancer de Broussais siégeait à la partie moyenne. Ces chiffres s'appliquent au cancer primitif; le cancer secondaire se développe vis-à-vis du cancer primitif (prostate, utérus).

Pour ce qui est du cancer inférieur, il peut siéger en un point quelconque depuis l'anus jusqu'à 8 à 10 centimètres au-dessus.

Formes. — Le cancer peut se présenter sous deux formes: la forme *circonscrite*, constituant des tubercules, des nodosités, des masses plus ou moins polypeuses, ulcérées souvent à leur sommet et la forme *diffuse* ou infiltrée s'irradiant dans l'épaisseur des tuniques du rectum.

Le cancer circonscrit est presque toujours *latéral* ou *partiel*, cependant quoique partiel, il peut diffuser et devenir *circonférentiel*.

Mais il peut être aussi *circulaire* ou en *virole;* cela s'observe surtout dans le *squirrhe* et dans les formes infiltrées. Cette disposition circonférentielle peut conduire à la production d'un *rétrécissement*. Ce rétrécissement cancéreux s'accompagne de la *dilatation* au-dessus que nous avons observée dans le rétrécissement proprement dit, avec ulcération à bords festonnés et bourgeonnements de la muqueuse, lésions qui pourront servir de point de départ à des *abcès* et à des *fistules*. Il peut devenir tel que la lumière de l'intestin disparaisse presque complètement (Ruysch) (cancer atrophique de Vidal de Cassis). Outre la disposition en *tumeur*, en *rétrécissement*, en *infiltration*, on peut observer le cancer à forme *ulcéreuse*.

L'ulcération, dans ce cas, a les caractères de l'ulcération cancéreuse, c'est-à-dire qu'elle repose sur une base largement et profondément indurée, qu'elle-même est recouverte de végétations dures, saignant très facilement.

Nélaton a attiré l'attention sur le changement de direction qu'impriment au rectum l'envahissement limité ou irrégulier de ses parois et il conseille de pratiquer le toucher avec précaution pour ne pas, voulant suivre la direction normale, aller passer à travers le cancer et produire une perforation.

Citons, comme une simple curiosité, une fistule faisant communiquer le rectum, au-dessus du cancer, avec l'articulation coxo-fémorale, fait signalé par H. Smith.

Évolution. — Les lésions sont progressives, elles s'étendent et en largeur et en profondeur, de sorte que, primitivement limitées aux tuniques du rectum, elles peuvent à un moment donné envahir les tissus circonvoisins, ce qui augmente les difficultés thérapeutiques. C'est cet envahissement à l'extérieur et la hauteur de la lésion qui sont en clinique les deux points les plus importants. Au bout d'un certain temps, variable avec la variété histologique du cancer, il *s'ulcère* et se détruit en surface. C'est alors qu'on voit dans quelques cas cesser les phénomènes de rétrécissement et une débâcle se produire.

Le cancer retentit sur les *ganglions lymphatiques*, mais tardivement; dans le cancer anal, les ganglions inguinaux du groupe supéro-externe sont envahis, dans le cancer rectal, ce sont ceux du méso-rectum.

La *généralisation* est assez rare, le cancer du rectum évolue sur place, de sorte que si l'intervention peut dépasser largement les limites de ce mal, elle pourra être efficace. On peut cependant observer des noyaux secondaires dans les principaux viscères, poumons, ovaires, épiploon et principalement le foie.

Dans sa *propagation* excentrique, le cancer peut atteindre les organes du bassin, prostate, vessie, urèthre, utérus, vagin; la paroi recto-vaginale est souvent envahie; j'ai vu chez une malade, le vagin, l'utérus et la vessie, être envahis. Toute l'excavation était prise par une tumeur dure, ligneuse, ayant eu son point de départ du côté du rectum, non ulcérée d'ailleurs. J'ai également observé le même phénomène chez une malade opérée par M. Trélat. Grâce à un anus lombaire cette malade survécut plus de deux années, de sorte qu'il fut possible d'assister à une longue évolution du mal qui eut le temps d'envahir tous les organes du bassin, le péritoine, l'épiploon et qui entraîna la mort par cachexie sans s'être généralisé. Cette propagation au péritoine est rare, parce que le plus souvent les malades succombent avant d'avoir pu y être exposés.

Symptomatologie. — Au point de vue des signes, nous pourrions considérer le cancer du rectum, à trois périodes de son évolution : à la période de *début*, à la période d'*état*, à la période de *déclin*.

Ce qui caractérise la période de *début*, c'est l'absence de symptômes ou des symptômes si insidieux que l'attention du malade n'est pas attirée du côté du rectum. Allingham cite le fait d'un cancer qu'il fut très étonné de trouver chez un homme présentant toutes les apparences de la santé et qui venait le consulter pour contracter une assurance sur la vie. Il n'est pas de chirurgien, qui n'ait au moins un fait analogue à citer et beaucoup pourraient rapporter des cas où, lorsque apparurent les premiers phénomènes et que le malade vint les consulter, ils trouvèrent un néoplasme déjà au-dessus des ressources de la chirurgie. Allingham, frappé de ce fait, en tirait des conclusions désespérées et désespérantes pour l'intervention chirurgicale. La déduction que nous en tirerons ce sera de recommander, avec un Maître, de ne pas hésiter à pratiquer un toucher rectal soigneux et attentif, pour peu qu'un trouble, si minime soit-il, attire l'attention du côté de l'anus et du rectum (Trélat). Il faut donc tenir grand compte des quelques troubles qui peuvent marquer les premiers temps de l'évolution du mal, tels que : pesanteurs dans le bas-ventre, dans le bassin, douleurs vagues vers le fondement, matières recouvertes de quelques glaires sanieux ou sanguinolents, difficultés dans la défécation, constipation opiniâtre coupée de diarrhée que rien n'explique, fausses défécations, petits écoulements qui attirent l'attention du malade, surtout s'il s'agit d'un homme, en ce qu'ils tachent sa chemise, troubles digestifs, parfois un peu d'amaigrissement de diminution des forces, phénomènes en somme assez vagues, mais qui, au bout de quelques mois, vont en quelque sorte s'accuser davantage en se localisant vers les parties terminales du tube digestif.

Cette période de début peut, suivant les cas et surtout suivant la variété histologique, durer des semaines, des mois ou même une à plusieurs années.

La *période d'état* est marquée par l'avènement des principaux symptômes du cancer du rectum. Ces symptômes peuvent être groupés sous deux types cliniques, suivant qu'il s'agit d'un *cancer mou végétant* (épithélioma cylindrique en dégénérescence, cancer colloïde, etc.), ou d'un *cancer dur infiltré* (squirrhe, certains sarcomes).

Dans la forme végétante, ce qui frappe ce sont moins les difficultés de la défécation que les matières rendues. En effet, le malade est affecté d'une *diarrhée* persistante, absolument tenace, contre laquelle les astringents, les poudres inertes ont vainement été mis en usage. Cette diarrhée s'accompagne de *cuissons* très vives du côté de l'anus; d'*épreintes* et de *ténesme* très douloureux. Les matières rendues sont : des matières fécales diluées, des glaires sanieux et sanguinolents, des débris organiques sphacélés, le tout dégageant une odeur d'une grande *fétidité*.

Exceptionnellement le malade est constipé, mais alors la constipation est interrompue par une *débâcle*, qui non seulement rejette en quantité considérable des matières fécales et des glaires, mais aussi une quantité notable de matières organiques sphacélées, absolument analogues à ces masses qui se détachent parfois du col utérin atteint d'épithélioma. La débâcle est alors suivie d'une diarrhée persistante.

Il y a assez souvent des *hémorrhagies;* elles n'ont d'importance que par leur continuité ou leur répétition, elles sont peu abondantes par elles-mêmes. Le sang se mélange aux glaires, aux liquides intestinaux et le tout est rendu soit avec des matières fécales, soit par une fausse défécation. La présence du sang s'accuse par une coloration goudronneuse ou marc de café, analogue à celle du *mélæna*. Exceptionnellement, les hémorrhagies sont assez abondantes pour expliquer sinon pour justifier l'appellation d'*hémorrhagique* donnée à ces formes.

Les pertes sanieuses, les pertes de sang, les douleurs du ténesme, les envies incessantes, l'insomnie, les préoccupations du malade portent vite une grave atteinte à son *état général;* il maigrit rapidement, perd de ses forces, prend cette teinte *jaune paille* dont on a voulu faire une caractéristique trop absolue du cancer. Les *troubles digestifs* accélèrent encore la dénutrition; il y a d'abord de l'inappétence, ensuite du dégoût pour certains aliments, la viande le plus souvent, puis pour presque tous les aliments; plus tard peuvent survenir des *vomissements*.

L'évolution se faisant dans l'épaisseur des tuniques du rectum et à sa périphérie, va envahir la *paroi récto-vaginale*, l'*utérus*, et on pourra voir éclater les accidents d'un cancer secondaire de cet organe. La faible épaisseur de la paroi recto-vaginale, la tendance des tissus néoplasiques au sphacèle, la friabilité des tissus envahis, rendent compte de la possibilité d'une destruction plus ou moins étendue de cette paroi suivie du passage incessant des matières fécales et ichoreuses par la vulve.

Chez l'homme, s'il y a envahissement des organes *génito-urinaires*, le cancer va provoquer quelquefois de la rétention d'urine, plus souvent de la cystite avec son cortège de douleurs, d'accès fréquents de ténesme vésical. Les destructions de tissus pourront amener l'ouverture de la vessie, le passage de l'urine dans le tube digestif ou des matières fécales et des gaz par l'urèthre (Curling).

Les *douleurs* peu intenses, sourdes au début, deviennent dans la période d'état quelquefois très accusées (*forme douloureuse*); ces douleurs sont *locales* et *irradiées*. Les douleurs locales consistent en constrictions, dues aux contractions musculaires de l'intestin; les douleurs irradiées résultent d'élancements vers le sacrum, le coccyx, les fosses iliaques ou encore vers le périnée, les organes génitaux externes.

On comprend que le malade avec ses douleurs, ses évacuations fréquentes, son amaigrissement, la perte de ses forces, est rapidement obligé de cesser tout travail, toute fatigue; relégué chez lui d'abord, il est bientôt condamné au séjour au lit, où il achève de mourir dans l'état le plus misérable.

Ce n'est pas tout à fait sous le même aspect, dans les premiers temps au moins, que se présente le malade atteint d'un *cancer dur*, infiltré, en particulier du squirrhe du rectum. Ici pas de végétations, mais une nappe qui infiltre les tuniques, leur enlève toute élasticité, respectant la muqueuse qui se ride à la surface, diminuant même par sa rétraction, le calibre de l'intestin. Aussi les *troubles locaux* sont-ils ceux du rétrécissement du rectum.

Et à ce point de vue, il faut distinguer deux périodes : celle où il y a rétrécissement cancéreux et celle où il y a rétrécissement et *ulcération*.

Dans le premier cas, le malade offre une *constipation opiniâtre;* ce n'est que tous les huit, dix, quinze jours, et même quelques semaines qu'il va à la garde-robe. Pendant ce temps, l'accumulation des matières, des gaz, amène un *ballonnement* parfois très grand du ventre, puis sous l'influence des sécrétions intestinales, quelquefois de purgatifs, les matières deviennent semi-liquides et une débâcle de matières et de gaz en quantité parfois invraisemblable, va améliorer la situation pour plusieurs jours, puis une nouvelle période de constipation va s'établir. Sans que le malade souffre d'une façon appréciable, sans altération visible de l'état général, les choses peuvent durer ainsi assez longtemps, à moins qu'un accident, *abcès périrectal* ou *obstruction intestinale*, ne vienne modifier le tableau. Mais l'ulcération se constituera au-dessus du rétrécissement, et alors avec les matières fécales le malade rendra des glaires, du sang, des liquides sanieux jaunâtres, extrêmement fétides, puis vont survenir les envies fréquentes, les fausses défécations, les épreintes, l'irritation et les éruptions de la région anale, etc. Les alternatives de constipation et de diarrhée se succèdent sans interruption, les débâcles sont l'occasion de douleurs atroces, les *fonctions digestives* longtemps peu troublées s'altèrent, l'amaigrissement, la dénutrition font de rapides progrès, la *teinte jaune paille* apparaît, le malade se trouve à l'avènement de la période de *déclin* à peu près dans le même état que celui du type clinique précédent. Quelquefois à la constipation succède l'*incontinence des matières fécales :* cela s'observe quand il y a eu mortification d'une partie du cancer et constitution d'un large orifice dont les parois ne sont plus contractiles. Le cancer ano-rectal peut amener cet accident.

La *période de déclin* est marquée par l'aggravation des troubles locaux et par l'altération progressive de l'état général amenant une *cachexie* qui marche alors rapidement et entraîne la *mort*, avant que la *généralisation* n'ait eu le temps de se faire, dans beaucoup de cas, avant même dans un certain nombre, que la *propagation* se soit faite aux organes voisins. L'état du malade à ce moment est des plus misérables; en proie à de violentes douleurs locales et irradiées, constamment tourmenté par des envies, des épreintes, le passage des matières entretient une cuisson horrible dans le rectum, à l'anus, sur la face interne des fesses; les envies fréquentes d'uriner et le ténesme vésical ajoutent encore aux douleurs de cette triste situation; le corps et les membres supérieurs sont amaigris, les membres inférieurs œdématiés, la peau flasque, non élastique, a une couleur jaune terreuse, il existe fréquemment une *escharre sacrée*. La mort est une délivrance que les malades appellent de leurs vœux, et que parfois ils avancent par le suicide.

Marche. — La marche du cancer du rectum est fatalement progressive et sans rémission conduit le malade à la mort. Très lente dans le cancer de l'anus qui évolue comme un cancroïde (épithélioma globulé), elle est plus rapide dans les cancers mous que dans les formes dures.

De toutes manières la durée est assez courte; les faits dans lesquels le malade a survécu, trois et quatre ans sont rares; plus souvent il a succombé dans les douze à quinze mois, et la durée moyenne est d'environ dix-huit mois à deux ans.

La mort résulte soit de la cachexie cancéreuse, soit de l'inanition, soit d'une *complication*.

Complications. — En effet, les complications sont fréquentes et quelques-unes sont assez graves pour entraîner la mort par elles-mêmes. Nous les avons déjà indiquées ou fait prévoir, de sorte que nous n'y insisterons pas. Les *hémorrhoïdes* sont fréquentes et ce sont assez souvent leurs accidents qui ayant provoqué le toucher rectal, ont fait découvrir le cancer. L'*état fissuraire* peut également s'observer, c'est une complication de peu d'importance. La pathogénie des *abcès péri-rectaux* est facile à comprendre avec les ulcérations des parois du rectum et les infections secondaires. Ces abcès donnent lieu à des *fistules multiples* par lesquelles s'échappent à un moment donné des produits ichoreux et des gaz. Ces fistules s'accompagnent ordinairement de grands décollements dans lesquels ces produits accumulés forment des clapiers infects.

Nous avons déjà indiqué la propagation à la *paroi recto-vaginale*, fréquente et précoce, chez la femme, avec perforation de cette paroi; l'utérus résiste assez longtemps. Les *voies génitales* chez l'homme peuvent être envahies, ce qui n'a qu'une importance minime; la propagation à l'*urèthre* et à la *vessie* est plus grave par les accidents locaux qu'elle provoque, par le retentissement sur les voies urinaires supérieures qui peut en résulter.

Le *voisinage du péritoine* si important en thérapeutique n'offre pas beaucoup d'intérêt au point de vue de la pathologie pure. En effet, on a observé la rupture de l'intestin dans sa partie supérieure, avec ouverture du péritoine et déversement des produits intestinaux dans la cavité séreuse, d'où péritonite rapidement mortelle (Roux). Mais ces faits sont très rares; la rupture peut être déterminée par un examen local même prudent (friabilité extrême). L'envahissement du péritoine par propagation n'est pas fréquent, quoique moins exceptionnel, on voit alors survenir de l'*ascite*.

Dans un cas, D. Mollière a vu le cancer envahir l'*S* iliaque et les tissus mous de la fosse iliaque jusqu'à venir faire saillie sous la peau de la région; il s'agissait d'une jeune fille de vingt ans à peine; ce fait est unique que nous sachions.

La propagation *aux os du bassin* est également exceptionnelle; nous avons déjà cité le cas de Smith, où il y eut envahissement secondaire de l'articulation *coxo-fémorale* par une fistule stercorale.

Signalons encore parmi les complications la *sciatique double* qui souvent conduit au diagnostic du cancer, les thromboses veineuses et la *phlegmatia alba dolens* des membres inférieurs.

Pronostic. — Il est fatal, quelle que soit la variété de cancer, la mort arrive au bout d'un temps plus court s'il s'agit d'encéphaloïde ou d'épithélioma cylindrique. L'épithélioma lobulé et le squirrhe sont les formes qui permettent la plus longue survie.

Diagnostic. — A la période d'état et à la période de déclin, le diagnostic est extrêmement facile par la seule étude des symptômes que nous avons exposés plus haut. Les *rectites ulcéreuses* et les *rétrécissements* du rectum peuvent seuls être mis en parallèle avec le cancer, pendant quelque temps, mais l'absence d'antécédents appropriés, l'âge du sujet, et surtout la marche rapide des accidents mettent hors de conteste l'existence d'un cancer.

Mais c'est dans la période de début que le diagnostic présente de l'importance, et c'est à ce moment que les signes manquent. Les signes fonctionnels sont absents ou peu marqués, et cependant si minimes qu'ils soient, ils pourront conduire au diagnostic, à la condition qu'ils incitent le chirurgien à recourir au mode essentiel d'exploration, à l'examen qui fournira dès ce moment des renseignements amples et décisifs, nous voulons parler du *toucher rectal*.

Ce n'est pas le lieu de revenir sur les précautions à prendre pour pratiquer ce toucher, de la meilleure position à donner au malade, et bien souvent il conviendra de lui faire prendre successivement diverses positions (décubitus latéral ou dorsal, position genu pectorale, couché et debout); rappelons seulement que ce toucher doit être très doux, en raison de la friabilité des parois, et qu'il doit être extrêmement attentif. Le doigt reconnaîtra une *tumeur*, irrégulière, bosselée, dure, recouverte de *végétations*, saignant facilement; il ramènera une *sanie fétide* et parfois des débris de tumeur que l'examen microscopique permettra d'étudier et de reconnaître. Les *polypes* donnent quelquefois lieu à quelques phénomènes analogues, mais ils sont nettement pédiculés, et au niveau de leur implantation les tuniques du rectum sont souples, tandis qu'ici la tumeur repose sur une base largement et profondément indurée.

Dans quelques cas, le doigt rencontre des *anfractuosités* cupuliformes, à fond irrégulier, bordées d'un relief dur, saillant, irrégulier, et développées sur une base indurée. Dans ces cas on a la sensation qu'on éprouve en touchant certains épithéliomas du col utérin.

Le cancer *infiltré, annulaire*, certains sarcomes rarement, le squirrhe plus souvent, peuvent être confondus avec un *rétrécissement annulaire;* c'est le doigt qui fera encore le diagnostic, c'est lui qui fera reconnaître le diaphragme du rétrécissement congénital, les brides saillantes de consistance homogène du rétrécissement cicatriciel; ces deux rétrécissements sont bien différents du rétrécissement cancéreux. Il n'en est pas absolument de même du *rétrécissement syphilitique*. Toutefois, celui-ci siège en un point peu élevé, 2 à 3 centimètres. Il a lui-même une hauteur ordinairement peu supérieure à 2 ou 3 centimètres; il est presque exclusif à la femme; enfin et surtout il est régulier, homogène, lisse, de consistance égale partout, tandis que le rétrécissement cancéreux est mamelonné, présente souvent des inégalités d'épaisseur, de résistance et surtout d'étendue. D'ailleurs, la marche des deux affections permettrait rapidement de lever tous les doutes.

Le *toucher rectal* permettra donc de reconnaître l'existence du cancer, mais il est susceptible de fournir d'autres renseignements. Par la consistance, l'aspect végétant, ulcéreux ou infiltré, on pourra se faire une idée approximative de la nature histologique, et ainsi prévoir la rapidité de l'évolution, le degré de gravité immédiate du mal; cela est d'un intérêt secondaire, mais il est des renseignements bien plus importants qui seront fournis par le toucher.

Ce sont les renseignements ayant trait d'une part à l'*étendue*, d'autre part à la *mobilité* du cancer. L'étendue est importante; en effet, le rectum se divise en deux portions, une *intrapéritonéale* et une *extrapéritonéale*, cette dernière seulement accessible au chirurgien. Or la portion extrapéritonéale mesure en arrière 12 à 14 centimètres, mais en avant elle est au maximum de 8 à 10 centimètres, et est moins étendue encore chez la femme que chez l'homme. Qu'en résulte-t-il? C'est que si le doigt n'arrive pas à franchir la limite supérieure d'un cancer, au niveau de la paroi antérieure, ce cancer sera au-dessus des ressources de l'extirpation, puisqu'il s'étend au delà de la limite du rectum chirurgical. S'il est limité à la *paroi postérieure*, il pourra s'étendre plus haut et être extirpable, mais le doigt n'arrivera pas à préciser sa limite supérieure. En pareil cas, Amussat, Cruveilhier, se *faisaient pousser le coude par un aide*, en même temps qu'ils déprimaient fortement le périnée pour atteindre cette limite supérieure. Cette pratique peut être dangereuse; elle l'est cependant moins que celle conseillée par Esmarch et pratiquée par Simon et qui consiste, le malade étant anesthésié, à introduire la main entière par l'anus dilaté. Cette exploration a provoqué dans un certain nombre de cas des désordres considérables et d'une gravité extrême. Il serait préférable de recourir à la *méthode de Laugier*, signalée à propos des rétrécissements. D'une manière générale, fût-il limité à la paroi postérieure, ce qui est fort rare, quand la limite supérieure d'un cancer ne peut être dépassée par le doigt, le toucher étant pratiqué dans les meilleures conditions, ce cancer a dépassé les limites du champ où peut s'exercer l'extirpation. Nous verrons pourtant que cette manière de voir, formelle chez nous il y a peu d'années encore, est devenue aujourd'hui trop absolue.

Les notions concernant la *mobilité* sont également capitales. C'est encore par le toucher qu'on recherche cette mobilité; le doigt ayant accroché la tumeur, essaie de la faire glisser sur les parties sous-jacentes. Or, si les tuniques du rectum n'ont pas été dépassées, la tumeur glisse aisément, dans le cas contraire elle sera devenue fixe. On comprend l'importance de ce point pour le traitement curatif.

Le *toucher vaginal* chez la femme fournira d'utiles renseignements; il ne dispensera pas du toucher rectal, mais il confirmera et complétera parfois les données fournies par celui-là.

Le *speculum ani* sera d'un faible secours, et il présente des inconvénients; il peut, en le dilatant, provoquer la rupture de l'intestin; il devra être pratiqué pendant l'anesthésie chloroformique.

Il est des cas cependant où, malgré l'existence d'un cancer du rectum, le toucher rectal ne permettra pas de reconnaître la lésion. Je fais allusion aux cas où le mal siège très haut; en pareil cas, l'emploi du spéculum, des sondes dures ou molles, sera inefficace ou dangereux. On devra alors au besoin recourir à l'anesthésie par le chloroforme, pousser le toucher rectal aussi loin que possible d'une part, déprimer fortement les viscères par le palper sus-pubien, d'autre part, et dans beaucoup de cas, on arrivera à sentir une tumeur qui avait échappé d'abord à la palpation. Nous avons vu M. Bouilly arriver à reconnaître par ce mode d'exploration la présence d'un cancer qui avait échappé aux recherches attentives de tous les élèves du service. D'ailleurs si l'on n'arrivait pas au diagnostic certain, le doute ne serait pas autrement préjudiciable au malade, car en pareil cas, on ne peut que faire un traitement des symptômes. En résumé, le *toucher rectal* est le mode essentiel d'exploration dans le cancer comme dans toute affection de cette portion du tube digestif.

L'*épithélioma anal* sera le plus souvent facilement reconnaissable à l'examen direct, le toucher rectal ne servira qu'à juger de l'étendue du mal en hauteur. Au début, il forme quelquefois une petite plaque exulcérée, et qu'on pourrait confondre avec une tuberculose locale. Mais l'âge du sujet, l'induration profonde, la consistance uniformément dure, feraient cesser l'erreur si l'évolution n'était là qui lèvera tous les doutes. Les mêmes raisons, la pléiade ganglionnaire, l'apparition d'accidents secondaires, enfin l'épreuve décisive du traitement spécifique différencieront aisément le *chancre infectant*. Les *végétations* et les *condylomes*, surtout s'ils sont exulcérés, peuvent à la rigueur être pris pour des *végétations cancéreuses*, mais ces néoplasies reposent sur des tissus sains, nullement indurés ou infiltrés, et elles disparaissent par un traitement simple. Quant aux *hémorrhoïdes*, leur coloration bleuâtre, leur consistance molle, leur dépressibilité, permettront facilement de les reconnaître; les *marisques* elles-mêmes sont beaucoup plus molles que le cancer, elles s'accompagnent de l'intégrité des tissus sur lesquels elles reposent et n'ont aucun retentissement vers les *ganglions inguinaux*.

Traitement. — Nous arrivons à la partie la plus intéressante de l'histoire du cancer du rectum, et la plus importante pour le chirurgien, celle du *traitement*. Si nous nous en rapportions aux conclusions d'Allingham, ce traitement serait vite fait: Il consisterait à assister impuissant à l'évolution d'une affection inexorable; pour lui, il n'y a aucun moyen d'entraver le mal, d'atténuer les douleurs, ou de guérir l'affection. Les Anglais de notre époque n'en sont pas tout à fait restés à cette désespérante impuissance, mais ils se bornent le plus souvent à recourir à des traitements palliatifs. En France, depuis longtemps, on a pensé que, dans certains cas au moins, il y avait mieux à faire et qu'on pouvait tenter un traitement capable d'amener sinon une guérison définitive, au moins une longue survie.

Les premières tentatives en ce sens, celles de Morgagni par exemple, qui ne put achever son opération, n'étaient guère encourageantes; elles avaient conduit Desault à proscrire l'extirpation. Cependant, deux ans plus tard, Lisfranc conseilla et pratiqua avec succès l'amputation du rectum, et formula les règles et les indications de cette intervention que Velpeau, Récamier, Chassaignac, Maisonneuve, Verneuil et Trélat ont modifiée et améliorée. L'extirpation du cancer par amputation du rectum est donc une opération entièrement française.

C'est en France aussi qu'a pris naissance un traitement palliatif important et qui consiste à détourner le cours des matières en créant un *anus artificiel*. Pilore (de Rouen), dès 1776, avait fait une colotomie sur le cæcum; Amussat, en 1839, en fit une méthode de traitement, de sorte que la *méthode d'Amussat* serait la colotomie cæcale; or l'*opération d'Amussat* désigne toujours la *colotomie lombaire*. Cette colotomie connue en Angleterre sous le nom de méthode de Callisen, y est encore très en honneur; elle a été vulgarisée chez nous par le professeur Trélat. Actuellement la colotomie iliaque (méthode de Littre) est plus fréquemment employée.

Enfin, rappelons pour achever cet historique rapide qu'Allingham a proposé et que M. Verneuil a réalisé, réglé et vulgarisé la *rectotomie linéaire*.

LISFRANC, *Mémoires de l'Académie royale de médecine*, t. III. Paris, 1833. — A.-H. MARCHAND, Étude sur l'extirpation de l'extrémité inférieure du rectum. Paris, 1873. — PIÉCHAUD, Traitement du cancer du rectum. Thèse d'agrégat., 1863. — VERNEUIL et PETIT, *Gaz. hebdomadaire*. Paris, 1874. — ERNEST RICHARD, De l'opportunité de l'anus artificiel dans le cancer du rectum. Paris, 1875. — TRÉLAT, *Loc. cit.*

Ceci dit, nous diviserons le traitement en *traitement médical* et *traitement chirurgical*.

Le *traitement médical* ne peut avoir aucune valeur curative, aussi n'est-ce pas en ce sens qu'il est employé. Il est indiqué lorsque, par principe, ou par impossibilité matérielle, aucun traitement chirurgical n'est praticable; il trouve encore son indication dans le cas d'insuccès du traitement chirurgical ou de récidive. Il se propose de lutter contre l'affaiblissement et la dénutrition générale d'une part, et contre les accidents locaux d'autre part.

Tout ce qui concerne la santé générale ressortit à l'alimentation et à l'emploi de toniques variés. Il faudra faire une sélection parmi les aliments, rechercher ceux qui sont le plus nourrissants sous le plus petit volume, avec le moins de résidus intestinaux, les jus de viande, les gelées, les crèmes, le lait, la bière; faciliter la digestion en entretenant le régime des selles grâce à l'emploi fréquemment et judicieusement renouvelé de laxatifs bien choisis. Mais c'est davantage par une alimentation bien réglée que par des laxatifs qu'on devra chercher à obtenir un régime de selles régulier. Gross conseille, pour faciliter les garde-robes, de s'habituer à la défécation dans le décubitus latéral.

L'*arséniate de soude*, ici comme dans tout cancer, trouve son indication absolue.

Contre les *hémorrhagies*, on a conseillé les lavements froids, les lavages à l'eau de Pagliari. Rouse, en Angleterre (1878), et Londe (de Bordeaux) (1883) vantent les bons effets du perchloruré de fer employé localement et par la voie digestive; ils auraient obtenu des améliorations remarquables par ce médicament.

Contre les *douleurs*, on aura recours aux applications locales belladonées sous forme de suppositoires; les opiacés seront proscrits sauf le cas où il y aura de la diarrhée; le *chlorhydrate de morphine* en injections sous-cutanées est le médicament de choix. On gradue le titre de la solution et on fait varier le nombre des injections avec l'intensité des douleurs et les progrès du mal. Pour combattre l'odeur infecte, on aura recours aux lavages avec une solution de *permanganate* de potasse à 1 ou 2 pour 100, ou à l'eau chloralée à 1 pour 100.

Enfin, une *hygiène sévère* et une *propreté scrupuleuse* entoureront constamment le malade pour éviter les éruptions, les excoriations, les eschares, etc.

En soignant intelligemment un malade atteint de cancer du rectum, on peut prolonger sa vie de plusieurs années (Nélaton).

Quant aux *cautérisations*, aux *badigeonnages* avec le *nitrate d'argent*, le *chlo-*

rure, de zinc qui ont été recommandés et employés par quelques praticiens, ils doivent être proscrits. Ils ne procurent aucun soulagement, et font habituellement progresser le mal plus rapidement.

Le traitement *chirurgical* se divise en *curatif* et *palliatif*.

Traitement curatif. — Le traitement curatif ne comporte qu'une *méthode*, l'*extirpation* par amputation du rectum. L'amputation est *totale* ou *partielle*. Née en France, cette méthode est à l'heure actuelle plus fréquemment employée en Allemagne que dans notre pays où elle est encore cependant très en honneur.

L'*extirpation partielle* a été proposée par Esmarch; elle consiste dans l'ablation de la portion malade, en laissant le reste du rectum; elle se pratique d'ailleurs suivant les règles habituelles de l'extirpation, c'est-à-dire de l'amputation portant sur la totalité du cylindre intestinal.

L'*extirpation totale* a été bien exposée dans un travail de A.-H. Marchand publié en 1873. C'est l'opération imaginée et décrite par Lisfranc en 1826.

Lisfranc faisait l'opération au bistouri; il circonscrivait l'anus dans deux incisions courbes latérales se rejoignant en avant et en arrière, et il pénétrait dans la profondeur des parties molles disséquant successivement le canal anal et le rectum. Arrivé au-dessus du cancer, ce qu'indiquait un doigt dans le rectum, il sectionnait aux ciseaux le rectum transversalement. Lisfranc avant cette dissection avait essayé de faire l'ablation en provoquant le prolapsus de la muqueuse, mais il renonça vite à ce procédé. Il liait les vaisseaux au fur et à mesure qu'il les coupait et se mettait ainsi à l'abri des hémorrhagies sérieuses.

Mais l'ouverture anale créée ainsi est étroite et il est difficile de disséquer dans la profondeur. Denonvilliers obvia à cet inconvénient en ajoutant aux incisions circulaires une incision rectiligne médiane postérieure allant au coccyx. M. Verneuil a encore étendu le champ en conseillant d'extirper le coccyx. De cette façon, on voit bien le champ opératoire, on juge mieux de l'étendue des lésions, on fait plus aisément l'hémostase. Pour bien apprécier l'étendue du mal, Denonvilliers incisait encore verticalement l'intestin sur la ligne médiane en arrière avant de l'amputer.

Les craintes et les dangers de l'hémorrhagie avaient conduit Récamier à une méthode ingénieuse, la *ligature lente*, procédé extrêmement douloureux, alors qu'on ne disposait pas de l'anesthésie chirurgicale, procédé toujours très long, d'ailleurs abandonné depuis longtemps.

Chassaignac obtint les mêmes avantages contre l'hémorrhagie, sans les inconvénients de la lenteur en employant à cette amputation son *écraseur linéaire*. Pour cela Chassaignac, à l'aide d'un trocart, passait la chaîne verticalement, en avant et en arrière, au-dessus du mal, et sectionnait d'abord en ces deux points constituant aussi deux lambeaux latéraux qu'il pédiculisait, puis enlevait après écrasement. Ce fut un progrès considérable, par la sécurité opératoire et la possibilité de vastes ablations.

A l'*écraseur linéaire*, Maisonneuve substitua la *ligature extemporanée* avec des fils de chanvre.

Daniel Mollière a employé la *ligature élastique*.

Enfin en ces derniers temps et sous l'inspiration de Verneuil et de Trélat, on a eu recours à la section par l'*anse galvano-caustique*, en procédant exactement comme avec l'écraseur; c'est-à-dire, sections antérieure et postérieure, verticales, puis ablation des deux lambeaux par une section horizontale.

L'amputation ainsi faite est rapide, et elle met à l'abri de toute hémorrhagie immédiate. Mais elle crée une vaste brèche qui se fermera par cicatrisation et pourra par rétraction provoquer un rétrécissement. C'est le reproche qu'on fit à l'opération de Lisfranc. Aussi pour obvier à cet inconvénient, Velpeau avait-il imaginé après l'amputation, d'attirer le moignon intestinal en bas et de le suturer au pourtour de l'ouverture anale. Cette modification est excellente. Aussi aujourd'hui, grâce à l'antisepsie chirurgicale, grâce à nos ressources contre l'hémorrhagie, l'opération de Lisfranc, c'est-à-dire la dissection et l'amputation au bistouri, suivie de la modification de Velpeau a-t-elle toutes les chances de succès, et c'est ainsi que j'ai vu plusieurs fois pratiquer par Trélat; par M. Bouilly, l'amputation du rectum. Il y a grand avantage à utiliser l'incision postérieure de Denonvilliers, avec ou sans résection du coccyx, à sectionner verticalement l'intestin avant de le couper horizontalement.

On a signalé un certain nombre d'*accidents*, dus à l'amputation du rectum. Parmi ces accidents, nous signalerons : 1° l'*hémorrhagie;* nous avons vu qu'on pouvait se mettre à l'abri en employant l'écraseur linéaire, la galvano-caustique, ou les pinces hémostatiques suivies de ligatures; aussi les tamponnements avec des liquides hémostatiques, l'introduction de canules (Dupuytren, Mandt, Péan) pour éviter l'accumulation de sang, sont-ils complètement abandonnés.

2° La blessure d'*organes voisins* peut être *voulue* ou *accidentelle;* en effet, on peut de parti pris enlever tout ou partie de la paroi recto-vaginale quand elle est envahie; on a volontairement enlevé sans inconvénient particulier des portions de prostate ou de vésicules. Ces ablations sont nécessitées dans des cas où l'on avait cru le cancer non adhérent à ces organes alors qu'il les avait déjà envahis. Accidentellement on a pu blesser l'*utérus*, l'*urèthre* ou la *vessie;* ce sont là des accidents très rares et qui ne sont pas très graves.

Il n'en est pas de même de la *blessure du péritoine*. Elle a pu, dans quelques cas, être suivie de guérison; mais, dans la plupart des cas, elle a provoqué une péritonite aiguë rapidement mortelle. L'absence de précautions antiseptiques chez les anciens, la difficulté d'aseptier le milieu intestinal, rendent comptent de cette inflammation.

Pour éviter cet accident, il faudra : 1° s'ouvrir une large voie postérieure par l'incision de Denonvilliers avec la résection du coccyx (Verneuil, Kocher), décoller la séreuse de l'intestin, puis réséquer celui-ci sous les yeux ; 2° n'opérer que lorsque le cancer ne remonte pas au niveau du cul-de-sac péritonéal. Or cette hauteur varie de 6 à 8 centimètres de l'anus. Cependant, dans le travail de Marchand, on voit que des résections de 10 et 12 centimètres de rectum ont pu être faites sans ouvrir le péritoine. Cela tient à ce que, comme nous le faisions remarquer plus haut, il est possible de décoller le rectum de son revêtement péritonéal dans une certaine étendue.

Les vastes décollements, le milieu où l'on opère, l'absence de fixation du rectum à la peau de l'anus, ou l'échec de cette fixation qui laisse une large anfractuosité où l'absorption sera facile, explique la fréquence des accidents septicémiques et phlegmoneux, souvent observés à la suite de l'extirpation. Aujourd'hui, nous pouvons plus facilement que les anciens nous mettre à l'abri, ou lutter contre ces accidents, mais nous ne pouvons pas encore absolument et définitivement les éviter. L'amputation est donc une opération grave par elle-même, et cette gravité l'a fait rejeter par les Anglais. Maïs n'oublions pas qu'il s'agit d'une affection mortelle par elle-même et que d'ailleurs la mortalité opératoire n'est pas absolument désespérante. Dieffenbach dit avoir eu 30 succès et Chassaignac 40. Sur 5 opérés, Nussbaum et Simon ont eu 4 succès malgré les mauvaises conditions où ils sont intervenus chez plusieurs de leurs malades ; sur 7 opérés, Verneuil en perd 2, et encore y en a-t-il un qui meurt d'une complication qui eût pu être évitée, l'érysipèle.

Sur 149 faits relevés par Piéchaud (1883), il y a 46 morts et 103 guérisons ; et parmi les 46 morts, il y en a 18 qui ont succombé à la péritonite. Ce n'est pas là une mortalité telle qu'elle doive faire rejeter une opération qui se propose la guérison définitive d'une affection inexorable ; d'ailleurs avec les méthodes chirurgicales actuelles cette mortalité doit encore avoir diminué.

Il est vrai qu'il faut tenir compte, pour apprécier la valeur de l'extirpation, des résultats éloignés de l'opération au point de vue de la guérison. Si, en effet, comme l'affirment les détracteurs de la méthode, la récidive est fatale et prochaine, ce n'est pas la peine pour un résultat aussi mince de se soumettre à une opération très grave. Or sur les 103 guérisons de Piéchaud, 27 seulement auraient survécu de deux à cinq ans, et encore cette survie ne va pas sans des inconvénients, car beaucoup de malades ont eu un *rétrécissement* ou une *incontinence des matières fécales*, c'est-à-dire une infirmité extrêmement désagréable.

A cela nous pourrions répondre que tous n'ont pas cette incontinence, que d'ailleurs ces malades sont délivrés de leurs évacuations incessantes, de leurs douleurs souvent atroces, qu'ils se nourrissent, ont toutes les apparences de la belle santé, et qu'enfin ils se croient définitivement guéris. Ce sont là des résultats qui ne sont pas sans valeur.

En outre Velpeau, Verneuil et d'autres ont vu des malades chez lesquels la guérison persista si longtemps qu'ils ont pu la considérer comme définitive. Billroth a vu une opérée de Schule en parfaite santé quatre ans après son opération. Chassaignac a vu des guérisons persistantes au bout de six ans. Un malade opéré par Marjolin, réopéré par Richet, était encore bien portant quatre ans plus tard. Au début de mes études, j'ai soigné à Necker un malade de M. Trélat, qui était encore bien portant l'année dernière, huit ans après l'intervention chirurgicale ! Ce malade a vu se constituer un orifice anal fonctionnant bien et il avait un régime de selles régulières. Ces faits sont très encourageants, malheureusement ce sont des faits isolés, rares, et la grande majorité des malades, après avoir échappé aux dangers immédiats de l'opération, n'ont qu'une survie courte et ils succombent à une récidive rapide. Celle-ci se produit parfois avant qu'ils n'aient achevé de cicatriser la vaste plaie de leur opération, cicatrisation qui demande souvent plusieurs mois. Il suffit, pour se faire une idée des déboires du chirurgien dans cette voie, de parcourir les leçons du professeur Trélat sur ce sujet (t. II, p. 580 et suivantes). L'éminent professeur résume les différentes extirpations qu'il a pratiquées en ces termes : « Voilà les résultats de mes exérèses totales, ils sont *déplorables*, comme vous voyez ».

Aussi ses conclusions sont-elles logiques avec les faits quand il dit : « On peut extirper les cancers limités de l'anus ou de l'extrémité inférieure du rectum quand ils sont *bien circonscrits* et *bien mobiles*, absolument bornés aux tuniques de l'intestin et exempts de toutes propagations aux ganglions. Les cas rares de guérison, ayant duré plusieurs années, ont été fournis par les malades placés dans ces conditions.

« Il ne faut pas toucher aux cancers du rectum plus étendus, s'ils ne déterminent pas d'accidents et tant qu'ils n'en produisent pas.

« Dès qu'ils apparaissent, il faut sans tarder recourir aux opérations palliatives. Sur ce terrain, nous sommes entièrement d'accord, M. Verneuil et moi, et cette doctrine est à peu près celle que professent les chirurgiens anglais. »

En résumé, le traitement curatif ne doit être recherché que dans un petit nombre de cas, et il n'est applicable qu'aux cancers de la partie tout inférieure du rectum. Or les Allemands, beaucoup plus entreprenants, n'hésitent pas à opérer des cancers bien plus étendus en hauteur et excentriquement vers les organes voisins. Bien plus, ils ont imaginé d'opérer des cancers situés très haut sur l'intestin. Bardenhauer et Kraske, les premiers, sont entrés dans cette voie et la méthode est connue sous le nom de *méthode de Kraske*. Elle consiste à réséquer le coccyx et la pointe du sacrum et à sectionner les ligaments sacro-sciatiques. Cette brèche ouvre une large voie par laquelle on aborde le rectum qu'on dissèque de toutes parts. On résèque la partie malade sans se préoccuper du péritoine, sauf pour refermer l'ouverture qu'on y a faite, puis on réunit par suture la partie supérieure de l'intestin à la portion anale qui a été conservée. De cette façon, on a enlevé le mal, rétabli la continuité de l'intestin et gardé un anus normal avec son sphincter. Le petit nombre des faits communiqués jusqu'à ce jour ne nous permet pas de porter un jugement ferme sur cette intervention, en tant que valeur curative. Ce que nous pouvons dire, c'est que malgré des difficultés opératoires réelles, c'est une opération qui peut être menée à bien; qui, grâce aux progrès actuels de l'antisepsie chirurgicale, ne présente pas beaucoup de dangers et peut donner d'excellents résultats immédiats. Il convient donc de l'employer dans les cas où elle est praticable, c'est-à-dire lorsqu'il y a intégrité de la portion anale et que le cancer n'a pas dépassé les limites du rectum. Lorsque l'anus est envahi, on peut encore intervenir de la même façon, en abouchant ensuite l'intestin à l'extérieur par sa fixation à l'incision cutanée au voisinage du sommet du sacrum, mais alors on n'a plus le bénéfice d'un anus normal avec un sphincter conservé.

Traitement palliatif. — Nous allons rencontrer ici diverses méthodes d'intervention.

Nous passerons rapidement sur la *cautérisation*, l'*excision* superficielle, le *raclage*, le *grattage*. Ce sont là de petits procédés qui trouvent leur indication dans le cas de bourgeonnements gênants par leur saillie et dont la mise en usage peut momentanément apporter quelque soulagement.

Quant à la *dilatation*, dans le cas où il y a des phénomènes de rétrécissment, elle expose aux perforations, aux ruptures; lorsqu'elle n'a pas ces inconvénients, elle a celui d'être absolument inefficace.

L'*écrasement* du rétrécissement proposé par Amussat est également un procédé qui n'est pas à recommander.

De telle sorte que l'intervention chirurgicale se réduit à deux méthodes : l'*incision* ou *rectotomie* et la création d'un *anus artificiel*.

La *rectotomie* a été employée dans les cas où le cancer s'accuse surtout par des phénomènes et des accidents de rétrécissement. Gross (de Philadelphie) a employé la *rectotomie interne*; il n'en a pas obtenu de bons résultats. M. Verneuil a eu recours à une *rectotomie postérieure externe*, consistant dans l'ablation d'un lambeau postérieur, vertical (1874). Plus tard il a imaginé et vulgarisé la *rectotomie linéaire postérieure*, faite à l'aide du thermo-cautère. Ce procédé ne permet pas de remonter à une bien grande hauteur. M. Faucher (de Lyon) a tourné cet inconvénient, en pratiquant une sorte de *rectotomie par étage*, c'est-à-dire qu'il procède en plusieurs séances remontant chaque fois un peu plus haut.

La rectotomie fait cesser l'obstacle aux cours des matières, mais elle crée l'*incontinence*.

La création d'un *anus artificiel* est, nous l'avons vu, comme l'extirpation, une méthode d'origine française. Pillore (de Rouen) y eut recours en 1776 et Amussat vulgarisa la méthode que Dumas conseillait en 1797. Toutefois c'est Littre qui a eu l'idée de l'anus artificiel; mais Littre n'avait en vue que l'imperforation congénitale de l'anus. En 1878, L. Labbé, devant l'Académie de médecine, plaide en sa faveur et restreint les indications de l'extirpation que Marchand avait soutenue en 1873. En 1875, un élève de M. Richet avait déjà aussi fait connaître les opinions de ce maître sur l'opportunité de la création d'un anus artificiel. Mais ce sont surtout les Anglais, qui s'en sont montrés les partisans déclarés.

Pillore avait fait son anus sur le cæcum, Amussat préconisa d'abord l'anus cæcal; mais on y renonça assez vite pour le reporter plus près de la portion terminale du tube digestif sur le côlon descendant ou sur l'S iliaque, d'où la *colotomie lombaire* et la *colotomie iliaque*.

La *colotomie lombaire* est connue chez nous sous le nom d'*opération d'Amussat;* à l'étranger, c'est l'*opération de Callisen*, bien que cet auteur attaque ce procédé bien plus qu'il ne le défend. Vidal de Cassis attaque assez violemment cette méthode, et son travail qui eut du retentissement contribua pour une bonne part à discréditer la colotomie qu'Amussat avait préconisée. En ces dernières années, sous l'impulsion de M. le professeur Trélat, elle avait repris un certain crédit qu'elle semble avoir perdu. C'est qu'en effet si le malade ainsi opéré jouit de l'avantage d'avoir un anus qu'il peut nettoyer facilement, un anus où l'on n'observe pas le prolapsus de la muqueuse si fréquent dans l'anus iliaque, l'opération présente de réelles difficultés, et M. Trélat fait remarquer lui-même que, au fond de la plaie créée en dehors de la masse sacro-lombaire à travers le carré des lombes et les aponévroses du transverse, il n'est pas toujours facile de trouver l'intestin et qu'on peut se tromper et placer l'anus sur l'intestin grêle au lieu de le pratiquer sur le côlon. Aussi après s'être montré très partisan de la méthode de Callisen,

M. Trélat s'était rallié à la méthode de Littre. Allingham, Curling et les Anglais sont restés très partisans de la première.

La *méthode de Littre* ou *colotomie iliaque* consiste à aller ouvrir le gros intestin dans la fosse iliaque gauche. Ce procédé a l'inconvénient d'ouvrir la cavité péritonéale, mais cette ouverture aujourd'hui n'entre plus en ligne de compte dans la comparaison des deux méthodes. Nous avons déjà dit que c'est pour remédier à l'imperforation de l'anus que Littre a proposé cette méthode, que *Velpeau* a appliquée au traitement palliatif du cancer du rectum. Velpeau attirait l'intestin au dehors, de façon à constituer un fort éperon. Cette pratique n'a pas été suivie par ses successeurs; elle a été reprise de nos jours. Pour empêcher l'intestin de rentrer, il passait simplement un fil à travers le mésentère. Après lui on reconnut qu'il valait mieux fixer l'intestin lui-même par des sutures à la paroi abdominale. M. Richet, le premier, proposa de n'ouvrir l'intestin que quelques heures après sa fixation, afin de laisser aux adhérences péritonéales le temps de se constituer. Beyre et Marchal de Calvi essayaient de provoquer ces adhérences par l'emploi préalable de caustiques, procédé dangereux, rapidement condamné par les résultats qu'ils obtinrent. M. Lefort n'ouvre qu'au bout de vingt-quatre à quarante-huit heures.

Pendant longtemps la colotomie, comme la rectotomie, s'est proposée d'obvier simplement aux phénomènes de rétrécissement déterminés par le cancer; mais, en ces dernières années, on s'est rendu compte que le passage des matières sur le cancer activait sa marche, entretenait les épreintes, le ténesme, provoquait les douleurs. En outre, alors même que l'obstruction n'est que très incomplète, la rétention des matières et des gaz peut provoquer des absorptions septiques susceptibles de déterminer un état infectieux appelé *stercorémie* qui va agir pour une grande part dans l'altération de l'état général. Et les faits ont montré, en effet, que la création d'un anus artificiel, non seulement fait cesser les phénomènes de coprostase, mais amène une amélioration rapide et considérable dans l'état général, et cette amélioration est d'autant plus rapide qu'il passe moins de matières sur le cancer. Par conséquent le procédé de Velpeau était très avantageux et c'est de ce procédé que s'est inspiré sans doute M. Reclus, quand il a imaginé le sien qui consiste à attirer le côlon au dehors, passer à travers le mésentère un instrument mousse (bougie vulcanisée), à fixer l'intestin et à l'ouvrir au bout de quelques jours; de cette façon tout le contenu de l'intestin passe par le bout supérieur. Ainsi comprise la constitution de l'anus artificiel offre des avantages marqués sur la *rectotomie*, aussi celle-ci est-elle aujourd'hui et chez nous de moins en moins employée. D'autre part, sous l'empire des idées que j'exposais plus haut, on est arrivé à pratiquer de bonne heure cet anus artificiel.

Ces opérations palliatives présentent moins de dangers immédiats que l'extirpation, elles sont praticables dans tous les cas, elles donnent une survie au moins égale aux meilleures opérations d'extirpation, sauf les quelques cas très rares où la survie a été si longue qu'on a pu croire à une guérison définitive.

Nous avons observé, chez M. Trélat, une malade qui a survécu vingt-six mois avec un anus lombaire. Elle était mourante au moment de l'opération; elle se rétablit si bien qu'elle présentait tous les attributs extérieurs d'une parfaite santé; elle ne souffrait plus, n'avait pas d'évacuations anales. Son cancer progressait silencieusement; au bout d'un an il avait envahi tout le bassin et provoqué une ascite abondante. La malade voyant son ventre s'accroître se crut enceinte. Un vieillard que j'ai également observé dans le service de M. Trélat, à la Charité, se portait à merveille dix-neuf mois après la création d'un anus iliaque.

Voici d'ailleurs un aperçu comparatif par la statistique de l'extirpation et de l'intervention palliative; dans l'appréciation il faut tenir compte de ce que celle-ci a été appliquée aux cas les plus mauvais et l'extirpation aux cas relativement peu étendus.

La mortalité des différents procédés d'extirpation est d'environ 50 à 52 pour 100, dans les statistiques de Piéchaud; d'après Esmarch, on peut actuellement l'évaluer de 15 à 20 pour 100; pour Czerny, elle est de 20 pour 100. Kraské, sur 5 cas, a eu 3 morts.

Quant aux résultats éloignés, nous avons sur un total de 197 cas : 23 survies de 1 à 3 ans, et 10 survies de 3 à 7 ans.

Sur 10 cas, Trélat n'a qu'une survie prolongée. Les plus longues survies qu'ait observées Czerny, varient de 1 à 5 ans.

Les opérations palliatives ont donné :

Rectotomie	21 cas.	1 mort. Mortalité 5 pour 100. 2 non modifiés. 13 survies de 2 mois à 1 an. 5 survies de 1 an à 18 mois.
Colotomie lombaire	131 cas.	54 morts avant 2 mois. 63 survies de 2 mois à 1 an. 8 survies de 1 an à 2 ans. 6 survies de 2 ans à 4 ans 1/2.
Colotomie iliaque	38 cas.	Donnent à peu près les mêmes résultats que la colotomie lombaire.

En résumé, le traitement du cancer du rectum est aujourd'hui très simplifié, et tient à notre avis dans les préceptes formulés plus haut par Trélat : extirpation dans certains cas bien déterminés, traitement médical et création d'un anus artificiel lorsque l'extirpation étant impossible, il survient des accidents : douleurs, hémorrhagies, obstruction intestinale.

III. — PROLAPSUS

C. Lyot, Thèse de Paris, 1890. — D. Mollière, *Maladies de l'anus et du rectum*. Lyon, 1878. — Ricord, *Gazette hebdomadaire*, 1833. — Congrès français de chirurgie, 1889. — F. Soulié, Thèse de Paris, 1891. — Trélat, *Clinique chirurgicale*, t. II.

Définition. — Gosselin définit le prolapsus de la manière suivante : *toute issue par l'anus d'une portion plus ou moins étendue de l'intestin.*

Les expressions *chute*, *procidence*, et quelquefois *invagination*, sont des appellations synonymes du prolapsus.

La définition de Gosselin englobe évidemment dans le prolapsus les invaginations du côlon et même de l'intestin grêle; la définition de M. de Saint-Germain : *toute tumeur constituée par l'intestin sortant par l'anus*, est passible du même reproche. Celle de J. Cruveilhier est meilleure; pour lui, le prolapsus est « ce déplacement dans lequel l'*intestin rectum*, s'échappe par l'anus ».

La procidence du rectum comprend plusieurs *variétés* : tantôt la *muqueuse* seule fait issue, c'est le prolapsus *partiel* ou *muqueux* qui est presque exclusif à l'enfant. Tantôt le rectum avec toutes ses tuniques est prolabé, c'est le *prolapsus total*, le prolapsus de l'adulte.

Mais le prolapsus total peut être constitué par le rectum seul, ou bien par le rectum et par une étendue variable de côlon, et même d'intestin grêle, d'où deux sous-variétés : prolapsus *total proprement dit* et *prolapsus recto-colique ;* ce dernier rentre plus dans l'histoire des *invaginations* que dans celle du prolapsus.

Pendant longtemps on a confondu ces diverses variétés et Morgagni se plaignait de cette confusion sans l'éclaircir. Ce sont Saviard d'abord, et Chaussier ensuite, qui ont apporté la première lumière; et Levret a nettement séparé le prolapsus *muqueux* de Gosselin, ou *partiel* de Gross, du prolapsus *invaginé* de Gosselin, ou *complet* de Gross.

Anatomie pathologique. — Dans le *prolapsus partiel*, la muqueuse s'est séparée des autres tuniques ; elle commence à descendre par sa partie inférieure, et de proche en proche la surface procidente augmente. Il en résulte un retournement en doigt de gant. De l'anus, *sans sillon*, se détache une tumeur qui descend, et au sommet de laquelle on trouve un orifice par lequel le doigt pénètre dans l'intestin.

La majorité des auteurs est d'accord pour admettre que dans le prolapsus partiel la muqueuse seule est procidente. Cette muqueuse est plissée transversalement, elle est plus ou moins rouge, *congestionnée*, plus ou moins *boursouflée*, suivant l'état du sphincter. Celui-ci peut être contracturé au début, il se relâche par la suite.

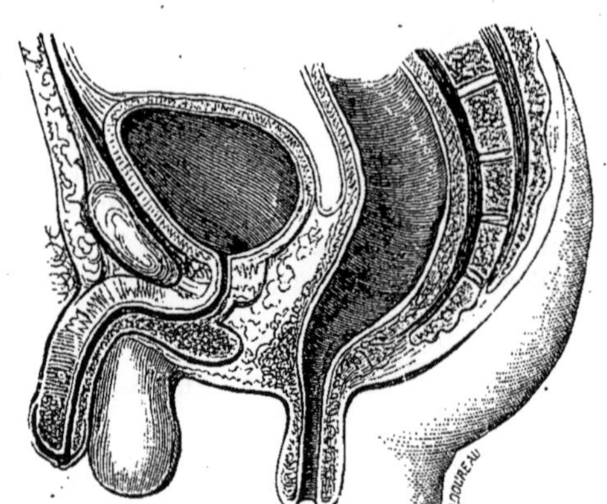

Fig. 11. — Prolapsus partiel.

La longueur de la procidence peut aller jusqu'à 4 centimètres chez l'enfant, elle dépasse rarement 2 centimètres chez l'adulte ; la tumeur dans ce cas forme un simple bourrelet comme « une manche d'habit, dont la doublure dépasse l'étoffe » (Gosselin). C'est, en résumé, la continuité d'un état qu'on observe à chaque défication chez le cheval.

En somme, la muqueuse seule s'est déplacée, la tunique musculaire du rectum et le péritoine ont conservé, fait important, leurs rapports normaux.

Dans le *prolapsus total*, le canal anal reste intact. A travers lui le rectum s'engage en se retournant en doigt de gant, avec *toutes ses tuniques*. Le renversement commence par la partie inférieure, et s'étend de bas en haut ; dans quelques cas c'est la partie supérieure du rectum seule qui se renverse.

La tumeur procidente est bien plus considérable que dans le cas précédent, elle mesure souvent 9 à 10 centimètres de longueur. Cette tumeur, rouge, congestionnée, œdématiée, à plis transversaux, est ordinairement plus ou moins étalée.

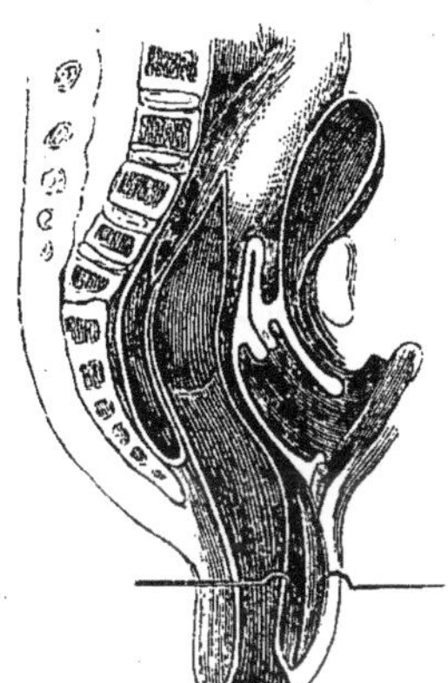

Fig. 12. — Prolapsus total.

On peut lui considérer un *corps*, une *base*, un *sommet*. Le *corps* est ordinairement cylindrique plus ou moins régulier. La *base* se prolonge dans l'intérieur de l'anus. Elle est séparée de l'orifice anal par une rainure ou *sillon circulaire* plus ou moins profond. Dans quelques cas où la procidence commence très bas et a débuté par la muqueuse, ce sillon manque (E. Bœckel), et la muqueuse intestinale se continue avec la peau anale.

Le *sommet* n'est pas, comme dans le polapsus muqueux, à l'extrémité inférieure de la tumeur ; il est en bas et *en arrière* et d'autant plus en arrière et excentrique que la tumeur est plus volumineuse et plus longue. Cette déviation en arrière tient à ce que la paroi postérieure, retenue par ses moyens de fixation (vaisseaux, nerfs, mésorectum), descend moins que la paroi antérieure. Cette traction en arrière donne à l'orifice une forme en croissant.

Si la portion prolabée correspond à la partie intra-péritonéale du rectum, le cul-de-sac antérieur se trouve entraîné et se creuse au devant du rectum. Ce cul-de-sac, qui peut descendre jusqu'au niveau de l'anus et même au dehors, peut aussi, comme lorsqu'il est contenu dans l'abdomen, renfermer de l'intestin grêle ; c'est ce qu'on appelle l'*hédrocèle*. Entrevue par Portal dès 1768, l'*hédrocèle* a été surtout indiquée par Uhde en 1867. On a même trouvé l'ovaire dans ce cul-de-sac (Pockels). Il est important, au point de vue du traitement, de songer à la possibilité de l'hédrocèle : Cruveilhier avait déjà fait remarquer cette importance.

En somme, dans le prolapsus partiel, tumeur petite, orifice intestinal juste au sommet, pas de sillon ; la tumeur n'est formée que de deux cylindres, un extérieur enveloppant, l'autre intérieur enveloppé ; dans le prolapsus total, tumeur plus longue, orifice dévié en arrière, tumeur étalée, s'il existe un sillon ; il y a trois manchons cylindriques : le manchon anal et les deux manchons intestinaux.

Enfin dans le prolapsus *recto-colique* et l'invagination, on a une tumeur dont la longueur dépasse 10 centimètres ; il y a un sillon profond au fond duquel nous trouvons un repli dit *pli séreux* ou *collatéral*. L'orifice intestinal est au sommet, il est bordé par un deuxième repli dit *pli muqueux*. L'aspect extérieur de la tumeur est d'ailleurs celui des cas précédents. Il y a trois cylindres emboîtés, le plus extérieur est ano-rectal, les deux autres sont intestinaux.

Exceptionnellement on a observé une précipitation à travers l'anus de tout le gros intestin, y compris la valvule de Bauhin. Ces faits particuliers ne nous arrêteront pas, car ils rentrent bien plus dans l'histoire de l'invagination que dans celle du prolapsus.

Comme dans le prolapsus partiel, et plus encore, il est bien rare, dans le prolapsus total, au bout de peu de temps même, que le sphincter ait conservé sa tonicité, il est souvent élargi, aminci, flasque et relâché. S'il a conservé sa tonicité, il provoque par compression une forte turgescence des parties prolabées.

Signalons enfin, comme *lésions concomitantes*, l'affaiblissement, et la flaccidité du périnée, le relâchement des parois abdominales, un amaigrissement très grand et rapide, et nous verrons quelle est la part que ces lésions peuvent prendre dans la production du prolapsus. Nous aurons à voir aussi le rôle que les *hémorrhoïdes*, les *rétrécissements* (E. Bœckel), les *tumeurs*, et en particulier les *polypes* peuvent jouer dans cette pathogénie du prolapsus. Chez la femme, il n'est pas rare de voir le prolapsus du rectum coïncider avec une procidence de l'*utérus*.

Étiologie et pathogénie. — Le *prolapsus du rectum* serait assez rare, d'après Allingham, puisqu'il n'en relève que 55 cas sur 4000 maladies du rectum. Cependant cette proportion nous paraît trop faible; elle se rapproche de la vérité si l'on y fait rentrer *tous les âges*, mais elle s'en éloigne si, tenant compte de la rareté de la procidence chez l'adulte, on n'envisage que l'*enfance* et la *vieillesse*. A ces deux époques de la vie, et principalement à la première, la procidence est fréquente, avec cette particularité toutefois que le prolapsus de l'enfant est le plus souvent un *prolapsus muqueux*, et que celui de l'adulte et du vieillard est habituellement une *chute totale* du rectum.

Dans le jeune âge le *sexe* n'a pas d'importance; à partir de l'âge adulte la fréquence est un peu plus grande dans le sexe féminin.

Avant de passer à l'examen des causes véritables du prolapsus, nous devons nous arrêter un instant à examiner les conditions de la statique du rectum afin de nous éclairer sur les causes qui peuvent la troubler.

Le rectum est fixé dans sa position, d'une part par le *périnée* qui le soutient par en bas, d'autre part et surtout par le mésorectum et les vaisseaux et nerfs y renfermés, qui le soutiennent par en haut. D'autre part le rectum subit de la part de la ceinture abdominale des poussées violentes dans tous les efforts, et particulièrement dans les efforts de la défécation. A ce moment cette poussée vers l'extérieur trouve un orifice anal dilaté par l'action des fibres rectales du releveur de l'anus.

Donc que la pression d'en haut, que la poussée expulsive soit trop considérable ou trop prolongée, ou bien que les moyens de soutien (périnée, mésorectum) aient été affaiblis, dans l'un et l'autre cas, les conditions favorables à la chute du rectum seront réalisées.

Quant au prolapsus muqueux, il est évident qu'il se produira d'autant plus aisément que l'adhérence sera plus faible avec la tunique musculaire. Or cette adhérence est normalement moindre dans le jeune âge que dans l'âge adulte; l'amaigrissement rapide en faisant disparaître la graisse de la tunique celluleuse, ou encore l'infiltration de cette tunique par la sérosité de l'œdème sont des conditions favorables au décollement. Une expérience d'œdème artificiel sur le cadavre confirme cette conception (D. Mollière).

Chez l'enfant il faut tenir compte d'une autre particularité qui a été mise en relief par Giraldès. C'est que d'une part le sacrum est rectiligne, et d'autre part le rectum est relativement considérable. Sa déviation va faire porter directement sur lui un effort, qui chez l'adulte s'épuise en partie sur la concavité sacro-coccygienne, son volume va en augmenter le poids.

Ce sera, en somme, par l'exagération, la violence et la répétition des efforts expulsifs d'une part, la faiblesse des moyens de soutien du rectum d'autre part, ou enfin par la diminution de l'adhérence entre elles des tuniques musculeuse et muqueuse qu'agiront les diverses causes qui déterminent le prolapsus du rectum.

Chez l'*enfant*, le *séjour* prolongé *sur le vase* et les efforts violents et répétés accompagnés de *cris* pendant ce séjour, les *vers intestinaux*, la *diarrhée* par son ténesme, pourront provoquer la procidence de la muqueuse, par exagération de la poussée expulsive. Le *phimosis* très étroit, les *adhérences préputiales* qui entravent la miction nécessitent également de violents efforts qui peuvent amener le prolapsus. Allingham et Bryant avaient déjà indiqué ces deux ordres de causes sur lesquels Holmes a insisté. Il en est de même des *quintes de coqueluche*, elles peuvent provoquer des hernies et le prolapsus.

Les *polypes* agissent par leur poids ou par leur volume. Par leur poids, ils entraînent *partiellement* la muqueuse (Curling); par leur volume, ils agissent comme les *corps étrangers* et les matières fécales accumulées dans la *constipation* et entraînent toute la muqueuse. Il se passe là le même phénomène que dans la *procidence artificielle* qu'on détermine avec un ballon rempli, et qu'on attire à l'extérieur pour examiner la muqueuse (procédé de Laugier). Nous voyons donc la *diarrhée* et la *constipation* susceptibles de produire le prolapsus muqueux, mais par un mécanisme tout différent. Le *rétrécissement congénital* du rectum serait aussi une cause du prolapsus muqueux pour Bœkel E. : l'obstacle opposé aux cours des matières attire sur lui tout l'effort de la pression expulsive, et l'anneau se trouve rejeté au dehors en entraînant la muqueuse sous-jacente.

Enfin c'est par affaiblissement et amaigrissement que les *diarrhées prolongées*, l'*athrepsie*, la *débilité* de la *convalescence* des pyrexies graves se compliquent fréquemment de prolapsus muqueux chez l'enfant. D'ailleurs quelle qu'en soit la cause, c'est le plus souvent chez des enfants chétifs, malingres, dont les chairs ne sont pas fermes, que s'observe le prolapsus muqueux.

Malgré l'opinion de Cruveilhier qui veut que le relâchement du sphincter soit toujours consécutif, il peut exister primitivement et être une cause prédisposante très efficace chez l'enfant; Guersant et Duchaussoy ont publié des faits probants. Chez l'*adulte*, des causes analogues, agissant dans le même sens, seront l'occasion du prolapsus muqueux. Nous retrouvons ici l'*affaiblissement du sphincter* et du périnée, par parésie, par paralysie, par dilatation répétée (sodomie); le *relâchement* des moyens intra-pelviens de fixité, à la suite de *grossesses* répétées; l'existence rare d'un *corps étranger*, plus fréquemment d'un gros *bol fécal;* les efforts fréquents et répétés que provoque la *dysenterie*, la *rectite ulcéreuse*, la rectite par usage répété de *purgatifs drastiques* et de *lavements irritants* (Smith). Les maladies des *voies urinaires* (rétrécissement, calculs, hypertrophie de la prostate, cystite) qui provoquent de violents efforts de miction sont une cause fréquente (Ashton). C'est aussi par ténesme et efforts d'expulsion qu'agissent la *fissure*, les *hémorrhoïdes*, et certaines maladies de l'*utérus* (fibromes) et du *vagin*. Enfin l'*ascite*, la *grossesse*, les *tumeurs* pelviennes et abdominales qui compriment les vaisseaux agissent par œdème de la tunique celluleuse.

Ce sont des causes analogues, et pour des raisons identiques, qui provoquent le prolapsus total, celui de l'adulte. Nous retrouvons ici les *diarrhées chroniques* et la *dysenterie*, l'abus des *purgatifs drastiques* et des lavements irritants; mais ce sont surtout les *tumeurs abdominales*, les maladies de l'*utérus* provoquant des contractions (fibromes, déviations) et, par-dessus tout, les *grossesses répétées* qui vont nous rendre compte de la fréquence du prolapsus chez la femme. Chez l'homme, les maladies des *voies urinaires* déjà signalées plus haut vont être la cause la plus fréquente de la procidence; les *hémorrhoïdes* et les *polypes* conservent toutefois leur influence, la *bronchite chronique* agit par les quintes de toux qu'elle provoque. L'*atonie du sphincter*, quoi qu'en pense Cruveilhier, est une cause prédisposante puissante; nous partageons à ce sujet l'avis de D. Mollière; aussi voit-on souvent le prolapsus chez les *paralytiques*, les *paraplégiques*, les *vieillards*. La parésie agit de deux manières, par atonie du sphincter d'une part, et accumulation des matières fécales d'autre part. C'est encore l'atonie du sphincter qui explique la fréquence du prolapsus chez les sujets adonnés à la sodomie passive. Telles sont les causes multiples du prolapsus rectal, dans la production duquel deux facteurs interviennent, la violence des poussées expulsives, la faiblesse des moyens de soutien. Ces deux facteurs agissent, suivant les cas, avec une intensité inégale; ce qui a fait dire à M. G. Marchant qu'il y a des *prolapsus de force* et des *prolapsus de faiblesse*. Cette appellation pour la chute du rectum, comme pour les hernies, n'est pas au fond en accord avec la réalité des faits, et elle pourrait faire naître dans l'esprit une conception fausse de la pathogénie des prolapsus du rectum.

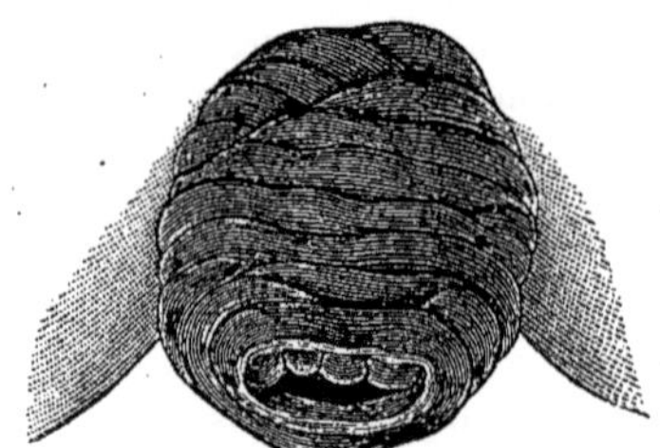
Fig. 13. — Tumeur formée par le prolapsus de la muqueuse rectale.

Symptomatologie. — 1° Dans le prolapsus muqueux. — La procidence s'établit peu à peu, *progressivement*. Si la mère est attentive, elle remarque qu'à chaque défécation de son enfant, il sort un petit bourrelet muqueux, rosé, qui spontanément rentre après la défécation; les choses se passent ici comme elles se passent normalement dans la race équine; c'est là, pourrait-on dire, la *forme équine* du prolapsus partiel. Les choses peuvent en rester là, puis l'enfant grandissant ou la cause productrice ayant cessé, ce prolapsus *intermittent* disparaît. Mais si le même phénomène continue à se reproduire, le bourrelet s'accentue, devient plus considérable, puis reste au dehors; le prolapsus est alors *permanent*.

Moins considérable ordinairement chez l'adulte, où il forme un bourrelet de 1 à 3 centimètres de hauteur, que le malade prend pour un bourrelet hémorrhoïdaire, bien qu'il soit bien plus mou et moins sensible, le prolapsus forme chez l'enfant une tumeur pouvant avoir jusqu'à 8 à 10 centimètres de long, mais qui mesure ordinairement 4 à 5 centimètres.

Cette tumeur quelquefois aplatie, plus souvent cylindrique, est d'un rouge plus ou moins foncé. La surface lisse, d'aspect velouté, y est recouverte de matières muqueuses et filantes. Ces mucosités peuvent être sécrétées en grande abondance et provoquer un érythème très intense des fesses.

La tumeur se continue au niveau de l'orifice anal avec la peau, *sans sillon intermédiaire*. Vidal de Cassis admettait l'absence constante de ce sillon dans le prolapsus muqueux. Cruveilhier a montré que cette opinion, vraie dans la majorité des cas, ne convient pas à tous les faits. La surface externe et la surface interne du cylindre sont muqueuses, elles se continuent au sommet de la tumeur au niveau de l'orifice intestinal, par où l'on voit sortir les matières pendant la défécation.

Si l'on palpe cette tumeur, on constate qu'elle est légèrement gluante, molle, et peu ou pas sensible quand elle est *récente;* par pression douce on la *réduit* aisément par l'orifice anal.

Les caractères sont un peu différents dans le prolapsus *ancien*. Alors la tumeur a été irritée par les frottements, la muqueuse est épaissie, boursouflée, elle sécrète très abondamment, non plus des mucosités, mais une sérosité muco-purulente. Souvent elle est *exulcérée* et *saignante*. Au toucher, elle est plus résistante et surtout beaucoup plus sensible. Cette inflammation aiguë pourait, très à la longue, d'après M. Trélat, se transformer en une inflammation chronique avec induration, et perte de la sensibilité. Il faut alors remonter par l'orifice intestinal dans l'intérieur du cylindre interne pour retrouver, à une hauteur variable, les caractères habituels de la muqueuse intestinale. Cette sorte de cutanisation est fort rare.

Au point de vue des *troubles fonctionnels*, il faut diviser les prolapsus muqueux en deux variétés, les prolapsus *réductibles* et les prolapsus *irréductibles*, ou tout au moins non réductibles par des procédés simples.

Dans le premier cas, le malade si c'est un adulte, la mère s'il s'agit d'un enfant, savent très bien réduire le prolapsus après chaque défécation; avec un régime approprié, la défécation dans le décubitus latéral, la garde-robe vespérale qui permet la réduction spontanée pendant la nuit, ils échappent à tout accident et n'ont d'autre ennui que le souci de réduire le prolapsus.

Il n'en est plus de même lorsque le prolapsus est permanent; c'est alors que les frottements irritent et enflamment, que les contractions du sphincter qui a conservé sa tonicité, provoquent l'œdème, l'épaississement, des ulcérations, des escharres gangréneuses; en un mot tous les phénomènes d'un *étranglement* peu serré, peu durable.

Dans ces conditions la défécation devient très pénible. C'est *an acute agony* disent avec Ashton les Anglais, les sécrétions irritent l'anus, les fesses, les cuisses. La chute des escharres peut provoquer des *hémorrhagies sérieuses* et Binninger les a vues entraîner la mort.

Enfin la tonicité du sphincter s'altère, disparaît, le prolapsus reste irréductible, il peut y avoir *incontinence des matières fécales*.

2° DANS LE PROLAPSUS TOTAL. — La tumeur est plus volumineuse, elle est plutôt *globuleuse* que cylindrique. Elle peut devenir grosse comme le poing, même comme une tête d'adulte (Gross), mais c'est exceptionnel. Sa surface rosée, brillante, recouverte de mucosités, de matières intestinales, est coupée de plis transversaux parallèles plus ou moins saillants.

Deux point doivent fixer ici notre attention; d'une part la situation et la forme de l'orifice intestinal, d'autre part l'existence d'un *sillon* à la base du prolapsus. Vidal de Cassis est affirmatif sur l'existence de ce sillon, et c'est là pour lui le caractère distinctif de la chute du rectum et du prolapsus muqueux. Giraldès et Cruveilhier se sont élevés contre cette affirmation; ils ont fait remarquer que l'existence d'un sillon est fort rare, ce n'est que dans le prolapsus de la partie supérieure avec intégrité de la partie inférieure (prolapsus recto-colique) qu'on l'observe. Chez des sujets gras il paraît exister, mais il est facile de se rendre compte qu'un doigt ou un stylet pénètre à peine dans cette apparence de sillon. En réalité, le sillon manque le plus souvent dans le prolapsus total.

L'orifice est dévié en arrière, et d'autant plus que le prolapsus est plus considérable; Curling attribue avec raison cette déviation à la traction exercée par le mésorectum. Effectivement, quand les moyens pelviens de fixité du rectum ont été considérablement relâchés (tumeurs, grossesses), cette déviation n'existe pas, le prolapsus se transforme aisément en un prolapsus recto-colique et se complique même d'invagination d'une portion plus ou moins considérable du gros intestin. Cette traction en arrière de l'orifice se traduit encore par sa déformation en croissant à concavité inférieure.

Primitivement ou consécutivement, mais toujours très vite, le sphincter perd sa tonicité; alors le prolapsus réduit se reproduit au moindre effort; un accès de toux, l'action de se moucher, un éternuement, et même la station verticale à elle seule, suffisent à le reproduire; le malade, incapable de se livrer à une occupation, ne peut même plus s'asseoir, alors les frottements irritent la surface, les phénomènes inflammatoires éclatent, il y a des sécrétions très abondantes, très irritantes, et on observe des défécations très douloureuses, malgré l'*incontinence*, des érythèmes très étendus et très pénibles; il y a même fréquemment des *troubles urinaires* (dysurie). Des douleurs vives apparaissent qui s'irradient vers les lombes et vers les fosses iliaques. Sous les influences de ces troubles graves, la santé générale s'altère, des *troubles digestifs* surviennent, et le malade tombe dans le marasme qui précède la mort.

Des *complications* interviennent en outre dans le cours de ce tableau. On note assez souvent la coïncidence du prolapsus rectal et de la chute de l'utérus; la pathogénie de cet accident est facile à saisir; on observe fréquemment aussi des *hémorrhoïdes* qui par leurs pertes propres ajoutent aux pertes muqueuses, muco-purulentes et sanguines du prolapsus. Nous avons déjà indiqué les *complications inflammatoires;* elles peuvent provoquer des accidents plus graves que ceux que nous avons signalés, tels la phlébite, l'infection purulente, les abcès du foie; on a même observé la péritonite généralisée. On a vu, chez l'enfant atteint de diphthérie, le prolapsus se recouvrir de fausses membranes diphthéritiques. Nous avons fait remarquer à l'anatomie pathologique que le prolapsus total entraîne le cul-de-sac péritonéal, dans lequel descendent les anses intestinales; c'est là l'*hédrocèle* de Uhde. Allingham déclare l'avoir observée 7 fois; et d'après lui, elle n'existe pas dans le prolapsus même total chez l'enfant.

Cette hernie forme une tumeur à la partie antérieure du prolapsus, tumeur molle, pseudo-fluctuante, sonore à la percussion.

Cette tumeur augmente et se tend par la toux (Gosselin), elle se réduit avec gargouillement par la pression. Elle contribue par sa présence en avant à reporter en arrière l'orifice intestinal.

Il est enfin une complication dont nous n'avons pas encore parlé, c'est l'*étranglement*. Sa production nécessite la contraction du sphincter, c'est dire qu'on ne l'observera que dans des circonstances relativement rares, et chez l'adulte. Cet étranglement est habituellement très intermittent; suivant sa durée et son intensité, il peut provoquer l'infiltration séreuse et l'œdème du prolapsus, un sphacèle superficiel donnant lieu à une simple érosion, quelquefois un sphacèle plus profond avec *escharres*. A la chute de celles-ci, des hémorrhagies peuvent survenir. Exceptionnellement, la mortification atteint toute la partie prolabée, ou tout au moins une grande portion. La guérison peut s'ensuivre, guérison avec rétrécissement cicatriciel consécutif. S'il y a hédrocèle, cette mortification peut avoir rapidement les conséquences les plus graves.

Pronostic. — L'exposé symptomatique ci-dessus montre que le prolapsus n'est pas une affection bénigne, puisqu'il peut provoquer de graves complications (irréductibilité, étranglement) et même entraîner la mort, puisque enfin, sauf le cas de gangrène totale, il ne peut guérir spontanément, et encore ce mode de déterminaison n'est pas exempt de danger immédiat (péritonite) ou ultérieur (rétrécissement). Cependant, il convient de distinguer. Chez l'enfant le prolapsus est le plus habituellement bénin, et même lorsqu'il est total, il peut facilement guérir. L'étranglement et le sphacèle, s'ils viennent à se produire, ont, sauf la possibilité du rétrécissement consécutif, une gravité bien moindre.

C'est surtout chez l'adulte, et plus encore chez le vieillard, que le prolapsus atteint toute sa gravité.

Chez ce dernier, en particulier, à la gravité propre du prolapsus, gravité résultant de ses complications, s'ajoutent les difficultés et les dangers de la thérapeutique.

Diagnostic. — Le diagnostic du prolapsus est en général facile. Chez l'enfant, il n'y a guère que les *polypes* avec lesquels un prolapsus partiel puisse être confondu. Mais la dureté du polype, sa surface irrégulière, l'existence d'un pédicule facile à apprécier par le toucher rectal, l'absence d'orifice à la surface de la tumeur procidente, permettront de reconnaître sa nature. Rappelons d'ailleurs que le polype peut coexister avec la chute du rectum et l'avoir déterminée; il faudra en tenir compte pour instituer un traitement rationnel.

Chez l'adulte, les *hémorrhoïdes* pourraient à la rigueur être prises pour une procidence muqueuse partielle. Mais leur surface lisse, arrondie, leur tension, leur couleur bleuâtre, la périodicité et l'intermittence de leur apparition, sont autant de caractères particuliers capables de les différencier.

Il est difficile de croire qu'on ait pu prendre pour un prolapsus partiel des *marisques* ou des *condylomes* qui ont des caractères si particuliers de tumeurs cutanées. D'ailleurs ces lésions, et principalement les hémorrhoïdes, peuvent, ainsi que les polypes, coexister avec le prolapsus.

On a vu dans des prolapsus anciens, à la suite d'irritations répétées, la muqueuse changer complètement d'aspect. Avec ses villosités œdématiées, ses ulcérations, ses escharres en voie d'élimination, ses sécrétions ichoreuses, on a pu au premier abord croire à une *dégénérescence cancéreuse* (D. Mollière). Mais il suffit d'un examen un peu plus précis pour reconnaître l'erreur; d'ailleurs l'évolution toute différente peut rapidement faire cesser toute incertitude.

Lorsqu'on a reconnu le prolapsus, il y a lieu de distinguer le prolapsus total du prolapsus partiel, et le prolapsus rectal de l'invagination. D'une façon générale, le prolapsus de l'enfant est un prolapsus muqueux, mais le prolapsus total peut se rencontrer dans le jeune âge et le prolapsus muqueux peut exister chez l'adulte ou le vieillard. De même, si un simple bourrelet de 1 à 2 centimètres de hauteur appartient le plus souvent à une procidence de la muqueuse seule, tandis que la tumeur, longue de 5, 6 centimètres et plus, a de grandes chances pour être constituée par une chute totale, ces caractères n'ont rien d'absolu. Le toucher, qui consiste à introduire l'index dans l'orifice intestinal et à pincer le cylindre entre le pouce et l'index, indiquera une faible épaisseur dans le prolapsus muqueux, et une épaisseur bien plus grande dans le prolapsus total.

Nous avons vu ce qu'il fallait penser du sillon et de la valeur qu'y attribuait à tort Vidal de Cassis; inutile d'y revenir. Sans doute, s'il existe, il indiquera qu'on a affaire à un prolapsus total et non partiel, mais son absence n'indique pas du tout que le prolapsus est forcément partiel. Donc il y a peu de chose à attendre de ce mode de diagnostif, sauf cependant pour un point. Si ce sillon existe, s'il est très profond, ce qu'un stylet et surtout ce que le doigt aura pu apprécier, et si d'autre part la tumeur procidente est volumineuse, il indique qu'on a affaire à un prolapsus recto-colique ou à une *invagination* dans le rectum.

Il reste donc, dans un certain nombre de cas, des incertitudes sur la nature exacte du prolapsus. Le diagnostic de l'*hédrocèle*, facile quand existent les caractères que nous lui avons assignés, devient également incertain ou impossible quand ces caractères font défaut.

Enfin nous ferons remarquer, avec le professeur Trélat, que le chirurgien qui examine un malade atteint de prolapsus doit encore rechercher s'il y a *irréductibilité*, qu'elle soit due à une contracture du sphincter ou à des adhérences inflammatoires. Il doit aussi s'assurer de l'état de l'anus et du périnée. Ce dernier examen pourra, en effet, lui fournir la clef de la pathogénie du prolapsus, et lui suggérer des indications thérapeutiques.

Traitement. — Le traitement du prolapsus est très différent suivant qu'il s'agit d'un enfant, ou d'un adulte, ou encore d'un vieillard. Très simple le plus souvent dans le premier cas, ce traitement peut devenir chez l'adulte et le vieillard très complexe et très difficile.

Chez l'*enfant*, lorsqu'on constate la procidence d'un bourrelet muqueux, il faut sans retard le *réduire*. Pour cela, il n'est pas besoin de recourir aux moyens et instruments plus ou moins bizarres qui ont été imaginés.

Il n'est pas besoin non plus de placer l'enfant la tête en bas, puis de le secouer par les pieds comme Fabrice de Hilden. L'attitude génu-pectorale recommandée par Ashton serait plus favorable, mais elle n'est guère pratique chez l'enfant. Il suffit de coucher le jeune malade dans le décubitus latéral, d'exposer l'anus, d'enduire de vaseline le bourrelet, et avec un linge fin également vaseliné de presser doucement en refoulant vers l'anus.

La réduction opérée, il faut empêcher sa reproduction; pour cela on s'attaquera à la cause (constipation, oxyures, polypes, etc.), on évitera le séjour prolongé sur le vase, on instituera un régime vespéral de selles, dans le décubitus latéral au besoin. Enfin localement, on pourra faire des applications astringentes d'alun, de ratanhia, de cachou, en pommades, en lavements, en suppositoires. Il sera bien rarement indiqué de provoquer la contractilité du sphincter. C'est dans ce but que Schwartz donnait la noix vomique à l'intérieur, que Duchaussoy appliquait à l'anus de petits vésicatoires qu'il saupoudrait de strychnique, que Dolbeau et Foucher injectaient localement sous la peau quelques gouttes de sulfate de strychnine et Vidal une solution d'ergotine. D'autres ont imaginé des pelotes variées pour maintenir la réduction. Celles de Boyer sont bien connues, elles ont été diversement modifiées.

Mais il peut se faire que la réduction soit plus difficile, et la tendance à la reproduction très grande. L'irréductibilité tient souvent à la contracture du sphincter. En pareil cas, il convient de faire cesser cette contracture. Delpech, Vidal de Cassis et Asthon, conseillaient de sectionner le sphincter. Cette section n'offrirait plus aujourd'hui les dangers d'infection qu'on lui a objectés, mais elle peut entraîner l'incontinence des matières fécales, et faciliter la reproduction de la procidence.

D'ailleurs nous possédons dans la résolution chloroformique un moyen plus simple et plus sûr de faire cesser cette contracture et d'obtenir la *réduction*. S'il y a grande tendance à la reproduction, on pourra utiliser les moyens médicaux que nous avons indiqués plus haut, ou mieux mettre en œuvre la cautérisation ignée ou électrique faite pendant le sommeil chloroformique. Guersant se servait du cautère actuel; Demarquay, de l'électropuncture et Gosselin de la galvano-puncture.

Enfin nous devons considérer le cas où il est impossible de réduire. Cette irréductibilité peut être due à l'étranglement; alors il faut laisser les choses suivre leur cours en prenant localement les précautions aseptiques appropriées, mais sans recourir à l'application de sangsues. Asthon, au dire de D. Mollière qui l'employa quelquefois, n'eut guère à s'en louer, et Dupuytren l'avait déjà proscrite. Si l'inflammation est très intense, elle pourra amener la guérison par sphacèle; si elle a été modérée, on pourra réduire après son atténuation. Mais l'irréductibilité peut être due à des adhérences et à des épaississements inflammatoires antérieurs, alors le prolapsus partiel ou muqueux devient justiciable d'une des méthodes de traitement que nous allons passer en revue à propos du prolapsus total.

Dans le *prolapsus total*, les moyens thérapeutiques mis en œuvre sont fort nombreux. Nous laisserons de côté les *moyens palliatifs*, tels que lotions froides, suppositoires, bandages, pessaires de Boyer ou autres, bandage hémorrhoïdal de Mathieu, etc. Ils peuvent dans une certaine mesure atténuer les accidents inflammatoires, mais ils sont sans efficacité contre le prolapsus lui-même et ils ont été abandonnés à juste titre.

Nous passerons donc immédiatement au *traitement chirurgical*, lequel comprend plusieurs méthodes que nous diviserons avec le professeur Trélat, et avec Lyot en : 1° *opérations* qui s'adressent à l'*anus et au périnée;* 2° *opérations* qui s'adressent *au rectum*.

1° Les chirurgiens qui se sont attaqués à l'anus ont surtout eu en vue de remédier à l'élargissement de cet orifice et à l'absence de tonicité du sphincter.

Les *excitants de la contractilité* ont été employés par Schwartz (noix vomique), Duchaussoy, Dolbeau et Foucher (strychnine), Vidal (ergotine). Quelques opérateurs n'ont pas craint d'employer ces excitants jusqu'à provoquer des accidents tétaniques et même mortels (Trèves). Duchenne (de Boulogne), Demarquay et Gosselin ont eu recours à l'*électrisation* avec des résultats plus ou moins satisfaisants.

Le *rétrécissement de l'anus* a été provoqué de différentes manières. Dupuytren excisait avec des ciseaux courbes de 2 à 6 plis rayonnés enlevant avec la peau un peu de la muqueuse, et créait ainsi des plaies elliptiques à grand axe vertical qui par cicatrisation produisaient un tissu rétractile; Dupuytren cite dans ses cliniques 2 succès.

Avant Dupuytren, c'est par la cautérisation ignée qu'on cherchait à produire le rétrécissement. Roux et Robert ont eu recours à un procédé anaplastique ingénieux, consistant à enlever un lambeau triangulaire à base anale et souvent périnéale dirigé vers le coccyx, c'est un procédé s'adressant par conséquent à l'anus et au périnée. Ce procédé a donné à ces auteurs plusieurs succès; c'est, sans doute, de lui que se sont inspirés MM. Schwartz et Duret en imaginant leur *recto-périnéorrhaphie*. Duret a fait, chez son malade, la recto-périnéorrhaphie *postérieure* absolument comparable à la colpo-périnéorrhaphie pour rectocèle vaginale. Schwartz a fait une recto-périnéorrhaphie *antérieure*. Son procédé a été un peu plus complexe, car, à l'opération anaplastique, il a ajouté la cautérisation ignée. Deux ans après dans le cas de Duret, 13 mois plus tard dans celui de Schwartz, la guérison s'était maintenue.

2° Les opérations qui s'adressent au rectum lui-même sont plus nombreuses encore. Elles sont de trois ordres suivant qu'on a voulu *rétrécir* le rectum, *enlever* la portion prolabée ou *fixer* le rectum réduit.

Dans le *premier ordre*, nous placerons la *cautérisation :* Aétius, Fabrice de Hilden, Riolan, et plus tard Begin, Sédillot, Malgaigne ont eu recours à la cautérisation ignée. Guersant l'employait chez les enfants, et Allingham déclare lui devoir de nombreux succès chez l'adulte. Cette méthode peut, même en prenant la précaution de conserver des intervalles de peau saine, provoquer un rétrécissement cicatriciel ultérieur; Boyer, Mickulicz, Allingham en ont rapporté des exemples.

Les *caustiques* ont été aussi fort employés. Lloyd a eu recours au *nitrate d'argent* en solution; mais c'est surtout l'*acide nitrique* et même le *nitrate acide de mercure* (Allingham) qui ont été mis en usage par Jœsche (de Munich) d'abord, puis par Brodie, Asthon, Woods, Delens, etc. Ces auteurs ont eu recours aux badigeonnages caustiques; mais on a employé aussi, avec des résultats déplorables le plus souvent, les caustiques en injections interstitielles.

On a cherché encore à rétrécir le rectum par l'abrasion d'une partie de la muqueuse. Sabatier enlevait aussi des replis de la muqueuse, et le nom de *Hey* a été attaché à ce procédé qui fut employé par Malgaigne, Henry Smith. Allingham enlevait, comme Smith, en pinçant d'abord avec un clamp, puis il cautérisait.

Enfin la suture a été employée pour rétrécir le rectum; c'est ainsi que Curling conseille d'enlever deux lambeaux de muqueuse de chaque côté du rectum, puis de suturer, mais c'est surtont Lange (de New-York) qui a institué un procédé vraiment chirurgical. Lange met à découvert la paroi postérieure du rectum en enlevant le coccyx, et pratique sur cette paroi postérieure des plicatures saillantes dans la lumière de l'intestin.

Le *second ordre* comprend tous les procédés d'*exérèse :*

Les uns sont anciens et se ressentent forcément des imperfections de la vieille chirurgie; les autres, récents, ont bénéficié de toutes les conquêtes de la chirurgie moderne.

L'excision à l'aide du *cautère actuel* a été pratiquée par Marc Aurèle, Séverin, Kluyskens et Burgrœve (C. Lyot).

Blondin et Allingham employèrent la *ligature* faite à la base du bourrelet prolabé, en plusieurs portions, de manière à laisser perméable l'orifice intestinal, contrairement, par conséquent, à Marchal de Calvi, qui prenait le prolapsus dans une seule anse, serrée sur une canule introduite dans l'intestin. Ce procédé de Marchal, reproduit par Weinlechner, Dittel, Hofmokl, a donné des succès, mais il a provoqué aussi de graves accidents et même la mort (C. Lyot).

Avec la *résection au bistouri*, nous arrivons aux procédés les plus modernes. Ce n'est pas que cette résection n'ait été conçue et réalisée qu'en ces derniers temps, car Sabatier nous dit qu'elle était déjà un peu abandonnée à son époque, en raison des hémorrhagies auxquelles elle expose. C'est surtout Ricord qui nous la fit connaître et la préconisa en 1833. Il l'avait pratiquée avec succès, chez une femme de quarante-neuf ans. Ricord faisait l'excision, puis abandonnait les choses en l'état. On conçoit que dans ces conditions et à une époque où l'antiseptie était dans le néant, on ait observé des hémorrhagies graves, des phlegmons, des phlébites, la pyohémie. En admettant que le malade échappât à ces accidents, il devait être exposé au rétrécissement cicatriciel ultérieur. Aussi l'excision au bistouri avait-elle besoin pour rentrer dans la pratique d'être rajeunie. Mickulicz, à l'étranger, M. P. Segond, chez nous, lui ont donné cette nouvelle jeunesse, qui permet d'espérer une longue et belle carrière à ce procédé. Ces deux chirurgiens non seulement font la résection sans danger d'hémorrhagie ou d'accidents inflammatoires, mais encore ils obvient au danger que ferait courir à l'excision la présence d'une hédrocèle. Mickulicz fixe d'abord l'intestin avec deux anses de fil, destinées à l'empêcher de fuir, puis il incise au bistouri, de dehors en dedans, la moitié antérieure du prolapsus; s'il rencontre le péritoine, il l'ouvre, réduit la hernie, puis suture la séreuse, feuillet viscéral contre feuillet pariétal, puis il achève l'excision de la moitié antérieure du cylindre; il suture alors la lèvre interne, ce qui met fin à toute hémorrhagie et ferme la porte à infection ultérieure; enfin il termine en procédant de la même façon pour la moitié postérieure du cylindre prolabé.

M. Segond sectionne verticalement et transversalement le cylindre prolabé qu'il divise ainsi en une valve antérieure et une valve postérieure. Cette section est faite entre deux pinces qui enserrent les tissus, comme on fait pour l'excision d'un V cancéreux à la lèvre inférieure. Il place alors une autre pince à la base de chacune des valves, sectionne transversalement et suture comme Mickulicz. Le procédé de M. Segond est, on le voit, aussi sûr que celui de l'auteur ci-dessus, mais il est plus simple et plus rapide. Le professeur Trélat et Ch. Nélaton ont obtenu à l'aide de ce procédé, et comme M. Segond, un succès absolu.

Enfin le *troisième ordre* comprend tous les procédés de fixation. Ceux qui les ont imaginés ont eu en vue surtout d'obvier à l'insuffisance des moyens intrapelviens de sustentation du rectum.

Nous trouvons ici la *rectopexie* postérieure imaginée par M. Verneuil et qui consiste dans la mise à nu de la face postérieure du rectum, au niveau du triangle ano-recto-coccygien, l'excision d'une portion du sphincter, la fixation du rectum aux parois de la brèche ainsi constituée, puis la fermeture de cette brèche elle-même par des points de suture.

De ce procédé se rapproche celui de Gérard-Marchant et qu'il a appelé la *recto-coccypexie*. Il en a exposé les détails à la Société de chirurgie (1890) et on les trouvera en outre décrits tout au long dans la thèse de Frédéric Soulié (1891). Gérard-Marchant aborde également le rectum par la face postérieure, en respectant le sphincter. Il diminue la longueur du rectum par des sutures qui le plicaturent transversalement, puis il le fixe à un point résistant aux tissus fibreux qui enveloppent le coccyx. Il ferme ensuite la brèche ouverte pour appliquer ces sutures. Enfin M. Jeannel a eu recours à la *colopexie*. Il aborde l'*S* iliaque dans la fosse iliaque gauche, il tire en haut sur l'intestin jusqu'à ce que le prolapsus soit réduit. Cette réduction obtenue, il fixe l'intestin à la plaie. M. Jeannel, dans son cas, fit en outre, pour obvier aux accidents d'une rectite interne, un anus artificiel qu'il oblitéra par la suite.

M. Verneuil, ayant essayé ce procédé de colopexie, n'en a obtenu qu'un résultat médiocre. Nous avons eu l'occasion de voir un malade qui, après avoir été traité par les différents procédés de rectopexie, avait subi la colopexie. Son prolapsus était réduit, mais il conservait une fistule stercorale iliaque.

Tels sont les différents procédés mis en œuvre pour guérir le prolapsus du rectum. Il nous resterait à les apprécier, ce qui est assez difficile, car il faudrait pour cela, faire reposer sur une longue série de faits, des affirmations fermes. Cependant il est possible d'émettre des vues générales et de dire : qu'il y a de *petits* prolapsus, des prolapsus *moyens*, et de *grands* prolapsus. Les *petits prolapsus* sont ceux qui sont constitués par la muqueuse seule ou par le rectum tout entier, mais facilement réductibles, avec un sphincter encore contractile. A ceux-là les moyens simples que nous avons indiqués plus haut à propos du prolapsus chez l'enfant suffisent. Toute l'intervention

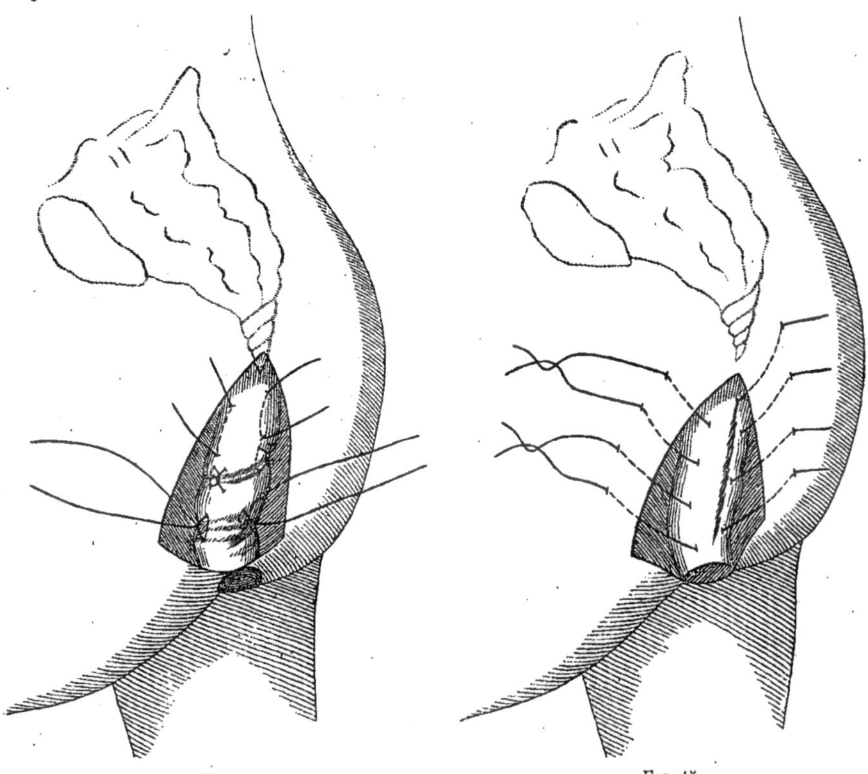

Fig. 14. Fig. 15.

Fig. 14 et 15. — Recto-coccypexie de G. Marchant.

chirurgicale se bornerait au maximum à pratiquer quelques raies de feu verticales au thermo-cautère, et pendant le sommeil chloroformique.

Nous considérons comme *cas moyens* ceux dans lesquels le prolapsus est devenu irréductible, ou difficilement réductible ; mais les moyens supérieurs de fixité du rectum sont encore satisfaisants, et la région ano-périnéale n'est pas trop flasque. Dans ces cas, il conviendra d'avoir recours, soit aux procédés de rétrécissements employés par Langé, Schwartz, Duret, soit mieux à l'excision par le procédé plus rapide et plus simple de M. Segond.

Quant aux *grands prolapsus*, ce sont ceux qu'on observe chez les femmes ayant eu de nombreuses grossesses, chez les vieillards plus rarement, chez l'adulte débilité. L'excision dans ces cas ne donne pas de résultats durables, le prolapsus se reproduit et gagne de proche en proche, de sorte qu'il faut, ou bien se résigner à faire porter simplement au patient un bandage approprié, ou recourir à l'un quelconque des procédés de rectopexie, en commençant par celui de M. Verneuil, pour arriver à celui de Jeannel en passant par celui de Gérard-Marchant. Ces différentes rectopexies donnent de bons résultats dans les cas moyens, curables par l'excision; elles échoueront le plus souvent dans les cas graves où l'anus largement ouvert, le périnée sans consistance, le mésorectum considérablement élargi laissent glisser l'intestin. Le malade, dans ces conditions, est atteint d'une infirmité presque incurable.

IV

DES HÉMORRHOÏDES

Delarroque, Traité des hémorrhoïdes, 1812. — Duret, *Arch. gén. de médecine*, 1879. — Gosselin, Leçons sur les hémorrhoïdes. Paris, 1866. — Lannelongue, art. Hémorrhoïdes du *Dict. de méd. et chir. prat.* — D. Mollière, Traité des maladies du rectum et de l'anus. Lyon, 1878. — Richet, *Semaine médicale*, 1884. — U. Trélat, *Clinique chirurgicale*, t. II, p. 319.

Définition. — Gosselin a défini les hémorrhoïdes des *tumeurs des veines du rectum susceptibles de donner du sang à un moment donné.* Ce n'est pas là la conception que se sont toujours faite des hémorrhoïdes les médecins qui nous ont précédé. Pour quelques-uns, hémorrhoïde était synonyme d'hémorrhagie rectale; pour d'autres, c'était un des modes de manifestation d'une diathèse pouvant se traduire par des épistaxis, des hématuries, des métrorrhagies, etc.

La nature variqueuse des hémorrhoïdes et leur siège dans les veines du rectum et de l'anus, est aujourd'hui admise par tout le monde, les injections intra-veineuses ont tué la théorie *cellulaire* de Cullen; mais aujourd'hui encore, comme de toute antiquité, cette affection est considérée souvent par le vulgaire comme un heureux accident susceptible d'empêcher bien des maux. Cette influence heureuse des hémorrhoïdes était admise par Hippocrate qui les considérait comme des émonctoires, fixant la bile et les phlegmes dans les veines du rectum pour en débarrasser l'organisme; pour lui, elles empêchent les affections pulmonaires, elles délivrent des maux de tête, des douleurs de reins, de la folie, etc.

Cependant cette conception que s'était faite Hippocrate des avantages des hémorrhoïdes n'était pas absolue, car il est certain qu'il les excisait dans certains cas. Avec Stahl, à l'action émonctoire s'ajoute une puissante efficacité des hémorrhoïdes comme antiphlogistiques, et quelques stahlhiens allaient même jusqu'à chercher à provoquer les hémorrhoïdes pour en procurer les bénéfices à leurs malades!

Il y a, nous le verrons, une certaine dose d'exactitude dans ces opinions qui paraissent tout d'abord naïves pour le moins; nous verrons qu'il y a des hémorrhoïdes qu'il faut se garder de chercher à guérir.

Division. — Stahl avait divisé les hémorrhoïdes en *hémorrhoïdes internes* et *hémorrhoïdes externes*. Il admettait avec Heurnius, un des commentateurs d'Hippocrate, que celles-ci siégeaient dans les veines sous-cutanées de l'anus, et celles-là dans des vaisseaux veineux tributaires de la veine porte. Stahl considérait ces deux systèmes veineux comme absolument indépendants, et cela bien à tort. Cependant sa division mérite d'être conservée, et Gosselin a bien montré que les symptômes, l'évolution et le traitement de ces deux variétés d'hémorrhoïdes les différencient absolument.

A. — HÉMORRHOÏDES EXTERNES.

Nous désignerons ainsi toutes les hémorrhoïdes développées dans les veines de l'anus proprement dit, sous-jacentes par conséquent au sphincter, placées *constamment à l'extérieur*, dans cette partie qui entoure immédiatement l'orifice anal. Leur revêtement sera *cutanéo-muqueux*, contrairement aux hémorrhoïdes internes dont le revêtement est exclusivement muqueux. Sous-jacentes au sphincter, elles échappent totalement à ses contractions; aussi seront-elles exemptes de l'étranglement qui est une source d'accidents multiples, répétés et sérieux pour les hémorrhoïdes internes.

Anatomie pathologique. — Au point de vue anatomique, il convient d'examiner : 1° les lésions des veines; 2° les lésions de voisinage; 3° le contenu.

Les *lésions des veines* sont celles qu'on observe dans toutes les varices sans rien de particulier aux veines de la région ano-rectale. On pourrait y retrouver les trois formes de dilatation indiquées par Briquet. Les dissections de Jobert avaient déjà mis ce fait en évidence. Elles ont montré aussi que les irrégularités de dilatation sont plus fréquentes que la forme régulière, et cela

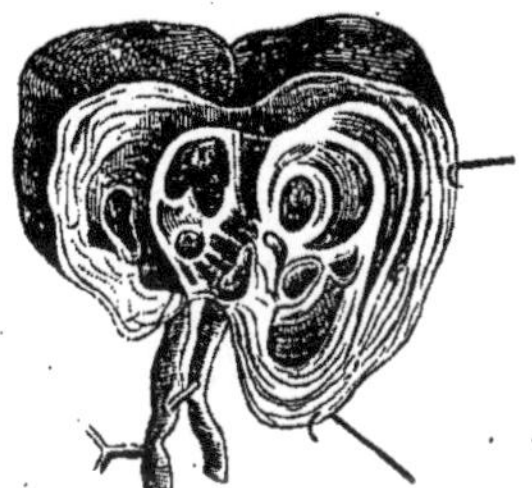

Fig. 16. — Coupe d'une hémorrhoïde en rapport avec une veine.

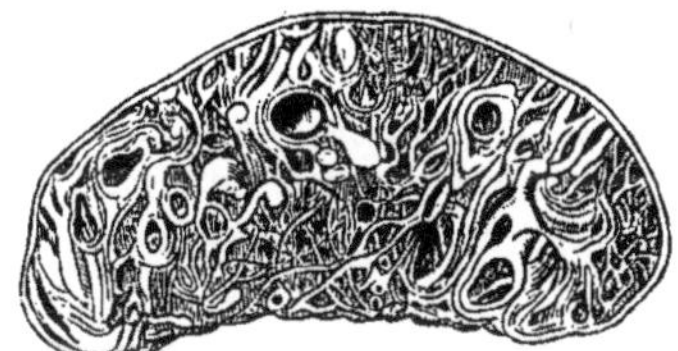

Fig. 17. — Coupe d'une tumeur hémorrhoïdale. Aspect caverneux.

s'explique par les degrés différents d'altération qu'offrent les diverses tuniques des veines malades. Ces altérations expliquent qu'on trouve ici un épaississement, là un amincissement. Les veines dilatées s'accolent, les parois d'accolement peuvent disparaître et la communication s'établir, ce qui donnera à la masse un *aspect caverneux*, d'autant mieux que rapidement les *vasa-vasorum* participent aux altérations des parois veineuses, les précèdent peut-être, et s'ajoutent ainsi à l'ensemble pour simuler cette apparence caverneuse que montre bien la figure ci-dessus.

Ce simple énoncé fait comprendre que Béclard, Delpech, Laennec aient pu croire que les hémorrhoïdes étaient constituées par du *tissu érectile*, mais il fait en même temps justice de cette erreur anatomique.

L'hémorrhoïde n'est pas constituée seulement par la veine dilatée. Celle-ci est recouverte par le revêtement cutané seul, ou cutanéo-muqueux du pourtour de l'anus. Quand nous disons cutanéo-muqueux, nous parlons de l'aspect clinique, mais anatomiquement il faudrait dire revêtement cutané, puisque la muqueuse anale ne diffère de la peau que par l'absence de couche cornée. Entre le revêtement cutané et la paroi externe de la veine, se trouve le tissu cellulaire. Or, sous l'influence de l'altération primordiale, ou consécutivement à des poussées inflammatoires répétées, on peut voir cette tunique externe s'épaissir par hyperplasie conjonctive. Cette coque périphérique s'accroît de l'épaississement et de l'induration du tissu cellulaire périphérique; par rétraction, elle diminue le calibre du vaisseau au niveau des points peu dilatés, au point qu'il faut parfois procéder à des injections très pénétrantes pour mettre en évidence la communication avec le système veineux général. D'ailleurs, il peut même y avoir oblitération complète de cette communication. L'hémorrhoïde forme alors un kyste sanguin fermé de toutes parts, c'est là l'*hémorrhoïde kystique*. Laugier, au dire de Cruveilhier, aurait opéré un de ces kystes qui avait le volume d'une petite pomme. Les anciens avaient observé ces kystes hématiques, mais ils les croyaient dus à une extravasation du sang hors de l'hémorrhoïde (Cullen, Récamier). La cavité de l'hémorrhoïde peut elle-même être considérablement réduite, et alors on a des masses simulant absolument des tumeurs solides et qui ont été confondues avec des condylomes. C'est là l'*induration* des hémorrhoïdes par *transformation fibreuse*.

Telles sont les lésions qu'on observe avec le processus inflammatoire chronique, mais sous l'influence de poussées aiguës on peut voir apparaître d'autres lésions communes d'ailleurs qu'il nous suffira de citer : les *phlegmons* de voisinage, les *abcès* et les *fistules* consécutives. Enfin, l'*état fissuraire* s'observe fréquemment au cours des hémorrhoïdes. Rappelons avec Follin et Duplay que M. Verneuil a signalé entre le revêtement cutané et l'hémorrhoïde l'existence de petites cavités séreuses. Ces bourses accidentelles sont rares, plus ordinairement la peau adhère à la surface de la masse hémorrhoïdaire: aussi lorsque, par suite de l'*induration*, la rétraction se produit, cette peau épaissie elle-même, se plisse à la surface comme on l'observe dans ces petites tumeurs qu'on a appelées *marisques* et qui ne sont que de vieilles hémorrhoïdes ayant subi la transformation fibreuse. Il nous reste à examiner *contenu* des hémorrhoïdes. Il est variable. Au début c'est du sang fluide, avec les caractères du sang veineux normal; c'est ce qu'on observe dans les hémorrhoïdes *turgescentes*, mais l'hémorrhoïde peut accidentellement ou définitivement se vider; elle devient alors *flasque*. Dans l'hémorrhoïde kystique, le sang peut perdre quelques-uns de ses caractères. Sous l'influence de poussées inflammatoires il peut se *coaguler*. Cette thrombose peut déterminer une phlébite adhésive, une phlébite chronique avec production de noyaux calcaires (phlébolithes); enfin, elle peut *suppurer* et être ainsi l'origine de graves accidents.

Étiologie et pathogénie. — Les hémorrhoïdes sont d'une extrême *fréquence* et quand Allingham déclare qu'elles représentent un quart des maladies du rectum, il est au-dessous de la vérité, car il ne peut comprendre dans sa statistique que les malades assez affectés de leurs hémorrhoïdes pour demander un traitement; or, il s'en faut de beaucoup que tous les hémorrhoïdaires soient dans cette nécessité, et les Anglais nous paraissent dans le vrai quand ils déclarent que peu d'individus traversent l'âge moyen de la vie sans en présenter. C'est en effet vers l'*âge moyen*, et surtout de trente à cinquante ans, qu'on observe les hémorrhoïdes; elles peuvent cependant n'apparaître que dans la vieillesse, mais elles sont bien rares dans l'enfance, quoique des faits témoignent certainement de la possibilité de leur apparition à cet âge. Beaucoup d'auteurs affirment qu'elles sont plus fréquentes chez la femme; il est de fait que si l'on s'en rapporte à ce que nous montre l'examen de la région périnéale qu'on a si souvent l'occasion de pratiquer dans les services hospitaliers, surtout dans ceux où l'on fait de la gynécologie, on ne peut s'empêcher d'accepter cette proposition. Il est peu de femmes qui ne présentent une ou plusieurs hémorrhoïdes externes, au moins à l'état flasque. Toutefois la proportion a peut-être été exagérée en ce qui concerne la femme comparée à l'homme (Duplay). La *constitution* est absolument indifférente; l'homme robuste y est tout autant exposé que le sujet débile, et les différences de conditions sociales qui font le riche et le pauvre, n'existent pas en ce qui concerne les hémorrhoïdes; l'un et l'autre y sont également sujets. Cependant les individus sanguins et pléthoriques y semblent davantage exposés. Quant à l'influence de l'*alcoolisme*, du *nicotisme*, voire même de l'*arthritisme*, elle n'est pas très manifeste quoi qu'on en ait dit, et la *diathèse hémorrhoïdaire* est allée rejoindre beaucoup d'autres diathèses aujourd'hui disparues. L'influence de l'*hérédité* est difficile à apprécier; il est cependant certain qu'on voit dans certaines familles plusieurs générations successives être affectées d'hémorrhoïdes.

On a recherché aussi quelle pouvait être l'influence des *climats* et des *races*, et l'on est arrivé à cette conclusion, déjà émise par Hippocrate et reproduite par les auteurs modernes, que les hémorrhoïdes sont plus fréquentes dans les pays chauds et chez les Orientaux que dans les climats froids et chez les Occidentaux. La raison de cette inégalité n'a pas été démontrée.

Quoi qu'en dise D. Mollière, l'*hygiène* semble jouer un rôle prédisposant important dans la production des hémorrhoïdes, la bonne chère, l'absence d'exercice, la vie sédentaire, les stations assises prolongées principalement sur des sièges rembourrés et susceptibles de s'échauffer, semblent y prédisposer considérablement. Ainsi s'expliquerait la fréquence des hémorrhoïdes dans certaines *professions* : gens de bureau, cochers, etc.

Quelques *lésions locales* peuvent également y prédisposer : l'érythème, l'eczéma de l'anus, la diarrhée par le ténesme qu'elle provoque, la constipation opiniâtre et répétée par la gêne circulatoire qu'elle occasionne, peuvent avoir cette action. Ce serait également par action irritante que l'emploi local de journaux fraîchement imprimés pourrait être préjudiciable, au dire d'Allingham.

En somme, dans tous ces cas, il s'agit d'hémorrhoïdes dont la cause déterminante est peu ou nullement appréciable; aussi les a-t-on appelées *hémor-*

rhoïdes idiopathiques. Il en existe toute une classe d'autres qui sont sous la dépendance immédiate d'un état pathologique manifeste et qui pour cette raison méritent d'être appelées *symptomatiques*. Les causes déterminantes sont les unes locales, les autres à distance, mais toutes agissent par entrave apportée à la circulation en retour, soit dans le système de la veine porte, soit dans la circulation générale.

Parmi les causes locales, nous citerons les rectites, les tumeurs du rectum, particulièrement le cancer, et principalement les rétrécissements. Nous avons eu l'occasion déjà de dire (voy. *Cancer* et *Rétrécissements*) que dans bon nombre de cas c'étaient les accidents dus aux hémorrhoïdes secondaires qui avaient conduit à pratiquer le toucher rectal et à faire le diagnostic de la lésion causale.

La compression, au lieu d'avoir son origine dans le rectum, peut provenir de l'extérieur; ainsi s'expliquent les hémorrhoïdes des tumeurs abdominales et de la grossesse. Dans le cas de grossesse, les hémorrhoïdes sont d'abord passagères; à la suite de grossesses répétées, elles deviennent permanentes.

C'est par gêne dans la circulation dans la veine porte que s'expliquent les hémorrhoïdes dans les maladies du foie et principalement dans la cirrhose atrophique de Laennec, où elles sont si constantes qu'elles en constituent un véritable symptôme. Les altérations de la rate pourraient, dit Peyrot, avoir la même influence, mais les faits manquent pour apprécier cette influence.

Aux troubles de la circulation générale se rapporteraient les hémorrhoïdes qu'on observe concurremment avec l'asthme, l'emphysème, les maladies du cœur.

Les lésions de l'appareil urinaire tout entier, et plus particulièrement celles de la prostate (hypertrophie), de la vessie (tumeurs, cystite), de l'urèthre (rétrécissements), se compliquent souvent d'hémorrhoïdes.

La *pathogénie* des hémorrhoïdes est facile à concevoir au moins en partie; elle tient tout entière dans la *congestion veineuse* des veines de la région anorectale. Stahl a le premier bien montré le rôle de la congestion veineuse; tantôt *passive*, comme dans les stases par lésions de la veine porte, par entraves à la circulation générale (maladies du cœur, des poumons, etc.), comme dans la gêne circulatoire résultant de la défécation, de la pression par les tumeurs abdominales, etc.; tantôt *active*, comme dans les efforts répétés de *miction* (maladies des voies urinaires), de défécation (diarrhée, constipation), d'*éjaculation* (excès vénériens), ou encore dans les afflux répétés de l'époque menstruelle et des rapprochements sexuels.

Mais il faut tenir compte aussi dans l'étude des conditions pathogéniques des dispositions anatomiques particulières que présente la région. Verneuil, Gosselin, avaient déjà beaucoup insisté sur ces dispositions, Duret leur a consacré un chapitre fort intéressant dans les *Archives générales de médecine* (1876). Ces conditions anatomiques particulières sont, d'une part, la richesse du réseau veineux et ses dispositions à son origine; d'autre part, les rapports qu'il affecte avec le sphincter de l'anus.

Ce riche réseau s'écoule de deux côtés : d'une part, dans la circulation porte par les veines *hémorrhoïdales supérieures* qui par leur réunion constituent la petite mésaraïque; d'autre part, dans la circulation générale par les veines *hémorrhoïdales inférieures* qui vont à la veine cave inférieure par les veines iliaques internes.

Ces veines prennent naissance sous la muqueuse par un bouquet de petites ampoules, puis vont se rendre vers les troncs auxquelles elles sont destinées; mais pour cela elles forment d'abord un *plexus sous-musculaire*, puis elles *traversent* les fibres des *sphincters*, en s'envoyant du système supérieur au système inférieur de nombreuses anastomoses. Cette disposition ampullaire à l'origine, le passage à travers les boutonnières musculaires, les anastomoses, et l'absence de valvules, voilà des conditions qui jointes à la richesse veineuse suffisent à expliquer et la forme et la fréquence des hémorrhoïdes et l'influence pathogénique des contractions musculaires réitérées.

Symptomatologie. — Les hémorrhoïdes externes se traduisent par des signes *fonctionnels* et des signes *physiques*, différents d'ailleurs suivant que les hémorrhoïdes se trouvent à l'un des trois états :*congestionné*, *flasque*, *induré*, qui sont les trois états sous lesquels on peut les observer.

A l'état flasque ou induré, les symptômes fonctionnels n'existent pas; l'hémorrhoïde *indurée* est une hémorrhoïde guérie et dont la présence ne se traduit que par l'existence d'une petite masse appendue à l'anus et plus ou moins dure.

L'hémorrhoïde *flasque*, mieux connue sous le nom de *marisque*, est une petite tumeur, ordinairement aplatie, recouverte d'une enveloppe cutanée ou cutanéo-muqueuse ridée, plissée. Cette tumeur s'insère au pourtour de l'orifice anal par un large pédicule; elle est molle et indolente à la pression. Elle diffère de l'hémorrhoïde indurée non seulement par sa consistance, mais aussi parce qu'elle n'est qu'endormie en quelque sorte et qu'elle peut redevenir *turgescente* sous l'influence d'excitations locales, ou de pléthore générale.

Les phénomènes fonctionnels des hémorrhoïdes en activité sont des phénomènes de pesanteur, de gêne du côté de l'anus, d'épreintes et d'envies d'aller à la garde-robe qui se terminent sans évacuation. La défécation est *pénible*, d'autant que les matières durcies par la constipation passent difficilement. Ce passage provoque des douleurs qui se propagent vers les lombes, les aines, les cuisses. Souvent ce passage est suivi d'une mission de sang, plus ou moins considérable, qui provoque d'ailleurs une cédation dans les phénomènes locaux.

Quelquefois on observe une sorte de *crise*. Le malade qui depuis quelques jours éprouvait des maux de tête, des bourdonnements d'oreille, des éblouissements, qui avait une sensation de plénitude générale, avec les yeux légèrement injectés, la région hépatique douloureuse, un malaise général inexplicable, voit tout à coup ces phénomènes s'atténuer et disparaître avec l'émission spontanée d'une quantité notable de sang. Chez quelques sujets cette perte se reproduit presque périodiquement; un effort de défécation en devient l'occasion et on lui a donné le nom de *flux hémorrhoïdal*. Le flux hémorrhoïdal s'observe plus souvent avec les hémorrhoïdes internes, il paraît même exister sans dilatation veineuse appréciable, chez les Orientaux (Damaschino); chez la femme, le flux hémorrhoïdaire peut devenir supplémentaire d'un flux cataménial suspendu.

Sous l'influence d'excitations locales, constipation, irritation, fatigues, marche prolongée, ou à la suite d'écart de régime, un oue plusieurs hémorrhoïdes deviennent *turgescentes*. Alors le sujet éprouve une sensation de pesanteur, de chaleur locale très intense et parfois une douleur aiguë; il souffre en marchant, il souffre en s'asseyant; s'il y a plusieurs hémorrhoïdes turgescentes, il survient des élancements qui réveillent le malade la nuit; des envies le conduisent à la garde-robe ; il fait des efforts répétés et vains, et ces efforts accroissent encore la tension et les élancements douloureux, les douleurs se propagent vers les organes génitaux et vers les voies urinaires. En même temps un mouvement fébrile survient, la soif est vive, il y a de l'inappétence, la langue est saburrale. Ce sont là les phénomènes de l'*attaque d'hémorrhoïdes*. Vient-on, à ce moment, à examiner la région anale, on aperçoit entre les plis rayonnés dont quelques-uns se trouvent effacés, tantôt une ou deux petites tumeurs, parfois davantage, disposées alors tout autour de l'anus, *en corolle*. Ces petites tumeurs sont arrondies, lisses et luisantes à la surface; recouvertes tantôt de muqueuse seule et alors elles sont tout entières bleuâtres, tantôt de peau seulement, et alors la coloration est moins appréciable, le plus souvent à la fois de peau et de muqueuse et alors la coloration bleuâtre est plus manifeste sur la face muqueuse. Chaque tumeur est sessile sur l'orifice anal. Par la palpation on constate qu'elle est tendue assez fortement, rénitente, douloureuse à la pression. Parfois à côté d'une hémorrhoïde turgescente, on aperçoit deux ou trois marisques.

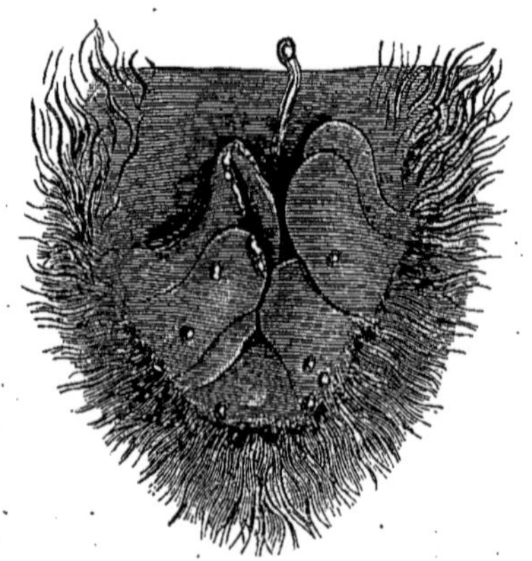

Fig. 18. — Hémorrhoïde externe.

En quoi consiste cette turgescence? Montègre avait dit : c'est *une fluxion*, mais ce n'est qu'un mot mis à la place d'un autre. Y a-t-il là simplement *hypérémie*, ou bien *inflammation réelle*, ou n'est-ce qu'une *congestion?* En réalité, il y a de tout cela dans la turgescence. La congestion est manifeste, c'est grâce à elle que la tumeur s'accroît et se tend, mais l'état inflammatoire est indéniable, le processus fébrile qui accompagne la turgescence en témoigne. D'ailleurs les différentes terminaisons montrent la part qui revient dans la turgescence à la congestion et à l'inflammation.

L'attaque d'hémorrhoïdes peut se terminer de différentes manières :

1° *Par résolution*. — C'est le cas le plus habituel; on voit la fièvre disparaître, les phénomènes locaux s'atténuent, la tension s'efface et l'hémorrhoïde passe à l'*état flasque*. Ce retour à l'état flasque peut être définitif, ou bien la turgescence *récidiver*. Cette récidive ne se renouvelle pas beaucoup de fois dans les hémorrhoïdes externes.

2° *Par rupture*. — Si l'on s'en rapportait au récit des malades, cette rupture serait très fréquente. En effet, ils s'expliquent ainsi la perte de sang parfois très grande qu'ils font au moment de la défécation et à la suite, et il est d'autant plus difficile de leur contester cette opinion qu'ils ont été après leur hémorrhagie très soulagés. Il n'en est pas moins vrai que l'examen le plus attentif permet bien rarement de constater cette rupture. Cependant elle peut s'observer, elle amène à sa suite la flétrissure de l'hémorrhoïde.

3° *Par suppuration.* — L'inflammation qui accompagne la turgescence peut être assez intense pour provoquer des phénomènes *inflammatoires.* Alors la douleur devient vive, une petite fièvre s'allume, localement de la tuméfaction et de la rougeur apparaissent et un *abcès* se forme. Cet abcès est ordinairement petit, il a le plus souvent pris naissance dans la veine elle-même et Chassaignac l'a appelé *abcès phlébitique circonscrit.* En effet, grâce aux épaississements inflammatoires concomitants, cet abcès se limite rapidement; pour les mêmes raisons, bien qu'il s'agisse d'une phlébite suppurée, il est bien rare qu'on observe des accidents de *pyohémie.* Mais cet abcès, s'il s'ouvre spontanément peut donner lieu à la production d'une *fistule* quelquefois, d'une fistulette le plus souvent.

Enfin, dans quelques cas, la turgescence s'est terminée par résolution ou par induration, et cependant il persiste des phénomènes douloureux particuliers; le malade ressent quelques élancements douloureux; il souffre en marchant et principalement à l'occasion des garde-robes. La défécation est douloureuse, mais la douleur éprouvée pendant est moindre que celle qui va se manifester après et qui ira dans quelques cas *crescendo* pendant un quart d'heure, une demi-heure, une heure, pour s'atténuer plus ou moins lentement. Nous avons, en un mot, cet état particulier que nous décrirons plus loin sous le nom d'*état fissuraire*, et qui anatomiquement est caractérisé par l'existence d'une ou plusieurs crevassses ou fissures de la muqueuse anale, au fond des plis rayonnés, s'accompagnant de contracture du sphincter. C'est ce que Gosselin a appelé les *hémorrhoïdes excoriées.* Ce sont surtout les hémorrhoïdes développées dans l'orifice anal, celles qu'on a appelées *muqueuses* qui sont susceptibles de s'excorier. En somme, l'état fissuraire, la suppuration et rarement la rupture, tels sont les *accidents* qui peuvent compliquer l'évolution des hémorrhoïdes *externes.*

B. — HÉMORRHOÏDES INTERNES.

Anatomie pathologique. — Les *hémorrhoïdes internes* sont dues à la dilatation variqueuse des origines des veines *hémorrhoïdales inférieures.* La méthode des injections a montré l'exactitude de cette définition et a fait justice des conceptions autres et variées, qui ont eu cours aussi bien pour les hémorrhoïdes internes que pour les hémorrhoïdes externes. M. Verneuil, qui, le premier, a eu pour elles recours à ce procédé, a parfaitement montré dans quel département veineux les varices se montrent. C'est au-dessus et à la face interne du sphincter, à travers les fibres duquel passent en grande partie les veines hémorrhoïdales et jusqu'auprès des lacunes de Morgagni, dans ce réseau qui prend naissance sous la muqueuse par de petites ampoules que se forment les hémorrhoïdes internes. C'est précisément au niveau de ces petites ampoules qu'elles débutent. Or ces ampoules sont groupées plusieurs ensemble de façon à former un bouquet. La dilatation de ce bouquet constitue le *paquet hémorrhoïdal*. Il peut y avoir plusieurs paquets, indépendants. Mais ces paquets peuvent aussi être groupés ensemble et constituer un *bourrelet hémorrhoïdal*.

Qu'il s'agisse de paquet ou de bourrelet, les hémorrhoïdes internes sont indépendantes et de la muqueuse qui glisse sur elles et du tissu cellulaire sous-muqueux dans lequel elles se développent. Mais toujours elles communiquent par un large réseau avec le réseau vasculaire, c'est-à-dire avec les *origines de la veine porte*.

Ce que nous venons de dire indique clairement que les hémorrhoïdes internes sont exclusivement dues à l'altération du seul système veineux. Et cependant on voit encore, dans beaucoup d'auteurs, les dénominations des hémorrhoïdes *capillaires*, *artérielles*, *veineuses* avoir cours. Mais il ne faut pas s'y tromper, il s'agit là non d'une disposition anatomique vraie, mais bien d'un aspect clinique. Ainsi quand Allingham parle des hémorrhoïdes *capillaires*, il décrit de petites tumeurs légèrement saillantes, à surface irrégulière, d'un rouge vif, d'aspect framboisé, saignant facilement et abondamment presqu'au moindre contact, comme s'il s'agissait de capillaires dilatés et ouverts, mais il n'a pas voulu prétendre que cela fût.

Cette disposition est d'ailleurs souvent le premier degré dans l'évolution des hémorrhoïdes internes.

Les hémorrhoïdes *artérielles* constituent un degré plus avancé de l'affection. Les veines ont pris un développement plus considérable, elles sont nombreuses, enroulées, anastomosées; de sorte que la coupe ressemble àc elle d'une tumeur érectile veineuse (Verneuil), mais la surface, la coque set mince, contrairement à ce que l'on observerait dans une pareille tumeur. Les artères ne prennent pas part à la constitution des tumeurs hémorrhoïdales, cependant il faut reconnaître que les artères du rectum semblent avoir pris un développement plus considérable et que le rectum est en quelque sorte *hyperartérialisé*. Il est fréquent de sentir le pédicule animé de battements artériels (Jobert). C'est là une disposition dont il faudra tenir compte à propos du traitement.

Enfin lorsque l'altération pathologique et la dilatation atteignent les gros troncs, nous avons l'*hémorrhoïde veineuse*, terme ultérieur de l'évolution, mais qui fréquemment aussi peut s'observer d'emblée.

Les veines altérées sont d'abord indépendantes, puis elles s'unissent, se groupent, communiquent; leurs parois s'épaississent, le tissu cellulaire s'enflamme, et on peut observer la *transformation kystique*, indiquée pour les hémorrhoïdes externes et l'*induration* (John Burne). Ces altérations inflammatoires ne s'observent que lorsque les hémorrhoïdes sont devenues procidentes. Or cette procidence est fréquente; en effet, par suite de la disposition ampullaire des veines hémorrhoïdales à leur origine et de la dilatation de ces ampoules, les hémorrhoïdes ont une tendance marquée à se pédiculiser. Ces tumeurs pédiculisées se comportent comme de petits polypes et la défécation peut les chasser au dehors. Si ce phénomène se produit un certain nombre de fois, on pourra observer, comme avec les polypes, le *prolapsus de la muqueuse* concomitamment. Disons enfin, pour terminer, que les hémorrhoïdes internes peuvent exister isolément, plus souvent elles sont accompagnées d'*hémorrhoïdes externes*.

Le volume des *hémorrhoïdes internes* est variable. Toutes petites, quand elles sont à l'état capillaire, elles peuvent dans les autres états atteindre le volume d'une noisette, c'est le cas le plus habituel, exceptionnellement d'un petit œuf.

Étiologie. — Les hémorrhoïdes internes sont comme les hémorrhoïdes externes d'une très grande fréquence chez l'adulte. En effet, elles n'existent pas chez l'enfant, ce qui n'est guère favorable à l'idée d'une influence *héréditaire*, bien qu'il semble que l'hérédité puisse jouer un certain rôle étiologique. On les a cependant quelquefois observées à vingt-deux ans et même dans l'adolescence.

Les *causes prédisposantes* sont anatomiques, physiologiques ou pathologiques. La richesse vasculaire, l'absence de valvules dans les veines, leur disposition par rapport au sphincter qui leur offre de petites boutonnières au niveau desquelles elles sont comprimées à chaque contraction de celui-ci; la stase résultant de la station assise prolongée, de l'accumulation des matières fécales, de la compression exercée par une tumeur, par la grossesse, etc.; les efforts répétés de défécation dus aux rectites, aux tumeurs; ou ceux résultant de calculs vésicaux, de rétrécissements uréthraux, d'hypertrophie prostatique; telles sont les conditions anatomiques et physiologiques prédisposantes.

Dans les causes pathologiques rentrent les *diathèses;* goutte, rhumatisme, arthritisme, nous avons vu ce qu'il fallait en penser plus haut; la fréquence des hémorrhoïdes, leur apparition dans toutes les classes de la société, et dans toutes les conditions pathologiques rendent difficilement explicable l'influence de ces diathèses. L'influence des maladies des voies urinaires est indéniable, bien qu'elle ne soit pas toujours facile à mettre en évidence. C'est également par action du foie, congestion de cet organe, et stase dans le système porte qu'on essaye d'expliquer la fréquence des hémorrhoïdes chez les gros mangeurs, les alcooliques, ceux qui mènent une vie sédentaire et chez les pléthoriques. Cependant, si l'on conçoit que la gêne circulatoire dans la veine porte puisse dilater les origines veineuses, on comprend plus difficilement qu'il puisse en résulter une altération des parois de ces veines et la constitution d'hémorrhoïdes définitives.

Nous ne citons que pour mémoire l'influence de l'eczéma, des excoriations anales invoquées par quelques auteurs. En somme, les hémorrhoïdes internes présentent, au point de vue de leur étiologie, les mêmes incertitudesq ue nous avons relatées pour les hémorrhoïdes externes.

Symptomatologie. — Au point de vue clinique on doit diviser les hémorrhoïdes internes en deux groupes très différents : les hémorrhoïdes internes *non procidentes,* restant toujours cachées dans le rectum, et les hémorrhoïdes *procidentes;* les premières correspondent principalement à cet état qu'Allingham a appelé les hémorrhoïdes capillaires. Ces hémorrhoïdes appartiennent plus au médecin qu'au chirurgien, ce n'est pas à dire qu'elles n'aient des symptômes sérieux. Nous avons déjà indiqué qu'elles pouvaient saigner facilement, et cette hémorrhagie est toujours notable; si elle se répète fréquemment, elle peut déterminer un état d'anémie très grave, la *quite blanched* d'Allingham. Trélat, dans ses *Cliniques*, insiste sur cette anémie qui peut aller jusqu'à entraîner la mort. Cependant il se peut que les pertes de sang soient peu abondantes et ne se manifestent qu'à la défécation. Elles peuvent même passer inaperçues, enfin elles peuvent devenir *périodiques* et au besoin *supplémentaires* du flux cataménial; on a beaucoup discuté sur la périodicité du flux hémorrhoïdal, on a voulu y voir une menstruation anale. Gosselin, il y a déjà longtemps, a fait justice de cette fausse interprétation. A l'état capillaire, les hémorrhoïdes sont peu ou pas douloureuses, aussi s'il n'y a pas des phénomènes d'hémorrhagie grave, la lésion passe inaperçue ou le malade ne s'en préoccupe pas.

Il n'en est plus de même à la période artérielle. Alors il y a des pesanteurs, des chaleurs, des cuissons du côté du rectum. Des douleurs en partent, qui se portent vers les organes génitaux externes quelquefois, vers les lombes le plus souvent. Les pertes de sang à la défécation ou dans l'intervalle des défécations sont alors toujours remarquées du malade dont l'attention est fixée de ce côté, grâce aux phénomènes fonctionnels indiqués plus haut.

A une période plus avancée, les hémorrhoïdes deviennent *procidentes;* et alors, suivant que le sphincter est relâché ou contracturé, on observe le *prolapsus hémorrhoïdal* ou l'*étranglement.*

En somme, un peu de gêne, des pertes de sang, tels sont les phénomènes dus aux hémorrhoïdes non procidentes; le *toucher rectal* permet dans quelques cas de sentir de petites tumeurs molles, dépressibles, mais il peut ne rien sentir du tout; dans ces cas, l'examen au spéculum peut ne fournir lui-même aucun renseignement, ou bien il peut montrer la muqueuse soulevée par de petites saillies rosées et irrégulières. Le seul accident de cette période, c'est l'*hémorrhagie;* tous les auteurs l'ont remarquée et quelques-uns jadis ont noté des quantités de sang vraiment invraisemblables qu'auraient perdu les malades. Il est certain que les pertes peuvent être considérables et conduire à une *anémie* extrême.

L'hémorrhoïde devenue *tumeur pédiculée* peut, dans un effort de défécation ou à propos de tout autre effort, sortir par l'anus; c'est ce qui caractérise la *procidence*. Mais diverses conditions peuvent se présenter. C'est ainsi que la tumeur qui est sortie pendant la défécation peut rentrer aisément après celle-ci, soit spontanément, soit sous une faible pression, ou bien elle peut ne plus pouvoir rentrer et être *étranglée*, ce qui va devenir l'origine d'accidents variés.

Gosselin a très attentivement étudié les diverses conditions dans lesquelles se présentent les hémorrhoïdes internes en procidence.

1° La procidence survient au moment de la défécation, elle cesse spontanément après. Le phénomène se reproduit à des intervalles plus ou moins éloignés, la situation est très facilement supportable. Si elle se reproduit fréquemment on voit bientôt sortir des hémorrhoïdes plus nombreuses entraînant la muqueuse, mais le malade peut encore rentrer le tout; après la défécation, il ne souffre pas et supporte facilement ce qu'il appelle parfois une infirmité nécessaire. Mais il peut se faire que la procidence s'accompagne de perte de sang; celle-ci entraîne l'affaissement de l'hémorrhoïde et favorise sa réduction, de sorte que le malade n'y voit qu'avantage. Mais la perte de sang peut, par son abondance et sa répétition, entraîner une *anémiation* rapide dans la production de laquelle l'état général, en somme assez défectueux, joue un rôle important. Les malades présentent alors ce facies particulier et bien connu : les muqueuses décolorées, la peau couleur vieille cire, les chairs flasques, les paupières comme œdématiées, sans forces, quoique sans amaigrissement. Et le malade en est venu à cet état assez rapidement sans s'en inquiéter tout d'abord, car il ne souffre pas et il est convaincu que sa santé a besoin de ces pertes de sang!

2° Le prolapsus hémorrhoïdaire est toujours aussi facilement réductible, mais pendant la procidence le malade ressent une douleur vive, cuisante, une sensation de brûlure très pénible, que le moindre contact, le moindre froissement exaspère, et qui l'oblige à réclamer une intervention. D'après Gosselin, il y a en pareil cas de petites excoriations, et ce sont elles qui provoquent cet appareil douloureux. Le malade est d'ailleurs, comme précédemment, exposé aux pertes de sang et à l'anémie.

3° Jusqu'ici la procidence est facilement réductible, douloureuse ou non; spontanément ou à l'aide de la main, les hémorrhoïdes rentrent après la défécation, à moins que la douleur ressentie par le malade ne l'en empêche. Mais il peut se faire que la réduction quoique possible soit *lente*. C'est une demi-heure, une heure, ou plusieurs heures après la défécation qu'elle se produit. Le malade éprouve une sensation particulière, il lui semble qu'il a encore besoin d'aller à la selle, il fait de nouveaux efforts; il augmente ainsi et multiplie les contractions du sphincter et prolonge la durée de la procidence, de sorte que ce n'est qu'après la fatigue du muscle et la perte de sang que la réduction peut s'effectuer et encore progressivement. Dans les premiers temps, les malades ont recours à des procédés plus ou moins bizarres, inefficaces souvent, dangereux quelquefois pour hâter cette rentrée; mais bientôt ils s'aperçoivent que le décubitus dorsal, au lit, est plus efficace que tous leurs procédés, et alors ils prennent l'habitude d'aller à la selle le soir seulement, au moment de se mettre au lit. Ils y ajoutent quelquefois l'application locale de compresses d'eau froide qui provoque l'expression des hémorrhoïdes et facilite la réduction.

La rentrée des hémorrhoïdes fait cesser ces accidents, mais si la procidence se répète fréquemment, le sphincter perd de sa contractilité; la réduction est facile, mais elle ne se maintient pas; de suite et spontanément ou sous l'influence d'un faible effort, rire, toux, éternûment, marche, la procidence se reproduit, il semble que les hémorrhoïdes aient *perdu droit de domicile* dans le rectum (Gosselin). Alors l'anus présente un double ou triple bourrelet, constitué par la peau soulevée, épaissie, couverte quelquefois de végétations rappelant des marisques, par les hémorrhoïdes procidentes, et enfin par la muqueuse qu'elles ont entraînée. Alors les frottements des fesses, du vêtement irritent ces parties, les enflamment, une sécrétion leucorrhéique extrêmement abondante s'établit (*hémorrhoïdes blanches*), il y a des douleurs, une irritation érythémateuse du tégument, de la dysurie. Cet état préoccupe considérablement le malade qui ne tarde pas à tomber dans une hypochondrie noire qui va aggraver les quelques troubles généraux d'inappétence, de dyspepsie qui accompagnent ces lésions.

4° Un autre cas, et il est fréquent, peut se présenter, c'est que le sphincter ayant conservé sa tonicité, entre en contraction après la procidence et détermine l'*étranglement hémorrhoïdaire*. C'est là un gros accident; le malade éprouve des douleurs extrêmement pénibles, il tient les cuisses écartées, redoute le moindre contact, car le moindre attouchement provoque des spasmes avec exacerbation de ces douleurs: ces *crises* constituent l'état le plus horriblement douloureux. Si l'on examine l'anus à ce moment, on voit les hémorrhoïdes turgescentes, tendues, considérablement augmentées de volume; les hémorrhoïdes externes elles-mêmes sont, si elles existent concurremment, turgescentes, et la peau de l'anus est luisante, tendue, rougeâtre. Tout d'abord il n'y a pas de fièvre, mais bientôt elle apparaît et peut même devenir très élevée; la langue est saburrale et il n'est pas rare d'observer des nausées et des vomissements. La défécation est impossible, le ventre se ballonne; on a pu croire à l'existence d'une péritonite et l'on a vu la mort s'ensuivre. C'est là une terminaison exceptionnelle; plus ordinairement la terminaison se fait par *résolution*, *suppuration*, *induration* ou *gangrène*.

La résolution est favorisée par le repos au lit, les applications froides, une compression méthodique, et aussi par l'hémorrhagie; alors le malade obtient la guérison et la crise s'achève ainsi, mais elle pourra se reproduire.

L'inflammation, nous l'avons vu, accompagne toujours la congestion dans la turgescence des hémorrhoïdes. Or, cette inflammation peut prendre un grand développement, et on a la *phlébite hémorrhoïdaire* suppurée, avec suppuration du tissu cellulaire circonvoisin, des abcès avec ou sans fistule consécutive peuvent en résulter; parfois, après la suppuration, les hémorrhoïdes ont disparu. Cette suppuration peut donc provoquer la guérison, mais elle peut aussi être l'origine de graves accidents : érysipèle, infection purulente, pyohémie; sans atteindre cette gravité, elle peut aisément provoquer des *abcès du foie* dont la pathogénie est facile à suivre.

C'est rarement que l'inflammation, au lieu de conduire à la suppuration, passera à l'état chronique et déterminera l'induration d'une ou plusieurs hémorrhoïdes qui, chassées au dehors par la défécation, se présentent sous l'aspect de petits polypes qu'il est très facile de sectionner.

L'étranglement peut enfin provoquer le *sphacèle*. On voit alors à la surface des petites tumeurs procidentes apparaître, des taches noirâtres qui ne sont autres que des *eschares*. Celles-ci se détachent, l'hémorrhoïde se vide, elle se réduit alors et forme une petite plaie qui se cicatrise en provoquant la guérison de l'hémorrhoïde procidente. Cette guérison peut être totale, s'il n'y a qu'une hémorrhoïde, elle n'est que partielle s'il en existe d'autres. On conçoit qu'en présence d'un pareil résultat, la gangrène ait pu être considérée comme un accident favorable. C'est qu'il ne s'agit là que de gangrènes partielles; or, le sphacèle peut être total et alors les plus graves accidents d'infection sont à redouter et la mort peut survenir. Asthon et Boyer avaient déjà insisté sur cette gravité. Si le malade échappe aux premiers dangers, la vaste ulcération qui résulte de cette gangrène étendue pourra par cicatrisation provoquer un rétrécissement cicatriciel.

En résumé, les hémorrhoïdes internes, non procidentes, sont souvent inoffensives et n'offrent guère de danger que du fait de l'hémorrhagie; il est vrai que celle-ci dans quelques cas provoque une anémie extrême qui peut, quand elle a été longue à s'établir, quand elle résulte plutôt de la répétition que de l'abondance des pertes, devenir irrémédiable, même par l'intervention.

Mais c'est surtout la procidence qui est la source des complications dans le cours des hémorrhoïdes internes; complications qui résultent de la congestion, de la turgescence et de l'étranglement.

Pronostic. — Il est variable suivant qu'il s'agit d'hémorrhoïdes externes ou d'hémorrhoïdes internes; il est variable même dans chacune de ces deux variétés. Il faut en outre distinguer les hémorrhoïdes *idiopathiques* et les *hémorrhoïdes symptomatiques*. Le pronostic de celles-ci s'efface devant l'importance de la lésion causale; d'ailleurs, en pareil cas, elles n'aggravent pas beaucoup la gravité de cette dernière.

Les hémorrhoïdes externes idiopathiques sont peu graves, même lorsqu'elles deviennent turgescentes et même lorsqu'elles suppurent. Nous avons vu qu'en pareil cas, il y a peu de danger de pénétration de la suppuration dans le torrent circulatoire. Elles peuvent provoquer des fistules, l'état fissuraire, mais ce sont là en somme des accidents peu graves.

Quant aux hémorrhoïdes internes, leur pronostic peut devenir très sévère, contrairement à l'opinion des anciens qui les considéraient comme un émonctoire utile à la santé, un mal bienfaisant. Sans doute, le flux hémorrhoïdaire amène chez les *pléthoriques* un soulagement et leur permet même à l'occasion d'échapper à des accidents plus graves, mais il serait préférable qu'ils ne fussent ni pléthoriques, ni hémorrhoïdaires. Les hémorrhoïdes, quand il ne survient pas de complications, quand elles sont facilement réductibles avec un sphincter capable de les contenir, permettent l'existence, mais l'étranglement, la phlébite, les complications locales, hépatiques et générales, peuvent troubler profondément la santé et même amener la mort.

Diagnostic. — Il est facile de reconnaître une hémorrhoïde externe turgescente ou même flasque; les caractères que nous avons indiqués ne permettent aucune confusion. L'hémorrhoïde indurée peut simuler une *végétation*, un *condylome*. Mais, sans tenir compte des commémoratifs, qui peuvent cependant être très explicites, on peut faire la différence. Les végétations sont multiples, petites, et avec un aspect granité qu'on n'observe pas dans l'hémorrhoïde indurée. Le condylome y ressemble davantage, mais il est bien plus rare que les hémorrhoïdes; en outre, il a une forme particulière et il est presque toujours consécutif au chancre anal. Le cancer épithélial avec ses végétations saignantes, ses sécrétions sanieuses, son odeur spéciale, sa marche rapide, sera facile à différencier. Le rectum en prolapsus forme une tumeur rosée, lisse ou plissée transversalement en forme de bourrelet circulaire.

Quant aux hémorrhoïdes internes, ce sera plus par les commémoratifs et les phénomènes fonctionnels que par le toucher rectal qu'on fera le diagnostic dans quelques cas. Cependant le toucher pourra faire reconnaître une tumeur pédiculée et on aura à se demander s'il ne s'agit pas d'un *polype*. Mais les petits polypes, mous, n'existent presque que chez l'enfant, ils sont très nettement pédiculés, tandis que l'hémorrhoïde même pédiculée a une base assez large, et l'on y sent quelquefois des battements artériels.

Quant à savoir en présence d'une hémorrhoïde si elle est interne ou externe, c'est chose facile ; il suffit d'un examen direct, fait en déplissant les téguments de l'anus, pendant qu'on invite le malade à pousser.

Le diagnostic ne doit pas s'arrêter à ces constatations, il doit encore rechercher la cause des hémorrhoïdes, car c'est là qu'il trouvera parfois les indications thérapeutiques, et à ce point de vue nous ne saurions trop rappeler l'importance du toucher rectal, sur lequel nous avons déjà tant de fois insisté. Non seulement il est utile, mais il est indispensable de le pratiquer chaque fois qu'il y a des troubles qui attirent l'attention de ce côté. Trélat y revient souvent dans ses leçons, et il ne manquait jamais de citer des faits nombreux où l'on a méconnu un rétrécissement et surtout un cancer du rectum pour avoir négligé ce précepte. Tout récemment encore, on m'envoyait un malade à l'hôpital pour y subir une dilatation nécessitée par une fissure hémorrhoïdaire, disait-on. Il y avait en effet, chez ce sujet, qui n'était âgé que de vingt-huit ans, des hémorrhoïdes externes, et un petit état fissuraire, mais le toucher rectal permit aisément de reconnaître un cancer déjà très étendu de l'ampoule rectale.

Enfin, s'il s'agit d'hémorrhoïdes procidentes, on devra rechercher à quelle variété de procidence elles appartiennent, quel est l'état du sphincter et s'il n'y a pas de complications.

Traitement. — Il varie suivant qu'il s'agit d'hémorrhoïdes *externes* ou d'hémorrhoïdes *internes*.

Faut-il traiter les hémorrhoïdes externes? Non, disent tous les auteurs qui ont écrit sur la question ; non, disait dans son cours à la Faculté, il y a trois ans, le professeur Guyon, sauf le cas d'accidents : turgescence, état fissuraire. C'est du reste la répétition du précepte de Gosselin : Ne rien faire contre les hémorrhoïdes molles, flasques, indolentes ; faire quelques applications froides contre les hémorrhoïdes légèrement turgescentes, mais non ou peu douloureuses. D'ailleurs cette conduite est bien facile à tenir ; jamais, ou très exceptionnellement, le malade ne réclame l'assistance du médecin en pareil cas, et s'il arrive qu'accidentellement on constate chez lui la présence de marisques, ou d'hémorrhoïdes non douloureuses, il se refuserait à un traitement qui lui semble inutile pour le moins.

Ce n'est donc qu'en cas de turgescence, de douleur, de phénomènes inflammatoires qu'il y aura lieu d'instituer un traitement. Je crois pourtant qu'il y aurait avantage pour le malade à éloigner l'époque de ces accidents en prenant quelques précautions *préventives*. Souvent la malpropreté locale, les écarts de régime, la constipation sont l'occasion de ces accidents ; il faudra donc en aviser le malade et lui recommander de s'en tenir à une hygiène appropriée.

Quand éclate l'attaque des hémorrhoïdes, elle est *légère*, peu douloureuse, ou *intense* et très douloureuse.

Est-elle légère, il suffira de mettre le malade au repos, avec un régime alimentaire émollient, avec l'emploi de quelques laxatifs; localement, les pommades belladonées, les applications *froides* surtout et antiseptiques, devront être employées. Les anciens prescrivaient les sangsues, et Gosselin en conseille encore l'emploi. Elles doivent être proscrites : souvent elles sont inefficaces, et elles créent des plaies qui ouvrent une porte à l'infection et à l'inflammation.

Ces quelques moyens suffiront à faire cesser l'attaque légère. Ils pourront être essayés quelques jours dans l'attaque intense, très douloureuse, mais ils seront insuffisants et l'on devra instituer le traitement auquel, en pareil cas, il est préférable de recourir d'emblée, le *traitement chirurgical*. Ce traitement comporte divers procédés. Laissant de côté la *ponction*, procédé inoffensif s'il est employé antiseptiquement, mais inefficace, il nous reste, l'*incision*, l'*excision* et la *cautérisation*.

L'incision est un simple débridement au bistouri de la collection hémorrhoïdaire. Cette incision est peu ou pas douloureuse, et si, l'on a soin de l'accompagner des précautions antiseptiques habituelles à toute opération chirurgicale, elle est suivie d'une cicatrisation rapide. L'hémorrhagie, grâce aux dispositions anatomiques que nous avons énumérées plus haut, est minime, si peu importante qu'Ashton en concluait que les hémorrhoïdes ne sont pas de nature veineuse. Curling avait déjà montré que le danger de l'hémorrhagie est illusoire. L'incision est donc un bon procédé, et il est fort en honneur chez nos voisins d'Outre-Manche. Chez nous elle est peu employée. Elle est d'ailleurs inefficace, lorsque les hémorrhoïdes étant multiples, abondantes, il y a un véritable bourrelet hémorrhoïdaire. Elle devient, bien entendu, chez nous comme ailleurs, la méthode de choix quand la suppuration se manifeste; l'origine de cet abcès ne le rend pas moins que tout abcès chaud justiciable du bistouri.

L'excision n'était guère employée jadis que contre les hémorrhoïdes flasques. Aujourd'hui, grâce à l'emploi du chloroforme, il n'y a dans ce procédé qu'une précaution à prendre, celle de conserver des intervalles de peau saine entre chaque surface saignante, afin d'éviter un rétrécissement ultérieur. Pour cela, on a soin de n'enlever que quelques hémorrhoïdes ou des portions isolées du bourrelet hémorrhoïdal. C'est là une recommandation qu'avait déjà faite J.-L. Petit. L'hémorrhoïde enlevée, on a quelquefois une petite hémorrhagie; il est facile de l'arrêter sans recourir aux sutures conseillées par Velpeau, soit en comprimant à l'aide du pansement, soit par une cautérisation au fer rouge. L'excision est un procédé très bon qui amène un rapide résultat; elle est cependant généralement peu employée chez nous, où l'on préfère la *cautérisation*.

La cautérisation est la plus vieille méthode de traitement des hémorrhoïdes externes; c'est elle qu'employait Hippocrate dans les cas, rares sans doute, où il croyait devoir intervenir. On la fait avec les *caustiques* ou avec le *feu*. La cautérisation ignée est la plus vieille en date; elle se faisait jadis avec le cautère actuel, elle se fait aujourd'hui avec le thermocautère. Les caustiques sont d'un emploi plus récent; les Anglais surtout y ont recours. Amussat se servait du *caustique de Filhos*, les pinces caustiques de Valette mettaient en usage le *chlorure de zinc*, Gosselin employait l'*acide nitrique monohydraté*.

C'est cet agent qu'emploient encore les Anglais. Le fer rouge est d'un emploi plus facile et plus sûr, il est aussi moins douloureux. Lorsqu'on y a recours, il n'est pas absolument besoin, à l'exemple de Smith, d'isoler la tumeur à l'aide d'un clamp mauvais conducteur.

La cautérisation convient à toutes les hémorrhoïdes externes, mais elle convient plus particulièrement aux hémorrhoïdes développées dans l'anus, à celles qu'on a appelées *veineuses* elle est alors plus avantageuse que l'excision.

Le traitement *prophylactique* par les soins hygiéniques locaux, le régime alimentaire sévère, avec proscription des excitants et des boissons alcooliques, a plus encore son indication lorsqu'il y a hémorrhoïdes internes que lorsqu'il y a hémorrhoïdes externes. C'est alors qu'il faut lutter contre la constipation, la dyspepsie flatulente, qu'il faut éviter la vie sédentaire et principalement les repas trop abondants et les excès de table.

En dehors de ces précautions hygiéniques, que faut-il faire contre les hémorrhoïdes internes? Nous avons vu que le flux hémorrhoïdal provoquait un soulagement local et général chez les pléthoriques. C'est dire qu'en pareil cas il ne faut rien tenter pour le faire cesser. Je ne veux pas dire par là qu'il faille l'entretenir, le provoquer même, comme le pensaient les stahliens. Le flux hémorrhoïdal invite, en pareil cas, à instituer un traitement, mais s'il ne provoque pas par lui-même d'accidents, c'est contre la pléthore causale qu'il faut agir par le régime et les moyens appropriés. En dehors de ces conditions, il faut traiter les hémorrhoïdes internes. Il y a pour cela un traitement *médical* et un traitement *chirurgical*. Le traitement *médical* consiste dans la défécation effectuée le soir et le repos suivant immédiatement l'évacuation, dans l'emploi de lavements froids ou d'applications locales de compresses d'eau glacée, ou même de morceaux de glace, dans l'introduction de suppositoires calmants, opiacés, belladonés. Ces agents calmants peuvent être prescrits aussi en pommade pour être appliqués sous forme d'onctions chaque soir. On prescrit aussi les astringents : alun, cachou, ratanhia, tannin, etc. Les Anglais emploient volontiers le *persulfite de fer*. Tous ces astringents ont l'inconvénient d'être très douloureux. Enfin, s'il y a des ulcérations, un pansement local antiseptique sera institué.

Ces différentes prescriptions pourront avoir un heureux effet, mais au point de vue *palliatif* seulement; elles ne pourront empêcher la *procidence* de se produire à un moment donné. Lorsque la procidence s'est produite, que doit-on faire? Ici, il faut distinguer trois cas, selon qu'il n'y a *pas d'inflammation* et que la procidence est *facilement* ou *difficilement* réductible, ou bien qu'il y a *inflammation*. S'il y a inflammation, il faut d'abord, par les moyens appropriés, en obtenir la résolution; cela fait, nous nous retrouvons dans les deux conditions de réduction facile, ou de réduction difficile.

La réduction est facile: le malade alors ne sollicite aucune assistance; aussitôt après la défécation, il exerce une pression douce, et fait rentrer ses hémorrhoïdes; s'il éprouve un peu de difficulté, il se couche, se repose un peu, puis par la même pression il obtient la réduction.

Mais il se peut que malgré les essais variés, bizarres quelquefois, qu'il ait tentés, il ne puisse arriver à faire rentrer ses hémorrhoïdes; alors il a recours au médecin. Celui-ci, immédiatement ou après l'application momentanée de compresses glacées, et sans recourir à la ponction préalable avec une aiguille, suivant la pratique de Curling, pratique le *taxis hémorrhoïdal*, dont nous n'avons pas à donner les règles et qui consiste, le doigt étant introduit dans le rectum pour servir de point d'appui, à faire glisser l'hémorrhoïde dessus.

Réduites par le malade ou à la suite du taxis pratiqué par un médecin, les hémorrhoïdes peuvent ressortir à nouveau, s'enflammer, s'étrangler, se gangrener si leur passage provoque la contracture du sphincter; la procidence peut se reproduire immédiatement et devenir définitive si le sphincter est relâché. La réduction manuelle ne peut éviter ces accidents, c'est donc un procédé simplement palliatif aussi.

Seule l'intervention chirurgicale pourra mettre à l'abri de ces accidents, seule elle agit d'une façon *curative*, non qu'elle arrive à supprimer à tout jamais les hémorrhoïdes, car elle ne peut guérir l'*état hémorrhoïdaire*, mais elle peut faire disparaître les tumeurs existantes. Cette destruction a été faite par de nombreuses méthodes dont les unes s'adressent au contenu de l'hémorrhoïde, les autres à ses parois. De ces méthodes les unes sont simples, les autres sont complexes; on leur a reproché d'avoir déterminé des accidents graves, mortels même. Mais il suffit d'examiner de près ces reproches pour s'assurer que ces accidents sont tous d'ordre septique, par conséquent il est facile de les éviter et ainsi de répondre victorieusement aux reproches adressés au traitement destructif. Nous allons examiner ces méthodes.

1° L'*excision* est une vieille méthode, nous l'avons déjà dit. Elle est simple et consiste à saisir l'hémorrhoïde procidente à l'aide d'une pince et à sectionner à sa base avec des ciseaux. On laisse ensuite la cicatrisation se faire et la guérison est obtenue. Cette méthode a été beaucoup employée jadis, en particulier par A. Cooper, puis par Dupuytren et Boyer. Elle a deux inconvénients : le premier, d'exposer à la *phlébite* et à ses graves complications. C'est là un accident contre lequel l'antisepsie met incomplètement à l'abri, en raison des conditions de milieu; en second lieu, elle expose à une *hémorrhagie* qui peut être sérieuse, étant donnée l'artérialisation excessive du rectum dans ces cas pathologiques.

Pour remédier au danger d'hémorrhagie, on a essayé d'employer le *serre-nœuds* de Maisonneuve, et Chassaignac a appliqué aux hémorrhoïdes l'*écrasement linéaire*. Pour cela il attire au dehors, avec une sorte de parapluie-érigne, le bourrelet hémorrhoïdal, puis il le sectionne. En procédant avec l'écraseur linéaire ou le serre-nœuds, on ne se met pas à l'abri de la phlébite, ni même de l'hémorrhagie; en outre, l'emploi de l'écraseur conduit à enlever de larges surfaces et expose au rétrécissement cicatriciel consécutif. Ces deux procédés n'améliorent donc guère la méthode. Le procédé d'Esmarch, qui consiste à lier le pédicule au catgut et à exciser aux ciseaux au delà de cette ligature, est plus avantageux. Néanmoins l'excision est à peu près complètement abandonnée. Cooper, Syme et Busch, après s'en être déclarés partisans résolus, la condamnent en s'appuyant sur les résultats déplorables et même mortels qu'elle leur a donnés dans beaucoup de cas.

2° La *ligature* est également une méthode fort ancienne, et si nous nous en rapportons aux commentateurs d'Hippocrate, elle avait été employée par le père de la médecine ; on dit même qu'il se servait d'un fil de laine (D. Mollière). C'est surtout J.-L. Petit qui, dans un mémoire important, la fit connaître, mais il ne la recommande pas ; au contraire, il déclare qu'elle détermine des accidents analogues à ceux de l'étranglement herniaire, et il aurait même eu une mort. Gosselin proscrit également cette méthode qui, condamnée en France, est restée très en faveur en Angleterre. Pour Curling c'est la méthode la plus sûre, Holmes et Fergusson font chorus, et d'après Allingham, sur 3210 opérations, il n'y eut aucun cas de pyohémie. En outre, il divise ce chiffre en deux groupes. Un premier groupe de 1763 ligatures donne 5 fois des accidents de tétanos, mais ces 5 cas ont trait à une même année (1858), et dans deux mois consécutifs, ils ne sont évidemment pas imputables à la ligature en particulier. Du reste, un deuxième groupe de 1450 ligatures, faites plus tard dans le même hôpital, n'ont donné ni un cas de pyohémie, ni un cas de tétanos. Aussi déclare-t-il la ligature le moyen le plus expéditif, le plus innocent, le moins douloureux. Et pourtant les auteurs les plus dignes de foi ont cité des accidents graves. D'après Ashton, cela tiendrait à ce que ces auteurs ont appliqué la ligature à des malades dont les hémorrhoïdes étaient symptomatiques, et dont la lésion primitive avait gravement altéré l'état général. En outre, il fait remarquer que la ligature peu serrée, progressive, expose à des accidents d'étranglement, parce qu'elle provoque la turgescence, à des accidents inflammatoires, et enfin à l'hémorrhagie elle-même ; aussi conseille-t-il la ligature serrée d'emblée au maximum, qui arrête toute circulation et supprime les douleurs en interrompant la continuité nerveuse. Enfin, les Anglais font souvent la ligature en deux pédicules ; pour cela ils passent à travers la base de la tumeur un double fil dont ils serrent ensuite chacun des chefs. Quelques-uns incisent même d'abord la muqueuse, pour mettre à nu le paquet hémorrhoïdaire avant de le lier. Cette pratique a plutôt des inconvénients, elle est au moins inutile. En somme, la ligature est un procédé susceptible de donner d'excellents résultats, cependant il est peu répandu chez nous. D. Mollière s'en déclare partisan, Trélat lui préfère la *dilatation*.

3° La *cautérisation* est une méthode qui a été employée suivant divers procédés, soit avec le *fer rouge*, soit à l'aide des *caustiques*. Hippocrate employait le premier, et il le portait en un point nettement limité en l'introduisant à travers une canule de roseau. Cette pratique s'est continuée longuement à travers les âges, et toute la modification qu'on y a introduite jusqu'en ces derniers siècles a été de substituer à la canule de roseau une sorte de speculum fenêtré. C'est par ce procédé que Lobstein guérit Meckel en 1784. Toutefois, c'était bien plutôt comme hémostatique que comme moyen destructif que tous ces opérateurs employaient le fer rouge, et Dupuytren s'en servait pour cautériser la surface saignante après excision de l'hémorrhoïde procidente. C'est Bégin d'abord, puis Boyer qui, les premiers, instituèrent le procédé dans le but d'obtenir d'emblée la destruction de l'hémorrhoïde ; mais ils appliquaient le fer rouge un peu sans ménagement, sans protéger les parties circonvoisines, ils brûlaient tout le pourtour de l'anus et obtenaient la guérison des hémorroïdes, sans doute, mais aussi la production ultérieure d'un rétrécissement cicatriciel. Aussi abandonna-t-on le fer rouge en vue de la destruction totale immédiate, et le conserva-t-on comme moyen de cautérisation superficielle susceptible de provoquer la coagulation du sang et une phlébite oblitérante; c'est ainsi que l'employait Demarquay, et encore, ainsi employé, il peut par rayonnement escharifier des surfaces trop larges et provoquer un rétrécissement cicatriciel; aussi avait-on cherché il y a longtemps à isoler l'hémorrhoïde à l'aide d'un clamp pour la cautériser ensuite en évitant le rayonnement. Robert Lee et Smith surtout vulgarisèrent ce procédé d'ailleurs bien plus ancien que ces opérateurs. D'après Daniel Mollière, les chirurgiens de Lyon emploient souvent la cautérisation ignée après avoir étranglé l'hémorrhoïde dans une pince. Guersant avait imaginé une sorte de tenaille qu'on portait au rouge blanc et avec laquelle on saisissait ensuite l'hémorrhoïde. C'est de ce procédé que dérive celui imaginé par le professeur Richet et qui est connu sous l'appellation, que lui a donnée son auteur, de *volatilisation des hémorrhoïdes*. Le procédé de Richet permet de détruire *tout* le paquet hémorrhoïdal et *rien* que le paquet hémorrhoïdal. Ce procédé consiste dans l'emploi d'une pince spéciale assez semblable au fer à à repasser. Cette pince est chauffée à blanc, puis appliquée sur l'hémorrhoïde préalablement attirée et maintenue au dehors par un fil métallique passé à sa base. Après deux à trois applications faites à distance l'une de l'autre, tout a disparu, il ne reste qu'un léger pédicule carbonisé et le malade ne souffre pas; tout cela se fait en quelques minutes. Le procédé de Richet a réalisé un réel progrès et constitue avec le procédé de Lee et Smith ce qu'il y a de mieux en fait de cautérisation ignée.

Ces divers procédés nécessitent la sortie de l'hémorrhoïde. Il faut donc qu'elle soit procidente d'elle-même ou artificiellement à l'aide d'un lavement, d'un ballon de Gariel, du parapluie-érigne de Chassaignac, la pince à polypes de Gosselin, l'*hémorrhoïdal* forceps des Anglais, etc. Or, grâce à la dilatation que nous étudierons plus loin, on peut pratiquer la cautérisation dans le rectum même; procédé très avantageux dans les cas où les hémorrhoïdes à peine appréciables provoquent cependant de graves hémorrhagies. M. Trélat indique ce mode opératoire et en montre les excellents résultats (*Clinique chirurgicale*, t. II, p. 339).

Enfin Calmeille, Lartisien et surtout M. Verneuil ont employé le feu en *cautérisation interstitielle*. Cette *ignipuncture* est plus efficace que la cautérisation superficielle de Demarquay pour amener la régression de l'hémorrhoïde.

Quant à la cautérisation *potentielle*, elle a été souvent employée par Jobert, Amussat, Desgranges (de Lyon), et bien d'autres. Amussat portait avec une pince à canelure de la *potasse caustique* sur la base de l'hémorrhoïde. Jobert avait un procédé analogue. C'est ce qu'on a appelé la *ligature caustique*. C'est surtout l'*acide azotique monohydraté* qui a été employé et qui est resté en faveur. Proposé par Cusak, ce procédé a été surtout adopté par les Anglais, et chez nous par Gosselin. D'autres caustiques tels que le *chlorure de zinc*, le *nitrate acide de mercure*, ont été également proposés et préconisés; ils ont tous l'inconvénient d'être dangereux souvent, incertains quelquefois, douloureux toujours. « La cautérisation au fer rouge, dit M. Trélat (p. 338), est, à mon avis, bien préférable à la cautérisation potentielle.... Le procédé de M. Richet est très bon et l'instrument excellent, à la condition qu'il s'agisse d'hémorrhoïdes pédiculées ou pédiculisables; on peut atteindre le même résultat avec le thermocautère. Nous irons un peu moins vite, sans doute, pour détruire les grosses hémorrhoïdes, saillantes, mais en revanche nous pourrons attaquer aisément et avec précision des paquets hémorrhoïdaires qui, en raison de leur petit volume et de leur faible saillie, se déroberaient à l'action de la pince de Richet. Suivant la disposition des tumeurs variqueuses à détruire, nous agirons par attouchements prolongés, par ponctions ou par sections linéaires; mais nous aurons soin, pour éviter un rétrécissement ultérieur, de ne pas faire porter notre cautérisation sur le pourtour de l'orifice anal, et nous laisserons dans l'intérieur du rectum des bandes de muqueuse intactes. » Ce jugement du savant professeur de la Charité nous dispense de tout commentaire sur la valeur de la cautérisation et sur la meilleure façon de l'employer.

Laissant de côté l'ablation des hémorrhoïdes par *torsion* et leur modification par des injections interstitielles de substances irritantes, l'acide phénique en particulier (Américains), j'en arrive à une méthode qui, tout en n'agissant qu'indirectement sur les hémorrhoïdes, donne d'excellents résultats. Je veux parler de la *dilatation*, méthode dédaignée par les Anglais, mais très en honneur chez nous. Maisonneuve le premier employa cette méthode contre les hémorrhoïdes, et Fontan a consacré à ce sujet un important travail en 1877. Mais c'est surtout M. Verneuil qui en a vulgarisé l'emploi et qui a substitué à la dilatation brutale avec les doigts, comme la pratiquait Nélaton, la dilatation lente, progressive, réglée, sous le chloroforme. M. Verneuil employait le spéculum ordinaire, mais cet instrument n'offre pas assez de résistance et M. Trélat, qui a été un partisan déclaré de cette méthode, a fait construire par M. Collin un spéculum à dilatation qui remplit bien mieux cet office. Celui qu'a imaginé M. Nicaise jouit des mêmes avantages de force, mais ses trois valves sont, au moins l'une d'elles, très étroites, ce qui peut provoquer des déchirures. Cette dilatation est très douloureuse, elle doit donc être faite dans la résolution chloroformique, elle n'expose à aucun danger réel, les hémorrhoïdes cessent aussitôt après son emploi, il y a pendant quelques jours incontinence des matières fécales, les accidents locaux disparaissent et ils sont bien souvent plusieurs années sans reparaître.

Comparant la dilatation aux autres méthodes de traitement, M. Trélat s'exprime ainsi : « Par la simplicité de son manuel opératoire aussi bien que la bénignité de ses suites, la dilatation est infiniment supérieure à la cautérisation et à l'exérèse, par l'écraseur, des paquets hémorrhoïdaux. Comme la dilatation, la cautérisation ignée et l'écrasement linéaire, elle comporte l'emploi du chloroforme; mais, après ces deux dernières opérations, la douleur est plus prolongée, les soins locaux plus délicats et plus compliqués, la guérison beaucoup plus lente. La cautérisation à l'acide nitrique fumant est très douloureuse, la ligature élastique ne l'est pas moins. De plus, en s'adressant à un procédé quelconque de cautérisation ou de ligature, on ne peut méconnaître qu'on fait courir au malade des dangers que les pansements antiseptiques actuels ne réussissent pas toujours à écarter. Enfin, si ces opérations détruisent les hémorrhoïdes, elles restent sans action sur la contracture sphinctérienne et la laissent persister avec tous ses inconvénients. Ce court parallèle est donc tout à l'avantage de la dilatation. » Et plus loin, le savant maître résume sa pratique de la manière suivante : « Aussi puis-je dire, dès maintenant, que la dilatation, pour le plus grand nombre des cas et la cautérisation ignée pour un petit nombre, sont les deux seules méthodes que j'emploie aujourd'hui pour la cure chirurgicale des hémorrhoïdes. » Ce petit nombre de cas auxquels M. Trélat applique avec raison la cautérisation ignée sont ceux où il y a relâchement du sphincter. Il se sert encore là de son speculum à dilatation, mais pour éclairer le rectum et le protéger contre le rayonnement du thermocautère qu'il porte directement dans l'intérieur de l'intestin pour y faire de la cautérisation totale, de l'ignipuncture ou des raies de feu suivant les cas. C'est en effet le seul procédé à employer en pareil cas; les *injections interstitielles* de strychnine, d'ergot de seigle (Vidal de Cassis, Detourbe), l'*électrisation* sont insuffisantes sinon absolument inefficaces, et elles sont incapables de mettre un terme aux pertes de sang. De telle sorte que le traitement des hémorrhoïdes se résume dans cette formule simple : cautérisation ignée totale ou partielle, et dilatation forcée, suivant les cas.

CHAPITRE IV

MALADIES DE L'ANUS

Un petit nombre d'affections frappent l'anus à l'exclusion du rectum ; la plupart sont communes à ces deux portions du tube digestif. Ainsi, dans le chapitre précédent, nous avons décrit des maladies affectant à la fois l'anus et le rectum, comme le cancer, les hémorrhoïdes, etc. ; dans celui-ci on trouvera aussi décrites quelques affections qui, comme les *fistules*, appartiennent souvent au rectum, quoique par définition au moins, elles rentrent dans le groupe des maladies de l'anus. Nous allons successivement étudier : les *ulcérations*, les *végétations* et *condylomes*, les *abcès*, les *fistules*, la *fissure*, enfin les *vices de conformation* de l'anus et du rectum..

I

ULCÉRATIONS

FOURNIER, Leçons sur la syphilis. — D. MOLLIÈRE, Maladies de l'anus et du rectum. — A. MOURRET, Tuberculose ano-rectale. Thèse de Paris, 1887. — PEAN et MALASSEZ, Traité sur les ulcérations anales. Paris, 1871. — PRIMET, Thèse de Paris, 1880. — SPILLMANN, Thèse d'agrégation, Paris, 1878. — E. VIDAL, *Dictionnaire encyclopédique*.

Les *ulcérations* anales sont nombreuses et fréquentes; elles sont insignifiantes ou importantes, enfin elles sont *simples* ou *diathésiques*. A un autre point de vue, elles peuvent être *primitives* ou *secondaires*. En parlant de ces dernières, nous avons en vue ces ulcérations à marche rapide, à tendance gangréneuse, qu'on observe dans le décours ou au déclin des maladies infectieuses graves, telles que fièvre typhoïde, diphthérie, fièvre puerpérale, pyohémie, fièvres éruptives graves, etc. Nous laisserons de côté ces ulcérations que le chirurgien a rarement l'occasion d'observer, pour nous occuper principalement des ulcérations *primitives*.

Les ulcérations anales peuvent naître et évoluer sur place, ou bien naître dans le rectum et s'étendre à l'anus, ou encore apparaître à l'anus et gagner le rectum.

Au point de vue de la *forme* de l'ulcération, il est une variété qui est presque spéciale à l'anus et qui est due à la présence des plis rayonnés, c'est l'*ulcération fissuraire*, c'est-à-dire en forme de crevasse siégeant au fond d'un pli rayonné. L'ulcération *fissuraire* n'est pas une entité, c'est une forme; elle peut être telle d'emblée ou succéder à de l'eczéma de l'anus, à un érythème quelconque, à des plaques muqueuses. Il n'est pas rare de voir une ulcération ordinaire d'abord plane, devenir fissuraire près de sa guérison; c'est ce qui se passe parfois aussi pour le chancre. Quand ces ulcérations fissuraires succèdent à des ulcérations vénériennes ou syphilitiques, on les appelle *rhagades*. Toutes les inflammations de l'anus et du rectum, tous les traumatismes, par bol fécal, par corps étranger, par pédérastie, peuvent leur donner naissance. Les écoulements rectaux, la diarrhée, les hémorrhoïdes les provoquent aussi par un processus différent.

Ces crevasses sont plus ou moins étendues, mais elles ne dépassent pas les limites du canal anal; plus ou moins profondes, il est rare qu'elles aillent jusqu'au sphincter; habituellement elles sont superficielles. Quelquefois indolentes, elles sont souvent douloureuses; enfin quelquefois elles donnent lieu à ce complexus symptomatique que nous étudierons plus loin sous la dénomination de *fissure à l'anus*. Citons enfin un dernier caractère de ces ulcérations fissuraires; c'est leur évolution très lente et leur peu de tendance à la guérison spontanée. Aussi, s'il est facile de les reconnaître à leur aspect caractéristique, est-il plus difficile de les guérir, et il faudra dans ce but rechercher avec soin leur origine afin de leur appliquer une thérapeutique appropriée. Une excessive propreté locale convient d'ailleurs à tous les cas et la dilatation forcée, sous le chloroforme, crée la condition la plus favorable à leur rapide guérison.

Les *ulcérations folliculaires* (Rokitansky) de l'enfant atteint de diarrhée persistante, les *ulcérations de la dysenterie* sont spéciales au rectum et sont d'ordre médical. Elles n'intéressent le chirurgien que par quelques-unes de leurs complications : les *abcès du foie* et le *rétrécissement* cicatriciel du rectum. De même le *chronic ulcer* des Anglais, dont la nature n'est d'ailleurs pas encore complètement élucidée et qui semble renfermer des exemples de rétrécissement syphilitique et répondre dans d'autres cas à la dysenterie, ou à une affection locale *sui generis*, analogue à l'ulcère de l'estomac et du duodénum, ne nous arrêtera pas davantage.

Parmi les *ulcérations simples* de l'anus, nous rangerons encore les ulcérations *herpétiques*. Elles sont surtout fréquentes chez la femme et accompagnent habituellement l'herpès vulvaire. Bien étudié par Legendre en 1858, l'herpès anal ne présente rien de particulier; à la vésicule d'abord transparente succède une vésicule louche, puis une ulcération jaune au centre, rosée à la périphérie. Quelquefois les ulcérations sont plus vastes, elles succèdent alors à des vésicules confluentes, mais elles conservent toujours l'aspect polycyclique. Ces ulcérations donnent lieu souvent à l'engorgement du groupe supéro-externe des ganglions inguinaux superficiels ; exceptionnellement les ganglions suppurent. La propreté des organes génitaux externes est le meilleur moyen préventif de l'herpès anal ; les lavages émollients et aseptiques en amènent promptement la guérison.

Les *ulcérations diathésiques* comprennent les ulcérations *vénériennes* et *syphilitiques*, *tuberculeuses* et *néoplasiques*. Ces dernières doivent être éliminées; ce ne sont pas là des ulcérations à proprement parler, mais des *néoplasmes ulcérés*, ce qui est bien différent ; aussi nous les éliminons de notre description.

Le *chancre simple* s'observe assez fréquemment à l'anus, surtout chez la femme ; d'après Ricord, sa fréquence représente, chez l'homme, 3 pour 100, et chez la femme, 14 pour 100. Cette fréquence plus grande dans le sexe féminin s'explique et par le contact plus direct de l'anus avec les organes masculins et par le voisinage du vagin dont les écoulements baignent immédiatement la région anale. Dans la comparaison des accidents vénériens, le *chancre simple* serait aussi plus fréquent que la *blennorrhagie* ano-rectale.

Son *siège* primitif est habituellement un pli rayonné, du côté du périnée plus souvent que du côté du coccyx. Quelquefois unique, il est le plus souvent *multiple* et affecte alors la disposition *en couronne*, comme on l'observe à la face interne du prépuce, à la base du gland. Chez la femme, l'écoulement vulvo-vaginal concomitant provoque un érythème interfessier qui favorise l'auto-inoculation aux fesses et à la face interne des cuisses. Tantôt ces chancres ont l'aspect habituel du chancre vénérien, tantôt ils ressemblent à des ulcérations simples ou herpétiques. Gosselin, frappé de cet aspect clinique, les appelle *chancres herpétiformes de l'anus*. Leur nature vénérienne, quel que soit l'aspect, est facile à mettre en évidence grâce à l'inoculation par grattage.

Dans les cas types, le chancre vénérien de l'anus constitue une ulcération profonde, à bords taillés à pic suppurant abondamment, et dégageant une odeur âcre toute spéciale. Comme l'ulcération fissuraire, il siège au fond d'un pli rayonné; mais la fissure est *superficielle* et le chancre est *profondément ulcéré*. Ce chancre développé dans un pli rayonné s'appelle *chancre margellaire;* nous avons dit déjà qu'il peut en se cicatrisant donner lieu à une ulcération fissuraire, il peut même être l'origine de la *fissure à l'anus*. Le chancre vénérien peut-il pénétrer dans le rectum? C'est là une question encore controversée. Desprès est d'avis que le chancre rectal existe, il en rapporte 6 cas; d'après lui, il serait même souvent *phagédénique*.

Nous avons vu le rôle que cet auteur fait jouer au chancre dans la pathogénie du syphilome ano-rectal. Mais cette opinion n'est généralement pas admise, et récemment encore M. Rollet (de Lyon) soutint l'opinion que le chancre vénérien ne se développe pas dans le rectum.

Le chancre anal est susceptible des mêmes complications que le chancre des organes génitaux ; c'est-à-dire qu'il peut se compliquer d'adénite inguinale externe suppurée, et même d'adénite chancreuse, si le bubon est secondairement inoculé (Strauss).

Le chancre anal guérit facilement, surtout quand, résultant d'une auto-inoculation, il siège sur le périnée, les fesses, les cuisses; le chancre margellaire est plus tenace et devient aisément fissuraire ; en somme, il ne présente pas un pronostic plus sévère que le chancre vénérien habituel.

Nous avons vu que l'abondance de la sécrétion, son odeur âcre, la profondeur de l'ulcération différencient le chancre de l'ulcération fissuraire ; les ulcérations herpétiques ont été précédées de vésicules, elles s'accompagnent de douleurs névralgiques, elles sont toujours superficielles et polycycliques.

Les *lésions syphilitiques* de l'anus, ulcérées, peuvent être *primitives*, *secondaires* ou *tertiaires*.

Le *chancre syphilique* est plus rare que le chancre vénérien ; il représente 1 pour 100 chez l'homme et 4 pour 100 chez la femme de la totalité des chancres observés dans les deux sexes. Cette moindre fréquence est due à ce que, pour le chancre syphilitique, l'auto-inoculation ne peut plus intervenir, il faut l'inoculation directe. Aussi est-ce le coït anal involontaire ou la sodomie qui est la cause habituelle du chancre infectant de l'anus, et est-ce surtout chez les prostituées qu'on l'a observé (Martin à Saint-Lazare, Carrier à l'Antiquaille de Lyon).

Il est ordinairement *unique*. Tantôt tout petit, il est caché dans un pli rayonné de l'anus ; il repose alors sur une minime induration difficile à saisir; tantôt, au contraire, il forme une large ulcération, mesurant 2 à 3 centimètres de diamètre, reposant sur une large induration qui soulève le chancre au point de le faire quelquefois ressembler à une tumeur sessile et ulcérée. Bientôt on observe l'engorgement ganglionnaire, multiple et indolent, caractéristique.

Le chancre infectant s'observe-t-il dans le rectum ? Ricord déclare en avoir observé un cas chez une femme. D'après D. Mollière, c'est probablement le seul cas qu'on ait observé, si toutefois il s'agissait véritablement d'un chancre infectant. Le chancre syphilitique de l'anus est, d'après Rollet (de Lyon), susceptible d'une auto-inoculation vénérienne ; il constituerait alors un chancre mixte, susceptible de s'étendre par *phagédénisme*. On a beaucoup abusé de cette possibilité du phagédénisme pour expliquer le rétrécissement du rectum ; malgré l'autorité de Gosselin, l'influence directe du chancre sur la production du syphilome ano-rectal n'est plus guère admise, même en invoquant la rectite concomitante, que Gosselin aurait observée 10 fois sur 16 cas.

Le chancre syphilitique de l'anus ne peut être confondu qu'avec le chancre vénérien. Mais celui-ci n'a pas d'induration, il sécrète abondamment, il est le plus souvent multiple et susceptible d'auto-inoculation ; en outre l'adénopathie est unilatérale et unique, ou multiple, mais alors avec prédominance d'un ganglion du groupe.

Le chancre infectant de l'anus ne présente pas de gravité spéciale, et le traitement local et général de tout autre chancre de même nature et siégeant en un autre lieu lui est applicable.

Les *accidents secondaires ulcéreux* qu'on observe à l'anus sont les *plaques muqueuses* ; elles y sont très fréquentes, et cette région est même un lieu de prédilection véritable ; elles sont arrondies, elles ont ce caractère pseudo-hypertrophique que présentent toujours les plaques muqueuses *cutanées* : elles sont ordinairement multiples et symétriquement disposées sur l'une et l'autre face latérale de la région anale. Elles coïncident avec d'autres plaques muqueuses des organes génitaux, et apparaissent souvent alors que la roséole est en pleine évolution sur le tronc. Elles sécrètent assez abondamment et développent une odeur pénétrante absolument caractéristique.

On s'est demandé s'il pouvait se développer des lésions ulcéreuses syphilitiques secondaires dans le rectum. Or, d'après D. Mollière, il paraît certain que des plaques syphilitiques peuvent se développer dans l'ampoule rectale, et cet auteur en aurait observé un exemple très net ; il convient toutefois que cette lésion doit être assez rare. Il se demande si ce n'est pas à la syphilis secondaire qu'il convient de rattacher ces ulcérations étendues, à bords, taillés à pic, tuméfiés, entourés d'une zone inflammatoire avec nodosités dans lesquelles les Anglais reconnaissent le *chronic ulcer* d'Allingham. Ces ulcérations sont très douloureuses au toucher, elles donnent lieu à de la *diarrhée*, mais c'est une diarrhée qui ne se produit *que le matin ;* une à deux fois chaque matin, le malade rend des détritus noirâtres, avec des mucosités semi-liquides plus ou moins teintées de sang. Les phénomènes inflammatoires gagnent en profondeur, atteignent le péritoine, le sacrum, les fosses ischio-rectales. On observe des abcès, des fistules, quelquefois des phénomènes de rétrécissement. A une période plus avancée, le sphincter est détruit, il y a incontinence et écoulement de matières ichoreuses rappelant les écoulements du cancer, et simulant absolument cette grave affection. Cette redoutable maladie est-elle syphilitique ? Il est permis d'en douter, car le traitement spécifique est absolument inefficace contre elle ; d'ailleurs dès qu'elle est nettement caractérisée elle est au-dessus des ressources de la thérapeutique et la mort en est la terminaison fatale.

Les *lésions tertiaires* sont rares. D. Mollière aurait vu une gomme ulcérée, primitivement développée à l'anus, et qui détermina une inflammation de la fosse ischio-rectale. La malade succomba.

Les *syphilides ulcéreuses* tertiaires sont très rares aussi, on a même contesté leur existence. Cependant on en a observé des exemples indéniables, ce sont des lésions multiples remontant parfois très loin à la surface du gros intestin ; parfois petites, peu profondes, elles forment dans d'autres cas des ulcérations profondes et véritablement étendues, susceptibles d'entraîner à la suite de leur guérison un rétrécissement cicatriciel. Leur aspect est variable, jaunâtre, rouge vineux, etc. ; leurs sécrétions sont abondantes, sanieuses, parfois striées de sang.

Dans quelques cas ces syphilides ont pu prendre le caractère d'ulcérations fissuraires.

En somme, il s'agit là de lésions peu fréquentes, souvent assez difficiles à diagnostiquer par elles-mêmes, mais diagnostiquables par l'existence d'autres manifestations plus évidentes de la syphilis. Toutes ces lésions sont justiciables du traitement spécifique.

Les *ulcérations tuberculeuses* constituent un chapitre important des maladies de l'anus, et un chapitre intéressant de la tuberculose en général. L'histoire de la tuberculose ano-rectale ne remonte pas à une époque bien lointaine. Bordeu le premier avait remarqué la fréquence des fistules anales chez les phthisiques sans saisir le rapport qu'il pouvait y avoir entre cette lésion et la tuberculose. La première affirmation nette vient de Grisolle, qui déclare que « dans la plupart des cas l'abcès et la fistule à l'anus sont consécutifs à quelque ulcération tuberculeuse de la partie inférieure du rectum ». Grisolle exagère évidemment; nous retrouvons cette exagération dans la thèse de Deschamps (1885), qui déclare « qu'une seule affection prédispose d'une façon évidente à l'abcès à l'anus, c'est la tuberculose ». La tuberculose ano-rectale est absolument admise aujourd'hui; les procédés d'analyse que nous possédons actuellement (examen histologique, culture, inoculation) ont mis son existence hors de conteste, et ce n'est pas cette existence que M. Mourret cherche à prouver en 1887, mais les caractères de la tuberculose ano-rectale.

Cette tuberculose peut être secondaire à la tuberculose pulmonaire, mais elle peut être également primitive, contrairement à ce que croyait Louis, dont la loi est aujourd'hui tombée en désuétude.

La production tuberculeuse peut se développer primitivement *dans la peau* ou *sous la peau* ou enfin débuter *par la muqueuse.*

La *tuberculose cutanée* a un début insidieux : il y a d'abord une petite plaque superficielle, légèrement saillante, douloureuse à la pression, un peu dure, parsemée de points jaunâtres. Cette plaque, rouge à sa surface, se ramollit, s'ulcère, laisse écouler un pus caséeux, granuleux, puis l'*ulcération tuberculeuse* est constituée; les bords en sont indurés, le fond jaunâtre. Cette ulcération est souvent très douloureuse; c'est en gagnant en profondeur qu'elle provoque des *abcès* et des *fistules.* Ces lésions provoquent dans la région fessière, ou sous la muqueuse du rectum, des *décollements* parfois très étendus.

La *tuberculose sous-cutanée* se montre sous l'aspect clinique d'une gomme tuberculeuse, d'abord dure, puis ramollie; indolente d'abord, elle devient alors légèrement douloureuse; la peau s'amincit, s'ulcère, se perfore, et une matière granuleuse s'élimine, laissant une ulcération anfractueuse développée au milieu d'une zone très largement indurée; les dimensions de cette ulcération diminuent, mais à peu à peu elle se transforme en une fistule persistante. La tuberculose cutanée et sous-cutanée, profonde ou superficielle, peut s'accompagner d'adénopathie inguinale. Quant à la *tuberculose muqueuse ano-rectale,* elle peut être localisée à cette portion du tube digestif, où accompagner une colite ulcéreuse, ou des ulcérations tuberculeuses de l'intestin grêle. Spillmann a mis nettement en évidence cette tuberculose muqueuse; le toucher rectal et surtout l'examen au spéculum permettront de reconnaître ces ulcérations et de relever leurs caractères. Toutefois il faut noter que ces ulcérations tuberculeuses de l'anus et du rectum sont rares. Elles donnent lieu aux phénomènes fonctionnels de la rectite. Elles peuvent se compliquer d'abcès périrectaux et de fistules; toutefois ces abcès et fistules sont plus souvent consécutifs à la tuberculose des fosses ischiorectales, du tissu cellulaire de l'espace pelvi-rectal supérieur ou des os du bassin. Le traitement général de la tuberculose, localement les topiques iodoformés, la cautérisation ignée, l'excision si elle est pratiquable (un cas de Duplay), constituent les principales indications thérapeutiques de la tuberculose ano-rectale.

Les *végétations* anales sont surtout fréquentes chez la femme, et à la suite des écoulements blennorrhagiques ou leucorrhéiques prolongés et abondants. Parfois petites, rares et isolées, elles sont souvent abondantes, multiples, formant de grosses masses en choux-fleurs entourant complètement l'orifice anal. Elles ont d'ailleurs tous les caractères des végétations vulvaires ou préputiales et sont justiciables des mêmes traitements.

Les *condylomes* méritent une description un peu plus longue; ils succèdent ordinairement aux ulcérations syphilitiques de l'anus, aussi convient-il, à notre avis, de les étudier à la suite de celles-ci. Les condylomes sont constitués par une hypertrophie de la peau des plis rayonnés de l'anus; à la coupe et à l'examen microscopique, on y trouve tous les éléments de la peau et les seuls éléments de la peau de la région.

Beaucoup d'auteurs les regardent comme une manifestation syphilitique; l'observation montre en effet qu'ils apparaissent souvent avec les chancres infectants et les plaques muqueuses. D'après Fournier, on les observerait toujours aussi avec le syphilome ano-rectal, mais celui-ci est bien moins fréquent encore que le chancre syphilitique de l'anus, peu fréquent lui-même.

Mais peut-on le considérer comme toujours syphilitique? Est-il véritablement, comme on l'a dit, la signature du chancre infectant? Pas d'une manière absolue; car on peut l'observer avec le chancre mou, et même avec des ulcérations non syphilitiques et non vénériennes. Cela n'est pas habituel pourtant, de sorte que, bien qu'il soit rebelle absolument à l'action du traitement antisyphilitique, le condylome doit éveiller l'idée de syphilis.

Les condylomes se présentent sous l'aspect de saillies ordinairement sessiles, parfois uniques, plus souvent *multiples*, mais toujours distinctes. Cette saillie forme une tumeur d'abord toute petite, puis plus grosse, sans dépasser d'ordinaire le volume d'une noisette, dure à la pression et indolente. Son revêtement est cutané. Sa résistance, sa sessilité absolue, son indolence, son tout petit volume, permettent de différencier le condylome d'une hémorrhoïde interne procidente, d'une hémorrhoïde externe turgescente, voire même d'une marisque. Ce que nous avons dit de l'étiologie du condylome suffit à rappeler qu'il convient, lorsqu'on le constate, de rechercher les stigmates d'une syphilis possible contre laquelle on instituera le traitement spécifique. Quant au condylome lui-même, il est sans danger, ne provoque ordinairement aucune gêne; il est d'ailleurs facile de le faire disparaître par simple excision.

II

ABCÈS DE LA MARGE DE L'ANUS

DE BARRAU DE MURATEL, De l'incision des abcès ano-rectaux. Thèse de Paris, 1886. — MÉLOCHE, Des abcès de la région ano-rectale et de leur traitement. — RECLUS, *Cliniques chirurgicales de l'Hôtel-Dieu*, 1888. — TRÉLAT, *Clinique chirurgicale*, t. II.

Nous avons, à propos du rectum, décrit les abcès péri-rectaux (abcès de la fosse ischio-rectale, abcès de l'espace pelvi-rectal supérieur). Nous allons ici étudier les abcès tout à fait superficiels.

Nous laisserons de côté les abcès provenant des voies génito-urinaires ou d'une lésion osseuse de la ceinture pelvienne et qui viennent se manifester au voisinage de l'anus. Nous ne nous en préoccuperons qu'au diagnostic, nous limitant dans l'exposé actuel à la description des abcès du voisinage immédiat de l'anus.

Ainsi considéré, les abcès de la marge de l'anus se réduisent à deux *variétés* pour beaucoup d'auteurs, savoir : l'*abcès tubéreux* et l'*abcès phlegmoneux*. Il convient d'y en ajouter, à notre avis, une troisième variété, l'*abcès tuberculeux*, qui n'est peut-être pas un véritable abcès, mais qui provoque le même accident que l'abcès phlegmoneux, je veux dire la fistule anale.

Les abcès *tubéreux* ou *sous-dermiques* sont dus à l'inflammation d'un appareil pilo-sébacé; c'est donc une sorte de furoncle. Ils se présentent à l'anus avec les caractères qu'on remarque aux abcès tubéreux de l'aisselle, c'est-à-dire une petite tumeur d'abord dure, douloureuse, siégeant sous la peau, puis molle, fluctuante et guérissant très rapidement après l'évacuation d'une petite quantité de pus phlegmoneux. Ces abcès décollent la peau dans une petite étendue, ils sont toujours *sous-sphinctériens;* quelquefois on n'observe qu'un abcès tubéreux, mais il est fréquent d'en observer deux ou plusieurs consécutivement. Les irritations locales, l'humidité persistante, l'âcreté des sécrétions de la région, l'oubli des soins de propreté sont les *causes* habituelles de l'abcès tubéreux. Cependant, d'après M. Reclus, il en existerait une autre, la *tuberculose*. Cet auteur cite deux observations où la matière puriforme avait pour origine le ramollissement d'un noyau tuberculeux devenu caséeux. Cette étiologie n'est pas habituelle, et dans le langage habituel, *abcès tubéreux* veut dire abcès de l'appareil *pilo-sébacé*.

Les soins minutieux de propreté, une incision fort simple au bistouri, des bains d'amidon constituent tout le traitement de cette légère affection.

Les *abcès phlegmoneux* de la marge de l'anus comprennent deux variétés, auxquelles M. Reclus a assigné les noms de *extra-sphinctériens* et *intra-sphinctériens*. Sous la dénomination d'abcès extra-sphinctériens, M. Reclus entend les abcès de la fosse ischio-rectale que nous avons décrits plus haut. Ces abcès se développent dans le tissu cellulaire lâche de l'espace pelvi-rectal inférieur, ce sont de véritables abcès péri-rectaux, mais ils viennent pointer au pourtour de l'anus. M. Reclus déclare que ces abcès sont très rares et il n'en aurait observé que trois cas. Je crois que la fréquence de ces abcès est un peu plus grande, les leçons de Trélat l'indiquent et personnellement j'en ai observé un nombre bien plus grand que ne l'indique le chiffre ci-dessus.

Sous le nom d'*abcès intra-sphinctériens* de M. Reclus, il faut entendre les abcès développés dans le tissu cellulaire serré, cloisonné, péri-anal, sous-cutané, abcès qui se propagent aisément sous la muqueuse en la décollant. Malgré le peu d'abondance de ce tissu cellulaire, ces abcès sont relativement très fréquents, ce sont les *vrais abcès de la marge de l'anus*.

Ils peuvent être primitivement *sous-muqueux* (Reclus), ils sont le plus souvent *sous-cutanés*.

Étiologie. — Des causes multiples peuvent provoquer cette inflammation péri-rectale.

Les unes proviennent de l'*extérieur*, les autres agissent par l'*intérieur*. Aux causes extérieures nous rattacherons les abcès qui succèdent aux *traumatismes :* marche prolongée, équitation, coup porté violemment dans la région anale; les blessures résultant d'un examen brutal ou forcé, ou de l'introduction maladroite d'une canule métallique à bout pointu, des manœuvres de la pédérastie; ceux qui succèdent aux *inflammations* de voisinage : eczéma. herpès, érythème, excoriations simples; à cet ordre se rattachent les petits phlegmons consécutifs à l'inflammation des hémorrhoïdes externes (phlébite hémorrhoïdaire, abcès phlébitique de Chassaignac). Les inflammations de la prostate, des vésicules, déterminent des phlegmons de la fosse ischio-rectale et rarement des phlegmons superficiels.

Mais fréquemment aussi l'origine de l'abcès est intra-anale. C'est une petite ulcération qui a ouvert la voie à l'infection et déterminé l'inflammation péri-anale. Toutes les ulcérations du canal anal, simples, diathésiques ou néoplasiques même sont susceptibles de déterminer un abcès vulgaire de la marge. Ces petites ulcérations ont pu passer inaperçues et le phlegmon semble s'être déclaré spontanément. L'*abcès* dit *idiopathique* existe à la marge de l'anus, mais il a une marche torpide ou subaiguë, et il reconnaît pour cause directe la *tuberculose*. Au contraire, les phlegmons dont nous parlons ont une marche aiguë. Les petits corps étrangers, débris osseux, pépins de fruits arrêtés dans la cavité des valvules de l'anus peuvent y déterminer une petite inflammation ulcérative et un abcès consécutif. On peut quelquefois alors retrouver le corps étranger dans le pus évacué par incision, et Sabatier avait déjà insisté sur cette pathogénie des abcès de la marge de l'anus; toutefois, M. Duplay a fait remarquer que cette origine n'est pas très fréquente. Il faut tenir un compte un peu plus grand des petites déchirures produites par ces mêmes petits corps étrangers dans l'acte de la défécation.

En résumé, les phlegmons de la marge de l'anus comme les phlegmons de la fosse ischio-rectale ou de l'espace pelvi-rectal supérieur sont ou phlegmoneux, c'est-à-dire *inflammatoires*, ou *tuberculeux*. Ceux-ci sont parfois d'ailleurs la première manifestation de la tuberculose.

Symptômes. — Les symptômes sont vulgaires; il y a deux états, l'état *phlegmoneux* et l'état *suppuré*. On a rarement l'occasion d'observer le premier état parce que la douleur n'est pas très vive en général, au moins tout d'abord et que le malade ne croit pas devoir s'en préoccuper. Pourtant cette douleur devient plus vive, lancinante; elle s'exagère pendant la marche et même pendant la station assise; la défécation devient très pénible. Des *symptômes généraux* se manifestent, il y a de la *fièvre*, de l'*inappétence;* de petits frissons répétés indiquent que la suppuration se fait.

A l'état suppuré, on constate sur un des points de la périphérie de l'anus, ordinairement latéralement, une tuméfaction globuleuse, assez mal délimitée à la périphérie avec rougeur et tension de la peau, qui présente souvent en son milieu une coloration bleuâtre. Au toucher on éveille une douleur vive, et on constate de la fluctuation. Le *toucher rectal* pratiqué à ce moment est très douloureux; si le malade s'y prête, on peut constater une saillie de la muqueuse, saillie fluctuante et dont la fluctuation se continue avec celle qu'a recueillie l'examen extérieur. Cette saillie intra-rectale est due au décollement de la muqueuse par une collection sous-muqueuse. On observe souvent l'engorgement des ganglions inguinaux externes.

Marche et terminaison. — La marche de ces phlegmons est essentiellement aiguë ; la suppuration y est rapide, le pus se collecte, le tissu cellulaire assez dense de la région se prête peu à la diffusion, aussi la collection est-elle très tendue et le pus jaillit quand on l'incise. Abandonné à lui-même, l'abcès s'ouvre spontanément, et que ce soit dans le tissu sous-cutané ou dans le tissu sous-muqueux que l'abcès ait d'abord pris naissance, c'est presque exclusivement à la peau que se fait l'ouverture. Mais cette ouverture est insuffisante pour évacuer le pus, le petit prolongement sous-muqueux ne se vide pas ou se vide mal, et bientôt on s'aperçoit que le malade, qui avait été tout d'abord extrêmement soulagé par l'évacuation du pus à l'extérieur, rend des matières souillées de sang ou de pus : il s'est fait une deuxième ouverture dans l'intestin. La conséquence de cette seconde ouverture va être la création d'une *fistule*, véritable fistule pyo-stercorale, car entre l'ouverture intestinale et l'ouverture extérieure il existe une cavité purulente, le décollement sous-muqueux parfois très étendu relativement et dont il est aisé de se rendre compte avec un stylet introduit par l'orifice extérieur et un doigt dans le rectum.

Cette terminaison est si fréquente qu'elle constitue, on peut le dire, la règle, et c'est cette notion qui dicte la ligne de conduite que le chirurgien a à suivre dans le traitement de ces abcès.

Il n'est pas fréquent de voir ces abcès déterminer par propagation l'inflammation de la fosse ischio-rectale. Dans ce cas, après l'évacuation de l'abcès, les phénomènes généraux et locaux subitement atténués reprennent et avec une intensité beaucoup plus grande.

Diagnostic. — Le *diagnostic* est très facile ; la suppuration étant rapide et les phénomènes nettement inflammatoires, il est facile de reconnaître l'abcès phlegmoneux. La marche beaucoup plus lente, le peu de retentissement douloureux, le peu de tendance à la réparation caractérisent l'abcès tuberculeux. Mais il convient de se demander si l'on a affaire à un abcès *tubéreux* ou *sous-sphinctérien*, à un abcès *marginal* ou *intra-sphinctérien*, ou bien enfin à un abcès de la *fosse ischio-rectale* ou *extra-sphinctérien*.

Or l'abcès tubéreux est *tout en saillie;* il forme une petite masse fluctuante reposant sur une base indurée, mais se détachant tout à fait sur la surface cutanée. L'abcès intra-sphinctérien fait saillie, mais cette saillie est mal limitée et le toucher rectal montre qu'il s'étend en profondeur. Enfin l'intensité beaucoup plus grande des phénomènes généraux et locaux, le toucher rectal qui permet d'apprécier l'étendue beaucoup plus grande du phlegmon, permettront de séparer le phlegmon péri-rectal du phlegmon marginal.

Traitement. — La thérapeutique d'un abcès chaud est fort simple ; il est inutile au moins de s'attarder à l'emploi d'antiphlogistiques et les sangsues, en particulier, doivent être proscrites ; leur application est bien plus susceptible de provoquer un abcès de la marge que d'en entraver l'évolution. Le traitement de choix est l'incision, l'évacuation du pus par lavage et l'application de pansements antiseptiques appropriés. Cette thérapeutique simple de l'abcès chaud, en général, convient-elle aux abcès marginaux? C'est ce qu'il faut examiner. Je ne m'attarderai pas à refaire l'historique de cette question, historique déjà esquissé à propos des phlegmons péri-rectaux; il me suffira de dire que deux méthodes sont en présence : celle de Foubert, celle de Faget. La méthode de Faget, la plus ancienne en date (1743), consiste dans l'incision simultanée de l'abcès et de la portion de l'anus et du rectum intéressée par l'abcès. Peu de temps après, Foubert faisait remarquer que l'ouverture spontanée, ou par une incision petite, toute simple, suffisait à amener la guérison, d'où l'indication qu'il pose de ne pas inciser l'intestin.

Or, s'il n'est pas douteux qu'on ait vu des abcès marginaux guérir aussi simplement, l'expérience atteste qu'il est beaucoup plus habituel de voir consécutivement une fistule borgne externe ou complète s'établir. Beaucoup de malades d'ailleurs qui se sont d'abord crus guéris, ont vu des abcès récidivants survenir et ont dû finalement subir l'opération de la fistule anale. Trélat, dans ses leçons sur les abcès à l'anus et les fistules, cite des faits très démonstratifs en ce sens. Aussi se prononce-t-il fermement, et dans ses leçons et à la Société de chirurgie, pour la méthode de Faget : « Je me félicite, dit-il (p. 355), d'être, de longue date, un de ceux qui l'ont le plus énergiquement préconisée. » Plus récemment, M. Reclus s'en est à nouveau et très heureusement, soit dans ses écrits, soit dans les thèses de ses élèves Melloche et de Muratel, constitué le défenseur.

La cause, à notre avis, est entendue; le décollement sous-muqueux est l'agent de la fistulisation; c'est lui qui est la cause de l'échec fréquent de la méthode de Foubert, échec qui conduit à une deuxième intervention, celle de la fistule anale; il faut donc chercher à éviter cette deuxième intervention. Pour cela, la méthode certaine, c'est la méthode de Faget. On incisera d'abord l'abcès, puis, introduisant dans sa cavité une branche d'une paire de ciseaux dont l'autre branche pénètre par l'anus, on coupe d'un seul coup tous les tissus intermédiaires; on s'assure qu'on a atteint les limites du décollement sous-muqueux; on pense à plat avec soin, et très rapidement parfois, un peu plus lentement dans d'autres cas, on obtient une guérison absolue, définitive, sans avoir eu même, dans le cas d'abcès intra-sphinctériens, l'inconvénient d'ailleurs momentané de l'incontinence des matières; en effet, le sphincter est resté intact, de sorte que le principal argument des partisans de l'incision simple leur fait défaut dans le cas d'abcès marginaux.

III

DES FISTULES A L'ANUS

Gosselin, *Clinique de la Charité*, t. II. — Guerlin, Des fistules à l'anus chez les tuberculeux. Paris, 1878. — Longo Frédéric, Cure rapide de la fistule anale. Paris, 1887. — Manget, *Bibliotheca chirurgica*, Genève, 1721. — D. Mollière, Maladies de l'anus et du rectum. — S. Pozzi, Étude sur les fistules de l'espace pelvi-rectal supérieur. Thèse de Paris, 1873. — Prunieras, Thèse de Paris, 1882. — Rides, *Mémoires de la Société d'émulation*, 1826, t. IX. — Trélat, *Clinique chirurgicale*, t. II.

Définition. — On appelle *fistule à l'anus* une lésion caractérisée par des orifices anormaux faisant communiquer l'anus ou le rectum avec l'extérieur, et laissant passer par le trajet intermédiaire du pus, des gaz, et parfois des produits de l'intestin.

Orifice extérieur *cutané*, *orifice* interne, *intestinal*, *trajet* intermédiaire, ce sont là les trois termes essentiels de la fistule à l'anus. L'association de ces trois termes peut subir de nombreuses modifications et ces modifications constituent des *espèces* et des *variétés* multiples.

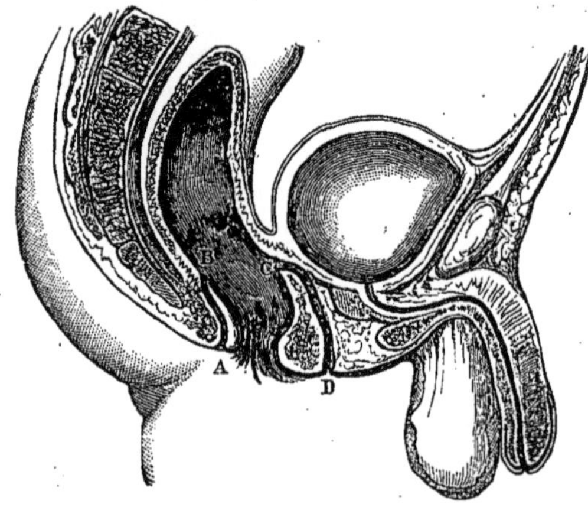

FIG. 19. — Fistules pelvi-rectales inférieures. AB, sous-tégumentaires; DC, sous-musculaire.

Division. — Il y a deux *espèces* principales de fistules à l'anus : 1° celles qui font communiquer le rectum avec l'extérieur par l'intermédiaire du tissu cellulaire *péri-rectal;* 2° celles qui font communiquer l'anus avec la peau par l'intermédiaire du tissu cellulaire péri-anal. Ces deux espèces peuvent d'ailleurs se subdiviser. C'est ainsi que dans les fistules d'origine rectale rentrent les fistules de l'*espace pelvi-rectal supérieur*, et celles de l'*espace ischio-rectal.*

Comme les abcès qui leur donnent naissance, on pourrait les diviser en *superficielles* et *profondes.* C'est surtout le rapport de l'orifice intestinal avec le sphincter qui sert à classer les fistules à l'anus, car ce rapport avec le sphincter indique une étiologie différente, et conduit à des indications thérapeutiques spéciales. A ce point de vue on a divisé les fistules en *sous-cutanées, intra-musculaires, sous-musculaires* ou *extra-musculaires.* Nous laissons de côté, dans cet exposé, toutes les fistules d'origine osseuse, génitale ou urinaire venant s'ouvrir sur la peau de la périphérie de l'anus, mais n'ayant pas de rapport direct avec le conduit intestinal. C'est seulement dans le diagnostic de la lésion qu'il importe de les différencier des véritables fistules à l'anus.

Anatomie pathologique. — Quelle que soit l'espèce à laquelle appartienne une fistule à l'anus, elle peut se présenter dans différentes conditions qui constituent les *variétés.* Elle peut être *complète* ou *incomplète.* La fistule *complète* est la fistule type, qui comporte un orifice intestinal, un orifice cutané et un trajet intermédiaire. La fistule *incomplète* est celle dans laquelle l'un des deux orifices fait défaut; on l'appelle aussi *fistule borgne;* on la qualifie de *borgne externe* quand l'orifice intestinal n'existe pas, et de *borgne interne* quand c'est l'orifice cutané qui manque. Enfin, la fistule est *simple* quand les deux orifices sont réunis par un trajet plus ou moins direct, sans clapiers, sans diverticulum; elle est *complexe* dans le cas contraire; il y a dans la fistule complexe souvent plusieurs trajets.

Au point de vue anatomo-pathologique, il convient d'étudier l'orifice *cutané*, l'orifice *intestinal* et le *trajet*.

L'*orifice cutané* est *unique* dans la fistule simple, il est souvent *multiple* dans la fistule complexe.

Son *siège* varie; ordinairement il est un peu au delà de l'anus, à 2, 3, 4, et rarement 5 centimètres et plus de cet orifice. Souvent il est au fond d'un pli rayonné où il est parfois difficile à découvrir. Rarement il est dans l'anus même, ce qui rend sa recherche encore plus laborieuse. D'une manière générale, il est d'autant plus éloigné que la fistule remonte plus haut. Sa forme *varie* beaucoup aussi. Parfois c'est simplement une fissure, d'autres fois il est sur un mamelon plus ou moins accentué dont il occupe rarement le sommet exactement; assez souvent il est au fond d'une dépression dite en cul-de-poule.

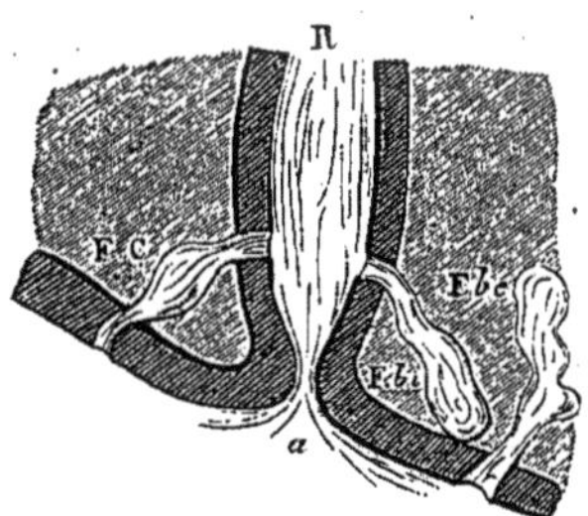

Fig. 20. — Variétés des fistules anales. a, anus; R, rectum; FC, fistule complète! Fbe, fistule borgne externe; Fbi, fistule borgne interne.

Au point de vue de ses dimensions, on peut le voir petit, étroit, admettant juste l'extrémité d'une sonde cannelée ou d'un stylet, plus rarement il est large et béant.

Quand il y a plusieurs orifices cutanés, la région présente un aspect dit en *pomme d'arrosoir*.

L'*orifice interne* est très important à connaître, mais il est souvent difficile à trouver. C'est cette difficulté qui a conduit beaucoup de chirurgiens à admettre qu'il n'existe, en réalité, que dans un petit nombre de cas. C'était là l'opinion de Boinet, en particulier, qui trouvait dans cette notion la justification de son traitement par les injections iodées. En fait, la véritable fistule borgne externe n'est pas très fréquente.

L'orifice *intestinal* est le plus habituellement *unique* même dans les fistules complexes. Sims n'admet même pas qu'il y ait jamais deux ou plusieurs orifices internes, mais Allingham l'admet formellement tout en reconnaissant la rareté de cette disposition.

La *hauteur* à laquelle il siège dans l'intestin varie évidemment suivant qu'il s'agit d'une fistule margellaire, de la fosse ischio-rectale ou de l'espace pelvi-rectal supérieur. Les abcès margellaires étant de beaucoup les plus fréquents, on conçoit qu'il soit plus habituel de l'observer à une petite distance de l'anus; c'est ce qu'ont établi les recherches de Ribes, qui montrent qu'il siège le plus souvent de 6 à 8 millimètres à 8 ou 10 millimètres de l'orifice anal. Les résultats de Ribes ont été confirmés par les recherches de Brodie, et Larrey et Velpeau sont arrivés aux mêmes conclusions. « L'orifice interne, dit Brodie, est, je crois, toujours situé immédiatement au-dessus du muscle sphincter, juste au niveau où viennent s'arrêter les fèces, dans le point où l'ulcération peut avec le plus de facilité se propager à travers les deux tuniques. Cependant Curling déclare avoir souvent trouvé l'orifice interne beaucoup plus haut et jusqu'à 25 millimètres de hauteur; plusieurs pièces des musées de Londres confirment ces chiffres. Gosselin déclare l'avoir quelquefois observé dans l'ampoule rectale, mais pour lui, comme pour Allingham, il siège le plus souvent dans le canal anal.

En quelque point qu'il siège, ce serait une grande erreur que de croire que cet orifice marque la limite supérieure du trajet fistulaire. En effet, nous avons vu, en étudiant les abcès, que la muqueuse est toujours décollée. Or ce décollement s'étend souvent loin, et le plus ordinairement il remonte au-dessus du niveau de l'orifice interne.

Ses dimensions sont variables. Ordinairement il est tout petit; dans d'autres cas il est large, c'est ce qui s'observe habituellement dans la fistule *borgne interne*. Souvent infundibuliforme, il peut être assez large pour admettre la pulpe de l'index. Exceptionnellement il est très large et paraît constitué par une perte de substance (Lemonnier). Contrairement à ce qu'on observe dans l'orifice externe, bien souvent il n'existe pas d'induration à son niveau, fait qui rend sa recherche plus difficile et explique que beaucoup d'auteurs aient nié son existence.

Le *trajet* percé à ses deux extrémités dans les fistules complètes se termine en cul-de-sac dans les fistules incomplètes.

Ordinairement *unique*, il est souvent *multiple;* dans ce cas, sur le trajet principal s'embranchent des trajets secondaires conduisant à des décollements plus ou moins distants de ce trajet principal. Ce sont ces trajets secondaires, avec décollements, qui constituent la fistule *complexe*.

Quelquefois *rectiligne*, il est plus souvent plus ou moins sinueux. Ordinairement il se dirige vers le côté de l'intestin où l'affection a pris naissance; il peut cependant conduire en un point opposé, c'est ce qu'Allingham a appelé les *fistules en fer à cheval*.

Son étendue varie avec le siège de l'orifice externe et de l'orifice interne, avec l'étendue des décollements, avec le lieu où l'abcès qui lui a donné naissance s'est développé. Cette étendue, très longue dans les fistules de l'espace pelvi-rectal supérieur, assez longue dans celles de la fosse ischio-rectale, est bien plus souvent restreinte par la raison que nous avons déjà maintes fois indiquée de la plus grande fréquence de l'abcès margellaire proprement dit.

Tantôt il est presque horizontal, superficiel, cheminant sous la peau, puis un peu sous la muqueuse et s'ouvrant dans le canal anal; c'est le trajet *sous-cutanéo-muqueux*, que Gosselin appelle la fistule *sous-sphinctérienne;* tantôt il est un peu plus oblique, et traverse les fibres les plus inférieures du sphincter pour s'ouvrir à la face interne de cet anneau, c'est la fistule *intra-sphinctérienne;* enfin, il peut devenir presque vertical, passer au dehors du sphincter pour aller s'ouvrir au-dessus; c'est la *fistule sus-sphinctérienne* de Gosselin. La fistule sous-sphinctérienne est de beaucoup la plus fréquente, fait intéressant qui nous explique pourquoi on observe si rarement l'incontinence des matières après l'opération de la fistule à l'anus. Cette incontinence ne se présente pas alors même que le trajet s'ouvrirait très haut dans l'intestin; c'est qu'avec une fistule sous-sphinctérienne, grâce au décollement de la muqueuse qui accompagne presque toujours la fistule, l'orifice intestinal peut siéger très haut dans l'intérieur de la filière sphinctérienne, mais l'incision n'intéresse que la muqueuse et non toutes les tuniques du rectum. Ce décollement remonte d'ailleurs plus haut que l'orifice interne, et il s'étend à droite et à gauche formant une cavité en T renversé.

Ce trajet est bien rarement canaliculaire et direct; le plus souvent il est ampullaire, et de la cavité intermédiaire partent des diverticulums, des clapiers secondaires, ce qui en fait non une fistule stercorale, mais une fistule pyo-stercorale.

La structure des parois de ce trajet est intéressante à connaître. Le trajet est tapissé par une pseudo-membrane que Dupuytren avait cru, à tort, être une muqueuse réelle, analogue aux muqueuses de l'organisme; cette muqueuse est tantôt lisse et blanchâtre, tantôt rouge, grenue ou granuleuse. Plus en dehors, on observe l'épaississement inflammatoire des tissus circonvoisins. Cet épaississement peut se compliquer d'hyperplasie conjonctive considérable formant de véritables *callosités* très appréciables au palper. Les anciens attachaient une importance considérable à ces callosités; ils y voyaient la cause de la persistance de la fistule; aussi n'hésitaient-ils pas pour les détruire à trancher dans le vif et enlever de gros morceaux. Ces callosités sont bien plus fréquentes dans les fistules simples, peu importantes, que dans les fistules graves, ainsi s'expliquent les succès qu'obtenaient les anciens en excisant, coupant, cautérisant ou brûlant avec énergie ces indurations calleuses.

Les fistules *incomplètes* sont assez rares, avons-nous dit : cependant il faut distinguer. La fistule *borgne interne* est très rare; Allingham déclare qu'elle existe, et, pour lui, c'est même la plus douloureuse : sur une statistique de 61 cas, Czerny relate 3 fistules borgnes internes. Au reste leur diagnostic est très difficile le plus souvent.

La fistule *borgne externe* est plus fréquente, et, à un moment donné, elle est même bien plus fréquente que la fistule complète. Nous avons vu, en effet, que les abcès de la marge de l'anus s'ouvrent toujours à la peau d'abord, de sorte que les fistules sont borgnes externes avant de devenir complètes. Les particularités touchant l'orifice externe et le trajet leur sont d'ailleurs absolument applicables. Les *fistules de l'espace pelvi-rectal supérieur* méritent une mention spéciale.

Ribes est un des premiers qui les aient bien décrites. Avant lui, Saviard, J.-L. Petit, Ledran, Garengeot, Pott, B. Bell, Sabatier, Boyer, etc., avaient fait remarquer les difficultés opératoires qu'elles présentent. Velpeau, Roux, Smith, Gerdy, Carreau, Chassaignac, Richet, Verneuil et Trélat étudièrent plus complètement leur évolution, et S. Pozzi dans sa thèse (1873) en a fait une étude détaillée et complète.

Plus fréquentes chez l'homme, les fistules de l'espace pelvi-rectal supérieur proviennent parfois de très loin; trois particularités les caractérisent : 1° la hauteur à laquelle s'élève le trajet, hauteur qui varie entre 7 et 15 centimètres; 2° l'épaisseur notable des parties molles qui sont interposées entre le trajet fistuleux et la paroi de l'intestin; 3° enfin l'absence d'orifice intestinal, ce qui fait que c'est toujours une fistule *borgne externe*. L'abcès qui lui a donné naissance était un abcès en bouton de chemise avec une cavité au-dessus du releveur, une autre cavité au-dessous du releveur et un orifice intra-musculaire intermédiaire. Aussi le trajet se termine-t-il toujours par une *ampoule* à la fois sous-rectale et sous-péritonéale. Cette ampoule a des parois résistantes qui ne s'affaissent pas, et les mouvements du rectum y font pénétrer de l'air, ce qui a pu faire croire quelquefois à une communication avec l'intestin, communication qui jamais n'existe. Ces fistules sont souvent dues à des lésions osseuses, ou à des altérations des organes génitaux ou urinaires. Quelquefois elles persistent alors que la lésion initiale est guérie. Elles sont, somme toute, très rares, car malgré ses recherches minutieuses M. Pozzi n'en a pu réunir que 14 cas.

Quant aux *fistules complexes*, elles sont surtout caractérisées par des *décollements multiples*. Ces décollements peuvent se faire en tous sens, vers le périnée, vers les fesses, sous le grand fessier, vers le coccyx. En quelque sens que se dirigent ces décollements, ils n'intéressent pas d'organes importants, de sorte qu'on peut toujours les attaquer sans danger. Ces décollements sont

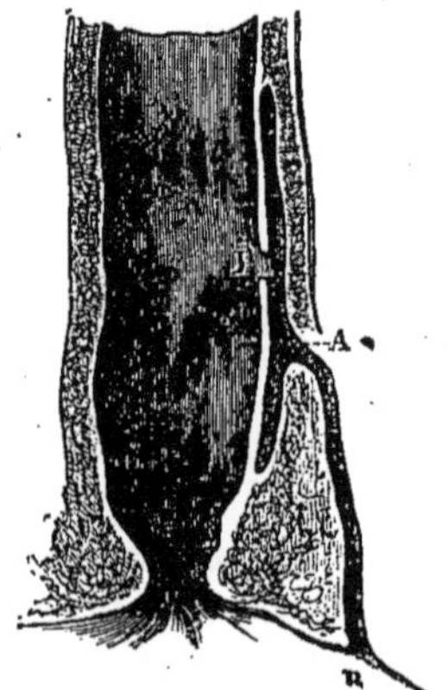

FIG. 21. — AB, fistule compliquée.

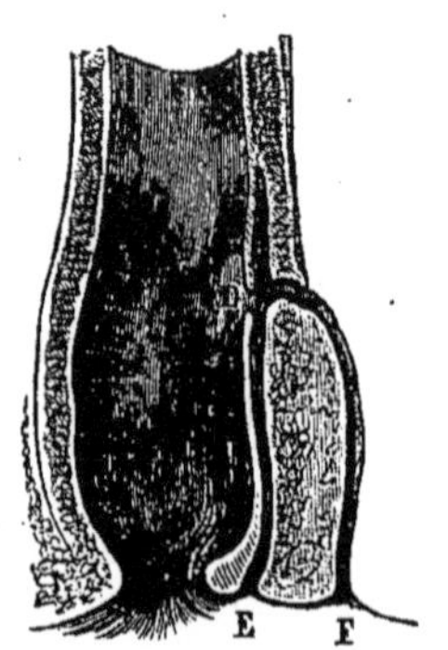

FIG. 22. — EF, fistule compliquée.

parfois tellement considérables que le rectum dénudé à sa périphérie reste isolé entre les ischions comme un battant de cloche; c'est alors qu'on observe la *fistule en fer à cheval* d'Allingham. Lorsque les décollements sont souscutanés, ils s'accompagnent ordinairement de callosités.

Les fistules complexes peuvent s'observer dans le cas de fistules sous-sphinctériennes; dans ce cas cependant les décollements sont peu considérables. C'est surtout dans les fistules péri-rectales qu'on observe les plus grandes lésions de cette nature, et en particulier ces décollements nombreux, variés de forme et d'étendue, avec orifices multiples rappelant la disposition des *terriers dans une garenne de lapins* (Allingham).

Étiologie et pathogénie. — Les fistules à l'anus constituent une maladie fréquente; d'après Allingham elle représente un quart des affections du rectum observées à l'hôpital. Plus fréquentes chez l'*homme* que chez la *femme*, on les observe rarement chez l'enfant, plus rarement encore chez le vieillard. C'est une affection de l'*âge adulte*.

Les causes occasionnelles sont tantôt un rétrécissement, un cancer, des ulcérations (fistules *symptomatiques*); tantôt des causes inflammatoires diverses, traumatismes, corps étrangers, pédérastie, hémorrhoïdes, etc..

Mais ce qui domine la pathogénie de la fistule à l'anus, c'est qu'elle est presque toujours précédée d'un abcès, soit de la marge, soit de la fosse ischio-rectale, soit de l'espace pelvi-rectal supérieur. En effet, si la fistule peut succéder à une ulcération rectale ayant donné issue aux produits intestinaux, qui en s'infiltrant provoquent un abcès qui s'ouvrira au dehors créant la fistule, ce n'est pas là le mode le plus habituel de production de la fistule. L'abcès est dans la très grande majorité des cas la lésion préalable. Or, nous avons vu que cet abcès a une tendance marquée, quel que soit son point de départ, à s'ouvrir à la peau. Comment se fait-il donc qu'après cette ouverture la fermeture complète ne s'effectue pas? Pour expliquer cette fâcheuse tendance à la fistulisation, on a invoqué la mobilité du rectum, la mobilité du sphincter due à ses intermittences de relâchement et de contraction. Cette mobilité peut avoir une certaine importance, mais il convient, croyons-nous, d'attacher une plus grande valeur au décollement sous-muqueux qui favorise la rétention du pus, et provoque l'ouverture intestinale. En effet, ce décollement n'a pas le temps de se faire si l'abcès a évolué extrêmement vite; or, en pareil cas, il est habituel de voir la guérison se faire, sans fistule.

Une autre cause, d'une grande importance, intervient dans la production des fistules à l'anus et dans leur persistance, c'est l'*état général*. Nous faisons allusion ici à l'influence de la *tuberculose*. Nous n'entreprendrons pas de montrer comment, malgré les contradicteurs, cette notion s'est établie; qu'il me suffise de dire qu'aujourd'hui on ne conteste plus le rapport fréquent qui existe entre la tuberculose et les abcès de la marge de l'anus. Andral et Louis, recherchant la fistule chez les tuberculeux, étaient arrivés à des chiffres tellement insignifiants qu'il semblait n'y avoir aucune corrélation entre la tuberculose et les fistules à l'anus; mais, ainsi que le fait remarquer le professeur Peter, pour arriver à la vérité, c'est la recherche de la tuberculose chez les malades atteints de fistule anale, qu'il faut entreprendre, et alors on reconnaît aisément la fréquence de cette diathèse dans le cours de cette affection. En procédant ainsi Allingham trouva que 14 pour 100 des malades sont atteints de tuberculose pulmonaire. Mais il ne faut pas oublier que l'abcès et la fistule anale peuvent être dus à une tuberculose locale, sans tuberculisation pulmonaire, ce qui accroît la proportionnalité de la tuberculose comme cause déterminante de ces lésions et porte son chiffre à 25 pour 100 (Méloche) et peut-être davantage. Toutefois les Allemands nous paraissent exagérer singulièrement cette influence de la tuberculose, quand ils déclarent que la plupart des fistules à l'anus sont dues à des tubercules péri-rectaux suppurés. En résumé, la fistule anale se présente chez les tuberculeux dans deux conditions : tantôt elle apparaît à la période ultime ou très avancée de la tuberculose viscérale, et alors elle peut n'être pas tuberculeuse elle-même; tantôt elle est l'indice d'une tuberculose locale, et constitue la première manifestation de la diathèse : dans ce cas, elle est toujours tuberculeuse.

Les fistules tuberculeuses ont un orifice externe ordinairement large, à bords minces, échancrés; la peau est décollée à la périphérie, mais les décollements ne pénètrent pas loin dans la profondeur.

Nous rappelons à titre historique simplement, l'*osmose gazeuse* que Velpeau a invoquée pour expliquer la production des fistules anales; cette hypothèse n'est pas soutenable.

Symptômes. — Toutes les fistules à l'anus présentent un certain nombre de signes communs; différentes particularités distinguent les fistules *complètes*, *borgnes* et les fistules de l'*espace pelvi-rectal* supérieur.

Nous pouvons réunir ensemble les fistules *complètes* et les fistules *borgnes externes;* en effet, celles-ci ne se différencient de celles-là que par l'existence d'un orifice intestinal. Or, cette orifice ne se traduit par aucun autre phénomène objectif que le passage, par la fistule, de gaz et de liquides intestinaux, et encore ce passage peut manquer souvent, grâce à la situation de l'orifice intestinal ou à ses petites dimensions.

Le *début* est caractérisé par l'apparition d'un abcès ; cet abcès ouvert spontanément ou par une incision simple s'évacue; un soulagement immédiat considérable s'ensuit; l'écoulement de pus devient rapidement moins abondant, mais il continue, et la guérison définitive ne peut se produire. Dans d'autres cas, après un écoulement de quelques semaines, la fermeture de l'orifice se fait; mais bientôt les symptômes d'un nouvel abcès apparaissent, qui suivra la même évolution et pourra être lui-même suivi d'un troisième abcès. Dès lors, la fistule est constituée. Sa présence va se traduire par des *sécrétions* et des *troubles fonctionnels*.

Ces sécrétions séreuses séro-sanguinolentes, séro-purulentes entretiennent localement une humidité permanente qui provoque des démangeaisons des impétigos, des érythèmes très pénibles, qu'exagèrent encore la marche, la chaleur du lit, l'absence de soins de propreté ou l'emploi de corps gras non appropriés.

Ces sécrétions *tachent* la chemise du malade, et bien souvent, pour les fistulettes sous-cutanéo-muqueuses, ce sont ces taches seules qui attirent son attention. Rarement il passe par l'orifice externe de véritables *matières fécales*, même pendant la défécation et dans la défécation en diarrhée; il est également très rare d'observer l'issue involontaire de *gaz*. Les matières rendues ont souvent une odeur intestinale qui tient simplement au voisinage du tube digestif. Le passage de vraies matières fécales a une valeur séméiologique, en ce sens qu'il atteste que la fistule est complète. La présence de pus, de sang altéré à la surface du bol fécal a la même valeur, mais elle est loin d'être constante. La *douleur* peut faire complètement défaut; le plus souvent elle est très modérée, et les malades se plaignent surtout de sensations de pesanteur pénible vers l'anus, le sacrum. Cependant la *défécation* peut provoquer de vives douleurs; le malade alors, redoutant d'aller à la garde-robe, se retient, entretient une constipation qui trouble ses fonctions digestives, provoque la mélancolie, et amène une altération parfois très appréciable dans l'état général. Quelquefois il y a de petites irradiations douloureuses dans les aines, à la face interne des cuisses, vers les lombes. La douleur s'accuse surtout quand, la perméabilité de l'orifice externe laissant à désirer, il se fait une rétention purulente. L'obstacle à l'écoulement des sécrétions levé, la douleur cesse ou s'atténue considérablement.

Les symptômes de la fistule *borgne interne* sont beaucoup moins nets. Le plus important est la *douleur;* elle existe toujours, elle est permanente avec *exacerbations* à l'occasion de la défécation. Cette douleur est due, selon toute probabilité, soit aux poussées inflammatoires fréquentes dues à la pénétration dans le foyer des produits intestinaux, soit à la gêne qu'éprouve le pus pour sortir. Celui-ci révèle sa présence dans les garde-robes, qu'il recouvre d'un enduit muco-purulent, séro-sanguinolent, quelquefois le pus est rejeté par une fausse défécation. C'est la présence de ce pus qui éveille l'attention des malades qui d'abord se croyaient, le plus souvent, atteints d'hémorrhoïdes. Le *toucher rectal* permet de trouver l'orifice intestinal, parce que, d'une part, il est bas situé; que d'autre part il est large, anfractueux et que le doigt peut y pénétrer.

Quant aux fistules de l'espace pelvi-rectal supérieur, elles sont remarquables par l'abondance de leur sécrétion, surtout la longueur de leur trajet, parallèle au conduit intestinal, longueur facilement relevée à l'aide de l'exploration par le stylet. L'orifice cutané, situé très loin de l'orifice anal, laisse assez souvent échapper des gaz, mais ceux-ci, malgré leur odeur particulière, ne proviennent pas de l'intestin; ils sont dus à la pénétration de l'air au fond de l'ampoule qui termine l'extrémité du trajet de ces fistules. La douleur, ordinairement peu marquée, subit souvent des exacerbations dues à la rétention purulente et gazeuse.

Marche et terminaison. — La fistule *borgne externe* et même la fistule *complète* peuvent guérir *spontanément*. C'est là la très grande exception et il ne faudra pas compter sur ce résultat. Fréquemment on observe une guérison *apparente* qui ne dure pas, de nouveaux abcès se forment, et de *simple* qu'elle était, la fistule devient *complexe*. En somme, la persistance en dehors d'un traitement approprié est l'essence même de la fistule anale. La fistule borgne interne ne se guérit jamais spontanément, mais assez souvent elle se transforme en une fistule complète, par l'établissement secondaire d'un orifice cutané, consécutivement à la formation d'un abcès.

Pronostic. — Le pronostic est donc sérieux toujours. Certaines fistulettes sous-cutanéo-muqueuses sont très facilement tolérables et peuvent persister sans inconvénient sérieux pendant fort longtemps; mais elles peuvent aussi se compliquer.

Les fistules borgnes externes et complètes, anciennes avec callosités, décollements, acquièrent une réelle gravité par les dangers d'infection auxquels elles exposent.

Les fistules *secondaires* empruntent leur gravité à la lésion qui les a déterminées (cancer, rétrécissement, etc.).

La fistule *tuberculeuse* est grave en ce qu'elle traduit une lésion grave par elle-même. Quant à son importance vis-à-vis de la tuberculose elle-même, elle fait l'objet de nombreuses et éclatantes controverses. On s'est demandé si la fistule anale chez un tuberculeux aggravait l'état général de ce tuberculeux. La question me paraît aujourd'hui résolue dans le sens de l'affirmative. Toute suppuration est une cause d'affaiblissement général, et tout affaiblissement général est préjudiciable au phthisique; les exutoires n'ont plus qu'une valeur négative dans la conception que nous nous faisons actuellement de l'évolution de la tuberculose.

Diagnostic. — Le *diagnostic* est un paragraphe important du chapitre des fistules à l'anus. Il convient, en effet, non seulement de reconnaître la fistule, mais encore de diagnostiquer l'espèce et la variété, de noter les complications qui l'accompagnent. et d'apprécier l'état général du sujet. Ces diverses considérations sont en effet nécessaires pour établir un traitement judicieux et rationnel.

Le diagnostic de la fistule à l'anus se fait principalement par l'*examen local*. Lorsqu'un malade présente quelques-uns des phénomènes que nous avons indiqués plus haut ; lorsqu'il rapporte avoir eu quelque temps auparavant un abcès; quand il a constaté que son linge est taché, il faut procéder à un examen minutieux de la région anale. Tout d'abord on expose bien cette région au champ visuel par le décubitus latéral; la cuisse du côté où repose le malade est dans l'extension, celle du côté opposé est fléchie vers le tronc lui-même infléchi; un aide ou le malade lui-même soulève la fesse supérieure, le chirurgien étale et abaisse la fesse inférieure. L'humidité de la région, les irritations frappent d'abord, puis on voit un petit mamelon ou une dépression en cul-de-poule; la pression à ce niveau révèle une induration plus ou moins intense et fait sourdre un peu de pus ou de sérosité. Un stylet introduit dans cet orifice se dirige vers le rectum; le diagnostic fistule à l'anus est établi. Parfois, malgré des signes rationnels, on n'aperçoit ni dépression ni mamelon; il faut alors bien déplisser l'anus pendant qu'on invite le malade à pousser, changer au besoin le côté du décubitus, et l'on arrive alors à trouver dans un pli rayonné une fente dans laquelle le stylet s'enfonce.

Cette première constatation faite, le stylet est réintroduit; sans violence, en le guidant simplement, on l'enfonce aussi loin que possible, et alors, mais *alors seulement*, on introduit dans l'anus l'index convenablement enduit de vaseline. Cet index introduit sentira l'extrémité du stylet et appréciera l'épaisseur des tissus qui les séparent; le plus souvent, on se rendra aisément compte qu'une mince membrane (la muqueuse) est interposée, que sous cette membrane le stylet se meut librement comme dans une cavité (décollement). Enfin, dans un petit nombre de cas et après quelques tâtonnements, on sentira l'extrémité du stylet libre dans l'intestin. Si cette pénétration s'est fait jour pour ainsi dire d'elle-même, sans effort, il n'y a pas de doute, la fistule est complète, ce qui ne revient pas à dire qu'elle ne sera complète que lorsque la pénétration se sera faite; nous nous sommes suffisamment expliqué sur ce point pour n'y plus revenir.

On a conseillé, dans le cas où l'on n'a pas avec le stylet trouvé d'orifice interne, de faire par l'orifice externe des injections de liquides colorés, lait, teinture d'iode, craie délayée, solution d'indigo. Cela est superflu ; il importe peu, pour le traitement, de mettre en évidence l'orifice interne; lorsqu'on a constaté que le stylet pénètre jusque sous la muqueuse, qu'il chemine sous celle-ci, cela suffit; car, qu'elle soit complète ou borgne externe, le traitement de la fistule sera, en pareil cas, le même.

Le diagnostic de la fistule borgne interne présente des difficultés plus sérieuses, mais elle est rare. L'intensité de la douleur peut la faire confondre avec une *fissure à l'anus;* mais dans la fissure il n'y a pas d'écoulement de pus; dans la fistule la contracture du sphincter n'existe pas et les caractères de la douleur sont différents. Le toucher rectal est praticable et permet de reconnaître une ulcération profonde. La constatation d'une anfractuosité pourrait faire croire à une ulcération épithéliomateuse, si nous ne savions que, dans la fistule, il n'y a pas d'induration, ni de bourgeonnements durs, saignant au moindre contact. Enfin la fistule borgne interne étant bas située, on peut, à l'aide du *speculum ani*, y introduire un stylet.

Enfin, quand le stylet remonte très haut dans l'épaisseur du périnée, quand il chemine parallèlement au rectum, quand le doigt, dans le rectum, permet de constater qu'entre l'instrument et lui-même, il y a une véritable épaisseur de parties molles, on est en droit d'admettre une fistule de l'espace pelvi-rectal supérieur.

Parfois l'introduction du stylet montrera que le trajet se dirige vers la *prostate*, ou vers les *voies urinaires;* dans ce dernier cas, il sera bon d'examiner le malade au moment de la miction, afin de voir si de l'urine sort par l'orifice cutané; enfin le stylet pourra, dans le cas de fistule *ostéopathique*, conduire vers un point de la ceinture pelvienne.

C'est encore par le *toucher rectal* et par l'exploration à l'aide du stylet qu'on reconnaîtra la plupart des complications; par le toucher rectal on constatera l'existence d'une tumeur, d'un cancer, d'un rétrécissement, d'hémorrhoïdes. A ce propos rappelons à nouveau que ce toucher rectal s'impose toujours, dans le cas de fistule même la plus insignifiante, qu'il doit être méthodique, soigneux et être porté aussi haut que possible. Enfin, la pénétration du stylet dans des directions différentes, la multiplicité des orifices proclament la complexité de la fistule. Toutefois, en pareil cas, les lésions sont ordinairement plus étendues encore que ne le fait prévoir l'exploration par le stylet.

Toutes ces particularités anatomiques de la fistule ayant été recherchées et notées, il reste un dernier point à élucider, c'est la cause de la fistule et principalement la nature de cette fistule. Est-elle inflammatoire purement et simplement, ou bien est-elle tuberculeuse?

Deux modes d'examen répondront à ces deux questions : l'*examen médical*, comprenant l'appréciation des commémoratifs, de l'évolution des antécédents, de l'état actuel des viscères, enfin l'examen microscopique et bactériologique des produits de sécrétion; 2° l'*examen chirurgical* local montrant la torpidité de l'évolution, le décollement des bords de l'orifice externe, les décollements sous-cutanés, les indurations périphériques, c'est-à-dire les caractères anatomiques que nous avons attribués aux abcès et aux fistules dues à la tuberculose ano-rectale. L'examen des ganglions inguinaux pourra aussi fournir d'utiles renseignements.

Traitement. — Quand il a achevé cette enquête, le chirurgien peut, en connaissance de cause, instituer le traitement qui convient le mieux à chaque cas particulier. Quel sera ce traitement? Les anciens, l'esprit constamment en éveil sur la *callosité*, appliquaient à outrance le précepte hippocratique : « Tu n'offenseras nullement l'intestin en le coupant, en le tranchant, en le cousant, cautérisant et pourrissant ». Lorsque la callosité faisait défaut, la fistule était abandonnée à elle-même. Celse paraît être le premier qui se soit soustrait à cette obsession de la callosité, et qui, sans se préoccuper de celle-ci, ait préconisé un traitement de la fistule à l'anus, traitement par la *ligature*. Avicenne, examinant les divers modes opératoires, se prononce aussi pour la *ligature;* mais il a soin de faire remarquer qu'elle est *douloureuse* et qu'elle peut être suivie de l'*incontinence des matières fécales*. Mais il n'arguait pas, comme on le vit faire bien des années plus tard, de cette incontinence pour ne pas opérer les fistules à l'anus. Avec Guy de Chauliac, les craintes de la section du sphincter commencent à prendre consistance; mais cet auteur étudie avec soin les divers traitements de la fistule, et, un peu hanté encore par l'idée des callosités, il en propose l'extirpation avec la fistule elle-même. C'est la première application d'un procédé qui prendra son développement à notre époque seulement. L'*incision*, née à une époque qu'il est difficile de préciser, avait, il y a trois siècles déjà, inspiré la fabrication de nombreux *syringotomes*, dont la collection s'enrichit au XVIIe siècle du *bistouri royal*, imaginé pour opérer la fistule du roi Louis XIV. Mais, en somme, jusqu'au mémoire de Manget, l'incision est peu en honneur et la fistule à l'anus est considérée dans beaucoup de cas comme une affection incurable qu'il vaut mieux abandonner à elle-même que combattre par un traitement extrêmement dangereux.

Le mémoire de Manget marque une époque importante par la clarté de son exposition, la précision de sa description, le nombre des faits que contient sa statistique (600 cas). Il déclare que toutes les fistules peuvent guérir avec un traitement méthodique.

Le travail d'Heister, qui vient plus tard, est bien moins explicite, et il est difficile de savoir quelle méthode est préférable de l'*incision*, de l'*excision* et de la *cautérisation*. Cette incertitude se prolonge jusqu'à notre époque, et il serait pour le moins inutile de parcourir tous les travaux qui ont été écrits sur ce sujet et tous les traitements qui ont été préconisés. Nous nous bornerons à examiner les seules méthodes employées couramment aujourd'hui, à savoir : l'*incision*, avec ou sans *cautérisation*, la *ligature élastique* et enfin l'*excision*.

Mais d'abord il nous faut, en quelques mots, résoudre cette question, si longtemps discutée, à savoir: faut-il opérer les fistules? Si nous nous reportons à ce que nous avons dit plus haut du pronostic, de la rareté de la guérison spontanée, la réponse semble facile et nous pouvons dire : oui, il faut les opérer.

Mais il convient cependant de préciser un peu. Les fistules sont *inflammatoires* ou *tuberculeuses*. Les fistules inflammatoires, qu'elles soient simples ou complexes, petites, moyennes, grandes, doivent être opérées; tout le monde est d'accord sur ce point, tout au plus pourrait-on se dispenser d'intervenir pour ces fistulettes très superficielles de quelques millimètres de long, insignifiantes et que des soins de propreté, d'asepsie locale peuvent guérir.

Mais où naît la controverse c'est quand il s'agit des fistules tuberculeuses et des fistules chez les tuberculeux. Des auteurs nombreux, des maîtres même, ont proscrit toute intervention en pareil cas. Les fistules chez les tuberculeux, ont-ils dit, constituent une voie de dérivation, une sorte d'exutoire qui empêche l'affection de progresser. A cette objection il est facile de répondre qu'au contraire la suppuration, en affaiblissant l'organisme, en diminuant sa résistance, favorise singulièrement l'évolution de la tuberculose.

Opérer les fistules tuberculeuses, a-t-on alors objecté, c'est ouvrir la porte à une auto-inoculation, c'est provoquer la généralisation de la diathèse. C'est l'objection qu'on a faite à l'intervention chirurgicale dans les tuberculoses externes. Nos connaissances actuelles nous ont appris qu'il y a avantage, au contraire, à attaquer un foyer de tuberculose localisée, et que si l'on arrive à le détruire complètement, on peut retarder pour longtemps et même à tout jamais l'éclosion d'une tuberculose viscérale.

De ces considérations rapides il résulte que l'intervention opératoire est indiquée dans à peu près tous les cas de fistule à l'anus, tuberculeuse ou non.

Nous allons maintenant passer en revue les trois modes d'intervention qui ont cours actuellement, puis nous verrons les indications de chacun de ces modes.

L'*incision* est la section de toute la partie de tissus interposés entre l'orifice cutané, et l'orifice anal d'une part, l'orifice interne d'autre part. Elle se fait au *bistouri* ou au *thermocautère*. On introduit une sonde cannelée jusque dans le rectum par l'orifice interne quelquefois, en créant un orifice interne le plus souvent; on fait ressortir la pointe de la sonde par l'anus, puis on sectionne tout ce qu'elle a chargé en faisant glisser le bistouri dans la cannelure. La section opérée, il faut avec le plus grand soin rechercher les diverticules secondaires et les inciser complètement, sous peine de faire une intervention incomplète. Au lieu du bistouri on peut se servir de ciseaux. Cette section provoque, si la fistule remonte un peu haut, une hémorrhagie assez abondante, aussi beaucoup de chirurgiens préfèrent faire l'incision avec le couteau du thermocautère. L'emploi de cet instrument a un autre avantage, il permet, quand tous les diverticules ont été ouverts, de cautériser les trajets, de détruire les végétations, et cette paroi pseudo-muqueuse qui constitue le trajet de la fistule; on détruit aussi, lorsqu'elles existent, les callosités qui n'ont pas de tendance à la cicatrisation, il faut à l'aide d'un gorgeret protéger les parties circonvoisines. En agissant ainsi, on remplit ces deux indications essentielles du traitement chirurgical de la fistule à l'anus : division complète du trajet, modification des tissus qui constituent les parois du trajet.

Après l'incision, on panse à plat, avec gaze iodoformée ou salolée, ouate hydrophile, et bandage en T, en évitant avec soin le recroquevillement des lèvres de la plaie, et l'on obtient ainsi une cicatrisation qui va de la profondeur à la superficie.

L'anesthésie chloroformique, et les précautions antiseptiques usuelles sont le complément de cette intervention, ainsi d'ailleurs que de l'excision.

Lorsque la fistule est intra ou extra-sphinctérienne, le sphincter se trouve incisé, il en résulte une incontinence des matières fécales. Les abstentionnistes et les partisans des traitements non chirurgicaux proprement dits (injections irritantes, cautérisations, compressions) ont beaucoup exagéré l'importance de cette incontinence. En réalité elle constitue un inconvénient peu sérieux, car elle est passagère.

L'*excision* consiste, comme son nom l'indique, dans l'exérèse de tout le trajet fistuleux, avec les parties qui le recouvrent superficiellement. Nous avons vu que cette *excision* a déjà été proposée par Guy de Chauliac. Chassaignac modifia le procédé, en réunissant après excision les surfaces cruentées (1852). Mais Chassaignac échouait souvent, il lui manquait l'asepsie chirurgicale, qui est un des éléments essentiels de la réunion immédiate des plaies. C'est de nos jours seulement que ce procédé a pu donner tous ses avantages. Employé en Amérique par Emmet, Weir, Lange, il fit l'objet d'un travail du professeur St. Smith dans le *New York medical Record* en 1886. La même année Vincenzo Morini, chirurgien de Rome, publiait un travail sur le même sujet. En France, les premières opérations datent de 1886-1887 ; elles ont été faites par MM. Terrier, Brun, Bazy, Nélaton, Tuffier, et la Société de chirurgie discuta le procédé le 10 octobre 1887. La thèse de Longo, parue quelques jours plus tard, contient l'exposé du procédé et fournit les résultats de quelques-unes des interventions. L'excision est une excellente méthode quand elle est applicable ; or elle ne convient évidemment qu'aux fistules peu profondes et simples, ou avec des diverticules très peu étendus.

La *ligature*, enfin, est le vieux procédé de Celse. On l'a faite avec des liens très divers. Desault et Foubert employaient encore le fil de plomb. De nos jours on y a substitué le fil en caoutchouc ; il y a vingt ans environ que la *ligature élastique* a été préconisée ; peu employée chez nous, elle est encore fort en honneur en Angleterre, et Allingham, qui en est un chaud partisan, a imaginé un petit instrument pour porter le fil en caoutchouc à travers le trajet fistuleux et le faire ressortir à l'extérieur. Ce fil agit beaucoup plus par compression que par section. La ligature élastique ne s'adresse évidemment qu'au trajet principal ; elle ne peut atteindre les trajets secondaires et les décollements périphériques. Ce reproche s'applique à tous les procédés de ligature (écrasement linéaire, ligature extemporanée, anse galvano-caustique). Serrée fortement d'emblée, elle est *très douloureuse*, elle doit donc être serrée progressivement. Avec Trélat, nous dirons de la ligature élastique, qu'elle « n'est acceptable que dans le cas de fistules petites, à un ou deux trajets, et chez des malades pusillanimes qui refusent absolument de se soumettre à un traitement plus expéditif ».

Restent donc l'*excision* et l'*incision*. L'excision n'est applicable qu'aux fistules superficielles, petites et simples, c'est le traitement de choix des fistules sous-cutanéo-muqueuses. L'incision est la méthode d'élection pour tous les autres cas, elle devra toujours être accompagnée de la cautérisation au thermocautère, avec ou sans curettage préalable des diverticules et du trajet principal.

Quant aux fistules de l'*espace pelvi-rectal supérieur*, le traitement consiste dans la section lente du trajet et du rectum, à l'aide de l'entérotome à branches parallèles de Richet. Les fistules *ostéopathiques* ne réclament pas un traitement particulier à cette région ; le grattage et la résection de la portion d'os malade est la base du traitement de ces fistules dans lesquelles la lésion initiale est pour ainsi dire toute la maladie.

IV

FISSURE A L'ANUS

BOURGEOIS D'ÉTAMPES, *Gazette hebdomadaire*, 1856. — BOYER, *Journal complet des sc. méd.*, 1818. — BLANDIN, *Bull. de thérapeutique*, 1847. — CHASSAIGNAC, *Gaz. des hôp.*, 1849, et *Dictionnaire encyclopédique*. — DEMARQUAY, *Archives générales de médecine*. 1846. — FOLLIN et DUPLAY, *Pathologie externe*, t. VI. — GOSSELIN, *Gazette des hôpitaux*, 1860, et *Clinique de la Charité*. — J. GUÉRIN, *Gazette médicale*, 1844. — HERVEZ DE CHÉGOIN, *Union médicale*, 1847. — MERCIER, *Gazette hebdomadaire*, 1857. — D. MOLLIÈRE, Traité des maladies de l'anus et du rectum. Lyon, 1878. — PAYAN, *Journal de méd., chirurg. et pharmacol. de Bruxelles*, 1844. — U. TRÉLAT, Clinique chirurgicale, t. II.

Définition. — La fissure à l'anus est constituée par un ensemble symptomatique particulier qui en fait une affection à part. Deux éléments entrent dans sa constitution : l'existence d'une *ulcération fissuraire* et d'une *contracture du sphincter*, le tout s'accompagnant d'un *état douloureux* caractéristique. Il faut, pour constituer la fissure, l'association de ces deux éléments, ainsi que Velpeau, le premier, l'a fait remarquer.

En effet, la contracture du sphincter ne crée pas à elle seule la fissure, pas plus d'ailleurs que l'ulcération fissuraire. Il y a même plus, toutes les ulcérations fissuraires ne sont pas susceptibles de donner lieu à la fissure. En effet, il faut que cette ulcération ait un siège spécial, dans l'*intérieur du sphincter*; aussi Blandin commettait-il une erreur en disant que les fissures sont de trois ordres : *sus-sphinctériennes*, *sous-sphinctériennes* et *sphinctériennes* proprement dites. Ces dernières seules existent en réalité. Il faut, en outre, que cette fissure soit *douloureuse;* des trois variétés de fissures créées par Chassaignac, la fissure *simple*, la fissure *syphilitique* et la fissure *sphinctéralgique*, cette dernière seule, quelle qu'en soit d'ailleurs la nature, est une fissure à l'anus. Mais pourquoi certaines ulcérations fissuraires ne sont-elles pas douloureuses? Et pourquoi la fissure à l'anus l'est-elle, puisqu'elle n'est pas d'une nature particulière? Cela tient à ce que celle-ci siège, comme nous l'avons dit, au niveau du sphincter, là où l'on trouve la plus riche distribution nerveuse, et aussi parce qu'elle s'accompagne de contracture du sphincter, et que celle-ci exagère les douleurs de celle-là. Cette contracture du sphincter n'est pas une tétanisation, c'est une série de contractions, de spasmes déterminés par la défécation ; aussi est-ce à propos de la défécation que le malade éprouve les douleurs de la fissure à l'anus.

Historique. — Il y a un siècle à peine que cette affection est bien décrite. Sans doute, les auteurs de l'antiquité, Avicenne, Aetius, Albucasis, avaient remarqué que certaines ulcérations très petites du pourtour de l'anus étaient très douloureuses; sans doute, encore et plus près de nous, Sabatier et Lemonnier décrivent des ulcérations siégeant dans les plis du fondement, douloureuses et rebelles au traitement; mais tout cela est très vague, et ceux-là sont mal venus qui contestent à Boyer la priorité de la description de la fissure anale. Le premier, en effet, il a vu que ce qui donne à certaines ulcérations fissuraires l'aspect particulier de la fissure, c'est qu'il s'y joint un spasme du sphincter. Ce spasme lui donne le caractère douloureux, qui dure avec elle et l'entretient, de sorte qu'elle est susceptible de guérir, ou cesse d'être douloureuse, c'est-à-dire d'être la *fissure anale*, quand on a fait cesser ce spasme. Mérat, dans le *Dictionnaire en 60 volumes*, ne fait que reproduire la conception de Boyer et préconiser son mode de traitement, l'incision. Tous les auteurs qui ont suivi ont surtout insisté sur le côté thérapeutique de la question. Disons cependant que Boyer, sous l'influence de l'importance qu'il attribuait au spasme du sphincter, en était arrivé à penser que cette contracture à elle seule pouvait constituer la fissure, qu'il pouvait y avoir *fissure sans fissure;* c'était là une exagération qu'ont réduite à sa juste valeur Sanson, Blandin, Velpeau, en montrant que l'ulcération est parfois très petite, qu'il faut la rechercher avec soin pour la trouver, mais qu'elle existe toujours. Chassaignac revient avec insistance sur ce point dans le *Dictionnaire des sciences médicales;* Gosselin admet aussi la prédominance de l'ulcération et montre que la contracture sphinctérienne est, comme nous le disions plus haut, intermittente; aujourd'hui, malgré quelques opposants (Guérin, Louvet), cette opinion est admise à peu près sans conteste.

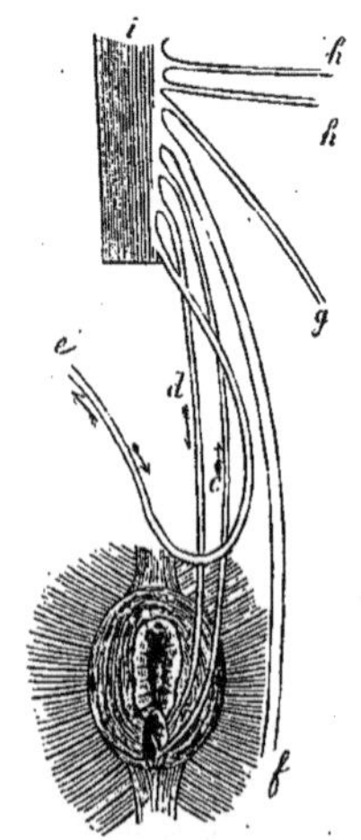

FIG. 23. — Schéma des rapports nerveux de l'ulcération fissuraire avec la moelle (Hilton). *a*, fissure. — *b*, sphincter. — *c*, nerf centripète. — *d*, nerf centrifuge. — *e*, *f*, *g*, *h*, nerfs voisins. — *i*, moelle.

C'est à cette affection que les Anglais, frappés surtout par son caractère douloureux, ont donné le nom d'*irritabile ulcer;* ils acceptent la pathogénie telle que nous l'admettons et l'expliquons après Boyer; l'ulcération provoque l'irritation des extrémités nerveuses, d'où douleur; cette irritation transmise à la moelle revient sous forme d'excitation musculaire par les nerfs du releveur de l'anus et surtout du sphincter externe (Allingham).

Étiologie. — Les causes de la fissure anale sont *prédisposantes* et *déterminantes*.

Les causes *prédisposantes* ont trait à l'*âge* et au *sexe*. Bien qu'Aubry l'ait observée chez l'enfant à la mamelle, on peut dire que la fissure anale n'est pas une affection de l'enfance, ni même de l'adolescence. Le relâchement des tissus permet de comprendre qu'on ne l'observe presque jamais chez le vieillard. C'est surtout de vingt-cinq à trente-cinq ans qu'elle est fréquente. Elle est bien plus fréquente chez la femme que chez l'homme. On a invoqué, pour expliquer cette prédominance chez la femme, la constipation plus habituelle chez elle, la finesse plus grande de sa peau, qui l'expose davantage aux déchirures et excoriations, enfin l'excitabilité plus grande de celle-ci, qui lui fait ressentir davantage les irritations nerveuses (Follin et Duplay).

Quant à la fréquence absolue, elle est grande, puisque Allingham déclare que la fissure anale représente plus d'un dizième du chiffre considérable des affections de l'anus qu'il a colligées.

Dans une thèse soutenue à Strasbourg en 1861, Sarremone invoque l'*étroi-*

tesse congénitale de l'anus comme cause prédisposante de la fissure et D. Mollière déclare partager sa manière de voir. Cette influence, si elle existe, est en réalité bien exceptionnelle.

Les causes *déterminantes* sont liées à l'existence d'une *ulcération fissuraire*, c'est donc parmi les causes de celle-ci qu'il faut les rechercher. Les unes proviennent de l'*extérieur*, les autres, de l'*intérieur*.

Au premier plan de celles-ci tous les auteurs placent, avec Bretonneau et Trousseau, la *constipation*. Le bol fécal trop dur déchire la filière anale, trop volumineux il la fait éclater par surdistension, ou bien encore il la lèse par les petits corps étrangers qu'il contient, en particulier par les pépins de fruits. C'est par la constipation qu'elles entretiennent qu'agissent la paralysie, ou au moins la parésie du rectum, et les *déviations utérines* auxquelles J. Brown et Allingham attribuent un rôle considérable.

Le *traumatisme* joue un rôle capital dans les causes d'origine extérieure. Tous les auteurs citent le cas de Thibord, une jeune femme qui fut atteinte de fissure anale consécutivement à une lésion produite par la canule d'une seringue. On a invoqué aussi l'influence de la *pédérastie* (Hervez de Chégoin). Sans doute, la sodomie accidentelle peut provoquer des déchirures qui deviendront, si elles siègent au bon endroit, de la fissure anale, mais la sodomie habituelle agit en quelque sorte à l'encontre de la fissure à l'anus.

Nous pourrions multiplier ainsi les causes déterminantes de la fissure, déclarer avec Miquel d'Amboise, avec Gosselin, que l'herpès, l'eczéma, l'intertrigo peuvent la déterminer, avec Diday qu'un chancre à la fin de sa cicatrisation peut lui donner naissance, avec Gosselin encore que les écoulements vaginaux (grossesse, blennorrhagie) peuvent la provoquer. Il vaut mieux ne pas insister et dire, ainsi que le fait prévoir la pathogénie, que toute ulcération, quelle qu'en soit la cause, peut être l'origine de la fissure à l'anus; il suffit pour cela que, située dans la région du sphincter, elle provoque une irritation nerveuse qui sera la cause de la contracture spasmodique et de la douleur. C'est ainsi que les hémorrhoïdes (*hémorrhoïdes excoriées* de Gosselin) et les polypes (Allingham), le prolapsus du rectum, le cancer peuvent se compliquer de fissure.

Symptomatologie. — Les symptômes de la fissure se rapportent à ces éléments, anatomique, physiologique et fonctionnel : l'*ulcération*, la *contracture*, la *douleur*. Les deux premiers capitaux dans la pathogénie passent au second plan dans l'aspect clinique où la douleur est le phénomène dominant. C'est en se fondant sur les variabilités dans l'intensité de cette douleur que Gosselin a admis deux variétés : la fissure *tolérante* et la fissure *intolérante*; la première est plus fréquente; après avoir longtemps été tolérante, la fissure peut devenir intolérante.

L'*ulcération* existe toujours, mais elle est parfois très petite ou bien la fissure est intolérante et on ne peut la rechercher. Si la fissure est tolérante, si l'on peut déplisser les plis de l'anus, on constate au niveau de l'un d'eux une ulcération fissuraire, souvent superficielle, profonde quelquefois. Cette ulcération fait digne de remarque, siège presque toujours en arrière du côté du coccyx, en outre, elle est à la fois cutanée et muqueuse, elle répond donc au bord inférieur du sphincter externe, mais il est rare qu'elle soit assez profonde pour intéresser les fibres de ce muscle, contrairement à l'opinion de Jobert de Lamballe et Henry de Chégoin, qui avaient vu dans la lésion des fibres musculaires la cause des spasmes. Lorsque la fissure est ancienne, il n'est pas rare d'observer à sa partie supérieure une petite végétation comparable à un clou, couvrant plus ou moins l'ulcération et qu'Allingham a appelée *clavate*. Avec le temps, l'ulcération peut elle-même s'indurer sur ses bords (Ashton).

Cette ulcération fissuraire est ordinairement à peu près sèche, ce qui contribue à la faire méconnaître. Cependant, sans écarter les plis de l'anus, on peut la retrouver et marquer en quelque sorte son siège à l'aide d'une petite manœuvre que nous avons vu employer par M. Guyon et qui nous a toujours réussi. Le malade exposant sa région anale, on presse successivement de l'extrémité de l'index les différents points du pourtour de l'anus. Cette pression est partout indolente, sauf là où existe la fissure, en arrière dans la grande majorité des cas.

La *contracture* est la compagne nécessaire de l'ulcération pour qu'il y ait fissure; en effet, il est fréquent de trouver soit à la marge de l'anus, soit dans le rectum, des ulcérations fissuraires et *douloureuses*. Blandin s'en était même servi pour créer ses trois variétés de fissure. Mais quelque douloureuses que soient ces ulcérations, elles n'ont pas le cachet clinique de la fissure à l'anus, parce qu'il leur manque les spasmes du sphincter. Ceux-ci sont différents suivant qu'il s'agit de la fissure tolérante ou de la fissure intolérante. Dans celle-ci, ils se répètent presque sans interruption, dans celle-là, ils sont *intermittents*, ils sont éveillés et provoqués soit par la malpropreté locale, soit par le toucher rectal, soit surtout par la défécation. La défécation les suscite, mais ce n'est pas pendant la défécation qu'ils sont le plus marqués, ils augmentent d'intensité à sa suite pendant quelques minutes au plus, puis diminuent et disparaissent jusqu'à une nouvelle défécation. Ce spasme, on le constate par le toucher rectal qui, même pendant le sommeil chloroformique, montre la stricture de la filière anale; on pourrait, d'après Ashton et D. Mollière, le constater *de visu*, car pendant la crise douloureuse l'anus, d'infundibulum, devient plan ou saillant. Ce dernier phénomène a plus de valeur, car il permet de reconnaître la contracture alors qu'en raison de la crise le toucher rectal serait impraticable.

Dans la fissure intolérante, la plus petite cause, un mouvement, un effort, un gaz, un accès de toux, un éternuement réveille les spasmes. Le sphincter est constamment à l'état de « vigilance » (Guyon).

D'après Allingham, ces contractions répétées du sphincter provoquent de l'hypertrophie musculaire, et d'après Serremone, la contracture peut au bout d'un certain temps provoquer de la rétraction musculaire comme on l'observe dans des muscles longtemps immobilisés. Nous avons vu que Boyer le premier a montré l'importance de cette contracture spasmodique. Gosselin, trouve que Boyer a exagéré, et qu'en dehors de spasmes provoqués par la défécation ou toute autre cause, le muscle a sa tonicité normale, opinion qu'il est difficile d'admettre.

La *douleur* est très variable d'intensité. Dans la variété tolérante, le malade éprouve après la défécation, de la pesanteur, de la cuisson, une chaleur douloureuse qui va durer, dix minutes, un quart d'heure, une heure parfois, mais qui est assez modérée pour que le malade ne soit pas obligé de s'arrêter. Si l'on fait le toucher rectal, le malade éprouve les mêmes sensations, mais si l'on vient à molester l'ulcération fissuraire, on voit de suite les spasmes se produire en même temps que s'éveille une vive douleur.

Dans la fistule intolérante, cette douleur est toujours très accusée, elle devient atroce au moment des *exacerbations*, elle est parfois telle qu'il survient une syncope. Les malades imaginent toutes espèces de comparaisons pour l'expliquer, les uns la comparent au passage d'un fer rouge, les autres à une pince qui tenaillerait les chairs, d'autres à une striction avec broiement, etc. Cette douleur se localise à l'anus avec des irradiations vers la vessie (*spasmes vésicaux* avec émission d'urine chez la femme), vers l'utérus (*coliques utérines*), vers l'urèthre chez l'homme (*rétrécissements spasmodiques*, rétention), vers le périnée, les lombes, le bassin.

Cette douleur naît avec la défécation, mais elle diminue un peu après celle-ci, puis elle reprend plus violente, et atteint en une heure, deux heures et plus son maximum d'intensité pour décroître ensuite. Aucler a essayé d'expliquer cela par une fluxion lente et graduelle que la défécation amène, mais qui demande quelque temps pour atteindre son maximum.

Rappelons qu'on observe parfois, au moment de la défécation, de petites hémorrhagies.

A ces phénomènes *locaux* s'ajoutent des phénomènes *généraux* très faciles à comprendre. Le malade, sachant le supplice qui l'attend au moment de la défécation et surtout à sa suite, cherche à retarder le plus possible ce pénible moment, se retient le plus longtemps qu'il peut et augmente ainsi une constipation peu favorable à l'activité des fonctions digestives; aussi son appétit diminue ; bien loin de s'en plaindre, le malade évite de manger, il dépérit, son état général s'altère, il prend l'aspect du chloro-anémique, son moral s'affecte, l'hypochondrie survient et conduit parfois au suicide.

Marche. — Durée. — Terminaison. — L'affection peut guérir spontanément par cicatrisation de l'ulcération et cessation des spasmes; cela est rare. Le plus souvent le traitement seul peut amener la guérison. Celui-ci est impérieusement réclamé quand la fistule est *intolérante*, il peut être retardé quand la fistule est tolérante. On voit des malades conserver celle-ci sans modifications pendant des mois, des années même, mais l'intolérance peut survenir qui abrégera facilement la durée.

Pronostic. — Il est toujours sérieux, puisque l'affection n'a pas de tendance à guérir d'elle-même et qu'elle peut entraîner des troubles généraux graves et l'hypochondrie.

Diagnostic. — L'ensemble symptomatique de la fissure à l'anus est si caractéristique, qu'il est difficile de la méconnaître. La plupart des erreurs de diagnostic sont dues soit à ce qu'on n'a pas suffisamment tenu compte et du récit du malade, et des phénomènes locaux.

Les douleurs particulières qui suivent la défécation et s'exagèrent avec elle d'une part, l'existence d'une douleur nettement localisable par le palper du pourtour de l'anus suffisent, en effet, pour établir la nature du mal. On a voulu rechercher l'ulcération, et l'on a eu recours pour cela à divers moyens, tels que l'éversion de la muqueuse, à l'aide d'un ballon en caoutchouc (Chassaignac), d'érignes, d'instruments spéciaux, ou plus simplement en invitant le malade à pousser pendant qu'on déplisse l'anus. Ces moyens d'exploration sont impraticables quand la fistule est intolérante; en pareil cas, on arrive sous le chloroforme à pratiquer l'examen, mais on n'évite pas au malade la crise terrible qui l'attend au réveil. Dans le cas où la fistule est tolérante, pareilles explorations sont possibles à la rigueur, mais elles sont au moins inutiles; il sera toujours temps, au cours du traitement, de rechercher la fissure et de la traiter.

Il sera aisé, grâce à l'absence de spasmes, de différencier les ulcérations même douloureuses, les rhagades vénériennes de la région anale, de la fissure proprement dite, car ce ne sont pas, nous l'avons déjà bien souvent répété, les caractères de l'ulcération en elle-même qui font le diagnostic. Quant à la névralgie anale ou *proctalgie*, elle a les caractères d'intermittence, d'irrégularité propres à toutes les névralgies, elle ne s'accompagne ni d'ulcération, ni de contracture, elle n'est nullement influencée ni par la défécation, ni par le toucher rectal que rien n'empêche de pratiquer.

La fissure reconnue, il sera facile par le seul interrogatoire de savoir si elle est *tolérante* ou *intolérante*; mais il faudra en rechercher la *cause*, et songer aux *complications*. L'existence d'hémorrhoïdes sera facile à déceler par le simple examen, le toucher vaginal permettra de reconnaître une déviation utérine, et il suffira encore d'y regarder pour retrouver une leucorrhée vaginale. Quant aux lésions *vésicales* et *prostatiques*, elles peuvent accompagner la fissure anale et la compliquer, et quelquefois on les a confondues avec celles-ci. Pourtant quand elles existent isolément, si elles retentissent sur l'anus, c'est sous forme d'épreintes, de ténesme, bien différents du tableau de la fissure; elles peuvent provoquer le prolapsus, les hémorrhoïdes, mais non susciter directement cette affection.

Enfin il conviendra de ne pas mettre sur le compte d'une affection grave les troubles généraux qui peuvent accompagner la fissure à l'anus, il suffira pour cela de ne pas méconnaître celle-ci et de tenir compte des troubles du côté de l'anus que peut révéler l'interrogatoire d'un malade atteint d'un état chlorotique, d'un dépérissement que rien ne semble expliquer en dehors de ces troubles ano-rectaux.

Traitement. — Les moyens qui ont été employés pour guérir la fissure anale seraient considérables si nous voulions passer en revue tout ce qu'on a fait contre cette affection, surtout avant qu'elle fût bien connue. A nous en tenir à la période qui va de Boyer à l'époque actuelle, nous trouvons encore une grande variabilité de moyens thérapeutiques. Ces moyens peuvent être groupés sous la dénomination de moyens *médicaux* et moyens *chirurgicaux*.

Au nombre des moyens *médicaux* nous placerons tout d'abord les *laxatifs*; le malade souffrant surtout à l'occasion des garde-robes, et celles-ci étant toujours plus ou moins dures en raison de la constipation. Gerdy préconisa cette méthode à l'Académie de médecine en 1851 et prétendait obtenir presque toujours la guérison. Moreau, Boinet, Plouviez, et surtout Cazenave (de Bordeaux) ont également vanté ce moyen, ils ne diffèrent que sur le purgatif employé. Dupuytren employait volontiers l'huile de ricin, ainsi que Trousseau, qui joignait toutefois aux laxatifs la méthode des astringents.

Trousseau, à la suite de son maître Bretonneau, avait pensé que la constipation était la cause principale de la fissure, et que cette constipation était due à un état de paralysie de la tunique musculaire de l'ampoule rectale. Il s'efforçait donc de réagir contre cette paralysie par l'emploi d'*astringents*, lavements avec l'extrait de *ratanhia*, de *monésia* ou au *sulfate de cuivre*. Il obtint ainsi des guérisons, mais il est probable qu'il ne s'agissait pas de véritables fissures, car il parle aussi de l'introduction de mèches enduites de cérat ratanhié, ce qui serait peu praticable avec une véritable fissure même tolérante. Payan, et Thiry (de Bruxelles) ont cependant publié des faits de guérison due à cette méthode des astringents et qui paraissent bien se rapporter à de vraies fissures.

On comprend aisément qu'on ait aussi eu recours aux *narcotiques*. Chapelle (d'Angoulême) introduisait des mèches imbibées d'alcool et chloroforme, et obtint des guérisons ; s'agissait-il de véritables fissures ? Il est permis d'en douter quand on parle de l'introduction de mèches dans l'anus.

Ce sont surtout les préparations belladonées, en pommade, en suppositoires qui ont été employées. Graham (de Sterling) en eut, d'après Copeland, le premier l'idée, et Dupuytren en vulgarisa l'emploi. On a employé aussi les opiacés. Ces moyens sont inefficaces ou incertains ; ils ne peuvent être qu'un adjuvant agissant pour atténuer les douleurs.

Nous ne parlerons que pour mémoire des tentatives d'*isolement* employées par Trousseau et quelques autres médecins, cherchant à empêcher par l'emploi de pommades, de glycérine, le contact des matières avec la filière anale. Gossement conseillait, dans le même but, aux malades, de saisir le sphincter avec les doigts, et Cazenave (de Bordeaux) avait imaginé un instrument que le malade devait, avant la défécation, s'introduire dans le rectum !

A côté des narcotiques et des analgésiants nous placerons les ablutions locales, chaudes et froides, les bains de siège, les fumigations chaudes qui ont pu, dans quelques cas, amener une amélioration.

En réalité les moyens médicaux, sans aucune efficacité dans les fissures intolérantes, peuvent avoir quelque avantage dans la fistule tolérante. A ce point de vue, les laxatifs, les narcotiques et les émollients peuvent, si la lésion est récente, amener la guérison. Mais, en dehors de ces conditions, il faut recourir aux *moyens chirurgicaux*. Ceux-ci comprennent également plusieurs méthodes, les quatre principales sont : l'*incision*, l'*excision*, la *cautérisation* et la *dilatation*.

1° L'*incision* est la méthode qui a été imaginée par Boyer, et que ce chirurgien institua contre le spasme dont il avait mis en lumière l'importance. Il pensa que le meilleur moyen de faire cesser ce spasme était de sectionner la totalité du sphincter ; sur son doigt introduit dans le rectum il glissait un bistouri boutonné, et sectionnait au niveau de la gerçure, d'un seul coup, « les membranes intestinales, les sphincters, le tissu cellulaire et les téguments ». Lorsque la constriction est extrême, il faut « deux incisions semblables, l'une à droite, l'autre à gauche, et lorsque la gerçure est située en avant et en arrière, il ne la comprend pas dans l'incision. »

Cette méthode de l'incision complète remplit exactement l'indication, mais elle constitue une grosse opération qui expose à l'hémorrhagie immédiate, à l'inflammation des fosses ischio-rectales, aux accidents infectieux, à l'incontinence des matières fécales, qui, en tout cas, est longue à guérir. Aussi, reconnaissant ces inconvénients, les chirurgiens postérieurs à Boyer ont cherché à faire l'*incision partielle*. Dupuytren, en France, et Copeland, en Angleterre, montrèrent qu'on pouvait obtenir un résultat thérapeutique aussi satisfaisant en n'incisant que la muqueuse. Laugier soutint la même opinion. Pour Curling, Ashton, Brodié, Syme, il faut joindre à la section de la muqueuse l'incision des fibres les plus superficielles du sphincter. Allingham, au contraire, sans faire l'incision totale de Boyer, déclare que pour obtenir l'immobilité du sphincter il faut l'entailler profondément.

L'incision partielle, quoique à un degré moindre, expose aux mêmes dangers que l'incision totale ; elle crée une large plaie qui va se trouver en contact avec les matières fécales et le milieu intestinal ; si elle expose moins à l'incontinence, elle expose tout autant à l'hémorrhagie et aux accidents inflammatoires.

La vulgarisation de la méthode des incisions sous-cutanées a donné naissance à un autre procédé d'incision employé d'abord par Jules Guérin à Paris et Brachet à Lyon, vers 1840, c'est la section *sous-muqueuse du sphincter*, dont Demarquay traça le manuel opératoire six ans plus tard dans les *Archives générales de médecine*. Demarquay se servait du ténotome ordinaire et Blandin se servait d'un instrument qu'il avait imaginé à cette intention.

Cette section a donné de bons résultats thérapeutiques, mais elle a provoqué aussi des accidents inflammatoires, ce qui est facile à concevoir à une époque où l'antisepsie n'était même pas rêvée ; dans quelques cas, elle a été l'origine d'hémorrhagie interstitielle et de thrombose, qui n'a fait qu'exagérer l'état douloureux (Blandin), et Gosselin a vu deux fois l'opération échouer au point de vue de la guérison de la fissure (1847).

Des sections incomplètes nous pouvons rapprocher les *sections multiples superficielles* employées par Vidal de Cassis et Jobert de Lamballe. Ces incisions ne constituent pas un progrès ; en effet, le succès ne dépend pas du nombre des incisions, mais de la profondeur de l'une d'entre elles au moins. Aussi est-ce grâce à cette profondeur suffisante qu'elles ont pu amener des guérisons ; en dehors de cette condition, elles méritent les reproches vitupérants que Chassaignac adressait à l'incision double.

2° L'*excision* a été imaginée par Jobert de Lamballe ; elle consiste à enlever par abrasion l'ulcération fissuraire, afin de faire cesser les spasmes dont elle est le point de départ ; c'est la reproduction plus chirurgicale du vieux procédé de grattage de la fissure avec l'ongle. Sédillot condamna ce procédé et Chassaignac le déclare *inintelligent*, et pourtant Jobert de Lamballe a obtenu des succès, mais il ne faut pas oublier, pour juger sa méthode, que l'excision était toujours précédée de la dilatation.

3° C'est aussi pour supprimer la cause originelle des spasmes, en même temps que pour faire une section du sphincter sans avoir à craindre l'hémorrhagie, qu'on imagina d'avoir recours à la *cautérisation*. J. Guérin proposa le fer rouge, Béclard employa le nitrate d'argent, Cloquet le nitrate acide de mercure. Mercier préconisa le caustique de Vienne solidifié en protégeant les parties circonvoisines de l'ulcération avec un gorgeret. Malgré les succès obtenus par ces opérateurs, malgré ceux que Bourgeois (d'Étampes) déclare avoir obtenus lui-même avec le nitrate d'argent sans les démontrer, cette méthode a eu peu de partisans, et Richard, Sédillot, Velpeau, Vidal de Cassis la condamnaient absolument comme très douloureuse et inefficace le plus souvent.

4° Nous arrivons enfin à la *dilatation*. Cette méthode est fondée sur cette notion banale, que la dilatation fait cesser la contracture des muscles circulaires. La dilatation est *graduelle*, *lente*, ou *subite* et *forcée*.

La dilatation graduelle a été employée fort anciennement, on la pratiquait alors avec des bougies et surtout des mèches de plus en plus grosses. Béclard y eut recours en y associant la cautérisation; Marjolin, Dubois, Richerand, chez nous, et Copeland, en Angleterre, employèrent les mèches. Velpeau, qui en fit usage aussi, reconnaît que leur introduction est l'occasion de vives douleurs, et Chassaignac a jugé ce procédé en disant « qu'il doit être rejeté ».

C'est Récamier qui le premier eut l'idée de substituer à la dilatation graduelle, la dilatation *extemporanée* ou brusque; il faisait une sorte de massage de l'anus, en introduisant ses doigts dans l'anus qu'il dilate, en même temps que serrant avec force le sphincter il l'écrase. Maisonneuve introduisait un doigt, puis deux, puis trois, puis tous les doigts, la main entière, fermait alors le poing et le retirait sans l'ouvrir; il faisait donc une dilatation brusque au lieu du massage ou dilatation *cadencée* de Récamier. Nélaton recommanda d'introduire les deux pouces et de les écarter transversalement jusqu'aux ischions. Chassaignac chante les louanges de cette dilatation brusque, et Gosselin y avait recours malgré le peu d'importance qu'il avait la tendance d'attribuer à la contracture du sphincter; il conseillait de procéder comme Nélaton, en substituant aux pouces, les index.

Cette méthode peu connue en Angleterre, condamnée à la suite d'Esmark en Allemagne, a pris chez nous un développement tel qu'elle est pour nous la méthode de choix par excellence. Son *modus faciendi* s'est d'ailleurs amélioré. Aujourd'hui on la pratique sous le chloroforme, ce qui évite au malade l'horrible douleur de la dilatation brusque, douleur qui porte aisément à la syncope. Quelques chirurgiens ont fait remarquer que cette tendance à la syncope existait même sous le chloroforme et qu'elle pouvait pendant l'anesthésie revêtir une gravité plus grande, aussi se refusent-ils à employer le chloroforme. Nous ne saurions souscrire à cette manière de voir; avec un chloroforme pur et bien administré, aucun danger n'est sérieusement à craindre. Enfin à la dilatation avec les doigts, brusque et brutale, on a substitué la dilatation forcée, progressive à l'aide d'instruments dilatateurs. Valette et Desgranges de (Lyon) se servirent du speculum d'Ambroise Paré, M. Verneuil du speculum ordinaire, M. Trélat enfin du speculum spécial qu'il a fait construire en vue de ce but précis, de la dilatation anale.

L'opération est très simple, le malade est endormi et, placé dans la position dite *à l'anglaise*. La région anale lavée, rasée, est largement vaselinée, le spéculum est introduit et est progressivement serré jusqu'à ce que les valves touchent les ischions. Une mèche de gaze iodoformée enduite de vaseline iodoformée est ensuite introduite dans l'anus, et l'on provoque quelques jours de constipation par les opiacés. Les suites sont simples, la douleur est minime au réveil, la mèche ne provoque plus de spasmes du sphincter réduit à l'impuissance ; la perte de sang qui accompagne l'opération est insignifiante. Pendant le repos du sphincter la fissure guérit, et quand le muscle a recouvré sa tonicité, la cause des accidents a disparu.

Cette méthode n'a que des avantages, et Trélat en particulier s'en est montré le partisan convaincu ; d'ailleurs cette méthode, à la fois rapide, inoffensive et sûre a aujourd'hui, chez nous au moins, cause absolument gagnée, et c'est par excellence la méthode de choix dans le traitement de la fissure à l'anus.

Nous avons dit que lorsqu'il y a fissure à l'anus, il faut d'abprd et avant tout la traiter, mais cela ne suffit pas, il faut encore en prévenir le retour en s'attaquant à la cause qui l'a provoqué une première fois.

CHAPITRE V

VICES DE CONFORMATION DE L'ANUS ET DU RECTUM

L'anus et le rectum forment un conduit qui mène de l'épiblaste à l'hypoblaste, de la peau, tégument externe, à la muqueuse intestinale, tégument interne. Le développement de ce conduit se fait selon des lois régulières maintenant bien connues, depuis les travaux de Mathias Duval, de Cadiat, de His, de Hermann, etc., etc. Rarement ces lois sont en défaut; mais, quand il se produit une erreur quelconque dans la marche du processus embryologique, il en résulte un vice de développement, une anomalie congénitale plus ou moins complète dont les données embryogéniques nous expliquent bien les dispositions et les variétés.

Sans faire en détail l'histoire du développement ano-rectal, il est indispensable d'en montrer les phases principales. C'est là un préambule nécessaire à l'exposition claire du sujet.

O. Cadiat, *Anatomie générale*, t. I. — Mathias Duval, *Atlas d'embryologie*. — Debierre, *Manuel d'embryologie humaine et comparée*. Paris, 1886. — Jeannel, Essai sur la pathogénie des malformations de l'anus et du rectum. *Revue de chirurgie*, 1887, p. 190.

Avant le mouvement d'incurvation d'où résulte le capuchon caudal (douzième jour), on remarque une dépression ectodermique sous-caudale qui soulève le mésoderme. Au fond de cette dépression apparaîtra l'anus primitif. Une saillie, un bourrelet se produit dans l'entoderme en face de cette dépression ectodermique, c'est le bourrelet allantoïdien.

En avant de ce bourrelet, l'entoderme forme une dépression qui deviendra la vésicule allantoïde et en arrière une autre dépression qui deviendra le rectum et l'intestin post-anal. Le développement de la vésicule allantoïde donne la clef du développement de toute la région.

Les figures ci-jointes, empruntées à Cadiat, montrent en quoi il consiste. On y voit comment l'allantoïde s'invagine dans la fente pleuro-péritonéale. Dans

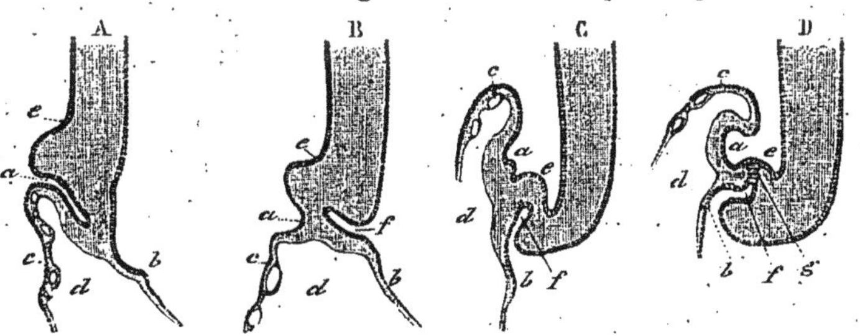

Fig. 24. — Développement de l'allantoïde. Coupes longitudinales d'embryons de plus en plus âgés, de A en D : *a*, dépression du feuillet interne destiné à former l'allantoïde. — *e*, dépression intestinale ou rectale. — *b*, lame fibro-amniotique. — *c*, lame fibro-intestinale. — *d*, fente pleuropéritonéale. — De A en C, on voit le reploiement progressif de l'extrémité inférieure : *f*, dépression sous-caudale devant donner, *g*, l'épithélium cloacal ou anal, qui s'unit à l'épithélium intestinal sur la figure D.

la figure D, les deux lames indiquées par *b* et *c*, représentent les deux feuillets qui limitent la fente pleuro-péritonéale. Ils se portent en avant dans le mouvement de reploiement de l'extrémité caudale.

La figure suivante montre l'allantoïde formée et au même moment le développement du cloaque. C'est là un point que Cadiat paraît avoir bien établi : le bourgeon épithélial externe vient s'unir avec l'épithélium intestinal et allantoïdien, et, une fois la jonction opérée, aucune ligne de démarcation ne s'établit entre la couche épithéliale tapissant l'allantoïde et celle du cloaque. En grandissant, l'allantoïde emprunte les éléments de sa muqueuse aussi bien au feuillet externe qu'au feuillet interne.

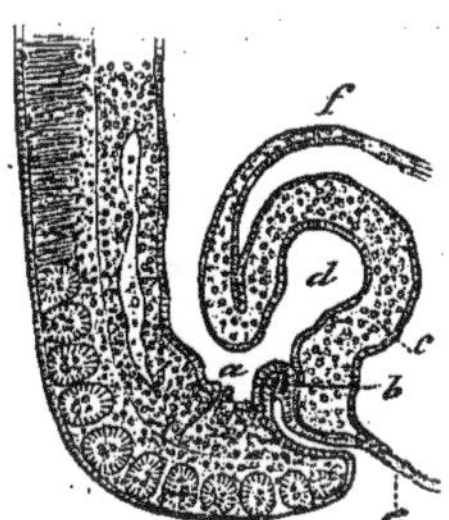

Fig. 25. — Union de l'ectoderme et de l'endoderme au niveau du cloaque sur un embryon de poulet; première moitié du troisième jour.

a, cavité commune à l'intestin et à l'allantoïde. — *b*, bourgeon cloacal du feuillet externe. — *c*, parois de l'allantoïde. — *d*, cavité allantoïdienne. — *e*, amnios et endoderme réunis. — *f*, feuillet interne.

Pendant que l'allantoïde, sous l'influence de l'incurvation de l'embryon, se redresse et passe en avant de l'extrémité inférieure du cul-de-sac terminal de l'intestin ou aditus postérieur, l'intestin post-anal s'atrophie. Dès lors, il reste dans cette région une grande cavité qui sera la vessie, communiquant largement avec une cavité placée en arrière qui deviendra le rectum. Ces deux cavités sont séparées par ce qui sera bientôt l'éperon périnéal.

La cavité commune dans laquelle s'abouchent le rectum et la vessie forme le cloaque intestinal ou supérieur. Ce cloaque communique avec l'extérieur par l'ouverture de l'anus primitif.

Au fond du cloaque interne s'ouvrent l'intestin et le sinus uro-génital, sinus uro-génital qui n'est autre chose que le pédicule même de l'allantoïde.

Les canaux et les corps de Wolf apparaissent de bonne heure, avant même qu'apparaisse l'allantoïde. Ils aboutissent de chaque côté du cloaque intestinal au niveau de l'éperon qui sépare le rectum de l'allantoïde. Les conduits de Müller émanés de l'épithélium germinatif viennent aboutir dans le sinus uro-génital en dedans des canaux de Wolf, plus près de la ligne médiane. Les uretères se développent aux dépens des canaux de Wolf pour aboutir plus tard isolément dans la vessie.

On voit qu'à cette période le cloaque interne ou intestinal communique avec la vessie, les uretères, les conduits de Wolf et de Müller; on devine ce que produit un arrêt de développement à cette période. Cette première étape de l'embryogénie de l'anus et du rectum se termine à la fin de la sixième semaine. Vers le trente-cinquième jour, le sillon génital ou le cloaque interne se développe, puis les deux cloaques se réunissent. Il existe dès lors un canal excréteur unique et commun aux orifices de l'intestin, de la vessie et des organes génitaux internes. Cet état permanent chez les Oiseaux, est transitoire chez les Mammifères. Le cloisonnement du cloaque se produit bientôt aux dépens de l'éperon recto-allantoïdien.

Les parois de l'éperon s'allongent de manière à diviser la cavité en gouttière antérieure uro-génitale et gouttière postérieure ou rectale. Quand l'éperon est assez descendu pour effleurer le fond du sillon uro-génital, les deux gouttières sont devenues canaux; avec l'épaississement de l'éperon d'avant en arrière, les orifices rectal et génital s'écartent et le périnée se constitue.

En somme, trois périodes embryogéniques distinctes peuvent donner lieu à trois groupes également distincts de malformation :

1° Dans les douze premiers jours, apparition de l'allantoïde, formation du cloaque intestinal, abouchement des canaux de Wolf et des uretères qui en dépendent dans les cornes latérales;

2° Plus tard, jusqu'au quarante-cinquième jour, bourgeonnement ectodermique cloacal, ouverture de l'anus primitif, abouchement des canaux de Müller dans le sinus uro-génital, abouchement isolé des uretères dans la vessie, formation du cloaque externe;

3° Après le quarante-cinquième jour, cloisonnement du cloaque; qui se poursuit, s'achève et se parfait jusqu'au quatrième mois; dans la quatorzième semaine, soudure de la fente ou du sillon génital d'arrière en avant, formation de l'anus et du périnée.

Cette division chronologique permet de comprendre en une classification pathogénique les différentes variétés de malformation décrites par les auteurs, en particulier par Trélat et Duplay, variétés qui sont les suivantes :

1° Les rétrécissements de l'anus et du rectum;

2° Les imperforations ou atrésie de l'anus et celles du rectum;

3° L'absence d'anus, celle du rectum plus ou moins complète avec ou sans trace d'anus;

4° Les abouchements anormaux pathologiques.

Cette dernière classe ne trouve pas son explication dans la pathogénie, nous n'aurons pas par conséquent à nous en occuper.

Les trois premières variétés sont celles que nous avons à décrire. Il nous serait facile de superposer notre description pathologique sur les phases de l'embryologie précédemment esquissées. Nous aurions alors des difformités correspondant à la première, deuxième et troisième période du développement, savoir :

1° A la première période, absence du rectum, fistule intestino-vésicale, anus primitif ouvert dans l'allantoïde, absence d'anus;

2° A la deuxième période, absence de la portion inférieure du rectum et de l'anus, absence de l'urèthre, persistance du cloaque externe, combinaison avec les malformations de la première période.

3° A la troisième période, abouchements anormaux du rectum, uréthraux ou vésicaux ; absence de l'anus, abouchements anormaux, anus pénien, anus vulvaire, rétrécissements de l'anus et du rectum.

En suivant à la lettre l'ordre ci-dessus, nous nous exposerions à des répétitions. Il vaut mieux s'écarter un instant de l'ordre chronologique qui préside à ces malformations et adopter une classification conventionnelle qui comprenne l'histoire de tous les cas. L'embryogénie n'y perdra rien et la clarté de ce chapitre en sera plus grande.

Nous allons donc décrire en quatre chapitres distincts :

I. L'absence de l'anus et du rectum;

II. Les abouchements anormaux de l'anus et du rectum;

III. Les imperforations de l'anus, les oblitérations du rectum;

IV. Les rétrécissements de l'anus et du rectum.

Les ouvrages suivants pourront servir utilement à compléter notre description.

PETIT (J.-L.), Remarques sur différents vices de conformation de l'anus que les enfants apportent en naissant. *Mém. de l'Acad. roy. de chir.*, t. I, p. 317. Paris, 1743. — GOYRAND (C.), De l'imperforation de l'anus. *Journ. hebd.*, t. III, p. 245, 1834. — DU MÊME, Études pratiques sur l'atrésie et les malformations de l'anus et du rectum. *Journal hebdom.*, p. 509 et suiv. — BOUISSON, Des vices de conformation de l'anus et du rectum. Thèse de concours de Paris, 1851. — GIRALDÈS, art. ANUS du *Dictionnaire de Jaccoud.* — TRÉLAT, art. ANUS du *Dictionnaire de Dechambre.* — FOLLIN et DUPLAY, *Traité de pathol. externe*, t. VI.

I

ABSENCE DE L'ANUS ET DU RECTUM

L'anus peut faire complètement défaut; il peut même n'y avoir aucune trace de la rainure interfessière. Dans ce cas, le rectum peut être complètement développé et très voisin de la peau, mais il peut aussi manquer dans une plus ou moins grande étendue, ou être le siège d'un abouchement anormal.

Que devient le sphincter anal? Goyrand, dans le remarquable travail qu'il a publié à ce sujet, considère avec raison dans le sphincter anal deux parties distinctes : une partie interne qui fait suite aux fibres musculaires de l'intestin, une partie externe sous-cutanée partant du coccyx pour entourer l'anus.

L'absence de l'anus entraîne forcément la disparition du sphincter externe, tandis que le sphincter interne existe encore, plus ou moins modifié.

Blot, Buïsson, Patridge ont même constaté l'existence complète du sphincter dans bon nombre de cas, ce sont ceux dans lesquels l'imperforation est due à la présence d'un simple voile cutané dans la rainure interfessière. L'anomalie est en quelque sorte réduite alors à sa plus simple expression; l'anus n'est pas absent, il ne lui manque qu'une très minime partie de ses parois.

Comme l'anus, le rectum peut manquer en totalité ou en partie. Le tube ano-rectal peut ne pas exister; on a alors la disposition représentée sur la figure 25.

Ruysch a vu deux enfants qui présentaient cette anomalie complète, d'autres fois l'anus est normal ou à peu près, mais au-dessus de lui le tube rectal fait défaut; le cul-de-sac de l'intestin s'arrête à l'angle sacro-vertébral, auquel il adhère plus ou moins étroitement par des tractus fibreux.

En même temps que le rectum, l'*S* iliaque peut manquer. Un enfant étudié par Binninger possédait un tube intestinal arrêté à la fin du côlon par une stricture musculaire. D'ailleurs, non seulement l'*S* iliaque, mais le gros intestin en entier est quelquefois complètement arrêté dans son développement.

Les rapports qu'offrent, dans les cas d'absence du rectum l'extrémité inférieure du tube digestif avec les parties environnantes, sont intéressants à connaître. Souvent, cette extrémité dilatée vient s'appuyer en y adhérant sur la vessie ou l'utérus; quelquefois, par derrière l'utérus, à la paroi vaginale. Il n'est pas rare non plus de constater des adhérences anormales avec le squelette rétréci, vicié dans son développement; ce sont là des accidents variables avec chaque cas particulier, aussi faciles à comprendre qu'inutiles à développer plus longuement.

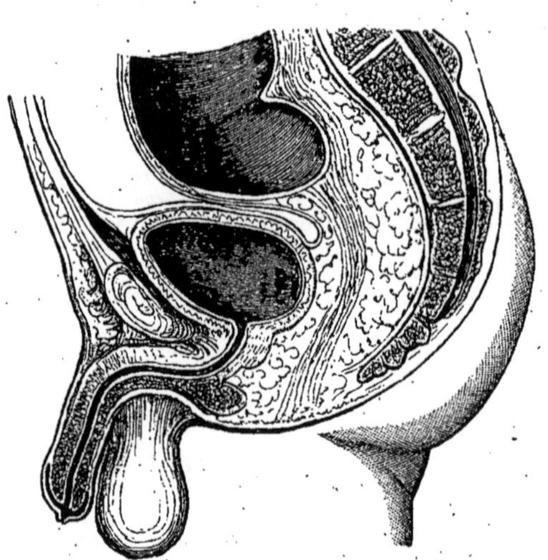

Fig. 26. — Absence d'anus.

Comment la séreuse péritonéale se comporte-t-elle dans les cas dont nous parlons? Cette séreuse peut descendre plus bas que l'extrémité du tube digestif et coiffer le cordon fibreux qui remplace le rectum et l'anus absents. De là le danger, grand encore aujourd'hui, d'ouvrir le péritoine en allant à la recherche de la cavité intestinale par la voie périnéale. Un malade de Forget faillit être victime de cet accident, et Giraldès raconte qu'une infirmière administrant un lavement avec brutalité chez un enfant opéré d'un anus artificiel, perfora le cul-de-sac péritonéal et tua le malade.

La blessure de la séreuse est donc toujours possible dans les cas d'intervention; mais il est juste d'ajouter qu'aujourd'hui, avec les précautions antiseptiques, la gravité de cet accident est extrêmement réduite entre les mains d'un chirurgien expérimenté.

II

ABOUCHEMENTS ANORMAUX

Les abouchements anormaux du rectum dépendent d'un trouble dans le développement du cloaque recto-allantoïdien ou cloaque interne. Cet organe peut s'aboucher dans le vagin, dans l'urèthre, dans la vessie.

L'ouverture dans le vagin est la plus fréquente; elle est parfaitement compatible avec la vie, et Morgagni rapporte l'histoire d'une juive qui mourut à cent ans avec un abouchement congénital du rectum dans le vagin. Une jeune femme de vingt-deux ans, observée par Ricord, remplissait, malgré une infirmité de cette nature, toutes les fonctions de son sexe. Dans ce cas et dans quelques autres analogues, l'ouverture était assez large pour permettre une défécation facile. D'autres fois il s'agit d'un simple pertuis incompatible avec la vie, à moins qu'il n'existe par ailleurs un anus normal.

Chez la femme, l'ouverture du rectum dans l'urèthre est extrêmement rare; au contraire, chez l'homme, cette anomalie a été observée assez fréquemment. Elle siège toujours dans la portion prostatique ou membraneuse du canal.

La communication est d'habitude établie par un orifice étroit qui va plus ou moins directement de l'urèthre au rectum; les matières liquides seules peuvent y passer et il est possible qu'elles y passent assez facilement pour que l'enfant vive pendant plusieurs mois; mais il suffit du moindre bol fécal durci, d'un corps étranger, noyau de cerise par exemple (Flagani), pour produire une obstruction mortelle.

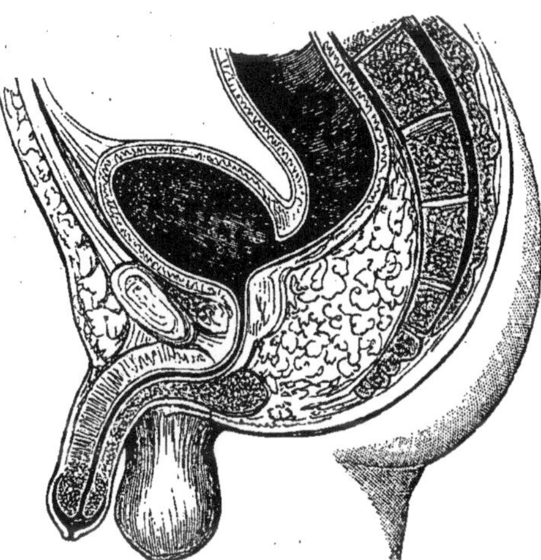

Fig. 27. — Abouchement vésical.

De même que l'urèthre, la vessie n'est pas chez la femme le siège de l'abouchement anormal du rectum. En revanche, cette anomalie a été observée assez souvent dans le sexe masculin. D'habitude elle coexiste avec une conformation vicieuse de l'urèthre; il y a de l'hypospadias, du rétrécissement ou de l'imperforation du méat.

Si le trouble dans le développement du cloaque interne a lieu de très bonne heure, le tube intestinal communique largement avec la vésicule allantoïde; plus tard, au contraire, la communication peut devenir très étroite. Ainsi que pour l'ouverture anormale dans le vagin, il peut n'y avoir qu'un fin pertuis laissant passer les matières intestinales liquides dans la vessie. Dans le cas de Desault, dont la pièce a été reproduite en cire et conservée au musée Dupuytren, la fistule permettait difficilement l'introduction d'un stylet ordinaire.

Jeannel a publié récemment un cas intéressant de fistule intestino-vésicale, et il faut à ce sujet remarquer que cette fistule suppose « un arrêt de développement très précoce, très compliqué, et un cul-de-sac intestinal très élevé, et par conséquent difficilement accessible par le périnée ». Dans ce cas, il y avait aussi une anomalie de l'uretère, s'expliquant très bien par les troubles apportés dans le développement du cloaque interne. Ledentu, Bennett Lucas, Montmolin ont cité des cas de ce genre.

Dans les vices de développement aussi compliqués, l'ampoule rectale est d'habitude déformée, cloisonnée, placée très haut en face de l'angle sacro-vertébral, et il devient très difficile, sinon impossible, de l'atteindre par la méthode périnéale.

Le rectum communique beaucoup plus fréquemment avec l'urèthre qu'avec la vessie. En général, la communication s'établit d'habitude par l'intermédiaire d'un conduit qui va du rectum à l'urèthre en contournant le bas-fond de la vessie et la prostate. Ce trajet est d'ailleurs plus ou moins sinueux, plus ou moins oblique, plus ou moins médian; il peut même manquer, il y a alors abouchement direct entre les deux canaux.

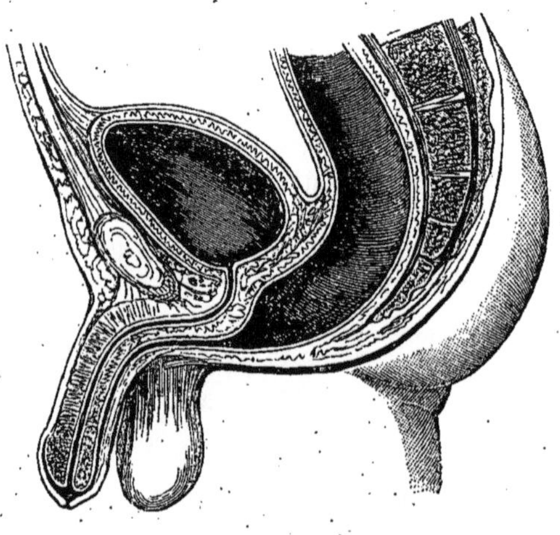

Fig. 28. — Anus pénien.

Jeannel, dans le travail déjà cité, insiste sur la persistance d'une dilatation post-rectale qui n'est autre que l'intestin caudal; il rapporte le cas, à peu près unique d'ailleurs, de Broca, dans lequel on constatait qu'au-dessous et en arrière de son embouchure vésicale, le rectum communiquait avec une cavité cylindrique qui paraissait être sa continuation et qui se terminait en un cul-de-sac imperforé. Il n'y avait aucune trace d'anus, ni sphincter, ni releveur. La cavité cylindrique était évidemment l'intestin post-anal non atrophié.

III

IMPERFORATION OU OBLITÉRATION

Il est rare dans l'imperforation de l'anus qu'il n'existe pas un vestige de ce conduit; parfois même, l'imperforation consiste dans la présence d'une simple membrane qui laisse voir par transparence le méconium accumulé; d'autres fois, le diaphragme présente jusqu'à 3 et 4 centimètres d'épaisseur, il comprend alors dans sa paroi les fibres musculaires du sphincter et même tous les éléments qui contituent les parois ano-rectales.

L'anus et le rectum dans une certaine étendue peuvent être remplacés par un cordon fibreux. Quelquefois l'anus est bien conformé, il faut introduire profondément le doigt pour se rendre compte de l'existence de l'oblitération. L'anus est alors normal, c'est le rectum qui est le siège du vice de conformation. Cet organe peut être arrêté dans son développement dans une plus ou moins grande étendue ; il est cloisonné irrégulièrement, sa cavité est à moitié

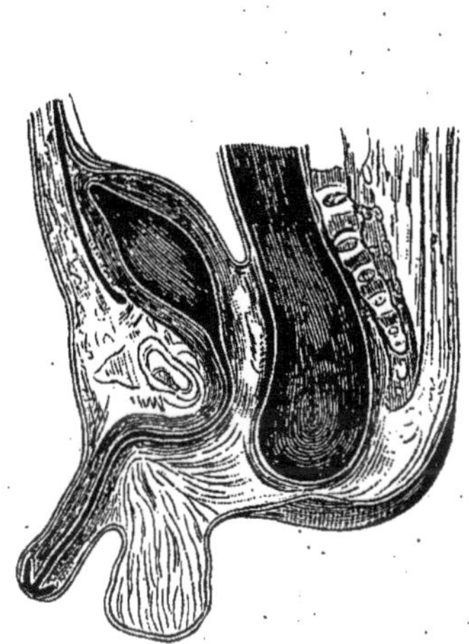

Fig. 29. — Absence d'anus.

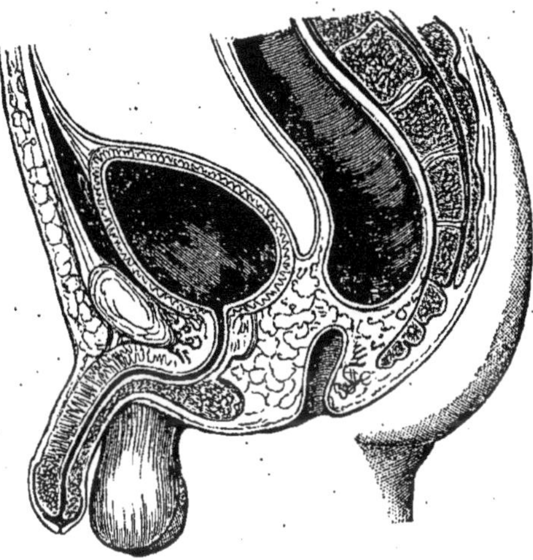

Fig. 30. — Oblitération ano-rectale.

remplie par des oblitérations superposées qui la divisent en loges distinctes les unes des autres.

Il peut même arriver que le rectum soit transformé en un cordon fibreux; l'S iliaque représente alors l'extrémité terminale du tube digestif; elle est distendue par le méconium au point de remplir le petit bassin.

IV

RÉTRÉCISSEMENTS

Nous arrivons maintenant à des cas plus communs et par conséquent plus intéressants. Ils méritent de nous arrêter, d'autant mieux qu'ils bénéficient dans une très large mesure des ressources de la chirurgie.

En premier lieu, nous devons signaler les rétrécissements valvulaires, essentiellement caractérisés par des brides, des cloisons, des valvules, d'une forme irrégulière, rarement circulaires, plus souvent latérales, dus à une plicature de la muqueuse et capables d'amener une rétention très accusée des matières fécales. A. Berard et Maslieurat, Lagémard ont depuis longtemps signalé ces vices de conformation.

De son côté Lannelongue (1) a tout dernièrement appelé l'attention sur ces

(1) Lannelongue, *Variété rare de malformation congénitale de la région péri-rectale. Valvule intestinale. Bull. de la Soc. de chir.*, 1884, p. 199 et suiv.

cloisonnements horizontaux. Cet éminent observateur a rapporté deux cas, l'un suivi de guérison et l'autre d'autopsie, où il fut bien constaté qu'il existait dans le rectum deux valvules ou cloisons complètes, l'une à 2 ou 3 centimètres, l'autre à 11 ou 12 centimètres de l'orifice cutané de l'anus. Entre ces deux cloisons, l'intestin, bien que perméable, était considérablement rétréci.

La muqueuse intermédiaire aux deux valvules était, dans l'une des observations de Lannelongue, recouverte d'un épithélium normal; dans un fait semblable de Marchand, il n'existait qu'un cordon fibro-musculaire perméable, sans trace de muqueuse.

Après ces rétrécissements valvulaires, il convient de citer les cas dans lesquels l'intestin est rétréci sur une plus grande étendue, soit que l'étroitesse se localise à l'anus et au rectum, soit qu'elle intéresse à la fois ces deux portions du tube intestinal.

La coarctation est parfois si étroite que le méconium s'écoule avec peine, et qu'un fin stylet s'y engage difficilement. Roonhuysen, Serand ont observé des cas de ce genre. Ces désordres ne sont d'ailleurs pas incompatibles avec la vie. Ammon et Vrölick ont rapporté les observations de deux vieillards qui, durant toute leur vie, avaient eu des accidents de rétention des matières fécales, occasionnés par un rétrécissement long et serré.

Cet anus rétréci peut ne pas occuper sa position normale; il peut venir s'aboucher à la vulve, dans le vagin, dans l'urèthre, mais à vrai dire il s'agit dans ces cas d'une fistule intestinale qui fait communiquer le rectum avec l'extérieur; le véritable anus fait défaut, et la fistule vaginale ou uréthrale est venue le remplacer.

Après les quatre variétés de malformations bien expliquées par la pathogénie, il en existe très exceptionnellement qui sont de véritables curiosités pathologiques dont l'importance clinique est moindre. Ce sont celles que Trélat a englobées sous la rubrique : abouchements pathologiques. Bouisson, chez un enfant imperforé, a trouvé une fistule intestinale, s'ouvrant à 2 centimètres de la ligne médiane dans la région fessière. Toutes les dispositions sont d'ailleurs possibles; nous ne citerons que les deux exemples déjà rapportés par les classiques, notamment par Duplay (*Traité de pathologie externe*, t. VI) : dans un cas, il existait sur le dos de la verge un canal rempli de méconium, contournant le pénis, suivant l'urèthre, passant de droite à gauche sous le col de la vessie et se jetant dans le rectum oblitéré et adhérent à la peau; dans le deuxième cas, le rectum, représenté par un cordon fibreux, adhérait au corps de la 5e vertèbre lombaire. A ce niveau, le côlon iliaque s'ouvrait à la face postérieure du tronc par un trajet oblique perforant le corps de la vertèbre.

Symptomatologie. — Les signes des vices congénitaux sont de deux ordres, objectifs et fonctionnels. Les premiers ont trait à ce que la vue, le toucher, tous les moyens d'exploration en général peuvent permettre de constater; après les détails anatomiques qui précèdent, nous pouvons être plus que bref à ce sujet.

Les signes fonctionnels ont trait à l'émission plus ou moins facile des matières fécales. Cette émission peut être suffisante, difficile, insuffisante ou nulle. Des difficultés qu'elle présente résultent les accidents généraux légers, graves ou mortels.

Dans les cas de rétrécissement valvulaire les symptômes généraux sont nuls, car il n'y a pas à proprement parler gêne dans la défécation. Très souvent cette variété de rétrécissements congénitaux n'est diagnostiquée qu'assez tard dans la vie : les brides ou valvules du rectum sont pour la défécation de l'enfant ou de l'adulte un obstacle beaucoup plus grand que pour le nouveau-né qui rend toujours des matières liquides. Quelques anus vulvaires ou vaginaux passent aussi inaperçus. C'est une infirmité et rien de plus.

Quand l'ouverture est étroite, il n'en est plus de même ; le méconium, dans les premiers jours après la naissance, peut bien s'écouler avec facilité, mais à mesure que les matières surviennent plus consistantes, les accidents se produisent. Ce sont des désordres locaux en même temps que des accidents généraux de rétention ; le petit malade souffre, s'épuise en vains efforts et meurt si une intervention opportune ne vient pas rétablir le cours normal des matières.

Dans les cas où le rectum s'abouche anormalement avec la vessie ou avec l'urèthre, le méconium sort avec l'urine et les choses peuvent ainsi aller quelques jours sans encombre, mais bientôt les matières intestinales ne tardent pas à irriter la muqueuse urinaire qui n'est pas faite pour leur contact. Il y a de la cystite, du ténesme vésical, de la rétention d'urine, en attendant qu'apparaisse une obstruction intestinale, consécutive à l'oblitération d'une fistule intestino-urinaire par un corps étranger (fève, noyau de cerise) venu de l'intestin.

L'observation suivante de Müller montre comment dans ces cas peut arriver diversement l'obstruction de l'intestin. Un petit garçon dépourvu d'anus rendait de l'urine mélangée à du méconium ; on fit à l'ampoule rectale une ouverture artificielle qui fut plusieurs fois élargie au bistouri. L'enfant vécut plusieurs années, un jour éclatèrent des accidents d'obstruction intestinale dus à la présence dans le rectum, au niveau de la concavité du sacrum, d'une concrétion calculeuse du volume d'un œuf de dinde.

Quand l'ouverture est très étroite, et lorsqu'il y a imperforation complète, les accidents sont immédiatement très graves. Les vomissements apparaissent rapidement, et si l'on examine la région anale du nouveau-né avec le doigt, avec un stylet, souvent même par la simple inspection, on reconnaîtra l'imperforation et son siège.

Après les vomissements apparaissent tous les phénomènes de l'obstruction de l'intestin, ballonnement du ventre, tympanite, respiration anxieuse, convulsion, fièvre intense, et mort en cinq ou six jours au plus tard.

Diagnostic. — Pour exposer les règles d'un diagnostic méthodique il faut distinguer les cas suivants : 1° il n'y a pas trace d'anus ; 2° il existe des vestiges d'anus ; 3° l'anus est bien conformé.

1° Quand il n'y a pas trace d'anus, il faut surtout songer aux abouchements anormaux, et chercher avec soin s'il n'existe pas une ouverture anormale : au périnée, au scrotum ou à la verge chez les petits garçons, à la vulve chez les petites filles.

Quand on n'aura rien trouvé de ce côté, il faudra s'enquérir des abouchements uréthraux du tube intestinal ; on examinera l'urine, on pratiquera le cathétérisme, et si, de la vessie, on pénètre dans le rectum, il faudra ne pas manquer de rechercher s'il existe dans le petit bassin une ampoule rectale afin de savoir jusqu'à quel point il est possible d'aller jusqu'à elle en passant par le périnée.

Mais cette pénétration est généralement très difficile, il faudra alors se contenter de rechercher avec le bec de la sonde, appliqué contre la paroi postérieure de la vessie, si au-devant de l'angle vertébral existe une poche pleine de méconium.

Lorsqu'on ne découvre aucun abouchement anormal, il faut conclure à l'imperforation complète, et il n'y a plus dès lors à se demander quelle est la distance qui sépare le tube intestinal de la peau. Quand la membrane obturatrice est mince, on distingue une tuméfaction molle, fluctuante, réductible, tendue quand l'enfant crie; lorsque ces signes manquent, on ne peut faire que des suppositions plus ou moins probables, relativement à l'épaisseur de la cloison. Une ponction exploratrice pourra seule trancher la difficulté.

2° Quand il existe des vestiges d'anus, les désordres sont souvent aussi complexes que lorsqu'il n'y en a pas du tout. On peut introduire le doigt dans l'anus et sentir la cloison, mais souvent aussi on ne trouve qu'un cul-de-sac qui paraît très éloigné de l'ampoule rectale. Hutchinson a conseillé de titiller l'anus pour provoquer des mouvements expulsifs et faire saillir cette ampoule sous le doigt.

La déformation du bassin, le rapprochement des ischions permettent de préjuger l'absence du rectum : mais il vaut mieux recourir à la ponction exploratrice, qui, là comme précédemment, est le meilleur moyen, souvent le seul moyen de diagnostic.

3° Quand l'anus est bien conformé, l'exploration avec le doigt, un speculum, un stylet, permet d'apprécier les rétrécissements valvulaires, les étroitesses continues et même les imperforations qui tiennent à un trouble dans le développement du rectum. Après avoir reconnu l'obstacle, il faut en apprécier l'épaisseur par le toucher, le cathétérisme vésical, la palpation du petit bassin, etc., et tenter dans la direction de l'ampoule une ponction qui conduit à la fois au diagnostic et à la guérison.

Le pronostic découle naturellement de ce qui précède.

Traitement. — Le traitement consiste à rétablir le cours naturel des matières fécales; quand l'abouchement est anormal, il faut autant que possible le remettre à sa vraie place ; quand il y a imperforation de l'anus, il faut à tout prix établir une ouverture convenable pour la sortie des matières. « Chaque moment de retard est une chance de vie enlevée au nouveau-né » (Giraldès).

Deux indications dominent donc le traitement : 1° rétablir le cours des matières d'une façon permanente ; 2° ouvrir la nouvelle voie, autant que possible au niveau de la région anale.

Dans le cas d'imperforation incomplète, de rétrécissements circulaires étroits, on a conseillé de pratiquer des incisions au bistouri et de dilater quotidiennement l'anus avec une sonde ou avec le petit doigt. Mais cette méthode a le grave inconvénient de dilater très peu et d'exposer à beaucoup d'accidents, infiltrations des matières, abcès stercoraux et aussi vaut-il mieux suivre le conseil du professeur Trélat, inciser largement et en arrière le rétrécissement, attirer la muqueuse rectale vers la peau et l'y suturer. On obtient ainsi un conduit muqueux complet en même temps qu'une dilatation définitive.

Quand il y a imperforation complète, si la cloison est mince, il suffit de plonger un bistouri au centre de la tumeur et de pratiquer une incision cruciale. On prend ensuite la muqueuse, qu'on attire en bas de manière à la suturer exactement avec la peau. Cette pratique recommandée par Malgaigne est celle de Trélat et de Giraldès.

D'ailleurs, qu'on suture ou non la muqueuse, le résultat est toujours heureux lorsque la cloison est mince. Lorsque le chirurgien ne sent nulle part la poche remplie de méconium, J.-L. Petit conseillait d'inciser le tégument jusqu'à la plus grande profondeur possible et d'introduire un trocart allant à la recherche du contenu de l'intestin. Une incision lui servait ensuite à élargir l'ouverture faite par le trocart. Cette pratique est très dangereuse à cause des infiltrations de matières stercorales dans le périnée, après la ponction le méconium cherche à sortir en masse, il se précipite en quelque sorte du côté de l'orifice étroit, créé par le trocart et l'incision. Comme cet orifice est insuffisant et que, d'autre part, les parois composées de tissu lâche se prêtent aux infiltrations, il en résulte un phlegmon stercoral très grave, souvent mortel.

Lorsqu'il n'est pas possible d'obtenir par une incision simple, une rapide et facile issue du méconium, il faut donc suivre le conseil de Boyer et établir un anus artificiel, soit par la méthode périnéale, soit par la méthode abdominale.

La première méthode est évidemment la méthode de choix, elle doit toujours être pratiquée lorsqu'il est possible d'attirer le rectum assez facilement pour suturer la muqueuse et la peau. Malheureusement il est presque toujours difficile de savoir où est le rectum et quels délabrements sont nécessaires pour l'atteindre. Souvent, après avoir cherché l'ampoule rectale par le périnée, on devra renoncer à l'atteindre et changer de route et de méthode pour établir immédiatement un anus artificiel par la voie abdominale.

Sans entrer dans de trop longs détails techniques sur la méthode périnéale, nous dirons qu'après avoir convenablement disposé son malade, le chirurgien place un cathéter dans l'urèthre chez les garçons, dans le vagin chez les petites filles, puis il incise le périnée sur la ligne médiane, depuis le scrotum ou la vulve jusqu'au coccyx. Le doigt placé au fond de l'incision fait sentir quelquefois l'ampoule, quelquefois un cordon fibreux qui conduit jusqu'à la cavité intestinale.

On reconnaît l'intestin à sa consistance et à sa coloration, et lorsqu'on est bien sûr de l'avoir sous la main, on le saisit avec une érigne pour l'attirer vers la peau et l'y suturer. Il faut, dans ces diverses manœuvres, se servir beaucoup du doigt et toujours d'instruments mousses. On s'éloignera soigneusement du cathéter pour éviter de léser les organes génitaux. Lorsque pendant l'opération la présence du coccyx est gênante, Verneuil en pratique l'excision.

La méthode abdominale se divise en deux sous-méthodes, la méthode inguinale ou procédé de Littre, et la méthode lombaire ou de Callisen. Le manuel opératoire de ces deux procédés ne présente rien de spécial dans le cas présent. (Voy. *Cancer*.)

MÉSENTÈRE, PANCRÉAS, RATE

Par le Dr QUÉNU

CHIRURGIEN DES HÔPITAUX. — PROFESSEUR AGRÉGÉ DE LA FACULTÉ DE PARIS

CHAPITRE PREMIER

MÉSENTÈRE

Le mésentère est constitué par un repli du péritoine renfermant dans son épaisseur tout le système vasculaire et nerveux de l'intestin grêle : on y trouve, au milieu d'un tissu cellulo-graisseux plus ou moins abondant, les artères mésentériques, les veines mésentériques, les chylifères et leurs ganglions, enfin les plexus nerveux. Le mésentère est à la fois le pédicule et le hile de l'intestin, il sert en même temps à sa fixation et à sa nutrition; on peut donc prévoir que les altérations qui l'atteignent doivent surtout se traduire par des troubles dans le fonctionnement du tube intestinal; aussi est-il maintes fois malaisé de dissocier la pathologie de l'intestin de celle du mésentère, et cette dernière, malgré son importance causale, passe-t-elle souvent au second plan. Il est difficile, d'autre part, de distraire les plaies et contusions du mésentère du reste des lésions traumatiques de l'abdomen; l'étude des perforations et des ouvertures anormales du repli mésentérique se rattache tout naturellement à l'histoire de l'occlusion intestinale. Nous arrivons ainsi (après nous être borné à quelques lignes sur les épanchements sanguins) à ne conserver dans ce chapitre que les kystes et les tumeurs du mésentère.

Les hémorrhagies qui se produisent entre les lames mésentériques peuvent aboutir à l'infiltration ou à la collection sanguine. Ces hémorrhagies sont, les unes d'origine traumatique, les autres spontanées; les premières résultent d'une plaie étroite ou d'une contusion; on observe spécialement les autres dans les étranglements herniaires, dans les affections du cœur, à la suite d'efforts de vomissements, etc., c'est-à-dire dans tous les cas où la circulation des mésaraïques subit une gêne considérable[1]. Il convient de séparer le véritable hématome du kyste sanguin. Dans le premier, le fait initial a été l'effusion sanguine, l'enkystement ne s'est produit que secondairement; dans le second, la surface d'un kyste préexistant est devenue le siège d'une hémorrhagie.

[1] Bérard, Thèse, 1889. — Smith, *Case of hemorrh. into mesenter. Lancet*, 1881. — Lannelongue, *Bull. de la Soc. anat.*, 2e série, n° 10.

I

KYSTES DU MÉSENTÈRE

Division. — Anatomie pathologique.

On a observé dans le mésentère des kystes hydatiques, des kystes séreux, des kystes chyleux et des kystes dermoïdes.

Kystes hydatiques. — Les observations d'hydatides limitées au mésentère sont assez rares : Hahn(1) n'en connaissait que deux, celles de Portal(2) et de Panas(3); nous pouvons y joindre celles de Frémy(4), de Sutherland(5) et de Cimbali(6). Plus souvent les hydatides du mésentère se trouvent associées à d'autres kystes occupant le foie, l'épiploon et le reste du péritoine(7).

Kystes séreux et chyleux (8). — Je réunis à dessein ces deux variétés, car elles paraissent liées toutes deux à une altération d'une portion du système lymphatique. Ces kystes ont un volume qui peut atteindre et dépasser le volume d'une tête de fœtus à terme; leur paroi, souvent libre d'adhérences, présente une structure conjonctive. Carson(9) leur décrit trois couches : une couche externe fibreuse, une couche moyenne également conjonctive renfermant des vaisseaux sanguins, du tissu lymphoïde et des follicules lymphatiques, enfin une couche interne endothéliale. Cette dernière n'est pas constante, elle manquait en effet dans les cas de Tillaux(10) et de Werth(11).

Le contenu, parfois fluide, acquiert souvent une consistance crémeuse, sa coloration est jaunâtre, brune ou rosée, suivant la quantité de sang qui s'y mêle; dans plusieurs observations, on le compare à du lait ou à de la craie délayée dans de l'eau.

Dans une analyse de Bremer(12), la densité était de 1014, la réaction alcaline, le liquide contenait de l'albumine, pas de fibrine. Au microscope, on trouvait de larges cellules en voie de dégénérescence graisseuse, des gouttelettes graisseuses analogues à celles du lait et des cristaux de chlorures de sodium, de carbonates et de sulfates.

On a parfois comparé ces productions kystiques à des sortes d'hygromas qui se seraient développés entre les lames du mésentère, mais cette théorie doit être abandonnée, et leur origine lymphatique nous semble bien claire-

(1) Hahn, *Kystes du mésentère. Berl. klin. Wochenschrift*, 1887.
(2) Portal, *Cours d'anat. méd.*, t. V.
(3) Panas, Thèse d'Augagneur.
(4) Soc. anat., 1868.
(5) *Med. Rec. of Australia*, 1863 (cité par Augagneur).
(6) Cimbali, *Rivista clin. Bologna*, 1887.
(7) Observ. de Laboulbène, *Élém. d'anat. path.* — Legroux, Soc. anat., 1867. — Davaine, *Traité des entozoaires.* — Murchison, *Traité des maladies du foie.*
(8) Carson, Augagneur, Ducassel, Soc. anat., 1848. — Péan, *Diagn. et trait. des tumeurs abdom.* — Collet, Thèse, 1884. — Rouiller, Thèse, 1885.
(9) Carson, *Kystes chyleux. Journ. of the Amer. med. Assoc.*, 1890.
(10) Tillaux et Millard, Acad. méd., 1880.
(11) Werth, *Arch. de gynécol.* Berlin, 1880. — Augagneur et Terrillon (*Soc. chir.* 1882) ont tort de généraliser et de faire de l'absence de l'endothélium un caractère de ces kystes.
(12) Obs. dans *Ann. med. Assoc. New-York med. Rec.*, 1887 (cité par Carson).

ment ressortir de la présence de fentes lymphatiques, de tissu réticulé et de follicules clos dans leur structure. Ceci admis, la pathogénie n'en est pas moins obscure : faut-il accepter l'hypothèse d'une dégénérescence spéciale des ganglions lymphatiques, ou celle d'une ectasie soit des chylifères, soit du canal thoracique, ou encore celle d'une rupture d'un des vaisseaux lactés avec enkystement consécutif du chyle répandu? Nous aurions plus de tendance à accorder une part de vérité à l'opinion de Kuester, qui rattache les kystes chyleux aux malformations congénitales; nous y verrions volontiers de véritables lymphangiomes kystiques comparables à ceux du cou et en communication primitive ou secondaire avec les chylifères. Notre théorie puise une certaine force dans ce fait qu'on a aussi observé dans le mésentère de véritables lymphangiomes ou chylangiomes caverneux caractérisés par la présence de petites cavités communiquant les unes avec les autres, tapissées d'endothélium et renfermant un liquide laiteux auquel on a reconnu les réactions ordinaires du chyle (1).

Les kystes hématiques ne paraissent pas former une classe distincte, l'épanchement sanguin n'est qu'un accident commun à toutes les variétés, je n'y insiste donc pas.

Kystes dermoïdes. — Leur histoire se borne aux deux cas de Lebert (2), à celui de Schutzer (3) et à une citation de Cruveilhier (4), déclarant à la Société anatomique que Dupuytren a vu un kyste dermoïde du mésentère, mais on peut en rapprocher une belle observation de tumeur congénitale complexe que nous devons à Howship Dickinson (5). Cette tumeur, qui pesait plus de 2 livres, se composait de noyaux cartilagineux et osseux développés au milieu d'une masse conjonctive; celle-ci renfermait également du tissu adipeux des kystes à parois tapissées d'un épithélium cylindrique à cils vibratiles.

Symptômes et diagnostic.

Les kystes du mésentère ont souvent présenté dès leur début des symptômes douloureux très accentués; c'est parfois même à l'occasion d'une violente colique que le patient a découvert l'existence de sa tumeur (6) : le malade de Millard et Tillaux se croyait en parfait état de santé, lorsque se promenant un soir à sept heures, il ressentit tout à coup dans le ventre une douleur telle qu'il fut obligé de s'arrêter brusquement. D'autres fois, les premières manifestations ont été des phénomènes d'occlusion intestinale (7) ou de péritonisme simulant une occlusion intestinale (8). Dans un certain nombre de cas, le début s'est montré plus insidieux, et c'est autant par le développement du ventre

(1) WIESCHELBAUM, *Arch. f. path. Anat. und Phys.*, Bd. LXIV (cité par Augagneur).

(2) LEBERT, *Ann. path.*

(3) SCHUTZER, cité par Collet. — Il s'agit d'un kyste dermoïde du mésentère chez une jeune fille de quinze ans, contenant 12 dents.

(4) Soc. anat., 1831.

(5) *Transact. of the path. Soc. of London*, 1870-1871.

(6) Malade de Werth. *Arch. de gynéc.* Berlin, 1880.

(7) Malades de Sutherland.

(8) Obs. de Millard : Début soudain par des douleurs abdominales, du météorisme et de la constipation; ponction simple du kyste; guérison.

que par les douleurs que l'attention a été primitivement attirée ; certaines tumeurs enfin sont demeurées indolentes [1].

La forme douloureuse des kystes mésentériques paraît, hâtons-nous de le dire, plus fréquente que la forme latente. Les douleurs reviennent par accès, augmentent sous l'influence du moindre mouvement et s'accompagnent de troubles digestifs et d'un retentissement sur l'état général. C'est le plus souvent autour de la région ombilicale qu'est leur maximum d'intensité; c'est dans cette même région que se fait d'ordinaire la première constatation d'une tumeur. Le kyste mésentérique, caractère important, présente donc ou a présenté une situation proche de la ligne médiane, il offre une grande mobilité, surtout dans le sens latéral, parfois même dans le sens vertical. Sa surface est arrondie, lisse; la consistance est élastique ou nettement fluctuante. Les résultats de la percussion sont variables : tantôt la matité est complète, tantôt il existe en avant de la tumeur une zone de sonorité. Accidents douloureux avec troubles digestifs, tumeur à situation médiane, très mobile, mais avec une zone de sonorité au-devant d'elle, voilà ce qui résume la symptomatologie des kystes du mésentère. Aucun de ces caractères n'a une valeur absolue; il suffit pour s'en convaincre de lire les observations et de constater que, sur 7 cas [2], le diagnostic a été une seule fois porté ; dans les 6 autres, tantôt on est resté dans l'indécision, tantôt on a cru à une tumeur du ligament large, à une occlusion intestinale, à un rein mobile, à un fibrome utérin, à un kyste de l'ovaire. Cette dernière erreur semble avoir été plus particulièrement commise [3]. Il faut évidemment suivre ici les règles générales pour l'examen des tumeurs du ventre, éliminer successivement, par les explorations diverses et combinées, les tumeurs du petit bassin, celles du foie et de la rate, c'est-à-dire les tumeurs du plancher et du plafond de la cavité abdominale; l'exploration minutieuse de la fossette rénale et la recherche du ballottement montreront, s'il s'agit ou non du rein. Le diagnostic différentiel avec les kystes du pancréas sera particulièrement difficile, le siège médian et jusqu'à la sonorité antérieure étant communs aux deux affections : la constatation d'une mobilité prononcée inclinera le diagnostic vers le mésentère, mais non d'une façon certaine [4]. Le siège mésentérique déterminé, reste à distinguer les unes des autres les différentes tumeurs du mésentère; la fluctuation n'est pas l'indice certain d'un kyste, elle se perçoit avec autant de netteté dans les lipomes; le gros volume plaidera en faveur de ces derniers; seule la ponction exploratrice lèverait tous les doutes, mais elle n'est pas exempte de dangers.

L'évolution des kystes du mésentère est variable ; il est vraisemblable que la plupart, sinon tous, ont une période latente plus ou moins longue, et que la date d'apparition n'est plutôt que la date d'un changement rapide dans leur accroissement. En tout cas, la situation ne tarde pas à s'aggraver dès que le kyste augmente de volume; les accidents résultent principalement de la com-

(1) PÉAN, *Loc. cit.* — SPENCER WELLS, *Diagnostic et trait. des tumeurs abdom.*

(2) AUGAGNEUR, Thèse.

(3) Péan, dans les 3 cas de kystes du mésentère qu'il a observés, a cru 3 fois à un kyste de l'ovaire (cité par Augagneur).

(4) Voy. *Pancréas*, p. 180. — Le diagnostic avec les kystes de l'épiploon me paraît impossible.

pression exercée sur les organes voisins, et nous savons déjà que cette compression peut aller jusqu'à l'occlusion et jusqu'à la gangrène de l'intestin (1).

Traitement.

L'indication d'intervenir activement ressort de ce qui précède; or on a employé comme traitement : la ponction capillaire, l'incision avec drainage et enfin l'extirpation. Si l'on adopte la première de ces trois méthodes, il faut se rappeler que des anses intestinales peuvent être interposées entre la paroi et le kyste et s'entourer des mêmes précautions que pour une intervention plus large. A notre idée l'ablation, si elle doit être facile, est la méthode de choix; c'est donc la laparotomie qu'il faut pratiquer, d'après les règles ordinaires. Si l'extirpation, d'après le nombre et l'étendue des adhérences, paraît devoir entraîner trop de dangers, on peut se rabattre sur l'incision avec suture des bords du kyste à la paroi et drainage (2). Cette pratique elle-même ne sera pas toujours exempte de difficultés : dans un cas de kyste hydatique que recouvraient des anses intestinales, Kuester (3) eut toutes les peines à trouver dans leur interstice assez de place pour vider le kyste et fixer les lèvres de l'ouverture à l'incision pariétale.

Dans la statistique d'Augagneur, qui porte sur 14 cas, la ponction capillaire a donné 2 guérisons sur 2, l'incision 1 mort sur 4, l'ablation 4 guérisons et 4 morts. Ces dernières ont été occasionnées par la septicémie et la péritonite, à la suite de manœuvres longues et laborieuses nécessitées par l'étendue des adhérences.

II

TUMEURS DU MÉSENTÈRE

Les tumeurs primitives du mésentère appartiennent toutes à la classe des tumeurs conjonctives. Les tumeurs épithéliales ne sont que le résultat d'une infection partie de l'intestin ou le résultat d'une généralisation viscérale, d'un carcinome quelconque. Donc, les premières seules nous arrêteront, elles comprennent des néoplasmes à éléments adultes, fibromes et lipomes, et des néoplasmes à éléments embryonnaires, sarcomes et lymphadénomes. Ces derniers paraissent très rares (4), et les documents sont en trop petit nombre pour qu'on puisse en tracer l'histoire. Les tumeurs du mésentère intéressant le plus les chirurgiens sont les lipomes (5).

(1) SUTHERLAND, *Loc. cit.*, et cas de TROMBETTA, Société ital. de chir., 1888. — Un kyste du mésentère gros comme une orange détermina des accidents d'occlusion intestinale mortels.

(2) Soit avec des tubes, soit avec des mèches de gaze iodoformées comme l'a pratiqué avec succès Carson. — CARSON, *Loc. cit.* Terrillon insiste sur les adhérences de ces kystes et les liens cellulo-vasculaires qui les rattachent souvent à l'intestin, aussi conseille-t-il, à la mode de Hahn et de Péan, de les traiter par l'incision; ses 5 opérées ont guéries.

(3) Cité par Hahn.

(4) Comme néoplasmes primitifs, les quelques exemples cités sont relatifs à des tumeurs ganglionnaires.

(5) Augagneur n'a trouvé qu'un seul exemple de fibrome, dû à Péan, et il n'est pas édifié sur son siège réel dans le mésentère.

III

LIPOMES

Les lipomes du mésentère, simplement signalés dans les divers traités de pathologie, ont été bien étudiés récemment par M. Terrillon ([1]), qui en a rassemblé 15 exemples ([2]). Ces tumeurs naissent au-devant des vertèbres lombaires, s'insinuent entre les feuillets du mésentère, les dédoublent pour ainsi dire, et se rapprochent ainsi de l'intestin. Leur volume est des plus considérables; ce sont, ainsi qu'on l'a dit, les plus grosses tumeurs de l'économie; on en cite qui ont atteint 40, 56 et jusqu'à 63 livres; on conçoit quelle gêne peuvent occasionner ces productions par leur seule masse; le gros intestin est ordinairement refoulé en avant, l'intestin grêle sert comme de bordure à la tumeur qui remplit tout le ventre et descend jusque dans le petit bassin, au point de se confondre avec l'utérus et l'ovaire ([3]).

L'ascite est exceptionnelle. Au point de vue de leur structure, ces productions sont formées tantôt de lipome pur, tantôt d'un mélange de lipome et de myxome.

Au point de vue clinique, les lipomes mésentériques ne paraissent pas avoir présenté de caractères bien saillants, ils ont constitué des tumeurs bosselées, fluctuantes, ne différant pas par leurs symptômes des autres tumeurs abdominales à marche chronique.

Le diagnostic n'a jamais été fait qu'à l'ouverture du ventre, soit sur la table d'amphithéâtre, soit sur la table d'opération.

Parmi les 15 cas cités plus haut, on compte 8 malades opérés, et en ajoutant les 2 observations de Meredith et de Terrier, cela fait un total de 10 opérations pratiquées pour lipomes du mésentère. Sur ces 10 opérés, 3 seulement guérirent ([4]). Toujours l'extirpation a été des plus laborieuses, en raison du volume énorme des connexions avec les vaisseaux du mésentère et de l'immense cavité anfractueuse qu'elle laisse derrière elle ([5]). Dans 2 cas, il fallut pour terminer l'opération, réséquer un long bout d'intestin. La mort est survenue chez plusieurs malades peu de temps après l'opération; d'autres ont résisté dix et trente jours et ont succombé ensuite avec des troubles intestinaux rapides ou chroniques ([6]). On peut donc, avec Terrillon, considérer le pronostic de ces tumeurs comme des plus graves, à moins qu'un diagnostic précoce ne permette désormais de pratiquer l'opération avant qu'elles n'aient atteint un volume énorme et englobé dans leur masse les appareils de circulation et d'innervation de l'intestin.

([1]) TERRILLON, Soc. de chir., 1886.

([2]) Auxquels on peut ajouter l'observation de Meredith (*Lancet*, 1887) et une observation de Terrier.

([3]) Chez les femmes, les lipomes ont toujours été pris pour des kystes de l'ovaire (Terrillon).

([4]) Ceux de Magdelung, de Péan et de Meredith.

([5]) Dans le cas de Terrier, où j'étais assistant, nous dûmes réséquer plus de 25 centimètres d'intestin.

([6]) TERRILLON.

CHAPITRE II

PANCRÉAS

La chirurgie du pancréas est de date récente : avant ces dix dernières années, les maladies de cette glande n'avaient guère d'intérêt que pour le médecin (¹), encore leur symptomatologie était-elle assez obscure, et leur étude laissée dans l'ombre. Aujourd'hui, rien de ce qui se rapporte à la cavité abdominale ne saurait nous laisser indifférents ; aussi les plus importantes des altérations pancréatiques doivent-elles trouver ici au moins une mention, non seulement à cause des indications opératoires que quelques-unes comportent, mais encore à cause de leur intérêt diagnostique. Par suite, bien que les lésions traumatiques et les kystes du pancréas soient les deux seuls sujets à développer, je crois devoir y ajouter quelques lignes relatives à l'histoire des inflammations et des dégénérescences néoplasiques de l'organe pancréatique.

I

LÉSIONS TRAUMATIQUES

Les lésions traumatiques du pancréas paraissent excessivement rares ; on se l'explique en songeant à la situation profonde et à la protection que lui offrent la colonne vertébrale et les arcs costaux. Il convient toutefois d'ajouter que rareté *clinique* ne veut pas dire rareté absolue : il est bien supposable en effet que le pancréas n'échappe pas aux chocs, aux plaies et aux balles, mais, suivant la remarque de Senn (²), qui est le seul auteur auquel nous devions une monographie sur ce sujet, les rapports de la glande sont tels que sa blessure implique presque fatalement celle des viscères essentiels ou de gros vaisseaux ; par suite la période d'observation manque, l'issue est rapidement mortelle.

Nous envisagerons successivement les contusions, les plaies, puis les hernies traumatiques du pancréas.

Contusions. — Senn en a réuni quatre exemples (³), qui tous furent rapidement suivis de mort. Dans 3 cas les blessés avaient été renversés par une voiture et présentaient des fractures multiples de côtes et diverses lésions

(¹) Aucun chapitre n'est consacré au pancréas dans Follin et Duplay, *Traité de pathol. externe*, t. V, 1878.

(²) Senn, *Amer. Journ. of med. sc.* — Cet auteur a essayé de combler cette lacune de la pathologie en instituant des expériences sur les animaux ; c'est ainsi qu'il a reproduit chez le chien ou chez le chat des sections, des contusions et même des extirpations partielles et totales du pancréas ; je ne puis que renvoyer à son mémoire.

(³) Cooper, *Lancet*, 1839. — Travers, *Lancet*, 1827. — Störck, *Ann. médic.*, 1836. — Le Gros Clark, *Lect. on surg. diagn.*, 1870.

viscérales telles qu'une rupture du foie, du rein ou de la rate. On trouva en même temps à l'autopsie un broiement du pancréas ou sa déchirure avec une effusion sanguine plus ou moins considérable. La survie a été de quelques jours dans l'observation de Cooper ; elle n'a été que de quelques heures dans les autres.

Plaies. — Pour les raisons que j'ai indiquées plus haut, l'histoire des plaies du pancréas a été fort négligée et confondue avec celle des plaies abdominales en général ; elle se réduit aux quelques observations rapportées dans l'histoire médicale de la guerre de Sécession. Ces 5 observations sont toutes relatives à des plaies par armes à feu : 4 fois sur 5, le projectile pénétra par la face postérieure du thorax entre l'omoplate et l'angle des côtes; le plus souvent les lésions ont été fort complexes : indépendamment des côtes fracturées on a noté une plaie de la rate, de l'estomac, du diaphragme et du poumon. La mort est survenue 4 fois sur 5, 1 fois de péritonite, 3 fois d'hémorrhagies secondaires. La survie a été de 8, 12, 15 et 30 jours. Chez deux blessés, il se produisit une hernie du pancréas à travers la plaie; l'un de ces blessés guérit après résection de la partie herniée (1).

Hernies traumatiques (2). — Il paraît inadmissible, au premier abord, qu'un organe aussi profondément logé, appliqué et fixé par le péritoine pariétal, puisse s'échapper à travers une plaie faite à la paroi antérieure du ventre ou de la poitrine, et cependant, après les examens de Caldwell, Kleberg, et les recherches de Nusbaum (3), le fait ne saurait actuellement être mis en doute (4).

On n'en compte pas moins de 6 observations : dans 4 d'entre elles la plaie siégeait au niveau du bord inférieur des fausses côtes, tantôt à droite (5), tantôt à gauche (6) de la ligne médiane; 2 fois elle occupait un des derniers espaces intercostaux (7); elle provenait alors d'une arme à feu, tandis que dans les autres cas elle avait été produite par un instrument tranchant.

L'organe hernié s'est montré sous la forme d'un corps allongé, mesurant jusqu'à 3 ou 4 pouces, d'une coloration rouge-brune, d'une consistance ferme.

Tantôt la partie herniée a été réductible (Dargân), tantôt et le plus souvent elle a été irréductible et parfois même étranglée par la plaie (Laborderie).

Le *pronostic* ne semble pas très grave, car 5 fois sur 6 la guérison est survenue : dans le seul cas mortel, une balle avait perforé le diaphragme et déterminé une péritonite.

Les chirurgiens qui se sont trouvés en présence de pareils cas ont la

(1) Une balle entra du côté droit sous les côtes et sortit du côté gauche; deux jours après, pendant que le malade faisait des efforts pour aller à la garde-robe, une hernie du pancréas se produisit, du volume d'un œuf d'oie. On pédiculisa au moyen d'un fil d'argent, qu'on serra chaque jour; le huitième jour excision avec des ciseaux; guérison.

(2) SENN, *Loc. cit.* — LABORDERIE, *Gaz. des hôp.*, 1856. — DORGAN, *Med. and surg. reporter*, 1874. — CALDWELL, *Transylvania Journ. of med.*, 1828. — KLEBERG, *Langenbeck's Archiv. für Chir.*, vol. IX, et *Med. and surg. hist. of the war of the rebellion*, vol. II.

(3) *Die Verletzungen des Unterleibes*, 1880.

(4) Il me paraît évident qu'une déchirure préalable des attaches du pancréas est une condition nécessaire à son déplacement.

(5) Obs. de Kleberg, Laborderie.

(6) Obs. de Caldwell.

(7) Guerre de Sécession.

plupart lié la partie herniée avec ou sans résection consécutive, 1 seule fois la hernie fut réduite et la plaie suturée. Nous admettons comme rationnel que la conduite à tenir doit être basée sur l'état de l'organe hernié : si celui-ci est absolument normal, aseptique, récemment sorti, on peut, avec ou sans débridement, réduire et suturer la plaie. Sinon il sera plus prudent de réséquer après ligature élastique et de mettre le pédicule dehors.

II

KYSTES DU PANCRÉAS (1)

ANGER, Soc. anat., 1865. — ARNOZAN, *Dict. Dechambre.* — BÉCOURT, Thèse de Strasbourg, 1830. — J. BOECKEL, *Des kystes pancréatiques*, 1891. — BONAMY, Thèse de Paris, 1879. — CORNIL, Soc. anat., 1865. — LE DENTU, Soc. anat., 1865. — GUSSENBAUER, Congrès de la Soc. allem. de chir., 1883. — HAGENBACH, Thèse de Leipzig, 1887. — HAHN, *Centralblatt für Chir.*, 1886. — KOATZ, Thèse de Marbourg, 1886. — KULENKAMPF, *Berl. klin. Woch.*, 1882. — KÜHNAST, Thèse de Breslau, 1889. — KUSTER, *Berl. klin. Woch.*, 1887. — MASSERON, Thèse de Paris, 1882. — SALZER, *Prager Zeitschrift f. Heilkunde*, 1886. — SENN, *Amer. Journ. of med. sc.*, 1885 et 1886. — STEELE, *The Chicago med. Journ. and Examiner*, 1888.

Les kystes du pancréas peuvent être rangés en trois groupes : les uns sont occasionnés par des hydatides, les autres sont le résultat d'épanchements sanguins qui s'enkystent, les plus importants enfin sont de nature glandulaire.

Les kystes hydatiques nous arrêteront peu, leur histoire ne repose que sur 5 faits tous observés à l'amphithéâtre (2).

Les kystes par hémorrhagie sont plus intéressants ; ils seraient assez fréquents d'après Bœckel, puisque cet auteur a pu en réunir 30 exemples ; mais il faut se garder d'y ranger, comme l'ont fait Bœckel, Friedreich et d'autres, les kystes hémorrhagiques résultant d'un épanchement de sang dans un kyste préexistant. Dans le véritable hématome du pancréas, qu'on peut encore, avec Hagenbach, qualifier de kyste apoplectique, l'hémorrhagie est antérieure au kyste ; la poche se forme secondairement autour du sang épanché, par un processus analogue à celui qui préside à l'enkystement de tout épanchement sanguin circonscrit.

Notre troisième classe, enfin, comprend le plus grand nombre de kystes pancréatiques (3) : ici la paroi kystique est constituée par la paroi même des culs-de-sac glandulaires ou de leurs conduits excréteurs.

KYSTES PAR HÉMORRHAGIE OU KYSTES APOPLECTIQUES

Il convient de rappeler que sous diverses influences, des hémorrhagies peuvent se produire en plein tissu pancréatique : on les a observées à la suite de traumatismes, mais aussi dans d'autres circonstances, en dehors de toute violence extérieure, chez des malades atteints d'une stase veineuse de l'ab-

(1) Bibliographie empruntée à J. Bœckel.
(2) MASSERON, Thèse, 1881.
(3) Kystes proprement dits de Bœckel.

domen, ou même chez des gens qui paraissaient jusque-là jouir d'une excellente santé. Dans un certain nombre de cas, la rupture vasculaire a trouvé une explication plausible dans une altération chronique ou aiguë de l'organe ; c'est ainsi que Zenker (1) a noté la dégénérescence graisseuse du tissu glandulaire ; Klob (2), des altérations d'ordre inflammatoire ; Rugg (3), des dilatations vasculaires, etc.

Ces hémorrhagies peuvent être diffuses ou circonscrites. Les hémorrhagies diffuses auxquelles se rapportent justement les observations de Rugg, de Klob, Zenker, etc., sont susceptibles d'amener la mort subite ou une terminaison plus ou moins rapidement fatale, nous n'avons pas à faire ici leur histoire ; quant aux hémorrhagies circonscrites qui seules prennent part à la formation des kystes apoplectiques, on ne les a que rarement observées, et constamment, d'après Hagenbach, elles ont été des trouvailles d'autopsie : chaque fois, d'après cet auteur, que le diagnostic de kystes apoplectiques a été posé, on a commis une erreur et il s'agissait en réalité de kystes préexistants dans lesquels une hémorrhagie s'était produite. C'est ainsi que pourraient s'interpréter les faits d'Anger (4), de Parsons (5) et celui de Störck (6).

Comme exemples de vrais kystes hématiques, nous pouvons citer ceux qu'ont observés Pepper (7), Challand et Rabon (8), Baudach (9), etc., et peut-être les cas de Thiersch et de Gussenbauer (10). Ces kystes, découverts seulement après la mort, étaient petits et remplis de caillots sanguins ; leur volume a été comparé à celui d'une noix, du poing, d'une orange, etc. Jusqu'ici jamais un diagnostic exact n'a été posé, peut-être cependant pourrait-on y songer, si, en même temps que se produisent des hématémèses ou des selles sanglantes, on voyait subitement apparaître une tumeur fluctuante dans la région sus-ombilicale. La réunion de ces signes et l'état grave du malade suffiraient, à mon sens, pour justifier une intervention active et tout au moins l'idée d'une laparotomie exploratrice. Chez deux malades porteurs de foyers hémorrhagiques dans le pancréas, Thiersch et Gussenbaüer sont intervenus avec succès par l'incision et le drainage : en supposant même qu'il y ait doute sur l'interprétation pathogénique de ces cas, le résultat opératoire n'en est pas moins encourageant, l'indication restant en somme la même, que le sang ait créé le kyste ou qu'il se soit épanché dans un kyste déjà formé.

KYSTES GLANDULAIRES

Les kystes glandulaires ne sont parfois que le résultat secondaire d'une lésion plus importante affectant primitivement les voies d'excrétion du

(1) ZENKER, Congrès de Breslau, 1875.
(2) HALLER et KLOB, *Wiener Zeitschrift*, 1859.
(3) HODSON RUGG, *Lancet*, 1850.
(4) Soc. anat., 1865.
(5) *Brit. med. Journ.*, 1857.
(6) *Annus medicus secundus*, 1762.
(7) *Centralblatt*, 1871.
(8) CHALLAND et RABON, Soc. méd. de la Suisse rom., 1877.
(9) Thèse de Fribourg, 1885.
(10) Cités par Hagenbach.

pancréas; toute cause d'oblitération de ces voies, qu'elle soit intrinsèque ou extrinsèque, peut leur donner naissance; c'est ainsi qu'on a cité dans leur étiologie les concrétions calculeuses du canal de Wirsung ou de ses branches (1), le cancer ou la cirrhose du pancréas (2), les calculs du cholédoque enclavés près de son embouchure dans le duodénum (3), un simple état catarrhal, etc.

Dans tous ces cas il s'agit de véritables kystes par rétention, comparables à ceux qu'engendre l'oblitération du canal excréteur, d'une glande quelconque; aussi Virchow (4) les a-t-il désignés sous le nom de *grenouillettes pancréatiques*.

Cette origine est facile à établir lorsque les dilatations kystiques peu volumineuses se présentent sous la forme de bosselures échelonnées autour du conduit principal (5); il n'en est plus de même lorsque au lieu de cette dégénérescence kystique évidente des canalicules, on a affaire à une poche plus volumineuse, indépendante du canal pancréatique comme dans les observations de Le Dentu (6) et de Zukowsky (7) ou bien encore lorsque le pancréas a été en totalité transformé en une vaste poche, comme dans le cas de Janeway (8). Néanmoins en raisonnant par analogie, la pathogénie précédente demeure probable; peut-être quelquefois y aurait-il lieu d'admettre, à côté de ces transformations kystiques d'ordre purement mécanique, des kystes par involution épithéliale; c'est aux examens histologiques de nous l'apprendre (9). Ces examens sont assez peu nombreux jusqu'ici, mais ils suffisent à nous démontrer la nature glandulaire des kystes du pancréas. En effet on a constaté dans un certain nombre de cas que la paroi était tapissée par un épithélium, tantôt plat (Cornil), tantôt cylindrique, ou qu'à défaut d'un revêtement épithélial continu, il existait en certains points des amas d'épithéliums plus ou moins dégénérés; on a même signalé la présence de culs de-sac glandulaires dans l'épaisseur de la paroi. La paroi, de nature conjonctive, a une épaisseur fort variable : quelquefois mince au point d'être transparente, elle acquiert dans certaines poches une épaisseur d'un 1/2 centimètre (10). Les kystes pancréatiques sont presque toujours uniloculaires, leur volume est en somme généralement petit, souvent comparé à celui d'une orange, quelquefois à celui d'une tête de fœtus ou d'adulte. Bœckel cite comme exceptionnel le cas de Zeeman et Oser, où la tumeur atteignait les dimensions de deux têtes d'adultes.

Le *contenu est presque constamment sanguinolent*. Les analyses y ont décélé de l'albumine, de la paralbumine, de l'urée et des cristaux de cholestérine.

(1) Faits de Bécourt, Gross, Recklinghausen, etc., cités par Bœckel.
(2) Kühnast, *Ueber Pancreascysten*. Thèse de Breslau, 1887.
(3) Virchow-Hirsch, *Jahresbericht*, 1878.
(4) *Ueber ranula pancreatica. Berl. klin. Woch.*, 1887.
(5) Cornil, *Histol. pathol.*, 1876.
(6) Le Dentu, Soc. anat., 1865.
(7) *Wiener med. Presse*, 1881.
(8) Cité par Bœckel.
(9) Cette note était rédigée lorsqu'a été publiée la communication de M. Hartmann, au Congrès de chirurgie de 1891. Cette communication a trait à un kyste du pancréas, traité par l'incision et qui guérit de l'opération, mais mourut ultérieurement. Or l'examen histologique fait par Gilbert montra qu'il s'agissait d'un épithélioma kystique du pancréas : il y a donc comme nous le supposions des kystes du pancréas dus à des formations épithéliales, là comme dans les autres glandes.
(10) Bœckel.

Dans quelques observations rares [1] le liquide était clair comme de l'eau et présentait vis-à-vis de l'amidon et des graisses les réactions caractéristiques du suc pancréatique.

Au *point de vue du siège*, les kystes de la queue du pancréas paraissent les plus fréquents, du moins cela ressort des statistiques d'Hagenbach et de Bœckel.

Il suffit d'avoir présents à l'esprit les rapports de la glande pour deviner la situation exacte des kystes vis-à-vis du péritoine : ils occupent l'espace rétro-péritonéal et font saillie dans l'arrière-cavité des épiploons, se mettant de la sorte en connexion avec la face postérieure de l'estomac, avec le grand épiploon et le mésocôlon transverse. Lorsque la poche est volumineuse elle passe entre l'estomac et le côlon qu'elle refoule en bas et finit par atteindre la paroi abdominale. Parmi les organes susceptibles d'être comprimés, il faut citer : le duodénum, le cholédoque, l'aorte et la veine cave inférieure, la veine porte et ses branches d'origine splénique et le mésentérique, enfin le plexus solaire.

Étiologie et symptômes.

Nous savons peu de chose sur l'étiologie de ces kystes, c'est le plus souvent à l'âge adulte qu'on les observe.

Les symptômes du début sont généralement assez obscurs, ce sont des douleurs abdominales occupant surtout la région épigastrique et survenant sous forme d'accès à intervalles plus ou moins éloignés [2]. Chez un malade de Kocher [3] les crises douloureuses éclataient tous les deux ou trois mois. Il peut s'y joindre des troubles dyspeptiques, des vomissements, et même des hématémèses, mais d'ordinaire les digestions restent normales et tout se borne aux phénomènes gastralgiques que j'ai signalés. A une période plus avancée, mais avant que la tumeur ait fait encore son apparition, d'autres troubles apparaissent, qui sont l'indice d'une abolition plus ou moins complète de la fonction pancréatique, ce sont l'amaigrissement, le diabète sucré, les selles graisseuses et la diarrhée. Ces symptômes du reste ne sont pas particuliers aux kystes, ils s'observent dans tous les cas où la glande pancréatique est plus ou moins complètement détruite. L'amaigrissement [4] est rapide et parfois excessif, antérieur au diabète, mais accru par lui.

Le *diabète* est rare d'ailleurs dans les kystes, ce qui s'explique bien d'après les expériences de Minkowski [5] et Von Mering, confirmées par celles de Lépine. En effet ces observateurs ont montré que pour produire expérimentalement le diabète il fallait pratiquer l'extirpation totale du pancréas, et que, si peu qu'on laissât du tissu glandulaire, la glycosurie était absente. Or dans les kystes il est ordinaire que des portions de glande persistent intactes, et

(1) HAHN, SABATIER, KULENKAMPF, cités par Bœckel.
(2) *Névralgies cœliaques de Friedreich.*
(3) KOCHER et LARDY, *Corresp.-Blatt für schw. Aerzte*, 1888.
(4) D'après Friedreich l'amaigrissement serait surtout prononcé lorsqu'il existe en même temps qu'une maladie du pancréas des complications du côté du foie ou de la vésicule biliaire.
(5) Communication à la Soc. des naturalistes et méd. de Strasbourg, 1889.

c'est précisément dans les 4 cas où la totalité était détruite que la présence du sucre dans l'urine fut constatée [1].

L'*apparition des selles graisseuses* ou stéarrhée est un signe indiqué déjà par Kuntzmann en 1820 dans les affections du pancréas, il a une valeur considérable, mais nullement pathognomonique de ces affections. La graisse qu'on observe dans les selles n'est autre que celle des aliments qui n'a pas été émulsionnée et absorbée, elle forme des taches huileuses à la surface des liquides diarrhéiques, ou un enduit gras autour des matières moulées, d'autres fois elle constitue de petites masses blanchâtres, molles, reconnaissables à leurs caractères physiques et à leurs réactions chimiques [2].

Ce signe est encore plus exceptionnel dans les kystes que la glycosurie ; en effet, Bœckel n'a relevé qu'une seule observation où il ait été noté et encore s'agissait-il plutôt de selles blanchâtres et caillées que de véritables selles graisseuses.

La *diarrhée*, par contre, a été observée dans un assez grand nombre de cas.

Bœckel n'a pas spécialement relevé dans les observations de kystes les signes tels que la salivation, les vomissements graisseux et les urines graisseuses, qui sont donnés comme communs aux maladies pancréatiques.

Au bout d'un temps plus ou moins long après le début des premiers accidents douloureux, on voit apparaître à l'épigastre ou au voisinage de 'ombilic, une tumeur régulièrement arrondie, lisse, ordinairement sans *bosselures* et *peu mobile*, de consistance élastique ou même franchement fluctuante. Peu à peu et lentement la tumeur grossit, à moins qu'un traumatisme en occasionnant un épanchement sanguin intra-kystique ne vienne brusquement en précipiter l'accroissement.

La durée est généralement longue et la terminaison variable, à moins que le chirurgien n'intervienne. La mort est tantôt le résultat des accidents généraux et de la cachexie qui en dérive, tantôt le fait d'une complication locale. J'ai déja signalé l'hémorrhagie intra-kystique qui peut être foudroyante ; en outre le kyste peut se rompre dans l'intestin [3] ou dans le péritoine [4] ou encore déterminer des phénomènes de compression du côté de l'intestin [5] et surtout du cholédoque. Cette dernière complication n'a pas été relevée moins de 9 fois par Bœckel, elle se traduit naturellement par de l'ictère et une altération plus ou moins profonde des fonctions hépatiques.

La gravité des kystes du pancréas livrés à eux-mêmes et la possibilité pour le chirurgien d'atténuer la sérénité du pronostic nous engagent à insister sur les moyens à employer pour arriver au diagnostic.

Diagnostic.

A en juger par le nombre des erreurs commises, le diagnostic des kystes du pancréas peut être considéré comme très difficile. En effet sur une série de

(1) Cas de Nichols, de Goodmann et deux cas de Recklinghausen (cités par Bœckel).
(2) ARNOZAN, *Dict. Dechambre.*
(3) Obs. de Salomon (*Charité Annales*, 1877).
(4) Obs. de Parsons et de Pepper.
(5) Il s'agit presque toujours du duodénum, on a signalé aussi la compression du côlon transverse.

30 observations de la période contemporaine [1], il n'a été porté que 6 fois; dans les autres cas, ou bien il est resté incertain, ou bien il a été erroné, et l'on a pris un kyste du pancréas pour un kyste hydatique du foie, un kyste du péritoine, un kyste du mésentère, un kyste de l'ovaire (5 fois), un sarcome, un kyste rétro-péritonéal, enfin un abcès de la paroi abdominale.

Il est remarquable que, sauf une fois, la nature liquide de la production a été reconnue, et que l'erreur n'a porté que sur la localisation; cela tient évidemment à ce que, lorsque la tumeur pancréatique est appréciable, elle est assez volumineuse déjà pour présenter en général une fluctuation franche. Pour établir le diagnostic du siège, on a proposé de pratiquer une ponction exploratrice et de se guider sur l'analyse du liquide kystique : or ni les caractères physiques ni l'analyse chimique n'ont la plupart du temps servi à grand'chose, 2 fois seulement il a été permis de constater une action digestive ou émulsionnante. En outre la ponction ne paraît pas avoir été constamment inoffensive, 4 fois elle a été suivie d'accidents péritonitiques dus à l'écoulement du liquide kystique dans le ventre, sans compter que des organes importants, tel que l'estomac [2], peuvent s'interposer entre le kyste et la paroi abdominale, il est donc parfaitement juste de soutenir que dans ces conditions une laparatomie exclusivement exploratrice offre moins de gravité et plus d'avantages qu'une ponction. Mais, avant d'en venir là, il est quelquefois possible d'arriver à un diagnostic probable, en procédant par élimination.

Après s'être assuré que la tumeur abdominale est indépendante de la paroi, que sa mobilité n'est pas influencée par la fixation et la contraction de celle-ci, il convient de mettre immédiatement hors de cause les organes du petit bassin : le sens du développement de la tumeur et l'aide du toucher vaginal suffiront la plupart du temps à convaincre le chirurgien qu'il ne s'agit pas d'un kyste de l'ovaire.

L'existence d'une zone de sonorité entre la tumeur et le rebord des fausses côtes éliminera le foie et la rate : cependant il est bon de savoir que certains kystes hydatiques (j'en ai fait tout dernièrement l'expérience) développés dans le bord antérieur du foie ne sont reliés à cet organe que par une languette mince incapable d'intercepter la sonorité des organes creux sous-jacents, mais alors dans de pareils cas le kyste est mobile, ou cette mobilité est exceptionnelle dans les kystes du pancréas. Deux ordres de tumeur sembleraient, d'après la disproportion commune qu'elles affectent avec le péritoine, prêter à confusion avec les kystes du pancréas; ce sont les kystes du rein et les tumeurs du mésentère. En effet un caractère est commun aux 3 organes; ils sont situés tous trois en arrière du péritoine et il est habituel qu'une production développée dans leur épaisseur laisse entre elle et la paroi abdominale une portion du tube digestif; malheureusement le fait n'est pas constant et l'existence d'une zone de sonorité au-devant d'une tumeur ne suffit pas à circonscrire le diagnostic entre le rein, le pancréas ou le mésentère [3].

(1) BOECKEL.
(2) LE DENTU.
(3) Le signe donné par Le Dentu : « Perception d'un son hydro-aérique en avant de la tumeur » ne paraît pas avoir une grande importance, puisqu'il n'a été constaté qu'une seule fois.

Quoi qu'il en soit, il ne semble pas que les kystes pancréatiques aient été pris souvent pour des tumeurs rénales ou, inversement, celles-ci sont d'ailleurs latérales et plus mobiles. Il n'en est pas de même du mésentère dont les productions gardent justement une situation médiane et sont fluctuantes, qu'il s'agisse de kystes ou de lipomes; l'absence de mobilité devra incliner le diagnostic du côté du pancréas, la tumeur mésentérique oscillant généralement autour d'un pédicule; ce signe différentiel ne présente toutefois rien d'absolu et dans maint et maint cas la réserve sera de mise; il suffira pour cela qu'un des caractères habituels de siège, de volume et de fixité des kystes pancréatiques, manque ou soit peu prononcé. Dans cette incertitude, il faut bien l'avouer, le diagnostic de l'indication opératoire prime le diagnostic exact du siège et de la nature ; néanmoins on est encore en droit de s'aider de la méthode d'exploration qu'a dernièrement décrite Minkowski [1] : on sait qu'elle est fondée sur ce principe, que, sous l'influence de la distension de l'estomac et de l'intestin, les tumeurs abdominales tendent à regagner le siège normalement occupé par l'organe qu'elles ont envahi; après avoir déterminé sur un schéma la position de la tumeur, on fait avaler au malade du bicarbonate de soude et de l'acide tartrique en quantité suffisante pour amener la distension de l'estomac; on note sur le schéma le déplacement de la tumeur. On opère de même sur le gros intestin en le remplissant de 2 ou 3 litres d'eau. Ces manœuvres sont particulièrement utiles dans le diagnostic différentiel des kystes pancréatiques avec les tumeurs kystiques du rein [2], celles-ci sont déplacées par l'injection, celles-là gardent une situation invariable.

Traitement.

Le simple énoncé des accidents occasionnés par les kystes du pancréas nous a démontré leur gravité; il justifie amplement les tentatives opératoires qui ont été faites en ces dernières années [3], d'autant qu'en particulier les résultats d'une méthode ont été des plus encourageants.

On devine, d'après ce qu'il a été dit plus haut au chapitre du *diagnostic*, ce qu'il faut penser de la ponction comme procédé thérapeutique; à plus forte raison l'application de la méthode de Récamier aux kystes pancréatiques [4] est-elle condamnable et doit-elle céder le pas à la laparotomie. Le véritable traitement des kystes du pancréas consiste à mettre la poche à découvert, à l'inciser, puis à suturer les bords de l'incision à la paroi abdominale. La laparatomie se fait sur la ligne médiane, au-devant de la tumeur; la cavité péritonéale ouverte, on divise les différents feuillets qui masquent le kyste, on écarte les viscères tels que l'estomac et le côlon qui peuvent se trouver au-devant,

(1) MINKOWSKI, *Zur Diagnostic der abdom. Tum. Berl. klin. Woch.*, et *Revue de Hayem*, 1888.

(2) BOECKEL.

(3) En 1862, Le Dentu posait l'abstention comme règle absolue; en 1880, Péan considérait les moyens d'actions du chirurgien comme devant être « longtemps encore difficilement applicables » aux kystes du pancréas. Un des premiers en France, Nimier (*Arch. méd.*, 1887) a plaidé la cause de l'intervention. En 1888, Tillaux conseille encore de n'intervenir que « sous la pression d'accidents rendant la vie impossible ou insupportable ».

(4) Cas de Le Dentu, mort par péritonite.

puis on évacue tout le liquide par la ponction : il est alors permis d'ouvrir largement la poche, de la nettoyer avec des éponges passées dans une solution antiseptique, au besoin de la tamponner, si sa surface était le siège d'une exsudation sanguine abondante, on procède enfin à la suture comme pour les kystes hydatiques du foie, et on laisse un tube à drainage dans l'orifice.

Ce procédé tel que je viens de le décrire a été mis en pratique pour la première fois par Gussenbauer, il n'a donné que des succès (1) ; la guérison a demandé de quatre semaines à quatre mois ; une variante (2) consiste, après avoir découvert le kyste, à le suturer à la paroi abdominale, en remettant l'incision à quelques jours.

Une toute autre méthode a été employée dans quelques cas, c'est l'extirpation totale du kyste. Il n'est pas douteux que si, comme Bozeman, on avait la chance de tomber sur une tumeur pédiculée, ce serait là une méthode de choix ; malheureusement les adhérences sont ordinairement telles que leur détachement expose à des accidents graves, par exemple l'hémorrhagie, la déchirure du côlon (3), la déchirure des parois du kystes et l'écoulement de son contenu dans le péritoine, etc. Je pense donc qu'il faut réserver cette opération pour les cas où les caractères mieux connus des kystes feraient supposer qu'il s'agit d'un néoplasme kystique, et non d'un kyste simple ; dans de telles circonstances, ces tentatives seraient justifiables, elles ont d'ailleurs été couronnées de succès chez une opérée de Martin fils (4).

III

AFFECTIONS INFLAMMATOIRES DU PANCRÉAS

L'inflammation du pancréas est classiquement divisée en aiguë et en chronique. Cette dernière a des origines très variables ; elle s'observerait dans un certain nombre de maladies générales caractérisées par la débilité et le ralentissement de la nutrition (5), elle n'est ailleurs qu'une propagation de l'altération d'un organe voisin (péritonite tuberculeuse, ulcère de l'estomac, etc.) ; parfois sa cause est dans la glande elle-même et les calculs des conduits excréteurs doivent être spécialement incriminés. Mais il est probable que quel que soit le caractère d'acuité ou de chronicité, on devra désormais tenir grand compte d'un autre élément, l'élément infectieux ; il est supposable en effet que ce qui a été si bien démontré pour les voies biliaires le sera également un jour pour les conduits pancréatiques et que la plupart des pancréatites ne sont que des infections venues de l'intestin (6). La pancréatite chronique, dont je me suis borné à énumérer les causes, ne nous occupera guère, le seul

(1) 15 opérations, 15 succès dont 14 définitifs (Bœckel).
(2) Procédé de Thiersch.
(3) Cas de Zukowski.
(4) Citée par Bœckel.
(5) Arnozan en cite aussi dans les intoxications chroniques telles que l'alcoolisme, l'urémie, etc.
(6) On peut admettre que ces infections sont favorisées par tous les états généraux ou locaux qui troublent ou altèrent la sécrétion pancréatique.

intérêt qu'elle nous présente est de pouvoir à un moment donné déterminer une obstruction du canal de Wirsung et du cholédoque. La pancréatite aiguë, malgré l'obscurité qui règne encore sur sa symptomatologie et son diagnostic, mérite de nous arrêter un peu plus longtemps.

La pancréatite aiguë peut être primitive ou secondaire, celle-ci a été observée dans le cours de quelques maladies infectieuses, telles que la fièvre typhoïde, l'infection puerpérale [1], la fièvre jaune, etc., ou à la suite d'altérations des organes voisins spécialement de l'estomac : tel est le cas de Chiari [2], qui rencontra, au voisinage d'un ulcère rond de l'estomac, un abcès renfermant le pancréas dans sa cavité sous forme d'une masse noire et friable; on sait que Klebs [3] considérait tous les abcès du pancréas comme consécutifs à des *péri-pancréatites* à moins qu'ils ne fussent des kystes suppurés.

La pancréatite aiguë est regardée par la plupart comme une affection excessivement rare, cependant Reginald Fitz [4] n'en a pas rassemblé moins de 54 cas ; il est vrai qu'il envisage un certain nombre d'hémorrhagies du pancréas comme liées à une inflammation aiguë de la glande, il admet ainsi trois formes de pancréatites aiguës : une forme hémorrhagique, une forme suppurée et une forme gangréneuse.

Reginald Fitz cite 17 observations de *pancréatites hémorrhagiques*; la moitié d'entre elles se rapportent à des sujets surchargés d'embonpoint, ayant antérieurement présenté des phénomènes de dyspepsie gastrique ou gastro-duodénale, un sixième seulement des malades était entaché d'alcoolisme. Avec ou sans période dyspeptique préalable, l'affection débute par une douleur extrêmement intense occupant le haut du ventre et ne tardant pas à devenir générale; puis des vomissements apparaissent, tantôt bilieux, tantôt noirâtres; la constipation est opiniâtre au point d'avoir plusieurs fois fait penser à l'occlusion intestinale, la fièvre manque souvent, le ventre est ordinairement ballonné, bientôt survient le collapsus et le malade succombe du deuxième au cinquième ou sixième jour. A l'autopsie on trouve une glande doublée de volume, moins consistante, d'une coloration violette ou noire; l'infiltration sanguine s'étend parfois au duodénum et jusqu'au mésentère ; les vaisseaux spléniques n'offrent aucune altération, le tissu glandulaire est parsemé de petites accumulations de cellules rondes, on y rencontre aussi des bactéries [5].

La *pancréatite suppurative* est un peu plus fréquente que la précédente, les tables de Reginald en renferment 22 cas. Elle a été observée spécialement chez des adultes presque toujours chez des hommes [6]. Avec ou sans phénomènes gastralgiques antérieurs, la maladie s'annonce subitement par un accès de douleurs épigastriques, des vomissements parfois noirâtres, incessants et une grande prostration des forces; la fièvre ne tarde pas à se déclarer, le ventre

(1) HAIDLEN, *Centralblatt f. Gynæk.*, 1884.
(2) CHIARI, *Wiener med. Woch.*, 1776.
(3) KLEBS, *Handb. der path. Anat.*, 1876.
(4) REGINALD FITZ, *The med. record*, 1889.
(5) Toute cette description est empruntée au mémoire intéressant de Reginald Fitz.
(6) En dehors des causes signalées dans l'étiologie des pancréatites aiguës, en général, on a cité un cas d'abcès consécutif à la pénétration d'un lombric dans le canal de Wirsung. D'après Norman Moore, la thrombose de la veine porte jouerait un grand rôle dans la pathogénie des abcès du pancréas.

devient généralement sensible, mais particulièrement tendu et douloureux à la région de l'épigastre, le hoquet n'est pas rare, les frissons se répètent et la mort survient en moins de quatre semaines. On a signalé, dans un certain nombre de cas, l'augmentation de volume du foie, un peu de jaunisse, de la diarrhée profuse.

Parfois les symptômes perdent de leur acuité, le malade succombe un peu plus tardivement émacié et épuisé. On signale enfin une forme de pancréatite, dans laquelle une faiblesse progressive et l'émaciation sont les seuls symptômes du début : la fièvre manque, le tableau clinique est un peu celui d'une péritonite chronique, la durée peut s'étendre jusqu'à quatre et cinq mois et même un an. Les constatations anatomiques ont été variables ; on a trouvé le pancréas tantôt criblé de petits abcès, tantôt ne renfermant que quelques cavités grosses comme un œuf ; à ces lésions s'ajoutaient des abcès du foie, de la pyléphlébite, de la péritonite localisée. D'autres fois la poche purulente avait plus d'importance et occupait une grande partie du ventre, c'est alors que le pus aurait fusé dans l'arrière-cavité de l'épiploon ; à part cette circonstance et quelques observations où le pancréas entier a été entièrement converti en une cavité plus ou moins cloisonnée remplie de pus, il est rare que la pancréatite suppurée ait donné lieu à une tumeur circonscrite ; c'est évidemment là un point des plus importants au point de vue du diagnostic.

La *pancréatite gangréneuse* est en somme moins une forme distincte qu'un mode de terminaison de la pancréatite ; on l'a vue succéder à une perforation de l'estomac, de l'intestin ou des conduits biliaires. Le mode de début et les symptômes abdominaux ressemblent aux précédents : les douleurs paroxystiques ont fait penser dans un cas qu'il s'agissait d'une colique hépatique, la constipation a pu être assez opiniâtre pour faire croire à une occlusion intestinale. La terminaison fatale est le plus souvent arrivée du quatrième au dix-huitième jour, elle a pu être retarder jusqu'à la fin du deuxième mois. 2 malades sur 15 ont guéri par l'élimination d'une eschare à travers l'intestin. En somme, les variétés de pancréatites ont des caractères communs qui peuvent se résumer ainsi : début généralement subit chez des individus bien portants ou atteints déjà d'une maladie gastro-duodénale, par une douleur paroxystique siégeant à l'épigastre, s'accompagnant de vomissements, de constipation, de phénomènes généraux, parfois de fièvre et d'un gonflement mal limité à la région sus-ombilicale (1). On peut alors hésiter entre un empoisonnement, une perforation du tube gastro-intestinal ou des voies biliaires et une obturation de l'intestin. Celle-ci est plutôt rare à l'épigastre, la distinction d'avec une péritonite par perforation nous paraît des plus difficiles au début, mais on pourra songer à une pancréatite lorsque les phénomènes aigus se seront apaisés et que le gonflement sera resté local, je ne verrai, dans de tels cas et autorisé par la gravité de la situation, aucun inconvénient à suivre le conseil de Senu et à tenter une laparotomie exploratrice : le traitement *consisterait* évidemment dans la simple incision d'un ou des abcès, dans leur nettoyage et leur drainage.

(1) Il faut toujours penser à rechercher la glycosurie et la stéarrhée.

IV

CANCER DU PANCRÉAS

A propos des kystes du pancréas, j'ai émis l'opinion, déjà confirmée par quelques faits, que la pathogénie de ces kystes pouvait être, comme le sont la plupart des kystes de l'ovaire, sous la dépendance d'une dégénérescence épithéliale de la glande; en dehors de ces épithéliomes kystiques et de quelques cas exceptionnels de sarcomes, le néoplasme habituel du pancréas, est le cancer.

Le cancer du pancréas n'est plus considéré aujourd'hui comme une maladie exceptionnellement rare. Déjà, en 1864, Ancelot avait pu en réunir plus de 200 cas : de nombreuses observations ont été publiées depuis; je citerai parmi les plus récentes celles de Vernay[1] et celles qu'ont rassemblées Bard et Pic[2] dans leur intéressante monographie. Je n'ai du reste pas l'intention de présenter une histoire complète de carcinome pancréatique, je n'en veux donner ici qu'un bref aperçu clinique.

Les causes du cancer sont aussi obscures pour le pancréas que pour les autres viscères[3] : un certain nombre de néoplasmes ne sont que l'extension à la glande de tumeurs développées dans le voisinage, dans l'estomac, le duodénum ou le foie; d'autres sont primitives.

Le siège le plus fréquent est la tête de la glande : c'est là un fait des plus importants à signaler en raison des rapports qu'affecte cette partie du pancréas avec le duodénum et les voies biliaires; il est de règle en effet que le cholédoque soit intéressé et plus ou moins obstrué; il n'est pas rare que la constriction s'exerce sur la première portion de l'intestin; on a enfin signalé la compression du côlon, de l'uretère et des gros vaisseaux, tels que les mésentériques, les spléniques, et plus souvent encore de la veine porte et de la veine cave inférieure.

Le volume de la tumeur est variable, comparé à celui d'un gros œuf, du poing, d'une tête de fœtus[4], etc. Toutes les formes histologiques du cancer ont été observées[5].

Le tissu pancréatique non envahi subit des altérations qui sont la conséquence de l'obstruction du canal de Wirsung : on y observe une série de petites dilatations kystiques et toutes les lésions de la sclérose. L'extension du néoplasme se fait aux organes voisins, spécialement au foie, au péritoine et à l'estomac; la généralisation a été observée dans les poumons, dans la rate, elle serait peu fréquente, en raison sans doute de l'évolution rapidement mortelle qui résulte des seuls troubles apportés par la lésion locale.

(1) Thèse de Lyon, 1884.

(2) Bard et Pic, *Cancer primitif du pancréas. Revue de méd.*, 1888. — Voy. également Remo Segré, *Ann. univ. di med. e chir.*, 1888.

(3) On l'a observé à tout âge, spécialement de trente à soixante ans. On a cité quelques cas chez les enfants. — Kuhn, *Berl. klin. Woch.*, 1887.

(4) Obs. de Bard.

(5) Arnozan.

Symptômes et diagnostic.

La perte des forces et l'amaigrissement rapide sont parfois les premiers signes qui éveillent l'attention des malades; dans d'autres cas, il existe, dès le début, des troubles digestifs, tels que de l'inappétence, des indigestions avec vomissements ou de la diarrhée; l'épigastre devient le siège d'une douleur, sourde d'abord, puis plus aiguë, avec retentissement dorsal. Bientôt apparaît d'ordinaire, graduellement, mais parfois d'une façon brusque, un ictère intense, prenant de jour en jour une teinte plus sombre et ne devant plus désormais rétrocéder. Le malade maigrit de plus en plus, la tumeur devient sensible à l'épigastre ou au-dessous de l'hypochondre droit, la mort survient en général en moins d'un an, par les progrès de la cachexie ou le fait d'une complication, telle que la compression du duodénum, du côlon, etc., diverses hémorrhagies.

Le diagnostic d'une telle affection est généralement regardé comme présentant des difficultés insurmontables. Jaccoud (1) insistait dans ses leçons cliniques sur le complexus symptomatique offert par la glycosurie, les selles graisseuses, l'amaigrissement et une teine bronzée de la peau. Bard et Pic ont plus particulièrement mis en lumière l'importance de l'ictère progressif et de la dilatation de la vésicule biliaire joints au défaut d'augmentation de volume du foie et à la cachexie précoce. La perception par la palpation abdominale d'une tumeur pancréatique serait chose rare; la sialorrhée, l'existence de selles graisseuses et de la glycosurie n'auraient qu'un intérêt secondaire. En revanche, l'albuminurie serait presque constante, et l'on devrait toujours rechercher le signe de Sahli (2).

On se trouve en somme en présence d'un malade affecté d'ictère chronique avec amaigrissement rapide. On songe tout naturellement à la lithiase biliaire et aux calculs qui spécialement déterminent un ictère permanent, c'est-à-dire aux calculs du cholédoque; je ne crois pas qu'on puisse, à l'instar de Bard et Pic, invoquer la rareté de ces calculs pour les éliminer : d'abord ils ne sont pas si exceptionnels, en outre ils amènent, comme le cancer du pancréas, la dilatation de la vésicule, une *tumeur* biliaire. On se basera surtout sur l'existence antérieure de coliques hépatiques d'une part, d'autre part sur les signes d'une cachexie à marche extrêmement rapide et sur la présence d'une tumeur à l'épigastre, mais celle-ci n'est perceptible que chez un tiers des malades (3), et il est tel cas où la difficulté ne peut être tranchée que par une laparotomie exploratrice.

Le diagnostic différentiel du cancer pancréatique doit être fait avec le cancer des organes de la région voisine, et spécialement avec le cancer du foie ou des voies biliaires.

Dans le cancer primitif du foie, l'ictère est moins foncé, le foie est gros et bosselé, tandis que dans le cancer pancréatique, l'organe hépatique n'est pas

(1) Clinique de la Pitié.

(2) D'après cet auteur (cité par Bard), la décomposition du salol en acide salicylique et acide phénique s'accomplirait dans l'organisme sous l'influence du suc pancréatique et cesserait de se produire après destruction du pancréas.

(3) D'après Da Costa, *North Amer. review*, 1858.

augmenté de volume (¹). Ce dernier signe négatif servirait au diagnostic différentiel avec le cancer du foie consécutif à un cancer primitif d'une portion de tube digestif.

CHAPITRE III

AFFECTIONS CHIRURGICALES DE LA RATE

Les affections chirurgicales de la rate peuvent être classées en quatre groupes principaux : les *lésions traumatiques*, les *déplacements*, les *altérations parasitaires* et les *néoplasmes*.

Lésions traumatiques. — Plaies. — *Med. and surg. hist. of the war of the Rebellion*, 1876, vol. II, p. 11. — MAYER, Die Wunden der Milz. Leipzig, 1878.

Contusions et ruptures. — BAILLY, *Revue méd.*, 1825. — BESNIER, *Dict. encyclop. des sc. méd.* — E. COLLIN, *Mém. de méd., chir. et pharm. milit.*, 1855. — GENDRIN, *Journal général de méd.* — LANDE, *Journal de méd. de Bordeaux*, 1890. — MEUNIER, *Bull. de la Soc. anat.*, 1863. — VIGLA, Recherches sur la rupture de la rate. *Arch. gén. de méd.*, 1845. — BARALLIER, *Arch. gén. de méd.*, 1888. — MAYER, *Loc. cit.* — ADELMANN. — CORRE, *Arch. de l'anthrop. criminelle*, 1888.

I

LÉSIONS TRAUMATIQUES

Aux lésions traumatiques se rapportent essentiellement les plaies et les contusions; j'y ajouterai l'étude des ruptures, bien que le trauma n'en soit pas invariablement la condition principale, ni même nécessaire.

PLAIES DE LA RATE

Les observations des plaies de la rate paraissent relativement rares, ce qu'on peut expliquer par la situation profonde de l'organe et par ce fait peut-être que bon nombre de plaies accompagnant les altérations d'autres organes ont dû passer inaperçues. Mayer (²), à qui nous devons le travail le plus complet sur les traumatismes spléniques, a réuni 48 observations de plaies de la rate; on peut y joindre les quelques cas rapportés dans l'histoire de la guerre de Sécession (³).

Étiologie.

Sur les 48 observations colligées par Mayer, on compte 2 plaies par instruments piquants, 25 plaies par instruments tranchants et 21 plaies par armes à

(¹) BARD et PIC.
(²) *Die Wunden de Milz.* Leipzig, 1878.
(³) *Med. and surg. history of the war of the Rebellion*, vol. II, part. II, 1876.

feu. Parmi ces dernières, 5 seulement n'étaient pas compliquées d'autres altérations viscérales ; dans les 16 autres, il existait en même temps des lésions du foie ou de l'estomac, de l'intestin, du rein et surtout du diaphragme et du poumom.

Les plaies par instruments piquants ou tranchants ont été occasionnées par divers agents vulnérants; on signale quelques exemples de plaies par trocarts au cours d'une ponction d'ascite (1), d'autres par coups de couteau et par divers instruments de guerre, tels qu'épées, sabres, baïonnettes, etc. Larrey (2), qui n'a vu dans sa longue carrière que 3 exemples de blessures de la rate par arme blanche, fait observer « que les personnes qui font des armes de la main gauche sont plus exposées à la lésion de la rate, parce qu'elles présentent à découvert le flanc de ce côté ». Il cite à l'appui l'histoire d'un grenadier gaucher qui avait reçu sa blessure dans un duel. On rapporte enfin quelques faits de plaies par coups de cornes.

Pronostic.

Les piqûres de la rate semblent en général assez bénignes. Caméron (3), insiste sur l'innocuité des ponctions de la rate souvent faites aux Indes, dans un but thérapeutique. Les deux blessés cités par Mayer guérirent.

Les plaies par instruments tranchants comportent un pronostic plus sévère. Cependant la guérison survint dans le cas de Larrey et dans ceux de Williams (4) et de Sappey (5). Il convient par suite de réformer l'opinion des anciens chirurgiens, qui mettaient au même rang de gravité les plaies de la rate et celles du cœur.

Les accidents déterminés par une plaie de la rate peuvent être immédiats ou consécutifs. Les premiers résultent de l'importance des vaisseaux sectionnés; je puis fournir comme exemple cette observation d'Otis, dans laquelle un prisonnier voulant s'échapper reçut un coup de baïonnette dans le flanc gauche; il succomba quelques heures après et on constata que l'arme avait, en pénétrant seulement d'un pouce, sectionné l'artère. Les accidents consécutifs sont le fait de l'infection du péritoine; la péritonite est-elle atténuée et localisée, la guérison devient encore possible (6).

Les plaies par armes à feu sont évidemment les plus graves de toutes; mais il est nécessaire de distinguer les plaies limitées à la rate, des plaies compliquées d'autres lésions. Les premières ont donné, dans la statistique de Mayer, 2 guérisons sur 5 et 2 guérisons sur 4, dans celle d'Otis.

Les plaies complexes, c'est-à-dire non limitées à la rate, ont un pronostic variable et en rapport avec la nature, le nombre et l'importance des viscères atteints. Elles comportent une mort immédiate ou rapide attribuable au shock et à l'hémorrhagie et divers accidents plus ou moins précoces, tels que la

(1) Acad. de méd., 1846, et Thèse de Brard, 1859.
(2) Larrey, *Clin.*, t. II.
(3) Cité par Mayer. (Voy. *Lancet*, 1874.) — Mayer a fait expérimentalement des piqûres de la rate sur 7 chiens, un seul mourut.
(4) Williams, *Plaie par coup de baïonnette. Circul.*, n° 3.
(5) Sappey, *Lacération par coup de corne. Union médic.*, 1864.
(6) Léveillé, *Blessure par coup sabre; guérison après péritonite. Nouv. Doctr. chir.* Paris, 1812, t. I.

pleurésie purulente, la péritonite et même la péricardite [1]. La blessure splénique est alors susceptible de passer au second plan, témoin l'observation de Béhan [2], dans laquelle un blessé mourut d'une maladie de Bright à Guy's hospital, quatre ans après la perforation du côlon par une balle reçue à Sébastopol. A l'autopsie on découvrit une balle dans la rate.

Je me suis borné, dans cette rapide revue, à établir surtout la gravité relative de chaque espèce de plaie. Ici en effet les symptômes et le diagnostic passent au second plan. Les symptômes sont ceux des plaies de l'abdomen accompagnées d'hémorrhagie intense : le siège de la plaie peut seul faire soupçonner que la rate est intéressée [3]. Du reste, le diagnostic de la lésion est primé par le diagnostic de l'indication et celle-ci est la même que pour les plaies de l'abdomen en général.

Hernie traumatique. — Il faut en excepter les cas où une portion d'organe a fait hernie à travers la plaie des téguments. Ces cas ne sont pas exceptionnels ; à la suite d'un coup de couteau à l'hypochondre ou dans le flanc gauche, la rate peut s'engager dans la plaie et y venir faire une saillie plus ou moins grande. La hernie est beaucoup plus rare à la suite d'une plaie par coup de feu : Otis en cite cependant un exemple [4]. Du reste la hernie traumatique de la rate ne comporte pas nécessairement une blessure de l'organe et même, dans la plupart des observations, la rate semble avoir été primitivement saine ; elle apparaît alors sous la forme d'un corps charnu, bleuâtre accompagné parfois d'épiploon et d'intestin [5]. Elle est ordinairement resserrée entre les lèvres de la plaie et irréductible [6].

Blessé ou non, l'organe ne tarde pas à subir de grandes modifications. Insensible, froid, noirâtre dès le début [7], il peut ne se mortifier que secondairement; la plaie suinte, suppure, prend une odeur fétide et la partie étranglée s'élimine avec un cortège de phénomènes locaux et généraux en rapport avec l'asepsie ou l'infection de la plaie.

La hernie traumatique paraît être plus souvent incomplète et la résection qui en a été faite, une résection partielle. Cependant la hernie a été totale dans les observations de Bazille [8], Donnell [9], Leuhossek, Clarke et plus récemment de Severeanu, etc. Le pronostic de ces hernies traumatiques avec ou

(1) DURET, Soc. anat., 1873.

(2) Cité par Otis.

(3) Dupuytren, Hunter, etc., avaient déjà insisté sur l'absence de symptômes particuliers dans les plaies de la rate.

(4) Une balle entra à 1/2 pouce sur la gauche de la 4e vertèbre lombaire et vint sortir entre la 8e et 9e côte, à mi-chemin du sternum et de l'épine vertébrale. La rate fut excisée après ligature; la guérison eut lieu en deux semaines.

(5) CLARKE, *Phen. nat. curios.*, IV et V. — WILSON-CHELIUS, *Handb. der Chir.*, 1743.

(6) HORLESS RHEINISCH, *Arch. méd.*, 1883 (cité par Blum). — Le 20 janvier 1797, un individu reçut dans une mêlée générale plusieurs coups de couteau ; il se mit à la poursuite de son adversaire; dans sa course, il s'aperçut qu'un morceau de chair pendait hors de sa plaie. Il en fut très effrayé, s'évanouit et fut porté sans connaissance dans son lit. Le 21 janvier, on constata que cet homme avait entre la 2e et 3e fausse côte gauche une blessure, d'où s'était échappée une portion de la rate, de forme pyramidale, large de 1 pouce et longue de 5. Elle était tellement serrée entre les lèvres de la plaie, que malgré son peu de sensibilité, il ne fut pas possible de la remettre en sa place. On appliqua une ligature, le malade guérit.

(7) FERGUSSON, *Philos. Transact.*, 1737.

(8) *Rec. de méd. et de chir. milit.* (cité par Blum).

(9) *Transact. of the med. and phys. Soc. of Calcutta*, 1836.

sans blessure de la rate semble bénin. Dans les 15 observations réunies par Blum (1), la guérison fut obtenue.

Traitement.

Nous envisagerons successivement les hernies de la rate à travers une plaie thoracique ou abdominale et les plaies de la rate proprement dites.

Quand il s'agit d'une hernie traumatique récente, avec intégrité du tissu splénique, il est tout indiqué de réduire après avoir au besoin débridé. La réduction serait encore de mise d'après Mayer, si l'organe hernié offrait une plaie nette, dont on puisse faire l'hémostase et la réunion (2).

En dehors de ces cas qui paraissent exceptionnels, le traitement véritable de la hernie traumatique consiste dans l'extirpation après ligature (3), cette conduite chirurgicale a été suivie d'un plein succès, 15 fois sur 15 dans la statistique de Blum et 24 fois sur 25, dans celle d'Adelman (4). La guérison survint également dans le cas déjà cité d'une plaie par arme à feu.

La difficulté du traitement est beaucoup plus grande dès qu'il s'agit d'une plaie de la rate sans hernie; cependant il est une indication à remplir, non spéciale du reste aux plaies de la rate, qui devrait lever toutes les hésitations, cette indication c'est de faire l'hémostase. Lorsque, par suite, une plaie par instrument tranchant ou par armes à feu, occupant l'hypochondre gauche, s'accompagne des signes nets d'une hémorrhagie interne, ou à plus forte raison lorsque le sang coule en abondance par la plaie extérieure, on doit être autorisé à agrandir la plaie, à chercher la source de l'hémorrhagie et, s'il en est besoin, à jeter une ligature sur le pédicule de la rate et à faire l'ablation de celle-ci. Les occasions de réaliser cette thérapeutique seront, je ne me le dissimule pas, exceptionnelles.

II

CONTUSIONS ET RUPTURES DE LA RATE

La rate peut, sous l'influence d'une contusion des parois thoraco-abdominales, subir différentes altérations de structure allant d'une simple infiltration sanguine à la déchirure la plus complète et à la réduction de l'organe en bouillie (5). Parfois les lésions sont occasionnées par un fragment de côte qui

(1) Je fais abstraction des obs. I et XIV.

(2) Ces cas de réduction sont rares, le docteur Oks (*Saint-Petersb. med. Woch.*, 1876) en a rapporté un : Une femme de soixante-dix ans avait un prolapsus de la rate, produit par un coup de corne. La rate fut réduite et la plaie guérit par première intention (Adelman). Dans un autre cas (EULENBERG, *Berl. med.*, 1881), une hémorrhagie survint après la réduction. Il est bon par suite de ne réduire qu'après s'être assuré de l'état exact du tissu splénique.

(3) On pourrait avec fruit employer la ligature élastique.

(4) Le cas d'Otis est compté dans ce chiffre.

(5) NÉLATON, *Path. chir.*, t. IV.

s'est enfoncé en plein tissu splénique ; tel le malade de Campbell, chez lequel une côte fracturée avait traversé le diaphragme, l'iléon et fait une large déchirure à la rate.

Mais ce sont là des plaies par esquilles osseuses plutôt que de véritables contusions : dans celles-ci, il n'est pas besoin que la ceinture osseuse soit fracturée ou, si elle l'est, qu'un fragment joue le rôle d'une sorte d'instrument piquant sous-cutané (1) ; la rate est indirectement contusionnable et déchirable sans grande lésion préalable des parois thoraco-abdominales et cela, au même titre que le poumon, le foie et l'intestin, etc. Les altérations, quand elles sont légères, passent inaperçues ; elles n'appellent guère l'attention que lorsque la déchirure de la capsule et l'épanchement de sang qui en résulte permettent de leur appliquer le nom de ruptures. Aussi l'étude de la contusion n'est-elle pas en général séparée de celle des ruptures de la rate, c'est là un exemple que nous suivrons.

Contusion simple. — M. Verneuil (2) cependant s'est efforcé de restituer à la contusion simple sans rupture une physionomie clinique. Il ne s'appuie, il est vrai, sur aucune observation anatomique, mais, d'après l'éminent professeur, les symptômes de la splénite qui suit la contusion seraient assez significatifs pour autoriser à porter un diagnostic affirmatif. Ces symptômes consistent en une douleur à l'hypochondre avec fièvre à forme intermittente. La douleur, parfois très vive, est le plus souvent sourde, limitée à la région splénique ou irradiée à l'abdomen et au membre inférieur gauche ; elle est augmentée par la pression et les mouvements respiratoires.

La fièvre à type quotidien revient par accès plus ou moins complets ou réguliers, le soir ou la nuit.

La rate est augmentée de volume. Comme traitement, M. Verneuil conseille l'administration d'un éméto-cathartique et du sulfate de quinine, en même temps que les révulsifs locaux.

RUPTURES DE LA RATE. — ÉTIOLOGIE

Etiologie.

A un degré de plus la contusion de la rate est susceptible de produire une véritable rupture, c'est-à-dire une déchirure qui intéresse à la fois l'enveloppe et le tissu vasculaire de l'organe. Cet accident s'observe dans les grands traumatismes du thorax ; une roue de voiture fracasse plusieurs côtes, la rate est atteinte comme le foie, le rein (3), etc. On signale encore cette complication à la suite de chutes d'un lieu élevé (4), d'un coup de pied dans l'hypochondre,

(1) Heidenhain, *Hémorrhagie mortelle de la rate à la suite d'une fracture de côte. Viertelj. f. ger. Med.*, XLVI.

(2) Verneuil, *Mémoires de chir.*, vol. III, et Mathon, Thèse, 1876.

(3) Ziembicki, Soc. anat., 1872 : Un charretier est renversé par une grosse voiture qui lui passe sur le corps et lui fracture sept côtes ; il meurt quatorze heures après. On trouve à l'autopsie une vaste déchirure du foie, des reins et de la rate qui était réduite en bouillie — Voy. aussi Havage, Soc. anat., 1880.

(4) Cayrel, *Gaz. des hôp.*, 1840.

d'un coup de pierre (1), de coups de pied de cheval, d'un choc par timon de voiture (2), etc. Dans ces différents exemples, la violence du traumatisme est suffisante à nous expliquer l'importance de la lésion et la rupture peut être réellement qualifiée de traumatique. Il en est tout autrement dans d'autres cas, la rupture est survenue après une contusion légère ou même insignifiante (3), ou bien encore à la suite d'un effort, d'un accès de toux ou de vomissement. Parfois enfin c'est d'une façon absolument spontanée qu'elle s'est produite. Dans tout ce dernier groupe de faits, une nouvelle condition pathogénique intervient, l'altération préalable de la rate. Il y a donc des ruptures de raest saines et des ruptures de rates malades. Les altérations de la rate qui prédisposent le plus à la rupture sont en première ligne, celles qu'on observe dans l'infection paludique, plus rarement dans la fièvre typhoïde. Aussi les ruptures spontanées ont-elles été spécialement étudiées dans les pays à fièvre, E. Collin (4) en a fait 9 autopsies, en Afrique. Dans l'Inde, Playfair (5) a pu en réunir plus de 20 cas, dans l'espace de deux années et demie.

Anatomie pathologique.

On trouve généralement dans la cavité abdominale un épanchement de sang considérable (6). Cette quantité de sang a été fréquemment évaluée à plusieurs litres. La rate est entourée de caillots qui la masquent, et ce n'est qu'après les avoir détachés qu'on peut s'assurer de l'étendue, de la déchirure et de l'état du tissu splénique. On note dans les observations des déchirures de 4 centimètres et même de 12 centimètres de long (7).

La rupture pourrait être sous-capsulaire d'après Barallier, celle-ci consisterait en une destruction du tissu splénique par un foyer hémorrhagique, avec intégrité de la capsule épaissie; on doit tout au plus, au point de vue pathogénique, considérer de pareils cas comme un premier stade pouvant conduire à la déchirure complète, mais ce ne sont pas là de véritables ruptures. J'omets à dessein d'insister sur les altérations spéciales de la rate dans le paludisme, la fièvre typhoïde, etc.; je dois seulement mentionner la réaction du péritoine vis-à-vis du liquide épanché; cette réaction sera évidemment dans un rapport direct avec le degré et la nature de l'infection splénique. Dans un cas (8), on trouva dans l'abdomen du sang mélangé à du pus; la rate qui s'était rompue renfermait à son extrémité supérieure un abcès du volume du poing.

(1) Sotis, *Gaz. méd.*, 1840.
(2) Verger, *Gaz. méd.*, 1843.
(3) C'est là une circonstance intéressante au point de vue médico-légal. — Voy. Corre cité plus haut.
(4) E. Collin, *Mém. de méd., chir. et pharm. milit.*, 1855.
(5) Cité par Meunier. — Voy. également Barallier, *Loc. cit.*, et Corre, *Arch. de l'anthrop. criminelle*, 1889.
(6) Mayer, Barallier, *Arch. méd.*, 1888. — Goubaux cite l'exemple d'un cheval, dans lequel on trouva 18 litres de sang dans la cavité abdominale.
(7) La déchirure affecte différentes directions et différents sièges; on l'a observée sur la face externe, sur la partie antérieure; le long de la scissure, et sur la face interne, etc.; elle est tantôt longitudinale, tantôt transversale.
(8) Cité par Mayer.

Symptômes et diagnostic.

On décrit, au point de vue symptomatique, une forme suraiguë et une forme aiguë à la rupture de la rate [1] : dans la première, la mort est foudroyante, le malade pâlit subitement et succombe sans avoir eu parfois le temps ou la force de pousser un cri; chez d'autres, la vie se prolonge quelques heures; ainsi le malade du docteur Cayrel [2], qui s'était rompu la rate dans une chute sur la poitrine et sur le ventre, ne mourut que deux heures après l'accident.

Dans la forme aiguë, la survie peut se compter par jours et permettre au médecin appelé de se poser la question du diagnostic et de l'indication thérapeutique. Un malade de Barallier, fait une chute le 14 janvier et ne succombe que le 26, la rupture était il est vrai sous-capsulaire; mais, dans le cas de Chaumel [3], la rupture était bien complète et la survie fut de douze jours; le malade se trouvait dans un état satisfaisant, avait prétendu quitter l'hôpital et c'est en franchissant le seuil qu'il s'affaissa tout d'un coup dans une syncope [4]. Dans cette forme prolongée des ruptures de la rate, aux signes d'hémorrhagie interne du début succèdent les symptômes d'une splénite et d'une périsplénite plus ou moins intenses; le flanc et l'hypochondre gauche sont le siège d'une vive douleur irradiée ou non, la respiration est gênée, le pouls est petit; la réaction du péritoine se traduit par de la fièvre, l'altération du facies, des nausées, des vomissements, du ballonnement du centre, etc. Barallier insiste en outre sur la teinte ecchymotique, localisée à l'abdomen et à la région lombaire. Malgré tout, le diagnostic restera généralement incertain; E. Collin avoue n'avoir jamais pu que le soupçonner et Besnier fait judicieusement observer que ce qu'il est permis de reconnaître, c'est moins la rupture de la rate elle-même que les lésions spontanées ou traumatiques qui précèdent cette rupture. On devra néanmoins y songer lorsque, chez un paludéen à rate grosse, on aura assisté à la succession des phénomènes dont nous avons présenté plus haut l'esquisse.

En présence de cas aussi graves, que la péritonite ait fait ou non son apparition, nous pensons qu'un chirurgien serait autorisé à obéir aux indications générales de la chirurgie, c'est-à-dire à faire l'hémostase et l'antisepsie du foyer de rupture. Je crois donc que Mayer a raison de ranger les ruptures de la rate au nombre des indications de la splénectomie, tout en ne m'illusionnant en aucune manière sur la fréquence des cas où l'on pourra mettre à profit cette opération [5].

(1) MEUNIER.
(2) *Gaz. des hôp.*, 1840.
(3) Cité par Meunier.
(4) Déchirure de 4 ou 5 centimètres; péritonite partielle.
(5) Adelman ne signale dans ses tables, portant sur 54 observations, aucun cas des plénectomie pour rupture.

III

DÉPLACEMENTS DE LA RATE

Nous avons précédemment étudié toute une série de cas dans lesquels, à la suite d'une solution de continuité faite aux parois thoraco-abdominales, la rate blessée ou indemne est venue faire hernie à travers la plaie. Il existe d'autres déplacements dans lesquels sans quitter la cavité abdominale, la rate abandonne la fosse splénique pour venir occuper différentes régions plus ou moins éloignées, telles que la région ombilicale, la fosse iliaque et jusque la cavité pelvienne (1).

L'origine de ces déplacements peut être traumatique, témoin l'observation de Verga (2), où, à la suite d'un coup de timon de charrette sur le flanc gauche, la rate déchirée fut trouvée dans la fosse iliaque gauche.

Dans d'autres cas, on peut incriminer comme cause de déplacement l'augmentation du volume de la rate : il est admissible qu'en devenant plus volumineux et plus lourd, l'organe ait une tendance à exagérer et à dépasser les mouvements physiologiques auxquels il est soumis soit pendant la respiration, soit pendant la digestion. Les différentes rates mobiles qu'a présentées Cruveilhier, étaient hypertrophiées; celle de Ruysch (3) pesait 4 livres; celle de Morgagni, 3 livres; de Horne, 5 à 6 livres, etc. Cependant on a observé des rates mobiles d'un volume ordinaire (4), peut-être faudrait-il accuser dans ces derniers cas, la conformation anormale des moyens de fixité de la rate.

J'ai mentionné déjà, comme siège occupé par la rate mobile, la fosse iliaque et la cavité pelvienne. On a vu la rate accolée à la matrice (5), à la vessie, au rectum; on l'a rencontrée dans les régions inguinales et lombaire (6). Parfois la mobilité disparaît ou diminue par suite des adhérences contractées avec les organes voisins.

On signale comme symptômes déterminés par la rate déplacée et mobile, des sensations internes de mobilité et de tiraillements (7).

Parfois les accidents ont été plus graves et ont consisté en phénomènes de compression de l'estomac et de l'intestin (8).

Le *diagnostic* repose sur la constatation d'une tumeur mobile, qu'on puisse faire remonter jusqu'à son siège d'origine, l'hypochondre gauche; cette tumeur est la plupart du temps sensible, de forme allongée et arrondie. Besnier conseille de chercher à constater une diminution de volume par le froid, l'électricité, le sulfate de quinine, etc.

Le diagnostic différentiel avec le rein mobile se fera surtout par l'exploration

(1) J'omets les déplacements congénitaux qui ne présentent guère d'intérêt pour le chirurgien.
(2) *Gaz. méd.*, 1843. — Voy. aussi *Gaz. hôp.*, 1874.
(3) CORRENSON, Thèse 1876.
(4) CHOISY, Soc. anat., 1863.
(5) RIOLAN.
(6) MORGAGNI.
(7) BESNIER.
(8) Cas de Choisy et d'Alonso, occlusion intestinale mortelle.

attentive de la région lombaire et la recherche de ballottement rénal d'après les minutieux et utiles préceptes que nous a donnés Guyon.

Comme traitement, on peut conseiller aux malades le port d'une ceinture spéciale; mais, dans les cas où ce moyen serait insuffisant à soulager les douleurs vives, on peut se demander si une thérapeutique plus active ne serait pas de mise. Si nous consultons les tables d'Adelmann, nous trouvons que la splénectomie a été pratiquée 6 fois pour des rates déplacées et le plus souvent augmentées de volume [1]. Nous pouvons y ajouter les cas de Polk [2], de Nilsen [3], de Dittel [4] et de Prochownick [5]; sur ces 10 cas, l'opération fut 3 fois suivie de mort, mais, il est bon de le redire, dans 9 au moins de ces 10 observations, l'organe était anormal et hypertrophié : sur un organe sain, nous serions tentés de pratiquer une splénoplexie.

IV

ALTÉRATIONS PARASITAIRES

Nous comprenons sous ce titre la tuberculose [6], les différentes inflammations, enfin les kystes hydatiques de la rate. Ces derniers et les abcès nous arrêteront seuls.

ABCÈS DE LA RATE

Abcès de la rate. — BLANC, Thèse, 1870. — GRAND-MOURSEL, Thèse, 1885. — JOCARELLI, Thèse, 1877. — PORSINA, Thèse, 1889.

Les abcès de la rate ne sont qu'un des modes de terminaison des différentes variétés de splénites. J'élimine, dans cette courte étude, les suppurations consécutives aux infarctus, non qu'elles soient rares, mais leur intérêt propre disparaît en général devant l'importance du processus primitif qui leur a donné naissance.

Étiologie et anatomie pathologique.

Quelques abcès de la rate succèdent à un traumatisme; on conçoit en effet qu'un foyer de contusion ou de rupture s'enflamme jusqu'à suppurer, cepen-

(1) Ce sont les cas d'Arbinati, de Martin, de Czerny, d'Aonzo, d'Albert et de Donat.
(2) POLK, *New-York obstet.*, 1886.
(3) NILSON, *New-York med. rec.*, 1888.
(4) Soc. des méd. de Vienne, 1888.
(5) Soc. méd. de Hambourg, 1885.
(6) La tuberculose primitive de la rate paraît une affection excessivement rare, de plus les amas tuberculeux n'atteignent jamais un grand volume. Nous n'avons trouvé qu'un seul exemple de splénectomie pour tuberculose, celui de Lawrance-Burke (*Dublin Journal of med. sc.*, 1889). Il s'agissait d'une malade de vingt-neuf ans, se plaignant de douleurs internes dans la région splénique. On sentait là une grosse tumeur mobile, rien dans le poumon. L'extirpation fut suivie de mort (le lendemain). La rate pesait 3 livres, l'examen microscopique révéla la présence de tubercules.

dant, sur 57 observations d'abcès de la rate rassemblés par Grand-Moursel, 2 seulement rentrent dans cette classe (1). Le plus fréquemment les abcès reconnaissent pour point de départ une altération de l'état général, ils surviennent chez des individus surmenés (2), soumis à des fatigues ou à des marches forcées ou bien et plus souvent encore chez des sujets atteints d'une maladie infectieuse ou miasmatique, telles que le scorbut, la fièvre typhoïde et surtout l'impaludisme (3).

Les abcès de la rate occupent une partie ou la totalité de l'organe; celui-ci est hypertrophié et souvent adhérent aux organes voisins par suite de la périsplénite qui s'est secondairement développée. Cette périsplénite permet au pus de se porter dans différentes voies sans pénétrer dans la cavité péritonéale. On signale l'ouverture de la collection purulente à travers le poumon, la plèvre, l'estomac, le côlon descendant, le vagin, les parois thoraciques, la veine splénique et enfin le péritoine (4).

Symptômes, diagnostic et traitement.

La symptomatologie des abcès de la rate est des plus obscures, je n'en veux pour preuves que les chiffres suivants, donnés par Grand-Moursel : sur 57 observations, 14 fois seulement le diagnostic fut porté au lit du malade, 43 fois la lésion ne fut décelée qu'à l'amphithéâtre. Il est donc important de rechercher cette complication dans tous les cas où la rate est sujette à subir le retentissement d'un état général grave; il faut la rechercher spécialement chez les paludéens à rates grosses qui accusent à un moment donné des douleurs à l'hypochondre gauche, en même temps qu'apparaissent des phénomènes fébriles à formes intermittente ou rémittente. On trouve alors sous le rebord costal une tuméfaction douloureuse, mate, mal limitée, parfois il s'y ajoute des phénomènes dépendant de la réaction du péritoine, un peu d'ascite, du ballonnement du ventre, des douleurs plus aiguës à irradiations, avec crises paroxystiques, des vomissements, etc. Peu à peu la voussure de la région splénique augmente, celle-ci devient empâtée, chaude et, dans un certain nombre de cas, la fluctuation peut être perçue. Tous les auteurs s'accordent à reconnaître la gravité du pronostic. Il est des exemples de guérison d'abcès ouverts spontanément au dehors (5) ; il est probable que ces guérisons

(1) Grand-Moursel, Thèse 1885. — Observ. de Legendre (Soc. anat., 1832) : Abcès consécutif à une fracture du côte. — Observ. de Jacquinelle : Abcès de la rate à la suite d'une chute sur les pieds.

(2) 4 fois sur 57 (Grand-Moursel).

(3) 20 fois sur 47 (Grand-Moursel).

(4) Grand-Moursel. Ouverture de l'abcès :

Dans le poumon	4 fois.
la plèvre	2 —
l'estomac	3 —
le côlon descendant	3 —
le tissu prérectal	1 —
le vagin	1 —
la cavité péritonéale	3 —
la paroi thoracique	1 —
la veine splénique	3 —

(5) Besnier.

deviendront moins exceptionnelles, lorsqu'on se décidera plus généralement à appliquer à la rate ce qu'on a fait avec tant de succès pour le foie. Il est bien inutile de perdre du temps à provoquer des adhérences entre la poche et la paroi abdominale, il convient d'intervenir dès que les signes locaux permettent de supposer l'existence du pus, il faut inciser franchement la paroi abdominale, puis l'abcès si des adhérences existent. Chez l'opéré de Caton et Harrison (1), l'incision fut menée parallèlement au rebord costal, la vaste cavité qui renfermait du pus et des lambeaux du parenchyme splénique fut nettoyée et drainée, le malade guérit. Lorsqu'après l'incision de la paroi on trouve une tumeur fluctuante, libre d'adhérences, on peut trouver avantage, après avoir bien garanti le péritoine, à vider une partie de la poche par ponction avant de la fendre largement et d'en suturer les bords aux lèvres de la plaie; en cas de suintement de la surface de la poche, on a la ressource du tamponnement (2). Je dois enfin signaler une autre conduite chirurgicale, tenue par Billroth (3) et Myers (4), qui consiste à enlever toute la poche, à faire par suite une splénectomie. Malgré le succès obtenu par ces deux chirurgiens, je pense que cette opération ne serait recommandable que dans les cas où le kyste purulent se présenterait libre ou à peu près libre d'adhérences, ou encore lorsque l'abcès s'est développé dans une rate antérieurement malade et hypertrophiée (5).

V

KYSTES HYDATIQUES

BESNIER, *Dict. Dechambre.* — CASANOVA et POULET, *Revue chir.*, 1888. — MAGDELAIN, Thèse de Paris, 1868. — LE NOEL, Thèse de Paris, 1879. — LEFÈVRE, Thèse de Paris, 1878. — LAINÉ, Thèse de Paris, 1888. — FEHLEISEN, *Deutsche med. Woch.*, 1888. — *Bull. de la Soc. anat.*, 3e série, t. XLVII, XLIX; 4e série, t. I, II, IV, VII, IX, XI. — HUBER, Echinoc der Milz. *Münchener med. Woch.*, 1890. — COEN, Echinoc. della milza. *Bull. de la Soc. méd. de Bologne*, 1888.

Étiologie et anatomie pathologique.

Les kystes hydatiques de la rate ne paraissent pas absolument exceptionnels dans notre pays. Si Jön Finçen n'en a vu en Islande que 2 cas sur 255 malades atteints d'échinocoques, et si Madelung (6) (du Mecklimbourg), n'en a vu que 3 sur 196 kystes hydatiques, en France, Vital (7), en n'examinant que les kystes trouvés à l'autopsie, arrive à un total de 9 cas sur 54 kystes hydatiques autopsiés. En 1888, Casanova et Poulet (8), en réunissant tous les faits épars, arrivent au chiffre 32 que Lainé (9), l'année suivante, porte à 38. Les kystes

(1) CATON et HARRISON, *British med. Journal*, 1888.
(2) KRIEGER, *Deutsche med. Woch.*, 1888.
(3) LAUENSTEIN, *Deutsche med. Woch.*, 1887.
(4) MYERS, *Journ. of Amer. med. Assoc.*, 1887.
(5) Dans le cas de Myers justement la rate était hypertrophiée par la malaria et pesait 7 livres.
(6) *Centralbl. für Chir.*, 1885.
(7) *Gaz. méd.*, 1874.
(8) *Revue de chir.*, 1888.
(9) Thèse de Paris, 1887.

hydatiques de la rate ont été observés à tout âge[1], un peu plus souvent chez l'homme que chez la femme[2].

Tantôt ils existent uniquement dans la rate, tantôt ils existent en même temps dans d'autres viscères.

Leur siège est central ou périphérique; le tissu splénique peut être étalé à la surface du kyste ou l'organe demeurer parfaitement reconnaissable et accolé à l'un des points de la poche. Le volume peut être considérable et dépasser celui d'une tête d'adulte.

Les parois de ces kystes sont ordinairement assez épaisses, fibreuses et non fibro-cartilagineuses, comme on l'a dit; elles sont parfois infiltrées de sels calcaires[3]. Le point intéressant est de savoir que ces productions déterminent presque toujours de la périsplénite : il en résulte des adhérences avec les régions et les viscères du voisinage. Ces adhérences existent spécialement avec le diaphragme, l'intestin grêle, le côlon transverse, l'estomac, la paroi abdominale, etc.

Le développement de la tumeur peut se faire suivant deux voies différentes, ou bien vers le ventre, alors le kyste se porte vers l'épigastre, l'ombilic, la fosse iliaque gauche, l'hypogastre, et même l'hypochondre droit, ou bien vers le diaphragme; ce muscle est alors aminci et refoulé en même temps que le poumon. Lorsque le kyste a suppuré, quelle qu'en soit la raison, le pus est susceptible d'ulcérer ses parois et de se vider dans différentes directions. L'évacuation a été observée dans la plèvre[4], dans les bronches[5], dans le côlon[6] et dans la cavité péritonéale.

Symptômes et diagnostic.

Il est vraisemblable que, dans la plus grande période de leur développement, les kystes échappent à toute espèce d'observation et qu'ils ne déterminent aucun phénomène appréciable. Sur 34 malades, 12 fois la lésion ne fut reconnue qu'à l'autopsie; aussi n'est-ce en général que lorsqu'ils se sont aperçus de l'existence d'une tumeur que les patients viennent consulter. Les sensations qu'ils accusent alors consistent en malaises, en picotements, en un point de côté, en de véritables douleurs.

En examinant l'hypochondre gauche, on observe un soulèvement et un élargissement de la région : la zone mate déborde le rebord des fausses côtes et s'étend vers la ligne blanche. La consistance est rénitente, parfois franchement fluctuante. Le frémissement hydatique est mentionné dans l'observation de Magdelain[7]. Dans un cas[8], on percevait du frottement péritonéal. En résumé, on devra penser à un kyste hydatique lorsque, dans l'hypochondre

(1) De quatorze à soixante et un ans.
(2) Sur 28 observations où le sexe est mentionné, Lainé trouve 17 fois le sexe masculin et 11 fois le sexe féminin.
(3) CRUVEILLIER, *Anat. path.*
(4) LEFÈVRE, Thèse, 1875.
(5) DUROZIER, Soc. de méd., 1870. — QUÉNU, Soc. de chir., 1889.
(6) BRAULT, Soc. anat., 1871.
(7) Thèse, 1868.
(8) DEGAILLE, Soc. anat., 1850.

gauche, on observe une tumeur fluctuante à développement lent, sans grande réaction douloureuse, et sans leucémie. L'erreur la plus commune et la moins grave sera la confusion avec un kyste hydatique du foie[1]. On a encore confondu ces kystes avec une hypertrophie splénique [2], avec un kyste de l'ovaire, du rein, une hydronéphrose, etc.

L'examen clinique comportera la solution nécessaire de deux problèmes : il faut d'abord déterminer le siège, puis le volume de la production. Le diagnostic du siège se fera d'après le point de départ observé ou relaté de la tumeur, le point d'attache actuel et l'exploration négative des organes voisins.

Le diagnostic de la nature kystique repose évidemment sur la constatation de la fluctuation, et si l'on a des doutes sur les résultats d'une ponction capillaire exploratrice.

La plupart des faits connus nous apprennent qu'il y a peu à compter sur la guérison spontanée de cette affection ; le développement en est progressif et ne tarde pas à provoquer diverses complications, soit du côté du poumon, soit du côté du ventre. Du côté du thorax, le kyste peut ulcérer le diaphragme, amener une pleurésie purulente ou des vomiques pulmonaires. Du côté du ventre, le péritoine s'enflamme partiellement, les douleurs s'accentuent ; parfois des débâcles intestinales et la constatation d'hydatides, comme dans les cas de Davaine et de Brault, annoncent que la poche s'est vidée dans l'intestin. Sur 34 observations, Lainé compte 28 morts et 6 guérisons seulement. On est donc autorisé à considérer le pronostic des kystes de la rate comme grave, au moins si la maladie est laissée à elle-même[3].

Traitement.

Ces dernières considérations nous démontrent suffisamment la nécessité d'une thérapeutique active pour qu'il soit utile d'insister.

M. Leprévost[4] a présenté à la Société de chirurgie une observation de kyste de la rate guéri par une simple ponction capillaire faite avec la seringue de Pravaz. J'adopte les réserves de Segond à ce sujet. Je conçois plutôt qu'on applique aux kystes de la rate le traitement que Debove a préconisé pour les kystes du foie, c'est-à-dire l'injection dans le kyste de sublimé, de naphtol ou de tout autre liquide capable de tuer les hydatides. Si ce traitement qu'on peut qualifier de médical n'est pas suivi de guérison (et pour affirmer la guérison, il faut une observation prolongée), on devra recourir à une intervention plus active, c'est-à-dire à l'incision large. Pour effectuer cette large ouverture, il est deux procédés (je laisse de côté la méthode de Récamier), on peut, à l'exemple de Volkmann, se contenter de découvrir le kyste, puis ne l'inciser que cinq ou six jours après, quand des adhérences ont eu le temps de se

(1) 12 fois sur 34.

(2) KOEBERLÉ.

(3)

Par rupture du kyste dans la cavité thoracique	3	morts
kystes concomitants du foie	6	—
kystes hydatiques généralisés	2	—
affections concomitantes	7	—
péritonite	2	—

(4) Soc. de chir., 1889.

former entre la poche et le péritoine de la paroi abdominale, c'est l'opération en deux temps. Je lui préfère, à la condition d'être maître de son asepsie, l'ouverture immédiate : on découvre le kyste par une laparotomie; on le fixe par deux points de suture aux deux angles de la plaie, puis on le vide par une ponction aspiratrice; on achève alors de le suturer et on ne l'ouvre que lorsque les rangées de suture rapprochées assurent contre toute échappée de liquide dans le péritoine (1).

Les suites de ces opérations sont les mêmes que pour le foie, c'est-à-dire que l'expulsion des membranes fertiles, et surtout l'effacement progressif de la cavité, demandent beaucoup de temps; des fistules peuvent longtemps persister; aussi je comprends que des chirurgiens (2) aient été tentés d'extirper la poche plutôt que de l'inciser : la splénectomie me paraît très défendable, à la condition qu'elle ne soit pas laborieuse, que les adhérences soient nulles, peu étendues ou peu solides.

De même que pour le foie, les hydatides de la rate se développent parfois du côté du thorax et cessent d'être abordables par la voie abdominale; les mêmes procédés thérapeutiques que pour le foie leur sont applicables. Il faut arriver au kyste par la voie transpleurale après résection d'une ou deux côtes, traverser le diaphragme et son revêtement péritonéal et isoler de la cavité pleurale et de la cavité péritonéale, au moyen de sutures à la soie, un trajet allant de l'incision cutanée au kyste. Alors on peut fixer la paroi du kyste, soit à la peau, soit au fond du trajet et l'inciser largement.

Dans d'autres conditions, le chirurgien est appelé auprès d'un malade dont le kyste a suppuré et s'est vidé par les bronches.

Quelque mauvais que soit l'état général et quelque abondante que soit la suppuration, la guérison est encore possible, pourvu qu'on se décide à une large ouverture de la poche, en traversant la paroi thoracique et le diaphragme (3).

VI

TUMEURS DE LA RATE

Mosler, Zur lokalen Behandlung chronischer Milz-Tumoren. *Wiener med. Woch.*, 1890. — Wilson, Hereditary enlargement of spleen. *Lancet*. London, 1890, et *Brit. med. Journ.*, 1890. — Ledderhove, Die chirurgischen Erkrankungen der Bauchdecken und die chirurgischen Krankheiten der Miz. Stuttgart, 1890. — Savill, *Lancet*, 1890. — Ashton, *New-York med. Rec.*, 1890. — S. Lawrence, Tub. de la rate splénect. Dublin, juin 1889. — Feletti, *Riv. clin. Milano*, 1888. — Foubert, Thèse, 1886. — Gaucher, Thèse, 1882.

La rate est susceptible de s'hypertrophier dans une série de maladies infectieuses; cette hypertrophie n'est que temporaire dans certaines, dans d'autres, elle persiste et devient chronique. L'hypertrophie persistante s'observe encore

(1) Le kyste découvert, on exécute une série de sutures séro-séreuses, puis on ouvre la poche et on suture sa paroi fibreuse à la peau.

(2) Kœberlé, *Gaz. méd. de Strasbourg*, 1873. — Bergmann, *Deutsche med. Woch.*, 1888.

(3) Kyste hydatique suppuré de la rate évacué par les bronches, incision par la voie transpleurale; guérison. (Quénu, Soc. de chir., 1889.)

dans la plupart des affections cardiaques, dans la cirrhose du foie, spécialement enfin dans l'impaludisme. L'hypertrophie paludéenne se rencontre surtout dans les cas d'intoxication chronique, chez des malades qui ont déjà présenté toute une suite d'accès de fièvre ou bien encore chez des gens qui n'ont pas eu d'accès, mais qui ont habité des pays à fièvre (1). La rate peut ainsi acquérir d'énormes dimensions, et son diamètre longitudinal passer de 12 centimètres à 20, 25 et 30 centimètres. Mais, dans tous ces cas que je viens d'énumérer, il ne s'agit que d'augmentations de volume de la rate et non de néoplasmes; le nom de splénites aiguës ou chroniques leur conviendrait encore mieux que celui d'hypertrophie. Je ne dois m'occuper ici que des tumeurs proprement dites; or celles-ci comprennent : le lymphadénome de la rate, le fibrome embryonnaire ou adulte et l'épithéliome.

Lymphadénome. — Le lymphadénome de la rate n'est qu'une localisation de la lymphadémie (2) ; il s'accompagne le plus souvent de lésions similaires dans les ganglions lymphatiques, dans le foie, la moelle des os, etc. Le poids de l'organe atteint des chiffres énormes, tels que 3, 6 et jusqu'à 7 kilogrammes (3). L'altération des éléments figurés du sang est fréquente ; elle consiste tantôt en une déformation et en une diminution du nombre des globules rouges, tantôt dans ces mêmes altérations des hématies, mais avec exagération colossale du nombre des globules blancs, avec leucocythémie : de là les deux formes décrites par Lancereaux sous les dénominations de *lymphomes anémiques* et de *lymphomes leucémiques.* Qu'il s'agisse de l'une ou de l'autre, l'affection est progressive et fatalement mortelle.

Fibrome. — Le fibrome splénique comprend : parmi les fibromes embryonnaires, le sarcome et le myxome; et parmi les fibromes adultes, le fibrome proprement dit et le lipome. Toutes ces tumeurs sont extrêmement rares.

Lancereaux signale quelques exemples de sarcomes; Besnier rappelle un fait de myxome présenté à la Société des sciences médicales de Lyon en 1870 ; on cite de même quelques rares cas de lipomes et de fibromes calcifiés (4).

Épithéliomes. — Les tumeurs épithéliales partagent la rareté des tumeurs conjonctives. Sur les 19 cas rassemblés par Besnier, 14 sont relatifs à des carcinomes d'autres organes propagés secondairement à la rate, et E. Gaucher met en doute la nature épithéliale des 5 autres. Cependant l'épithéliome primitif de la rate existe, et Gaucher (5) nous en a tracé l'histoire d'après une fort belle mais unique observation. Alors le tissu normal de la rate disparaît et fait place à des cellules nettement épithéliales disposées par groupes dans des loges ou alvéoles. Le volume de l'organe dépassait 4kgr,5.

Au point de vue clinique, Gaucher donne comme symptômes la *douleur* dans l'hypochondre gauche, l'*augmentation de volume* de la rate. Puis surviennent peu à peu d'une part, des accidents dus à la compression, tels que la gêne des fonctions digestives, la dyspnée, l'œdème des membres inférieurs, etc.; d'autre

(1) Lancereaux, *Anat. pathol.*
(2) Voy. t. I, chap. Tumeurs, art. *Lymphadénome.*
(3) *Berl. klin. Wochenschrift*, 1864.
(4) Gerhard et Prior ont rapporté 5 cas de tumeurs pulsatiles de la rate. Drasche (*Wien. med. Bl.*, 1888) ajoute un sixième cas; toujours il y avait coïncidence avec une insuffisance aortique; il n'est pas démontré qu'il s'agisse là de véritables tumeurs.
(5) Thèse, 1882. *Loc. cit.*

part, des phénomènes propres aux affections spléniques, des hémorrhagies nasales ou cutanées, l'ictère, l'hypertrophie du foie, et enfin la cachexie.

Les globules rouges du sang peuvent être en moins grand nombre, mais il n'y a pas de leucémie, pas de fièvre intermittente, et l'hypertrophie ganglionnaire est absente.

Un même traitement, la *splénectomie*, a été institué contre toutes ces tumeurs (1), il est nécessaire cependant de classer les observations et de noter parallèlement les résultats thérapeutiques.

Parmi les splénectomies pratiquées pour tumeurs (?), les unes ont trait à l'hypertrophie simple ou à l'hypertrophie malarienne; elles ne sauraient nous arrêter ici; les autres ont trait à de véritables néoplasmes; elles comprennent, dans la statistique d'Adelman, 19 cas de splénectomies pour lymphadénomes et 2 cas pour tumeurs sarcomateuses.

Les 19 cas ont donné 17 morts et 2 guérisons opératoires; mais, de ces 2 malades guéris, l'un a succombé à la récidive cinq mois après.

Les 2 cas pour sarcomes ont donné 1 mort et 1 guérison.

Je puis ajouter aux observations colligées par Adelman celles de Blum (2) et de Le Bec (3) rentrant dans le premier groupe, et toutes deux terminées par la mort.

Ces chiffres sont fort peu encourageants; la plupart des malades sont morts d'hémorrhagie ou de shock. Les hémorrhagies ne résultent pas seulemen des difficultés opératoires, elles sont aussi secondaires et tiennent à l'altération du liquide nourricier, à une véritable tendance hémorrhagique. En somme, les statistiques, celles entre autres d'Adelman et de Paspischil (4) nous autorisent à montrer peu d'enthousiasme pour la splénectomie comme traitement des tumeurs de la rate. La ligature de l'artère splénique n'a pas, bien entendu, donné de meilleurs résultats (5).

Il est bien entendu que je ne parle ici que des tumeurs vraies, les terminaisons sont moins néfastes dès qu'on passe aux kystes ou aux rates dites hypertrophiées (6). J'en parlerai dans l'article qui va suivre et qui a rapport à la splénectomie en général.

VII

DE LA SPLÉNECTOMIE

J'ai été amené, à propos de chaque affection de la rate, à discuter les indications de la splénectomie, je ne vais donc que les résumer brièvement.

La splénectomie est une excellente opération pour tous les cas où la rate, blessée ou non, fait partiellement ou totalement hernie à travers une plaie de la paroi thoraco-abdominale. Le chiffre de 24 guérisons sur 25 opérés est particulièrement éloquent.

(1) Foubert, 1886.
(2) Blum, *Arch. gén. de méd.*, 1886.
(3) Le Bec, *Ann. méd.-chir. de Martineau*, 1885.
(4) Statistique de 53 splénectomies. (*Reform med.*, 1887).
(5) Idem, 1 cas, 1 mort.
(6) Qui sont des splénites.

Il est rationnel d'admettre que cette même opération puisse être utile dans des cas déterminés de plaies de la rate sans hernie, et dans les ruptures de la rate si le diagnostic pouvait en être fait à temps[1].

La rate mobile, mais en même temps hypertrophiée, a été traitée 10 fois par l'excision, dont 7 fois avec succès; son traitement se confond donc en partie avec celui des hypertrophies spléniques.

La plupart des chirurgiens qui ont eu à traiter une hypertrophie de la rate ont établi avec raison une distinction entre les hypertrophies dites simples, et les hypertrophies avec leucémie. Au lieu de se baser sur un seul symptôme, l'augmentation du nombre des globules blancs dans le sang, il serait bon de pouvoir cliniquement différencier les véritables néoplasmes d'avec les splénites, car je pense qu'on peut considérer comme des splénites (malariennes ou non) ces altérations qu'on a qualifiées d'hypertrophies simples. Sur 21 hypertrophies simples opérées, 5 malades seulement ont guéri. La mort est survenue en général quelques heures après l'opération, presque toujours par hémorrhagie, tantôt parce que le pédicule a été mal lié, tantôt parce que des adhérences ont donné du sang ([2]).

Le tableau est bien plus lamentable encore si l'on envisage les tumeurs véritables, leucémiques ou sarcomateuses. Sur 21 opérations ([3]) il n'y a que 3 guérisons opératoires, et l'un des 3 guéris a succombé à la récidive 5 mois après. Ici encore la mort est survenue à bref délai, de quelques minutes à quelques heures après l'intervention, soit de shock, soit d'hémorrhagie surtout : il semble que l'hémostase, indépendamment de la technique opératoire, offre ici des difficultés toutes spéciales tenant vraisemblablement à l'altération qu'ont subie le sang ([4]) et peut-être aussi les vaisseaux. Si l'on ajoute que dans le lymphadénome en général la récidive est constante ou à peu près, que d'autres organes sont vraisemblablement atteints, on concevra nos réserves à conseiller la splénectomie dans de pareils cas ([5]). L'épithéliome de la rate, si le

([1]) Quittenbaum (d'après Adelmann) est le premier chirurgien qui aurait de parti pris pratiqué l'extirpation de la rate. Voy. l'historique de cette opération dans Adelmann. — ADELMANN, *Arch. f. klin. Chir.*, 1887. — ANTONA, *Cong. ital. de chir. de Bologne.*

([2]) Nous pouvons joindre à ces 21 cas les 7 observations de Hatch (*Lancet*, 1889), mort par hémorrhagie; de Blum (*Arch. gén. de méd.*, 1886), mort par hémorrhagie; et de Le Bec (*Ann. méd.-chir. de Martineau*, 1885), mort le sixième jour.

([3]) Toujours dans la statique d'Adelmann.

([4]) Tous les médecins, depuis l'antiquité même, ont reconnu que les maladies de la rate altèrent le sang et rendent les sujets hémophiles. On a noté particulièrement, alors même qu'il n'y a pas de leucocythémie, une diminution dans le nombre des globules rouges, et une sorte d'atrophie de ces globules : il y a hydrémie et anémie. Il est par suite important, au point de vue du pronostic opératoire, de faire toujours analyser le sang des malades. Le volume excessif de la rate hypertrophiée est encore un élément important qui doit entrer en ligne de compte. Péan pense que l'opération a peu de chances de succès quand le poids de la rate s'élève à 3 et 4 kilogrammes. On s'est demandé si dans l'hypertrophie simple on ne pouvait pas substituer à la splénectomie une autre opération moins grave, telle que la ligature de l'artère splénique. Après avoir fait chez les animaux des expériences concernant la ligature des vaisseaux du ligament gastro-splénique, Kuster pratiqua cette ligature chez une malade leucémique. La malade mourut de péritonite. — Voy. LANGENBECK, Congrès de chir. de Berlin, 1882 (cité par Adelmann).

([5]) Mosler (*Deutsche med. Woch.*, 1886) déconseille formellement l'ablation de la rate dans la leucocythémie, il recommande les injections dans la rate de la liqueur de Fowler et les applications de glace. Dans diverses observations de Kocher (*Corr.-Blatt für schw. Aerzte*, 1888), la malade guérit de l'opération, mais les hydropisies et l'anasarque persistèrent.

diagnostic précoce pouvait être porté, en serait peut être plus utilement justiciable, de même que certaines affections kystiques dont il me reste à dire un mot.

Je ne reviens pas sur les kystes hydatiques : en dehors de ceux-ci, il existe dans la rate des kystes, tantôt uniloculaires, tantôt multiloculaires dont la nature et l'origine sont encore mal connues.

Péan (1) a opéré avec succès en 1867 une malade atteinte d'un kyste séreux uniloculaire spontanément développé dans une rate hypertrophiée.

En 1882, Crédé (2) a également guéri un malade qui portait un kyste de la rate, survenu cette fois après un traumatisme, nous avons encore trouvé dans la littérature médicale les cas de Knwosley, Thornton (3) et de Spencer Wells (4), tous deux terminés par guérisons. Certains de ces kystes, celui de Crédé par exemple, paraissent n'être que le résultat d'un épanchement hémorrhagique en plein tissu d'une rate déjà malade (5) ; pour les autres, l'interprétation est plus malaisée, il est possible que certains kystes soient liés à des néoformations bénignes, analogues aux adénomes, que d'autres aient une origine congénitale et soient comparables aux kystes séreux du cou (6).

Quoi qu'il en soit, on peut se sentir encouragé, par les 4 succès obtenus sur 4 opérés, à traiter les kystes autres que les hydatiques par la splénectomie ou par l'incision.

On s'est naturellement demandé, la guérison opératoire obtenue, ce que devenaient les malades et quels troubles la suppression de l'organe était susceptible de déterminer. Or d'après l'observation des quelques rares malades revus longtemps après l'ablation, il ne semble pas que la santé générale ait reçu une atteinte quelconque du fait de la disparition de la fonction splénique.

Des malades ont été revus un an, trois ans et six ans après une splénectomie, et jouissant d'une santé parfaite (7). Les résultats de l'analyse du sang faite après l'opération sont contradictoires (8).

Le *manuel opératoire* de la splénectomie comprend plusieurs temps : 1° l'ouverture de l'abdomen ; 2° la libération de la tumeur ; 3° la ligature du pédicule ; 4° enfin le traitement du pédicule.

L'incision abdominale a été pratiquée, tantôt sur la ligne médiane, tantôt

(1) PÉAN, *Union méd.*, 1867, et *Ovariot. et splénot.*, in-8°, 1869.

(2) *Deutsche med. Zeitung*, n° 44.

(3) KNOWSLEY-THORNTON, *Lancet*, 1884.

(4) *British med. Journ.*, 1889.

(5) Les kystes hématiques sont fort peu connus, Verneuil pense en avoir abservé 4 cas (Assoc. franç. pour l'avancement des sciences, 1891). Tout dernièrement nous avons assisté M. Terrier dans une laparatomie faite pour une tumeur de l'hypochondre gauche diagnostiquée kyste de la rate, M. Terrier trouva un kyste à contenu sanguinolent, paraissant développé sous le péritoine splénique et comme accolé à la rate. Les parois du kyste furent excisés au ras de la rate et la surface restante cantérisée au thermocautère, le malade guérit.

(6) Andral (*Précis d'anat. pathol.*, cité par Besnier) dit avoir rencontré un kyste dermoïde de la rate renfermant des poils. Voy. encore une observation de kyste de la rate de Péan dans MAGDELAIN, Thèse, 1868, et LEUDET, Soc. anat., 1873.

(7) Voy. cas de M. Colberg, Lenhossek, Spencer Wells, etc.

(8) POSPISCHIL, *loc. cit.* — BLUM, *Arch. gén. de méd.*, *loc. cit.* — L'extirpation de la rate serait presque toujours suivie d'une augmentation du nombre de globules blancs.

SPLÉNECTOMIES (STATISTIQUE D'ADELMANN)

N°s	ANNÉE.	INDICATIONS BIBLIOGRAPHIQUES.	SEXE.	NATURE DE LA BLESSURE ET TRAITEMENT	SUITES.
		I. — HERNIES TRAUMATIQUES. — 25 CAS			
1.	1581.	VIARD, BALLONIUS, *Opera omnia medica*. Paris, 1635.	H.	Plaie au niveau des fausses côtes. — Hernie de la rate, gangrène; ligature, excision.	Guérison.
2.	1673.	DOVBERRY TURBÉVILLE, *Miscella curiosa med. physica. (Acad. nat. curios. S. ephem. med. phys.*, t. V et VI, 1673).	H.	Coup de couteau dans la rate. — Hernie; résection après 3 jours.	Guérison.
3.	1678.	MATTHIA COLBERG, *Ephem. med. phys. nat. cur.*, t. III, 1684.	H. 23 ans.	Coup de couteau. — Ligature, après 1 jour. — Deuxième ligature sur le hile; excision 3 jours après.	Guérison en 3 semaines. — Malade revu en bonne santé 6 ans après.
4.	1680.	PURMANN, *Breslau chir. cur.*	H.	Coup de couteau. — Hernie de l'épiploon et de la rate; légère résection.	Guérison en 4 ou 6 semaines.
5.	1698.	HANNEUS, *Ephem. nat. curios.*, t. VII.	H.	Coup de couteau. — Hernie de la rate; résection après 2 jours.	Guérison.
6	1700.	GERBEZIUS, *Ephem. nat. cur.*, t. IX.	F.	Coup de foret. — Ligature au 4e jour; excision.	Guérison.
7.	1734.	FERGUSSON, *Irland phil. Transactions*, 1737.	H.	Coup de couteau. — Hernie de la rate; excision partielle.	Guérison.
8.	1743.	WILSON, *Med. facts and experiments*.	H.	Plaie pénétrante de l'abdomen. — Hernie de la rate; résection.	Guérison.
9.	1797.	DORSCH, FULDA, KOPP, *Jahrbuch der Staatsarzneikunst.*	H. 35 ans.	Plaie. — Hernie de la rate; ligature partielle.	Guérison.
10.	1814.	O'BRIEN, *Mexico med.-chir. Journal*, 1816.	H. 39 ans.	Plaie des fausses côtes. — Hernie de la rate; ligature du hile; enlèvement après 20 jours.	Guérison en 8 semaines. En même temps, plaie des reins.
11.	1815.	LEUHOSSEK, HECKER, *Medic. Annales*, 1828.	H. 19 ans.	Plaie. — Hernie de la rate; ligature des vaisseaux, résection.	Guérison. — Santé parfaite après 3 ans.
12.	1826.	POWEL (Kentucky), *American Journ.*, 1827.	H. 36 ans.	Plaie. — Hernie de 2 pouces; réduction, ligature.	Guérison après 14 j. Bien portant après 9 mois.
13.	1836.	M. DONNEL, *Transact. de la Soc. de Calcutta*, 1836.	H. 30 ans.	Coup de corne. — Hernie de 2 pouces; résection.	Guérison après 2 mois.
14.	1844.	BRESCIANI.	H.	Plaie intercostale. — Hernie de la rate; ligature.	Guérison.

N°s	ANNÉE.	INDICATIONS BIBLIOGRAPHIQUES.	SEXE.	NATURE DE LA BLESSURE ET TRAITEMENT	SUITES.
15.	1844.	C. BELL, ALLAN WEBB, *Path. Ind.* Londres, 1844.	H.	Plaie. — Hernie; résection.	Guérison.
16.	1844.	BERTHET, *Gaz. méd. de Paris*, n° 18, 1884.	H.	Coup de couteau. — Résection après 8 jours.	Guérison. — Mort 13 ans après de pneumonie, autopsie. Il restait un fragment de rate.
17.	1850.	NOVELLI, *Commentario dello chirurgia*. Bologne, 1871.	H.	Hernie de la rate après blessure. — Ligature, chute.	Guérison.
18.	1855.	J. SCHULTZ, *Deutsche Klinik*, 1856, n° 17 et 18.	F. 22 ans.	Blessure en voiture. — Hernie; ligature après 3 jours, excision.	Guérison.
19.	1862.	ALSTON, OTIS, *Histoire de la guerre de Sécession*, vol. II. p. 150.	H.	Coup de fusil entre la 8° et 9° côte, entre le sternum et la colonne vertébrale. — Hernie de la rate; ligature, chute au bout de 5 jours.	Guérison après 2 semaines.
20.	1868.	BOUTEILLIER, *Mouvement méd.* Paris, 1868, n° 29.		Plaie de l'extrémité inférieure de la rate, avec étranglement. — Ligature, chute au 4° jour.	Guérison après 10 jours.
21.	1869.	BAZILLE, ALGIER, *Recueil de mém. méd. et chir. militaire.* Paris, 3° série, t. XXVI, p. 119.	H. 35 ans.	Coup de couteau. — Au bout d'une heure issue, par la plaie d'un corps volumineux, 11 centimètres 1/2 de long, 19 de large, 27 de circonférence; ligature, enlèvement après 3 jours.	Guérison après 10 jours.
22.	1874.	ELIAS, *Gaz. méd. de l'Orient. Presse méd.*, 1874, t. XXVI, p. 43.	H. 18 ans.	Coup de couteau. — Hernie de la rate; ligature après 4 jours, résection au 7°.	Guérison au bout de 25 jours.
23.	1874.	PIETRZYCKI, 1874. Bohême.	F. 23 ans.	Plaie. — Hernie; ligature, ablation.	Guérison en 14 jours.
24.	1875.	MARKHAM, *New-York med. Rec.*, sept. 1875.	H.	Plaie. — Hernie de la rate, sur les 3/4 de sa longueur; sphacèle superficiel.	Guérison.
25.	1877.	GOLDHABER. Bohême.	F.	Coup de couteau à la hauteur du 8° espace intercostal. — Hernie de la rate de 7 centimètres; ligature, résection après 16 heures, cicatrisation.	Guérison en 19 jours.

II. — SPLÉNECTOMIES POUR ABCÈS DE LA RATE

N°s	ANNÉE.	INDICATIONS BIBLIOGRAPHIQUES.	SEXE.	NATURE	SUITES.
1.	1711.	FERRERIUS, SAINT-CORIGNAN, FANTONI, *Opusc. medic. et physiol.*, 1738.	F. 30 ans.	Abcès.	Guérison. — Mort 5 ans après. — Cicatrice constatée à l'autopsie.

Nos	ANNÉE.	INDICATIONS BIBLIOGRAPHIQUES.	SEXE.	NATURE DE LA BLESSURE ET TRAITEMENT.	SUITES.
		III. — SPLÉNECTOMIES POUR RATES DÉPLACÉES ET PRESQUE TOUJOURS HYPERTROPHIÉES			
1.	1874.	URBINATI, FRANZOLINI.	F.	Hypertrophie avec déplacement, 2275 grammes.	Mort au bout de 4 jours.
2.	1877.	MARTIN (Berlin), *Wiener med. Woch.*, 1879.	F. 31 ans.	Rate déplacée et un peu hypertrophiée.	Guérison.
3.	1878.	CZERNY, *Wiener med. Woch.*, 1879.	F. 24 ans.	Rate hypertrophiée et déplacée.	Guérison.
4.	1878.	AONZO SAVONA (*Franzolini a. W.*)	F. 24 ans.	Rate mobile, pesant vide 4500 grammes.	Mort 3 heures après.
5.	1885.	ALBERT (Wien), *Verhandl. der deutschen Ges. f. Chir.*, 1885.	F. 34 ans.	Rate déplacée. — Infarctus, malaria; poids 2700 grammes.	Guérison.
6.	1885.	DONNAT, *Langenbeck's Arch.*, t. XXXIV.	F. 25 ans.	Rate déplacée. — Malaria.	Guérison.
		IV — SPLÉNECTOMIES POUR HYPERTROPHIES DE LA RATE DITES SIMPLES ET PAR IMPALUDISME			
1.	1826.	QUITTENBAUM, Rostock, 1836. BRAUN, *Aug. Dissert.*	F. 22 ans.	Hypertrophie, marasme, hydropisie. — Rate pesant 5 livres (cirrhose du foie à l'autopsie).	Mort 6 heures après.
2.	1855.	KUCHLER, *Angef. Werke.*	H. 36 ans.	Hypertrophie malarienne depuis 14 ans. — Rate pesant 5 livres.	Mort 4 heures après par hémorrhagie. — Artère non liée.
3.	1855.	VOLNEY DORSAY, *Ohio med.* Counsell, 1853.	H. 40 ans.	Hypertrophie malarienne.	Guérison.
4.	1866.	BAKER BROWN, *Wiener med. Woch.*, 1879.	H.	Hypertrophie.	Mort par hémorrhagie.
5.	1875.	SPENCER WELLS, *Angeführte Werke.*	F. 42 ans.	Hypertrophie. — 16 livres.	Mort 70 heures après.
6.	1876.	PÉAN, *Gaz. des hôp.*, 1876. — BARRAULT, Thèse, 1876.	F. 24 ans.	Hypertrophie. — 1125 grammes et 1300 à 1400 grammes de sang.	Guérison en 19 jours.
7.	1876.	SPENCER WELLS, *Wiener med. Woch.*, 1879.	F. 27 ans.	Hypertrophie. — 11 livres avec le sang.	Mort par hémorrhagie en quelques heures par défaut de ligature artérielle.
8.	1877.	FUCHS, *Schmidt's Jahrbücher*, t. CLXXX.	F. 40 ans.	Hypertrophie malarienne. — Leucémie.	Mort 18 heures après.
9.	1880.	LANGENBECK, *Deutsche Gesell. f. Chir.*, 1882.	F. 16 ans.	Hypertrophie.	Mort en quelques heures d'hémorrhagie par suite de déchirure d'adhérences.

N°s	ANNÉE.	INDICATIONS BIBLIOGRAPHIQUES.	SEXE,	NATURE DE LA BLESSURE ET TRAITEMENT.	SUITES.
10.	1881.	CHIARLEANI MAILAND.	F. 32 ans.	Hypertrophie simple. — Malaria.	Mort 2 heures après par hémorrhagie.
11.	1881.	BONORO URBINO, *Indep. med. di Turino*, 1881.	F. 53 ans.	Hypertrophie simple.— Poids 3700 grammes.	Mort en 3 heures d'hémorrhagie.
12.	1881.	WARRINGTON HAWARD, *Brit. med. Journ.*, 1882.	F. 49 ans.	ypertrophie simple.	Mort au début de l'opération du collapsus.
13.	1883.	GUSSENBAUER, *Prager med. Woch.*	F. 17 ans.	Hypertrophie malarienne.	Mort de péritonite 3 jours après, hémorrhagie de la veine splénique pendant l'opération.
14.	1883.	BERGMANN.	F. 63 ans.	Hypertrophie malarienne.	Mort en 32 heures.
15.	1883.	SPANTON, *Brit. med. Journ.*, 1884.	F. 47 ans.	Hypertrophie. — 8 livres.	Mort de collapsus 7 heures après.
16.	1884.	KNOWSLEY THORNTON, *Med. chir. Transact.*, t. LXIX.	F. 25 ans.	Hypertrophie..	Mort 5 heures après, hémorrhagie pendant l'opération.
17.	1886.	NILSENS, *Americ. Journ. of obst.*, 1881.	F.	Hypertrophie malarienne.	Guérison.
18.	1886.	RIBERA, *Siglo med.*, 1886.	H. 10 ans.	Hypertrophie, ascite.	Mort le lendemain de hock.
19.	1886.	CECI, *Gaz. di hospit.*, 1886.	F. 17 ans.	2400 grammes avec le sang.	Guérison.
20.	1886.	PODREZ CHARKOW.	F. 36 ans.	Hypertrophie malarienne.	Mort de néphrite le 33e jour. — Hémorrhagie pendant l'opération.
21.	1887.	SEVEREANU, *Verhandl. der deutschen Ges. f. Chir.*, 1887.	F. 40 ans.	Hypertrophie.	Guérison en 14 jours. — Ligature séparée.

V. — SPLÉNECTOMIES POUR KYSTES HYDATIQUES OU AUTRES

N°s	ANNÉE.	INDICATIONS BIBLIOGRAPHIQUES.	SEXE,	NATURE DE LA BLESSURE ET TRAITEMENT.	SUITES.
1.	1867.	PÉAN, *Gaz. hebd.*, 1867.	F. 20 ans.	Kyste séreux uniloculaire.	Guérison.
2.	1873.	KŒBERLÉ, *Mém. de la Société méd. de Strasbourg*, 1873.	F. 27 ans.	Kyste à échinocoques.	Mort 17 heures après.
3	1881.	CRÉDÉ, *Verhandl. der deut. Ges. f. Chir.*, 1882.	H. 44 ans.	Kyste après contusion. — 1350 grammes de liquide et 380 grammes de substance splénique.	Guérison.
4	1884.	KNOWSLEY THORNTON, *Med. chir. Transact.*, t. LXIX.	F. 38 ans.	Kyste a échinocoques.	Guérison.
5.	1886.	BERGMANN, *Verf. dies. Augenz.*	F. 19 ans.	Kyste. — 1 livre 11 onces.	Guérison.

Nos	ANNÉE.	INDICATIONS BIBLIOGRAPHIQUES.	SEXE.	NATURE DE LA BLESSURE ET TRAITEMENT.	SUITES.
		VI. — SPLÉNECTOMIES POUR TUMEURS (HYPERTROPHIES LEUCÉMIQUES, SARCOMES, ETC.)			
1.	1865.	SPENCER WELLS, *Med. Times and Gaz.*, 1866.	F. 34 ans.	Hypertrophie leucémique. — Ligature; rate pesant plus de 6 livres.	Mort au bout de 158 heures. — Hémorrhagie veineuse.
2.	1866.	BRYANT, *Guy's hosp. report.*, vol. XII, 3e série.	H. 26 ans.	Hypertrophie leucémique. — Rate pesant 4 livres 7 onces.	Mort 24 heures après d'hémorrhagie.
3.	1867.	KOEBERLÉ, *Gaz. hebd.*, 1867.	F. 42 ans.	Hypertrophie leucémique. — Pesant 675 grammes.	Mort quelques minutes après par hémorrhagie. — 3000 grammes de sang perdus pendant l'opération.
4.	1867.	BRYANT, *Guy's hospit. report*, t. XIII.	F. 40 ans.	Hypertrophie leucémique. — Pesant 10 livres 1/4.	Mort d'hémorrhagie 15 mois après. — Blessure du diaphragme.
5.	1873.	HERON WATSON.	H.	Leucémie. — Pesant 12 livres.	Mort par hémorrhagie et shock.
6.	1877.	LANGLEY, BROWN, *Lancet*, 1877.	H. 20 ans.	Leucémie. — Pesant 18 livres.	Mort 5 heures après d'hémorrhagie.
7.	1877.	BILLROTH, *Wien. med. Woch.*, 1877.	F. 45 ans.	Leucémie. — Pesant 2975 gr.	Mort d'hémorrhagie par glissement d'une ligature.
8	1877.	SIMMONS, *Pang. med. and surg. Journ.*, 1877.	H. 43 ans.	Leucémie.	Mort 2 heures 1/2 après. — Adhérences à l'intestin et au diaphragme. — Hémorrhagie.
9.	1877.	BILLROTH, *Wien. med. Woch.*, 1879.	F. 31 ans.	Leucémie ascite légère. — Pesant 5280 grammes.	Mort 1 heure après. — Hémorrhagie des vaisseaux. — Diaphragme.
10.	1878.	GEISSEL, *Wiener med. Woch.*, 1879.	F. 39 ans.	Leucémie. — Pesant 4500 gr.	Mort 16 heures après par hémorrhagie.
11.	1878.	URBINATI, *Franzolini a. W.*	F.	Hypertrophie leucémique.	Mort en 48 heures d'épuisement.
12.	1878.	ARNISON, *Brit. med. Journal*, 1878.	H. 37 ans.	Hypertrophie après une contusion, leucémie. — Pesant 7 livres 13 onces.	Mort 5 heures après.
13.	1878.	CZERNY, *Wiener med. Woch.*, 1879.	F. 24 ans.	Hypertrophie leucémique. — Pesant 5883 grammes.	Mort 16 heures après d'hémorrhagie.
14.	1879.	PONCET, *Dict. encycl.*	H. 35 ans.	Hypertrophie leucémique.	Mort 28 heures après.

N°s	ANNÉE.	INDICATIONS BIBLIOGRAPHIQUES.	SEXE.	NATURE DE LA BLESSURE ET TRAITEMENT.	SUITES.
15.	1881.	PRANZOLINI, *Gaz. med. ital.*	F. 22 ans.	Hypertrophie leucémique. — Pesant 1525 grammes.	Guérison.
16.	1884.	RYDIGIER, *Deutsche Zeit. für Chir*, 1885.	F. 31 ans.	Leucémie. — Pesant 6000 gr.	Mort en 24 heures d'hémorrhagie.
17.	1884.	KOEBERLÉ, *Gaz. méd. de Strasbourg*. 1884.	F. 46 ans.	Leucémie.	Mort de suite après hémorrhagie abondante, syncope.
18.	1884.	TERRIER, *Revue de chir.*	F. 43 ans.	Leucémie légère. — Pesant 6000 grammes.	Mort 12 heures après.
19.	1884.	BILLROTH, *Verhandl. der deut. Ges. f. Chir.*, 1884.	F. 43 ans.	Lympho-sarcome primitif. — Pesant 1450 grammes.	Guérison. — Récidive 6 mois après. — Mort.
20.	1878.	FISCHER (Breslau), *Verhandl. der deut. Ges. f. Chir. in Berlin*, 1882.	F. 44 ans.	Tumeur.	Mort de péritonite plusieurs jours après.
21.	1887.	FRITSCH (Breslau),	F. 31 ans.	Sarcome peu développé. — Pesant 2500 grammes.	Guérison.

le long du bord externe des muscles droits. La première nous paraît préférable (¹).

La tumeur mise à jour, il faut se comporter comme pour toute ablation de tumeur du ventre, c'est-à-dire détacher les adhérences en faisant au fur et à mesure l'hémostase.

La tumeur libérée on arrive au pédicule, certains le lient comme un pédicule de kyste ovarique; d'autres, Franzolini par exemple, lient séparément l'artère et la veine ou les groupes d'artères et veines.

Après ligature du pédicule la tumeur est sectionnée à une certaine distance des fils : on peut, avant de faire la section, placer provisoirement un clamp, dans le cas où le moignon glisserait sous les fils, ou encore appliquer une deuxième chaîne. Faut-il réduire ou fixer le pédicule à la plaie de la paroi? les deux conduites ont été tenues avec un égal succès (²) : en général, la réduction sera de mise. Dans quelques cas, l'existence de débris d'adhérences (³) et l'utilité d'un drainage feront pencher pour la suture à la plaie.

(¹) Tout récemment (Soc. de chir. italienne, 1891), M. Ruggi (de Bologne) a proposé de substituer à l'incision sur le bord externe du muscle droit, une incision au-dessous des fausses côtes, afin d'atteindre tout de suite l'artère splénique et d'en faire la ligature préventive. M. Ruggi a pu extraire par cette incision une rate de 1250 grammes (*Semaine médicale*, novembre 1891).

(²) Péan a fixé dans un cas le pédicule à l'angle supérieur de la paroi; Czerny, Martin (de Berlin), etc., l'ont réduit.

(³) De guenilles, comme dit familièrement Terrier.

FOIE

Par le Dr PAUL SEGOND

CHIRURGIEN DES HÔPITAUX. — PROFESSEUR AGRÉGÉ DE LA FACULTÉ DE PARIS.

Le traitement des maladies du foie compte parmi les plus belles conquêtes de la chirurgie moderne. Le professeur Bouchard [1] l'a dit, il y a bientôt quatre ans, en termes trop élogieux pour que nous ne tenions pas à grand honneur de le rappeler. « Autrefois, disait-il, il n'y avait de chirurgical que les traumatismes, les affections superficielles ou facilement accessibles, et voilà qu'aujourd'hui tous les viscères rentrent dans le domaine de la chirurgie, ou peu s'en faut, car le chirurgien va les chercher dans la profondeur des cavités, depuis que l'antisepsie a, pour ainsi dire, supprimé les limites de son action. » Ce jugement ne trouve-t-il pas sa confirmation dans l'extension chaque jour croissante des succès de la chirurgie hépatique? C'est justice de le reconnaître, et déjà tout chirurgien doit savoir, aussi bien que le médecin, distinguer « un kyste hydatique d'un cancer du foie ou d'une cirrhose hypertrophique ». Est-ce à dire qu'un traité de chirurgie devra contenir désormais l'histoire complète de la pathologie hépatique? Je ne le pense pas et je crois tenir à la fois compte des progrès de la chirurgie et des prérogatives de la médecine en adoptant l'ordre descriptif que voici. Me conformant à l'usage, je décrirai d'abord les *traumatismes*, les *abcès* et les *kystes* du foie. Cela fait, je résumerai simplement les conditions actuelles de notre intervention dans le traitement des autres maladies du foie et des voies biliaires, telles que l'*hépatoptose*, les *tumeurs* et la *lithiase*.

CHAPITRE PREMIER

LÉSIONS TRAUMATIQUES DU FOIE ET DES VOIES BILIAIRES

Les traumatismes du foie provoquent deux variétés de lésions : les contusions et les plaies proprement dites. Signalés de tout temps, ces traumatismes ont surtout attiré l'attention des chirurgiens du siècle dernier; mais

[1] Bouchard, *Leçons sur la thérapeutique des maladies infectieuses chroniques. Sem. medic.*, 1888, p. 117.

bien des côtés de leur histoire n'en sont pas moins restés longtemps obscurs, et la précision de nos connaissances sur leur anatomie pathologique ou leur mécanisme, aussi bien que les progrès de leur thérapeutique, sont en définitive l'œuvre de la chirurgie moderne.

Parmi les nombreux travaux qui ont ainsi complété nos connaissances sur cette importante question, je citerai surtout les suivants :

LEGOUEST, *Traité de chirurgie d'armée.* — CAMPAIGNAC, Plaies des voies biliaires. *Journ. hebd.*, 1829. — DARGENT, Thèse de Paris, 1845. — CL. BERNARD, *Leçons de physiologie expérimentale*, 1855, 48e leçon, p. 345. — ELLIS, *Bost. med. and surg. Journ.*, 1860, vol. LXII, p. 22. — FRERICHS, Traité des maladies du foie, 1866. — OGSTON, *Brit. and foreign med. chir. Review*, vol. XXXIX, p. 204, 1867. — KÖSTER, *Centralbl. für Chir.*, 1868, n° 2. — DE LA BIGUE VILLENEUVE, Thèse de Paris, 1869. — NICAISE, *Gaz. méd. de Paris*, 1871. — VERNEUIL, *Acad. de méd.*, 1872. — LUDWIG MAYER, Die Wunden der Leber und Gallenblase. Münich, 1872. — MARSCHALL, Rupture complète du foie. *The Lancet*, 7 fév. 1874. — CHARPENTIER, Déchirures du foie. *Gaz. hebd.*, 1874, n° 13. — TERRILLON, Contusion du foie. *Arch. de physiol.*, 1875, p. 25. — ROUSTAN, Des lésions traumatiques du foie. Thèse d'agrég., 1875. — AURÉGAN, Des traumatismes du foie et des voies biliaires. Thèse de Paris, 1876. — HAMILTON, Embolies graisseuses après lésion du foie. *Brit. med. Journ.*, 6 oct. 1877. — MAUVERK, *Corr.-Blatt für schweizer Aerzte*, 1878. — L. MAYER, Wunden der Leber. Leipzig, 1878. — TILLMANS, *Arch. der Heilkunde*, 1878. — PEYRET, Thèse de Paris, 1879. — LABROUSSE, Essai sur les plaies de la face inférieure du foie par instruments piquants et tranchants. Thèse de Paris, 1880. — MARTEL, Rupture de la vésicule biliaire. *Bull. de la Soc. de chirurgie*, 1882, p. 469. — FREELAND, *The Lancet*, 6 mai 1882, p. 731. — DRAPER, *Bost. med. and surg. Journ.*, 1883. — LEDIARD. Plaie du foie par coups de feu. *London clin. Soc.*, 14 oct. 1887. — ARCH. DIXON, Rupture of Gallblader, *Annales of surgery*, avril, 1887. — DAGRON, Rupture du foie. *Bull. de la Soc. anat.*, juillet 1886, p. 688. — BURCKARDT, *Centr. f. Chir.* 1887 n° 5. — FRICK, Plaie par coups de feu du foie. *Phil. med. Times*, 1er mai 1888. — GAMPERT, Rupture traumatique du foie. *Bull. de la Soc. anat.*, 1888, p. 726. — PERCHERON, Étude clinique et médico-légale des contusions et ruptures du foie. Thèse de Lyon, 1888, n° 428. — POSTEMPSKY, Plaie du foie. Laparotomie; suture. *Bull. dell' Acad. di Roma*, avril-mai 1888. — WOLLBRECHT, Blessure du foie par instrument tranchant. *Berlin. klin. Woch.*, 8 oct. 1888. — CURETON, Rupture de la vésicule biliaire. *The Lancet*, 3 nov. 1888. — LANDGRAF, Rupture traumatique du foie suivie de pleurésie. *Berlin. klin. Woch.*, 7 janv. 1889, p. 16. — CH. HEATH, Deux cas de rupture traumatique du foie. *Brit. med. Journ.*, 25 mai 1889. — HASLAM, Rupture de la vésicule biliaire, 18 nov. *The Lancet*, 13 nov. 1889. — CHAUVEL et NIMIER, *Traité de chirurgie de guerre*, 1890, p. 464. — VON FLAMERDINGHE, Revolversschluss in die Leber-Laparotomie; Heilung. *Deutsche med. Wochenschr.*, 1890, t. XXI, p. 867. — WILBEVAUD, Déchirures du foie par traumatismes. *Rev. méd. de la Suisse romande*, 20 juin 1890, n° 6, p. 289. — H. C. DALTON, Rupture of the Liver and Kidney; excessive hœmorrhage, laparotomy; recovery. *Weekly med. Review*, 4 oct. 1890, vol. XXII, n° 14, p. 261. — Stab wound of liver. Laparotomy; recovery. *Saint-Louis Corr. med.* 1890, III, p. 77-79. — K. HASS, Beitrag zur Lehre von den traumatischen Leberrupturen. *Arch. für Path. anat. und Phys.*, 1890, Bd. CXXI, Heft I. — A. LANE, Rupture of Gallblader. Retention of a considerable quantity of bile in the peritoneal cavity for five weeks. Operation; recovery. *The Lancet*, 16 mai 1891, n° 3533, p. 1091. — ADLER, Plaie du foie suturée. Réunion libre des chirurgiens allemands, séance du 13 juillet 1891. *Mercredi méd.*, 5 août 1891, n° 31, p. 389. — A. BROCA, Deux laparotomies pour plaie du foie. *Mercr. méd.*, 22 juillet, 1891, n° 29, p. 361. — TERRIER, Rapport sur les cas de Broca. *Bull. Soc. chir.*, 1891, p. 513 (1).

(1) Cet index bibliographique, comme tous ceux qui le suivent, ne contient pas les indications bibliographiques des traités classiques bien connus de tous. A propos de la chirurgie du foie, on consultera avec fruit : FOLLIN et DUPLAY, POULET et BOUSQUET, l'*Encyclopédie de Chirurgie*, la traduction de KŒNIG, etc. — Mais je tiens à signaler particulièrement le livre de Gross, Rohmer et Vautrin dans lequel on trouvera sous une forme claire et concise le résumé de nos connaissances les plus actuelles.

I

CONTUSIONS ET DÉCHIRURES DU FOIE ET DES VOIES BILIAIRES

Étiologie. — Les contusions et les déchirures du foie et des voies biliaires s'observent dans deux conditions différentes. Tantôt, le traumatisme porte *directement* sur la région hépatique, ainsi qu'il arrive dans les chutes sur le ventre ou dans les contusions provoquées par un projectile de guerre, par un coup quelconque, par le passage d'une roue de voiture, etc. Tantôt, le traumatisme agit *à distance*, comme dans les chutes sur la tête, le siège ou les pieds. Dans ces deux conditions, le mécanisme des lésions est très différent. S'il y a choc ou pression violente de la région hépatique, la fixité anatomique du foie ne lui permet pas de se dérober, il reçoit directement tout l'effort et, suivant la forme et les dimensions de l'agent vulnérant, suivant le degré de violence du choc, on comprend que les lésions hépatiques puissent varier depuis la simple déchirure jusqu'au broiement le plus complexe. En cas de chute sur la tête ou les pieds, les lésions du foie ne sont plus que des lésions *par contre-coup* dont on explique la production, en admettant que le foie s'écrase lui-même sur le diaphragme, les côtes ou la colonne vertébrale, quand une chute sur la tête lui imprime un mouvement de projection vers le thorax; et qu'il se déchire au niveau de ses insertions ligamentaires, lorsqu'une chute sur les pieds tend à le projeter en bas. Comme autre facteur important dans le mécanisme de ces lésions à distance, on doit signaler une sorte de tassement de l'organe avec redressement brusque de ses courbures.

Ces lésions, qu'elles soient directes ou indirectes, auront d'autant plus de chance de se produire que l'organe sera modifié, dans ses dimensions ou sa consistance, par un état pathologique antérieur (hypertrophie, sclérose, tumeurs, calculs, etc.), réflexion qui s'applique surtout à la vésicule biliaire. Parmi les faits nombreux qui en témoignent, chacun cite l'histoire de ce maréchal-ferrant qui tua sa femme en lui assénant un coup de poing sur l'hypochondre gauche. A l'autopsie on trouva la vésicule biliaire, remplie de calculs, largement déchirée. Peut-être les dimensions relativement considérables du foie des nouveau-nés agissent-elles dans le même sens, et prédisposent-elles l'organe aux déchirures qu'il subit parfois sous l'influence des manœuvres de l'accouchement. Quant aux ruptures hépatiques produites sous la simple influence de la contraction brusque et violente des muscles de la paroi abdominale, elles sont, malgré l'assertion de Taylor [1], plus que contestables.

Anatomie pathologique. — Les lésions de la contusion varient suivant que la capsule de Glisson est intacte ou déchirée. Dans le premier cas, on observe des *ecchymoses* ou des *épanchements sanguins* qui soulèvent la membrane d'enveloppe sous la forme d'un relief allongé. Dans ses expériences

(1) TAYLOR, *Med. Jurisprud.*, p. 449, 1886.

sur le chien, Terrillon a noté que ces *ecchymoses* ou ces *hématomes sous-capsulaires* siégeaient le plus souvent sur la face inférieure de l'organe. Dans le deuxième cas, de beaucoup le plus fréquent, la capsule de Glisson est déchirée et les solutions de continuité du tissu hépatique se présentent sous des aspects variés suivant qu'elles sont *superficielles, profondes* ou *totales*. Les premières sont tantôt des *scissures* allongées dans le sens antéro-postérieur, tantôt des *fissures en étoile*, tantôt de véritables *craquelures* s'entrecroisant sous les angles les plus divers. Les déchirures plus profondes affectent la forme de *fentes* dont les parois anfractueuses et hautes de plusieurs centimètres sont taillées à pic en plein parenchyme. Ces fentes, parfois traversées par des vaisseaux qui ont résisté à la déchirure, sont en général comblées par un mélange de caillots et de bouillie hépatique. Quant aux *déchirures totales* notées par quelques auteurs (Hastier, Devergie, de la Bigue Villeneuve), elles portent sur toute l'épaisseur du foie, et la portion de glande, ainsi détachée du reste de l'organe, peut tomber dans la cavité abdominale. La forme et la profondeur de ces déchirures est en rapport avec la forme de l'agent vulnérant et surtout avec le degré d'intensité du choc. Aussi bien, dans les traumatismes d'une grande violence, le foie peut-il être *écrasé* et comme *réduit en bouillie*.

Sur le chien, Terrillon a remarqué que les fissures atteignent le plus souvent la face concave « qui seule offre des fissures profondes ou fentes » et cette particularité démontre, à son avis, le rôle que joue le redressement brusque de la courbure du foie dans la production des lésions. Les faits observés chez l'homme ne sont pas confirmatifs des précédents. Morris [1] pense en effet que le bord postérieur de la face supérieure est le lieu d'élection des lésions quand le traumatisme est direct et quand il n'y a pas de fracture de côtes. Il arrive que la partie postérieure de la face inférieure soit intéressée, mais le fait est rare. Du reste, au point de vue de la plus grande fréquence des lésions dans telle ou telle région du foie, les résultats fournis par les statistiques ne sont pas, ainsi qu'il arrive, tous concordants, et tandis que Mayer relève 54 ruptures du lobe droit pour 21 de la partie moyenne et 10 du lobe gauche, Ogston nous apprend au contraire que sur 25 ruptures, il en a trouvé 11 sur le lobe gauche, 9 sur le lobe droit et 6 au centre. Ces traumatismes du foie peuvent se compliquer de lésions variables des canaux biliaires, telles que ruptures plus ou moins étendues du canal cholédoque ou *déchirures de la vésicule biliaire*. On a même cité des cas dans lesquels la vésicule biliaire, avec la substance hépatique adjacente, se sont séparées complètement du reste du foie. Ogston et Alexander Kilgour [2] en ont relaté deux exemples remarquables.

Symptômes et diagnostic. — Chez les blessés qui ne meurent pas en quelques heures dans le *collapsus*, ainsi qu'il arrive à la suite des traumatismes violents, les premiers symptômes de la contusion du foie sont toujours plus ou moins masqués par les symptômes habituels de la contusion abdomi-

(1) Morris, *Encyclopédie internationale de Chir.*, t. VI, p. 350. Paris, 1886.
(2) Kilgour, *Edimb. med. Journ.*, p. 352, 1841.

nale (collapsus, faciès grippé, refroidissement, petitesse du pouls, distension abdominale, etc.) et seul le point d'application du choc pourra faire, à cette époque, soupçonner la nature de la lésion. Mais dès que l'atténuation de cet appareil symptomatique de début permet l'analyse des symptômes, le diagnostic devient plus facile.

Les signes révélateurs des lésions sont d'abord la *douleur* avec les *vomissements* bilieux, le *hoquet* ou la *gêne respiratoire* qui l'accompagnent souvent, et l'*ictère*. Viennent ensuite les signes qui relèvent de l'*hémorrhagie*, de l'*épanchement intra-péritonéal de la bile* et de la *péritonite*.

La *douleur* peut manquer; mais, en général, elle est très significative par son siège et par ses irradiations vers l'ombilic, l'appendice xiphoïde ou l'épaule. Pour Boyer l'irradiation scapulaire était le signe des lésions de la face convexe, et les irradiations ombilicales étaient surtout révélatrices des lésions de la face concave. Mais, suivant la remarque de J. Rohmer et de A. Vautrin (1), ces distinctions sont un peu spécieuses. On en tiendra compte néanmoins. Au point de vue de son intensité, la douleur offre d'assez nombreuses variétés. Elle présente parfois des paroxysmes et des intermittences; elle s'exaspère sous l'influence des mouvements ou de la pression directe; mais son caractère habituel est d'être sourde, profonde et continue. L'*ictère* est rare. Chauvel et Nimier pensent qu'on l'observe dans la proportion de 22,8 pour 100. Il peut être un symptôme de début; mais, dans la plupart des cas, il ne survient guère qu'au bout du deuxième jour ou plus tardivement. Il est dû, soit à la résorption de la bile épanchée, soit aux perturbations survenues dans le fonctionnement du foie, et, même lorsqu'il est très fugace, l'analyse des urines n'en révèle pas moins la présence du pigment biliaire, comme elle révèle aussi, dans nombre de cas, la glycosurie passagère, si bien décrite par Cl. Bernard parmi les conséquences des contusions du foie.

Bien que la douleur et quelques signes d'inflammation circonscrite bientôt dissipée puissent résumer tout l'ensemble symptomatique dans les cas dont la guérison rapide atteste la parfaite cicatrisation des parties contuses ou déchirées, il est de règle que les contusions du foie ne suivent pas cette marche rassurante et, le plus souvent, il faut compter avec les accidents ou les *complications* qui relèvent de l'*hémorrhagie*, de l'*épanchement intra-péritonéal de la bile*, ou bien encore de la *suppuration* des régions blessées.

L'*hémorrhagie* est une des conséquences les plus redoutables des ruptures du foie. D'habitude l'hémorrhagie est peu abondante à la suite des contusions directes du foie; mais dans les ruptures par contre-coup, et surtout dans les ruptures qui siègent sur la face inférieure, la fréquence de cette complication aussi bien que sa gravité, deviennent beaucoup plus grandes. Sur 135 cas de ruptures, Mayer a relevé 51 morts par hémorrhagie et, sur 8 cas de morts par contusion du foie, Bryant en a trouvé 5 par hémorrhagie.

L'*épanchement intra-péritonéal de la bile* est un autre péril que les anciens chirurgiens considéraient comme irrémédiable, et de fait la péritonite géné-

(1). J. ROHMER et VAUTRIN, *Nouveaux éléments de pathol. et de clin chir.* Paris, 1891, t. II, p. 497.

ralisée mortelle en est la conséquence habituelle. Toutefois, il est démontré maintenant par certains faits cliniques d'épanchements biliaires intra-péritonéaux, guéris par ponction, que cette complication n'est pas fatalement mortelle. Les observations classiques de Fryesse (¹), de de la Bigue Villeneuve et de Barlow (²) sont à cet égard très concluantes. Les expériences faites sur les animaux par Ruggi parlent dans le même sens. Le pourquoi de ces variations dans la gravité des épanchements de la bile n'est pas très bien connu. Dans une discussion récente du Congrès italien de Chirurgie, Loreta et Tizzoni ont avancé que la bile n'était toxique pour le péritoine que lorsqu'elle provenait de la vésicule biliaire. De leur côté, Postempski et Morris pensent que la gravité de la complication tient avant tout au mode d'écoulement de la bile. Les épanchements continus seraient très graves, tandis que les épanchements brusques seraient beaucoup mieux tolérés. Bien qu'il soit difficile de se prononcer sur la valeur de ces interprétations, il paraît cependant rationnel de conclure en disant, avec Rohmer et Vautrin, que la gravité particulière de certains épanchements biliaires doit reconnaître pour cause première la pénétration de germes morbides au sein du foyer traumatique par la circulation ou par une lésion intestinale (septicémie intestino-péritonéale).

Au point de vue anatomo-pathologique, on conçoit enfin que ces variations de gravité tiennent avant tout au mode de la réaction péritonéale. Les enkystements précoces répondent aux cas bénins, tandis que la généralisation de la péritonite est la caractéristique des cas graves. Ces épanchements enkystés qui se traduisent par les signes d'une collection inflammatoire et par la décoloration des selles, ont été observés même dans les cas de ruptures portant sur la vésicule biliaire, le canal cystique et le canal cholédoque. La possibilité de ces heureuses terminaisons ne doit pas faire oublier la gravité habituelle des déchirures portant sur l'appareil biliaire proprement dit, d'autant que dans la majorité des cas observés, celui-ci est presque toujours altéré par un état pathologique antérieur qui favorise la production des lésions, en même temps qu'il aggrave notablement leur pronostic. Comme dernière complication pouvant elle aussi comporter un pronostic des plus sérieux, il faut noter l'hépatite suppurée traumatique, dont l'histoire sera faite avec celle des abcès du foie.

Pronostic. — Les expériences sur les animaux ont démontré la cicatrisation rapide des déchirures du foie par l'intermédiaire d'un tissu cicatriciel provenant des cellules hépatiques (?), du tissu conjonctif, des leucocytes et de la desquamation de l'épithélium péritonéal. Cornil et Terrillon ont beaucoup insisté sur cette dernière origine du processus réparateur qui explique comment les fissures compliquées de déchirure de la capsule de Glisson se cicatrisent plus vite que les lésions sous-capsulaires. Un autre fait expérimental constaté par Terrillon, c'est que, chez les animaux, le travail de cicatrisation se fait sans qu'il y ait production simultanée d'adhérences péritonéales ou viscérales au niveau des régions lésées. Ces enseignements ont à coup sûr une grande

(¹) Dormont, *Des épanchements de bile dans le péritoine*. Thèse de doct., Paris, 1874.
(²) Barlow, *loc. cit.* (cité par Rohmer et Vautrin).

importance ([1]), mais ils n'ont pas encore été confirmés par les examens nécropsiques, si bien qu'il est assez difficile d'assigner une valeur pronostique précise aux lésions variées qui succèdent à la contusion du foie et des veines biliaires.

Tout ce qu'on peut dire, c'est que le pronostic souvent très grave des contusions du foie dépend surtout de leurs complications ([2]). Les hémorrhagies, la péritonite et les abcès du foie sont en effet les causes habituelles de la mort qui, d'après la statistique de Mayer, s'observe dans la proportion de 49 pour 100. Quant aux lésions hépatiques en elles-mêmes, on a pu dire qu'elles étaient souvent sans gravité. Les données expérimentales parlent tout au moins dans ce sens, puisque, d'après Terrillon, la cicatrisation des déchirures superficielles est à ce point rapide « qu'en huit à dix jours à peine, l'épithélium de la séreuse, reconstitué au niveau de la cicatrice, rend celle-ci presque invisible ». Mais ce n'est là qu'une question de degré, et la gravité des contusions du foie peut être, en définitive, considérée comme directement proportionnelle à la violence du traumatisme.

Traitement. — Le traitement jusqu'ici classique des contusions du foie se résume en peu de mots. Lorsqu'il y a lieu de soupçonner une contusion ou une déchirure du foie, on aura recours à l'ensemble des moyens propres à prévenir la péritonite ou à favoriser sa localisation (repos absolu, diète, opium à l'intérieur ou morphine en injections sous-cutanées, vessies de glace sur la région, ceinture et compression modérée de l'abdomen). Comme le disent fort bien Follin et Duplay, ces moyens doivent être continués pendant plusieurs jours alors même qu'il n'existe aucun accident menaçant, parce que l'éclosion tardive d'une péritonite grave n'est pas impossible. Témoin le blessé de Fergus ([3]), qui était considéré comme guéri au cinquième jour de son accident et qui mourait le septième de péritonite suraiguë. Bref, et bien qu'il soit depuis longtemps entendu que l'apparition d'une complication telle qu'un épanchement enkysté ou un abcès du foie peut exiger une incision évacuatrice, le traitement chirurgical classique des traumatismes du foie, non compliqués de solution de continuité des téguments, c'est l'abstention.

Est-il impossible de mieux faire ? Je crois le contraire, et quelques chirurgiens ont pensé de même. En 1887, Dixon ([4]) a publié un cas de rupture de la vésicule biliaire produite chez un homme de quarante-deux ans, à la suite d'une chute d'un lieu très élevé. Au bout de huit jours, l'apparition brusque de phénomènes fébriles, jointe à la production d'un épanchement biliaire localisé à la région lombaire droite et reconnu tel par la ponction exploratrice, le décidèrent à pratiquer une laparotomie exploratrice et à enlever la vésicule déchirée. Le malade est mort dix-neuf jours après par obstruction calculeuse du cholédoque. Mais cette mort ne saurait être invoquée pour condamner la cholécystectomie dans les cas de ce genre, car le calcul coupable de la mort

([1]) TERRILLON, *Communication sur la chirurgie du foie. Bull. et mém. de la Soc. de chir.*, 1890, p. 835.
([2]) FOLLIN et DUPLAY, *Traité élémentaire de pathologie externe*, t. V, p. 689, Paris, 1878.
([3]) FERGUS, *Holme's system of surgery*, vol. II, 2e édition, p. 619.
([4]) DIXON, *Annals of surgery*, 1887, p. 321.

avait passé inaperçu au moment de l'opération, et, Dixon en convient lui-même, s'il en avait été autrement, l'ablation du calcul aurait sans doute sauvé le malade. De son côté, Dalton [1] a donné la relation fort instructive d'une laparotomie pour rupture du foie, consécutive à une violente contusion de la région lombaire droite par chute sur une barre de fer. Dans ce cas, la douleur, la production d'une zone de matité assez étendue dans la région contuse, la distension du ventre, l'hématurie et la gravité de l'état général ont paru des indices suffisants d'hémorrhagie par déchirure hépatique ou rénale pour que la laparotomie fût décidée; et le résultat obtenu suffit à démontrer le bien fondé de cette détermination. Dalton en effet a trouvé une déchirure du foie, trop loin située pour être suturée; il en a pratiqué le tamponnement à la gaze iodoformée et son malade a très bien guéri. Les faits de cette nature sont encourageants et, les progrès de la chirurgie abdominale aidant, l'heure paraît en somme venue de se départir d'une abstention trop systématique en présence des contusions du foie et des voies biliaires.

Je n'entends pas dire par là qu'en présence d'un blessé, chez lequel on soupçonne une déchirure hépatique, il faille toujours pratiquer une laparotomie exploratrice. Cette pratique serait à tous points de vue condamnable. Par contre, lorsqu'à la suite d'un traumatisme de la région hépatique, on voit survenir des symptômes d'hémorrhagie abondante ou de péritonite grave, nous n'avons plus le droit de rester inactifs et d'attendre pour intervenir que l'hématome, la péritonite, ou l'épanchement biliaire soient devenus des collections enkystées. Ce qu'il faut, c'est intervenir le plus vite possible par la laparotomie exploratrice. En cas d'erreur de diagnostic cette incision, à la condition d'être pratiquée suivant les règles de la plus scrupuleuse asepsie, restera sans aucune gravité. Mais s'il y a réellement, soit une déchirure du foie, soit une déchirure des voies biliaires, la laparotomie permettra de sauver nombre de blessés que l'expectation aurait tués. Je sais bien que le diagnostic des déchirures du foie et des voies biliaires est souvent rempli d'obscurité et, dans l'état actuel de nos connaissances, les indications de l'intervention sont difficiles à préciser. Toutefois l'apparition brusque des symptômes d'une hémorrhagie interne grave, l'éclosion soudaine des signes généraux et locaux de la péritonite, la formation rapide d'une collection liquide en un point de la cavité abdominale, n'en sont pas moins trois conditions dans lesquelles on devra désormais discuter très sérieusement les indications de la laparotomie exploratrice. Celle-ci pourra conduire suivant les cas à trois variétés d'intervention : la suture à points perdus des déchirures hépatiques, la cholécystorrhaphie et la cholecystectomie. Au point de vue des indications respectives de ces deux dernières opérations, Calot [2] dit avec raison que deux cas peuvent se présenter : ou bien la plaie de la vésicule est insignifiante, et la suture suffit (cholécystorrhaphie), ou bien la déchirure est large. Dans ce dernier cas, on fera d'emblée l'ablation de l'organe (cholécystectomie).

(1) DALTON, Rupture of the liver, etc. *Saint-Louis Corresp. med.*, 1891, t. III, p. 77-70.
(2) CALOT, *De la cholécystectomie.* Thèse de doct., Paris, 1890, p. 101.

II

PLAIES DU FOIE ET DES VOIES BILIAIRES

Étiologie. — Les conditions pathologiques antérieures (augmentation de volume du foie, distension de la vésicule biliaire, etc.), qui prédisposent le foie aux contusions et aux déchirures, sont au même titre des circonstances qui rendent le foie particulièrement accessible aux plaies proprement dites. Le foie peut être blessé par des instruments contondants, par des instruments piquants et tranchants ou par des projectiles de guerre. La gravité de la blessure varie beaucoup suivant le genre de l'instrument vulnérant et les différences qui séparent par exemple un coup de fleuret d'un coup de sabre, ou la lésion produite par une balle de revolver des plaies par armes de guerre sont évidentes. L'agent vulnérant aura d'autant plus de chance d'atteindre le foie qu'il pénétrera dans le cinquième espace intercostal au niveau de la ligne mammaire, dans le septième au niveau de la ligne axillaire et dans le dixième près de la colonne vertébrale (Follin et Duplay). Mais, s'il est vrai qu'en nombre de cas la plaie cutanée par laquelle pénètre l'agent vulnérant soit au niveau du foie lui-même, on conçoit aussi qu'en beaucoup d'autres circonstances une lame d'épée, et surtout une balle, pour ne citer que ces deux exemples, puissent pénétrer dans les téguments à une distance plus ou moins grande du foie et l'atteindre néanmoins par un trajet oblique, en blessant sur leur parcours d'autres organes tels que la plèvre, le poumon, le tube digestif, la veine cave, le rein ou la vésicule biliaire. Inversement, et dans les plaies par balle particulièrement, la présence d'une solution de continuité des téguments au niveau de la région hépatique n'a rien de pathognomonique, puisque l'instrument vulnérant ou la balle peut se dévier sur une côte et gagner d'autres régions sans que le foie soit lésé. Il en résulte qu'en pratique la constatation du siège de la blessure n'a qu'une valeur très accessoire au point de vue du diagnostic de la lésion hépatique.

Anatomie pathologique. — Les caractères des plaies du foie varient naturellement avec les instruments qui les produisent. Les *piqûres* sont en général des lésions sans gravité, à moins qu'il n'y ait lésion concommitante d'un vaisseau important, ou que la plaie ne soit septique à un titre quelconque. Dans ce dernier cas la suppuration du foie est à craindre. Les *instruments tranchants* produisent des *incisures* dont les dimensions sont, on le conçoit, très variables, et d'habitude ils sectionnent un grand nombre de vaisseaux. Les hémorrhagies qui en résultent donnent une gravité particulière aux plaies de cette nature. Les blessures par instruments tranchants sont en outre remarquables par les dimensions de la plaie des téguments dont l'écartement peut être tel, qu'une partie plus ou moins grande du parenchyme soit mise à nu.

Les *plaies par armes à feu* déterminent les lésions les plus variées, depuis un simple *sillon* creusé sur la surface du foie jusqu'à l'*éclatement* le plus complet de l'organe (Follin et Duplay). Dans les plaies par balle, le trajet est direct et sa lumière reste béante après le traumatisme. La régularité de l'orifice d'entrée et le peu d'étendue des fissures qui rayonnent à son pourtour sont presque toujours remarquables. L'orifice de sortie est au contraire déchiqueté; ses bords sont comme repoussés au dehors et hachés par des incisures nombreuses, profondes, et souvent très étendues. Contrairement à beaucoup d'auteurs, Follin et Duplay pensent que les plaies par armes à feu s'accompagnent *souvent* d'hémorrhagie. Il se peut en effet qu'on ait exagéré la rareté relative de cet accident, mais il n'est pas moins certain qu'il est plus rare dans les plaies par armes à feu que dans les plaies par instruments tranchants. Bref, dans le foie comme ailleurs, les plaies contuses conservent à ce point de vue leur immunité relative. On sait enfin que la gravité des plaies par armes à feu tient souvent, soit à la blessure simultanée d'un viscère du voisinage et particulièrement à celle des voies biliaires, soit à la pénétration d'un corps étranger dans le trajet du projectile (lambeau de vêtement, bourre de fusil, fragment de côte détaché au passage, etc.).

On possède peu de renseignements précis sur les caractères anatomo-pathologiques des blessures de la vésicule ou des gros canaux biliaires, qui d'ailleurs sont beaucoup plus rares que les plaies du foie proprement dites.

Symptômes. — Dans les plaies du foie, l'appareil symptomatologique du début se confond avec celui des plaies abdominales et le choc est habituellement fort intense. De son côté, l'hémorrhagie immédiate est souvent très abondante. Il en résulte que les morts rapides ne sont pas rares (41 morts rapides sur 44 cas mortels, d'après Edler). Lorsque le choc et l'hémorrhagie n'enlèvent pas les blessés, la dépression nerveuse disparaît et bientôt on voit se dessiner la symptomatologie spéciale de la blessure. Celle-ci a d'abord ses caractères propres qui ont été décrits à propos de l'anatomie pathologique, et le fait qu'il y a *plaie ouverte du foie* donne lieu à un certain nombre de signes fort importants, tels que l'écoulement visible du sang, de la bile ou de matières intestinales, quand il y a lésion simultanée du tube digestif, la hernie d'une portion de foie plus ou moins volumineuse, ou bien encore l'issue d'une bouillie rougeâtre formée de sang et de débris de parenchyme.

Outre ces renseignements tirés de l'examen direct de la blessure, on observe un certain nombre de symptômes locaux ou généraux qui sont assez révélateurs. Ces signes sont d'ailleurs semblables à ceux des déchirures du foie non compliquées de plaie extérieure, et le fait ne saurait surprendre. Nous retrouvons ici groupés d'une manière variable suivant les cas particuliers : la *douleur* avec ses *irradiations* classiques vers l'*épaule* ou l'*appendice xiphoïde*, les *vomissements* bilieux, le *hoquet* ou la *gêne respiratoire*, l'*ictère*, la *glycosurie* et tous les signes habituels des *hémorrhagies* internes, des *épanchements* intra-péritonéaux *sanguins* ou *biliaires* et de la *péritonite*. Il me paraît donc inutile de décrire à nouveau ces divers symptômes ou de revenir sur la gravité variable de l'épanchement du sang ou de la bile dans le péritoine, et je pourrais résumer tout ce qui précède en disant que la symptomatologie des plaies du foie est avant tout caractérisée par l'association des signes médicaux de la contusion hépatique aux caractères objectifs venant de ce qu'il existe au niveau du foie une plaie ouverte.

La marche des lésions est variable suivant qu'il se produit ou non de la suppuration au niveau de la solution de continuité; et, dès lors, je n'ai pas besoin d'insister sur le rôle prépondérant qui revient à certaines conditions telles que la qualité des pansements ou la présence de corps étrangers plus ou moins septiques au sein du foyer traumatique. D'ailleurs la guérison s'observe dans les deux cas. Elle peut être longue à obtenir et réclamer par exemple deux mois lorsque la plaie suppure, ainsi qu'il est presque de règle dans les plaies compliquées de corps étrangers comme les plaies par armes à feu; mais dans les cas de cicatrisation sans pus, elle est rapide et le processus réparateur est sans doute le même que pour les déchirures hépatiques non compliquées de plaie extérieure. On a même cité des cas de plaies compliquées de hernies du foie dont la cicatrisation s'est faite après résection très sommaire de la partie herniée. Quant aux plaies des voies biliaires, elles peuvent, elles aussi, guérir sans intervention grâce à la formation d'une fistule biliaire. Cauchois (¹) en a cité un bel exemple.

Cette issue favorable est malheureusement loin d'être la règle, et dans les blessures du foie, comme dans ses contusions, il faut toujours redouter l'apparition des complications qui relèvent de l'*hémorrhagie*, de la *péritonite* ou de l'*hépatite suppurée*. Dans les cas malheureux, c'est presque toujours à l'une de ces trois causes que les malades succombent.

L'*hémorrhagie* est avec le *choc* la complication la plus grave. Généralement immédiate, elle peut s'observer plus tardivement au moment de la chute d'une escharre. On conçoit qu'elle puisse se faire, soit à l'extérieur, soit dans le péritoine, soit des deux côtés à la fois. Les plaies par instruments tranchants y prédisposent particulièrement, ainsi qu'en témoigne la statistique de Mayer (autant de morts par hémorrhagie sur 46 plaies par instruments tranchants que sur 61 plaies par armes à feu).

La *péritonite généralisée* est la cause de mort la plus fréquente, soit qu'elle tue en quelques heures, soit qu'elle affecte une marche beaucoup plus lente. Otis a cité des cas de péritonite par épanchements biliaires dans lesquels la mort n'est survenue que le vingtième ou même le cinquantième jour. Cette complication est due soit à un épanchement intra-péritonéal de sang, de bile ou de matières stercorales, soit à la propagation d'un état septique de la plaie. A côté des cas de lésions péritonéales mortelles, il convient de rappeler la possibilité d'un enkystement des liquides épanchés et de signaler les faits dans lesquels les accidents provoqués par le passage de la bile dans le péritoine se bornent à une réaction péritonéale intense et à du péritonisme. Il en est ainsi lorsque le liquide épanché ne recèle aucun élément septique.

L'*abcès du foie* présente ici sa gravité habituelle. Il peut s'observer aussi bien à la suite des piqûres que sous l'influence d'une plaie par arme à feu et, parmi ses causes principales, il faut surtout noter la présence dans la plaie de produits septiques ou de corps étrangers.

Comme autres complications possibles des plaies du foie, je citerai les

(¹) Cauchois, *Union médicale*, 1872.

embolies de bouillie hépatique qui, d'après Zenker, peuvent gagner le cœur droit ou les poumons, et les *fistules biliaires* dont il sera mieux parlé à propos des complications de la lithiase.

Pronostic. — Malgré la gravité incontestable des plaies du foie, leur mortalité est moins grande que ne le pensaient les anciens chirurgiens. On peut en juger par les statistiques de Mayer et de Edler. D'après ces deux auteurs, la mortalité est en effet de 13 pour 100 pour les plaies par armes à feu et de 26 pour 100 pour les plaies par instruments tranchants. Cette différence, à l'avantage des plaies par armes à feu, tient à ce qu'elles paraissent moins exposées que les autres à l'hémorrhagie, à la péritonite et aux abcès du foie. (Tandis que la péritonite complique 21,9 fois sur 100 les coupures, on ne la signale que dans 11 cas sur 100 après les coups de feu. Il en est de même pour les abcès : leur proportion est de 9,6 pour 100 dans le premier cas et 6,6 pour 100 dans le second) (Rohmer et Vautrin). Quant aux plaies des voies biliaires, bien qu'elles soient certainement beaucoup plus graves que les plaies du foie, nous savons maintenant qu'elles ne sont pas toujours mortelles.

Traitement. — Dans le traitement jusqu'ici classique des plaies du foie, il est sans doute question de l'intervention chirurgicale possible, et depuis longtemps on conseille de rechercher avec soin les sources de l'hémorrhagie ou d'explorer le trajet de la blessure « dans le but de découvrir et d'extraire avec précaution les corps étrangers » (Follin et Duplay). On ajoute, en se basant sur les anciens faits de Fabrice de Hilden, de Dieffenbach, etc., que parfois il peut être avantageux, dans les cas de hernie du foie, de supprimer la portion qui fait saillie entre les lèvres de la plaie. Enfin, dans les plaies du foie comme dans ses contusions, lorsque survient une complication telle qu'un épanchement péritonéal enkysté ou un abcès du foie, il est de pratique courante d'en faire l'évacuation. Et c'est tout. Si bien que l'abstention systématique conseillée par les classiques dans le traitement des déchirures sans plaie extérieure se retrouve à l'état de précepte non moins formel dans celui des plaies proprement dites.

Or, cette manière de faire n'a plus raison d'être. Bürckardt (¹) l'a nettement dit dès 1887, et, dans les plaies du foie, bien plus encore que dans les contusions et les déchirures, les indications d'une chirurgie plus efficace se posent avec une netteté qu'il n'est plus permis de contester, toutes les fois que la plaie du foie se complique d'hémorrhagie ou de plaie des voies biliaires. Grâce aux ressources nouvelles qui nous sont ainsi données, voici comment on peut résumer la conduite à suivre en présence d'une plaie du foie.

Une plaie quelconque du foie, lorsqu'elle n'est pas compliquée de la présence d'un *corps étranger*, d'une *hernie*, d'une *hémorrhagie* ou d'une *plaie des voies biliaires*, sera tout d'abord soumise au traitement classique des plaies abdominales (pansement antiseptique, drainage assuré, repos absolu, préparations opiacées, diète, etc.). On n'oubliera pas que les complications tardives sont possibles et la surveillance du blessé sera dirigée en conséquence.

(¹) Bürckardt, *Centralb. f. Chirurg.*, 1887, n° 5.

S'il y a des corps étrangers, on mettra tout en œuvre pour les extraire et, bien entendu, on n'hésitera pas à débrider largement la plaie pour se faire du jour. Toutefois s'il s'agit d'une balle, la meilleure conduite à suivre peut être difficile à déterminer. Sans doute leur abandon systématique est un précepte que nous ne pouvons plus accepter; mais, par contre, il est certain que l'extraction d'un projectile ne doit être faite que lorsqu'on est sûr de son siège et que les manœuvres nécessitées pour l'atteindre ne sont pas trop laborieuses. En procédant autrement, on s'exposerait à faire sans aucun bénéfice de véritables dégâts. Il y a là une question de mesure sur laquelle je ne puis insister davantage. En tout état de cause, on se souviendra qu'en certains cas (doutes sur le siège du projectile, impossibilité de l'atteindre sans inciser une portion trop considérable de la glande), le plus sage est de confier à la suppuration le soin d'éliminer le projectile, à moins qu'il ne s'enkyste : ce qui est rare, mais possible.

Lorsqu'une portion de l'organe fait *hernie* à travers la plaie, on pourra la réduire si elle n'est pas trop altérée. Dans le cas inverse, on la réséquera toujours en prenant le soin (jusqu'à ce que la supériorité de la méthode inverse soit démontrée) de fixer le pédicule dans la plaie. Il reste aussi bien entendu qu'en présence d'une collection péritonéale enkystée ou d'un abcès du foie, on procèdera sans retard à l'évacuation du pus.

Jusqu'ici cet exposé reste conforme aux données classiques, et c'est avec les indications créées par la péritonite, l'hémorrhagie et les plaies des voies biliaires que vont apparaître les ressources nouvelles que nous devons aux progrès de la chirurgie abdominale.

Pour la péritonite, les indications ne sont pas encore posées avec toute la netteté désirable. Toutefois Gross, Rohmer et Vautrin n'en sont pas moins d'accord avec nombre de chirurgiens lorsqu'ils disent que la péritonite exige la laparotomie dès qu'elle est déclarée, afin de permettre la toilette minutieuse du péritoine. Il est en effet démontré qu'on pourra de la sorte arrêter, dans certains cas, le processus péritonitique en évacuant les liquides septiques générateurs de la complication (bile, pus ou même matières fécales en cas de blessure simultanée du tube digestif).

L'*hémorrhagie* comptera parmi les indications les plus formelles de la laparotomie qui seule permettra d'arrêter l'écoulement par le tamponnement ou par la suture des bords de la déchirure hépatique, ainsi que l'on déjà fait Escher [1], Czerny [2], Dalton [3], A. Broca [4] et Adler [5]. Le cas d'Adler est particulièrement démonstratif. Il s'agit d'une blessure du foie par coup de couteau chez un jeune homme de vingt-deux ans. Par voie transpleurale combinée à la résection costale, il a suturé une plaie de la face convexe et guéri son malade.

Enfin les *plaies des voies biliaires* seront à leur tour une indication non

(1) Escher, Trieste, 1888. Cité par A. Broca.

(2) Czerny, Cité par Hess, *Arch. f. Path., Anat. und Phys.*, 1890. t. CXXI, p. 154 (cité par A. Broca).

(3) Dalton, *Weekly med. Review*, 4 oct. 1890, p. 261 (cité par A. Broca).

(4) A. Broca, *Deux laparotomies pour plaies du foie. Mercredi médical*, 1801, p. 161.

(5) Adler, *Mercredi médic.*, 1891, p. 399.

moins formelle de la *laparotomie*. Celle-ci sera complétée par une intervention variable suivant les cas. Les *déchirures de la vésicule biliaire* seront traitées, comme je l'ai dit à propos des contusions du foie, soit par la *cholécystorrhaphie*, soit par la *cholécystectomie*, suivant qu'elles seront petites ou grandes. La *cholécystectomie* serait encore l'intervention de choix en cas de blessure du canal cystique. Quant aux blessures du canal cholédoque, elles seraient une indication nette de *cholécystentérostomie*.

Ces quelques conseils opératoires sont encore un peu théoriques, et les faits nous manquent pour en apprécier définitivement la valeur. Toutefois on ne peut nier qu'ils soient conformes aux données actuelles de la chirurgie des voies biliaires, et ce que nous savons déjà sur la valeur de ces opérations permet d'affirmer que, dans les conditions précitées, elles placeraient les blessés dans les conditions les meilleures au point de vue de la guérison. La déclaration récente de Terrier [1] en témoigne nettement : « Si la laparotomie immédiate et médiane, dit-il, est indiquée dès que l'on soupçonne une plaie pénétrante de l'abdomen, *à fortiori doit-on la faire quand on suppose une plaie du foie.* »

CHAPITRE II

ABCÈS DU FOIE

La suppuration du foie revêt deux modalités principales. L'une est caractérisée par la petitesse et la multiplicité des foyers purulents. Elle répond soit aux *péri-angiocholites* de la lithiase dans leurs formes diffuses, soit aux formes analogues de la *péripyléphlébite*, et, dans les deux cas, les lésions échappent à notre intervention. Il en est de même des foyers métastatiques disséminés et multiples de l'*infection purulente*. Il y a donc là tout un groupe de *petits abcès* qui ne sauraient trouver place dans cette étude chirurgicale. L'autre modalité de la suppuration hépatique correspond au contraire à des collections purulentes plus volumineuses et par conséquent justiciables du bistouri. Ces *grands abcès du foie*, qui peuvent aussi reconnaître pour cause certaines formes de la *pyléphlébite* ou de l'*angiocholite* des calculeux, succèdent surtout aux variétés diverses de l'*hépatite circonscrite* et surtout à l'*hépatite des pays chauds*. Mais, quelle que soit leur origine, ce sont bien les seuls que le chirurgien puisse guérir, et par conséquent les seuls que nous devions décrire ici. Nous aurons à parler aussi en temps et lieu des *abcès consécutifs à la suppuration des kystes hydatiques* et des *collections purulentes tuberculeuses*; mais ces deux variétés de suppuration sont trop spéciales pour être confondues avec l'histoire de l'hépatite suppurée.

Historique. — Les abcès du foie sont connus dès la plus haute antiquité,

(1) Terrier, *Bull. et mém. de la Soc. de chir.*, 1891, p. 515.

et l'histoire des « apostèmes du foie », telle que nous la trouvons dans les livres hippocratiques ou dans les ouvrages de Galien et de Celse (1), est souvent d'une précision saisissante. Mais, sans méconnaître la valeur de ces anciens écrits copiés par tous les auteurs du moyen âge, et sans oublier l'importance de quelques études moins lointaines, telles que les mémoires autrefois classiques de Souiller (2) à l'Académie de médecine, et d'Andouillé (3) à l'Académie de chirurgie, il faut bien reconnaître que nos connaissances précises sur les grands abcès de foie ont seulement commencé avec les nouvelles conditions d'observation brusquement créées par l'accroissement colonial de l'Angleterre et de la France.

Les médecins anglais d'abord ont mis à profit tous les moyens d'étude que leur offrait l'occupation des Indes, et les travaux remarquables de Twining, de Morehead, d'Annesley (4), de Graves (5) ont, les premiers, fixé d'une manière définitive la physionomie clinique de l'hépatite suppurée des pays chauds. A leur tour, nos médecins de marine et des colonies ont tiré parti des nombreux matériaux que leur a fourni leur séjour en Algérie, et l'histoire clinique des abcès hépatiques s'est ainsi complétée avec les travaux de Haspel (6), de Cambay (7), de Catteloup (8), de Rouis (9) et de Dutroulau (10), pour ne rappeler que les principaux. Gallard (11) a plus tard consacré plusieurs leçons importantes à la question; des thèses nombreuses, parmi lesquelles nous citerons surtout celle de Lavigerie (12), sont venues fixer quelques points de détails; enfin Rendu (13), dans son remarquable article du *Dictionnaire encyclopédique*, nous a donné sur les abcès du foie l'une des études les plus complètes et les plus consciencieuses que nous possédions. Les travaux contemporains qui ont été publiés depuis l'article de Rendu, n'ont que peu modifié l'ensemble des notions acquises sur la clinique de l'hépatite suppurée. Par contre, ils ont éclairé d'un jour nouveau la pathogénie et surtout le traitement de cette affection.

Voici l'indication bibliographique des principaux d'entre eux :

Pour tous les travaux antérieurs à 1877, voyez la bibliographie très complète de : Rendu, art. Foie du *Dict. Encyc. des sc. méd.*, t. III, 4e série, p. 85. — Gallard, Hépatite et abcès du foie. *Clin. méd. de la Pitié*, p. 312, 1877. — Frerisch, Traité pratique des maladies du foie. Trad. Dumenil. Paris, 1877. — Laveran, *Arch. de phys.*, 1879. — Stromeyer-Little et Ayme, Traitement des abcès du foie. *Arch. méd.*, nov.-déc. 1880. — Rochard, Traitement des

(1) Celse, t. IV, chap. XV, trad. Védrènes, p. 241.

(2) Souiller, *Mémoires de l'Académie de médecine*, 1730.

(3) Andouillé, *Mémoires de l'Académie de chirurgie*, 1757.

(4) Annesley, *Researches on diseases of the India*, t. I, p. 404, 1825.

(5) Graves, *Dublin hosp. Reports*, 1827, t. IV, p. 39. — *The Philadelphia monthly Journ.*, 1827. — *Medico-chirurgic. Rep.*, London, 1833, p. 443. — *The Dublin med. Journ.*, 1833.

(6) Haspel, *Traitement des abcès du foie. Gaz. méd. de Paris*, 1846.

(7) Cambay, *Traitement des maladies des pays chauds*. Paris, 1847.

(8) Catteloup, *Recueil des mém. de méd. et de pharm. milit.*, 1847.

(9) Rouis, *Recherches sur les suppur. du foie*, etc. Paris, 1860.

(10) Dutroulau, *Mémoires sur l'hépatite des pays chauds. Mém. de l'Acad. de méd.*, 1836, t. XX, p. 207.

(11) Gallard, *Union médicale*, 1855, 1871, 1872 et *Clinique médicale de la Pitié*. Paris, 1877, 11e leçon, p. 312.

(12) Lavigerie, *De l'hépatite et des abcès du foie*. Thèse de doct., Paris, 1866.

(13) Rendu, *Dict. encyclop.*, 4e série, t. III, p. 23.

abcès du foie. *Bull. de l'Acad. de méd.*, 26. oct. 1880. — A. CHAUFFARD, Étude sur les abcès aréolaires du foie. *Arch. de phys.*, 1883, 3e série, t. I, p. 263. — BERENGER-FERAUD, Traité de la dysenterie. Paris, 1883. — ROUSSE, Des ouvertures des abcès du foie. Thèse de Montpellier, 1883. — LONG, Des diverses méthodes de traitement des abcès du foie. Thèse de Montpellier, 1884. — CARAVIAS, Traitement des collections purulentes du foie par incision large et antiseptique. Thèse de Paris, 1885. — DE GENNES et KIRMISSON, Note sur deux cas d'abcès du foie consécutifs, l'un à la dysenterie, l'autre à un traumatisme ancien. *Arch. gén. de méd.*, sept. 1886, p. 288. — NETTER, Présence normale de deux microbes pathogènes (staphylocoque et bacille court) dans le cholédoque. *Bull. de la Soc. anat.*, 29 oct. 1887. — MABBOUX. Du traitement des abcès du foie par la méthode de Stromeyer-Little. *Rev. Chir.*, 1887, p. 354 et p. 467. — GERVAIS, A propos de quelques hépatites consécutives à la fièvre typhoïde. Thèse de Paris, 1887. — ARNAUD, Considérations sur l'hépatite suppurée de nos climats. Thèse de Marseille, 1887. — SORECA, Les traumatismes de la tête et les abcès du foie. *Incurabili*, n° 9, 1887. — BROSSIER, Les abcès du foie expectorés. Thèse de Paris, 1888. — DEFONTAINE, Traitement des abcès du foie. *Gaz. des hôp.*, 19 mai 1888. — LE SCOUR, ROUX, FRAISSINENG, Thèses de Montpellier, 1888. — PARÉE, Thèse de Bordeaux, 1888. — KELSCH et KIENER, Nature de l'hépatite suppurée des pays chauds. *Arch. gén. de méd.*, sept. 1888, p. 257. — Traité des maladies des pays chauds. Paris, 1889. — MORVAN, Ouverture des abcès du foie. Thèse de Bordeaux, 1888. — GRÉMILLON, Considérations sur le traitement des abcès du foie. Thèse de Paris, 27 nov. 1889. — MIGNOTTE, Thèse de Montpellier, 1889. — TURRI, Cause rare des abcès du foie. *Raccogl. med. Forli*, 30 oct. 1889. — DEBERGUE, De la migration des abcès dans l'hépatite chronique des pays chauds. Thèse de Montpellier, 1889. — GEIGEL, Sur l'hépatite suppurée. *Verhandl. der phys. med. Ges.*, 1889, p. 35. — JACOBSEN, Abcès du foie ouvert dans le péricarde. *Revista de sciencias med.*, 20 fév. 1889. — CHAUVEL, Incision directe des abcès du foie. *Arch. gén. de méd.*, août 1889, p. 129, et *Bull. de la Soc. de chir.*, 8 janv. 1890. — L.-E. BERTRAND, Relevé statistique des abcès du foie, opérés par la méthode de Stromeyer-Little dans les hôpitaux de la marine à Toulon de 1882 à 1889. *Rev. de chir.*, 1890, n° 8, p. 621. — BETTELHEIM, Abcès du foie, *Arch. für klin. Med.*, Bd. XLV, 1 et 2, 1890. — GODLEE, Traitement chirurgical des abcès hépatiques, *Brit. med. Journ.*, 25 janv. 1890. — HARLEY, Traité des maladies du foie. Traduction de Paul Rodet. Paris, 1890, p. 206. — LAVERAN, Deux abcès du foie. Examen du pus. *Bull. de la Soc. méd. des hôp.*, Séance du 25 juillet 1890. — RUSCHE, Sur un cas rare d'abcès du foie chez un nourrisson. *Berl. klin. Woch.*, 1889, n° 39. — KARTULIS, Ueber tropische Leberabcesse. *Arch. für path. Anat. und Phys.*, Bd. CXVIII, Heft 1, 1890. — Sur Ætiologie der Leberabscesse. *Centralbl. für Bakt. und Parasiten*, Bd. II, n° 25. — CORNIL et BABÈS, Traité des Bactéries, 1890. — GILBERT et GIRODE, Bacille d'Escherisch dans les abcès hépatiques. *Bull. de la Soc. de biologie*, 27 déc. 1890. — Des angiocholites ascendantes suppuratives, *Bull. de la Soc. de biologie*, 21 mars 1891. — PEYROT, La stérilité du pus des abcès du foie et ses conséquences chirurgicales. *Bull. de la Soc. de chirurg.*, 7 janv. 1891. Discussion : Terrier, Bouilly, Périer. — CHARRIN et ROGER, Angiocholite suppurée expérimentale. *Bull. de la Soc. de biol.*, 21 fév. 1891. — L.-E. BERTRAND, Origine et nature microbiennes, non spécifiques, de l'hépatite suppurée. *Gaz. hebd. de méd. et de chirurgie*, 1891, p. 43, 54, 65. — VEILLON et JAYLE, Présence du *Bacterium coli commune* dans un abcès dysentérique du foie. *Soc. de biol.*, 10 janv. 1891. — NERMORD, Contribution à l'étude des fistules biliaires. Thèse de Paris, 1891. — E. DUPRÉ, Les infections biliaires. Thèse de Paris, 1891, et *Gazette des hôpitaux*, 1891, n° 97, p. 901. — AUBERT, Étude sur les abcès aréolaires du foie. Thèse de Paris, 1891. — BUISSERET, De la chylurie dans les abcès du foie. Bruxelles, 1891. — FRÆNKEL, Deux cas d'abcès du foie. *Soc. de méd. int. de Berlin*, séance du 19. oct. 1891. *Merc. méd.*, 1891, p. 758.

Étiologie et pathogénie. — L'hépatite suppurée reconnaît six causes déterminantes principales : les *traumatismes du foie*, les *corps étrangers des voies biliaires*, les *lésions suppuratives traumatiques ou autres* siégeant soit en un point quelconque du corps, soit dans la zone du système porte ; les *inflammations ulcératives quelconques affectant le tube digestif*, la *dysenterie* et sans doute la *malaria*. Mais si l'on tient compte du processus de la suppuration hépatique dans ces conditions variées, on peut dire qu'au point de vue pathogénique il existe simplement trois variétés d'abcès du foie : Les *abcès d'origine traumatique*, les *abcès métastatiques* et les *abcès consécutifs à l'hépatite des pays chauds*. Quant aux suppurations décrites comme *idiopathiques* ou *spon-*

tanées, on tend de plus en plus à les rayer du cadre nosologique. Nombre d'auteurs sont très catégoriques à cet égard, et, pour Harley (¹) par exemple, l'abcès hépatique spontané n'existe pas.

L'*hépatite suppurée traumatique* provoquée par un *traumatisme du foie* ou par la présence de *corps étrangers dans les voies biliaires* est parmi les plus rares. Au nombre des corps étrangers, il convient de citer en première ligne les *calculs intra-hépatiques* qui, localisés d'abord sur le trajet d'un canalicule intra-hépatique, finissent par l'ulcérer et déterminent la suppuration du parenchyme. Mais *tout autre corps étranger* introduit dans l'épaisseur du tissu hépatique est susceptible de provoquer des accidents analogues. C'est ainsi qu'on a cité des exemples d'*épingles* avalées et retrouvées dans un abcès hépatique (²). Ailleurs ce sont des *ascarides* lombricoïdes qui gagnent le foie par le canal cholédoque et entraînent les mêmes conséquences. Lobstein (³), Forget (⁴) et Lebert (⁵) en ont cité des exemples curieux.

Les *abcès métastatiques* sont beaucoup moins rares que les précédents. Les uns succèdent à une plaie portant sur un point quelconque de l'organisme, et le triste privilège des *plaies de tête* à cet égard est bien connu. Les autres ont pour cause toutes les *opérations portant sur les veines afférentes au système porte* (interventions rectales, excision des hémorrhoïdes procidentes, etc.). Le processus, dont le point de départ doit être ici recherché dans une thrombose initiale de la veine porte ou dans le transport d'embolies septiques, est le même pour les exemples assez rares d'abcès consécutifs à des *phlegmasies péri-utérines*. Roughton (⁶), Handford (⁷), Steven (⁸) et Tournier (⁹) en ont publié quelques cas. Peut-être faut-il rapprocher des faits précédents les abcès du foie qui succèdent à l'*endocardite ulcéreuse* et à la *gangrène pulmonaire* (Thierfelder). Kœnig (¹⁰) estime qu'un « thrombus artériel peut par migration déterminer un abcès du foie » dans les conditions précédentes. Mais ce n'est là qu'une hypothèse et nous devons attendre pour donner à ces curiosités anatomo-pathologiques une interprétation précise.

L'*hépatite suppurée*, connue sous le nom d'hépatite des pays chauds ou d'hépatite à grands abcès, est de beaucoup la plus fréquente, et c'est elle qui nous intéresse le plus directement au point de vue chirurgical. L'étiologie immédiate de cette variété d'hépatite a suscité d'assez nombreuses controverses. Sans doute l'accord s'est fait depuis longtemps sur les conditions atmosphériques et climatologiques qui favorisent son éclosion. Son caractère endémique dans tous les pays chauds, les variations de sa fréquence suivant les saisons et sa prédominance dans les contrées intertropicales, ont dès longtemps démontré l'influence pathogénique des *hautes températures*. On sait aussi que l'*humidité de l'atmosphère*, le *faible degré d'altitude du sol* et

(¹) HARLEY, *Traité des maladies du foie*. Trad. de Paul Rodet. Paris, 1890, p. 206.
(²) WAHSON WASDALE, *The Lancet*, octobre 1868.
(³) LOBSTEIN, *Journal complément*, 1829, t. XXXIV.
(⁴) FORGET, *Union médic.*, 1856.
(⁵) LEBERT, *Traité d'anat. pathologique*, 1860, t. I, p. 412.
(⁶) ROUGHTON, *Saint-Barthol. hosp. Rep.*, XXI, p. 175.
(⁷) HANDFORD, *Brit. med. Journ.*, mai 1886, p. 881.
(⁸) STEVEN, *Bull. médic.*, 1890, p. 160.
(⁹) TOURNIER, *Prov. médicale*, 22 nov. 1890, n° 47, p. 557.
(¹⁰) KŒNIG, *Traité de pathologie chirurgicale*. Traduct. de Comte. Paris, 1889, t. II, p. 182.

surtout les *variations brusques de la température* sont des facteurs étiologiques importants. Mais le point le plus discuté concerne les relations qu'il convient d'établir entre l'hépatite suppurée et les deux maladies infectieuses dont elle est, on peut le dire, la compagne obligée dans les pays chauds; je veux parler de la *dysenterie* et de la *malaria*.

Nombre de médecins pensent comme Jules Simon (¹) que l'influence miasmatique commune aux fièvres d'accès et à la dysenterie doit dominer toute l'étiologie de l'hépatite suppurative; mais cette opinion n'est pas générale, et Rendu par exemple conclut à la non-identité de la cause originelle des deux maladies, en se basant sur ce fait que la fièvre paludéenne peut étendre ses ravages dans des pays que respecte l'hépatite, et réciproquement. Il en est de même pour la dysenterie envisagée comme cause générale des abcès du foie; et si personne ne songe à nier les relations pathogéniques de ces deux états morbides, leur interprétation précise n'en reste pas moins fort délicate en certains cas. Lorsque la dysenterie précède l'hépatite, chacun pense depuis longtemps que l'hépatite a pour cause le transport des produits septiques émanés de l'ulcération intestinale. Par contre, lorsque la dysenterie survient après l'explosion des accidents hépatiques, on ne peut accepter une explication identique et, si quelques auteurs tournent la difficulté en admettant avec Budd (²) qu'il s'agit toujours dans ces cas d'affections du foie déjà anciennes traversées par une dysenterie intercurrente, beaucoup d'autres médecins ont trouvé plus logique d'admettre avec Dutroulau que la dysenterie et l'hépatite dépendaient d'une seule et même cause originelle.

Il serait, je crois, très prématuré de trancher d'un mot ces questions complexes qui divisent encore les meilleurs esprits. Toutefois, s'il est des cas dont l'interprétation pathogénique demeure obscure, on en trouve beaucoup d'autres, et des mieux observées, qui démontrent péremptoirement que la malaria et surtout la dysenterie sont deux facteurs étiologiques de première importance dans la genèse des suppurations hépatiques. Il est impossible en effet de méconnaître la valeur des observations sur lesquelles se basent les auteurs qui croient à l'influence pathogénique de la malaria et qui vont même jusqu'à décrire deux formes d'abcès du foie, très distincts par leur cause, leurs caractères anatomo-pathologiques et leur pronostic : les *abcès dysentériques* et les *abcès paludéens* (³).

Quant à la dysenterie, son influence est encore plus évidente et la rareté possible des abcès hépatiques dans certaines épidémies de dysenterie, ne prouve qu'une seule chose, c'est que la dysenterie n'a pas toujours le même degré de virulence. En fait, comme le dit Rendu (⁴), les statistiques bien interprétées démontrent que dans l'immense majorité des cas, dans les neuf dixièmes d'après Rouis, « la dysenterie se retrouve comme facteur étiologique presque nécessaire. » Cette étroite parenté des abcès hépatiques et de la dysenterie apparaît aussi nettement dans nos climats que dans les

(¹) Jules Simon, *Nouveau dict. de méd. et de chir.*, t. XV, p. 58. Paris, 1872.

(²) Budd, *On diseases of the Liver*. London, 1857.

(³) Gremillon, *Quelques considérations sur l'étiologie, le diagnostic et le traitement des abcès du foie*. Thèse de doct., Paris, 1889, n° 21.

(⁴) Rendu, *loc. cit.*

pays chauds. Les observations de Riegler (1) en Turquie, de Gestin (2) en France et de Schmidt (3) à Rotterdam, ont depuis longtemps démontré la *complète identité* (4) des abcès du foie consécutifs à la dysenterie des régions tempérées avec ceux des zones torrides. Cette notion capitale est classique depuis les travaux de Monneret, de Gallard, de G. Budd (5), de Dubain (6) et de Bergès (7).

Les *inflammations ulcératives quelconques du tube digestif* peuvent-elles aussi, et par un mécanisme analogue à celui de la dysenterie, provoquer des suppurations hépatiques? Le fait est rare, mais indiscutable pour la syphilis et les ulcérations de l'appendice iléo-cæcal (8), la simple entéro-colite (9), la fièvre typhoïde (10), la tuberculose intestinale et les ulcérations gastriques (11). Arnaud (12) a même cité un cas d'abcès hépatique consécutif à une rectite par pédérastie passive.

A côté des causes déterminantes immédiates que je viens de rappeler, il convient de faire une part importante aux *causes prédisposantes* qui tiennent soit à la *réceptivité* des individus, soit aux *conditions hygiéniques* dans lesquelles ils se trouvent placés. L'*âge* a tout d'abord un rôle important, et bien que Rusche (13) ait récemment cité le cas tout à fait exceptionnel d'un abcès du foie provoqué chez une fillette de trois mois et demi par une thrombose de la veine ombilicale, on peut admettre que l'hépatite suppurée est à peu près inconnue chez les jeunes enfants. Elle ne s'observe guère qu'à partir de quinze à vingt ans pour atteindre son maximum de fréquence entre vingt-cinq et trente-cinq ans. Au delà de cet âge, il semble que la prédisposition va décroissant et, passé soixante ans, elle devient exceptionnelle. L'influence du *sexe* est douteuse. Toutefois l'hépatite suppurée est plus fréquente chez les hommes, sans doute à cause des travaux plus rudes auxquels ils se livrent et surtout des excès dont ils sont plus coutumiers.

Plus que le sexe, la considération des *races* doit entrer en ligne de compte (14). Les faits démontrent que les Européens et les individus de race blanche, surtout quand ils ne sont point acclimatés, payent à la maladie un plus large tribut que les indigènes. Toutefois, il ne faudrait pas en inférer que l'influence

(1) Riegler, *Wien. med. Wochensc.*, 1856, n° 46.

(2) Gestin, *Arch. gén. de méd.*, 1858, t. XII, p. 5 et suiv.

(3) Schmidt, *Neederl. Weekbl.*, Voor Genesk, 1854.

(4) Voir sur le même sujet, la communication confirmative d'Arnaud au dernier Congrès de Marseille sur l'hépatite suppurée de nos climats.

(5) Budd, *loc. cit.*

(6) Dubain, *Essai sur l'hépatite suppurée de nos climats.* Thèse de doct., Paris, 1876.

(7) Bergès, *Abcès du foie des régions tempérées.* Thèse de doct., Paris, 1876.

(8) Payn, *Transact. of the path. Soc.*, t. XXI, p. 231, 1871. — Westermann, *De l'hépatite suppurative. Dissert. inaug.* Berlin, 1867.

(9) Hilton-Fagge, *Transact. of the path. Soc. of London*, t. XXI, p. 235, 1871. — Veyssière, *Bull. de la Soc. anat.*, 1873, p. 803.

(10) D.-A. Gervais, *A propos de quelques hépatites consécutives à la fièvre typhoïde.* Thèse de Paris, 1887.

(11) Murchison, *Trans. of the path. Soc. of London*, t. XXVII, p. 145, 1867.

(12) Arnaud, *Considér. sur l'hépatite suppurée de nos climats.* Marseille, 1887.

(13) Rusche, *Berl. klin. Wochensch.*, 1889, n° 39. *Jahrbl. für Kinderheilk.*, t. XXXI, fasc. 1 et 2. Anal. in. *Revue mensuelle des maladies de l'enfance*, avril 1890, p. 376.

(14) Rendu, *loc. cit.*, p. 46.

de la race est seule en cause, et comme le dit fort justement Harley (1), la réceptivité spéciale des Européens tient avant tout soit à leur hygiène défectueuse, soit à leur intempérance. C'est qu'en effet les *excès de nourriture*, l'*alcoolisme* et l'*abus des aliments épicés* figurent parmi les causes les plus actives de l'hépatite suppurée. L'*abus du calomel*, dont les Anglais font un si grand usage, est une cause occasionnelle de même ordre. Inversement, une *nutrition insuffisante*, le *surmenage physique* et les *passions déprimantes* ont une influence pathogénique non moins évidente. Il est enfin reconnu que toutes les circonstances susceptibles de déterminer des congestions viscérales, en changeant brusquement le cours des sécrétions normales, favorisent l'éclosion de l'hépatite; telles sont l'ingestion intempestive des *boissons glacées*, les *refroidissements* de toute nature survenant alors que le corps est en sueur, et l'*impression du froid humide* succédant le soir à une forte journée de chaleur.

Ceci dit sur l'*étiologie classique* des abcès du foie, on doit se demander par quel *mécanisme intime* les causes précédemment énumérées engendrent les suppurations du tissu hépatique. Cette question si complexe et tant de fois discutée aurait-elle enfin trouvé sa solution définitive? Tout porte à le penser et l'école bactériologique moderne est très affirmative à cet égard. Pour elle, la *parfaite asepsie du foie et des voies biliaires*, sauf à leur extrémité terminale (2) est un fait avéré, et l'introduction d'un micro-organisme au sein du parenchyme hépatique est la condition *sine qua non* de sa suppuration. Ce qui revient à dire que *tous les abcès du foie sont d'origine microbienne*. Cette conception merveilleuse de simplicité et d'unité rencontre bien çà et là quelques faits sinon contradictoires, du moins délicats d'interprétation et, sur plus d'un point, des recherches ultérieures sont encore nécessaires à la mise au point définitive de la question ; mais il faut reconnaître que d'ores et déjà la doctrine nouvelle possède à son actif des faits probants et des travaux remarquables.

Rendu (3) a l'un des premiers nettement entrevu le rôle des micro-organismes dans la pathogénie des abcès du foie ; mais les constatations précises ne datent que de 1886. C'est à cette époque que Cornil et Babès (4), étudiant au microscope les îlots jaunâtres d'un foie criblé d'abcès pyohémiques ont vu « les capillaires plus ou moins remplis, par places, de *micrococci* agglomérés en masses zoogléiques ». Au mois de septembre de la même année, de Gennes et Kirmisson (5) ont eu les premiers l'occasion de soumettre à l'analyse bactériologique l'hépatite à grands abcès. Dans deux cas d'abcès du foie, l'un survenu au cours d'une dysenterie des pays chauds, l'autre à la suite d'une pyohémie consécutive à une fracture de côte, ils ont trouvé des *diplocoques* et des *microcoques* réunis en chaînettes dans le pus et les parois de l'abcès.

(1) Harley, *loc. cit.*, p. 207.

(2) Duclaux, *Germes dans l'économie.* — Netter, *Chimie biologique.* Présence normale de deux microbes pathogènes (staphylocoque et bacille court) dans le cholédoque. *Bull. de la Soc. anat.*, 29 oct. 1885, p. 85. — E. Dupré, *Gaz. des hôpitaux*, 1891, n° 97.

(3) *Loc. cit.*, p. 38.

(4) Cornil et Babès, *Les bactéries.* Paris, 1886.

(5) De Gennes et Kirmisson; *Note sur deux cas d'abcès du foie consécutifs, l'un à la dysenterie, l'autre à un traumatisme ancien. Arch. gén. de méd.*, sept. 1886, p. 288.

L'important mémoire de Kartulis est venu ensuite, bientôt suivi par les travaux de Bertrand et de ses élèves (1), de Souques, de Gilbert et Girode, de Charrin et Roger et de E. Dupré. Kartulis, dans un premier mémoire publié en 1887 (2), attribue la genèse de la dysenterie tropicale et de l'hépatite suppurée à un agent spécifique qui serait l'*amibe du côlon*, mais il signale en même temps l'existence des *microbes pyogènes* dans les abcès hépatiques de toute provenance. Si bien que, pour cet auteur, il existe des *micro-organismes* aussi bien dans les abcès qu'il appelle idiopathiques que dans les abcès dysentériques, et la seule différence qui existe entre les uns et les autres est la présence d'*amibes* dans ceux-ci et leur absence dans ceux-là. Telle est la conclusion de son plus récent travail (3). En 1888, Bertrand démontre que dans l'intestin atteint de dysenterie grave (véritable furonculose de l'intestin ?), on trouve le *staphylococcus aureus* ou *albus* (4) ; puis, l'année suivante (5), il adresse à l'Académie de médecine une note relative à la présence du *staphylococcus pyogenes* dans le pus d'un abcès dysentérique du foie.

La même année, Souques communique à la Société anatomique une observation d'abcès multiples du foie, consécutifs à une typhlite ulcéreuse avec les résultats que voici au point de vue bactériologique : *pas de micro-organismes spéciaux;* pas de bacilles, pas de streptocoques; *microcoques isolés ou en points doubles; quelques staphylocoques.* En 1890, Gilbert et Girode (6) insistent sur la présence du *bacille d'Escherisch,* à l'exclusion de tout autre dans deux cas de cholécystites suppurées et, peu de temps après, Charrin et Roger (7) le décrivent dans le pus verdâtre qui remplissait les canaux biliaires d'un malade mort d'insuffisance hépatique dans le service du professeur Bouchard. Viennent enfin les recherches de E. Dupré, Claisse, Malvoz, de Veillon et Jayle, démontrant que d'autres espèces microbiennes, contenues dans le duodénum, peuvent émigrer dans les voies biliaires pour y devenir des agents actifs de suppuration. Le *streptocoque* a été constaté par Malvoz et Dupré (8) dans un cas d'infection biliaire consécutive à la fièvre typhoïde. Claisse (9) a trouvé le streptocoque associé au *bacterium coli* dans un abcès aréolaire du foie. Gilbert et Girode (10) ont trouvé le *streptocoque blanc* et le *pneumocoque*, à l'exclusion de tout autre microbe, dans un cas où seuls les canaux cystique et cholédoque étaient suppurés. Veillon et Jayle (11) ont décelé la présence du *bacterium coli commune* dans un abcès dysentérique du foie.

(1) SCOUR, Thèse de Montpellier, 1888. — ROUX, FRAISSINENG, Thèses de Montpellier, 1888. — PARÉE, Thèse de Bordeaux, 1888. — MIGNOTTE, Thèse de Montpellier, 1889.

(2) KARTULIS, *Zur Ætiologie der Leberabcesse. Centralblatt für Bakt. und Parasitenkunde*, II, n° 25.

(3) KARTULIS, *Ueber tropische Leberabscesse* (*Arch. für path. Anat. u. Phys.*, CXVIII, Heft 1). An. in *Rev. des sc. méd.*, 15 juillet 1890.

(4) BERTRAND, *Relation d'une épidémie de dysenterie*, etc. *Arch. de méd. navale*, 1888, et *Bull. de l'Acad. de médec.* Rapport de Ollivier, 1890.

(5) BERTRAND, *Note à l'Acad. de méd.*, 19 mars 1889.

(6) GILBERT et GIRODE, Soc. de biologie, 27 déc. 1890.

(7) CHARRIN et ROGER, Soc. de biologie, 21 fév. 1891.

(8) DUPRÉ, *Présence du streptocoque dans un cas d'infection biliaire consécutif à la fièvre typhoïde. Bull. de la Soc. anat.*, janv. 1891, p. 29; et Thèse de doct. de Paris, 1891, n° 117.

(9) CLAISSE, Abcès aréolaire, *Bull. soc. anat.*, 1891.

(10) GILBERT et GIRODE, *Des angiocholites ascendantes suppuratives.* Société de biologie, 21 mars 1891.

(11) VEILLON et JAYLE, Soc. de biologie, 10 janvier 1891.

Toutes ces constatations bactériologiques, suffisantes pour établir l'origine microbienne des abcès hépatiques, ne sont peut-être pas assez nombreuses encore pour qu'on puisse émettre une opinion trop absolue sur la spécificité ou la non-spécificité des micro-organismes générateurs des suppurations hépatiques. Cependant on doit convenir que les idées générales défendues par Bertrand (¹), dans son récent et très remarquable mémoire sur l'*origine et la nature microbiennes non spécifiques de l'hépatite suppurée*, sont à tous points de vue fort séduisantes. D'après cet auteur, la variété d'hépatite primitive décrite par les Anglais sous le nom d'hépatite *tropicale* est la seule qui puisse donner raison d'être à la notion de spécificité. Encore est-il possible de donner une tout autre explication de la suppuration dans les cas de ce genre. Il est en effet démontré qu'il existe à l'état normal dans l'intestin de nombreuses espèces pathogènes. D'autre part, on sait que les causes prédisposantes (influences météorologiques, régime vicieux, alcoolisme, etc.) provoquent cet état complexe fait de congestion sanguine, de stase biliaire et peut-être aussi de stéatose que les Anglais désignent sous le nom de *torpeur du foie*, toutes lésions qui placent l'organe dans des conditions de réceptivité particulière au point de vue de la fixation et de la culture des micro-organismes du pus.

Dès lors, il est bien rationnel d'admettre que le staphylocoque de l'intestin puisse aller coloniser dans un tissu hépatique ainsi prédisposé, s'il trouve pour s'insinuer dans les tissus une exulcération ou toute autre solution de continuité, dont la muqueuse peut être le siège, sans qu'une dysenterie ou une diarrhée en résulte et s'impose à l'attention du médecin. La notion de spécificité n'est donc pas indispensable à invoquer et l'hépatite tropicale elle-même peut être expliquée par la simple intervention des micro-organismes pyogènes. Quant aux autres modes suppuratifs, ils sont manifestement justiciables de la même interprétation. La genèse des *abcès métastatiques* par les microbes du pus (le *streptococcus* et surtout le *staphylococcus aureus*) n'est plus à démontrer (²). On conçoit bien que la notion de spécificité ne soit pas davantage nécessaire pour expliquer la formation des *abcès traumatiques*. Enfin, dans les *abcès de la dysenterie*, les arguments invoqués par Kartulis, et plus récemment par Vasse (³), sont insuffisants pour faire admettre l'action pathogénique spéciale de l'*amæba coli*. Laveran en a décelé l'existence chez des sujets n'ayant jamais eu la dysenterie et, jusqu'à plus ample informé, il est plus conforme aux données bactériologiques actuelles d'admettre que leur production reconnaît simplement pour cause le transfert des *microbes pyogènes* jusqu'au foie par les branches de la veine porte que les ulcérations intestinales rendent accessibles. Le mode de formation de tous les abcès du foie se trouve ainsi ramené au même mécanisme avec cette seule condition différentielle que la voie suivie par les microbes est *tantôt le système biliaire, tantôt le système sanguin*.

Quel que soit l'avenir de cette doctrine du *parasitisme non-spécifique* dans la

(¹) Bertrand, *Gaz. hebd. de méd. et de chir.*, 1891, p. 43, p. 54 et p. 65.
(²) Cornil et Babès, *Traité des bactéries*, édit. de 1886, p. 529; édit. de 1890, t. I, p. 459, p. 461 et p. 486.
(³) Vasse, *Sur la présence d'amibes dans les abcès du foie d'origine dysentérique*. Soc. de méd. de Berlin, 1ᵉʳ uillet 1891.

genèse des abcès du foie, le fait qui semble acquis c'est, comme je le disais plus haut, leur *constante origine microbienne*. Cette notion primordiale n'a pas seulement le privilège de préciser nos connaissances sur l'étiologie particulière des abcès du foie. Elle nous montre, en effet, les analogies pathologiques qui existent entre les voies biliaires et les voies urinaires et, par là même, elle vient donner un nouvel appui à nos conceptions actuelles sur les infections glandulaires. C'est à E. Dupré (1) que revient le grand mérite d'avoir le premier tracé les conditions pathologiques de ce parallèle, en nous montrant les similitudes qui unissent l'infection biliaire à l'infection urinaire telle que nous la connaissons depuis les travaux de l'école de Necker (2). « L'anatomie philosophique, dit-il, montre, dans les deux appareils, les deux nombres d'une équation dont les termes respectifs sont superposables : au foie avec la région péri-hépatique, correspond le rein avec l'atmosphère péri-rénale ; aux calices, bassinets et uretères correspondent les canaux hépatique et cystique ; à la vessie, la vésicule ; à l'urèthre postérieur, le canal cholédoque ; enfin à l'urèthre antérieur de l'homme, au vagin de la femme correspond le duodénum. Si l'on attribue à chacun des termes qui la composent une valeur purement pathologique, cette sorte d'équation de viscères apparaîtra dans toute sa vérité médicale. Au point de vue pathologique, en effet, l'analogie est si parfaite entre les deux appareils qu'on dirait calqués l'un sur l'autre, les tableaux des grandes lésions qui les affectent, avec les conséquences tant mécaniques que microbiennes de ces lésions et qu'un même plan d'ensemble préside à leurs destinées pathologiques. » C'est avec ces données comparatives fondamentales que Dupré s'est efforcé de déterminer la part respective des différentes *voies* dans le transport des agents pathogènes au sein du tissu hépatique et, pour l'instant tout au moins, les conclusions générales qu'il propose, semblent s'imposer comme l'expression la plus juste des faits actuellement connus.

Cinq voies, dit-il, sont ouvertes à l'infection pour atteindre le foie : la *voie lymphatique*, la *voie veineuse sus-hépatique*, la *voie veineuse porte*, la *voie artérielle* et la *voie biliaire*. La *voie lymphatique* est celle des *péri-hépatites* ; elle est en somme secondaire et limitée dans ses effets. La *voie veineuse sus-hépatique* est celle de quelques infections dont la lésion anatomique se traduit en général par un *abcès aréolaire* à origine centro-lobulaire. La *voie veineuse porte* est celle des infections hépatiques d'origine intestinale (abcès consécutifs aux lésions traumatiques, suppuratives quelconques portant sur la zone du système porte, aux inflammations ulcératives quelconques du tube digestif et à la dysenterie). La *voie artérielle* est celle des grandes infections généralisées (septico-pyémies, abcès métastatiques de l'infection purulente). Enfin la *voie biliaire* est celle des *infections ascendantes d'origine intestinale, dont l'angiocholite infectieuse, ascendante, suppurative,* est le type habituel. A ces *infections ascendantes d'origine intestinale*, il convient d'opposer les *infections descendantes d'origine circulatoire*, qu'on observe dans certains cas d'infection générale aiguë et l'analogie se trouve ainsi complète entre l'*infection du foie* et

(1) E. Dupré, *Les infections biliaires*. Thèse de doct. de Paris, 1891, et *Gaz. des hôpitaux*, 1891, n° 97, p. 901.

(2) J. Albarran, *Étude sur le rein des urinaires*. Thèse de Paris, 1889.

l'*infection du rein* qui, elle aussi, se fait suivant deux processus : le processus ascendant d'origine inférieure urinaire et le processus descendant d'origine périphérique, circulatoire. Ajoutons que, dans le foie, comme dans le rein, on voit souvent la pluralité des migrations bactériennes associer les processus pathogéniques et combiner les lésions anatomiques.

Ces infections hépatiques par voie biliaire nous occuperont à propos des complications de la lithiase biliaire. Mais parmi les abcès que nous étudions les seuls qui relèvent directement de ce mode pathogénique sont les *abcès par traumatisme* et les *abcès par corps étrangers*. Dans la genèse des *abcès traumatiques*, Bertrand [1] a bien montré qu'il fallait à la fois tenir compte de l'infection hépatique par les *micro-organismes du pus* et de la *perturbation nutritive*, d'ordre traumatique, qui prépare le parenchyme à la culture microbienne. Quant à la voie de migration microbique, elle varie suivant les cas. S'il s'agit d'une plaie pénétrante, les microbes s'introduisent directement dans le foie avec le corps vulnérant. En cas de simple contusion, ils viennent de l'intestin par la *voie porte* ou la *voie biliaire* et leur migration ne fait sans doute que répondre à l'appel du territoire hépatique altéré, à moins que le traumatisme ne portant sur un foie présentant antérieurement les lésions de la lithiase, l'infection biliaire secondaire ne soit le prélude obligé de l'infection hépatique. Pour les abcès traumatiques par *corps étrangers*, ce sont les corps étrangers (ascarides, distomes, noyaux, pépins, fragments d'os ou d'aiguille, calculs) qui sont, en raison de leur origine intestinale, presque toujours *bactérifères*. Il y a là, comme le dit Dupré, quelque chose d'analogue aux effets du cathétérisme septique dans l'infection urinaire. Dans les deux cas, il y a introduction d'un corps étranger *bactérifère*, capable de semer autour de lui les germes d'une infection dont l'état du terrain va régler l'évolution. Les abcès hépatiques, qui viennent compliquer les infections biliaires secondaires et que Dupré a désignés sous le nom d'*abcès pyocholiques*, sont consécutifs à l'infiltration purulente des parois canaliculaires ou à l'ulcération de la paroi d'un canal biliaire septique et leur analogie avec les abcès de la pyonéphrite ascendante est évidente. Quant aux microbes coupables dans les cas de ce genre, ils sont fort nombreux. Comme le dit Dupré, le polymicrobisme normal de l'intestin, foyer d'origine de l'infection se reflète dans les voies biliaires, une fois l'ascension parasitaire réalisée. L'infection, qui peut être *coccique* ou *bacillaire* [2], relève des microbes contenus dans le duodénum et, comme l'infection urinaire, elle peut être, suivant les cas, monobactérienne ou polybactérienne.

[1]) BERTRAND, *Gaz. hebd.*, 1891, p. 60.

[2]) Voici, d'après Dupré (*Gaz. des hôp.*, 1891, p. 910), la liste des micro-organismes constatés dans les voies biliaires : *bacterium coli commune* (Netter, Dupré, Gilbert et Girode, Charrin et Roger, Veillon et Jayle), *bacille typhique* (Dupré, Gilbert et Girode), *un bacille* (Dupré), *un bacille encapsulé* (Dupré), *un diplobacille* (Neumyn), *des bacilles saprogènes liquéfiants* (Dupré), *un streptococcus* (Dupré, Malvoz, Claisse, Ménetrier et Thiroloix), *le staphylococcus aureus* (Netter et Martha, Dupré, Girode, Frœnkel, Neumyn, Lamy), *le staphylococcus albus* (E. Dupré), *un diplococcus* (E. Dupré). Parmi ces différents agents de l'infection biliaire, E. Dupré estime qu'il faut faire une place à part « *au bacterium coli commune*, dont le rôle de première importance s'explique par le siège intestinal, l'extrême mobilité, la tolérance biologique et la longévité de ce microbe. Ce bacille semble jouer, dans l'infection des voies biliaires, un rôle analogue à celui que joue dans l'infection des voies urinaires la *bactérie pyogène* ».

Tel est l'état actuel de nos connaissances sur l'origine microbienne constante des abcès du foie et sur le mode de migration de leurs microbes générateurs que je résume en peu de mots : introduction directe avec le corps vulnérant dans les plaies pénétrantes ; voie biliaire ou voie porte en cas de simple contusion ; voie biliaire dans les hépatites par corps étrangers ; voie artérielle dans les septico-pyémies ; voie porte pour tous les abcès consécutifs, soit aux lésions traumatiques suppuratives portant sur la zone porte, soit aux inflammations ulcératives quelconques du tube digestif, soit à la dysenterie, soit même à la malaria, bien que pour ce dernier cas les constatations bactériologiques précises fassent encore défaut.

En envisageant les considérations qui précèdent, on peut voir qu'elles s'adaptent avec une grande précision aux causes déterminantes classiques des abcès du foie et que, dans la plupart des cas, elles nous permettent d'en apprécier le mode d'action avec beaucoup de netteté. Il est cependant une particularité de la bactériologie des suppurations hépatiques sur laquelle on a récemment appelé l'attention et qui vient ici jeter une note assez discordante. Je veux parler de la *stérilité fréquente du pus des abcès du foie d'origine dysentérique*. Ce fait, qui s'accorde bien avec la marche souvent lente et insidieuse des collections hépatiques d'origine dysentérique, a été signalé pour la première fois par Kartulis (1) et sa réalité vient d'être affirmée par les examens bactériologiques successifs de Laveran (2), de Netter (3), de Veillon et Peyrot (4) et d'Arnaud et d'Astros (5). A propos du traitement, nous verrons les conséquences qu'on a cru pouvoir en déduire. Pour l'instant, je me contente de signaler le fait et d'insister sur la nécessité de l'ajouter au dossier de nos documents pathogéniques. Non point que j'y trouve un argument dont on puisse un jour s'emparer pour combattre la doctrine exclusive du parasitisme dans la pathogénie des suppurations hépatiques ; mais il n'est pas moins vrai que ce fait de la stérilité absolue de certains abcès hépatiques attend et réclame une interprétation rationnelle et précise, à défaut de laquelle le caractère exclusif des doctrines parasitaires pourrait donner lieu à contestation. On a bien tenté de tourner la difficulté, soit en disant que les microbes des abcès hépatiques, peu virulents de leur nature, pouvaient être morts au moment de l'ouverture des abcès (Laveran) ; soit en supposant que les abcès, stériles en apparence, sont, en fait, causés par un organisme spécifique non cultivable sur nos milieux artificiels ; mais il est trop clair que jusqu'à plus ample informé ces deux explications restent purement hypothétiques.

Anatomie pathologique. — Dans les hépatites à grands abcès, le *nombre* des collections purulentes est en général restreint. Sur un total de 248 autopsies empruntées à Dutrouleau, à Rouis et aux statistiques de l'hôpital de Saïgon, Rendu a trouvé 173 cas d'abcès unique, 43 cas d'abcès

(1) KARTULIS, *Loc. cit.*
(2) LAVERAN, Soc. méd. des hôp., séance du 25 juil. 1890. *Mercredi médical*, 1890, p. 364.
(3) NETTER, Soc. méd. des hôp., séance du 25 juillet 1890.
(4) PEYROT, *La stérilité du pus des abcès du foie et ses conséquences chirurgicales.* Soc. de chir., séance du 7 janvier 1891, et *Mercredi médical*, 1891, n° 2, p. 13.
(5) ARNAUD et d'ASTROS, Congrès de Marseille, 1891. *Mercredi méd.*, 1891, p. 489.

double, 7 cas d'abcès triple et seulement 21 cas dans lesquels il en existait davantage. Le caractère habituellement solitaire des grands abcès de l'hépatite vient-il de ce qu'ils se développent par l'accroissement d'une collection primitivement unique, ou bien au contraire faut-il admettre, avec Frerisch (1) et Mac Lean (2), qu'ils se forment par la coalescence de plusieurs foyers adjacents? La théorie de la coalescence a pour elle ce fait que les parois des abcès sont souvent formées par une série d'anfractuosités sphéroïdales juxtaposées. Mais il n'est pas moins vrai, comme l'observe Rendu, qu'il est assez difficile de comprendre, d'après ce mécanisme, comment l'abcès reste si fréquemment unique, sans que les tissus circonvoisins présentent la moindre trace de foyers disséminés. Il est donc assez difficile de se prononcer.

Une autre particularité propre aux abcès de l'hépatite vient de ce qu'ils ne *siègent* pas indifféremment dans tous les points de l'organe. Il ressort en effet des statistiques relevées par Rendu que, dans les deux tiers des cas, les abcès occupent le lobe droit et de préférence la face convexe; chez le quart des malades, c'est le lobe gauche qui est envahi; enfin le lobe de Spiegel n'est que très exceptionnellement atteint. Ajoutons que, contrairement à ce qui se passe pour les infarctus de l'infection purulente, le foyer initial des abcès de l'hépatite est généralement central. Il en résulte que les apparences macroscopiques du foie considéré dans son ensemble varient beaucoup suivant le volume de l'abcès. Tant que la collection purulente ne gagne pas les couches corticales, la *forme générale du viscère* n'est guère modifiée. Mais, à mesure que le pus se rapproche de la capsule de Glisson, l'organe subit des modifications souvent très accusées. Tantôt, l'un des lobes se transforme en une masse sphérique très volumineuse, tantôt l'abcès bombe sur l'une des faces à la manière d'une mamelle. D'après Rouis, l'augmentation de volume et les déformations du foie sont appréciables dès que l'abcès contient 200 grammes de pus. A titre exceptionnel, notons enfin que, dans certains cas d'abcès anciens, on peut observer une diminution du volume du foie.

Les abcès du foie offrent en général les *dimensions* d'une grosse orange, mais il en est de plus volumineux et l'on peut observer, en définitive, tous les intermédiaires qui séparent les abcès de moyen volume de ces collections énormes qui contiennent plus de 8 litres de pus (cas de Lavigerie) et transforment, en quelque sorte, la totalité de l'organe en une seule et vaste poche purulente. La *forme* générale des abcès varie avec leur âge. Au début, les parois anfractueuses constituées par la substance hépatique ramollie présentent un aspect tomenteux. C'est, comme le dit Rendu, l'indice d'une lésion en voie d'évolution et la trame fibro-vasculaire résistant plus longtemps que les cellules hépatiques à la fonte purulente, c'est elle qui forme le revêtement tomenteux caractéristique des abcès à leur début. Plus tard, les parois se détergent et la surface interne de la poche devient plus lisse. Elle est alors constituée par un lacis vasculo-fibreux qui se transforme bientôt en une sorte de membrane pyogénique molle et tomenteuse. Parfois, cette membrane

(1) FRERISCH, *Traité pratique des maladies du foie*. Trad. de Duménil, Paris, 1877.
(2) CORNIL et RANVIER, *Manuel d'histologie pathologique*, t. II, p. 401.

semble se doubler d'un feuillet externe plus résistant qui adhère intimement au tissu glandulaire et peut devenir une véritable coque fibreuse. Lorsque cette coque existe, elle n'est pas un obstacle à l'extension de la suppuration. Il se peut en effet qu'elle se laisse ramollir dans une étendue plus ou moins grande, et le travail ulcéreux gagnant les régions voisines produit les abcès en bissacs décrits par nombre d'auteurs.

En général, lorsqu'un abcès hépatique est circonscrit et sans rapport avec les organes du voisinage, *le pus* qu'il renferme n'offre rien de spécial; c'est du *pus louable*, analogue à celui de tous les abcès chauds. Sous l'influence de certaines causes, il peut cependant présenter des modifications notables. C'est ainsi qu'il devient *jaune verdâtre*, lorsque l'ulcération des canaux biliaires permet à la bile de se déverser dans la poche, et qu'il prend l'aspect d'une *bouillie rougeâtre*, lorsqu'il se mélange aux détritus cellulaires provenant du foie. En d'autres circonstances, cette teinte rougeâtre est due à l'adjonction d'une certaine quantité de sang. D'après Rendu, ce fait s'observe surtout lorsque la cavité de l'abcès communique avec les bronches. Le pus prend alors une coloration *lie de vin* très spéciale, qui devient presque pathognomonique lorsqu'on la retrouve dans les crachats. Le fait seul de l'ancienneté d'un abcès hépatique peut aussi modifier beaucoup les caractères primitifs du pus. C'est en effet dans les abcès de vieille date qu'on voit, sous la double influence de la dégénérescence granulo-graisseuse des leucocytes et de la résorption des éléments aqueux, le pus se transformer en une véritable *émulsion de gouttelettes graisseuses*. Quant à l'*odeur du pus*, elle n'est modifiée que dans les deux conditions suivantes : simple contact de la poche avec le gros intestin, et communication de l'abcès soit avec l'intestin, soit avec les bronches. Dans ce dernier cas, on sait que la fermentation putride du contenu de l'abcès est la règle; la *fétidité du pus* devient alors excessive et la *gangrène* peut en être la conséquence.

En cas d'abcès volumineux, on conçoit que le tissu hépatique présente lui-même des modifications profondes. En 1870, Foiret[1] a bien montré qu'à l'autopsie des sujets morts de dysenterie on trouvait toujours le foie *gras*, *lourd*, gorgé de sang, de couleur *lie de vin*, pouvant aller jusqu'au *noir violet*, et surtout extrêmement friable. Cette hypérémie du foie, qui est sans nul doute le premier degré et le *premier caractère apparent de l'hépatite*, se retrouve à des degrés divers et dans une étendue variable autour des points abcédés. Dans le reste de son étendue, le foie garde souvent sa couleur normale et peut même se montrer plus pâle que d'ordinaire. Le *ramollissement rouge* qui existe au voisinage de l'abcès peut être remplacé par un état inverse du tissu hépatique qui semble alors comme condensé et tassé. Cette *zone d'hépatite interstitielle* est d'autant plus accusée que l'inflammation a suivi une marche plus subaiguë. La présence constante des *thromboses* vasculaires autour des abcès du foie est une conséquence du même processus pathologique et si la phlébite adhésive, qui envahit ainsi les vaisseaux voisins de l'abcès, se transforme en *phlébite suppurative*, toutes les conditions favo-

(1) FOIRET, Thèse de doct. de Paris, 1870.

rables à la diffusion de la suppuration se trouvent réalisées. C'est ainsi qu'on peut expliquer la formation des foyers suppuratifs secondaires.

En même temps que se produisent ces lésions vasculaires, *les voies biliaires* subissent des altérations qui ne sont pas sans analogie avec les précédentes. *Les canaux biliaires* interlobulaires avoisinant la collection purulente *s'oblitèrent* par épaississement de leurs cellules endothéliales. Il se fait, suivant l'expression de Rendu, *une véritable thrombose biliaire*, qui explique comment la bile se mélange rarement au pus des abcès du foie. Toutefois, il faut retenir que cette oblitération biliaire n'a rien d'absolu. Elle manque si bien que parfois le pus des abcès hépatiques peut, dit-on, gagner le duodénum par le canal cholédoque. Sans invoquer cette éventualité bien exceptionnelle, la béance possible des canaux biliaires au voisinage des collections purulentes trouve sa démonstration, soit dans les faits de collections purulentes dont le contenu est manifestement mélangé de bile, ainsi qu'il arrive 8 fois sur 100 d'après Bérenger-Féraud (1), soit encore dans les cas où l'ouverture des abcès est suivie de *cholérrhagie* abondante. La production de cette complication rare, mais très significative, a été signalée par Stromeyer (2), Rousse (3), Long (4) et Cliquet (5) et particulièrement bien étudiée par Bertrand (6). Quant aux *altérations de la bile*, auxquelles certains auteurs accordent une influence pathogénique prépondérante, elles sont encore mal connues. Nous savons seulement que la bile présente une assez grande variété de consistance et de coloration. Épaisse, visqueuse et noirâtre dans certains cas, elle est, en d'autres circonstances, aqueuse, verdâtre ou d'un rouge brun.

Tous les désordres anatomo-pathologiques que nous venons de décrire appartiennent surtout à l'hépatite des pays chauds et, suivant les variétés de cause, on conçoit que l'aspect des lésions puisse être différent. Ainsi, dans les grands abcès traumatiques, le siège habituel n'est plus le même et c'est surtout sur la face convexe qu'on observe les collections à parois anfractueuses qui succèdent aux traumatismes du foie et dont le contenu, souvent fétide, est presque toujours constitué par le mélange du pus, de la bile et du sang aux débris du parenchyme. D'autres formes ont aussi leurs caractères spéciaux qu'il suffit de signaler. Tels sont par exemple les abcès développés autour d'un calcul, ou bien encore les abcès aréolaires si bien décrits par Chauffard (7) il y a huit ans, et récemment étudiés par Achalme (8), Claisse (9) et Aubert (10). Ces abcès aréolaires sont remarquables par l'aspect de leur paroi qui est creusée de petites aréoles inégales, isolées pour la plupart ou com-

(1) Bérenger-Féraud, *Traité de la dysentérie*.
(2) Stromeyer et Ayme, *Traitement des abcès du foie. Arch. de méd. navale*, déc. 1880.
(3) Rousse, *Des ouvertures des abcès du foie*. Thèse de doct., Montpellier, 1883.
(4) Long, *Des diverses méthodes de traitement des abcès du foie*. Thèse de doct., Montpellier, 1884.
(5) Cliquet, *Arch. de méd. et de pharm. milit.*, t. VII, p. 299.
(6) Bertrand, *De la cholérrhagie qui suit l'incision des abcès du foie. Rev. de médec.*, 10 mars 1890.
(7) Chauffard, *Étude sur les abcès aréolaires du foie. Arch. de physiol.*, 1883, 3e série, t. I, p. 263.
(8) Achalme, *Abcès aréolaires du foie. Bull. de la Soc. anat.*, déc. 1890, p. 527.
(9) Claisse, *Bull. de la Soc. anat.*, 1891.
(10) Aubert, *Étude sur les abcès aréolaires du foie*. Thèse de doct., Paris, 1891, p. 285.

muniquant entre elles pour établir une sorte de système caverneux. On sait enfin que leur cause et leur point de départ anatomique ne sont point encore nettement élucidés et si Aubert pense que la phlébite suppurée des petites veines intra-lobulaires (ramification terminale des veines sus-hépatiques) constitue la lésion pathogénique primordiale, Chauffard estime au contraire que l'angiocholite est le point de départ de l'aréole purulente. Quoi qu'il en soit, le seul fait à retenir pour l'instant, c'est que la cause de ces abcès aréolaires n'est certainement pas univoque. Parfois la lithiase biliaire et les lésions de la vésicule sont à coup sûr le point de départ des lésions. Mais ailleurs il faut admettre que les agents de l'infection gagnent le foie par les veines sus-hépatiques (staphylocoque, streptocoque, microbes en chaînettes) (1).

Pour terminer cette étude macroscopique des suppurations hépatiques, il nous faut parler des modifications anatomo-pathologiques que peut entraîner l'évolution variable de l'abcès. Comme lésion rare, on doit signaler la *mortification* du parenchyme avoisinant l'abcès. Ce phénomène, qui se produit surtout lorsque l'abcès communique avec l'air extérieur, peut s'observer, en l'absence de toute communication de cette nature, dans certains cas d'hépatites à marche très aiguë, coïncidant avec des lésions gangreneuses de l'intestin. A l'opposé de ces véritables *phlegmons septiques* d'origine intestinale, figurent les cas, d'ailleurs très contestables, d'abcès évoluant vers la *résorption spontanée* et laissant à leur suite des *nodules cicatriciels*. Ces *nodules cicatriciels*, observés par nombre d'auteurs, sont-ils réellement des cicatrices d'abcès? Rien n'est moins prouvé. Il est plus rationnel de penser avec Hardy et Béhier que ces nodules sont tantôt les vestiges d'un abcès spontanément évacué dans les voies biliaires, tantôt le reliquat d'une hépatite interstitielle non suppurative, et le seul fait qui paraisse acquis, c'est que parfois le pus de certains abcès circonscrits se transforme en une masse analogue à du *mastic*, tandis que leur paroi devient *fibreuse* et *coriace*. On conçoit qu'une semblable lésion puisse longtemps persister sans grand préjudice pour le malade. Mais, encore une fois, ces faits de transformations fibreuses sont, aussi bien que les suppurations gangreneuses, tout à fait exceptionnels.

La règle dans les suppurations hépatiques est celle qui dicte la marche de toutes les collections purulentes : *le pus tend à se faire jour à l'extérieur* et sa migration, comme son point d'arrivée, varient avec les conditions topographiques de la région intéressée. La simple connaissance des connexions anatomiques du foie permet donc de prévoir la marche de ses abcès. Le pus, grâce à la fonte progressive du tissu, gagne peu à peu la périphérie de l'organe. Là, l'épaississement inflammatoire de la capsule de Glisson l'arrête un instant, mais bientôt cette barrière temporaire, détruite par le processus ulcératif de la suppuration, se laisse franchir; le pus continue sa marche, les défenses conjonctives ou néo-membraneuses qui s'élèvent sur son passage ne servent qu'à préparer l'incurabilité des trajets fistuleux de l'avenir et fatalement la collection se déverse enfin, soit à l'extérieur, soit dans l'une des cavités séreuses ou muqueuses du voisinage. C'est dire que les abcès du

(1) Voyez sur cette question une revue récente des *Annales de médecine*, n° 41, 1891, p. 323.

foie, en dehors des cas exceptionnels d'*évacuation par les voies biliaires*, peuvent s'ouvrir, soit à la *peau* s'ils gagnent les régions hépatiques en rapport avec la paroi abdominale, soit dans le *péritoine*, l'*estomac*, l'*intestin* ou le *rein* s'ils se portent vers la face inférieure du foie, soit dans la *plèvre*, les *bronches* ou le *péricarde* si leur migration est ascendante.

Ces prévisions de l'anatomie sont confirmées par la clinique et voici, d'après les relevés statistiques de Waring, Dutrouleau, Rouis, Haspel et Cambay réunis en un seul tableau par Rendu, la fréquence relative de ces divers modes de terminaison. Sur ce relevé portant sur 563 cas, on constate que dans plus de la moitié des cas (55 pour 100) les abcès ne s'ouvrent pas à l'extérieur. On y voit enfin que, dans 164 cas, l'ouverture s'est faite 59 fois dans le poumon, 39 fois dans le péritoine, 31 fois dans la plèvre, 11 fois dans le côlon, 8 fois dans l'estomac et le duodénum, 6 fois à la région lombo-iliaque, 4 fois dans les voies biliaires, 3 fois dans la veine cave, 2 fois dans le rein et 1 fois dans le péricarde.

Au point de vue de l'*histologie pathologique* des suppurations hépatiques, je rappellerai seulement les principales conclusions auxquelles Rendu a été conduit. Bien qu'il soit difficile, avec les données actuelles, de savoir exactement si l'hépatite suppurative est à son origine *interstitielle* ou *parenchymateuse*, il semble rationnel d'admettre que dans nos climats, tout au moins, les altérations inflammatoires débutent par le tissu cellulaire interlobulaire et que les lésions vasculaires prennent une part active à ce travail phlegmasique. En se basant sur les relations incontestables qui relient les abcès du foie aux ulcérations du tube digestif et sur un certain nombre d'observations anatomo-pathologiques précises, on peut même dire que cette participation des lésions vasculaires est prédominante et qu'en somme la *pyléphlébite* est la grande cause des suppurations hépatiques consécutives aux ulcérations intestinales. Nous avons vu, à propos de la pathogénie, comment les recherches bactériologiques ont confirmé cette manière de voir et prouvé que *la voie veineuse* était bien la porte d'entrée des infections hépatiques consécutives aux ulcérations intestinales.

Symptômes. — Marche. — Les abcès du foie consécutifs à l'*hépatite traumatique* ont en général une allure clinique significative. Peu de jours après le traumatisme, on constate l'existence d'une *douleur localisée* dans la région et d'une *augmentation de volume* de l'organe. Ces deux symptômes s'accompagnent bientôt de *teinte subictérique* ou même d'*ictère intense*; la sécrétion *biliaire* s'exagère ou diminue, les *urines* se colorent, la *langue* se *sèche*, l'*inappétence* devient complète, la *fièvre* est vive, des *phénomènes typhoïdes* peuvent survenir, et c'est au milieu de ce cortège symptomatique inquiétant que les malades meurent. Par contre, les autres variétés d'hépatites suppuratives et surtout celle des pays chauds se révèlent par des symptômes si dissemblables qu'elles déroutent parfois les cliniciens les plus expérimentés. C'est ainsi que les signes de la suppuration peuvent être masqués par la prédominance symptomatique de la *dysenterie* concommitante. En d'autres circonstances, l'abcès prend les allures d'une *fièvre intermittente quotidienne*, et si, les malades sont paludéens, la tuméfaction splénique vient encore ajouter à la confusion. Il se peut aussi que le tableau clinique soit calqué sur celui de la *fièvre typhoïde grave* avec température élevée, météorisme abdominal, taches rosées, diarrhée, mégalosplénie et délire. On observe enfin des cas dans lesquels les phénomènes de début sont à ce point *insidieux* que l'apparition brusque du pus dans les vomissements, les garde-robes ou les urines, peut être, au même titre que l'éclosion soudaine d'une pleurésie ou d'une péricardite purulente, le premier symptôme révélateur d'une hépatite jusque-là méconnue. Le *caractère insidieux* des débuts de l'hépatite suppurée peut, on le voit, se retrouver dans la *marche* des accidents, et, ce qu'il faut bien savoir, c'est que cette symptomatologie trompeuse n'est pas spéciale aux *formes subaiguës* ou *chroniques* de la maladie ; elle s'observe aussi dans les *cas à marche rapide*.

Réserve faite de ces cas d'hépatites à forme *insidieuse* ou *latente*, on peut dire qu'en maintes circonstances (le tiers des cas environ d'après les auteurs), l'hépatite suppurative se révèle par des symptômes généraux et locaux assez constants. Les premiers sont en général caractérisés par les signes d'un *embarras gastro-intestinal* bilieux avec *vomissements* et *diarrhée* et les seconds par les signes locaux d'une *congestion hépatique* plus ou moins vive (douleur et augmentation de volume du foie). Cet appareil symptomatique, qui se développe presque toujours à la suite d'une fatigue exagérée, d'un écart de régime ou d'un excès de boisson, offre une intensité variable. Dans les pays chauds, il est presque toujours très accusé et correspond à cet état que les médecins de marine désignent sous le nom de *point de côté hépatique*. Dans nos climats, au contraire, le début fébrile avec réaction générale intense ne se voit presque jamais et, d'habitude, tout se réduit aux signes d'un *embarras gastrique léger*. Quoi qu'il en soit de ces modalités du mode de début, qui présente en somme toutes les variétés intermédiaires entre les formes graves du point de côté hépatique et les formes plus atténuées ou même tout à fait latentes de la maladie, lorsque l'hépatite aboutit à suppuration, on voit survenir un ensemble de symptômes généraux et locaux, variables sans doute, mais cependant fort concluants.

Il convient d'observer avec Rendu que deux éventualités sont ici possibles. Tantôt les signes locaux restant à peu près nuls, les symptômes généraux sont très accusés ; tantôt, au contraire, avec une fièvre modérée, les troubles fonctionnels acquièrent une intensité considérable. C'est chez les malades de la première catégorie qu'on observe les divers types de la *fièvre biliaire*, si bien étudiée par Monneret et Charcot. Cette fièvre présente, on le sait, quatre types principaux : le type nerveux, le type éphémère, le type intermittent et le type rémittent. Ce sont ces deux dernières formes, et particulièrement la forme rémittente, qu'on observe surtout dans les abcès du foie. Le type rémittent n'offre rien de très particulier et se rapproche, dans sa courbe, de toutes les fièvres de suppuration. Le type intermittent (*fièvre intermittente hépatique*) est au contraire spécial et remarquable par ses *analogies avec la fièvre urineuse*(1). Voici quels sont, en effet, les principaux caractères de cette fièvre intermittente hépatique. Elle revêt d'ordinaire le *type quotidien*, parfois le type

(1) E. DUPRÉ, *Loc. cit. Gaz. des hôp.*, n° 97, p. 907.

tierce, très rarement le type de périodicité répondant à la fièvre septane ou octane des anciens auteurs. Elle est le plus souvent *vespérale* dans son apparition; généralement *élevée* dans son degré thermique (40 à 41 degrés) et *violente* dans son accès, lequel revêt la forme classique de l'*accès palustre* le plus franc; *chronique* dans sa marche, avec des *rémissions prolongées* et de *brusques réveils*; *grave* dans son pronostic et *rebelle* à la thérapeutique médicale (E. Dupré). Tels sont parfois les seuls symptômes révélateurs de la formation des abcès; mais, alors même qu'il en est ainsi, les signes fonctionnels propres à la suppuration ne tardent pas à paraître et le diagnostic devient aussi net que chez les malades dont les symptômes fonctionnels précèdent et dominent les phénomènes de réaction générale.

L'ensemble des symptômes qui caractérisent les abcès du foie à leur *période d'état* peuvent être divisés en *symptômes fonctionnels*, en *symptômes physiques* locaux et en *symptômes généraux*. Les premiers comprennent : la *douleur* hépatique avec ses *irradiations*, la *dyspnée*, la *toux*, les *troubles gastro-intestinaux* et les *altérations de l'urine*. Les seconds sont constitués par l'*augmentation de volume* du foie et les *phénomènes d'auscultation* perceptibles à son niveau. Les derniers enfin correspondent aux *phénomènes fébriles*.

La *douleur* est l'un des symptômes les plus importants; on la rencontre dans les quatre cinquièmes des cas. Circonscrite ou diffuse, sourde ou lancinante, elle s'exagère toujours par la pression. Pour beaucoup d'auteurs, *sa localisation est en rapport avec le siège* des abcès et, lorsqu'elle est particulièrement vive, on s'accorde à penser qu'elle est le signal de l'envahissement de la capsule de Glisson et du péritoine adjacent (périhépatite). L'extension pleurale du processus s'accuse elle aussi par un point de côté d'une violence extrême. Cette douleur hépatique se complique parfois d'*irradiations* douloureuses vers d'autres régions telles que l'*épaule*, la *clavicule*, la *région interscapulaire*, les *lombes*, le *sacrum* ou la *crête iliaque*. La douleur de l'épaule est celle que les observateurs ont le plus souvent notée. Dutroulau lui accorde la même signification qu'à la douleur du genou dans la coxalgie, et, pour Annesley, elle est pathognomonique des abcès de la face convexe. Quant à son interprétation pathogénique, elle reste douteuse, mais le symptôme n'en conserve pas moins sa valeur.

La *dyspnée* et la *toux* sont notées dans nombre d'observations. La *dyspnée*, peu accusée dans les abcès centraux les plus volumineux, prend au contraire une acuité significative dans les abcès de la face convexe compliqués de périhépatite sous-diaphragmatique. D'autant que, dans les cas de ce genre, la coexistence d'un certain degré de pleurésie est fréquente. La *toux*, dont Budd a fait avec raison un symptôme de haute valeur, est parfois la conséquence d'une complication thoracique telle que la congestion pulmonaire ou la pleurésie; mais il se peut aussi qu'elle soit d'origine réflexe et qu'elle provienne uniquement de l'irritation causée par la lésion hépatique.

Les *troubles gastro-intestinaux*, qui d'habitude sont prédominants au début de l'hépatite, s'atténuent en général avec la formation du pus. Cependant l'*inappétence* persiste avec état saburral ou *sécheresse de la langue*. La *diarrhée* bilieuse et non sanguinolente est presque toujours passagère quand il n'y a pas de dysenterie concomitante. Les *vomissements*, qui d'habitude traduisent, non pas la collection purulente, mais la péritonite coexistante, peuvent être considérés comme rares, alors même qu'il existe de la périhépatite. Notons avec Mac Lean et Budd que, dans certains cas, les vomissements de l'hépatite sont dus à la compression de l'estomac ou du duodénum par la collection purulente. Quant à l'*ictère*, c'est un phénomène exceptionnel qu'on observe surtout dans les hépatites suppurées à forme très rapide. Les statistiques démontrent en effet que la jaunisse se rencontre à peine 1 fois sur 4. Ajoutons qu'elle est en général peu accusée et qu'elle se traduit le plus souvent par une teinte subictérique des sclérotiques sans coloration notable de la peau.

Les *modifications des urines* ont une certaine importance. Elles prennent souvent le *caractère hémaphéique* et le taux de l'urée subit des variations significatives. Il résulte en effet des recherches de Parkes[1] et de Murchison, confirmées par Hirtz [2] et Brouardel, que la suppuration du foie s'accompagne d'une *diminution de l'urée* et que cet abaissement du chiffre de l'urée est en rapport avec l'étendue de la destruction du parenchyme hépatique.

Les *signes physiques* relevant de l'*augmentation de volume* ou de la *déformation du foie* sont, en général, fort peu appréciables au début de l'affection et, comme le dit Bérenger-Féraud [3], le foie est désespérant par son silence. La *douleur localisée* et parfois la *contracture* des parois abdominales limitée au ventre supérieur du muscle droit correspondant à la région sont, avec l'*attitude spéciale* des malades (décubitus latéral droit avec inclinaison du haut du corps en avant et flexion des cuisses), les seuls phénomènes révélateurs du siège de la lésion. Plus tard, la situation se modifie. L'augmentation du volume du foie se traduit d'abord par ses caractères habituels à la *palpation* et à la *percussion* et, pour peu que la collection purulente acquière un certain développement, la seule inspection permet de constater soit une *ampliation générale de la région* avec *élargissement des espaces intercostaux*, soit une *voussure* plus circonscrite correspondant à la saillie de la collection purulente. La *fluctuation*, généralement précédée par l'*œdème de la paroi*, peut apparaître à son tour et compléter le tableau clinique. C'est dans ces cas d'ampliation considérable de volume que le foie, soulevé par l'aorte, peut offrir des *battements* analogues à ceux d'une tumeur anévrismale [4]. On conçoit aussi que, dans les mêmes circonstances, on pourra observer une *dilatation* plus ou moins considérable des *veines épigastriques*.

D'après E. Bertrand, il convient d'accorder beaucoup de valeur à un autre signe physique : je veux parler du *frottement périhépatique*. A l'étranger, Sachs (du Caire) [5], Ayme, Stromeyer-Little et Patrick Manson (d'Amay) [6] ont les premiers insisté sur ce symptôme; mais, en France, tous les auteurs qui ont écrit sur le frottement péritonéal ne lui attribuent qu'une importance secondaire. Le frottement périhépatique a-t-il bien la haute signification que lui prête E. Bertrand? Le fait ne semble pas absolument prouvé; mais,

(1) PARKES, *The Lancet*, I. 1871.

(2) HIRTZ, *Bull. de la Soc. anat.*, 1875, p. 133.

(3) BERENGER-FÉRAUD, *Maladies des Européens au Sénégal*, t. II, p. 51.

(4) MAC DAWEL, *Dublin hosp. Gaz.*, août 1855.

(5) SACHS (du Caire), *Langenbeck's Archiv für klinische Chirurgie*. Anal. in *Arch. de méd. nav.*, 1878.

(6) PATRICK MANSON, *On the operative treatment of hepatitis and hepatic. abcess. Medical Reports for the half-year ended*, 30 sept. 1883.

comme le dit cet observateur distingué, les abcès du foie sont parfois d'un diagnostic si délicat qu'un renseignement clinique de plus n'est certainement pas à dédaigner. C'est, dit-il, un *bruit de cuir neuf* qu'on perçoit à la palpation et surtout à l'auscultation de l'hypochondre. Le maximum de ce bruit siège le plus souvent au niveau du 7e ou 8e espace intercostal, sur la ligne axillaire antérieure, et ce siège semble en indiquer l'origine péritonéale. On peut aussi le constater en arrière, et, dans ce cas, Bertrand reconnaît lui-même que le bruit peut être partiellement pleural, tout en faisant observer qu'il s'agit là d'une participation pleurale consécutive. Aussi bien, l'inflammation circonscrite et adhésive du péritoine reste-t-elle, pour lui, la raison première du frottement dans tous les cas, et « comme la périhépatite est une lésion secondaire, il est évident que l'apparition de son phénomène révélateur permettra d'affirmer l'abcès, si les commémoratifs et les symptômes actuels se rapportent à l'hépatite » (¹).

Les *troubles généraux* sont avant tout caractérisés par les *phénomènes fébriles à forme intermittente* ou *rémittente* dont j'ai donné plus haut les principaux caractères et qui se compliquent parfois de *symptômes typhoïdes* très graves. Comme autre particularité de la fièvre des hépatites, je rappellerai l'abaissement de température qui signale souvent la collection du pus en foyer et qui, dans le foie comme ailleurs, concorde avec l'apaisement des symptômes douloureux. C'est également à cette époque qu'on a noté, comme dans les autres suppurations viscérales, une augmentation notable dans la proportion des globules blancs (²).

Au point de vue de la *marche de la maladie*, on peut admettre, avec Rendu, que les symptômes précédemment étudiés se groupent suivant *trois modalités* constituant trois formes principales : la *forme aiguë*, la *forme subaiguë* et la *forme chronique*. Dans la *forme aiguë*, l'évolution des accidents suit une marche régulièrement progressive. La scène s'ouvre par des phénomènes généraux intenses en même temps qu'apparaissent une douleur vive au niveau du foie, de la dyspnée et parfois de l'ictère. Puis le foie augmente de volume et bientôt une sorte de détente des phénomènes généraux vient annoncer que l'abcès est constitué. Dans la *forme subaiguë*, c'est le même tableau clinique, mais singulièrement atténué. Des symptômes gastro-intestinaux de début tiennent le diagnostic en suspens pendant plus ou moins longtemps; c'est petit à petit que les signes locaux se dessinent, et la suppuration ne se produit qu'au bout de quelques semaines. Enfin, la *forme chronique*, observée surtout chez les vieux dysentériques, est caractérisée par la lenteur de son évolution. C'est ici que des symptômes indéterminés, tels que fatigue générale, anorexie, insomnie, oppression facile occupent seuls la scène jusqu'au jour, souvent très tardif, où l'abcès du foie, depuis longtemps collecté, signale sa présence par les symptômes les plus graves.

En outre de ces trois types classiques, Medjia (de Mexico) (³) admet deux

(¹) E. Bertrand, *Frottement périhépatique et abcès du foie. Gaz. hebd. de méd. et de chir.*, 1890, p. 470.
(²) Langlet, *Bull. de la Soc. anat.*, 1871, p. 370.
(³) Medjia (de Mexico), *Les hépatites des pays chauds*. Comm. au Congrès de Berlin. *Mercredi méd.*, sept. 1890, p. 478.

formes spéciales : l'*hépatite parenchymateuse* et l'*hépatite interstitielle*. La première, plus fréquente que l'autre, ne mérite vraiment pas de dénomination spéciale, car elle ne diffère de la forme aiguë classique que par la coloration chocolat du pus. L'*hépatite interstitielle aiguë* est au contraire plus spéciale, en ce sens qu'elle s'accompagne d'un ictère croissant, d'un développement particulier de la circulation collatérale et souvent d'un certain degré d'ascite avec tuméfaction splénique. Dans cette forme, le pus est blanc ou vert jaunâtre, mais il est renfermé dans des poches dont la multiplicité habituelle (jusqu'à 200) déjoue toute intervention chirurgicale.

Ceci dit sur les *formes variables de l'hépatite*, et, sans insister sur les cas d'*hépatites terminées par résolution* dont cette étude chirurgicale n'a pas à tenir compte, recherchons ce que deviennent les abcès du foie dès que le pus est franchement collecté.

Un premier point demande éclaircissement. Les abcès du foie peuvent-ils, comme on l'a dit, *guérir spontanément?* Certaines observations, dans lesquelles on a vu la guérison survenir après constatation d'une fluctuation pathognomonique semblent l'indiquer. Toutefois, comme il est toujours possible d'interpréter ces faits, d'ailleurs très rares, par l'évacuation spontanée du pus au travers des voies biliaires, la question reste douteuse et la règle est en définitive celle-ci : c'est que, dans l'immense majorité des cas (si la mort ne survient pas alors que l'abcès n'a pas encore franchi les limites du foie, ce qui a lieu dans la proportion de 56 pour 100 d'après Rouis), le pus tend à se faire jour, soit *au dehors*, soit dans les différents *organes voisins*.

L'*ouverture des abcès du foie* au niveau de la *paroi abdominale* ou des derniers espaces intercostaux est moins fréquente que l'évacuation dans les *cavités séreuses* ou les *organes voisins*. Cette marche de l'abcès s'accuse par la formation d'une plaque phlegmoneuse qui rougit et s'abcède dans les conditions classiques. C'est généralement au niveau de la région épigastrique que se fait l'ouverture. L'envahissement suppuratif des derniers espaces intercostaux est plus rare. Plus rarement encore le pus passe entre les plans musculaires de la paroi abdominale et gagne des régions plus ou moins éloignées, telles que l'ombilic, la hanche, le pli de l'aine, la région lombaire, l'aisselle ou même la partie interne de la cuisse [1]. Les autres modes d'ouverture (ouverture dans les *cavités séreuses* ou les *organes du voisinage*) sont plus fréquents ; ils s'observent dans plus de la moitié des cas, et, comme le dit Rendu, ils se divisent en deux groupes, suivant que le pus se porte *en bas*, vers la cavité abdominale, ou *en haut*, vers la cavité thoracique.

Abcès se portant en bas. — Ils correspondent aux cas d'ouverture des abcès du foie dans le péritoine, le tube digestif, l'appareil urinaire et la veine cave.

L'effraction du pus dans la *cavité péritonéale* se fait quand il n'existe pas d'adhérences viscérales au niveau du point où la capsule de Glisson va livrer passage au pus. Cette rupture peut être instantanée, notamment quand la poche se déchire sous l'influence d'un effort et d'une contraction brusque des parois abdominales (Rendu). La péritonite ainsi provoquée n'a pas toujours la même gravité. Tantôt *elle se généralise* et tue le malade en quelques

[1] PEYROT, *Manuel de pathol. externe*, 1re édit., t. III, p. 482. Paris, 1887.

heures; tantôt elle peut *rester latente* et passer inaperçue jusqu'à l'autopsie (cas de Foiret); tantôt enfin, grâce aux défenses que la péritonite adhésive oppose à la progression du pus, celui-ci peut s'*enkyster* dans l'arrière-cavité des épiploons ou dans toute autre région de la cavité abdominale sous la forme de collections purulentes qui peuvent à leur tour s'ouvrir dans un viscère, sans que le pronostic en soit d'ailleurs très modifié, car bien souvent ces poches purulentes enkystées et fistuleuses provoquent des accidents de septicémie lente qui ne pardonnent guère à moins d'intervention. Ces réactions variables du péritoine au contact du pus hépatique, bien difficiles à expliquer autrefois, trouvent, dans nos connaissances bactériologiques actuelles sur la virulence variable des abcès du foie, une interprétation beaucoup plus satisfaisante.

L'ouverture dans le *tube digestif* (côlon transverse, intestin grêle ou estomac) est malheureusement plus rare que l'*ouverture péritonéale*. Bien qu'elle s'accompagne souvent d'une *exacerbation des douleurs brusquement suivie de détente*, la constatation du pus dans les vomissements et surtout dans les garde-robes en est fréquemment le seul signe pathognomonique. En cas d'ouverture intestinale, le pus est d'autant moins mélangé avec les selles et par conséquent d'autant plus reconnaissable que l'ouverture siège sur un point moins élevé du tube digestif. La *vomique* est le résultat caractéristique des *ouvertures stomacales*, mais elle n'est pas constante; le pus s'élimine parfois avec les selles et les modifications qu'il subit au cours de sa traversée intestinale sont telles que, dans les garde-robes, il devient méconnaissable.

Les communications exceptionnelles des abcès du foie soit avec le *rein* et le *bassinet* du côté droit, soit avec la *veine cave*, sont jusqu'ici restées des trouvailles d'autopsie. A côté des perforations proprement dites de la veine cave, le plus souvent suivies de mort immédiate, il faut noter la possibilité de la *phlébite* par propagation. On a signalé la prédominance des accidents asphyxiques dans ces dernières conditions [1].

Abcès se portant vers la cavité thoracique. — Ils correspondent aux faits de communications *broncho-pulmonaires*, *pleurales* et *péricardiques*.

La migration des abcès hépatiques vers *le poumon* et *les bronches* [2], plus fréquente que toutes les autres, est en général précédée par les symptômes d'une *pleurésie diaphragmatique*, et bientôt la *vomique purulente* qui se produit au cours d'un accès de toux vient attester la communication. Tantôt l'*évacuation* est *progressive*. Les quintes de toux se succèdent, ramenant chaque fois des crachats formés par un mélange de pus et de sang. Tantôt *la communication se fait largement* avec une grosse bronche, et c'est *un flot de pus* qui fait irruption. Dans les deux cas, la bile peut se mélanger au pus en donnant au malade une sensation d'amertume des plus pénibles avec fétidité spéciale de l'haleine (Rendu). Le pronostic est alors très grave, parce que le passage de la bile peut entraîner des accidents de gangrène pulmonaire. Les exemples de fistules biliaires hépato-bronchiques à longue durée dont nous parlerons à propos des kystes hydatiques sont exceptionnels dans les abcès du foie

(1) COLIN, *Union médicale*, 1853, p. 217.
(2) BROSSIER, *Des abcès du foie expectorés*. Th. Doct., Paris, 1888.

proprement dits (1). Quand la communication reste exclusivement bronchique, sans participation trop étendue du tissu pulmonaire au processus suppuratif, le pronostic est souvent très favorable : la vomique est suivie d'un amendement de tous les symptômes et la guérison survient assez rapidement.

Comme l'ouverture intra-péritonéale, et sans doute pour les mêmes raisons bactériologiques, l'*ouverture intra-pleurale* peut affecter *trois modalités* principales : tantôt il s'agit d'une irruption brusque du pus provoquant une *pleurésie suraiguë*, mortelle en quelques heures (2) ; tantôt la *pleurésie reste insidieuse*, malgré sa généralisation ; tantôt enfin, il se forme un *abcès pleural enkysté*. Celui-ci n'est d'ailleurs qu'une étape dans la migration purulente ; le pus se fait ultérieurement jour dans les bronches et le clapier pleural, si le chirurgien n'intervient pas, devient en général le point de départ des phénomènes septiques les plus graves.

Quant à l'envahissement du *péricarde*, c'est une complication très rare. Dans les quelques faits jusqu'ici publiés, on note comme principaux symptômes la dyspnée, la douleur épigastrique vive, la petitesse et l'intermittence du pouls. La mort survient en général très vite par syncope (3).

Étant donnée la variété des complications et des modes de terminaison des abcès du foie, on conçoit qu'il soit impossible de leur assigner une *durée moyenne*. On sait à la vérité que quinze jours environ suffisent à juger les formes aiguës, alors qu'il faut compter par semaines dans les formes subaiguës (4). Mais c'est tout ce qu'on peut dire. La durée de la maladie, envisagée dans son ensemble dépend, en définitive, de la marche suivie par le pus et, par exemple, tous les intermédiaires sont possibles entre les cas dans lesquels la mort survient brusquement par péritonite ou pleurésie généralisées et ceux dans lesquels la formation de clapiers fistuleux plus ou moins anfractueux tue les malades à la longue en les épuisant par la diarrhée chronique et l'hecticité.

Pronostic. — Le *pronostic de l'hépatite* est évidemment grave, mais cette gravité n'en a pas moins ses degrés et de plus il est bien certain que les progrès actuels de la chirurgie hépatique l'ont atténuée de la manière la plus notable. On comprend du reste que le pronostic soit très différent suivant la forme de l'hépatite et suivant le mode d'ouverture des abcès. Les formes franches traitées par l'incision précoce guérissent habituellement. Les formes lentes sont au contraire plus sérieuses et d'autant plus graves qu'elles se compliquent des accidents de l'impaludisme ou de la dysenterie. A cet égard, la dysenterie est particulièrement redoutable : elle tue 8 malades sur 10 (Rouis). D'après quelques auteurs tels que Demmler (5) et Gremillon (6), les abcès causés par

(1) NEMROD, *Contribution à l'étude des fistules biliaires*. Thèse de doct. de Paris, 1891, p. 233.

(2) THOMSON, *Abcess of the liver bursting into the right pleural cavity*. *Brit. med. Journal*, février 1867.

(3) WICKHAM, *Path. Soc. of Lond.*, nov. 1873, p. 587. — VAN ARCKEN, *Dublin hosp. Gaz.*, n° 23, 1857. — WRIGHT, *Med. Journal*, janv. 1857.

(4) Rouis donne pour la moyenne des faits de guérison une durée de cent quarante jours et de cent dix jours pour ceux terminés par la mort.

(5) DEMMLER, Des indications de la méthode de Little au point de vue des succès opératoires. *Progrès méd.*, 2 mai 1891, p. 361.

(6) GREMILLON, *Quelques considérations sur l'étiologie, le diagnostic et le traitement des abcès du foie*. Thèse de doct. de Paris, 1889, n° 21.

l'impaludisme sont moins dangereux que les abcès d'origine dysentérique. L'évolution de l'abcès est à son tour un facteur capital. Les statistiques démontrent en effet « que tout abcès intra-hépatique qui ne se fait pas jour au dehors est nécessairement mortel ». Il tue par infection purulente ou putride, à moins qu'il ne subisse l'enkystement, ce qui est, nous le savons, exceptionnel. Quant au mode d'ouverture des abcès, il est non moins important et, si la gravité des ouvertures péritonéales par exemple est avérée, on sait, en revanche, que l'évacuation du pus par les parois abdominales, par le tube digestif et surtout par les bronches, peut être, en maintes circonstances, le signal de la guérison. Notons enfin que, parmi les causes de gravité des abcès hépatiques, leur multiplicité exerce une influence particulièrement néfaste, non point seulement parce que cette multiplicité est d'habitude l'apanage des formes graves de l'hépatite, mais parce qu'elle rend l'intervention chirurgicale le plus souvent illusoire.

Diagnostic. — Si les abcès du foie sont faciles à diagnostiquer dans leurs formes franches, les variétés de leur marche et le caractère si souvent insidieux de l'hépatite qui les précède n'en mettent pas moins souvent les cliniciens aux prises avec des difficultés trop évidentes pour qu'on s'étonne des nombreuses erreurs de diagnostic auxquelles cette maladie a pu donner lieu. C'est ainsi qu'il est souvent difficile de distinguer les formes aiguës de maladies telles que la *fièvre bilieuse* des pays chauds, la *congestion du foie*, ou certaines formes d'*embarras gastrique grave* compliquées d'augmentation de volume du foie. A leur tour, les formes subaiguës qu'on observe dans nos pays ont pu en imposer soit pour une *pleurésie purulente* (¹), soit pour une *fièvre typhoïde* (²), soit encore pour une *tuberculisation aiguë généralisée* (³) ou même *une affection des reins* (⁴). Les formes chroniques enfin, sont parfois tellement trompeuses, qu'elles ont fait penser à la *tuberculose chronique* (⁵), au *cancer hépatique*, au *cancer de l'estomac* (⁶), voire même à *un anévrysme de l'aorte abdominale* (⁷). Cette simple énumération donne bien l'idée des obscurités du diagnostic en maintes circonstances et ce n'est pas ici le lieu d'exposer en détail les finesses d'analyse qui permettent d'y voir clair dans ces cas difficiles. Une pareille étude serait d'ordre trop médical. Du reste, il faut bien dire que dans la pratique courante le diagnostic différentiel ne porte guère que sur des affections telles que la *congestion hépatique active*, les *affections pleuro-pulmonaires* où parfois l'*hépatalgie* vague avec *coliques hépatiques* imparfaites, survenant par poussées (⁸). Mais, alors même que les causes d'erreur sont ainsi limitées, et bien que l'analyse clinique (⁹) de certains sym-

(¹) Cas de Rendu observé dans le service de Guyot. — RENDU, *Loc. cit.*, p. 66. — GUENEAU DE MUSSY, *Contributions à l'hist. des abcès du foie. France médicale*, 1875.
(²) DESCROIZILLES, *Hépatite aiguë suppurée. Bull. de la Soc. anat.*, 1861, p. 508.
(³) GUENEAU DE MUSSY, *Loc. cit.*
(⁴) RENDU, *Loc. cit.*, p. 67. Cas observé chez Gubler.
(⁵) RITCHEY, *Philad. med. and surg. Rep.*, mars 1871.
(⁶) BEHIER, *Gaz. des hôp.*, 1869, n° 116.
(⁷) MOORE, *Med. Presse and circul. Gaz.*, 22 janv. 1867. — MAC DAWEL, *Loc. cit.*
(⁸) PEYROT, *Loc. cit.*, p. 484.
(⁹) L'examen bactériologique peut aussi fournir des renseignements précieux. Dans un cas où la tuberculose chronique semblait probable, Kelsch et Kiener ont pu affirmer l'exis-

ptômes, tels que le frisson ou l'ictère, puisse donner des présomptions fondées sur la nature du mal, il n'en reste pas moins acquis qu'en nombre de circonstances le diagnostic reste encore fort incertain. Or, comme il est maintenant démontré qu'un diagnostic précoce peut seul donner à notre intervention toute son efficacité, il est urgent de trouver un guide plus sûr que le simple examen clinique. C'est, en définitive, à la ponction exploratrice qu'il faut donner le dernier mot pour avoir des documents précis et, grâce à ce moyen d'investigation, dont l'innocuité et la valeur ne font plus de doute pour personne, les difficultés se trouvent singulièrement aplanies. Aussi bien peut-on résumer aujourd'hui cette question du diagnostic des abcès du foie en disant, avec Mabboux (1), que, dans la plupart des cas, le médecin peut trouver dans les antécédents et dans le tableau symptomatique des indications suffisantes pour armer sa main, « bien avant que la *paroi abdominale révèle par de l'empâtement et de la voussure l'existence de l'abcès* ». Et, en fait, ce qu'il faut bien se graver dans l'esprit, c'est que, chez tout sujet ayant en quelque sorte *droit à l'hépatite* par ses antécédents, la constatation des trois symptômes : *douleur hépatique fixe*, *augmentation de volume du foie* et *fièvre rémittente à exacerbation vespérale* doit donner une certitude suffisante pour qu'on admette l'existence de l'abcès et qu'on la vérifie par l'hépatocentèse.

Lorsque l'abcès est fluctuant ou tend à s'ouvrir du côté des parois abdominales, le diagnostic devient sans doute beaucoup plus simple. Cependant quelques erreurs sont encore possibles. C'est ainsi qu'on a pris un *abcès des parois abdominales* pour un foyer de suppuration intra-hépatique ou réciproquement; mais, je ne crois pas que ce soit, comme le dit Rendu, « au grand préjudice des malades. » Dans les deux cas en effet, l'indication opératoire est la même : il faut inciser et inciser largement. C'est donc au chirurgien de vérifier son diagnostic par l'examen direct du foyer et d'agir en conséquence. A. Broca (2) vient de publier un exemple intéressant de cette difficulté de diagnostic, que j'ai moi-même deux fois rencontrée. La même réflexion s'applique aux cas dans lesquels on est exposé à confondre un abcès du foie avec une *dilatation kystique de la vésicule biliaire* ou un *kyste hydatique enflammé*. Dans les deux cas, l'intervention chirurgicale est nécessaire et son premier temps, c'est-à-dire l'incision large au niveau de la tuméfaction, rectifiera toute erreur.

Quant au diagnostic clinique du *siège* de l'abcès, on peut, dit-on, l'établir par l'analyse minutieuse des symptômes et surtout par les caractères de la douleur ou de ses irradiations. Ainsi, la douleur péritonéale vive, la toux sèche que Galien baptisait déjà de toux hépatique, le frottement péri-hépatique, la congestion pulmonaire et la douleur de l'épaule indiqueraient en général un abcès de la face convexe. Par contre, les irradiations inférieures de la douleur et la plus grande fréquence de l'ictère seraient plutôt révélateurs des abcès de la face concave. De leur côté les abcès centraux auraient pour caractère de provoquer une douleur vague, profonde et sourde que la pres-

tence d'un abcès hépatique d'origine dysentérique par l'examen bactériologique du pus expectoré (*Gaz. hebd. de Montpellier*, 1890, n° 48).

(1) Mabboux, *Du traitement chirurgical des abcès du foie. Rev. de chir.*, mai et juin 1887.

(2) A. Broca, *Abcès du grand droit de l'abdomen simulant un abcès du foie. — Gaz. hebd. de méd. et de chir.*, 1891, p. 474.

sion n'exaspèrerait pas. On croit enfin depuis Mac Lean que le hoquet et les vomissements incoercibles sont en rapport avec la localisation de l'abcès au niveau du lobe de Spiegel. Mais il est facile de prévoir combien de semblables présomptions sont sujettes à caution, et cela sans préjudice pour les malades. A cette heure on estime en effet que l'incertitude, quant au siège précis de l'abcès, est sans grand inconvénient, puisque les ponctions sont inoffensives (1) et « qu'il est dans l'esprit de la méthode de Little de les répéter jusqu'à ce qu'on ait rencontré le pus ou qu'on se soit assuré de son absence. » Notons enfin que, en présence d'une suppuration du foie, il y a toujours grand avantage à faire exactement le diagnostic de la cause en se basant sur l'interrogatoire minutieux des malades et sur la connaissance exacte de la marche du mal.

Traitement. — Les abcès du foie ont leur traitement prophylactique, c'est celui de l'hépatite qui les précède et les engendre. On sait que dans les hépatites franchement inflammatoires les émissions sanguines ou les révulsions locales, les purgatifs tels que la rhubarbe, l'émétique en lavage, l'ipéca mélangé d'opium ou le calomel forment la base du traitement (Rendu). Faudra-t-il un jour y joindre la phlébotomie hépatique proposée par Harley (2) pour combattre les congestions hépatiques? Les observations publiées par ce chirurgien sont insuffisantes pour nous renseigner à cet égard. Dans les formes subaiguës et chroniques, les émissions sanguines ne sont pas de mise. C'est aux révulsifs locaux énergiques et aux évacuants comme le calomel qu'il faut recourir en s'aidant aussi des précieuses ressources de l'antisepsie intestinale. Les boissons amères, le quinquina et surtout le sulfate de quinine rendent à leur tour de grands services. Enfin, l'intoxication palustre et la dysenterie doivent être combattues par les moyens d'usage lorsqu'elles viennent compliquer l'affection hépatique. Mais, si importante que soit cette prophylaxie des suppurations hépatiques, je dois me contenter de la signaler. Elle est du domaine de la thérapeutique médicale et notre seul objectif doit être ici le traitement chirurgical des abcès du foie.

Il en est des abcès du foie comme de toutes les collections purulentes, un *seul traitement leur convient, c'est l'incision large et précoce*. Mais cette formule concise et fort simple, qui est aujourd'hui acceptée par la majorité des chirurgiens, n'a pas été sans soulever de nombreuses protestations et l'on peut dire qu'hier encore la question de savoir quelle était la méthode de traitement des abcès hépatiques la meilleure et la plus sûre divisait nos maîtres les plus incontestés. Sans doute l'accord était fait pour les abcès nettement fluctuants qui venaient pointer à la peau. Leur incision directe, que les nègres du Soudan pratiquent sur eux-mêmes depuis si longtemps, ne pouvait soulever aucune objection sérieuse. En revanche, pour les abcès dont l'évolution n'avait pas provoqué d'adhérences pariétales évidentes, les divergences étaient grandes et beaucoup pensaient, avec Boinet et Rendu, que le mieux était de les respecter, « sauf à prévoir les migrations probables du pus et à en prévenir autant que possible les fâcheuses conséquences avec des narcotiques! »

(1) LAVIGERIE, *Loc. cit.* — Obs. de Jaccoud sur l'innocuité de l'hépatocentèse (*Gaz. des hôp.*, 1867; *Union méd.*, 1888).
(2) *Assoc. méd. britannique*, 54e session, 18 août 1886.

Bref, à l'époque très rapprochée dont je parle, la question des adhérences jointe à la préoccupation de garantir les opérés contre les chances de pénétration du pus dans le péritoine dominaient tous les esprits. Aussi les chirurgiens de tous pays, bien persuadés cependant que l'évacuation du pus était le but idéal à poursuivre, se sont-ils ingéniés à réaliser cette évacuation, soit en provoquant eux-mêmes les adhérences tutélaires qu'ils croyaient indispensables, soit en évitant par des artifices mécaniques variés le passage du pus dans le péritoine au moment de son écoulement à l'extérieur. C'est sous l'empire de ces idées directrices que sont nés les procédés opératoires qui figuraient hier dans tous les traités de chirurgie comme procédés de choix et qui bientôt, grâce aux travaux de nos confrères de l'Extrême Orient, passeront au rang des procédés historiques.

Ces procédés qu'il faut cependant connaître se divisent en deux groupes : Le premier groupe est celui des *méthodes lentes* dans lesquelles on cherche d'abord à établir des adhérences entre l'abcès et les parois abdominales, soit par l'incision simple de la paroi abdominale avec pansement à plat consécutif (*procédé de l'incision en deux temps* de Graves et de Bégin; récemment préconisé par Volkmann pour l'ouverture des kystes hydatiques), soit par la *destruction de la paroi avec les caustiques* (procédé fondamental de Récamier, plus ou moins modifié par Hardy et Béhier, Chassaignac et Vidal de Cassis). Les adhérences une fois produites à l'aide de ces deux moyens, la collection est directement ouverte, soit par incision directe de l'eschare (Récamier), soit par la production d'une nouvelle eschare dont on attend la chute (Récamier, Vidal de Cassis), soit par ligature élastique placée en anse à l'aide d'un trocart sur les parois de l'abcès (Chassaignac).

Le deuxième groupe est celui des *méthodes rapides* dans lesquelles la protection mécanique du péritoine contre l'effraction du pus est uniquement confiée au dispositif instrumental. Les procédés de ce groupe dérivent tous du procédé fondamental du trocart à demeure préconisé par Cambay. A côté des deux méthodes précédentes, il convient d'en ajouter une plus récente, celle des *ponctions aspiratrices capillaires.*

Tous ces procédés ont eu sans doute leurs succès; mais combien de revers n'ont-ils pas à leur passif? Et cela pour des raisons faciles à comprendre. Les procédés du premier groupe ne sont-ils pas par définition des procédés de lenteur? Ce seul fait les condamne, puisque, dans le traitement d'une collection purulente quelconque, l'évacuation large, rapide et complète est la condition *sine quâ non* du succès, et certes l'abcès du foie échappe moins que tout autre à cette règle formelle. Il n'y a donc pas de doute possible et, sans qu'il soit nécessaire d'invoquer le caractère si souvent illusoire des adhérences provoquées par les caustiques ou de rappeler combien le manuel de ces procédés est peu conforme à la simplicité de notre chirurgie actuelle, il est évident qu'ils ne sont plus de mise. Ce jugement s'applique aussi bien au procédé de Récamier ou à ses dérivés qu'au procédé de l'incision en deux temps. Je ne conteste pas que l'incision en deux temps ne soit parfois un bon procédé pour évacuer à son temps et à son heure des collections hépatiques non suppurées; mais, pour l'ouverture des collections purulentes, la situation est bien différente, et la lenteur de l'incision en deux temps la condamne aussi bien que tous les procédés du même groupe.

Le procédé du trocart à demeure, ses dérivés et surtout le procédé de la double ponction de Verneuil échappent au reproche de la lenteur d'exécution. On doit reconnaître aussi qu'il évite assez bien le passage du pus dans la séreuse. On admet en effet que dans les premiers jours le contact étroit de la canule du trocart et de son trajet de pénétration suffit à empêcher l'effusion du pus dans le péritoine. Bref, la méthode a des avantages réels et peut encore au besoin rendre service. Mais s'il est vrai qu'elle permet l'évacuation rapide et précoce du pus, elle n'en présente pas moins l'inconvénient de ne pas fournir au pus une assez large issue et par conséquent d'exposer, en dépit des irrigations les mieux faites, aux dangers d'une évacuation imparfaite.

Quant à la *ponction aspiratrice* envisagée comme méthode de traitement, je ne conteste pas les succès qu'on lui prête, mais j'estime que, dans cette circonstance comme en beaucoup d'autres, son apparente bénignité expose aux dangers les plus réels. Cela est vrai aussi bien pour les ponctions aspiratrices que pour celles dont on cherche à compléter l'action par l'introduction d'un liquide antiseptique quelconque dans la cavité abcédée, et, malgré le fait partout cité de ce malade chez lequel Moutard-Martin vit guérir un volumineux abcès du foie après deux ponctions, malgré les quelques succès qui se publient de temps en temps, on peut tenir pour certain que la pratique n'a pas réalisé les espérances que nourrissent encore quelques médecins. Du reste, pour juger la valeur des ponctions aspiratrices comme procédé d'évacuation, il suffit d'assister une seule fois à l'ouverture d'un foyer de suppuration hépatique. On voit alors que leur contenu fait de pus, de grumeaux et de débris de parenchyme ne saurait en aucune manière s'évacuer par aspiration. Pour que ce jugement ne soit pas soupçonné d'être trop chirurgical, il me suffira de rappeler que Rendu a conclu dans le même sens. « Nous estimons, dit-il, que, comme méthode de traitement définitif, elle est le plus ordinairement insuffisante et qu'il faut se décider presque toujours à *ouvrir franchement* la collection purulente. »

C'est précisément *cette ouverture franche et rapide* vainement souhaitée jusqu'ici, qu'il nous est possible de réaliser aujourd'hui par la méthode qui est ou sera demain le procédé de choix de tous les chirurgiens; j'ai nommé la méthode de Stromeyer-Little plus ou moins modifiée.

Depuis la communication de Rochard (¹) et surtout depuis le mémoire de Mabboux (²), chacun sait que la méthode de Stromeyer-Little est essentiellement caractérisée par les trois points suivants : 1° recherche hâtive du pus avec le trocart; 2° incision en un seul temps de toutes les parties molles situées entre le pus et l'extérieur; 3° lavage puis drainage de l'abcès dans les conditions de l'antisepsie la plus rigoureuse. » Avec ce procédé, l'opérateur, abandonnant toute préoccupation au sujet des adhérences, a donc pour unique souci « de reconnaître l'existence du pus le plus vite possible et de lui

(¹) ROCHARD, *Acad. de méd.*, 26 oct. 1880.
(²) MABBOUX, *Du traitement des abcès du foie par la méthode de Stromeyer-Little. Rev. de chir.*, 1887, p. 354 et p. 467.

ouvrir le plus tôt possible une large voie à l'extérieur », et l'on conçoit qu'une manière de faire, si peu conforme aux errements classiques, n'ait pas reçu tout d'abord l'accueil dont elle était digne. Mais, en pareille matière, le dernier mot doit rester aux faits et ceux-ci sont des plus probants. Sans doute la méthode a ses revers, et, tout récemment par exemple, L.-E. Bertrand (1) a publié une statistique peu encourageante, puisque sur 12 cas il relève 8 décès. Mais, de plus en plus, chacun s'accorde à reconnaître que les statistiques malheureuses ne sauraient prévaloir contre les succès avérés de la méthode. Nombre de publications en témoignent maintenant et, pour s'en convaincre, il suffit de lire la thèse de Caravias (2) qui relève 2 morts sur 40 observations; le mémoire de Mabboux dans lequel on ne trouve que 3 morts sur 21 observations empruntées à 18 opérateurs différents, et les articles plus récents de Chauvel (3), de Defontaine (4), de Barthélemy et de Bernardi (5), de Hache (6), de Demmler (7), de Peyrot (8) et de Boinet (9), pour ne citer que les principaux. La méthode étant acceptée dans ses traits les plus essentiels, est-ce à dire qu'il faille en adopter le manuel opératoire dans son intégrité? Je ne le pense pas et nombre de chirurgiens ont exprimé déjà la même opinion. Cette restriction vise uniquement le mode d'incision des parties molles et la manière de traiter les lèvres de l'incision hépatique. Ce qui caractérise l'incision de Stromeyer-Little, c'est qu'elle « tranche d'un seul coup » toutes les parties molles jusqu'au centre de la collection purulente, en se guidant uniquement sur le trocart. Quant aux lèvres de l'incision hépatique, elles ne sont l'objet d'aucune manœuvre spéciale. Cette manière d'agir est-elle exempte de tout inconvénient? Le fait est au moins discutable à deux points de vue.

En premier lieu, cette incision à main levée, sans aucun souci de ce que deviendront les lèvres de l'incision hépatique n'est certainement pas une garantie suffisante contre l'effusion possible d'une certaine quantité de pus dans le péritoine, et dire avec Mabboux qu'une large ouverture donne au pus un écoulement si facile que toute pénétration dans le péritoine est évitée, c'est, comme le fait observer Peyrot, énoncer une proposition contestable. Je sais bien que, depuis la communication de Peyrot, on tend à expliquer l'innocuité de la méthode de Little par ce fait que le pus des abcès hépatiques étant souvent stérile il peut être déversé sans danger dans la cavité abdominale. Mais, à supposer que cette interprétation soit confirmée par des recherches ultérieures, il n'en reste pas moins certain qu'en d'autres cas le pus hépatique n'a pas cette providentielle innocuité. Faudra-t-il désormais, pour

(1) L.-E. Bertrand, *Relevé statistique des abcès du foie opérés par la méthode de Stromeyer-Little dans les hôp. de la marine à Toulon. Rev. de chir.*, 1890, n° 8, p. 621.

(2) Caravias, *Traitement des collections purulentes du foie par incision large et antiseptique.* Thèse de doct. de Paris, 1885.

(3) Chauvel, *Acad. de med.*, 7 mai 1889 et *Bull. et mém. de la Soc. de chir.*, 8 janv. 1890.

(4) Defontaine, *Revue de chir.*, 1890, n° 7, et *Gaz. des hôp.*, 1888, p. 533.

(5) Barthélemy et Bernardi, *Arch. de méd. et de phar. milit.*, 1890, p. 285 et 295.

(6) Hache, *Quatre cas d'abcès du foie traités par l'incision franche. Bull. et mém. de l'Acad. de méd.*, 1891, p. 783. Rapp. de Rochard.

(7) Demmler, *Progrès médical*, 1891, p. 361.

(8) Peyrot, *Bull. et mém. de la Soc. de chir.*, 1891, p. 39.

(9) Boinet, *Des abcès du foie au Tonkin. Sem. méd.*, 1891, p. 383.

guider son mode d'intervention, pratiquer, comme le conseillent Peyrot, Arnaud et d'Astros, ou, pour mieux dire, *faire pratiquer* l'examen bactériologique du pus retiré par une ponction exploratrice? Je le pense d'autant moins que la précocité et la rapidité de l'évacuation totale du pus, dès que son existence est reconnue, sont les deux conditions fondamentales du succès opératoire. Bref, réjouissons-nous de ce que l'incision de Little soit habituellement sans danger, mais n'en concluons pas que l'effusion intra-péritonéale du pus soit une quantité toujours négligeable, et qu'il ne soit pas très avantageux de nous entourer de toutes les précautions voulues pour l'éviter. On peut invoquer plusieurs observations à l'appui de ce dire et, par exemple, il est bien certain que dans les cas de péritonite relevés par Ramonet (¹), Véron (²) et Mac Leod (³), l'introduction du pus dans le péritoine a joué un rôle pathogénique important.

Un deuxième inconvénient de l'incision de Little, c'est qu'elle ne tient aucun compte des cas exceptionnels, mais non douteux, dans lesquels le bistouri peut intéresser un organe important, tel que la vésicule biliaire, ou même l'épiploon et l'intestin. Mabboux cite un cas dans lequel on a dû réséquer l'épiploon au cours de l'opération, et Ramonet enregistre un cas de péritonite mortelle, sans doute provoquée par la hernie de l'intestin au moment de l'écoulement du pus. Pour ces deux raisons principales, je crois donc prudent de remplacer l'incision à main levée de Stromeyer-Little, par l'incision couche par couche, c'est-à-dire par l'incision classique de toutes les laparotomies. C'est la seule manière de voir ce qu'on fait, d'éviter la lésion imprévue de la vésicule biliaire, de l'intestin ou de l'épiploon, d'assurer l'hémostase et de réaliser sûrement la protection du péritoine avant de donner issue au pus. Je pense enfin, comme Bouilly, Périer, Tillaux (⁴) et Defontaine (⁵), que la suture des lèvres de la boutonnière hépatique aux bords de l'incision faite aux parties molles est une mesure très sage et qu'on doit la pratiquer toutes les fois qu'elle est possible, sans tenir autrement compte des deux reproches que Chauvel lui adresse en l'accusant de déchirer le foie et de gêner son retrait. Ces deux considérations très accessoires ne sauraient en effet prévaloir contre les avantages de la suture. On pourrait même retourner le dernier argument de Chauvel et dire, avec Bouilly, que la suture a précisément l'avantage d'éviter le retrait des lèvres de la boutonnière hépatique, souvent assez considérable pour gêner le drainage et favoriser, par là même, l'issue du pus dans le péritoine. Quant au curetage, conseillé par Zancarol et récemment préconisé par Fontan (⁶) comme manœuvre complémentaire de l'incision, j'estime avec Pozzi et Monod qu'il doit être considéré comme inutile et dangereux. Comme autre détail opératoire important, je rappellerai que, pour l'ouverture des collections sous-diaphragmatiques, il sera souvent nécessaire de recourir soit à la méthode transpleurale dont je parlerai à propos des kystes hydatiques,

(¹) RAMONET, *Arch. de méd. et de pharm. milit.*, nov. 1887, p. 321.
(²) VÉRON, *Observation d'hépatotomie*, 1882 (cité par Mabboux).
(³) NEIL MAC LEOD, *Brit. med. Journal*, nov. 1880.
(⁴) *Bull. Soc. de chir.*, 7 janvier 1891.
(⁵) DEFONTAINE, *Gaz. des hôp.*, 1888, p. 533.
(⁶) *Soc. de chir.*, séance du 23 décembre 1891.

soit même au procédé que Lannelongue a décrit sous le nom de résection du bord inférieur du thorax [1].

Sous la réserve de ces modifications nécessaires, les autres temps de l'opération de Stromeyer doivent être acceptés tels quels, et l'ensemble de l'intervention peut se résumer ainsi : 1° ponction hâtive répétée à des profondeurs variables et dans des directions différentes, jusqu'à ce qu'on ait rencontré le pus ou qu'on ait dûment constaté son absence ; 2° incision couche par couche de la paroi abdominale et de l'abcès, avec mise en œuvre des moyens ordinaires, pour que le pus ne puisse verser dans le péritoine ; 3° lavage de la poche, drainage et pansement. Tel est bien le procédé qui doit être désormais considéré comme le procédé de choix pour l'évacuation des abcès du foie, qu'il y ait ou non des adhérences entre la surface externe de ces collections et la paroi abdominale.

Les soins consécutifs sont les mêmes que dans toutes les laparotomies avec ouverture de collection purulente enkystée. Les suites opératoires sont en général simples et la durée de la cicatrisation, que Mabboux évalue à trente jours en moyenne, est certainement beaucoup plus courte qu'avec les anciennes méthodes. On a si bien le droit de compter sur ce résultat favorable que la persistance des phénomènes fébriles ou le retour de la diarrhée après incision peuvent être considérés comme la preuve à peu près certaine que « d'autres abcès existent dans le foie » [2]. Suivant la remarque de Ch. Monod [3] il faut alors, pour éviter une issue fatale, intervenir à nouveau en recherchant les foyers supplémentaires par la ponction. Parmi les autres complications opératoires, on doit une mention spéciale à la *cholérrhagie*, à la *carie des côtes* et aux *fistules*. *La cholérrhagie*, dont j'ai déjà résumé les conditions pathogéniques, ne correspond pas aux cas où le pus des abcès est simplement mélangé à la bile. Comme le dit L.-E. Bertrand, c'est par centaines de grammes que le liquide biliaire s'écoule et souille les pièces du pansement. Cet accident rare survient en général quelques jours après l'incision, au moment où les parties sphacélées s'éliminent. Son pronostic parfois très grave est, on le conçoit, subordonné à l'abondance comme à la durée de l'écoulement. Quant aux indications thérapeutiques qu'il comporte elles sont nulles. Tout ce qu'on peut faire, c'est d'attendre que l'écoulement cesse de lui-même et de suralimenter les malades si l'état de leur tube digestif, si souvent ruiné par la dysenterie, le permet. Bertrand [4] a bien essayé de compenser les pertes biliaires en donnant 20 centigrammes d'extrait de bile de bœuf en deux pilules par jour, mais cette tentative thérapeutique n'a eu d'autre résultat que des selles plus nombreuses et des coliques très violentes.

La carie d'une ou de plusieurs côtes survenant comme complication éloignée des abcès du foie ouverts à l'extérieur spontanément ou artificiellement est à son tour un accident assez rare, sur lequel Chauvel [5] a récemment appelé l'attention. Cette altération osseuse, provoquée sans doute par le contact du

[1] LANNELONGUE, *Comptes rendus du Congrès de chirurgie*, 3e session. Paris, 1888, p, 358.
[2] ZANCAROL, *A new operation for hepatic abcess. Brit. med. Journal.*
[3] CH. MONOD, *Méd. moderne*, 1892, p. 6.
[4] OROMI, *Quelques réflexions sur un cas d'hépatite suppurée.* Thèse de Montpellier, 1889.
[5] CHAUVEL, *Arch. gén. de méd.*, 1890, p. 5.

pus, peut devenir la cause d'une fistulisation interminable dont la guérison exige l'ouverture large du foyer avec résection complète des parties osseuses malades. Quant aux *fistules*, elles sont rares dans les abcès du foie proprement dits. D'habitude elles s'observent surtout lorsque les collections sont haut situées sous le diaphragme, et, parmi les causes qui les entretiennent, on doit surtout incriminer la rigidité des parois thoraciques. Il en résulte que si leur débridement est toujours le meilleur moyen à employer, il faudra souvent parfaire l'intervention par la résection des côtes ou même du rebord costal dans une étendue proportionnelle à celle du clapier purulent.

CHAPITRE III

ABCÈS TUBERCULEUX DU FOIE

LANNELONGUE, Sur les abcès tuberculeux périhépatiques et sur le traitement qui leur convient. *Acad. des sciences*, 15 mai 1887. — *Bull. médic.*, 1887, p. 438. — Résection du bord inférieur du thorax. *Comptes rendus de la 3e session du Congrès français de chirurgie*, p. 358. Paris, 1888. — Tuberculose hépatique et périhépatique. Hépatotomie (*Mémoires du Congrès français pour l'étude de la tuberculose*, 1er fascicule, p. 204. Paris, 1889). — CADET DE GASSICOURT, *Bull. et mémoires de la Société médicale des hôpitaux*. Séance du 10 déc. 1886. — GOMBAULT et BREDA, Abcès aréolaire tuberculeux du foie. *Bull. de la Soc. anat.*, 1887, p. 737. — CAUSSADE, Cas de périhépatite tuberculeuse suppurée. (c'est la quatrième observation de la première communication de Lannelongue). *Revue des maladies de l'enfance*, 1887, p. 350. — E. CANNIOT, De la résection du bord inférieur du thorax pour aborder la face convexe du foie. Thèse de doct. de Paris, 1891.

Rilliet et Barthez (1) ont nettement vu la tuberculose péri-hépatique et plusieurs auteurs tels que Boulland (2), Jaccoud (3) et Deschamps (4) ont publié des autopsies de suppurations péri-hépatiques tuberculeuses; mais l'histoire clinique et chirurgicale des abcès tuberculeux du foie ne commence qu'avec les travaux de Lannelongue, et pour l'instant les communications de ce chirurgien résument tout ce que nous savons sur ce nouveau chapitre de la chirurgie du foie.

Les abcès tuberculeux du foie s'observent surtout chez les enfants et comprennent deux variétés : Les *abcès intrahépatiques* et les *abcès péri-hépatiques*.

Les lésions *intrahépatiques* résultant de la présence de granulations tuberculeuses ont été déjà décrits par quelques auteurs, et les recherches de Brissaud et Toupet, de Ziegler (1867), d'Hanot, de Lauth (5) et de Pilliet (6) ont établi que les bacilles pénétrant au sein du parenchyme hépatique par la voie porte déterminent une irritation qui se traduit par la formation du tissu scléreux et la dégénérescence graisseuse des lobules. Mais ce ne sont point là des

(1) RILLIET et BARTHEZ, *Traité des maladies des enfants*, 2e édit., t. III, p. 782. Paris, 1854.
(2) BOULLAND, *De la tuberculose du péritoine et des plèvres chez l'adulte*. Thèse de doct. de Paris, 1865.
(3) JACCOUD, *Cliniques de la Pitié*, 1885, p. 219-237.
(4) DESCHAMPS, *De la péritonite périhépatique enkystée*. Thèse de Paris, 1885.
(5) LAUTH, Thèse de doct. de Paris, 1888 (publiée sous l'inspiration d'Hanot).
(6) H. PILLIET, *Etude d'histologie pathologique sur la tuberculose expérimentale et spontanée du foie*. Thèse de doct., Paris, 1891.

lésions suppuratives, et Lannelongue est bien le premier auteur qui ait appelé l'attention sur les *abcès tuberculeux* proprement dits du parenchyme hépatique aussi bien que sur le lien de continuité de ces *lésions intrahépatiques* avec celles de la périphérie du foie. Les trois autopsies, dont il a donné la relation à la première session du Congrès pour l'étude de la Tuberculose, établissent nettement que la tuberculose hépatique peut se montrer « sous forme d'infitration étendue (*hépatite caséeuse*) et d'ulcérations caverneuses constituant de véritables *abcès parenchymateux*. » Leur évolution est conforme à celle de toutes les collections intrahépatiques. Ils gagnent la périphérie de l'organe pour y provoquer une couche de péritonite adhésive au sein de laquelle « les fongosités s'étalent bientôt en membrane d'abcès tuberculeux. » Le plus souvent le travail se fait sous le rebord costal. L'abcès repose alors sur la face convexe et de là il peut, comme tous les abcès de même siège, fuser vers des régions plus ou moins éloignées ou s'ouvrir dans les bronches. On voit que dans les cas de ce genre l'abcès péri-hépatique n'est qu'un prolongement du foyer hépatique proprement dit. Cliniquement, ces abcès tuberculeux intrahépatiques ne sont guère reconnaissables et la péritonite péri-hépatique ou mieux encore l'abcès péri-hépatique qui leur succèdent pourront seuls permettre de soupçonner leur existence. La connaissance de ces faits offre une importance qui ne saurait échapper et sur laquelle je vais revenir à propos du traitement des abcès péri-hépatiques.

Les abcès tuberculeux péri-hépatiques sont parfois la première marque apparente de la tuberculose et sont en conséquence particulièrement justiciables de l'intervention chirurgicale. Ailleurs, ils caractérisent une étape plus avancée et déjà la tuberculose s'est relevée par d'autres manifestations. Un troisième groupe comprend les abcès qui apparaissent chez les sujets dont la constitution est déjà ruinée par les atteintes multiples de la tuberculose. Les foyers originels de ces abcès doivent être recherchés dans les couches profondes de la paroi abdominale, sur la face interne des dernières côtes (ostéite tuberculeuse primitive), dans le diaphragme, dans les ganglions lymphatiques du sillon transverse du foie, dans le péritoine environnant, enfin dans le foie lui-même, soit à sa surface, soit dans sa profondeur ainsi qu'en témoignent les observations précédemment citées de Lannelongue. Les signes de ces abcès varient suivant leur siège. Tantôt la tumeur proémine sous le rebord costal et peut en imposer pour un kyste hydatique. Lannelongue a évité cette erreur sur deux malades en se fondant sur la limitation de la tumeur, sur son évolution rapide et sur les antécédents. Tantôt l'abcès siège plus haut; il ne fait plus saillie sous le rebord costal et le diagnostic devient très malaisé. On peut en effet confondre l'abcès soit avec un kyste hydatique, soit avec un épanchement pleural. La ponction exploratrice sera bien souvent le seul moyen de distinguer l'abcès d'un kyste. Quant à la deuxième erreur, on aura toute chance de l'éviter en se guidant surtout sur la nature des phénomènes généraux et sur la forme de la limite supérieure de la matité, *concave* dans les épanchements pleuraux, alors qu'elle est *convexe* pour les collections sous-diaphragmatiques. Tantôt enfin les abcès péri-hépatiques sont encore plus inaccessibles, ils occupent le bord postérieur du foie ou sa face inférieure et, dans ces conditions, le diagnostic devient à peu près impossible.

« Ces abcès comportent une intervention chirurgicale qui permet de les guérir dans bon nombre de cas. » Pour les abcès dont l'abord est facile et dont la cavité s'affaisse bien après l'évacuation du pus, l'incision simple à travers la paroi abdominale et la décortication de la paroi constituent la méthode de choix. Pour les abcès plus élevés et moins accessibles, aussi bien que pour la cure des trajets fistuleux consécutifs à leur ouverture, il faut combiner l'incision des parties molles à la résection du bord inférieur du thorax jusqu'à la 7e ou la 6e côte suivant les cas. Enfin, après l'ouverture large de ces collections, on ne manquera jamais d'explorer le foie lui-même et, s'il y a coexistence d'un abcès intrahépatique, on aura grand soin d'en pratiquer toujours l'ouverture.

Les avantages de la résection costale, préconisée par Lannelongue à propos du traitement des abcès tuberculeux du foie, méritent l'attention des chirurgiens. C'est, en effet, un excellent moyen d'atteindre aisément et *sans ouvrir le péritoine* non pas seulement les abcès tuberculeux, mais bien « toutes les tumeurs solides ou liquides qui sont placées dans la région de la face convexe du foie et plus ou moins profondément sous le diaphragme. » Il est donc important de connaître le manuel opératoire de cette résection, tel que Lannelongue l'a décrit dans sa communication à la troisième session du Congrès français de Chirurgie. Ne pouvant donner ici tous les détails de cette intervention, je rappellerai seulement qu'elle se fait à la faveur d'une double incision dont l'une, longue de 8 à 10 centimètres, longe le rebord costal et dont l'autre, moins longue et perpendiculaire à la première, permet de disséquer deux lambeaux triangulaires musculo-cutanés et de découvrir ainsi la portion du squelette qu'on veut réséquer. Quant à la résection elle-même, elle a pour caractère essentiel et très distinctif de porter non seulement sur les côtes elles-mêmes, mais aussi sur les parties molles des espaces intercostaux et sur le *bord du thorax*. Sa formule opératoire est en un mot la suivante : « résection d'un segment thoracique triangulaire ou trapézoïde dont le bord inférieur du thorax est la base ou le grand côté. »

CHAPITRE IV

KYSTES HYDATIQUES

Les poches que la larve du *Tænia echinococcus* du chien se creuse au sein du parenchyme hépatique de l'homme ne sont pas les seules productions kystiques susceptibles d'envahir le foie. L'anatomie pathologique nous enseigne en effet que les kystes du foie sont *congénitaux* ou *acquis*, et ceux-ci sont *parasitaires* ou *non parasitaires*. Mais l'histoire de toutes ces formations kystiques ne saurait trouver place ici. Les kystes *congénitaux* sont d'une excessive rareté. Witzel a trouvé une dégénérescence kystique du foie à l'autopsie d'un enfant à terme; Bagot[1] vient d'observer un fait analogue; F. Sammling a publié *un cas de kyste dermoïde;* enfin on doit à Eberth, à Friedreich et à Girode quelques faits qui démontrent peut-être l'existence des *kystes congénitaux séreux ou mucoïdes* [2]. A leur tour, les *kystes acquis non parasitaires*, assez rares dans l'espèce humaine, et connus sous les noms de *kystes simples*, de *kystes séreux* ou de *kystes biliaires*, ne comportent en eux-mêmes aucune gravité et, malgré l'exemple, d'ailleurs peu démonstratif, de kyste simple suppuré publié par Murchinson [3], il est évident qu'ils n'ont jusqu'à nouvel ordre aucun intérêt chirurgical. Suivant la remarque de Hanot, « ils sont découverts à l'autopsie d'individus qui ont succombé à une affection intercurrente ou à des accidents urémiques dus à la dégénérescence kystique des reins concomitante ». Quant aux *kystes parasitaires*, ils comprennent à la vérité deux variétés : les *kystes hydatiques alvéolaires* et les *kystes hydatiques classiques*. Mais ces échinocoques alvéolaires, confondues jusqu'à Virchow avec le cancer colloïde, sont très rares. De plus tout porte à penser que la nature de ces kystes alvéolaires est la même que celle des kystes hydatiques classiques. Ceux-là comme ceux-ci représentent l'*état larvaire* du même Tænia. Ce qui le prouve bien, c'est que Klemm a pu développer le véritable *Tænia echinococcus* dans l'intestin d'un chien auquel il avait fait avaler des *hydatides fertiles* provenant d'une *tumeur hydatique alvéolaire*. D'après cette manière de voir, le caractère différentiel unique porterait sur le mode de développement de l'hydatide mère. La prolifération serait exogène en cas de kystes alvéolaires et commanderait l'aspect macroscopique tout spécial de ces productions. La tumeur alvéolaire, bien étudiée par Carrière [4], se présente en effet sous la forme d'une masse plus ou moins volumineuse dont le centre est diffluent et dont la périphérie est constituée par une substance fondamentale très résistante, creusée de couches alvéolaires dans lesquelles sont contenues des masses gélatiniformes. Ces dernières seraient précisément des *vésicules exogènes* affaissées et repliées sur elles-mêmes, le centre diffluent représentant de son côté la *vésicule mère* plus ou moins altérée. Mais, si bien fondées que soient nos opinions actuelles sur cette étroite parenté des deux variétés kystiques, le pourquoi de la disposition si particulière des hydatides alvéolaires n'en reste pas moins obscur. On ne s'explique pas davantage leur singulière prédilection pour les Suisses et surtout pour les Allemands du Sud. Leurs symptômes sont à leur tour fort mal déterminés. Pendant leur lente évolution, le foie est en effet *bosselé* comme dans le *cancer*, il y a souvent de l'*ascite*, et plus souvent encore de l'*ictère*, comme dans la *cirrhose hypertrophique ;* les hémorrhagies et les œdèmes se montrent plus tard, et la mort survient fatalement dans un délai de huit à onze ans (Dieulafoy) [5]. Quant au traitement, il n'a jamais été jusqu'à ce jour, ou peu s'en faut, qu'une thérapeutique de symptômes et, bien

(1) BAGOT, *Dystocie due à un volumineux kyste du foie chez le fœtus*. Acad. roy. de méd. d'Irlande, 27 nov. *Mercredi méd.*, 1892, p. 10.

(2) HANOT et GILBERT, *Étude sur les maladies du foie*. Paris, 1888.

(3) MURCHINSON, *Kystes simples du foie. Leçons cliniques sur les maladies du foie*. Trad. Cyr, 1878, p. 250.

(4) CARRIÈRE, *De la tumeur hydatique alvéolaire*. Thèse de doct. de Paris, 1868.

(5) DIEULAFOY, *Manuel de pathologie interne*. Paris, 1890.

que Brunner ([1]) ait récemment publié un cas de kyste alvéolaire, suppuré et guéri par incision transpleurale, je ne crois pas l'heure venue d'accorder ici de plus larges développements à cette affection parasitaire. Il me suffit d'en signaler l'existence et, suivant l'exemple de nos traités classiques, je décrirai seulement les kystes hydatiques proprement dits.

Historique. — Au temps d'Hippocrate, on savait déjà que le foie rempli d'eau pouvait se rompre dans le péritoine, et les auteurs qui ont suivi ont donné des descriptions souvent très précises de la maladie au point de vue macroscopique. Mais, en dépit des travaux déjà significatifs des helmintologistes du XVIIe siècle, les médecins de cette époque n'en persistaient pas moins à considérer les hydatides comme des collections de sérosité résultant ou non de la dilatation des lymphatiques et la nature parasitaire de ces productions est restée méconnue jusqu'au jour où Pallas ([2]), dans un travail daté de 1760, a, pour la première fois, indiqué les caractères génériques de l'échinocoque. Les recherches importantes de Gmelin, Mangeot et Gœze sont venues ensuite, et c'est au commencement de ce siècle seulement que Rudolphi ([3]) et Bremser ([4]), appliquant à l'homme ce qu'on savait sur les hydatides des animaux, ont établi la parfaite identité de l'échinocoque de l'homme et du tænia hydatigène. Depuis lors, les transformations successives que traverse l'embryon du tænia pour devenir échinocoque, puis tænia parfait, ont été l'objet des recherches les plus attentives de la part des helminthologistes ; les observations cliniques se sont multipliées ; Davaine ([5]) nous a donné le traité le plus complet que nous possédions sur la matière ; Rendu ([6]) a résumé l'ensemble de nos connaissances dans son article du *Dictionnaire encyclopédique*, et l'histoire des kystes hydatiques s'est ainsi perfectionnée, sans qu'il y ait rien à changer aujourd'hui aux descriptions cliniques remarquables que nous devons à ces deux derniers auteurs. A d'autres points de vue cependant, l'étude des kystes hydatiques n'a pas cessé de faire des progrès importants. Les recherches bactériologiques ont en effet éclairé d'un jour nouveau certaines questions de pathogénie jusqu'ici très obscures et, grâce aux ressources de l'antisepsie, le traitement chirurgical des kystes hydatiques a pris une extension chaque jour plus grande. Je signale ici les principaux travaux que cette phase contemporaine a suscités depuis l'article de Rendu.

RENDU, *Dict. encycl. des sc. méd.*, t. III, 4e série, p. 249 et suiv., 1877. — GALLARD, *Clin. méd. de la Pitié*, 1877, p. 312. — VOLKMANN, Traitement des kystes hydatiques par l'incision en deux temps, 6e Congrès des chirurgiens allemands, 1877. — MURCHINSON, Leçons cliniques sur les maladies du foie. Trad. Cyr, 1878, p. 250. — KIRCHNER. Exposé de la méthode de Lindemann. *Dissert. inaug.*, Berlin, 1879. — ISRAËL, 7e Congrès des chirurgiens allemands. Berlin, 1879. — KÜSTER, *Deut. med. Wochen.*, 1880, n° 1. — LANDAU, *Berliner klin. Wochen.*, 1880. — MOURSON et SCHLAGDENHAUFFEN, Nouvelles recherches chimiques et physiologiques sur quelques liquides organiques. *C. R. de l'Acad. des sciences*, 30 octobre 1883,

([1]) BRUNNER, *Ein Beitrag zur Behandlung der Echinococcus alveolaris Hepatis. Münch. med. Wochen.*, n° 29, p. 503.
([2]) PALLAS, *De insectis viventibus intra viventia. Dissert.*, 1760. *Miscellanea Zoologica*, 1766.
([3]) RUDOLPHI, *Entozoarum sive vermium intestinarum historia*. Amsterdam, t. I, p. 112.
([4]) BREMSER, *Notice sur l'Echinococcus hominis. Journal compl.*, 1821, t. XI, p. 282.
([5]) DAVAINE, *Traité des entozoaires*, 2e édit. Paris, 1877.
([6]) RENDU, *Loc. cit.*, p. 209.

t. XCV, p. 791. — BERTHAUT, Essai sur l'élimination des kystes hydatiques par les voies biliaires. Thèse de doctorat, Paris, 1883. — TERRIER, Kyste hydatique de la face inférieure du foie. *Bull. et mém. de la Soc. de chir.*, 1885, p. 364. — VERNEUIL, RICHELOT, TERRIER, TRÉLAT, *ibid.*, 1885, p. 802 et suiv. — POULET, *Rev. de chir.*, 1886, p. 441. — RECLUS, *Gaz. hebd.*, 1886, p. 257. — BRAINE, Traitement chirurgical des kystes hydatiques du foie. Thèse, Paris, 1886.— LANDOUZY et PAUL SEGOND, *Bull. et mém. de la Soc. de chir.*, 1887, p. 236. — M. BAUDOUIN, Traitement des kystes hydatiques du foie. *Progrès méd.*, 1887, p. 215, 271, 291. — PAUL SEGOND, Du traitement chirurgical des kystes du foie. *Congrès franç. de chir.*, 3e session, 1888, p. 529. — G. MAUNOURY, *Ibid.*, p. 538. — S. POZZI, *Ibid.*, p. 545, et *Gaz. méd. de Paris*, 30 juin 1888. — DEMARS, Traitement des kystes hydatiques du foie. Thèse de doctorat. Paris, 1888. — ACHARD, De l'intoxication hydatique. *Arch. gén. de méd.*, oct. 1888, p. 411 et 572. — BOECKEL, Des kystes hydatiques du foie. *Gaz. heb. méd.*, 8 février 1889. — LUCAS-CHAMPIONNIÈRE, *Bull. et mém. de la Soc. de chir.*, 1889, p. 287. — LAWSON TAIT, *The surgery of the liver. Edinb. med. Journal*, octobre et novembre 1889, p. 305 et 401. — BERGADA, De l'incision transpleurale appliquée aux collections sous-phréniques et en particulier aux kystes hydatiques du foie. Thèse de doctorat. Paris, 1889. — POTHERAT, Diagnostic et traitement des kystes hydatiques du foie. Thèse de doctorat, 1889. — VORTZ, Echinococcus Hepatis. Extirpation with partial resection of the liver. *Hosp. Tid.*, 1889, p. 22, 610, 612. Analysé in *Ann. of surgery*, avril 1890, n° 4, p. 289. — GALLIARD, Kystes hydatiques de la convexité du foie. *Arch. gén. de méd.*, avril 1890, p. 00. — BOURGUET, Du traitement chirurgical des kystes hydatiques du foie. Thèse de Montpellier, 1890. — EICHHORSTH, Zur Diagnose durchbrechender Leberechinococcus. *Zeit. für klin. Med.*, 1890, t. XVII (supplément), p. 29, 40. — MAUNY, Rupture intra-péritonéale des kystes hydatiques du foie. Thèse de doctorat. Paris, 1890. — I. ISRAËL, Ein Beitrag zur Leber-Chirurgie. *Deut. med. Woch.*, n° 3, 1898. — CÉCILE DYLION, Contribution à l'étude des kystes hydatiques de la portion antéro-supérieure du foie. Thèse de doctorat. Paris, 1890. — C. LANGENBUCH, Der Leberechinococcus und seine Chirurgie. Stuttgart, 1890. — CHAUFFARD et WIDAL, Recherches expérimentales sur les processus infectieux et dialytiques dans les kystes hydatiques du foie. *Bull. méd.*, 19 avril 1891, n° 32, p. 377. —MICHAUX, Kyste hydatique du foie ayant envahi la totalité de l'organe. Laparotomie. *Congrès français de chir.*, 5e session. Paris, 1891, p. 531. — MORIN, Traitement des kystes hydatiques du foie. Thèse de doctorat. Paris, 1891. — U. TRÉLAT, *Clinique chir.* Paris, 1891, t. II, p. 59. — E. FORGUE et P. RECLUS, Traité de thérapeutique chirurgicale. Paris, 1892, t. II, p. 712, 725.

Étiologie. — La production parasitaire à forme vésiculeuse qui, chez l'homme, habite le foie comme les autres viscères, les muscles ou les os, l'*hydatide* en un mot, n'est autre chose que la *larve* du *Tænia echinococcus* du chien. Cette définition concerne aussi bien l'hydatide fertile à tête de tænia (échinocoque) que l'hydatide sans tête (acéphalocyste). Dans les deux cas, la vésicule parasitaire connue sous le nom d'hydatide représente la deuxième phase évolutive (ou *état larvaire*) de l'*embryon exacanthe* provenant de l'œuf du Tænia echinococcus. Ce tænia, que certains pathologistes confondent à tort avec le tænia non vésiculaire décrit par V. Siebold sous le nom de *Tænia nana* [1], n'a été observé jusqu'ici que chez le loup, le chacal, le couguar et surtout chez le chien. L'homme n'intervient donc que fortuitement dans le cycle de son développement. C'est un des plus petits vers cestodes connus ; sa longueur mesure au plus 5 millimètres. Il se compose d'une tête armée à laquelle « font suite trois ou quatre anneaux seulement ; le dernier, lorsqu'il est mûr, atteint à lui seul ou dépasse même la moitié de la longueur totale » (R. Blanchard). Les premières expériences confirmatives de ces données fondamentales sont dues à Siebold et à Küchenmeister. Ils ont, en effet, donné le *Tænia echinococcus* à des chiens en leur faisant avaler des hydatides et, réciproquement, ils ont

[1] Voy. R. BLANCHARD, *Histoire zoologique et médicale des Téniadés du genre Hymenolepsis, Weinland*. Paris, 1891.

provoqué la formation des hydatides sur de jeunes veaux en leur faisant ingérer des œufs de tænia. La conclusion est donc évidente et, généralisant à l'homme les résultats de l'expérimentation sur les herbivores, on sait maintenant que la seule cause des kystes hydatiques du foie est l'*introduction dans l'intestin de l'homme des œufs du « Tænia echinococcus » du chien*. Il en résulte aussi que toute l'étiologie des kystes hydatiques du foie se borne à rechercher les circonstances qui permettent cette introduction et qui favorisent ensuite la pénétration des embryons du tænia (*embryon exacanthe*) dans le parenchyme hépatique. La question étant ainsi posée, la réponse est simple et, bien que les incidents ou les détails du voyage que l'*embryon exacanthe* doit entreprendre pour gagner le foie ne soient pas tous connus, la lumière n'en est pas moins faite sur les particularités principales de cette *migration*. Il est en effet bien clair que la bouche est la seule porte d'entrée possible et, que les deux conditions étiologiques premières doivent être recherchées, d'une part, dans la *fréquentation des animaux domestiques*, et, d'autre part, dans l'*ingestion des aliments ou des boissons* contenant des œufs de tænia.

La *fréquentation des animaux domestiques* expose à la transmission directe du chien à l'homme, et cela suivant des modes très variés. On sait en effet que les œufs du tænia ne sont pas seulement évacués par les fèces et, lorsque le dernier anneau du tænia se détache avec les œufs mûrs dont il est rempli, il peut en outre, grâce au mouvement de reptation dont il est doué, franchir l'orifice anal dans l'intervalle des périodes déjectives. Les poils qui avoisinent l'anus du chien peuvent donc, en tout temps, recéler des œufs et, grâce aux mœurs de cet animal, il n'en faut pas davantage pour expliquer comment ces mêmes œufs sont cueillis par leur langue et les poils de leur museau sur lesquels ils se fixent, pour s'en détacher à la moindre occasion. On conçoit dès lors que la cohabitation avec les chiens et les imprudences dont on est trop coutumier, soit en leur permettant de séjourner sur les lits, soit en livrant son visage ou ses mains aux manifestations habituelles de leur sympathie, deviennent autant de conditions étiologiques fort périlleuses. Toutefois, ces divers modes de *transmission directe* du chien à l'homme ne sont pas les causes les plus habituelles de la contamination. La *transmission indirecte* par les *aliments* et surtout par les *boissons* [1] est beaucoup plus fréquente et, ce qui le prouve bien, c'est que, dans nombre de cas, les malades atteints de kystes hydatiques n'ont jamais possédé le moindre caniche.

Le rôle étiologique de l'alimentation est facile à comprendre. Le chien dissémine au hasard de ses déjections les œufs des tænias qu'il porte. Ces œufs, dont la puissance de résistance aux agents atmosphériques est très grande, sont mis en liberté par la destruction des anneaux qui les renferment. Ils se fixent alors sur les légumes, sur les herbes des pâturages ou sur les fruits qui poussent au ras du sol. Les eaux pluviales peuvent aussi les entraîner vers les sources ou dans les puits; dans les deux cas leur passage dans le tube digestif de l'homme ou des herbivores devient pour ainsi dire inévitable, si les eaux ne sont point filtrées et si les fruits ou les légumes qui

[1] R. BLANCHARD, *Las animales parasitas introducidas por el agua en el organismo.* Londres, 1890.

les portent n'en sont point débarrassés par la cuisson ou le lavage. On s'est aussi demandé si l'ingestion *par l'homme* de viandes renfermant des hydatides pouvait être incriminée; mais les lois qui régissent l'évolution de ces productions démontrent que cette supposition n'est pas soutenable. Que ces tænias se multiplient chez les chiens auxquels on livre en pâture des poumons et des foies d'herbivores contenant des hydatides, cela va de soi et, suivant la loi biologique, le ver vésiculaire (hydatide) se transforme en ver sexué (*Tænia echinococcus*). Mais, chez l'homme ou les herbivores, cette transformation est impossible. Il en résulte qu'au point de vue du rôle étiologique de l'alimentation, *les boissons et les aliments végétaux* doivent être considérés comme seuls capables de transmettre la maladie du chien à l'homme.

Le rôle étiologique primordial de la fréquentation des chiens et de l'alimentation explique parfaitement comment la *répartition des hydatides suivant les pays* varie avec les coutumes des populations. Il permet en particulier d'interpréter l'extrême fréquence de la maladie en *Australie* et surtout en *Islande*, sans qu'il soit besoin d'incriminer le climat et l'humidité de l'atmosphère. On sait en effet qu'en Islande par exemple « les habitants vivent pêle-mêle avec leurs animaux domestiques et tous ont, dans l'intérieur de leur cabane, un ou deux chiens. Comme, d'autre part, les hydatides sont très fréquentes parmi les moutons et les vaches et que les chiens se nourrissent en grande partie des viscères de ces animaux malades, il s'ensuit que toutes les conditions favorables à la pullulation du tænia d'une part, des hydatides de l'autre, se trouvent réunies » (Rendu). Les *influences prédisposantes* autrefois discutées de l'*âge*, du *sexe* ou des *professions* se trouvent ainsi réduites à leur juste valeur. Quant au rôle de l'*hérédité* et de la *diathèse vermineuse* de Beauclair et Viguier, il n'en saurait plus être question.

Une fois introduit dans la bouche (de l'homme ou des herbivores), l'œuf du *Tænia echinococcus* passe dans l'estomac; sa coque est dissoute par l'action des sucs digestifs et l'*embryon hexacanthe*, délivré de son enveloppe, gagne avec le bol alimentaire le duodénum et l'intestin. On sait que cet embryon de tænia est une *petite masse gélatineuse, ovoïde*, mesurant environ 25 μ et munie à l'un de ses pôles de trois paires de *crochets* ou *spicules* susceptibles de se rapprocher ou de diverger. Grâce à cette *armature* qui lui donne à la fois la puissance de pénétration et de progression, l'embryon de tænia, fuyant le tube digestif pour chercher une demeure plus hospitalière, s'accroche aux parois de l'intestin, les pénètre et, manœuvrant ses spicules comme on joue des coudes [1], il chemine au travers des tissus. La voie qu'il suit est très variable. Tantôt il paraît creuser sa route en restant dans la trame des tissus, mais alors sa progression est laborieuse et bien vite il choisit un gîte au voisinage du tube digestif. Tantôt il demande au premier vaisseau capillaire qu'il rencontre un moyen de locomotion moins pénible et pénétrant, soit dans un capillaire, soit dans un chylifère ; il se laisse entraîner par le torrent circulatoire vers les organes les plus éloignés. Ce dernier mode de transport est le seul qui permette de comprendre la présence de l'embryon dans les régions si diverses qu'il est susceptible d'habiter. La progression pure et simple dans la

[1] R. BLANCHARD, *loc. cit.*, p. 303.

trame des tissus suffit à expliquer l'acheminement au travers des organes mous et lacunaires, mais il est à peu près inadmissible qu'elle permette à l'embryon de gagner par exemple le globe de l'œil, la moelle, le cerveau, les muscles et surtout les parties du squelette les plus éloignées du tube digestif, tels que les phalanges, sans compter qu'il serait bien difficile d'admettre que l'embryon soit armé de spicules assez puissants pour entamer des tissus durs comme les os. Dans un grand nombre de cas, l'hypothèse du transport par le sang est donc à tous égards la plus satisfaisante et, pour les kystes hydatiques du foie en particulier, bien que la migration par voie porte n'ait pas encore été saisie sur le vif, tout laisse à penser que telle est bien la route suivie. Quoi qu'il en soit, l'*embryon hexacanthe* gagne un point quelconque du parenchyme hépatique, il s'y fixe, perd ses trois paires de crochets et va désormais subir une série de modifications dont la connaissance peut seule faire comprendre le développement des kystes hydatiques et les particularités de leur anatomie pathologique. Il est donc nécessaire de rappeler ici les caractères essentiels de ces modifications évolutives, dont on trouvera l'histoire complète dans les ouvrages spéciaux et particulièrement dans le *Traité de zoologie médicale* de R. Blanchard (1).

Une fois installé dans le foie, l'*embryon hexacanthe* privé de ses crochets subit d'abord le travail d'*enkystement*; c'est-à-dire qu'à la faveur de l'irritation provoquée par sa présence il se *produit* aux dépens des éléments constitutifs du foie une membrane d'enveloppe que nous retrouverons à l'anatomie pathologique comme la couche la plus externe de tous les kystes hydatiques. Ce premier travail accompli, l'*embryon hexacanthe* jusque-là constitué par une *capsule anhiste* et par un *contenu solide* formé de gros granules brillants comme des gouttelettes de graisse, se transforme en une *sphérule creuse* qui est l'*hydatide*. Ses parois comprennent deux couches, une couche externe ou *cuticule* à lamelles superposées provenant directement de la *capsule* de l'embryon hexacanthe et une couche interne, décrite par Ch. Robin sous le nom de *membrane germinale* ou *fertile*. Le *contenu* est un *liquide clair* comme de l'eau de roche. Il résulte de la liquéfaction centrale de la masse granuleuse qui formait autrefois le contenu solide de l'embryon hexacanthe et ce sont les granulations les plus externes de cette masse qui, par condensation sur la face interne de la cuticule stratifiée, forment la membrane fertile.

L'hydatide, ainsi constituée par *hydropisie de l'embryon hexacanthe*, va maintenant subir les modifications caractéristiques de son accroissement, lesquelles comprennent : 1° *l'accroissement sur place ;* 2° *la prolifération.*

L'accroissement sur place est fort simple; il se fait lentement par dilatation de la poche et augmentation du liquide qu'elle renferme. Poche et contenu conservent d'ailleurs leurs caractères primitifs. Le contenu est clair et la couche externe de l'enveloppe (*cuticule*) est remarquable par ses stratifications en feuillets gélatiniformes et superposés qui, s'enroulent sur eux-mêmes à la façon des membranes élastiques lorsqu'on les sépare les uns des autres par la dissection.

(1) R. BLANCHARD, *Traité de zoologie médicale*, t. I. Paris, 1889.

La *prolifération* est un phénomène plus compliqué. L'*hydatide*, prise à la phase précédemment décrite, est sans tête de tænia; elle correspond à l'*acéphalocyste* de Laennec et, soit dit en passant, ce fait montre bien que ces acéphalocystes ne sont point, comme le pensait Laennec, une espèce spéciale. Ils ne sont autre chose que la deuxième phase évolutive de l'embryon hexacanthe. Or, les phénomènes de prolifération varient essentiellement suivant que l'hydatide se développe en restant stérile (c'est-à-dire acéphalocyste), ou suivant que sa membrane fertile engendre des têtes de tænia. En d'autres termes, la prolifération se fait suivant deux modes : le *mode fertile* et le *mode stérile*, et comme ces deux modes peuvent s'observer isolément ou se combiner, on pourrait dire, en schématisant un peu la question, que la prolifération se fait suivant trois modes : le *mode fertile*, le *mode stérile* et le *mode mixte*, dans lequel les deux précédents se combinent avec prédominance variable de l'un ou de l'autre.

Dans le *mode fertile*, voici comment les choses se passent : il se produit d'abord par bourgeonnement de la *membrane fertile de l'hydatide mère* des papilles dont le contenu se liquéfie et qui forment les *vésicules proligères*. La face interne de la paroi de ces *vésicules proligères* donne à son tour naissance à un grand nombre de mamelons pleins (il en existe jusqu'à 34 pour une même vésicule proligère) et chacun de ces mamelons pleins devient une *tête de tænia* avec ses quatre ventouses et son rostre muni d'une double rangée de crochets. La phase larvaire est dès lors terminée : l'*échinocoque est constitué* et ses transformations ultérieures varient avec ses destinées. S'il était alors avalé par un chien il deviendrait *Tænia échinocoque;* mais, emprisonné dans le foie de l'homme, il est, comme on l'a dit, embarqué dans une impasse et, s'il ne meurt pas sous une influence quelconque, son seul avenir possible est de s'accroître tel quel. Cet *accroissement* se fait par la formation des *vésicules secondaires*. Celles-ci naissent entre les lamelles de la cuticule de l'hydatide mère sous la forme d'une masse granuleuse qui bientôt revêt tous les caractères de la vésicule mère. Comme elle, elle possède une membrane fertile qui engendre des têtes de tænia et une cuticule au sein de laquelle peuvent se développer des vésicules petites filles, jouissant à leur tour des mêmes privilèges; et les similitudes sont telles qu'en examinant isolément une vésicule de génération quelconque, il serait impossible de la distinguer d'un embryon hexacanthe venant de subir sa transformation en vésicule mère. Les *vésicules secondaires*, qui sont ainsi produites par genèse dans l'épaisseur de la cuticule d'une vésicule préexistante cheminent vers la face interne de la paroi de cette vésicule et devenant bientôt libres dans sa cavité, elles y continuent leur accroissement ou leur prolifération. Cette *migration centripète* des vésicules secondaires, caractérise la *prolifération*, dite par *bourgeonnement endogène*, spéciale à l'homme et aux kystes kydatiques proprement dits. Il se peut cependant que la migration soit *centrifuge;* le bourgeonnement est alors *exogène* et répond sans doute à la genèse de la variété kystique spéciale, décrite sous le nom de kystes hydatiques alvéolaires. Il faut savoir aussi que les vésicules dites secondaires ont peut-être d'autres lieux d'origine que l'épaisseur de la cuticule de la vésicule mère. Certains auteurs pensent en effet qu'elles peuvent résulter, soit de la transformation kystique des vésicules proligères, et le fait est admissible, soit même de la transformation kystique des têtes de tænia ; mais ce dernier mode de formation paraît beaucoup plus hypothétique.

Le *mode stérile* est beaucoup plus simple que le précédent. En effet, le rôle de la vésicule proligère n'existe plus, il n'est plus question de têtes de tænia naissant aux dépens de la membrane fertile et tout se borne à la production successive de vésicules filles, petites-filles, etc., qui sont d'origine cuticulaire et se multiplient indéfiniment par *prolifération endogène*.

Quant au *mode mixte*, il est facile avec les détails qui précèdent d'en comprendre les principaux caractères. Dans ce mode, qui est fréquent, l'*hydatide mère* résultant de l'hydropisie de l'embryon hexacanthe s'accroît sur place et se développe par la *prolifération endogène* de *vésicules secondaires* qui sont ou *fertiles* ou *stériles*, et dont chacune devient à son tour le théâtre de phénomènes semblables. La proportion des vésicules fertiles et des vésicules stériles est variable et, dans les cas de générations vésiculaires très nombreuses, les vésicules secondaires restent presque toujours à l'état d'acéphalocystes; mais, pour exceptionnel que ce soit, il n'en faut pas moins savoir que la stérilité n'est pas ici constante ainsi qu'on a voulu le prétendre.

Le dernier point qu'il me reste à signaler pour terminer cette étude étiologique prouve une fois de plus l'intérêt de ces notions générales sur les modes de migrations et ces modifications évolutives de l'embryon hexecanthe. Je veux parler du rôle que nombre d'auteurs accordent au *traumatisme* dans la *localisation* des kystes hydatiques et de la parfaite concordance qui existe entre cette donnée clinique et la théorie du transport des embryons hexacanthes par le sang. Cette influence localisatrice du traumatisme a été surtout étudiée à propos des kystes hydatiques musculaires. Les recherches de Boncour [1], Danlos [2], Schwartz [3] et Marguet [4] font bien comprendre comment les embryons hexacanthes charriés par le sang peuvent s'épancher avec lui dans les tissus, sous l'influence d'un traumatisme quelconque, et se développer ensuite sur place. J'ai moi-même [5] publié un exemple assez probant à ce point de vue. Dans le cas particulier du foie, il est non moins satisfaisant pour l'esprit d'accepter le rôle localisateur du traumatisme. Sans doute, on a peut-être exagéré l'influence de ce facteur étiologique, et c'est, à mon sens, pure hypothèse, que de répéter avec Danlos et Marguet que la simple fluxion traumatique détermine un *locus minoris resistentiæ* qui favorise la fixation du germe, ou de croire avec Duvernoy [6] que l'usage du corset peut expliquer la plus grande fréquence des kystes hydatiques du foie chez la femme. Par contre, ce même auteur est dans le vrai lorsqu'il trouve dans les ecchymoses ou les épanchements sanguins de la contusion du foie la raison d'être des kystes hydatiques dont la naissance paraît coïncider avec un traumatisme de la région. Nombre de chirurgiens, tels que Tillaux [7], sont du reste très affirmatifs à cet égard. Mais ce n'est pas tout et le rôle du traumatisme est par-

(1) BONCOUR, Thèse de doct. Paris, 1878.
(2) DANLOS, Thèse de doct. Paris, 1879.
(3) SCHWARTZ, *Traumatisme et kystes hydatiques*, in *Arch. gén. de méd.*, mai 1884, p. 605.
(4) MARGUET, *Kystes hydatiques des muscles*. Thèse de doct. Paris, 1888.
(5) P. SEGOND, *Progr. méd.*, 1879, n° 26, p. 497.
(6) DUVERNOY, Thèse de doct. Paris, 1879.
(7) TILLAUX, *Traité de chirurgie clinique*, t. II, p. 109.

fois différent. Kirmisson [1] l'a démontré en publiant l'observation significative d'un « kyste du foie apparu brusquement sur un garçon de vingt-quatre ans à la suite d'un violent coup de pied de cheval ». Le traumatisme exerce donc son influence de deux manières : Il agit en effet soit en commandant *la localisation* de l'embryon hexacanthe, soit en imprimant une *impulsion nouvelle* à l'évolution d'un kyste hydatique préexistant ignoré ou connu.

Anatomie pathologique. — Le *siège* des kystes hydatiques est variable. On les rencontre partout dans le lobe droit comme dans le lobe gauche, à la face supérieure comme au centre ou à la face inférieure. Toutefois, il est juste de dire que d'habitude ils se développent au centre de l'organe et c'est en raison de leur accroissement de volume qu'ils viennent bomber au-dessous de la capsule de Glisson en un point quelconque de la superficie du foie. Ces localisations différentes permettent de diviser les kystes hydatiques du foie en quatre groupes principaux. Les kystes du premier groupe (kystes antéro-supérieurs ou kystes centraux) restent intra-hépatiques ou peu s'en faut pendant toute la durée de leur développement. Nous les verrons refouler la paroi thoracique, élargir les espaces intercostaux et bomber au niveau de la région épigastrique. Les kystes du deuxième groupe (kystes postéro-supérieurs ou sous-diaphragmatiques) se développent du côté du thorax et, fait curieux, ils peuvent refouler le diaphragme au point de s'élever par exemple jusqu'à la troisième côte sans que le foie soit pour cela notablement abaissé au-dessous du rebord des fausses côtes. Les kystes du troisième et du quatrième groupe (kystes postéro-inférieurs et antéro-inférieurs) ont au contraire pour caractère distinctif de se développer du côté de la cavité abdominale. Les uns (kystes postéro-inférieurs) restent en quelque sorte accolés contre la paroi abdominale postérieure à la manière des tumeurs rénales. Les autres (kystes antéro-inférieurs) viennent bomber vers les parties antérieures de la face inférieure, comme les précédents; ils s'énucléent de la substance hépatique et c'est sous la forme de kystes pédiculés qu'ils envahissent la cavité abdominale. Nous verrons plus tard combien l'une ou l'autre de ces localisations peut influencer la physionomie clinique de la maladie ou modifier les indications thérapeutiques, et j'espère qu'on reconnaîtra le bien-fondé de cette division en quatre groupes.

Le *volume* des kystes hydatiques peut être considérable et les tumeurs qui remplissent la totalité de l'abdomen à la manière des plus gros kystes ovariens ne sont point rares. En général, le kyste est unique, toutefois il est à cette règle nombreuses exceptions et nous verrons l'influence que cette multiplicité possible des kystes hydatiques peut avoir sur le pronostic de nos interventions chirurgicales.

Lorsqu'on incise un kyste hydatique de certain volume à son état de complet développement, deux cas peuvent se présenter : tantôt le kyste est encore enfoui au sein de la glande hépatique; tantôt il s'est pour ainsi dire énucléé du parenchyme et n'est plus recouvert que par une mince lamelle de tissu hépatique plus ou moins atrophié. Il se peut même que l'énucléation

[1] KIRMISSON, *Arch. gén. de méd.*, nov. 1883, p. 513.

soit complète et qu'il ne reste plus trace de tissu hépatique à la surface du kyste si ce n'est au niveau de son pédicule. Que le couteau doive ou non traverser une couche plus ou moins épaisse de tissu hépatique, les caractères de la tumeur elle-même n'en sont point modifiés; dans tous les cas son incision démontre qu'elle est essentiellement constituée : 1° par la *couche adventice conjonctive*, que nous avons vue naître au moment de l'enkystement de l'embryon hexacanthe; 2° par *la vésicule mère* dont la surface externe est étroitement appliquée contre la couche précédente; 3° par le *contenu* variable de cete vésicule mère.

La *coque conjonctive* qui double la vésicule mère est d'autant plus épaisse que le kyste est plus volumineux et plus ancien. Elle peut ainsi acquérir jusqu'à 1/2 centimètre et plus d'épaisseur; elle est assez vasculaire et très résistante; il est enfin d'observation courante que sa face externe se continue avec le tissu hépatique auquel elle *adhère intimement*. Comme le dit fort bien Rendu : « la transition n'est pas brusque entre la coque fibreuse et le parenchyme. Sur une certaine étendue on constate des modifications anatomiques dénotant un certain degré d'irritation subaiguë : les vaisseaux sont beaucoup plus abondants, le tissu conjonctif interlobulaire est peu développé, sur quelques points il est infiltré de noyaux embryonnaires, tous phénomènes qui indiquent de l'hépatite interstitielle. » Cette vascularisation périkystique et cette étroite union de la coque d'enkystement avec le tissu hépatique sont deux caractères anatomo-pathologiques dont j'ai maintes fois vérifié la réalité, et je me réserve d'insister sur leur importance en parlant des opérations dont les kystes hydatiques sont justiciables. Comme particularité rare, notons ici que, dans certains cas, à marche très rapide l'hépatite périkystique peut passer à l'état aigu et demeurer suppurative alors que le kyste lui-même ne contient pas trace de pus. Ducastel [1] a publié un exemple de cette disposition curieuse et vraiment digne de remarque.

La *vésicule mère* nous est connue. Je ne reviendrai donc pas sur son aspect gélatineux et sur sa stratification en lamelles blanchâtres superposées.

Quant au *contenu*, il varie avec le mode de prolifération de l'hydatide primitive. Exceptionnellement la vésicule mère est distendue par son liquide caractéristique sans contenir la moindre vésicule fille. Mais le plus souvent, on voit flotter dans le liquide un nombre plus ou moins considérable de vésicules filles qui sont elles-mêmes remplies de sérosité. Bref, on peut à cet égard observer tous les intermédiaires entre les kystes à vésicule mère unique et ceux qui sont littéralement bourrés de vésicules secondaires. Dans les kystes énormes on les a comptées par milliers. Quand les vésicules sont fertiles en plus ou moins grand nombre, il est fréquent de voir s'accumuler vers les parties déclives du kyste une sorte de poussière blanchâtre formée par les scolex des échinocoques; mais lorsque les vésicules sont toutes stériles, ce qui n'est point rare, les crochets caractéristiques ne se retrouvent pas dans le liquide et c'est précisément cette absence de crochets qui avait conduit Laennec à faire des acéphalocystes une espèce à part. Quoi qu'il en soit de ces variations dans le nombre ou la constitution des hydatides, le liquide qu'elles

(1) DUCASTEL, *Bull. de la Soc. anat.*, 1869, p. 149.

renferment offre toujours des caractères identiques et pour ainsi dire pathognomoniques. Clair et transparent comme de l'eau de roche ou parfois légèrement opalin, il est ordinairement neutre ou alcalin. Sa densité varie de 1009 à 1005; il est particulièrement riche en chlorures; dans certains cas on y trouve du sucre, ainsi que Cl. Bernard l'a pour la première fois démontré, et, contrairement à la plupart des humeurs normales de l'économie, il ne contient pas d'albumine ou pour mieux dire il n'en contient que des traces. Cette absence à peu près complète d'albumine serait due, d'après Gubler [1], à ce que les échinocoques vivent aux dépens des matières albuminoïdes de la sérosité qu'ils absorbent au fur et à mesure de leur développement et, ce qui tend à le prouver, c'est que, en cas de mort des échinocoques, le liquide devient aussitôt albumineux.

Faut-il admettre, avec Mourson et Schlagdenhauffen [2], qu'à *certaines époques* les hydatides recèlent dans leurs déchets organiques des *ptomaïnes* qui seraient la cause des accidents toxiques tels que l'urticaire souvent observés chez l'homme lorsque le liquide hydatique vient à s'épancher dans le péritoine? Le fait est vraisemblable et l'opinion de Mourson et Schlagdenhauffen paraît avoir trouvé sa première confirmation dans les expériences et les recherches de Debove sur le caractère toxique de l'urticaire hydatique [3] et des accidents dyspnéiques [4] parfois consécutifs à la ponction aspiratrice. Achard [5] arrive à des conclusions analogues et, pour lui, la théorie de l'intoxication ne s'applique pas seulement à l'urticaire et aux accidents tels que la dyspnée, l'état syncopal, les nausées, les vomissements, le péritonisme ou le collapsus, elle trouve encore sa raison d'être pour expliquer, en partie tout au moins, les cas obscurs de mort subite ou très rapide après ponction [6]. Il faut cependant savoir que la puissance toxique du liquide hydatique n'est pas constante. Les expériences négatives de Kirmisson [7] en témoignent. Du reste, Mourson et Schlagdenhauffen eux-mêmes ne sont pas absolus et voici comment Achard résume la manière de voir de ces deux auteurs : le maximum d'abondance des ptomaïnes correspondrait aux périodes de reproduction des vésicules, le minimum aux périodes d'arrêt de cette génération. Suivant les phases alternatives d'activité et de repos, le liquide serait tantôt clair, très pur, albumineux (et inoffensif), tantôt louche, chargé de substances organiques (et très toxique). « Ainsi, la présence des matières albuminoïdes caractériseraient non plus seulement, comme on l'a dit, la mort des hydatides, mais elle pourrait encore indiquer l'activité reproductrice de l'entozoaire ».

Si la puissance toxique normale du liquide hydatique paraît vraisemblable dans certains cas, il est par contre nettement démontré que ce liquide, lorsqu'il

(1) Gubler, *Soc. méd. des hôp.*, mars 1868.
(2) Mourson et Schlagdenhauffen, *Compte rendu de l'Acad. des sciences*, octobre 1882, p. 791.
(3) Debove, *Académie des sciences*, 19 déc. 1887; voy. *Bull. méd.*, 1887, p. 1564.
(4) Debove, *Soc. méd. des hôp.*, 8 mars, 1888; voy. *Bull. méd.* 1888, p. 323.
(5) Achard, *De l'intoxication hydatique;* in *Arch. gén. de méd.*, oct. 1888, p. 411 et 572.
(6) Les récentes recherches de L. Viron parlent dans le même sens. Elles démontrent que chez le mouton le liquide hydatique peut contenir « une substance albuminoïde spéciale se rapprochant des toxalbumines par ses réactions chimiques et son action physiologique. »
(7) Kirmisson, *Gaz. hebd.*, 882, p. 819 et *Arch. gén. de méd.*, nov. 1883, p. 520.

est normal et clair, ne contient pas le moindre micro-organisme : son asepsie est en un mot parfaite. Cette notion s'est cliniquement imposée du jour où les faits publiés par Finsen [1] et les observateurs [2] qui l'ont suivi sont venus démontrer l'inexactitude de l'ancienne opinion, d'après laquelle tout épanchement intra-péritonéal de liquide hydatique provoquait fatalement une péritonite mortelle. A défaut de preuves cliniques, le résultat des expériences de Kirmisson déjà citées et de celles de Korach [3] suffirait à la démonstration. Dans les mains de ces deux observateurs, les injections intrapéritonéales de liquide hydatique, pratiquées sur des lapins ou des chiens, sont toutes restées négatives au point de vue de la réaction péritonéale. Aussi bien l'accord s'est-il fait et chacun sait maintenant que si la rupture intrapéritonéale des poches hydatiques *non suppurées* peut entraîner des phénomènes secondaires d'*ordre toxique*, elle n'en provoque jamais d'*ordre infectieux*. Cette constatation précieuse de la clinique vient de trouver sa confirmation dans les récentes recherches de A. Chauffard et F. Widal « sur les processus infectieux et dialytiques dans les kystes hydatiques du foie » [4]. Voici quelles sont, en effet, les conclusions de leur travail : 1° Asepsie parfaite du liquide hydatique eau de roche ; 2° pouvoir bactéricole de ce même liquide pour les différents microbes expérimentés ; 3° imperméabilité absolue de la membrane hydatique vis-à-vis des microbes qu'elle arrête comme un filtre parfait ; 4° rôle dialytique de cette membrane pour les substances cristalloïdes, pour les colloïdes et pour les substances solubles d'origine microbienne ; 5° infection toujours secondaire de la cavité kystique et multiplicité des germes qui peuvent y concourir ; 6° faible virulence au moins dans certains cas du pus hydatique, expliquée par l'absence possible et même prouvée dans ce même pus des germes pyogènes. La portée du travail de Chauffard et Widal est, on le voit, très grande ; mais pour l'instant je me borne à relever la démonstration de cette donnée fondamentale : l'*asepsie rigoureuse du liquide clair des kystes hydatiques.*

Ceci dit, nous devons étudier les modifications anatomo-pathologiques qui se produisent lorsque survient l'une des trois principales éventualités avec lesquelles, tôt ou tard, l'évolution des kystes doit presque toujours compter. Je veux parler de la mort des hydatides, de la suppuration du kyste ou de sa rupture avec mise en communication de la poche, soit avec l'air extérieur, soit avec l'un des organes voisins du foie.

La mort des hydatides peut dit-on reconnaître trois causes principales : *la compression*, l'*inanition* et l'*empoisonnement*. *La mort par compression* s'observe lorsque la paroi kystique est à ce point épaissie ou calcifiée qu'elle perd toute extensibilité. La vésicule mère ainsi comprimée de toute part ne peut plus s'accroître ou proliférer, elle est en quelque sorte étouffée. La mort par *inanition* succède à l'inflammation traumatique ou spontanée de la membrane fertile. Elle est évidemment très obscure quant à ses causes premières, mais son mécanisme est simple. L'état inflammatoire admis suffit en effet pour

[1] J. Finsen, *Les échinocoques en Islande* (traduction sur l'original danois). *Arch. gén. de méd.*, 1869, t. I, p. 23 et p. 191.
[2] Mauny, Thèse de doct., Paris, 1890.
[3] Korach, *Berl. klin. Wochen.*, 14 mai 1882, p. 302.
[4] Chauffard et Widal, *Bull. méd.*, 1891, p. 377.

modifier les échanges osmotiques qui s'opèrent au travers de l'enveloppe du kyste et les échinocoques meurent d'inanition. Suivant la remarque de Rendu, « c'est, de toutes les éventualités qui peuvent se produire, la plus favorable, et une grande partie des cas de guérison spontanée des kystes hydatiques ont lieu vraisemblablement par ce mécanisme. »

La mort des hydatides par le mélange de la bile au liquide du kyste est à son tour d'interprétation facile. Le fait est connu depuis longtemps (Cruveilhier et Budd) et nos connaissances actuelles sur les propriétés toxiques des sels biliaires et de la bilirubine nous montrent qu'il s'agit là d'un véritable empoisonnement. S'il était permis de raisonner par analogie, on pourrait même ajouter que l'empoisonnement doit être singulièrement rapide. Nous savons en effet, par l'enseignement du professeur Bouchard ([1]), qu'il suffit de 4 à 6 centimètres cubes de bile pour tuer 1 kilogramme d'être vivant et que la bilirubine en particulier, dix fois plus toxique que les sels biliaires, tue à la dose de 5 centigrammes par kilogramme de lapin (Bouchard et Tapret). Il est donc probable que, pour les hydatides, pareil poison doit être bien vite la mort sans phrase! à cette condition toutefois qu'une fissure de la vésicule permette à la bile de pénétrer dans son intérieur. Sans quoi l'empoisonnement peut fort bien manquer. Berthaut ([2]), en montrant l'importance de cette restriction, a justement observé que « la pénétration de la bile dans une poche renfermant une hydatide, sans que le liquide parvienne dans l'intérieur même de la vésicule, n'amène pas fatalement la mort du parasite ». Et ce qui le prouve, c'est qu'on a trouvé « des tumeurs hydatiques du foie traversées depuis longtemps par la bile sans que toutes les vésicules fussent détruites ». Quant aux prétendues propriétés antiseptiques de la bile, il est certain qu'on ne doit pas en tenir compte pour cette raison fort simple qu'il est très fréquent de trouver des kystes hydatiques remplis de bile et de pus et qu'en nombre de circonstances, la communication biliaire d'un kyste hydatique peut entraîner des conséquences très graves au point de vue des migrations infectieuses d'origine intestinale.

Quoi qu'il en soit, plusieurs faits bien observés n'en démontrent pas moins que la pénétration de la bile dans un kyste hydatique entraîne souvent la mort par empoisonnement des hydatides, et c'est là un fait important à retenir. Quant au processus qui favorise la pénétration de la bile dans la cavité kystique, il offre sans doute les deux modalités décrites par Rendu. Dans certains cas, c'est la disposition de la tumeur qui provoque par compression du canal cholédoque, par exemple, une rétention biliaire plus ou moins complète avec tous les accidents de l'angiocholite consécutive. En d'autres circonstances l'évolution de la tumeur est seule coupable et c'est par le fait de son développement qu'elle ulcère les conduits qui rampent dans son voisinage et dont le contenu se répand dans la poche kystique. Comme dernière remarque corrélative à la puissance toxique de la bile, on doit observer avec Rendu que la présence de la bile étant incompatible avec la vie des hydatides, il est difficile d'admettre qu'un kyste puisse, comme l'ont prétendu quelques

([1]) Ch. Bouchard, *Leçons sur les auto-intoxications* (Leçon du 16 juin 1885). Paris, 1887, p. 239.

([2]) Berthaut, Thèse de doct., Paris, 1883.

auteurs, se développer primitivement dans l'intérieur des voies biliaires par pénétration d'un embryon hexacanthe dans le canal cholédoque.

Lorsque l'hydatide meurt par suite de l'une ou l'autre des circonstances précédentes, elle peut subir une série de modifications régressives qui la réduisent à l'état de corps étranger enkysté à peu près inoffensif. Ces modifications portent sur la tumeur elle-même (paroi et contenu) et sur le parenchyme environnant (Rendu). Le liquide devient albumineux, perd sa transparence et se résorbe plus ou moins complètement. Au contraire les éléments solides (débris d'échinocoques dont l'enveloppe et les crochets résistent longtemps à la destruction, sels de chaux et globules graisseux) s'accumulent et s'agglomèrent en une sorte de mastic caséeux, souvent coloré en jaune d'ocre par la bile. Il n'est pas rare aussi de rencontrer dans cette masse des cristaux d'hématoïdine et de cholestérine. A son tour, la poche subit des altérations notables. Elle se plisse, se rétracte, s'épaissit et peut à la longue acquérir une consistance fibro-cartilagineuse, s'infiltrer de sels calcaires et subir une sorte de pétrification, voire même une ossification. Dans un cas rapporté par Cornil et Ranvier, il existait à la surface du kyste des îlots de tissu dur contenant des traînées osseuses, du tissu médullaire et des vaisseaux. Cet exemple paraît toutefois unique et d'habitude la pétrification aboutit simplement à la formation d'une « carapace formée par des lames calcaires superposées et réunies par du tissu fibreux » [1]. Les grains d'hématoïdine qu'on trouve au sein des kystes ainsi modifiés ont été d'abord considérés comme le reliquat d'épanchements sanguins intrakystiques. Mais, depuis les expériences d'Habran [2], on sait qu'ils sont bien réellement d'origine biliaire. Nous arrivons maintenant aux modifications consécutives, à la suppuration du kyste.

La suppuration peut surprendre le kyste hydatique à deux états. Tantôt il a déjà subi d'une manière plus ou moins complète les transformations régressives dont il vient d'être question; tantôt il est en pleine activité d'évolution, son liquide est clair et ses hydatides bien vivantes. Dans les deux circonstances, l'hépatite suppurée périkystique est toujours le premier terme du processus suppuratif; mais sa valeur quantitative, si je puis ainsi dire, n'est pas la même. Dans le premier cas, l'hépatite péri-kystique n'est pas seulement, comme l'a si bien dit Rendu, la lésion de début; elle reste la lésion fondamentale : c'est le parenchyme qui suppure et les débris de l'ancien kyste ne font que se mélanger au pus d'un abcès du foie proprement dit, naissant et évoluant comme toutes les collections de même nature. Dans le deuxième cas au contraire l'hépatite périkystique reste la condition génératrice indispensable et première de la complication, mais elle devient dans la suite accessoire. La cavité kystique à contenu vivant est à l'état de foyer sain et fermé lorsqu'elle est attaquée par la suppuration, et c'est, en somme, le kyste lui-même qui va constituer l'abcès. Dans ces conditions la pathogénie précise des accidents présente, on le conçoit, certaines obscurités. Néanmoins le jour commence à se faire sur ces questions délicates, et, grâce aux études récentes de Chauffard et Widal, les éléments

(1) CORNIL et RANVIER, *Manuel d'histologie pathologique*, p. 337.
(2) HABRAN, *De la bile et de l'hématurie dans les kystes hydatiques du foie*. Thèse de doct. Paris, 1869.

d'une interprétation plus satisfaisante nous sont enfin donnés. Ces deux observations nous ayant en effet démontré que la vésicule hydatique, quand elle est intacte, oppose aux micro-organismes une barrière infranchissable, il en résulte qu'une fissure de la vésicule mère peut seule permettre l'infection et que la suppuration d'un kyste, jusque-là clos et vivant, est toujours un accident secondaire, étranger à la biologie de l'hydatide. Quant à la source première de la complication, on doit la chercher dans l'existence d'une hépatite périkystique microbienne qui provoque la multiplication des germes dans la paroi conjonctive d'enkystement. La fissure de la vésicule hydatique vient ensuite et livre la place aux microbes pyogènes. Cette conception n'est pas purement théorique et déjà nous savons par les observations de Letulle, Vaquez et Danin (¹) que le streptocoque, le staphylocoque, voire même le pneumocoque, peuvent être les microbes responsables. Les voies qu'ils suivent nous sont connues par notre étude pathogénique des abcès du foie en général, et, si la voie biliaire doit être incriminée, comme le pense E. Dupré, Letulle (²) nous a donné un très bel exemple d'infection par voie sanguine en publiant l'observation curieuse d'une suppuration kystique du foie consécutive à un phlegmon putride sous-amygdalien du côté droit. En résumé, l'existence simultanée d'une hépatite périkystique microbienne et d'une fissure de la vésicule paraissent être les deux conditions nécessaires et indispensables de la suppuration des kystes hydatiques, et, bien que le pus des kystes hydatiques suppurés se montre parfois aussi stérile que celui de certains abcès du foie, bien que cette éventualité donne à réfléchir dans l'un comme dans l'autre cas, la doctrine du parasitisme quand même n'est pas moins celle qui doit rallier tous les suffrages (³).

Quoi qu'il en soit, lorsque les kystes hydatiques sont ainsi envahis par la suppuration, ils se présentent sous la forme de vastes cavités purulentes à parois régulières comme le kyste qui leur a donné naissance, dont le contenu est représenté par une quantité souvent considérable de sérosité purulente, ou de vrai pus teinté ou non par la bile. Au sein du liquide nagent des vésicules plus ou moins nombreuses, crevées, plissées, flétries et parfois teintes en jaune par la bile. Toutefois il n'est pas rare de voir un certain nombre d'hydatides qui conservent au milieu du pus leur liquide clair aussi bien que leur aspect normal, et ce fait est, comme le notent Chauffard et Widal, une des meilleures preuves qu'on puisse donner de l'impénétrabilité de la membrane hydatique vis-à-vis des micro-organismes du pus. La possibilité de rencontrer côte à côte un kyste vivant et un kyste suppuré est une preuve de même ordre. Ainsi transformé, l'ancien kyste est en somme un abcès, et son évolution ultérieure obéira désormais aux lois qui régissent la marche de tous les abcès du foie. Il s'accroît et s'ouvre, soit à l'extérieur, soit dans les organes voisins du foie.

A côté de cette ouverture des kystes par suppuration, nous devons envisager ce qui se passe lorsque la transformation du kyste en foyer ouvert se fait sans suppuration préalable. Deux cas peuvent alors se présenter : tantôt

(¹) Danin, Thèse de doct. Paris, 1891.
(²) Letulle et Vaquez. *Bull. de la Soc. anat.*, 8 juin 1888.
(³) Raffi, *Pathogénie clinique de la suppuration des kystes du foie*. Thèse de doct. Paris, 1891.

le kyste, libre de toute adhérence périphérique, se rompt par le seul fait de son accroissement ou sous l'influence d'un traumatisme quelconque, et le contenu se répand dans le péritoine ou même dans la plèvre, en cas d'amincissement extrême du diaphragme; tantôt le kyste a contracté des adhérences avec un organe du voisinage tel que l'intestin ou le poumon, la rupture se fait au niveau même de ces adhérences et la tumeur se vide à l'intérieur du tube digestif ou des bronches. Dans ce dernier cas, on voit évoluer encore tous les désordres de la suppuration ; mais celle-ci change de signification : elle n'est plus la cause de l'ouverture du kyste, elle en est la conséquence. Les kystes du foie, à l'instar de toutes les collections liquides de ce viscère et pour les mêmes raisons anatomiques, peuvent s'ouvrir soit au dehors, soit dans le péritoine, la plèvre ou même le péricarde, soit dans l'un des viscères voisins du foie (tube digestif ou bronches), soit dans les voies biliaires, soit encore dans l'appareil circulatoire (branches de la veine porte ou veine cave). Je ne fais que signaler ces diverses éventualités que nous retrouverons à propos des symptômes et je me borne à noter les conditions nouvelles d'infection qui sont ainsi créées. Les cas de communication avec l'appareil circulatoire sont un peu spéciaux et peut-être peuvent-ils donner lieu aux phénomènes d'intoxication hydatique étudiés par Debove et Achard. D'après ces deux auteurs, l'observation communiquée par le professeur Bouchard en serait une preuve significative. Dans ce cas, après avoir employé la méthode de Récamier, « on arriva à un kyste de petit volume dont on retira quelques cuillerées de liquide hydatique. Puis, le trocart poussé plus profondément, ouvrit une branche de la veine porte qui donna un jet de sang; il en résulta une éruption d'urticaire ». Quoi qu'il en soit, ce que nous savons pour l'instant sur cette question se réduit à des documents peu nombreux. La mort rapide par ouverture des hydatides dans la veine cave est une curiosité clinique, et les faits de communication avec les branches de la veine porte ou de l'artère hépatique (1) sont aussi fort exceptionnels. Comme le dit Rendu, en fait de lésion vasculaire, ce qu'on observe surtout au voisinage des kystes hydatiques, ce sont des thromboses ou de véritables phlébites suppurées, et, le seul fait qu'il faille retenir, c'est la gravité du pronostic en pareil cas. L'infection purulente est en effet la conséquence habituelle de ces communications vasculaires.

Les autres variétés d'ouverture des kystes hydatiques sont au contraire très fréquentes et, laissant de côté pour l'instant les cas de rupture des kystes hydatiques dans le péritoine, la plèvre ou le péricarde, il est évident que lorsqu'un kyste hydatique s'ouvre largement dans l'intestin, l'œsophage ou le poumon, toutes les conditions se trouvent réunies pour favoriser l'infection rapide du foyer. L'évacuation des hydatides par les voies biliaires est responsable des mêmes accidents. Dans ces cas (2), il est en effet évident que les voies biliaires dilatées et béantes offrent une large voie « aux migrations infectieuses qui partent de l'intestin, foyer septique, pour arriver à la cavité du kyste rompu dans les voies biliaires, foyer malade et exposé. Ce foyer peut

(1) DOLBEAU, *Soc. anat.*, 1857.
(2) E. DUPRÉ, *Gaz. des hôp.*, 1891, p. 381. MURCHINSON, *loc. cit.* et BERTHAUT, *loc. cit.*

être comparé à celui d'une fracture qui, de simple et fermée, devient ouverte et compliquée ([1]). ».

Quant au mécanisme de ces diverses ouvertures, il offre les deux modalités que j'ai signalées. Les kystes qui évoluent vers la cavité thoracique refoulent, amincissent et ulcèrent le diaphragme. Ce travail ulcératif ayant été précédé presque toujours d'une inflammation adhésive, « il en résulte que le contenu du kyste tombe rarement dans la cavité pleurale et que la base du poumon constitue la paroi normale de la tumeur. L'ulcération ne tarde pas à gagner le tissu pulmonaire et le kyste vient alors s'ouvrir dans l'une des bronches. Il se forme dans ces cas, soit un trajet fistuleux avec induration du poumon autour de la fistule, soit une vaste caverne à parois ulcérées et souvent gangréneuses quand la bile est mêlée au liquide hydatique (Rendu). » Le même processus peut conduire les kystes à la base du poumon gauche ([2]), dans le péricarde, dans l'œsophage ([3]), dans la cavité abdominale ou à la peau. Dans les ouvertures abdominales, il s'agit tantôt « de kystes devenus très superficiels et se rompant sous l'influence d'une cause extérieure, en donnant lieu à la péritonite généralisée; tantôt, de kystes ouverts dans les organes voisins, préalablement reliés au foie par des adhérences inflammatoires; c'est le côlon qui le plus souvent communique ainsi avec la tumeur » (Rendu). On comprend enfin comment les ouvertures cutanées se font par l'intermédiaire d'une tumeur phlegmoneuse.

Symptômes. — Les hydatides se déposent à froid dans le parenchyme hépatique, et, cliniquement, la plupart des kystes de petit volume restent presque toujours méconnus. On les découvre en pratiquant des autopsies. Il en est même, paraît-il, qui naissent, grandissent et meurent par régression spontanée, sans avoir jamais révélé leur existence. Aussi peut-on dire que l'un des caractères fondamentaux de cette affection, c'est de rester pendant fort longtemps compatible avec une santé parfaite et de ne posséder une symptomatologie véritable que du jour où le volume de la tumeur a modifié l'aspect de la glande. Il y a cependant des exceptions. Quelques malades se plaignent de malaises mal définis avec sentiment de pesanteur ou de *tension épigastrique*. La *toux hépatique* et la *douleur d'épaule* sont parfois notées, et, lorsqu'il se fait un peu de péri-hépatite, on peut en même temps relever les signes d'une *pleurésie sèche* de la base ou même d'un épanchement pleurétique avec une tendance plus ou moins accusée aux palpitations, à l'oppression et aux étouffements. Certains malades semblent prédisposés aux *hémorrhagies*, telles que les épistaxis ou les méthrorrhagies. Plusieurs cliniciens insistent enfin sur la fréquence relative et surtout sur la bizarrerie des *troubles dyspeptiques*. Dieulafoy, par exemple, a relevé chez quelques sujets un dégoût particulier des matières grasses et Bouilly parle d'une malade chez laquelle chaque repas était l'occasion d'une diarrhée intense. Il est un dernier symptôme peut-être plus caractéristique, sur lequel Dieulafoy ([4]) a

([1]) E. DUPRÉ, *loc. cit.*, p. 101.
([2]) LATHAM, *The Lancet*, août 1873.
([3]) DE GAULYAC, *Bull. de la Soc. anat.*, 1863, p. 133.
([4]) DIEULAFOY, *Des kystes hydatiques et leur traitement. Gaz. hebd.*, 1877.

l'un des premiers attiré l'attention; je veux parler de l'apparition répétée et non motivée d'*éruptions ortiées* plus ou moins intenses. Quant à l'*ictère*, il est d'une excessive rareté.

Tous ces symptômes médicaux sont, je le répète, rares et d'habitude, le premier fait qui éveille l'attention c'est la constatation d'une *tumeur* hépatique. Celle-ci se révèle par des caractères qui varient beaucoup suivant le siège de la tumeur.

Lorsque les kystes appartiennent au groupe des kystes antéro-supérieurs ou centraux, le foie dans lequel-ils sont enchatonnés grossit avec eux et, bien vite, la simple inspection de la région fait constater soit une voussure épigastrique, soit un soulèvement de la paroi thoracique avec élargissement des espaces intercostaux. Ces premiers renseignements sont d'ailleurs corroborés par la percussion et par la palpation sous-costale, si bien que le diagnostic de *gros foie* s'impose. Mais ce n'est pas tout et, dans la majorité des cas, la voussure et l'hypertrophie offrent dès le début quelques particularités significatives. Tandis que la plupart des affections qui s'accompagnent d'hypertrophie du foie se traduisent par un élargissement régulier et un soulèvement uniforme de la région, la voussure en cas de kyste hydatique est différente. Elle est globuleuse, et, bien que toutes les déformations soient possibles, on peut dire qu'elle se traduit d'habitude par une *saillie sessile et circonscrite*. Ajoutons qu'il n'est pas rare de constater par les moyens d'usage des frottements péritonéaux, révélateurs d'une péri-hépatite plus ou moins étendue.

La *consistance* de la tuméfaction est à son tour digne d'attention. On a dit qu'elle pouvait être *fluctuante* et le fait est possible, mais la fluctuation vraie n'est pas moins exceptionnelle. Ce que l'on sent d'habitude c'est une *rénitence spéciale* qui tranche par son élasticité sur la fermeté des parties voisines, mais qui souvent présente elle-même une *dureté très particulière*. Le professeur Trélat insistait beaucoup sur ce point. Ces caractères peuvent se retrouver dans les kystes sous-diaphragmatiques lorsqu'ils sont partiellement accessibles par la palpation épigastrique; mais on conçoit bien que la situation soit très différente quand la tumeur se développe du côté du thorax sans abaissement du foie. Ici l'inspection pourra sans doute révéler encore un certain élargissement de la paroi thoracique, mais les renseignements concernant la forme ou la consistance de la tumeur feront nécessairement défaut, et tout se résumera aux signes de percussion et d'auscultation attestant le refoulement des poumons et l'élévation plus ou moins considérable du niveau supérieur de la matité hépatique. Dans les kystes postéro-inférieurs et antéro-inférieurs, la palpation reprend au contraire toute sa valeur. Les kystes de ces deux variétés sont en effet de véritables tumeurs abdominales dont il est souvent aisé d'apprécier les contours, la forme, le siège, la mobilité ou la consistance à la condition qu'ils n'aient pas pris un développement assez considérable pour créer les difficultés d'analyse clinique propres à toutes les grosses tumeurs kystiques abdominales.

Toutes les fois qu'un kyste hydatique est nettement accessible à la palpation, sa percussion peut donner lieu à une sensation très particulière découverte par Blatin en 1813 et bien étudiée en 1828 par Briançon sous le nom de *frémissement hydatique*. Pour recueillir cette sensation, il faut appliquer doucement sur la tumeur les quatre doigts de la main gauche et percuter l'un d'eux d'un petit coup sec, rapide et bien détaché. La main gauche perçoit alors une sorte de vibration semblable à celle que donnerait un sommier élastique soumis à la même manœuvre. Cette comparaison proposée par Sade (¹) est celle qui donne le mieux l'idée de ce frémissement caractéristique. On s'est naturellement demandé quelles pouvaient en être les causes, et, si la question n'est pas encore tranchée, ce n'est pas faute d'avoir multiplié les interprétations. Je crois inutile de discuter ici toutes les théories dont Marguet a fait récemment une si compendieuse analyse : je rappellerai simplement que deux opinions principales sont en présence. D'après l'une, on considère le frémissement comme le résultat de la collision des vésicules filles dans un liquide de tension médiocre. D'après l'autre, on admet au contraire que les vibrations sont dues à la mise en jeu de l'élasticité de la membrane du kyste par le choc et l'ébranlement du liquide contenu. Je suis convaincu que cette dernière manière de voir est la bonne et cela pour trois raisons : la première, c'est qu'il suffit pour avoir la sensation de frémissement de déposer dans le creux de sa main *une seule* vésicule et de se percuter brusquement le poignet ; j'ai répété maintes fois cette expérience et presque toujours j'ai perçu le frémissement ; la seconde, c'est qu'il existe des observations de kystes à une seule vésicule mère sans vésicules filles ayant donné lieu au frémissement hydatique (²) ; la troisième enfin, c'est que le frémissement hydatique n'est pas pathognomonique. Comme l'a dit le professeur Potain, une poche kystique quelconque à paroi très mince et distendue par un liquide très fluide peut donner lieu à un frémissement analogue et, pour ma part, j'ai très nettement constaté le fait sur un kyste du ligament large que j'ai enlevé par laparotomie et qui, j'en réponds, n'était pas un kyste hydatique (³). Aussi je n'hésite pas à conclure. Et, bien que la théorie de la collision des vésicules soit acceptée par la majorité, je reste convaincu qu'elle est trop exclusive. Je ne conteste pas, bien entendu, la plus grande fréquence du phénomène, quand les vésicules sont nombreuses, et je trouve rationnel de penser que la collision des hydatides peut fournir son contingent de vibrations, mais la multiplicité des vésicules filles n'est, en aucune manière, indispensable à la production du phénomène. Ceci d'ailleurs ne touche point à la valeur du symptôme. Par malheur, il est très rare et le fait ne saurait surprendre. Pour que le frémissement hydatique se produise, il faut en effet, suivant la juste remarque de Boinet, un liquide vibrant, suffisamment tendu pour transmettre rapidement les ondes de percussion, pas assez pour les éteindre et, en second lieu, une paroi élastique. Or, comme la couche de tissu hépatique dont le kyste est généralement recouvert n'a point du tout l'élasticité requise, il en résulte qu'au lit du malade on se trouve très rarement dans les conditions voulues pour percevoir le frémissement hydatique.

Bien que les kystes hydatiques soient pendant fort longtemps compatibles

(¹) SADE, Thèse de doct. Paris, 1876.
(²) Voy. obs. II de la thèse de Potherat.
(³) Le frémissement hydatique peut même se rencontrer en cas d'épanchement ascitique. M. Potain en a récemment observé un exemple fort net.

avec une bonne santé, on conçoit que cette immunité de l'état général ait ses limites et, tôt ou tard, en même temps que la tumeur s'accroît, les symptômes fonctionnels se développent ou s'accusent. Les pesanteurs deviennent douloureuses; la compression mécanique du diaphragme ou du cœur entraîne une gêne respiratoire plus ou moins marquée; la dyspnée est habituelle et les palpitations souvent fort pénibles. Les signes de la péri-hépatite ou même de la pleurésie avec ou sans épanchement entrent en scène, et bientôt la nutrition générale est elle-même compromise. Il se peut aussi que le siège du kyste soit responsable d'un certain nombre de symptômes relevant de la compression des canaux biliaires ou des vaisseaux : tels sont l'ictère, l'œdème des membres inférieurs, le développement exagéré des veines portes accessoires et l'ascite. Ces troubles de compression sont assez rares; l'ictère par exemple manque 9 fois sur 10 (Harley). Ce qui domine, en général, ce sont les troubles dyspnéiques et notamment les perturbations digestives. Celles-ci peuvent devenir très graves; l'appétit se perd, les digestions se font mal, les forces diminuent, l'amaigrissement s'accuse, la peau devient sèche, aride et terreuse comme dans toutes les affections chroniques du foie, et la mort survient peu à peu, comme le dernier terme d'une cachexie chaque jour plus complète par ce seul fait que le kyste gêne directement les fonctions gastro-intestinales en même temps qu'il condamne les malades à un repos absolu. Ce mode de terminaison est toutefois assez rare et, dans la majorité des cas, l'intervention fortuite d'une complication, telle que la suppuration ou la rupture du kyste, vient brusquement imprimer une physionomie nouvelle à la marche de la maladie.

La suppuration souvent provoquée par un traumatisme succède parfois, d'après le professeur Verneuil et Petit [1], à une inflammation de voisinage comme la pleurésie. Elle peut aussi ne reconnaître aucune cause appréciable. Elle s'annonce par des symptômes tels que l'élévation thermique, les frissons répétés, les sueurs, l'ictère et l'aggravation brusque de l'état général. Les symptômes fébriles sont ici particulièrement significatifs et, comme dans toutes les suppurations hépatiques, ils affectent tantôt le type rémittent, tantôt le type intermittent. Dans ce dernier cas, il n'est pas rare de voir les accès durer plusieurs jours. Le pronostic est le même que celui des abcès quelconques du foie et le mal n'a pour ainsi dire que deux issues possibles : la mort par septicémie ou la rupture du kyste.

Nous savons d'ailleurs que cette rupture du kyste peut se produire sans suppuration préalable, si bien qu'elle est, en définitive, la terminaison la plus habituelle et, quelle que soit sa cause, c'est elle qui presque toujours tient sous sa dépendance les dernières phases de la maladie. L'époque à laquelle se fait cette évolution décisive est variable. A côté de kystes qui s'ouvrent en deux ans, il en est d'autres qui durent jusqu'à quinze ou vingt ans. Quant au siège de la rupture, il offre les variétés que nous avons étudiées à propos de l'ouverture des abcès du foie. Les kystes hydatiques s'ouvrent en effet dans trois directions différentes : vers la cavité thoracique, vers l'abdomen ou vers la peau, et, d'une manière générale, on peut dire que le contenu des kystes fait plus souvent irruption dans les viscères que dans les cavités séreuses ou vers la peau.

[1] Petit, *Pleurésie et tumeurs de l'abdomen. Rev. mens. de méd. et de chir.*, 1877, t, I. p 678.

Sur les relevés de Davaine et de Frerichs, on trouve par exemple 23 cas de communication bronchique contre 10 cas de communication pleurale ou 23 cas de rupture dans le tube digestif contre 10 cas de rupture intrapéritonéale.

A. *Migration thoracique.* — L'ouverture thoracique des kystes hydatiques se fait dans les *bronches*, la *plèvre* ou le *péricarde*. Les communications péricardiques, toujours mortelles, bien entendu, ne sont que des curiosités cliniques. La rupture d'un kyste hydatique dans la plèvre sans participation pulmonaire constitue de son côté un accident rare et la règle, en cas de migration thoracique, c'est la communication pulmonaire proprement dite. Celle-ci peut s'établir par exception avec le poumon gauche, mais presque toujours c'est dans le poumon droit que les kystes se vident. Cette évacuation peut survenir brusquement à la suite d'un effort quelconque, mais d'habitude elle est précédée pendant quelques jours soit par des symptômes de suppuration, soit par l'évolution d'une pleurésie sèche ou compliquée d'épanchement. En tous cas, au moment où le contenu du kyste fait irruption dans les bronches, on voit éclater une douleur déchirante avec sensation d'angoisse et d'étouffement. Puis, au bout de quelques heures, surviennent des accès de toux quinteuse et le liquide avec les vésicules s'échappent à flots par la bouche. En d'autres circonstances, l'ulcération bronchique affecte des allures moins rapides ; la communication est étroite et l'évacuation se fait peu à peu à la faveur de quintes de toux successives et toujours très pénibles, s'accompagnant d'une expectoration abondante, fétide et purulente. Localement, on constate alors « des signes caverno-amphoriques limités à la base du poumon » ou bien encore des symptômes de pyopneumothorax ou de gangrène pulmonaire.

L'évacuation des kystes par les bronches peut être suivie de guérison, notamment quand elle est brusque et complète. Mais compter sur une pareille terminaison serait le plus souvent illusoire, et c'est bien le cas de répéter, avec Cornil, « que les meilleures voies d'expulsion naturelle des kystes hydatiques ne valent pas une opération chirurgicale. » La mort est en effet le résultat fréquent de l'évacuation bronchique. Dans certains cas, elle suit de près la complication. Il en est ainsi lorsque l'encombrement bronchique est tel qu'il tue par suffocation. Dans un cas observé par le professeur Cornil (¹), le contenu du kyste aurait même gagné les bronches du côté opposé et provoqué l'asphyxie rapide. On doit compter aussi avec la possibilité d'une hémoptysie foudroyante survenant soit dès le début, soit beaucoup plus tard. Enfin, suivant la remarque de Rendu, « il ne faut pas se dissimuler qu'une fois la fistule broncho-hépatique établie, les chances sont encore grandes pour l'infection putride, et que la mort dans ces cas se produit souvent par épuisement après une suppuration interminable. » Lorsque la bile se mélange aux crachats, la situation des malades devient intolérable, et de plus il paraît démontré que le passage de la bile dans les bronches expose particulièrement à la gangrène pulmonaire et à l'hémoptysie. En tous cas, rien n'est plus rebelle que les fistules biliaires (²) qui s'établissent dans ces conditions, et comme exemple des conséquences désastreuses qui en résultent, je puis citer ici l'observation

(¹) Cornil, *Leçon recueillie par* Parmentier. *Journal des connaiss. médic.*, 26 nov. 1885.
(²) Voy. Cayet, Thèse de doct. Paris, 1888 ; et Nermord, Thèse de doct. Paris, 1891.

de la malade qui a servi de point de départ à ma communication du Congrès de 1889 sur la valeur de l'incision transpleurale. Son état général avant l'opération ne le cédait en rien à celui qui accompagne les dernières périodes de la phthisie.

B. *Migration abdominale.* — Cette migration donne lieu à des symptômes très différents, suivant que le kyste se vide dans le *péritoine*, dans le *tube digestif* ou dans les *voies biliaires*. Quant au mécanisme de ces diverses ouvertures, je l'ai suffisamment indiqué à propos de l'anatomie pathologique pour n'y plus revenir. L'ouverture péritonéale est relativement rare. Elle se produit avec ou sans suppuration préalable du kyste, spontanément ou sous l'influence d'un effort ou d'un traumatisme. « Quelle que soit sa cause, nous dit Rendu, elle détermine toujours une péritonite suraiguë lorsque le kyste a suppuré, et la mort en est presque nécessairement la conséquence. Au contraire, lorsque le liquide épanché est limpide et non altéré, la péritonite peut manquer bien qu'elle soit encore la règle et, de plus, il survient souvent une éruption confluente d'urticaire. » En étudiant le liquide des kystes hydatiques, j'ai dit comment sa parfaite stérilité, lorsqu'il est limpide et clair, vient expliquer l'innocuité possible de son irruption intrapéritonéale. En fait, on sait maintenant que la réaction péritonéale, après rupture d'un kyste non suppuré, est variable. Tantôt c'est la péritonite généralisée avec toutes ses conséquences; mais, en nombre de circonstances, les premiers symptômes de péritonisme s'apaisent et l'épanchement s'enkyste. A la rigueur, il se peut même que la guérison s'ensuive. Toutefois, il ne faudrait pas s'exagérer la bénignité du pronostic, alors même que la péritonite initiale fait défaut. Témoin ce malade du professeur Potain dont Rendu résume l'observation. Au moment de la rupture intrapéritonéale et spontanée de son kyste, le patient « n'avait pas éprouvé d'autre sensation que celle d'un liquide glissant dans la cavité abdominale. Or, très rapidement étaient survenues, d'abord une éruption d'urticémie, puis une ascite énorme qui s'était compliquée d'un double épanchement thoracique. Dans ce cas, la péritonite initiale avait fait défaut, mais les accidents secondaires ne s'étaient pas moins produits avec un caractère spécial de gravité. »

L'évacuation des kystes hydatiques dans les *voies digestives* est plus fréquente que la rupture intrapéritonéale. En 1873, Letourneur [1] a fait une étude fort complète de ce mode de terminaison des kystes. L'ouverture des kystes dans l'intestin est généralement précédée par les symptômes de la péritonite localisée qui provoque des adhérences entre le kyste et le segment du tube intestinal dans lequel va se faire l'évacuation. Celle-ci se produit parfois à l'occasion d'un traumatisme ou d'un effort quelconque. « Elle s'accompagne presque toujours d'une douleur atroce et le malade a parfaitement la conscience d'une déchirure viscérale; presque immédiatement après, survient une véritable débâcle et une selle copieuse au milieu de laquelle il est facile de reconnaître les membranes de l'hydatide. En même temps la tumeur abdominale s'affaisse brusquement et il se fait une détente générale de tous les symptômes » (Rendu). Suivant les dimensions de l'orifice de com-

[1] LETOURNEUR, Thèse de doct. Paris, 1873.

munication, l'évacuation se fait plus ou moins vite. Il n'est pas rare de la voir durer pendant des semaines et des mois; toutes les conditions favorables aux phénomènes de rétention ou d'infection septiques se trouvent alors réunies et les malades succombent à la septicémie avec diarrhée chronique plus ou moins profuse. La communication se fait presque toujours au niveau du côlon. Il se peut néanmoins qu'elle siège plus haut sur l'intestin grêle, voire même à la hauteur du duodénum, et, lorsqu'il en est ainsi, c'est dans les vomissements qu'on retrouve les hydatides. Au point de vue du pronostic, les ouvertures bas situées et notamment les ouvertures dans le côlon, sont plus favorables que les ouvertures portant sur un point plus élevé. Dans ces conditions, Letourneur a pu relever 27 guérisons sur 33 cas. Il semble au contraire que les ouvertures stomacales, d'ailleurs exceptionnelles, soient particulièrement graves.

L'issue des kystes hydatiques dans *les voies biliaires* n'est pas très rare. Davaine l'a notée 8 fois sur 72 cas d'ouverture spontanée. Nous savons comment la guérison spontanée par empoisonnement des hydatides peut survenir, lorsque le kyste ne reçoit qu'une petite quantité de bile, sans qu'il y ait consécutivement infection de la poche. Mais il n'est plus question de cette heureuse éventualité, et la complication dont il est ici question présente au contraire une gravité souvent très grande. La communication peut s'établir avec une partie quelconque de l'appareil excréteur de la bile, soit avec les gros canaux, soit même avec la vésicule biliaire elle-même. La communication une fois établie, deux éventualités sont possibles : « Ou bien l'hydatide se fragmente et ses débris engagés dans le canal cholédoque finissent par gagner le duodénum; ou bien elle est très volumineuse et elle obstrue les conduits excréteurs de la bile en donnant lieu à une rétention biliaire absolue ou incomplète » (Rendu). On conçoit donc que les symptômes soient avant tout subordonnés à trois conditions principales : le degré de l'obstruction biliaire, sa durée et l'infection de la poche. En cas d'élimination par voie biliaire la progression des hydatides se traduit cliniquement par des coliques hépatiques semblables à celles qui accompagnent la migration des calculs, et, comme l'a dit Berthaut [1], le diagnostic se base sur cette triade symptomatique : 1° coliques hépatiques; 2° ictère; 3° présence des hydatides au milieu de matières fécales. Mais d'ordinaire l'évacuation ne se fait pas, l'obstruction est plus complète et le tableau symptomatique est celui de l'angiocholite par rétention biliaire. « Après une série de coliques intenses, l'ictère s'établit d'une façon permanente, la fièvre s'allume, les frissons rémittents ou intermittents surviennent, la langue se sèche, les forces se dépriment et le malade semble parfois dans un état très grave, lorsque la détente se fait brusquement par l'évacuation d'une poche hydatique parfois considérable » (Rendu). Il va sans dire que l'obstruction peut être définitive et partant mortelle. « Les malades succombent alors avec un ictère, soit à des symptômes hémorrhagiques et typhoïdes, soit à une diarrhée profuse, soit à la péritonite. Dans ces cas, l'autopsie fait voir une série de membranes ou de vésicules entières engagées dans le canal cholédoque et dans le canal hépatique; en amont de

(1) BERTHAUT, *loc. cit.*

l'obstacle, les conduits biliaires sont énormément dilatés, et le tissu du foie gorgé de bile est toujours profondément désorganisé » (Rendu). Un dernier détail important à spécifier au point de vue du pronostic, c'est qu'un kyste communiquant avec les voies biliaires peut s'ouvrir consécutivement dans toutes les autres directions que nous avons étudiées. Dans ces cas, le mélange de la bile au contenu du kyste vient ajouter au tableau symptomatique un élément nouveau dont l'importance ne saurait être négligée. Pour terminer ce qui a trait aux migrations abdominales des kystes hydatiques, je dois signaler leur ouverture possible dans la *veine cave*. Cet accident nécessairement mortel est d'ailleurs tout à fait exceptionnel.

C. L'ouverture des kystes hydatiques au niveau des *téguments* est une complication relativement favorable à la condition qu'on fasse le nécessaire pour éviter les accidents de rétention que la petitesse habituelle de la fistule cutanée rendrait inévitables. Cette ouverture se fait d'ordinaire au voisinage de la région ombilicale, mais depuis qu'on traite les kystes hydatiques à temps et comme il convient, les cas d'ouvertures cutanées deviennent de plus en plus rares, et nos vieux recueils contiennent seuls des faits semblables à celui de Lassus, qui « a vu, pendant six ans, une fistule sus-ombilicale donner issue à 300 hydatides et finir par guérir ».

Pronostic. — Le pronostic découle de tous les détails qui précèdent. Pour l'apprécier, il faut sans doute retenir que la guérison est possible, soit à la suite de la mort des hydatides et de la régression consécutive du kyste, soit même à la suite de leur ouverture spontanée dans les bronches ou dans le tube digestif; mais, s'il est utile de connaître ces heureuses éventualités, il serait, je crois, très périlleux de les escompter. En réalité, le pronostic peut être toujours considéré comme grave, attendu « qu'il s'agit d'une affection, dont le développement est presque fatal jusqu'au jour où la tumeur devient trop volumineuse pour être contenue dans le foie » (Rendu). A ce moment, nous savons la gravité des accidents qui peuvent se présenter et nous savons surtout à quel point les complications réputées favorables, telles que l'évacuation bronchique, biliaire ou intestinale, peuvent être elles-mêmes périlleuses. La septicémie par rétention et l'infection secondaire sont les deux principaux facteurs de cette gravité spéciale; en cas de communication bronchique ou intestinale et lorsque l'évacuation intestinale se fait par les voies biliaires, il faut en outre compter avec les complications qui relèvent de l'obstruction biliaire. Il est donc bien certain qu'en présence d'un kyste hydatique, on doit non seulement, comme le dit Rendu, « se tenir sur la réserve et ne jamais s'avancer jusqu'à prédire le lendemain ». Mais il convient aussi de tout mettre en œuvre pour instituer le traitement nécessaire sans le moindre retard.

Diagnostic. — Le diagnostic des kystes hydatiques du foie n'est possible que du jour où la tumeur a déformé le foie et provoqué des troubles fonctionnels appréciables. A cette époque, il peut être assez facile. C'est qu'on est alors en présence d'une tuméfaction nettement circonscrite, non douloureuse, lente et régulière dans son évolution, élastique plutôt que fluctuante et faisant corps avec le foie. Mais en bien des circonstances le diagnostic offre encore les plus sérieuses difficultés. L'étude détaillée du diagnostic différentiel dans les cas difficiles ne peut être fructueuse qu'au lit du malade. Je me contenterai donc d'indiquer à grands traits les erreurs auxquelles il faut s'attendre, en montrant comment la nature de ces erreurs est essentiellement variable, suivant que le kyste appartient par son siège à l'une ou l'autre des variétés intra-hépatiques, thoraciques ou abdominales, dont l'anatomie pathologique et les symptômes nous ont déjà montré la très réelle individualité.

Diagnostic des kystes intra-hépatiques (variété antéro-inférieure). — L'augmentation de volume du foie est ici le phénomène principal : mettre une étiquette sur un *gros foie* n'est pas toujours fort aisé et, dans ces conditions, des affections telles que la *congestion chronique* du foie, la *cirrhose hypertrophique* et les diverses dégénérescences *cancéreuses* de l'organe peuvent en imposer. Sans doute, la congestion chronique se reconnaîtra le plus souvent par l'existence avérée d'antécédents impaludiques ou alcooliques et par la conservation de la forme de l'organe ; la cirrhose aura pour elle l'absence de tumeur, l'ictère persistant, l'ascite ou l'augmentation de volume de la rate ; les déformations globuleuses de la syphilis hépatique, parfois trompeuses, auront cependant, en dehors des renseignements fournis par les antécédents, quelques caractères distinctifs, tels que l'absence de rénitence kystique ; le cancer enfin provoque d'habitude des bosselures multiples, qui ne ressemblent guère aux déformations produites par les kystes.. Tout cela est vrai, mais les difficultés du diagnostic n'en sont pas moins réelles en certains cas. Témoin cette femme de vingt-sept ans, dont Gouguenheim (1) a publié l'observation. Après avoir présenté pendant deux ans des bosselures tout à fait analogues à celle du cancer, elle mourut avec des symptômes d'ictère grave. « Or, à l'autopsie, au lieu du carcinome qu'on avait diagnostiqué, on découvrit plusieurs tumeurs hydatiques infiltrées de bile ». Il existe beaucoup d'autres faits analogues. Potherat parle d'un cas dans lequel Reclus a ouvert un cancer colloïde croyant inciser un kyste suppuré. J'ai moi-même commis cette erreur en sens inverse, sur une femme de cinquante ans, dont le foie était bosselé au niveau de la région épigastrique, et dont l'état général déclinait de jour en jour. Le diagnostic cancer me semblait indiscutable. Néanmoins, cédant aux instances de la malade, je me décidai à ponctionner l'une des bosselures, malgré sa dureté fibreuse apparente. C'était un kyste à plusieurs loges que j'ai guéri par large incision. Comme autres maladies susceptibles de faire croire à un kyste hydatique intra-hépatique, on doit signaler les *grands abcès du foie* et la *lithiase biliaire*. A supposer que les antécédents ne viennent pas lever les doutes, en cas d'abcès du foie, l'erreur n'est possible qu'avec un kyste suppuré et, dans ces conditions, elle est sans importance puisque le traitement de choix est exactement le même dans les deux cas. Quant à la lithiase, on peut y croire lorsqu'il y a des symptômes de colique ou d'obstruction biliaire par ouverture des kystes dans l'appareil excréteur de la bile ; mais, en général, l'examen des selles vient lever tous les doutes. La thèse de Berthaut prouve cependant que l'erreur a été souvent commise.

(1) GOUGUENHEIM, *Bull. de la Soc. anat.*, p. 485, 1865.

Diagnostic des kystes sous-diaphragmatiques (variété postéro-supérieure). — Dans cette variété et surtout dans les cas de kystes évoluant du côté du thorax sans abaisser le foie d'une manière notable, des causes d'erreurs nouvelles et toutes médicales surgissent. C'est, en effet, en pareilles circonstances qu'on a confondu les kystes hydatiques avec la *pleurésie chronique*, la *pleurésie purulente*, la *tuberculose*, la *pneumonie chronique* et la *gangrène pulmonaire*. L'étude attentive des symptômes, l'auscultation fournissent à la vérité quelques signes de valeur. En cas de kyste hydatique, « nulle part, on n'entend de souffle ni d'égophonie et au point de jonction de la sonorité et de la matité, la voix ne présente ni chevrotement, ni altération de timbre, comme c'est la règle dans les épanchements pleurétiques » (Rendu). On dit aussi que la forme de la limite supérieure de la matité est significative. « Tandis que, dans la pleurésie, la ligne de matité a son maximum au niveau de l'aisselle, dans le cas d'échinocoques elle est plus circonscrite et s'abaisse soit en avant, soit en arrière ». Mais chacun sait combien ces finesses d'analyse sont parfois sujettes à caution et, chez plus d'un malade, le diagnostic est resté hésitant jusqu'à l'autopsie, ainsi qu'en témoignent les faits publiés par Trousseau (1), Moutard-Martin (2), Avezou (3), Cayla (4), Reymondon (5), Girode (6), Ballet (7), Bard et Chabannes (8).

Parmi les causes d'erreurs exceptionnelles, je citerai les *abcès par carie costale*, les *abcès tuberculeux péri-hépatiques*, les *kystes hydatiques du diaphragme*, si tant est qu'il en existe, et les *échinocoques primitives de la plèvre et du poumon*. On conçoit que le diagnostic soit particulièrement difficile dans ce dernier cas, d'autant que, si l'on en croit plusieurs auteurs, la ponction exploratrice doit être redoutée chaque fois qu'on peut songer à un kyste hydatique pleuro-pulmonaire primitif (9).

Diagnostic des kystes à développement abdominal (variété antéro-inférieure et variété postéro-inférieure). — Lorsque les kystes appartenant à l'une ou l'autre de ces variétés proéminent peu dans l'abdomen et font manifestement corps avec le foie, les difficultés du diagnostic sont très analogues à celles que nous avons rencontrées pour les kystes intra-hépatiques. Il est cependant une erreur que je n'ai pas encore signalée et qui trouve sa place ici, c'est la confusion possible entre un kyste hydatique et la *distension de la vésicule biliaire*. Dans une observation bien connue, publiée dans la thèse de Braine et empruntée à Budin, on voit comment « les douleurs, les coliques hépatiques, l'ictère, la décoloration des matières fécales peuvent exister et faire croire absolument à la lithiase biliaire, alors qu'il s'agit d'un kyste hydatique. ». Mais, en somme, il n'y a rien là de très spécial et je ne pourrais que me répéter en insistant davantage. Au contraire, lorsque les kystes de la face inférieure proéminent

(1) TROUSSEAU, *Loc. cit.*
(2) MOUTARD-MARTIN, *Union médicale*, 1873, p. 887.
(3) AVEZOU, *Bull. de la Soc. anat.*, p. 303, 1875.
(4) CAYLA, *Bull. de la Soc. anat.*, 13 juin 1884.
(5) REYMONDON, Thèse doct. Paris, 1884.
(6) GIRODE, *Bull. de la Soc. anat.*, 21 janv. 1887.
(7) BALLET, *Bull. de la Soc. anat.*, 23 janv. 1888.
(8) BARD et CHABANNES, *Rev. de médecine*, mars 1888, p. 177.
(9) HEYDENREICH, *Du traitement des kystes hydatiques de la plèvre et les organes qui l'avoisinent. Sem. médic.*, 1891, p. 449.

davantage dans la cavité péritonéale, ils prennent les caractères des tumeurs abdominales et les conditions de leur diagnostic différentiel en sont par là même très modifiées.

Les kystes de la variété postéro-inférieure doivent être comme les antéro-inférieurs distingués de toutes les tumeurs abdominales profondes; mais leur siège est tel qu'on peut, en particulier, les confondre avec les *kystes du rein*. En cas de kyste du lobe gauche, on peut même croire à un *kyste de la rate*. La palpation méthodique est le meilleur moyen d'éviter semblable méprise, mais l'examen le plus attentif peut laisser hésitant. La recherche du ballottement rénal lui-même n'est pas un moyen de contrôle infaillible et, pour ma part, je m'y suis trompé deux fois. Chez une première opérée, le ballottement, la mobilité particulière de la tumeur, sa réductibilité relative m'avaient fait porter le diagnostic : kyste du rein. L'opération m'a démontré qu'il s'agissait d'un kyste du foie. Chez une deuxième opérée, j'avais cru sentir le rein à sa place; malgré le ballottement, je m'étais arrêté au diagnostic kyste du foie et, cette fois encore, l'opération m'a démontré mon erreur, c'était un kyste du rein. Une autre méprise consiste à confondre les kystes profondément situés avec un *abcès par congestion*. Potherat en a publié un exemple remarquable emprunté à la pratique du professeur Trélat.

Les kystes de la variété antéro-inférieure ne prêtent guère aux erreurs précédentes; mais, en revanche, ils peuvent être confondus avec toutes les tumeurs kystiques abdominales et notamment avec les *kystes de l'ovaire*. Le diagnostic différentiel doit être fait dans deux conditions différentes. Tantôt le kyste hydatique est énorme : il remplit tout l'abdomen à la manière des plus grosses tumeurs ovariennes, et si l'interrogatoire ne renseigne pas sur le siège de la tumeur à son début, l'erreur est inévitable et bien peu regrettable du reste, puisque la laparotomie est le seul traitement raisonnable dans les deux cas. Tantôt la tumeur est moins volumineuse, mais elle est pédiculée, parfois très mobile, et le point de départ hépatique peut fort bien rester méconnu, d'autant qu'en pareilles circonstances la percussion abdominale révèle souvent de la sonorité entre la poche kystique et le bord inférieur du foie. La confusion devient alors possible avec les *collections liquides* de l'épiploon ou du mésentère, voire même avec l'*hydronéphrose*. Mais c'est encore avec les *kystes de l'ovaire* que l'erreur a surtout chance de se produire. Je m'y suis trompé dans un cas assez curieux, me semble-t-il, pour être brièvement relaté. Il s'agissait d'une jeune femme chez laquelle j'avais porté le diagnostic : kyste de l'ovaire à long pédicule. L'opération fut décidée et la malade endormie. Au moment de commencer l'incision abdominale, une courte syncope nous oblige à faire l'inversion. Sous l'influence de ce mouvement, disparition de la tumeur. Bien sûr des sensations antérieures qui m'avaient démontré l'existence dans la fosse iliaque gauche d'une tumeur kystique grosse comme les deux poings, j'incise la paroi abdominale et je trouve, caché sous les fausses côtes gauches, le kyste qui n'était autre chose qu'un kyste hydatique muni d'un long et mince pédicule implanté sur le bord antérieur du foie, à cinq travers de doigts à droite de la ligne médiane.

Parmi les moyens de diagnostic qui peuvent être mis à contribution dans ces diverses circonstances, on doit une mention spéciale à l'examen des urines. Potherat pense que la présence des sels biliaires dans l'urine est un signe de grande valeur. Cette recherche est, on le sait, des plus simples. Il suffit d'ajouter à l'urine une quantité suffisante d'acide nitrique à froid pour voir apparaître « des colorations successives reproduisant assez exactement en sens inverse les couleurs du prisme ou de l'arc-en-ciel ». Potherat dit qu'il a fait cette recherche dans tous les cas de kystes hydatiques qu'il a observés et jamais la réaction caractéristique ne lui a manqué.

Les détails qui précèdent restent sans doute incomplets. J'ai, par exemple, omis de signaler quelques erreurs exceptionnelles, comme celles de Dumreicher [1], qui parle d'un kyste s'étant fait jour sous la mamelle gauche à la manière d'un abcès phlegmoneux ; de Harley [2], qui a vu un kyste simulant une dilatation de l'estomac, ou de Sadler [3], qui a incisé un kyste hydatique croyant faire une opération césarienne. J'ai, de même, passé sous silence les associations morbides singulières, plus ou moins semblables à ce cas de Silver [4], dans lequel l'autopsie a révélé un kyste hydatique du lobe droit, une cirrhose du lobe gauche et un cancer de l'estomac ; ou plus simplement, les cas dans lesquels les kystes hydatiques du foie se compliquent de la présence d'autres kystes hydatiques de l'abdomen [5]. Enfin, je n'ai pas cru devoir rappeler les symptômes révélateurs de la suppuration du kyste ou de son ouverture dans les cavités séreuses ou les organes voisins du foie. J'ai simplement tenté la description générale des dificultés possibles du diagnostic, pour montrer comment le dernier mot du diagnostic doit rester, en bien des circonstances, soit à la ponction, soit à la laparotomie exploratrice.

La ponction exploratrice se pratique, soit avec l'aiguille fine d'une seringue de Pravaz, soit avec un aspirateur Potain ou Dieulafoy, et chacun sait maintenant qu'il est nécessaire de s'entourer des précautions antiseptiques les plus minutieuses, si l'on veut être sûr de réduire au minimum les dangers possibles de cette manœuvre, en apparence si bénigne. Ceci réclame quelques détails. La ponction des kystes hydatiques peut provoquer des accidents variés et parfois très graves, tels la suppuration du kyste, la péritonite, l'urticaire, la blessure possible d'un vaisseau ou d'un organe important, et certains phénomènes bizarres comme la dyspnée ou la syncope. On a même cité des cas de mort très rapide [6]. Or, il est bien certain qu'il convient de distinguer ici les complications dont le fait de la ponction est réellement responsable de celles qui sont à mettre sur le compte de l'opérateur, et je suis convaincu, que, parmi les cas de mort par suppuration kystique ou péritonite généralisée, il en est beaucoup qu'on aurait évités en procédant avec antisepsie. Sous cette réserve, la ponction n'en reste pas moins une manœuvre souvent périlleuse, en ce sens qu'elle peut toujours favoriser l'issue du liquide intrakystique dans le

(1) Dumreicher, *Wien. med. Presse*, n° 40, 1868.
(2) Harley, *Loc. cit.*, p. 249.
(3) Sadler, *Med. Times and Gazette*, août 1864 (cité par Harley).
(4) Silver, *Pathological Society's transactions*, 1873.
(5) Un des exemples les plus remarquables de ces associations kystiques a été publié par Pinard (*Annales de gynécologie*, avril 1888, p. 241). Il s'agissait d'un cas de dystocie provoqué par des kystes hydatiques multiples du petit bassin chez une primipare de vingt et un ans
(6) Dans un cas publié en 1875, par Martineau, la mort est survenue vingt minutes après une ponction (*Union méd.* 1875).

péritoine. Lorsque celui-ci est septique ou suppuré, une péritonite grave ou mortelle est à peu près inévitable. Lorsqu'il n'est pas suppuré, on peut observer encore soit des accidents péritonéaux, soit de l'urticaire avec ou sans phénomènes tels que la dyspnée ou la syncope, et, depuis les travaux de Mourson et Schlagdenhauffen, Debove et Viron (1), nous savons comment il faut incriminer ici, non point des réflexes péritonéaux hypothétiques, mais bien les propriétés toxiques du liquide hydatique. Cette interprétation n'est pas seulement satisfaisante au point de vue théorique, elle a le mérite de concorder avec les faits. Elle nous explique, en particulier, pourquoi l'épanchement intrapéritonéal du liquide hydatique n'est pas, suivant l'ancienne croyance (2), la condition pathogénique *sine qua non* de l'urticaire. L'épanchement d'un liquide hydatique toxique en un point quelconque du système cellulaire suffit à permettre le phénomène : c'est ainsi que l'urticaire s'observe, aussi bien à la suite des ruptures intrapéritonéales, des évacuations bronchiques des kystes hépatiques ou des ruptures des kystes hydatiques des membres (3), que pendant l'évolution des kystes du foie, en dehors de toute intervention et de tout symptôme pouvant faire songer à une rupture. Comme autre méfait de la pénétration du liquide hydatique dans le péritoine et par conséquent de la ponction, on a compté l'*auto-infection*. Mais ce mode de propagation me paraît controuvé par les lois qui régissent l'évolution des larves du tænia échinocoque, et je crois, avec Potherat et Debove, que dans les cas de kystes multiples, il faut bien plutôt croire à la coexistence de plusieurs kystes indépendants qu'à la possibilité d'une infection par la généralisation d'un seul kyste initial.

Ces dangers variés de la ponction ne doivent pas être oubliés. Toutefois, il ne faudrait pas les exagérer et nous priver des ressources que la ponction peut donner au point de vue du diagnostic. A mon sens, voici dans quelle mesure on a le droit de recourir à ce moyen d'exploration.

Dans les *kystes intra-hépatiques*, toutes les fois que le diagnostic est hésitant, la ponction s'impose. Les renseignements qu'elle donne sont décisifs; nous verrons plus tard qu'elle peut être du même coup curative et, franchement, lorsqu'on est en présence d'un gros foie largement accessible par la palpation, on peut dire qu'une ponction bien faite n'entraîne aucun risque sérieux. Dans les *kystes sous-diaphragmatiques* il faut être plus réservé et, notamment, lorsqu'on peut songer à l'existence d'une hydatide primitive de la plèvre ou du poumon, il convient de se rappeler, avec Heydenreich, que le plus sage est de recourir d'emblée à l'incision directe. Dans les *kystes postéro-inférieurs*, une ponction par voie lombaire est sans inconvénient. On pourra donc y recourir à l'occasion, bien qu'il soit plus simple d'inciser sans retard. Enfin dans les *kystes antéro-inférieurs* et particulièrement dans les *kystes pédiculés mobiles*, je ne vois à la ponction que des inconvénients, et toujours on doit donner la préférence à la laparotomie exploratrice.

Les avantages de ce dernier mode d'exploration me paraissent ici formels,

(1) L. VIRON, *Sur un albuminoïde toxique contenu dans certains liquides hydatiques*; *Arch. de méd. exp.*, 1892, n° 1, p. 156.

(2) FEYTAUD, *Recherches sur la pathogénie de l'urticaire qui complique les kystes hydatiques*. Thèse de doct. de Paris, 1875.

(3) MARGUET, *loc. cit.*

mais je ne puis en préciser davantage les indications. Leur détermination suivant les cas particuliers reste toujours affaire de tact ou de tendance personnelle et, si Lawson Tait a peut-être dépassé la note en avançant que la ponction devait toujours céder le pas à l'incision, la valeur et la parfaite innocuité de la méthode n'en sont pas moins dignes de toute notre attention.

Traitement. — Depuis qu'il existe un traitement des kystes hydatiques du foie, les médecins ou les chirurgiens n'ont jamais eu que deux buts : tuer les hydatides ou les évacuer au dehors pour obtenir ensuite le retrait et la cicatrisation de la poche kystique. Ce double problème a naturellement trouvé des solutions très variables suivant le tempérament médical ou chirurgical de ceux qui le mettaient à l'étude et pendant toute la période qui a précédé la transformation antiseptique de la chirurgie; il va de soi que les divers moyens proposés pour ouvrir les kystes hydatiques se sont ressentis des idées régnantes sur l'intolérance du péritoine et sur la nécessité de préférer toujours, à l'incision directe des collections intrapéritonéales, la série des expédients inventés pour n'en jamais pratiquer l'ouverture, sans avoir soi-disant assuré la protection de la séreuse en provoquant des adhérences péritonéales au niveau de la voie d'évacuation. De là sont nés les innombrables procédés de traitement qu'il est grand temps de classer parmi les documents historiques de la thérapeutique des kystes hydatiques.

Pour tuer les hydatides, on s'est adressé de tout temps soit à la médication interne, soit à des manœuvres portant sur le kyste lui-même.

Parmi les médicaments, il y a longtemps que les médecins reconnaissent la complète inefficacité de la teinture de Kamala (Hjaltelin, 1869), du pétrole (Chabert), de l'eau de mer naturelle ou artificielle que Laennec donnait à la dose de trois à huit verres par jour, des mercuriaux proposés par Baumès, de l'eau de Vichy, de l'essence d'eucalyptus en inhalations (Buchterkirch), voire même de l'iodure de potassium. Sans doute cette dernière substance a eu son heure de vogue. Hawkins, Heckford, Desnos, Jaccoud, Murchison et Semmola ont un instant cru à son action, mais la question est maintenant jugée et chacun sait que le traitement médical des kystes hydatiques est toujours impuissant.

Les manœuvres artificielles portant sur le kyste lui-même correspondent au traitement par les topiques locaux, par l'électrolyse, par la ponction simple de Jobert de Lamballe, et par les injections intrakystiques de bile ou de teinture d'iode. Des topiques locaux, tels que le savon en friction, les emplâtres de ciguë plus ou moins belladonés, l'huile empyreumatique de Chabert ou les vésicatoires, il n'y a vraiment plus à parler et les applications répétées de glace méritent le même sort. L'électrolyse a eu des promoteurs convaincus, tels que Thorarensen, Hilton Fagge, Durham (1), Philipps, Cooper ou Forster. De temps à autres, elle tente encore les médecins et conserve toujours quelques défenseurs autorisés. Semmola (2) et Dujardin-Beaumetz (3) ont obtenu des guérisons incomplètes par cette méthode. Henrot (de Reims) (4) s'en montre

(1) Durham, *Brit. med. Journal*, nov. 1870.
(2) Semmola, *Annali clinici dell'. ospitale incurabili*, anno I.
(3) Dujardin-Beaumetz, *Gaz. des hôp.*, 1882.
(4) Henrot (de Reins), 5e Congrès pour l'avancement des sciences. Grenoble, 1885.

très partisan et Apostoli (1) dit avoir obtenu de bons résultats par la galvanopuncture positive. Le courant positif ne serait pas seulement hydaticide comme le négatif : il aurait en outre le précieux avantage de posséder une action antiseptique. Serait-il donc excessif de ne pas compter l'électrolyse parmi les procédés possibles de traitement? Je ne le pense pas. Suivant la remarque de Rendu, quel que soit le procédé employé, il est toujours caractérisé par la pénétration dans le kyste des deux aiguilles par lesquelles va passer le courant, et, dans ces conditions, on peut toujours se demander si l'action produite n'est pas tout simplement celle d'une ponction. Ce qui tendrait à le prouver, c'est la fréquence de l'urticaire à la suite des applications électrolytiques. En fait, l'électrolyse n'aurait donc aucun avantage thérapeutique sur la ponction simple. On dit en outre qu'elle est souvent douloureuse, et le cas de suppuration mortelle publié par Leube (2) prouve qu'elle n'est pas toujours inoffensive. Il est donc bien certain que, pour l'instant tout au moins, l'électrolyse n'est qu'une méthode compliquée, incertaine et parfois dangereuse, qu'il n'y a pas lieu de préconiser.

La ponction capillaire simple que Jobert de Lamballe répétait jusqu'à disparition complète du kyste a sans doute le mérite d'être l'application première d'une méthode qui compte aujourd'hui parmi nos bons procédés. Mais, telle qu'elle était pratiquée au temps de Jobert, il va de soi qu'on doit la proscrire absolument. Quant aux injections intrakystiques de bile ou de teinture d'iode employées à titre de parasiticides, elles n'ont plus, comme tous les procédés précédents, qu'une valeur documentaire. Les injections de bile proposées par Cadet de Gassicourt et Dolbeau (1856), et pratiquées pour la première fois par A. Voisin en 1857, ont peut-être donné quelques succès : le fait publié récemment par J. Mercant (3) en serait une preuve. De même Bonnet, Chassaignac, Vigla et Aran ont jadis obtenu quelques bons résultats des injections de teinture d'iode. Mais toutes ces injections irritantes n'ont pas moins été abandonnées comme infidèles et dangereuses. Cependant, comme il se fait aujourd'hui grand bruit autour de procédés curatifs qui ne diffèrent des précédents que par la nature du parasiticide, il est certain que l'histoire des premières tentatives de cet ordre retrouve une actualité particulière.

Les procédés proposés pour évacuer les kystes sans risque de voir leur contenu tomber dans le péritoine sont à leur tour fort nombreux, et nous retrouvons ici, comme dans le traitement des abcès du foie, d'une part la méthode des ponctions évacuatrices totales plus ou moins perfectionnées, et, d'autre part, toute la série des expédients opératoires appartenant soit au groupe des méthodes lentes dont Récamier s'est fait le promoteur, en imaginant l'ouverture par les caustiques et l'incision en deux temps, soit au groupe des méthodes dites rapides, toutes dérivées du procédé fondamental du trocart à demeure dont la première application dans le cas particulier des kystes hydatiques appartient à Boinet (1851). La plupart des procédés auxquels je fais allusion sont définitivement abandonnés. Leur lenteur désespérante livrait les malades, pendant une semaine ou même plus, à toutes les

(1) Apostoli, *Bull. de l'Acad. de méd.*, 10 oct. 1882. — Pothierat, *loc. cit.*, p. 46.
(2) Leube, *Centralbl. der med. Wissenschaft.*, 1874.
(3) Mercant, *Revista balear de ciencias medicas* et *Siglo medico*, 1888.

chances des complications septiques, et la péritonite suppurée venait trop souvent démontrer l'infidélité des adhérences provoquées par les caustiques. Il est donc parfaitement légitime de joindre tous ces expédients opératoires à la liste des documents historiques et de passer outre pour aborder en toute simplicité l'étude du traitement des kystes hydatiques, tel qu'il doit être compris aujourd'hui. Toutefois, il est nécessaire de savoir que les trois méthodes d'évacuation que je viens de rappeler nous ont légué trois procédés de traitement qui sont encore préconisés par des maîtres incontestés et qui peuvent à l'occasion rendre service ; je veux parler de la ponction évacuatrice, de l'incision en deux temps et du procédé dit de la double ponction.

La *ponction évacuatrice* qui avait à ses débuts provoqué les accidents septiques redoutables dont témoignent les observations classiques de Davaine ([1]), de Moissenet ([2]), de Martineau ([3]) et de Guyot ([4]), a retrouvé toute sa vogue avec les méthodes aspiratrices de Dieulafoy ou de Potain. L'*incision en deux temps*, imaginée par Récamier et réinventée par Volkmann en 1877, est encore un procédé de choix pour nombre de chirurgiens; je dirai plus loin ce qu'il faut, à mon avis, penser de ces deux interventions. Quant à la méthode de la *double ponction*, dont l'idée première appartient à Boinet, on sait qu'elle a été reprise et plus ou moins perfectionnée par Simon (de Heidelberg), Küster, Verneuil et Hirschberg ([5]). L'opération consiste à enfoncer dans le kyste, à 3 centimètres de distance, deux trocarts de moyen calibre auxquels le professeur Verneuil conseille de substituer, séance tenante, deux sondes en gomme rouge qu'on fixe à la paroi abdominale par un procédé quelconque. Pendant les quatre ou six jours qui suivent, l'écoulement se fait comme il peut, et, au bout de ce temps, on fait sauter le pont de parties molles compris entre les deux sondes. Simon (de Heidelberg) les coupe au bistouri, Küster les détruit à l'aide d'une ligature élastique, Verneuil les sectionne au thermocautère, et Hirschberg a le soin préalable d'augmenter les adhérences par une acupuncture analogue à celle de Trousseau ([6]), avant de pénétrer dans la poche. On obtient ainsi une ouverture suffisante pour que l'évacuation de la poche soit enfin réalisée, et le professeur Verneuil affirme que les résultats de cette pratique peuvent être excellents. Il fait observer, en outre, que le procédé de la double sonde a l'avantage d'être à la portée de tous et de ne pas exiger, comme les méthodes modernes, l'intervention d'un chirurgien rompu aux manœuvres des grandes opérations abdominales. Soit. J'estime cependant qu'il ne faut rien exagérer, et Demars ([7]) a de beaucoup dépassé la note en décidant que, par ce procédé, « le plus petit praticien de province pourra guérir ses malades *sans aucun danger* ». Les « petits praticiens de province » savent de plus en plus mettre à profit les ressources de l'antisepsie; les beaux succès chirurgicaux dont ils nous donnent souvent la relation en témoignent. Il n'est donc pas juste d'écrire qu' « il est impossible à un médecin

(1) DAVAINE, *Traité des entozoaires*, 2e édit., 1878.
(2) MOISSENET, *Arch. de méd.*, 1859.
(3) MARTINEAU, *Union médicale*, 1875.
(4) GUYOT, *Soc. méd. des hôp.*, 1875.
(5) HIRSCHBERG, 6e *Congrès des natural. allem.*, 1877.
(6) TROUSSEAU, *Clinique médic. de l'Hôtel-Dieu*, 4e édition. Paris, 1873, t. III, p. 293.
(7) DEMARS, *Thèse de doct.* Paris, 1888, p. 63.

d'une petite ville, éloignée d'un centre chirurgical » de traiter un kyste par laparotomie. Sous cette réserve, je reconnais d'ailleurs que trop souvent encore la chirurgie se fait dans les conditions les plus défavorables au point de vue antiseptique, et c'est alors que le procédé de la double ponction trouve son application. Mais dans la majorité des cas, et notamment quand il s'agit d'un kyste suppuré, la double ponction, qui toujours comporte les indiscutables périls de tous les procédés de lenteur, doit céder le pas aux méthodes simples et rapides de la chirurgie actuelle.

Faut-il, pour les raisons précédentes, conserver à titre de procédés exceptionnels, le procédé de la flèche caustique de Tillaux, et le procédé du trocart unique (procédé primitif de Verneuil, dérivé du procédé de Boinet)? Je ne le crois pas. Sans doute, le procédé de la flèche caustique a donné trois succès à son auteur. Il consiste à inciser la paroi abdominale au bistouri « jusqu'à la couche cellulo-graisseuse sous-péritonéale qu'il faut respecter ». Arrivé là, on plante à 4 ou 5 centimètres de profondeur une flèche de pâte de Canquoin qui doit être triangulaire, très dure et bien effilée de manière à faire bouchon. « Après *quelques jours*, l'eschare se détache spontanément, et tout le contenu du kyste s'échappe en bloc par une *large* (?) ouverture » (1). Voilà donc un procédé qui paraît fort simple. Mais il n'a pas moins tous les inconvénients des anciennes méthodes et, du reste, il a été mortel dans les mains mêmes de son promoteur. La même réflexion s'applique au procédé du trocart unique. Certes, il a eu comme beaucoup d'autres un certain nombre de succès ; mais, en dépit des perfectionnements qu'il a pu subir, il expose toujours aux périls de la rétention et, par conséquent, il doit être, aussi bien que le procédé de la flèche caustique, repoussé comme infidèle et dangereux.

Dans une leçon que j'ai eu la bonne fortune d'écouter, mon maître, le professeur Trélat (2), a bien montré les phases parcourues par les chirurgiens pour en arriver à l'adoption exclusive des méthodes d'évacuation moderne. Avant 1825, disait-il, il n'y avait pas, à proprement parler, de méthode de traitement des kystes hydatiques : guérissait qui pouvait et comme il pouvait. En créant à cette date la méthode de la cautérisation évacuatrice, Récamier a donc rendu un grand service à la thérapeutique. C'était un grand progrès ; mais cette méthode était bien variable dans ses résultats : aussi cherchait-on à trouver une méthode plus sûre. On crut l'avoir trouvée, il y a vingt-cinq ans, au moment de la création de la Société médicale des hôpitaux. La ponction capillaire souleva un réel enthousiasme ; il semblait qu'elle allait guérir tous les kystes. Il n'en fut rien, tant s'en faut, et bien vite on revint à la méthode de Récamier plus ou moins perfectionnée. Ainsi naquit le procédé de Tillaux, ou ses analogues, et l'on vit, sous le nom de méthode de Volkmann, renaître, appuyée sur l'antisepsie, la vieille incision de Récamier et Bégin. Entre temps Boinet imagina le procédé de la ponction unique, duquel sont nés le procédé de la double ponction du même Boinet et les procédés de Simon (de Heidelberg) et de Verneuil.

(1) TILLAUX, *Loc. cit.*, p. 111.
(2) TRÉLAT, *Clinique chirurgicale*. Paris, 1891, t. II, p. 59.

La question en était bien là, lorsque Lindeman (1), Sänger (2), Landau (3) et Lawson Tait (4), s'inspirant des succès de Stromeyer-Little dans le traitement des abcès du foie, ont montré les avantages du traitement par laparotomie avec incision large du kyste et résection plus ou moins étendue de ses parois suivant le siège et les rapports de la poche kystique. En France, les communications successives de Terrier, L. Championnière, Richelot, Trélat, Bouilly, Monod, etc., etc. (5) démontrent les succès rapides des méthodes nouvelles dont l'avènement est pour ainsi dire consacré dans notre pays par les publications importantes de Poulet (6), de Braine (7), de Reclus (8) et de M. Baudouin (9). Je me suis efforcé moi-même de contribuer à ce mouvement et je me trouvais certainement l'interprète de la majorité en résumant la question de la manière suivante au 3e Congrès français de chirurgie (10) : En présence d'un kyste du foie, il faut d'abord pratiquer la ponction exploratrice. Mais dès que le liquide s'est reproduit, il faut sans tarder procéder à l'incision large du kyste, avec ou sans excision de ses parois. La chirurgie a même été plus loin encore en démontrant que, dans certains cas, on pouvait énucléer les kystes en totalité ou même réséquer la zone de tissu hépatique envahie par la dégénérescence kystique.

Telle était hier encore la manière de voir la plus accréditée, mais la médecine n'a pas voulu rester silencieuse devant cette évolution trop chirurgicale, et les succès du procédé Baccelli-Debove sont venus modifier un peu l'orientation des esprits. Avec ce procédé, on se propose de guérir les kystes en tuant les échinocoques par l'injection intrakystique d'un liquide parasiticide. Autrefois, Dolbeau, Voisin et Boinet poursuivaient le même but avec des injections de bile ou de teinture d'iode. Aujourd'hui, Baccelli, Debove et tous les médecins qui les ont suivis s'adressent aux liquides antiseptiques tels que la liqueur de Van Swieten, le sulfate de cuivre ou l'eau naphtolée. Les succès que cette méthode paraît avoir donnés méritent à coup sûr d'être pris en sérieuse considération. Est-ce à dire qu'il faille d'ores et déjà conclure et s'écrier avec Juhel Renoy que le « traitement chirurgical, toujours effrayant et toujours grave (???), est inutile »? Certes non, et décréter ainsi que tous les kystes du foie devront être désormais traités par les injections parasiticides me semblerait aussi peu raisonnable que de vouloir les soumettre tous à la laparotomie. Ces enthousiasmes de la première heure ne démontrent rien du tout et, comme l'a fait observer Lucas-Championnière (11), les espérances que donne à nouveau la ponction dans le traitement des kystes hydatiques pourraient fort bien partager le sort des illusions qu'elle avait autrefois données dans la cure des kystes para-

(1) LINDEMAN. Voy. KIRCHNER, *Inaug. dissert.* Berlin, 1879 (son premier cas est de 1871).
(2) SÄNGER, *Berliner klin. Wochenschr.*, 1877, p. 155.
(3) LANDAU, *Berlin. klin. Wochenschr.*, 1880, p. 95, nos 7 et 8.
(4) LAWSON TAIT, *The Lancet*, 1880. *Comptes rendus de la Société médico-chirurg. de Londres.*
(5) *Bull. et Mémoires de la Soc. de chir.*, 1885 et 1886.
(6) POULET, *Rev. de chir.*, 1886, p. 414.
(7) BRAINE, *Thèse de doct.* Paris, 1886.
(8) RECLUS, *Gaz. hebd.*, 1886, p. 237.
(9) M. BAUDOUIN, *Progrès médic.*, 1887, nos 11, 14 et 15.
(10) PAUL SEGOND, *Du traitement chirurgical des kystes du foie. Congrès français de chirurgie*, 3e session, 1888, p. 529.
(11) LUCAS CHAMPIONNIÈRE, *Bull. et Mém. de la Soc. de chir.*, 1889, p. 287.

ovariens. Bref, la question reste à l'étude et les observations ultérieures pourront seules prononcer. En fait, il est à cette heure démontré qu'un seul traitement ne saurait convenir à tous les kystes hydatiques, et notre objectif unique doit être désormais l'étude impartiale des indications propres à chacune des trois méthodes qui résument aujourd'hui la thérapeutique rationnelle des kystes hydatiques; j'ai nommé la ponction aspiratrice simple, la ponction aspiratrice suivie d'injection antiseptique et le traitement chirurgical proprement dit, comprenant l'incision avec ou sans résection des parois, l'énucléation et la résection du segment de foie envahi par la dégénérescence kystique.

Ponction aspiratrice. — Elle se fait avec l'aspirateur Dieulafoy ou l'aspirateur Potain et son manuel opératoire est connu de tous. Je rappellerai seulement la nécessité formelle d'obéir à toutes les règles de l'antisepsie en pratiquant la ponction, de veiller ensuite à la parfaite occlusion de la piqûre et de prendre en outre les mesures nécessaires pour assurer l'immobilité de l'opéré en même temps que la compression de l'abdomen sous un bandage approprié. Il est, enfin, bien entendu que la ponction sera toujours aussi complètement évacuatrice que possible. Je sais bien qu'on a publié certains faits tendant à prouver qu'il suffit d'aspirer quelques grammes de liquide avec une seringue de Pravaz pour tuer les hydatides et provoquer la guérison. Mais, comme je l'ai dit à propos d'une communication de Leprévost (du Havre) sur un kyste hydatique de la rate guéri de cette manière, les quelques guérisons dont on nous parle comme d'un résultat positif à la suite de la soustraction de quelques grammes de liquide ne sont pas contrôlées par l'observation prolongée des malades et par conséquent elles restent douteuses. Il se peut que la stérilité des kystes ou leur structure spéciale soit, comme l'ont avancé Leudet et Lépine (1), les conditions de leur curabilité presque miraculeuse. Mais, en pratique, je crois qu'il y a tout avantage à négliger les faits de cet ordre ou même à les oublier de parti pris (2), d'autant qu'il est aujourd'hui démontré que toute ponction non suivie d'évacuation complète comporte toujours un pronostic très réservé. Debove et Achard ont eux-mêmes réuni tous les faits qui le démontrent et nous devons, par conséquent, considérer comme prudent de faire toujours le nécessaire pour que toute ponction soit aussi complètement évacuatrice que possible. Notons dès maintenant que ce programme n'est réalisable que pour les kystes contenant peu ou pas de vésicules filles, et, lorsque celles-ci sont très nombreuses, bon gré, mal gré, la ponction reste toujours plus ou moins blanche et comporte dès lors le pronostic des évacuations incomplètes.

Ponction aspiratrice suivie d'injection antiseptique et parasiticide (procédé Baccelli-Debove). — Trois techniques principales sont ici en présence : celle de Baccelli, celle de Debove et celle de Hanot. Baccelli (3) retire une petite quantité de liquide et la remplace par une quantité équivalente de sublimé. Dans ce procédé, qui a été suivi par Sennet (4), Terrillon (5), Dujardin-Baumetz (6) et

(1) LEUDET et LÉPINE, 6e *Congrès pour l'avancement des sciences.*
(2) PAUL SEGOND, *Bull. et Mém. de la Soc. de chir.*, 1889, p. 281.
(3) GUIDO BACCELLI, *Communicazione del prof. E. Rossoni. Rif. med.*, 11 juin 1887.
(4) SENNET, *The Lancet*, 18 juin 1887.
(5) TERRILLON, *Leçons de clinique chirurgicale.* Paris, 1889, p. 403.
(6) DUJARDIN-BEAUMETZ, *Gaz. hebd.*, 1888, p. 601, cité par Debove.

Galliard [1], on fait donc *une injection de sublimé à dose non toxique sans tentative d'évacuation totale préalable du kyste.* Debove [2] conseille au contraire d'aspirer (autant que possible) la totalité du liquide et de tuer les hydatides qui restent par une injection appropriée. Il fait en somme une ponction aspiratrice suivie de lavages antiseptiques. C'est à cette méthode que se sont adressés Mesnard [3], de Bordeaux, dès 1884, et plus tard Demons [4], Juhel-Renoy [5], Chauffard [6], Bouilly [7], Trélat [8], Mesnard [9], Merklen [10], Camescasse [11], etc., etc. Hanot a modifié les deux procédés précédents en conseillant l'injection de sublimé à dose non toxique après aspiration préalable. La nature du liquide employé a subi quelques variantes. Debove a essayé une fois le sulfate de cuivre. Dujardin-Beaumetz a eu recours au peptonate mercurique ammonique de Delpech, et Balzer a conseillé le benzoate de mercure. Mais les deux liquides auxquels on a eu surtout recours sont la liqueur de Van Swieten et l'eau naphtolée.

Incision directe. — Elle se pratique en un temps ou en deux temps. *L'incision en deux temps* consiste à inciser la paroi abdominale, péritoine pariétal compris, jusqu'au kyste. La plaie est alors comblée par de la gaze antiseptique et, huit ou neuf jours après, dans une deuxième séance opératoire, on incise le kyste lui-même. *L'incision directe en un seul temps* se pratique dans des conditions différentes, suivant qu'elle est faite par voie abdominale, par voie lombaire ou par voie transpleurale.

L'incision par voie abdominale, connue sous le nom d'incision de Lindemann-Landau [12], n'est autre chose qu'une laparotomie médiane ou latérale dans laquelle on applique les règles opératoires auxquelles on se conforme toujours, lorsqu'il s'agit d'ouvrir par voie transpéritonéale une cavité pathologique ou normale dont on désire évacuer le contenu et fixer les parois aux lèvres de la plaie abdominale. Les temps successifs sont les suivants : incision de la paroi abdominale, évacuation du kyste par ponction, incision du kyste et suture des lèvres de l'incision kystique aux bords de la plaie abdominale, avec de la soie plate de préférence, afin de réduire au minimum les chances de déchirures. Les mêmes réflexions s'appliquent à *l'incision par voie lombaire*, avec cette seule particularité que le bistouri chemine en dehors de la masse sacro-lombaire à travers le carré des lombes.

L'incision transpleurale, proposée par Israël (de Berlin), consiste à gagner les kystes en traversant successivement la paroi thoracique, la cavité pleurale et le diaphragme. Pour se faire du jour il est indispensable de combiner l'incision à la résection costale. L'incision du cul-de-sac pleural n'a pas les incon-

(1) GALLIARD, cité par MORIN, *Thèse de doct.* Paris, 1891. Obs. XXIV, p. 54.
(2) DEBOVE, *Gaz. hebd. de méd. et de chir.*, 1888, p. 693.
(3) MESNARD, *Gaz. hebd. des sciences médic. de Bordeaux*, 1884.
(4) DEMONS, in LESCURE, *Thèse de doct.* Bordeaux, 1889.
(5) JUHEL-RENOY, *Soc. méd. des hôp.*, 26 juillet 1889, t 13 jui 890.
(6) CHAUFFARD, *Soc. méd. des hôp.*, 26 juillet 1889.
(7) BOUILLY, cité par POTHERAT, p. 66.
(8) TRÉLAT, *Loc. cit.*
(9) MESNARD, *Soc. méd. des hôp.*, janv. 1890.
(10) MERKLEN, *Soc. méd. des hôp.*, 13 juin 1890.
(11) CAMESCASSE, cité par MORIN, *loc. cit.*, Obs. XIV.
(12) Voy. KIRCHNER, *Inaug. dissert.* Berlin, 1879.

vénients qu'on aurait pu redouter, et trois fois déjà j'ai pu constater que l'absence d'adhérence ne doit pas faire craindre le pneumothorax. Pour prévenir cette complication, je me suis toujours contenté de faire déprimer la paroi thoracique par la main d'un aide placée à plat au-dessus de l'incision pendant la traversée pleurale ; puis, le diaphragme une fois incisé, les lèvres de son incision doivent être éversées au dehors et maintenues dans cette position jusqu'au moment où la mise en place des sutures permet d'assurer définitivement le contact des feuillets pleuraux. Quant à *l'énucléation des kystes ou à la résection du segment hépatique* atteint de dégénérescence kystique, ces deux opérations se définissent d'elles-mêmes. Elles ne sont évidemment possibles que par laparotomie et, dans les deux cas, il reste une brèche hépatique qu'on peut, suivant les circonstances, recoudre et réduire ou fixer à la paroi abdominale après l'avoir pédiculisée par une ligature élastique.

Ces quelques points de technique opératoire étant rappelés, nous pouvons aborder le traitement proprement dit et voir quelles sont les indications à remplir suivant les cas particuliers.

Tout d'abord, il me paraît indispensable d'établir comme précepte formel que le traitement doit être très différent, suivant que le kyste est ou n'est pas suppuré. Dans le premier cas, il n'y a pas, à mon avis, de discussion possible : l'incision directe, immédiate et large, constitue le seul traitement raisonnable. Que la ponction suivie d'injection de sublimé ait fait ici « merveille » dans les mains de Netter et de quelques autres médecins, je n'aurai garde d'en disconvenir. Mais, proclamer avec Mesnard et Morin que « le triomphe de la méthode est la guérison des kystes suppurés », c'est formuler un précepte inacceptabbe et très dangereux. En réalité tout kyste hydatique suppuré n'est plus qu'un abcès du foie et il doit être traité comme tel. On en pratiquera donc toujours l'incision immédiate dans les conditions variables que nous préciserons tout à l'heure, et la seule différence qu'il y ait entre l'incision d'un kyste suppuré et celle d'un abcès proprement dit, c'est qu'il ne faut jamais manquer de suturer soigneusement aux lèvres de l'incision abdominale les bords de l'incision du kyste.

Lorsque le kyste n'est pas suppuré, la situation est tout autre et les indications dépendent du siège ou de la variété anatomique du kyste. En nous plaçant à ce dernier point de vue, on peut observer d'abord que le traitement doit varier suivant qu'il s'agit d'un kyste proprement dit, ou de ces masses de petits kystes agglomérés, dont quelques auteurs ont signalé l'existence. C'est en effet dans ce dernier cas, qu'il est peut être indiqué de suivre la pratique de Loreta ou de Terrillon et de réséquer le segment de foie envahi par la dégénérescence kystique. On aurait alors recours de préférence au procédé opératoire employé par Terrillon, c'est-à-dire au traitement extra-péritonéal avec ligature élastique du pédicule. Mais il s'agit là d'une indication que je signale à titre exceptionnel ; je m'empresse de revenir au traitement des kystes hydatiques proprement dits, et c'est ici qu'il importe de modifier sa conduite suivant le siège de la poche kystique.

Les kystes sous-hépatiques antérieurs, que j'examinerai tout d'abord, exigent certainement une thérapeutique spéciale. Ils se développent en effet dans la cavité abdominale à la manière des kystes ovariques. Ce sont des tumeurs abdominales à pédicule hépatique plus ou moins important, et le seul traitement qui leur convienne, c'est l'ablation totale ou peu s'en faut après la laparotomie sur la ligne médiane. C'est à Terrier [1] qu'on doit, en France, la première observation de kyste antéro-inférieur pédiculé traité de cette manière. Depuis, les faits de même ordre se sont multipliés [2], et l'opportunité de la laparotomie dans les cas de ce genre est admise par tous les chirurgiens. Il va sans dire que l'étendue de l'ablation variera suivant les cas particuliers et notamment suivant qu'il existe ou non des adhérences. Lorsque celles-ci sont très nombreuses, il se peut qu'on soit obligé de se contenter d'une résection insignifiante, mais c'est l'exception, et Lucas-Championnière [3] nous a montré que l'ablation était possible même avec des adhérences très multipliées. Quant à l'énucléation totale, je la crois très rarement indiquée. Bien que Pozzi [4] ait publié un bel exemple de kyste sous-hépatique guéri par énucléation totale, j'estime en effet que cette méthode radicale a ses dangers et, pour peu que les connexions de la poche kystique et du foie soient étendues, il me paraît prudent de s'abstenir. J'en ai donné les raisons [5] : le tissu du foie est toujours friable et très saignant. Il se prête fort mal au tiraillement des sutures, et comme l'ablation incomplète avec suture à la peau des lèvres de la capsule kystique restante donne les plus remarquables succès sans créer aucun péril sérieux, je pense qu'il y a tout avantage à réserver l'ablation totale pour les kystes dans lesquels ce mode d'intervention se trouve pour ainsi dire imposé, soit par la petitesse du pédicule, soit par la réelle simplicité des manœuvres que nécessite la suture de la brèche hépatique résultant de l'énucléation kystique. Dans le cas de Pozzi, la plaie du foie a été suturée au catgut puis fixée à la paroi abdominale et drainée. Il en résulte que même dans les cas de kystes très mobiles et très nettement pédiculés, on sera presque toujours conduit à laisser un pédicule dans l'angle supérieur de la plaie abdominale. Quoi qu'il en soit, il reste bien entendu que cette variété pour ainsi dire abdominale des kystes hépatiques n'est justiciable que du traitement chirurgical par laparotomie. Toute tentative de ponction aspiratrice serait ici parfaitement déplacée, en ce sens qu'elle provoquerait sûrement l'issue du contenu du kyste dans la cavité péritonéale et qu'elle exposerait en outre à des blessures viscérales plus ou moins sérieuses.

Dans les trois autres variétés de kystes, la situation est très différente et nous sommes les premiers à reconnaître que l'échec d'un traitement médical préalable peut seul légitimer l'intervention chirurgicale proprement dite. Dans tous les kystes dont il est ici question (kystes antéro-supérieurs, kystes postéro-supérieurs ou sous-diaphragmatiques et kystes postéro-inférieurs) le traitement doit *débuter toujours par une ponction exploratrice aussi complètement évacuatrice que possible, suivie ou non de l'introduction d'un liquide antiseptique et parasiticide.* Il va sans dire que cette ponction aspiratrice est indiquée dès qu'on soupçonne l'existence du kyste, et la question jadis très discutée de

(1) TERRIER, *Bull. et Mém. de la Soc. de chir.*, 27 mai 1886.
(2) Voy. POTHERAT, *Loc. cit.*
(3) POTHERAT, *Loc. cit.*, Obs. XLVI.
(4) S. POZZI, *Congrès de chirurgie*, 1888, p. 545.
(5) P. SEGOND, *Ibid*, p. 530.

l'époque à laquelle il convient d'intervenir (1) ne divise plus personne. Chacun sait qu'il faut intervenir le plus vite possible. A la rigueur, on peut se contenter de cette première ponction lorsqu'elle réalise l'évacuation totale. Des observations nombreuses (2) témoignent que la guérison est possible dans ces conditions, c'est-dire lorsque les kystes contiennent peu ou pas de vésicules filles.

Toutefois, à l'heure qu'il est, on paraît admettre comme formelle l'indication de combiner toujours la première ponction évacuatrice, qu'elle soit ou non totale, à l'un des procédés de la méthode des injections antiseptiques et hydaticides, et voici, me semble-t-il, comment on peut juger leur valeur réciproque. Suivant la remarque de Debove (3), le procédé de Baccelli expose aux dangers des évacuations incomplètes. Aussi doit-on le considérer comme un expédient et le réserver aux cas dans lesquels il est impossible de faire mieux, ainsi qu'il arrive lorsque la ponction reste blanche ou peu s'en faut, grâce à la multiplicité des vésicules filles. Le procédé de Debove n'est point passible du même reproche; mais, à son tour, il n'est pas sans inconvénient. Dans nombre de cas, en effet, il est impossible de retirer toute la liqueur de Van Swieten injectée, et l'intoxication qui en résulte peut entraîner des accidents sérieux. Le fait publié par Wilbouchewitch (4) démontre même qu'elle peut tuer, ce qui est beaucoup pour un traitement purement médical. On passe d'habitude assez rapidement sur ces inconvénients, mais je crois nécessaire de les souligner et j'avoue que mes appréhensions sont toujours grandes lorsqu'il me faut procéder aux divers temps de ces interventions, dites médicales, et qui, pour être fort simples en apparence, n'en sont pas moins entourées de difficultés et de périls. Les lavages avec l'eau naphtolée sursaturée à 1 pour 2000 ou à 1 pour 1000, préconisés par Chauffard et Juhel-Renoy permettent sans doute d'appliquer le procédé Debove, sans faire courir aux malades les risques d'une intoxication. Mais, en dépit de l'accueil enthousiaste (5) fait tout d'abord aux injections naphtolées, les observations probantes font encore défaut. Pour ma part, j'ai employé deux fois (6), sans le moindre avantage, le liquide formulé par le professeur Bouchard lui-même (7), et je crois que les solutions de sublimé sont les seules qu'on puisse employer avec des chances sérieuses de réussite. Le procédé de Debove ne pouvant être efficace que dans ces conditions, il demeure donc un procédé dangereux, et bien qu'il ait à son actif des succès incontestables, bien que je lui doive moi-même un beau cas de guérison datant maintenant de plus de deux ans, je pense que d'une manière générale on doit accorder la préférence au procédé de Hanot. Avec ce dernier procédé on vide le kyste aussi complètement que possible et on abandonne dans la poche une dose de sublimé inférieure à la dose toxique, c'est-à-dire 15, 20 ou 40 grammes de liqueur de Van

(1) MAGNANT, *Thèse de doct.* Paris, 1877.
(2) Voy. obs. relevées par POTHERAT et TRIAIRE, *Gaz. hebd. de méd. et de chir.*, 1888, p. 741.
(3) DEBOVE, *Gaz. hebd. de méd. et de chir.*, 1888, p. 694.
(4) WILBOUCHEWITCH, *Rev. mens. des mal. de l'enfance*, sept. 1891, p. 408.
(5) MIRANDE, *Thèse de doct.*, Bordeaux, 1890.
(6) PAUL SEGOND, *Bull. et Mém. de la Soc. de chir.*, 1889, p. 283.
(7) BOUCHARD, *Progrès médic.*, 1889, p. 171.
(8) MORIN, *Loc. cit.*

Swieten. Il n'y a donc aucun accident à redouter. Je ne voudrais cependant rien exagérer. En cas de kyste très spacieux, il se peut en effet qu'il soit utile de recourir aux grands lavages de Debove, sans autre souci de la dose maniable de sublimé. Mais il faut alors se garder contre l'intoxication par des lavages complémentaires à l'eau stérilisée, ou mieux encore à l'eau saturée de chlorure de sodium, ainsi que Chantemesse l'a conseillé. Les faits actuellement connus ne me permettent pas de préciser davantage. Le seul point à retenir, c'est la nécessité d'essayer d'abord le traitement médical toutes les fois qu'on se trouvera en présence d'un kyste non suppuré et n'appartenant pas à la variété antéro-inférieure ou abdominale.

Cette première tentative médicale une fois réalisée, les malades doivent être pendant plusieurs jours surveillés avec le plus grand soin. Puis, si la guérison ne survient pas, ce qui est encore très fréquent, on doit, sans le moindre retard, mettre en œuvre le traitement chirurgical proprement dit. Cette indication de l'intervention chirurgicale naît dans deux conditions principales. Tantôt elle est créée par l'apparition des symptômes généraux ou locaux attestant la suppuration de la poche, l'indication est alors urgente et immédiate. Tantôt elle résulte simplement de ce que le liquide du kyste se reproduit sans autre accident au bout d'un temps plus ou moins long, et, dans ce cas, elle est un peu moins formelle; on peut alors tenter une ou deux fois encore le traitement par les lavages ou les injections antiseptiques. Cette concession s'applique aussi bien aux reproductions immédiates du liquide kystique qu'aux récidives plus tardives, et, dans ce dernier cas du reste, elle a d'autant plus raison d'être que bien souvent il ne s'agit pas, à proprement parler, d'une récidive, mais du développement d'un nouveau kyste. Toutefois, je tiens à bien dire qu'il est indispensable de ne jamais outre-passer les limites déjà très larges que je viens d'assigner à ces reprises de la thérapeutique médicale. Sans quoi, on s'exposerait à tous les risques de la méthode des ponctions répétées, méthode déplorable entre toutes. Il se peut que certains kystes aient bien voulu guérir de cette manière, et chacun cite la cure obtenue par Dieulafoy après une série de trois cents ponctions. Mais ce sont là des expériences qui, pour être médicales, n'en restent pas moins des plus dangereuses. Je ne conçois donc pas qu'il puisse être nécessaire de discuter encore ce point de pratique. Le fait est évident : il ne faut jamais et sous aucun prétexte recourir à la méthode des ponctions quand même.

Sans tomber dans les excès de ponctions répétées, aurait-on quelque avantage à recourir au traitement éclectique récemment conseillé par Bouveret (de Lyon)? Je ne le crois pas. Bouveret propose, en effet : 1° la ponction aspiratrice simple; 2° la ponction avec gros trocart et canule à demeure, si la tumeur persiste; 3° l'intervention chirurgicale proprement dite, quand les deux premières opérations n'ont pas réussi. Or, comme le disent fort bien Reclus et Forgue [1], « pourquoi donc énerver et affaiblir le malade par une triple intervention, rendue trop souvent nécessaire par l'échec de l'aspiration et du trocart avec canule à demeure ». Je n'y vois pour ma part que des inconvénients.

[1] E. Forgue et P. Reclus, *Traité de thérapeutique chirurgicale*. Paris, 1892, t. II, p. 725.

Les limites du traitement médical étant ainsi tracées, il ne reste plus qu'à étudier les conditions de l'intervention chirurgicale proprement dite dans les trois variétés kystiques dont il vient d'être question. Je m'occuperai surtout des opérations en un temps. Je n'ignore pas que l'incision en deux temps conserve encore un certain nombre de défenseurs, mais j'avoue que la portée de leurs arguments m'échappe, et, pour ma part, je ne crois pas que de cette manière de faire soit avantageuse, alors même que les kystes ne sont pas suppurés. Ce qui le prouve bien, c'est que les observations publiées par les partisans de l'incision en deux temps, parlent elles-mêmes dans le sens que j'indique. Un fait, publié par Heydenreich (¹), en 1889, est à cet égard très démonstratif. Il s'agit d'un enfant de huit ans atteint de kyste du foie. Le 26 novembre dans une première intervention, la paroi abdominale est incisée jusqu'au kyste. Dix jours après, deuxième chloroformisation, mais les adhérences ne sont point encore suffisantes et cette deuxième intervention n'a d'autre résultat qu'une élévation thermique de 39°,6. Enfin, le 10 décembre, troisième intervention. Cette fois les adhérences sont solides, le kyste est évacué et le 4 mars la guérison est complète. Comme je l'ai dit à la Société de chirurgie (²), je ne vois pas comment pareil fait peut parler en faveur de l'incision en deux temps. L'incision en un temps aurait certainement donné le même résultat plus vite et bien mieux. On peut même ajouter qu'elle eût été, dans le cas particulier, trois fois moins grave que l'incision en deux temps.

Les *kystes antéro-supérieurs* sont d'habitude intra-hépatiques dans la plus grande partie de leur étendue ou même complètement enfouis dans le parenchyme glandulaire, et leur traitement de choix, c'est l'incision directe de Lindemann-Landau, qu'on combinera suivant les circonstances avec l'excision plus ou moins étendue des parois kystiques. Dans une communication faite à la Société de chirurgie, le 6 avril 1887, j'ai montré comment cette résection peut être indiquée, alors même que le kyste est partout recouvert de tissu hépatique. Les indications de cette excision ne sont pas basées sur le désir de précipiter le travail de cicatrisation, et, comme l'a fait observer Poulet (³), les observations démontrent qu'elle n'accélère pas la guérison. L'avantage indiscutable de ces résections partielles est, à mon sens, de faire correspondre la plaie abdominale à la partie la plus déclive du kyste, de favoriser ainsi le libre écoulement des liquides et de s'opposer par là même à tout phénomène de rétention. Les seules contre-indications de ces résections partielles sont les *adhérences péritonéales*, qu'il est toujours prudent de respecter, *l'épaisseur trop grande de la couche hépatique* située au-devant du kyste et la *friabilité* souvent excessive des parois kystiques. Que l'incision soit ou non complétée par l'excision plus ou moins étendue des parois kystiques, les faits qui démontrent la supériorité de cette méthode de traitement sont maintenant fort nombreux; on les trouve soigneusement relevés dans un grand nombre de publications, parmi lesquelles je citerai surtout les travaux de Braine, de Baudouin et de Potherat.

Les *kystes postéro-supérieurs* ou *sous-diaphragmatiques* sont accessibles par deux voies : la voie abdominale et la voie pleurale. L'incision par voie abdomi-

(¹) Heydenreich, *Sem. médic.*, 1889, p. 81.
(²) P. Segond., *Bull. et Mém. de la Soc. de chir.*, 1889, p. 285.
(³) Poulet, *Rev. de chirurgie*, 1886, p. 44.

nale antérieure semble de prime abord fort difficile. Elle est néanmoins possible, et quatre faits publiés par Landau[1] en 1886 démontrent qu'on peut évacuer par une incision transpéritonéale antérieure des kystes sous-diaphragmatiques très profondément situés, à la condition de faire subir au foie diverses manœuvres, de l'abaisser, de le faire basculer en avant et de le fixer dans cette nouvelle position par des sutures appropriées. Bien que Bouilly ait suivi cette pratique dans un cas cité par Potherat, il est clair qu'une pareille manière de procéder n'est pas sans offrir des difficultés ou des dangers. Aussi doit-on lui préférer toujours la voie transpleurale qu'Israël (de Berlin) a préconisée pour la première fois en 1879 et dont je me suis efforcé de démontrer moi-même les avantages en communiquant au Congrès de chirurgie de 1888 les deux premiers cas de kystes sous-diaphragmatiques opérés en France par voie transpleurale. Canniot[2], dans la thèse que lui a inspirée le professeur Lannelongue, pense que la résection du bord inférieur du thorax peut faciliter beaucoup l'accès antérieur des kystes sous-diaphragmatiques, et cette vue jusqu'ici théorique est très défendable. De son côté, Bœckel[3] estime que certains kystes sous-diaphragmatiques développés sur la partie extrapéritonéale du bord postérieur du foie peuvent être abordés en passant vers la partie moyenne de la septième côte sans ouvrir la plèvre ni le péritoine. Je n'en reste pas moins convaincu que, pour les kystes sous-diaphragmatiques très profondément situés, l'incision par voie transpleurale avec résection costale suffisante doit rester la méthode de choix. Cette conclusion qui m'avait été inspirée par les observations d'Israël, de Genzmer, de Bulau et d'Owen, aussi bien que par mes deux observations personnelles, se trouve confirmée par les faits ultérieurs de Maunoury[4], de Bœckel[5] et de Bergada[6]. Quant aux prétendus avantages de l'incision en deux temps, je les conteste aussi bien pour l'ouverture transpleurale que pour l'ouverture transpéritonéale. Lorsqu'on place comme il convient les sutures, on ne peut craindre aucun accident, et tous les avantages d'une évacuation totale et définitive se trouvent réalisés.

Les *kystes postéro-inférieurs* paraissent les plus rares. A la manière des collections rétro-péritonéales, ils viennent pointer au niveau de la région des lombes, et, comme l'a fait observer Villaret[7], ils sont surtout justiciables de l'incision lombaire. Sans doute, on peut les atteindre par la voie transpéritonéale antérieure et les traiter en définitive comme toutes les collections péritonéales profondes, ainsi que Potherat en donne plusieurs exemples ; mais il semble plus rationnel d'accepter le conseil de Villaret. On arrive ainsi plus rapidement sur le kyste, on n'a pas à se préoccuper du péritoine et le drainage est fait au lieu d'élection. Deux faits de ma pratique démontrent bien les avantages de cette manière de faire. Sur deux malades opérés par voie abdominale, je n'ai pu obtenir la guérison que par une incision lombaire consécutive.

(1) LANDAU, *Soc. de méd., de Berlin*, 29 nov. 1886. *Sem. méd.*, 1886, p. 511.
(2) CANNIOT, *Thèse de doct.*, Paris, 1891.
(3) BŒCKEL, *Gaz. hebd.*, 8 février 1889, p. 89.
(4) MAUNOURY (de Chartres), *Congrès français de chirurgie*, 1888, p. 538.
(5) BŒCKEL, *Loc. cit.*
(6) BERGADA, *Thèse de doct.* Paris, 1889.
(7) VILLARET, *Semaine médicale*, 1886, p. 512.

Pour plus de clarté, je crois nécessaire de résumer tous les détails qui précèdent en quelques proportions concises.

Le traitement des kystes du foie doit varier suivant les cas particuliers. Les kystes suppurés seront tous traités par l'incision directe immédiate sans tentative préalable de traitement médical. Les kystes non suppurés sont eux-mêmes justiciables de l'intervention chirurgicale immédiate sans traitement médical préalable, toutes les fois qu'ils appartiennent à la variété des kystes sous-hépatiques, pédiculés. Les masses multiloculaires, constituées par l'agglomération d'un nombre plus ou moins considérable de petits kystes paraissent-elles aussi justiciables de l'intervention chirurgicale immédiate, par résection du segment hépatique (hépatectomie proprement dite). Dans tous les autres cas de kystes hydatiques non suppurés, on doit commencer par essayer le traitement médical par ponction aspiratrice, en s'adressant de préférence au procédé préconisé par Hanot. Si cette première tentative échoue, on peut à la rigueur la renouveler une fois ou deux, s'il n'existe aucune menace de complication suppurative ; mais, en cas d'échec, on se gardera de persévérer dans cette voie, et sans retard on aura recours au traitement chirurgical. Celui-ci comprend divers procédés opératoires, possédant comme caractère commun l'incision large du kyste. Mais, suivant les cas, on doit combiner cette incision à l'excision plus ou moins complète ou même à l'énucléation totale de la poche. En outre, la voie qu'il faut suivre varie avec le siège du kyste.

L'incision directe se pratique par trois voies : la voie abdominale antérieure, la voie transpleurale et la voie lombaire. La voie abdominale (laparotomie médiane ou latérale) doit être réservée aux kystes antéro-inférieurs et aux kystes antéro-supérieurs. En la combinant à la résection du bord thoracique elle peut conduire sur les kystes sous-diaphragmatiques lorsqu'ils ne sont pas trop profondément situés. La voie transpleurale avec résection costale est le meilleur chemin pour atteindre les kystes sous-diaphragmatiques, profondément situés. La voie lombaire présente les mêmes avantages pour les kystes postéro-inférieurs. L'incision pratiquée par l'une de ces trois voies peut être faite en un temps, ou en deux temps. Mais l'incision en deux temps (procédé de Volkmann) ne présente aucun avantage sérieux, et de plus elle est contre-indiquée quand le kyste est suppuré. L'incision simple sans résection des parois kystiques est seule possible pour les kystes postéro-supérieurs, et les kystes postéro-inférieurs traités par voie transpleurale, ou par voie lombaire. On doit s'en contenter aussi pour les kystes antéro-inférieurs lorsqu'ils sont adhérents, et pour les kystes antéro-supérieurs lorsque des adhérences, la friabilité du kyste ou l'épaisseur de la couche hépatique d'enveloppement, défendent la résection.

L'incision, combinée à l'excision partielle des parois, convient uniquement aux kystes traités par la laparotomie ; on en trouvera donc seulement l'indication dans les kystes antéro-inférieurs et dans les kystes antéro-supérieurs. L'incision suivie de l'ablation presque totale de la poche, avec formation d'un pédicule est exclusivement applicable aux kystes antéro-inférieurs qui se pédiculisent pour se développer dans l'intérieur de la cavité abdominale. Quant à l'énucléation du kyste, elle est très exceptionnellement indiquée.

Dans l'étude qui précède, j'ai dû laisser de côté bien des détails, et notamment j'ai négligé de demander aux statistiques la démonstration de l'efficacité et de la bénignité des méthodes que la chirurgie moderne préconise dans le traitement des kystes du foie. C'est qu'en effet ce travail m'eût entraîné beaucoup trop loin, et puis il faut bien dire que cette démonstration n'est plus nécessaire. Les bulletins de notre Société de chirurgie en témoignent très suffisamment. S'il m'était permis d'invoquer ma statistique personnelle, je pourrais rapporter ici 14 observations très démonstratives, dont quelques-unes sont déjà publiées, mais encore une fois je crois inutile d'insister. En suivant les règles opératoires que j'ai résumées, le fait est maintenant reconnu, on obtient dans la majorité des cas les résultats les plus satisfaisants, les suites opératoires sont presque toujours fort simples, et la guérison s'obtient peu à peu complète et définitive.

Le seul point défectueux du traitement chirurgical vient de la multiplicité possible des poches kystiques et des difficultés qu'on rencontre pour les mettre toutes à découvert. C'est ainsi qu'un kyste méconnu peut suppurer à côté d'une poche largement ouverte, et provoquer un dénouement fatal avant qu'on puisse reconnaître la cause des accidents. En dehors de cette éventualité, on peut dire que les complications sérieuses sont exceptionnelles. Il est cependant nécessaire de signaler ici parmi les accidents consécutifs possibles la cholérrhagie, la carie des côtes et les fistules persistantes. Les analogies qui existent à cet égard entre les kystes et les abcès du foie ne sauraient surprendre, d'autant que les trois complications précédentes s'observent surtout à la suite de l'ouverture des kystes suppurés, et je ne crois pas nécessaire d'insister, pour montrer qu'on ne saurait trouver là les éléments d'une argumentation valable contre la supériorité du traitement chirurgical.

La *cholérrhagie* se présente ici avec les mêmes caractères et sous l'influence des mêmes causes que dans les abcès du foie. Elle peut être très abondante [1]. Dans un cas cité par Wechselmann [2], l'écoulement de bile s'élevait jusqu'à 750 grammes par jour, et, chez un opéré dont j'ai communiqué l'observation à la Société de chirurgie [3], il a fallu, pendant six semaines au moins, renouveler plusieurs fois par jour les pièces du pansement, constamment imprégnées d'une quantité considérable de bile. Cette complication est du reste rare. Il en est de même de la *carie des côtes* que j'ai pour ma part observée une seule fois. Il s'agissait d'un kyste sous-diaphragmatique, opéré par voie transpleurale, et j'ai dû réséquer la côte malade pour obtenir la guérison de la fistule consécutive. La carie costale n'était-elle pas plutôt ici la conséquence de la fistulisation prolongée, que sa cause proprement dite? je le pense, et je suis porté à croire qu'il en est ainsi dans tous les cas similaires. La complication dominante est donc la fistule, et c'est d'ailleurs celle qui est le plus souvent notée. Ces *fistules consécutives* ont pour cause fréquente le rétrécissement trop hâtif de l'incision, alors que la poche kystique gênée dans son retrait par des adhérences ou l'épaisseur de ses parois, reste à l'état de clapier plus ou moins anfractueux. Mais souvent aussi, et notamment dans les cas de kystes sous-diaphragmatiques haut situés, la rigidité des parois thoraciques est la cause

(1) Verneuil et Thierry, *Gazette médicale de Paris*, 1890, nos 45 et 46.
(2) Wechselmann, *Centr. f. Chir.*, 1885, n° 37.
(3) Landouzy et Paul Segond, *Bull. et Mém. de la Soc. de chir.*, 6 avril 1887.

principale de l'absence de cicatrisation. Il en résulte que si le débridement large des fistules est toujours le meilleur moyen à employer, il faudra souvent, comme je l'ai dit à propos du traitement des abcès du foie, parfaire l'intervention par la résection des côtes, ou même du rebord costal.

Une dernière remarque fort utile à relever, c'est que la laparotomie et l'ouverture large des kystes du foie trouvent leurs indications, aussi bien pour les kystes suppurés ou non suppurés qui sont encore clos de toute part, que pour les kystes qui se sont spontanément ouverts dans les organes ou les séreuses du voisinage. Les bénéfices que l'intervention chirurgicale peut donner dans les cas de ce genre sont évidents, et déjà plusieurs observations en témoignent. A cet égard je puis citer, à titre d'exemples très probants, d'une part, le beau succès que la laparotomie a donné à Périer [1] dans un kyste hydatique rompu dans la cavité péritonéale avec mélange de la bile au liquide du kyste, et, d'autre part, la guérison que j'ai obtenue par incision transpleurale dans un cas très grave de kyste hydatique suppuré ouvert dans les bronches. La jeune femme à laquelle je fais allusion m'avait été adressée par le professeur Bouchard : elle était réduite au dernier terme de l'épuisement et de l'hecticité, lorsque je l'ai opérée ; l'intervention lui a donné deux ans de santé avec retour complet de l'embonpoint et des forces ; puis elle est morte brusquement d'hémoptysie foudroyante, et, soit dit en passant, je crois qu'elle est toujours comptée par le médecin qui l'avait soignée, il y a quelque dix ans, parmi les succès de la ponction exploratrice.

CHAPITRE V

FOIE MOBILE (HÉPATOPTOSE)

L'histoire de l'hépatoptose est née en 1866 avec l'observation publiée par Arnaldo Cantani. Depuis lors, les deux monographies d'ensemble de Chvostek et de Blet, quelques faits isolés et l'article de Rendu ont fixé la symptomatologie du foie mobile. Mais c'est aux progrès de la chirurgie hépatique, et notamment à la récente observation d'hépatopexie publiée par Gérard Marchant, qu'il était réservé de compléter nos connaissances sur cette affection, d'ailleurs assez rare.

Arnaldo Cantani, Caso di fegato ambulante. *Annali univers. di med. e chir.*, nov. 1866, p. 373. — Blet, Étude sur le foie mobile. *Thèse de Paris*, 1876. — Rendu, *Dict. encycl. des sc. méd.*, 4e série, t. III, p. 268. — F. Schwarz, Un cas de foie mobile. *Soc. méd. de Vienne*, 1er juin, 1883. — Larionoff, Un cas de foie mobile. *Jijinid. klin. Gaz.*, 1885, n° 52. — Mariaglano, Foie mobile. *Riform. med.*, 18 mars 1889. — Rahden, Un cas de foie mobile. *Deutsche med. Wochenschr.*, 1887, p. 106. — Johnson Symington, Variation de volume et de position du foie. *Brit. med. Journal*, décembre 1886, p. 1137. — Langenbuch, Réunion libre des chirurgiens de Berlin, 13 oct. 1890. *Mercr. méd.*, 1891. — Gérard Marchant, Communic. à l'Acad. méd., 25 août 1891, et Mémoire inédit qui nous a servi pour la rédaction de cet article.

[1] Périer, *Mercredi médical*, 1890, p. 499 (communication à l'Académie).

Étiologie. — La mobilité anormale du foie s'observe dans deux conditions très différentes. Tantôt elle porte sur une portion limitée de la glande qui s'est hypertrophiée, et plus ou moins pédiculisée, tantôt c'est l'organe tout entier qui a perdu sa fixité sous l'influence d'une imperfection congénitale ou acquise de son appareil suspenseur.

Les lobules mobiles qu'on rencontre dans le premier cas sont d'habitude une émanation du bord antérieur du foie. Leur volume est variable, et leur pédicule plus ou moins épais (1). Dans certains cas, il est difficile ou même impossible de préciser la cause de leur formation, mais en d'autres circonstances la lobulisation paraît être le résultat d'une sorte d'allongement hypertrophique provoqué par les tiraillements d'une tumeur de la vésicule biliaire. Riedel (2) et Terrier (3) ont en effet démontré que, dans les cas de ce genre, il suffisait de pratiquer la cholécystotomie pour voir la tumeur disparaître d'elle même. L'argument est sans réplique, et l'on conçoit que la lobulisation du foie puisse coïncider, non pas seulement avec les tumeurs de la vésicule, mais accompagner aussi un néoplasme viscéral quelconque adhérent au foie.

L'étiologie du foie flottant proprement dit est tout autre. La mobilité anormale du foie implique, en effet, l'existence d'une imperfection matérielle de l'appareil suspenseur, et celle-ci peut être congénitale ou acquise. Les *malformations congéniales* sont de deux ordres. Tantôt il s'agit d'un excès de longueur des feuillets du ligament coronaire (cas de Wassiljew (4)), tantôt il y a absence d'une partie plus ou moins importante de l'appareil suspenseur. Dans une observation de Longuet (5), les ligaments coronaires et les ligaments latéraux n'existaient pas, en sorte que l'appareil suspenseur était réduit au seul ligament falciforme. L'organe basculait comme une balance mal équilibrée.

Les *malformations acquises* sont moins variées, en ce sens qu'elles se traduisent uniquement par le relâchement ou l'allongement des ligaments suspenseurs, mais en revanche leur pathogénie devient plus complexe. Il est cependant possible de juger assez bien les causes qui favorisent leur production. Celles-ci forment trois groupes.

Dans le premier groupe figurent les circonstances qui agissent en repoussant mécaniquement le foie de haut en bas. Tels sont l'étroitesse congéniale ou acquise de la base du thorax, les kystes ou les tumeurs de la face convexe du foie, et, dit-on, les épanchements pleurétiques. L'influence de l'étroitesse congéniale du thorax a été surtout mise en lumière par Schatz ; elle se conçoit et montre comment l'usage d'un corset trop serré peut avoir lui aussi sa part étiologique. Les tumeurs de la face convexe ont un rôle plus douteux, et nous savons qu'en général elles provoquent bien plutôt un soulèvement du diaphragme qu'un abaissement du foie. Quant aux épanchements pleurétiques, je ne vois pas comment ils pourraient mécaniquement provoquer un refoulement du foie avec élongation de ses ligaments suspen-

(1) LANGENBUCH, *Berl. klin. Wochenschr.*, 1888, n° 3.
(2) RIEDEL, *Berl. klin. Wochenschr.*, 1888, n°s 29 et 30.
(3) TERRIER, Voy. BAUDOUIN, *Lobe du foie flottant, calcul de la vésicule biliaire. Progr. méd.* 18 août 1888.
(4) WASSILJEW, *Petersb. med. Wochenschr.*, 1876, n° 3.
(5) LONGUET, *Bull. de la Soc. anat.*, 1874, p. 186.

seurs, à moins qu'il n'y ait en même temps une paralysie du diaphragme. On sait en effet que Langenbuch (1) a noté sur l'un de ces malades l'existence d'une paralysie diphthéritique de la moitié droite du diaphragme, et l'on conçoit que cette dernière complication venant compromettre la suspension du foie, puisse dans une certaine mesure favoriser son déplacement et sa mobilité, par un mécanisme d'ailleurs très différent de celui du refoulement.

Dans le deuxième groupe, nous trouvons une série de circonstances dont l'influence nocive apparaît beaucoup plus nettement. Elles ont en effet pour caractère commun de livrer le foie à son propre poids, si je puis ainsi dire, en le privant plus ou moins de l'assise et du soutien que la masse intestinale et surtout la résistance d'une paroi abdominale saine lui fournissent à l'état normal. Les conditions susceptibles d'entraîner pareil résultat sont faciles à prévoir, et l'on comprend que le foie flottant ait une prédilection marquée pour les femmes, pour les multipares en particulier et pour celles dont l'abdomen est, comme il arrive, touché dans toute ses parties par le relâchement et l'espèce de défaillance viscérale qui caractérisent l'entéroptose. La coexistence très fréquente du rein mobile, du foie flottant (2), voire même de la rate mobile (3), trouve ainsi son explication naturelle.

Dans le troisième groupe étiologique, on doit ranger les altérations hépatiques, congestives ou néoplasiques susceptibles d'augmenter le poids de l'organe, et capables par conséquent de mettre en échec son appareil suspenseur. Ajoutons que ces diverses causes peuvent s'associer d'une manière variable, et augmenter d'autant leur action respective. C'est ainsi que l'usage d'un corset trop serré, incapable de nuire chez une femme jeune et bien portante, pourra devenir une cause active de déplacement du foie chez une femme ayant eu douze enfants, comme la malade dont parle Chvostek, et désormais livrée aux inconvénients variés d'un relâchement excessif des parois abdominales.

Quant au mécanisme intime de ces déplacements, Winckler et Cantani ont bien dit qu'on pouvait le trouver dans une dégénérescence graisseuse des ligaments, ou dans les modifications de structure que peuvent engendrer des péritonites locales, mais ce sont là des hypothèses pures. La vérité, c'est que l'anatomie pathologique de l'appareil suspenseur des foies flottants reste à faire.

Symptômes et diagnostic. — Rien de plus variable que la physionomie clinique du foie flottant. Tantôt, comme la néphroptose, il n'éveille aucun symptôme. Tantôt, au contraire, la mobilité anormale du foie devient le point de départ de troubles divers, dont l'ensemble cadre aussi bien avec l'idée d'un rein flottant qu'avec celle d'un déplacement du foie. Le plus commun de ces symptômes est un sentiment de pesanteur ou de tiraillement, dont les

(1) LANGENBUCH, *Berl. klin. Wochenschr.*, 1891.

(2) PICHEVIN, *Coïncidence d'un lobe du foie malade avec un rein flottant. Progrès méd.*, 13 oct. 1888.

(3) MANN, *Foie, rate et rein mobiles. Deutsche med. Wochenschr.*, 1891, n° 85, p. 1033. — *Ann. des mal. des org. génito-urinaires*, déc. 1891, p. 876.

malades cherchent d'eux-mêmes le soulagement en se maintenant l'abdomen avec une large ceinture. Cette pesanteur peut faire place à une douleur véritable, et celle-ci s'exaspère d'habitude sous l'influence des efforts, des mouvements, et des grandes inspirations. Il en résulte que même sans avoir de phénomènes douloureux particulièrement intenses, certaines malades n'en sont pas moins obligées de cesser toute occupation active. Les troubles peuvent être plus graves encore. Dans un grand nombre d'observations, on voit en effet que les malades sont en proie à des crises douloureuses paroxystiques, rappelant à s'y méprendre les accès de colique hépatique, aussi bien par les caractères ou l'acuité de la douleur, que par ses irradiations scapulaires ou ombilicales. L'apparition de l'ictère vient même dans certains cas compléter la similitude. Notons en outre avec Rendu et Winckler [1] qu'il se fait parfois de petites poussées de péritonite adhésive au voisinage du foie congestionné. Rendu a émis l'hypothèse que la menstruation n'était peut-être pas sans « avoir de l'influence sur le retour des accès douloureux ». Bien que les observations soient encore muettes à cet égard et que Gérard Marchant, dans l'observation qui lui est personnelle, ait recherché cette coïncidence sans la trouver, l'opinion de Rendu est si rationnelle et si bien en rapport avec ce qui se passe en cas de rein flottant qu'il me semble difficile de ne pas croire à sa confirmation ultérieure.

Quoi qu'il en soit, lorsque les paroxysmes douloureux se répètent, ils provoquent rapidement des troubles nerveux tels que l'hystérie ou l'hypochondrie. En outre, les troubles généraux et locaux qui relèvent directement de la mobilité anormale du foie se compliquent presque toujours des troubles digestifs de l'entéroptose et la santé générale ne tarde pas à subir les atteintes les plus sérieuses. D'autant que les malades, insupportées par l'impossibilité de marcher sans être courbées en deux et par les accès que provoquent tous les mouvements brusques, se condamnent à vivre couchées et même dans cette situation, elles ont encore à compter soit avec la nécessité d'éviter le décubitus latéral droit, soit avec les réveils douloureux que le moindre effort, la toux ou les inspirations profondes peuvent amener. Sans être grave au sens propre du mot, le pronostic est donc assez sérieux pour qu'on ait eu toutes raisons de demander à l'intervention chirurgicale la disparition des accidents.

Le diagnostic de l'hépatoptose totale est avant tout basé sur les renseignements fournis par la palpation abdominale. Le foie déplacé se présente à l'exploration sous la forme d'une tumeur mobile ayant la consistance, la forme et le volume connus de la glande. Lorsque le déplacement se fait suivant le diamètre transversal, le bord antérieur descend plus ou moins bas et la face convexe de l'organe devenue antérieure se laisse reconnaître au voisinage de l'ombilic ou dans l'hypochondre droit. Par contre, lorsque la bascule de l'organe se fait autour de l'axe antéro-postérieur, la grosse extrémité du foie descend vers la fosse iliaque droite. Dans ces conditions, l'examen devient plus délicat et les observations prouvent qu'on peut alors confondre l'hépatoptose avec le rein flottant, confusion particulièrement difficile

(1) Winckler, *Arch. für Gyn.*, 1872, t. IV, p. 145.

à éviter lorsqu'il y a coexistence des deux déplacements. La percussion fournit ici quelques renseignements utiles. Suivant la remarque de Cantani [1], de Chvostek [2], de Vogelsang [3] et de Rendu « l'hypochondre droit est le siège d'une sonorité insolite qui se continue sans ligne de démarcation avec la sonorité pulmonaire » et inversement la matité reparaît lorsqu'on vient à réduire la tumeur. Ce mode d'exploration est précieux. Mais, quand il y a lieu d'hésiter entre un déplacement du foie et un rein malade, la palpation bimanuelle reste le seul moyen de poser un diagnostic précis et d'habitude elle permet de se faire une opinion nette sur l'état des choses. Toutefois les difficultés de l'exploration peuvent être telles qu'on soit obligé de la pratiquer sous le chloroforme pour la rendre instructive.

Comme le fait observer Rendu, en présence des accès douloureux de l'hépatoptose, il est une autre question qu'on peut avoir à se poser, c'est de savoir si le déplacement du foie suffit à tout expliquer et s'il n'y a pas quelque lésion hépatique concomitante calculeuse ou néoplasique. La marche des accidents et l'exploration très attentive de la région sont les meilleurs moyens de se renseigner et Rendu le dit avec raison : « le soulagement rapide qui suit la réduction de l'organe déplacé en cas de luxation simple du foie ne laissent pas l'hésitation subsister ». C'est encore la palpation qui permettra seule de reconnaître les tumeurs mobiles et plus ou moins pédiculées, constituées par les lobes flottants ; mais ici le diagnostic avec les tumeurs du foie et surtout avec les tumeurs de la vésicule biliaire devient des plus délicats et, dans bien des cas, la détermination de la nature précise de la tumeur perçue par l'exploration manuelle n'est possible qu'après la laparotomie exploratrice.

Traitement. — Il va sans dire que lorsque les troubles symptomatiques disparaissent par la réduction et l'immobilisation de l'organe à l'aide d'une ceinture abdominale, toute intervention sanglante doit être proscrite. Dans le cas inverse l'indication, opératoire n'est plus discutable.

Les chirurgiens, qui ont opéré en cas de lobule flottant, ont eu recours soit à la fixation de la portion d'organe mobile, soit à sa résection, soit encore à l'influence curative indirecte d'une cholécystotomie. La fixation des lobules flottants a été faite pour la première fois par E.-R. Tscherning [4] de Copenhague, et Ritter Von Acker [5] de Vienne. Lorsqu'il n'existe aucune lésion concomitante de la vésicule biliaire, cette *hépatopexie partielle* est l'opération de choix. Par contre, si la vésicule est distendue, la fixation devient une complication opératoire pour le moins inutile. Les observations déjà citées de Riedel et Terrier, prouvent en effet que la cholécystotomie suffit à provoquer la régression du lobule hypertrophié et flottant. Quant à l'ablation du lobule, à moins de pédiculisation très accusée, elle ne me paraît nullement

(1) Cantani, *Caso di fegato ambulante. Ann. univers. di med. e chir.*, nov. 1886, p. 373.
(2) Chvostek, *Wien. med. Presse*, 1875, p. 885.
(3) Vogesland, *Virchow's Jahrb.*, 1872, p. 172.
(4) E.-A. Tscherning, *Beweglicher Schnürlappen der Leber durch Laparotomie fixirt. Centralblatt für Chir.*, 9 juin 1888, n° 23, p. 426.
(5) Ritter von Acker, *Wien. med. Wochenschr.*, 1886, nos 14 et 15.

ndiquée et le succès opératoire obtenu par Langenbuch ([1]), dans un cas de ce genre, n'est certes pas de nature à me faire changer d'avis, car le soir même de l'opération une hémorrhagie grave a nécessité la réouverture du ventre.

Dans les cas de mobilité anormale portant sur tout un lobe du foie ou sur le foie tout entier, l'hépatopexie n'a été jusqu'ici pratiquée que par deux chirurgiens : Langenbuch et Gérard Marchant.

Langenbuch a opéré deux malades. Dans la première observation, il s'agissait d'une chute du lobe droit du foie. Le diagnostic ayant été vérifié par la laparotomie médiane, Langenbuch fit une incision horizontale de la paroi abdominale parallèlement au bord inférieur du foie replacé ; puis il fixa le lobe droit par des sutures de fil de soie qui traversaient les parties les plus épaisses du foie et les couches musculaires de la paroi abdominale. Le côlon fut également fixé à la paroi. Six semaines plus tard, la malade se levait et les accidents ne reparaissaient plus. Dans sa seconde opération, Langenbuch tomba encore sur une chute du lobe droit. Il suivit une technique un peu différente. Il fit son incision horizontale le long du rebord des fausses côtes et fixa le foie non plus à la paroi, mais aux cartilages costaux par huit points de fil de soie qui traversaient toute l'épaisseur de la glande et les cartilages correspondants. Cette malade qui, antérieurement, avait subi une néphropexie du rein droit, fut complètement guérie par sa deuxième opération.

Dans les deux cas précédents, le lobe droit était seul en cause et, par conséquent, Langenbuch n'a fait que l'hépatopexie partielle. L'opération de Gérard Marchant est beaucoup plus complète, en ce sens qu'elle a porté sur un foie mobile en totalité. L'organe replacé dans sa situation normale fut suspendu au tissu fibreux des côtes et à la paroi abdominale par quatre fils de soie. Les suites opératoires furent parfaites, et deux mois plus tard une néphropexie du rein droit rendit la guérison complète et définitive. C'est là le premier cas connu d'hépatopexie pour chute totale du foie, et le résultat heureux, qui a couronné cette intervention, fait le plus grand honneur au chirurgien qui en a pris l'initiative.

En somme, trois opérations et trois guérisons, qui semblent jusqu'ici définitives, tel est le bilan actuel de l'hépatopexie. Les faits ultérieurs nous permettront seuls de porter un jugement définitif sur cette opération née d'hier. Mais il faut dès maintenant reconnaître qu'elle s'annonce sous un jour très favorable, et pour ma part, le cas échéant, je n'hésiterais pas à la pratiquer.

([1]) Langenbuch, *Ein Fall von Resection eines linkseitigen Schnürlappens der Leber. Heilung Berl. klin. Wochenschr.*, 16 janv. 1888, n° 3.

CHAPITRE VI

TUMEURS DU FOIE ET DE LA VÉSICULE BILIAIRE

I
TUMEURS DU FOIE

Hanot et Gilbert, Études sur les maladies du foie, Paris, 1888. — Ponfick, Ueber Leberresektion und Leberrekreation. *Centr. f. Chir.* 1890, n° 25, p. 67 (Supp.). — Hochenegg, Ein Beitrag zur Leberchirurgie. *Wiener klin. Wochenschr.*, 1890, n° 12; et Ein weiterer Beitrag zur Leberchirurgie. *Ibid.*, 1890, n° 52. — Tiffany, The removal of a solid tumor from the liver by laparotomy. *Maryland med. Journ.* Baltimore, 1890, t. XVIII, p. 531. — Terrillon, Ablation partielle du foie. *Acad. de med.*, séance du 12 août 1890; et Rapport de Duplay. *Bull. de l'Acad. de méd.*, 20 janv. 1891. — Fogliani, Résection du foie. *Gaz. d'ospit.*, 21 janvier 1891. — Skifosowsky, Excision of fibromyome lipomatodes, sarcomatodes, from the liver *Vracht*, 1890, n° 2, p. 594. — Jacobs (de Bruxelles), *Arch. de Tocol. et de Gynec.*, oct. 1891 n° 10, p. 742. *Centralb. f. Chir.*, 1891, n° 6. *An. in Arch. gén. de méd.*, oct. 1891. p. 435.

L'heure n'est certes pas venue de compter la guérison des tumeurs du foie au nombre des triomphes assurés de la chirurgie abdominale, et j'ai grand' peur qu'elle ne sonne pas de longtemps. Toutefois, durant ces dernières années, la possibilité, sinon l'utilité, de la résection des tumeurs du foie proprement dites a été démontrée par un certain nombre de recherches expérimentales et de réussites opératoires dignes d'attention.

Les documents les plus importants que nous possédions sur la chirurgie expérimentale du foie sont consignés dans les publications successives de Colucci (1), Bonnanno (2), Babacci (3), Clementi (4), Ponfick (de Breslau), Grimm et Glück (de Berlin). Mais les résultats obtenus par ces trois derniers observateurs méritent surtout d'être ici résumés. Sur le lapin, Ponfick (5) a réséqué le quart, la moitié et même les trois quarts du foie. La résection du quart du foie n'a pas eu de conséquence grave; aucun des lapins n'a succombé. La résection de la moitié de la glande s'est naturellement montrée plus sérieuse, et cependant la plupart des lapins ont encore survécu. Enfin, et non moins naturellement, la léthalité s'est accrue avec l'étendue de la résection. Mais, résultat tout au moins curieux, 12 lapins ont survécu à la suppression des trois quarts de leur foie. Grimm et Glück, de Berlin (6), ont confirmé ces premières assertions [de Ponfick en déclarant à leur tour que sur des lapins dont le foie pèse de 30 à 50 grammes, on peut enlever sans danger 6, 10 et 15 grammes de tissu hépatique suivant la taille (il s'agit toujours des lapins). Les deux mêmes observateurs ont ajouté (et le fait est

(1) Colucci, *Arch. ital. de biologie*, juillet 1883, p. 270. *Rev. Hayem*, 1884, t. II, p. 80.
(2) Bonnanno, *Expériences sur l'hémorrhagie et la résection du foie. Rif. med.*, 1889, n° 180;
(3) Babacci, *La sutura elastica del fegato. Rif. med.*, 1889, t. V, p. 589.
(4) Clementi, *Expériences sur des chiens dans les résections du foie. Rif. med.*, 5 août 1890.
(5) Ponfick, 19e *Congrès de la Soc. allem. de chir. Centralbl. f. Chir.*, 1890, n° 25, p. 69 (suppl.).
(6) Grimm et Glück. *Ibid.*, p. 72.

vraiment naturel !) qu'un lapin privé des deux tiers de son foie succombe fatalement dans les cinq jours. Ce n'est pas tout. Dans une deuxième série d'expériences, Ponfick s'est attaché à démontrer qu'après résection le tissu hépatique est susceptible de régénération et même de régénération singulièrement rapide. Sur un lapin dont il avait réséqué les trois quarts du foie, il aurait trouvé, au bout de peu de temps, un foie plus gros qu'avant. Sans trop nous arrêter sur cette régénération vraiment prodigieuse et faite en grande partie, j'imagine, d'hypertrophie congestive et compensatrice, il est certain que ces vérifications expérimentales ont leur intérêt et méritent d'être poursuivies. Je ne crois pas cependant qu'il faille en exagérer la portée ; conclure du lapin à l'homme restera toujours démonstration bien détournée, et, s'il fallait trouver à l'innocuité de l'hépatectomie *partielle* des preuves positives ou simplement rationnelles, on les trouverait beaucoup mieux soit dans les succès opératoires que la résection du foie a donnés de tout temps en cas de plaies pénétrantes compliquées par la hernie d'un morceau du viscère, soit encore dans les résultats que donne maintenant l'incision des kystes avec excision de leur couche hépatique d'enveloppe.

Les réussites opératoires dont j'ai parlé sont du reste plus démonstratives encore, puisqu'elles établissent la possibilité de réséquer à la fois le tissu hépatique lui-même et les tumeurs qu'il peut contenir. Toutefois il importe ici de distinguer. Parmi les faits publiés à l'actif de l'ablation des tumeurs du foie, il en est un certain nombre qui, pour être très concluants au point de vue de la tolérance chirurgicale du foie, n'en restent pas moins étrangers au traitement des néoplasmes proprement dits. Telles sont les opérations pratiquées par Langenbuch, Wagner, Tillmanns, Hochenegg, Loreta et Terrillon. En effet, Langenbuch a réséqué un lobule flottant du foie ; ce même chirurgien, Wagner et Hochenegg ont enlevé des gommes syphilitiques ; enfin Loreta et Terrillon ont excisé des morceaux de foie bourrés de petits kystes. Ce ne sont point là des néoplasmes.

Le cas de lobe flottant réséqué par Langenbuch est consigné dans le précédent chapitre. Les deux opérations de Loreta et Terrillon figurent dans le traitement des kystes hydatiques. Quant aux interventions pratiquées par Langenbuch, Wagner (1), Hochenegg (2) et Tillmanns (3) à l'occasion de lésions syphilitiques, elles représentent à la vérité des documents de médecine opératoire instructifs, mais, comme les précédentes, elles n'ont rien à voir avec le traitement des néoplasmes. Et, puisqu'il est question de gommes syphilitiques, qu'il me soit permis de dire ici, pour n'y plus revenir, que les gommes ne doivent pas être considérées comme justiciables d'une intervention chirurgicale. Je ne pense même pas qu'il soit nécessaire d'insister pour établir le bien-fondé de ce jugement. Chacun sait, en effet, que la gomme syphilitique guérit par le traitement spécifique et cet argument suffit. Bref, il me paraît d'abord indiscutable que, le diagnostic gomme du foie étant porté, on ne doit jamais faire de chirurgie. En outre, à supposer qu'une laparoto-

(1) WAGNER et LANGENBUCH, 19e *Congrès de la Soc. allem. de chir. Centr. f. Chir.*, 1890, n° 25. Suppl., p. 72.
(2) HOCHENEGG, *Wiener klin. Wochenschr.*, n° 52, 1890.
(3) TILLMANNS, *Centralbl. für Chir.*, 1890, n° 25. Suppl. p. 73.

mie exploratrice requise par d'autres raisons fasse reconnaître l'existence d'une tumeur du foie dont on ait lieu de soupçonner le caractère syphilitique, j'estime qu'il faut se souvenir que l'intervention de Tillmanns a été mortelle, repousser la résection comme inutile et dangereuse, refermer le ventre et donner le traitement.

Tous ces cas étant éliminés, les faits qui nous restent pour apprécier l'état actuel de la chirurgie des tumeurs du foie sont bien peu nombreux, et du reste il suffit de jeter un simple coup d'œil sur l'évolution normale des néoplasmes du foie pour ne point s'en étonner. Il est d'abord un certain nombre de tumeurs du foie, telles que les *lipomes* ou les *fibrolipomes* dont parlent quelques observateurs (1) et sur lesquels il nous est impossible de donner le moindre détail. Sans doute l'ablation de pareils néoplasmes est parfaitement justifiée; mais c'est tout ce que l'on peut dire, car leur histoire reste tout entière à faire. Viennent ensuite les tumeurs telles que les *angiomes*, les *sarcomes*, les *fibromes* et le *cancer*, et voici, me semble-t-il, comment on peut les juger au point de vue chirurgical.

L'angiome du foie (2) pourrait être à la rigueur justiciable de l'ablation, surtout quand il appartient à la variété encapsulée. Mais jusqu'ici cette indication opératoire est demeurée théorique et tout porte à penser qu'elle restera telle tant que l'extension de la laparotomie exploratrice ne viendra pas multiplier les occasions de découvrir les tumeurs de cette nature, d'ailleurs plus fréquentes que ne le pensait Broca, puisque Lancereaux en a recueilli 25 cas en dix ans. On sait, en effet, que les angiomes presque toujours peu volumineux « n'engendrent pas le moindre trouble fonctionnel et demeurent latents pendant toute la durée de l'existence (3) ». En tous cas, il est bien certain que des angiomes du foie même très volumineux peuvent évoluer sans éveiller aucun symptôme qui soit de nature à justifier une intervention. Le fait récemment publié par Schrœtter (4) en témoigne.

Le *sarcome*, et bien entendu il ne saurait être question ici que du sarcome primitif, est exceptionnel; il entraîne les mêmes désordres que le carcinome et, par conséquent, il est à craindre qu'il échappe toujours à l'intervention chirurgicale. Du reste, Hanot et Gilbert nous ont appris que la plupart des faits publiés sous la désignation de sarcomes hépatiques « sont des exemples de syphilis héréditaire, de productions épithéliales primitives, de néoplasmes secondaires ou même de tumeurs situées dans d'autres organes abdominaux que le foie ». Les mêmes réflexions s'appliquent aux néoplasmes primitifs auxquels Lancereaux a donné l'étiquette de fibrome. Hanot et Gilbert pensent qu'ils « doivent être rapprochés des néoplasies sarcomateuses », et jusqu'à ce jour il est bien difficile de dire quelque chose de précis à leur endroit (5).

Quant au *cancer du foie*, il est probable et même certain que les progrès de

(1) ROLLESTON, *Lipome attaché au foie. Semaine médicale*, 24 décembre 1890, p. 475. — SKIFOSOWSKY, *Excision of fibromyome lipomatodes sarcomatodes from the liver*. Analysé in *Annals of surgery*, n° 2, 1891, p. 151.

(2) PILLIET, *Bull. de la Soc. anat.*, juillet 1891, p. 446.

(3) HANOT et GILBERT, *Loc. cit.* p. 315.

(4) SCHRŒTTER, *Un cas d'angiome du foie*. Soc. imp. et roy. de Vienne, 27 nov. 1891. *Méd. mod.*, 1891, p. 838.

(5) F. H. MANLEY, *Sarcome du foie. Med. and. surg. Rep.*, 1er fév. 1890, p. 140. — J. ANDERS. *Report of a case of sarcoma of the omentum and Liver. Med. News*, 3 janvier 1891, p. 8.

la chirurgie hépatique ne modifieront jamais sa constante incurabilité. Lorsqu'il s'agit d'un cancer secondaire, et c'est le cas habituel, il est évident qu'il n'y a rien à tenter. Mais, alors même que les lésions cancéreuses sont primitives, leur anatomie pathologique et leur marche ne protestent pas moins contre la possibilité d'une cure opératoire. On sait, en effet, que le cancer primitif du foie se montre sous trois aspects principaux : « tantôt il est constitué par une masse néoplasique uniforme, c'est le *cancer massif;* tantôt il est disséminé sous la forme de nodosités distinctes, c'est le *cancer nodulaire;* tantôt enfin il coexiste avec une hépatite scléreuse annulaire ou insulaire, c'est le *cancer avec cirrhose* (1). » Or, pour ne parler que des deux premières variétés, la troisième défiant trop nettement toute intervention, il est clair que l'extension habituelle des lésions, à supposer qu'elles soient encore exclusivement hépatiques, ne permet aucune opération curative.

Bien que je sois à peu près convaincu que la chirurgie du cancer, déjà si décevante lorsqu'elle vise des organes dont l'ablation totale est possible, ne donnera jamais rien qui vaille pour le foie, je dois cependant rappeler que certains chirurgiens moins pessimistes ont enlevé parfois avec succès des cancers du foie. Tiffany (2) est du nombre; mais je n'ai pu recourir à son texte et j'ignore le résultat obtenu. C. Jacobs (3), de Bruxelles, a eu un beau succès opératoire, mais la récidive était réalisée au bout de sept mois. Hochenegg (4) a fait la laparotomie dans un cas présumé de cancer intestinal : il a trouvé un cancer de la vésicule propagé au foie et réséqué avec succès la portion de foie infiltrée, en même temps que la vésicule. 18 mois après, il n'y avait pas encore de récidive. Enfin Lücke (5), chez une femme de 31 ans, a réséqué une partie du lobe gauche du foie « farci de noyaux cancéreux et réuni au reste de l'organe par un pédicule assez volumineux permettant d'amener facilement la masse au dehors ». Il a eu recours à la ligature élastique, et le trentième jour la cicatrisation était complète.

Au point de vue du manuel opératoire de ces résections hépatiques, on doit se souvenir que l'écueil principal provient de l'*hémorrhagie.* Cette complication a tué deux malades de Wagner et de Langenbuch, et dans beaucoup d'autres cas, malgré les ligatures les plus solides, elle a créé de sérieuses difficultés. Aussi, bien que la résection suivie d'hépatorrhaphie avec réduction de la suture ait donné quelques beaux succès, celui de Loreta (6) par exemple, il semble prudent d'adopter comme procédé général la ligature élastique avec traitement extra-péritonéal du pédicule. Terrillon et Lücke n'ont eu qu'à se louer de cette manière de faire. Ils ont tous deux noté la mortification rapide de la portion de foie pédiculisée et fixée en dehors. Terrillon (7) l'a réséquée le septième jour, et Lücke le sixième.

(1) HANOT et GILBERT, *Loc. cit.*
(2) TIFFANY, *The removal of a solid tumor from the liver. Maryland Med. Journ.* Baltimore, 1890, t. XVIII, p. 531.
(3) JACOBS, *Arch. de tocol. et de gynéc.*, oct. 1891, n° 10, p. 742.
(4) HOCHENEGG, *Wiener klin. Wochenschr.*, 1890, n°s 12 et 52.
(5) LÜCKE, *Centralbl. für Chirurgie,* 1891, n° 6. An. in *Arch. génér. de méd.*, oct. 1891, p. 485.
(6) LORETA, *Rif. medic.*, 14 sept. 1887.
(7) TERRILLON, *Ablation d'un morceau de foie rempli de petites kystes.* Rapport de Simon Duplay. *Bull. de l'Acad. de méd.*, 1891, p. 75, et *Bull. et Mém. de la Soc. de chir.*, 1891, p. 851.

II

TUMEURS DE LA VÉSICULE BILIAIRE

WIEDEMANN, Kyste de la vésicule biliaire. *Hufelaud's Journ.*, 1797, Bd. III, p. 384. — DURAND-FARDEL, Cancer de la vésicule biliaire. *Arch. gén. méd.*, 1840, t. III, p. 168. — ALBERS, Fibrome de la vésicule biliaire. *Atlas path. anat.* Bonn, 1862, Taf. 38, fig. 3, 4. — VILLARD, *Bull. de la Soc. anat.*, 1870, p. 217. — BERTRAND, Cancer de la vésicule biliaire. *Thèse de doct.* Paris, 1870. — HAUTEVILLE, Tumeurs formées par la vésicule biliaire. *Thèse de doct.* Paris, 1873. — SCHÜPPEL, Papillome de la vésicule. *Krankheiten der Gallenwege von Ziemssen's Handbuch.* Leipzig, 1880, Bd. VIII, p. 66. — LANCEREAUX, Épithéliome de la vésicule biliaire. *Sem. méd.*, 1887, p. 334. — RIEDEL, Sarcome de la vésicule. *Berl. klin. Woch.*, 1888, n° 30, p. 603. — CZERNY, Angio-sarcome de la vésicule, *Beiträge für klin. Chir.* Tübingen, 1889, Bd. V, Heft I, p. 125 (cité par KLINGEL). — ZENKER, *Deutsche Arch. für klin. Med.*, 1889, Bd. XLVI, Heft II u. III. — COURVOISIER, Casuistisch-statistische Beiträge zur Pathologie und Chirurgie der Gallenwege. Bâle, 1890, p. 124. — CUMING, Remarkable case of gallstones associated with cancer of the Gallbladder. *Brit. med. Journ.*, 10 janv. 1891, n° 1567, p. 64. — A. MORIN. Contribution à l'étude de l'épithéliome de la vésicule biliaire. *Thèse de doct.* Paris, 1891.

Il existe quelques exemples de *tumeurs bénignes* de la vésicule biliaire. Les *polypes muqueux* parfois découverts sur la surface interne de la muqueuse sont du nombre, et lorsqu'ils siègent au niveau du col ils peuvent être les agents d'une occlusion plus ou moins complète du cystique. Albers relate un cas de *fibrome* développé dans le tissu sous-muqueux, avec ulcérations de la muqueuse à son niveau. Von Schueppel a trouvé à l'autopsie d'une femme de cinquante ans une tumeur décrite comme *myxome* ou *papillome.* On parle aussi d'un kyste hydatique rapporté par Musehold, mais, pour les raisons que j'ai données en étudiant l'évolution de ces tumeurs, ce cas unique prête, me semble-t-il, à contestation. Quant aux lésions tuberculeuses dont Lancereaux a démontré l'existence, elles n'ont rien à voir avec les tumeurs de la vésicule. Il en est de même des cas de *calcification* de la vésicule et de ceux dans lesquels il se forme autour de l'organe une sorte d'*atmosphère adipeuse* (Rokitanski, Cornil et Ranvier, Denucé).

Les tumeurs malignes sont beaucoup plus fréquentes, et, bien qu'on ait cité quelques cas de sarcomes (Czerny, Riedel), c'est presque toujours par les formes diverses du *cancer* que la vésicule est envahie. Le cancer de la vésicule, signalé par Cruveilhier (1), a été pour la première fois bien étudié par Durand-Fardel (2). Depuis, les travaux se sont multipliés et, parmi les plus importants, il faut citer ceux de Kohn (3), de Langheinrich (4), de Krauss (5), de Stiller (6), de Zenker (7), de Courvoisier (8) et de Morin (9). Cette affection se

(1) CRUVEILHIER, *Anat. path.*, t. II, p. 542.
(2) DURAND-FARDEL, *Arch. gén. de méd.*, 1840, t. III, p. 368.
(3) KOHN, *Der primäre Krebs der Gallenblase.* Dissert., Breslau, 1879.
(4) LANGHEINRICH, *4 Fälle von primäre Gallenblase carcinom.* Dissert., Halle, 1881.
(5) KRAUSS, *Deut. Arch. für klin. Med.*, 1884, Bd. XXXIV, p. 270.
(6) STILLER, *Pester. med. chir. Presse*, 1886, nos 35-38.
(7) ZENKER, *Deut. Arch. für klin. Med.*, 1889, Bd. XLIV, Heft II et III.
(8) COURVOISIER, *Loc. cit.*, p. 126 et suiv.
(9) MORIN, *Contribution à l'étude de l'épithéliome primitif de la vésicule biliaire. Thèse de doct.* Paris, 1891.

rencontre surtout chez la femme, et passé cinquante ans. Il est toutefois des exceptions, et Markham [1] par exemple a publié un cas de cancer primitif chez une femme de vingt-huit ans.

Au point de vue de la fréquence relative des diverses formes anatomiques du cancer, il y a quelques divergences entre les auteurs. Toutefois, la majorité s'accorde à penser que les *tumeurs primitives* de la vésicule biliaire sont presque toujours des tumeurs épithéliales. Quant aux *néoplasmes malins secondaires*, dus à la propagation par contiguïté d'un cancer siégeant primitivement sur un organe voisin (foie, estomac, duodénum, côlon, pancréas, etc.), ou développés à titre de lésions métastatiques, ils présentent les caractères de la tumeur originelle. Aussi, à côté de l'épithéliome, a-t-on décrit le carcinome colloïde, l'encéphaloïde et le squirrhe que Courvoisier considère comme particulièrement fréquent.

En cas d'épithéliome primitif, la vésicule biliaire est plus ou moins volumineuse et dilatée, ce qui tient d'une part à l'épaisissement de ses parois et à la présence dans son intérieur de masses villeuses, de liquide, et surtout de calculs. Cette coexistence de la *lithiase* et du *cancer* des voies biliaires est pour ainsi dire *la règle*. Contrairement à l'opinion de Van Schueppel et de Courvoisier, beaucoup d'autres auteurs tels que Cornil, Ranvier et Morin pensent avec raison que le cancer préexiste aux calculs, et détermine leur formation par la stagnation de la bile et sa décomposition. Le néoplasme peut être partiel ou généralisé. D'abord localisé à la vésicule et caractérisé, soit par l'infiltration nodulaire des parois, soit par l'existence de fongosités villeuses et bourgeonnantes implantées sur la muqueuse, le cancer ne tarde pas à gagner le canal cholédocystique, provoquant ainsi tous les désordres qui relèvent de l'obstruction des voies biliaires et de la stagnation de la bile. Celle-ci peut rester aseptique. Mais le contraire est très fréquent, et dans ce dernier cas le cancer s'accompagne souvent des lésions classiques de l'angio-cholite et de la péri-angio-cholite.

L'extension du cancer ne se fait pas seulement vers le cystique et le cholédoque, dont les lésions peuvent être d'ailleurs primitives, et, dans nombre de cas, la néoplasie s'étend soit au foie lui-même, soit au péritoine et aux ganglions lymphatiques de la région, soit encore au péritoine, aux organes voisins (duodénum, côlon, pancréas, estomac) et même à la paroi abdominale. La propagation hépatique se traduit par la production des tumeurs secondaires, dont le volume considérable contraste souvent d'une manière remarquable avec les dimensions restreintes des lésions primitives de la vésicule. La propagation péritonéale mérite une mention particulière. Elle se traduit par des fausses membranes qui sont ou non parsemées de nodosités cancéreuses, et c'est ainsi que la vésicule arrive à contracter des adhérences plus ou moins étendues avec les organes du voisinage ou la paroi abdominale. Notons enfin, comme complications possibles, les ulcérations ou les perforations de la vésicule, les fistules biliaires, le phlegmon biliaire et la péritonite. On peut, en un mot, observer toutes les lésions de la cholécystite ou de la péri-cholécystite calculeuse, et la coexistence habituelle de la lithiase et du cancer vient à

(1) MARKHAM, cité par DÉNUCÉ, *Loc. cit.*

la fois compléter cette similitude et compliquer singulièrement le diagnostic.

Le cancer de la vésicule biliaire n'a pas de symptômes arrêtés et significatifs. « Le plus souvent, comme le dit Villard, et surtout au début, ses signes sont vagues, indéterminés, et, plus tard, lorsqu'ils se sont développés, ils présentent un tel caractère de généralité et sont parfois accompagnés de phénomènes si insolites qu'ils peuvent mettre en défaut l'expérience la plus consommée. » Tantôt le cancer des voies biliaires revêt dans son évolution les allures du cancer primitif du foie avec lequel on le confond souvent. Tantôt il se caractérise par un *ictère chronique*, ictère par rétention s'accompagnant de *troubles digestifs* divers et de troubles généraux plus ou moins nombreux. L'exploration méthodique de l'hypochondre droit y décèle l'existence d'une *tumeur* qu'on rapporte fréquemment au pylore, au duodénum, au foie, etc. Limitée au début, cette tumeur ne tarde pas à former une masse globuleuse ou ovoïde, tantôt lisse et régulière, tantôt inégale et bosselée. Elle semble se continuer avec le foie dont elle suit les mouvements. Son volume varie depuis celui d'un œuf jusqu'aux dimensions d'une tête de fœtus. La consistance est *ferme*; il est très rare d'y percevoir une sensation de fluctuation comme dans l'hydropisie de la vésicule. Elle est *douloureuse* spontanément, et devient très sensible à la palpation. L'*ascite* n'est pas rare. L'infection biliaire secondaire s'accompagne d'*accès de fièvre hépatique*, semblables aux accès que nous avons décrits à propos des abcès du foie.

La *durée* de la maladie dépend de la rapidité de la généralisation et de l'apparition plus ou moins prompte des phénomènes de rétention et d'infection biliaires. La mort arrive par les progrès de la cachexie, par insuffisance hépatique (langue sèche, délire, hémorrhagies, péritonite suppurée) ou par insuffisance rénale (anurie, urémie).

La fréquence des tumeurs malignes, développées à la partie supérieure de l'hypochondre droit aux dépens du foie, du duodénum, du pancréas, l'absence de symptômes caractéristiques du cancer des voies biliaires, rendent le *diagnostic* de cette dernière affection des plus difficiles. Dans la majorité des cas, le problème à résoudre se présente de la façon suivante : on se trouve en présence d'un ictère chronique par rétention, et c'est la cause première de cet ictère qu'il faut trouver. C'est par exclusion qu'on procédera pour reconnaître les causes de la rétention biliaire et bien souvent la solution sera presque impossible, surtout lorsqu'il s'agira de distinguer le cancer des voies biliaires des complications locales de la lithiase.

Les considérations précédentes montrent qu'à la période où le cancer de la vésicule est encore limité et par conséquent opérable, son diagnostic médical est le plus souvent impossible. Plus tard, lorsque la tumeur a pris des proportions suffisantes pour se laisser reconnaître à la palpation, on peut être certain que le cancer s'est déjà propagé et qu'il n'est plus temps d'intervenir. La conclusion s'impose : s'il est vrai que le cancer de la vésicule puisse dans une certaine mesure bénéficier de notre intervention, et quelques chirurgiens l'admettent, la laparotomie exploratrice précoce sera le seul moyen d'agir avec certaines chances de succès. Il paraît donc assez nettement indiqué de recourir à cette opération toutes les fois qu'on soupçonne l'existence d'un néoplasme de la vésicule.

Si la tumeur a déjà dépassé les limites du réservoir biliaire et envahi les organes voisins, le mieux est de refermer simplement le ventre. C'est la conduite suivie par L. Tait (1) et Courvoisier (2) dans quatre cas et par Socin (3) dans un cas. D'une manière générale, en présence d'un cancer diffus, l'abstention me semble préférable à l'ouverture de la vésicule, comme l'ont pratiquée Riedel et Czerny pour des sarcomes, Kocher (4) pour un carcinome. Lorsque la lésion est, au contraire, bien limitée à la vésicule, il faut tenter la cholécystectomie. Bardenheuer (5), le premier, a fait l'extirpation d'une vésicule biliaire cancéreuse; la malade mourut de syncope. Hochenegg (6), plus heureux, a obtenu une guérison dans un cas, dont j'ai parlé à propos des tumeurs du foie. Je rappelle qu'il s'agissait d'une femme de 58 ans chez laquelle on avait diagnostiqué un cancer du côlon. Avec la vésicule, Hochenegg extirpa un morceau de foie infiltré de cancer. Non seulement le résultat immédiat fut excellent, mais au bout de dix-huit mois la malade n'avait pas de récidive. Ce beau succès est, on le voit, fort encourageant; mais l'avenir seul nous dira dans quelle mesure nous pouvons intervenir en pareil cas.

CHAPITRE VII

LITHIASE BILIAIRE — ACCIDENTS ET COMPLICATIONS CHIRURGIE DES VOIES BILIAIRES

A l'heure qu'il est, le chirurgien doit, sans doute, très bien connaître les faits relatifs à la clinique de la lithiase et les ressources de sa thérapeutique médicale. Mais il est évident que toute considération, même écourtée, visant le côté médical de la question, serait ici déplacée. Mon seul but doit être de rechercher les indications générales des opérations spéciales qui nous permettent de combattre ou de guérir les accidents de la lithiase. En outre, je n'oublierai pas que les calculeux ne sont pas seuls tributaires de cette chirurgie particulière. Parmi les lésions non calculeuses des voies biliaires qui réclament ainsi notre intervention, les unes comme les *traumatismes* ou les *tumeurs biliaires* sont décrites dans les précédents chapitres de ce travail, mais les autres comme les *fistules biliaires*, les *distensions vésiculaires* ou les *cholécystites non calculeuses* n'ont pas été de ma part l'objet d'une étude spéciale. J'ai cru bien faire en agissant ainsi pour ce dernier groupe de maladies dont l'histoire didactique est surtout du ressort de la médecine. Par contre, au point de vue thérapeutique, je prendrai soin de les signaler en temps et lieu, si bien que dans ce chapitre on trouvera des éléments suffisants, je

(1) L. Tait, *Brit. med. Journal*, 13 nov. 1886, p. 907.
(2) Courvoisier, *Loc. cit.*, p. 136.
(3) Socin, *Orig. Kgesch. chir. Abtheil.* Spital-Basel, sept. 1889.
(4) Kocher, *Orig. Kgesch. Inselspital.*, Bern, 1888.
(5) Bardenheuer, *Mittheilungen an der Kölner Bürgerhosp.*, 1887, p. 129 et p. 157.
(6) Hochenegg, *Wiener klin. Wochenschr.*, 1890, n° 12, p. 224 et 225.

l'espère, pour se faire une idée générale sur l'état actuel de la chirurgie des voies biliaires, dont les progrès récents attirent si vivement l'attention.

Ce n'est pas que la question soit née d'hier, tant s'en faut, et chacun sait la précision géniale avec laquelle J.-L. Petit avait déjà tracé les règles premières du traitement chirurgical des calculs biliaires. Il est non moins juste de rappeler que dès cette époque reculée et plus tard, dans les travaux qui ont précédé l'antisepsie, on trouve des études souvent remarquables sur des notions d'ordre physiologique ou chirurgical dont l'actualité nous fait parfois oublier l'origine première. Les cholécystectomies pratiquées par Morand en 1756, le remarquable travail d'Herlin sur la possibilité de la cholécystectomie datée de 1767 et, plus près de nous, les expériences de Campaignac en 1829 ou mieux encore le mémoire important de Thudichum publié en 1859 marquent, par exemple, autant de dates capitales. Mais je ne crois pas nécessaire de m'arrêter à cet historique. En fait, les conceptions de J.-L. Petit sur la taille biliaire ne pouvaient être mises à profit sans le secours de l'antisepsie, et les premières interventions pratiquées suivant les données opératoires rationnelles ne sauraient être bien vieilles. C'est en 1878, 1880, 1882 et 1886 que Marion Sims a fait la première cholécystectomie, von Winiwarter la première cholécystentérostomie, Langenbuch la première cholécystectomie et Meredith la première cholécystotomie idéale. La chirurgie des voies biliaires est donc absolument contemporaine et, bien qu'elle soit née en France il y a plus de cent ans, c'est aux chirurgiens étrangers que revient l'honneur d'en avoir fait une des belles conquêtes de la chirurgie abdominale. Lawson Tait, en particulier, a contribué pour une très large part à ce progrès et, lors de sa première communication en mai 1884, il avait déjà pratiqué treize cholécystotomies sans un seul insuccès. Depuis lors, les faits se sont multipliés et j'aurai soin de signaler à leur place les principaux d'entre eux. En revanche, les travaux d'ensemble sont restés rares et je ne connais guère que la récente et remarquable publication de Courvoisier [1] qui puisse être à cette heure citée comme une étude complète de la question.

En France, les premiers succès de Marion Sims et de Lawson Tait sont d'abord restés sans grand écho. Toutefois cette période d'hésitation n'a pas été trop longue. En 1885, Felizet [2] annonçait un cas de cholécystostomie suivie de succès; en 1886, le concours d'agrégation nous donnait la thèse importante de Denucé; l'année suivante, Péan publiait la relation des deux premières cholécystectomies pratiquées à Paris, et bien vite, sous l'impulsion des communications répétées de Terrillon, de Terrier et de Périer, chacun s'est mis à l'œuvre. Pour s'en convaincre, il suffit de compulser les bulletins de nos sociétés savantes et de lire les thèses, les mémoires ou les revues successivement publiées par Rodet [3], Calot [4], Delagenière [5], Sain-

(1) COURVOISIER, *Casuistich-statistiche Beiträge zur Pathologie und Chirurgie der Gallenwege*. Leipzig, 1890.

(2) DURIAU, *Contribution à l'étude de la taille biliaire*. Thèse de doct. Paris, 1885.

(3) PAUL RODET, *De l'intervention chirurgicale dans les maladies des voies biliaires* (Prix Amussat, 1887). *Traité des maladies du foie de Harley*. Traduction. Paris, 1890. — Voy. une revue du même auteur dans le *Bulletin médical du Nord*, 1890.

(4) CALOT, *De la cholécystectomie*. Thèse de doct. Paris, 1890.

(5) DELAGENIÈRE, *De la cholécystentérostomie*. Thèse de doct. Paris, 1890.

ton ([1]), Picqué ([2]), et Guillemain ([3]). Enfin, les priorités ayant bien leur valeur, je tiens à rappeler que le premier cas connu d'obstruction du cholédoque guérie par la création d'une fistule duodéno-cystique appartient à Terrier. Chacun sait du reste la part active et prépondérante que ce chirurgien a su prendre aux progrès de la chirurgie des voies biliaires, soit par ses opérations ou ses publications personnelles, soit par les travaux de ses élèves.

Lithiase biliaire. — Mossé, Accidents de la lithiase biliaire. *Thèse d'agrég.* Paris, 1880. — Roth, Beobachtung über die Gallensteinkrankheiten. *Corr.-Bl. für schweiz. Aerzte*, 1881, n° 16. — Denucé, Tumeurs et calculs de la vésicule biliaire. *Thèse d'agrég.* Paris, 1886. — J.-E. Pilcher, La chirurgie du foie. *Annals of surgery*, mars 1887, p. 212. — Hofmokl, Ueber Chirurgie der Gallenwege. *Wiener med. Presse*, 1887, n° 251. — P. Sendler, Contribution à la chirurgie des voies biliaires. *Deutsche Zeitschr. für Chir.*, 1887, t. XXVI, p. 383. — Hirschberg, L'empyème de la vésicule biliaire et son traitement chirurgical. *Ibid.*, 1887, t. XXVI, p. 593. — Credé, Zur Chirurgie der Gallensteinkrankheiten. *Verhandl. der deutschen Gesellschaft. für Chir.* Berlin, 1889, t. XVIII, p. 232-240. — Lawson Tait, The surgery of the liver. *Edinb. med. Journ.*, 1889, p. 305 et 401. — Courvoisier, Casuistisch-statistische Beiträge zur Pathologie und Chirurgie der Gallenwege. Leipzig, 1890. — Nassilow, Contribution à la chirurgie des voies biliaires. *Vratch*, 5 avril 1890, p. 317-319. — V. Rochet, Des opérations qui se pratiquent sur la vésicule biliaire et de leurs indications. *Prov. méd.*, 22 nov. 1890, n° 47, p. 559. — Israël, Ein Beitrag zur Leberchirurgie. *Deutsche med. Wochenschr.*, 1890, t. XVI, n° 3, p. 41-43. — Th. Kocher, Beitrag zur Chirurgie der Gallenwege. *Deutsche med. Wochenschr.*, 1890, n°s 13 et 15. — Kümmel, Zur Chirurgie der Gallenblase. *Deutsche med. Wochenschr.*, 1890, n° 12, p. 237. — E. Senger, Einige Bemerkungen zur Gallenstein-Chirurgie. *Berliner klin. Wochenschr.*, 1890, n° 16. — W. Osler, Sur les symptômes de l'occlusion chronique du conduit commun de la bile par les calculs biliaires. *Ann. of surg.*, mars 1890, p. 161. — Bollinger, Ueber Gallensteinkrankheiten. *Münch. med. Wochenschrift*, 28 août 1891, n° 27, p. 299. — G. Lyon, Du rôle des agents infectieux dans les complications de la lithiase biliaire. *Ann. de méd.*, 1891, n°s 29 et 33. — Riedel, Sur la lithiase biliaire. Congrès de méd. int., 1891. *Sem. méd.*, 11 août 1891, n° 19. — Périer, Contribution à la chirurgie des voies biliaires. *Congrès français de chirurgie*, 1891, p. 557. — Dagron, De l'occlusion intestinale par calculs biliaires. *Thèse de doct.* Paris, 1891.

Cholécystotomie. — Bobbs, *Trans. of Ind. Stat. med. Soc.*, 1868, p. 68. — Marion Sims, *Brit. med. Journ.*, 8 juin 1878, p. 811. — Blodgett, *Homœpathic med. Times*, New.-York, juill. 1879. — L. Tait, *Med. chir. trans.* London, 1880. — Path. and treatem. of dis. of the ovaries. Birmingham, 1883, p. 336. — Note on cholecystotomy, *Brit. med. Journ.*, 3 mai 1884. — Mac Gill, Cholecystotomy, *Brit. med. Journ.*, 6 déc. 1884. — Meredith, Case of cholecystotomy, etc. *Brit. med. Journ.*, fév. 1885, p. 431. — Bernays, Cholécystotomie idéale. *Amer. J. of med. Ass.*, 3 oct. 1885, p. 387. — Bœckel, Cholécystotomie appliquée au traitement des calculs biliaires. 5e *Congrès français de chirurgie*, 1885. — Cyr, Indications de la cholécystotomie. *Un. méd.* 18 janv. 1885. — Maunoury, De la cholécystotomie. *Progr. méd.*, 4 avril 1885. — Thornon, Traitement chirurgical des maladies du foie. *Brit. med. Journ.*, nov. 1886, p. 901; et *Lancet*, 4 avril 1891, p. 763. — E. Küster, Zur Chirurgie der Gallenblase. *Arch. für Chir.*, 1887, t. XXXVI. — Loreta, Cholécystotomie et cholécystorraphie. *Rif. med.*, 8 mars, 1888, p. 326 et 333. — Riedel, Dix cholécystotomies en deux temps. *Berliner klin. Wochenschr.*, 1888, n° 29, p. 577, n° 30, p. 602. — U. Trélat, *Bull. et mém. de la Soc. chir.*, 1888, p. 228. — E. Vincent, De la cholécystotomie chez les enfants. *Revue de chir.*, 10 sept. 1888. — Terrillon, *Bull. et mém. de la Soc. chir.*, 1886, p. 118; *Bull. de l'Acad. de méd.*, 17 déc. 1887; *Rev. de chir.*, 1888, p. 915. *Progr. méd.*, 4 mars 1889, p. 228. — Robson, Une série de quatorze cholécystotomies, *Clin. Soc. Trans.*, 25 oct. 1889, t. XXIII, p. 1. — C. Langenbuch, Cholécystotomie idéale., *Berl. klin. Wochenschr.*, 1890, p. 105. — Zur Modification der idealen Cholecystotomie, *Berl. klin. Woch.*, 10 mars 1890, n° 10, p. 228. — P. Berger, Cholécystotomie pratiquée pour une cholécystite suppurée. *Bull. et Mém. de la Soc. de chir.*, 1890. t. XVI, p. 472. — Chaput, Cholécystotomie. *Bull. et Mém. de la Soc. de chir.*, 1890, p. 270, — E. Senger, Ueber eine Zweckmässige Methode der operativen Entfernung von Gallen-

([1]) Sainton, *Chirurgie de la vésicule biliaire. Gaz. des hôpitaux*, 24 janv. 1891, n° 11.

([2]) Picqué, *Des indications générales dans la lithiase. Revue génér. de clin. et de thérapeutique*, 11 mars 1891, n° 10.

([3]) Guillemain, *De la cholécystectomie. Gaz. hebd.*, 26 sept. 1891, n° 39.

steinen, *Berl. klin. Wochenschr.*, 1890, n° 2, p. 28. — Terrier, *Progrès médical*, 18 août 1888. *Rev. chir.*, déc. 1889. *Bull. et Mém. de la Soc. de chir.*, 1890, p. 334. *Bull. de l'Acad. de méd.*, 1890, p. 379, 395, 863, 872 et 10 mars 1891. — Périer, Cholécystotomie. *Congrès franç. de chirurgie*, 1891, p. 537.

Cholécystectomie. — C. Langenbuch, *Berl. klin. Wochenschr.*, 1882, p. 725-727. — *Verhandl. des 12e Congr. der deut. Ges. f. Chir.*, 1883, p. 98. — *Eulenburg's Realencycl.* Wien und Leipzig, 1883, Bd. XV, p. 163-168. — *Berlin. klin. Woch.*, 1885, n° 50, p. 809. *Ibid.* 1886, n° 40, p. 694 et n° 42, p. 720. — Tillmanns, *Centr. für Chir.*, 1887, n° 24, p. 76 (supplément). — Thiriar, *Bull. et Mém. de la Soc. chir.*, 1887, t. XIII, p. 720. — Terrier, Kyste hydatique du foie. Ablation avec enlèvement de la vésicule biliaire. *Bull. et Mém. de la Soc. de chir.*, 1887, t. XIII, p. 70. *Bull. de l'Acad. de méd.*, séance du 30 sept. 1890, et séance du 10 mars 1891. — Körte, Zur Chirurgie der Gallenwege. *Berl. klin. Woch.*, 1889, p. 96. — Klingel, Beiträge zur Chirurgie der Gallenwege. Tübingen, 1889, p. 101-102. — Michaux, Traitement des fistules biliaires par la cholécystectomie. *Bull. de l'Acad. de méd.*, juin 1890. — Périer, Extirpation de la vésicule biliaire distendue par un calcul engagé dans le col. *Mercredi médical*, 8 oct. 1890, n° 40, p. 490. — Kümmel, *Deutsche med. Woch.*, 1890, n° 12, p. 139. — Roux, Cholécystectomie. *Rev. méd. de la Suisse romande*, 20 oct. 1890. — Calot, De la cholécystectomie. *Thèse de doct.* Paris, 1891. — Bouilly, *Bull. et Mém. de la Soc. de chir.*, 25 mars 1891. — Adler, Cholécystectomie pour calculs et kystes de la vésicule. Réunion libre des chirurgiens allemands. Séance du 13 juillet 1891. In *Mercredi méd.*, 5 août 1891, n° 31, p. 400.

Cholécystentérostomie. — V. Winiwarter, *Prager med. Woch.*, 1882, n° 21, p. 202, n° 22, p. 213. — Monastyrski, *Centr. für Chir.*, 1888, p. 778. — Kappeler, *Corresp. für schweizer Aerzte*, 1887, n° 17, p. 513. — Socin, *Jahrber. der chir. Abtheil. des Basler-Spitals*, 1887, p. 60. — Bardenheuer, *Berl. klin. Wochen.*, oct. 1888, p. 877. — Terrier, *Rev. de chir.*, déc. 1889, p. 973. — Delagénière, De la cholécystentérostomie. *Thèse de doct.* Paris, 1890. — Blattmann *Corr. f. schweizer Aerzte*, 1890, t. VIII, p. 101. — Robson, *Med. chir. transact.*, 1890, t. LXXIII, p. 60. — Tillaux, *Bull. et mém. de la Soc. de chir.*, 1890, p. 290. — Blagovetskenski, *Saint-Petersb. med. obst.*, 1890, t. VIII, p. 101. — Körte, *Berl. klin. Woch.*, 1891, n° 24.

Opérations qui se pratiquent sur le cholédoque. — Courvoisier, *Loc. cit.*, p. 333. — Kocher, Cholelithotripsie bei Choledochusverschluss mit völliger Genesung. *Corresp. für schweizer Aerzte*, n° 4, 1890. — E. Küster, Ein Fall von Choledochotomie. *Centrbl. f. Chir.*, 1891, n° 2, p. 122 (suppl.). — Frank, Cholédochotomie, 10e observation. Soc. império-royale méd. de Vienne. Séance du 20 nov. 1891. In *Mercredi méd.*, 25 nov. 1891, n° 47, p. 596. — Sprengel, Ueber einen Fall von Extirpation der Gallenblase mit Anlegung einer Kommunication zwischen Duodenum und Ductus Choledochus. *Centr. für Chir.*, 1811, n° 26, p. 122 (suppl.).

Généralités cliniques sur les symptômes et le diagnostic des accidents et complications de la lithiase biliaire. — La lithiase biliaire est une affection relativement fréquente. Naunyn (1), de Strasbourg, admet qu'on rencontre des calculs biliaires sur un dixième environ des cadavres d'adultes. L'affection est au moins 4 fois plus fréquente chez les femmes que chez les hommes et surtout chez les femmes qui ont eu des enfants. On sait aussi qu'au point de vue étiologique, la lithiase est liée aux états diathésiques étudiés par le professeur Bouchard dans son ouvrage sur les maladies par ralentissement de la nutrition (goutte, rhumatisme, lithiase urinaire, etc.). Convient-il d'ajouter avec Weisher (2) et Roux (3), de Lausanne, qu'un rein flottant peut exercer des tractions sur le canal cystique « par l'intermédiaire du bord droit du ligament hépato-duodénal », gêner ainsi le cours de la bile et favoriser la formation des calculs? Faut-il même généraliser cette donnée et croire qu'il existe souvent une relation de cause à effet entre la splanchnoptose et la lithiase? Le fait est possible, mais il est difficile de se prononcer plus nettement. Quant aux différentes théories proposées pour expliquer la formation des calculs, je ne puis

(1) Naunyn (de Strasbourg). 10e *Congrès de médecine interne*, 6 avril 1891.
(2) Weisher, cité par Roux.
(3) Roux (de Lausanne). *Rev. méd. de la Suisse romande*, 20 oct. 1891. *Méd. mod.*, janv. 1891, p. 15.

m'y arrêter. Je dois seulement rappeler que les calculs peuvent se former *partout* où la stagnation biliaire est possible. Et ce qui le prouve, c'est qu'on a trouvé des calculs non pas seulement dans la vésicule ou les gros canaux biliaires, mais aussi dans le tissu même du foie. Quelle que soit l'idée qu'on se fasse sur l'origine de ces calculs exotiques, la possibilité de leur existence suffit à démontrer que si la vésicule est à la vérité le lieu de formation ou tout au moins le lieu d'accroissement et le siège de prédilection des calculs, il n'en reste pas moins certain que la cure radicale de la lithiase n'est en aucune manière le résultat forcé de la cholécystectomie.

La migration normale des calculs du foie détermine des accidents douloureux locaux et des troubles généraux réflexes dont l'ensemble constitue l'accès de *colique hépatique*, laquelle s'accompagne le plus souvent de congestion plus ou moins intense du foie avec augmentation passagère du volume de l'organe.

Les *complications* ne surviennent que lorsque le calcul s'arrête en un point des voies biliaires ou quand il en sort par un orifice anormal résultant d'une lésion pathologique (*rupture* ou *ulcération*). Les symptômes et les désordres anatomiques sont divers : les uns sont d'ordre mécanique, les autres sont en rapport avec l'infection secondaire des voies biliaires. Les conditions de cette infection nous sont maintenant bien définies par les enseignements de la bactériologie. Pour les élucider, nous avons à tenir compte du milieu de culture, des voies que suivent les micro-organismes coupables et de leur résidence initiale. A l'état normal, les recherches de Duclaux [1], confirmées tout récemment encore par Hanot et Létienne [2], nous ont appris que l'appareil biliaire, sauf à sa partie tout à fait terminale, et le liquide biliaire lui-même, jouissent d'une parfaite asepsie. Mais si la bile normale est un milieu de culture peu favorable, il en est autrement lorsqu'elle est altérée dans sa composition chimique et surtout lorsque ses voies d'excrétion sont modifiées dans leur constitution anatomique par un état pathologique quelconque et notamment par la lithiase. Les voies de migration microbienne sont représentées par les canaux biliaires eux-mêmes. Enfin la flore bactérienne du duodénum est assez riche pour que cette partie du tube digestif devienne le point de départ des infections les plus variées. Ayant déjà donné, à propos des suppurations hépatiques, la liste imposante des microbes qui habitent le duodénum, et parmi lesquels le Bacterium coli commune semble chaque jour prendre une place si prépondérante [3], je rappellerai seulement que, d'après les bactériologistes, l'infection peut être mono ou polybactérienne, localisée ou généralisée (Dupré). Il est utile de savoir aussi que certaines circonstances favorisent les accidents infectieux. Les unes résultent de l'âge avancé ou de la ruine de l'organisme par la tuberculose, l'impaludisme, l'alcoolisme, le saturnisme, etc. Les autres tiennent à l'état du foie. Quand il existe depuis longtemps une *obstruction calculeuse*, les voies biliaires sont dilatées, leurs parois se modifient, les fibres musculaires lisses perdent leur contractilité, la circulation pariétale est moins active et la résistance moins grande ; on rencontre des ulcérations

(1) DUCLAUX, *Chimie biologique*, p. 85 et suiv.
(2) LÉTIENNE, *De la bile à l'état pathologique. Thèse de doct.* Paris, 1891.
(3) F. WIDAL, *Le Colibacile, Gaz. hebd. de méd. et de chir.*, 1892, n° 1, p. 2, et n° 2, p. 15.

et des pertes de substance déterminées mécaniquement par les aspérités des calculs; la bile altérée dans sa composition est transformée en un liquide épais et boueux. Toutes ces conditions facilitent non seulement la pénétration, mais encore la pullulation des germes morbides.

L'évolution des complications de la lithiase biliaire est encore influencée par le siège, le volume, la forme, le nombre des calculs. Quand ils restent éloignés de l'intestin et quand, par le fait de leur enclavement dans la vésicule ou le canal cystique, ils ne modifient guère le cours de la bile, celle-ci reste aseptique et offre peu de prise à l'infection. Un gros calcul solitaire est par exemple conciliable avec l'asepsie; sa surface est lisse et unie, il n'a que peu de tendance à se déplacer. Il n'en est plus de même si les calculs sont nombreux, petits, mobiles, anguleux et surtout s'ils occupent le canal cholédoque. L'inflammation des conduits biliaires (cholécystite, angiocholite, péri-angiocholite) est ici plus rapide et plus accentuée. Enfin les pertes de substance plus nombreuses multiplient les voies de l'infection du parenchyme hépatique et même du sang (Netter et Martha [1], Dupré [2], Aubert [3]).

Quelques causes extrinsèques peuvent enfin précipiter l'apparition des accidents infectieux; ce sont d'une part les traumatismes portant sur la région hépatique et, d'autre part, les infections générales, comme la fièvre typhoïde. L'infection typhique est de même capable de réveiller une lithiase biliaire restée latente (Griesinger, Saunder, Haus Dœrfler), ou de déterminer la formation de calculs par modifications chimiques de la bile à la suite d'une angiocholite microbienne.

Les lésions anatomo-pathologiques en rapport avec cette infection des voies biliaires sont surtout d'ordre médical; quelques-unes ont pu être reproduites expérimentalement (Charcot et Gombault). La suppuration est le mode habituel de réaction contre l'infection; elle peut être localisée et siéger dans la vésicule et le canal cystique, occuper les gros canaux excréteurs ou les petits; elle peut enfin se généraliser à l'ensemble de l'appareil biliaire. Si la vésicule est le siège d'une rétention de bile aseptique, il se produit souvent une *hydropisie* simple par hypersécrétion de mucus. Quand le liquide se résorbe, la vésicule s'atrophie et ses parois subissent parfois l'infiltration calcaire. Dans la *cholécystite* suppurée, la vésicule, siège de l'*empyème*, présente une muqueuse rouge, œdématiée, ulcérée. Elle est reliée aux parties voisines par des adhérences péritonéales (*périhépatite*). Les pertes de substance, occupant un ou plusieurs points de la paroi et plus particulièrement la région la plus large de la vésicule, font communiquer sa cavité avec des poches péritonéales enkystées ou avec la séreuse. Les adhérences deviennent ainsi le point de départ de *trajets fistuleux*, dont les dispositions anatomiques sont des plus variables. L'hydropisie et l'empyème s'accompagnent d'une occlusion du canal cystique qui est suivant les cas complète ou incomplète

(1) NETTER et MARTHA, *De l'endocardite ulcéreuse dans les affections des voies biliaires. Arch. de physiologie*, juillet 1886.

(2) DUPRÉ, *Loc. cit.*

(3) AUBERT, *De l'endocardite ulcéreuse végétante dans les infections biliaires.* Thèse de doctorat, Paris, 1891.

et constituée soit par une *obstruction calculeuse*, soit par un *rétrécissement* proprement dit.

L'*angiocholite* et la *périangiocholite* sont caractérisées par la présence dans le parenchyme hépatique d'un nombre parfois considérable de petits abcès. Quelques-uns peuvent, par leur confluence, déterminer des collections purulentes assez volumineuses (abcès aréolaires de Chauffard). Il en est même qui acquièrent un tel développement qu'ils détruisent une partie du parenchyme hépatique; ils contiennent du pus concret de teinte verdâtre ou brunâtre, mélangé à du sable biliaire, à des calculs; leurs parois sont friables, noirâtres; des brides indiquent que l'abcès est le résultat de la confluence de plusieurs collections purulentes séparées au début. On a comparé ces lésions à celles de la pyélo-néphrite ascendante observée chez les urinaires. Parfois les voies biliaires sont tapissées dans toute leur étendue par un exsudat pseudo-membraneux plus ou moins épais, considéré par quelques auteurs comme étant d'origine streptococcique. L'accolement de la veine porte au canal cholédoque et de ses branches aux canaux biliaires explique le développement assez fréquent de la *pyléphlébite*, qui souvent détermine à son tour la production de nombreux abcès dans le foie et l'infection générale septicémique.

La symptomatologie des complications de la lithiase biliaire présente de nombreuses modalités. Elle diffère en effet suivant le siège, la forme, le volume du calcul et surtout suivant que les voies biliaires sont ou ne sont pas infectées. Dans la majorité des cas elle revêt une marche subaiguë et chronique, mais parfois elle évolue rapidement. Les calculs qui occupent la vésicule déterminent d'habitude par irritation mécanique de la muqueuse une hypersécrétion de mucus. Ils peuvent s'engager dans le canal cystique, et, lorsqu'ils sont trop volumineux pour le franchir, ils y restent *enclavés*; parfois enfin ils agissent par leur seule présence, à titre d'agents irritants et déterminent à la longue une *atrésie* du conduit excréteur; il se fait alors une *oblitération définitive du canal cystique*. Dans ces cas, la bile restant aseptique, la sécrétion muqueuse s'accumule, distend nécessairement le réservoir, et constitue l'*hydropisie de la vésicule biliaire*. Frerichs et Cyr ont signalé des cas où le calcul se trouve placé à la façon d'une soupape capable de laisser pénétrer dans la vésicule la bile provenant du foie et l'empêchant de sortir en allant s'appliquer sur l'orifice du canal cystique. Cette disposition est exceptionnelle et Rendu se demande avec raison si elle n'a pas été imaginée pour les besoins de la cause, afin d'expliquer la présence de la bile dans quelques vésicules chroniquement distendues.

L'hydropisie de la vésicule biliaire s'accompagne de signes objectifs assez nets. Dans l'hypochondre droit, sous le bord inférieur du foie, la palpation fait constater l'existence d'une tumeur circonscrite, régulière, pyriforme, élastique, tendue et n'offrant qu'une fluctuation incertaine. Parfois la vue permet de reconnaître une déformation de l'hypochondre. Le volume de la tumeur est variable; il égale souvent celui du poing et sa partie culminante se trouve être exactement située au-dessous de l'extrémité externe du dernier cartilage costal. Cette tumeur est mobile et mate à la percussion. Elle suit le foie dans les mouvements respiratoires, la toux, l'éternument, etc.; on peut lui imprimer souvent de légers mouvements latéraux. A mesure qu'elle s'accroît, elle envahit la région ombilicale et descend parfois jusqu'à la crête iliaque. Dans certains cas, il semble que la tumeur entraînée par son propre poids étire son pédicule et celui-ci devient alors perceptible par la palpation.

L'hypochondre est peu douloureux et souvent la palpation elle-même ne provoque aucune sensation pénible. Les manifestations fonctionnelles peuvent de leur côté faire complètement défaut. Taylor rapporte l'histoire d'une femme de quarante-deux ans, sans antécédents de lithiase biliaire ni de jaunisse antérieure, qui se présente avec une tumeur de l'hypochondre droit. On l'opère et on retire quatre calculs, dont l'un enchatonné dans le canal cystique et extrêmement adhérent, était la cause de l'hydropisie vésiculaire. Terrillon a publié en 1888, dans la *Revue de chirurgie*, un fait identique : il s'agissait d'un gros calcul unique enchatonné dans le canal cystique; la malade n'avait jamais eu d'ictère ni de symptômes de colique hépatique. Telle est aussi l'histoire de la malade qui a fait l'objet d'une remarquable leçon de Rendu et qui, opérée par Terrier, présentait un gros calcul enclavé dans la terminaison du canal cystique. Parfois la tumeur biliaire est sujette à des variations périodiques de volume; elle augmente et diminue alternativement, parfois même elle disparaît complètement. Cette intermittence signalée pour la première fois par J.-L. Petit, a été depuis observée par Andral, Barth et Besnier.

La *tumeur biliaire* que nous venons de décrire se retrouve dans l'*obstruction du canal cholédoque*, mais dans ce cas, la rétention de la bile n'a plus seulement un effet local, elle retentit sur l'ensemble des canaux biliaires, déterminant les altérations les plus complexes du parenchyme : dilatation des canaux biliaires parfois telles, que suivant l'expression de Reynaud et Sabourin, l'organe prend l'aspect d'un tissu caverneux; angiocholite suppurée; pyléphlébite et lésions caractéristiques des cirrhoses biliaires de Charcot. Le symptôme le plus important de cette rétention est l'*ictère* : il est permanent, plus ou moins intense, s'accompagne de démangeaisons, de xanthélasma, de troubles digestifs variés avec état saburral de la langue, anorexie, dyspepsie, état nauséeux, etc. Les selles sont décolorées et présentent l'aspect du mastic; elles sont graisseuses si l'obstruction porte en même temps sur le canal pancréatique; parfois elles sont chargées de sang noir. Les urines sont épaisses, colorées, et les réactifs permettent d'y constater la présence de pigments biliaires. Le pouls est ralenti; on trouve les souffles cardiaques décrits par Potain et Gangolphe. On constate aussi de la céphalée, des troubles respiratoires dus à des poussées de congestion pulmonaire (Guéneau de Mussy, Fabre [de Marseille], Habershon). L'amaigrissement est plus ou moins rapide; la dépression, la déperdition des forces peuvent aboutir au marasme par cholémie et aussi par urémie. Dans ces cas, l'infection secondaire des voies biliaires est la règle, et aux premiers symptômes dus à la rétention simple de la bile succèdent les manifestations cliniques générales et locales de la suppuration (*cholécystite, angiocholite, péri-angiocholite, abcès du foie*).

Parmi les symptômes généraux de ces *suppurations*, la première place revient à la *fièvre hépatique*, dont j'ai déjà rappelé les principaux caractères à propos des abcès du foie. On trouvera dans le même chapitre ce qui a trait aux symptômes et à la marche des gros abcès de l'angiocholite. Quant aux signes locaux de l'empyème de la vésicule, ils sont très significatifs : par la palpation et la percussion, on reconnaît à la fois l'augmentation de volume du foie et l'existence d'une tumeur biliaire, dont les caractères diffèrent de ceux de l'hydropisie simple. La douleur est plus vive, parfois pulsatile comme dans les vrais abcès. La tumeur paraît faire plus directement corps avec la paroi abdominale. Une *péritonite suraiguë* est la conséquence de l'ouverture de la vésicule et de la pénétration de la bile infectée dans le péritoine. La perforation peut être déterminée par un effort physiologique (toux, vomissement, éternuement, poussée de colique hépatique), par un traumatisme ou par la simple extension du processus ulcératif. *Le plus souvent la péritonite est partielle* et constituée par des poches périhépatiques communiquant avec la vésicule ulcérée. Les parois de ces poches remplies de pus, de bile et parfois de concrétions calculeuses sont constituées par le foie, le côlon, le duodénum, le rein droit et la paroi antérieure de l'hypochondre droit soudés les uns aux autres par des fausses membranes recouvertes d'un revêtement pseudo-membraneux que la bile colore en vert ou en jaune. Les poches purulentes se vident parfois dans le péritoine et provoquent une péritonite suraiguë ; mais d'habitude elles se mettent en rapport soit avec les organes voisins, soit avec la paroi abdominale, et, le travail ulcératif aidant, elles s'ouvrent à la peau ou dans une cavité viscérale.

Les *fistules biliaires* qui en résultent sont internes ou externes. Les premières nous occuperont peu : elles peuvent faire communiquer la cavité cystique avec le tube digestif (estomac, duodénum, gros intestin), avec les voies génito-urinaires (utérus gravide, vessie), avec la veine porte, avec l'appareil respiratoire, etc. Les plus fréquentes sont les fistules duodénales. Quant aux secondes, elles intéressent plus particulièrement le chirurgien : *l'élimination des calculs biliaires à travers les parois abdominales est le mode le plus fréquent de leur migration anormale.* Le plus souvent la formation de l'orifice fistuleux au niveau de la paroi abdominale est précédée de poussées inflammatoires plus ou moins étendues, constituant un véritable phlegmon, le *phlegmon biliaire.* Le point où il apparaît est variable : tantôt, quand la vésicule est modérément distendue, il se montre dans l'hypochondre droit ; tantôt il occupe la région ombilicale ; tantôt enfin la collection purulente fuse dans l'épaisseur de la paroi et l'ouverture se fait dans les points les plus variables. Quant aux fistules calculeuses cutanées, elles résultent de l'ouverture spontanée ou chirurgicale du phlegmon. Leur trajet et leur siège sont donc assez variables. Cependant, on peut dire que leur orifice externe siège le plus souvent au voisinage de l'ombilic ou de l'hypochondre droit et que d'habitude leur trajet assez long est remarquable par ses anfractuosités. Le liquide qui s'écoule est parfois d'une fétidité très grande en rapport, dit-on, avec la présence des bacilles saprophytes venus de l'intestin. On sait aussi que ces fistules livrent passage à des calculs de nombre et de dimensions variés, et souvent leur trajet est, comme on l'a dit, pavé de concrétions lithiasiques. Les fistules biliaires externes sont exposées au développement de complications graves : l'écoulement du liquide septique qu'elles déversent détermine la production d'une sorte d'infiltration pyo-biliaire qui, par son mécanisme, doit être rapprochée de l'infiltration d'urine. Parfois une infection locale se surajoute et l'on observe de l'érysipèle ou de la gangrène. L'écoulement continu de la bile peut enfin s'accompagner de symptômes généraux qui reproduisent les accidents observés chez les animaux porteurs de fistule biliaire (amaigrissement, marasme, diarrhée, vomissements, sécheresse de la peau, chute des poils, fièvre hectique).

Comme dernières complications, nous avons à relever celles qui résultent de la pénétration des calculs dans l'intestin, soit par les voies naturelles, soit par un trajet fistuleux. L'occlusion intestinale par gros calculs biliaires n'est pas très rare. Les faits assez nombreux que Dagron vient de réunir dans sa thèse inaugurale le démontrent. Les calculs coupables de cet accident et par conséquent volumineux, peuvent sans doute gagner directement le duodénum en cas de dilatation du cholédoque, mais il est probable que, le plus souvent, leur migration s'effectue à la faveur d'une fistule biliaire cystico-duodénale ou cystico-colique. D'ailleurs l'occlusion intestinale n'est pas la seule complication possible dans ces conditions et, sans parler des calculs qui s'éliminent par les selles ou des cas plus rares de rejet par les vomissements, la présence d'un calcul dans l'intestin peut, en raison de sa migration vers le cæcum ou des phénomènes ulcératifs et gangréneux qu'il provoque du côté de la paroi intestinale, entrainer des accidents de *typhlite*, de *pérityphlite* ou de *péritonite par perforation*.

Le diagnostic des principales complications que nous venons de passer en revue est parfois simple; mais, dans la majorité des cas, il présente de sérieuses difficultés. Étant donnée la simplicité du trajet que parcourent du foie à l'intestin les concrétions calculeuses, on pourrait au premier abord supposer qu'il est facile de préciser le point exact où elles s'arrêtent dans leur migration; mais il n'en est rien, et, s'il est souvent possible de baser le diagnostic sur les éléments suivants : âge, sexe, existence antérieure de crises plus ou moins fréquentes de coliques hépatiques, ictère permanent plus ou moins ancien, etc., on devra se souvenir que la présence de calculs dans les voies biliaires peut rester latente et ne donner lieu qu'à une augmentation de volume de la vésicule, sans autres manifestations symptomatiques. L'obstruction des voies biliaires est parfois consécutive à la présence de corps étrangers qui ne sont pas des calculs, tels que des hydatides, des ascarides ou des distomes venant de l'intestin. On l'observe aussi dans le cancer des voies biliaires et nous rappellerons ici combien la coexistence si fréquente du cancer des voies biliaires et de la lithiase, peut obscurcir le diagnostic. Il est encore d'autres causes d'obstruction, mais je ne puis que les signaler. Tels sont la sclérose ou le cancer du pancréas, les néoplasmes de l'estomac, du duodénum, du foie, des ganglions sous-hépatiques, du rein droit ou même les kystes hydatiques.

Dans les cas de tumeurs liquides de la vésicule, les quelques signes que j'ai résumés, l'analyse médicale des symptômes et la palpation abdominale attentive(1) donnent parfois des documents positifs et probants. Toutefois il

(1) Rheinstein, *Diagnostic des affections des voies biliaires. Soc. méd. de Berlin*, 21 oct. 1891. *Méd. mod.*, 1891, p. 759.

faut savoir qu'en maintes circonstances et notamment quand l'interposition des anses intestinales entre le bord antérieur du foie et la tumeur ou les dimensions excessives de celle-ci viennent masquer ses connexions hépatiques, on se trouve aux prises avec les difficultés habituelles des tumeurs de l'abdomen et, par conséquent, tout ce qu'on peut demander au diagnostic médical, c'est une probabilité. Les observations montrent, en effet, que des cliniciens consommés ont pu confondre les tumeurs biliaires avec tous les néoplasmes de la région, avec le rein flottant et même, en cas de distension extrême de la vésicule, avec les kystes de l'ovaire ou l'ascite. Cette dernière éventualité n'est pas si rare qu'on pourrait le supposer et, sans parler des vésicules exceptionnelles donnant à la ponction jusqu'à 60 ou 80 litres de liquide, ainsi qu'Erdmann[1] l'a observé; je pourrais citer ici le cas dans lequel Terrier a retiré par ponction, au cours d'une laparotomie, 24 litres de liquide couleur gomme-gutte. Or, ce que je tiens à souligner, c'est que, en dehors des cas où les dimensions excessives de la tumeur ou mieux encore ses adhérences pariétales peuvent à la rigueur permettre, sans danger, une ponction aspiratrice, il faut, dans tous les autres cas, considérer ce mode d'exploration comme très dangereux, en raison des propriétés éminemment septiques du contenu des vésicules distendues. Du reste, il ne faudrait pas croire que les caractères du liquide obtenu par ponction soient toujours significatifs. Et ce qui le prouve, c'est qu'il y a des vésicules à contenu tellement clair que leur hydropisie peut être prise pour un kyste hydatique. Il résulte de tout ceci que la laparotomie exploratrice est en somme le moyen le plus sûr et le moins grave de se renseigner et son indication est d'autant plus nette qu'elle est le premier temps des opérations, dont les tumeurs en question sont justiciables.

Il est un autre point de diagnostic fort important au point de vue de l'intervention, c'est la détermination de l'état plus ou moins avancé d'infection des voies biliaires. En pathologie urinaire, la période septique des lésions se traduit au chirurgien par des modifications de l'urine (polyurie trouble, etc.), très utiles au diagnostic. En pathologie biliaire, les modifications de même ordre de la bile échappent au contrôle de l'observateur. Par conséquent, privé de renseignements directs sur l'état de la bile, il lui faut trouver d'autres symptômes révélateurs de l'infection biliaire. Ces symptômes, de valeur très inégale, résident dans la fièvre (fièvre hépatique), les modifications de l'urine et les signes locaux de la réaction inflammatoire (Dupré). Ces derniers, sur lesquels nous avons insisté en décrivant la cholécystite suppurée, sont en général assez marqués pour entraîner un diagnostic ferme, qu'il s'agisse de cholécystite simple ou de cholécystite accompagnée de périhépatite.

Quant au diagnostic de l'angiocholite et de la périangiocholite, il est surtout d'ordre médical; nous renvoyons au diagnostic des abcès du foie pour ce qui a trait à la suppuration hépatique consécutive à la lithiase biliaire. Quant aux signes du phlegmon biliaire, ils sont évidents, surtout lorsqu'il évolue dans le voisinage de la vésicule transformée en foyer purulent. L'écou-

[1] ERDMANN, *Virchow's Arch.*, t. XLVIII, p. 289. — ROTH, Thèse de Bâle, 1885. Cité par Terrier. *Bull. de l'Acad. de méd.*, 1891, p. 831.

lement de bile ou d'un liquide pyobiliaire, l'élimination des calculs sont en effet pathognomoniques

Élaguant des considérations précédentes tout ce qui est d'ordre purement médical, nous voyons que les complications de la lithiase susceptibles d'exiger notre intervention restent assez nombreuses. Au point de vue chirurgical pur, on peut je crois les diviser en deux catégories principales, suivant que les méfaits de la lithiase restent confinés dans l'intérieur de l'appareil biliaire ou suivant qu'ils se font sentir au loin. La première catégorie comprend : la *colique hépatique*; l'*hydropisie*, l'*empyème et la tumeur biliaire*. Dans la deuxième figurent : *les abcès du foie, le phlegmon et les fistules biliaires cutanées*, l'*occlusion intestinale*, *la typhlite et la pérityphlite*, enfin *la péritonite enkystée ou généralisée* consécutive soit à une *rupture* ou une *perforation* portant sur l'appareil biliaire lui-même, soit à une *perforation intestinale* d'origine calculeuse.

Traitement. — Parmi les accidents qui précèdent, il en est d'abord un certain nombre dont les uns, comme *les gros abcès* de l'angiocholite calculeuse, ont été étudiés dans le premier chapitre de ce travail, et dont les autres, comme l'*occlusion intestinale* par calcul, *les phlegmons* de la paroi abdominale (péricholécystite, phlegmon biliaire), *la typhlite ou la pérityphlite*, ne présentent en somme rien de spécial au point de vue du traitement. Les indications chirurgicales en cas de *typhlite*, de *pérityphlite* ou d'*appendicite* sont du reste exposées dans une autre partie de ce traité. Quant à l'*occlusion intestinale*, et aux *phlegmons de la paroi abdominale* leur traitement relève plutôt de la chirurgie générale, et je puis être assez bref à leur endroit.

A moins que la gravité de l'état général n'oblige à pratiquer simplement un anus contre nature, la *laparotomie* paraît être l'intervention de choix en cas d'*occlusion* par calculs. Les faits assez nombreux, publiés depuis que Bryant a fait la première laparotomie dans ces conditions, sont à la vérité peu encourageants ; ils donnent en bloc une mortalité de 85 pour 100 ; mais, comme le fait observer Dagron (¹), le pronostic naturel de cette variété d'occlusion est lui-même tellement sombre que les indications de l'intervention ne sont pas douteuses (²). On fera donc la laparotomie dès que les indications d'occlusion seront bien nettes, puis, si le calcul est reconnu, on tâchera de le faire cheminer vers le cæcum par des pressions successives, ou bien encore on pratiquera l'entérotomie avec extraction consécutive du corps étranger. Dagron pense qu'on pourrait aussi inciser l'intestin dans une petite étendue de la paroi saine au-dessous du calcul, et broyer le calcul à l'aide d'une pince engagée par l'incision. Il estime, à bon droit me semble-t-il, que cette incision sur tissu sain serait moins grave que l'entérotomie portant directement sur le calcul, laquelle n'a jusqu'ici donné, sur 14 cas connus, que les succès opératoires d'Anderson, Thiriar et Abbe. On conçoit aussi que l'altération des parois intestinales enclavant le calcul, soit telle qu'une résection devienne nécessaire. Metzker et Anderson ont enfin pensé qu'il pouvait être indiqué de compléter l'intervention par la cholécystectomie et la fermeture du trajet fistuleux cystico-duodénal, qui existe presque

(¹) DAGRON, *loc. cit.* p. 47.

(²) Voir, sur cette question, un récent travail de Kirmisson et Rochard, *Arch. gén. de méd.*, février 1892 *et seq.*

toujours en pareil cas. Mais, sans parler des difficultés ou des impossibilités d'une semblable entreprise, il est clair que le plus souvent les malades ne sauraient la supporter.

En présence d'un *phlegmon biliaire* les indications sont plus simples. L'*incision large* avec désinfection du foyer résume tout le traitement. Sans doute on aura simultanément le soin d'explorer la cavité de la vésicule, et de la débarrasser si possible des calculs qu'elle peut contenir. Mais en général, et à moins d'indication particulière, il y aura lieu de se borner à cette simple extraction, qu'on devra du reste toujours conduire avec une extrême prudence sous peine de provoquer une déchirure de la vésicule. Quant aux interventions plus complexes exigées par la persistance possible de l'état fistuleux, nous en étudierons plus loin les indications.

Ces premiers faits étant éliminés, nous restons en présence des lésions appartenant en propre à la chirurgie des voies biliaires. La description des opérations spéciales à cette partie de la médecine opératoire abdominale fera l'objet d'un premier paragraphe. Dans les trois suivants j'étudierai successivement la valeur intrinsèque et les indications générales de ces opérations, les conditions de leur choix suivant les cas particuliers et les indications particulières à chacune d'elles.

I. Les opérations qui se pratiquent sur les voies biliaires portent sur la vésicule biliaire ou sur le canal cholédoque. Les premières au nombre de trois sont : la *cholécystotomie*, la *cholécystectomie* et la *cholécysto-entérostomie*. Les secondes comprennent deux opérations réglées : la *cholédochotomie* et la *cholédocho-entérostomie*; *le cathétérisme des voies biliaires* et quelques manœuvres, telles que la *cholélithotritie* ou la *cholédochothripsie*, imaginées pour lever les obstructions calculeuses du canal cholédocystique. Quant à la *ponction* simple, elle doit être, comme je l'ai dit, abandonnée dans la chirurgie des voies biliaires.

La *cholécystotomie* ou incision de la vésicule se pratique dans deux conditions différentes suivant que la vésicule malade a oui ou non contracté des adhérences avec la paroi abdominale. Dans le premier cas, l'opération ne présente rien de spécial et, toilette vésiculaire exceptée, elle est identique à l'incision directe de n'importe quel foyer péritonéal enkysté. Dans le deuxième cas, au contraire, l'opération devient plus complexe et nécessite une série de précautions dont l'ensemble constitue la cholécystotomie proprement dite.

La conception de cette opération appartient à J.-L. Petit, et son application première à Bobbs [1], mais c'est en 1878 seulement que Marion Sims en a fait une intervention réglée ; à Lawson Tait revient enfin l'honneur de l'avoir vulgarisée.

Elle comprend deux procédés principaux : dans l'un, la vésicule est incisée et reste fistuleuse, c'est la *cholécystotomie* proprement dite ; dans l'autre, l'incision est suturée et réduite dans l'abdomen, c'est la *cholécystotomie* dite *idéale* par Bernays. La *cholécystotomie* proprement dite présente elle-même certaines différences suivant qu'elle est faite *en un temps* ou *en deux temps*, et suivant qu'il est ou non possible de fixer à la paroi abdominale les lèvres de l'incision vésiculaire. *La cholécystotomie en un temps* avec suture des lèvres de l'incision

(1) Bobbs, *Transactions of the indiana stat. Med. Soc.*, 1868, p. 68.

vésiculaire à la paroi abdominale, constitue la *cholécystostomie*. Elle comprend comme temps successifs : l'incision de la paroi abdominale, la ponction évacuatrice de la vésicule, l'exploration digitale du canal cholédocystique, l'incision large de la vésicule, l'ablation des calculs qu'elle peut contenir, le cathétérisme des voies biliaires, la fixation des lèvres de l'incision vésiculaire à la paroi abdominale, avec fermeture de la plaie abdominale dans le reste de son étendue, et le pansement. Il ne m'appartient pas de décrire ici le manuel de ces divers temps opératoires, manuel d'ailleurs assez variable suivant les chirurgiens. Je tiens cependant à relever quelques points importants.

L'incision de la paroi abdominale a été faite de quatre façons différentes : sur la ligne médiane (*laparotomie médiane sus-ombilicale*), sur le bord externe du muscle droit (*laparotomie verticale latérale*), parallèlement au rebord des fausses côtes, ou bien enfin suivant une ligne brisée en T ou en L et diversement inclinée. D'une manière générale on peut dire que les incisions en T ou en L sont mauvaises, parce qu'elles exposent aux éventrations consécutives et que les deux incisions de choix sont la laparotomie verticale, médiane ou latérale. On peut même ajouter que la laparotomie médiane préconisée surtout par Brown [1] et Lawson Tait [2] conserve ici ses avantages habituels et que la laparotomie latérale doit être réservée de préférence aux vésicules adhérentes, et aux vésicules peu distendues dont le fond reste loin de la ligne médiane ; mais on ne peut spécifier davantage, et comme toujours il faut savoir modifier son manuel suivant les cas particuliers. La ponction qui suit ne présente pas d'autre particularité que les précautions à prendre pour éviter le passage du contenu vésiculaire dans le péritoine.

L'ouverture de la vésicule est à son tour fort simple. Toutefois les chirurgiens suivent à son endroit deux pratiques distinctes : les uns incisent et vident la vésicule des calculs qu'elle peut contenir avant de fixer les lèvres de son incision à la paroi ; les autres estiment qu'il est plus prudent de suturer le péritoine pariétal au péritoine péricystique avant toute incision vésiculaire. La protection péritonéale réalisée par cette suture préalable peut être si bien remplacée par celle que donne l'usage bien compris des éponges ou des compresses stérilisées qu'il vaut mieux, je crois, adopter la première pratique, et vider la poche avant de réaliser la cholécystostomie. On est ainsi beaucoup plus à l'aise pour extraire les calculs et chacun sait combien cette manœuvre est difficile en cas de calculs enclavés. La fixation se fait à l'aide d'une couronne de sutures à points séparés.

Notons ici que certaines vésicules friables et rétractées ne peuvent être fixées à la paroi abdominale. Dans ce cas, il faut recourir à la cholécystectomie, et si cette dernière opération est elle-même contre-indiquée, on est conduit à se comporter exactement de la même manière que dans l'ablation incomplète des annexes de l'utérus avec drainage à la Mikulicz. Il convient, en d'autres termes, d'abandonner au fond de la plaie la poche débridée et de prendre ensuite les précautions voulues pour assurer le drainage et isoler le foyer du reste de la cavité abdominale. La bonne compression du pansement

(1) Brown, *British med. Journ.*, 1878, p. 916.
(2) Lawson Tait, *The Lancet*, 1879, t. II, p. 730.

est ici d'un grand secours, mais l'artifice opératoire conseillé par Mayo Robson et Terrier est un gage de protection bien plus certain. Il consiste à créer au-dessous du foyer une sorte de paroi inférieure en fixant à la plaie abdominale un pli épiploïque. Ce procédé fort simple et généralement suffisant vaut certainement mieux que le drainage sus-pubien ou même vaginal dont Thornton a admis les indications. Quant à l'exploration manuelle et au cathétérisme des voies biliaires qui est, suivant la remarque de Fontan, le complément indispensable de toute cholécystotomie, j'en parlerai plus loin.

La *cholécystotomie* en deux temps, déjà conseillée par Bloch en 1774, bien étudiée par Thudichum en 1859, et pratiquée pour la première fois par Bobbs en 1868, est un procédé de lenteur qui survit aux méthodes de l'ancienne chirurgie au même titre que le procédé de Volkmann dans l'incision des kystes du foie. Le manuel opératoire actuel est du reste le même dans les deux cas : laparotomie verticale latérale, huit ou dix jours d'attente sous un pansement antiseptique, et, dans une deuxième séance opératoire, incision de la vésicule.

La *cholécystotomie idéale* a été pratiquée pour la première fois par Meredith en 1885. Le début de l'opération est le même que celui de la cholécystostomie, et la seule différence porte sur la manière de traiter l'incision vésiculaire qui est ici complètement réunie et réduite dans l'abdomen. La suture de Lembert avec renversement des lèvres de la plaie vésiculaire et adossement des surfaces séreuses a été le procédé de réunion adopté par la plupart des opérateurs. Si bien faite que soit cette cholécystorrhaphie, nous verrons plus tard qu'elle peut néanmoins céder et que l'issue intrapéritonéale du contenu vésiculaire provoque alors les péritonites les plus graves. Aussi quelques chirurgiens ont-ils proposé une série de perfectionnements opératoires ayant pour but soit la consolidation matérielle de la suture, soit la création d'adhérences suffisantes pour éviter l'infection péritonéale. Loreta s'est efforcé de réaliser la première indication par une double suture. La première ferme l'incision, puis la cicatrice étant déprimée vers la cavité de la vésicule on obtient deux plis parallèles qui sont adossés par une série de points séparés. Les procédés proposés par Langenbuch (1), Parkes (2), Woelfler (3) et Saenger (4) répondent à la deuxième indication et donnent des garanties sérieuses. Ils réalisent en effet les deux conditions suivantes : production d'une zone de péritonite adhésive autour de la plaie et fixation de la suture vésiculaire en arrière de la plaie abdominale. De la sorte, l'accès du péritoine est défendu et la suture surveillée jusqu'au jour où celle-ci peut être abandonnée sans crainte dans la cavité abdominale.

Il y a deux manières d'obtenir ce double résultat. Dans l'une, conseillée par Parkes, on fait une cholécystotomie suivie de cholécystorrhaphie, mais on prend le soin de placer en outre des sutures qui fixent la plaie de la vésicule en arrière de la plaie abdominale. Dans l'autre manière de faire, plus sûre encore mais plus longue, la production des adhérences par fixation de la

(1) Langenbuch, *Berlin. klin. Wochens.*, 1890, p. 105.
(2) Parkes, *Med. News*, mai 1886, p. 532.
(3) Wölfler, *Wiener klin. Wochenschr.*, 1890, nos 20 et 21.
(4) Saenger, *Berl. klin. Wochenschrift*, 1890, n° 22, p. 28 et 30.

vésicule, la cholécystorrhaphie et la suture définitive de la paroi abdominale sont l'objet d'une série de temps opératoires combinés d'une manière variable suivant les opérateurs, et formant l'objet de deux ou même de trois séances opératoires, échelonnées à quelques jours d'intervalle. Quand on procède ainsi par temps successifs, on peut, à l'exemple de Saenger, détruire mécaniquement les adhérences avant de fermer définitivement la plaie abdominale, ou bien au contraire, suivant le conseil de Langenbuch, confier cette destruction au temps et aux contractions de la vésicule. C'est un procédé de ce genre que Chaput a suivi récemment, dans l'observation qu'il a communiquée à la Société de chirurgie (1). Dans une première séance il a pratiqué la cholécystostomie et l'extraction d'un calcul enclavé dans le canal cystique, puis, douze jours après, après abrasion de la muqueuse il a fermé la fistule par une double rangée de sutures.

Je dois rappeler ici qu'on a tenté d'aborder aussi la vésicule très distendue par la voie lombaire. Il en existe, je crois, deux cas : l'un de Wrhight (2), l'autre de Mears (3). Le malade de Wrhight est mort de péritonite le deuxième jour ; celui de Mears a guéri en dix semaines. Notons enfin qu'en maintes circonstances la cholécystotomie, quel que soit le procédé adopté, comporte l'exécution simultanée de l'une des opérations ou des manœuvres que nous définirons dans un instant et qui sont destinées à désobstruer non pas seulement la vésicule ou le canal cystique, mais aussi le cholédoque.

La *cholécystectomie* ou extirpation de la vésicule biliaire paraît avoir été faite avec succès chez les animaux il y a deux siècles. Chirurgicalement, son histoire commence avec la première opération suivie de guérison faite par Langenbuch (4), le 15 juillet 1882. Ses temps successifs sont : l'incision de la paroi abdominale, la ponction de la vésicule, la recherche de ses adhérences et l'exploration externe du canal cholédocystique, la libération de la vésicule, la section du cystique avec traitement convenable du moignon, le drainage et le pansement. Les deux incisions de choix sont la laparotomie médiane et la laparotomie latérale. Calot donne la préférence à celle-ci, parce que le fond de la vésicule répondant exactement à l'union de l'extrémité de la 10e côte avec la 9e, il est fort aisé par cette voie de l'atteindre et de l'explorer. Je crois néanmoins avec Terrier, Périer (5), Broca, Vincent (6) et Guillemain, que d'une manière générale on doit lui préférer l'incision médiane. La ponction faite, suivant les règles habituelles après protection du péritoine, doit être suivie d'une exploration particulièrement attentive des adhérences périvésiculaires et surtout du canal cholédocystique.

On est ainsi renseigné en partie sur les deux points les plus importants à élucider, puisque l'étendue des adhérences et surtout l'obstruction du cholédoque sont les deux contre-indications de l'opération. C'est dire toute l'attention qu'on doit apporter au cathétérisme des voies biliaires une fois que la

(1) Rapport de TERRILLON. *Bull. et mém. de la Soc. de chir.*, 1890, p. 272.
(2) WRHIGHT, *Lancet*, 28 Mars, 1885, p. 563.
(3) MEARS, *Annals of surgery*, 1890, vol. X, p. 241.
(4) LANGENBUCH, *Berl. klin. Wochenschr.*, 1882, p. 724.
(5) PÉRIER, *Congrès français de chir.*, 1891, p. 537.
(6) VINCENT, *De la cholécystotomie chez les enfants. Rev. de chir.*, 1888, p. 753.

vésicule est incisée et débarrassée du liquide ou des calculs qu'elle contient. La libération se fait ensuite par voie de décollement sans le secours du bistouri. Au besoin, si les adhérences sont trop fortes par place, il est plus prudent d'abandonner le lambeau vésiculaire adhérent comme l'a fait Michaux, que de vouloir décoller à tout prix et de dépouiller par exemple le duodénum de sa tunique séreuse ainsi que cela s'est produit dans une opération de Thiriar. On procède ensuite à l'isolement et à la ligature du canal cystique en prenant toutes les précautions possibles pour ne léser aucun organe important, ce qui n'est pas toujours fort aisé. Suivant la remarque de Calot, l'artère cystique est toujours prise dans la ligature, mais on doit respecter la branche de l'artère hépatique. Périer, imitant la pratique de Deroubaix, ferme le canal cystique par deux plans de suture, dont le plus superficiel ne comprend que la séreuse, à la manière de la suture de Lembert. De son côté, Michaux a jugé sage de fixer le moignon à la plaie abdominale et cette conduite est sans doute avantageuse dans certains cas d'empyème ou de fistules muco-purulentes. Cependant, je pense que dans la majorité des cas la solide ligature circulaire et unique préconisée par Terrier, est encore le procédé le plus simple et le meilleur à la condition de désinfecter très soigneusement le moignon avec le sublimé ou même avec le thermocautère, et de drainer le foyer opératoire après l'avoir isolé du reste de la cavité péritonéale. Ce temps opératoire est parfois singulièrement facilité par la production d'une atmosphère périvésiculaire, scléro-adipeuse très analogue, suivant la remarque de Hartmann, aux lipomes péri-pyélitiques. Quand cette altération existe, et c'était le cas chez l'opéré de Broca, l'énucléation de la vésicule laisse après elle une sorte de loge extrapéritonéale « qu'on fixe facilement à la paroi et qu'on draine avec la plus grande sécurité » ([1]).

Dans les conditions ordinaires, il est possible de réaliser un isolement analogue du foyer en suivant la pratique de Terrier. On suture au péritoine pariétal le bord droit du grand épiploon « et, quand ils existent, les ligaments cystico-colique et hépato-rénal. La petite cavité ainsi formée est une sorte d'infundibulum au fond duquel se trouve le moignon cystique, et dans lequel se ferait l'épanchement de bile si le lien venait à lâcher. La suture de la paroi se fait comme dans toute laparotomie. Vers le septième jour le pansement est renouvelé, on retire le drain pour ne plus le remplacer, et, à moins de complications, la guérison ne tarde pas ([2]) ». Si, malgré la perméabilité du cholédoque, l'étendue des adhérences empêche l'opération, on termine comme dans la cholécystotomie. Vaudrait-il mieux suivre ici le conseil de Zielewicz ([3]) et réséquer un segment du canal cystique? Je ne le pense pas. Une pareille intervention ne peut être qu'une complication opératoire inutile, et, considérée comme une opération réglée capable de remplacer la cholécystectomie ; elle est sûrement insuffisante.

Conçue par Nüssbaum ([4]) en 1880, la *cholécystentérostomie* ou abouchement de la vésicule biliaire dans l'intestin a été pratiquée pour la première fois sur

([1]) HARTMANN, *Bull. de la Soc. anat.*, 1891.
([2]) GUILLEMAIN, *Gaz. hebd. de méd. et de chir.*, 1891, p. 465.
([3]) ZIELEWICZ, *Centr. für Chir.*, 1888, n° 13, p. 225.
([4]) NÜSSBAUM, *Deutsche Chir.*, 1880, Liefer. XLIV, p. 94.

l'homme le 20 juillet 1880 par von Winiwarter ([1]) (de Liège). Ce premier opéré a guéri; mais l'établissement de la fistule ne s'est trouvé réalisé qu'au prix de six interventions consécutives; la guérison définitive a, de son côté, réclamé plus de deux ans, et, bien que von Winiwarter ait, dès cette époque, tenté de simplifier l'intervention en donnant la description de la cholécystentérostomie en deux temps, il n'en restait pas moins indispensable de remettre la question à l'étude en s'efforçant de rendre l'acte opératoire plus rationnel et plus facile. C'est le but que se sont proposé G. Harley ([2]) et Gaston ([3]) d'Atlanta en proposant d'abandonner dans le ventre, après avoir assuré l'accollement duodéno-cystique par des sutures appropriées, soit un morceau de potasse caustique placé entre les parois à fistuliser, soit une anse élastique passée au travers de ces mêmes parois pour les détruire par section lente. On ferait ainsi une sorte d'opération en deux temps dont le premier acte se jouerait sous les doigts de l'opérateur et dont le deuxième acte se passerait ensuite tout seul sous la paroi abdominale suturée. Mais, pour être moins dangereuse que ne le serait certainement la potasse caustique de Harley, l'anse élastique de Gaston, malgré les succès expérimentaux qu'elle a donnés, reste encore assez défectueuse, si bien que l'honneur d'avoir pour la première fois indiqué un manuel opératoire rationnel revient en réalité à François Colzi ([4]) (de Florence).

Le procédé de Colzi peut être résumé de la manière suivante : La paroi abdominale étant incisée, la cavité péritonéale protégée et les organes à opérer bien à portée, commencer l'union de la vésicule et du duodénum en inscrivant la région qui va être fistulisée dans une demi-circonférence postérieure de points de Lembert ne comprenant que les tuniques séreuses et musculaires, établir la fistule au bistouri, coudre ensemble les lèvres antérieures et postérieures des deux boutonnières cystique et duodénale, terminer enfin la couronne de sutures qui doit cerner la fistule en plaçant au-devant de celle-ci une demi-circonférence de points de Lembert formant une circonférence complète par sa jonction avec les points de Lembert placés au début. C'est à Monastyrki ([5]), puis à Kappeler ([6]) que revient le mérite d'avoir avec succès pratiqué le procédé de Colzi sur l'homme. Dans les deux cas, il s'agissait d'une obstruction du cholédoque par tumeur du pancréas et la fistule a été établie sur l'intestin grêle. Les autres faits jusqu'ici connus appartiennent à Socin ([7]) (de Bâle), Bardenheuer ([8]), Fritzche ([9]), Mayo Robson ([10]), Courvoisier ([11]), Terrier ([12]), Tillaux ([13])

([1]) v. Winiwarter, *Prager med. Wochenschr.*, 7 Jahrgang, 31 mars 1882, n° 22, p. 216-217.

([2]) G. Harley, *Diseases of the liver.* London, 1883, p. 110.

([3]) F. Gaston, *Gaillard's med. Journal*, octobre 1884, et mai 1887, et *Brit. med. Journal*, 1887, vol. I, p. 267.

([4]) F. Colzi, *La chirurgia operativa sulle vie Biliari e in specie della fistola colecisto intestinale. Lo Sperimentale*, Firenze, 1886.

([5]) Monastyrki, *Chirurg. Westnink.*, 1888 et *Centr. für Chir.*, 1888, p. 778.

([6]) Kappeler, *Corresp. für schweiz. Aerzte*, 1er sept. 1887, p. 513 et suiv.

([7]) Socin, *Jahresbericht über die chirurgische Abtheilung*, etc. Basel, 1888, p. 60.

([8]) Bardenheuer, *Berlin. klin. Woch.*, 22 oct. 1888, p. 877 et lettre inédite à Terrier relatée par Delagenière, *loc. cit.* p. 132.

([9]) Fritzche, *Corresp. für schweiz. Aerzte*, 1890, n° 6, t. VIII, p. 169-173 (cité par Blattmann).

([10]) Mayo Robson, *British medical Journal*, nov. 1889, p. 1218 et *Med. chir. Transact.*, 1890, t. XX, ch. I-II, p. 61.

([11]) Courvoisier, *Loc. cit.*, p. 250.

([12]) Terrier, *Revue de chir.*, 1889, et cité par Delagenière.

([13]) Tillaux, *Bull. et mém. de la Soc. de chir.*, 16 avril 1890.

et Körte [1]. Bardenheuer et Terrier sont les deux premiers chirurgiens qui aient pratiqué l'abouchement duodénal. Mais à Terrier revient l'honneur d'avoir publié le premier exemple connu de fistulisation cystico-duodénale suivie de succès. Tel est le bilan actuel de la cholécystentérostomie.

L'opération peut être faite en un temps ou en deux temps. Bien que Tillaux ait récemment opté pour ce dernier mode opératoire chez le malade dont il a présenté l'observation à la Société de chirurgie le 16 avril 1890, on doit penser avec Terrier [2] que « l'opération en un seul temps est moins grave et mieux supportée par les malades ». Bref, c'est le procédé de choix. Les temps successifs de l'opération en un temps sont les suivants : incision de la paroi abdominale, exploration de la vésicule et des canaux biliaires et choix de l'anse intestinale, établissement de la fistule, suture, drainage et pansement. La laparotomie médiane sus-ombilicale est encore l'incision de choix. L'exploration extérieure de la vésicule et du canal cholédoque présente ici son importance habituelle, et comme toujours l'examen des possibilités opératoires doit être attentivement fait. Le choix de l'anse intestinale a varié suivant les opérations et surtout suivant les cas particuliers. Sur les onze opérations actuellement connues, l'abouchement a porté trois fois sur le côlon, six fois sur l'intestin grêle et deux fois sur le duodénum (Bardenheuer et Terrier). Bien qu'on ait enregistré des succès avec tous ces modes d'abouchement, il est tout au moins physiologique de dire que le côlon ne doit être choisi que lorsqu'il est impossible de faire autrement. Les arguments invoqués par Williet [3] pour démontrer le contraire ne sont point valables. Que ce soit ou non une question de microbes en plus ou en moins, on conçoit, en effet, que le résultat opératoire sera d'autant meilleur qu'il se rapprochera davantage de l'état normal. Au cas où les adhérences rendraient ce choix impossible, il faudrait opter pour l'intestin grêle et surtout choisir une anse qui puisse être approchée de la vésicule sans subir de coudure.

En ce qui concerne le choix de la région vésiculaire se prêtant le mieux à la fistulisation, on comprend qu'il y ait toujours avantage à le faire porter sur la partie la plus mobile, c'est-à-dire sur le fond de l'organe. A ce propos, il convient d'observer que si la vésicule est déjà fistuleuse, il vaut mieux ne pas utiliser la fistule, consacrer un temps spécial à sa fermeture et créer la communication sur un autre point. Quoi qu'il en soit, l'abouchement de la vésicule avec l'intestin constitue le temps le plus délicat. On y procède après avoir successivement hernié les deux organes à suturer, vidé la vésicule de son contenu et soigneusement préservé le péritoine par les moyens d'usage. C'est à ce moment qu'on doit aussi pratiquer le cathétérisme explorateur pour confirmer une fois de plus le diagnostic.

Pour réaliser l'abouchement, deux procédés de choix sont en présence celui de Colzi et celui de Terrier. Le procédé de Colzi nous est déjà connu. En quelques mots, voici quel est celui de Terrier : C'est un procédé à un seul rang de sutures séreuses dans lequel la béance de la fistule est confiée non point à

(1) Körte, Soc. méd. de Berlin, 27 mai 1891.
(2) Terrier, *Bull. et mém. de la Soc. de chir.*, 1890, p. 293.
(3) Cl. Williet, *Brit. med. Journ.*, 1888, t. II, p. 903. — J. E. Pilcher, *Annals of surgery*, 1887, p. 212-232.

une suture isolée comme dans le procédé de Colzi, mais à un drain qui est laissé dans la fistule jusqu'à ce qu'il soit éliminé dans les selles. Quant aux sutures elles sont assez particulières. L'espace rectangulaire correspondant à l'accollement des parois cystico-duodénales est fermé sur chacun de ses deux grands côtés par une rangée de quatre points de Lembert, et l'occlusion de ses deux petits côtés se fait par froncement à l'aide d'un fil placé en cordon de bourse. On place d'abord le fil en bourse le plus profond et les deux rangées parallèles. L'espace rectangulaire fermé sur trois côtés, n'est donc plus accessible que par son extrémité antérieure. C'est à la faveur de cette issue qu'on fait avec un bistouri une boutonnière aux deux organes et qu'on place un drain, long de 4 à 5 centimètres et large de 4 à 5 millimètres. Puis l'espace par lequel on vient d'opérer est aussitôt fermé par un fil en cordon de bourse, c'est-à-dire par un fil plongeant à quelques millimètres de distance, deux fois dans l'épaisseur des parois intestinales et deux fois dans les parois de la vésicule. Ce procédé est fort brillant, mais il est probable que la double suture de Colzi, garantit beaucoup mieux la permanence de la fistule; aussi bien doit-il être considéré, de l'avis même de Delagenière, comme le procédé de choix.

L'anastomose une fois établie, les organes sont remis en place et l'opération se termine par la suture de la paroi avec drain debout au-devant de la suture. Dans l'observation qui lui est personnelle, Terrier n'a pas eu recours au drainage, mais en revanche, il a pris le soin de fixer la vésicule à la paroi abdominale et cette mesure fort sage est certainement un minimum indispensable.

Les deux opérations qui se pratiquent sur le canal cholédoque : la *cholédochotomie* et la *cholédocho-entérostomie*, se définissent d'elles-mêmes. La cholédochotomie, conçue par Kocher (1) et pratiquée pour la première fois par Kümmel (2), consiste à inciser le cholédoque obstrué pour extraire les corps étrangers qui s'opposent au passage de la bile et à recoudre ensuite les lèvres de l'incision, après s'être assuré par le cathétérisme qu'il est complètement perméable. Pour mieux assurer la réunion, Küster fait deux plans de suture, l'un profond au catgut, l'autre superficiel à la soie. Quant à la cholédocho-entérostomie, elle doit exiger les mêmes temps opératoires que la cholécysto-entérostomie; mais l'unique opération de Sprengel (3) ne permet pas d'autre détail.

La *cholélithotritie* et la *cholélithotripsie* se conçoivent à leur tour aisément. La cholélithotritie comprend l'ensemble des manœuvres souvent fort délicates qui ont pour but de broyer les calculs volumineux ou de déloger les calculs enclavés. Ici point de règles précises à donner, si ce n'est le rappel des précautions à prendre pour éviter d'offenser les parois de la vésicule ou du canal cystique, et c'est en somme à l'ingéniosité particulière des chirurgiens qu'il appartient de tirer le meilleur parti possible des petits lithotriteurs, des pinces, des perforateurs, des spatules ou des curettes dont nous pouvons toujours disposer. Ce sont précisément les difficultés souvent très grandes de

(1) Kocher, *Correspbl. f. schweiz. Aerzte*, 1890, n° 4, p. 101-104.
(2) Kümmel, *Deutsche med. Wochenschr.*, 1890, n° 12, p. 239.
(3) Sprengel, Communication au 20e Congrès de la chirurgie allemande, in *Deutsche med. Zeitung*, 1890, n° 31, p. 369.

ces manœuvres en cas de calculs profondément enclavés, qui ont conduit Lawson Tait à imaginer la cholélithotripsie. Cette manœuvre [1] consiste à broyer le calcul dans l'intérieur même du canal cholédo-cystique par la pression des doigts ou même avec le secours d'une pince à mors, enveloppée de caoutchouc. Pour faciliter cet écrasement, Thornton a conseillé de fragmenter d'abord le calcul à l'aide d'une aiguille introduite à travers les parois du canal.

J'arrive à la description beaucoup plus importante du *cathétérisme des voies biliaires*. Celui-ci consiste à introduire « une sonde de nature variable dans le canal cystique, dans le canal cholédoque jusqu'à l'ampoule de Vater et même jusque dans l'intestin grêle » et bien entendu, l'ouverture préalable de la vésicule biliaire est la condition *sine qua non* de ce cathétérisme. Cette définition que j'emprunte au récent travail de Terrier et Dally, donne à l'opération sa véritable signification et la distingue notamment des explorations simples de la vésicule biliaire, qui se pratiquent, en cas de fistule préexistante ou bien à la suite d'une ponction, avec une bougie ou une sonde cannelée. En dépit du scepticisme injuste de Courvoisier, c'est bien à Jean-Louis Petit [2], que nous devons la première observation de cathétérisme des voies biliaires. Mais plus d'un siècle s'est passé sans que notre grand chirurgien ait trouvé le moindre imitateur et l'histoire utile du cathétérisme des voies biliaires est à ce point contemporaine que le seul travail d'ensemble que nous possédions sur la question est encore en cours de publication. C'est celui de Terrier et Dally [3]. Avant ces deux auteurs, plusieurs chirurgiens, tels que Parkes (1885), Willet (1886), Kappeler (1887), Zagorski (1887), Krönlein (1888), Winiwarter (1888), Bettelheim (1889), ont sans doute préconisé l'opération et publié des faits instructifs. A leur tour, Fontan [4] (de Toulon) en 1889, Rose au Congrès des chirurgiens allemands en 1890, Courvoisier dans son livre sur la chirurgie des voies biliaires et Calot, dans une sorte de réédition développée de sa thèse inaugurale [5], ont étudié la question; mais, comme travail complet, l'article de Terrier et Dally n'en possède pas moins la priorité.

Le cathétérisme des voies biliaires se pratique soit avec des bougies flexibles à bout olivaire, soit avec des instruments métalliques. Fontan s'est servi d'une sonde d'argent et décrit les règles précises qu'on doit suivre pour introduire l'instrument. « La sonde, dit-il, bute vers le col de la vésicule, franchit à ce niveau un obstacle en étant assez inclinée de gauche à droite, puis doit être inclinée fortement la pointe en bas, pour passer dans le canal cholédoque. Cette manœuvre est laborieuse, mais on éprouve la sensation d'un coude brusque à franchir et non d'une fausse route qu'on aurait créée de toutes pièces. » Ces remarques de Fontan ont leur intérêt, mais elles ne sauraient être acceptées au pied de la lettre. Les recherches de Terrier sur l'anatomie normale des canaux biliaires et les constatations faites par Hartmann au sujet des modifications pathologiques du col de la vésicule calculeuse viennent en

(1) LAWSON TAIT, *Lancet*, 29 août et 5 sept. 1885.
(2) J.-L. PETIT, *Sur les tumeurs formées par la vésicule biliaire. Mém. de l'Acad. roy. de chirurgie*, 1743, t. II.
(3) TERRIER et DALLY, *Du cathétérisme des voies biliaires. Rev. de chir.*, 1891, p. 649 et suiv.
(4) FONTAN (de Toulon), Travail présenté à la Société de chirurgie, 1889.
(5) CALOT, *De la cholécystectomie*. E. Steinheil, 1891, p. 140.

effet, de démontrer qu'il est impossible de soumettre le cathétérisme des voies biliaires à des règles précises. En outre, il est certain que l'emploi des instruments rigides expose à des fausses routes graves. Aussi le cathétérisme doit-il être pratiqué de préférence avec des bougies flexibles soigneusement stérilisées (bougies à boule en gomme élastique)(¹). Si la bougie flexible ne peut passer ou si la nature de l'obstacle exige l'emploi d'un instrument plus résistant, il se peut qu'on ait avantage à se servir d'un cathéter métallique; mais, dans ce cas, l'instrument de choix, l'instrument de prudence, devient le même que pour la dilatation des rétrécissement de l'urèthre, c'est le Béniqué conduit de Guyon. Dans une observation récente de Delagenière, les ressources que peut fournir ce dernier instrument sont très bien mises en lumière (²). Quant au manuel du cathétérisme, quel que soit l'instrument, il est variable comme les cas particuliers. C'est un tâtonnement bien plus qu'une opération réglée et le seul précepte à poser, c'est qu'il faut agir toujours avec la plus grande douceur.

II. Parmi les opérations dont il vient d'être question, il en est dont la valeur intrinsèque est à l'heure actuelle impossible à préciser, ce sont *la cholédocho-entérostomie* et *la cholédochotomie*. La *cholédentérostomie* ayant permis à Sprengel de guérir une malade chez laquelle il avait enlevé la vésicule et refoulé par erreur un calcul dans le cholédoque, nous devons retenir la possibilité de cette opération; mais c'est tout ce qu'on peut en dire. L'histoire de la cholédochotomie est, à la vérité, plus avancée, et, cependant, malgré les succès qu'elle a donnés à Thornton, Küster, Rehn et Braun, il est encore délicat de la juger et de savoir, en particulier, si elle est plus ou moins grave que la cholécystentérostomie, ce qui serait pourtant fort instructif. Toutefois, et c'est déjà beaucoup, nous pouvons dès maintenant la compter au nombre des moyens dont nous pouvons user pour rétablir la perméabilité du cholédoque. Nous restons donc en présence des trois grandes opérations qui forment la base de la chirurgie des voies biliaires (cholécystotomie, cholécystectomie, cholécystentérostomie) et je dois montrer comment leur valeur, pour ainsi dire égale, nous permet d'en discuter au même titre les indications.

Les partisans trop exclusifs de la cholécystectomie et de la cholécystentérostomie ont fait à *la cholécystotomie* un certain nombre de reproches. Le principal porte sur les fistulisations prolongées, dont elle peut être le point de départ. Or il est certain que les fistules consécutives à l'incision de la vésicule ne sont pas si fréquentes et si graves qu'on a bien voulu le dire. En outre, il convient de ne pas confondre ici tous les cas de fistulisation prolongée et d'établir, en particulier, une distinction entre les fistules biliaires intermittentes ou continues et les fistules muco-purulentes. Les premières, pour peu qu'elles soient durables, sont, en effet, la preuve qu'il existe un obstacle au cours de la bile, et dès lors la fistule est un bienfait. D'ailleurs, il est possible d'en obtenir la guérison par une intervention ultérieure et, en cas d'insuccès, les faits semblables à ceux de Krumptmann et d'Israel prouvent que la complication est tout au mois tolérable. L'opéré de Krumptmann a perdu pendant huit ans 240 à 270 grammes de bile par jour et celui d'Israel a subi pendant dix mois

(¹) TERRIER, *Bull. et mém. Soc. Chir.*, 16 déc. 1891.
(²) DELAGENIÈRE, *Ibid.* (Rapport de Terrier.)

une perte quotidienne de 1 litre de bile. De ce chef, l'avenir de la cholécystotomie n'a donc rien à craindre. En cas de fistule muco-purulente, la responsabilité de l'opération n'est pas discutable, mais il ne faudrait pas davantage exagérer le dommage porté, puisque, bien plus nettement encore que dans le cas précédent, la fistule reste curable par une intervention secondaire. Les résultats immédiats de l'opération parlent dans le même sens. Ils sont en général parfaits et dans les cas malheureux il convient le plus souvent d'incriminer non point l'opération elle-même, mais bien l'état avancé de la cachexie biliaire ou cancéreuse. Les résultats thérapeutiques sont non moins satisfaisants. Les malades dont le canal cholédoque est obstrué trouvent dans leur fistule une soupape de sûreté qui prolonge leur existence d'une manière remarquable ; ceux qui conservent une fistule avec perméabilité du cholédoque peuvent être guéris par une autre opération; enfin les observations démontrent que dans les cas de guérison celle-ci est durable et la récidive rare. Il est donc bien certain que la cholécystotomie peut compter parmi les opérations les meilleures.

La *cholécystotomie idéale* et la *cholécystotomie en deux temps* doivent être jugées tout autrement. Non point que les statistiques leur soient contraires, tant s'en faut. Ainsi, pour la cholécystotomie en deux temps, les résultats obtenus par Blodgett, Kocher, König, Hahn, Kümmel ou Riedel (1), sont à première vue très satisfaisants, et sur 32 cas relatés par Courvoisier on ne trouve que 3 morts. Mais cette considération ne suffit pas. En fait, l'opération a des inconvénients graves. Elle retarde l'incision de la vésicule alors qu'il est presque toujours indiqué d'aller vite; elle donne un accès insuffisant pour l'extraction des calculs; elle ne permet pas l'exploration directe du conduit cholédocystique et tout cela est plus important qu'un pourcentage plus ou moins favorable. Les mêmes considérations s'appliquent à la cholécystotomie idéale. Elle a donné 13 guérisons à Heusner (2); la statistique dressée par Courvoisier est rassurante; les succès obtenus par Czerny (3), Socin (4), Roux (5) (de Lausanne) et Chaput (6) méritent considération. Néanmoins, et sans souscrire absolument aux idées peut-être trop arrêtées de Lawson Tait (7), il est bien certain que la cholécystotomie idéale est une opération dangereuse. La friabilité des parois vésiculaires, la rétention post-opératoire que provoquent si souvent soit l'obstruction calculeuse, soit un simple spasme du cholédoque, sont autant de circonstances qui font éclater les sutures et tuent les opérés par péritonite septique. La lecture des faits publiés ne laisse aucun doute à cet égard; contrairement à ce qui se passe pour la cholécystotomie, la mort est presque toujours imputable à l'acte opératoire. Sans compter que l'absence de fistule classée parmi les avantages décisifs de l'opération ne prouve pas grand'chose. En effet, de deux choses l'une, le canal cholédocys-

(1) Riedel, *Berl. klin. Woch.* 1888, n°s 29 et 30.
(2) Heusner, Réunion libre des chirurgiens de Berlin, 13 oct. 1890; *Mercredi méd.*, 1891, n° 1, p. 10.
(3) Klingel, *Beiträge zur klin. Chir.*, 1889, Bd. V, Heft I, p. 123.
(4) Socin, Cité par Courvoisier, p. 252.
(5) Roux, *Loc. cit.*
(6) Chaput, *Loc. cit.*
(7) L. Tait, *British med. Journ.*, 3 mai 1884.

tique est libre ou ne l'est pas. Or, si la circulation de la bile jusqu'à l'intestin rencontre le moindre obstacle, l'opération idéale est détestable, et si le canal cholédoque est libre elle devient inutile, puisque dans ce cas la fistule consécutive à la cholécystotomie classique guérit spontanément [1] ou par intervention secondaire. Aussi, la conclusion me semble-t-elle évidente. La suture idéale et la méthode en deux temps sont peut-être de bonnes opérations dans certains cas particuliers (surtout quand la gravité de la suture idéale est atténuée par la production artificielle d'une zone de péritonite adhésive autour d'elle) ; mais, en règle générale, la bonne opération, l'opération de choix, c'est la cholécystostomie de Marion Sims et de Lawson Tait.

A son tour, la *cholécystectomie* peut et doit être aujourd'hui considérée non seulement comme une opération physiologiquement permise, mais aussi comme une intervention très rationnelle. L'anatomie comparée, l'expérimentation sur les animaux et les guérisons opératoires maintenant indiscutables ont, en effet, démontré que la vésicule n'est point un organe indispensable. Dire qu'elle est inutile, c'est presque une hérésie physiologique. Mais il est bien certain qu'on peut s'en passer et que son ablation n'est pas, comme le prétend Lawson Tait, un acte absurde. Au point de vue du pronostic opératoire, les faits qui démontrent sa bénignité, *lorsqu'on ne méconnaît pas ses contre-indications*, sont assez probants. Les opérations faites à Paris par Péan [2], Michaux [3], Terrier [4], Terrillon [5] et Périer [6] n'ont donné qu'une seule mort. Thiriar n'a perdu que 10 pour 100 de ses malades. Sur 28 cas personnels, Courvoisier accuse une mortalité de 25 pour 100. Enfin, sur les 78 observations réunies par Calot, on trouve 64 guérisons et 14 morts, soit une mortalité brute de 17,9 pour 100. Bref, on peut affirmer que la cholécystectomie n'est pas une opération très grave. Cela est d'autant plus exact que les trois complications post-opératoires principales, c'est-à-dire l'hémorrhagie, la péritonite septique et l'épanchement de bile, peuvent être réduites à leur minimum de fréquence par l'observation rigoureuse des règles de l'hémostase ou de l'asepsie et surtout par une sévérité très grande dans la détermination des indications opératoires. Le pronostic thérapeutique est à son tour très favorable, et, si la réalité de la cure radicale de la lithiase par cholécystectomie attend toujours sa démonstration, il n'est pas moins vrai que jusqu'ici les guérisons paraissent très durables. Les mérites de la cholécystectomie ne sont donc plus discutables.

Il est enfin non moins certain que la *cholécystentérostomie* réunit toutes les conditions d'une bonne opération. Sa mortalité paraît peu élevée, puisque, sur les 12 cas dont j'ai parlé, on ne relève que les 4 morts relatées par Bardenheuer, Friztche, Tillaux et Körte. Encore faut-il observer que jusqu'ici les insuccès sont bien plutôt imputables à la cachexie cancéreuse qu'à l'opération elle-même. Les résultats immédiats sont habituellement très bons, et plus ou moins vite on voit disparaître les symptômes de la rétention biliaire. Les résultats

(1) TERRIER. *Bull. et mém. de la Soc. de chir.*, 1890, p. 273.
(2) PÉAN, Voy. ses *Cliniques* et Thèse de Calot, p. 186 et 188.
(3) MICHAUX, *Congrès français de chir.*, 1890, p. 580. *Bull. Acad. de méd.*, 10 juin 1890.
(4) TERRIER, *Bull. et mém. Soc. Chir.*, 30 avril 1890. — *Bull. Acad. de méd.*, 30 sept. 1890, 10 mars 1891, et 16 juin 1891.
(5) TERRILLON, *Bull. et mém. Soc. de Chir.*, 31 déc. 1890.
(6) PÉRIER, *Bull. Acad. de méd.*, 7 oct. 1890, et *Mercredi médical*, 8 oct. 1890, n° 40, p. 498.

définitifs se sont montrés jusqu'ici fort satisfaisants. Ils paraissent durables chez les calculeux et même, chez certains cancéreux opérés à temps, on peut espérer une certaine amélioration. Témoins les deux cancéreux opérés par Monastyrki et Kappeler : « Ils ont guéri de leur opération ; leur santé s'est améliorée pendant un certain temps, puis l'un est mort de la généralisation de son cancer deux mois après, et l'autre de cachexie après une survie de quinze mois. »

Quant aux résultats anatomiques et physiologiques ils sont remarquables. Les constatations expérimentales de Gaston (d'Atlanta), Colzi et Dastre (¹), en sont une première preuve que les deux autopsies publiées par Monastyrki et Kappeler sont venues confirmer. Le fait de Kappeler en particulier démontre que la vésicule se transforme en un véritable canal qui remplit désormais les fonctions du cholédoque, et dont l'accès est défendu du côté de l'intestin par la formation de replis valvulaires autour de l'orifice de la fistule.

En résumé, tout démontre que la cholécystostomie, la cholécystectomie et la cholécystentérostomie sont trois opérations de valeur égale dont le chirurgien peut à son gré disposer suivant les cas, à cette condition toutefois que l'opération sera faite suivant toutes les règles de l'*antisepsie*, qu'elle sera décidée *à temps* et que son choix sera toujours basée sur un *diagnostic* direct aussi précis que possible, et sur un examen très sévère de contre-indications opératoires. Je m'excuse presque de signaler ici la première des conditions précédentes et, chacun le sait, de telles opérations ne sont permises qu'aux observateurs rigoureux des règles actuelles de la chirurgie tout au moins aseptique. Le seul point un peu spécial à signaler c'est que, suivant la remarque de Terrier, il est peu d'opérations abdominales qui exigent aussi nettement le secours de l'antisepsie intestinale. On conçoit en effet que celle-ci soit le meilleur moyen dont on puisse disposer, pour réduire au minimum les chances d'infection d'un foyer opératoire qui touche d'aussi près au tube digestif. Les avantages d'une intervention précoce sont non moins évidents, et, une fois de plus, la chirurgie des calculeux hépatiques est à cet égard comparable à celle des urinaires. Ceux-là ont un « foie chirurgical (²) » au même titre que ceux-ci un « rein chirurgical ». La péritonite et l'état trop avancé des lésions hépatiques, telles sont bien les deux causes de mort les plus fréquentes et les plus redoutables. Il est donc indispensable de se comporter en conséquence. Quant à la nécessité formelle de ne jamais opter pour l'une des trois opérations sans avoir très sévèrement discuté la nature des indications créées par l'état des lésions locales et notamment par l'état de perméabilité ou d'imperméabilité du canal cholédoque, il s'agit là d'un précepte fondamental qui domine toute la chirurgie des voies biliaires, et sur lequel on n'insistera jamais assez.

Je sais bien que chacun reconnaît la netteté des indications quand l'obstruction du cholédoque est flagrante, ou quand on a toutes les raisons voulues pour croire à sa perméabilité. Dans le premier cas il n'y a que deux opérations possibles, la cholécystostomie ou la cholécystentérostomie. Dans le deuxième cas, au contraire, on peut, au gré des circonstances ou de ses tendances, opter

(¹) Dastre, *Rôle de la bile dans la digestion des graisses étudié au moyen de la fistule cholécysto-intestinale. Comptes rendus de l'Acad. des sciences*, 1888, p. 207.

(²) Forgue et Reclus, *Loc. cit.*, p. 708.

sans inconvénient pour l'anastomose intestinale, l'ablation de la vésicule ou la cholécystostomie, voire même pour la cholécystotomie idéale. Mais à côté de ces cas évidents il y a les cas douteux, et ils sont loin d'être rares. Or, s'il existe le moindre doute sur la perméabilité actuelle ou ultérieure du cholédoque, et c'est là surtout le point que j'aurais à cœur de mettre en évidence, la règle absolue doit être à mon sens de se comporter exactement comme si la circulation du cholédoque était compromise. Le pourquoi de cette formule est facile à comprendre. Dans les deux cas, et notamment en cas de cholécystectomie, le moindre retour offensif de la rétention biliaire peut avoir les plus funestes effets. Sans parler des erreurs de diagnostic déjà nombreuses, qui ont tué des cholécystectomisés, les observations ne se comptent plus, dans lesquelles un calcul méconnu au moment de l'opération, ou bien encore un bouchon de bile épaissie (Harley), est venu dans la suite obturer le cholédoque et gravement compromettre le pronostic. Un simple spasme du cholédoque peut avoir des résultats analogues. Les recherches d'Oddi, sur l'appareil musculaire de la région et quelques observations comme celles de Le Dentu (1) en témoignent. Il n'y a donc pas d'hésitation possible et voici, me semble-t-il, quelle est la meilleure conduite à suivre en présence des principales éventualités de la clinique. Celles-ci sont au nombre de quatre : perméabilité évidente du cholédoque ; imperméabilité certaine et incurable ; imperméabilité certaine, mais peut être curable ; imperméabilité douteuse actuellement, ou plus tard, ce qui est, on peut le dire, la règle chez les calculeux. Dans le premier cas, il reste entendu que le chirurgien agit à son gré ; mais, dans les trois derniers, il est indispensable, je le répète, d'obéir aux indications classiques de l'obstruction évidente du cholédoque, et par conséquent de proscrire sous peine de mort non seulement la cholécystotomie idéale, mais surtout la cholécystectomie.

L'étude des moyens, dont nous pouvons disposer pour reconnaître la perméabilité du cholédoque, ou pour lever l'obstacle en cas d'obstruction calculeuse, est donc le complément indispensable de ces quelques considérations.

Au point de vue du *diagnostic* de l'état de perméabilité du canal cholédoque, l'examen médical a sans doute beaucoup de valeur, et par exemple l'analyse des antécédents ou celle du symptôme ictère fournissent des renseignements assez précis sur l'existence probable d'une occlusion calculeuse. Mais, en pareille matière, les erreurs cliniques n'en restent pas moins nombreuses, et le seul moyen de recueillir des renseignements positifs, c'est de procéder à l'exploration directe du canal cholédocystique par l'exploration manuelle, ou le cathétérisme après laparotomie exploratrice.

L'*exploration directe* du canal cholédo-cystique n'est autre chose qu'une *palpation digitale* à laquelle on procède après ouverture du ventre, et lorsque le cystique ou le cholédoque contiennent un ou plusieurs calculs, lorsqu'il existe dans la région une production néoplasique quelconque, on conçoit bien que le toucher puisse fournir des renseignements utiles. La palpation du canal cystique est en particulier fort simple. La seule cause d'erreur qu'il faille retenir provient de l'existence d'un ganglion lymphatique étudié par Hartmann, et situé contre la partie gauche « de ce qu'on est convenu d'appeler

(1) Le Dentu, *Bull. de l'Acad. de méd.*, 1891, p. 863.

le col ou le bassinet de la vésicule ». Sous l'influence d'une infection quelconque des voies biliaires, le ganglion peut s'hypertrophier et faire croire à l'existence d'un calcul. Terrier lui-même s'y est trompé. Quant à l'exploration du canal cholédoque, elle doit être faite suivant les conseils de Calot. L'index est porté, pulpe en avant, dans l'hiatus de Winslow et dans cette situation la palpation du bord de l'épiploon gastro-hépatique se fait sans difficulté. « Tandis que la veine porte donne la sensation d'un cordon moelleux comme les veines d'un varicocèle, le cholédoque se laisse sentir comme un cordon plat...; et, s'il existe des calculs dans son intérieur, il devient possible de les percevoir, non pas seulement dès son origine mais plus bas, et presque sur le bord supérieur du pancréas. » En cas d'occlusion de l'hiatus de Winslow par des adhérences péritonéales, on se contentera d'explorer le bord antérieur de l'épiploon gastro-hépatique, et les renseignements recueillis seront encore forts nets.

Le *cathétérisme explorateur* renseigne bien mieux encore. On le pratique, soit en cas de fistule, soit au cours d'une cholécystotomie, et voici comment les choses se passent en général. De deux choses l'une, ou bien la bougie pénètre aisément jusqu'à l'ampoule de Vater, ou bien elle bute en un point quelconque de son parcours. Dans le premier cas, il n'y a pas d'hésitation possible, les voies sont libres et, suivant la remarque de Terrier, il n'est même pas nécessaire d'aller jusque dans l'intestin pour s'en convaincre. Ce détail a son grand intérêt, car, en nombre de circonstances, les sondes s'arrêtent à ce niveau, et il est « impossible de passer du cholédoque dans l'intestin, sans exercer un certain effort » (Terrier). Dans le deuxième cas, le diagnostic est plus complexe, en ce sens que l'impossibilité de cathétérisme ne permet point d'affirmer l'existence d'un obstacle pathologique. Terrier et Dally ont en effet démontré que le cathétérisme des voies biliaires normales n'est pas toujours réalisable. Les obstacles possibles à rencontrer sont assez nombreux. Les sinuosités de la vésicule et la situation irrégulière de l'embouchure du canal cystique sont à citer en premier lieu. L'ampoule de Vater peut être à son tour difficile à franchir; mais, d'après Terrier, « les difficultés viennent presque uniquement des valvules du canal cystique, surtout de celles qui sont insérées au voisinage du promontoire et qui, opposées, presque circulaires, sont quelquefois impossibles à éviter, quelle que soit la forme donnée aux instruments ». A la vérité, la distension pathologique des voies biliaires efface les obstacles anatomiques de l'état normal ; mais la possibilité de buter encore contre une valvule sans pouvoir la doubler n'en persiste pas moins. Du reste, même à l'état pathologique, Hartmann [1] a montré comment les déformations vésiculo-cystiques, consécutives à la lithiase, pouvaient créer de nouveaux obstacles. Au nombre de ces déformations il faut citer les dilatations du canal cystique dans les parties contenant des calculs avec rétrécissements intermédiaires, et surtout la possibilité d'une distension plus ou moins considérable du bassinet de la vésicule au delà de l'abouchement du canal cystique. Il est donc bien certain qu'on doit, avec Hartmann et Terrier, poser en principe que,

[1] HARTMANN, *Quelques points de l'anatomie et de la chirurgie des voie iliaires*. Bull. Soc. anat., 31 juillet 1891.

dans le cathétérisme des voies biliaires, le fait de buter contre un obstacle en un point fixe ne permet pas de conclure toujours à l'existence d'une oblitération.

S'il est vrai que la constatation d'un obstacle fixe soit insuffisante « pour légitimer l'ablation d'une vésicule dont on regarde hypothétiquement le rôle physiologique comme supprimé », le cathétérisme explorateur n'en conserve pas moins sa haute valeur, soit en démontrant la perméabilité des canaux, soit en donnant à l'opérateur une sensation de frottement rugueux, qui ne laisse aucun doute sur la présence de productions calculeuses. Il est enfin d'autres circonstances dans lesquelles le cathétérisme peut éclairer le diagnostic d'une façon moins nette peut-être, mais cependant très satisfaisante encore ; je veux parler des cas où l'obstacle pathologique siège soit en dehors des voies biliaires, soit dans la paroi même du canal cholédo-cystique. Lorsque l'obstacle siège en dehors des voies biliaires, il s'agit d'un retrécissement par compression et celle-ci a pour agent habituel soit une bride péritonéale, soit une tumeur du voisinage (cancer ou tumeur de la tête du pancréas, tumeur du hile du foie, du duodénum, etc.). En pareille circonstance, la résistance spéciale éprouvée par la sonde pourra « laisser voir au chirurgien la cause exacte du rétrécissement, et surtout l'exploration directe avec le doigt permettra le plus souvent de reconnaître la tumeur (Terrier) ». Quand l'obstacle provient de la paroi même du canal cholédo-cystique, le cathétérisme peut encore donner des sensations qui laissent reconnaître l'existence d'un rétrécissement inflammatoire ou cicatriciel justiciable de la dilatation progressive.

La possibilité d'un diagnostic précis étant admise, étudions maintenant les ressources dont il nous est loisible d'user pour lever ou guérir l'obstacle en cas d'obstruction ou de rétrécissement du canal cholédo-cystique.

Parmi les manœuvres ou les opérations destinées à désobstruer le canal cholédo-cystique, il en est deux pour lesquelles on doit, me semble-t-il, se montrer très réservé, malgré les succès qu'elles ont pu donner : c'est la cholélithotripsie et surtout l'emploi de l'aiguille conseillée par Thornton. Si bien matelassés que soient les mors de la pince et si fine que soit l'aiguille, il est trop clair que ces deux manœuvres menacent trop directement l'intégrité des parois du cholédoque pour être conservées. Par contre, la cholélithotritie pratiquée dans la vésicule, au niveau de son col ou plus avant encore dans le canal cholédo-cystique, l'hépatotomie ou même la cholédochotomie rendront de précieux services. Les avantages de la cholélithotritie prudemment faite ne sont plus à démontrer. Il est aussi très légitime d'imiter la conduite de Thornton ou de Lawson Tait et de prolonger l'incision d'une cholécystotomie jusque dans l'épaisseur du foie, lorsque des calculs se sont enclavés dans le parenchyme hépatique. A son tour, la taille du cholédoque suivie de cholédochorrhaphie, quand elle est possible, paraît un moyen très rationnel d'extirper un calcul rebelle à la mobilisation, au broiement ou à la propulsion. Il s'agit là, sans doute, d'une opération très laborieuse par les difficultés de l'hémostase ou la profondeur du champ opératoire, et tout récemment Koerte vient d'insister encore sur les impossibilités opératoires qu'on peut rencontrer. Mais l'opération n'a pas moins donné d'excellents résultats dans les mains de

Thornton, de Küster, de Rehn, de Braun [1], de Hochenegg [2] et de Frank [3]. Il semble, en outre, que le pronostic opératoire immédiat soit assez favorable; car sur les 12 observations qui, je crois, forment le dossier actuel de l'opération, on trouve 1 seul cas de mort, celui de Kümmel. L'opération est, on le voit, très recommandable à la condition que le calcul soit nettement accessible. Notons qu'il est très loin d'en être ainsi, lorsque le calcul est enclavé au niveau même de l'embouchure intestinale du cholédoque; l'observation de Jalaguier [4] nous montre que l'exploration directe elle-même peut alors rester négative. Je crois cependant que Lawson Tait, dans un cas de ce genre, a pu lever l'obstacle par la taille du duodénum.

Le cathétérisme est un dernier moyen qui semble destiné à prendre une place importante dans le traitement des obstructions ou des rétrécissements du canal cholédo-cystique. Le cathéterisme peut, en effet, aider à la désobstruction des conduits biliaires, soit en mobilisant simplement les calculs et en favorisant ainsi leur progression ultérieure, soit en les refoulant d'emblée jusque dans l'intestin. J.-L. Petit avait déjà noté l'influence salutaire de la simple mobilisation et quelques observations récentes la mettent bien en lumière [5]. Quant au refoulement mécanique des calculs, il est facile à comprendre. On conçoit, en effet, que, lorsqu'un calcul « formé dans le canal hépatique ou surtout dans la vésicule biliaire aura émigré depuis peu de temps dans le canal cholédoque, le chirurgien pourra chasser, jusque dans l'intestin, le calcul obstructeur, après l'avoir ébranlé par le cathétérisme et tous les moyens annexes ». Comme les parois sont presque toujours malades, il va sans dire que toutes ces manœuvres devront être conduites avec une grande douceur.

Le rôle thérapeutique du cathétérisme des voies biliaires ne se borne pas là. Terrier et Dally observent avec raison que les rétrécissements inflammatoires et cicatriciels du canal cholédoque doivent être, au même titre que les rétrécissements de l'urèthre, justiciables, sinon de la dilatation permanente proposée par Fontan, au moins de la dilatation temporaire progressive. Témoin ce malade que Winiwarter [6] a guéri, en le cathétérisant tous les jours pendant trois semaines à travers une fistule biliaire. Certains faits [7] tendent même à prouver que le cathétérisme peut favoriser le rétablissement tout au moins temporaire du cours de la bile, quand l'obstruction du cholédoque est produite par une tumeur de voisinage.

III. Les conditions générales qui doivent guider nos déterminations opératoires étant définies, nous devons les appliquer à l'étude des cas particuliers. En examinant dans leur ensemble les états pathologiques justiciables d'une opération, nous voyons d'abord qu'ils se divisent en deux groupes, suivant que

(1) 20e Congrès de la chir. allem., *Deut. medic. Zeitung*, 1890, p. 360, n° 31.
(2) Hochenegg, Cité par Frank.
(3) Frank, Société impér. roy. des médecins de Vienne. Séance, 20 oct. 1891. *Mercredi méd.*, 1891, n° 47, p. 590.
(4) Jalaguier, *Bull. et mém. de la Soc. de chir.*, 1889, p. 214.
(5) Willet, *British medic. Journ.*, 13 nov. 1886, p. 903-905.
(6) Winiwarter, *Berl. klin. Wochenschr.*, 22 oct. 1888, n° 43, p. 877.
(7) Zagorski, *Loc. cit.*

l'intervention est ou n'est pas d'une urgence immédiate. Les cas dans lesquels la laparotomie s'impose à titre d'opération d'urgence correspondent aux péritonites par perforation ou rupture de la vésicule biliaire. Qu'il s'agisse d'une rupture par surdistension de la vésicule au cours d'une colique hépatique suraiguë ou d'une perforation ulcérative telle qu'on les observe, soit dans la cholécystite calculeuse, soit même au déclin de la fièvre typhoïde, la péritonite qui en résulte est de celles qui ne pardonnent pas et l'ouverture du ventre s'impose comme unique moyen de salut. Quant à la déchirure, les conditions essentiellement septiques qui ont entouré sa production montrent que la cholécystorrhapie avec réduction de la vésicule ainsi réparée serait dangereuse. Aussi Calot considère-t-il la cholécystectomie comme l'intervention de choix dans ces conditions. Je pense qu'il en est ainsi lorsque les parois vésiculaires sont profondément altérées. Mais lorsque la vésicule est peu malade, c'est être trop radical et le plus sage me paraît alors, comme le conseille Guillemain, de faire une cholécystostomie, quitte à intervenir plus tard d'une manière plus complète si la fistule persiste. Du reste, il est assez rare qu'on soit conduit à opérer dans les conditions précédentes ; presque toujours on se trouve en présence des autres états pathologiques dont j'ai donné l'énumération et la discussion des indications à remplir se présente sous un tout autre aspect.

D'une manière générale, on peut dire que notre intervention reconnaît quatre indications principales : la douleur, l'ictère, l'existence d'une tumeur de la vésicule et la persistance d'un état fistuleux. Ces quatre indications fondamentales sont associées d'une manière très variable, et comme toujours il est assez difficile d'établir une classification satisfaisante des cas particuliers. Je crois néanmoins qu'il est possible de diviser ici les malades en trois catégories principales : A. malades qui souffrent du foie sans avoir aucune tumeur appréciable à la palpation; B. malades chez lesquels notre intervention est commandée par l'existence d'une tumeur biliaire; C. malades atteints de fistule biliaire plus ou moins ancienne.

A. Les malades chez lesquels il n'y a pas de tumeur appréciable à la palpation réclament notre intervention dans deux conditions : tantôt ils accusent des symptômes hépatiques tels que la *douleur* ou l'*ictère*, sans qu'il soit possible de reconnaître cliniquement la cause du mal; tantôt ce sont des calculeux avérés dont la patience autant que la santé sont épuisées par des *coliques* répétées, violentes et rebelles à toutes les tentatives thérapeutiques.

Dans le premier cas, les lésions génératrices de l'état pathologique sont à coup sûr très variables, et les faits jusqu'ici connus ne permettent guère une réglementation précise de la conduite à suivre; mais il est en revanche prouvé que, par leur intensité, leur durée et leur résistance à la thérapeutique médicale, les symptômes *douleur hépatique* ou *ictère* deviennent parfois des indications fort nettes de laparotomie exploratrice. Il est en effet certain, comme le dit Terrier [1], que l'exploration du foie après incision sur la ligne médiane est « une chose possible, presque facile et d'une innocuité indiscutable dès qu'on utilise soit la méthode antiseptique, soit mieux la méthode mixte à la fois aseptique et antiseptique ». Pour ma part, je suis tellement

[1] TERRIER, *Bull. de l'Acad. de méd.*, 1891, p. 591.

convaincu de l'innocuité d'une laparotomie prudemment conduite, que dès 1889 j'en ai accepté les indications sur un malade qui m'avait été adressé par mon collègue Doléris, et qui n'avait d'autre symptôme au moment de notre examen qu'une *douleur très vive* et *nettement localisée* au bord du foie, dans la région de la vésicule. Le malade, âgé d'une quarantaine d'années et originaire des pays chauds, avait eu, à diverses reprises, des atteintes certaines d'hépatite tropicale, avec subictère et hypertrophie du foie. L'ictère s'était ensuite dissipé et le foie avait retrouvé ses dimensions normales; mais, par contre, la douleur fixe de la région vésiculaire avait conservé son intolérable acuité. Le malade en était insupporté, sa douleur poignante l'obsédait et le rendait impropre à tout; il était en outre aux prises avec des troubles dyspeptiques sérieux et peu à peu, ayant consulté tous les médecins en renom et positivement épuisé les ressources de la thérapeutique médicale, il en était arrivé à poser lui-même les indications d'une laparotomie exploratrice en réclamant d'urgence et sous peine de suicide une opération qui permît d'élucider la cause de ses souffrances. Soupçonnant l'existence possible de quelque foyer ancien de périhépatite, nous avons, Doléris et moi, accédé au désir du patient, et, le 29 mai 1889, j'ai pratiqué la laparotomie exploratrice avec l'assistance de MM. Doléris, Launois et Cabral. L'opération s'est effectuée sans incident, pour toute lésion nous avons constaté au niveau de la zone douloureuse un état congestif assez accusé du tissu hépatique. Le ventre a donc été refermé sans intervention complémentaire, et, fait intéressant, le malade a néanmoins trouvé le résultat qu'il cherchait. Il est guéri. Bien qu'il me soit impossible de définir le mécanisme de cette guérison du symptôme douleur par la simple ouverture du ventre, je tiens à faire observer qu'il ne s'agit point là d'une guérison par suggestion opératoire. Le malade n'avait pas seulement de l'obsession hépatique. L'état congestif indiscutable du foie au niveau de la zone douloureuse en témoigne. En tout cas, le fait montre bien l'innocuité et la valeur de la laparotomie exploratrice dans les cas de cet ordre.

Au nombre des circonstances capables de provoquer des phénomènes douloureux assez violents pour légitimer une laparotomie, voire même une cholécystectomie, faut-il compter les cas de « vésicules douloureuses et irritables » dont Thiriar [1] a parlé lors du Congrès français de chirurgie de 1889? Si la réalité de ces névralgies essentielles de la vésicule biliaire venait à se confirmer, il est probable qu'elles deviendraient justiciables de la cholécystectomie; mais pour l'instant la preuve n'est pas faite et l'indication opératoire formulée par Thiriar reste théorique.

Lorsque le symptôme douleur n'est pas seul en cause et que l'état pathologique est par exemple constitué par de l'*ictère* avec ou sans augmentation de volume du foie, sans qu'il y ait pour cela tumeur, l'indication de la laparotomie exploratrice devient plus nette encore. Le fait communiqué par Terrier [2] à l'Académie de médecine, dans la séance du 4 novembre 1890, est à cet égard particulièrement démonstratif. Chez un homme de trente-trois ans, atteint d'hypertrophie congestive du foie compliquée d'ictère et d'accidents

[1] THIRIAR, *Note sur la cholécystectomie. 3e Congrès français de chirurgie.* Séance du 13 mars 1888, p. 313.
[2] TERRIER, *Bull. de l'Acad. de méd.*, 1890, p. 591.

fébriles graves, l'incision exploratrice et l'établissement d'une fistule biliaire par cholécystostomie ont permis d'obtenir « la guérison rapide de tous les accidents ». Notons que chez ce malade il n'y avait ni tumeur, ni calcul, et pas d'autres lésions qu'une « hypertrophie considérable de l'organe due certainement en grande partie à l'arrêt de l'écoulement de la bile dans l'intestin ». Comment la guérison s'est-elle effectuée? Bien qu'il soit assez rationnel de penser « que le facile écoulement de la bile par la fistule a fait cesser soit l'inflammation, soit le spasme des voies d'excrétion de la bile et que celle-ci a pu passer dans l'intestin », il n'est pas moins assez difficile de se prononcer. Mais qu'importe? Le seul point important à retenir, c'est que Lawson Tait (1) a tort de considérer « la jaunisse intense et persistante » comme un symptôme « de nature à nous faire hésiter au sujet de l'intervention, même dans les cas où nous sommes presque certains qu'il y a des calculs dans la vésicule ». La doctrine rationnelle est au contraire en substance dans la conclusion formulée par Terrier, à savoir qu'en présence d'accidents de congestion hépatique compliquée d'ictère rebelle, on est « autorisé à pratiquer une laparotomie exploratrice et une fistule biliaire ».

Une observation plus récente de Routier (2) prouve même qu'en des circonstances analogues, la fistulisation opératoire n'est pas indispensable à la disparition des accidents. Le 30 octobre 1890, ce chirurgien a pratiqué la laparotomie exploratrice à une sous-surveillante de l'hôpital Laennec, qui était entrée dans son service pour « une attaque brusque de colique hépatique avec ictère devenu rapidement noir et décoloration des selles ». Chez cette malade, la vésicule n'était point distendue et la palpation réitérée du canal cholédocystique est restée négative. Ce massage des canaux biliaires a-t-il eu sa part dans la cure? Le fait est possible. Toujours est-il qu'après l'intervention « les vomissements ont cessé, l'ictère a pâli et la malade a complètement guéri, malgré une broncho-pneumonie intercurrente ».

Il me paraît inutile d'insister. Si peu nombreux que soient les faits précédents, ils n'en établissent pas moins les avantages de la laparotomie exploratrice dans les cas précités. Qu'il me soit enfin permis de faire observer ici que les deux opérations faites la première par moi, le 29 mai 1889, et la seconde par Terrier, le 5 juillet 1890, sont, en France, les deux premiers exemples d'une laparotomie exploratrice pratiquée de propos délibéré dans le seul but d'examiner le foie et de déterminer, si possible, la nature de ses lésions.

L'indication de la laparotomie et surtout de la cholécystectomie est-elle aussi nette chez les calculeux avérés qui, « sans tumeurs, ni fistules biliaires, souffrent à des intervalles très rapprochés de coliques hépatiques, et résistent à tous les moyens médicaux? » Langenbuch l'a pensé et quelques chirurgiens ont nettement formulé la réalité de l'indication. Thiriar (3) est du nombre. « L'ablation de la vésicule du foie, dit-il, est une opération peu dangereuse, qu'on est autorisé à pratiquer dans tous les cas de cholélithiase qui ont résisté au traitement médical. » Calot est plus affirmatif encore. Pour lui, la cholécystectomie est, à n'en pas douter, la cure radicale de la lithiase biliaire; on

(1) Lawson Tait, *Brit. med. Journ.*, 1886, t. II, p. 905.
(2) Routier, *Bull. Acad. de méd.*, 3 février 1890. Voy. *Mercredi médical*, 1891, n° 5, p. 53.
(3) Thiriar, *Bull. du Congrès français de chirurgie.* Séance du 10 avril 1885, p. 572.

doit la pratiquer dans l'intervalle de deux accès et l'opération reste indiquée alors même qu'on ne possède aucune certitude clinique sur la présence des calculs. Or, il paraît aujourd'hui démontré que cette manière d'envisager la question est excessive et très périlleuse. Que les coliques hépatiques graves, répétées et médicalement incurables, soient justiciables de la laparotomie exploratrice, alors que l'examen clinique ne révèle au moment de l'intervention ni tumeur, ni calcul, ni fistule, le fait n'est plus discutable. La pratique de plusieurs chirurgiens et notamment celle de Terrier en témoignent hautement. Quant aux indications de la cholécystectomie, elles sont en pareil cas beaucoup plus discutables, et je m'étonne que, pour défendre la supériorité de la cholécystectomie, certains auteurs et Calot [1] en particulier aient invoqué des cas analogues à celui de Parkes [2] ou de Hofmokl [3], qui ont vu l'un 5, et l'autre 24 calculs, passés d'abord inaperçus, s'éliminer à la suite d'une cholécystectomie. Ce sont, au contraire, les faits de cet ordre qui démontrent aussi bien la possibilité d'une récidive après ablation de la vésicule que les dangers de cette opération, lorsqu'un calcul méconnu vient dans les jours qui suivent obstruer le cholédoque. Plusieurs malades sont morts de cette façon. D'autres, comme l'un des opérés de Terrier [4], n'ont dû leur salut qu'à la production spontanée d'une fistule biliaire après l'intervention. Il y a donc lieu d'en revenir beaucoup sur les affirmations premières des partisans de la cholécystectomie. Il se peut que la cholécystectomie reste indiquée, lorsqu'on trouve chez les malades dont il est ici question une cholécystite calculeuse avec altération notable des parois. Mais, en règle générale, on doit admettre avec Terrier [5] que, « dans les cas de troubles hépatiques dus à la lithiase biliaire et à la production de calculs dans les canaux hépatiques, il vaut mieux pratiquer la cholécystotomie que la cholécystectomie ». Dans son excellente revue sur l'état actuel des indications de la cholécystectomie, A. Guillemain [6] arrive à la même conclusion en disant qu'à cette heure « la cure radicale des coliques hépatiques doit être abandonnée ».

Du reste, il va sans dire que les considérations précédentes s'appliquent uniquement aux calculeux dont le cholédoque est perméable. Dans le cas inverse, les indications sont, bien entendu, les mêmes pour les calculeux sans tumeur que pour les calculeux dont nous parlerons dans les deux paragraphes suivants et chez lesquels l'indication opératoire est constituée par une tumeur ou une fistule. Je crois donc inutile d'insister. Le seul point que je voulais mettre en lumière pour les malades de cette première catégorie, c'est l'utilité chez eux de la laparotomie exploratrice, suivie ou non d'intervention directe sur les voies biliaires.

B. Les malades chez lesquels l'intervention est commandée par la constatation d'une tumeur biliaire ne sont pas forcément des calculeux. La cholécystite, l'hydropisie, l'empyème ou la distension biliaire de leur vésicule

(1) Calot, *Loc. cit.*, p. 109.
(2) Parkes, *Americ. Journ. of med. science*, 1885, p. 95.
(3) Hofmokl, *Wien. med. Presse*, 1885, p. 1509.
(4) Terrier, *Bull. de l'Acad. de médecine*, 1891, p. 388.
(5) Terrier, *Bull. de l'Acad. de méd.*, 1891, p. 396.
(6) A. Guillemain, *Gaz. hebd. de méd. et de chir.*, 26 sep. 1891, p. 461.

peuvent être la conséquence de lésions pathologiques différentes et l'obstacle au cours de la bile peut relever par exemple d'un néoplasme, d'un rétrécissement ou d'une occlusion cicatricielle. Mais cette variété des lésions premières n'exige pas une étude spéciale à chacune d'elles. Au point de vue des indications opératoires, il y a tout avantage au contraire à les envisager dans leur ensemble et voici comment on doit se comporter.

Une première question à trancher ici est la suivante : En présence d'une tumeur biliaire faut-il oui ou non compléter son diagnostic et commencer son intervention par une ponction? Je parle ici de la seule ponction permise aujourd'hui, c'est-à-dire de la ponction aspiratrice pratiquée de la manière la plus aseptique avec l'appareil de Potain ou de Dieulafoy. Que la ponction soit à la rigueur permise lorsque la tumeur biliaire a contracté des adhérences importantes avec la paroi abdominale, soit; mais, lorsque ces adhérences font défaut, la situation est très différente. Outre que la ponction est le plus souvent incapable de fournir au diagnostic des documents significatifs, on peut dire qu'en maintes circonstances elle expose aux périls les plus sérieux, en ce sens qu'elle permet au liquide contenu dans la vésicule de suinter dans la cavité péritonéale. Or qu'il s'agisse de bile, de pus ou de mucus, les propriétés septiques du contenu d'une vésicule distendue ne sont plus à démontrer et par conséquent la conclusion s'impose. Toute opération bien réglée est moins grave qu'une ponction et celle-ci doit être proscrite.

Qu'il s'agisse d'une vésicule atteinte d'hydropisie, d'empyème ou de cholécystite calculeuse proprement dite, on procédera donc de la manière suivante. La laparotomie, l'exploration manuelle de l'appareil biliaire et l'incision de la vésicule seront faites tout d'abord. Puis, suivant les conseils formulés par Terrier et Dally, on doit aussitôt procéder au cathétérisme des voies biliaires. Dans la majorité des cas, celui-ci ne sera possible qu'après l'extraction souvent très laborieuse d'un ou plusieurs calculs. Mais peu importe que la tumeur biliaire se complique ou non de calcul, l'indication formelle du cathétérisme reste la même. Lui seul permet de reconnaître l'état de perméabilité, de rétrécissement ou d'occlusion des voies biliaires, et cet état variable des canaux sera le mobile principal de la détermination à prendre.

Si les voies biliaires sont libres, ou s'il est possible de les rendre telles, séance tenante, par l'extraction ou le refoulement de calculs encombrant le cholédoque, voire même par la cholédochotomie, l'indication sera fort nette. Exceptionnellement, si la perméabilité du conduit cholédocystique est avérée, si les parois vésiculaires sont absolument saines, on pourra, comme le conseille Terrier, imiter la conduite de Rose, de Krönlein ou de Roux [1] (de Lausanne) et terminer par une cholécystotomie idéale. Mais, d'une manière générale et pour peu que l'état des parois vésiculaires fasse craindre la rupture des points de suture, il sera prudent de faire cette opération en deux temps ou mieux encore de se contenter d'une cholécystostomie.

Si le cathétérisme et l'analyse des symptômes cliniques démontrent que les voies biliaires ne sont point libres, la conduite à suivre variera avec la nature

(1) Roux, Communic. à la Soc. vaudoise de médecine. *Revue médic. de la Suisse romande* du 20 oct. 1891, et *Médecine moderne*, janv. 1891, p. 25.

de l'obstacle, avec son degré et surtout avec son siège. Il importe aussi de distinguer les cas dans lesquels l'obstacle est permanent de ceux dans lesquels il peut être levé. En nous plaçant à ces divers points de vue, voici comment on doit juger la question :

La possibilité de guérir une obstruction des voies biliaires ne se rencontre guère que dans deux circonstances : obstruction par calcul ou parasite et rétrécissement inflammatoire ou cicatriciel des parois. En cas d'obstruction calculeuse, alors même que la perméabilité du conduit cholédocystique ne peut pas être rétablie séance tenante par extraction ou refoulement, nous savons, par des observations probantes, que le cathétérisme répété favorise d'une manière remarquable l'expulsion ultérieure des calculs obturateurs. Dans les cas de ce genre, la seule opération raisonnable est donc la cholécystostomie avec séances ultérieures de cathétérisme thérapeutique. Si l'obstacle est constitué par un rétrécissement inflammatoire ou cicatriciel les indications sont identiques. Il s'agit alors soit d'une hypertrophie inflammatoire de la muqueuse du canal biliaire avec accolement des surfaces hyperplasiées, consécutive à une angiocholite calculeuse ou non calculeuse, soit d'un rétrécissement cicatriciel provoqué par la réparation d'une ulcération comme celles qui succèdent au séjour trop prolongé des calculs. Ce dernier mécanisme peut même conduire à l'oblitération complète. Mais, suivant la remarque de Terrier, pareille obstruction « ne peut guère se réaliser que dans le canal cystique qui n'est pas intimement lié à l'excrétion de la bile. Dans le canal cholédoque, outre que le calcul n'aurait pas le temps de séjourner assez longtemps pour provoquer une ulcération circulaire de la muqueuse, la simple diminution de calibre du canal se révèlerait par des symptômes trop graves pour que l'oblitération complète puisse se faire. »

Quoiqu'il en soit, Terrier et Dally observent à juste titre que la thérapeutique de ces lésions « appartient au cathétérisme des voies biliaires ». Elles sont en effet justiciables de la dilatation temporaire progressive et par conséquent toutes les fois qu'on soupçonnera semblables lésions des parois du canal cholédocystique, la cholécystostomie sera la seule opération possible. Quant à la fistule, elle sera conservée jusqu'au rétablissement complet de la perméabilité des voies biliaires. Il se peut du reste qu'à ce moment elle guérisse spontanément. Il faudrait peut-être rapprocher des faits précédents les exemples de rétrécissement des voies biliaires par compression néoplasique dans lesquels il semble qu'un cathétérisme répété puisse rétablir pour un temps le cours de la bile. C'est ce qu'a fait Zagorski pour une obstruction du cholédoque par tumeur cancéreuse du pancréas. Mais l'évolution du néoplasme a bien vite annulé les bienfaits passagers du cathétérisme, et pareil résultat est évidemment certain dans les cas de ce genre. Aussi bien suffit-il de signaler cette indication exceptionnelle du cathétérisme thérapeutique.

La conduite à suivre étant ainsi déterminée, lorsque l'obstruction est curable, recherchons ce que deviennent les indications lorsque l'obstruction des voies biliaires échappe à notre action. Ici, quelle que soit la cause de l'obstruction, qu'il s'agisse d'une tumeur extérieure, d'un corps étranger intérieur ou d'un rétrécissement inflammatoire ou cicatriciel, c'est le siège de l'obstacle qui doit guider nos déterminations. Les considérations tirées de la nature de l'obstacle viennent ensuite. Trois cas peuvent donc se présenter suivant que l'obstacle au cathétérisme siège dans le canal cystique, dans le canal cholédoque ou dans les deux canaux simultanément.

L'oblitération du canal cystique s'observe dans l'hydropisie ou l'empyème de la vésicule et dans la cholécystite calculeuse. En cas d'hydropisie ou d'empyème, l'affection est, on peut le dire, la même. La première n'est, suivant la remarque de Périer (1), que le premier stade de la seconde, et sans doute elles sont toutes deux causées par le même microbe, le *bacterium coli commune*. Il est donc légitime de leur appliquer le même traitement, et, dans les deux cas, on fera la cholécystectomie, à cette double condition que l'impossibilité de rétablir la perméabilité du canal cystique sera positivement établie et que, de son côté, la perméabilité actuelle du cholédoque sera indiscutable. Le moindre doute sur ces deux points fera toujours préférer la cholécystostomie. Ces réflexions s'appliquent à l'hydropisie et à l'empyème qui ne reconnaissent point pour cause une obstruction calculeuse.

Lorsqu'on est en présence d'une cholécystite calculeuse proprement dite ou d'une dilatation plus ou moins considérable de la vésicule consécutive à une obstruction calculeuse, les indications sont différentes. Dans la cholécystite calculeuse, j'ai déjà dit comment la cholécystostomie devait être, d'une manière générale, toujours préférée à la cholécystectomie. Je n'y reviens que pour souligner une fois de plus ce précepte prudent. Mais il faut aussi reconnaître qu'il y a des exceptions. Ainsi, quand les parois vésiculaires sont très altérées et surtout quand l'oblitération du canal cystique paraît définitive, il faut, comme le prescrit Terrier, « supprimer la vésicule biliaire ». Formulée de la sorte, l'opportunité de l'intervention n'est pas douteuse; mais, en pratique, plus d'une circonstance peut encore donner prise au doute. C'est qu'en effet l'indication fondamentale de la cholécystectomie, à savoir la constatation de l'inutilité de la vésicule par obstruction définitive du cystique, n'est pas toujours facile à établir. Lorsque l'occlusion du cystique est causée par un calcul qu'il est impossible de mobiliser ou d'enlever, l'indication est nette, et, comme le dit Terrier (2), on est pour ainsi dire forcé de faire la cholécystectomie. Mais, lorsqu'après ablation d'un calcul auquel on attribuait l'occlusion du cystique, celui-ci reste néanmoins infranchissable au cathétérisme, il convient de se souvenir que l'impossibilité de passer une sonde n'est pas toujours un gage certain d'oblitération. C'est alors que l'état d'altération des parois vésiculaires, leur friabilité excessive ou leur transformation fibro-scléreuse (3) doivent être pris en très sérieuse considération, et ce sont eux qui indiquent la suppression de l'organe. Guillemain (4) a donc eu raison de conclure en disant que la véritable indication de la cholécystectomie dans la cholécystite calculeuse est constituée par « l'altération des parois avec obstacle au cathétérisme ».

Les règles qui précèdent concernent surtout les cas dans lesquels la distension de la vésicule n'est pas considérable. Quand celle-ci atteint des propor-

(1) PÉRIER, *Bull. de l'Acad. de méd.*, 10 oct. 1890.
(2) TERRIER, *Bull. de l'Acad. de méd.*, 1891, p. 831.
(3) HARTMANN et PILLIET, *Bull. de la Soc. anat.*, juillet 1891.
(4) GUILLEMAIN, *Loc. cit.*, p. 463.

tions plus grandes, Terrier [1] a montré que « le problème devient tout autre et sa solution différente ». « Ici, dit-il, il faut enlever la vésicule très distendue, la traitant comme on fait d'un kyste de la face inférieure du foie. » Si l'extirpation est impossible, on doit se contenter « de réséquer, autant que faire se peut, des parois de la vésicule distendue, en laissant ce qu'on ne peut enlever et en fixant les parois restantes aux lèvres de la plaie faite à la paroi abdominale antérieure ». Quant au calcul qui, dans la plupart des cas, obstrue le col de la vésicule ou le canal cystique, on doit l'enlever si possible. Sinon il reste en place, et, chose curieuse, l'observation de Terrier démontre qu'il n'en résulte pas toujours la formation d'une fistule persistante, ainsi qu'on pourrait le croire *a priori*.

Supposons maintenant que l'obstacle au cours de la bile siège dans le cholédoque et qu'il soit impossible de le faire disparaître. Le problème se trouve très simplifié, et, lorsque l'obstacle est constitué par un calcul, un rétrécissement ou une compression périphérique non cancéreuse telle qu'une sclérose de la tête du pancréas, ainsi que le fait s'est rencontré dans un cas observé par Hayem [2], l'opération de choix est certainement la cholécystentérostomie qui seule permet de « suppléer à l'insuffisance fonctionnelle du canal cholédoque en créant une fistule intestino ou mieux duodéno-vésiculaire » (Terrier et Dally). Au cas où l'altération des parois empêcherait de tenter cette opération, on conçoit bien que la seule ressource consisterait alors à créer « une fistule biliaire, pour empêcher la stase biliaire et la cholémie ». Quand l'oblitération du cholédoque est le résultat d'une affection cancéreuse, le seul but qu'on puisse raisonnablement poursuivre, c'est d'éviter la cholémie en attendant que les patients ne soient tués par l'évolution du néoplasme, ce qui ne tarde guère. Aussi bien doit-on, dans la majorité des cas, courir au plus pressé et donner la préférence à l'intervention la plus simple, c'est-à-dire à la cholécystostomie. Toutefois, certains faits, celui de Kappeler [3] par exemple, qui a vu son opéré survivre un an, semblent indiquer qu'on peut faire mieux en donnant, même au cancéreux, les avantages physiologiques réalisés par la cholécystentérostomie. On peut donc admettre cette indication à titre tout à fait exceptionnel.

La dernière éventualité qu'il me reste à envisager concerne les cas d'oblitération simultanée du canal cystique et du cholédoque. Ici, la situation est à coup sûr très grave, et les faits jusqu'ici publiés ne permettent guère de formuler des règles précises. Théoriquement, voici néanmoins comment on peut envisager la question : Les lésions créées par l'oblitération du cystique passent au second plan et, à moins qu'il existe une possibilité quelconque de rétablir la perméabilité du cystique et les fonctions de la vésicule, le chirurgien ne doit avoir qu'un but : tirer le meilleur parti possible de l'état du cholédoque. Or, il n'existe pour cela que deux opérations : la cholédochotomie ou la cholédochoentérostomie. La cholédochotomie ayant déjà fait ses preuves, il paraît rationnel de lui accorder la préférence, et nous savons qu'en permettant l'extraction des calculs elle peut donner un retour complet de la perméabilité du cholédoque.

(1) TERRIER, *Bull. de l'Acad. de méd.*, 1890, p. 831.
(2) HAYEM (cité par Terrier), *Revue de chirurgie*, 1889, p. 981.
(3) KAPPELER, *Correspondenzblatt für schweizer Aerzte*, 1887, n° 17, p. 513 et 1889, n° 4, p. 97.

Quant à la cholédocho-entérostomie pratiquée une seule fois par Sprengel [1], il est difficile de se prononcer à son endroit. Toutefois, le succès qu'elle a donné mérite attention, et, dans un cas d'obstruction définitive du cholédoque coïncidant avec des lésions telles de l'appareil vésiculo-cystique que son utilisation soit impossible par cholécystostomie ou cholécysto-entérostomie, l'opération de Sprengel paraît constituer une ressource précieuse, à la condition bien entendu qu'elle soit rendue possible par une dilatation suffisante du canal cholédoque en arrière de l'obstacle. Dans le cas de Sprengel, le cholédoque avait acquis des dimensions telles qu'il a été pris d'abord pour une anse intestinale.

C. Quand l'indication opératoire est créée par l'existence d'une fistule biliaire, consécutive soit à l'ouverture d'une péricholécystite suppurée, soit à l'absence de cicatrisation d'une cholécystotomie antérieure, le premier soin doit être de porter un diagnostic précis sur la nature de la fistule, et notamment sur l'état de perméabilité ou d'imperméabilité des canaux biliaires. Ici comme toujours, c'est en effet le seul moyen d'opter pour une intervention rationnelle, et les indications opératoires sont en somme les mêmes que dans les cas précédemment étudiés. La seule différence porte sur ce fait, qu'il faut porter son diagnostic sans le secours de la laparotomie et de la palpation directe, et sans autre guide que l'examen clinique et le cathétérisme des voies biliaires pratiqué par la fistule. Il va sans dire que lorsqu'il existe des calculs dans la vésicule, leur ablation prudente par morcellement, après dilatation ou débridement de l'orifice fistuleux, devra toujours précéder le cathétérisme.

« Si les voies biliaires sont libres et d'un diamètre suffisant, le chirurgien devra en profiter pour tenter l'occlusion de la fistule devenue inutile, car, à la rigueur, une nouvelle lésion de canalisation pourrait être favorisée par le ralentissement du courant de la bile à l'intérieur des canaux, ralentissement causé par la dérivation d'une partie du courant à travers la fistule. » Pour obtenir cette occlusion on a conseillé des opérations insuffisantes, comme la cautérisation, ou l'emploi des liquides irritants ou des interventions qui dépassent le but, comme la cholécystorrhaphie avec destruction préalable des adhérences pariétales et réduction consécutive de la suture. Le mieux, en pareille circonstance, est de poursuivre la guérison par avivement direct du trajet et suture.

Quant aux indications opératoires en cas d'obstruction des voies biliaires, elles varient surtout avec le siège de l'obstacle, et sont encore exactement semblables à celles qui se présentent en cas de tumeur biliaire. Il est toutefois bon d'observer que les altérations toujours accusées des parois vésiculaires prennent ici beaucoup d'importance. Si l'occlusion du canal cystique est complète, la vésicule n'est plus que le clapier générateur d'une fistule muco-purulente, et, comme l'ont démontré les deux succès opératoires de Michaux [2] et celui de Langenbuch [3], la cholécystectomie est l'opération de choix.

(1) Sprengel, Communication au 20e Congrès de la chirurgie allemande. *Centr. f. Chir.*, 1891, n° 26 (Suppl.), p. 122.
(2) Michaux, *Loc. cit.*
(3) Calot, *Loc. cit.*, p. 203.

En cas d'obstruction du cholédoque, l'intervention idéale serait la cholécystentérostomie, et Mayo Robson [1] l'a pratiquée avec succès dans un cas de ce genre par anastomose vésiculo-colique; mais par malheur les altérations habituelles de la vésicule fistuleuse seront le plus souvent un obstacle à cette manière de faire. C'est alors qu'il ne faudrait pas manquer de suivre les conseils de Terrier : « Conserver la fistule biliaire, précieuse soupape de sûreté contre la cholémie, ou bien tenter la cholédochotomie, réservant pour une date ultérieure l'occlusion de la fistule. » Il se pourrait aussi que le cathétérisme permette de déloger le calcul obturateur, comme J.-L. Petit paraît l'avoir fait dans un cas partout cité.

IV. Pour compléter cette étude de la chirurgie du foie et des voies biliaires, il serait, je crois, utile de donner ici une vue d'ensemble sur les indications particulières à chacune des opérations dont nous avons, chemin faisant, constaté l'opportunité. Mais il est clair que la réalisation complète de ce programme m'entraînerait trop loin. Laissant de côté les opérations qui se pratiquent sur le foie, je me contenterai donc de résumer les indications des opérations qui répondent à la chirurgie des voies biliaires proprement dite envisagée dans son ensemble, et non pas seulement dans le cas particulier de la lithiase biliaire.

D'après Delagenière [2], les indications formelles de la cholécystentérostomie sont : 1° tous les cas d'occlusion complète ou incomplète du canal cholédoque, ayant amené une dilatation de la vésicule, ou de la rétention biliaire ; 2° tous les cas d'hydropisie de la vésicule dus à l'occlusion du canal cystique, qu'on ait ou non reconnu la cause, car alors ce n'est plus une fistule biliaire externe qui est à craindre, mais une fistule donnant un écoulement muco-purulent ; 3° tous les cas de lithiase biliaire à calculs multiples, ou à calcul unique, enclavé définitivement dans le canal cystique ou dans le canal cholédoque, à la condition toutefois que les parois de la vésicule ne soient pas trop altérées ; 4° tous les cas de fistules biliaires externes persistantes. Dans ces cas, la cholécystentérostomie sera presque toujours secondaire à la cholécystotomie.

Il me semble que c'est aller un peu loin, et, sans partager du tout l'opinion de Forgue et Reclus [3] lorsqu'ils écrivent que la cholécystentérostomie « n'héritera que des insuccès de la cholécystotomie », je pense qu'il est cependant nécessaire de ne pas généraliser autant que Delagenière. En fait, la création d'une fistule cystico-intestinale ne me paraît avoir toute sa raison d'être qu'en deux circonstances : 1° impossibilité de laisser au cholédoque le soin de conduire la bile dans l'intestin ; 2° possibilité opératoire ou physiologique d'utiliser la vésicule pour le même usage. Cela étant, je crois qu'il faut retrancher de la liste dressée par Delagenière les cas visés par sa deuxième conclusion et ceux qui répondent à l'oblitération calculeuse complète du canal cystique, y compris les fistules muco-purulentes. Quelle que soit la cause de l'oblitération du canal cystique, dès l'instant qu'elle est complète, la vésicule fistuleuse ou non fistuleuse n'est plus qu'un organe inutile ou un clapier

(1) Mayo Robson, *British medic. Journ.*, 30 nov. 1889, p. 1218.
(2) Delagenière, *Loc. cit.*, p. 66.
(3) Forgue et Reclus, *Loc. cit.*, p. 703.

septique, et sa suppression s'impose toutes les fois qu'elle est chirurgicalement possible. La cholécystentérostomie ne me paraît donc l'opération de choix qu'en deux circonstances :

1° Dans tous les cas d'oblitération complète ou incomplète du cholédoque, lorsque la cause de l'obstruction (rétrécissement, calcul ou tumeur périphérique) n'est pas un rétrécissement dilatable, un calcul possible soit à mobiliser par cathétérisme, soit à enlever par cholédochotomie, ou bien un cancer trop avancé, pour qu'on soit tenté de faire autre chose qu'une cholécystostomie, et lorsqu'il est bien avéré que l'altération de la vésicule ou l'oblitération simultanée du cystique ne commandent pas soit une simple cholécystostomie, soit peut être une opération comme la cholédocho-entérostomie ;

2° Dans certains cas de fistules biliaires permanentes, lorsque l'occlusion du cholédoque se présente dans les conditions d'incurabilité précitées, et lorsque les changements de rapport de la vésicule ou l'altération de ses parois n'obligent pas à laisser les choses en l'état.

En ce qui concerne les indications de la cholécystectomie, les divergences sont assez nombreuses. Ainsi, pour Calot qui s'est fait le défenseur des idées de Langenbuch et d'Hirschberg, la cholécystectomie est l'opération de choix ou même de nécessité dans les cas suivants : *a*. Lésion traumatique. *b*. Hydropisie ou empyème. *c*. Tumeur organique. *d*. Fistules biliaires persistantes. *e*. Accidents de la cholélithiase. Comme seules contre-indications, Calot admet : 1° la trop grande étendue des adhérences rattachant la vésicule aux organes voisins ; 2° l'occlusion du cholédoque. D'autre part, quelques chirurgiens professent une opinion très différente. Forgue et Reclus [1] sont du nombre et, bien qu'il ne se dégage pas de leur réquisitoire contre la cholécystectomie une conclusion ferme, on y trouve cependant tous les éléments d'une condamnation sans appel. A tout prendre, il serait certainement plus prudent d'accepter les idées de Forgue et de Reclus que celle de Calot. C'est qu'en effet il ne suffit pas, pour laisser à l'opération ses avantages d'ailleurs indiscutables, de dire qu'elle est contre-indiquée lorsqu'il y a obstruction manifeste du canal chodéloque. Ce qu'il faut avoir bien présent à l'esprit, c'est que, chez les calculeux, la perméabilité des voies biliaires n'est souvent qu'apparente. Ce n'est pas seulement un calcul méconnu, qui peut obstruer le cholédoque après intervention et tuer le patient, qu'une cholécystostomie aurait sauvé. Il faut compter aussi avec les accidents sérieux qu'un simple spasme du cholédoque peut créer en survenant dans les mêmes conditions. On doit enfin reconnaître qu'en dehors des opérés, guéris par cholécystectomies de la manière la plus légitime, il en est beaucoup d'autres qui ont été cholécystectomisés, alors que leur vésicule peu altérée communiquait encore avec le cholédoque et ceux-ci auraient été guéris plus prudemment par la cholécystostomie. Je ne crains pas de revenir sur ces faits. Méconnaître leur importance considérable serait vouloir jeter bien vite la plus grande défaveur sur l'ablation de la vésicule, et ce serait grand dommage, car il s'agit là d'une opération des mieux réglées et capable de rendre, en certains cas, des services signalés. Tous nos efforts doivent donc désormais tendre

(1) Forgue et Reclus, *loc. cit.* p. 767.

à préciser les indications prudentes de cette opération, et voici, me semble-t-il, comment on doit les comprendre.

L'indication idéale de la cholécystectomie est constituée par la réunion de deux conditions fondamentales : la possibilité de laisser au cholédoque le soin de conduire la bile dans l'intestin et l'impossibilité d'utiliser l'appareil vésico-cystique d'une manière quelconque, soit qu'il y ait obstruction incurable du cystique, soit que la vésicule elle-même, de par ses altérations inflammatoires néoplasiques ou même traumatiques, constitue désormais un organe inutile ou dangereux. Ses contre-indications formelles sont à leur tour constituées soit par l'imperméabilité du cholédoque, soit par les doutes qu'on peut concevoir sur la réalité de sa perméabilité apparente, soit par l'existence d'une oblitération cystique de nature telle qu'on puisse tenter sa guérison, soit enfin par l'empêchement opératoire mécanique provenant des adhérences trop étendues de la vésicule malade. S'il est vrai, comme je le pense, que ces deux propositions doivent servir de base à notre jugement, il devient aisé de réduire à leur juste valeur les indications de la cholécystectomie dans tous les cas visés par la classification de Calot.

Dans les perforations traumatiques ou spontanées de la vésicule, la suppression de l'organe est la meilleure opération, à moins que la petite étendue de la plaie et l'absence de lésions septiques trop avancées ne permettent de tenter la conservation de la vésicule par une cholécystostomie provisoire ou une cholécystorrhaphie immédiate.

Dans les tumeurs organiques non compliquées d'obstacle ou même de gêne à la circulation cholédoque, la cholécystectomie est à coup sûr l'opération de choix. Dans les tumeurs liquides, hydropisie ou empyème, l'ablation de la vésicule est encore la meilleure opération à la triple condition que le cholédoque soit perméable, que l'occlusion incurable du cystique ou le degré des altérations vésiculaires empêchent toute tentative de conservation et que l'étendue des adhérences péri-vésiculaires ne rende pas l'extirpation trop dangereuse.

Dans les coliques hépatiques rebelles, les indications de la cholécystectomie sont exceptionnelles. L'opération doit être en effet réservée sous peine de gros déboires aux cas dans lesquels la cholécystite s'accompagne de lésions telles que l'oblitération calculeuse du cystique ou les altérations définitives de la vésicule s'opposent nettement à toute tentative de conservation. En d'autres termes, la cholécystectomie n'est plus ici qu'un expédient dont il faut user avec grande circonspection.

Dans les fistules biliaires, il faut enfin soigneusement distinguer les fistules muco-purulentes avec oblitération définitive du cystique et les fistules biliaires proprement dites. Les premières sont une indication formelle de cholécystectomie lorsque les adhérences ne viennent pas la contre-indiquer au bénéfice du débridement simple avec tamponnement; mais pour les secondes il faut être beaucoup plus prudent et la chirurgie doit obéir à toutes les indications créées par l'existence probable ou certaine d'un trouble dans le fonctionnement du cholédoque.

Les limites que l'analyse des faits oblige pour l'instant à apporter aux indications des deux opérations précédentes nous montrent l'importance de la part qui revient à la cholécystostomie, et je parle ici non point de la cholécystotomie idéale, voire même lorsqu'elle est rendue plus prudente par la modification opératoire de Langenbuch, mais de l'incision simple de la vésicule avec fistulisation consécutive. La cholécystotomie idéale présente en effet des dangers qui ne sont pas sans analogie avec ceux de la cholécystectomie. Je sais bien qu'elle ne mérite peut-être pas la prescription formelle dont quelques chirurgiens veulent la frapper. Les succès opératoires de Rose, de Roux (de Lausanne), etc., en témoignent; mais l'éclatement possible de la suture ne reste pas moins un péril avec lequel il faut toujours compter. Aussi bien la suture idéale doit-elle être réservée soit aux plaies accidentelles de minime importance, soit aux sections réglées de la cholécystotomie nécessitée par la distension d'une vésicule calculeuse lorsque ses parois sont encore saines, lorsqu'il est possible de l'évacuer complètement et lorsqu'on est certain de la perméabilité des voies biliaires, double condition qui reste en somme assez rare. On ne peut même pas dire que la cholécystotomie idéale doive remplacer, soit la cholécystostomie lorsque la vésicule est trop petite pour être suturée à la paroi, soit la cholécystectomie quand elle est empêchée par l'étendue des adhérences, attendu qu'en pareilles circonstances le plus sage est de se contenter d'une simple incision avec abandon de la vésicule, drainage et isolement convenable du foyer opératoire.

De tout ce qui précède, on peut conclure que les indications de la cholécystotomie proprement dite avec drainage simple du foyer ou cholécystostomie réglée se présentent dans des conditions très nombreuses. D'abord, l'incision simple doit être pratiquée dans tous les cas où les deux autres opérations, bien que théoriquement indiquées, rencontrent cependant les contre-indications opératoires sur lesquelles j'ai insisté, créées soit par les adhérences dans les cas justiciables de la cholécystectomie, soit par les altérations de la vésicule dans les cas favorables à la cholécystentérostomie. L'incision n'est alors qu'un expédient; soit. Mais c'est un expédient qui sauve les malades. Il en est de même chez les cancéreux, lorsque l'âge du néoplasme qui obstrue le cholédoque est tel qu'il soit inutile de pratiquer une opération complète comme la cholécystentérostomie et très suffisant de parer aux accidents de cholémie par une incision simple et rapide. En outre, exception faite des rares indications de la cholécystotomie idéale, il est bien clair que la cholécystostomie est à son tour l'opération de choix, toutes les fois que l'affection de la vésicule s'accompagne soit de perméabilité du canal cholécystique, soit d'une occlusion complète ou incomplète de ce même canal dont on puisse tenter la guérison par le cathétérisme. Terrier a donc bien exprimé l'indication vraie et prudente dans presque tous les cas de lithiase biliaire en mettant la cholécystotomie au premier rang des interventions rationnelles quand elle est possible.

Quant à la cholédochotomie, et surtout à la cholédocho-entérostomie, ces deux opérations sont nées depuis trop peu de temps pour qu'il soit possible de les juger. La cholédochotomie a toutefois fait ses preuves, et, malgré ses difficultés, on doit commencer à reconnaître la réalité de ses indications en cas d'obstruction calculeuse du cholédoque. Le succès de Sprengel montre à

(1) Roux, *Loc. cit.*

son tour qu'en présence d'une occlusion incurable du cholédoque et du cystique on pourrait tirer parti de la cholédocho-entérostomie; mais il est clair que ce fait unique ne permet pas d'autre conclusion. Du reste, dans les cas de ce genre, il faut bien reconnaître, avec Terrier, que presque toujours la gravité des lésions et la rapidité de l'intoxication cholémique rendraient toute intervention inutile ou singulièrement difficile.

BASSIN

Par le Dr CHARLES WALTHER

CHIRURGIEN DES HÔPITAUX

CHAPITRE PREMIER

TRAUMATISMES

I

CONTUSIONS

Les contusions du bassin ne présentent rien de spécial à la région. Elles peuvent être limitées aux parties molles qui enveloppent la ceinture osseuse pelvienne; elles accompagnent presque constamment à un degré plus ou moins accentué les diverses variétés de fractures du bassin, et ne sont dans ce cas qu'un accident accessoire, en général de peu d'importance, à moins que l'épanchement sanguin ne soit trop abondant.

Les contusions bornées aux parties molles succèdent à des coups directement portés sur le bassin, à des chutes d'un lieu élevé, au passage d'une roue de voiture, etc. Les lésions consistent en épanchements sanguins plus ou moins volumineux, *superficiels* dans le tissu cellulaire sous-cutané, ou *profonds* au-dessous de l'aponévrose fessière; les épanchements profonds peuvent infiltrer le muscle grand fessier ou se former au-dessous de lui.

L'ecchymose des contusions superficielles apparaît rapidement et au siège même du foyer traumatique; celle des épanchements profonds ne se montre qu'au bout de quelque temps et révèle à une certaine distance du point contus l'infiltration progressive du sang dans les régions voisines.

A côté des épanchements sanguins, il convient de signaler les épanchements traumatiques de sérosité, facilement produits par le glissement des téguments sur le plan aponévrotique résistant qui descend de la crête iliaque sur la fesse et la cuisse.

Ces épanchements séreux ou sanguins ne présentent en cette région rien de spécial dans leurs symptômes ou dans leur évolution.

Le seul caractère clinique sur lequel il soit nécessaire d'attirer l'attention est la rétention d'urine réflexe qui peut succéder à tous les traumatismes du bassin ou de la hanche; il faut donc toujours songer à cette complication en présence d'une contusion du bassin si légère qu'elle soit. La rétention est du reste le plus souvent passagère et cède après quelques cathétérismes.

Le diagnostic des épanchements superficiels de sang ou de sérosité ne présente aucune difficulté. Lorsque la contusion est profonde, il sera souvent difficile de savoir si elle est limitée aux parties molles ou s'il n'y a pas en même temps une fracture limitée; souvent, en pareil cas, le diagnostic ne peut être établi qu'au bout d'un certain temps, lorsque l'épanchement sanguin commence à se résorber et qu'une douleur limitée et persistante, caractéristique d'une fracture, succède à la douleur plus diffuse et passagère de la contusion. La tumeur dure formée par les vieux hématomes profonds est souvent d'un diagnostic très difficile; elle peut être confondue avec un sarcome, un fibrome, etc.; la notion du traumatisme antérieur a une grande valeur séméiologique.

Le pronostic est en général bénin. Il faut savoir cependant qu'un repos assez long peut être nécessaire; il reste souvent une douleur ou une gêne dans la marche et même dans la station debout qui peuvent durer un certain temps.

La terminaison habituelle est la résolution. Rarement ces épanchements peuvent suppurer, soit à la suite des ponctions septiques, soit spontanément, ce qui est exceptionnel. L'ouverture antiseptique du foyer assurera la guérison.

II

PLAIES

La pénétration du corps vulnérant dans l'intérieur de l'enceinte osseuse du bassin imprime aux lésions un caractère de gravité particulier, expose à la blessure des viscères pelviens et crée par conséquent des conditions spéciales qui suffisent à légitimer la division des plaies du bassin en *pénétrantes* et en *non pénétrantes*.

A. — PLAIES NON PÉNÉTRANTES

Ces plaies peuvent n'intéresser que les parties molles ou bien atteindre les os; dans le premier cas, la blessure d'artères volumineuses, telles que la fessière ou l'ischiatique, des gros nerfs, du sciatique, sont les seuls accidents qui méritent d'être mentionnés d'une façon spéciale; les autres complications sont communes aux plaies des autres régions et tiennent presque toutes à l'infection du foyer traumatique; il convient cependant de signaler les plaies de la fesse avec large perte de substance, entraînant une cicatrice plus ou moins difforme ou vicieuse qui gêne les mouvements de la hanche.

C'est dans les plaies par armes à feu surtout que les os sont atteints. Le projectile peut frapper l'os plus ou moins obliquement et s'arrêter à sa surface ou bien se réfléchir et continuer son trajet pour se perdre dans les parties molles ou sortir plus ou moins loin; dans d'autres cas, il pénètre dans l'épaisseur de l'os et y reste enclavé. Les fractures produites par ces projectiles sont, en général, étoilées, s'accompagnent de fissures plus ou moins étendues qui parfois détachent entièrement tout un fragment volumineux, la crête iliaque, le coccyx, l'ischion, etc. (Duplay).

L'infection du foyer de fracture par la balle elle-même, ou par les corps étrangers qu'elle a entraînés, morceaux de drap, etc., provoque fréquemment tous les accidents des fractures compliquées infectées, ostéo-myélite, nécrose des fragments, suppuration plus ou moins étendue des parties molles autour du foyer de fracture, etc.

B. — PLAIES PÉNÉTRANTES

Elles sont *simples* ou *compliquées* suivant que l'instrument vulnérant a respecté ou intéressé les organes contenus dans la cavité pelvienne (Duplay).

Des instruments piquants, une baïonnette, une tige de fer, peuvent pénétrer dans la cavité pelvienne en traversant le périnée, en passant par le trou obturateur ou par l'échancrure sciatique. Mais, le plus souvent, les plaies pénétrantes sont produites par des projectiles de guerre qui atteignent la cavité pelvienne après avoir traversé l'os iliaque ou le sacrum, ou bien en passant aussi par l'échancrure sciatique.

Les plaies simples doivent seules nous occuper ici. Les plaies compliquées de blessure des organes pelviens doivent leurs caractères particuliers, soit à la lésion du péritoine, soit à la lésion de la vessie ou du rectum, et sont décrites dans les chapitres consacrés aux affections de ces organes. Les projectiles font parfois un assez long trajet dans le bassin sans blesser ni le péritoine, ni les viscères pelviens. Duplay ([1]) rapporte une observation curieuse tirée de l'*histoire chirurgicale de la guerre d'Amérique :* une balle, entrée par le trou obturateur, était sortie par l'échancrure sciatique en brisant seulement l'épine sciatique et en coupant l'artère hémorrhoïdale inférieure ; des hémorrhagies secondaires entraînèrent la mort.

D'ordinaire les désordres sont plus étendus ; des fractures multiples, esquilleuses, des épanchements de sang plus ou moins volumineux, le sphacèle du tissu cellullaire intra-pelvien, offrent un foyer tout préparé à l'infection. Les corps étrangers, balles, éclats d'obus, morceaux de vêtements plus ou moins profondément logés dans la cavité du bassin peuvent entretenir une suppuration prolongée. S'ils ne sont pas extraits, ils s'éliminent parfois spontanément par les trajets suppurants ; plus rarement ils s'enkystent dans le tissu cellulaire. Ils peuvent enfin pénétrer dans un des viscères pelviens après avoir lentement ulcéré ses parois.

Complications. — 1° *Blessure des artères* ([2]). — Les hémorrhagies dues à

([1]) Follin et Duplay, *Pathologie externe*, t. VI, p. 341.

([2]) Bouisson, *Mémoire sur les lésions des artères fessières et ischiatiques et sur les opérations qui leur conviennent. Gaz. méd.*, 1845, et *Tribut à la chirurgie*, 1858, t. I, p. 317. — Champenois, *Urgence et sécurité pour la ligature de l'artère fessière dans les cas d'hémorrhagies traumatiques de ce vaisseau. Recueil de mém. de méd. et de chir. milit.*, 3e série, t. XXVI, 1871, p. 24. — Fischer, *Blessures et anévrysmes de la fessière et de l'ischiatique. Arch. für klin. Chir.*, 1869, XI. — Farabeuf, Art. Fessière, *Dict. encycl. des sciences méd.* 4e série, t. I, p. 763.

la blessure des grosses artères du bassin sont le plus souvent primitives. Cependant, dans les plaies par armes à feu, l'écoulement sanguin peut manquer au début ou être peu abondant, et une hémorrhagie secondaire plus ou moins grave se montre au bout de quelques jours, lorsque se détachent les escarres dans le foyer le plus souvent infecté.

Les blessures des *artères iliaques externe* ou *interne* entraînent d'ordinaire la mort en quelques minutes; si pourtant la plaie est étroite, le sang s'infiltre dans le tissu cellulaire, forme un anévrysme diffus et une intervention rapide peut sauver le blessé. La ligature de l'artère au-dessus et au-dessous de la plaie, qui s'impose en pareil cas, peut être d'une exécution très difficile par suite de cette infiltration sanguine. La compression de l'aorte abdominale serait d'un grand secours, non seulement comme premier moyen d'hémostase au moment même de l'accident, mais encore pendant tout le temps qu'exigent la recherche et la ligature des deux bouts de l'artère blessée.

Les plaies de la partie postérieure du bassin, les plaies de la fesse, sont toujours accompagnées d'un écoulement sanguin assez considérable dû à l'abondance et au volume des vaisseaux qui se distribuent aux muscles de la région. La *blessure* du tronc même de l'*artère fessière*, de l'*ischiatique*, de la *honteuse interne* ou de la *circonflexe postérieure*, donne lieu à des hémorrhagies de la plus grande gravité.

Si dans une plaie par instrument tranchant, largement ouverte, il est relativement facile en écartant les deux lèvres et en enlevant les caillots, de reconnaître exactement le siège de l'hémorrhagie, il n'en est pas de même à la suite de la pénétration d'un corps pointu, à la suite d'un coup de feu. C'est alors le siège de la plaie superficielle, la direction du trajet qui pourront renseigner sur la situation probable de l'artère blessée.

Si la plaie est très petite, l'écoulement de sang au dehors est peu abondant, mais on voit se développer un épanchement sanguin profond qui offre d'ordinaire tous les signes de l'anévrysme diffus traumatique.

Les artères profondes peuvent aussi être déchirées par un fragment osseux dans les fractures du bassin. On comprend facilement la blessure de la fessière dans une fracture aboutissant au sommet de la grande échancrure sciatique, la blessure de l'ischiatique ou de la honteuse interne dans une fracture de l'épine sciatique ou de l'ischion.

Je rapproche ces lésions des plaies proprement dites, résultant de la pénétration d'un corps vulnérant, car elles ont les mêmes signes cliniques et entraînent les mêmes indications thérapeutiques.

Le diagnostic de ces anévrysmes diffus profonds, bridés par toute l'épaisseur de la fesse est parfois très difficile; les signes ordinaires peuvent manquer et l'on peut être, en l'absence de souffle et de battements, conduit à croire à la formation d'un abcès, à la suppuration d'un simple hématome, alors qu'il existe réellement une plaie ou une rupture d'une artère volumineuse. Il en était ainsi dans un cas de déchirure de l'ischiatique par fracture de l'épine sciatique, traité avec succès par Tillaux (1).

(1) Je rapporte ici en entier cette remarquable observation, car elle montre bien la marche insidieuse des accidents et la conduite à tenir en pareil cas.

« Un jeune homme, âgé de vingt ans, tomba du quatrième étage et fut amené à Beaujon,

Le **traitement** des plaies artérielles de la fesse consiste essentiellement dans la ligature du vaisseau blessé. La multiplicité et le volume des anastomoses rendent souvent nécessaire la ligature des deux bouts dans les plaies de l'ischiatique, de la circonflexe postérieure ou de la honteuse interne.

Dans le cas de plaie large, béante, l'hémorrhagie est très abondante, parfois foudroyante, et si la compression directe n'est pas faite immédiatement, le blessé succombe en quelques instants, à moins qu'une syncope n'assure pour un moment l'hémostase. Il faut alors, aussi rapidement que possible, pratiquer la ligature, en agrandissant au besoin la plaie pour rechercher plus facilement la source de l'hémorrhagie. La profondeur de l'artère peut rendre toute ligature impossible; on doit alors laisser à demeure la pince à forcipressure qui a arrêté l'hémorrhagie. Si le vaisseau est sectionné dans l'intérieur même du bassin et qu'il soit impossible de l'atteindre avec les pinces, la ligature de l'artère hypogastrique s'impose.

Lorsque la plaie est étroite et l'hémorrhagie abondante, il faut encore agir de la même façon et débrider largement pour aller à la recherche de l'artère blessée. La compression, en effet, ne donne, en pareil cas, qu'une sécurité illusoire; si elle parvient à arrêter l'hémorrhagie extérieure, c'est au prix de la formation d'un énorme anévrysme diffus.

S'il n'y a pas d'hémorrhagie extérieure et qu'on constate les signes d'un anévrysme diffus, l'indication est encore la même: large ouverture du foyer et ligature du vaisseau blessé (voy. *Anévrysmes fessiers*).

Enfin l'hémorrhagie extérieure peut avoir été très abondante et s'être arrêtée spontanément, par syncope, par exemple; de plus, il n'existe pas de signes d'anévrysme diffus. Alors on peut attendre, après avoir soigneusement aseptisé

le 8 août 1878. Je ne constatai que l'existence d'une fracture de la cuisse gauche à la partie moyenne avec une plaie correspondant à la fracture, mais sans communication avec le foyer. Un appareil fut appliqué, et pendant quinze jours le malade n'éprouva que peu de souffrances. A partir de ce moment, il accusa une douleur vive vers la fesse gauche. La douleur augmenta rapidement et prit une intensité extrême, au point d'enlever tout repos au malade. En même temps apparut du gonflement à la région trochantérienne. La tuméfaction s'accrut peu à peu, et je constatai bientôt une vaste tumeur occupant toute la fesse gauche, donnant la sensation d'une fluctuation profonde. La peau présentait une teinte rouge très prononcée. Aucun symptôme ne pouvait faire penser à un anévrysme diffus et je n'y songeai même pas. Croyant avoir affaire à un vaste abcès sous-fessier occasionné par la plaie de la cuisse, j'endormis le malade le 22 septembre et pratiquai couche par couche une incision verticale derrière et au-dessus du grand trochanter. Je m'aperçus seulement alors de mon erreur en tombant dans une poche remplie de caillots mous et noirâtres. Du milieu de l'incision verticale j'en fis aussitôt partir une seconde que je dirigeai horizontalement jusqu'au sacrum en intéressant l'épaisseur et la largeur totales du muscle grand fessier. Cette vaste région était décollée et remplie de caillots. J'enlevai ceux-ci rapidement avec la main et parvins sur l'échancrure sciatique après avoir déblayé la poche. Un jet de sang rutilant s'échappa de l'ischiatique au niveau du bord inférieur de l'échancrure au-dessous du muscle pyramidal. Je saisis l'artère avec une pince, mais elle était si profonde que par trois fois j'échouai dans la tentative d'y mettre un fil. Elle était d'autre part trop peu isolée pour que j'osasse risquer la torsion; je me décidai donc à la forcipressure et laissai à demeure une pince hémostatique. Il existait une fracture de l'épine sciatique et l'artère avait été déchirée par une esquille dont je sentis la pointe avec le doigt. Je remplis la poche de bourdonnets de charpie imbibée d'une forte solution phéniquée et réunis l'incision horizontale par des points de suture, après avoir mis un gros drain sortant par ses deux extrémités. La pince fut retirée après quarante-huit heures. La guérison s'est effectuée lentement, mais aujourd'hui elle est complète. (Tillaux, *Traité d'anatomie*, 6e édit., 1890, p. 969.)

la plaie extérieure et appliqué un pansement antiseptique avec une compression régulière. Mais le blessé doit être rigoureusement et constamment surveillé et le retour d'une seule hémorrhagie ou l'élévation de la température oblige à l'intervention immédiate; l'infection du foyer entraîne presque fatalement, en effet, des hémorrhagies secondaires et la septicémie.

L'antisepsie et les procédés d'hémostase que nous possédons aujourd'hui semblent devoir atténuer le sombre pronostic attribué par les auteurs classiques aux plaies des artères profondes de la fesse.

2° *Blessures des nerfs.* — Les diverses branches du plexus lombaire, celles du plexus sacré peuvent être blessées dans les plaies du bassin. Ces lésions entraînent des troubles de la sensibilité et de la motilité qui ne présentent ici rien de spécial. Si un gros nerf était divisé dans son trajet extra-pelvien, en un point par conséquent accessible, on devrait pratiquer la suture des deux bouts.

3° *Corps étrangers.* — Les corps étrangers situés, soit dans les parties molles péripelviennes, soit dans l'épaisseur même des portions spongieuses des os, soit dans la cavité du bassin, provoquent d'ordinaire des accidents qui réclament une intervention. La recherche et l'extraction de ces corps étrangers peuvent présenter de grandes difficultés, même lorsqu'ils occupent les parties molles extérieures (Duplay). Lorsqu'ils sont implantés dans les os, c'est par la trépanation qu'on peut arriver à les désenclaver. Souvent il est impossible de reconnaître leur existence lorsqu'ils ont pénétré dans le bassin; ils déterminent des suppurations prolongées, intarissables, qui peuvent nécessiter de larges et multiples débridements et la trépanation du bassin; malgré tout, il est souvent très difficile de désinfecter complètement ces foyers profonds intra-pelviens.

Aussi les accidents septiques sont-ils, avec les hémorrhagies, le principal danger. Dans la statistique chirurgicale de la guerre d'Amérique, c'est à ces complications (infiltration du pus, ostéite avec gangrène des parties molles, septicémie, etc.), ainsi qu'aux blessures moins fréquentes de la vessie et du rectum, qu'est attribuée la gravité des plaies du bassin.

Dans le même travail, la comparaison faite entre les plaies de l'abdomen et les plaies du bassin montre que pour les premières la mortalité brute est de 75 pour 100; dans les secondes, de 25 pour 100. Sur 800 coups de feu des os iliaques, compliqués ou non, plus de 600 ont guéri.

III

FRACTURES DU BASSIN

Les fractures du bassin sont d'ordinaire produites par un traumatisme très violent, chute d'un lieu élevé, écrasement par un corps pesant, passage d'une roue de voiture, etc. Elles se compliquent souvent de lésions graves des viscères contenus dans la cavité pelvienne.

Ces fractures ne sont pas fréquentes; Malgaigne n'en a relevé que 10 cas à l'Hôtel-Dieu dans un espace de onze années.

Le mécanisme et les formes anatomiques sont très variables, souvent fort complexes. Malgaigne, pour en faciliter l'étude, a établi une division adoptée depuis par tous les auteurs, en : fractures *isolées*, propres à chacune des pièces qui constituent le bassin, et fractures *multiples*, affectant le bassin tout entier.

Nous étudierons ici d'abord les fractures isolées du *sacrum*, du *coccyx*, de l'*ilion*, de l'*ischion*, puis les fractures du *pubis* et les *fractures multiples du bassin*.

Du Verney, Traité des maladies des os. Paris, 1761, t. I, p. 279. — Maret, Observations sur les fractures des os du bassin. *Mém. de l'Acad. de Dijon*, 1774, t. II, p. 85. — A. Cooper, Œuvres chirurgicales. Traduct. Chassaignac et Richelot, 1835, p. 105. — Malgaigne, Traité des fractures et des luxations, 1847; t. I, p. 634. — Voillemier, *Clinique chirurgicale*, 1862, p. 80. — Rose, Diagnostic des fractures du bassin. *Annalen des Charite Krankenh.*, 1865, t. XIII, f. 2, p. 20. — Streubel, Pronostic des fractures du bassin. *Schmidt's Jahrb.*, 1865, t. CXXVIII, p. 315. — Courty, art. Bassin du *Dict. encycl. des sc. méd.*, 1re série, t. VIII, p. 528, 1868. — Follin et Duplay, *Pathol. externe*, t. II, p. 883, 1874. — Gosselin, *Clinique chirurgicale*, 1879, t. I, p. 462. — Hermann Lossen, Blessures du membre inférieur. *Deutsche Chirurgie*, 1880, fasc. 65, p. 1. — Schwartz, art. Pubis du *Dict. de méd. et de chir. prat.*, t. XXX, p. 72, 1881. — Féré, Fracture du bassin. *Bull. de la Soc. anat.*, 1876, p. 125. — Fractures expérimentales par chute sur le siège. *Ibid.*, 1877, p. 430. — Étude expérimentale et clinique sur quelques fractures du bassin. *Progrès médical*, 1880, p. 565. — Hamilton, Traité des fractures et des luxations. Trad. Poinsot, 1884, p. 421. — Hoffa, Traité des fractures et des luxations. Würzburg, 1891, p. 419.

I. — FRACTURES ISOLÉES DES OS DU BASSIN

1. — FRACTURES DU SACRUM

Les fractures isolées du sacrum sont très rares (Malgaigne n'en a rencontré qu'une seule sur les 2 358 blessés de la statistique de l'Hôtel-Dieu).

Elles succèdent presque toujours à une chute sur le siège ou à un coup porté directement sur le sacrum. Dans la chute, « tantôt l'os porte en plein contre le sol ou le corps résistant, tantôt il est atteint de côté seulement, et de là des différences assez notables dans les symptômes » (Malgaigne).

Le trait de fracture est transversal; il siège au-dessous de la symphyse sacro-iliaque et passe à une hauteur variable, au niveau du second, du troisième, du quatrième trou sacré ou même tout près du coccyx; la hauteur de la fracture dépend de l'inclinaison du bassin au moment de la chute et du point sur lequel a porté le choc.

Dans les fractures par choc latéral, dont Malgaigne rapporte deux exemples, le trait de fracture peut être oblique et se compliquer de deux fractures transversales incomplètes. Le fragment détaché par cette fracture oblique est alors déjeté de côté.

Le *déplacement* constant, mais plus ou moins accentué, consiste dans un mouvement de bascule du fragment inférieur dont le sommet, l'extrémité coccygienne, est porté en avant, tandis que la base reste en contact avec le fragment supérieur; le déplacement peut être tel que, dans certains cas, les deux fragments soient coudés à angle droit (Sandifort).

Une contusion assez violente de la région sacrée, une douleur ordinairement intense, exaspérée par la pression, par les mouvements, par la station debout, les secousses de toux, les efforts de défécation, etc., tels sont les premiers, et quelquefois les seuls *symptômes* de la fracture. Lorsque le déplacement est peu accentué en effet, il peut être difficile à apprécier par le toucher rectal qui ne révélerait alors qu'une douleur vive à la pression sur la ligne de fracture; d'ordinaire il est facile de constater le déplacement qui est appréciable à l'extérieur par l'angle saillant des deux fragments et surtout par le toucher rectal. Le doigt introduit dans le rectum peut facilement ramener le coccyx en arrière, réduire la fracture, avec une crépitation plus ou moins distincte, mais le plus souvent la réduction ne se maintient pas; le fragment inférieur bascule de nouveau en avant.

Le coccyx peut être déplacé au point d'obstruer l'anus; dans un cas de Bermond, cité par Malgaigne, l'introduction du doigt ne fut possible qu'après avoir glissé dans le rectum une sonde de femme.

Le *diagnostic* est d'ordinaire facile; « mais la rareté excessive de cette fracture devient une cause active d'erreur, en détournant ailleurs l'attention du chirurgien » (Malgaigne), d'où la nécessité de ne jamais négliger l'exploration rectale dans tous les cas de traumatisme ayant porté sur le bassin.

Le *traitement* consiste à réduire le fragment, ce qui est facile, et à le maintenir réduit, ce qui est souvent très difficile. Si le déplacement est peu accentué, on peut abandonner le fragment à lui-même, la faible projection en avant du coccyx ne gênant pas la défécation. Si, au contraire, la saillie du coccyx est assez forte pour devenir gênante, on devra assurer la réduction par le tamponnement du rectum ou mieux par l'introduction d'une canule garnie d'une chemise pour faire le tamponnement, comme l'a imaginé Bermond qui a obtenu par ce procédé un excellent résultat. L'application de la canule permet l'émission des gaz qu'empêche le tamponnement simple ou l'introduction d'un cylindre non perforé.

Dans les fractures multiples du bassin résultant de violents traumatismes, le sacrum peut être divisé par plusieurs traits de fracture plus ou moins réguliers et n'offrant aucun intérêt clinique.

Dans les fractures verticales du bassin, il existe assez souvent soit une fracture verticale du sacrum, soit un écrasement de l'aile de cet os. Mais la description de ces lésions ne saurait être séparée de l'étude des fractures verticales du bassin.

II. — FRACTURES DU COCCYX

Absolument exceptionnelles, ces fractures, qui peuvent succéder à une chute sur les fesses, à un coup de pied (Cloquet), se révèlent par les mêmes signes que les fractures du sacrum. On ne les rencontre que chez des sujets âgés après ossification des articulations sacro-coccygienne et coccygiennes.

Elles peuvent être le point de départ d'accidents douloureux persistants, d'une véritable *coccygodynie;* Hamilton en rapporte un cas dû à Mursick [1].

[1] G. A. Mursick, *Am. Journ. of med. sciences*, janvier 1876, p. 122.

III. — FRACTURES DE L'AILE ILIAQUE

Fracture de la crête iliaque (Malgaigne). *Fractures en travers de l'os des îles* (Du Verney).

Elles paraissent être les plus fréquentes des fractures des os du bassin. Malgaigne et Hamilton en rapportent un nombre considérable. Sur 8 fractures du bassin trouvées sur des sujets de l'école pratique de la Faculté, 7 étaient des fractures de l'aile iliaque [1].

Ces fractures peuvent se présenter sous deux formes anatomiques : 1° un choc violent, bien limité dans son point d'application, peut détacher un fragment généralement assez peu étendu de la *crête iliaque*. La fracture occupe tantôt la partie moyenne de la crête iliaque, tantôt l'épine iliaque antérieure et supérieure; Hamilton rapporte même un cas de fracture isolée de l'épine iliaque postérieure et supérieure; chez les jeunes sujets on peut observer un décollement de toute l'épiphyse marginale.

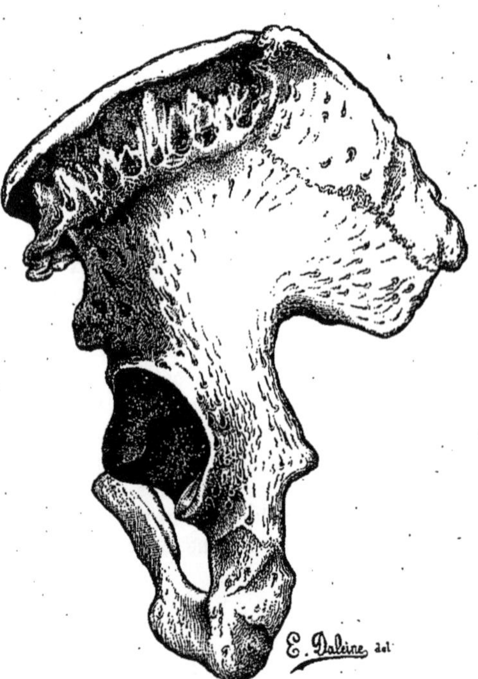

FIG. 31. — Fracture de la crête iliaque allant jusqu'au tubercule moyen. (Personnelle.)

2° Le plus souvent, la fracture empiète sur la fosse iliaque et en détache un fragment plus ou moins large; ce n'est donc plus, à proprement parler, une fracture de la crête iliaque, mais bien, comme l'avait dit Du Verney, une fracture en travers de l'os des iles, ou plus simplement une *fracture de l'aile iliaque.*

Les fractures proprement dites de la crête iliaque ne doivent pas arrêter longtemps l'attention ; leurs signes se confondent du reste avec ceux des fractures de l'aile iliaque ; la seule différence consiste dans la largeur et la hauteur du fragment.

Les fractures de l'aile iliaque présentent presque toujours la même disposition. Le trait de fracture commence à l'échancrure située au-dessous de l'épine iliaque antérieure et supérieure. De là il se porte en

(1) Je dois ces pièces à l'obligeance de M. le docteur Poirier, chef des travaux anatomiques de la Faculté. Elles ont été l'objet d'une communication à la Société anatomique C. WALTHER, *Sur quelques variétés de fractures du bassin. Bull. de la Soc. anat.*, 1891, p. 537).

arrière pour se relever à une certaine distance et aboutir à la crête iliaque. Souvent il atteint la crête au niveau du tubercule situé à la partie moyenne de cette crête, quelquefois un peu en arrière. Ainsi se trouve limité un fragment convexe en bas, comprenant une plus ou moins large portion de la fosse iliaque (fig. 31).

Dans d'autres cas, la fracture se dirige directement en arrière pour atteindre l'épine iliaque postérieure et supérieure; la fosse iliaque est divisée dans toute son étendue, mais alors le fragment supérieur est divisé lui-même en deux fragments secondaires par un trait qui va plus ou moins obliquement aboutir au tubercule moyen de la crête iliaque; il en était ainsi sur deux des pièces que j'ai pu recueillir; la figure 32 représente une de ces pièces. Malgaigne avait déjà signalé cette disposition.

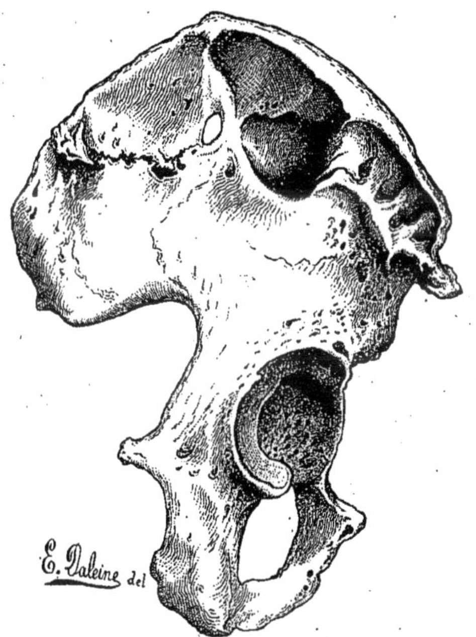

Fig. 32. — Fracture horizontale de l'aile iliaque allant jusqu'à l'épine iliaque postérieure et supérieure. (Personnelle.)

Enfin une fracture, partie encore de ce même tubercule, peut se diriger en arrière et diviser la partie postérieure de l'aile iliaque, comme celle précédemment décrite divise sa partie antérieure.

Les *causes* de toutes ces fractures sont presque toujours des chocs violents directement appliqués sur la crête iliaque, une chute sur le côté, etc. Dans un cas de Guérétin, « un homme était tombé de 12 pieds de haut; il resta debout, mais à la fin de la chute, le haut de la cuisse et la crête iliaque frottèrent violemment contre une borne, et il en résulta une fracture de la moitié antérieure de la crête iliaque » (Malgaigne).

Hamilton rapporte une observation de fracture de l'ilion par contraction musculaire chez un vieillard (¹). Hoffa cite un cas d'arrachement de l'épine iliaque antérieure et inférieure par le ligament de Bertin, cas observé par Linhart. Riedinger admet la possibilité de l'arrachement de la crête iliaque par la contraction des fessiers.

(¹) Voici cette observation : « William Alexandre, âgé de soixante-dix ans, venait, le 5 septembre 1869, de faire en tramway une course d'environ une demi-heure, lorsqu'en se levant pour quitter sa place, il éprouva « quelque chose d'atroce » dans l'aine droite et se trouva dans l'impossibilité de marcher sans une vive douleur. Il entra à Bellevue Hospital le même jour, et je constatai une fracture qui avait détaché de l'ilion un fragment mesurant environ 7 centimètres 1/2 et comprenant l'épine iliaque antéro-supérieure. Ce fragment avait tendance à se renverser en dehors, mais on le réduisait aisément en produisant une crépitation distincte. » (Hamilton, *Loc. cit.*, p. 430.)

Les *signes fonctionnels* consistent en une douleur souvent très vive, une grande difficulté ou même l'impossibilité de la marche, de la station debout. L'exploration du bassin fournit en général des *signes physiques* caractéristiques : douleur à la pression, mobilité anormale, crépitation, déplacement du fragment. Malgaigne pense que le déplacement peut manquer lorsque la fracture siège assez loin de la crête ; cependant, sur les sept pièces de fractures anciennes consolidées dont j'ai déjà parlé, j'ai toujours trouvé un déplacement assez accentué ; l'épine iliaque antérieure est abaissée, le fragment tout entier a subi un mouvement de bascule en avant, de sorte que son extrémité postérieure fait un angle saillant avec la partie postérieure intacte de la crête iliaque. Hamilton a noté aussi cet abaissement de l'épine iliaque chez les sujets dont il rapporte l'observation. Le fragment chevauche tantôt en dedans, tantôt en dehors en s'inclinant souvent dans le même sens.

Dans certains cas exceptionnels, le fragment peut être écarté de l'ilion, déplacé en haut. Chez un malade observé par Sanson, le fragment, mesurant quatre travers de doigt de hauteur et de largeur, était remonté dans l'épaisseur de la paroi abdominale presque jusqu'à la base du thorax et ne put être réduit. Hamilton a vu chez une jeune fille l'épine iliaque postérieure et supérieure fracturée dans une chute sur le dos, se déplacer d'environ 1 centimètre 1/2 vers la colonne vertébrale.

Le *diagnostic*, en général facile, peut être rendu obscur par la tuméfaction due à l'épanchement sanguin ou par l'état d'embonpoint du blessé. Il est alors difficile de saisir la crête iliaque pour chercher la mobilité anormale et la crépitation. La cuisse doit être un peu fléchie pour relâcher les muscles ; la mobilité et la crépitation ne se révèlent parfois en effet que dans la flexion de la cuisse, comme dans un cas de Monteggia, cité par Malgaigne. Du Verney avait déjà, du reste, fort bien exposé les règles de l'exploration de l'os iliaque dans les lignes suivantes : « On peut encore placer le malade sur le côté sain, lui faire pencher la poitrine et le ventre en avant et lui fléchir les cuisses. Cette situation fait que toutes les parties sont relâchées, ce qui donne la facilité de faire un examen exact des parties et de s'assurer de la maladie ; au lieu que, lorsque le malade est couché sur le dos, tous les muscles sont tendus, même ceux du bas-ventre ».

Le *pronostic* de ces fractures est peu grave ; elles ne s'accompagnent pas d'ordinaire de lésions viscérales, et les seules complications qui puissent survenir tiendraient à l'infection en cas de plaie concomitante. Dupuytren, d'après Sanson et Malgaigne, aurait quelquefois observé une constipation opiniâtre due à la contusion de l'*S* iliaque dans les fractures de l'ilion du côté gauche.

Le *traitement* consiste dans le repos au lit avec décubitus dorsal. L'application quelquefois essayée d'un bandage de corps autour du bassin ne pourrait servir qu'à déplacer le fragment en dedans.

IV. — FRACTURES DE L'ISCHION

Les fractures de l'ischion sont produites par un choc direct très violent, chute d'un lieu élevé, éclat de mine, coup de feu ; dans un cas de Papavoine [1],

[1] PAPAVOINE, *Journal des progrès*, t. XII, p. 234.

partout cité, l'ischion avait été brisé pendant l'accouchement, chez une femme dont le détroit inférieur était rétréci par une double fracture verticale du bassin remontant à deux ans.

Ces fractures sont exceptionnelles; Malgaigne n'en a pu réunir que 6 cas et décrit deux variétés anatomiques : 1° détachement de la tubérosité sciatique seule; 2° séparation de l'ischion tout entier, en avant de la branche descendante du pubis, en arrière de la cavité cotyloïde qui demeure intacte. Cette intégrité de la cavité cotyloïde dont parle Malgaigne doit être bien inconstante. Les fractures produites expérimentalement par choc sur l'ischion détachent en effet presque toujours la partie inférieure de la cavité cotyloïde suivant un trait horizontal qui va de l'échancrure sciatique au trou ovale, en même temps que la branche ischio-pubienne est divisée vers sa partie moyenne. Je reviendrai sur cette variété de fracture à propos des fractures de la cavité cotyloïde.

L'impossibilité de la marche ou même de la station verticale, la douleur, la mobilité transversale de l'ischion et, dans certains cas, la crépitation sont les *signes* qui permettront de reconnaître les fractures de l'ischion; le toucher rectal ou vaginal fournira, dans les cas douteux, de précieux renseignements. En effet l'écartement est en général peu accentué; dans un seul cas de Jobert, le fragment était séparé par un intervalle de plus de deux pouces. Les expériences montrent d'autre part que, même après un traumatisme très violent, il n'existe aucun écartement, et le plus souvent aucune mobilité du fragment, à plus forte raison pas de crépitation; ce n'est donc que le toucher rectal et en même temps la constatation d'une fracture de la branche ischio-pubienne qui pourraient permettre en pareil cas de faire le diagnostic.

Le *pronostic* ne paraît pas grave, seule la malade de Papavoine, citée plus haut, succomba aux suites de l'accouchement. Dans les autres cas, bien qu'il s'agît souvent de fractures compliquées, la guérison se fit régulièrement.

Le *traitement* doit se borner au repos au lit quand il n'y a pas de déplacement. En cas d'écartement du fragment, Malgaigne pense qu'il ne faut appliquer aucun appareil, mais maintenir le blessé dans le décubitus dorsal, le bassin un peu élevé, les jambes légèrement fléchies et tout le membre maintenu dans une complète immobilité.

V. — FRACTURES DU BASSIN PROPREMENT DITES

Toutes les variétés de fractures précédemment décrites portaient sur des portions isolées des os du bassin sans atteindre le centre de la ceinture pelvienne, l'anneau qui constitue le détroit supérieur. Les fractures du pubis au contraire, et les fractures verticales divisent cette ceinture pelvienne et méritent véritablement le nom de fractures du bassin. Il est d'usage de décrire séparément les fractures du pubis et les fractures verticales doubles ou multiples; mais le mécanisme de toutes ces fractures ne saurait être étudié isolément pour chacune d'elles. Les fractures du pubis s'accompagnent le plus souvent de lésions portant sur la partie postérieure du bassin; de même, les fractures verticales multiples brisent toujours les deux branches pubiennes. Il m'a donc semblé plus logique de réunir dans une seule description les conditions de résistance du bassin, le mécanisme de toutes les fractures qui atteignent dans sa portion centrale, essentielle, la ceinture pelvienne; et en même temps les caractères anatomiques des principales variétés de ces fractures.

Mécanisme. — « Le bassin, dit Tillaux [1], représente un anneau osseux complet dont la résistance est loin d'être égale dans tous les points. Le segment antérieur, qui est le plus mince, se compose de la réunion des deux pubis formés eux-mêmes de deux branches peu résistantes, l'une horizontale, l'autre verticale. De plus, ces branches circonscrivent entre elles un large orifice ovalaire, le trou sous-pubien qui diminue encore la solidité du bassin en ce point. En arrière, l'anneau est formé par le sacrum. Rappelons que ce dernier os, quoique très épais, est composé en grande partie du tissu spongieux, qu'il est creusé de chaque côté de quatre larges trous destinés au passage des nerfs sacrés et traversé à son centre par le canal sacré. Sur les côtés, le bassin offre sa plus grande résistance; l'os iliaque présente en effet vers la partie moyenne du détroit supérieure une remarquable épaisseur. »

Le pubis, la partie postérieure de la fosse iliaque, le sacrum sont donc les points faibles de la ceinture pelvienne; c'est sur eux en effet que portent d'ordinaire les lésions, que le traumatisme ait agi directement ou indirectement.

Avant d'entrer dans le détail du mécanisme des fractures, il est encore important d'établir ce fait que le traumatisme agissant sur un point quelconque même le plus faible de la ceinture osseuse ne saurait produire un trait de fracture verticale unique, sans mettre en jeu la mobilité d'une des symphyses qui réunissent les trois pièces osseuses. Si l'anneau osseux était formé d'une seule pièce, la fracture unique verticale serait impossible. En fait, on rencontre presque toujours deux traits de fracture ou bien une fracture, et la disjonction plus ou moins accentuée d'une symphyse.

I. De toutes les fractures du bassin, la plus fréquente de beaucoup est la *fracture du pubis;* ce point le plus faible cède assez facilement aux chocs directs; il est atteint pour ainsi dire d'une façon constante dans les traumatismes indirects, sur quelque point qu'ils aient porté.

Les chocs, les fortes pressions portant sur la partie antérieure du bassin et agissant directement d'*avant en arrière* brisent le pubis.

La fracture porte d'ordinaire sur la branche horizontale, et très souvent en même temps sur la branche verticale; elle peut atteindre le corps même du pubis. Elle est rarement unique, réduite à une simple fissure verticale parallèle à la symphyse comme dans un cas de Pollok [2]; le plus souvent les fractures sont presque symétriques, portant sur les branches pubiennes droites et gauches, et alors le pubis peut être complètement séparé du reste de l'os, ou bien avec une fracture unilatérale coïncide une disjonction ou une luxation de la symphyse pubienne (Regnault).

Il est fréquent de voir les pubis brisés en plusieurs fragments. Un fragment complètement détaché peut être projeté en arrière dans la cavité pelvienne et

(1) Tillaux, *Mode de résistance du bassin. Traité d'anatomie topographique*, 6e édition, 1890, p. 767.

(2) Pollok, *Lancet*, 14 septembre 1865, p. 372 (cité par Schwartz, *Loc. cit.*, p. 77).

blesser la vessie, l'urèthre ou le vagin. Dans un cas de Nivet, le fragment détaché s'était porté en avant et avait déchiré les téguments de la cuisse en dehors de la grande lèvre.

Mais souvent les lésions ne restent pas limitées au segment antérieur du bassin ; le choc violent ou la pression prolongée (celle produite par le passage d'une roue de voiture, par exemple) continuent à agir après avoir brisé le pubis en effaçant l'arc antérieur du bassin ; ils tendent alors à effacer l'arc postérieur en écartant la partie latérale de l'os iliaque, et comme la zone moyenne est la plus résistante, ainsi que nous l'avons vu, c'est à la partie postérieure que se manifeste l'effort du traumatisme. Il se produit soit une disjonction de la symphyse sacro-iliaque, soit exceptionnellement une fracture du sacrum. Le mécanisme de ces lésions a été bien établi par Voillemier [1] : « Dès que le pubis est brisé, l'articulation sacro-iliaque, moins soutenue par ses ligaments en avant qu'en arrière, tend à s'ouvrir sous l'action d'un levier puissant qui mesure toute la distance qu'il y a entre le bord postérieur de l'os des iles et l'éminence iléo-pectinée ; et une fois l'articulation ouverte, il y aura diastase bien plutôt que fracture. Si une portion d'os est arrachée en même temps, ce sera seulement en arrière dans le point où le sacrum est uni à l'os iliaque par une sorte de ligament interosseux. »

Cependant Voillemier cite l'observation [2] d'un homme qui avait été écrasé par une roue de voiture contre une muraille, et dont le bassin présentait, outre des fractures symétriques des branches horizontales et des branches descendantes du pubis, une fracture verticale de l'aile droite du sacrum allant jusqu'au quatrième trou sacré ; c'est là une fracture analogue à celles qui seront un peu plus loin étudiées avec les fractures verticales multiples du bassin. Faut-il, dans ce cas, admettre avec Voillemier un véritable arrachement de l'aile du sacrum par les ligaments qui ont résisté à l'écartement de l'os iliaque ? Ce mécanisme est généralement accepté, mais il est en contradiction si flagrante avec les résultats fournis par l'expérimentation [3] qu'il est nécessaire d'invoquer en pareil cas l'intervention d'autres facteurs, direction différente de l'effort du traumatisme, pressions postérieures, etc., toutes conditions fort difficiles à déterminer et dont il est impossible de retrouver l'indication dans les renseignements fournis par le blessé ou par les assistants.

Il est une autre variété de fracture directe du pubis, c'est la fracture produite par une chute à califourchon ou par un choc violemment appliqué sur la partie inférieure de l'arcade pubienne. A côté de celle-ci, il convient de ranger les fractures produites par une application de forceps (cas de Papavoine et de Hoffmann).

Les autres fractures des branches pubiennes qui accompagnent d'une façon

(1) VOILLEMIER, *Des fractures verticales du sacrum. Clinique chirurgicale*, p. 99.

(2) Cette observation avait été communiquée à Voillemier par Foucher.

(3) Si l'on divise par un trait de scie les branches du pubis d'un côté et que l'on cherche à écarter l'os iliaque du sacrum, on voit la symphyse sacro-iliaque s'ouvrir sans qu'il soit besoin d'employer une très grande violence ; parfois le ligament interosseux arrache une mince lame du sacrum lorsque l'écartement est porté très loin ; mais jamais les ligaments ne sont assez résistants pour arracher l'aile du sacrum tout entière, pour produire la véritable fracture verticale. C'est du moins ce que m'a montré l'expérience répétée sur un grand nombre de sujets.

constante les fractures du bassin sont des fractures indirectes. Malgaigne, Regnault, Streubel, ont cité des cas de fractures indirectes limitées au pubis, à la suite de chutes sur les ischions. Je reviendrai sur leur mécanisme en étudiant les fractures multiples.

II. Toutes les autres fractures du bassin rentrent en effet dans la classe des fractures verticales doubles ou multiples. Ces fractures, décrites par Malgaigne sous le nom de *doubles fractures verticales* auxquelles Voillemier a ajouté une importante variété, les *fractures verticales du sacrum*, ont été réunies par Duplay sous la rubrique de *fractures multiples du bassin*.

Ces fractures peuvent se produire dans des conditions différentes, et à chaque mode d'action de traumatisme correspond une disposition particulière des traits de fracture. Nous avons vu l'effet des pressions agissant d'avant en arrière; il me reste à étudier les lésions produites : A, *par choc postérieur ou pression d'arrière en avant;* B, *par pression latérale*; C. *par chute sur les ischions.*

A. Les effets d'une pression appliquée sur la partie postérieure du bassin soutenu en avant par un plan résistant (passage d'une roue de voiture sur un sujet couché à plat ventre) sont analogues à ceux que produit le traumatisme agissant d'avant en arrière ; c'est tout d'abord la fracture du pubis, puis la disjonction des symphyses sacro-iliaques, ou bien la fracture du sacrum et des fractures partielles de la partie postérieure de l'os iliaque.

Un choc violent porté sur la région sacrée, le bassin n'étant pas soutenu en avant, produit, comme l'ont montré les expériences de Féré et Perruchet (1), non seulement la projection du sacrum en avant, ou des fractures directes du sacrum et de la partie postérieure de l'os iliaque, mais le plus souvent aussi une fracture des deux branches du pubis passant par l'éminence iléo-pectinée et le canal sous-pubien. Lorsque le choc est peu intense, « la branche horizontale du pubis peut être seule fracturée ; quelquefois même cette fracture est incomplète et respecte la face interne de l'os. »

B. Les violences agissant suivant l'axe transversal du bassin, choc sur la partie latérale du bassin, chute sur le côté, pression d'un corps pesant, passage d'une roue de voiture sur le bassin soutenu du côté opposé, etc., produisent presque toujours les mêmes désordres.

Le choc tend à diminuer le diamètre transverse du bassin, à effacer la courbure de sa moitié latérale, l'os cède d'abord au point le moins résistant, c'est-à-dire au niveau du pubis ou de ses branches. Si la violence continue à agir, le fragment iliaque est fortement repoussé en dedans, subit un mouvement de bascule autour d'un axe passant par la symphyse sacro-iliaque (Tillaux), et une nouvelle rupture se fait à la partie postérieure du bassin, rupture portant soit seulement sur les ligaments (diastasis sacro-iliaque), soit sur les os (fracture du sacrum ou de l'os iliaque), si les puissants ligaments postérieurs et interosseux résistent.

Dans un très interessant mémoire sur le mécanisme des fractures du bassin,

(1) Féré et Perruchet, *Étude clinique et expérimentale sur une névralgie d'origine traumatique du nerf obturateur* (contribution à l'étude des fractures indirectes du bassin). — *Revue de chirurgie*, 1889, p. 374.

Féré [1] a consigné le résultat d'expériences assez nombreuses et assez précises pour établir les conditions dans lesquelles se produisent ces fractures et toutes leurs variétés anatomiques.

Presque toujours les lésions portent sur le côté qui a supporté le choc ; trois fois cependant sur 36 cas, les fractures ont été trouvées du côté opposé. Schwartz a aussi vérifié ce fait dans ses expériences [2].

La fracture antérieure qui porte tantôt sur le corps (surtout chez les femmes), tantôt sur les branches du pubis, présente une obliquité constante de *dehors en dedans et d'avant en arrière*. La branche horizontale du pubis est presque toujours divisée dans sa moitié interne, d'où la lésion fréquente des vaisseaux et nerfs obturateurs.

Deux fois seulement sur ces 36 expériences, les lésions ont été limitées à la fracture du pubis. Dans tous les autres cas, il y eut soit disjonction de la symphyse sacro-iliaque (8 fois), soit plus souvent fracture du sacrum ou de l'os iliaque. La fracture de l'os iliaque siège sur la partie la plus reculée de l'os, commençant à 2 centimètres environ en dehors de l'épine iliaque postérieure et descendant verticalement jusqu'à l'échancrure sciatique. La fracture du sacrum portait presque toujours sur le point le plus faible de l'os, la ligne des trous sacrés.

Voillemier a décrit sous le nom de *fracture par écrasement de l'aile du sacrum* un broiement de l'os produit par le même mécanisme, avec pénétration du fragment externe dans le tissu spongieux de la partie antérieure du corps de l'os.

Les chocs, les pressions agissant suivant le diamètre transversal du bassin, produisent donc le plus souvent une double fracture verticale, quelquefois une fracture du pubis avec disjonction postérieure de la symphyse sacro-iliaque, exceptionnellement une fracture isolée du pubis.

C. Les chutes sur le siège déterminent aussi une *double fracture verticale*, et la fracture postérieure porte presque constamment sur le sacrum ; c'est cette variété qui a été surtout étudiée par Voillemier sous le nom de *fracture verticale du sacrum*.

Les lésions sont variables, suivant que la chute a lieu d'aplomb sur les deux ischions, ou bien qu'elle a porté presque exclusivement sur un seul ischion, comme cela arrive le plus souvent.

Dans les chutes sur les deux ischions, Féré a obtenu expérimentalement deux fractures verticales du sacrum passant par la ligne des trous sacrés. Dans un premier degré il n'y a pas de déplacement du fragment médian constitué par la partie moyenne du sacrum; quand le traumatisme a été plus violent, ce fragment est abaissé, s'enfonce comme un coin entre les deux parties latérales et peut dans certains cas être fracturé transversalement par choc de son extrémité sur le sol ; dans ce second degré on observe des lésions secondaires de l'arc antérieur du bassin, diastasis de la symphyse ou fracture des branches du pubis.

Ces fractures semblent donc bien résulter « de l'enfoncement, de la péné-

(1) FÉRÉ, *Étude expérimentale et clinique sur quelques fractures du bassin. Progrès médical*, 363, 385, 403, 421.
(2) SCHWARTZ, *Loc. cit.*, p. 76.

tration de la partie moyenne du sacrum qui supporte le poids du corps, entre les deux parties latérales qui sont séparées de la première par deux espaces largement perforés et moins résistants » (Féré).

Dans les chutes sur un seul ischion, on observe toujours une double fracture verticale, en avant fracture pubienne, en arrière le plus souvent fracture verticale du sacrum, rarement fracture de l'iléon ou luxation sacro-iliaque. La fracture du pubis présente ici un caractère important signalé par Féré : le trait de fracture est obliquement dirigé de *dedans en dehors et d'avant en arrière*, rarement il est perpendiculaire, mais jamais il ne présenterait l'obliquité en arrière et en dedans qu'on rencontre dans les fractures du bassin par pression latérale. Le sacrum, lui, est divisé suivant la ligne des trous sacrés. Le trait de fracture part du bord supérieur de l'aile, descend par les deux ou trois premiers trous sacrés, puis gagne obliquement le bord correspondant de l'os; rarement il s'étend jusqu'au quatrième trou sacré.

Pour expliquer la production de ces fractures verticales du sacrum, on admet généralement l'arrachement du sacrum par les ligaments suivant le mécanisme invoqué par Voillemier. Le choc de bas en haut produit d'abord une fracture des deux branches du pubis, puis la violence agissant toujours, repousse en haut le fragment iliaque, tend les ligaments sacro-iliaques; ceux-ci résistent et arrachent la portion adjacente du sacrum. Féré a combattu cette théorie de l'arrachement, et admet encore ici que la transmission du poids du corps à la partie moyenne du sacrum brise l'os en son point le plus faible lorsque l'aile se trouve arrêtée dans la chute par la résistance que lui transmet directement la surface articulaire de l'os iliaque. La fracture du sacrum serait donc primitive, la fracture du pubis secondaire.

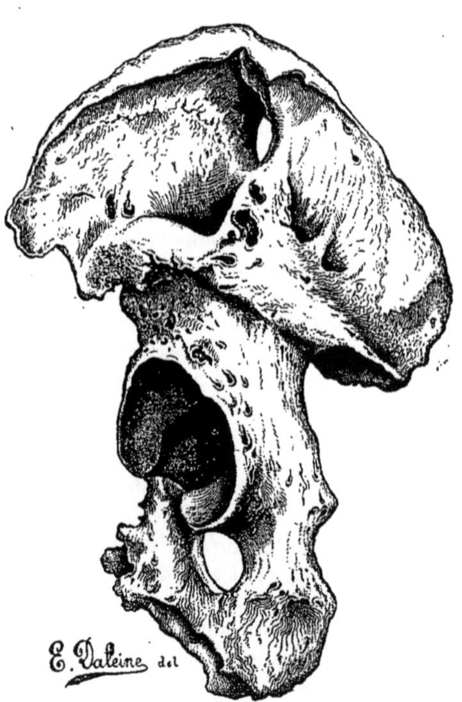

Fig. 53. — Fracture double de l'os iliaque gauche, par chute sur l'ischion. — Le côté droit normal n'a pas été dessiné. (Personnelle.)

Quand la fracture postérieure porte sur l'os iliaque, elle est verticale et siège près de la symphyse sacro-iliaque. Sur une pièce de double fracture ancienne consolidée, j'ai trouvé une fracture postérieure oblique, partant du bord antérieur de l'os iliaque au-dessus de l'épine iliaque antérieure et inférieure pour aller directement aboutir à la grande échancrure sciatique ; la disposition des fragments permettrait d'affirmer que la fracture avait été produite par un choc sur l'ischion (fig. 33).

Les chutes sur les pieds, sur les genoux, peuvent-elles produire la double fracture verticale du bassin? Le fait est admis par plusieurs auteurs sur la foi de l'observation partout citée de Richerand [1]. Mais le mécanisme invoqué par Richerand est fort contestable comme l'a bien montré Voillemier. Il n'existe donc en réalité aucun fait dans lequel il soit établi que le choc transmis par le fémur ait pu produire une pareille lésion.

Anatomie pathologique. — La description du mécanisme des fractures du bassin suffit à montrer les principaux types de ces fractures; je n'ai pas à entrer ici dans le détail de toutes les variétés plus ou moins complexes qui dérivent de ces types primitifs. Suivant l'intensité du traumatisme, il se fait des éclatements, des irradiations secondaires qui peuvent affecter les dispositions les plus irrégulières. Je me contenterai de résumer les principaux caractères des fractures types, les déplacements habituels des fragments et d'indiquer les désordres qu'ils peuvent produire sur les organes voisins.

Comme je l'ai dit plus haut, toute fracture verticale divisant le détroit

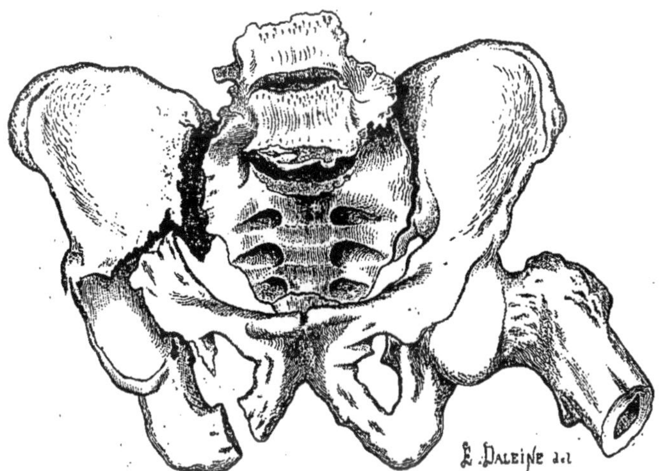

Fig. 34. — Double fracture verticale. (Voillemier, musée Dupuytren, 13 B.)

supérieur s'accompagne soit d'une seconde fracture verticale, soit d'une disjonction d'une ou deux symphyses. Sans doute il existe quelques exemples de fractures uniques verticales qui ont pu se produire, grâce à la flexibilité des symphyses sous l'effort d'un traumatisme d'une violence modérée. Mais

(1) Richerand, *Vices du bassin. Nosographie chirurgicale*, t. IV. — Le blessé était tombé d'un second étage sur le pied gauche, puis s'était abattu. A l'autopsie Richerand trouva une fracture des branches pubiennes et une fracture verticale du sacrum. Dans une analyse très serrée, Voillemier montre l'insuffisance des détails et des renseignements, et pense que la fracture s'est produite, comme toujours, au moment où le sujet s'est abattu, tombant probablement sur le siège.

ces cas, intéressants au point de vue du mécanisme des fractures, sont fort rares et ne présentent pas d'importance pratique.

Ce qu'il importe beaucoup plus de savoir c'est que, s'il y a presque toujours deux fissures verticales, il peut en exister davantage, trois, quatre, cinq même, suivant l'intensité du traumatisme, et cette simple notion suffit à faire comprendre, à schématiser pour ainsi dire toutes les variétés.

Tantôt les deux traits de fracture portent exclusivement sur l'arc antérieur du bassin, et l'on observe alors soit une fracture symétrique du corps ou des branches des deux pubis, soit une fracture d'un seul pubis avec une disjonction plus ou moins accentuée de la symphyse.

Une autre variété plus rare consiste dans l'existence de deux fractures verticales ou légèrement obliques divisant symétriquement la ceinture osseuse à sa partie moyenne et passant par la cavité cotyloïde.

Plus souvent les deux traits occupent l'un le segment antérieur du bassin, l'autre le segment postérieur; c'est là le type de la *double fracture verticale* de Malgaigne (fig. 34).

A deux fractures pubiennes peut s'associer une fracture postérieure (fig. 35).

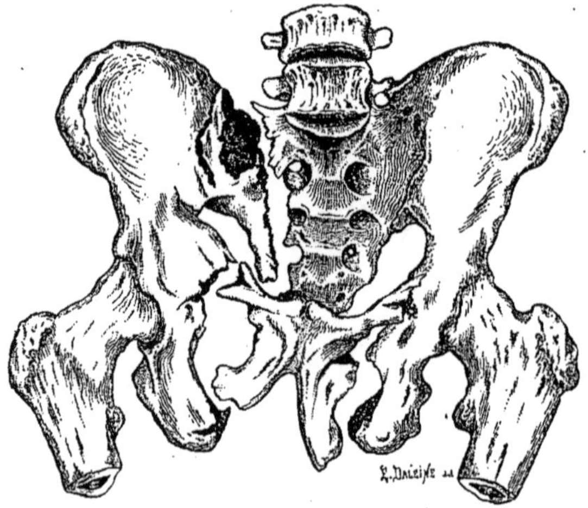

Fig. 35. — Fracture verticale du sacrum avec double fracture du pubis. (Voillemier, musée Dupuytren, 15 D.

Dans certains cas, à deux traits antérieurs symétriques correspondent deux traits postérieurs symétriques eux aussi; Panas en a rapporté un remarquable exemple (¹). Les fissures postérieures sont constituées par des fractures symétriques des os iliaques, ou du sacrum, ou par la disjonction des deux symphyses sacro-iliaques.

La figure 36 représente les lésions produites par le passage d'une roue de voiture sur le bassin d'une fillette de huit ans (²). La ceinture osseuse est

(¹) Panas, *Bull. de la Soc. de chirurgie*, 1868, t. IX, p. 95.

(²) Cette pièce appartient au musée de M. le professeur Lannelongue à l'hôpital Trousseau; je l'ai préparée en 1882. Je tiens à remercier mon excellent maître de m'avoir permis d'en faire faire le dessin.

divisée par six fissures verticales, quatre portent sur le segment antérieur, deux sur le segment postérieur; en avant, en effet, deux fractures verticales divisent les branches pubiennes immédiatement en dedans des éminences iléo-pectinées; deux autres traits isolent complètement la symphyse pubienne qui tombe au-devant de la vessie; en arrière, les deux articulations sacro-iliaques sont légèrement entr'ouvertes (fig. 36).

Dans les fractures plus complexes des traits d'irradiation plus ou moins irréguliers font éclater la fosse iliaque, la cavité cotyloïde, etc.

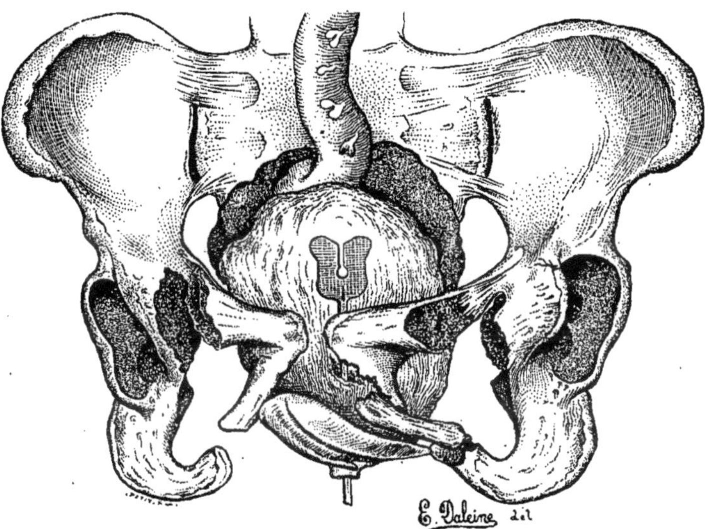

Fig. 36. — Quadruple fracture verticale du pubis avec disjonction des deux symphyses sacro-iliaques. Déchirure de la vessie.

Le *déplacement des fragments* est important à connaître. Dans les fractures doubles verticales, surtout dans celles qui résultent d'une chute sur l'ischion, le fragment moyen qui comprend l'ischion et la cavité cotyloïde est porté en haut; il peut remonter au point d'atteindre le bord supérieur de la deuxième vertèbre lombaire (fig. 37). Dans un seul cas, Larrey a observé un abaissement du fragment de 4 centimètres.

Souvent le fragment subit un double mouvement de bascule qui porte en dedans son extrémité antérieure, et en dehors la crête iliaque (¹). Dans d'autres cas, la crête iliaque peut être portée en dedans, de même que l'extrémité antérieure du fragment. Cet enfoncement de l'extrémité antérieure du fragment dans la cavité pelvienne est quelquefois très accentué.

(¹) Ce déplacement était très accentué chez une malade dont Papavoine a publié l'observation (*Journal des progrès*, t. X, p. 234). — Le mouvement de bascule autour de l'axe horizontal avait rejeté en dehors la crête iliaque, en dedans l'ischion. Il en résultait un rétrécissement du détroit inférieur, qui n'avait plus que 2 pouces 8 lignes. Cette femme accoucha deux ans après; l'accouchement dura quatre jours, fut terminé par une application de forceps et les tractions furent si violentes qu'elles brisèrent l'ischion; la malade mourut deux jours après.

L'obliquité particulière du trait antérieur (obliquité de dehors en dedans et d'avant en arrière), dans les doubles fractures verticales par pression latérale, rend plus facile ce déplacement. Il est plus rare dans les fractures par chute sur l'ischion. Cependant ce n'est point là une règle absolue, car sur la pièce représentée dans la figure 38, la fracture résultait bien nettement d'une chute

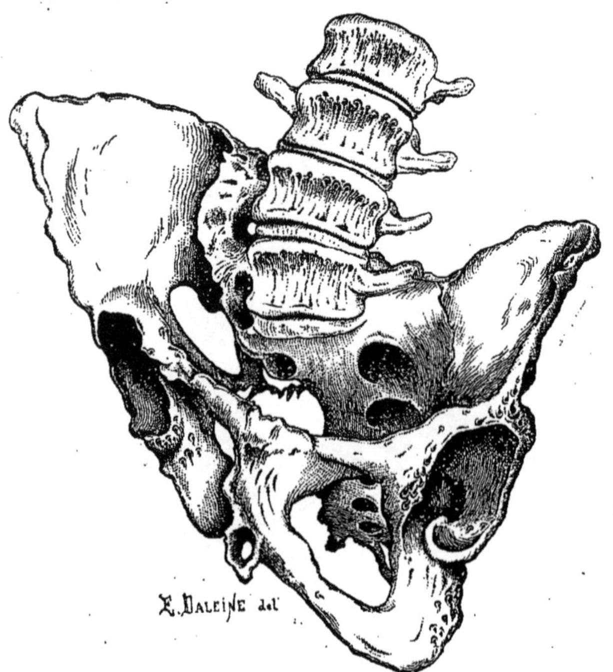

Fig. 37. — Ascension du fragment dans une double fracture verticale. (Voillemier, musée Dupuytren, 13 F.)

sur l'ischion, et la face postérieure du fragment faisait en arrière de la symphyse intacte une saillie de 3 centimètres 1/2.

Dans les fractures directes du pubis par choc, par pression sur la face antérieure du bassin, les fragments sont directement refoulés en arrière vers la cavité pelvienne. Mais le déplacement est souvent peu accentué, grâce à la conservation d'une partie du périoste, des ligaments ou des muscles qui s'insèrent au pubis.

Les fragments pubiens enfoncés dans le bassin peuvent blesser la vessie, l'urèthre et même le vagin; c'est à cette complication de lésions des voies urinaires que ces fractures doivent leur gravité.

Les ruptures, les déchirures de l'urèthre (¹) peuvent être produites soit

(¹) J. W. Regnault, *Des fractures du pubis et de leurs complications.* Thèse de doct. de Paris, 1863, n° 48. — Durand, *Considérations sur les fractures du pubis compliquées de rupture de l'urèthre.* Thèse de doct. de Paris, 1869, n° 58. — Gloaguen, *Des complications du côté de l'urèthre chez l'homme dans les fractures du pubis.* Thèse de doct. de Paris, 1871, n° 166. — Terrillon, *Des ruptures de l'urèthre.* Thèse d'agrég., Paris, 1878.

directement par un fragment anguleux, soit, le plus souvent, par le tiraillement exercé sur l'aponévrose moyenne. Dans les chutes à califourchon, l'urèthre est d'abord rompu; la fracture est consécutive (fracture secondaire de Terrillon). Les deux lésions sont donc concomitantes mais non corrélatives.

Quant aux blessures de la vessie ([1]), elles peuvent être produites par l'enfoncement direct d'un fragment, soit dans la face antérieure de l'organe, soit

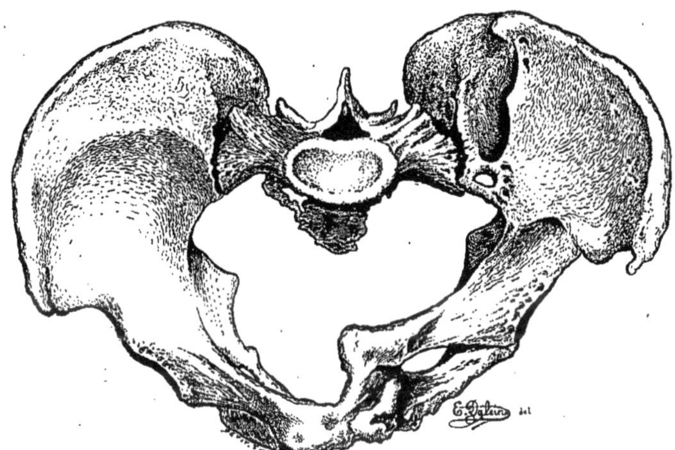

Fig. 58. — Double fracture verticale. — Enfoncement du fragment dans la cavité pelvienne. L'os iliaque gauche de ce bassin est représenté dans la figure 53. (Personnelle.)

dans sa face latérale (enfoncement du fragment iliaque dans les fractures par pression latérale), soit même dans la partie latérale de sa face inférieure (ascension du fragment ischiatique dans les fractures par chute sur l'ischion). La déchirure des parois vésicales par distension excessive des ligaments vésico-pubiens peut résulter encore de la dislocation de la symphyse pubienne. Je n'ai pas à insister ici sur les variétés et le mécanisme de ces déchirures, non plus que des ruptures de la vessie qui se traduisent sous l'influence du même traumatisme, mais indépendamment de la fracture. Toutes ces questions seront traitées dans le chapitre consacré aux lésions traumatiques de la vessie. L'infiltration d'urine qui résulte de l'ouverture de la vessie s'accompagne rapidement d'infection du foyer de la fracture et d'ostéomyélite.

Les blessures de la vessie et de l'urèthre sont les plus fréquentes, mais non les seules complications des fractures du bassin. J'ai déjà parlé des lésions du nerf obturateur et des vaisseaux obturateurs.

On a encore observé la déchirure de l'artère ou de la veine iliaque ([2]), surtout la contusion de cette dernière avec thrombose consécutive, des

([1]) Barthélemy, *Des complications viscérales des fractures du bassin. Bull. de la Société clinique.* Paris, 1878, p. 248. — Chaboureau, *Des ruptures de la vessie dans leurs rapports avec les fractures du bassin.* Thèse de doctorat, 1878, n° 423. — Gauché, *Influence de la réplétion de la vessie sur sa perforation par les fragments osseux. Bull. de la Soc. anatomique,* 1878, p. 312.

([2]) Hamilton, *Loc. cit.*, p. 432. — Owen Lucas, *Lancet*, 1878, vol. I, p. 147.

lésions de l'artère ischiatique [1], du nerf sciatique, des nerfs sacrés; enfin, dans quelques cas des blessures du rectum, quelquefois même de l'intestin grêle [2].

Symptômes. — Il est fréquent d'observer tout d'abord chez les blessés des accidents généraux de choc, pâleur de la face, petitesse du pouls, refroidissement des extrémités, etc., variables avec l'intensité du traumatisme.

Les premiers signes locaux sont la douleur, et l'impuissance du membre inférieur. Très variable en intensité, la douleur siège surtout en avant, irradie à la cuisse jusqu'au genou dans les fractures du pubis; elle siège au dos, au siège, quelquefois sur le trajet du sciatique dans les fractures du sacrum. L'impuissance du membre est aussi plus ou moins accusée. Il est très rare d'observer de véritables paralysies du membre inférieur (Hoffa). D'ordinaire le membre est immobilisé par la douleur, ou du moins il reste inerte, souvent en rotation en dehors; toute contraction des muscles de la racine de la cuisse réveillant une douleur plus intense.

On peut, dans certains cas, constater facilement le déplacement des fragments, l'ascension du fragment moyen dans les doubles fractures verticales, plus rarement l'enfoncement des fragments pubiens dans les fractures de l'arc antérieur; il est dans les mêmes cas possible de percevoir la mobilité anormale et la crépitation.

Mais ces signes évidents n'existent guère que dans les fractures à grand fracas, avec déplacement très accentué de fragments multiples. Le plus souvent ils sont impossibles ou du moins très difficiles à percevoir. C'est alors par une exploration très minutieuse de tout le bassin qu'on arrivera à délimiter un ou plusieurs points douloureux, siégeant le plus souvent à la région pubienne, ou en arrière, sur le sacrum ou la symphyse sacro-iliaque. Le toucher rectal, le toucher vaginal permettent souvent de découvrir un point douloureux sur la hanche ischio-pubienne, sur le sacrum, de sentir une légère déformation, un gonflement douloureux bien nettement localisé ou un léger chevauchement des fragments.

La constatation d'une fracture verticale du sacrum permet d'affirmer l'existence d'une fracture du pubis.

Lorsque tous ces signes font défaut, la pression bilatérale sur les ailes iliaques peut réveiller à distance une douleur au point fracturé.

Quoi qu'il en soit des résultats fournis par l'exploration, ce qu'il faut toujours rechercher avec le plus grand soin, c'est l'état de la vessie et de l'urèthre, car ce sont les lésions de ces organes qui doivent être traitées avant tout (voy. *Ruptures de la vessie et de l'urèthre*).

Diagnostic. — Lorsqu'il y a du déplacement, le raccourcissement du membre peut faire croire à une luxation de la hanche ou surtout à une fracture du col du fémur. Mais il est facile de vérifier par la mensuration que le raccourcissement ne porte pas sur la cuisse et que l'épine iliaque antérieure et supérieure est plus élevée que celle du côté opposé.

(1) Tillaux, *Traité d'anatomie topographique*, 1890, p. 909.
(2) Lente, *New-York Journ. of med.*, janvier 1851, p. 29.

La fracture verticale du sacrum peut être très facilement confondue avec la luxation sacro-iliaque. La difficulté d'isoler en arrière le bord de l'os iliaque, la présence au-dessous de l'épine iliaque postérieure et supérieure d'un fragment dur, allongé, constitué par l'aile du sacrum, et surtout l'aplatissement de la fesse et la présence sous la peau d'une arête verticale très rapprochée de la crête médiane des apophyses épineuses et qui n'est autre chose que le bord du sacrum fracturé, tels sont les signes attribués par Voillemier à la fracture verticale et pouvant servir à faire le diagnostic différentiel avec la luxation.

Lorsqu'il n'existe pas de déplacement appréciable, comme dans beaucoup de fractures du pubis, seule la localisation de la douleur permet de croire à une fracture qui parfois n'est véritablement révélée que par ses complications, par la blessure de la vessie ou de l'urèthre (Gosselin).

En résumé, le diagnostic est souvent fort difficile et dans nombre de cas, on ne peut que soupçonner l'existence d'une fracture que la persistance des douleurs, et surtout de l'impossibilité de la marche permettent seules d'affirmer ultérieurement.

Pronostic. — Le pronostic est grave. Sur 106 cas, Drechsler[1] a relevé seulement 71 guérisons; la mortalité serait donc, d'après cette statistique, de 33 pour 100.

La gravité dépend soit de la violence du traumatisme et du choc qui en résulte et qui peut emporter rapidement le blessé, soit de la blessure des voies urinaires et de tous les accidents immédiats ou tardifs qui en sont la conséquence. J'ai déjà indiqué les accidents d'infection locale ou générale que peuvent entraîner les fractures ouvertes, et surtout les fractures par armes à feu (voy. plus haut : *Plaies du bassin*).

Après la consolidation de la fracture peuvent persister des déformations plus ou moins importantes, telles que le rétrécissement du bassin, le raccourcissement permanent du membre.

Traitement. — Dans les fractures sans déplacement, le repos au lit est le seul traitement.

Lorsqu'il existe du déplacement, on peut chercher à réduire les fragments en agissant avec précaution pour ne pas produire de nouveaux désordres.

Dans les fractures du pubis, le doigt introduit dans le vagin ou le rectum peut relever un fragment. Dans les doubles fractures verticales et surtout avec fracture verticale du sacrum, c'est encore le doigt placé dans le rectum qui appuiera sur le fragment et qui suivra les progrès de la réduction tentée par une traction sur le membre inférieur.

Dans quelques cas particuliers, une intervention peut être indiquée par un déplacement insolite d'un fragment qui vient faire saillie en un point où il est facilement accessible. Malgaigne en cite quelques exemples.

Le plus ancien est celui de Maret, qui incisa la grande lèvre droite pour enlever un fragment du pubis comprimant l'urèthre, au point de provoquer une rétention d'urine et d'empêcher le cathétérisme. D'autres fois, c'est par le

(1) Cité par Hoffa, *Loc. cit.*, p. 435.

vagin qu'on peut extraire un fragment qui a perforé ce conduit et la vessie [1].

Il existe quelques autres observations de fragments détachés du pubis, qui sont restés dans la vessie et ont été le point de départ de calculs (voy. *Maladies de la vessie*).

Dans les fractures compliquées, la désinfection rigoureuse du foyer, souvent très difficile, réclame toute l'attention du chirurgien. Je n'ai pas à insister longuement ici sur l'intervention souvent nécessaire en pareil cas : débridements, ablation de séquestres, résections, trépanation pour vider un foyer profond, etc.

S'il est souvent possible d'obtenir la réduction complète des fragments, il est toujours fort difficile de la maintenir. Le meilleur moyen paraît être l'immobilisation dans une gouttière de Bonnet, bien appropriée à la taille du blessé, avec une légère extension continue sur le membre correspondant à la fracture.

On peut encore maintenir le fragment à l'aide d'un bandage de corps appliqué autour du bassin, s'il a tendance à se renverser en dehors.

Enfin dans certains cas, il est utile de maintenir le membre dans la position particulière qui assure la réduction. On peut alors employer le plan incliné, les tractions continues plus ou moins obliques, etc. [2].

VI. — FRACTURES DE LA CAVITÉ COTYLOÏDE

Les fractures de la cavité cotyloïde peuvent être divisées en trois classes principales : 1° fractures du sourcil cotyloïdien ; 2° fractures du fond de la cavité avec pénétration de la tête du fémur dans le bassin ; 3° passage par la cavité cotyloïde d'un ou de plusieurs traits de fractures du bassin.

1° Les fractures du sourcil cotyloïdien produites dans les mêmes conditions que les luxations de la hanche, s'accompagnent de déplacement de la tête du fémur. Lorsqu'il n'existe pas de crépitation, elles ne peuvent être reconnues que par la reproduction facile de la luxation réduite. Leur description appartient donc à l'histoire des luxations de la hanche dont elles ne sont qu'une complication.

2° Les fractures du fond de la cavité cotyloïde par pression de la tête du fémur, à la suite d'une chute sur le grand trochanter ou plus rarement sur les

[1] M. Nélaton, dit Malgaigne, m'a communiqué un fait bien plus remarquable : « Une femme était entrée dans son service à Saint-Louis, pour une fracture du pubis, déterminée par le passage d'une roue de voiture ; un fragment avait perforé à la fois la vessie et le vagin et fut retiré par ce dernier canal, et, malgré l'effusion d'urine et la suppuration qui en fut la suite, M. Nélaton parvint à la sauver. Voici qui est plus curieux encore : M. Lenoir reçut quelques années après, à la Pitié, une femme qui souffrait d'un calcul de la vessie. Elle avait le même âge que la malade de M. Nélaton ; elle raconta qu'elle avait été traitée à Saint-Louis d'une fracture du pubis ; et M. Lenoir ayant extrait le calcul par l'urèthre, trouva au centre un fragment osseux qui lui avait servi de noyau. Était-ce la même malade ou une autre ? La première supposition me paraît la plus probable ; les cas de fracture et surtout de guérison de ce genre ne sont pas si communs. » MALGAIGNE, *Loc. cit.*, p. 647.

[2] Dans le cas déjà cité de fracture du pubis, Maret, craignant que la perte d'un large fragment pubien n'entraînât un rétrécissement du bassin, maintint la blessée, une jeune fille de dix-huit ans, couchée sur le dos et la cuisse droite fléchie et écartée, pendant tout le temps nécessaire à la consolidation. La jeune fille, mariée plus tard, eut des accouchements absolument normaux.

pieds, peuvent se borner à un simple éclatement avec léger enfoncement des fragments; mais dans d'autres cas, la tête du fémur traverse la cavité brisée et vient faire saillie dans le bassin (fig. 39).

Le diagnostic de ces fractures est souvent fort difficile; elles simulent absolument les fractures du col du fémur; il me paraît inutile d'énumérer les signes différentiels qu'on a essayé d'établir pour faire ce diagnostic. Il est en effet un signe pathognomonique de ces fractures, c'est la déformation appréciable par le toucher vaginal ou surtout par le toucher rectal : saillie siégeant au niveau de la surface quadrilatère correspondant au fond de la cavité cotyloïde, et constituée soit par les fragments enfoncés, soit par la tête du fémur luxée dans le bassin, ce qu'on pourra reconnaître en faisant imprimer quelques mouvements à la cuisse pendant que le doigt explore cette saillie anormale [1].

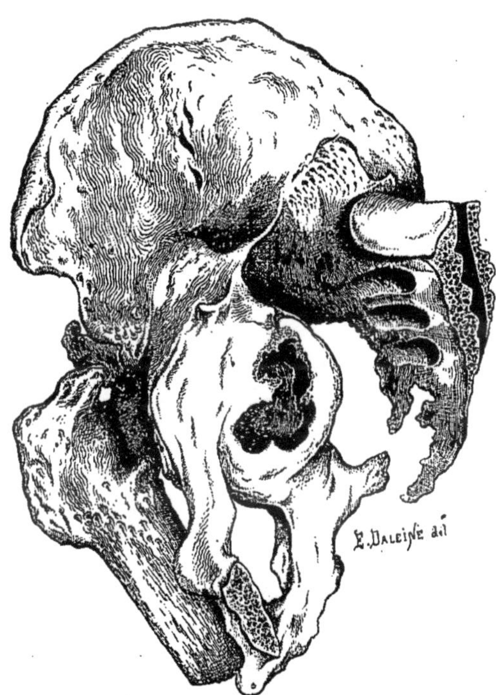

Fig. 39. — Fracture de la cavité cotyloïde. — Pénétration de la tête du fémur dans le bassin. (Breschet musée Dupuytren, 13.)

Dans les cas où il n'y a pas d'enfoncement des fragments, mais simple éclatement de la cavité, le toucher rectal permettra encore de reconnaître des points douloureux nettement localisés; mais il est facile de prévoir ici l'obscurité du diagnostic.

3° Dans la troisième catégorie doivent être rangées les fractures du bassin traversant la cavité cotyloïde. Ces fractures sont assez fréquentes et présentent de nombreuses variétés. Sur plusieurs des pièces de fractures multiples du bassin déposées au musée Dupuytren, on voit tantôt un trait de fracture vertical ou oblique passant par la cavité cotyloïde, tantôt plusieurs traits s'y rencontrant sans affecter de disposition régulière. Souvent ces fractures sont symétriques.

[1] Il existe d'assez nombreuses observations de ces fractures avec pénétration de la tête du fémur dans le bassin. Mais presque toujours on a cru, soit à une luxation de la hanche, soit à une fracture du col. Hamilton, dans un intéressant chapitre, a rassemblé un certain nombre de ces erreurs de diagnostic. Le toucher rectal avait toujours été négligé ou, du moins, il n'est pas fait mention dans les observations des résultats fournis par cette exploration recommandée par E. Bœckel (*Gazette méd. de Strasbourg*, 1873, n° 19) et qui semble seule pouvoir donner des renseignements précis en pareil cas.

Il est évident que ces fractures du cotyle dans les fractures multiples du bassin ne peuvent être révélées que par l'exploration rectale; encore ici les résultats de cette exploration peuvent-ils être dans certains cas beaucoup moins nets, à cause de la multiplicité des lésions.

Il est une autre variété de fracture de la cavité cotyloïde dont je n'ai pu trouver aucune mention dans les auteurs et qu'il est cependant très facile de produire expérimentalement, toujours avec les mêmes caractères (¹).

Elle résulte d'un choc obliquement appliqué de bas en haut et de dehors en dedans sur l'ischion, ou, ce qui revient au même, d'une chute sur l'ischion légèrement incliné en dedans. Parti de la grande échancrure sciatique, le trait de fracture, un peu oblique en bas et en avant, traverse la cavité cotyloïde, et reparaît sur la branche ischio-pubienne. C'est donc une séparation de l'ischion tout entier avec la partie inférieure de la cavité cotyloïde (fig. 40).

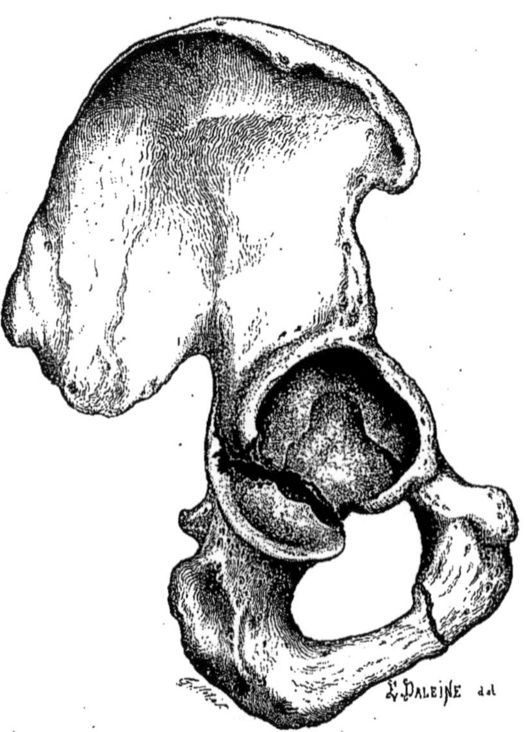

Fig. 40. — Fracture expérimentale de la cavité cotyloïde et de la branche ischio-pubienne par choc sur l'ischion.

Quelquefois à ce trait horizontal s'ajoute un éclatement de la partie supérieure de la cavité cotyloïde, de sorte que l'os iliaque est séparé en trois fragments correspondant à ses segments primitifs. Cooper, Sanson, ont rapporté des exemples de cette sorte de fracture. Hamilton en a vu un dans la collection de Weill; Hoffa en figure un autre très net : éclatement de la cavité cotyloïde suivant ses trois lignes de soudure primitives avec fracture de la branche ischio-pubienne. Il est très probable que ces fractures ont été produites de la même façon, mais l'absence de renseignements ne permet pas de l'affirmer.

Ces fractures doivent être fort difficiles à reconnaître sur le vivant. J'ai pu en observer un cas dans lequel, après avoir constaté l'existence d'une fracture

(¹) C. Walther, *Recherches expérimentales sur certaines fractures de la cavité cotyloïde. Bull. de la Soc. anat.*, 1891, p. 561.

de la branche ischio-pubienne, je n'ai reconnu la fracture cotyloïdienne que par l'ankylose consécutive de la hanche [1].

IV

LUXATIONS DU BASSIN

Les luxations du bassin [2] sont extrêmement rares; le plus souvent elles accompagnent des fractures. Cependant quelques faits montrent que les symphyses du bassin peuvent être rompues et les os déplacés sans fracture concomitante, ou avec des fractures secondaires sans importance.

Le peu de mobilité de ces articulations permet de comprendre qu'une seule d'entre elles ne saurait être luxée sans que l'une des deux autres soit elle-même luxée ou au moins disjointe, si une fracture concomitante ne fournit pas la mobilité nécessaire au déplacement.

Malgaigne [3] a divisé en six espèces les luxations du bassin :

1° Luxations de la symphyse pubienne;

2° Luxations de la symphyse sacro-iliaque;

3° Luxations de ces deux symphyses ensemble, ou de l'os iliaque;

(1) Si l'on cherche par quels signes peut se révéler une pareille fracture on ne trouve guère que : 1° la constatation d'une fracture de la branche ischio-pubienne; 2° la mobilité de l'ischion; 3° la saillie d'un trait de fracture ou la douleur à la pression, appréciables par le toucher rectal; 4° la douleur réveillée par la pression sur le grand trochanter par le refoulement de la tête du fémur sur la fissure cotyloïdienne.

Mais, de tous ces signes, le plus important, la mobilité de l'ischion peut manquer et doit manquer d'ordinaire, puisque, dans les expériences, je ne l'ai trouvé que très rarement, après un traumatisme très violent.

L'exploration par le toucher rectal peut seule fournir les renseignements qui assurent le diagnostic. Mais, dans certains cas, elle reste négative; chez le malade que j'ai observé, en plein délire alcoolique, l'exploration ne pouvait révéler de points douloureux. La fracture de la branche ischio-pubienne me semble avoir une précieuse valeur; elle doit tout au moins éveiller l'attention et engager à rechercher minutieusement et par des examens répétés la fracture du cotyle. Si, en effet, on peut s'assurer que cette fracture n'est pas directe (absence de lésions de la peau, d'ecchymose rapide, d'épanchement sanguin), que la chute a eu lieu sur l'ischion, qu'il n'existe pas de double fracture verticale du bassin, il me paraît naturel, d'après les résultats constants fournis par l'expérimentation, de croire à une fracture de la cavité cotyloïde. Les signes donnés par le toucher rectal peuvent seuls assurer le diagnostic; mais alors même que, pour certaines raisons, ils resteraient négatifs, je crois qu'il serait prudent de réserver le diagnostic et le pronostic et d'agir comme s'il existait réellement une fracture de la cavité cotyloïde qui, en fait, est alors très probable.

(2) Malgaigne, *Traité des fractures et des luxations*, t. II, p. 774. — Follin et Duplay, *Pathologie externe*, t. III, p. 336. — Salleron, *Luxations traumatiques du bassin*. In *Arch. gén. de méd.*, 1871, vol. II, p. 34. — Hermann Lossen, *Deutsche Chirurgie*. Lief LXV, S. 11, 1880. — Albert Hoffa, *Lehrbuch der fracturen und luxationen*. Würtzburg, 1891 S. 437.

(3) Duplay simplifie cette division en réunissant dans une même espèce les luxations des deux symphyses sacro-iliaques avec ou sans luxation de la symphyse pubienne.

Salleron, dans son remarquable mémoire, observant exactement les règles de la nomenclature adoptée pour les luxations, donne au déplacement de la symphyse sacro-iliaque le nom de luxation de l'os iliaque et réduit à trois le nombre des espèces, « comprenant plusieurs variétés possibles, mais peu nombreuses en raison de la conformation des os » : 1° luxation ou disjonction de la symphyse pubienne seule; 2° luxation de l'os iliaque unilatérale ou bilatérale, avec ou sans disjonction de la symphyse pubienne; 3° luxation du coccyx.

4° Luxations des deux symphyses sacro-iliaques, ou du sacrum ;
5° Luxations des trois symphyses, ou des trois os, à la fois ;
6° Luxations du coccyx.

Cette classification, un peu longue, a l'avantage de faciliter la description.

1° *Luxations de la symphyse pubienne.* — Ces luxations ont été plusieurs fois [1] produites chez des cavaliers par une brusque secousse dans un saut, un écart du cheval, le périnée retombant violemment sur la selle.

D'autres fois la rupture de la symphyse a été le résultat d'une chute d'un lieu élevé sur la partie postérieure du bassin [2]. Elle peut encore succéder à une violente contraction musculaire ; Gallez [3] l'a observée en effet chez un homme vigoureux qui, portant une pièce de fer de 80 kilogrammes, glissa et fit un violent effort pour ne pas tomber, les jambes écartées.

Enfin Tenon [4] a rapporté l'intéressante observation partout citée d'un jeune homme de dix-huit ans qui se destinait à l'état de danseur ; son maître le faisait coucher sur le dos, et lui posait ses pieds sur les genoux, puis se balançait dans cette position pour obtenir un renversement en dehors des genoux et des pieds ; il obtint en tout cas un écartement des pubis.

La disjonction semble se faire entre un des pubis et le fibro-cartilage de la symphyse. Baker, Cloquet, Malgaigne, ont constaté à l'autopsie que le fibro-cartilage était arraché du pubis ; cet arrachement se produit toujours du côté luxé (Salleron). La disjonction concomitante de la symphyse sacro-iliaque qui doit presque toujours exister n'a pas été anatomiquement vérifiée ; elle se révèle par ce fait, noté dans quelques observations : une douleur bien localisée sur la symphyse sacro-iliaque.

Les *signes* sont en général faciles à percevoir ; l'écartement des pubis peut être masqué par un très abondant épanchement sanguin ; mais alors même que le gonflement est considérable, une exploration méthodique permet de se rendre compte du déplacement et de la mobilité des pubis. L'écartement peut aller à deux ou trois travers de doigts ; dans le cas de Murville on pouvait enfoncer la main entre les os.

Les complications dues aux lésions des voies urinaires ont été bien étudiées par Salleron. On peut observer des ruptures de l'urèthre ou des ruptures de la vessie par pression directe, indépendantes de la disjonction pubienne. (Il n'est pas seulement question ici des complications des luxations isolées de la symphyse, mais des lésions qui sont dues au déplacement du pubis dans les luxations multiples.) L'accident propre à la luxation du pubis est la déviation de l'urèthre. Richerand avait déjà signalé chez un blessé, un tiraillement de l'urèthre du côté malade ; Salleron attribue cette déviation du canal à la traction exercée par le pubis déplacé sur le ligament antérieur de la vessie correspondant : « Lorsque le ligament pubio-prostatique du côté de la luxation n'est pas complètement rompu, qu'il est seulement tiraillé, la prostate, et par suite le col de la vessie, est forcément déplacé dans le même sens et du même côté.

---

(1) Cas de CAMERON et de MURVILLE, cités par Malgaigne. — Cas de WEBER, *Gaz. méd. de Strasbourg*, 1er juin 1872, cité par Lossen.
(2) MARTIN, cité par Malgaigne.
(3) GALLEZ, *Presse médicale belge*, 1876, n° 32.
(4) TENON, *Mémoires de l'Institut*, t. IV, p. 159.

Mais si la rupture est complète, ce qui doit arriver rarement, le ligament du côté opposé n'ayant plus d'antagoniste, doit forcément entraîner la prostate de son côté et dévier l'urèthre dans le même sens. » Il semble que la traction exercée sur l'aponévrose moyenne par la branche ischio-pubienne déplacée doive jouer un rôle bien plus important dans la déviation de l'urèthre. Cette complication se révèle en tout cas par la rétention d'urine et une certaine difficulté dans le cathétérisme.

Les autres lésions, les ruptures de l'urèthre et de la vessie, ici comme pour les fractures, font la gravité du pronostic.

Le *traitement* des luxations de la symphyse pubienne se réduit à maintenir le blessé au lit, en appliquant autour du bassin un bandage qui rapproche, autant que faire se peut, les pubis écartés.

2° *Luxations de la symphyse sacro-iliaque.* — Malgaigne ne cite qu'un cas de cette luxation sans fracture du bassin (¹); encore est-il fort discutable, et s'agit-il probablement de toute autre chose que d'une luxation traumatique, car à l'autopsie on trouva du pus autour de la symphyse et le traumatisme avait été assez peu violent pour que le malade pût continuer à marcher et à porter de lourds fardeaux le jour même de l'accident.

Salleron a rapporté un cas de cette variété de luxation, cas fort bien observé et décrit, et dans lequel l'os iliaque était luxé en avant sur le sacrum, sans aucun signe de fracture du bassin, sans aucun déplacement de la symphyse pubienne,

Comme le fait remarquer Salleron, cette luxation simple de la symphyse sacro-iliaque ne peut se maintenir que si le déplacement de l'os iliaque se fait en avant; lorsqu'il s'effectue en arrière, la réduction doit être spontanée et immédiate.

Malgaigne cite quatre autres observations de luxation sacro-iliaque, mais avec fracture concomitante du bassin, et alors avec déplacement variable, le plus souvent en haut et en arrière.

Les *signes*, outre la douleur et l'impuissance du membre, sont : la mobilité avec craquement du côté de la symphyse, l'écartement qui permet d'y enfoncer les doigts, et le déplacement de l'épine iliaque postérieure et supérieure (Malgaigne). Dans la luxation simple sans fracture il n'y aurait aucune mobilité (Salleron). Nous avons déjà vu comment une fracture du sacrum pouvait simuler une luxation sacro-iliaque et sur quels caractères précis devait s'appuyer le diagnostic différentiel (voy. *Fractures du sacrum*).

Dans le cas de Salleron, le seul connu de luxation simple sans fracture, la réduction se fit spontanément le troisième jour, dans un mouvement du malade pour se retourner sur le côté.

Lorsque la luxation accompagne une fracture, il faut tenter la *réduction*, à moins de complications tellement graves qu'on ne craigne par le moindre mouvement d'augmenter encore les désordres qui existent. C'est le conseil que donne Malgaigne, et Salleron n'avait retardé de quelques jours la réduction, que pour laisser aux accidents graves le temps de s'amender. Cette

(¹) PHILIPPE, *Académie de chirurgie*, t. III, 1768. — *Histoire*, p. 91, cité par Malgaigne, *loc. cit.*, p. 777

réduction spontanée est peut-être la cause de la rareté des observations de luxation sacro-iliaque.

3° *Luxations simultanées de la symphyse pubienne et de la symphyse sacro-iliaque.* — C'est la *luxation de l'os illiaque* séparé de ses deux attaches. Malgaigne en a réuni 5 observations (Enaux, Baker, Gerdy, Tavignot, Parmentier) auxquelles il a ajouté un cas personnel. Salleron en a observé deux autres.

Dans la plupart des cas, il y a en même temps une fracture peu étendue et sans déplacement, ou avec très peu de déplacement, siégeant en un point variable de l'os iliaque, le plus souvent sur la branche horizontale du pubis ou la branche ischio-pubienne.

C'est toujours une violence considérable qui produit la luxation : passage d'une roue de voiture, éboulement, chute d'un lieu élevé, etc. Salleron, de son étude sur le mécanisme du déplacement, conclut que : 1° pour produire la *luxation en haut et en arrière*, il faut que le traumatisme agisse suivant un axe fictif passant ou par la tubérosité de l'ischion, comme dans les chutes sur le siège, ou par la cavité cotyloïde, comme dans une chute sur les extrémités inférieures en extension, ensuite aboutissant au centre de l'articulation sacro-iliaque; 2° la *luxation en avant* ne peut être produite que par un traumatisme agissant directement sur l'épine iliaque postérieure et supérieure suivant un axe passant par le milieu de la symphyse sacro-iliaque.

Les *signes* de la luxation de l'os iliaque sont d'ordinaire bien caractéristiques, car ils consistent dans un changement de rapports de l'os tout entier, par conséquent appréciable à chacun des points de repère qui servent toujours à l'exploration. A part les signes de disjonction de la symphyse pubienne et de la symphyse sacro-iliaque, on constate dans la luxation en haut et en arrière un retrait de l'épine iliaque antérieure et supérieure, une saillie exagérée de l'épine postérieure, une dépression de la gouttière sacrée, parfois un écartement appréciable au toucher de la symphyse sacro-iliaque. L'os iliaque tout entier est remonté, d'où un raccourcissement apparent du membre inférieur; il subit aussi un mouvement de torsion qui porte en dehors et en haut le pubis luxé, en dedans la tubérosité de l'ischion, et qui provoque la rotation du pied en dehors de façon à simuler une fracture du col du fémur.

Dans la luxation en avant, au contraire, la saillie exagérée de l'épine iliaque antérieure, le relief formé par l'os iliaque déplacé, l'enfoncement de l'épine iliaque postérieure, permettent de reconnaître le déplacement. Dans cette variété de luxation, le membre inférieur ne semble pas raccourci, le pied est droit ou légèrement dévié en dedans.

La mensuration du membre inférieur, soigneusement pratiquée, permettra toujours de reconnaître l'intégrité du fémur et de l'articulation de la hanche; le diagnostic ne peut être obscurci que par la difficulté de l'exploration directe du bassin, à cause du gonflement; on peut alors prendre la luxation pour une fracture du bassin, ou inversement (Malgaigne).

Le *pronostic* est grave. Malgaigne compte 4 morts sur 6 observations. Dans les deux cas de Salleron, la guérison se fit sans accident.

Les complications qui aggravent le pronostic sont, comme toujours, les ruptures de l'urèthre ou de la vessie. J'ai déjà signalé la simple déviation de l'urèthre provoquant la rétention d'urine.

La *réduction* doit être tentée et le blessé maintenu dans la position la plus favorable à l'immobilisation de l'os réduit. Dans le cas d'Enaux, les tentatives de réduction ne donnèrent aucun résultat; mais l'os iliaque se réduisait de lui-même dans la simple flexion de la cuisse et de la jambe. Chez un des blessés observés par Salleron (luxation de l'os iliaque en avant), la réduction se fit spontanément pendant qu'on retournait le malade dans son lit pour l'explorer; chez l'autre (luxation en haut et en arrière), les manœuvres de réduction (traction et contre-extension) donnèrent un succès complet.

La réduction obtenue, un bandage de corps maintiendra les os en place et le repos dans le décubitus doit être gardé jusqu'à réparation complète des symphyses.

4° *Luxation des deux symphyes sacro-iliaques. — Luxation des deux os iliaques en arrière. — Luxation du sacrum.* — Le sacrum ne peut se déplacer qu'en avant; une observation présentée à l'Académie par Murville, comme luxation

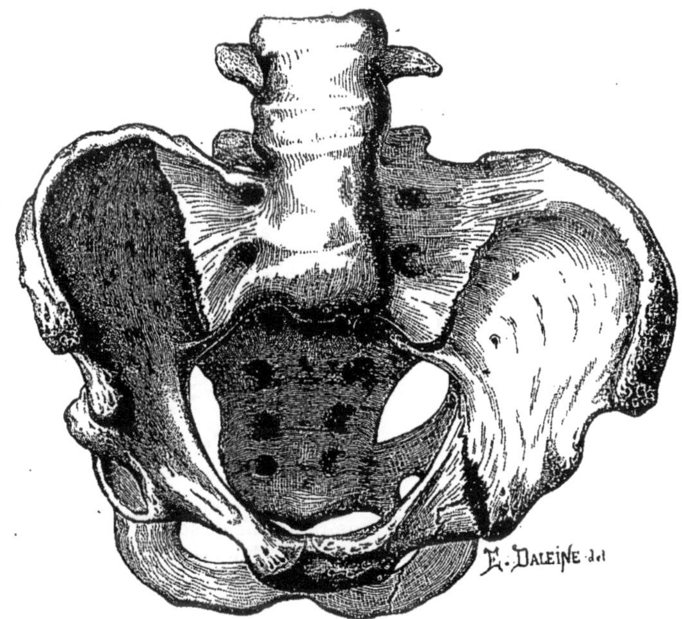

Fig. 41. — Luxation du sacrum en avant avec fracture des branches du pubis. (Foucher, musée Dupuytren, n° 773. — Pièce dessinée dans l'atlas de Malgaigne.)

du sacrum en bas, ne saurait être admise, en l'absence de tout signe caractéristique [1].

La luxation du sacrum en avant, sans disjonction du pubis, a été constatée par Cooper, Gibson, Foucher.

[1] Malgaigne, *loc. cit.*, p. 784.

Dans l'observation de Foucher[1], la seule complète, la lésion avait été produite par le passage d'une roue d'une voiture pesamment chargée. Mais la position du sujet n'est pas indiquée et, contrairement à l'opinion de Malgaigne, Salleron pense que la roue avait dû passer sur le sacrum, le blessé étant tombé en avant et le bassin reposant sur le sol par le pubis et les deux épines iliaques. Les expériences de Féré et Perruchet, que j'ai citées plus haut (voy. *Fractures du bassin*), ont montré qu'il est même possible, par un choc appliqué sur le sacrum, sans que le bassin soit appuyé en avant, de produire la luxation du sacrum avec ou sans fracture du pubis. L'observation incomplète de Gibson a trait à une femme de trente-cinq ans, de constitution délicate, à qui son mari avait asséné un coup de poing sur le sacrum.

Le blessé de Foucher mourut au bout de cinq jours. Outre la luxation du sacrum en avant, il y avait une fracture de l'os iliaque gauche.

5° *Luxations simultanées des trois symphyses.* — Dans le cas de luxations simultanées des trois symphyses[2], les désordres sont tels que les blessés ont

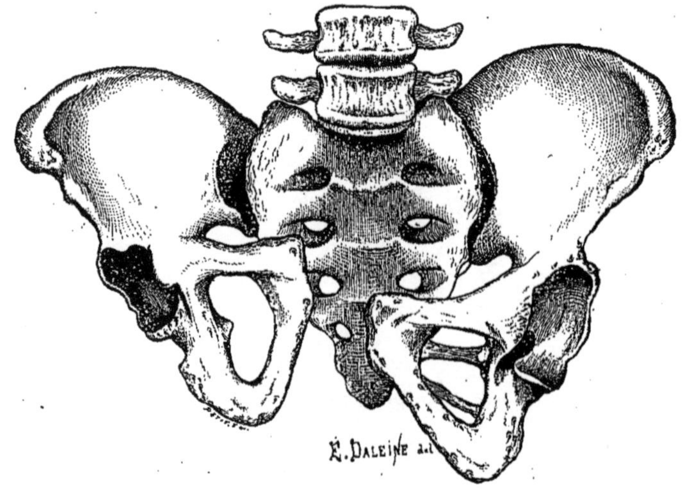

FIG. 42. — Luxation des trois symphyses. (Laugier, musée Dupuytren, n° 772.)

tous succombé. La mort est survenue rapidement, soit à la suite de rupture de la vessie, soit à la suite de suppurations prolongées, de gangrène par altération des parties molles, etc.

Les signes, les indications du traitement ne présentent ici rien de particulier. Lorsqu'il n'y a pas de complications immédiates par lésion de la vessie ou de l'urèthre, le pronostic doit être moins grave, car on a moins à redouter aujourd'hui l'infection et la suppuration à la suite de plaies contuses des parties molles. Du reste, « si nous ne comptons que des morts, dit Malgaigne,

(1) FOUCHER, *Revue médico-chirurgicale*, t. IX, p. 336.

(2) Observations de A. COOPER, CLOQUET, THOUVENET, RICHERAND, cités par MALGAIGNE. — LAUGIER, *Bull. de la Soc. anat.*, 1850, p. 35. — DOLBEAU, DUBREUIL, POLLOCK, cités par LOSSEN.

il se pourrait qu'il y eût des guérisons restées ignorées, parce que sur le vivant on n'aurait reconnu qu'une ou deux des trois luxations. »

6° *Luxations du coccyx.* — La luxation du coccyx peut se faire en avant ou en arrière.

Un seul cas de *luxation en arrière* a été nettement observé par Lauverjat [1], à la suite de rétrogradation considérable de cet os. La réduction fut facile et la guérison immédiate.

La *luxation en avant* est la plus fréquente; Malgaigne en a réuni 6 cas. Elle succède toujours à une chute sur un corps dur et saillant.

Une douleur très violente, du ténesme, et en même temps une gêne plus ou moins accentuée de la défécation, sont les signes fonctionnels qui attirent l'attention. L'exploration rectale permet de sentir le coccyx luxé, plus ou moins incliné en avant, parfois déplacé en haut, de sorte que le doigt a peine à l'atteindre (Ravaton, Royer).

La régularité de la base de l'os luxé, l'absence de crépitation osseuse, la permanence de la réduction, permettent de différentier la luxation de la fracture du coccyx.

La réduction est d'ordinaire facile à obtenir, et elle paraît se maintenir naturellement; dans plusieurs observations, il est dit que les malades ont été immédiatement guéris. Parfois, au contraire, le déplacement se reproduit; peut-être dans ces cas s'agissait-il de fractures. Quoi qu'il en soit, si la tendance au déplacement persiste, il peut être nécessaire de maintenir le coccyx réduit à l'aide d'un tamponnement du rectum, comme on le fait pour les fractures.

Rupture des symphyses pendant l'accouchement. — Malgaigne a décrit avec les luxations traumatiques, la rupture des symphyses pendant l'accouchement, séparant ainsi nettement cette lésion du relâchement des symphyses observé pendant la grossesse, et qu'il range dans la classe des luxations pathologiques.

Des observations de rupture isolée de l'articulation sacro-iliaque ont été rapportées, depuis A. Paré, par Peu, Smellie, Bach [2]. Mais le plus souvent c'est la symphyse pubienne qui est rompue, avec ou sans disjonction des symphyses postérieures. Malgaigne en a réuni 17 cas. La primiparité, les rétrécissements du bassin par fractures anciennes, sont les causes prédisposantes les plus importantes. La rupture des symphyses peut se produire pendant l'accouchement spontané ou bien pendant une application de forceps (Wahl, Adams) [3].

Un craquement plus ou moins fort, une vive douleur au niveau de la symphyse rompue, puis la mobilité et un écartement parfois assez prononcé, sont les signes par lesquels se révèle la rupture.

Le pronostic, grave à cause des complications souvent observées de déchirure de la vessie, de l'urèthre, du périnée, etc., est cependant aujourd'hui moins sombre que ne l'avait indiqué Malgaigne; sur 17 femmes en effet,

(1) Cité par Malgaigne, p. 786.

(2) Cités par Malgaigne, *loc. cit.*, p. 795.

(3) Budin, *Des lésions traumatiques chez la femme dans les accouchements artificiels.* Thèse d'agrégation. Paris, 1878.

8 avaient succombé, mais la mort était due non seulement à la longueur de l'accouchement et à l'épuisement de la femme, mais encore bien souvent à l'infection puerpérale.

Le traitement consiste à garder longtemps les malades au lit, jusqu'à complète consolidation des articulations lésées, et à maintenir les os en place à l'aide d'un bandage bien serré autour du bassin. Ce bandage peut être ensuite remplacé par une ceinture pelvienne spéciale que les malades gardent un certain temps lorsqu'elles commencent à marcher.

CHAPITRE II

MALADIES DES OS DU BASSIN

I

OSTÉITES DU BASSIN

On observe au bassin les diverses variétés d'ostéites : ostéomyélite traumatique, ostéomyélite spontanée, ostéite tuberculeuse, ostéite syphilitique.

L'*ostéomyélite traumatique* ne présente rien dans ses caractères, ni dans son évolution qui puisse mériter une description spéciale. Elle succède d'ordinaire aux fractures avec plaie, le plus souvent aux fractures par armes à feu, et s'accompagne de tous les accidents habituels de ces sortes de lésions; l'épaisseur des parties molles qui enveloppent le bassin, la difficulté de l'exploration et souvent de l'intervention, rendent le pronostic particulièrement grave. Cependant ce pronostic s'est singulièrement modifié depuis quelques années, car il n'est plus guère de portion du squelette pelvien qui soit inaccessible à l'intervention chirurgicale, grâce à l'emploi de l'antisepsie.

Je ne ferai que signaler aussi l'*ostéite syphilitique* qui évolue ici avec ses caractères habituels.

Les *ostéites spontanées*, au contraire, présentent un intérêt tout particulier, car elles se développent en certains points d'élection constitués par les épiphyses et les zones juxta-épiphysaires. Elles obéissent donc à la loi générale qui régit la pathogénie des infections osseuses quelle que soit leur nature, à savoir la localisation des agents infectieux dans les points où l'ossification est la plus active. L'application de cette loi générale aux ostéites du bassin a été bien mise en lumière par Ollier et par Gouilloud (1).

Le développement du bassin comprend deux périodes (2): l'une qui va jusqu'à

(1) GOUILLOUD, *Des ostéites du bassin au point de vue de leur pathogénie et de leur traitement.* Thèse de Lyon, 1883.

(2) Ollier a très clairement résumé cette histoire du développement du bassin et je ne puis mieux faire que de lui emprunter sa description.

« Il y a dans l'os coxal deux catégories de cartilages d'accroissement et de points osseux

la puberté consacrée surtout à la soudure des pièces de la cavité cotyloïde, l'autre qui commence à la puberté et dans laquelle se soudent les épiphyses marginales.

Aussi Gouilloud a-t-il divisé les ostéites du bassin en deux groupes : 1° ostéites *pré-pubertiques;* 2° ostéites *post-pubertiques*. Les premières ont presque toujours leur point de départ dans la région cotyloïdienne; elles sont intra-cotyloïdiennes ou péri-cotyloïdiennes. Cependant, si dans la pluralité des cas l'infection se localise de préférence dans cette zone d'ossification si active, elle peut dans d'autres circonstances se manifester ailleurs, au niveau des autres zones juxta-épiphysaires qui sont aussi le siège d'un accroissement plus lent. C'est ainsi que Lannelongue rapporte un cas d'ostéomyélite de la crête iliaque chez un enfant de onze ans [1], Giraldès un cas d'ostéomyélite de l'ischion chez un garçon de sept ans [2]. Ces rares ostéomyélites périphériques de la période pré-pubertique, Gouilloud les désigne du nom de juxta-marginales, pour les distinguer des ostéomyélites juxta-épiphysaires qui se montreront dans les mêmes régions alors que des noyaux osseux épiphysaires auront remplacé les cartilages marginaux.

Les ostéomyélites juxta-épiphysaires, marginales, appartiennent en effet à la seconde période de l'ossification et peuvent être observées jusqu'à l'âge de vingt-cinq ou trente ans.

Les ostéites tuberculeuses se localisent souvent dans les mêmes zones que les ostéomyélites aiguës. Aussi les coxalgies acétabulaires sont-elles relativement fréquentes dans la période pré-pubertique. Mais la localisation est moins exacte pour ces ostéites que pour l'ostéomyélite aiguë ; on peut les rencontrer dans toutes les régions et à tous les âges; après trente ans, on n'observe guère au bassin que l'ostéite tuberculeuse, à moins qu'il s'agisse d'ostéomyélites prolongées remontant à l'adolescence, ou d'ostéomyélites traumatiques.

Anatomie pathologique. — Les lésions ne présentent ici rien de particulier. Leur siège seul doit être noté. Nous avons vu les ostéites de l'enfance se localiser à la cavité cotyloïde ; les ostéites de l'adolescence ont trois sièges d'élection : la crête iliaque, l'épine iliaque postérieure et supérieure, les masses apophysaires du sacrum.

épiphysaires dont Charpy et Gouilloud ont bien montré les différences au point de vue du développement normal et de la pathogénie des ostéites. La première comprend les points d'ossification de la cavité cotyloïde, qui sont au nombre de six, trois principaux et trois accessoires, apparaissant à des époques variables dans le cartilage acétabulaire. L'ossification de l'acétabulum s'achève de bonne heure. Le point pubien et le point ischiatique se soudent de douze à treize ans; le point iliaque et le point ischiatique se réunissent quelques mois plus tard. L'os intercalaire ou épiphysaire, constitué généralement par trois points secondaires, sépare le pubis de l'ilion et se soude habituellement au moment de la puberté. Jusque-là, le pourtour de l'os n'est occupé que par une zone de cartilage, le cartilage marginal. C'est à seize ans (Béclard) que les points épiphysaires commencent à se montrer dans ce cartilage périphérique. A partir de cet âge, on voit apparaître l'épiphyse marginale de l'ilium qui procède par points multiples; à dix-huit ans, une bande osseuse continue règne de l'épine iliaque postéro-supérieure à l'antéro-supérieure; puis apparaissent les épiphyses de l'épine iliaque antéro-inférieure, de la tubérosité de l'ischion, de l'angle et de l'épine du pubis et de l'épine sciatique ». (OLLIER, *Traité des résections*, t. III, p. 921.)

(1) LANNELONGUE, *De l'ostéo-myélite aiguë pendant la croissance*, 1879, p. 163.

(2) GIRALDÈS, *Maladies des enfants*, 1869, p. 780.

Chez l'adulte, l'ostéite tuberculeuse occupe plus souvent le sacrum, le pubis, ou l'ischion, que l'iléon.

Signes et diagnostic. — Il est nécessaire d'étudier séparément les signes des ostéomyélites aiguës ([1]) et ceux des ostéites chroniques ([2]).

A. *Ostéomyélites aiguës.* — Les ostéomyélites aiguës cotyloïdiennes appartiennent à l'histoire des affections de l'articulation de la hanche. Je me m'occuperai ici que des caractères objectifs des ostéomyélites de l'ilion, de l'ischion, ou du pubis.

Les symptômes généraux sont ceux de toutes ces infections osseuses, absolument analogues à ceux qu'on observe dans les ostéomyélites des autres régions.

La situation profonde des os fait que souvent la lésion est méconnue au début, et l'affection prise pour une fièvre typhoïde ou un rhumatisme aigu.

1° *Ostéomyélite de l'ilion.* — Elle débute brusquement par une douleur plus ou moins violente, entraînant une claudication plus ou moins accentuée, et rapidement la marche devient impossible; en même temps, les phénomènes généraux habituels éclatent et dominent la scène.

Les malades restent couchés sur le côté sain ou sur le dos, la cuisse est souvent fléchie sur le bassin (Fleury). On voit apparaître à la fesse ou au pli de l'aine, une tuméfaction diffuse que recouvre une peau à peine altérée, mais sillonnée de veines dilatées. La palpation fait reconnaître, en dehors de l'empâtement profond, un point particulièrement douloureux à la pression (épines iliaques, crête iliaque). Un abcès sous-périostique se forme, qui s'étend au loin, se porte en arrière vers la fesse et la cuisse, en avant dans le triangle de Scarpa et même au delà.

Dans les cas relativement favorables, le pus se fait jour à l'extérieur, d'où formation d'une fistule occupant le plus souvent la fesse, la fosse iliaque externe, le pli de l'aine. Le stylet arrive sur un point dénudé; parfois même une trépanation spontanée fait communiquer un abcès externe et un abcès interne. Ces collections se forment souvent par poussées successives, d'où résultent des trajets fistuleux multiples à directions très variables. Il est rare que l'ilion soit pris tout entier, que ses épiphyses marginales soient complètement décollées. Le fait est cependant possible; Kœnig ([3]) et Playfair ([4]) en rapportent des exemples.

Parfois le pus, après avoir produit de vastes décollements, envahit l'articulation coxo-fémorale, l'articulation sacro-iliaque, ou provoque par propagation une arthrite infectieuse de ces jointures. Lannelongue a observé une phlébite de la veine iliaque remontant jusqu'à la veine cave. Des complications viscérales, dues à l'infection générale, peuvent ici survenir comme dans toutes les autres ostéomyélites; il suffit aussi de signaler la coexistence d'autres foyers d'infection sur différentes pièces du squelette ([5]).

([1]) FLEURY, *De l'ostéomyélite de l'os iliaque.* Thèse de Paris, 1886, n° 241.
([2]) WISARD, *Des caries extra-articulaires des os du bassin.* Thèse de Genève, 1886.
([3]) *Pathologie chirurgicale*, t. III.
([4]) *Transact of the obstet. Soc. of London*, 1877, p. 142.
([5]) FLEURY, *Loc. cit.* — DUBAR, *Progrès méd.*, 1880, VIII, p. 51.

Ces ostéomyélites de l'ilion se terminent par la mort, une fois sur deux. Lorsqu'elles guérissent, c'est au prix d'une flexion permanente de la cuisse, de nécrose et de fistules intarissables, ou d'hyperostoses et d'ankyloses capables, chez la femme, d'entraver l'accouchement.

Dans un cas relaté par Mauny (1), relatif à un garçon de seize ans, on avait cru d'abord à une tuberculose miliaire aiguë, grâce à l'existence d'un abcès phalangien, dans le pus duquel se trouvaient des bacilles; un examen plus attentif me permit de reconnaître une ostéomyélite de l'os iliaque avec fracture spontanée passant par la cavité cotyloïde. L'épanchement purulent intra-articulaire fut évacué et drainé, mais le malade succomba rapidement en dépit de l'intervention.

2° *Ostéomyélites de l'ischion.* — Elles sont rares, et l'on n'en connaît guère que deux cas, dus à Giraldès et à Lannelongue. Dans les deux cas, le siège de la douleur et du gonflement, l'examen par le toucher rectal a permis de faire le diagnostic. Avec cette localisation, les abcès tendent à apparaître à la partie moyenne du périnée, dans le pli fessier ou dans le pli génito-crural.

3° *Ostéomyélites du pubis.* — Ces ostéomyélites sont rares aussi, et Secheyron (2) qui a écrit un bon mémoire sur ce sujet, n'a pu en réunir que 4 cas. Elles sont, comme celles des autres pièces de l'os iliaque, tantôt primitives, tantôt consécutives à la suppuration d'un organe voisin (organes génito-urinaires, phlegmons de la cavité de Retzius). Elles peuvent succéder à un traumatisme avec ou sans plaie, ou se rattacher à une arthrite de la symphyse pubienne (états infectieux, puerpéralité). Elles siègent surtout sur la branche descendante et à la face postérieure de l'arcade pubienne; elles se révèlent par une douleur peu prononcée dans le décubitus dorsal « et, sans l'état infectieux qui domine la scène, la maladie pourrait passer pour très bénigne ». Ces ostéomyélites déterminent la formation d'abcès qui se font jour dans le pli génito-crural, à la face interne de la cuisse, ou fusent dans l'excavation pelvienne. Leur diagnostic est parfois difficile avec le phlegmon primitif de la cavité de Retzius et avec la myosite infectieuse primitive du grand droit de l'abdomen.

B. *Ostéites chroniques.* — Les ostéites chroniques sont fréquentes, comparées aux ostéites aiguës. Elles constituent l'ancien groupe, actuellement scindé, des caries du bassin d'Erichsen. Ce sont rarement des ostéomyélites prolongées, quelquefois des ostéites syphilitiques, d'ordinaire des ostéites tuberculeuses.

Ces dernières évoluent à peu près toujours d'une façon insidieuse et leurs symptômes restent longtemps fort obscurs. Le malade se plaint de douleurs vagues, qui ultérieurement se fixent au niveau du point nécrosé ou carié. Celles-ci affectent parfois la forme névralgique. Dans un cas d'ostéite tuberculeuse pour lequel Delorme (3) fit une résection partielle de l'os iliaque, il existait une sciatique deux ans avant l'apparition de l'abcès froid. Dans les ostéites du sacrum, il n'est pas rare de constater, à une période précoce ou tardive, des phénomènes médullaires variables.

(1) *Bull. méd.*, 1890, p. 1133.
(2) *Arch. gén. de méd.*, 1887, I, p. 54.
(3) *Bull. et mém. de la Soc. de chir.*, 1886, XII, p. 284.

Bientôt apparaît un empâtement plus ou moins appréciable suivant le siège de la lésion. Puis, six mois, un an après les premiers accidents douloureux, se montre l'abcès froid, qui à une période ultérieure, devient fistuleux. Les abcès et les fistules affectent les sièges les plus divers, et il est remarquable de voir combien ils sont souvent éloignés du point osseux malade. Les fistules sont parfois multiples, se portent soit vers la peau, soit vers les parties profondes. L'abcès peut aussi se faire jour dans le rectum ou la vessie, et sa migration donne lieu à des complications diverses.

Les abcès qui prennent naissance sur la face postérieure du sacrum ou dans la fosse iliaque externe présentent généralement un trajet peu étendu ; ils sont sessiles et restent appliqués sur la portion du squelette aux dépens duquel ils se sont formés. Il en est souvent de même pour ceux qui partent de la crête iliaque (Terrillon) [1].

Quand l'ostéite occupe la face antérieure ou la totalité du sacrum, les dégâts sont plus sérieux. Le pus descend entre l'os et le rectum, apparaît au périnée, s'ouvre autour la marge de l'anus, donne lieu à une fistule ostéopathique qu'il ne faut pas confondre avec les fistules anales ordinaires. Dans d'autres circonstances, l'abcès se porte en arrière, se fait jour à la peau, et, en même temps, s'ouvre dans un des organes de l'excavation pelvienne, donnant lieu à une fistule pyostercorale. Dans un cas bien connu de P. Bérard, il existait une ouverture à la région sacrée et une communication avec le rectum. — Les fistules peuvent siéger loin du point malade : ainsi, dans un cas de Gautier [2], une carie du sacrum avait provoqué à la fois une fistule inguinale gauche et une perforation de l'iléon. D'autres éventualités sont possibles. On cite des cas dans lesquels des séquestres formés aux dépens d'une partie du sacrum ou de la totalité du coccyx sont expulsées par l'anus (Joyeux, Gooch) [3]. Un fait plus étrange a été observé par Lisfranc et communiqué par lui à l'Académie de médecine en 1827 : l'abcès, émané d'une carie du sacrum, était remonté dans toute la hauteur de la moelle épinière et avait fusé jusque dans les ventricules cérébraux.

L'abcès froid qui se forme dans la fosse iliaque interne reste longtemps limité, puis le pus produit des décollements, des clapiers dans l'intérieur du psoas, fuse vers l'arcade crurale, apparaît dans le triangle de Scarpa et simule à première vue un abcès par congestion d'origine vertébrale. Il contourne parfois l'échancrure sciatique pour apparaître dans la fesse. Toutefois Erichsen fait remarquer que les abcès des ostéites du bassin, faisant saillie dans la région du grand trochanter, n'enveloppent pas cette apophyse comme cela a lieu dans la coxalgie. Dans d'autres cas, l'abcès descend dans le bassin et vient s'ouvrir en des points variables, dans le vagin, dans le rectum, etc. Chez une malade de Terrillon, une ostéite de l'épine sciatique avait provoqué des fistules au triangle de Scarpa et à l'épine iliaque antérieure et supérieure. Lorsque la crête iliaque est en cause, les fistules, souvent multiples, sont peu éloignées du point malade, les séquestres sont aisément éliminés.

Les abcès froids partis de l'ischion, font parfois saillie au périnée comme

(1) *Semaine méd.*, 13 mars 1884, n° 11.
(2) *Rev. méd. de la Suisse rom.*, 1890, p. 187.
(3) Cité par Delens. Thèse d'agrég., 1872.

ceux de la face antérieure du sacrum; mais fréquemment ils fusent au loin dans la profondeur de la cuisse, et jusqu'au creux poplité (Billroth).

Les abcès froids du pubis suivent une marche différente, selon qu'ils partent de la face antérieure ou de la face postérieure de l'os. Les premiers plongeant dans la masse des muscles adducteurs sont parfois très durs, élastiques, à peine fluctuants et semblent faire corps avec le squelette; on les a souvent confondus avec un enchondrome ou un ostéo-sarcome. Lorsqu'ils partent de la face postérieure, les trajets fistuleux sont généralement éloignés de la région pubienne : dans un cas de Duplay (1), un abcès ossifluent de la marge de l'anus était symptomatique d'une ostéite de la face postérieure du pubis. Les abcès nés de la branche horizontale, fusent souvent dans la gaîne du pectiné et pourraient en imposer pour une hernie crurale ou un anévrysme du triangle de Scarpa. Les ostéites pubiennes s'accompagnent parfois d'une complication curieuse, la perforation de la vessie par un séquestre qui devient le noyau d'un calcul : la perforation s'opère et se répare parfois, sans que le malade et le chirurgien s'en doutent et sans donner lieu à des fistules urinaires. Ollier (2) a trouvé un séquestre pubien, comme noyau d'un calcul, chez une jeune femme qu'il opérait de la pierre. Busch (3), Zwicke (4) ont vu de petits séquestres expulsés spontanément dans l'urine.

Pronostic. — Il est inutile d'insister sur l'extrême gravité des ostéomyélités aiguës, si une intervention précoce n'arrête pas leur évolution. Le pronostic des ostéites chroniques du bassin est toujours sérieux; les abcès peuvent produire des délabrements très étendus, décoller les viscères, donner lieu à des fistules intarissables s'ouvrant soit à l'extérieur, soit dans l'intestin, parfois des deux côtés en même temps.

Dans les ostéomyélites prolongées, la gravité du pronostic dépend de l'étendue des lésions locales; mais si l'affection ne dure pas depuis trop longtemps, si le malade n'est pas épuisé par la septicémie chronique, l'ablation des séquestres, la désinfection des foyers amène plus ou moins vite la guérison.

L'ostéite tuberculeuse a un pronostic plus sombre. La diffusion fréquente des lésions tuberculeuses à une portion très étendue du bassin, la généralisation de la tuberculose aux poumons, aux viscères pelviens, au péritoine, rendent souvent inutile ou impossible toute intervention chirurgicale.

Traitement. — Le traitement présente les mêmes indications que pour les ostéites des autres régions : 1° évacuer les abcès; 2° enlever toute la portion d'os malade, qu'il s'agisse simplement de l'extraction d'un séquestre d'ostéomyélite, ou de la résection plus ou moins étendue d'un os tuberculeux.

Mais la disposition et les rapports du squelette pelvien rendent souvent cette seconde partie de l'intervention fort difficile.

L'incision des abcès, des trajets fistuleux doit être large pour permettre une

(1) Follin et Duplay, *Traité de pathol. externe*, VI, 346.
(2) *Traité des résections*, t. III, p. 929.
(3) *Gunsb. Zeit.* Breslau, 1857, III, p. 433.
(4) *Charité-Annalen*, t. XII, p. 530, 1882.

désinfection complète du foyer et un accès plus facile jusqu'à la lésion osseuse.

La trépanation du bassin ne comporte pas pour le traitement des ostéites de lieu d'élection fixe, comme celui indiqué pour l'évacuation des abcès iliaques profonds (voy. *Psoïtis*).

Le lieu d'élection de la perforation sera ici déterminé par le siège même de l'abcès intra-osseux ou sous périostique. Tantôt on sera guidé par une fistule jusqu'au point malade, tantôt c'est la localisation nette de la douleur qui révélera la situation du foyer osseux.

Aussi la trépanation a-t-elle été faite sur presque tous les points de la fosse iliaque : près de la crête, au voisinage de l'épine iliaque postérieure et supérieure, entre les deux épines postérieures et un peu en dedans d'elles. Dans un cas, Terrillon (1) a porté la trépanation en arrière de la cavité cotyloïde, au-dessus de l'épine sciatique, dans la partie la plus épaisse de l'os et un peu au-dessous du détroit supérieur.

La trépanation faite pour évacuer ces foyers d'ostéite ou les abcès qui leur sont accolés doit être suffisamment large pour permettre une facile désinfection. Si donc, après avoir fait une première perforation elle ne paraît pas suffisante, il ne faut pas hésiter à en pratiquer une seconde ou à élargir la première.

Le foyer atteint, les abcès largement ouverts, il est nécessaire de traiter la lésion osseuse. S'agit-il d'une ostéomyélite prolongée, il faudra enlever le séquestre souvent constitué par une pièce osseuse tout entière, ischion, branche du pubis, aileron du sacrum, etc. Dans le cas d'ostéite tuberculeuse, c'est par le raclage, par l'évidement à la gouge ou à la curette, qu'on arrivera à enlever toute la portion malade. Ces résections peuvent être étendues et donnent cependant de bons résultats. Larghi (2), après une résection sous-périostée de la plus grande partie de l'os comprise entre le sacrum et la cavité cotyloïde, a vu l'os se reproduire. Ollier a obtenu de même la reproduction de la branche ischio-pubienne.

Cependant il n'est pas rare, quoi qu'on fasse, de voir persister des fistules et la tuberculose envahir peu à peu les portions voisines de l'os iliaque.

Il en est de même pour les ostéites tuberculeuses du sacrum. On a pratiqué des résections du coccyx, des résections partielles du sacrum. Lisfranc avait déjà montré qu'il est possible d'enlever toute l'épaisseur de l'extrémité inférieure du sacrum sur une hauteur de 2 centimètres sans intéresser la région complètement fermée du canal sacré. Ollier a préconisé pour l'ablation totale du sacrum un procédé qui consiste « à isoler en une masse unique tout le contenu du sacrum, nerfs, méninges et tissus conjonctifs périméningés. Dans ce but, on détache au niveau de l'ouverture inférieure du canal sacré tous les tissus fibreux qui s'y trouvent ; on les soulève de bas en haut et, à mesure que la séparation est opérée par la rugine, on excise l'extrémité inférieure de l'os par morcellement avec la cisaille ou de forts daviers gouges ». On peut alors, en faisant sauter la paroi postérieure, arriver, par une « excision parcellaire de l'os », à le réséquer tout entier en conservant intact tout le paquet méningé.

(1) Terrillon, *Bull. de la Soc. de chir.*, 6 nov. 1889.
(2) Larghi, *Gaz. méd. de Paris*, 1859. Cité par Ollier, *loc. cit.*, 925.

Les trois dernières paires sacrées peuvent être sectionnées, les autres sont soigneusement conservées. Ollier a appliqué une fois ce procédé pour une ostéite tuberculeuse; il n'y eut aucun accident méningé, mais le malade succomba aux progès de la tuberculose pulmonaire.

II

TUMEURS DES OS DU BASSIN

Les tumeurs des os du bassin, primitives ou secondaires, ne sont pas très fréquentes et la littérature médicale n'est pas riche en mémoires sur ce sujet.

En première ligne doivent être placés l'ostéo-sarcome et l'ostéo-carcinome; ensuite les exostoses, les chondromes, les fibromes et les kystes hydatiques. Après avoir décrit les particularités de chacune de ces tumeurs, j'en exposerai, dans un chapitre d'ensemble, le diagnostic, le pronostic et le traitement, comme l'a fait Havage [1], dans une excellente thèse.

I. — DES TUMEURS DES OS DU BASSIN EN PARTICULIER

A. — OSTÉO-SARCOMES

Sous le nom d'ostéo-sarcomes du bassin, on comprend toutes les tumeurs malignes des os, capables de récidiver et de se généraliser. Havage, dans sa thèse, en a réuni 54 cas, auxquels il faut ajouter quelques observations plus récentes qu'on trouvera mentionnées au cours de la description.

Étiologie. — Contrairement à la plupart des sarcomes osseux qui s'observent de préférence chez l'homme, avant l'âge de trente ans, ceux du bassin affectent les deux sexes avec une fréquence presque égale, et se rencontrent surtout chez l'adulte, de trente à cinquante ans. Ils sont aussi rares dans l'enfance que dans l'âge avancé. Cependant une des observations de Havage se rapporte à une fillette de six mois, traitée par Rendu pour un sarcome fluctuant de la fosse iliaque externe, et après l'âge de soixante ans, on en cite encore quelques cas (5 cas dans la thèse de Havage).

L'hérédité joue, dans l'espèce, un rôle tout à fait accessoire; cependant l'existence d'antécédents est notée dans quelques observations (obs. de Havage; obs. de Courty) [2].

L'ostéo-sarcome peut affecter primitivement ou secondairement les os du bassin. Secondaire, il naît par propagation d'une affection similaire des régions voisines (cancer de l'utérus, des ganglions du petit bassin) [3]; mais le fait est

[1] HAVAGE, *Étude clinique sur les tumeurs des os du bassin et sur l'ostéo-sarcome en particulier*. Thèse de doct. de Paris, 1882.

[2] COURTY, *Dict. encycl.*, art. BASSIN.

[3] Obs. 2, 5, 34, 36, 40, de la thèse de Havage.

rare, et il est remarquable de voir que les néoplasmes de l'os iliaque gagnent fréquemment le fémur, tandis que la propagation inverse est exceptionnelle. En cas de généralisation, la ceinture pelvienne peut être envahie, comme les autres pièces du squelette. Verneuil[1] a vu un cancer de l'os iliaque et du sacrum consécutif à un squirrhe atrophique du sein. Des faits analogues ont été rapportés par Jones, Gross [2] et d'autres auteurs.

Mais le plus souvent, l'ostéo-sarcome est primitif. Deux ordres de causes occasionnelles paraissent favoriser son développement ou précipiter sa marche : la grossesse et les traumatismes.

Dans une seule séance de la Société anatomique en 1850, on a rapporté 9 cas dans lesquels l'influence de la grossesse était évidente. Broca a insisté sur la fréquence de ces tumeurs chez des femmes déjà mères. Une observation de Gussenbauer[3] est relative à un sarcome mélanique de l'os iliaque, chez une femme qui avait eu sept enfants. Une autre observation du même auteur concerne un sarcome myélogène du sacrum chez une femme de trente-trois ans, ayant eu sept grossesses.

Plus important encore paraît être le rôle du traumatisme. Dans la plupart des cas, les malades incriminent une chute sur l'ischion, un coup, une contusion, et il semble que, quelquefois (Th. Anger), une bosse sanguine ait précédé l'apparition du néoplasme. En dehors des faits signalés par Havage, je mentionnerai un fait de Jürgens[4], relatif à un gros sarcome qui apparut un an après une chute, occupait la moitié gauche du bassin et englobait la vessie et le rectum. Dans une observation de Gussenbauer, il s'agit d'un homme qui, à la suite d'une chute sur l'ischion, ressentit dans la partie supérieure de la cuisse, des douleurs très vives. Au bout de trois mois, les douleurs étaient devenues plus aiguës et un sarcome se développa dans la fosse osseuse iliaque externe. Les traumatismes légers : fatigues, marches forcées, ont parfois les mêmes effets que les traumatismes graves.

Anatomie pathologique. — Les ostéo-sarcomes sont tantôt périostaux, tantôt endostaux ; on observe toutes les variétés histologiques de sarcomes. Leur siège d'élection est la partie moyenne de l'os iliaque (41/54 Havage), c'est-à-dire, la région des fosses iliaques interne et externe. Cependant ils peuvent également débuter dans le pubis, dans le sacrum, dans l'ischion, au niveau de la symphyse sacro-iliaque, etc. Ils constituent des tumeurs volumineuses et bosselées, atteignant souvent des dimensions énormes. Ils s'étalent à la surface de la fosse coxale sans jamais se pédiculiser, formant, suivant les cas, des tumeurs iliaques ou fessières. Leur consistance est inégale, souvent élastique ou presque fluctuante.

Le sarcome central forme souvent une tuméfaction diffuse de l'os iliaque (fig. 43).

(1) VERNEUIL, Obs. de BOURDON, *Squirrhe atrophique du sein gauche. Cancer des côtes, os iliaque et sacrum. Paraplégie. Bull. de la Soc. anat.*, 1872, p. 203.

(2) JONES, *Sarcome des vertèbres, du sacrum, de l'os iliaque et du sternum. Saint-Barthol. hosp. Rep.*, XX, p. 225. — GROSS, *Extensi carcinosis of the osteous system and liver consecutiv toscirring of the mamma. Philadelphie, med. Times*, 1879-1880, X, p. 358.

(3) GUSSENBAUER, *Ein Beiträg zur Extirpation non Beckenknochengeschwülsten. Zeitschrift für Heilkunde*, Bd. XI, p. 473.

(4) JÜRGENS, *Berliner klin. Wochensch.*, 17 décembre 1888.

Cet épaississement peut en imposer pour une ostéo-périostite, et cela

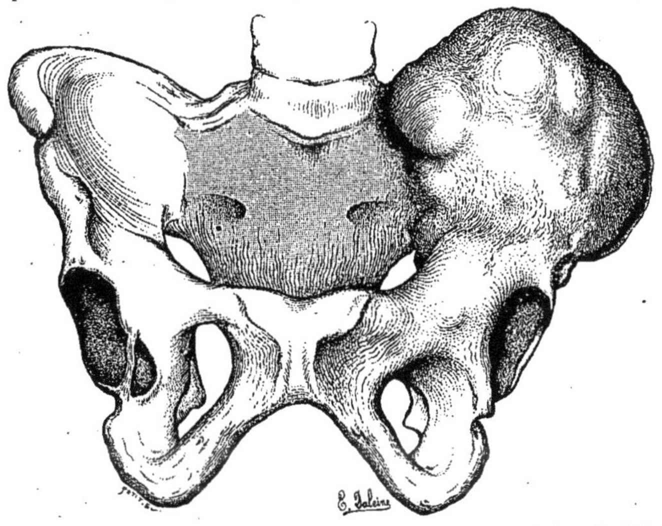

Fig. 43. — Sarcome central de l'os iliaque gauche. — Déformation caractéristique de l'aile iliaque, de la branche ilio-pubienne et du pubis. (Observation personnelle.)

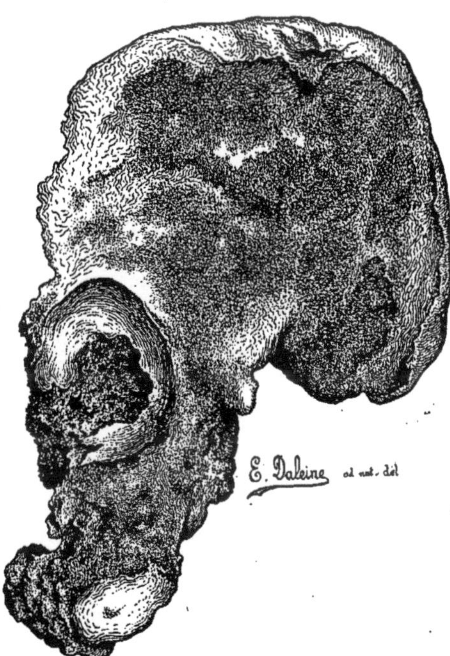

Fig. 44. — Cancer du bassin. (Musée Dupuytren.)

d'autant plus aisément que le sarcome apparaît fréquemment en un point frappé par un traumatisme antérieur. Kœnig [1] cite un cas dans lequel l'ilion tout entier paraissait augmenté de volume, la tumeur semblait de nature inflammatoire, et l'accroissement rapide de celle-ci permit seul de poser le diagnostic exact : sarcome myéloïde. Un ostéo-sarcome de la fosse iliaque, décrit par Havage, fut d'abord pris pour une périostite syphilitique. Dans les carcinomes, souvent secondaires, l'os est rapidement détruit et la tumeur déborde l'os (fig. 45).

Quels que soient l'aspect, le volume, la forme, la consistance du néoplasme, il ne tarde pas s'étendre et à envahir les

[1] Kœnig, *Traité de path. chir. spéciale*, trad. franç., t. III, p. 541.

parties voisines, englobant les vaisseaux et les nerfs, déterminant l'atrophie simple ou la dégénérescence cancéreuse des muscles. Mais il est remarquable de voir combien les téguments sont longtemps respectés; simplement refoulés et amincis, parfois sillonnés de grosses veines et de lymphatiques hypertrophiés (Adams) (1), ils adhèrent tardivement à la tumeur et leur ulcération est exceptionnelle.

La tumeur, lorsqu'elle est intra-pelvienne, comprime les viscères de la cavité abdominale. On cite des cas de déplacement du rectum, de rétrécissement de l'intestin grêle, de compression et de déviation de la vessie et de l'urèthre. Dans un cas (2), l'uretère gauche était complètement imperméable.

Il n'est pas rare de voir le néoplasme envahir secondairement le sacrum ou le fémur. Le sarcome du sacrum (3), par contre, se propage plus volontiers à la colonne vertébrale qu'à l'os coxal. Dans un cas myxo-sarcome du sacrum (Gussenbauer), les 4e et 5e vertèbres lombaires étaient à peu près détruites; les autres vertèbres lombaires étaient privées de leurs arcs postérieurs. L'articulation de la hanche est prise plus souvent que ne le pensait Gillette (4), et d'après Havage, les deux conditions anatomiques qui favorisent la propagation du sarcome iliaque à la jointure et à l'extrémité supérieure du fémur sont, d'une part, la présence dans la cavité cotyloïde d'un point dépourvu de cartilage; d'autre part, l'insertion en ce point d'un ligament rattachant l'os iliaque à la tête du fémur.

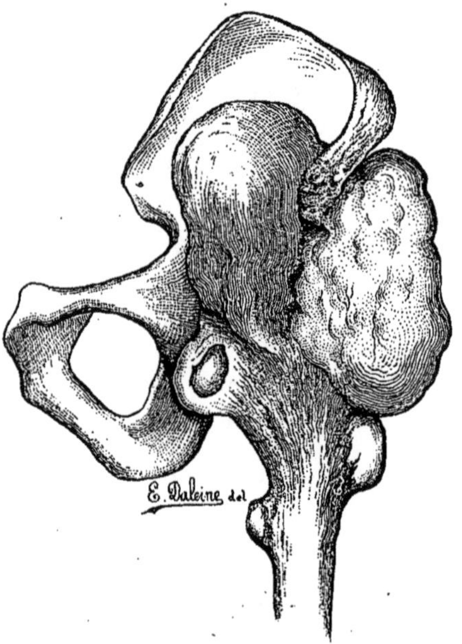

Fig. 45. — Os iliaque envahi dans sa partie moyenne par une tumeur épithéliale secondaire à un épithélioma du pharynx. (Lancereaux, *Traité d'anatomie pathologique*, t. III, 1re partie, p. 124.)

L'infection ganglionnaire paraît exceptionnelle (6/54 Havage); cependant Gussenbauer signale des lésions dans les ganglions inguinaux, iliaques et lombaires, constatées à l'autopsie d'un sarcome mélanique de l'os iliaque, récidivé sur place.

La généralisation est plus fréquente, elle s'observe en moyenne 1 fois sur 4. Les organes le plus souvent envahis sont, d'abord le poumon (5), puis le rein,

(1) John Adams, *Lancet*, 1852, t. I, p. 9.
(2) *Lancet*, 1872, t. II, p. 782.
(3) Chiari, *Ueber zwei Fälle von Tumor des Beckens und zwar des os sacrum. Wiener med Wochenschrift*, 1878, n° 9.
(4) Gillette, Soc. de chir., séance du 26 janvier 1876.
(5) Knight, *Med. Times*, 1885, p. 669.

la rate, le foie, le cœur. Il n'est pas rare de trouver des noyaux dans le fémur, les corps vertébraux, les côtes, l'humérus, les os du crâne, etc. Ces tumeurs peuvent être réellement dues à la généralisation de la tumeur maligne iliaque ou bien être contemporaines dans un envahissement d'emblée de plusieurs os.

Symptômes. — On peut distinguer trois périodes dans l'évolution des ostéo-sarcomes du bassin : une période de douleurs, une période de tumeur, et une période de cachexie (Havage).

1° *Période de début ou de douleurs.* — Bien que l'affection puisse s'annoncer par des troubles fonctionnels des organes du petit bassin, par une déchéance de l'état général ; bien que la tumeur puisse être la première manifestation clinique, il est de règle que la douleur soit l'accident initial (7 fois sur 10, Havage). Elle offre des caractères variables. Tantôt purement locale, elle siège dans le point où bientôt apparaîtra la tumeur et irradie vers l'aine, vers les lombes, et surtout vers la fesse; tantôt elle est diffuse, mal limitée, rhumatismale ; tantôt enfin elle simule une névralgie sciatique. Havage insiste sur la soudaineté de la douleur et lui attribue une grande valeur diagnostique et pronostique. Cette douleur subite, atroce, survient parfois au milieu d'un bon état de santé. Ainsi un homme est pris tout à coup dans la rue, au niveau du pli fessier, d'une douleur si vive qu'il tombe (obs. 41). Une femme s'assied pendant un quart d'heure sur un banc de pierre d'une promenade publique ; quand elle se lève, elle sent, sur le côté de la hanche, une vive douleur qui rend la marche impossible. Chez ces deux malades, un ostéo-sarcome devint évident, quelques mois après, au niveau du point qui avait été le siège de cette douleur violente.

Ce mode de début existe surtout pour les néoplasmes de l'os iliaque. Dans ceux du sacrum, les douleurs semblent augmenter progressivement. Dans un cas de sarcome myélogène rapporté par Gussenbauer, l'affection débuta immédiatement après une grossesse, à la fois par des douleurs avec exacerbations nocturnes et par une tumeur de la région sacro-fessière gauche, qui s'ouvrit plusieurs fois dans le rectum et dans le vagin, par lesquels s'écoulait une grande quantité de pus très fétide.

2° *Période d'état ou de tumeur.* — La tumeur, dure, fluctuante ou élastique, présente en certains cas le phénomène de la crépitation parcheminée, indiquant un sarcome central. Quelques tumeurs sont pulsatiles avec des mouvements d'expansion, de véritables battements, et offrent à l'auscultation un souffle synchrone à la diastole artérielle.

Le plus souvent bosselée et irrégulière, la tumeur fait intimement corps avec l'os sous-jacent et acquiert rapidement un volume considérable. Elle occupe, tantôt la fosse iliaque externe, tantôt les deux fosses à la fois. Quand il s'agit d'un sarcome du sacrum, on le voit s'étaler sur la région sacrée et sur la fesse ; mais lorsqu'il occupe la face antérieure de l'os, ou la partie de l'os coxal sous-jacente au détroit inférieur, il remplit souvent tout le petit bassin et ne devient bien appréciable qu'à l'exploration rectale ou vaginale. On comprend sans peine les variations objectives qu'impriment à la tumeur son siège et sa nature. Suivant le siège, les troubles fonctionnels diffèrent : accidents névralgiques occupant les sciatiques, avec troubles sensitifs, moteurs, vaso-moteurs, sécrétoires et trophiques; compressions vasculaires, œdème unilatéral, constipation, même obstruction intestinale; dysurie et rétention d'urine, enfin impotence fonctionnelle et déviations du membre inférieur, pouvant simuler une coxalgie ou une sacro-coxalgie (Trélat) (1), (Alberti) (2). La fièvre des néoplasmes de Verneuil semble fréquente au cours des ostéo-sarcomes du bassin. Souvent aussi on a noté une élévation de la température locale. Comme dans les autres sarcomes, les douleurs vives contribuent puissamment à affaiblir le malade.

3° *La période de cachexie* ne présente ici rien de spécial, à part la rapidité avec laquelle elle évolue. Les douleurs, les accidents fonctionnels augmentent encore en intensité, l'amaigrissement se prononce, tandis que les membres inférieurs sont le siège d'un œdème parfois inégalement développé des deux côtés. La tumeur acquiert des dimensions considérables et peut ulcérer la peau.

Marche. — La marche des ostéo-sarcomes du bassin est variable; elle peut être lente chez les sujets âgés, et on voit des malades chez lesquels la sciatique constitue pendant plusieurs années le seul phénomène avant-coureur. Chez les jeunes sujets, les accidents se déroulent parfois avec une effrayante rapidité. D'autres conditions telles qu'une grossesse intercurrente, une intervention chirurgicale intempestive, impriment un coup de fouet à l'évolution de ces ostéo-sarcomes. On conçoit combien leur *durée* varie; elle est évaluée, par Havage, à seize mois en moyenne; mais ils peuvent tuer en trois mois, comme en six ans, et la mort survient soit dans le marasme, soit par complications viscérales, dont les plus importantes sont les embolies pleuro-pulmonaires et les embolies cérébrales.

B. — EXOSTOSES

Comme ailleurs, il convient de réserver ce nom aux productions anormales et circonscrites du tissu osseux, saillantes à la surface de l'os. Les accoucheurs du commencement de ce siècle les considéraient comme fréquentes et rattachent aux exostoses les cals difformes. En réalité, elles sont rares; cependant on a exagéré leur rareté.

Étiologie et anatomie pathologique. — Chez l'adulte, elles reconnaissent pour causes, d'après Havage, la scrofule, la syphilis, le rhumatisme, la goutte. Sur 6 observations qu'il rapporte, 2 seulement se rapportent à des hommes, celles de Duplay (3), de Regnoli et Rognetta (4). Le traumatisme est la cause occasionnelle le plus souvent citée. Dans cette classe, quelques auteurs font rentrer les épines osseuses qu'on trouve sur les bassins rachitiques. Ces épines siègent surtout sur le pourtour du détroit supérieur, c'est-

(1) TRÉLAT, Obs. 43 de la thèse de Havage.
(2) ALBERTI, *Sarcome du bassin simulant une coxalgie. Berliner klin. Woch.*, 4 juin 1883.
(3) DUPLAY, Thèse de Havage, p. 116.
(4) ROGNETTA, *Gazette médicale de Paris*, 1885, p. 259.

à-dire, sur la crête du pubis, sur l'éminence ilio-pectinée et au niveau du promontoire. Généralement petites, acérées, en forme de dard, elles peuvent acquérir une longueur notable. Ainsi Léopold (1) a vu une épine de 8 centimètres implantée sur la fosse iliaque interne. Les épines ne sont pas de vraies exostoses.

Chez les vieillards, et surtout chez les femmes, on rencontre une variété d'exostose dont la cause intime est inconnue. Robert, Poulet et Bousquet, signalent au niveau de l'articulation sacro-iliaque des exostoses liées à l'arthrite déformante sénile.

Quant aux exostoses vraies qui sont les exostoses ostéogéniques, elles existent au bassin comme partout ailleurs; elles sont souvent héréditaires. Braun (2) a vu chez un jeune homme de dix-huit ans, une exostose cartilagineuse qui partait de l'épine iliaque antérieure et supérieure; les autres pièces du squelette étaient indemnes. Legroux (3) signale une hypertrophie considérable de la crête iliaque dans un cas d'exostoses ostéogéniques multiples.

Maclean (4) rapporte une belle observation d'exostoses multiples spongieuses héréditaires. Sur 4 enfants de huit à seize ans, il existait 79, 108, 83 et 101 exostoses. La plupart d'entre elles occupaient les os longs; mais l'os iliaque, particulièrement sa portion marginale, n'était pas épargné. Bessel-Hagen (5), sur une jeune fille de quatorze ans, atteinte d'exostoses cartilagineuses multiples et d'arrêt de développement des membres thoraciques et abdominaux, a trouvé sur le bassin de petites exostoses au niveau des épines iliaques postérieures. Sur un homme de cinquante ans, existait à côté d'autres lésions de croissance, une grosse exostose du volume d'une pomme, dans la fosse iliaque externe, immédiatement au-dessous de la crête iliaque. Sur un jeune homme de quinze ans, porteur d'exostoses cartilagineuses multiples, de scoliose d'anomalies de développement des côtes, des omoplates et de l'os iliaque, d'arrêt de développement et d'incurvation des membres, Bessel-Hagen a rencontré, en dehors de nombreuses exostoses, disposées le long de la crête iliaque, une grosse exostose de la partie la plus reculée de la fosse iliaque externe, tellement volumineuse, que la saillie fessière correspondante était remplacée par une dépression profonde interposée à l'exostose et à la région trochantérienne. Ces quelques exemples, qu'il serait aisé de multiplier, prouvent que lors d'exostoses multiples de développement, le bassin peut être envahi comme les autres pièces du squelette. Mais les exostoses limitées à l'os iliaque ou au sacrum chez l'adolescent sont rares, elles s'observent un peu plus tardivement que les exostoses des membres, ce qui est en rapport avec l'époque d'accroissement des épiphyses de la crête iliaque et des bords du sacrum.

Symptômes. — Les exostoses ostéogéniques occupent les points que nous avons indiqués plus haut. Quant aux exostoses de l'adulte, elles siè-

(1) LÉOPOLD, *Arch. f. Gynæk.*, 1872, t. IV, p. 356.
(2) BRAUN, *Deutsche Zeitschrift f. Chir.*, t. XXX, p. 199.
(3) LEGROUX, Soc. méd. des hôp., séance du 4 juillet 1890.
(4) MACLEAN, *Multiple cancellous exostoses. Bristol med. chir. Journal*, décembre 1890.
(5) BESSEL HAGEN, *Arch. f. klin. Chir.* Berlin, 1891, t. XLI, p. 420 et suiv.

gent surtout, suivant Havage, au sacrum, au pubis, et sont rares sur les parties latérales du bassin. Ce sont des tumeurs peu douloureuses, de consistance éburnée, généralement peu volumineuses. Cependant Kraus et Moreau en ont cité qui remplissaient toute l'excavation du bassin. On peut les diviser en extra-pelviennes et intra-pelviennes.

Les premières donnent lieu à des phénomènes de compression assez vagues, elles peuvent gêner les mouvements de la cuisse ou d'inclinaison de la colonne vertébrale.

Dans le cas cité plus haut de Braun, le sujet semblait atteint d'une ankylose complète de l'articulation de la hanche. L'opération seule permit de reconnaître une grosse exostose, qui descendait de l'épine iliaque antéro-supérieure dans les muscles de la cuisse, atteignait une longueur de 9 centimètres et s'opposait à la plus légère flexion du fémur. L'ablation de l'exostose permit aussitôt les mouvements de la cuisse dans tous les sens.

Les exostoses intra-pelviennes engendrent des troubles fonctionnels sérieux. En outre de l'obstacle qu'elles apportent à l'accouchement, elles provoquent parfois la rétention d'urine (John Lever, Boyer), l'ulcération de la vessie (Bouilly). Cette dernière complication se rencontre surtout dans les exostoses séniles du pubis chez les vieilles femmes, signalées par Robin et étudiées par Feré (1). Suivant ce dernier auteur ces exostoses ne sont pas rares (16 pour 100), elles se composent de deux épines développées aux dépens de la face postérieure de chaque pubis et séparées par un vestige du ligament interosseux.

Une complication tout à fait exceptionnelle a été signalée récemment par Manley (2) : la fracture des exostoses pubiennes.

C. — ENCHONDROMES

Les chondromes ont été bien étudiés par Dolbeau (3) en 1860. Ils constituent, après les sarcomes, les néoplasmes les moins rares des os du bassin. Aux 22 observations consignées dans la thèse de Havage, nous pouvons en

(1) Feré, Note communiquée à Havage. Thèse citée, p. 50.

(2) Manley, *A unique case of fractured exostosis*. In *Lancet*, 28 septembre 1889. Un jeune homme de dix-neuf ans, toujours bien portant, souffrant depuis un an d'une douleur peu vive dans la cuisse gauche, ressentit tout à coup une douleur très violente à la suite d'un effort pour soulever un lourd fardeau. Il dut cesser de travailler, s'alita et, au bout de seize jours, on constata un énorme phlegmon de la cuisse descendant jusqu'au genou et remontant dans l'abdomen. Aucun signe n'indiquait l'origine de cette collection. Après l'avoir incisé, Manley rencontra dans la partie supérieure de la poche, en avant de la branche horizontale du pubis, un corps dur conique, de la longueur de la main, en rapport en dehors avec l'artère fémorale. Ce corps légèrement mobile fut enlevé au bout de quelques jours; il semblait constitué par le pubis et sa branche descendante. Le malade mourut et l'autopsie permit de reconnaître que le pubis gauche était à sa place et parfaitement constitué. Mais sur la face antérieure de sa branche horizontale, au voisinage immédiat de la cavité cotyloïde, sous le psoas, existait une saillie dont la face libre présentait les caractères d'une fracture récente. Le corps étranger enlevé était donc une exostose.

(3) Dolbeau, *Mémoire sur les tumeurs cartilagineuses ou enchondromes du bassin*. In *Journ. du Progrès*, 1859-1860.

ajouter quelques autres dues à Hille (1), Israël (2), Bergmann (3), Roux (4), Potter (5), Clark (6), Billroth (7), Gussenbauer (8), etc., pour ne citer que les plus importantes.

Étiologie. — On sait peu de chose sur l'étiologie des enchondromes du bassin. Les hommes semblent atteints un peu plus souvent que les femmes. A l'inverse des autres chondromes, ils paraissent surtout fréquents chez les adultes, entre trente-cinq et cinquante ans.

Havage mentionne comme causes prédisposantes, l'hérédité et les traumatismes; il n'accorde aucun rôle à la grossesse.

Anatomie pathologique. — Des enchondromes, nés du fémur, peuvent envahir secondairement le bassin, soit en s'étalant sur sa face externe, soit en pénétrant par une des échancrures qui font communiquer le pelvis avec la cuisse. Ces tumeurs ne doivent pas nous occuper ici.

Au point de vue pratique, il faut, avec Desault et Dolbeau, diviser les enchondromes primitifs du bassin en deux catégories : 1° ceux qui prennent naissance sur la surface extérieure du pelvis ; 2° ceux qui se développent à la face interne du bassin.

Les *enchondromes intra-pelviens* seraient plus fréquents à gauche (Dolbeau); ils s'implantent ordinairement sur le sacrum ou l'os coxal, au voisinage de la symphyse qui les unit; fréquemment aussi, ils partent de la fosse iliaque interne ou de la crête du même os; parfois enfin, ils se développent au devant du sacrum et des dernières vertèbres lombaires.

A cette classe appartient le cas de Fichte (9), dans lequel la tumeur, née à la partie antérieure de l'interligne sacro-iliaque, s'étendait jusqu'aux côtes inférieures, avait gagné la fosse iliaque externe et entraîné la disparition du tissu osseux. Souvent (Gussenbauer), ces tumeurs semblent plaquées sur la fosse iliaque interne. Il est rare de les voir s'implanter sur les parois de l'excavation pelvienne.

Les *enchondromes extra-pelviens* ont pour siège d'élection le pubis et la branche ischio-pubienne, d'où ils tendent à gagner la partie antéro-supérieure de la cuisse.

Les enchondromes du bassin ont un volume qui varie entre celui d'une noix et celui des tumeurs les plus considérables de l'abdomen. Ils peuvent acquérir des proportions véritablement énormes. On en a vu qui pesaient

(1) HILLE, *Ein Beiträg zur Lehre vom Enchondrom.* Marburg, 1880.
(2) ISRAËL, *Extirpation d'un ostéo-chondrome du bassin chez un homme de vingt-trois ans. Berlin. klin. Woch.*, 12 juillet 1886.
(3) BERGMANN, *Extirpation d'un enchondrome du bassin avec ligature de l'artère et de la veine iliaques primitives.* Guérison. *Deutsche med. Woch.*, n° 42, 1885.
(4) ROUX (de Lausanne), *Résection complète de l'os iliaque du côté droit pour chondrosarcome.* Congrès franç. de chir. Séance du 8 octobre 1889 (soir).
(5) POTTER, *Un cas d'enchondrome du bassin. Westminter hosp.* London, 1887, p. 170.
(6) CLARK, *Enchondrome du bassin. Saint-Thomas hosp. Rep.*, 1887. London, 1889, p. 17.
(7) BILLROTH, *Chondrome énorme du pubis. Wien. med. Woch.*, 1875, p. 26.
(8) GUSSENBAUER, *loc. cit.*, obs. IV et VII.
(9) FICHTE, *Ueber das Enchondrom.* Tübingen, 1850, p. 58.

13 kilogrammes et mesuraient 1 mètre de circonférence (Holthaux) (1), d'autres qui descendaient jusqu'aux genoux (Letenneur) (2).

Au début, l'enchondrome se présente sous forme d'une masse bosselée de consistance cartilagineuse; parfois il se ramollit, sa consistance devient inégale, souvent même fluctuante, grâce à la dégénérescence kystique ou colloïde qui est le propre de ces tumeurs cartilagineuses.

Le contenu peut même être visqueux, couleur chocolat, et l'on comprend comment ces néoplasmes ont pu être confondus avec des tumeurs fibro-kystiques multiloculaires de l'ovaire (François) (3). Dans des cas plus rares, des éléments sarcomateux viennent modifier l'aspect et l'évolution de la tumeur (chondro-sarcomes). On cite aussi quelques faits de chondromes ostéoïdes (Forward) (4) et d'enchondromes malins accompagnés d'exostoses cartilagineuses multiples (Virchow) (5).

Enfin les enchondromes ne sont pas toujours limités au bassin, mais peuvent en même temps occuper plusieurs os du squelette, le sternum par exemple (Gussenbauer).

Ces néoplasmes se propagent dans différentes directions; on les voit gagner le fémur, le canal rachidien, les ganglions lymphatiques de l'aine et de la fosse iliaque (Weber), pousser des prolongements dans les veines iliaques primitive et externe, dans la veine fémorale (6). En outre, ils peuvent infecter à distance les systèmes lymphatiques et veineux, et se généraliser comme les autres chondromes (Michaloff) (7) ou récidiver sur place (Vartman) (8).

Symptômes. — Les enchondromes extra-pelviens se présentent sous forme de tumeurs quelquefois iliaques, plus souvent inguinales. Verneuil (9) en a donné une bonne description : « On voit, dit-il, que la tumeur, née d'ordinaire sans cause connue, soulève d'abord le pli inguinal au-dessus, au-dessous ou en arrière de l'arcade crurale; que de là elle s'étend vers l'abdomen, la fosse iliaque, la cavité pelvienne, le triangle de Scarpa; que, fixe et fortement adhérente dès l'origine, elle conserve une dureté très grande tant qu'elle est d'un volume médiocre; qu'elle offre, au contraire, des bosselures ramollies quand elle acquiert des dimensions considérables; que, circonscrite ou étendue, sa surface est toujours inégale, mamelonnée, rugueuse; que presque indolente pendant toute sa durée, elle ne détermine que des troubles mécaniques conséquents avec ses rapports et la direction dans laquelle elle progresse : gêne dans les mouvements de la cuisse, œdème, etc. »

Les enchondromes intra-pelviens ressemblent à toutes les tumeurs du grand et du petit bassin. Ils peuvent rester longtemps méconnus, car, indolents par eux-mêmes, ils ne provoquent que des phénomènes de compression peu accen-

(1) HOLTHAUX, *The Lancet*, 1856, t. II, p. 696.
(2) LETENNEUR, *Mém. de Dolbeau*, obs. XII, p. 33.
(3) FRANÇOIS, *Contribution à l'étude de l'enchondrome du bassin*. Thèse de Paris, 1876.
(4) FORWARD, *Philadelphie med. Times*, 1881-82, t. XII, p. 538.
(5) VIRCHOW, *Charité Ann.*, 1878, Berlin, 1880, p. 736.
(6) Soc. anat., 1861 et 1866.
(7) MICHALOFF, Thèse de Genève, 1882.
(8) VARTMAN, Thèse de Strasbourg et de Bâle, 1880.
(9) VERNEUIL, art. AINE, du *Dict. encycl.*, t. II, p. 315.

tués, quelques douleurs dans les lombes, les fosses iliaques et une certaine gêne de la marche. L'œdème, la névralgie sciatique, les accidents médullaires, si fréquents au cours de l'ostéo-sarcome, ne sont que très exceptionnellement observés dans le chondrome.

Ces néoplasmes ont une marche lente, une longue durée; quand ils ont acquis un volume considérable, ils s'accompagnent de la cachexie ordinaire des grosses tumeurs abdominales.

D. — FIBROMES

On sépare, assez arbitrairement du reste, du groupe des fibromes des parois abdominales ou tumeurs fibreuses péri-pelviennes, quelques faits isolés de fibromes périostiques [1] qui ne diffèrent des vrais fibromes pariétaux que par des caractères tout à fait secondaires, tirés du siège qu'ils occupent. Ils constituent si l'on veut un groupe intermédiaire aux fibromes nettement pariétaux et aux fibromes manifestement développés aux dépens des parties molles du bassin. Leur histoire est encore à l'état d'ébauche.

Nicaise [2] en a relaté quelques cas au niveau de la crête iliaque, dans la fosse iliaque, dans les points où les aponévroses se fusionnent avec le périoste. Ils contiennent souvent des foyers ramollis ou de véritables kystes. Nicaise rapporte un cas dans lequel le néoplasme inséré sur la partie interne de la tubérosité sciatique faisait saillie en avant de l'anus.

Chez une femme à laquelle il dut appliquer les forceps, Depaul [3] a trouvé une tumeur fibreuse de 1260 grammes prise pour un fibrome de la paroi postérieure de l'utérus et implanté dans les trous de conjugaison des deux dernières vertèbres lombaires gauches et dans le deuxième trou sacré gauche.

Sur un enfant de dix-neuf mois, un gros fibrome, parti du périoste de la branche ischio-pubienne, était interposé entre la vessie et le rectum (Smith) [4]. Dans un cas très intéressant de Tillaux [5], chez un homme de quarante-sept ans, une tumeur de la fosse ischio-rectale droite provoquait des troubles de miction et de défécation. L'ablation permit de reconnaître l'existence d'un fibro-myome relié au coccyx par un pédicule de la grosseur du doigt. Riedinger [6] a observé un fibrome de la crête iliaque faisant saillie dans la fosse iliaque. Des cas analogues de fibromes sacrés et sacro-coccygiens sont relatés par Dowell [7] et Gomez Paneo [8].

Tous ces fibromes partent du périoste et ont les mêmes caractères cliniques, la même marche que les fibromes péri-pelviens supérieurs, que les fibromes pariétaux.

[1] SALESSES, Thèse de Paris, 1876.
[2] NICAISE, *Rev. mens. de méd. et de chir.*, 1878, p. 752.
[3] DEPAUL, *Bull. de la Soc. de chir.*, 1877, p. 741.
[4] SMITH, Analyse, in *Arch. gén. de méd.*, 1874, t. XIV, p. 360.
[5] TILLAUX, *Bull. de la Soc. de chir.*, 1875, p. 884.
[6] RIEDINGER, *Chir. klin. am. Julius hosp.* Wurzburg, 1879, p. 52.
[7] DOWELL, *Med. Pressand Circ.* London, 1882, p. 291.
[8] GOMEZ PANEO, *Ann. de chirurg.* Madrid, 1822, p. 179

E. — KYSTES HYDATIQUES

Anatomie pathologique. — Le bassin est un des sièges d'élection des kystes hydatiques osseux. D'après Havage, le bassin vient immédiatement après le tibia. Sur 52 cas rassemblés par Gangolphe (1), le bassin et l'humérus sont pris 11 fois, le tibia et le péroné 8 fois seulement.

La tumeur occupe surtout l'ilion et le voisinage de la cavité cotyloïde; l'ischion et le pubis plus rarement.

Le kyste acquiert le volume du poing et même au delà, mais jamais il n'atteint les grosses dimensions de certaines poches hydatiques du foie; il renfermait cependant 2 litres 1/2 de liquide chez un malade de Réczey (2). Le contenu paraît s'altérer rapidement, souvent il est purulent, mélangé à des débris d'hydatides. Ces kystes paraissent le plus souvent multiloculaires et envahissent rapidement le tissu osseux voisin. Dans un cas de Fricke (3), toute une moitié du bassin était détruite par une tumeur hydatique multiloculaire. Il en était de même dans le cas de Réczey. Les parois kystiques sont formées alors par les tissus ambiants et non plus par une coque osseuse. Les masses musculaires sont le plus souvent envahies; dans le cas de Fricke, le psoas

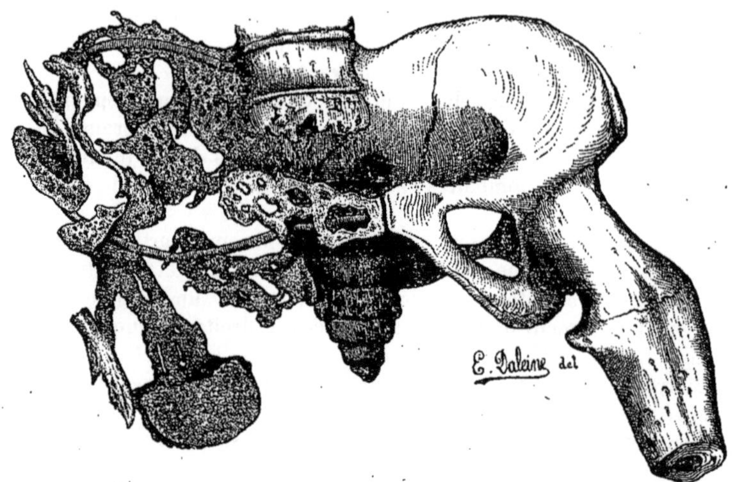

Fig. 46. — Kyste hydatique du bassin.
(Réczey, *Knochen echinococcen. Deutsche zeitschrift für chirurgie*, t. VII, pl. XII, fig. 1.

était converti en un tissu épais comme du cuir. La bourse synoviale du psoas peut être remplie d'hydatides. Les lésions d'ailleurs ne se bornent pas à l'os primitivement atteint qui d'abord est boursouflé, se fragmente et disparaît enfin par résorption. Les échinocoques font irruption dans la hanche, dans

(1) Gangolphe, *Des kystes hydatiques des os*. Thèse d'agrég., 1886.
(2) Réczey, *Ueber Knochenechinococcen Deuts. Zeitsch. f. Chir.*, 1876, t. VII, p. 285.
(3) Fricke, *Hamburger Zeitschrift f. die ges med.*, 1838, t. VII, p. 383.

l'articulation sacro-iliaque, dans le fémur, dans les vertèbres, dans le canal sacré. On a vu la cavité cotyloïde détruite permettre la pénétration de la tête fémorale dans la cavité pelvienne. Dans le cas de Réczey, on trouva à l'autopsie un kyste hydatique du poumon, peut-être produit par une véritable embolie parasitaire (Gangolphe).

Étiologie. — Ces kystes hydatiques constituent une maladie de l'adulte, aussi fréquente dans les deux sexes. Le traumatisme est fréquemment signalé comme cause occasionnelle (Viertel) (1).

Symptômes. — Le nombre des kystes hydatiques du bassin osseux est actuellement encore trop faible pour qu'on puisse tracer avec précision la symptomatologie de l'affection.

C'est à la suite d'un accouchement, d'un traumatisme, et quelquefois sans cause appréciable que le kyste débute. Il est rare de constater à la période initiale les douleurs brusques et lancinantes mentionnées dans l'observation de Réczey. En général, l'indolence est complète. Même à une période ultérieure, les accidents fonctionnels sont rares; ce n'est qu'exceptionnellement qu'on trouve signalées des douleurs aiguës, de la dysurie, de l'ischurie, des compressions variées.

C'est la collection liquide qui, dans la plupart des cas, révèle les altérations osseuses (Gangolphe). Tantôt uniques, tantôt multiples, les tumeurs occupent les régions iliaque, pubienne, inguinale, fessière, sacrée; elles sont molles, fluctuantes, souvent réductibles, indolentes à la pression et en imposent très fréquemment pour un abcès froid.

Souvent on observe de l'impotence fonctionnelle, des attitudes vicieuses du membre inférieur, et le tableau clinique simule à s'y méprendre celui d'une coxalgie. Et, en effet, il faut insister sur une particularité caractéristique : la fréquence avec laquelle est envahie l'articulation de la hanche. Cette fréquence est telle que, sur 10 cas (Fischer) (2) connus de kystes hydatiques du bassin osseux, 8 fois la cavité cotyloïde a été trouvée détruite, ou perforée en plusieurs points (3). Dans deux faits seulement, la jointure était indemne; ce sont ceux de Stanley (4) et de Bardeleben (5). Dans celui de Stanley, le kyste s'étendait sur la région fessière et la partie postérieure de la symphyse sacro-iliaque; l'ilion et le sacrum étaient détruits, les hydatides avaient fait irruption dans le canal rachidien, quelques muscles du dos et un des ovaires étaient envahis. Dans le cas de Bardeleben, une cavité profonde était creusée dans l'ilion et il était même étonnant que l'acétabulum ne fût point perforé.

Les kystes hydatiques du bassin marchent lentement et leur durée se chiffre

(1) VIERTEL, *Arch. f. klin. Chir.*, 1875, t. XVIII, p. 476.
(2) FISCHER, *Deutsche Zeit. f. Chir.*, chap. XXXI, 1891, p. 211.
(3) Ces 8 cas, en dehors de ceux de Fricke, Viertel, Réczey, que j'ai déjà cités, sont dus à Rokitansky (*Lehrb. d. path. anat.*, t. II, p. 141), à Gurlt (*Gelenkkaankh*, 1853, p. 450), à Denonvilliers (*Bull. de la Soc. anat.*, 1856, p. 119, ce cas est le seul dans lequel le pubis ait été envahi à l'exclusion de l'ilion), à Pihan (*Bull. de la Soc. anat.*, 1860, p. 263) et à Trendelenburg (*Verhandl. de Gesel. f. Chir.*, 1881, p. 60).
(4) STANLEY, *Diseases of the Bons.*, 1849, p. 180.
(5) BARDELEBEN, *Berlin klin. Woch.*, 1883. p. 825.

ordinairement par années (jusqu'à treize et dix-neuf ans). Quelquefois, cependant, ils prennent les allures des néoplasmes malins et, dans le cas de Réczey, il avait suffi d'une période de dix-huit mois pour détruire toute la charpente osseuse de la fosse iliaque.

Malgré cette lenteur d'évolution, le pronostic est grave, car l'affection a une marche essentiellement envahissante. Souvent d'ailleurs, le kyste suppure rapidement sous des influences encore mal déterminées; la santé s'altère et la mort survient par septicémie, soit spontanée, soit provoquée par des interventions opératoires (ponctions, cautérisations). Tous les malades atteints de kystes hydatiques du bassin sont morts, à l'exception d'une femme de vingt-trois ans, opérée par Bardeleben.

II. — DIAGNOSTIC DES TUMEURS OSSEUSES DU BASSIN

Les tumeurs osseuses du bassin sont tantôt extra, tantôt intra-pelviennes; tantôt, enfin, elles font à la fois saillie en dedans et en dehors du bassin.

Les tumeurs extra-pelviennes sont d'un diagnostic relativement facile, car l'exploration est aisée et le problème consiste à les distinguer des autres variétés de tumeurs fessières, inguinales ou pubiennes, des adénites chroniques, des abcès froids, des anévrysmes. Ces différentes affections ont des caractères en général assez nets pour permettre d'établir le diagnostic.

Les tumeurs intra-pelviennes sont beaucoup plus difficiles à reconnaître. En effet, elles peuvent occuper non seulement la fosse iliaque, mais aussi l'excavation pelvienne et la région sacro-coccygienne antérieure. On s'entourera de toutes les précautions, on scrutera minutieusement le passé pathologique du malade et l'on pratiquera toutes les explorations. On devra d'autant moins négliger le toucher vaginal, le toucher rectal, le palper bimanuel, que certaines tumeurs osseuses sont parfois inaccessibles à la seule palpation abdominale.

Au début on a pu penser à une névralgie sciatique, à une sacro-coxalgie ou à une coxalgie. Plus tard des tumeurs utérines, ovariennes, prostatiques, rectales, vésicales, ont pu donner le change; mais c'est encore un examen minutieux qui mettra sur la voie du diagnostic. Il est cependant des cas dans lesquels des chirurgiens tels de Lisfranc, Paget, ont dû rester dans le doute. Sans parler des anévrysmes iliaques sur lesquels je reviendrai plus loin, je dirai ici que ce sont des tumeurs ganglionnaires chroniques de la fosse iliaque, des abcès froids de la coxalgie et de la sacro-coxalgie qui sont le plus souvent confondus avec un néoplasme osseux pelvien. Les premières, de forme mamelonnée, de consistance inégale, élastique ou fluctuante, sont ordinairement consécutives à un néoplasme de la vessie, du corps de l'utérus du testicule (Havage), qui se traduisent par des symptômes spéciaux. Mais la confusion avec les abcès froids, est d'autant plus facile que certains ostéosarcomes ramollis, des kystes hydatiques, forment de grosses masses fluctuantes, et qu'ils envahissent souvent l'articulation de la hanche. Dans ces cas, les antécédents, les commémoratifs, la marche, l'existence de symptômes spéciaux dans quelques cas particuliers renseigneront seuls sur la nature du mal.

Les conditions du diagnostic varient du reste suivant la variété de tumeur et suivant l'époque de son développement.

Les *kystes hydatiques*, disent les auteurs, sont des tumeurs peu douloureuses au début, arrondies, fluctuantes, circonscrites, offrant un rebord osseux périphérique, rugueux et friable, et présentant souvent de la crépitation parcheminée. On ajoute aussi qu'ils ont un développement insidieux, une marche lente, qu'ils atteignent un volume considérable et que la ponction donne issue à un liquide séreux.

Ces caractères n'ont, dans l'espèce, aucune valeur, et jusqu'à présent aucun chirurgien n'a pû diagnostiquer avec précision un kyste hydatique du bassin osseux, lorsque, ce qui est de règle, celui-ci a envahi l'articulation de la hanche. Dans le cas de Fricke, on crut à un abcès par congestion ayant son point de départ dans le bassin. Dans les cas de Pihan, de Trendelenburg, de Viertel, le diagnostic était : coxalgie. Réczey crut à un abcès froid consécutif à une périostite chronique de l'os iliaque, Bardeleben à une ostéite tuberculeuse. Aussi, si l'on tient compte de la suppuration fréquente du contenu de la poche, peut-on dire que l'incision est nécessaire pour établir le diagnostic exact.

Les *fibromes*, rares d'ailleurs, sont d'un diagnostic relativement facile (voy. *Fibromes pariétaux de l'abdomen*). Il faut cependant faire une exception pour certains tumeurs nées sur le sacrum. On pourrait les confondre avec les fibro-lipomes péri-coccygiens, récemment signalés par Bartels (1). Mais l'erreur ne tire pas à conséquence, car le même pronostic et le même traitement sont applicables à l'une et à l'autre tumeur.

Restent l'*exostose*, l'*enchondrome* et l'*ostéo-sarcome*. Lorsque le néoplasme est petit, qu'il offre une consistance dure, partout égale, on peut hésiter entre une exostose, un chondrome, une déformation rachitique et un cal difforme.

Ces deux dernières lésions seront aisément rapportées à leurs véritables causes. Mais l'exostose et l'enchondrome sont pour ainsi dire impossibles à différencier à cette première période. Plus tard, l'exostose reste toujours semblable à elle-même ; l'enchondrome se couvre de bosselures plus ou moins saillantes. L'existence de douleurs persistantes dès le début, d'un point sensible dans la fosse iliaque avec irradiations sciatiques, éveilleront l'idée d'un ostéo-sarcome. On sait, au contraire, que l'exostose et l'enchondrome siègent surtout aux extrémités du diamètre antéro-postérieur du bassin et ne sont pas douloureux spontanément ni à la pression. Dans les cas où le sarcome se manifeste au début par une infiltration diffuse, il pourra simuler une ostéite du bassin ou une hyperostose syphilitique.

Quand la tumeur a acquis un certain volume, le vrai problème clinique à résoudre est toujours le suivant : S'agit-il ou non d'un ostéo-sarcome?

On pourrait le confondre avec un kyste hydatique du bassin, et c'est un kyste qu'avait diagnostiqué Kœnig dans un cas de sarcome périostal, à marche rapide, de la fosse iliaque.

(1) BARTELS, *Berlin klin. Wochenchen*, 1891, n° 27.

Mais c'est surtout avec l'enchondrome, l'abcès froid, les anévrysmes iliaques, qu'il faut faire le diagnostic.

L'enchondrome s'en distinguera par son siège, par l'absence des douleurs qui, lorsqu'elles se montrent, sont tardives ; tandis qu'elles sont précoces, intenses et tenaces dans l'ostéo-sarcome.

Les bosselures de l'enchondrome, d'après Havage, sont beaucoup plus inégales comme volume et comme consistance. « On rencontre souvent, écrit-il, des ostéo-sarcomes qui en imposent pour dés tumeurs fluctuantes, mais il n'y a que l'enchondrome qui présente sur une tumeur donnée des bosselures alternativement grosses et petites, alternativement dures et fluctuantes qui constituent un caractère presque pathognomonique. » La crépitation parcheminée manque dans l'enchondrome; celui-ci n'a aucune relation avec la grossesse, tandis que pour Poulet et Bousquet(¹), toute tumeur du bassin survenant dans l'état puerpéral, peut être regardée *a priori* comme un ostéo-sarcome. Ajoutons que la marche est rapide, que la santé s'altère de bonne heure dans l'ostéo-sarcome, tandis que la cachexie des chondromes, qui rappelle celle des kystes ovariques, ne survient qu'à une période avancée. Enfin, d'après Dolbeau, les tumeurs cartilagineuses seules se creusent de grandes cavités kystiques et acquièrent des dimensions vraiment monstrueuses.

Les abcès froids, la coxalgie, prêtent à confusion, et il faudra toujours rechercher attentivement si, au voisinage de l'articulation ou sur un point quelconque des fosses iliaques, il n'existe pas une altération de volume et de consistance de l'os caractéristique de l'ostéo-sarcome (Havage). Dans un cas pris pour un abcès, Richet établit le diagnostic d'encéphaloïde de l'os iliaque, en se fondant sur l'adhérence de la tumeur à l'os, sur l'œdème dur voisin et sur l'hyperostose de la crête iliaque. Dans un fait observé par Monod et Rendu, l'examen microscopique du liquide évacué par une ponction permit seul d'établir le diagnostic.

L'anévrysme est très difficile à différencier du cancer vasculaire du bassin. D'après Le Fort, une plus grande intensité du bruit de souffle, l'inégalité de consistance, appartiennent plus spécialement aux sarcomes pulsatiles. Dans ceux-ci, d'après Hart, l'impulsion est plus soudaine et la sensation d'expansion moins vive. Malgré ces signes différentiels, le diagnostic présente parfois des difficultés insurmontables et Ollier, dans un de ces cas, n'a pu porter le diagnostic d'encéphaloïde qu'après avoir enfoncé dans la tumeur une aiguille d'or qu'il sentit pénétrer facilement dans l'épaisseur de l'os coxal ramolli.

III. — TRAITEMENT DES TUMEURS OSSEUSES DU BASSIN

Les *exostoses* et les petits *enchondromes*, faciles à extirper, ont plusieurs fois été enlevés avec succès (Regnoli, Duplay).

Dolbeau conseillait de ne pas toucher aux enchondromes intérieurs et d'enlever les enchondromes extérieurs seulement lorsqu'ils augmentent de volume. Depuis, différents chirurgiens, notamment à l'étranger, ont attaqué avec des

(¹) Bousquet, *Path. externe*, t. III, p. 606.

résultats divers des enchondromes volumineux. Marcuse [1], sur une jeune fille de seize ans, a enlevé avec succès un enchondrome du volume d'une tête d'adulte, implanté sur la branche ischio-pubienne. Bergmann a extirpé un enchondrome adhérent aux vaisseaux iliaques; il dut lier l'artère et les veines iliaques primitives. La guérison eut lieu, de même que dans un cas observé par Israël sur un homme de vingt-trois ans. Chez un sujet de vingt-sept ans, Billroth [2] a enlevé un enchondrome partant du pubis, remplissant toute la moitié gauche du bassin et comprimant la vessie et le rectum; la mort survint par l'anémie post-opératoire, la transfusion fut faite sans résultat. Chez une femme de quarante-six ans, atteinte d'un enchondrome implanté sur l'ilion s'étendant de l'épine iliaque antéro-supérieure à la symphyse sacro-iliaque et saillant dans la région fessière, Gussenbauer fit sur la convexité de la tumeur une incision de 25 centimètres, réunissant les deux extrémités de la crête iliaque. Sur cette incision, il en fit tomber une seconde allant de la symphyse sacro-iliaque à la grande échancrure sciatique. Il décolla de la tumeur le périoste des fosses iliaques interne et externe et réséqua toute la portion de l'ilion sur laquelle était implanté l'enchondrome. La malade au bout de deux ans n'avait aucune récidive, elle portait seulement une hernie iliaque.

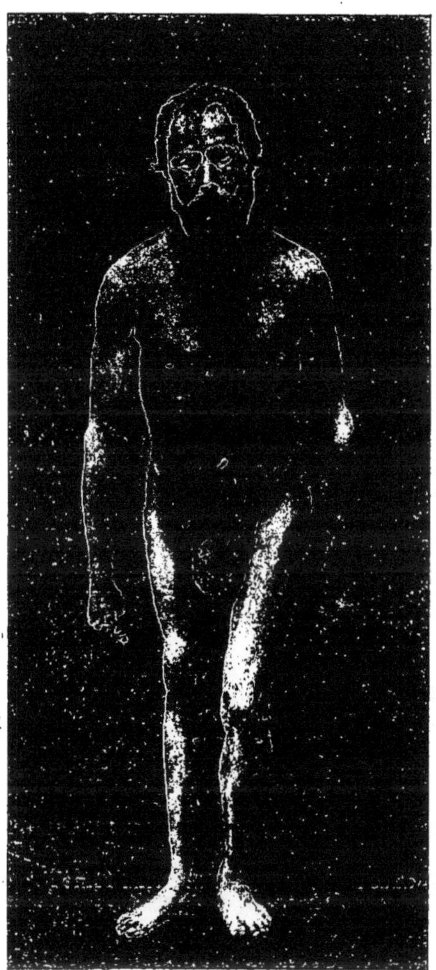

FIG. 47. — Ablation totale de l'os iliaque droit. Roux (de Lausanne). — D'après une photographie prise trois ans et cinq mois après l'opération. (Figure empruntée à Ollier. *Traité des résections*, t. III, p. 941, fig. 497.)

Roux (de Lausanne) a obtenu un très beau succès chez un malade auquel il a pratiqué la résection de l'os iliaque pour un chondrosarcome. Ce sujet portait depuis deux ans une tumeur lisse, unie, complètement indolente de l'os iliaque droit.

(1) MARCUSE, *Deutsche Zeit. f. Chir.*, 1876, t. VII, p. 546.
(2) BILLROTH, *Wiener med. Woch.*, 1875, p. 26.

Par deux incisions, l'une antérieure verticale, près de la symphyse, l'autre, énorme, postérieure, circonscrivant l'os iliaque, Roux sépara complètement cet os de ses connexions, en ne conservant qu'un fragment de l'ischion. Le seul temps difficile de cette opération, qui dura trois heures, fut la séparation de la tête fémorale qui fut dénudée de son cartilage et sectionnée obliquement. L'opéré put se lever au bout de deux mois, et actuellement la marche s'effectue d'une façon assez satisfaisante. Suivant Roux (¹), « le malade peut vaquer facilement à ses affaires » (fig. 47).

Les *kystes hydatiques* dont la marche est essentiellement envahissante, doivent immédiatement être incisés et drainés. Dans le cas de Bardeleben, la cavité s'étendait à 6 centimètres au-dessus et à 6 centimètres au-dessous de la crête iliaque ; le chirurgien fit une longue incision à la partie postérieure de la crête iliaque, détacha avec le ciseau un segment osseux triangulaire de 6 centimètres de base, put enlever la plus grande partie de la poche kystique et abraser le reste avec la curette. Lorsque la hanche est envahie, on devra se décider suivant les cas pour la résection ou la désarticulation coxo-fémorale. Dans un de ces cas, Trendelenburg enleva toute l'extrémité supérieure du fémur jusqu'au petit trochanter inclusivement. Au bout de cinq mois, les hydatides ayant repullulé, il pratiqua la désarticulation de la hanche ; le malade succomba sept heures après l'opération.

Le traitement des *ostéosarcomes* doit se borner le plus souvent à combattre certaines complications.

Les phénomènes de compression nécessitent parfois des ponctions qui sont loin d'être inoffensives. Dans quelques cas, on a dû pratiquer l'entérotomie pour parer aux accidents d'occlusion intestinale. Les résultats désastreux obtenus par l'ablation radicale ont fait ériger en méthode thérapeutique générale l'expectation et le traitement palliatif. Cependant quelques tentatives isolées ont été faites. Eugène Bœckel (²), pour un sar-

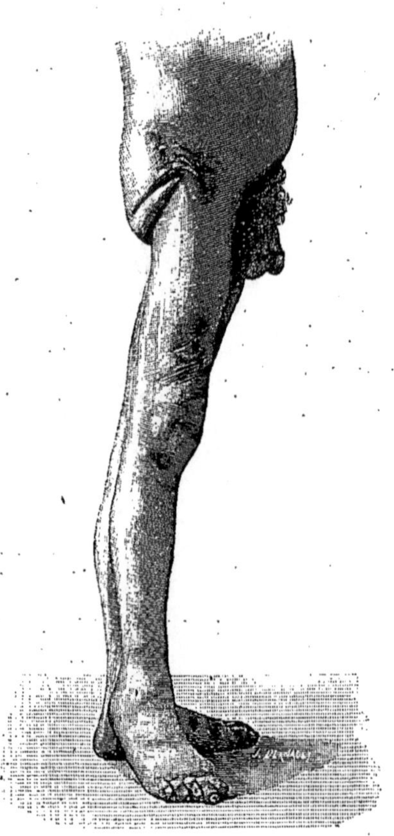

Fig. 48. — Résultat de l'extirpation totale de l'ilium droit, pratiquée en décembre 1885, par le professeur Kocher, de Berne. (In Ollier, *Traité des résections*, t. III, p. 959, fig. 496.)

(¹) Roux, Congrès français de chirurgie, 1889, p. 306.
(²) Bœckel, In *Weis*. Thèse de doct., 1880, p. 57.

come ostéoïde, a réséqué dans de bonnes conditions la plus grande partie de l'iléon; néanmoins, au bout de trois mois l'affection était en pleine récidive.

Volkmann (¹) aurait enlevé, avec succès durable, un sarcome central du sacrum propagé à l'os coxal gauche. Krœnlein (²) n'a pu terminer l'ablation d'un myxo-sarcome du bassin et de la région inguinale. Jaffé (³), dans son travail sur les sarcomes vasculaires, rapporte un cas de tumeur pulsatile de l'iléon extirpé sans succès. Simon (⁴) a perdu de récidive, au bout de deux mois, une malade à laquelle il avait enlevé avec succès un sarcome du bassin. Trendelenburg (⁵) a opéré un cas analogue et a obtenu une guérison. Gussenbauer, n'a pu enlever complètement un sarcome mélanique de l'iléon, il dut se contenter de faire le raclage avec la curette; la malade mourait deux mois après d'une récidive rapide. Il put extirper un sarcome chez un jeune homme de vingt-cinq ans en réséquant l'os iliaque; mais, en moins de trois mois, le néoplasme était en pleine repullulation. Même résultat sur la malade qui fit le sujet de la sixième observation du mémoire de Gussenbauer.

Dans un autre cas, le chirurgien a réséqué le sacrum pour un myxo-sarcome; il dut enlever plusieurs récidives successives et, le malade mourut au bout de vingt-trois mois. Enfin, dans le dernier cas (sarcome du sacrum), le malade mourut pendant l'opération.

On voit que ces résultats ne plaident guère en faveur des tentatives opératoires. Mais d'autre part, Ollier rapporte un cas inédit de Kocher dans lequel tout l'os iliaque droit fut enlevé avec succès pour un ostéosarcome. Il n'y eut pas de récidive. Il est donc possible qu'une intervention large et précoce modifie le pronostic. La question reste tout entière à l'étude.

CHAPITRE III

MALADIES DES ARTICULATIONS DU BASSIN
ARTHRITES — SACRO-COXALGIE

Les articulations du bassin, immobiles, à synoviale rudimentaire, n'offrent pas un terrain bien favorable aux inflammations, aux infections. Cependant on connaît un certain nombre de cas d'arthrites localisées à la symphyse pubienne, plus souvent à la symphyse sacro-iliaque, et imputables au traumatisme, au rhumatisme, à la blennorrhagie, surtout aux septicémies, à l'infection puerpérale notamment.

C'est en effet le plus souvent chez les accouchées que sont observées les

(¹) Volkmann, *Deutsche med. Wochens.*, 1876, n° 24.
(²) Krœnlein, *Arch. f. klin. Chir.*, 1877. t. XXI (Supplément), p. 197.
(³) Jaffé, *Arch. f. klin. Chir.*, 1874, p. 91.
(⁴) Kœler, *Charité-Annal.*, 1886. Berlin, 1888, p. 567.
(⁵) Trendelenburg, In *Braunstein. Diss. inaug.* Bonn, 1888.

arthrites infectieuses des symphyses du bassin, et cette localisation semble due non seulement au voisinage du foyer primitif de l'infection mais aussi aux modifications apportées par la grossesse dans la constitution de ces articulations [1].

Mais de toutes les arthrites du bassin les plus importantes à connaître sont les arthrites chroniques de la symphyse sacro-iliaque. C'est elles que j'étudierai ici.

Sacro-coxalgie et arthrite tuberculeuse de la symphyse sacro-iliaque doivent être actuellement considérées comme deux expressions équivalentes et il faut réserver une place à part aux autres variétés d'arthrites chroniques de cette jointure auxquelles on appliquait également le mot de sacro-coxalgie. Toutefois ces arthrites, qu'engendrent le traumatisme; le rhumatisme, la blennorrhagie ou des infections diverses, ne feront pas l'objet d'un chapitre spécial; je me contenterai d'en dire quelques mots à l'occasion du diagnostic de l'arthrite tuberculeuse sacro-iliaque.

Il semble que la sacro-coxalgie soit une affection de connaissance récente. Boyer [2] en parle accidentellement dans le paragraphe qu'il consacre à « l'écartement des os du bassin »; c'est Larrey [3] qui lui donna son nom. Tous les travaux qui suivent, englobant dans une même description les arthrites tuberculeuses, rhumatismales, pyohémiques, puerpérales, font faire un notable progrès à la symptomatologie de l'affection. Je me contenterai de citer ici les recherches de Hahn, de Laugier, de Cloquet, de Bérard, d'Erichsen, de Delineau, de Boissarie, de Hattute, les descriptions cliniques de Nélaton, Velpeau, Crocq, Gurlt, Johnstone, et l'importante thèse d'agrégation de Delens [4]. Ce travail est le plus complet qui ait été écrit sur la question. Mais Delens comprend encore sous le nom de sacro-coxalgie toutes les lésions de l'articulation sacro-iliaque, excepté celles qui, survenues à la suite d'un traumatisme, de la fièvre puerpérale, de l'infection purulente, prennent une forme franchement aiguë; c'est ainsi qu'il décrit quatre variétés de sacro-coxalgie : la scrofulo-tuberculeuse, la puerpérale, la rhumatismale et la blennorrhagique. De par la clinique et l'anatomie pathologique, il faut aujourd'hui réserver le nom de sacro-coxalgie à la tuberculose iliaque. C'est ce que fait Weller Van Hook [5] (de Chicago), dans un article récent très détaillé, fondé sur l'analyse de tous les cas connus de cette affection.

Étiologie. — Affection assez rare, principalement dans l'enfance, dans l'adolescence et dans la vieillesse, la sacro-coxalgie s'observe surtout de vingt à trente-cinq ans et plus fréquemment chez l'homme, bien que Crocq [6], Barker [7] aient soutenu une opinion contraire. On la rencontrerait de préfé-

(1) Budin a montré que la mobilité des articulations du bassin déjà signalée par les auteurs est constante dans les derniers mois de la grossesse. Elle est très facilement appréciable par le toucher vaginal qui permet de percevoir les mouvements des pubis pendant la marche. *Progrès médical*, 1875, p. 716

(2) *Traité des maladies chir.*, t. III.

(3) *Clin. chir.*, t. III, p. 350.

(4) Delens, De la sacro-coxalgie. Thèse d'agrégation, 1872.

(5) *Tuberculosis of the sacro-iliac joint. Annals of surgery*, VIII, p. 401, et IX, p. 35 et 115.

(6) *Traité des tumeurs blanches*. Bruxelles, 1853.

(7) *System of surgery de Holmes*. Londres, 1883.

rence chez les tailleurs (Hahn), les jeunes soldats d'artillerie et de cavalerie (Hattute), etc. Les lésions traumatiques de toute nature, les causes débilitantes, infectieuses ou diathésiques, y prédisposent, comme elles prédisposent aux autres arthrites tuberculeuses.

La localisation de la tuberculose à la symphyse sacro-iliaque semble devoir être rapportée à ce que : 1° d'une part, cette articulation, tout en ne jouissant pas de mouvements étendus, est une de celles qui fatiguent le plus, puisqu'elle constitue la voie de transmission du poids du tronc et des membres supérieurs à la base de sustentation, aussi bien que dans la station debout que dans la station assise; 2° et que, d'autre part, les épiphyses marginales de l'os coxal et du sacrum ne se développent activement que de quinze à vingt-cinq ans, et même au delà.

L'affection naît le plus souvent d'une manière spontanée; cependant Hook insiste sur l'importance des traumatismes comme causes occasionnelles. Depuis longtemps, Panas a écrit que : « la grossesse exerce une influence incontestable sur le développement des tumeurs blanches des articulations du bassin », c'est en effet, la symphyse sacro-iliaque qui constitue un des sièges d'élection de l'arthrite tuberculeuse pendant la grossesse.

Anatomie pathologique. — L'affection siège indifféremment à droite et à gauche, mais elle est pour ainsi dire toujours unilatérale. Beaucoup de sacro-coxalgies doubles n'étaient que des ostéomalacies. Cependant Kœnig signale un cas de sacro-coxalgie bilatérale.

Bien que l'arthrite puisse exister d'emblée, la jointure se trouve d'habitude envahie par une ostéite de la facette auriculaire de l'os coxal ou bien (ce qui est très fréquent) par une ostéite de la face antérieure du sacrum. Comme partout ailleurs la lésion osseuse entraîne la formation de fongosités intra-articulaires, le ramollissement des cartilages, la destruction des ligaments, surtout des ligaments périphériques, tandis que le ligament interosseux est plus longtemps respecté.

On a dit qu'à une période assez précoce la guérison pourrait survenir par ankylose. Ordinairement le pus, d'abord intra-articulaire, se fait jour dans différentes directions, en arrière ou en avant ou des deux côtés à la fois. Lorsque l'abcès froid se développe vers la partie postérieure (38,2 pour 100, Hook), il est souvent formé de deux poches, communiquant au travers du grand fessier, au niveau des attaches de ce muscle à la crête et à la tubérosité iliaque. L'abcès se forme plus souvent en avant (61,8 pour 100, Hook), ce qui est en rapport avec la fréquence de l'ostéite tuberculeuse de la face antérieure du sacrum. Il peut suivre différents trajets : tantôt il longe le muscle psoas, pour poindre dans la fosse iliaque ou dans le triangle de Scarpa, tantôt il pénètre dans la fesse par la grande échancrure sciatique et fait saillie sous le bord inférieur du grand fessier. Dans d'autres circonstances encore, le pus se propage le long de la gaîne celluleuse du rectum, s'ouvre dans l'intestin ou simule un abcès du creux ischio-rectal. D'autres variétés d'abcès migrateurs ont été observées; je les signalerai plus loin.

Symptômes. — La maladie évolue d'une façon subaiguë ou chronique et donne lieu cliniquement à la tumeur blanche. C'est dire que le *début* est fort obscur et qu'un examen attentif est nécessaire pour surprendre l'affection à son stade initial. Delorme, dont les idées sont reproduites dans la thèse qu'il a inspirée à Provendier, insiste très justement sur le peu de réaction de quelques sacro-coxalgies dans la période initiale de leur évolution.

La *douleur* est d'ordinaire le premier symptôme. Elle siège à la région sacro-iliaque, d'où elle irradie vers la fesse, l'aine, la cuisse, le genou, etc., affectant parfois le caractère névralgique. Le plus souvent, elle consiste d'abord en une sensation de gêne au niveau de l'articulation; plus tard, elle augmente d'intensité.

Cette douleur présente dès le début des caractères importants : exagérée ou réveillée par la marche, la flexion du tronc, les mouvements du membre inférieur, la pression exercée sur l'article ou sur ses alentours immédiats, souvent aussi par le toucher rectal, les efforts de défécation, par un simple changement d'attitude au lit, elle est calmée au contraire par le repos dans le décubitus dorsal, et par une forte extension de la colonne rachidienne. Erichsen a insisté sur un signe d'une grande valeur : la douleur déterminée par le rapprochement des deux os iliaques, en appuyant brusquement sur les deux épines iliaques antérieures et supérieures, alors que la pression sur le grand trochanter, les mouvements de la cuisse sur le bassin, ne provoquent aucune souffrance. Les mouvements qu'on imprime à l'os coxal en saisissant entre les doigts la crête iliaque sont également douloureux (Volkmann).

En même temps, les malades se plaignent souvent d'une certaine faiblesse dans le membre inférieur, d'engourdissements, de fourmillements, etc. Mais déjà a apparu un symptôme plus important, la *claudication*. Tandis que dans la station droite le malade appuie sur le membre sain, on le voit pendant la marche se pencher en avant, traîner lentement le pied sur le sol et appuyer d'un seul coup sur la plante tout entière. Il avance avec hésitation et à petits pas.

Il est remarquable de voir que dans quelques cas la boiterie fait presque défaut, même lorsque la collection purulente est formée. « C'est ainsi qu'un des opérés de M. Delorme n'entre à l'hôpital qu'à la dernière limite ayant voulu continuer jusque-là son service d'ordonnance quoi qu'il fût porteur à la fesse d'une tumeur volumineuse ; le moment de l'opération venu, M. Delorme le fit courir devant les assistants, de son lit à la salle d'opérations » (1). Néanmoins la claudication est la règle et elle s'accompagne d'inclinaison du bassin et d'attitude vicieuse du membre. Boyer, Erichsen, Hattute pensaient que celui-ci était réellement allongé grâce à la rotation du bassin autour de son axe antéro-postérieur et grâce aux déviations compensatrices de la colonne lombaire. Delens a bien montré qu'il ne s'agissait que d'un allongement apparent.

Bientôt les douleurs s'aggravent ; elles empêchent la marche, le sommeil. Le membre s'atrophie, devient le siège de paralysies incomplètes par suite de

(1) Provendier, *De l'intervention chirurgicale dans la sacro-coxalgie.* Thèse de Paris, 1887, n° 26.

compression des nerfs du plexus sacré. Ces paralysies peuvent disparaître après l'intervention [cas d'E. Bœckel] (1).

L'examen de la région malade révèle l'existence d'un empâtement allongé de haut en bas et se prolongeant du côté de la fesse. Dans d'autres cas, lorsque les lésions sont surtout accusées du côté de la surface interne du bassin, cet empâtement est peu accusé ou fait défaut ; mais le doigt introduit dans le rectum, arrive souvent à reconnaître une tuméfaction de la partie antérieure du sacrum.

Les abcès ont tous les caractères des abcès froids. Quand ils s'ouvrent à la fesse, au périnée, à la cuisse, dans la région iliaque, ils donnent lieu à des fistules intarissables par où s'éliminent de temps à autre de petits séquestres. D'autres fois le pus se fait jour dans le rectum, dans la vessie ou dans le vagin. On a cité des cas dans lesquels le pus pénétrant dans le canal rachidien avait déterminé la mort par méningo-myélite. La terminaison fatale peut aussi survenir brusquement par ulcération des vaisseaux, notamment de l'artère hypogastrique (Morrant Baker). Le plus souvent cependant, comme dans les autres arthrites bacillaires abandonnées à elles-mêmes, les malades succombent, épuisés par la suppuration, la fièvre hectique, la tuberculose concomitante du poumon.

Pronostic. — Aussi le pronostic est-il grave, surtout quand les abcès envahissent la cavité pelvienne. Cependant la guérison par ankylose est possible. Cette ankylose, lorsqu'il s'agit d'une femme, entraîne des déformations du bassin. Récemment Aepli (2) a publié un beau cas de rétrécissement oblique par ankylose de la symphyse sacro-iliaque. On sait que cette ankylose est, d'après Naegelé, pathognomonique du bassin oblique ovalaire.

Diagnostic. — Au début la sacro-coxalgie est parfois confondue avec une névralgie lombo-abdominale, une névralgie fessière, sciatique ou même avec un simple lumbago. Mais ces affections ont des points douloureux fixes avec irradiations spéciales, elles ne sont pas calmées par le repos et le décubitus. Il faut cependant savoir que la névralgie sciatique peut apparaître au cours de la sacro-coxalgie, quand le nerf sciatique est comprimé par un abcès froid. Elle peut même être la première manifestation de l'affection

La tuberculose des vertèbres lombaires se reconnaîtra par le siège précis de la douleur qu'exagère la pression des apophyses épineuses, puis par la formation d'une gibbosité. L'ostéite tuberculeuse de la face antérieure du sacrum, bien qu'elle se propage souvent à l'articulation sacro-iliaque peut exister seule. Elle se distingue de la sacro-coxalgie par l'absence des douleurs provoquées par les mouvements du membre inférieur, ou par le rapprochement des deux os iliaques.

C'est surtout avec la coxalgie que la sacro-coxalgie est le plus souvent confondue. Mais tandis que la sacro-coxalgie, qui s'observe de vingt à trente ans, se distingue par une douleur à la pression limitée à l'interligne articulaire, par la possibilité de faire exécuter à la cuisse tous les mouvements,

(1) *Fragments de chirurgie antiseptique.* Strasbourg, 1883.
(2) *Corresp.-Bl für schw. Aerzte*, 15 janv. 1890.

lorsqu'on a fixé le bassin; dans la coxalgie au contraire, affection de l'enfance, la douleur à la pression siège surtout au pli de l'aine et en arrière du grand trochanter; les mouvements communiqués à la cuisse, surtout l'abduction et a rotation, sont limités, douloureux ou même impossibles. D'autres signes sont tirés de l'examen par le toucher rectal, du siège occupé par les abcès et les fistules.

Quant aux arthrites gonorrhéiques, rhumatismales, puerpérales, etc., dont la jointure peut être le siège, elles sont parfois difficiles à différencier de la sacro-coxalgie. On n'oubliera pas la fréquence de celle-ci comparativement à celles-là; on n'oubliera pas davantage que l'évolution aiguë qui est de règle dans les arthrites blennorrhagiques et puerpérales est tout à fait exceptionnelle dans la tuberculose. Néanmoins le diagnostic est loin d'être facile, et l'on comprend que les auteurs aient réuni toutes les arthrites chroniques dans une même classe. C'est qu'en effet, leurs symptômes sont presque identiques et les antécédents, les signes concomitants, la marche de l'affection pourront seuls dans quelques cas, permettre d'établir la nature du mal.

Traitement. — Je n'ai pas à insister sur la nécessité du traitement général antituberculeux.

Le traitement local diffère suivant les périodes de l'affection. Au début on se trouvera bien des révulsifs, mais surtout de l'immobilisation prolongée dans une gouttière de Bonnet.

Quand les abcès tendent à s'ouvrir à l'extérieur et surtout quand ils sont fistuleux, on se comportera ici comme partout ailleurs. On fera des lavages antiseptiques, le curettage des fongosités, l'évidement des os, etc. On a dû parfois pratiquer des trépanations pour atteindre la face antérieure des os et drainer les abcès intra-pelviens.

Toutefois l'intervention n'est pas sans danger, et beaucoup d'auteurs préfèrent à l'incision des poches purulentes, les injections de teinture d'iode, de glycérine ou d'huile iodoformées; celles-ci paraissent avoir donné des résultats satisfaisants, lorsqu'on les a continuées pendant un temps suffisant (Tillmanus).

Dans un récent mémoire, Hook s'est attaché à l'étude du traitement des abcès de la sacro-coxalgie. Lorsque ceux-ci apparaissent à la partie postérieure de l'article, on doit leur appliquer l'incision et l'évidement. Quand ils sont intra-pelviens, on les atteindra par une incision menée au-dessus de la symphyse et, au besoin par la résection de l'épine iliaque postérieure et supérieure. Les collections sont-elles à la fois intra et extra-pelviennes, on ouvrira d'abord l'abcès externe; il sera facile ensuite d'atteindre l'abcès interne en passant à travers l'articulation. On creusera au besoin un véritable canal osseux, pour recevoir le tube a drainage. Delorme a présenté à la Société de chirurgie un malade qu'il a traité avec succès, pour un énorme abcès froid allant de la fesse au creux poplité et dépendant d'une arthrite sacro-iliaque. L'articulation fut complètement évidée et les os grattés comme le reste de la poche. Malgré un vaste décollement du rectum, ce malade a complètement guéri en un mois.

L'emploi des injections de chlorure de zinc, suivant la méthode de Lannelongue, semble devoir simplifier le traitement de la tuberculose sacro-iliaque et modifier le pronostic.

CHAPITRE IV

MALADIES DES PARTIES CONTENUES DANS L'INTÉRIEUR DU BASSIN

I

LÉSIONS INFLAMMATOIRES

Les inflammations qui se développent dans la cavité pelvienne, pelvi-péritonites, lymphangites, phlegmons, etc., appartiennent toutes à l'histoire des complications des affections viscérales du bassin.

Ces diverses phlegmasies peuvent être localisées à une région plus ou moins étendue de la cavité pelvienne, ou bien au contraire s'étendre rapidement à tout le tissu cellulaire du bassin, comme on l'observe dans les infections graves, le plus souvent par inoculation directe, traumatique ou opératoire. C'est là la *cellulite pelvienne diffuse* bien étudiée par Bouilly.

La description de toutes les inflammations, de toutes les infections pelviennes est faite dans les chapitres consacrés aux affections du rectum, de la vessie et surtout des organes génitaux de la femme.

Je ne m'occuperai ici que de la psoïte et du phlegmon iliaque.

I. — PSOÏTIS

Sous les noms de *psoïte*, de *psoïtis*, d'*abcès iliaque sous-aponévrotique*, on désigne les inflammations et les abcès du muscle psoas iliaque.

La psoïte est une myosite aboutissant d'ordinaire à la suppuration; elle mérite une description spéciale, car des caractères, anatomiques et cliniques particuliers la différencient des autres inflammations suppuratives de la région iliaque et de la région lombaire.

Longtemps confondue avec tous les phlegmons profonds de l'abdomen, elle paraît avoir été pour la première fois nettement observée par Guillaume de Mauquest, sieur de La Motte [1] qui a distingué une inflammation débutant dans le psoas et caractérisée surtout par la flexion de la cuisse. Au commencement de ce siècle, Kyll de Wesel [2] étudie surtout la psoïte des accouchées

(1) De la Motte, *Traité complet de chir.*, 1771, t. I, p. 278.

(2) Kyll, *Mémoire sur la psoïte et les abcès du psoas. Rust's Magazin*, t. XLI, et *Arch. gén. de méd.*, 1832, 2e série, t. VI.

déjà signalée par Lestiboudois ([1]). Les descriptions de Kyll et de Ferrus ([2]) établirent les caractères principaux de l'affection, souvent étudiée depuis dans un certain nombre de thèses, de mémoires ou d'articles de dictionnaires ([3]).

Étiologie et pathogénie. — Le psoïtis peut résulter :

1° De lésions traumatiques ;

2° De la propagation d'une inflammation de voisinage ;

3° De la détermination locale d'une affection générale pyogénique. Cette localisation au muscle psoas peut dans quelques cas être la seule manifestation appréciable de l'infection et constitue alors cliniquement la psoïte dite spontanée, ou idiopathique.

Les psoïtes *par propagation d'une inflammation de voisinage* ne doivent pas nous arrêter. Le muscle peut être envahi par toutes les suppurations qui se développent autour de lui, quelle que soit leur origine, ostéomyélite de l'os iliaque ou des vertèbres lombaires, abcès iliaque superficiel, foyer de péritonite suppurée, périnéphrite, adéno-lymphangite iliaque, etc. Dans tous ces cas, le tissu cellulaire qui entoure le muscle est d'abord envahi, il y a péripsoïtis avant psoïtis véritable. Mais la gaine fibreuse, le *fascia iliaca*, ne se laisse pas traverser partout aussi facilement, et si à sa partie supérieure, au niveau du psoas, il peut être assez rapidement détruit, dans la moitié inférieure de la fosse iliaque, épais et serré, il oppose au pus une barrière difficile à franchir. Aussi en ce point n'est-ce que par propagation progressive de l'infection et non par ulcération que la gaine du muscle peut être envahie.

Dans les ostéomyélites de l'os iliaque au contraire, l'effusion du pus par ulcération du périoste se fait directement dans le muscle iliaque, et sans doute un certain nombre d'observations de psoïtis à évolution rapide et très grave constatées chez de jeunes sujets, doivent être rapportées à des ostéomyélites de la fosse iliaque.

Le véritable psoïtis, la suppuration débutant dans le muscle lui-même, reconnaît pour cause soit une *infection générale*, soit un *traumatisme*.

Toutes les maladies infectieuses pyogéniques peuvent provoquer la suppuration du psoas, infection purulente, fièvre typhoïde, variole, etc. ; la psoïte peut dans toutes ces infections rester la seule localisation ou bien suivre ou précéder la formation d'autres abcès. Abel ([4]) a noté la succession d'un panaris, d'un abcès du psoas et d'un hydrothorax. Une observation de Pantélakis ([5]) montre une psoïte et une péricardite suppurée compliquant une cachexie palustre. Brunon ([6]) cite un cas dans lequel une myosite suraiguë typhique se montra dans le psoas et dans la masse musculaire de l'épaule.

([1]) Lestiboudois, Thèse de doct. de Paris, 1819.
([2]) Ferrus, Art. Psoïte du *Dict. en 30 vol.*, t. XXVI.
([3]) Ferrand, *Du psoïtis*. Thèse de Paris, 1851. — Courvoisin, *Du psoïtis*. Thèse de Paris, 1853. — Maujol, *Du psoïtis*. Thèse de Paris, 1860. — Roy, *Étude sur le psoïtis traumatique*. Thèse de Paris, 1873. — Marcano, *De la psoïte traumatique*. Thèse de Paris, 1877, et *Progrès médical*, 1884, p. 424. — Beck, *Abcès du psoas, suite de traumatisme*, etc. *Med. Times and Gaz.*, 10 fév. 1883. — Smith, *Abcès du psoas. Internat. Journ. of surgery*, 1889, p. 62. — Heurtaux, Art. Psoïtis du *dict. de méd. et de la chir. pratique*. — Vincent, Art. Psoïtis du *dict. encyclop. des sciences médicales*.
([4]) Abel, *Loc. cit.* (cité par Vincent).
([5]) *Arch. gén. de méd.*, 1878, t. I, p. 620.
([6]) Brunon, *De la myosite infectieuse primitive*. Thèse de doct. de Paris, 1888, p. 117.

Mais de toutes les infections, c'est la septicémie puerpérale qui occupe de loin le premier rang dans l'étiologie de la psoïte. On a fait jouer autrefois un rôle important au traumatisme de l'accouchement, aux manœuvres obstétricales pour expliquer la fréquence de cette psoïte puerpérale ; on a invoqué les contusions, les attritions du psoas, favorisées par la structure délicate du muscle (Ferrand); les ruptures, si elles existent, ne sauraient se produire en tous cas par le mécanisme indiqué par Kyll, trop grand écartement des cuisses au moment du passage de l'enfant. Il est certain que des contusions, des ruptures partielles du muscle peuvent créer des foyers d'appel pour l'infection, mais ici comme partout la pénétration dans l'organisme d'un agent infectieux, quelle que soit d'ailleurs sa nature, est nécessaire pour la formation d'un abcès.

De La Motte et Withmore ont signalé le psoïtis rhumatismal, et Gendrin a observé un abcès du psoas au vingt-quatrième jour d'un rhumatisme articulaire aigu généralisé ; tout porte à croire qu'il s'agissait dans ces cas d'une infection concomitante ou d'un pseudo-rhumatisme infectieux.

Les *psoïtes traumatiques* bien étudiées par Roy et Marcano s'observent chez des sujets jeunes, presque toujours des hommes de vingt-cinq à trente ans (1) soumis à de grandes fatigues corporelles, astreints à des travaux pénibles.

Le traumatisme agit de différentes façons : tantôt il atteint directement le corps du muscle, il en est ainsi pour les contusions lombaires, abdominales, inguinales, pour les plaies par instruments tranchants ou par armes à feu ; ces dernières sont souvent compliquées de la présence de corps étrangers, d'esquilles ; le projectile peut rester plus ou moins longtemps enkysté et ne provoquer des accidents que plusieurs années après la blessure (2).

Dans d'autres cas la psoïte traumatique succède soit à un effort brusque, à une contraction musculaire violente, soit à des efforts répétés dans un travail pénible, à des marches forcées, etc. Larrey a rapporté un cas partout cité dans lequel le psoïtis se développa chez un homme qui avait ressenti une brusque sensation de rupture dans l'aine en jouant d'un instrument de cuivre. Tillaux a vu l'affection éclater chez un homme qui toute une journée avait tenu sur la cuisse un orgue de barbarie.

A part les cas de plaie avec inoculation directe, il s'agit donc toujours de ruptures partielles ou de contusions du muscle, ou simplement d'altérations consécutives à un fonctionnement exagéré, altérations qui consistent surtout dans une accumulation de déchets organiques. Ainsi sont créés dans le muscle des foyers éminemment propres au développement des éléments infectieux. Quant au point de départ de l'infection elle-même, il est toujours très difficile, souvent impossible, à déterminer. Il s'agit presque toujours de sujets fatigués, surmenés et chez lesquels de mauvaises conditions hygiéniques ont déterminé un véritable état de misère physiologique. L'infection est plus ou moins lente,

(1) Il va sans dire que les psoïtes dont nous avons précédemment parlé et dues manifestement à une infection générale, se développent à tous les âges. On cite des cas chez les vieillards (soixante-trois ans. Obs. de GANGOLPHE, *Revue de chir.*, 1889, p. 240), chez le nouveau-né (HEMMER, *Zeitschrift für Geburtshülfe*. Berlin, 1836, IV, p. 51), chez des enfants de six et douze ans (BARROW, *Bull. médical*, 1890, p. 689).

(2) Vaslin a communiqué, au Congrès de chirurgie en 1885, l'observation d'un homme qui, devant Sébastopol avait reçu un biscaïen dans la fosse iliaque gauche. Le projectile ne détermina d'accidents de suppuration qu'au bout de trente ans.

latente, et sa seule manifestation peut être cette localisation en un foyer musculaire suppuré.

Anatomie pathologique. — Les lésions, d'ordinaire unilatérales, peuvent être limitées au psoas seul; le plus souvent elles envahissent en même temps le muscle iliaque, et, dans nombre de cas, le carré des lombes.

En général le foyer primitif occupe le psoas, surtout dans les cas de psoïte dite traumatique. Les lésions consistent en une myosite interstitielle suppurée. Le pus est parfois collecté en un foyer central, peut être vestige d'une rupture partielle (1) ; ce foyer est entouré de toutes parts de fibres musculaires plus ou moins altérées.

D'autres fois on peut trouver de petits abcès communiquant les uns avec les autres.

« Le foyer purulent est entouré d'une zone brune verdâtre, dans laquelle on trouve le tissu conjonctif inter-fasciculaire infiltré de cellules lymphatiques et de globules rouges, et où les faisceaux musculaires contiennent des granulations graisseuses et pigmentaires (2). »

Mais d'ordinaire ce n'est pas sous forme de foyers intra-musculaires que se présente la suppuration, au moment de l'incision ; elle est diffuse, tout le muscle est envahi, infiltré, noir, friable. A un degré plus avancé, il est complètement détruit, réduit en une sorte de putrilage noir ou gris foncé, d'une odeur fétide. Il y a en effet un véritable sphacèle du muscle.

Dans l'inflammation du psoas, l'infiltration purulente détermine la transformation graisseuse des faisceaux primitifs et finalement leur nécrose (Cornil et Ranvier, *ibid*). Le contenu du foyer n'est pas du pus phlegmoneux, mais un liquide noirâtre dans lequel nagent les débris des fibres musculaires et au milieu duquel on retrouve intacts les cordons nerveux et les vaisseaux. Les lésions sont identiques dans le muscle iliaque et le carré des lombes.

Quand toute la masse charnue est ainsi envahie et détruite, le foyer n'a plus pour limites que celles du canal iliaque : en avant le *fascia iliaca*, en arrière la fosse iliaque et les apophyses transverses des vertèbres lombaires.

La localisation des lésions au seul muscle psoas, nettement constatée dans un certain nombre de cas a été expliquée par la présence, entre le psoas et l'iliaque d'une mince lame celluleuse qui contient dans un dédoublement le nerf crural ; Condamin (3) qui a donné une bonne description de cette disposition lui attribue une certaine importance au point de vue pathologique. König distingue aussi nettement les abcès du psoas de ceux du muscle iliaque (4).

(1) Une expérience de Marcano permet de comprendre cet abcès central : « Si, dit-il, on pratique des tractions énergiques sur un psoas séparé du cadavre, on peut épuiser ses forces sans produire aucune rupture apparente; si alors on fait la coupe du muscle, on trouve quelquefois que les fibres centrales du muscle sont déchirées. »

(2) CORNIL et RANVIER, *Suppuration des muscles. Manuel d'histologie path.*, p. 535, t. I.

(3) CONDAMIN, *De la trépanation du bassin comme traitement de la psoïte.* Thèse de Lyon, 1888, n° 423.

(4) König étudie la marche de la suppuration d'après des expériences peut-être un peu théoriques : en injectant dans la gaine du psoas une substance capable de se solidifier, celle-ci se porte d'abord en bas et en haut, et il faut une pression assez considérable pour que l'injection passe dans la gaine de l'iliaque.

Quand le psoas et l'iliaque sont en même temps altérés, la marche de la suppuration dépend de l'état du *fascia iliaca*. Celui-ci résiste en effet le plus souvent et même s'épaissit de façon à masquer le foyer à l'ouverture de l'abdomen. C'est donc vers les deux extrémités du canal iliaque que peut fuser le pus, à la région lombaire, ou à la région inguinale.

A la région lombaire, après avoir détruit le carré des lombes ou contourné son bord externe (Duplay), le foyer peut apparaître dans les couches superficielles, sous l'aspect d'un véritable abcès lombaire. Mais dans d'autres cas, le pus se collecte à la partie inférieure de la gaine, apparaît sous l'arcade crurale, à la partie externe de la région inguinale, peut suivre la gaine jusqu'au devant du petit trochanter; lorsque toute cette partie inférieure de la gaine est envahie, la suppuration peut s'étendre dans certains cas à l'articulation de la hanche par l'intermédiaire de la bourse du psoas. Des fusées purulentes peuvent se répandre dans les muscles de la cuisse; on en a vu descendre jusqu'au creux poplité.

Lorsque le *fascia iliaca* aminci, ulcéré par la suppuration, se laisse perforer en un ou plusieurs points, le pus peut se répandre dans le tissu cellulaire sous-péritonéal en formant un abcès iliaque superficiel.

Le péritoine lui-même est parfois perforé mais il est exceptionnel que le foyer se vide directement dans la cavité péritonéale provoquant ainsi une péritonite purulente suraiguë [1]. Le plus souvent, des adhérences se sont déjà établies entre le péritoine de la fosse iliaque et les viscères voisins, et l'ouverture se fait, soit directement, soit par l'intermédiaire de foyers de péritonite circonscrite, dans l'intestin grêle (De La Motte, Etmüller), beaucoup plus rarement dans le rectum (Withmore) ou encore dans la vessie (Etmüller) ou le vagin (Garnier).

Symptômes. — Le début de la psoïte varie suivant que l'affection se développe au cours d'une maladie infectieuse ou bien par propagation d'une inflammation du voisinage, ou, au contraire, qu'elle succède à un traumatisme.

Dans le premier cas, le début est le plus souvent lent, insidieux, les signes locaux sont masqués par des accidents généraux parfois graves, ou bien par les signes de l'affection voisine. Dans la psoïte puerpérale par exemple, la fièvre avec ses frissons irréguliers, avec l'anorexie, la constipation, les vomissements, précède l'apparition des symptômes locaux.

Dans la psoïte traumatique, il est de règle que le début soit brusque ou du moins que l'attention soit d'emblée attirée sur la fosse iliaque par une douleur plus ou moins vive, parfois atroce, rendant la marche impossible, parfois plus sourde et continue, permettant encore au malade de marcher en boitant.

Mais l'intervalle qui sépare le traumatisme de ces premières manifestations est variable. Tantôt les accidents éclatent presque immédiatement après le traumatisme, après la rupture musculaire, tantôt les douleurs, d'abord légères, n'obligent le malade à s'aliter qu'au bout de quelques semaines. Dans une observation de Dance [2], la psoïte ne se déclara que trois mois après une chute sur le côté droit.

(1) PERROCHAUD, *Ouverture d'une psoïtis dans le péritoine* (*Bull. de la Soc. anat.*, 1re série t. XII, p. 205).
(2) *Arch. gén. de méd.*, 1824, t. XXX.

L'affection confirmée se révèle par un ensemble de *signes locaux* assez caractéristiques et par des *signes généraux* communs à toutes les suppurations.

La *douleur*, premier signe local, est fréquemment limitée à la région lombaire ou à la fosse iliaque et au pli de l'aine; mais parfois elle s'étend à la cuisse, irradiant suivant le trajet des nerfs du plexus lombaire qui traversent le foyer; plus rarement elle remonte vers l'épaule correspondante. Ordinairement très vive, lancinante, elle est exaspérée par la pression sur les lombes ou sur la fosse iliaque et par les mouvements d'extension ou de rotation imprimés à la cuisse.

Pour immobiliser le psoas dans le relâchement, le membre du côté malade prend une *attitude* toute spéciale. La cuisse est en *flexion* et en *rotation en dehors*. Lorsqu'on examine le malade couché, cette attitude frappe tout d'abord l'attention; la jambe est en même temps fléchie, le pied repose sur le lit par son bord externe ou par le talon; le malade s'incline à demi, le plus souvent sur le côté atteint pour soutenir et immobiliser la cuisse dans sa position. Dans la station debout, cette attitude se traduit par une flexion du tronc qui est incliné en avant du côté malade; la marche ne peut se faire sans une claudication qui rappelle celle des coxalgiques.

La flexion de la cuisse combinée à l'abduction et à la rotation en dehors, a été considérée comme le signe pathognomonique de la psoïte. Cependant, dans des faits bien observés, on a vu manquer isolément ou simultanément la flexion et la rotation (Vigla, Bourrienne, N. Guillot, Després). On a même observé l'adduction et la rotation en dedans (Nélaton, Chassaignac), probablement dans des cas où le psoas était complètement détruit, comme le fait justement remarquer Duplay.

La *tumeur* du psoïtis apparaît à une époque variable: tantôt, d'après Marcano, elle serait appréciable déjà deux ou trois jours après les premiers accidents douloureux, tantôt elle ne se manifeste qu'au bout de quinze jours, d'un mois et plus. Cette tuméfaction occupe la région du muscle psoas iliaque; elle peut s'étendre du petit trochanter au rebord des fausses côtes. En général, elle apparaît à la région inguino-crurale ou à la région lombaire; en tout cas, c'est en ces deux points qu'il est bientôt possible de percevoir la fluctuation, plus difficile à reconnaître dans la tuméfaction profonde, dure, immobile, qui occupe la fosse iliaque et la partie correspondante du psoas. En ces points facilement accessibles des extrémités de la gaine, on voit que la tumeur fluctuante se tend pendant les efforts et la toux, qu'on peut la réduire en partie par la pression et transmettre ainsi la fluctuation à la portion moyenne, intra-abdominale de la collection.

La tuméfaction est quelquefois peu accusée, et l'on cite des cas dans lesquels, à l'autopsie même, on ne put constater aucune lésion apparente avant l'incision du *fascia iliaca*.

On a signalé parfois un œdème du membre correspondant par compression ou plutôt par thrombose de la veine iliaque.

La psoïte s'accompagne de *symptômes généraux* dont l'apparition peut être précoce. La fièvre est parfois même le symptôme initial, comme dans le phlegmon périnéphrétique avec lequel la psoïte a plus d'une analogie. La formation du pus est souvent marquée par des frissons irréguliers, une nouvelle élévation de température, des accidents gastro-intestinaux, quelquefois des accidents nerveux graves. Ces symptômes généraux peuvent éprouver une détente manifeste lorsque le pus est collecté (Duplay).

Mais, dans les psoïtes à marche insidieuse, dans les psoïtes secondaires, les phénomènes généraux sont souvent à peine marqués; ils peuvent se réduire à un léger malaise, à de la lassitude et à une faible élévation de température.

Marche et terminaisons. — La marche de la psoïte est presque toujours aiguë; elle peut être suraiguë et amener la mort en huit jours quand elle n'est que la manifestation locale d'une grave infection générale. Le plus souvent, elle évolue en quatre à six semaines.

La terminaison par résolution est tout à fait exceptionnelle. La suppuration est la règle, et le pus peut se faire jour, comme nous l'avons vu, dans différentes directions.

Lorsque l'abcès tend à s'ouvrir à l'extérieur, les douleurs deviennent plus vives, lancinantes, la tumeur se dessine plus nettement, les téguments rougissent. Nous avons déjà vu que cette ouverture peut se faire soit à la région lombaire, soit dans le triangle de Scarpa. J'ai aussi décrit les fusées purulentes qui peuvent se répandre dans la cuisse, le tissu cellulaire sous-péritonéal et de là dans le bassin, puis sortir par l'échancrure sciatique. Toutes ces complications de l'évolution de l'abcès abandonné à lui-même aggravent singulièrement le pronostic. L'ouverture du foyer dans l'intestin serait presque toujours fatale, dit Peyrot (1), d'accord avec Grisolle et Chassaignac.

Il suffit de signaler la mort immédiate par la pénétration du pus dans la veine cave et la péritonite suraiguë par ouverture directe du foyer dans le péritoine.

La mort, dans les cas ordinaires, ne survient qu'au bout de plusieurs semaines, parfois de quelques mois; elle est due à la septicémie lente qui résulte des suppurations prolongées. Quelques complications peuvent hâter le dénouement fatal, par exemple, la péritonite et les ulcérations vasculaires. Polaillon (2) a rapporté l'histoire d'une femme atteinte de psoïte traumatique qui succomba subitement à une embolie cardiaque dont le point de départ était une phlébite par propagation de la veine iliaque externe.

Dans un cas de psoïte consécutive à une fièvre typhoïde, Gosselin (3) a vu la suppuration déterminer un décollement de l'épiphyse supérieure du fémur et une arthrite suraiguë de la hanche.

Le **pronostic** est toujours d'une grande gravité. La guérison est rare, surtout dans les psoïtes non traumatiques. Elle est rare même quand l'abcès s'ouvre à l'extérieur. L'incision précoce du foyer et l'emploi d'une antisepsie rigoureuse modifient aujourd'hui ce pronostic. Cependant, même dans les cas favorables, la guérison est toujours lente; il n'est pas rare d'observer pendant plusieurs mois une plaque indurée dans la fosse iliaque.

(1) PEYROT, *Pathologie externe*, t. III, p. 629.
(2) *Bull. de la Soc. de chir.*, 1879, t. IV, p. 359.
(3) GOSSELIN, *Gaz. des hôp.*, 1879, p. 569.

Il ne faut pas oublier de plus que la destruction plus ou moins étendue du psoas iliaque laisse à sa suite des altérations irrémédiables, une déviation, une rétraction permanente de la cuisse, ou, si cette déviation a été combattue à temps, une raideur, une immobilisation du membre dans l'extension.

Diagnostic. — Le diagnostic présente souvent de réelles difficultés, surtout au début; il repose tout entier sur les deux caractères fondamentaux que présente déjà l'affection à ce moment: douleur lombaire s'étendant le long du psoas avec des irradiations à la cuisse, flexion permanente de la cuisse avec rotation en dehors.

Il est en général facile en recherchant ces signes, de distinguer la psoïte des névralgies crurales ou lombaires, des urétéro-pyélites signalées comme causes d'erreur.

Il faut quelquefois un examen attentif pour éviter la confusion avec une coxalgie qui détermine la même attitude vicieuse. L'exploration de l'articulation, l'absence des points douloureux caractéristiques de l'arthrite coxo-fémorale, le siège bien constaté de la douleur sur le psoas et à la région lombaire permettront d'éviter l'erreur.

Lorsque la tuméfaction s'est développée, la psoïte peut être confondue avec un abcès périnéphrétique; la limitation exacte de la tumeur à la région lombaire, la recherche des antécédents, l'examen des urines fourniront ici les éléments du diagnostic.

Lorsque l'abcès fait saillie dans le triangle de Scarpa, on peut croire à un abcès par congestion, si les phénomènes généraux sont peu accusés, si la marche des accidents locaux a été insidieuse. Il faut alors explorer avec soin la colonne vertébrale et le bassin pour s'assurer qu'il n'existe en aucun point d'altération osseuse.

L'ostéomyélite de l'os iliaque peut donner naissance à un véritable abcès de la gaine iliaque après rupture de l'abcès sous-périostique. Ici l'intensité des phénomènes généraux, l'âge du sujet, la rapidité de la marche, la douleur violente réveillée par la pression sur l'os iliaque seront les seuls caractères qui permettront de faire le diagnostic.

Dans le phlegmon iliaque, la tumeur est plus superficielle, plus saillante dans la fosse iliaque, la rétraction de la cuisse moins accusée.

Dans les psoïtes secondaires, dans les psoïtes puerpérales surtout, la marche lente et insidieuse rend presque toujours le diagnostic fort difficile. « Tout psoïtis à marche lente risquera d'être confondu avec un abcès par congestion, un abcès périnéphrétique, un abcès iliaque. Dans ce cas, plus que dans tout autre, l'examen complet des organes voisins et une étude approfondie de la marche et des commémoratifs seront absolument nécessaires pour établir le diagnostic » (Peyrot).

Traitement. — Le repos absolu au lit, l'immobilisation du membre, l'emploi des narcotiques doivent être prescrits au début des accidents (Duplay).

Dès qu'il est possible de percevoir un empâtement profond, dès qu'on peut soupçonner la présence du pus, il faut, sans attendre que la fluctuation devienne évidente, aller à la recherche du foyer et l'ouvrir largement.

La situation profonde de ce foyer, la difficulté de l'évacuation complète et permanente même avec de gros drains, nécessitent souvent plusieurs incisions : 1° incision lombaire, horizontale, immédiatement au-dessus de la crête iliaque; 2° incision iliaque, parallèle à l'arcade crurale à un travers de doigt au-dessus de cette arcade, débridant largement l'aponévrose iliaque ; 3° incision de la gaine du psoas soit immédiatement au-dessous de l'arcade, soit au niveau du petit trochanter; 4° enfin trépanation de l'os iliaque qui permet d'assurer l'écoulement permanent du pus au point le plus déclive.

Pour assurer le large drainage de la fosse iliaque, Verneuil a recommandé, après l'incision lombaire et la désinsertion des muscles qui s'attachent à la crête iliaque, de pratiquer à cette crête une échancrure suffisamment étendue. Weiss[1] a proposé la trépanation de la fosse iliaque, mais la réserve seulement aux abcès du muscle iliaque n'ayant pas tendance, comme ceux du psoas, à fuser dans la partie inférieure de la gaine.

Plus récemment, Gangolphe[2] a pratiqué cette trépanation pour des psoïtis et a montré la nécessité d'intervenir promptement pour éviter précisément cette diffusion du pus dans la partie inférieure de la gaine et l'envahissement possible de l'articulation coxo-fémorale.

Cette opération, recommandée par Ollier, par Vincent à qui elle a donné de bons résultats, a été bien étudiée par Condamin [3]; cet auteur donne comme lieu d'élection pour la perforation de l'os iliaque, le milieu d'une ligne réunissant l'épine iliaque antéro-supérieure à l'épine iliaque postéro-supérieure, point de repère facile à retenir, facile à déterminer sur le vivant et qui correspond presque exactement à celui indiqué par Gangolphe (à trois travers de doigt au-dessous du point le plus élevé de la crête, à cinq travers de doigt en arrière de l'épine iliaque antéro-supérieure.)

La trépanation faite assez largement pour assurer le libre écoulement du pus peut être facilement associée aux autres incisions précédemment indiquées, suivant la situation et l'étendue de l'abcès. La combinaison de ces différentes incisions permet d'arriver à une désinfection complète du foyer et à un drainage parfait. Il suffit dès lors d'assurer aux pansements l'antisepsie la plus sévère.

Dès que la cavité de l'abcès est bien désinfectée et en voie de réparation, il est nécessaire de surveiller attentivement la position de la cuisse et de la ramener dans l'extension; cette extension devra être soigneusement maintenue jusqu'après la cicatrisation complète pour éviter la flexion de la cuisse qui résulterait de la rétraction des tissus fibreux qui remplacent le muscle détruit.

(1) WEISS, *Étude sur la trépanation de l'os iliaque appliquée au traitement de certaines lésions de la fosse iliaque interne*. Thèse de doct. de Paris, 1880, n° 1.

(2) GANGOLPHE, *De la trépanation du bassin dans le traitement de la psoïte suppurée*. *Revue de chir.*, 1889, p. 241.

(3) CONDAMIN, *De la trépanation du bassin comme traitement de la psoïte*. Thèse de doct. de Lyon, 1888.

II. — PHLEGMONS ET ABCÈS DE LA FOSSE ILIAQUE

Les abcès d'origine variable qui se développent dans la fosse iliaque peuvent être classés d'après leur siège primitif en :

1° Abcès sous-périostiques ;

2° Abcès sous-aponévrotiques, ou de la gaine du psoas ;

3° Abcès sous-péritonéaux ;

4° Abcès intra-péritonéaux, foyers de péritonite localisée à la région iliaque.

Les abcès de la première variété appartiennent à l'histoire des ostéites du bassin.

Les abcès de la gaine du psoas se confondent avec ceux qui ont été décrits dans le chapitre précédent.

Enfin les péritonites suppurées enkystées ont été déjà étudiées dans le précédent volume de cet ouvrage. Il ne me reste donc à décrire ici que le véritable phlegmon iliaque, celui qui naît et se développe dans le tissu cellulaire étalé entre l'aponévrose iliaque et le péritoine.

Déjà connu à la fin du siècle dernier, grâce aux travaux de De la Motte, de Ledran, de Pujos, de Levret, de Bourienne, le phlegmon iliaque a surtout été étudié, au point de vue clinique, au commencement de ce siècle et l'on a bien peu ajouté aux magistrales descriptions que nous ont laissées Dupuytren, Dance, Ménière, Bricheteau, Velpeau, Grisolle et leurs élèves (1).

Velpeau, Chassaignac (2), Després (3), Paquy (4), Atlee (5), ont montré le rôle important que jouent la lymphangite et l'adénite dans la production du phlegmon iliaque.

Étiologie et pathogénie. — Une grande confusion a régné jusqu'à ces dernières années entre les inflammations de la région iliaque consécutives à des lésions du cæcum ou de l'appendice. Il est évident que la plupart des appendicites ont été englobées sous la rubrique de phlegmons iliaques et qu'il faut tenir compte de ce fait dans les descriptions que nous ont transmises les auteurs classiques. La connaissance plus exacte de l'anatomie du cæcum et de l'appendice, l'étude des péritonites péri-appendiculaires, vérifiées au cours de l'intervention chirurgicale, ont singulièrement éclairé la pathogénie des abcès de la région iliaque. (Voy. t. VI. p. 501).

Le phlegmon iliaque est le plus souvent observé chez les hommes de vingt

(1) Dupuytren, *Leçons de clinique chirurg.*, t. III, p. 516. — Dance, *Mémoire sur quelques engorgements inflammatoires qui se développent dans la fosse iliaque droite. Répert. d'anat. et de physiol.*, t. IV, p. 74, et *Dict. en 30 vol.*, t. I. — Ménière, *Sur les tumeurs phlegmoneuses occupant la fosse iliaque droite. Arch. gén. de méd.*, 1827, t. XVII, p. 188. — Grisolle, *Histoire des tumeurs phlegmoneuses des fosses iliaques. Arch. gén. de méd.*, 1839, t. IV, et *Traité de pathologie interne*, t. I, p. 508. — Velpeau, *Leçons de clin. chir.*, 1840, t. III. — Van Lair, *Contribution à l'histoire clinique des lymphadénites viscérales. Bull. de l'Académie royale de méd. de Belgique*, 1869, t. III, 3e série, n° 2. — Piotay, Thèse de Paris, 1837. — Le Batard, *Id.*, 1837. — Tranoy, *Id.*, 1838. — Jacotot, *Id.*, 1846. — Herment, *Id.*, 1847. — Simon, *Id.*, 1848. — Blatin, *Id.*, 1853. — Benech, *Id.*, 1878.

(2) Chassaignac, *Traité de la suppuration*, t. II, p. 379.

(3) Després, art. Iliaque du *Dict. de méd. et de chir. prat.*, t. XVIII, p. 386.

(4) Paquy, Thèse de doct. de Paris, 1876.

(5) Atlee, *Amer. Journ. of med. sc.*, 1883, p. 465.

à trente ans et souvent chez des sujets vigoureux (Grisolle); chez la femme, on le rencontre surtout au cours de l'état puerpéral.

Les traumatismes de toute nature, contusions, efforts violents, plaies contuses, plaies par armes à feu, séjour de balles, de corps étrangers, fractures compliquées du bassin, peuvent évidemment provoquer la suppuration du tissu cellulaire sous-péritonéal par différents mécanismes; mais dans ces cas, la suppuration est rarement limitée, elle s'étend d'ordinaire aux autres couches de la fosse iliaque.

Le phlegmon iliaque reconnaît comme causes principales les affections de l'intestin, et chez la femme, les inflammations de l'appareil génital et surtout les infections puerpérales.

Parmi les affections du tube digestif qui lui donnent naissance, il faut citer avant tout celles du cæcum et de l'appendice, surtout lorsqu'elles s'accompagnent de perforation et de pénétration de corps étrangers (matières fécales, pépins, noyaux de cerises, épingles, etc.) dans le tissu sous-péritonéal. L'S iliaque est plus rarement en cause.

Chez la femme, le phlegmon de la fosse iliaque s'observe surtout chez les nouvelles accouchées (phlébites, angioleucites utérines). Grisolle pensait qu'il était plus fréquent chez les primipares et qu'il se développait du troisième au dixième jour après l'accouchement, mais on peut le rencontrer au cours des métrites non puerpérales, dans les phlegmasies des ovaires, des trompes et des ligaments larges.

Il peut aussi succéder à une adénite inguinale ou iliaque, à une simple angioleucite profonde (Velpeau) ; dans certains cas il était consécutif à un ulcère de la jambe ou à une écorchure du pied (Desprès).

Notons enfin qu'il peut succéder à un phlegmon périnéphrétique, à une psoïte, à un phlegmon périprostatique (Segond), à une inflammation du testicule ectopié (Poulet), à un cancer ou à un rétrécissement du rectum.

On voit combien sont variées les causes capables d'engendrer les abcès de la fosse iliaque; aussi la pathogénie n'est-elle pas une, et on peut utilement classer ces abcès en quatre groupes, suivant leur pathogénie :

1° *Abcès de cause générale infectieuse.* — Ces abcès ne diffèrent en rien de ceux qu'on observe ailleurs; les microbes pyogènes apportés par la voie sanguine s'arrêtent et produisent une inflammation suppurative.

2° *Abcès par propagation.* — Un phlegmon péri-néphrétique ou un phlegmon péri-utérin peut fuser dans la fosse iliaque; une inflammation péri-rectale remontant dans la lame celluleuse du mésorectum gagnera facilement le tissu cellulaire de la fosse iliaque gauche.

3° *Abcès de cause angioleucitique ou adénitique.* — Ces abcès, jadis considérés comme rares, sont certainement les plus fréquents. Déjà Velpeau et Chassaignac avaient signalé des abcès sous-péritonéaux dépendant de l'inflammation suppurative du faisceau lymphatique placé au côté interne de la fosse iliaque. Dolbeau, Després, Van Lair, Paquy, ont montré qu'un grand nombre de phlegmons de la fosse iliaque ne sont que des adéno-phlegmons. Il est actuellement certain que les abcès post-puerpéraux doivent être le plus souvent considérés comme nés par propagation d'une angioleucite utérine et péri-utérine au système lymphatique de la fosse iliaque.

4° *Abcès de cause intestinale.* — Il s'agit surtout, dans cette catégorie de faits, d'abcès consécutifs à des altérations du cæcum. Ils paraissent reconnaître une double pathogénie sur laquelle Aug. Broca (¹) a insisté. Tantôt l'inflammation se propage du cæcum aux ganglions sous-séreux de sa face postérieure; l'adénite et la périadénite sont sans doute une cause sérieuse de péritonite subaiguë, localisée et adhésive. Les adhérences une fois établies, il est possible que l'inflammation aille plus loin, et quelques phlegmons sous-péritonéaux de la fosse iliaque, non stercoraux au début, seraient des adéno-phlegmons rétro-cæcaux. Le plus souvent toutefois, les choses se passent autrement : la paroi postérieure du cæcum et surtout celle de l'appendice iléo-cæcal se laissent perforer après avoir contracté, au préalable, des adhérences avec le péritoine de la fosse iliaque; dans le tissu cellulaire sous-jacent à cette membrane se fait un épanchement de matières fécales. Ainsi naissent des phlegmons stercoraux de la fosse iliaque. C'est à ce dernier mécanisme que se rattache habituellement le mode de formation des abcès iliaques de cause intestinale.

Anatomie pathologique. — Au point de vue anatomique, il y a peu de détails à noter. Le siège des abcès sous-séreux de la fosse iliaque est subordonné à la cause qui leur a donné naissance. Ils sont plus fréquents à droite, en raison de la présence du cæcum. Pour Grisolle, les phlegmons post-puerpéraux occupent de préférence le côté gauche.

Le foyer purulent a des limites variables. Au début, il est souvent petit (périadénite suppurée) et le phlegmon est circonscrit; ses parois sont constituées par le péritoine épaissi et le *fascia iliaco*. Plus tard il s'étend, se diffuse; on le voit parfois descendre dans la cuisse, apparaître dans la fesse, remonter jusqu'aux lombes et au diaphragme. Le *fascia iliaca* peut se laisser perforer, le muscle psoas iliaque est alors détruit en partie, l'os coxal mis à nu en différents points. Les nerfs sont d'ordinaire intacts, les gros vaisseaux résistent le plus souvent; néanmoins on a vu leur paroi friable, ramollie, et on cite des cas de thrombose, d'ulcération des veines iliaques (Barlow, Powel).

Le pus est tantôt phlegmoneux, bien lié, lantôt grisâtre, noirâtre, mêlé de corps étrangers, de gaz (Bolet (²)), de matières stercorales; ces dernières toutefois passent rarement dans la cavité de l'abcès (Dupuytren, Grisollé), car les tuniques intestinales décollées forment une soupape qui permet bien le libre écoulement du pus dans l'intestin, mais s'oppose à la pénétration des matières stercorales dans le foyer.

On peut rencontrer sur le cæcum ou l'appendice l'ulcération qui a été l'origine de l'abcès. Dans d'autres cas, l'intestin primitivement sain se ramollit au contact du pus et présente une ou plusieurs perforations, à parois obliques. J'ai indiqué plus loin l'évolution des abcès de la fosse iliaque.

Symptômes. — Quelle que soit la cause déterminante, le phlegmon de la fosse iliaque se présente à peu près toujours sous le même aspect clinique.

(¹) *Le cæcum et la fosse iliaque. Gaz. hebd. de méd. et de chir.*, 1888, p. 580.
(²) Thèse de Paris, 1879.

Il débute très souvent d'emblée par les accidents douloureux (49/57, Grisolle), quelquefois par de la gêne de la marche, de la constipation, des vomissements, de la diarrhée, enfin par des frissons chez les femmes en couches. Il faut, dit Duplay, redouter son apparition, quand après l'accouchement persiste une tumeur au bas-ventre, de l'empâtement et de l'œdème du membre inférieur. Lorsque l'affection est constituée, elle se révèle par des signes fonctionnels, physiques et généraux.

Parmi les *signes fonctionnels*, les plus importants sont : la douleur et les troubles digestifs.

La *douleur* est quelquefois sourde, profonde, comparée par le malade à de simples coliques, à un engourdissement, à un fourmillement incommode (Grisolle). Plus souvent elle est aiguë, lancinante, semblable à celle de la péritonite. Au début, elle est mal localisée, parfois rapportée à l'aine, à l'hypogastre. Plus tard ses caractères se précisent, elle siège dans la région iliaque; elle est spontanée, exagérée par la pression, par les secousses de toux et par les mouvements du tronc. Elle irradie dans différentes régions de l'abdomen, vers le membre inférieur ou vers les organes génitaux. Elle détermine parfois la flexion de la cuisse, mais cette flexion diffère de la rétraction observée dans la psoïte.

Les *troubles digestifs* sont très variés et consistent, suivant les cas, en inappétence, en nausées, en diarrhée, en constipation. D'après Després, la constipation est surtout fréquente quand le phlegmon siège du côté gauche, et les vomissements doivent être rapportés tantôt à une irritation du péritoine, tantôt à une adénite, tantôt à une inflammation péricæcale.

Au début, l'*examen physique* ne fournit guère de renseignements, et la modification de la coloration de la peau, l'empâtement, ne sont appréciables que lorsqu'il existe une *tumeur*. Celle-ci est parfois difficile à explorer, soit par suite du météorisme, soit par suite des douleurs que provoque la pression exercée sur la paroi abdominale et de la contraction réflexe des muscles de la paroi; il faut alors, pour fixer le diagnostic, recourir à l'examen sous le chloroforme. La tumeur est au début, surtout quand il s'agit d'un adéno-phlegmon, facile à limiter; elle est d'abord dure, égale à sa surface, rénitente, sans aucun battement; on pourrait lui imprimer, d'après Chassaignac, un léger déplacement dans le sens transversal.

Plus tard, elle tend à proéminer vers les téguments de la fosse iliaque et de la région inguinale, qui sont le siège d'un empâtement et d'une rougeur bien plus accusés que dans la psoïte; puis elle se ramollit, s'étale et devient manifestement fluctuante. Dès qu'elle acquiert un volume notable, elle détermine souvent des phénomènes de compression : constipation, ou même accidents d'obstruction intestinale (compression de l'intestin), œdème du membre inférieur (compression de la veine iliaque), douleurs névralgiques (compressions nerveuses). Quelquefois aussi Grisolle a constaté une diminution dans l'énergie des battements de l'artère fémorale.

Les *signes généraux* sont ceux de toutes les inflammations. Au début, la fièvre est peu intense quoique continue, mais elle existe au moins dans les trois quarts des cas. Plus tard, quand l'abcès se forme, on observe des frissons, de l'insomnie, des élévations vespérales de la température, etc.

Évolution. — Le phlegmon de la fosse iliaque peut se terminer par résolution, par induration, par gangrène, enfin et surtout par suppuration.

La résolution est si exceptionnelle qu'elle a été niée par quelques auteurs. Il faut en effet se méfier de ce mode de terminaison et ne l'admettre qu'avec réserve. Chassaignac a bien montré que les abcès de la fosse iliaque comptaient au nombre de ceux qui présentent le plus souvent le phénomène décrit par lui sous le nom de faux avortement des abcès.

L'induration est plus fréquente. On trouve alors, dit Tillaux, dans la fosse iliaque et l'épaisseur de la paroi abdominale, une masse plus ou moins volumineuse, quelquefois énorme, pouvant remonter jusqu'à l'ombilic et remarquable par sa dureté extrême; cette induration reste très longtemps stationnaire, mais la résolution marche vite une fois qu'elle a commencé.

La gangrène peut survenir d'emblée dans les phlegmons éminemment septiques et dans les abcès stercoraux. Dans les autres variétés, elle est rare et n'offre rien de spécial à noter. Cette complication se terminait autrefois presque constamment par la mort.

La suppuration paraît être la terminaison inévitable des phlegmons puerpéraux (16/17, Grisolle). Plus précoce dans les adéno-phlegmons, elle peut ne devenir apparente que vers le vingt-cinquième, le trentième, le soixantième jour, dans les autres variétés d'abcès iliaques.

Que le pus se collecte rapidement ou lentement, il peut marcher vers l'extérieur ou vers la cavité abdominale.

L'ouverture à la paroi abdominale est la règle et s'observe dans les deux tiers des cas. L'abcès pointe au-dessus de l'arcade crurale, près de l'épine iliaque antéro-supérieure et peut repousser le péritoine en haut, le décoller de la paroi et se faire jour à l'ombilic (A. Bérard). Il est rare que la tumeur apparaisse dans le triangle de Scarpa, à moins que le pus n'ait gagné la gaine du psoas ou suivi les vaisseaux iliaques. Plus souvent, par suite de la position horizontale habituelle des malades, de la laxité du tissu cellulaire, le pus fuse vers la région supérieure de l'abdomen ou vers la fesse. On cite des cas d'ouverture à la région lombaire, près du grand trochanter (Vigla). Le pus décollant le péritoine de la région pubienne peut passer d'une fosse iliaque à l'autre.

Dans d'autres circonstances, l'évacuation du pus se fait dans les organes creux de l'abdomen, le cæcum, le côlon, l'*S* iliaque, le rectum, bien plus rarement dans la vessie (Dance), le col utérin (Husson), les culs-de-sac vaginaux (Després), la veine cave inférieure (Demeaux).

Lors d'ouverture dans l'intestin, il est habituel de constater un affaissement de la tumeur avec amendement passager ou définitif des accidents douloureux.

Les abcès peuvent se faire jour simultanément dans plusieurs directions. Ménière relate un cas d'évacuation par le gros intestin et par la vessie; plus souvent on observe des fistules stercoro-purulentes, uniques ou multiples, siégeant plus spécialement au voisinage du ligament de Fallope. Cette terminaison par fistule paraît assez fréquente et; sur 112 cas de fistules pyostercorales, réunies dans la thèse de Blin, 31 étaient consécutives à des phlegmons iliaques.

Quel que soit le point d'ouverture du foyer, l'évacuation amène un soulagement, même quand la maladie doit avoir une issue fatale. La mort peut survenir tout à fait au début, particulièrement dans les abcès stercoraux (Grisolle). Dans d'autres cas, le malade est emporté par une péritonite aiguë, par propagation ou par perforation; souvent il succombe épuisé par une longue suppuration.

Lorsque la guérison survient, elle est toujours lente et souvent incomplète. On peut voir persister une induration iliaque, qui devient le point de départ d'une rechute, une fistule stercorale, l'œdème du membre; on peut voir apparaître une éventration au niveau de la cicatrice de l'abcès. La disposition de la région rend l'accolement des parois difficile, et le décubitus horizontal s'oppose au libre écoulement du pus; par un orifice fistuleux persistant, Blandin a vu se produire une hernie du cæcum.

Diagnostic. — Un examen incomplet a parfois pu faire croire à une tumeur de l'ovaire, de la rate, des reins, à une tumeur osseuse du bassin, à un cancer du gros intestin. Dans d'autres cas, une contraction fortuite et partielle des muscles abdominaux, un phlegmon de la paroi peuvent en imposer pour une tuméfaction de la fosse iliaque (Trélat [1]).

Les tumeurs stercorales sont moins résistantes au palper que les tumeurs inflammatoires à leur début; elles se laissent déformer et se modifient par l'administration d'un purgatif (Piorry).

Il suffit de signaler les abcès ossifluents d'origine vertébrale, les phlegmons périnéphrétiques qui envahissent la fosse iliaque; je me contente ici de rappeler les caractères attribués aux phlegmasies primitivement développées dans cette fosse iliaque, tout en faisant remarquer que le diagnostic n'est pas toujours aisé, car le pus ne respecte pas toujours les barrières anatomiques et peut occuper simultanément plusieurs plans.

L'abcès intra-péritonéal, la péritonite enkystée de la fosse iliaque, offre quelques caractères spéciaux (Chassaignac) : les phénomènes péritonitiques dominent, la douleur est vive, pongitive, la tumeur est plus molle, plus fluctuante dès le début; en outre, d'après Monneret et Fleury, elle serait plus superficielle, plus mobile, accessible par le toucher vaginal ou rectal.

Dans le psoïtis, la douleur plus vive, plus irradiée, est moins exagérée par la pression de la fosse iliaque que par les mouvements de la cuisse; dès le début, il existe une rétraction et une déviation du membre inférieur presque pathognomoniques; la tuméfaction, enfin, est moins appréciable et l'abcès tend à se faire jour, non au-dessus de l'arcade crurale, mais dans le triangle de Scarpa, ou dans la région lombaire.

Dans l'abcès sous-périostique, la douleur est, vive et profonde, la tumeur fait peu de relief, s'étale progressivement sur une grande étendue de l'os iliaque; le pus est très fétide, l'état général très grave.

On peut, dans certains cas, établir le diagnostic de la cause; ainsi, la péri-adénite suppurée, le phlegmon angioleucitique succèdent à une lésion des membres inférieurs ou des organes génitaux; la lymphangite est parfois cliniquement appréciable et la tumeur multilobée au début peut être localisée dans les glandes lymphatiques.

(1) *Clinique chir.*, t. II, p. 25.

Quand ces caractères font défaut et que les troubles digestifs ont ouvert la scène, que l'affection occupe le côté droit, on pensera à un phlegmon péricæcal; dans ce cas, la tuméfaction siège primitivement plus haut et plus en dehors, l'ouverture intestinale est plus fréquente que dans le phlegmon d'origine lymphangitique (Paquy).

Pronostic. — Il est subordonné à la cause, au siège, à la marche de l'abcès. Ainsi les phlegmons post-puerpéraux et les abcès stercoraux ne sauraient en aucune façon être mis en parallèle avec les phlegmons idiopathiques ou péricæcaux sans perforation. L'adéno-phlegmon est moins grave que l'inflammation primitive du tissu cellulaire. D'après Després, de toutes les ouvertures internes, celle qui se fait dans le vagin serait la plus favorable. Il ne faut pas oublier que les fistules stercoro-purulentes sont plus graves que celles qui s'ouvrent exclusivement soit en dedans, soit au dehors.

Traitement. — Au début, un léger purgatif, le repos, la médication antiphlogistique (vésicatoires, sangsues, frictions mercurielles) sont indiqués. Dès qu'on soupçonne la formation du pus, il faut intervenir et ne pas attendre, comme le voulait Dance, et espérer l'ouverture dans l'intestin. Bien que les ponctions, les lavages à l'eau phéniquée et les injections de teinture d'iode, aient pu donner de bons résultats, l'*incision antiseptique* reste le procédé de choix. Elle doit être large et précoce. On divisera couche par couche la paroi abdominale, parallèlement à la moitié externe de l'arcade fémorale et en se tenant aussi près que possible de cette arcade. Il est souvent indiqué, pour favoriser le libre écoulement du pus, de faire avec le trocart courbe de Chassaignac une contre-ouverture à la région lombaire, dans le vagin, à la cuisse, etc. L'incision sus-inguinale est l'incision d'élection qu'il faut toujours faire, même quand l'abcès tend à l'ouvrir en un point anormal ou qu'il s'est ouvert dans l'intestin. Les vastes collections qui occupent toute la fosse iliaque seront souvent justiciables de la trépanation du bassin.

Enfin, il ne faut pas perdre de vue les complications qui peuvent réclamer un traitement spécial.

III. — ADÉNITES ILIAQUES

Les groupes ganglionnaires qui occupent la fosse iliaque peuvent être le siège d'une inflammation aiguë, ou d'une inflammation chronique à la suite de l'infection d'un point quelconque des territoires lymphatiques tributaires de ces ganglions [1], membre inférieur, organes génitaux, parois pelviennes.

[1] Les ganglions iliaques doivent être distingués en deux groupes, l'un *interne*, l'autre *externe*. Les ganglions *internes* ou *hypogastriques* sont situés sur les parties latérales de l'excavation pelvienne à côté des ganglions *sacrés* qui occupent la face antérieure du sacrum. Voici la description que donne Sappey de ces divers groupes ganglionnaires : « Les ganglions *iliaques externes*, ordinairement au nombre de trois, sont situés immédiatement au-dessus de l'arcade crurale. Le plus volumineux repose sur les vaisseaux sanguins au niveau de l'anneau crural qu'il tend à oblitérer. Le second est placé en dehors

A côté de ces adénites purement inflammatoires, doivent être signalées les adénites tuberculeuses, puis les adénopathies syphilitiques et enfin les adénopathies néoplasiques.

Les adénites iliaques sont certainement fréquentes, mais passent souvent inaperçues. Il ne faut jamais négliger de les rechercher, surtout quand les ganglions inguinaux sont déjà engorgés (Richet).

1° *Adénites aiguës*. — Elles se présentent soit à l'état d'engorgement ganglionnaire, soit à l'état d'adénite et de périadénite suppurées. Elles sont surtout consécutives aux lymphangites parties du membre inférieur et des organes génito-urinaires. Toutefois, il ne faut pas oublier que la lymphangite peut manquer; les agents infectieux peuvent être transportés aux ganglions sans provoquer aucune réaction dans les lymphatiques eux-mêmes.

Ces inflammations ganglionnaires aiguës peuvent quelquefois se terminer par résolution, par induration temporaire, par passage à l'état chronique. Mais le plus souvent elles arrivent à suppuration. La tumeur ganglionnaire, ordinairement du volume d'une pomme d'api, se trouve placée au-dessus du ligament de Poupart, à quatre travers de doigts de la ligne blanche (Paquy [1]). La suppuration peut rester limitée et se faire jour à la peau, en s'accompagnant d'écoulement d'un liquide jaunâtre, sans odeur intestinale prononcée. Mais, plus souvent, la péri-adénite gagne le tissu cellulaire sous-péritonéal. L'adénite devient le point de départ d'un phlegmon de la fosse iliaque. En décrivant la pathogénie de ces derniers, j'ai suffisamment insisté sur l'adénophlegmon, pour ne pas y revenir ici.

Després [2], a montré que l'adénite des ganglions iliaques externes peut souvent être rattachée à des plaies du membre inférieur, à des ulcères profonds irrités ou à des inflammations de bourses séreuses. Il est à remarquer que dans ces cas, les ganglions iliaques s'abcèdent parfois, alors que les ganglions du triangle de Scarpa restent indemnes. Pour Després, c'est par les lymphatiques profonds que l'inflammation se porte jusqu'aux

de l'artère, et le troisième en dedans de la veine. Quelquefois les deux premiers se continuent par leur extrémité et forment une ceinture qui embrasse la partie antérieure des troncs artériel et veineux. Il n'est pas rare de trouver près de l'origine du tronc artériel, sur son côté externe, un quatrième ganglion et même un cinquième, dont le volume est variable, mais, en général, plus petit que celui des précédents. Les lymphatiques qui viennent se terminer dans les ganglions sont : les vaisseaux efférents des glandes inguinales, les vaisseaux épigastriques et les vaisseaux circonflexes iliaques. »

« Les ganglions *hypogastriques* ou *iliaques internes* occupent l'espace angulaire compris entre les vaisseaux iliaques internes et externes. Les plus volumineux, qui sont aussi les plus inférieurs, reposent sur les vaisseaux obturateurs un peu au-dessus de l'anneau sous-pubien. Les ganglions *sacrés* sont disséminés sur les parties latérales de la face antérieure du sacrum, quelques-uns se trouvent logés dans l'épaisseur du méso-rectum. Ces ganglions intrapelviens reçoivent : 1° la plupart des vaisseaux afférents des ganglions inguinaux profonds; 2° plusieurs troncs émanés des glandes iliaques externes; 3° les lymphatiques fessiers et ischiatiques; 4° les lymphatiques obturateurs; 5° les lymphatiques du rectum; 6° les lymphatiques de la prostate et des vésicules séminales; 7° les lymphatiques du vagin et ceux du col de l'utérus. »

Enfin la chaîne des ganglions *lombaires*, étendue de la partie moyenne des vaisseaux iliaques primitifs à la première vertèbre des lombes reçoit des troncs émanés des ganglions iliaques externes et des ganglions pelviens, les lymphatiques du corps de l'utérus, de la trompe et de l'ovaire ou ceux du testicule.

(1) *Adénite inguinale considérée comme cause des phlegmons et abcès de la fosse iliaque.* Thèse de Paris, 1876.

(2) *Gaz. des hôp.*, 16 juin 1874, et *Chir. Journ.*, 1881, p. 164.

ganglions iliaques externes et, dans 4 cas relatés par son élève Graverry [1], l'adénite iliaque existait seule sans angioleucite du membre inférieur et sans tuméfaction des ganglions inguinaux [2].

Les adénites iliaques sont fréquentes chez la femme à la suite de métrite avec lymphangite du ligament large. Il est parfois possible en pareil cas de suivre les lésions à partir de l'utérus ou de la trompe et de sentir nettement au-dessus de la plaque indurée de lymphangite, une tumeur arrondie constituée par les ganglions; toute la chaîne iliaque peut se prendre alors, comme j'ai pu en observer deux cas, dans le service de mon regretté maître le professeur Trélat.

Le diagnostic de ces adénites est en général facile, cependant elles peuvent en imposer pour une appendicite. Mais la tumeur ganglionnaire siége au début plus bas et plus en dedans, et, à moins de s'ouvrir dans l'intestin ou de renfermer des gaz, n'est jamais sonore. Il est parfois plus malaisé de reconnaître une adénite des ganglions hypogastriques. Dans un cas de Terrier [3], une tuméfaction de la fosse iliaque gauche apparut subitement au cours d'une période menstruelle. Intimement adhérente à l'utérus, elle simulait un pyo-salpinx. La laparotomie permit de reconnaître le siège rétro-péritonéal de la tumeur et l'existence d'une adénite pelvienne suppurée; l'extirpation de cette tumeur ganglionnaire amena la guérison.

2° *Adénites chroniques.* — Les adénites chroniques de la fosse iliaque ont été particulièrement étudiées par Van Lair [4] et Castex [5]. Ces auteurs ont surtout attiré l'attention sur une forme d'adénite chronique « remarquable par la disproportion qui existe entre son développement parfois considérable et le peu d'importance des causes occasionnelles qui peuvent passer inaperçues » (Castex). Cette affection n'est pas sans analogie avec quelques adénopathies de la région cervicale. Elle se développe de préférence chez des adultes vers l'âge de trente ans et dans le sexe masculin. Les causes locales antérieures, capables de favoriser le développement de cette adénite iliaque, sont très variables. Les observations mentionnent un érythème du pied, une poussée hémorrhoïdaire, un herpès du prépuce, des lésions osseuses du membre inférieur. Mais la plupart des sujets étaient des lymphatiques, et plusieurs observations peuvent sans doute être rapportées à l'adénite strumeuse ou tuberculeuse.

Des irritations même légères peuvent à coup sûr entraîner l'engorgement de la chaîne lymphatique iliaque et déterminer une adénite chronique simple. Lorsque celle-ci est peu marquée, elle passera facilement inaperçue, d'autant plus qu'elle coexiste avec une inflammation chronique des ganglions de l'aine, qui détourne à son profit toute l'attention. On sait, d'autre part, que l'adénite inguinale chronique simple n'est pas rare et Jan-

(1) *Quelques cas de chirurgie pratique.* Thèse de Paris, 1887, p. 50.

(2) Sappey a vu que les vaisseaux lymphatiques péroniers et poplités et les lymphatiques profonds de la cuisse suivent les artères profondes et viennent se perdre dans les trois ganglions iliaques externes.

(3) *Bull. et mém. de la Soc. de chir. de Paris*, 1889, XV, p. 551.

(4) Van Lair, *Contribution à l'histoire clinique des lymphadénites viscérales. Bull. de l'Acad. roy. de Belgique*, III, 3e série, n° 2, 1869.

(5) *Étude sur les adénites iliaques.* Thèse de Paris, 1881.

selme (¹) a montré que son existence, à un degré plus ou moins prononcé, est presque constante chez les individus atteints d'ulcères et d'eczémas variqueux.

Les adénites chroniques de la fosse iliaque débutent d'une façon très insidieuse; le plus souvent les ganglions du triangle de Scarpa deviennent d'abord le siège d'un engorgement qui gagne les ganglions iliaques. Ceux-ci forment une masse volumineuse, dure, irrégulièrement bosselée, composée de petits corps ovoïdes dont le volume est rarement inférieur à celui d'une amande et ne dépasse pas les dimensions d'un œuf de poule (Castex). Cette tumeur est à peine mobile sur les parties sous-jacentes, souvent elle est immobilisée dans l'une ou l'autre des fosses iliaques. Elle détermine des douleurs locales, plus intenses la nuit, parfois de véritables névralgies. On note aussi des troubles digestifs légers (coliques, constipation) et, dans quelques cas, de l'ensellure, un degré plus ou moins prononcé de flexion de la cuisse.

Les phénomènes généraux (fièvre, amaigrissement, état semi-cachectique) sont rares, mais lorsqu'ils existent, ils peuvent rendre le diagnostic difficile.

La marche des adénites iliaques est lente et se fait souvent par poussées successives. Les ganglions inguinaux peuvent diminuer, tandis que les ganglions iliaques continuent à augmenter de volume. Le plus ordinairement, ces adénites se compliquent de périadénite, les bosselures de la tumeur disparaissent et l'on ne trouve plus dans la fosse iliaque qu'une masse dure, adhérente aux plans profonds et à la paroi abdominale. Ces adénites se terminent ordinairement par résolution; la suppuration est rare, car les « ganglions sont à l'abri des variations de la température et des violences extérieures » (Van Lair). Mais lorsqu'elle se produit, elle donne lieu à des fistules intarissables. Dans un cas observé par Lereboullet (²), une inflammation polyganglionnaire chronique caséeuse de la région inguinale fut suivie de péritonite suraiguë.

Le diagnostic est loin d'être toujours facile, surtout quand les ganglions forment des masses volumineuses, immobiles, ou provoquent une attitude vicieuse du membre inférieur. Dans le premier cas, on peut penser à un ostéosarcome, dans le second à une coxalgie. L'ostéosarcome toutefois a des caractères spéciaux qui ne laissent pas longtemps place au doute. Il n'en est pas toujours de même pour la coxalgie, et Berger (³) a publié un beau cas de bubon strumeux inguinal et pelvien, s'accompagnant des signes physiques et fonctionnels de la coxalgie au début. On se fondera, pour établir le diagnostic, sur l'absence de douleurs spontanées ou provoquées dans l'articulation de la hanche, sur l'absence de gonalgie, sur l'âge des malades, etc. Néanmoins le diagnostic reste parfois obscur, d'autant plus que la coxalgie s'accompagne souvent d'adénites tuberculeuses iliaques.

Le pronostic des adénites iliaques n'est pas grave, s'il faut en croire Castex, et le traitement les combat avec efficacité. Celui-ci sera surtout général (iodure de fer, huile de foie de morue, séjour au bord de la mer, etc.); on se trouvera bien des vésicatoires et des badigeonnages iodés, de la compression

(¹) *Dermites et éléphantiasis consécutifs aux ulcérations et à l'eczéma des membres variqueux.* Thèse de Paris, 1885.
(²) *Gaz. hebd.*, 1870, p. 54.
(³) *France méd.*, 9 sept. 1874.

soit avec de la ouate, soit avec des rondelles d'amadou (Bouilly). Les applications de caustiques (Gosselin, Demarquay) sont aujourd'hui remplacées par l'extirpation directe qui a donné de bons résultats lors de masses ganglionnaires énormes, occupant depuis longtemps la fosse iliaque et ayant déterminé des adhérences péritonéales.

A côté de ces adénites chroniques qu'on pourrait dire primitives parce que la porte d'entrée de l'agent pathogène est minime ou nous échappe totalement, il convient de faire une large place aux engorgements ganglionnaires secondaires symptomatiques d'une tuberculose avérée, de la syphilis ou d'un néoplasme des organes voisins.

Les *adénites tuberculeuses* s'observent surtout dans les affections bacillaires du membre inférieur (abcès froids, lymphangite tuberculeuse, tumeur blanche). Leur histoire n'offre rien de spécial, exception faite pour celles qui accompagnent l'arthrite tuberculeuse de la hanche, dont il sera question à l'article Coxalgie. D'après Daraillon [1], élève d'Ollier, la coxalgie s'accompagne d'une altération constante et précoce du premier ganglion de la chaîne iliaque, encore appelé *inguino-pariétal*, et la fonte caséeuse de cette adénite peut devenir l'origine d'un abcès par congestion apparaissant dans le triangle de Scarpa.

Je ne dirai rien des *adénopathies vénériennes* dont peu d'observations probantes ont été publiées. Cependant Velpeau et Berger ont vu des bubons iliaques suppurés; Belhomme et Martin, dans leur *Traité de la syphilis*, mentionnent les ganglions iliaques au nombre de ceux qui sont atteints dans les périodes tardives de la syphilis.

Les *adénopathies néoplasiques* s'observent au cours des cancers des organes génito-urinaires et du membre inférieur. Parfois ils sont consécutifs à une adénopathie secondaire épithéliale des ganglions inguinaux. Belin [2] mentionne l'adénopathie de la fosse iliaque à la suite de cancers du rectum, de l'ovaire et du péritoine. Enfin, il ne faut pas oublier que quelques néoplasmes (testicules, utérus, vagin, etc.) récidivent avec une certaine prédilection dans les ganglions pelviens. On peut, en pareil cas, rencontrer dans la fosse iliaque des masses énormes, se continuant avec les ganglions lombaires et sacrés, soulevant la paroi abdominale, comprimant les vaisseaux et les nerfs et s'accompagnant de symptômes fonctionnels variables (névralgies, thromboses, œdèmes).

II

TUMEURS DE L'EXCAVATION PELVIENNE

La plupart des tumeurs qui occupent la cavité du bassin viennent des viscères pelviens ou des os. Les tumeurs indépendantes nées du tissu cellulaire sont très rares.

(1) *Adénopathie symptomatique de la coxalgie*. Thèse de Lyon, 1878.

(2) Belin, *Sur les adénopathies externes à distance dans le cancer viscéral*. Thèse de Paris, 1888.

Duplay mentionne quelques exemples de *fibro-lipomes*, de *sarcomes*, de *myxo-sarcomes*, et un cas observé par lui de *lympho-sarcome* envahissant tout le tissu cellulaire de l'excavation.

Les *kystes hydatiques* sont moins rares. Charcot (1), en 1852, en avait rapporté 12 observations; Nicaise (2), 33, et enfin Tuffier (3), dans un récent travail, a pu en réunir 74 cas.

Ces kystes semblent la plupart du temps se développer dans le tissu cellulaire sous-péritonéal en arrière de la vessie, entre la vessie et le rectum chez l'homme, entre la vessie et l'utérus chez la femme.

J'ai eu, en 1886, l'occasion d'étudier sur un sujet de dissection, à l'amphithéâtre des hôpitaux, un de ces kystes, encore petit, sans adhérences avec les organes voisins et dont le point de départ était par conséquent facile à déterminer. Il siégeait au-dessus de la prostate, dans un dédoublement de l'aponévrose prostato-péritonéale de Denonvilliers (4). Les recherches de Tuffier l'ont conduit à admettre presque toujours le même point d'origine, la couche sous-péritonéale rétro-vésicale.

En se développant, ces kystes adhèrent à la prostate, à la vessie, et il devient parfois fort difficile de reconnaître leur véritable origine. Tuffier a montré qu'en se développant en haut, ils décollent le péritoine de la face postérieure, puis de la face supérieure de la vessie; ils semblent alors faire partie de la paroi vésicale elle-même.

Les kystes hydatiques peuvent sans doute naître en d'autres points de la couche sous-péritonéale. Dans un cas fort intéressant observé par Tillaux, un kyste hydatique siégeait en avant et à droite de la vessie, sous son enveloppe séreuse, de sorte qu'il faisait corps avec la paroi de l'organe (5).

Les *signes* par lesquels se révèlent ces kystes sont au début fort obscurs : accidents de compression sur la vessie et la prostate, un peu sur le rectum; plus tard, constatation d'une tumeur siégeant d'ordinaire entre la vessie et le rectum; cette tumeur est tantôt fort tendue et dure comme une tumeur solide, tantôt fluctuante. Dans le cas déjà cité, Tillaux a pu constater l'existence du frémissement hydatique.

Le cathétérisme, combiné au toucher rectal et à la palpation hypogastrique, permettra en général de localiser exactement le siège de la tumeur. Souvent la sonde métallique ne peut pénétrer dans la vessie déviée; l'exploration avec une bougie à boule pourra alors donner d'utiles renseignements comme dans l'observation de Tuffier.

Abandonnés à eux-mêmes, ces kystes peuvent s'ouvrir dans la vessie, dans le vagin, exceptionnellement dans le péritoine. Le seul cas de rupture intra-péritonéale relevé par Tuffier était dû à une chute. Dans 5 cas, la compression des uretères a déterminé une hydronéphrose qui a entraîné la mort.

Comme pour les autres kystes hydatiques, on peut employer ici la *ponction*

(1) CHARCOT, *Gazette médicale de Paris*, 1852, p. 540.

(2) NICAISE, *Rapport sur une observation de Millet*. Soc. de chirurgie, 25 juin 1884.

(3) TUFFIER, *De l'incision sus-pubienne appliquée au traitement des kystes hydatiques de la région rétro-vésicale. Congrès de chirurgie*, 1891, p. 569.

(4) C. WALTHER, *Kyste hydatique sus-prostatique. Bull. de la Soc. anatomique*, 1886, p. 749.

(5) TILLAUX, *Traité de chirurgie clinique*, 2e édit., 1891, t. II, p. 282, et LEGRAND, Thèse de doct. de Paris, 1889-1890.

ou l'*incision*. La ponction a été pratiquée par le rectum (3 cas) ou mieux à travers la paroi abdominale (14 cas). Faite d'abord pour confirmer le diagnostic, elle permet d'évacuer le liquide et constitue la méthode de choix dans les kystes simples à poche unique (Tuffier).

Si le liquide se reproduit, ou si le kyste ne contient que des vésicules sans liquide libre, c'est à l'incision large par la laparotomie qu'il faut avoir recours. Cette méthode a donné d'excellents résultats à Tillaux, puis à Tuffier.

L'incision par le rectum, proposée pour les kystes qui font saillie au-dessus de la prostate, présente des dangers d'infection qui doivent même dans ces cas faire préférer la laparotomie.

CHAPITRE V

ANÉVRYSMES DU BASSIN

Les anévrysmes du bassin peuvent être divisés en deux groupes : 1° *anévrysmes iliaques ;* 2° *anévrysmes fessiers ou rétro-pelviens.*

L'étude des anévrysmes iliaques ne saurait être séparée de celle des anévrysmes de la racine de la cuisse, confondus souvent du reste avec eux sous la dénomination commune d'*anévrysmes inguinaux* (voy. *Anévrysmes du membre inférieur*, t. VIII).

Les anévrysmes des branches de l'artère iliaque interne nous occuperont seuls ici. Ils comprennent les anévrysmes de l'artère fessière et ceux de l'artère ischiatique.

ANÉVRYSMES DES BRANCHES DE L'HYPOGASTRIQUE ANÉVRYSMES FESSIERS ET ISCHIATIQUES

Les anévrysmes de l'artère fessière et de l'artère ischiatique se développent presque toujours sur la portion extra-pelvienne de ces artères, d'où le nom de *rétro-pelviens* qui leur est souvent donné. Cependant la tumeur peut être bilobée et étranglée au niveau de l'échancrure sciatique, faire saillie à la fois dans le bassin et à la fesse.

Les travaux de Uhde, de Bouisson, de Baum, de Servier, et surtout un mémoire de Fischer ont permis à Farabeuf de tracer l'histoire de cette affection dans un article auquel j'emprunterai beaucoup. La thèse plus récente de Dorveaux, le travail de Delbet, une communication de Montaz au dernier Congrès de chirurgie, ont apporté un certain nombre de faits nouveaux [1].

[1] UHDE, *Deutsche klinik*, avril 1853, n° 16, p. 174. — BOUISSON, *Mémoire sur les lésions des artères fessières et ischiatiques et sur les opérations qui leur conviennent. Gazette médicale*. 1845, t. XIII, n° 11. — BAUM, *Blessures et anévrysmes des artères fessières et ischiatiques. Diss. inaug.* Berlin, 1859. — W. CAMPBELL, *Ligature of the gluteal artery for traumatic aneurysmes*

Étiologie. — Ces anévrysmes sont beaucoup plus fréquents chez l'homme que chez la femme, 8/2 (Uhde), 31/7 (Farabeuf). Ils sont en effet le plus souvent traumatiques, et chez la femme on n'observe guère que des anévrysmes spontanés. Sur les 38 observations qu'il a rassemblées, Farabeuf compte 12 cas de plaies artérielles ouvertes à l'extérieur, suivies de la formation d'un anévrysme et autant dans lesquels l'artère a été déchirée dans la profondeur de la fesse par une fracture du bassin ou par le choc d'un corps contondant. L'observation plus récente de Tillaux que j'ai rapportée plus haut (plaies du bassin) est encore un exemple de cette dernière variété. Dans d'autres cas, l'action du traumatisme est moins évidente et on incrimine un effort musculaire violent, un faux pas, etc.

Anatomie pathologique. — Les anévrysmes fessiers sont plus fréquents que les ischiatiques. Farabeuf, sur 38 cas, relève 21 anévrysmes de la fessière, 9 de l'ischiatique, 7 de siège indéterminé et 1 cas de dilatation cirsoïde de toutes les artères de la fesse.

Ils siègent beaucoup plus souvent du côté gauche, atteignent plutôt la fessière à la suite de plaies par instruments tranchants, plutôt l'ischiatique à la suite de chutes sur le siège (Farabeuf).

Les anévrysmes traumatiques diffus succédant immédiatement à la blessure ne tardent pas à acquérir un volume souvent considérable; ils peuvent atteindre les dimensions d'une tête d'adulte (Bell).

Lorsque la plaie artérielle est étroite, le sang versé, en petite quantité, refoule et tasse les tissus voisins et l'anévrysme peut être considéré comme circonscrit. La zone épaissie de tissu cellulaire qui entoure la cavité forme une sorte de sac plus ou moins dur, plus ou moins résistant, mais intimement uni aux organes voisins.

Quel que soit son mode de formation, le sac est en général globuleux, un peu aplati et présente souvent des traces de rupture avec formation d'un sac secondaire. Mais, bien soutenus par le plan musculo-aponévrotique, les anévrysmes de la fessière peuvent atteindre un volume considérable avant de se rompre. Leur rupture même provoque un épanchement dans la fesse et peut se répéter un certain nombre de fois avant de provoquer l'inflammation, la gangrène et l'ouverture à l'extérieur.

Enfin, un sac volumineux, en forme de gourde, peut avoir une portion intra-pelvienne et une extra-pelvienne.

L'orifice de communication du sac avec l'artère est de dimensions fort variables; sur la fessière il siège le plus souvent très près du point où l'artère se divise en branches terminales (Farabeuf). L'état de l'artère au-dessus de l'anévrysme varie naturellement suivant l'origine spontanée ou traumatique de la tumeur.

Montréal, 1861, et *Lancet*, 1862, t. II, p. 41. — Servier, *Sur les anévrysmes de l'artère fessière. Gaz. hebd.*, 1868, n° 21 et 22. — Fischer, *Die Wunden und Anevrysmen der Arteria Gluta und Ischiadica. Archiv. für klin. Chir.*, 1869, XI. — Follin, *Pathologie externe*, t. II, p. 481. — Laugier, Art. Fesse du *Dict. de méd. et de chir. pratiques*, t. XIV. — Farabeuf, Art. Fesse, du *Dict. encycl. des sc. médicales*, 4e série, t. I. — Dorveaux, *Du traitement des anévrysmes de la fesse.* Thèse de Nancy, 1880. — Delbet, *Du traitement des anévrysmes externes.* Paris, 1889, p. 125. — Montaz, *Des anévrysmes de la région fessière. Congrès français de chirurgie*, 1891, p. 444.

Signes et marche. — Le début est obscur dans les anévrysmes spontanés. C'est parfois à l'occasion d'un effort que se révèlela tumeur. Un malade opéré par Mott (¹) s'aperçut, en allant à la garde-robe, de l'existence d'une tumeur pulsatile de la fesse. Les premiers signes de l'anévrysme traumatique peuvent aussi être peu accentués ou masqués par d'autres lésions.

Les douleurs dans la fesse, douleurs souvent irradiées sur le trajet du sciatique et ayant parfois une acuité extrême, précèdent pendant un temps plus ou moins long, ou accompagnent l'apparition de la tumeur; à défaut de douleurs, on note souvent des fourmillements, de l'engourdissement, la claudication.

Rien n'est plus variable que la marche et l'évolution des anévrysmes de la fesse. Si les anévrysmes traumatiques, diffus d'emblée, évoluent en général avec une grande rapidité au point d'être souvent pris pour des phlegmons, des abcès, les autres peuvent rester très longtemps stationnaires, mettre plusieurs années à atteindre le volume d'un œuf d'oie (28 ans dans un cas cité par Farabeuf). L'accroissement de la tumeur se fait parfois très brusquement ou par poussées successives, ce qui s'explique par de petites ruptures de la poche. La rupture large, avec abondant épanchement dans la fesse et rupture des téguments, se termine rapidement par la mort, sans qu'il soit le plus souvent possible d'intervenir.

Diagnostic. — Il est très difficile au début, lorsque la tumeur petite et profonde ne détermine que des accidents douloureux. On pense presque toujours à une sciatique, à des douleurs rhumastimales de la hanche, etc.

La tumeur une fois développée peut être confondue avec une tumeur solide ou une tumeur liquide, surtout avec un abcès. Le diagnostic est toujours très difficile avec des tumeurs hématodes de la fesse, pulsatiles, réductibles et soufflantes, et si en pareil cas on a quelquefois pu éviter l'erreur (Liston, Billroth, Weber, Nélaton, Virchow et Richet), on a d'autres fois pratiqué la ligature de l'hypogastrique, en croyant à un anévrysme fessier (Guthrie, Wutzer).

Le diagnostic d'anévrysme étant posé, il est le plus souvent très difficile de savoir quelle artère est le siège de la tumeur. Sans doute au début, alors que celle-ci a le volume d'une noix ou d'un œuf, il est possible de se rendre compte si elle occupe la partie supérieure de l'échancrure sciatique, ou si elle fait saillie au-dessous du pyramidal. Mais, dès qu'elle a atteint le volume d'une orange, si elle occupe le milieu de la fesse, il devient presque impossible de localiser son origine, et les commémoratifs seuls, s'ils sont assez précis, peuvent fournir quelques présomptions.

Dans un cas d'anévrysme de l'ischiatique, observé et traité par Sappey (²), la tumeur présentait une certaine mobilité latérale, qui ne saurait exister évidemment en cas d'anévrysme fessier.

Le toucher rectal, le toucher vaginal fourniront de précieuses indications sur l'existence simultanée d'une poche intra-pelvienne, si importante à reconnaître pour la détermination de l'intervention opératoire.

Traitement. — L'analyse très minutieuse faite par Farabeuf, d'après les

(¹) Cité par FOLLIN, t. II, p. 481.
(²) SAPPEY, *Revue médico-chirurgicale*, 1850, t. VII, p. 236.

relevés de Fischer et les observations qu'il y avait ajoutées donne les résultats suivants.

A. *Méthode ancienne (incision du sac et ligature de l'artère).*

6 cas : 3 guérisons, 1 mort accidentelle en voie de guérison, 2 morts des suites de l'opération (opération impraticable dans un cas, faite *in extremis* dans l'autre).

B. *Ligature par la méthode d'Anel :* 3 cas, 1 guérison, 2 insuccès (1 récidive guérie par injection et perchlorure de fer, 1 autre ayant nécessité la ligature de l'hypogastrique, mort).

C. *Ligature de l'hypogastrique :* 10 cas, 6 guérisons, 4 morts de péritonites, d'hémorrhagies, de suppuration, etc.

D. *Ligature de l'iliaque primitive :* 4 cas, 3 morts, 1 résultat inconnu.

E. *Injections de perchlorure de fer :* 6 cas, 4 guérisons, 2 morts.

F. *Galvano-puncture :* 1 cas, le traitement « aurait peut-être réussi, mais le malade est mort du choléra. »

A ce tableau statistique, Farabeuf ajoute 6 cas, dans lesquels la tumeur réclamant une intervention active a été abandonnée à elle-même et a amené la mort ; enfin 4 cas, dans lesquels « les malades ont pu guérir sans opération, ou tolérer leur mal jusqu'à la fin de leur vie. »

De tous ces faits, l'auteur tire les conclusions suivantes :

« Qu'il ne faut temporiser qu'en présence d'un anévrysme fessier, petit et absolument stationnaire. »

« Que les injections de perchlorure de fer constituent le meilleur traitement à opposer aux anévrysmes circonscrits de volume médiocre. »

« Que l'ouverture du sac avec ligature des deux bouts de l'artère est une opération plus sûre que la simple ligature, immédiatement au-dessus de la tumeur. »

« Et qu'enfin il ne faut pas reculer devant la nécessité de lier l'iliaque interne, lorsque toute autre opération est impraticable. »

Les faits nouveaux réunis par Dorveaux, Delbet, Montaz, semblent devoir modifier ces conclusions en faveur de l'intervention directe de la large ouverture du sac.

Dorveaux, en effet, apporte 16 cas de ligature de l'hypogastrique avec 8 morts, et conclut que « cette méthode de traitement, bien moins effrayante que l'ouverture du sac, présente beaucoup plus de dangers. »

D'un autre côté Delbet, après avoir montré le danger ou l'insuffisance de la ligature de l'hypogastrique ou de la ligature de l'artère (fessière ou ischiatique) immédiatement au-dessus du sac, rapporte 16 cas d'incision de la poche, avec 12 guérisons et 4 morts; mais deux de ces derniers devant être retranchés de la statistique (1 cas opéré *in extremis*, 1 cas d'anévrysme intra-pelvien), il reste 14 cas d'incision avec 12 guérisons, soit une mortalité de 16,66 pour 100, au lieu des 50 pour 100 fournis par la ligature de l'hypogastrique.

Montaz enfin, après avoir employé l'injection de perchlorure de fer (qui lui a donné la guérison d'un anévrysme ischiatique au prix d'une gangrène partielle du pied), se rallie aussi à la méthode ancienne.

Il semble donc aujourd'hui établi que l'incision du sac soit la méthode de choix (la ligature immédiatement au-dessus du sac étant souvent impossible à cause de l'incertitude du siège de l'anévrysme). La ligature de l'hypogastrique sera réservée aux tumeurs qui plongent dans l'échancrure sciatique et font saillie dans l'intérieur du bassin.

CHAPITRE VI

AFFECTIONS CONGÉNITALES DE LA RÉGION SACRO-COCCYGIENNE

I

DÉPRESSIONS ET FISTULES SACRO-COCCYGIENNES

Sous ce nom, on désigne les dépressions et les fistules congénitales, occupant les téguments qui recouvrent le sacrum et le coccyx, jusqu'au voisinage de l'anus.

En 1867, Kuhn (1) (de Strasbourg) écrivait à la Société de chirurgie: « On erncontre, chez beaucoup de sujets et notamment chez ceux qui naissent avec des difformités musculaires des membres inférieurs, une dépression infundibuliforme, espèce de cratère en cul de poule, quelquefois très profonde, toujours intimement adhérente au tissu fibreux de la colonne vertébrale et se continuant avec la membrane qui revêt l'orifice inférieur du canal sacré. Elle est toujours située sur la ligne médiane, vers le niveau de l'articulation sacro-coccygienne. » La même année, Mason Warren indiquait les accidents inflammatoires qui peuvent compliquer ces fistules. Molk (2) ne signale les dépressions de Kuhn, que pour affirmer leur rareté. En 1874, Després (3), à propos d'un kyste para-coccygien, parle incidemment de petites dépressions qu'on rencontre chez tous les enfants à 2 ou 3 millimètres de l'anus. Bientôt on recherche la pathogénie de l'affection et j'aurai à revenir plus loin sur les théories émises par Lawson Tait, Féré et Lannelongue. L'état de la question est bien exposé dans la thèse de Peyramaure-Duverdier (4).

Les particularités topographiques et les accidents possibles ont été indiqués par Terrillon (5), Lannelongue (6), Reclus (7) et Heurtaux (8); de nou-

(1) Kuhn, Soc. de chir. (Séance du 6 août 1867), p. 334.
(2) Molk, Thèse de Strasbourg, 1868.
(3) Després, In *Bull. de la Soc. anat.*, 1874, p. 502.
(4) Duverdier, *Des dépressions et fistules congénitales cutanées de la région sacro-coccygienne.* Thèse de Paris, 1882.
(5) Terrillon, *Fistules congénitales de la partie supérieure de la région sacrée.* Soc. de chir., 25 janvier 1882 p. 54, et *Rev. de chir.*, avril 1882.
(6) Lannelongue, Soc. de chir., 8 mars 1882, p. 165, et Thèse de Peyramaure-Duverdier.
(7) Reclus, Soc. de chir., 8 mars 1882, p. 182, et *Fistules congénitales de la région ano-coccygienne.* In *Clin. et Crit. chir.*, p. 439.
(8) Heurtaux, *Infundibulum coccygien et fistule para-coccygienne.* Com. à la Soc. de chir., mars 1882, p. 194.

velles observations sont apportées dans la thèse de Couraud ([1]), dans une discussion de la Société de chirurgie ([2]), et dans un travail de Tapie ([3]).

Anatomie pathologique. — La simple dépression, la fistule vraie, certains kystes dermoïdes forment trois degrés de la même affection. Tandis que d'après Lannelongue et Ballet, les kystes dermoïdes occupent toujours le corps et la pointe du coccyx, les dépressions et surtout les fistules siègent en des points variables. Sur 160 enfants examinés par Peyramaure-Duverdier, elles occupaient 28 fois l'origine de la région interfessière, 40 fois le point qui répond à l'articulation sacro-coccygienne, 32 fois la pointe du coccyx; 10 fois les fossettes étaient multiples et siégeaient à des hauteurs diverses dans le pli ou en dehors du pli interfessier. Dans 41 cas, P. Duverdier n'a rien rencontré de bien net, cependant on trouvait soit une coloration différente de la peau, soit une mobilité moindre en certains points de la rainure fessière. Les dépressions constantes chez le nouveau-né, s'atténueraient avec l'âge et chez l'adulte, on ne les rencontrerait plus qu'une fois sur 30 sujets.

Les *dépressions* méritent à peine d'être signalées; elles consistent en un simple méplat plus ou moins profond, de forme arrondie, elles ne sont que le premier degré des fistules.

Les *fistules*, plus importantes, peuvent être le siège de divers accidents. Couraud les a classées en quatre variétés :

1° Fistules simples. Elles ne diffèrent guère de la dépression que par un orifice et un court trajet aboutissant à un cul-de-sac; le trajet peut être dirigé dans tous les sens; mais le plus souvent il se porte vers le coccyx. Il est oblique en haut ou en bas. Le trajet est simple, le fond est fixé au tissu sous-jacent, mais la peau qui entoure l'orifice est ordinairement libre de toute adhérence.

2° Fistules plus complètes avec trajet plus considérable. Ces fistules méritent une place à part, parce que les déchets épidermiques peuvent s'y accumuler, provoquer une inflammation, une suppuration du trajet.

3° Fistules avec abcès périphériques. Ces abcès se forment le plus souvent lorsque l'orifice de la fistule s'est oblitéré; ils s'ouvrent à l'extérieur par un ou plusieurs pertuis. « Ces fistules qui se développent ainsi par inflammation et ulcération de la peau, autour de l'orifice cutané primitif, diffèrent essentiellement des fistules congénitales; en effet, leurs bords déchiquetés, couverts de bourgeons sanieux, contrastent singulièrement avec la netteté de contour de ces dernières » (Couraud).

4° Fistules avec kystes dermoïdes. Dans ce cas, le trajet au lieu de se terminer par un simple cul-de-sac, offre une terminaison en ampoule, dont les parois sont formées par les éléments de la peau. On comprend que dans la vie intra-utérine des fistules très étroites puissent s'oblitérer et que le kyste persiste seul.

([1]) Couraud, *Contribution à l'étude des dépressions, fistules congénitales cutanées et kystes dermoïdes de la région sacro-coccygienne.* Thèse de Paris, 1885, n° 262.

([2]) Discussion à la Société de chirurgie (Després, Terrillon, Schwartz) sur : *Kystes dermiques congénitaux et fistules de la rainure coccygienne.* In *Bull. de la Soc. de chir.*, 1889, p. 614.

([3]) Tapie (de Toulouse), *Fistule congénitale de la région sacro-coccygienne.* In *Rev. méd. de Toulouse*, 1er février 1890, n° 3.

Étiologie et pathogénie. — Les fistules, constantes chez les enfants, persisteraient plutôt chez les femmes que chez les hommes; cependant sur 10 cas de fistules rapportés par Couraud, 6 sont relatifs à des hommes. La pathogénie de ces fistules a donné lieu à plusieurs hypothèses. Mason Warren incrimine le développement exagéré d'un ou de plusieurs poils qui se recourberaient dans l'intérieur du follicule pileux, ce qui pourrait tout au plus expliquer les phénomènes d'irritation des fistules. Kuhn les considère comme la trace d'une hydro-rachis remontant à la vie embryonnaire ; mais dans aucun cas on n'a jusqu'à présent rencontré le moindre défaut de coalescence des vertèbres. Lawson Tait [1] admet qu'il s'agit de vestiges de la queue dont l'homme primitif a du être pourvu. Feré [2] incrimine un défaut de soudure des lames cutanées postérieures, s'unissant inférieurement, en un point qu'il appelle ombilic postérieur. Mais l'ombilic postérieur ne saurait se comprendre, car pendant la vie embryonnaire aucun organe important ne passe à ce niveau. Du reste, comment expliquer la multiplicité possible des dépressions et des fistules? Lannelongue et Duverdier admettent la possibilité d'une petite invagination persistante du feuillet externe du blastoderme. La peau se trouve séparée de la moelle, mais il peut rester des adhérences, qui donneront naissance aux dépressions. La dissection a montré à Lannelongue la peau reliée aux parties profondes par des tractus fibreux, tandis que les parties voisines de la dépression étaient chargées de graisse.

Signes et diagnostic. — Ces malformations ont en clinique un intérêt tout à fait secondaire. Cependant des fistules profondes donnent quelquefois lieu à des accidents, d'autant plus que l'orifice est généralement plus étroit que le reste du trajet; on les a vues provoquer de la gêne, des démangeaisons, des douleurs vives irradiées dans les lombes, avec écoulement de liquide séreux (obs. de Tillaux [3]). Elles peuvent aussi s'accompagner de phénomènes de suppuration et, dans les 3 cas de fistules congénitales rapportées par Terrillon, il existait des abcès périphériques. L'écoulement du pus résultant de la rétention des sécrétions est tantôt continu, tantôt intermittent. Enfin ces fistules peuvent être le point de départ de kystes par inclusion cutanée (Desprès, Lannelongue).

Il importe de ne pas confondre ces lésions avec les fistules de toute autre nature; l'exploration à l'aide du stylet, la direction suivie par l'instrument, le siège de l'orifice, permettront d'éliminer les fistules ostéopathiques et les fistules anales borgnes externes. Ajoutons que dans les fistules congénitales, l'orifice placé à fleur de peau ne fait aucune saillie, que les parois du trajet, les tissus voisins sont absolument souples et d'aspect normal.

Traitement. — Les dépressions et les fistules simples n'exigent aucun traitement. Des soins de propreté suffisent quand le trajet exhale un peu de sérosité ; dans les cas où la douleur serait très vive (obs. de Tillaux) il serait indiqué de détruire le trajet au thermo-cautère, ou au couteau galvanique.

(1) LAWSON TAIT, *Compte rendu du Congr. pour l'avancement des sciences*. Dublin, 1877.
(2) FÉRÉ, *Bull. de la Soc. anat.*, 1878, p. 309, 532.
(3) TILLAUX, Thèse de Couraud, p. 55.

Dans les cas compliqués d'abcès, la meilleure méthode consiste à pratiquer la cautérisation ou mieux l'ablation des parois du trajet fistuleux. L'extirpation doit être faite avec grand soin, car la persistance d'un seul fragment du trajet ou du fond souvent dilaté en forme de poche kystique exposerait à une récidive.

II

TUMEURS CONGÉNITALES SACRO-COCCYGIENNES

La région sacro-coccygienne peut être le siège des tumeurs congénitales les plus variées et les plus difficiles à interpréter.

Un mémoire classique de Duplay (1) et la thèse de Lachaud (2) ont tracé l'historique de ces tumeurs. Lannelongue et Achard, dans leur important traité des kystes congénitaux, donnent de ces tumeurs une description à laquelle j'emprunterai beaucoup.

Meckel (3) les confondait tous avec les inclusions fœtales ou monstruosités parasitaires. Ammon (4) en admit quatre variétés : les hernies, les hydrorachis, les inclusions et les néoplasmes. Wernher (5) montra la relation qui existe entre les hygromas kystiques congénitaux de la région sacrée et ceux qu'on observe au cou et dans l'aisselle. Les tumeurs enkystées font ensuite l'objet d'un bon mémoire de Véling (6), en 1846. Douze ans plus tard, paraît l'important ouvrage de Lotzbeck (7), qui, le premier, classe les tumeurs congénitales de la région sacrée d'après leur structure anatomique, et les divise en graisseuses, cartilagineuses, osseuses, vasculaires, cystiques, fibreuses et épithéliales. Lotzbeck ne se prononce pas sur l'origine de ces néoplasmes, que Perrin (8) en 1860 cherche à expliquer par une altération de la glande coccygienne que Luchska (9) venait de découvrir. En 1862, paraissent le travail de Braune (10) et le mémoire de C. Paul (11). Plus tard, Molk (12)

(1) DUPLAY, *Des tumeurs congénitales de la région sacro-coccygienne*. In *Arch. gén. de méd.*, 1868, t. XII, p. 723.

(2) LACHAUD, *Recherches sur les tumeurs congénitales de la région sacro-coccygienne*. Thèse de Paris, 1885.

(3) MECKEL, *Pathol. anat.*, 1818, p. 371.

(4) AMMON, *Die angebornen chirurgischen Krankheiten*. Berlin, 1842.

(5) WERNHER, *Die angebornen cysten Hygrome*. Gissen, 1843.

(6) VÉLING, *Essai sur les tumeurs enkystées de l'extrémité inférieure du tronc fœtal*. Thèse de Strasbourg, 1846, n° 162.

(7) LOTZBECK, *Die angebornen Geschwülste der hintern Kreuzbeingegend*. Munich, 1858.

(8) PERRIN, Thèse de Strasbourg, 1860, n° 29.

(9) LUCHSKA, *Der Hirnanhang und die Steisedaüse*. Berlin, 1860. Une bonne description de la glande de Luchska se trouve dans : DEPAUL, *Des tumeurs congénitales de l'extrémité inférieure du tronc*. In *Arch. de tocol.*, 1877.

(10) BRAUNE, *Die Doppelbildenger und angebornen Geschewülste der Kreuzbeigegend*. Leipzig, 1862.

(11) PAUL, *De l'inclusion fœtale située dans la région sacro-périnéale*. In *Arch. gén. de méd.*, 1862, t. XIX, p. 641, et p. 43 et suiv.

(12) MOLK, *Des tumeurs congénitales de l'extrémité inférieure du tronc*. Thèse de Strasbourg, 1878, n° 106.

divise les tumeurs congénitales du siège en six classes : 1° cysto-sarcomes et sarcomes; 2° tumeurs enkystées; 3° tumeurs supposées venir de la glande de Luchska; 4° lipomes et tumeurs caudales; 5° inclusions fœtales; 6° tumeurs très complexes. Enfin, grâce aux travaux de Holmes (1), Virchow (2), Bergmann (3), Hermann et Tourneux (4), Lannelongue et Achard (5), Middeldorpf (6), Faissto Buzzi (7), les tumeurs congénitales sacro-coccygiennes sont actuellement bien connues, quant à leur siège, à leur structure, à leur diagnostic et au traitement qu'il convient de leur appliquer. Mais, en revanche, les notions relatives à leur origine, à leur mode de formation, aux liens de parenté qui les unissent, ne sont pas encore établies d'une façon rigoureuse.

Étiologie. — On ne sait rien sur l'étiologie des tumeurs congénitales du siège. Elles semblent plus fréquentes chez les filles que chez les garçons (44/59, Molk). L'hérédité joue un rôle très contestable, et il est rare de voir ces néoplasmes coexister avec d'autres vices de conformation, tels que spina-bifida, pied bot, bec-de-lièvre, etc.

Anatomie pathologique. — Duplay divise les tumeurs sacro-coccygiennes, si variables et si complexes, en trois grandes classes : les inclusions fœtales, le spina-bifida et les néoplasmes qui ne semblent rentrer ni dans la première, ni dans la seconde de ces catégories. Cette division permet de décrire avec assez de précision les principales formes de ces tumeurs.

I. — INCLUSIONS FŒTALES

Elles siègent ordinairement à la partie antérieure du sacrum et du coccyx, font saillie au périnée, en arrière de l'anus. A peu près toujours uniques, elles ont quelquefois un aspect bilobé, l'un des lobes faisant saillie à la région sacro-périnéale, tandis que l'autre se prolonge dans la cavité pelvienne. Ces tumeurs quelquefois indépendantes des os du bassin, pourraient être placées dans le tissu cellulaire sous-cutané (C. Paul) ou communiquer avec le canal sacré (Virchow). Mais le plus souvent, elles adhèrent au sacrum ou au coccyx par une large base contenant des vaisseaux nourriciers émanés de l'artère sacrée moyenne.

Elles sont ordinairement volumineuses, elles peuvent descendre jusqu'aux jarrets, jusqu'aux talons.

Leurs enveloppes sont formées par la peau, par une membrane fibreuse et par une membrane d'apparence muqueuse. La peau est régulièrement ou

(1) Holmes, *Surgical treatment of the diseases of inf and child.* London, 1868.
(2) Virchow, *Berliner klinish Wochenschrift*, 1869, n° 19.
(3) Bergmann, *Berliner klin. Woch.*, 1884, n° 48 et 49.
(4) Hermann et Tourneux, *Journal d'anatomie et de physiologie*, octobre 1887.
(5) Lannelongue et Achard, *Traité des kystes congénitaux.* Paris, 1886.
(6) Middeldorpf, *Arch. f. pathol. Anat.*, t. CI.
(7) Buzzi, *Arch. f. path. Anat.*, 1887, t. CIX, p. 9.

irrégulièrement distendue, amincie, sillonnée de vaisseaux dilatés. Parfois elle est ulcérée et donne issue au contenu de la tumeur. Elle peut présenter des appendices membriformes, un rudiment d'oreille (Depaul), un nez, des paupières (Lœffler); des poils soyeux (Lœffler, Molk). La membrane fibreuse a une épaisseur très variable; elle est souvent formée de fibres conjonctives, de cellules fusiformes et de grains amorphes. La membrane la plus interne, séreuse ou muqueuse, est lisse et revêtue d'épithélium pavimenteux. L'épithélium est parfois vibratile (Czerny, Heschl); dans un cas de Buzzi, le revêtement du kyste était en partie pavimenteux, en partie vibratile.

C'est le contenu qu'il importe de connaître. Il est formé de parties liquides et de parties solides. Les premières sont constantes, les secondes peuvent manquer. Les kystes renferment tantôt un liquide clair, albumineux, souvent riche en chlorure de sodium et dans lequel nagent des débris épithéliaux, des globules sanguins, tantôt des amas de matières grasses ou stéatomateuses. Les kystes sont en un mot mucoïdes ou dermoïdes. Il est rare qu'ils forment à eux seuls toute la tumeur; le plus souvent, il s'y ajoute des formations complexes qui caractérisent l'inclusion fœtale ou la monstruosité parasitaire. Ces formations sont très différentes; rattachées d'habitude à la membrane interne par des brides fibro-celluleuses, elles consistent en plaques cartilagineuses, os, ongles, dents, substance cérébrale, nerfs, muscles lisses et striés, éléments glandulaires. On peut y rencontrer des portions de membres ou même un membre rudimentaire complet (Sonnenburg [1]), un pied avec des orteils (Santo Fattori [2], Braune), une clavicule, un bras, des débris de crâne, de colonne rachidienne, etc. On peut encore trouver dans ces tératomes congénitaux des anses intestinales rudimentaires, quelquefois munies de mésentère et remplies de méconium. Dans un cas de Middeldorpf [3], une tumeur congénitale présentait deux orifices extérieurs, dont l'un laissait écouler une matière fécaloïde. La tumeur, adossée au rectum sans cependant communiquer avec lui, avait la structure de l'intestin; sa paroi était composée d'une muqueuse riche en follicules clos, de deux couches de fibres lisses et d'une enveloppe graisseuse. Le contenu de cet intestin anormal était représenté par des débris épithéliaux et des acides gras, mais sans trace de pigment biliaire. Chedévergne a vu dans une tumeur sacro-coccygienne, un tronçon intestinal bifurqué et terminé en cæcum. Dans un cas récent de Kleinwächter [4], la tumeur qui pesait 1400 grammes était tapissée d'une peau sur laquelle on apercevait une bouche avec glandes salivaires, des dents, une langue et un orteil muni d'un ongle; le contenu était formé par deux anses d'intestin, un squelette de bassin avec un membre inférieur et une pièce osseuse terminée par un maxillaire supérieur pourvu de dents. En résumé, on peut rencontrer diverses inclusions, des fragments de tous les organes normaux du fœtus, à l'exception des organes génitaux (C. Paul).

(1) SONNENBURG, *Arch. f. klin. Chir.*, 1882, p. 753.

(2) FATTORI, Je ne donnerai pas ici les indications bibliographiques antérieures au traité de Lannelongue et Achard.

(3) MIDDELDORPF, *Arch. f. pathol. Anat. und phys.*, t. CI, fasc. 1, p. 37.

(4) KLEINWÄCHTER, *eitschrift für Heilkunde*, t. IX, 1er sept. 1888.

II. — SPINA-BIFIDA SACRO-COCCYGIEN

Le spina-bifida de la région sacro-coccygienne, admis par Giraldès et Tarnier, a été nié par Trélat, Depaul et Verneuil. Il est actuellement établi que le spina-bifida de la région sacrée existe, mais celui du coccyx reste à démontrer (Duplay, Braune). Les hydrorachis avec spina-bifida doivent être distingués de la hernie des enveloppes médullaires, à travers l'orifice inférieur du canal sacré. Ces tumeurs siègent à la partie postérieure du sacrum (Bergmann), repoussent en avant l'anus et les organes génitaux et peuvent acquérir un volume considérable. Leur structure est mal connue, elles sont constituées par une poche renfermant soit du liquide seul, soit un mélange de parties liquides et solides. On les a rapprochées des cysto-sarcomes. Souvent le coccyx est rudimentaire ou totalement atrophié.

III. — TUMEURS DIVERSES

Dans cette classe, de jour en jour moins importante à mesure qu'on approfondit davantage l'étude des tumeurs congénitales de l'extrémité inférieure du tronc, on range une série de productions morbides dont l'origine est encore très discutée. De forme ovoïde, présentant un volume variable, quelquefois énorme, à tel point que le fœtus semble assis sur elles (Duplay), elles naissent le plus souvent de la face antérieure du sacrum, refoulent en arrière le sacrum et surtout le coccyx qui peut être luxé, repoussent en avant le rectum, l'anus et les organes génitaux. En haut, elles montent dans l'abdomen et peuvent atteindre l'ombilic (Martin) à moins que le muscle releveur ne s'oppose à leur ascension; en bas, elles font saillie au périnée postérieur. Sur les côtés, elles ne dépassent jamais, quel que soit leur volume, le bord inférieur du grand fessier.

A. Duplay divise ces tumeurs en cinq classes :

1° *Hygromas sacrés.* — Ce sont des kystes ordinairement multiloculaires adhérents au coccyx (Bowlby [1], Torngren [2]), communiquant exceptionnellement avec le canal rachidien et contenant une sérosité jaunâtre, albumineuse, ou un liquide gélatineux ou même des caillots sanguins.

2° *Appendices caudiformes et tumeurs caudales.* — On peut distinguer ces formations caudiformes en vraies et fausses; les premières sont très rares, osseuses et dues à l'augmentation de nombre ou de volume des vertèbres coccygiennes; Molk en cite deux cas : les secondes sont molles, souvent graisseuses, sans substratum osseux et peuvent atteindre des dimensions assez considérables. Elles constituent le *lipoma pendulum caudiforme* de Bartels. Aux faits relatés dans les thèses de Molk et de Lachaud, s'ajoute un cas

(1) BOWLBY, *London pathol. Society*, 18 mars 1890.
(2) TORNGREN, *Piniska läkar Handlingar*, t. XXXII, p. 6, 1890.

tout récent publié par Schaeffer (¹) qui montre les analogies de ces appendices caudiformes avec les lipomes congénitaux sacro-coccygiens.

3° *Lipomes.* — Très rares, ils peuvent acquérir un volume considérable et sont rattachés par un pédicule au coccyx ou au sacrum. Il s'agissait souvent, d'après Lannelongue, de kystes ayant subi la transformation graisseuse.

4° Dans le quatrième groupe, Duplay range les *sarcomes* et les *cysto-sarcomes*, les *fibromes* et les *cysto-fibromes*. Les trois observations de fibromes congénitaux rapportés par Molk sont trop incomplètes pour être probantes. Quant aux sarcomes, ils constituent un groupe important mais encore peu étudié. Ils siègent surtout à la face antérieure du sacrum et du coccyx qui sont repoussés en arrière; ils sont constitués par des masses, les unes dures et résistantes, les autres molles et fluctuantes, contenues dans une capsule d'enveloppe conjonctive qui les fixe ordinairement au coccyx. Les cysto-sarcomes sont analogues à ceux de l'ovaire, riches en vaisseaux que fournissent des branches de la sacrée moyenne, de l'ischiatique et de la fessière. A côté de ces sarcomes, on peut ranger les *lymphangiomes congénitaux* développés ordinairement entre le sacrum et le rectum (Braune) et les *angio-sarcomes* ou *endothéliomes* congénitaux, sur lesquels Fausto Buzzi a attiré l'attention. Dans un cas observé par Buzzi, il s'agissait d'un angio-sarcome né par prolifération de l'endothélium des vaisseaux de la région, sans aucune trace de débris fœtaux. Les vertèbres sacrées et coccygiennes étaient atrophiées et en partie confondues avec la tumeur. Fausto Buzzi pense que la tumeur avait pris naissance aux dépens de vaisseaux sanguins, appartenant au « tissu ostéogène destiné à former les vertèbres sacrées et coccygiennes qui manquaient dans le cas particulier. »

5° *Tumeurs dites complexes.* — Ces tumeurs sont formées par un mélange de parties liquides et solides, dans lesquelles on retrouve tous les éléments des variétés antérieurement décrites : tissus adipeux, fibreux, cartilagineux, substance stéatomateuse et calcaire, fragments osseux, fibres musculaires, masses sarcomateuses, etc., etc. Quelques-unes de ces tumeurs se distinguent par la présence de vésicules analogues à celles qu'on rencontre dans la glande coccygienne de Luchska.

Pathogénie. — La pathogénie est la question la plus controversée, la plus obscure de l'histoire des tumeurs congénitales du siège. Ceci ne saurait étonner puisque la structure de ces tumeurs varie à l'infini, et que la texture d'une même tumeur diffère suivant les points qu'on examine. L'interprétation est d'autant plus difficile qu'on connaît mal le développement de la partie inférieure de la colonne rachidienne.

Les anciens les considéraient toutes comme des hydrorachis avec spina-bifida, ou comme des hernies de la moelle et des méninges à travers l'hiatus normal du canal sacré. Mais cette théorie n'est pas admissible pour les tumeurs qui adhèrent au coccyx seul; d'ailleurs, le sacrum est rarement divisé, et la plupart des tumeurs naissent sur la face antérieure du coccyx. Kuhn a essayé de démontrer l'existence d'un spina-bifida antérieur, hypothèse qu'aucun fait ne confirme.

(¹) SCHAEFFER, *Münch. med. Woch.*, 1891, n° 31.

Pour rendre compte du siège intra-pelvien de ces tumeurs, d'autres auteurs, et en particulier Perrin et Braune, ont incriminé une dégénérescence de la glande de Luchska. Il est possible, comme dans un cas bien observé de Schilling [1], que celle-ci soit quelquefois le point de départ du néoplasme, mais cet organe est mal connu, et dans un cas récent [2], observé sur un fœtus de huit mois, la tumeur était formée de kystes multiples et, à côté d'elle, Schmidt a retrouvé la glande coccygienne absolument intacte.

Förster [3], Virchow, Ahlfeld [4], rapportent toutes les tumeurs sacro-coccygiennes, y compris les kystes dermoïdes compliqués ou tératomes, et les néoplasmes de structure complexe, à une inclusion fœtale. Arnold [5], Bergmann, séparent au contraire les tumeurs parasitaires des vrais néoplasmes et considèrent la présence d'organes fœtaux vrais comme le critérium caractéristique de la première variété. Middeldorpf cependant, dont l'opinion est défendue par Bland Sutton [6], s'élève contre l'exclusivisme de ces théories. S'appuyant sur un fait mentionné ci-dessus, dans lequel une tumeur renfermait une anse intestinale, il explique la présence de celle-ci, en la faisant dériver du segment post-anal de l'intestin fœtal. Il admet une évolution défectueuse du canal névro-entérique de Kowlowsky, lequel, chez les vertébrés inférieurs, réunit primitivement l'intestin et l'épendyme. Middeldorpf croit donc à la persistance anormale d'un organe ordinairement transitoire; il n'accepte ni l'hypothèse d'une double formation embryonnaire du rectum, ni celle de l'invagination d'un fœtus parasitaire.

Tourneux et Hermann ont montré que le tube médullaire primitif se prolonge dans l'éminence coccygienne et que son segment terminal, légèrement renflé, contracte par sa face postérieure des adhérences avec la peau. Cette partie coccygienne du névraxe présente bientôt, grâce au rapide développement de la colonne vertébrale, un segment coccygien direct et un segment coccygien réfléchi. Le premier s'atrophie de bonne heure; le second continue à évoluer et ses restes sont encore visibles à l'époque de la naissance. Ce segment, seul persistant, de la moelle caudale coccygienne, constitue *le vestige médullaire coccygien*, auquel Tourneux et Hermann font jouer un rôle important dans la production des tumeurs sacro-coccygiennes congénitales.

Je n'insisterai pas davantage sur ces théories embryogéniques encore mal établies; mais on voit combien grande est l'obscurité qui règne encore sur cette question de l'origine et de la nature des tumeurs congénitales du siège.

Lachaud les divise en quatre grandes classes : 1° l'inclusion fœtale, ne résultant pas de l'inclusion d'un fœtus dans un autre fœtus [7], mais produite par le développement anormal d'un feuillet ou d'une partie d'un feuillet du blas-

[1] SCHILLING, *Deutsche med. Zeitung.*, 1891, n° 25.
[2] SCHMIDT, *Arch. f. path. Anat. und Phys.*, t. CXII, f. 3.
[3] FÖRSTER, *Die Misbildungen des Menschen.* Iéna, 1861.
[4] AHLFELD, *Arch. f. Gynäkal.*, t. VII et VIII.
[5] ARNOLD, *Arch. f. pathol. Anat.*, t. L.
[6] SUTTON, *Semaine médicale*, 1886, p. 89.
[7] Cependant Jastreboff (*Arch. f. pathol. Anat.*, t. CIX, f. 3, p. 497) ayant rencontré dans trois cas des muscles lisses et striés, vaisseaux, nerfs, fragments cartilagineux, glandes, kystes, cellules de pigment, dépôts calcaires, etc., rapporte ces tumeurs à la variété tératologique appelée fœtus *in fœtu*, en s'appuyant sur ce fait qu'une fois la tumeur était alimentée par une branche de l'artère ombilicale.

toderme; 2° les spina-bifida sacrés, dus à un arrêt d'évolution des lames dorsales des vertèbres; 3° les tumeurs caudales, vraies ou fausses développées les unes, aux dépens des vertèbres coccygiennes, les autres réprésentant de simples lipomes; 4° les néoplasmes, qui « peuvent se subdiviser, suivant les tissus qui les composent, en cysto-sarcomes, fibro-sarcomes, sarcomes, kystes simples, lipomes et enfin kystes dermoïdes ».

On voit qu'une seule théorie ne semble par pouvoir suffire pour expliquer des faits aussi disparates. Cependant, Lannelongue a fait faire un progrès important à ce problème pathogénique, en démontrant que toutes ces tumeurs « sont vraisemblablement de même nature et qu'elles dépendent d'un trouble de développement. Entre le kyste dermoïde simple sacro-coccygien et les tératomes les plus complexes, existent tous les types intermédiaires. » Deux éléments, en effet, constituent toutes ces tumeurs; un élément liquide ou kystique et un élément solide, s'associant diversement pour donner lieu aux productions morbides les plus complexes. Le rôle de l'élément kystique peut être prépondérant (kystes dermoïdes, séreux, etc.), mais, le plus souvent, la tumeur est plus complexe et aux kystes viennent s'ajouter divers tissus : os, cartilage, nerfs, muscles, enfin et surtout du tissu conjonctif à différents états, depuis le tissu fibreux jusqu'aux formes

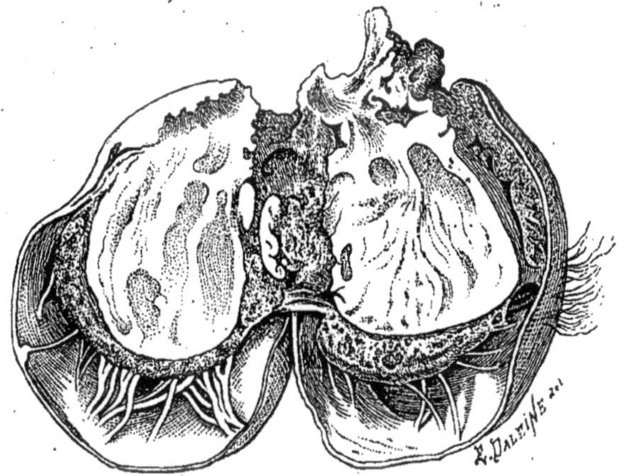

Fig. 49. — Kyste périnéal multiloculaire incisé. Masse adipeuse du volume d'une noix incluse dans le kyste et reliée à la paroi par des brides celluleuses. (Lannelongue et Achard, p. 451.)

jeunes de tissus muqueux et embryonnaire. « Ces parties solides, et notamment le tissu conjonctif, jouent parfois le rôle principal dans l'accroissement de ces tumeurs; c'est ce qui a fait décrire un certain nombre d'entre elles sous le nom de sarcomes. » Mais elles ne se généralisent pas et jamais on n'observe de propagation à distance.

« Sans doute, ajoute Lannelongue (¹), les tumeurs kystiques sont les plus fréquentes; mais, entre elles et les tumeurs entièrement solides, il n'y a pas de différence essentielle au point de vue de la structure générale, et il est

(¹) Lannelongue, *Traité des kystes congénitaux*, p. 450.

impossible d'établir une scission absolue, tant est sujette à varier la part que prennent dans leur composition ces différents éléments : kystes et parties solides. En somme, la diversité est le caractère le plus remarquable de ces productions, et, par le mélange des tissus qu'elles présentent, elles méritent bien le nom de *tumeurs mixtes*, sous lequel elles sont décrites par Cornil et Ranvier. Selon la prédominance de tel ou tel élément, de tel ou tel tissu, on a pu donner à la production la dénomination de kystes, de tumeur kystique, de sarcome ou cystosarcome, de lipome, etc. Mais en réalité, toutes ces tumeurs sont très voisines et font bien partie d'une même famille. »

Les tissus contenus dans les tumeurs congénitales du siège ne restent pas toujours informes ; ils revêtent parfois l'apparence de parties fœtales plus ou moins ébauchées. Nous arrivons ainsi par un passage graduel aux véritables monstruosités doubles. Montrant ensuite que des malformations de l'extrémité caudale de l'embryon peuvent exister, tantôt isolées, tantôt combinées à de véritables tumeurs, Lannelongue arrive à cette conclusion : « Il y a là deux rdres d'anomalies qui sont capables de se combiner en toutes proportions et l'on conçoit que le produit final qui résulte de telles associations puisse parvenir à un très haut degré de complexité ».

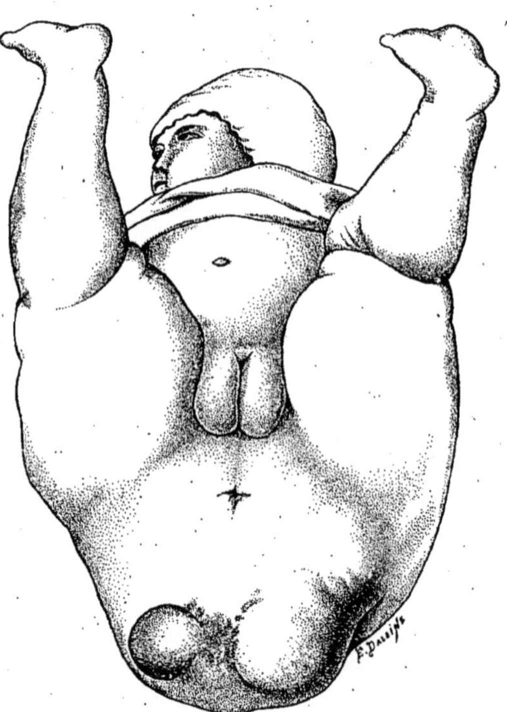

Fig. 50. — Kyste congénital de la région sacro-coccygienne, présentant des nœvi à la surface de la peau. (Thèse de Lachaud, Lannelongue et Achard, *Traité des kystes congénitaux*, pl. XII.)

Symptômes. — On comprend que les symptômes des tumeurs congénitales de l'extrémité inférieure du tronc soient variables à l'infini. Quand elles sont uniquement intra-pelviennes, ce qui est rare, elles simulent un néoplasme du petit bassin. Ordinairement elles forment à la région périnéale une saillie variable, plus souvent sessile que pédiculée. Le sacrum et surtout le coccyx sont généralement repoussés en arrière.

La peau qui revêt ces tumeurs, au lieu de conserver ses caractères normaux peut être épaissie, garnie de poils, ou bien amincie, ulcérée, donner issue à un liquide séreux, ou laisser passer des membres tantôt rudimentaires, tantôt bien développés. Lorsqu'elles sont allongées, en forme d'appendice caudal, elles sont ordinairement molles. Quand elles sont plus ou moins arrondies leur consistance est inégale, ici ferme, dure, là rénitente, ramollie, fluctuante.

Ordinairement indolentes, elles peuvent être comprimées sans inconvénient, mais elles ne sont pas réductibles par la pression. Cependant cette manœuvre peut provoquer des douleurs, ou même des convulsions, sans que cela permette d'affirmer la communication avec le canal sacré.

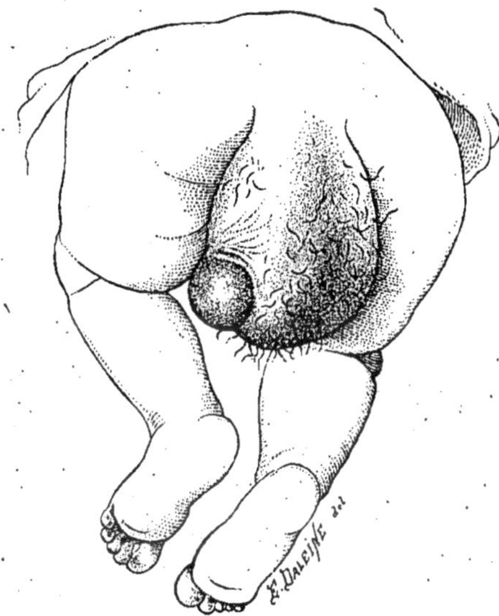

Fig. 51. — Kyste périnéal présentant de nombreux poils sur la peau qui le recouvre. (Lannelongue et Achard, p. 419.)

Quand ces tumeurs envahissent le bassin, elles entraînent des troubles de la miction et de la défécation. Lorsque leur accroissement est surtout extérieur, elles n'entraînent pas de gêne fonctionnelle, à moins d'être volumineuses; mais elles constituent une cause de dystocie.

Leur *marche* est très variable. Les tumeurs caudales, les lipomes restent longtemps stationnaires. Les sarcomes, les kystes compliqués, les inclusions acquièrent rapidement des dimensions considérables et amènent le plus souvent la mort au moment de la naissance ou peu de temps après. Les enfants tombent dans le marasme, sont souvent pris de convulsions ou succombent à une méningite spinale. D'autres sont emportés par des complications, inflammation, suppuration de la tumeur. Néanmoins ces néoplasmes, abandonnés à eux-mêmes, ne tuent pas fatalement, on a vu rarement il est vrai, des sujets atteindre l'âge de 15, 25, 35, 50 ans.

Diagnostic. — L'existence d'une masse volumineuse sacro-coccygienne après la naissance n'est pas difficile à reconnaître, il faut toutefois se rappeler que des hernies congénitales de la vessie et de l'intestin ont été constatées dans la région (Meurel, Schreger). Ce qu'il importe, c'est d'établir le genre de la tumeur, son siège exact, les lésions qui l'accompagnent, ses rapports avec le canal rachidien.

Les tumeurs caudales siègent à la pointe du coccyx, déterminent très rarement des accidents de compression et ont une forme cylindrique. Les lipomes sont, comme ailleurs, grossièrement lobulés et mobiles sur les parties profondes. Les kystes simples ou tumeurs enkystées, forment une masse molle, fluctuante, parfois transparente, suspendue à la pointe du coccyx (Chauvel). Le siège postérieur, la réductibilité au moins partielle, accompagnée de phénomènes convulsifs, feront penser à un hydrorachis sacré (Duplay). Dans certains cas, le spina-bifida sacré offre des caractères très nets et d'un diagnostic facile.

« Quand, chez un fœtus venant au monde, on trouve une tumeur assez volumineuse siégeant dans la région sacro-coccygienne, quand cette tumeur est arrondie, que son volume est au moins celui d'un œuf de poule, que la peau est peu changée dans ses caractères, qu'elle est fluctuante dans sa partie inférieure, transparente même au besoin et que surtout on rencontre dans son intérieur une masse solide, dure, adhérente à la base, sans mobilité, on peut affirmer presque sans crainte de se tromper qu'on a affaire à une tumeur formée par un fœtus parasitaire enkysté. Le diagnostic devient plus facile encore quand, par suite du travail d'élimination, des fragments de fœtus sont rejetés au dehors » (C. Paul).

Le diagnostic n'est cependant pas toujours aussi aisé et l'inclusion fœtale peut être confondue avec un cystosarcome, dans lequel on trouve aussi des nodosités et bosselures, séparées par des parties fluctuantes. La marche de l'affection peut alors donner d'utiles renseignements. En effet, tandis que les inclusions fœtales s'ulcèrent rapidement et sont compatibles avec la vie, les cystosarcomes s'ulcèrent très rarement, acquièrent vite des dimensions énormes et entraînent bientôt la mort.

Un second point important à déterminer, surtout relativement aux indications opératoires, c'est d'une part, l'état du sacrum et du coccyx, d'autre part, les connexions de la tumeur avec le canal vertébral. D'après Bergmann, les tumeurs situées en avant du sacrum et du coccyx ne communiquent jamais avec la cavité rachidienne. On s'aidera du toucher rectal, du palper abdominal, pour fixer les limites supérieures du néoplasme préciser son point d'implantation, rechercher l'état du coccyx et l'écartement des vertèbres sacrées. Si par la compression, la tumeur diminue de volume, si dans cette manœuvre, l'enfant éprouve de la douleur, de la contracture, de la paralysie, enfin si les fontanelles se gonflent (Duplay), il y a de grandes chances pour qu'il existe une communication avec le canal rachidien. Mais il ne faut pas se hâter de conclure à l'existence d'un hydrorachis avec spina-bifida, car une tumeur quelconque, en s'interposant entre les lames vertébrales, peut s'opposer à leur réunion (Tillaux).

Pronostic. — Le pronostic des tumeurs congénitales du siège, très grave en général, est cependant variable suivant les cas. Les enfants sont d'habitude chétifs, naissent souvent avant terme ou succombent avant l'accouchement. Les morts-nés sont nombreux (29/81, Molk). Ces tumeurs sont en effet souvent accompagnées d'hydramnios, qui occasionne l'accouchement prématuré (Budin, Coudère [1]). Elles peuvent être une cause de dystocie (Molk); sur 107 cas, elles ont mis 18 fois obstacle à la parturition.

Quand les enfants naissent vivants, ils succombent presque toujours peu de temps après la naissance (61/70, Molk). Quelquefois la vie se prolonge jusqu'à trente et cinquante-cinq ans.

[1] COUDÈRE, *Tumeurs congénitales de la région sacro-coccygienne comme cause de dystocie.* Thèse de Paris, 1890, n° 207.

Néanmoins, il faut établir de grandes différences suivant les genres de tumeurs. Les spina-bifida sacrés et les cystosarcomes sont à peu près constamment mortels; les lipomes et les tumeurs caudales sont au contraire d'un pronostic favorable.

Traitement. — Étant donné que la plupart des enfants meurent, quand on les abandonne à eux-mêmes, il faut intervenir pour peu que l'opération paraisse offrir quelques chances de succès. Les principales indications sont tirées du volume et de la nature de la tumeur, de son point d'implantation, de ses prolongements intra-pelviens, du degré de vitalité de l'enfant (Tillaux).

Le spina-bfiida sacré offre de meilleures conditions à l'opération que celui des autres régions du rachis.

Lorsque l'opération est décidée, elle doit être radicale. La ponction et l'incision simples ou suivies d'injections iodées ou de cautérisations de la poche, la ligature élastique ont le plus souvent donné des résultats déplorables. L'extirpation complète a, au contraire, été presque toujours couronnée de succès. Cette conclusion, déjà formulée par Molk, a été appuyée par les faits plus récents de Gross [1] et de Kleinwächter. Ce dernier auteur ne compte que 1 mort sur 22 opérés. Le manuel opératoire varie à l'infini la nature de la tumeur et ne saurait être indiqué ici.

Enfin lorsque ces tumeurs entravent l'accouchement, on doit les ponctionner, si elles sont liquides, les sectionner avec des ciseaux de Dubois, si elles sont solides (Coudère).

[1] GROSS, *Revue médicale de l'Est*, 1886, p. 15, et les statistiques relatées par Duplay, *Traité de pathologie externe*, t. VI, p. 566.

APPAREIL URINAIRE

REIN — URETÈRES — VESSIE — CAPSULES SURRÉNALES

Par le Dr TUFFIER

PROFESSEUR AGRÉGÉ DE LA FACULTÉ DE MÉDECINE DE PARIS — CHIRURGIEN DES HÔPITAUX

REIN

CHAPITRE PREMIER

EXPLORATION DU REIN

GLÉNARD, *Province médicale*, 1887, 28 avril et 7 mai. — GUYON, *Bull. médical*, 1888, 6 et 10 mars. — ISRAEL, *Berl. klin. Woch.*, 1889, n° 7 et 8, p. 125 et 156. — IVERSEN, *Centr. f. Chir.*, 1888, p. 281. — LANGE, *Annals of surgery*, 1885. — MORRIS, *Surg. diseases of the Kidney*. — OTIS, *Boston med. and surg. Journ.*, 1887. — RECAMIER, Thèse de Paris, 1888-1889, n° 227. — TUCHMAN, Bâle, 1887. — ZULZER, *Berl. klin. Woch.*, 1887, p. 374.

Depuis que la chirurgie a fait rentrer dans son domaine un grand nombre d'affections du rein, la nécessité d'explorer cet organe s'est imposée ; les progrès accomplis dans les manœuvres d'exploration ont été très rapides, mais ils sont encore loin d'être suffisants, cela tient à une condition anatomique et à une propriété physiologique : la première est la profondeur considérable à laquelle se trouve le rein, et sa défense par la cage thoracique ; la seconde est sa tolérance remarquable qui l'empêche de trahir un grand nombre de ses lésions. Pour déceler une affection chirurgicale du rein, nous avons l'exploration indirecte à travers la paroi, l'exploration directe après incision de cette paroi, et surtout le complexus symptomatique, tiré de l'examen des urines et de l'examen général du sujet.

1° Exploration indirecte. — Elle comprend l'*inspection*, la *palpation*, la *percussion*, l'*endoscopie* (1) et le *cathétérisme urétéral*.

L'*inspection* porte sur la région des lombes, sur l'espace costo-iliaque et sur l'abdomen. On peut examiner le malade soit : 1° dans la station verticale ; 2° dans le décubitus dorsal ou latéral. L'inspection ne donne des résultats positifs

(1) Ce mode d'exploration étant employé à la fois pour le diagnostic des affections vésicales et urétéro-rénales, nous renvoyons le lecteur au chapitre de l'exploration vésicale, où cette question est traitée.

que dans un petit nombre d'affections; la région postéro-latérale peut être *augmentée* considérablement au point de former une véritable voussure, c'est ce qui a lieu dans certains néoplasmes très volumineux, dans quelques suppurations rénales et surtout dans les suppurations périrénales; il faut alors distinguer cette voussure de celle qui a pour cause une pleurésie purulente ou un abcès du foie. Dans la pleurésie purulente, la saillie est essentiellement costale; dans les lésions du foie ou de la vésicule, la déformation occupe plutôt l'hypogastre ou la région antéro-latérale; celle qui est due à une affection du rein a essentiellement un siège lombaire ou iléo-costal. Quant aux tumeurs de la rate elles sont plutôt saillantes dans le flanc que dans la région lombo-costale qui reste aplatie. La diminution de volume ou l'aplatissement de la région n'est appréciable que chez les sujets très maigres et surtout *par comparaison* entre les deux côtés; elle indique seulement que le rein est déplacé, c'est d'ailleurs un fait rare, car nous ne l'avons nettement constaté qu'une seule fois et chez une jeune femme très maigre; on trouvait au-dessous des fausses-côtes du côté droit un véritable coup de hache, le rein flottait dans l'abdomen. L'inspection dans le décubitus dorsal ou latéral ne donne de résultats qu'autant que la tumeur est très volumineuse ou très mobile, et la paroi abdominale suffisamment flasque.

Palpation. — C'est là le mode d'exploration le plus fructueux dans les lésions du rein. Il repose sur deux grands principes : *le rein normal et normalement situé ne peut être senti par la palpation* (Bright, Israel, Guyon); *le rein malade augmente de volume, se déplace et devient perceptible.* La situation à donner au sujet est capitale pour cette exploration; c'est le décubitus dorsal, ou le décubitus latéral.

Dans le décubitus dorsal, les épaules et la partie supérieure du thorax sont un peu relevées, les lombes portent à plat sur le lit, les jambes sont légèrement fléchies; on prie le malade de respirer lentement sans aucun effort, et sans appréhension; le palper se fait alors avec une ou deux mains. Le *palper avec une seule main* se pratique en enfonçant largement toute la surface des doigts *sous les fausses côtes*, la main droite pour le côté droit, la main gauche pour le côté opposé; cette pression se fait en surface, elle est légère d'abord, puis progressive et continue; on est arrêté par un plan résistant, lisse, arrondi, rappelant la forme du rein, en général mobile; quelquefois on peut sentir en avant un cylindre arrondi relativement peu volumineux glissant à sa surface, c'est le côlon. Mais le manque d'appui en arrière de la glande rénale fait que cette exploration ne donne pas de sensations bien nettes. Il faut lui préférer l'exploration bimanuelle simple et aidée par une manœuvre spéciale donnant la sensation de ballottement (Guyon). La *palpation bimanuelle* consiste, le sujet étant dans la même situation, à former avec la main placée dans la région lombo-costale, un plan résistant qui permet d'apprécier plus nettement le contours de la glande et qui en même temps refoule au-devant de la main antérieure l'organe à explorer. Si, dans cette situation du palper bimanuel, vous venez avec la main lombaire à repousser légèrement et brusquement la tumeur au-devant de la main antérieure, vous avez le ballottement rénal ou signe de Guyon [1].

Les sensations révélées par la palpation portent sur la situation exacte de la

[1] CLADO, *Bull. méd.*, 1887, p. 675.

tumeur, sur son volume, sur sa mobilité spontanée, synchrone aux mouvements respiratoires, sur sa mobilité provoquée dans le sens transversal, vertical ou antéro-postérieur; elle révèle encore la forme de la tumeur, sa consistance, quelquefois ses rapports avec les organes voisins et enfin la sensibilité de la glande.

Dans les cas où la tumeur et le déplacement sont peu marqués, la *position mi-assise*, est préférable. Enfin, j'ai employé, dans plusieurs cas, la situation *genu-pectorale*, pour me rendre un compte plus exact des déplacements de la tumeur. Cette position fournit d'utiles renseignements quand on obtient le relâchement complet de la paroi. Au point de vue des adhérences du rein

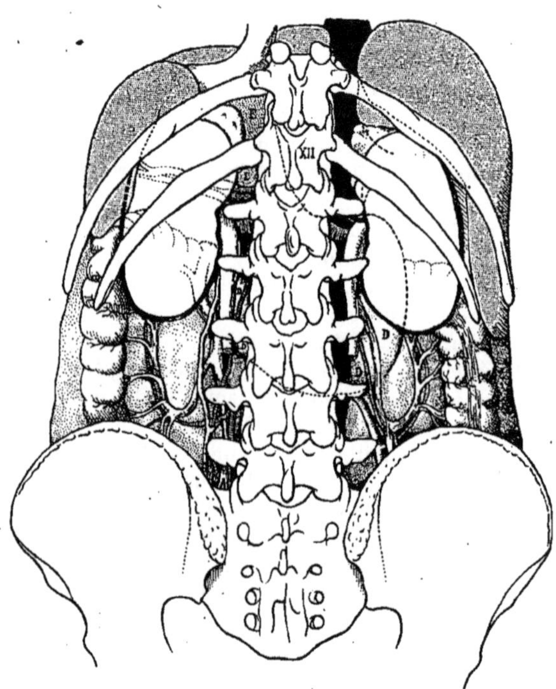

Fig. 52. — Rapports des reins, vus par transparence à travers la paroi lombaire. — Les deux parties foncées indiquent le foie, à droite, la rate à gauche; au-devant de la colonne vertébrale la teinte noire représente la veine cave. La 12e côte est longue. (Planche d'après un dessin de M. le professeur Farabeuf, *in* Thèse de Récamier.)

après sa fixation par néphropexie, elle donne des résultats très nets, et l'on voit la paroi s'abaisser légèrement sous le poids du rein.

Le *décubitus latéral*, employé surtout par Rayer, Le Dentu, Glénard, consiste à placer le sujet sur le flanc du côté sain; dans ces conditions le rein tend à tomber au-dessous des fausses côtes et à faire saillie dans la région ombilicale, la découverte de l'organe devient alors plus facile. Cette manœuvre trouve surtout son application dans les cas de rein flottant. Glénard pratique dans ce décubitus l'*exploration à une seule main* : se plaçant derrière le malade, il applique la main gauche sous le dernier arc costal, le pouce en avant, le médius en arrière, puis, refoulant avec la main droite la région ombilicale, il pince entre les doigts la région iléo-costale et sent à ce niveau le rein qui descend pendant l'expiration. Cette manœuvre n'est possible ou efficace que chez les sujets à parois flasques telles qu'on en rencontre dans les cas d'entéroptose qui ont servi de base au travail de Glénard.

Le *procédé de choix* pour palper le rein consiste, le sujet étant dans le décubitus dorsal, à pratiquer le *palper bimanuel*, aidé de la manœuvre du ballottement. Ce procédé ne reste en défaut que chez les sujets à tissu adipeux très développé, ou dont les parois musculaires sont particulièrement rigides. Le *chloroforme*, est alors un utile adjuvant ; il faut sans hésiter y avoir recours. Bien que cette palpation soit notre moyen le plus efficace d'examiner le rein, elle est infidèle toutes les fois que le développement de la glande est peu marqué ou quand elle conserve sa situation, enfin si elle se développe du côté du diaphragme. Dans ce cas, c'est à la percussion qu'on aura recours, mais il

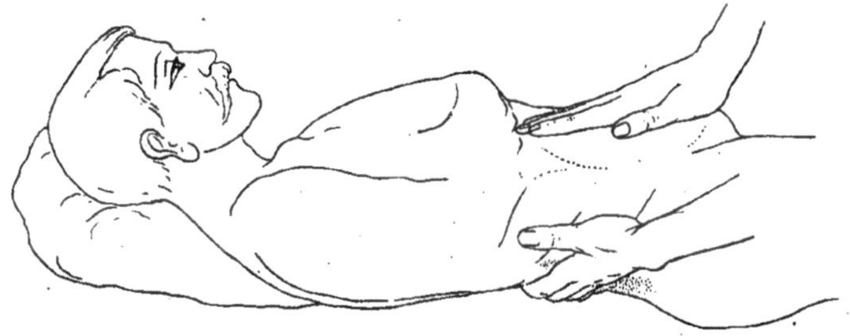

Fig. 53. — Position des deux mains pour la palpation bimanuelle.

faut des conditions particulièrement favorables, une paroi bien complaisante et un déplacement tout spécial du rein pour percevoir comme Israel (¹) l'a fait une légère augmentation de volume de l'organe.

Cette palpation permet de se rendre compte de la *sensibilité rénale*. Disons tout d'abord que la pression sur un rein normal n'est pas douloureuse ; cependant j'ai trouvé sur des reins mobiles une sensibilité à la pression certainement indépendante de tout phénomène douloureux dû à la compression des parois abdominales. Pour réveiller cette sensibilité, c'est à la pression brusque, sorte de percussion, lombaire profonde, qu'il faut recourir. En recourbant les doigts en crochet derrière la 12ᵉ côte et en ébranlant brusquement le rein, on provoque une douleur, s'il y a une inflammation aiguë ou un calcul. Lloyd conseille dans ce but la percussion brusque de la région qui réveille plus sûrement encore une douleur chez les calculeux.

Percussion. — La percussion porte sur la région abdominale et sur la région lombaire. La *percussion abdominale* ne peut révéler une augmentation de faible volume du rein, elle n'acquiert une importance que pour établir le diagnostic

(¹) Israel, *Loc. cit.*

anatomique et pour permettre de localiser la tumeur dans le foie, l'intestin, la rate, le mésentère ou le rein. Il est de notoriété classique qu'une tumeur du flanc avec sonorité antérieure siège dans le rein; c'est un signe qui n'est pas constant, mais qui a une grande valeur, surtout quand la partie moyenne de la tumeur est mate, car le bord des tumeurs du foie ou de la rate peut présenter la même sonorité. Une tumeur *hépatique* ou une tumeur *splénique* donne une matité franche, qui se continue en haut avec la matité de l'organe; une tumeur de l'*intestin* peut être sonore dans la région antérieure, mais en général les troubles digestifs remarquablement rares dans les affections rénales, prédominent si l'intestin est en cause, c'est là un fait que nous avons maintes fois constaté. Les tumeurs du *mésentère* ou du *pancréas* présentent bien cette sonorité antérieure, mais elles sont en général médianes : les premières sont mobiles d'un côté à l'autre, et les secondes peuvent donner un bruit hydro-aérique spécial (Bœckel, Le Dentu). La sonorité peut manquer si la tuméfaction rénale est volumineuse; Dickinson, Roberts, Guillet et nous-même avons indiqué le mécanisme de cette matité, le rein situé derrière le côlon le repousse en avant, en dédoublant le mésocôlon. Du côté droit, il s'applique alors sur la région lombaire et gagne la paroi abdominale, refoulant ainsi la zone séreuse de l'intestin (Morris, Treves). Du côté gauche, le dédoublement est tout fait puisque le côlon descendant est largement dépourvu de péritoine, si bien que la matité est plus fréquente encore. Dans les cas particulièrement difficiles à démêler, on peut joindre à la percussion la méthode de Naunyn et Minkowski. Elle consiste à dilater l'estomac par des gaz, en faisant prendre au malade la potion de Rivière et à rendre le côlon mat par la réplétion d'eau; on arrive ainsi à localiser les rapports de la tumeur et par conséquent son origine. J'ai essayé deux fois ce procédé pour des néoplasmes volumineux du rein qui auraient pu à la rigueur être pris pour des tumeurs de l'intestin; le résultat a été très net, mais la difficulé d'obtenir exactement la réplétion des deux cavités en fera toujours un procédé d'exception.

La *percussion lombaire*, de l'avis de tous les auteurs, a une valeur très relative. Il est difficile d'apprécier exactement ses résultats, même en la combinant à l'auscultation (Zulzer). M. Guyon, Récamier et nous-même l'avons étudiée. A l'*état normal*, chez des sujets sains la matité du rein droit est toujours difficilement appréciable à cause de la matité du foie; du côté gauche, j'ai pu facilement constater la matité rénale, mais ces résultats sont insuffisants pour affirmer l'existence des deux reins dans les cas douteux. A *l'état pathologique*, si le rein droit est déplacé, sa matité est remplacée par celle du foie et l'on ne constate point de sonorité anormale; il faut une augmentation de volume considérable pour que les résultats de la percussion soient positifs, mais alors la palpation donne des résultats bien plus précis. Ce mode d'exploration acquiert cependant une importance qui nous a paru réelle dans deux cas : 1° lorsqu'une tuméfaction du rein gauche s'étend vers la partie supérieure, sa présence se revèle alors par une matité de la loge sous-pleurale, au point de faire croire à une pleurésie de la base; 2° lorsqu'on hésite entre une tumeur de la rate ou une tumeur du rein, l'existence d'une large bande sonore entre la colonne lombaire et la tumeur plaide en faveur d'un néoplasme splénique. Pour la pratique de cette percussion, je conseille de placer le malade dans le décubitus ventral, les fausses côtes légèrement soulevées par un coussin qui tend la région lombaire sans changer les conditions de percussion.

Nous voyons qu'en somme ces explorations indirectes donnent des renseignements assez précis; elles peuvent être mises en défaut dans deux cas : Soit que le rein ait augmenté trop peu de volume pour que le palper ou la percussion permettent de le constater, soit lorsque le volume considérable de l'organe a modifié ses rapports de telle sorte que le chirurgien est en présence d'une tumeur abdominale.

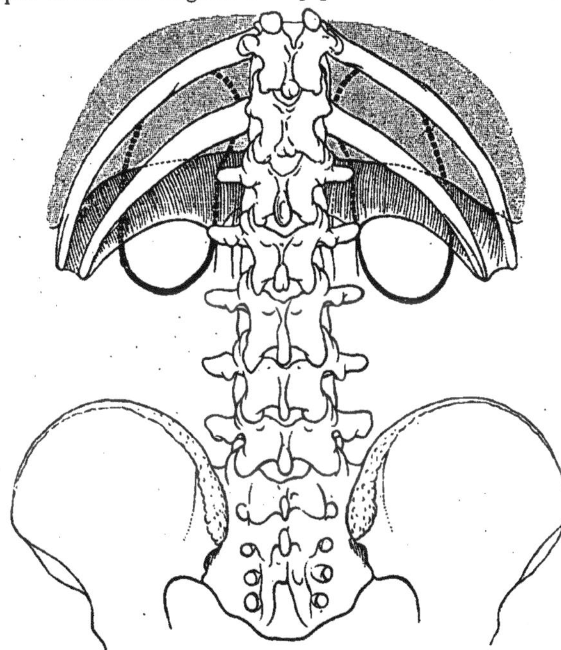

FIG. 54. — Rapports du rein avec la plèvre et le poumon. — Ils montrent que la glande rénale est intrathoracique et ils expliquent pourquoi la percussion lombaire est si infidèle. La 12e côte est longue. (Dessin de M. le professeur Farabeuf, *in* Thèse de Récamier.)

Mais cette exploration ne nous dit rien de l'état fonctionnel des reins. Pour connaître ce que vaut le parenchyme rénal, on a eu recours à d'autres méthodes indirectes plus compliquées : l'*endoscopie vésicale* et le *cathétérisme de l'uretère*. Quant à la *compression digitale ou mécanique* de ce conduit, soit à travers la paroi rectale, soit dans l'intérieur de la vessie, elle est toujours inférieure comme renseignement et supérieure comme danger à l'endoscopie et au cathétérisme de l'uretère. En examinant l'orifice urétéral éclairé à la lumière [1] électrique on en voit sourdre un liquide dont les caractères physiques peuvent être examinés, et si on y joint le cathétérisme urétéral on peut recueillir l'urine de chaque rein et connaître leur valeur physiologique.

Théoriquement ces deux méthodes permettent de s'assurer qu'il existe deux reins et deux uretères, fonctionnant tous deux dans une mesure appréciable et dosable; mais leur emploi n'est permis que dans les cas où l'état des voies urinaires ne contre-indique pas une manœuvre intra-vésicale prolongée; elles nécessitent un milieu parfaitement transparent, elles ne sont donc pas applicables aux lésions qui s'accompagnent d'hémorrhagies abondantes; enfin le maniement en est complexe et délicat. C'est un excellent adjuvant mais dont

(1) Voir au chapitre *Exploration vésicale*, pour la technique.

l'emploi se généralisera difficilement malgré les perfectionnements successifs des appareils. Aussi quand on lit soigneusement les observations dans lesquelles on s'est fondé sur ces seuls résultats pour choisir un mode d'intervention, on voit que nombre d'autres signes cliniques permettaient le diagnostic que l'endoscopie avec cathétérisme n'avait pu que confirmer. Ces réserves étant faites, je dois dire que lorsqu'elle est appliquée à des cas bien choisis, l'endoscopie donne des résultats remarquables, et qu'elle reste toujours un élément précieux et fidèle de diagnostic dans les faits particulièrement difficiles à démêler; c'est ainsi que Nitze dans deux cas d'hématuries sans tumeur put localiser l'origine de l'écoulement sanguin dans le rein, en voyant sourdre le sang par l'embouchure de l'uretère : le développement ultérieur d'un néoplasme de ce côté lui donna raison. J'ai vu moi-même du pus sourdre ainsi d'une pyélo-néphrite gauche presque latente; mais je ne connais pas d'observation de néphrectomie, pratiquée sur cette seule constatation.

2° **Exploration directe.** — Elle comprend la *ponction* et l'*incision.* — La *ponction exploratrice* n'est de mise que pour indiquer la nature liquide ou solide de la tumeur, elle n'est employée que pour les tuméfactions déjà volumineuses; car il ne faut pas compter sur la chance toute particulière qui a fait trouver ainsi à Barker, Jones, Barlow et Godleé des calculs dans le rein. Ce mode d'exploration n'indiquera que la nature de la lésion et non pas son siège. Elle aura donc de rares applications.

L'*incision exploratrice*, au contraire, grâce à l'immunité que confère la méthode antiseptique, étend de plus en plus le cadre de ses indications et, de fait, quand on voit la chirurgie abdominale user si largement de ce moyen, on comprend l'application qu'on en peut faire pour un résultat bien autrement important, dans la chirurgie rénale; d'autant plus que cette incision peut toujours d'exploratrice devenir, séance tenante, curatrice. Deux voies conduisent sur le rein, la voie *lombaire* et la voie *abdominale*, toutes deux directes; le choix de chacune d'elles dépend du volume et de la nature de la lésion rénale. Les tumeurs volumineuses paraissent justiciables de l'incision *abdominale*, tandis que l'incision lombaire nous paraît indiquée toutes les fois qu'il s'agira d'examiner un rein n'ayant qu'une faible augmentation de volume Cependant les partisans de l'incision abdominale donnent comme argument en faveur de la laparotomie, la facilité de palper les deux reins par une seule incision; malheureusement les résultats ne répondent pas toujours à cette donnée qui paraît si logique, et en présence des faits, il faut bien admettre que l'exploration directe par la voie abdominale nous renseigne seulement sur l'existence des deux reins et sur leurs lésions grossières.

L'*incision lombaire* permet une palpation plus minutieuse et plus prolongée. Après avoir mis à nu la capsule propre du rein, on peut explorer successivement ses deux faces et palper le bassinet. Cet examen, pour permettre des conclusions fermes, doit se faire en maintenant le rein sur un plan résistant; pour explorer sa face antérieure, il suffit de l'appuyer sur la colonne vertébrale; mais pour explorer sa face postérieure, le palper entre deux doigts est indispensable. Il ne faut pas exagérer l'importance de cette incision : elle ne renseigne que sur les changements grossiers de volume du rein; elle a laissé passer bien des erreurs; elle ne donne aucun renseignement sur la valeur fonctionnelle de l'organe. Lorsqu'il s'agit de calculs nous verrons que certains auteurs vont plus loin encore et pratiquent l'*exploration intra-rénale* soit par acupuncture, soit même par incision du parenchyme ou du bassinet. Je ne citerai que pour mémoire la tentative de Czerny qui fit une fistulisation opératoire de l'uretère, pour s'assurer de l'existence des deux reins. Ces explorations si hardies et cependant justifiées par les résultats, nous prouvent avec quelle difficulté on peut être aux prises pour porter le diagnostic d'une affection rénale, c'est-à-dire pour connaître *quel est le rein malade et quelle est sa lésion;* pour savoir s'il existe un second rein et quel est son état anatomique et physiologique.

Nous voyons qu'en somme l'exploration indirecte ou directe du rein ne permet pas toujours un diagnostic complet et qu'en tous cas, elle n'indique point la valeur fonctionnelle de l'organe et par conséquent la résistance du sujet; aussi faut-il tenir le plus grand compte des symptômes indirects tirés de l'examen des urines et de l'ensemble des différents appareils, surtout de l'appareil digestif et de l'appareil circulatoire.

3° **Urologie.** — Nombre d'affections rénales peuvent évoluer longtemps sans amener aucun trouble du côté de l'urine. La tolérance du rein d'une part, l'oblitération possible de l'uretère du côté malade de l'autre, expliquent ce silence. Nous en verrons toute la gravité à propos des néoplasmes du rein et de l'hydronéphrose.

Polyurie. — La *quantité* des urines est généralement augmentée au début dans les infections rénales chroniques, elle diminue dans les périodes ultimes de l'affection. Dans les états fébriles aigus, elle diminue également pour augmenter brusquement à la fin de ces accidents. On peut rencontrer des polyuries brusques dans l'hydronéphrose intermittente, dans certains états d'artério-sclérose frappant la prostate et le rein, sans qu'il y ait pour cela rétention rénale de l'urine, il s'agit alors de phénomènes congestifs encore mal connus.

Oligurie et anurie. — A côté de l'exagération de la sécrétion rénale, sa diminution et son absence offrent un intérêt de premier ordre. La diminution de la sécrétion urinaire est toujours un phénomène grave lorsqu'il persiste. Sa continuité indique une insuffisance du parenchyme et souvent un abaissement consécutif de la tension artérielle qui sont de la plus haute gravité. L'*anurie* s'établit progressivement dans la période ultime des affections rénales, elle n'offre guère alors de valeur diagnostique; au contraire, survenant brusquement, elle est symptomatique d'une lésion bilatérale des reins. J'ai rencontré deux seuls faits dans lesquels une anurie mortelle suivit la lésion d'un seul rein, son congénère étant sain, et encore dans l'un il s'agissait d'une anurie traumatique. Cependant l'anurie, même absolue pendant vingt-quatre ou trente-six heures après une néphrectomie, n'implique pas un pronostic fatal. Cette suppression brusque de l'urine ne s'accompagne pas de suite d'accidents graves; pendant plusieurs jours, cinq, six, huit jours on peut voir le malade tolérer ses lésions, mais il meurt en général avant le dixième jour; c'est assez dire toute la gravité de cet accident et les indications thérapeutiques qu'il provoque.

Coloration. — Elle n'a pas une grande valeur séméiologique ; le seul point clinique digne d'intérêt consiste à ne pas confondre les urines rouges des états fébriles aigus, ou des maladies du foie, avec l'hématurie. Quant à la mélanurie, indice d'une intoxication phéniquée, les conditions spéciales dans lesquelles elle se produit permettent de faire le diagnostic. Dans les cas où la coloration peut laisser un doute, l'examen microscopique s'impose ; on peut en effet se trouver en présence d'une hémoglobinurie [1] qui sera reconnue par l'absence de globules rouges, l'examen spectroscopique du sang montrant une double raie d'absorption entre les raies D et E du spectre ; l'augmentation de volume du foie ou de la rate, les causes habituelles de cet état pathologique et surtout l'action du froid permettront le diagnostic. L'examen micrographique de l'urine décèle souvent la présence du sang, alors que la coloration ne la trahit pas ; j'ai pu m'assurer de ce fait après les néphrorrhaphies que j'ai pratiquées ; dans deux cas où l'urine paraissait absolument indemne de tout élément sanguin, le microscope a montré une quantité notable de globules rouges. Ces causes d'erreur étant écartées, les urines rouges sont dites hématuriques.

Hématurie. — La coloration est le premier symptôme de l'hématurie. Elle présente différents degrés depuis la teinte rose indécise jusqu'à la couleur noir foncé. Au moment de l'émission, les urines peuvent être rouges ; par le repos elles prennent une coloration noire. Si la quantité de sang est très abondante, on trouve au fond du vase une couche de caillots, tandis que si elle est faible elle se dépose sous forme d'une poussière brunâtre ; l'examen superficiel permet d'apprécier la quantité de sang rendu. En examinant de plus près les caillots, on peut en trouver qui affectent une forme spéciale, ce sont des caillots moulés sur l'uretère, ils sont ou noirâtres, ou décolorés, blanchâtres, formés exclusivement de fibrine ; pour avoir une valeur diagnostique, la longueur de ces caillots doit dépasser la longueur de l'urèthre. Quand leur expulsion s'est accompagnée de violentes douleurs lombaires, véritables pseudo-coliques néphrétiques, ils prennent une valeur diagnostique capitale, en indiquant l'origine rénale de l'hématurie.

Les symptômes fonctionnels, les conditions dans lesquelles se produit cette hématurie sont très variables ; à la suite d'un traumatisme lombaire ce phénomène acquiert une importance toute particulière, puisqu'il dénote une rupture du rein, nous verrons que par son abondance il permet de porter un pronostic. Lorsqu'elle est spontanée, tantôt elle succède à un état douloureux du rein, sous forme d'un simple endolorissement, ou d'une vraie colique néphrétique avec expulsion de caillots et alors le diagnostic de l'origine du sang s'impose. Les conditions de l'apparition de l'hématurie indiquent alors la nature de la lésion rénale. Se reproduit-elle après la marche, a-t-elle une recrudescence sous l'influence des mouvements, il est infiniment probable qu'il s'agit d'un calcul du rein : est-elle au contraire spontanée, et très abondante, elle indique la présence d'un néoplasme de l'organe. Exceptionnellement la tuberculose du rein donne lieu à un écoulement de sang abondant, mais alors, à mesure qu'il se reproduit, il s'accompagne de pyurie. La vraie difficulté

(1) Arnould, *Ann. génito-urinaires*, 1891, p. 100. — Millard, Hayem, Soc. méd. des hôp., 1888, p. 73, 84, 175, et 1889, p. 129 et 140.

consiste à reconnaître l'origine du sang. Vient-il alors de la vessie ou de la glande rénale? Les caractères physiques de l'urine ont été longtemps regardés comme pathognomoniques, il n'en est rien; le mélange intime du sang à l'urine peut aussi bien se faire dans une affection rénale que dans une affection vésicale. Les allures de cette hématurie ont plus d'importance : leur apparition spontanée leur est commune avec celles de la vessie « mais ce qui appartient presque en propre aux hémorrhagies du rein, ce sont les brusques disparitions suivies de prochain retour [1]. » C'est dans ces cas qu'il faut appeler à son secours toutes les manœuvres accessoires pour parfaire le diagnostic : au premier rang, la *distension vésicale* et le *lavage*. Si, après avoir soigneusement lavé la vessie, on constate que les dernières parties du liquide expulsé sont très colorées, on peut en conclure à l'origine vésicale de l'hématurie, de même si par une distension un peu forcée de la vessie, ou par sa palpation recto-abdominale, on détermine l'apparition du sang, on peut s'arrêter à l'idée d'hématurie vésicale. C'est là encore que le cathétérisme des uretères, l'endoscopie trouveront leur application en montrant une lésion vésicale, ou en laissant voir le sang sourdre à travers l'orifice urétéral, quand le liquide ne se trouble pas suffisamment vite pour obscurcir le champ de l'instrument; mais malgré tous ces artifices d'investigation, le diagnostic de l'origine de l'hématurie reste souvent encore le point difficile.

Pyurie. — A côté de la coloration rouge, un élément de diagnostic de première importance coexiste dans l'état trouble des urines. Le symptôme auquel M. Guyon a donné le nom de *polyurie trouble* est caractéristique d'une lésion rénale. Cette coloration est laiteuse, variant du blanc-gris au vert, et elle reste telle, tandis que les cystites dont la sécrétion purulente est le plus marquée, laissant bien un dépôt purulent, mais le reste de l'urine est généralement clair. Au fond du vase peut se déposer une couche purulente opaque, verdâtre, plus ou moins épaisse; cette sécrétion abondante, continue et persistante indique l'origine rénale de la lésion. Un phénomène qui lui est particulier consiste dans la disparition brusque du symptôme; c'est ainsi que des malades, ayant une polyurie trouble, présentent tout à coup des urines claires, et en même temps des symptômes généraux plus ou moins graves se manifestent, s'accompagnant d'endolorissement lombaire, puis de véritables douleurs néphrétiques; bientôt les urines redeviennent troubles et en même temps les douleurs disparaissent. Cette succession d'accidents est pathognomonique, elle prouve que la *pyurie est d'origine rénale*, que l'uretère malade s'est subitement oblitéré, amenant la rétention du produit purulent. L'urine claire sécrétée pendant cet intervalle prouve l'*intégrité fonctionnelle complète ou incomplète du rein du côté opposé*; on voit donc quel élément important de diagnostic ces accidents décèlent. Si au contraire, au lieu d'une éclipse totale du phénomène, on a seulement des variations dans la quantité de pus rendu, il faut en tenir compte au point de vue de la bilatéralité des lésions. Quant à la recherche de la présence du pus, le microscope peut déceler des globules blancs, mais surtout l'ammoniaque ajouté à l'urine lui donne un aspect gélatineux bien connu.

(1) GUYON, *Journ. de méd. et de chir. prat.*, 1891, p. 219.

Caractères chimiques. — Au point de vue exclusivement chirurgical où nous nous plaçons, l'examen chimique de l'urine ne peut guère porter que sur la quantité d'urée et d'albumine émise dans les vingt-quatre heures. Il semble que la *diminution persistante de l'urée* pourra donner des indices sérieux sur la valeur physiologique du rein; c'est là, nous l'avons vu, un fait de première importance. Mais pour qu'il acquière une signification diagnostique, il faut un examen répété, indiquant une diminution persistante et indépendante de variations dues à l'alimentation et aux causes extérieures (1). Heureusement, il existe des symptômes indirects tirés de l'examen des différents appareils permettant alors le diagnostic.

La présence de l'*albumine* qui acquiert une si haute importance en médecine, est un élément bien insuffisant dans une affection chirurgicale, où nous ne sommes jamais en présence du syndrome du mal de Bright. Dans les lésions infectieuses aiguës, ce ne sont que des traces d'albumine qu'on rencontre, quelquefois même elles manquent. Enfin ce n'est qu'au point de vue de l'intervention qu'il faut tenir compte de la *glycosurie*, elle met les malades dans un état d'infériorité de résistance bien connu.

Examen des sédiments organisés au point de vue du diagnostic. — *Histologie.* — L'examen microscopique des urines peut être, dans certains cas, un complément utile du diagnostic, soit en faisant constater directement la présence des éléments épithéliaux du rein, soit en nous révélant des hématuries microscopiques qui par leur persistance acquièrent une signification positive. Dans certaines contrées, en Égypte, aux Antilles, la constatation de parasites dans l'urine a une valeur diagnostique de grande importance; chez nous, on n'aurait guère à se préoccuper que de la présence des hydatides.

Les *cellules épithéliales du bassinet* auraient pu par leur forme indiquer leur origine, mais des recherches récentes ont montré qu'il est impossible, par le simple examen histologique, de les différencier de celles de l'uretère ou de la vessie. Les *cellules rénales* elles-mêmes, lorsqu'elles sont isolées, ne présentent aucun caractère qui permette de les diagnostiquer, leur agglomération seule sous forme de cylindres est caractéristique.

Il est indispensable, pour étudier les éléments histologiques contenus dans l'urine, de laisser reposer le liquide pendant quelques heures au moins, dans un vase conique, et de recueillir avec une pipette le dépôt pour en faire l'examen. Une excellente méthode a été donnée par Litten; elle consiste à recueillir rapidement les particules solides qui flottent dans l'urine en se servant d'un petit appareil rotatoire centrifuge. Pour l'examen histologique, le dépôt sera étalé en couche mince sur une lame de verre et examiné rapidement, sans aucune coloration. Un second examen portera sur une petite goutte colorée par les réactifs ordinaires.

1° *Sang.* — Les *globules rouges* se déforment, ils peuvent être gonflés ou crénelés, mais ils sont toujours facilement reconnaissables; il en est de même pour les leucocytes dont le noyau apparaît par la coloration à l'hématoxyline.

(1) TUFFIER, *Études expérimentales sur la chirurgie du rein*, 1889, p. 19.

Les urines peuvent contenir des *cylindres* caractéristiques, mais ils sont en général très peu nombreux; on en rencontre plusieurs variétés : les cylindres granuleux, granulo-graisseux, colloïdes et hématiques, ces derniers seuls présentent quelques particularités dignes de remarque; tandis que les cylindres épithéliaux sont plus fréquents dans les néphrites dites médicales, les cylindres hématiques se rencontrent plus souvent dans les maladies chirurgicales du rein. Dans certains cas la constatation de ces cylindres hématiques a suffi pour permettre d'affirmer la source rénale d'une hématurie jusque-là indéterminée. Les cylindres hématiques reproduisent le moule des canalicules du rein; ils sont formés par des globules rouges contenus dans un réticulum de fibrine.

On a rencontré dans les urines différents parasites : le *distomum hæmatobium* de Bilharz. La *filaire*, par sa forme et son volume considérable, est facile à reconnaître, mais il est indispensable, pour trouver le parasite dans l'hématochylurie des pays tropicaux, d'examiner l'urine du soir et non celle de la journée. Les *hydatides* sont presque toujours facilement reconnaissables à l'œil nu; le microscope n'intervient guère dans ces cas que pour confirmer le diagnostic.

Examen bactériologique. — L'examen bactériologique seul n'a qu'une valeur relative, car on peut rencontrer dans la vessie tous les micro-organismes qui habitent la glande rénale; il n'en est pas moins vrai qu'il peut être intéressant de connaître quelle est la variété de microbes qui détermine les lésions infectieuses du rein; ces lésions rénales ont en effet une gravité différente suivant le micro-organisme pathogène. L'étude bactériologique des urines vésicales ne peut nous donner que des probabilités sur la variété de l'infection rénale, car on sait que lorsqu'il existe plusieurs espèces de microbes dans la vessie, il peut se faire qu'une seule variété monte jusqu'au rein. Les micro-organismes ordinaires, le *coli bacille* (bactérie pyogène) (¹), le streptocoque, les staphylocoques seront décélés par les procédés de technique courante. La recherche du bacille tuberculeux devra être faite très attentivement sur plusieurs préparations, car ces organismes sont souvent très peu nombreux dans la tuberculose rénale.

4° **Symptômes généraux.** — Nous venons de voir l'ensemble des symptômes directs qui permettent de localiser une affection dans le rein et nous sommes encore peu renseignés sur l'*examen* de la valeur fonctionnelle de cet organe. C'est l'examen successif des différents appareils qui souvent seul permet d'arriver à cet égard à une appréciation.

Au premier rang doivent être placés les symptômes tirés de l'*appareil digestif*. Ces symptômes ne sont pas constants, ils manquent dans les affections néoplasiques du rein; on ne les rencontre de même qu'à la période ultime des lésions aseptiques comme les traumatismes et les calculs; au contraire les altérations infectieuses graves et surtout chroniques retentissent sur les différents appareils et indiquent assez nettement leur gravité. Les malades sont quelquefois amaigris, leur teint est blafard, la peau est sèche, écailleuse, cou-

(¹) RENAUT et ACHARD, *Soc. de biologie*, 1891, p. 830. — REBLAUD, Thèse de Paris, 1892. — RODET, *Soc. de biologie*, 1891, p. 848. — DUBIEF, *Ibid.*, p. 675.

verte dans les derniers temps d'une sueur visqueuse à laquelle on prêtait une odeur ammoniacale, qui n'est qu'une simple émanation de l'urine émise par le malade. Ils sont dans le décubitus dorsal, présentant des signes de dépression nerveuse avec subdelirium et tendance comateuse, les mouvements volontaires sont cependant conservés, et autant la faiblesse des membres inférieurs est un symptôme remarquable, autant la paraplégie vraie est exceptionnelle si elle existe.

L'*appareil digestif* est frappé dès le début. L'appétit est nul, il y a un dégoût prononcé pour les aliments; la langue saburrale, rouge sur les bords, enduite d'une couche visqueuse brunâtre au milieu, devient dans les états plus graves complètement sèche, la mastication est impossible, les aliments liquides sont seuls tolérés, la déglutition est pénible par défaut d'insalivation, le pharynx est rouge, luisant; l'ensemble de ces caractères physiques constitue la langue ou mieux la *bouche rénale*. La digestion est lente et pénible, souvent entrecoupée de renvois, de spasmes, quelquefois de vomissements; il existe souvent de la constipation, plus rarement et dans la période ultime, une diarrhée coliquative.

L'*appareil respiratoire* est également atteint, souvent des congestions pulmonaires mettent en danger les jours des malades. Il en est de même de l'*appareil circulatoire*; on trouve de ce côté l'ensemble des symptômes de la néphrite interstitielle. Des irrégularités du pouls, le bruit de galop de M. Potain, et souvent les indices d'une artério-sclérose généralisée, témoignent de la gravité des lésions rénales.

Ce tableau clinique, tel que nous venons de le présenter, est loin d'être toujours au complet. Dans ses formes atténuées, il présente des indications thérapeutiques de première importance, il dénote pour ainsi dire l'état plus ou moins avancé des lésions rénales, par conséquent la résistance plus ou moins considérable du malade. De là, naissent des indications et des contre-indications thérapeutiques. Il faut tenir le plus grand compte de cette résistance du sujet, de son habitus extérieur, non seulement au point de vue du diagnostic, mais surtout au point de vue opératoire. L'état de débilité fonctionnelle traduit par le teint jaune ou blafard des malades, les infiltrations œdémateuses des membres inférieurs et des bourses, devient quelquefois une indication opératoire dans les cas de suppuration rénale, et peut même préciser la nature de l'intervention en faisant préférer l'incision à l'ablation du rein, le nombre de malades qui ont été tirés d'un état cachectique par une néphrotomie ne se compte plus; au contraire, cet état devient une contre-indication formelle en cas de néoplasme. C'est encore cet examen des différents viscères et surtout du poumon qui permettra de penser à la nature tuberculeuse d'une pyélo-néphrite dont l'étiologie restait douteuse. C'est assez dire que l'examen du sujet joue un rôle capital aussi bien pour établir le diagnostic de la maladie que pour poser un pronostic et proposer une thérapeutique.

5° **Symptômes à distance.** — Les lésions du rein en elles-mêmes peuvent déterminer du côté de la vessie des symptômes capables de faire errer le diagnostic : miction fréquente, miction douloureuse, rétention d'urine.

Ce sont surtout les états douloureux du rein qui retentissent ainsi sur la vessie. La *fréquence des mictions* est la règle dans la colique néphrétique; je l'ai rencontrée également pendant ces périodes de crises douloureuses que présente le rein mobile; dans ces mêmes états, on trouve des douleurs pendant toute la durée de la miction. Le diagnostic est d'autant plus difficile dans ces cas de cystalgie réflexe d'origine rénale, que le toucher rectal montre la moitié correspondante de la vessie, douloureuse au toucher, douloureuse au contact, mais cet état n'est pas persistant, et alors on peut reconnaître dans l'intervalle, l'intégrité de la vessie à l'intégrité de sa sensibilité au contact ou à la distension (Guyon). Si nous insistons sur ces accidents à distance, c'est que nombre d'interventions se sont adressées à la vessie alors que le rein seul était en cause et les erreurs de diagnostic ne se comptent plus.

En somme, nous voyons en interrogeant méthodiquement la région rénale et l'état général du sujet, qu'il est rare qu'on ne puisse arriver à porter le diagnostic de lésion du rein, mais c'est la notion d'unilatéralité ou de bilatéralité qui est encore le problème aussi délicat qu'important en chirurgie rénale. Tous les moyens de diagnostic local ou général doivent être alors longuement et patiemment mis à contribution, et de simples nuances symptomatiques ont alors une valeur capitale.

CHAPITRE II

TRAUMATISMES DU REIN

Les traumatismes du rein ont été connus de tout temps, les faits épars ont été réunis et analysés par Rayer; les travaux successifs de Ravel, Bloch, Maas, Gargam, en ont établi l'évolution clinique. Clément Lucas, Brodeur, Tuffier, Reczey, ont eu plus spécialement en vue le mécanisme, l'anatomie pathologique et le traitement. Ils ont établi surtout la tolérance remarquable de l'organe et la facilité avec laquelle il répare ses solutions de continuité.

Les traumatismes du rein comprennent :

1° les contusions; 2° les plaies.

RAYER, Maladies des reins, t. I, p. 248. — RAVEL, Thèse de Paris, 1870. — BLOCH, Thèse de Paris, 1873. — MAAS, *Deutsche Zeitschrift für Chir.*, 1878, t. X, p. 126. — GARGAM, Thèse de Paris, 1881. — POIREAULT, Thèse de Paris, 1882. — CLEMENT LUCAS, *Lancet*, 1884, t. I, p. 698. — BRODEUR, Thèse de Paris, 1886. — MAUNOURY, 1er *Congrès français de chir.*, 1885, p. 250. — MORRIS, *Surg. diseases of the Kidney*, p. 117. — OTIS, *Boston med. and surg. Journ.*, 1887, t. II, p. 371. — TUFFIER, *Bull. de la Soc. anat.*, 1888, p. 567 et 617. — TUFFIER, Traumatismes des reins. *Arch. de méd.*, 1888, t. XXII, p. 591 et 697 et 1889, t. XXIII, p. 335. — TUFFIER, Études expérimentales sur la chir. du rein, 1889, p. 65. — RECZEY, *Corr.-Bl. für schweizer Aerzte*, 1889, p. 467. — MILTAS, Thèse de Paris, 1889. — HERTZOG, *Münch. med. Wochenschrift*, 1890, p. 198. — GRAVITZ, *Langenbeck's Arch.*, t. XXXVIII, 1889, p. 419. — TUFFIER, Contusion rénale. Néphrectomie. *Ann. génito-urin.*, 1892.

I

CONTUSIONS

Ce sont les ruptures traumatiques du parenchyme rénal, sans communication directe avec l'extérieur.

Étiologie. — La contusion du rein a lieu soit par *action indirecte* (commotion), soit par *action directe* (contusion proprement dite).

I. **Commotion.** — Elle se produirait dans deux circonstances : 1° par suite d'un choc violent, chute sur les pieds, le siège, le périnée ; 2° par une série de mouvements brusques peu violents, mais répétés, comme cela a lieu dans l'équitation. Les efforts musculaires violents arriveraient au même résultat (Clément Lucas). L'examen attentif des observations laisse encore quelques doutes sur cette prétendue commotion. Les chutes sur le périnée ou le siège, provoquent des ruptures de l'urèthre. Plusieurs faits de chutes sur les lombes suivies d'hématuries ont trait à des calculs du rein, que le traumatisme met en évidence, et qu'une expulsion de graviers vient bientôt confirmer. Le plus souvent les causes invoquées n'ont eu d'action que sur un rein déjà altéré. Pour admettre la commotion, il faut attendre des faits plus démonstratifs et mieux étudiés.

II. **Contusion directe.** — Cette variété est au contraire très fréquente et bien établie. Nous en avons rassemblé 198 observations. Infiniment plus fréquente chez l'homme que chez la femme (136 pour 17), cet accident s'adresse un peu plus souvent au rein droit; exceptionnellement il atteint les deux reins (6 cas).

Le mécanisme de la contusion nécessite l'examen de trois facteurs : la puissance, la résistance et le point d'appui.

La puissance, représentée par l'agent contondant, devra attaquer la glande par l'échancrure iléo-costale qui est le vrai défaut de sa cuirasse. Le rein est partout ailleurs protégé par la cage thoracique et la colonne vertébrale. C'est un coup de pied de cheval, une chute sur une barre de fer ou sur l'angle d'une table, le passage d'une roue de voiture, un coup de tampon de chemin de fer, qui sont les facteurs le plus souvent observés. Pour comprendre leur mode d'action, il faut diviser ces agents en deux groupes : le corps contondant est *large* ou il est *étroit*. S'il est large, il ne peut entrer dans l'échancrure iléo-costale sans briser une ou plusieurs côtes (5 pour 100 des cas) ou la ceinture pelvienne (2 pour 100) [1], les désordres sont alors considérables. Les corps étroits viennent au contraire directement déprimer la paroi abdominale, et comprimer le rein. Ce *mode d'attaque* doit être rapide et inattendu, la paroi est surprise en état de flaccidité, l'échancrure iléo-costale est ouverte au maximum, les parties profondes sont alors le plus mal protégées.

La résistance est représentée par la paroi, les viscères sous-jacents et le

[1] Ces chiffres et les suivants sont empruntés à mon mémoire sur les *Traumatismes du rein*. *Archives gén. de médecine*, 1888, t. XXII, p. 591 et 697; et t XXIII, p. 555.

rein lui-même. C'est l'élasticité de la sangle abdominale qui joue le plus grand rôle; cependant il est exceptionnel de trouver en pareil cas, une ecchymose primitive de la paroi latérale de l'abdomen. Le parenchyme rénal se défend surtout par sa mobilité et par la résistance de sa capsule propre, comme nous l'avons établi; aussi pour que l'action du corps vulnérant soit efficace, il faut que le rein soit « calé ».

Le point d'appui peut être artificiel ou naturel, si le corps vulnérant comprime la glande sur la région lombaire, appuyée elle-même contre un plan résistant, un tampon de chemin de fer, une roue de voiture, le rein pris entre ces deux forces est broyé; si la région lombaire n'est pas doublée, c'est le squelette qui joue le rôle de point d'appui. Nous avons montré expérimentalement et cliniquement que peut-être la 12e côte, et certainement l'apophyse transverse de la 1re lombaire [1] étaient alors les points sur lesquels venait s'écraser le parenchyme rénal. Morris [2], Cl. Lucas, Roberts, expliquent certains faits de déchirure du rein sur les apophyses par l'extension exagérée du corps en arrière, ce qui nous semble difficile à admettre.

On peut, à mon avis, comprendre ainsi le mécanisme d'une contusion du rein : un corps étroit s'engage dans l'échancrure iléo-costale, repousse et *cale* le rein dans l'angle costo-vertébral, puis l'écrase sur l'apophyse transverse de la première vertèbre lombaire. Ce mécanisme cadre avec les constatations après autopsies où nous relevons 27 exemples de déchirure au niveau du hile, sur la face postérieure de l'organe, c'est-à-dire au point correspondant exactement à l'apophyse transversale de la 1re lombaire.

Anatomie pathologique. — Les lésions rencontrées dans les autopsies sont très variables, depuis la simple ecchymose jusqu'au broiement complet de la glande. J'ai établi expérimentalement [3] les différents degrés de cette contusion. Le premier degré est caractérisé par des *ecchymoses sous-capsulaires* décollant une grande partie de la capsule; dans les simples manipulations du rein que nécessite la néphrotomie ou la néphropexie, il est habituel de voir se produire ces contusions. Si la contusion a été plus violente, on trouve des *foyers sanguins intraténaux* dont les plus volumineux et les plus constants siègent au niveau de *la base des pyramides*, c'est le deuxième degré; cette rupture peut être interstitielle ou bien le foyer sanguin s'ouvre dans les calices et le bassinet. Quant au troisième degré, il diffère complètement du précédent en ce que la *capsule est rompue*, l'hémorrhagie se fait en dehors du rein; il existe dans le parenchyme des *fissures profondes* étoilées, multiples; ces fissures siègent en général, au niveau du hile et peuvent séparer le rein en deux fragments. Enfin l'organe peut être réduit en un détritus pulpeux; et exceptionnellement (3 fois) une grosse branche de l'artère rénale est rompue [4]. L'épanchement sanguin est intra ou peri-rénal; intra-rénal, il constitue l'*hémato-néphrose* qui est rarement volumineuse. S'il est *péri-rénal*, le sang s'épanche

(1) TUFFIER, *Loc. cit.*, p. 597.
(2) MORRIS, *Loc. cit.*
(3) TUFFIER, *Loc. cit.*, p. 602.
(4) HOCHNEGG (Soc. império-royale de méd. de Vienne, 1890), a présenté un malade auquel on dut faire la néphrectomie pour anévrysme traumatique de l'artère rénale ayant déterminé l'atrophie du rein.

en large foyer dans l'atmosphère cellulo-adipeuse et de là dans le tissu sous-péritonéal qu'il décolle au loin, si bien que le malade peut succomber à cette hémorrhagie. Dumesnil (¹) cite un cas où le foyer s'est étendu jusque dans le cul-de-sac recto-vésical, et Letulle (²) une observation remarquable où l'épanchement avait fusé jusqu'au niveau du canal inguinal; j'ai relevé 5 faits du même genre. Cette propagation de l'épanchement sanguin est d'une grande importance au point de vue des ecchymoses éloignées visibles auxquelles il peut donner lieu. Nous retrouverons ces faits à propos du diagnostic.

Lésions des organes voisins. — Le péritoine peut être rompu (5 cas), l'épanchechement sanguin se fait dans la séreuse et les malades succombent. Poireault s'appuyant sur quelques observations, prétend que la déchirure du péritoine est inévitable chez les jeunes enfants au-dessous de dix ans, car à cette époque l'atmosphère celluloadipeuse de la face antérieure du rein commence à peine à se développer (³).

Les viscères voisins le plus souvent atteints sont le foie, la rate, la vessie, le poumon, l'intestin; nous avons vu plus haut la fréquence des lésions du squelette.

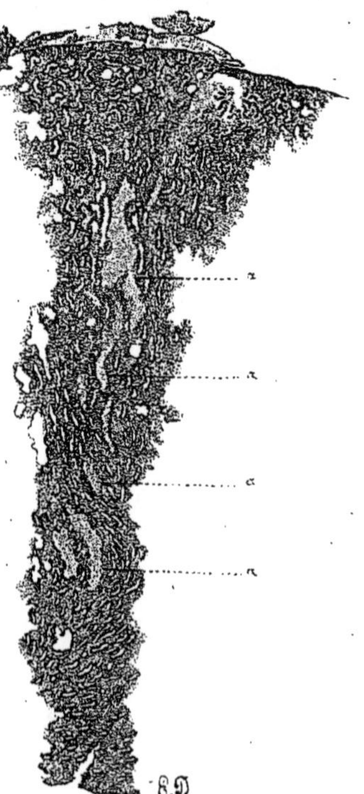

Fig. 55. — Coupe de toute l'épaisseur d'un rein. — En haut on voit l'épanchement sous-capsulaire, et en α le sang est épanché dans l'interstice des éléments du rein. Le premier α montre un épanchement abondant qui siège dans la région sus-pyramidale qui est le lieu d'élection des hémorrhagies interstitielles. (Préparation de Toupet d'après une pièce de Tuffier.)

L'évolution normale des ruptures ne pouvait être élucidée que par l'expérimentation, puisque nous n'avons que 5 autopsies à longue échéance prouvant leur cicatrisation possible. Maas (⁴) et moi-même avons relevé jour par jour le processus de réparation; nous sommes arrivés aux mêmes conclusions; la bénignité et la rapide réparation des lésions. L'épanchement sanguin a disparu dès le 7ᵉ jour, et il est remplacé par un processus de néoformation conjonctive. A la suite de ces cicatrisations, Maas a observé des pigmentations avec productions kystiques. Les lésions du parenchyme sont limitées aux bords même de la plaie, l'épithélium des tubes sécréteurs dégénère; les glomérules s'atrophient, et la prolifération de cellules conjonctives est manifeste dès le septième jour. Ces faits coïncident avec ce que la

(¹) Dumesnil, In Gargam. Thèse de Paris, 1881.
(²) Letulle, *Bull. de la Soc. anat.*, 1876, p. 236.
(³) Sur 13 observations de contusion du rein chez des enfants au-dessous de dix ans, on trouve 3 guérisons et 9 morts, sur ces 9 morts, il n'y a que trois cas où le péritoine ait été trouvé déchiré à l'autopsie.
(⁴) Maas, *Loc. cit.*

clinique nous apprend, puisque Stokes [1], Johnson [2] ont vu le processus en pleine évolution quelques jours après le traumatisme. Mais dans les cas graves avec déchirure et écrasement du parenchyme, la résorption peut être lente, et, deux mois après un accident de ce genre, Ravel [3] trouvait encore à la place du rein un large foyer rempli de détritus et de caillots. Holmes [4], a vu un fait semblable au bout de 18 mois. Malheureusement les phénomènes de réparation sont fréquemment entravés par des infections ascendantes ou d'origine circulatoire. Nous sommes en présence d'un foyer de contusion communiquant avec l'extérieur par une voie longue, étroite, aboutissant à l'urèthre, et qui se laisse facilement envahir par les processus infectieux d'origine vésicale. Chez une malade à qui j'ai dû faire la néphrectomie et dont le rein est représenté figure 56, l'infection consécutive à la contusion était due à une ancienne cystite qui semblait éteinte depuis longtemps. Enfin Maas a pu voir de véritables *kystes urinaires* succéder à ces lésions, et nous avons relevé cliniquement plusieurs de ces faits dits hydronéphroses traumatiques, dont nous verrons l'histoire à propos des complications des contusions rénales.

Symptômes. — I. Symptômes immédiats. — La gravité des accidents provoqués par une contusion rénale ne dépend pas toujours de l'intensité du traumatisme. C'est ainsi que Danyau fils [5] rapporte l'histoire d'un employé qui se heurta le flanc contre l'angle d'un comptoir et n'en continua pas moins à travailler. Il mourait quelques semaines plus tard et à l'autopsie, on trouva une rupture au 3e degré du parenchyme rénal.

Les signes physiques sont : la douleur, l'hématurie, les modifications de la quantité de l'urine et la tumeur.

Un malade qui vient d'être victime de cet accident est en général dans cet état qu'on désigne sous le nom de *choc traumatique*, le visage pâle, les lèvres livides, la peau froide et couverte de sueur, le pouls petit, mou, dépressible, la température est au-dessous de la normale 35 à 36°,5 et le malade peut succomber dans cet état; s'il passe cette première période, des symptômes bien nets permettent un diagnostic.

Douleur. — Elle occupe la région lombaire, elle varie du simple endolorissement à une angoisse syncopale, elle s'irradie en ceinture le long de l'uretère ou de la cuisse; souvent même elle s'accompagne de rétraction du testicule. Elle disparaît vite, mais peut persister plusieurs jours, et revenir même sous forme de coliques néphrétiques qui se terminent par l'expulsion de caillots plus ou moins volumineux, souvent de forme allongée, vermiformes, moulés sur l'uretère. Nous avons constaté ce fait pendant quinze jours chez un malade observé à l'hôpital Beaujon.

L'hématurie est presque constante, et son analyse permet souvent d'établir la gravité des lésions; elle peut *faire défaut* et cela aussi bien dans les cas graves, que dans ceux où tout fait supposer une lésion légère. Dans le

(1) Stokes. In Otis, *Loc. cit.*
(2) Johnson. In Maas, *Loc. cit.*
(3) Ravel, Thèse de Paris, 1870.
(4) Holmes. In Maas, *Loc. cit.*
(5) Danyau (fils). In Rayer, t. I, p. 280.

premier cas, l'uretère a été rompu ou oblitéré: l'existence d'une tumeur lombaire ou des signes d'une hémorrhagie interne permettent alors de comprendre la gravité des lésions. La *qualité* du sang expulsé a une importance. Si l'urine est teintée en noir ou même en rouge, et si elle reste fluide, c'est que la quantité de sang est relativement peu considérable. Au contraire, la présence de caillots nombreux indique une hémorrhagie sérieuse. Harrison (1), Bryant (2), ont signalé 7 cas dans lesquels les caillots affectaient la forme tubulaire; ils étaient expulsés à la suite de coliques néphrétiques. La durée de l'hématurie est en général de deux à cinq jours (16 cas sur 27); elle peut anémier profondément le malade par sa longue *durée*. Barth (3) cite une observation intéressante dans laquelle des hématuries formidables amenèrent la mort au bout de vingt jours; l'autopsie montra une rupture interstitielle du rein avec intégrité de la capsule. Les allures de cette hématurie sont bien connues : elle *suit* en général *immédiatement* le traumatisme; plus rarement elle apparaît dix à douze jours après (Rayer); elle peut également *augmenter* d'intensité avec le temps, exceptionnellement elle apparaît sous forme d'hématurie intermittente séparée par des intervalles de huit à dix jours pendant lesquels l'urine est normale. Maunoury (4), Gelly (5), en ont signalé des exemples. En somme, l'absence d'hématuries ne permet pas de préjuger des lésions, puisque l'expérience m'a montré que si les déchirures superficielles ne s'accompagnent pas d'hématurie, d'autre part, la rupture complète n'implique pas fatalement ce symptôme; son abondance indique toujours une lésion grave. La présence des caillots dans la vessie entraîne la rétention par obstruction du col, complication toujours sérieuse; cette rétention tire toute son importance de ce fait que le traumatisme rénal, en lui-même, donne lieu à de fréquents et impérieux besoins d'uriner et que le cathétérisme immédiat alors nécessaire est trop souvent septique, d'où infection de la vessie, du rein et du foyer de contusion.

La quantité d'urine rendue doit être soigneusement examinée. Pendant quelques heures, il peut y avoir anurie. Bloch a vu un malade qui eut pendant cinquante-huit heures une anurie complète. Puis survient une polyurie compensatrice; de 300 grammes, la quantité d'urine monte à 500 ou 600 grammes et atteint rapidement le taux normal, ou le dépasse pour tomber bientôt à la quantité habituelle. L'expérimentation m'a prouvé que la sécrétion urinaire diminue, mais ne cesse pas dans un rein contus. En tout cas, une oligurie à la suite d'un traumatisme lombaire impose une grande réserve à l'endroit d'une contusion rénale.

Tumeur. — L'examen de la région lombaire s'impose en pareil cas, mais la douleur dont elle est le siège nécessite un examen particulièrement délicat. Le palper bimanuel, lent, continu et progressif, permet de limiter dans la région du flanc une tumeur dont les caractères sont de première importance. Tantôt c'est un empâtement diffus faisant corps avec toute la fosse lombaire, empâte-

(1) HARRISON, *Lectures of the surgical disorders of the urinary organs.*
(2) BRYANT, *Guy's hosp. Rep.*, 1861, p. 42.
(3) BARTH, *Bull. de la Soc. anatomique*, 1876, p. 659.
(4) MAUNOURY, *Congrès français de chir.*, 1885, p. 250.
(5) GELLY, *Revue médic. de l'Est.* Nancy, 1884, p. 231.

ment plus ou moins dur, adhérent à la région; il s'agit alors *d'un épanchement péri-rénal*. Au contraire, cet examen fait-il constater une tuméfaction facile à limiter, arrondie, mobile, susceptible de ballotter, il s'agit d'une *hématonéphrose*.

L'ensemble de ces accidents suffit en général pour poser le diagnostic. Au bout de quelques jours peuvent apparaître d'autres symptômes, au premier rang desquels on doit signaler l'ecchymose.

II. **Symptômes consécutifs.** — L'*ecchymose* peut siéger au *point même* de la contusion ou dans une *région éloignée*. Quand elle occupe la région lombaire, elle doit, pour avoir une véritable valeur nosologique, n'apparaître que quatre ou cinq jours après l'accident. Son importance est plus grande encore quand elle siège dans la région *inguinale*. Dumesnil et son élève Gargam [1], ont insisté sur la valeur de ce symptôme, qui indiquerait une lésion grave du rein, mais sur 5 observations, 3 fois il y avait fracture concomitante du bassin, fracture capable d'expliquer cette ecchymose. Nous l'avons vu une fois dans nos expériences.

Formes. — Le groupement de ces différents accidents permet de constituer trois types de gravité : Dans *les cas graves*, le malade tombe dans le collapsus et peut mourir avec les signes d'une hémorrhagie interne, ou bien, ces premiers accidents dissipés, une tuméfaction diffuse des lombes, quelquefois une augmentation de volume du rein, indiquent un gros épanchement sanguin.

Dans *les cas légers*, on constate une douleur vive de la région lombaire, des urines teintées légèrement, ou une oligurie persistant pendant vingt-quatre ou quarante-huit heures, puis tout disparaît.

Dans les cas de *moyenne gravité*, l'hématurie est immédiate et persistante avec ou sans caillots; l'oligurie se traduit par 300 ou 500 grammes d'urine pendant deux à trois jours, la palpation des lombes dénote une tuméfaction diffuse, bientôt une ecchymose lombaire ou plus rarement inguinale démontre la gravité de la lésion. C'est dans ces cas que la réplétion de la vessie par des caillots ajoute à la gravité des accidents, c'est alors que le malade est sous le coup de complications qu'il nous reste à étudier.

Marche, Pronostic et complications. — En général, les ruptures du rein guérissent sans suppuration. Dans les déchirures simples, la mortalité est de 43 pour 100; au contraire, pour les ruptures accompagnées de déchirures, d'autres organes ou de fractures des os voisins, elle s'élève à 87 pour 100. Les symptômes que nous avons signalés ne permettent pas toujours un pronostic immédiat; c'est l'abondance de l'hématurie et la tuméfaction des lombes qu'il faut interroger à cet égard. Mais la gravité est surtout déterminée par les accidents consécutifs et les accidents tardifs, puisque nous voyons que dans 47 pour 100 des cas ils ont déterminé la mort.

Complications consécutives. — Ce sont en général des *accidents infectieux* qui suivent la voie ascendante et éclatent à la suite d'un cathétérisme septique. La suppuration de l'épanchement sanguin est très fréquente; elle siège soit dans

[1] *Loc. cit.*, p. 52.

l'atmosphère péri-rénale, soit dans le rein. Les suppurations péri-rénales sont intéressantes en ce qu'elles peuvent se développer plusieurs semaines, plusieurs mois, voire même plusieurs années après le traumatisme. Malheureusement, les observations suffisamment détaillées manquent dans ces derniers cas pour établir nettement la relation de cause à effet entre le traumatisme et l'infection. Un léger mouvement fébrile, une diminution de la quantité des urines pouvant même aller jusqu'à l'anurie, sont les premiers indices de la suppuration. Si elle est intra-rénale, elle est enkystée dans l'intérieur du rein, constituant un véritable abcès du parenchyme, ou elle forme des abcès multiples comme nous en avons vu récemment un exemple (fig. 56); elle se manifeste plus rarement sous forme de pyélonéphrite. L'évolution des accidents est en général la suivante : après un cathétérisme nécessité par l'abondance des caillots contenus dans la vessie; le malade ressent quelques frissons, la température s'élève, l'urine se trouble et devient purulente, la région du rein est douloureuse et à la palpation on constate une augmentation de volume de l'organe. Ces accidents peuvent acquérir une gravité toute particulière quand l'infection gagne l'autre rein. Le fait le plus curieux à cet égard est celui de Rowdon [1] : Un enfant tombe sur le flanc droit et urine du sang; on le cathétérise pour extraire les caillots de la vessie, une cystite se déclare, on croit à une lésion du rein contus et on l'enlève par la néphrectomie; les accidents continuant, on fait la cystotomie latérale, le malade meurt et l'on trouve à l'autopsie une pyélonéphrite suppurée du *rein gauche*. Ce fait montre la nécessité d'une asepsie parfaite.

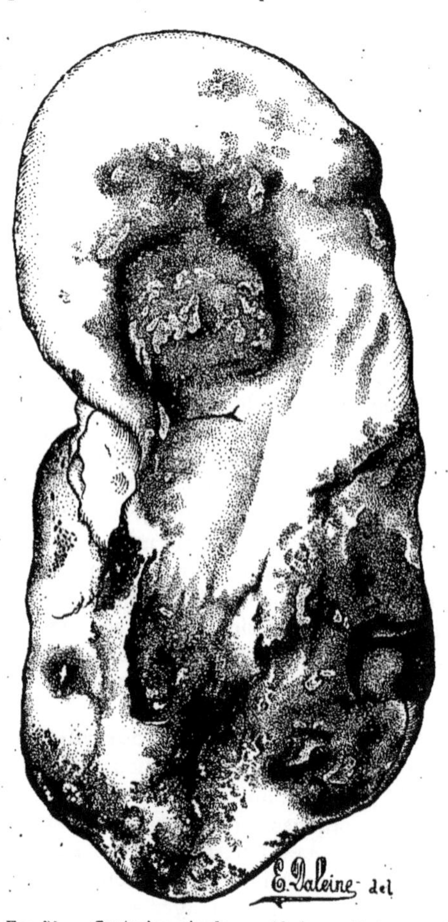

Fig. 56. — Contusion rénale. — Abcès multiples consécutifs. — Nephrectomie. (Tuffier.)

A côté de ces suppurations, prendront place certains cas d'*hydronéphrose*

[1] Rowdon, *Proceedings of the med. and surg. Soc.*, 22 May, 1883.

traumatique. On doit envisager sous ce nom les dilatations rénales aseptiques consécutives à une contusion. J'ai rassemblé 16 cas portant cette étiquette, ils peuvent se diviser en trois groupes : les uns dans lesquels l'épanchement s'est produit en quinze jours et a atteint un volume considérable. Il s'agit évidemment là d'un épanchement urineux extra-rénal [1]. Un second groupe a trait à des dilatations rénales survenant plusieurs années après la contusion; il est possible qu'en pareil cas ce soit par l'intermédiaire d'une mobilité traumatique du rein que l'hydronéphrose se produise, mais rien dans les observations publiées n'indique l'état de l'uretère. Le troisième groupe dans lequel l'origine traumatique et son mécanisme sont indiscutables, se compose du seul fait de Soller [2], où l'autopsie a montré un rétrécissement cicatriciel de l'uretère. C'est assez dire la rareté de cet accident.

Complications tardives. — Le traumatisme du rein en lui-même peut provoquer des lésions de *néphrite traumatique médicale*, insidieuse, très tardive et très grave. Rayer avait déjà signalé ces accidents. Ce sont des néphrites interstitielles avec polyurie et albuminurie légère, évoluant comme une néphrite vulgaire artério-scléreuse; plus rarement, c'est une véritable néphrite épithéliale affectant le type clinique du mal de Bright (Veret) [3]. Le syndrome clinique de la néphrite peut affecter une forme plus curieuse encore étudiée par M. Potain, l'œdème est alors unilatéral et occupe le même côté que le rein blessé; il s'agit là d'une néphrite catarrhale avec hémi-anasarque.

A côté de ces faits bien établis, nous devons ranger des complications encore discutables, telles que la formation des calculs, la production de kystes et le développement d'un rein mobile ou d'un néoplasme.

Tous les auteurs s'accordent à admettre la relation de cause à effet entre le traumatisme et les *calculs*. Sur les 20 observations publiées sous cette rubrique, il en est bon nombre à rejeter, ce sont : d'abord celles dans lesquelles le calcul précédait certainement la contusion, comme les deux malades d'Hutchinson et de Morris qui ont succombé quelques jours après l'accident et qui avaient des calculs dans le bassinet; il faut tenir compte de ces faits au point de vue des lésions graves que peut déterminer un traumatisme léger sur un rein calculeux. Éliminons de même les observations dans lesquelles le choc fut unilatéral et où la lithiase frappa les deux reins; si bien qu'en fin de compte, nous arrivons au nombre de 8 malades, chez lesquels ce mécanisme est admissible, il en est 2 chez lesquels on a trouvé le caillot fibrineux au centre du calcul [4]. Toutefois, il faut bien admettre qu'il existait alors une prédisposition du sujet, car nous n'avons jamais pu démontrer la formation de calculs rénaux même après l'introduction dans le bassinet de corps étrangers aseptiques [5].

Kystes. — L'influence des traumatismes sur leur production a été invoquée

(1) STANLEY, *Med. chir. transact.*, 1844, p. 1. — JOEL, *Bull. de la Soc. méd. de la Suisse Romande*, 1870, p. 162.

(2) SOLLER, *Lyon méd.*, t. XXXV, p. 333, 1880.

(3) VERET, Thèse de Paris, 1882. Obs. de Tuffier.

(4) HINTON, *Med. Times and Gaz.*, 1866, 3 février. In MAAS, *Loc. cit.* WILSON. In RAYER, t. I, p. 292.

(5) TUFFIER, *Bull. de la Soc. anat.*, 1888, p. 702.

par Gargam [1], mais là encore la lecture des observations ne permet pas le départ entre les épanchements urineux enkystés et les kystes proprement dits.

Quant aux *tumeurs*, Roberts, Dickinson, Ebstein font jouer un rôle au traumatisme, comme valeur étiologique. Les observations prouvent que ce facteur n'a dans le cas particulier que la valeur qu'on lui reconnaît dans le développement des tumeurs en général. Il en est tout autrement pour *le rein mobile*. Il est nettement démontré qu'à la suite d'un traumatisme, on a pu constater la présence d'un rein déplacé, et c'est la cause la plus fréquente chez l'homme; mais, là encore, le traumatisme a pu n'être que l'occasion de cette mobilité, il est probable qu'il existait une débilité congénitale de l'appareil suspenseur du rein. Nous avons recherché, chez un grand nombre de malades, la présence d'un rein mobile à la suite d'un traumatisme direct de la région lombaire ou après de violents efforts; nous n'avons jamais pu en trouver un seul cas.

En somme, la gravité principale des traumatismes réside: dans les *accidents primitifs d'hémorrhagie* et dans les *accidents secondaires d'infection*, les autres complications sont relativement rares. Quand le malade a traversé la première période, il a grandes chances de guérir complètement.

Diagnostic. — Il porte sur plusieurs points : 1° Le rein est-il blessé. 2° Quel est le degré des lésions. 3° Y a-t-il quelque complication. Si le blessé est en état de choc, le diagnostic est bien difficile, à moins qu'une hématurie vienne indiquer l'organe lésé ou qu'un cathétérisme bien avisé ne fasse découvrir du sang dans la vessie; l'autopsie seule révélera la lésion caractérisée par une déchirure du rein, et en général d'un des viscères adjacents, le foie ou la rate. D'autre part, le diagnostic s'impose toutes les fois qu'une *tumeur ou un empâtement lombaire* sera reconnu, ou qu'une *hématurie*, véritable signe pathognomonique, apparaîtra. C'est en tenant compte de ces deux facteurs que le diagnostic de la contusion et son degré peuvent être posés. Mais à côté de ces faits, il en est d'autres qui ne permettent pas de se prononcer. A la suite d'un choc lombaire, vous trouvez une douleur vive avec son siège et ses irradiations urétéro-testiculaires; mais l'urine est claire, la région contuse inexplorable à cause des douleurs dont elle est le siège, le diagnostic reste en suspens jusqu'au moment où l'émission d'urine sanguinolente, ou l'apparition d'une des complications tardives relèvera la lésion rénale. Tout au plus dans ces cas, en palpant soigneusement le rein, comme nous le faisons pour les contusions osseuses (loin du point frappé ou sur la face opposée), provoquera-t-on une douleur qu'une déchirure rénale pourra seule expliquer. L'examen des urines, l'oligurie persistante d'une part, la présence de globules sanguins dans l'urine d'autre part, permettront de hasarder une hypothèse. En somme, le diagnostic est toujours très épineux dans ces cas, et le fait est d'autant plus grave que souvent les ruptures complètes du rein ne s'accompagnent pas d'hématuries.

L'hématurie et la tumeur lombaire sont donc les éléments du diagnostic nosologique; ils permettent même de prévoir *le degré des lésions*. Une hématurie abondante, rutilante, ou accompagnée de caillots, continue, persistante

[1] GARGAM, *Loc. cit.*, p. 47.

est toujours d'un pronostic grave, quel que soit l'instant de son apparition. La présence d'une tumeur lombaire, même en l'absence d'hématurie, indique toujours une lésion profonde.

Quant aux *aux traumatismes des organes voisins*, fractures, déchirures viscérales, c'est la recherche méthodique de leurs signes propres qui les feront reconnaître. Il est un diagnostic tardif important au plus haut point, c'est celui des *complications inflammatoires*. Aussitôt que la température s'élève, dès que les douleurs lombaires deviennent plus vives, et surtout si la quantité des urines diminue, on doit penser à une infection du foyer contus et modifier la thérapeutique en conséquence. Dans un cas, la douleur et la fièvre quinze jours après une contusion du rein nous ont permis de porter le diagnostic et de pratiquer la néphrectomie). Enfin *les accidents à longue portée*, par leur importance dans toute la pathologie rénale, nous imposent la nécessité de rechercher dans le passé d'une néphrite, d'un phlegmon péri-rénal, d'une tumeur, d'un calcul ou d'une ectopie, l'origine traumatique de l'affection.

Traitement. — La profondeur à laquelle siège l'organe blessé a de tout temps obligé le chirurgien à intervenir par des moyens purement médicaux; depuis 1869, avec G. Simon (de Heidelberg), l'intervention chirurgicale a été proposée et acceptée

Au moment même de l'accident, c'est le choc qu'il faut combattre : les piqûres d'éther, les boissons chaudes seront employées. Cette première période traversée, on est en présence d'une hémorrhagie se faisant jour par l'uretère, ou diffusant dans l'atmosphère péri-rénale. Le repos absolu, dans le décubitus dorsal, la morphine à petites doses pour calmer la douleur, l'absorption de petits fragments de glace pour empêcher les vomissements, n'agissent qu'indirectement. L'application de glace sur la région lombaire, l'ergotine, l'infusion de matico, le perchlorure de fer, employés en pareil cas, n'ont jamais donné de résultats bien certains; c'est qu'il s'agit alors de la rupture d'un vaisseau de gros calibre. La compression de la région lombaire au moyen d'une bande de flanelle garnie de ouate remplira le meilleur rôle hémostatique; toutefois il ne faut pas exagérer son efficacité et avant tout, la méthode décongestionnante (applications de ventouses, alimentation légère, boissons abondantes, quoi qu'en disent les auteurs anglais, les larges irrigations rectales) est susceptible d'avoir une action; mais elle est souvent insuffisante et c'est alors que se pose la question d'intervention. Je ne signale que pour mémoire le moyen proposé par Fenwick ([1]), d'aspirer par l'uretère un coagulum du rein pour oblitérer ce conduit; ses compatriotes, Morris, Bruce, Clarke en ont fait justice.

Le véritable *traitement chirurgical* dans ces hémorrhagies persistantes, c'est l'incision lombaire. Elle permet d'aborder le rein, de se rendre maître de l'hémorrhagie, soit par la ligature d'un vaisseau, soit par la néphrectomie partielle que nous avons préconisée, dont nous avons montré expérimentalement et cliniquement l'efficacité et que Czerny ([2]) vient d'appliquer avec succès; soit enfin par le tamponnement iodoformé. La néphrectomie totale

([1]) Fenwick, *Lancet*, 1887, t. I, p. 576.
([2]) Czerny, Herczel, *Beiträge zur klin. Chir.*, t. VI, p. 512, 1890.

ne sera pratiquée que dans les cas où le rein est complètement broyé (1). L'indication de l'intervention armée me paraît être l'hématurie persistante, accompagnée de caillots abondants qui provoquent une rétention d'urine. De même la tumeur lombaire progressivement croissante, avec symptômes d'anémie aiguë, me semble une indication opératoire très nette.

Les accidents consécutifs sont fréquemment l'objet d'une thérapeutique : au premier titre, la rétention d'urine par les caillots ; on mettra là en pratique les préceptes du cathétérisme aseptique, et nous ne saurions trop répéter qu'une asepsie parfaite est ici indispensable, car il existe, de la vessie jusqu'au rein une vaste nappe sanguine qui fournirait un champ fécond d'inoculation. Dans le même but l'asepsie de plaies concomitantes, et le traitement des moindres complications médicales doivent être soigneusement effectués sous peine de voir une auto-intoxication s'établir.

Dès qu'une infection se sera manifestée, elle nécessitera l'intervention immédiate, puisque la statistique montre la mortalité considérable en pareil cas (75 0/0). L'incision franche des abcès péri-néphrétiques ou du rein suppuré est la meilleure pratique à suivre ; seules les collections kystiques consécutives aux traumatismes sont justiciables de la ponction simple. Dans le cas où la collection purulente aurait détruit la plus grande partie du rein, la néphrectomie s'imposerait, surtout s'il s'agissait d'un blessé encore jeune, ou si plusieurs petites collections purulentes intrarénales ne permettaient pas une évacuation totale, ainsi que cela avait lieu chez cette malade dont le rein figure ici (fig. 56).

II

PLAIES DU REIN

Étiologie. — Ces accidents sont plus rares que les contusions. La profondeur à laquelle siège le rein explique pourquoi ces blessures sont surtout produites par des instruments piquants ou par des armes à feu ; toutefois nous conserverons ici la division classique en plaies par instruments *piquants*, *tranchants*, *contondants et plaies par armes à feu*. Quel que soit l'agent vulnérant, l'intérêt chirurgical de la blessure est en général lié à sa voie de pénétration *lombaire* ou *abdominale*.

I. **Piqûres du rein.** — Ce sont là des accidents très rares. Les faits les plus connus sont le coup de poignard rapporté par Fallope, le coup d'épée dont parle Garengeot (2) ; quant à ce coup de fourche (3) qui choisit la voie rectale pour pénétrer jusqu'au rein, il détermina plutôt une plaie contuse. La vraie plaie par instrument piquant est celle que nous faisons en explorant un rein calculeux par acupuncture ou en passant les fils dans la néphrorraphie ; il est à peine besoin d'insister sur son innocuité. Seul l'écoulement

(1) Dans les cas où il y a plusieurs viscères lésés, et où le blessé est en état de choc, l'intervention primitive doit bien entendu être ajournée.

(2) Garengeot, *Mém. de l'Acad. royale de chir.*, t. II, p. 117.

(3) Murphy, *Monthly Archiv.*, mars 1834. In Morris.

sanguin relativement abondant, pourrait paraître inquiétant, mais j'ai démontré [1] qu'il cède rapidement à une simple compression.

II. **Plaies par instruments tranchants et contondants et par armes à feu.** — Les coups de couteau, de sabre ou de yatagan pénétrant jusqu'au rein par la région lombaire, constituent les agents habituels de ces traumatismes. Rayer rapporte le cas d'une blessure par coup de couteau qui pénétra au-dessous de la 10e côte et sépara net le bord inférieur de l'organe. Les plaies par armes à feu sont plus fréquentes; outre les 78 faits de la guerre de Sécession, nous en avons rassemblé 38 observations. Ces agents pénètrent soit par la région lombaire, soit en un point quelconque du thorax ou de l'abdomen, souvent même très loin de la région rénale : Otis [2] a vu ainsi l'orifice d'entrée sous la clavicule gauche.

Anatomie pathologique. — Quelle que soit la nature de l'agent vulnérant, la première conséquence de la plaie est une hémorrhagie abondante, surtout dans les blessures par instrument tranchants. Elle est moins considé-

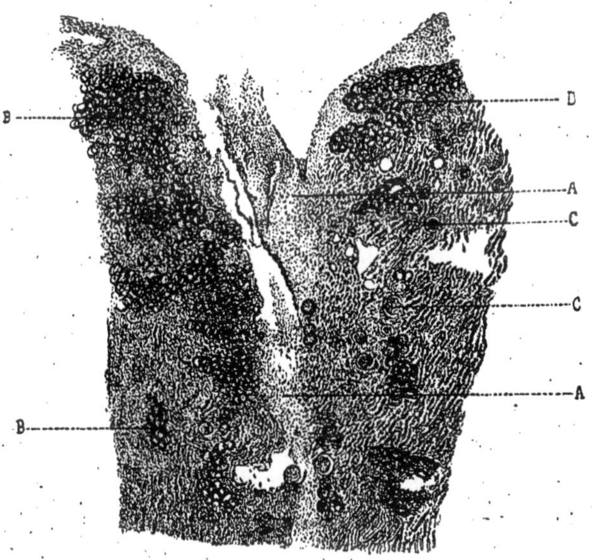

Fig. 57. — Cicatrice du rein, prise au niveau du bord convexe (48 heures après la néphrotomie). — AA, cicatrice formée de cellules embryonnaires, elle s'élargit en haut, du côté de la capsule. — BB, tubes contournés en dégénérescence par suite de la section de leurs canaux d'excrétion au niveau de la cicatrice. — CC, glomérules (Tuffier).

rable dans les plaies par armes à feu. Baudens [3] avait déjà remarqué la rareté des hémorrhagies mortelles à la suite de ces plaies, à moins qu'elles n'atteignent les vaisseaux du hile. La clinique nous apprend que ces blessures

(1) Robineau-Duclos, Thèse de Paris, 1890.
(2) Otis, *Med. and surg. history of American War of Rebellion*, t. II.
(3) Baudens, *Clinique*, 1836, p. 356.

occupent le plus souvent la face postérieure; fréquemment elles traversent l'organe. Elles peuvent même le séparer en deux fragments.

Les *plaies par armes à feu* traversent le rein de part en part, s'accompagnant souvent de fissures plus ou moins étendues de l'organe et guérissent cependant. Simon (1) en a rapporté deux cas. Le malade de Knox avait une plaie de 3 pouces de largeur et guérit en quinze jours. Le soldat de Bourienne reçut un coup de baïonnette et se rétablit en vingt-quatre jours. Le blessé de Purmann guérit en six semaines malgré une rétention d'urine qui persista plusieurs jours. Legouest (2) trouva une cicatrice guérie sur un soldat russe. Nauwerck (3) montrant une balle de revolver dans le rein, et Simon puis Socin (4), une balle enkystée dans le parenchyme, prouvent la tolérance du rein pour les corps étrangers. Dupuytren (5), Sanson avaient déjà signalé des faits semblables.

Enfin, fréquemment les *organes voisins* sont atteints. Dans le relevé de 69 faits rapportés dans notre mémoire, 31 ont trait à des *plaies par armes blanches*, avec 14 blessures des organes voisins (5 du foie, 4 du péritoine, 3 du poumon, 2 de l'intestin). Dans les *plaies par armes à feu*, au contraire, sur les 78 blessés de la guerre d'Amérique, il y eut 33 lésions d'autres viscères, et sur nos 38 observations, nous relevons 12 lésions du foie et du tube digestif.

L'anatomie pathologique ne nous paraissait pas suffisamment établie par les faits. Après Tillmans (6), qui avait déjà étudié la réparation des pertes de la substance par une greffe compliquée, nous avons suivi *de visu* les lésions immédiates, et le processus d'évolution des plaies du rein. La section longitudinale de la glande s'accompagne d'une hémorrhagie considérable ayant pour source le réseau sus-pyramidal. L'écoulement sanguin est abondant, persistant, mais non mortel (7); le fer rouge, même bien manié, est impuissant à l'arrêter. La compression simple suffit à l'hémostase. Cette section ne s'accompagne pas de hernie du parenchyme. L'*extrême facilité du processus réparateur*, l'*absence de suppuration* et d'*infiltration d'urine* sont les trois faits qui nous ont le plus vivement frappés. Le processus de la cicatrisation est le suivant (fig. 57) : si les bords de la plaie sont rapprochés, l'épanchement sanguin se résorbe entre deux et sept jours. Si ses bords sont éloignés, il persiste un temps indéterminé. *Au niveau de la plaie*, le sang épanché subit la désintégration granuleuse et se résorbe du 2e au 7e jour. *Sur les bords de la plaie*, les éléments nobles se mortifient, l'épithélium des tubes contournés devient granuleux dans toutes les régions où ces tubes sont privés de leurs connexions glomérulaires, leur lumière est remplie de globules sanguins ou de fibrine. Après quarante-huit heures une prolifération embryonnaire peu intense envahit les espaces péritubulaires et périvasculaires, faisant une véritable bande autour de la plaie; la lumière des tubes est effacée. Au 4e jour, le tissu conjonctif s'organise; les

(1) SIMON, *Chir. der Nieren.*
(2) LEGOUEST, *Chir. d'armée pour* 1864, p. 556.
(3) NAUWERCK, *Corresp.-Blatt für schweizer Aerzte*, 1878, p. 600.
(4) DUPUYTREN, *Blessures par armes de guerre*, 1830, chap. v.
(5) SOCIN, *Kriegs-chir. Erfahrungen*, p. 96, 1872.
(6) Voy. pour plus de détails : *Études expérimentales sur la chir. du rein*, 1889, p. 81.
(7) Chez les animaux du moins.

tubes persistent, mais s'atrophient; les glomérules perdent les trois quarts de leur volume. Au 7e jour la cicatrice est conjonctive, on ne trouve plus qu'une mince bande fibreuse au milieu de laquelle se voient les éléments nobles atrophiés, sans qu'on puisse y trouver la régénération dont parle Pisenti (fig. 57).

Symptômes et diagnostic. — En général, les plaies du rein, surtout les plaies par armes à feu, s'accompagnent d'accidents graves de choc. Ce n'est qu'après leur disparition qu'on peut facilement examiner la blessure.

Les caractères tirés de l'examen de la plaie. Son siège, sa direction, les liquides qui s'en échappent, les douleurs qui l'accompagnent, plus rarement l'hématurie, sont de première importance. Le *siège* dans la région lombaire, la *direction* particulière de la plaie abdominale, le trajet suivi par un stylet introduit à ce niveau, peuvent fournir des présomptions sur la blessure du rein. L'examen *des liquides* qui en sortent donnent des renseignements beaucoup plus précis. L'écoulement *sanguin* abondant indique que la blessure a pénétré profondément, car tous les gros vaisseaux sont à ce niveau sous la couche musculo-aponévrotique, l'hémorrhagie peut être très abondante et amener la mort, mais, avec un écoulement sanguin peu abondant et une plaie petite; c'est qu'alors un des gros vaisseaux du rein a été blessé et les signes d'hémorrhagie interne le prouvent. Morgagni et Garengeot (1) rapportent l'histoire de deux malades atteints de plaie lombaire par coup de couteau, suivie d'une hémorrhagie mortelle; dans les deux cas, il y avait plaie de la veine rénale. Cette hémorrhagie peut être retardée, dans les plaies par armes à feu l'hémorrhagie primitive est peu abondante, mais par contre on peut voir apparaître des hémorrhagies secondaires très graves. Rayer et Socin (2) ont cité des cas de mort au 48e jour; il s'agissait évidemment de complications infectieuses.

L'*issue de l'urine par la plaie* est le signe pathognomonique mais rare de ces blessures : sur 38 plaies par armes à feu, nous le voyons noté 9 fois (23,6 pour 100), et sur 37 blessures par instruments tranchants nous n'en relevons qu'un exemple (2,7 pour 100); et cependant des observations comme celles de Baudens (3), de Dupuytren (4), où l'on a mis le doigt dans le rein, mettent hors de doute l'exactitude du diagnostic. L'*issue de l'urine par la plaie est un signe de lésion du bassinet ou de l'uretère,* elle est exceptionnelle dans les plaies du rein (5).

La *douleur* est très variable; s'irradiant dans certains cas vers le testicule et simulant la colique néphrétique; mais elle manque souvent. Survenant vers le 2e ou le 3e jour, elle est due à quelque complication inflammatoire du côté du péritoine ou de l'intestin. Si elle apparaît du 8e au 10e jour, elle est causée par une infection du foyer sanguin.

L'*examen qualitatif et quantitatif de l'urine* a une importance considérable.

(1) MORGAGNI et GARENGEOT, *Loc. cit.*
(2) SOCIN, *Loc. cit.*
(3) BAUDENS, *Chir.*, p. 336, 1836.
(4) DUPUYTREN, *Loc. cit.*
(5) J. BELL, in RAYER.

L'*hématurie* est pathognomonique, mais inconstante (58 pour 100). Des expériences m'ont prouvé que les plaies superficielles ne s'accompagnent pas d'hématurie; si, au contraire, la déchirure est profonde, elle peut être abondante, et Rayer a vu succomber un malade après une hématurie de quarante-six jours. Les plaies par armes à feu sont celles qui s'accompagnent le plus souvent de cet accident. L'*anurie* est exceptionnelle, quoique Forrest [1] ait signalé un cas où elle a duré sept jours. L'*oligurie* (500 à 600 grammes d'urine dans les vingt-quatre heures) est plus fréquente.

Ces symptômes permettent en général le diagnostic, et l'issue d'un liquide par la plaie ne peut prêter à confusion que dans des cas exceptionnels comme celui de Holmes [2], où, à la suite d'un coup de stylet dans la région lombaire, on constata un écoulement de liquide transparent; il s'agissait d'une blessure du canal rachidien. L'hématurie et l'écoulement d'urine par la plaie restent les deux signes pathognomoniques, mais comme pour la contusion, il faut, après avoir établi le diagnostic de la blessure du rein, rechercher avec le plus grand soin la tuméfaction lombaire, l'épanchement péritonéal, les signes d'une blessure d'un organe voisin.

Complications. — I. **Complications immédiates.** — Les plaies de la glande rénale peuvent se compliquer de lésions des organes voisins; nous en avons parlé à propos de l'étiologie. Il nous reste à mentionner un accident fort curieux, mais heureusement rare, la *hernie ou prolapsus du rein*. Sain ou blessé, l'organe fait hernie par la région lombaire. La plaie qui lui donne issue est large, c'est un coup de couteau, de yatagan (Marvaud) [3], soit même un coup de feu (Pilcher). La hernie est en général immédiate; exceptionnellement elle est consécutive à un effort du malade, effort qui fait sortir le rein à travers la plaie. En général, une seule des extrémités vient s'étrangler entre ses lèvres. Si le rein prolabé est sain, sa coloration et sa température nous donnent la garantie de son intégrité, il faut le réduire antiseptiquement (Otis). Si, au contraire, il est blessé ou sphacélé, l'hémostase et la réduction dans le premier cas, l'ablation immédiate dans le second, nous paraissent préférables à la conduite suivie par Marvaud, qui a lié la partie herniée et qui a laissé tomber la ligature.

II. **Complications consécutives.** — La *péritonite* et la *suppuration* tiennent le premier rang. La péritonite est surtout fréquente dans les plaies par armes de guerre; elle serait due théoriquement à l'épanchement de l'urine dans la séreuse. Nos expériences [4] sur l'action de l'urine aseptique ne paraissent pas justifier cette théorie, et nous croyons plutôt qu'il s'agit là d'infection soit par la plaie, soit par un cathétérisme septique.

L'*infection du foyer sanguin et la suppuration* qui, avec les précautions antiseptiques, deviennent de plus en plus rares, se manifestent du 6e au 10e jour par une recrudescence de douleurs, de la fièvre et une tuméfaction lombaire. Après les blessures par armes à feu, elles indiquent en général la présence d'un

(1) FORREST. In MORRIS, *Loc. cit.*, p. 168.
(2) HOLMES, *Med. chir. Transact.*, t. LXV, p. 155.
(3) MARVAUD, *Revue de méd. militaire*, octobre 1875.
(4) Soc. de biologie, 1890, p. 153, 357, 434.

corps étranger organique. Demme [1] et Hennen [2] ont rapporté les observations de blessés qui rendirent, après maintes coliques néphrétiques, des fragments de vêtement par l'urèthre. L'infection ascendante, ou une infection générale, par une fièvre typhoïde par exemple (Otis) [3], ont été plusieurs fois notées. Enfin, cette suppuration peut gagner l'autre rein, comme dans l'observation de Bruns [4]. Il s'agissait d'une blessure du rein gauche; le cathétérisme amena la suppuration des caillots vésicaux, une cystite suivie de pyélonéphrite bilatérale, et la néphrectomie du rein blessé suivie d'anurie et de la mort du malade.

III. **Complications tardives.** — Les fistules sont heureusement extrêmement rares; il n'en est mentionné qu'un seul fait dans la statistique de la guerre de Sécession, et dans notre relevé nous n'avons pas trouvé cette complication à la suite de plaies simples et de plaies par armes à feu.

Le seul fait digne d'intérêt, c'est que les blessés guéris conservent longtemps ou indéfiniment des accidents que l'histoire de la guerre de Sécession a bien mis en lumière. Sur 25 malades guéris, 15 présentèrent consécutivement des accidents plus ou moins graves, tels que de la cystite, de la pyurie, des dépôts phosphatiques dans l'urine, des douleurs, des contractures, des paralysies musculaires, qui doivent entrer en ligne de compte dans l'établissement du pronostic et ajoutent encore à la gravité de ces traumatismes.

Pronostic. — Tout ce qui précède nous montre combien le pronostic des plaies du rein doit être réservé. Dans notre statistique, comprenant 31 plaies par instruments tranchants et 38 plaies par armes à feu, nous trouvons 8 morts pour les premières (25,8 pour 100), et 16 pour les secondes (42,1 pour 100). Mais le départ des cas simples et des cas complexes importe plus encore, puisque sur les 8 morts de la première catégorie, 6 avaient d'autres blessures viscérales. De même dans les 16 cas mortels de plaies par armes à feu, 11 étaient imputables à des lésions multiples. La conclusion est donc bien nette : *les plaies du rein en elles-mêmes n'offrent qu'une gravité relative*, qui cadre bien avec ce que la physiologie et l'expérimentation démontrent; ce sont donc les lésions des autres viscères abdominaux qui commandent surtout la gravité du pronostic.

La gravité des complications est variable suivant leur nature. Elles sont plus fréquentes dans les plaies par armes à feu (52 pour 100) que dans les plaies par instruments tranchants (22 pour 100). Malheureusement, il est bien difficile de prévoir par les symptômes quelle sera la gravité de la blessure. Le siège de la plaie à la face antérieure de l'abdomen comporte un pronostic particulier bien facile à comprendre. L'*hématurie*, l'*anurie*, l'*oligurie* ne permettent aucune conclusion; seule leur persistance doit entrer en ligne de compte; il en est de même de l'écoulement de l'urine par la plaie, qui est symptomatique d'une blessure de l'uretère. La présence de corps étrangers

(1) DEMME, *Med. chir. Studien*, t. II. p. 151, 1861.
(2) HENNEN, *Guy's hôp. Rep.*, 1868, p. 93.
(3) OTIS, *Loc. cit.*
(4) BRUNS, *Würtemb. med. Corresp.-Blatt*, 1851, p. 14.

aggrave peu le pronostic, puisque les deux malades chez lesquels nous avons relevé cet accident ont guéri. Socin [1] a trouvé ainsi dans le rein une balle enkystée depuis plusieurs années.

Traitement. — Les plaies du rein ont une tendance naturelle à la guérison et à la guérison rapide; c'est assez dire que nous devons simplement faciliter ces tendances. Pour cela nous agirons sur l'état général et nous pratiquerons l'antisepsie dans le foyer même de la plaie. Au début l'indication est de relever les forces du malade qui est toujours en état de dépression. L'antisepsie parfaite de la plaie, après s'être assuré que le liquide excrété est exclusivement sanguin, constitue la première condition locale; le tamponnement par la gaze iodoformée est un excellent hémostatique. Si, au contraire, le liquide est reconnu physiologiquement et cliniquement d'origine urineuse, il faut lui assurer un facile écoulement dans un milieu antiseptique et absorbant. Enfin, l'antisepsie rigoureuse des autres plaies est de première importance, toute blessure doit être surveillée avec soin et toute cause d'infection rigoureusement supprimée.

Les indications de l'intervention active sont rares. L'hématurie est rarement assez abondante pour mettre en péril le malade; les observations prouvent qu'elle cède en général spontanément, et nous n'avons trouvé qu'un seul cas de mort par hémorrhagie; on aura donc tout à gagner à la temporisation. Si, par exception, l'hémorrhagie est incoercible, l'intervention s'impose et les faits nous montrent que sur trois néphrectomies lombaires pratiquées pour plaies par armes à feu, deux furent suivies de guérison et l'autre n'entraîna la mort qu'à cause de blessures d'autres viscères. Trois néphrectomies pour plaies par instruments tranchants ont été suivies de guérison. C'est un nombre de faits évidemment bien peu considérable pour en tirer des conclusions.

A notre avis, la conduite à tenir sera commandée par l'étude de la plaie et par l'état du rein. Si la plaie *siège* dans les lombes, un large débridement permettra l'examen du rein; si, au contraire, elle siège sur la face antérieure de l'abdomen, c'est à la laparotomie qu'il faudra donner la préférence. Arrivé sur la glande rénale, la conduite du chirurgien varie suivant l'importance des lésions. Partant de ce principe que nous avons affaire à un rein sain, nous n'hésiterons pas à recommander la conservation de l'organe : la ligature des vaisseaux, la résection partielle du rein seront toujours préférables à une néphrectomie totale. Ces principes que nous énoncions il y a quelques années [2] en nous fondant sur la clinique et l'expérimentation, ont reçu une consécration chirurgicale de la part de Czerny [3]. Ce chirurgien a pu pratiquer une résection partielle de l'organe, parfaire l'hémostase et ainsi sauver la glande et le blessé.

Les accidents secondaires ou tardifs réclament la thérapeutique générale des phlegmons périnéphrétiques et des pyonéphroses. Quant aux *fistules*, il ne faut pas se hâter de les traiter par la néphrectomie, puisqu'elles guérissent souvent spontanément; il faudrait, si elles étaient persistantes, préférer à l'ablation du rein, l'occlusion, après suture de l'orifice rénal.

(1) Socin, *Loc. cit.*.
(2) Tuffier, *Études expérimentales*, p. 70.
(3) Herczel, *Loc. cit.*

CHAPITRE III

LITHIASE RÉNALE

Ce n'est que dans ces dernières années que la lithiase rénale est passée du domaine médical dans le domaine chirurgical. Rayer en a fait un historique très approfondi. Il a vérifié aux sources mêmes les observations, et il a montré les phases successives de la question. Après les constatations nécroscopiques de Morgagni (1), la question clinique n'était qu'ébauchée. Scheele a fait une histoire chimique des concrétions urinaires, à laquelle Bigelow (2) a plus tard largement ajouté. Mais c'est à dater de Civiale (3) et de Rayer que la question a été nettement posée, aussi bien au point de vue anatomo-pathologique qu'au point de vue clinique; toutefois pour ces derniers la thérapeutique était encore purement médicale, on se contentait d'inciser l'abcès rénal ou périrénal. Je ne veux pas ouvrir de nouveau ici la discussion pendante, pour savoir si l'archer de Meudon (4) eut l'honneur d'être le premier néphrotomisé, ou s'il doit céder le pas au consul anglais à Venise, Hobson (5), qui aurait subi de la main de Marchetti la première taille rénale. L'opération n'est devenue courante que depuis Durham (6) (1870), et c'est alors seulement qu'une thérapeutique chirurgicale active est entrée dans la pratique. Les faits se sont multipliés rapidement, des distinctions se sont établies et l'on a pu nettement poser avec Morris (7) (1880) la valeur exacte des termes : *néphrotomie* pour l'intervention sur un rein suppuré calculeux, et *néphrolithotomie* pour l'incision d'un rein calculeux, mais sans suppuration.

BRODEUR, Thèse de Paris, 1886. — DICKINSON, *Urinary and renal diseases*, t. III. — EBSTEIN, Natur und Behandlung des Harnsteines. — GUYON, De la taille rénale. *Ann. génito-urinaires*, 1887, et Leçons cliniques. In *Annales génito-urinaires*, 1890 et 1891. — LÉCORCHÉ, Maladies des reins, 1875. — LE DENTU, Affections chirurgicales des reins, 1889. — LEGUEU, Thèse de Paris, 1891. — CL. LUCAS, *Brit. med. Journ.*, 1885, t. II, p. 611. — MORRIS, *Surg. diseases of the kidney*, 1885. — NEWMANN, *Urinary and renal diseases*, 1888. — RAYER, Maladies des reins, t. II. — ROBERTS, *On renal and urinary affections*. — MELCHIOR TORRÈS, Thèse de Paris, 1878. — TUFFIER, Études expérimentales de la chirurgie du rein, 1889. — ULTZMANN, Ueber Harnsteinbildung, 1875.

Anatomie pathologique. — Nous étudierons successivement : le *calcul* en lui-même, puis *les lésions rénales* concomitantes.

Le calcul du rein étant le plus souvent l'aboutissant d'une maladie générale, la *lithiase rénale*, on peut, avec Civiale, distinguer suivant leur volume : les

(1) MORGAGNI, lettre XL, art. 20.
(2) BIGELOW, Thèse de Paris, 1852.
(3) CIVIALE.
(4) RAYER, p. 213, t. III.
(5) RAYER, p. 228, t. III.
(6) DURHAM, *Med. Times and Gaz.*, 1870, t. I, p. 182.
(7) MORRIS, *Clinical Soc. of London*, 1881, p. 30.

sables, qui ont l'aspect d'une véritable porphyrisation rouge briquetée ; la *gravelle*, dont les concrétions atteignent le volume d'une tête d'épingle : les *graviers* que les dimensions de l'uretère permettent d'expulser : les *calculs*, qui, par leur volume, sont retenus dans le rein. Quant à la dénomination de *pierre*, elle est à supprimer, les pierres ne sont autre chose que de gros calculs.

Il est certain que cette classification est imparfaite, cependant elle nous a paru la plus logique. Il ne sera question ici que des *graviers* et des *calculs* qui seuls sont du domaine chirurgical.

Melchior Torrès a étudié minutieusement dans sa thèse : le *nombre*, *le volume*, *la forme* des calculs du rein. Lorsqu'ils sont petits, on peut en trouver un très grand nombre; Morris (1) en a vu jusqu'à 200 (2). Lorsqu'ils sont volumineux, ils sont uniques ou en petit nombre (2 à 10); la statistique montre que, dans la moitié des cas, il y en a plusieurs. D'après Civiale, plusieurs calculs seraient susceptibles de se fusionner en un seul.

Leur *volume* varie en raison inverse de leur nombre, cependant avec un gros calcul, on peut voir de fines concrétions de la grosseur d'une lentille ou d'un pois. Nous les diviserons en *petits*, *moyens* (du volume d'une bille), *gros* calculs (remplissant le bassinet). Dans quelques cas extraordinaires, on aurait vu un calcul peser jusqu'à 1015 grammes (3) et même 5 livres (4) — « ce n'est plus alors une pierre, c'est un rocher ». Si l'on compare les calculs du rein aux calculs de la vessie, on peut dire que les concrétions rénales sont inférieures en volume à celles qui se développent dans cette dernière.

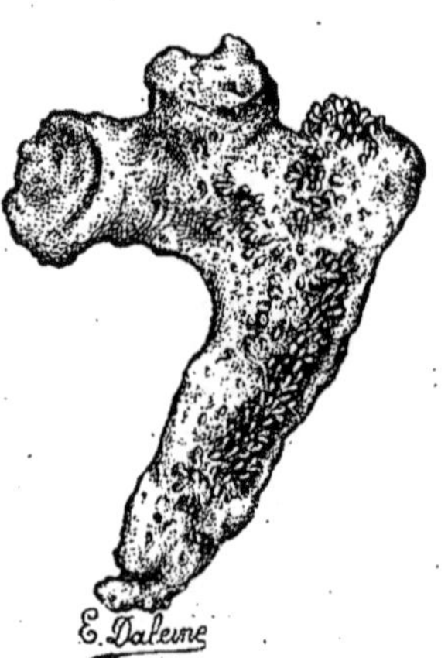

Fig. 58. — Calcul du bassinet et des calices. (Bryer.)

Leur forme est variable, mais en général irrégulière. Les *graviers* sont oblongs, oviformes, leur surface est rugueuse. Lorsqu'ils sont multiples, ils se correspondent quelquefois par des facettes, mais avec moins de régularité que ceux de la vésicule biliaire. Les calculs *volumineux* sont formés d'une partie irrégulièrement arrondie, d'où partent des branchements rameux donnant le moule assez exact du bassinet et des calices; leur aspect macroscopique leur a valu de la part de Leroy d'Étiolles (5) le nom de *coraliformes*. Entre ces deux extrêmes, on peut imaginer toutes les formes les plus bizarres, qui ont permis aux auteurs anciens de les comparer à des animaux plus ou moins fantastiques. Plus rarement le calcul est formé par un ovoïde qui envoie un prolongement dans l'uretère. De ces conformations différentes, nous devons retenir au point de vue pratique. La difficulté d'extirper le calcul dans sa totalité, à cause de ses branches qui s'engrènent dans les cavités du

(1) Morris, *Clinical Soc. of London*, 1887, p. 106.
(2) Chopart (*Traité des maladies des voies urinaires*, 1830, t. I) raconte l'observation d'un homme donc les deux reins étaient remplis de pierres de la grosseur d'un pois.
(3) *Revue des sc. médic.*, 1875, t. V, p. 499.
(4) Pohl. In Le Dentu, p. 106.
(5) Leroy d'Étiolles, *Traité pratique de la gravelle*, 1863.

rein : la multiplicité si fréquente qui nécessite le sondage minutieux des différentes anfractuosités du rein. Cette recherche s'impose surtout quand on trouve sur le calcul enlevé, des surfaces articulaires plus ou moins nettes, indices de leur contact avec des facettes symétriques de calculs adjacents, ou des arêtes vives et rugueuses qui témoignent d'une fracture. Toutefois la périphérie d'un calcul peut être lisse sur sa face en rapport avec les parois du bassinet (Rayer).

La coloration des calculs est extrêmement variable et Civiale y a longuement insisté. Fréquemment ils sont jaune-rouge, noirs même, quand ils contiennent de l'acide urique ou des urates; blancs grisâtres, s'ils sont formés surtout de phosphates et de carbonates. Exceptionnellement on trouve des concrétions vertes, roses ou bleues. Souvent le noyau jaune est enrobé d'une couche blanchâtre; plus rarement le *centre* est formé par un caillot fibrineux (1) une matière organique amorphe, enfin des fragments d'os (2) ou de corps étrangers (3). Beaucoup plus *denses* quand ils sont jaunes, ils sont, au contraire, *friables* lorsqu'ils sont blancs. Leur disposition concentrique, leurs changements de teinte, montrent la complexité de leur composition. Au contraire, s'il sont de forme cristalline et d'aspect uniforme, la substance qui les constitue est habituellement à l'état de pureté. En somme, la majorité des calculs est formée d'une *écorce* et d'un *noyau*. L'*écorce* (phosphate ou carbonate) généralement plus pâle et plus friable que le *noyau* (acide urique), dont elle se détache parfois facilement. Dans certains cas, on peut suivre sur le calcul même l'histoire pathologique du malade; les couches alternatives de phosphates et d'urates correspondent à autant de poussées inflammatoires ayant déterminé des stratifications phosphatiques à la surface du calcul.

Aux anciennes divisions de Magendie, qui distinguait sept formes de gravelle, on peut, avec Leroy d'Étiolles (4), les réduire à deux : la *gravelle avec urine acide* (urique et oxalique) et la *gravelle avec urine alcaline* (phosphate et carbonate de chaux). En résumé, nous admettons avec MM. Bouchard (5) et Guyon (6) : la *gravelle urique*, fréquente et la gravelle *oxalique*, rare, dues toutes deux à un état morbide général : la *gravelle phosphatique* ou terreuse liée le plus souvent à une infection des voies urinaires, exceptionnellement à un trouble nutritif général.

Les *pierres uriques* sont généralement rouges ou fauves, très dures, lisses ou grenues. Les *calculs phosphatiques* sont blanc-gris, gris-cendré, exceptionnellement mêlés de brun, très friables, très légers après dessiccation. Les *calculs d'oxalate* ont plutôt une teinte brune. Toutefois ces caractères ne sont bien nets que quand le calcul est desséché et débarrassé d'une couche noirâtre de pigment sanguin qui peut induire en erreur sur sa composition. A titre exceptionnel, nous signalerons : la *xanthine*, la *cystine*, l'*indigo*; enfin, le *sang* et la *fibrine* pourraient dans certains cas (Dickinson) acquérir une

(1) Voy. *Traumatismes du rein*, p. 484.
(2) Cullingworth, *Lancet*, 1880, t. I, p. 14.
(3) Franks, *Brit. med. Journ.*, 1889, t. II, p. 1397.
(4) Leroy d'Étiolles, *Loc. cit.*
(5) Bouchard, *Leçons cliniques*.
(6) Guyon, *Leçons cliniques*.

consistance telle que l'analyse chimique seule permettrait de reconnaître leur nature exacte.

Dickinson (1), d'après l'examen de tous les calculs de London Museum, a trouvé sur 95 analyses 52 calculs simples et 39 composés : de ces derniers, 22 étaient formés de 2 substances, 10 en contenaient 3, et 7 en contenaient 4. Les substances qui entrent toujours, soit seules, soit combinées, dans la composition des calculs sont : l'acide urique et les urates, les oxalates, les phosphates et carbonates de chaux, exceptionnellement la cystine, la xanthine, l'indigo.

Les composés chimiques des *calculs secondaires* qui se déposent consécutivement à une infection du rein, sont les phosphates, l'ammoniaque et la magnésie. Les calculs composés ont toujours un noyau urique ou oxalique (5 fois sur 6, acide urique); enfin Ebstein (2) a toujours trouvé outre les substances cristallines une matière amorphe, translucide, et Ord a été jusqu'à dire qu'il n'y a pas un calcul qui ne contienne de l'albumine. On n'a jamais rencontré dans les calculs rénaux les concrétions graisseuses que Neubauer et Vogel (3) ont signalées dans les pierres vésicales. Les calculs de cystine sont en général d'un jaune foncé; la xanthine a une teinte brune ou jaunâtre. Dans le fait de Bloxam le calcul d'indigo, examiné par Ord, était formé d'indigo pur à la périphérie, le reste était composé de phosphate de chaux.

Siège et rapports des calculs avec le parenchyme rénal. — Les calculs siègent en général dans les calices et le bassinet. Cependant les infarctus uriques des nouveau-nés, qui peuvent devenir de vrais calculs, se rencontrent dans la substance corticale ou médullaire, d'où l'explication de ces faits de calculs intra-rénaux dont un exemple a été présenté par Dupré à la Société anatomique (4). Quand le rein est sain, le calcul est directement accolé aux parois du bassinet, sur lesquelles il se moule, adhérent intimement à sa surface; mais lorsqu'il est suppuré ou dilaté, les concrétions peuvent occuper l'une quelconque de ses excavations. M. Guyon a insisté sur leur présence aux deux extrémités du rein. Souvent malgré les dilatations de l'organe, ils occupent une seule région dans laquelle ils sont étroitement nichés. J'en ai moi-même extrait un qui siégeait sur le bord convexe du rein, et occupait nettement un calice repoussé en entier à la périphérie de l'organe, ce qui rendait alors l'extraction particulièrement difficile.

Quant au *côté affecté*, la statistique montre que les deux reins sont également atteints. Mais s'ils sont égaux devant les calculs, la lithiase peut les frapper tous deux à la fois (17 pour 100, Dickinson), (11 pour 100, Melchior Torrès); notre statistique qui porte sur les calculs opérés et non sur des autopsies nous donne la proportion de 15 pour 100.

Anatomie pathologique du rein calculeux. — Ce n'est que depuis les doctrines microbiennes que des classifications bien nettes ont pu être établies. Aussi envisagerons-nous : 1° *le rein calculeux dont le parenchyme est sain;*

(1) DICKINSON, *Loc. cit.*, t. III.
(2) EBSTEIN, *Natur und Behandlung des Harnsteines.* Wiesbaden, 1884.
(3) NEUBAUER et VOGEL, *Analyse des Harnes*, 1867.
(4) DUPRÉ, *Bull. de la Soc. anat.*, 1888, p. 442.

2° *le rein atrophié ou légèrement dilaté* ; 3° *les lésions septiques connues sous le nom de pyélo-néphrites calculeuses, dans lesquelles le calcul est primitif ou secondaire.*

1° La présence d'un calcul dans le rein ne modifie ni son volume ni sa configuration; c'est un corps étranger aseptique, et nous avons vu quelle était la tolérance de la glande à cet égard [1]. Une série d'expériences nous a démontré que les corps étrangers aseptiques sont parfaitement tolérés indéfiniment sans amener aucune altération notable du parenchyme, ce n'est donc pas par leur *présence*, mais par leur *situation* qu'ils déterminent dans la substance noble du rein les lésions spéciales, caractérisées soit par l'*atrophie*, soit par la *distension*. D'ailleurs nos expériences qui tendaient à obstruer partiellement le bassinet par des corps étrangers, sans oblitération complète de l'uretère, ne déterminaient aucune atrophie du rein.

2° L'*atrophie* ne se rencontre guère que dans les autopsies. Le volume de l'organe est diminué de moitié ou des deux tiers, et le rein transformé en une véritable membrane kystique engainant le calcul. Torrès, Roberts, en ont signalé des exemples, mais ce sont plutôt des formes anatomo-pathologiques; seul le cas de Moty [2] a trait à une intervention chirurgicale. Il est probable que cette atrophie est consécutive à une dilatation kystique de l'organe par obstruction de l'uretère, comme dans les expériences de Strauss et Germont [3]. M. Le Dentu a trouvé au contraire dans un cas une *hypertrophie vraie du parenchyme rénal.*

3° *Distension du rein.* — Elle est caractérisée par la distension progressive du bassinet, des calices et du parenchyme; c'est en somme l'expérience de la ligature partielle de l'uretère. La distension primitive peut évoluer soit vers l'atrophie consécutive, soit au contraire vers une augmentation de volume aboutissant au type clinique de l'hydronéphrose. Cette dernière terminaison est exceptionnelle [4], elle a été jusqu'ici confondue avec les pyélites et surtout les pyonéphroses, et c'est ce qui explique pourquoi Roberts trouve 11 hydronéphroses calculeuses sur 22 cas, tandis qu'Arnould [5] n'en signale que 2 faits vraiment authentiques. Cette dernière proportion est peut-être un peu faible; les sérosités troubles qu'ils font rentrer dans la catégorie des pyonéphroses tiennent à des épanchements sanguins aseptiques; et, en outre, de nombreux cas de pyonéphroses ne sont peut-être que des hydronéphroses infectées par le cathétérisme.

Histologie. — Si maintenant nous examinons le processus histologique qui conduit le rein calculeux à l'atrophie ou à la dilatation, nous voyons que la clinique et l'expérimentation concordent pour démontrer la nature du processus. Le contact même du calcul avec le parenchyme peut ne déterminer que des lésions peu marquées; c'est ainsi que nous avons vu un calcul du rein au milieu d'un parenchyme de légère néphrite interstitielle, d'ordre

(1) Tuffier, *Études expérimentales sur la chir. du rein.* Paris, 1889, p. 117, et *Bull. de la Soc. anat.*, 1888, p. 702.

(2) Moty, Thèse de Legueu. Paris, 1891, p. 135.

(3) Strauss et Germont, *Arch. de physiologie*, 1882, t. XIV, p. 385.

(4) Voy. *Hydronéphrose.*

(5) Arnould, Thèse de Paris, 18..1.

général (athérome). Mais, par l'obstacle qu'il met à l'issue de l'urine, il provoque des phénomènes de rétention incomplète, qui expliquent pourquoi tous les reins calculeux présentent des altérations plus ou moins accentuées. Jardet [1] a étudié ces lésions microscopiques. Dans un *premier degré*, le rein est augmenté de volume par distension du bassinet et des calices, et œdème du parenchyme. L'examen histologique montre la muqueuse du bassinet épaissie, les cellules épithéliales volumineuses; la couche profonde est le siège d'une prolifération embryonnaire avec tendance à l'organisation fibreuse, et il y a dilatation et état flexueux de tout le système tubulaire. Les artères sont atteintes d'endartérite et de périartérite. On trouve au niveau des papilles et sur le trajet des vaisseaux des fibres musculaires lisses hypertrophiées et de nouvelle formation. *Dans la deuxième période*, les lésions de néphrite diffuse sont plus nettes. Dans la substance corticale les glomérules s'atrophient; le tissu conjonctif prolifère autour des tubes et autour des vaisseaux, amenant l'hypertrophie de leur paroi et leur oblitération. De même autour des vaisseaux on trouve d'épais faisceaux de fibres musculaires lisses de nouvelle formation. Cette prolifération conjonctive et musculaire qui se forme dans les parois du bassinet amène une augmentation qui va jusqu'au double ou au triple de l'état normal. Le rein ainsi sclérosé peut se distendre; mais, si les phénomènes de sclérose prédominent, il s'atrophie comme dans la néphrite interstitielle.

Lésions inflammatoires et suppuratives. — Les altérations néphrétiques que nous venons de constater deviennent le siège d'infection ascendante qui les fait passer à l'état de lésions septiques; ce sont de beaucoup les plus fréquentes. Elles sont d'autant plus importantes qu'elles peuvent être l'occasion de calculs développés secondairement; si bien qu'on aura : une affection calculeuse primitive, et une affection calculeuse secondaire. Il n'est malheureusement pas possible de faire actuellement le départ des observations de ces deux catégories de faits. Ces phénomènes inflammatoires peuvent évoluer avec ou sans distension du bassinet et du rein; on peut donc rencontrer les deux variétés : pyélo-néphrite simple et pyélo-néphrite avec distension (pyonéphrose).

Pyélo-néphrite simple. — Dans ces cas, les altérations ne diffèrent pas de la pyélo-néphrite simple inflammatoire et suppurative de la muqueuse du bassinet et des calices. Ce bassinet contient du mucus et du pus, sa paroi est épaisse, rouge ou ardoisée, l'uretère est épaissi. Dans le rein, dont la substance corticale surtout est atrophiée, on trouve les lésions précédentes de sclérose. Il peut être plus volumineux, mamelonné, sa capsule est adhérente. On rencontre quelquefois des collections purulentes dans le parenchyme rénal, indépendantes du bassinet, et siégeant en général sous la capsule fibreuse [2].

Pyonéphrose, quatrième période de la pyélite (Rayer). — C'est une dilatation septique du rein, parallèle à l'hydronéphrose, distension aseptique, aussi les auteurs se sont élevés avec raison contre la dénomination de *rein sacci-*

[1] JARDET, Thèse de Paris, 1882.
[2] VIGNARD, *Ann. génito-urinaires*, 1889.

forme sous laquelle Kuster [1] a voulu les réunir; cependant ces deux états pathologiques se relient l'un à l'autre. Les pyonéphroses calculeuses laissent en général l'uretère indemne ; la destruction du parenchyme, la formation des cloisons, la forme du rein, les abcès miliaires dans l'épaisseur du parenchyme rénal restant, se montrent également dans la pyélonéphrite simple ou secondairement calculeuse, et nous renvoyons pour leur étude au chapitre suivant, p. 522. Exceptionnellement, la suppuration rénale peut être partielle. Voillemier et Braun en ont rapporté des observations ; enfin récemment Kummel [2] est intervenu par une néphrectomie partielle pour un fait du même genre.

Lésions à distance. — *Périnéphrite simple.* — L'infiltration du rein peut gagner l'atmosphère périrénale. Rayer a signalé un cas dans lequel la simple sclérose du rein due à un calcul s'était accompagnée d'une périnéphrite et d'une lipomatose péri et intra-rénale. Même dans les lésions aseptiques, on peut rencontrer cette substitution graisseuse ; mais c'est en général dans les pyélonéphrites que cette complication se présente. Nous l'étudierons en détail à ce sujet (p. 546). La *périnéphrite suppurée* est une complication relativement rare (9,3 pour 100 statistique personnelle).

Lésions concomitantes. — Le rein calculeux peut également présenter des lésions de cancer primitif ou secondaire comme on le voit dans certains cancers de la vésicule biliaire (voy. *Tumeurs malignes du rein*, p. 602). J'ai observé aussi une coïncidence de ce genre chez un malade atteint d'une tuberculose rénale que j'ai opéré dans le service de M. Guyon. Signalons enfin l'hypertrophie compensatrice du rein opposé, nettement appréciée dans 4 cas sur 18 autopsies. Quant à l'hypertrophie cardiaque dans ses relations avec la lithiase rénale, il est probable qu'elle est sous la dépendance de la néphrite concomitante.

Étiologie. — La lithiase peut être *héréditaire*, c'est un point sur lequel tous les auteurs s'entendent, mais il faut avec Civiale faire certaines réserves. Les 191 cas rapportés par Debout d'Estrées ne prouvent que l'hérédité lithiasique, mais ne nous renseignent pas sur la cause de la localisation rénale ou vésicale [3].

Age. Sexe. — C'est, en général, aux deux extrêmes de la vie; dans la première enfance, et dans la deuxième période de l'âge adulte, que la lithiase acquiert son maximum de fréquence. Toutefois, au point de vue clinique, nous n'en rencontrons guère dans l'enfance, et l'infiltration uratique des nouveau-nés n'est pas du ressort direct de la chirurgie. Cependant la gravelle existe assez communément chez l'enfant et il faut en tenir bon compte au point de vue du développement ultérieur d'un calcul qui ne se manifestera que très tardivement chez l'adulte. Durand-Fardel [4] et Civiale [5] ont déjà signalé la

(1) Kuster. *Cent. f. Chirurg.* 1889, p. 527.
(2) Kummel, *Centr. für Chir.*, 1890, p. 529.
(3) Leroy d'Étiolles rapporte l'histoire de 8 frères, tous lithiasiques, vivant dans différents points de l'Europe et dans des conditions de température et d'hygiène très différentes.
(4) Durand-Fardel, *Gaz. des hôp.*, 1858, p. 130.
(5) Civiale, *Traité de l'affection calculeuse.*

rareté de la colique néphrétique chez les enfants. De même la constatation nécroscopique des calculs ne prouve pas qu'ils se soient développés à un âge relativement très avancé du malade; ils peuvent habiter le rein depuis fort longtemps. Si bien que la période de prédilection de la formation des calculs serait peut-être de quarante à cinquante ans. Les statistiques de lithiase, de même que les opérations, montrent que les *deux sexes* sont également exposés; sur un relevé de 203 interventions, nous trouvons 94 hommes et 109 femmes.

L'importance de l'*hygiène défectueuse* a été surtout mise en lumière par la pathologie médicale. La vie sédentaire [1], le défaut d'exercices physiques, certains aliments solides et liquides (viandes noires: gibier, salaisons, viandes fumées; oseille, tomates, alcools, thé, café), l'abus de certains médicaments, sont autant de cause qui favorisent la lithiase. L'importance des aliments azotés dans le régime est capitale, et nous verrons à propos de la pathogénie comment le défaut d'oxydation de ces éléments azotés peut conduire à la diathèse urique.

Les questions de *température* et de *climat* ont été invoquées à une époque, comme causes de première importance. Toutefois des anomalies inexplicables avaient déjà ébranlé depuis longtemps la conviction générale. C'est ainsi que la lithiase, rare à Saint-Pétersbourg, est fréquente à Moscou, comme en témoigne le nombre surprenant de tailles pratiquées par Pirogoff; et dans ce cas on ne peut mettre ce fait sur le compte de la différence de température. De même, certains comtés de l'Angleterre (Écosse, Norfolk) y sont prédisposés. Ce qui se passe en Égypte est plus curieux encore; Clot-Bey a pratiqué 900 tailles et tous ces lithiasiques étaient des habitants du Delta, alors que leurs voisins, Abyssins et Éthiopiens, restaient indemnes. L'humidité, les changements brusques de température, le régime même, sont insuffisants à expliquer ces différences. Sancarol (d'Alexandrie) a montré qu'il s'agissait de formations lithiasiques autour de parasites contenus dans l'eau de certaines parties de l'Égypte, et que c'était la *filaria Bilarz* qui formait le centre de ces calculs.

Pathogénie. — La division si importante que nous avons ébauchée entre les calculs primitifs et les calculs secondaires va se poursuivre dans la pathogénie.

L'étiologie des calculs basée sur la clinique est assez bien connue; leur pathogénie qui relève de la physiologie et de la chimie est plus discutée.

Le mode de formation des calculs du rein a été très étudié. Pour les calculs secondaires, la théorie est bien établie; on admet que, sous l'influence des micro-organismes contenus dans l'urine, il se fait une décomposition dont l'aboutissant est l'alcalinité, et surtout la précipitation des phosphates ammoniaco-magnésiens insolubles dans un milieu alcalin. La netteté de cette conception, sa démonstration clinique fréquente, ont amené certains auteurs à généraliser cette théorie. Ultzmann, Ebstein, s'en sont fait les défenseurs : Il

[1] Un grand nombre d'hommes célèbres étaient atteints de calculs : Cromwell, Louis XIV, Bacon, Bossuet, Buffon. Les médecins qui « passent pour ne pas être insensibles à la bonne chère » (Leroy d'Étioles) : Harvey, Mascagni, Scarpa. Des chirurgiens : A. Dubois, Lisfranc, en ont été des exemples.

existerait toujours une altération organique quelconque amenant la décomposition de l'urine et la précipitation de ses sels autour d'un noyau organique. En effet, dans tout calcul urinaire, on trouve une substance organique que déjà Antoine de Heydé aurait constatée en 1684, que Fourcroy et Vauquelin [1] ont étudiés en 1803, et de nos jours les auteurs que nous avons cités plus haut. Elle serait formée d'une substance albuminoïde, de cellules épithéliales modifiées, de graisse, qu'on trouve sous forme d'un noyau ou d'un réticulum. Des coagulations fibrineuses ont été également trouvées au centre des calculs, et nous avons montré l'influence indéniable de certains traumatismes. Cullingworth [2] a trouvé un noyau formé par un fragment osseux, et Franks [3] un calcul rénal développé autour d'une pointe d'épingle. Voulant préciser davantage l'idée de fermentation, on y a découvert des micro-organismes (Valdeyer, Galippe) [4] qui feraient des calculs du rein une production toujours secondaire. Ebstein ne partage pas cette manière de voir, car il n'a jamais trouvé d'organismes vivants, et Doyen [5] ne les a jamais rencontrés qu'à la périphérie du calcul. La question est donc encore en suspens ; nous ferons simplement remarquer que les dépôts uratiques du rein goutteux ne cadrent guère avec leur origine parasitaire.

Étudions maintenant comment se forment les différentes variétés de calculs.

1° **Lithiase acide.** — *Des calculs uriques.* — Leur formation tient à l'état général du sujet. Une véritable prédisposition spéciale, la diathèse urique, est indéniable dans les cas d'infarctus des nouveau-nés par exemple ; l'alimentation et l'hygiène ne peuvent alors être invoquées. Chez l'adulte, les causes de la précipitation de l'acide urique ont été, au point de vue clinique, bien étudiées par Lecorché [6] ; nous renvoyons à ce consciencieux ouvrage pour ce qui a trait aux détails du processus. La précipitation de l'acide urique serait due à une introduction exagérée ou à une oxydation incomplète des substances albuminoïdes ; de là le dépôt de cet acide, soit dans les articulations sous forme de tophus, soit dans le rein sous forme de calcul. Dickinson invoque aussi l'influence de la scarlatine. Bouchard [7] a écrit : « La gravelle qui est due à un état morbide général, c'est la gravelle urique, puis avec un moindre degré de fréquence, la gravelle oxalique, qui peuvent se substituer l'une à l'autre. » Des expériences auraient permis à Ebstein et Nicolaier [8], par l'ingestion d'oxamide chez les animaux, de retrouver dans l'arbre urinaire des concrétions fournies par cette oxamide disposée sur une charpente organique. Nous avons en vain cherché à reproduire ces expériences sur le chien : pendant trois mois, nous avons fait ingérer le médicament jusqu'à tolérance, même après avoir placé dans le bassinet et la vessie des corps étrangers (mais des corps étrangers aseptiques bien entendu), jamais nous n'avons pu obtenir

(1) FOURCROY et VAUQUELIN, *Mém. de l'Institut national*, t. IV, 1re classe, p. 112 et 363. Paris, 1803.
(2) CULLINGWORTH, *Lancet*, 1880, t. I, p. 14.
(3) FRANKS, *Brit. med. Journ.*, 1889, t. II, p. 1397.
(4) GALIPPE, *Bull. de la Société de biologie*, 1886, p. 116.
(5) DOYEN, *Bull. de la Soc. de chirurgie*, 1888, p. 397.
(6) LECORCHÉ, *Maladies des reins*, p. 496.
(7) BOUCHARD, *Leçons cliniques*.
(8) EBSTEIN et NICOLAIER, 8e Congrès de médecine interne. Wiesbaden, 1889.

la moindre concrétion. Pour expliquer la présence de la matière organique, Ebstein admet que l'acide urique est un poison chimique, qui, par son élimination en excès au niveau du rein, provoquerait une inflammation aseptique caractérisée par la présence d'une substance albuminoïde et de cellules épithéliales desquammées; le noyau serait ainsi formé, l'acide urique se déposerait autour. Là encore, nous avons essayé, en introduisant des corps aseptiques dans le rein et en suralimentant de matières azotées des animaux, de reproduire ces phénomènes, mais nous n'avons jamais trouvé la moindre couche d'acide urique à la surface des corps étrangers.

Lithiase oxalique. — Elle est beaucoup plus rare (environ 14 pour 100 des cas); elle se présente en général sous forme de sable et de gravier. Ce serait, de toutes les lithiases, celle qui donnerait lieu le plus sûrement à la colique néphrétique et aux hématuries abondantes. Elle peut être produite artificiellement par l'ingestion de substances alimentaires (groseilles, tomates, rhubarbe fraîche). Claude Bernard, en injectant l'acide urique dans le sang, l'a fait naître artificiellement. La chaux ingérée provoque une abondante excrétion d'acide oxalique. Lorsque l'urine est acide, il se produit de l'acide oxalique; si elle est alcaline, il se forme des phosphates amorphes. Il y aurait là pour Bence Jones ([1]) un défaut de l'organisme, incapable d'oxyder les matières azotées, qui lui a fait créer le mot de *diathèse oxalique.* Il n'est d'ailleurs pas prouvé que cet acide puisse naître spontanément et donner lieu à une véritable diathèse, quoique certains auteurs ([2]) aient décrit à cette affection des symptômes névropathiques et hypochondriaques, et retrouvé chez certains sujets l'acide oxalique dans le sang. Ce sont là des faits incertains; tout ce qu'on peut dire aujourd'hui, c'est que l'acide oxalique provient de la transformation de l'acide urique. Là encore la présence de substances organiques dans les calculs a fait croire à un catarrhe lithogène spécifique. Ebstein admet l'importance du catarrhe, mais ne lui reconnaît rien de spécifique, et pour lui c'est le processus d'irritation épithéliale qui provoque la précipitation de l'oxalate de chaux, mais cette inflammation est superficielle et sans symptômes. Les *calculs de xanthine et de cystine* sont rares; ces substances seraient encore des dérivés de l'acide urique. Les conditions de leur précipitation ne sont pas connues, elles existeraient toutes formées dans le sang; ce qui les rapproche surtout de l'acide urique, c'est leur alternance dans l'urine des malades.

2° **Lithiase alcaline.** — Elle comprend la *gravelle phosphatique* et les *sédiments de carbonate de chaux.*

Les *calculs phosphatiques* tiennent soit à un état morbide local des voies urinaires, soit à l'influence de l'état général. Les conditions locales sont de beaucoup les plus fréquentes; elles sont dues à cette propriété que présentent les phosphates de se combiner avec les matières organiques altérées ou transformées. L'expérimentation entre les mains de Litten avait déjà démontré que, par la ligature temporaire de l'artère rénale (cinq jours), l'épithélium dont la nutrition était altérée s'infiltrait de concrétions qui devenaient de véritables masses calcaires. Peut-être est-ce dans le même sens qu'agissent certaines

([1]) Bence Jones, London, 1843. — Gravel. *Gout and Stones.*
([2]) Prout, *Traité de la gravelle.* 1821.

maladies comme la scarlatine? *Mais la cause de beaucoup la plus fréquente des calculs phosphatiques secondaires doit être recherchée dans les infections de l'uretère, du bassinet et du rein.* Un fait personnel nous permettra même de dire qu'une infection spécifique caractérisée par le bacille tuberculeux pourrait agir de même. Toutes les bactéries de la putréfaction (*bacterium termo, micrococcus uræ, le coli-bacille*) amèneraient une décomposition de l'urine provoquant la précipitation secondaire des phosphates ammoniaco-magnésiens.

A côté de ces variétés secondaires, il existerait soit sous l'influence d'un état général mal connu, soit sous l'influence de l'absorption de boissons alcalines, une élimination en excès de phosphates, capable d'amener leur précipitation et de créer une phosphaturie persistante, accompagnée de gravelle phosphatique primitive, mais ces faits sont rares.

Les *calculs de carbonate de chaux* sont exceptionnels. Ils pourraient se développer sous l'influence de certaines modifications de la nutrition, ou dans l'urine ammoniacale par fermentation due à certains parasites (Ebstein).

En résumé, un fait reste bien démontré : c'est qu'il y a des calculs *primitifs* et des calculs *secondaires*, indépendants ou associés. On tend actuellement à admettre la formation d'un calcul primitif par une altération cliniquement non appréciable de la muqueuse de l'arbre urinaire.

Au point de vue chirurgical, nous pouvons envisager ainsi leur évolution : *Formation d'un calcul dans le rein, sans symptômes appréciables; séjour plus ou moins prolongé de ce calcul dans le bassinet aseptique; infection ascendante par le cathétérisme, pyélo-néphrite, augmentation du calcul primitif par l'adjonction d'un véritable calcul secondaire, en même temps que des accidents nécessitent l'intervention.*

Symptômes. — Nous laisserons de côté dans ce chapitre tout ce qui a trait au calcul secondaire, en général masqué par les lésions infectieuses du rein. Toutefois, si l'on veut se baser sur la lecture des observations, on constate que le plus grand nombre des faits ne permet pas, en cas de reins suppurés, la distinction entre les calculs primitifs et les calculs secondaires. Les calculs peuvent naître, s'accroître et demeurer indéfiniment dans le rein, sans provoquer aucun symptôme. Les *Bulletins de la Société anatomique* (1) en enregistrent un très grand nombre d'exemples, et Bruce Clarke (2), sur 24 pierres rénales observées à Saint Bartholomew's Hospital en onze ans, a trouvé 13 calculs latents. A côté de ces cas frustes, il en est d'autres dans lesquels le malade n'accuse quelques douleurs lombaires qu'une ou deux fois dans sa vie, puis tout rentre dans l'ordre. On comprend que ces faits sont de première importance au point de vue thérapeutique; toutefois, le tableau est assombri par la possibilité d'une anurie calculeuse immédiate capable d'emporter le malade (Duplay) (3).

Les symptômes des calculs primitifs du rein, sans dilatation ni suppuration, sont la *douleur* et l'*hématurie*.

(1) Société anatomique, 1835, 1836, 1839, 1841, 1856, 1857, 1858.
(2) Bruce Clarke, *Surgery of the kidney*. London, 1886.
(3) Duplay, *Arch. gén. de médecine*, 1888, t. XXI, p. 79.

La *douleur* peut revêtir deux formes : l'une due à la présence du calcul dans le rein : l'autre à sa migration. Cette dernière, la *colique néphrétique*, a une telle importance qu'elle mérite une description à part.

1° *Douleur rénale.* — Les allures de ces phénomènes douloureux sont très variables. Tantôt les malades accusent un simple endolorissement, tantôt une sensation de déchirure, de morsure ; plus souvent ces douleurs leur imposent une inclinaison du thorax qui peut donner lieu à certaines formes de scoliose [1]. Cette douleur est rarement continue, elle se produit sous forme d'accès, elle est accentuée par le mouvement, par la course, et surtout l'équitation, le trajet en voiture mal suspendue. Jacobson [2] a insisté sur son exacerbation nocturne. La palpation du rein suivant le procédé que nous avons indiqué (V. p. 465) et surtout la palpation bimanuelle avec les doigts en crochet derrière la dernière côte, la percussion brusque dans la région lombaire, recommandée par Lloyd [3], la réveillent plus sûrement encore. Souvent ces phénomènes douloureux n'éclatent qu'au moment où se développe une pyélo-néphrite. Les *irradiations* se font vers deux points principaux : la région lombo-abdominale et la région inguinale, mais elles n'ont rien d'absolument fixe [4]. En somme, cette douleur n'est pas caractéristique, ce n'est que sa localisation et sa persistance, plus encore que son acuité et son accentuation par le mouvement, qui peuvent faire croire à un calcul rénal.

Phénomènes réflexes. — Cet état douloureux du rein peut agir par réflexe, soit sur l'autre rein, soit sur la vessie. Non seulement la douleur se manifeste alors du côté opposé ou du côté de la vessie, mais, chez un malade que j'ai observé, pendant une colique néphrétique gauche, l'uretère du côté droit était excessivement douloureux, et cependant les phénomènes cliniques me démontrèrent son intégrité ; si bien qu'au réflexe réno-rénal et réno-vésical, nous ajouterons le réflexe urétéro-urétéral. L'état douloureux du rein indemne a pu donner le change [5]. Du côté de la vessie, Morgagni et Valsalva, un peu plus tard Brodie [6], ont indiqué des phénomènes névralgiques : fréquence de la miction, douleur pendant l'émission des urines, faisant croire à une affection vésicale. Tous les chirurgiens anglais, si experts dans la question de lithiase rénale, ont diagnostiqué et opéré ainsi des pseudo-calculs vésicaux. Je signalerai enfin les vomissements.

2° L'*hématurie* est un symptôme fréquent mais non constant. Envisagé, en dehors de la colique néphrétique, elle est en général peu abondante et peu durable. Il est rare qu'elle s'accompagne de caillots nombreux, ce qui la différencie de l'hématurie symptomatique des néoplasmes. On peut y rencontrer ces cylindres hématiques formés de piles de globules rouges, véritables moules des tubes urinifères, caractéristiques de l'origine rénale de l'hémorrhagie. Ce qui est spécial à l'hématurie lithiasique, c'est son apparition et son exacerbation par la marche, le mouvement, les efforts, les manipulations nécessitées par l'exploration du rein, comme nous en avons observé un cas

(1) PAULET, *Bull. de la Soc. de chir.*, 1877, p. 315.
(2) JACOBSON, *Brit. med. Journal*, 1890, t. I, p. 117.
(3) LLOYD, *The Practitionner*. London, 1887, t. XXXIX, p. 171.
(4) GUYON et TUFFIER, *Physiologie chirurgicale du rein. Ann. génito-urinaires*, 1888, p. 705.
(5) *Lancet*, 1887, t. I, p. 370. Discussion on nephrolithotomy.
(6) Voy. HARTMANN, *Des névralgies vésicales*. Paris, 1889.

très net. Rayer ajoute à ces causes occasionnelles la période digestive. Cette hématurie cesse par le repos, quoique dans certains cas elle puisse persister sous une simple influence congestive. Enfin, les crises douloureuses s'accompagnent souvent d'hémorrhagies avant, pendant et après l'accès (Guyon).

Signes physiques. — En présence d'accidents de ce genre, l'examen du rein s'impose. Il est exceptionnel, dans les calculs aseptiques sans dilatation du rein, d'arriver à sentir l'organe. Il faut, pour que cette constatation soit positive, que le rein soit abaissé ou mobile. Au contraire, dès que la glande est dilatée, dès qu'une complication inflammatoire a transformé l'affection en pyélonéphrite, la palpation révèle l'existence d'une tumeur rénale que nous étudierons plus loin. Dans un cas, nous avons pu, par la palpation bimanuelle, sentir dans un rein droit, légèrement abaissé il est vrai, des calculs dont le frottement réciproque provoquait une crépitation sourde, mais parfaitement nette, et je donnerai volontiers à ce phénomène le nom de *collision crépitante* (1). Nous voyons que la présence d'un calcul du rein se révèle par des signes bien peu significatifs. Il en est autrement quand surviennent des complications.

Accidents et complications des calculs du rein. — 1° *Colique néphrétique.* C'est l'ensemble des phénomènes douloureux dus au passage d'un corps étranger dans l'uretère. Dans l'immense majorité des cas, ce corps étranger est un calcul, mais on a vu quelquefois un caillot fibrineux, une hydatide, un fragment de vêtement à la suite d'un traumatisme, provoquer les mêmes symptômes. Le *début* des accidents est quelquefois précédé dès longtemps de douleurs lombaires vagues, suivies d'expulsion de sable rouge, véritable colique néphrétique atténuée. Mais le début peut être brusque, tantôt spontané, tantôt à la suite d'un choc, d'un heurt, d'un cahot de voiture, et le syndrome atteint d'emblée toute son intensité. C'est une *douleur* débutant dans la région lombaire, exceptionnellement dans la vessie et l'abdomen, s'irradiant vers le pli de l'aine, vers les grandes lèvres chez la femme, vers le testicule qui se *rétracte* à l'anneau, ou enfin vers le membre inférieur correspondant. Cette douleur est aiguë, entrecoupée de paroxysmes extrêmement douloureux ; les malades sont immobilisés par leurs souffrances dans une attitude fixe. Plus souvent ils se tordent sur leur lit, et prennent les attitudes les plus variées pour atténuer leur douleur, qui est même quelquefois assez atroce pour leur arracher des gémissements et des cris, et pour provoquer chez les enfants ou les névropathes des convulsions ou un délire qui n'a rien d'urémique. Les cuisses sont fléchies sur le ventre ; en même temps le corps est baigné de sueur, les extrémités sont violacées. Quelquefois la compression de l'abdomen amène un soulagement. Après quelques heures de durée, quelques minutes seulement parfois, le calme renaît ; puis bientôt une nouvelle crise se manifeste, souvent plus violente encore que la première et l'état persiste ainsi plusieurs jours et plusieurs nuits, sans autre trêve que quelques minutes de repos relatif. Cette douleur s'accompagne de ténesme vésical et rectal, l'abdomen est distendu par les gaz, et cet état joint à une constipation

(1) POIRIER, Thèse de Legueu, Paris, 1891. — ISRAEL, *Berl. klin. Wochen.*, 1889, p. 121 et 156. — GUYON, Thèse de Legueu, Paris, 1891. — SCHAPOSCHNIKOFF, Thèse de Legueu, Paris, 1891.

opiniâtre peut faire croire à une obstruction intestinale. Au bout de quatre à six heures, quelquefois de un à six ou même huit jours, brusquement les accidents tombent et, dans les jours qui suivent, un calcul est expulsé. Exceptionnellement, la douleur va en s'atténuant, se localise en un point plus net, sous forme d'endolorissement général qui indique l'arrêt du calcul dans l'uretère ([1]). Pendant ce temps, la *quantité des urines* est notablement diminuée, mais il n'y a pas de phénomènes fébriles tant que le malade n'est pas infecté. Si l'on vient à explorer le rein et l'uretère au milieu de cette période aiguë, on trouve que la glande et son conduit sont douloureux et restent longtemps sensibles après la disparition des accidents. Par le toucher rectal, on trouve la portion de l'uretère correspondant douloureux (Guyon). La colique néphrétique se présente quelquefois avec des intermittences annuelles parfaitement réglées. Pendant la durée de ces accès, les urines exceptionnellement sanguinolentes sont rouges et épaisses. Après l'accès elles sont d'abord troubles et chargées de mucus pendant plusieurs jours, souvent il existe de la polyurie.

Lorsque l'accès se présente avec son syndrome complet, son siège lombaire, ses irradiations, le trouble de l'urine, assurent le diagnostic. Ils le distinguent de la colique hépatique, des névralgies iléo-lombaires simples, des entéralgies, de la péritonite et de l'étranglement interne, et de certains accidents du rein mobile symptomatiques de l'hydronéphrose intermittente. La terminaison de cet accident est en général favorable, exceptionnellement il est suivi d'une anurie mortelle.

2° *Accidents d'obstruction.* — Au premier rang de ces accidents, nous devons signaler l'*anurie calculeuse*; c'est la suppression de la sécrétion urinaire. Très bien étudiée dans la remarquable thèse de Merklen, elle a donné lieu à un certain nombre d'interventions qui la font rentrer dans le domaine chirurgical. Elle peut débuter brusquement, au cours d'une colique néphrétique ou s'établir sans cause appréciable. Le malade n'urine plus, c'est là le seul symptôme. Cet état est d'abord très bien supporté, c'est la *période de tolérance*, pendant laquelle l'endolorissement lombaire peut même disparaître. Pendant ce temps, il est rare que l'absence d'urine soit complète, quelquefois un peu de liquide (un demi-verre) est émis, et encore est-elle de faible densité; cet état peut persister avec une bénignité trompeuse, pendant cinq, six et même huit jours (Féréol) ([2]). Dans l'anurie incomplète, il peut se prolonger bien plus longtemps. Si à ce moment il ne survient pas une débâcle caractérisée par une polyurie abondante et l'expulsion ultime d'un calcul, on entre alors dans la *période d'intoxication*. Le malade s'affaiblit, sa langue se sèche, il survient du hoquet, des sueurs, du ballonnement du ventre, de la diarrhée; la température s'abaisse, la pupille se rétrécit; Merklen a vu 7 fois un œdème malléolaire s'ajouter à ces accidents. La mort est la terminaison habituelle de cette période. Dans 28 pour 100 des cas d'anurie, la guérison a lieu spontanément, au bout de vingt jours même. Dans un cas; dans 71 pour 100 la mort est survenue du cinquième au vingt-cinquième jour (Legueu). Cet accident est en général déterminé par une altération ancienne de l'un des reins, et une lésion récente aggravée du rein le moins altéré; et c'est alors une lésion mécanique, le déplacement d'un calcul.

([1]) MERKLEN, Thèse de Paris, 1881, p. 16.
([2]) FERÉOL, *Bull. de la Soc. méd. des hôpit.*, 1890, p. 98 et 775.

Ce n'est que dans des cas absolument rares, dont nous n'avons relevé que deux exemples (Guyon et Tuffier), que l'un des reins est indemne. Il faut bien admettre alors qu'il y a là un réflexe inhibitoire amenant la suppression fonctionnelle du rein déjà malade. D'ailleurs les observations prouvent que l'oblitération urétérale n'est pas indispensable pour qu'il y ait anurie. En résumé : le plus souvent, la cause d'une anurie est une lésion calculeuse bilatérale ; plus rarement l'absence du rein opposé, ou une altération déjà ancienne de ce rein. L'oblitération siège au niveau du bassinet la plupart du temps, et par conséquent l'incision lombaire et la néphrotomie sont indiquées en pareil cas.

3° *Hydronéphrose.* — C'est un accident plus rare que l'anurie, elle nécessite une oblitération complète ou partielle, on peut l'observer par conséquent pendant une attaque d'anurie. Morris avait déjà remarqué la rareté des vraies hydronéphroses, et tous les faits appuient cette opinion. Cependant, M. Lancereaux [1] signale comme accident de la lithiase, l'hydronéphrose intermittente et il en rapporte 5 observations [2].

4° *Complications infectieuses.* — *Pyélo-néphrite.* — Nous venons de voir jusqu'à présent les accidents dus au seul calcul, lésion aseptique ; celles que nous allons étudier maintenant ont trait à des accidents inflammatoires antérieurs ou consécutifs à sa présence ; les lésions d'urétéro-pyélite dominent la situation. Lorsque, dans le cours d'une pyélo-néphrite, il se développe quelques concrétions, l'ensemble symptomatique ne varie guère. Au contraire, si le calcul est primitif, l'apparition du pus dans les urines, sa persistance, son abondance, sont les premiers symptômes. En même temps, une tumeur peut apparaître dans le flanc, tumeur douloureuse, formée par le rein : c'est la pyélo-néphrite avec distension qui s'établit. Les douleurs deviennent alors plus vives, l'état général indemne s'altère, le malade maigrit, la *fièvre* s'allume, affecte parfois le type rémittent, et on voit survenir ces faits curieux d'alternative de réplétion et de vacuité de la tumeur, la réplétion coïncidant avec les accès fébriles ; ce sont des signes de pyonéphrose intermittente. Cette pyonéphrose peut s'ouvrir : à la région lombaire, dans le côlon, dans l'estomac, dans le duodénum, voire même dans les bronches (Rayer). Les symptômes du calcul disparaissent alors au milieu de l'ensemble des symptômes de la pyélo-néphrite avec ou sans distension. Dans certains cas rares, on retrouve dans les signes de cette pyélo-néphrite l'accentuation des accidents par le mouvement symptomatique d'un corps étranger.

Pronostic. — Il s'en faut de beaucoup que la lithiase rénale et tout particulièrement les calculs du rein déterminent toujours l'ensemble de ces accidents. C'est une affection lente, pouvant rester indéfiniment silencieuse, grave bien plus par les phénomènes inflammatoires surajoutés dont elle peut être l'objet, que par la présence du corps étranger dans le rein. Parmi les lésions aseptiques, la colique néphrétique est un accident beaucoup plus bruyant que grave. Lorsqu'elle est suivie de l'émission du calcul, elle assure la perméabilité de l'uretère, elle éveille l'attention du malade et du médecin de ce côté, et

(1) LANCEREAUX, *Union médicale*, 5 juin 1888.

(2) J'en ai moi-même observé un cas dans lequel le calcul occupait la région moyenne de l'uretère. (*Soc. de Chirurgie*, 6 avril 1892.)

permet par conséquent un traitement, qui heureusement peut être efficace. De même ces états douloureux continus que nous avons indiqués ne compromettent pas la vie du malade, et ce n'est que dans les formes particulièrement graves qu'ils deviennent la cause d'interventions. Seule l'anurie calculeuse est toujours menaçante, elle indique une lésion bilatérale, et de ce côté l'intervention chirurgicale doit s'étendre.

Les accidents d'obstruction sont déjà sérieux, les accidents d'infection sont beaucoup plus graves. Ils peuvent heureusement se prolonger pendant longtemps sans menacer la vie du malade, mais ils ne tendent guère à rétrocéder et deviennent des indications opératoires qui, par contre, sont moins brillantes que celles que nous pouvons appliquer à la lithiase rénale primitive et aseptique.

Diagnostic. — Aucune des affections rénales n'a donné lieu à des erreurs aussi fréquentes que la lithiase. Qu'il me suffise de dire qu'on a incisé ou enlevé 27 fois des reins qui n'étaient coupables que de simulation calculeuse, et le fait est arrivé à des chirurgiens comme Morris (1), Mac Cormac (2), Lloyd (3), Clément Lucas (4), Weir (5), Israel (6), et ces temps derniers encore Bruce Clarke (7). C'est qu'il n'y a pas de signe pathognomonique des calculs du rein.

Le chirurgien peut se trouver en présence de deux accidents bien différents : *la douleur et l'hématurie*. C'est l'association et la dissociation de ces deux symptômes qui constituent les types cliniques qui portent à l'erreur. L'*anurie calculeuse* mérite un diagnostic spécial.

I. Il y a *douleur*. — La *douleur* peut faire croire à une *névralgie pariétale ou rénale*, à un *calcul biliaire*, à un *mal de Pott*, ou à une tumeur peu volumineuse du rein, enfin à une lésion rénale autre qu'une affection calculeuse.

La *névralgie pariétale* présente des points douloureux bien déterminés : point lombo-iliaque, hypogastrique et vaginal, et la percussion dans ces cas ne réveille pas la douleur qu'elle provoque dans le rein calculeux. Cette névralgie elle-même peut être symptomatique d'une lésion vertébrale, utérine ou rectale; dans ces cas, l'examen de tous les viscères s'impose.

La *névralgie lombaire* peut être idiopathique, ou symptomatique d'un mal de Pott; elle amène une rigidité du tronc. C'est surtout la marche de la maladie qui permettra le diagnostic, car la lésion spéciale de la tuberculose vertébrale finit par se manifester.

Les *cystalgies d'origine rénale* se reconnaîtront par l'insensibilité vésicale aux diverses explorations. Il serait plus fréquent, d'après Morris, de croire à un calcul du rein, alors que ce calcul est dans la vessie. L'exploration métallique, indispensable en pareil cas, lèvera tous les doutes.

Les *calculs biliaires* peuvent coïncider avec des calculs rénaux, le fait est

(1) MORRIS, *Med. chir. Transact.*, 1885, p. 69.
(2) MAC CORMAC, *New-York med. Journ.*, 1888, p. 35.
(3) LLOYD, *Lancet*, 1883, t. I, p. 948.
(4) CL. LUCAS, in NEWMANN, *Privat. Letter*, p. 991, t. III.
(5) WEIR, *New-York med. Journ.*, 20 sept. 1880.
(6) ISRAEL, *Berl. klin. Wochen.*, 1891, p. 224.
(7) BRUCE CLARKE, *Lancet*, 1891, t. II, p. 984.

même fréquent, et si la colique hépatique n'est pas suivie d'ictère, on peut croire à une colique néphrétique. En général il se produit rapidement une tumeur de la vésicule biliaire qui viendra lever tous les doutes. Wright rapporte un fait de coïncidence d'un calcul biliaire avec un calcul urétéral ; on fit la taille de la vésicule, et l'autopsie montra une pierre dans l'extrémité vésicale de l'uretère.

Néphralgie. — Rayer a décrit sous ce nom une névralgie idiopathique du rein lui-même. Cet état douloureux paraît fréquent, si l'on en juge par le nombre des opérations auxquelles il a donné lieu. Mac Lane Tiffany (1) vient de publier une excellente monographie sur ce sujet, basée sur 21 observations, et Legueu (2) a depuis repris cette question. Ce sont des accidents douloureux, simulant d'une façon absolue ceux de la lithiase et pouvant même s'accompagner d'hématuries (Sabatier) (3). Certains reins mobiles douloureux donnent lieu à des crises d'hydronéphrose intermittente, qui ressemblent à la colique néphrétique (4), il suffit d'avoir été prévenu pour éviter l'erreur, et d'appliquer au malade un bandage qui fait disparaître les douleurs s'il s'agit d'un rein mobile. Dans d'autres cas, le diagnostic est d'autant plus difficile que le rein ne semble plus en cause.

L'*ataxie locomotrice* peut provoquer des douleurs néphrétiques, que Maurice Raynaud (5) a décrites, et qui simulent absolument les douleurs du calcul rénal. Il faut alors interroger les signes concomitants de l'ataxie, et étudier l'influence de la marche et du repos sur ces douleurs. Chez les *hystériques*, on peut voir ces mêmes états douloureux accompagnés d'hématuries (Sabatier). Morris (6) a écrit sur ce sujet un chapitre intéressant, dans lequel il reconnaît l'impossibilité du diagnostic, en dehors de l'incision exploratrice. Signalons encore certaines névralgies liées à l'*infection paludéenne* (7). Enfin la simple acidité de l'urine chez les goutteux (mais dans ces derniers cas, la médication alcaline suffit à lever tous les doutes), et cet état dit *névralgies rénales*, sans aucune lésion locale ou générale capable de les expliquer, qui viennent encore ajouter aux difficultés du diagnostic des calculs.

Tous ces faits justifient l'importance de l'incision exploratrice. Cette incision est anodine, tous les auteurs sont d'accord sur ce point et, dans les 25 observations que nous avons relevées, nous n'avons pas trouvé un accident mortel; enfin elle peut être curatrice si le rein est malade. Lorsque les difficultés de diagnostic et les dangers de notre incertitude le commandent, il faut y avoir recours.

II Il y a *hématurie.* — Le malade se présente avec une simple *hématurie.* Deux affections peuvent alors simuler le calcul : une tuberculose du rein ou une tumeur maligne. Les *tumeurs* malignes s'accompagnent de douleur et d'hématuries, mais il est rare que le malade ait rendu antérieurement des sables et des graviers, et de plus la quantité de sang émise dans le cas de néoplasme

(1) Mac Lane Tiffany, *Annals of surgery*, 1889, p. 104.
(2) Legueu, *Annales génito-urinaires*, 1891, p. 564-631 et 778.
(3) Sabatier, *Revue de chir.*, 1889, p. 62.
(4) Bruce Clarke en a publié récemment une observation (*Lancet*, t. II, p. 984, 1891).
(5) Maurice Raynaud, *Arch. gén. de méd.*, 1876, p. 325, t. XXVIII.
(6) Morris, *Brit. med. Journ.*, 1885, p. 311.
(7) Kirkham, *Med. Times*, 1885, t. I, p. 343.

est beaucoup plus considérable. L'hématurie lithiasique est influencée par le mouvement. La douleur n'est pas atténuée par le repos; elle n'est pas réveillée par la pression et la percussion dans les néoplasmes; enfin leur évolution rapide jugera promptement la question.

La *tuberculose* ne peut donner le change qu'à son début : elle a l'hémorrhagie survenant sans cause; mais si la douleur est peu violente, l'état général est bien différent dans les deux cas. Les troubles du côté de la vessie, de la prostate, la recherche (il est vrai assez rarement positive) des bacilles dans l'urine, pourront éclairer le diagnostic. D'ailleurs, dans ces cas difficiles, qui peuvent l'être plus encore, comme nous l'avons indiqué (p. 504), par la présence simultanée d'un calcul et d'une tuberculose, ou d'un calcul et d'un néoplasme, l'incision exploratrice est absolument justifiée.

III. Il y a *tumeur*. — Nous n'avons ici qu'à chercher si cette tumeur est provoquée par un calcul. Les néoplasmes du rein sont éliminés facilement par les hématuries abondantes qui les accompagnent, par leur volume considérable et fixe; et, à vrai dire, dans ces cas, le diagnostic se pose seulement entre une pyélo-néphrite simple et une pyélo-néphrite calculeuse. Les antécédents lithiasiques du malade, l'influence du mouvement sur les phénomènes douloureux, les douleurs plus vives, le développement rapide de la tumeur, les phénomènes aigus et subits que détermine une secousse imprimée au rein, sont autant d'éléments de diagnostic différentiel, qu'il s'agisse de gravelle urique ou phosphatique. Quant à l'hydronéphrose calculeuse, outre les signes classiques de l'hydronéphrose, ce sont les mêmes antécédents qui permettent de la reconnaître.

IV. Il y a *anurie*. — Le diagnostic doit porter sur l'origine de cette anurie et sur le siège de l'obstacle. C'est par l'étude attentive des antécédents du malade qu'on pourra distinguer l'anurie calculeuse, de l'ischurie hystérique ou goutteuse, ou de l'anurie des néphrites aiguës. La *douleur localisée* à un seul rein, la découverte d'une *tuméfaction lombaire*, seront d'un grand poids au point de vue de l'intervention. Mais si tous ces signes font défaut, c'est par le *palper de l'uretère* à travers la paroi abdominale, son examen par le toucher rectal ou vaginal, par l'exploration vésicale chez la femme, qu'on pourra trouver la cause de l'accident. Dans le cas contraire, c'est à l'incision lombaire qu'il faudra avoir recours.

Diagnostic des complications. — Malgré toutes les recherches les plus minutieuses, les erreurs sont fréquentes, et souvent l'incision lombaire exploratrice est elle même insuffisante; il faut aller jusqu'à l'exploration intra-rénale pour s'assurer de la présence du calcul, soit par incision du parenchyme, soit en introduisant l'index à travers le hile du rein, et en l'enfonçant profondément; c'est une manœuvre que j'ai employée et qui m'a rendu service. La bénignité croissante de ces explorations les autorise d'autant plus, que les malades ont bien plus fréquemment succombé à des calculs méconnus qu'à des explorations inutiles.

Enfin, le calcul reconnu, *il est indispensable à la thérapeutique de connaître l'état du rein du coté opposé;* ou du moins devons-nous tenter toutes les explorations, cathétérisme, percussion, relever tous les accidents antérieurs (surtout les coliques néphrétiques), capables de nous éclairer sur cet état.

Traitement. — La *lithiase rénale* qui ne se traduit que par l'expulsion de sable urinaire est relativement bénigne, mais c'est alors surtout qu'elle doit être l'objet de nos soins, qui constituent un véritable *traitement préventif* des calculs rénaux. Les accidents de migration, la *colique néphrétique* et l'*anurie calculeuse* nécessitent un traitement spécial. Quant au *calcul*, il est justiciable d'une intervention chirurgicale, dont la nature variera suivant qu'il s'agit d'un rein normal ou suppuré.

Traitement préventif. — Les conditions mêmes de production de la lithiase indiquent le traitement à lui opposer. Il est différent, suivant qu'il s'agit d'une *lithiase acide primitive* ou d'une *lithiase alcaline secondaire*. Dans le premier cas : que l'examen microscopique ait démontré la nature, soit urique, soit oxalique des sédiments, c'est l'*hygiène* et le *régime diététique* qui forment la base de la thérapeutique. L'exercice en plein air, la gymnastique, les frictions sèches au gant de crin sur tout le corps, les bains alcalins de préférence aux bains sulfureux (Bouchard), seront utilement prescrits. Le régime alimentaire doit être surveillé de très près. Sans pousser la sévérité jusqu'à faire de ces malades des végétariens, on doit proscrire les viandes noires et fumées ou faisandées, le gibier, les mets épicés, les vins alcooliques de Bourgogne, d'Espagne, et même les vins mousseux de la Champagne, les liqueurs alcooliques sous toutes leurs formes, le thé et le café. Les légumes mêmes contenant de l'acide oxalique, l'oseille, les tomates, les haricots, les fruits verts contenant des acides maliques ou tartriques, seront également supprimés. Aux repas, l'eau pure ou additionnée de vin blanc léger est la meilleure boisson. Dans les cas particulièrement rebelles, le régime lacté s'impose. La rigueur de toutes ces prescriptions doit être proportionnée à la gravité ou à la ténacité des cas. Mais il en est une qui leur convient à tous, c'est la modération dans la quantité des aliments ingérés ; les lithiasiques sont souvent des goutteux, gros mangeurs, qui doivent subir un entraînement prolongé pour arriver à modérer leur appétit.

Les *agents médicamenteux* sont de précieux auxiliaires. L'ingestion abondante d'une eau faiblement minéralisée, Évian, Vittel, Contrexéville, permet un lavage du sang et du rein qui entraîne les excès d'acide et les sables retenus dans les voies supérieures de l'urine. Quant à leur action lithontriptique, elle n'est rien moins que démontrée, et nous verrons à propos des calculs vésicaux, si la question de la dissolution des calculs par les eaux minérales a fait quelque progrès.

Lorsque la diathèse urique est très accentuée, les eaux alcalines bicarbonatées sodiques ont leur indication, et l'on peut choisir dans la gamme des eaux de Royat, Brides, Pougues, Vichy. Enfin les sels artificiels de soude et de lithine par les composés solubles qu'ils forment peuvent être joints aux eaux naturelles.

La *gravelle alcaline, phosphatique, secondaire*, nécessite une thérapeutique autre. C'est à l'élément inflammatoire qu'un traitement pathogénique doit s'adresser, et c'est en somme à la thérapeutique des pyélites qu'il faut recourir. Là encore certaines eaux faiblement minéralisées et maniées avec la plus grande prudence peuvent faciliter l'expulsion des mucosités et des graviers ; mais la méthode décongestive du rein, le traitement de l'inflammation vésicale sont bien plus importants. Si la *gravelle phosphatique* est primitive, c'est par un régime alimentaire spécial, par le traitement de la dyspepsie alcaline qui en est l'origine, qu'elle doit être attaquée.

Traitement des accidents de migration. — *Colique néphrétique.* — En présence de ces phénomènes si atrocement douloureux, le premier soin doit être de les calmer. Cette indication est d'autant plus importante, qu'ils entretiennent un spasme de l'uretère dont la suppression permettrait l'issue du calcul. La belladone, la morphine en injections sous-cutanées, à petite dose à cause de l'état des reins, l'antypirine, sont d'un précieux secours à cet égard. On y joindra les bains simples ou les bains de tilleul chauds et prolongés. Les inhalations d'éther ou de chloroforme sont surtout indiquées, dans les formes graves accompagnées de spasmes respiratoires ou d'irrégularités cardiaques. Les auteurs anglais insistent sur les résultats que leur donnent les grands lavements chauds, qui agissent presque directement sur les organes malades. L'intolérance gastrique sera combattue par la glace, la potion de Rivière, mais bien souvent sans succès.

A côté de ce traitement symptomatique, il faut mettre en œuvre une médication qui facilite l'expulsion du calcul. Les boissons chaudes et abondantes, si elles peuvent être tolérées, les liquides alcalins et les diurétiques, les révulsifs lombaires qui décongestionnent le rein sont indiqués. La térébenthine, si vantée par Richter, doit être maniée prudemment, car elle agit défavorablement sur le parenchyme sécréteur. Enfin on a proposé les exercices violents, la marche, les efforts, le massage sous forme de malaxations uretérales ou la galvanisation. Ces moyens sont bien rarement applicables au milieu des accidents douloureux qu'éprouve le patient. Le plus souvent, ces divers traitements amènent la cessation des accidents. Dans le cas contraire, les symptômes perdent leur acuité; la thérapeutique de l'affection est alors dirigée contre un calcul retenu dans le rein.

Traitement des calculs du rein. — Tous les calculs du rein ne sont pas justiciables de l'intervention chirurgicale. En dehors des cas latents, il en est qui ne donnent lieu qu'à une ou deux crises douloureuses dans la vie du patient; il en est d'autres que les moyens médicaux atténuent rapidement et pour longtemps; enfin il en est que le seul repos calme, et sur 24 calculeux autopsiés à Saint-Bartholomew's hospital par Bruce Clarke (1), 13 malades avaient succombé à une affection étrangère. Dans tous ces cas, l'intervention est discutable, mais je suis convaincu que les succès obtenus dans l'extraction des calculs du rein, augmentera le champ des indications.

Bien que les opérations pratiquées dans le but d'extraire une concrétion aient été signalées dès le XVIe siècle, elles ne sont entrées dans la pratique courante que depuis 1870, avec Durham (2), et encore cette première néphrotomie fut faite à blanc. D'abord elles ne s'adressèrent qu'à des calculs compliqués de pyonéphrose, les essais d'Annandale n'avaient fait que grossir le nombre des erreurs de diagnostic, et ce fut Morris qui, le 11 février 1880, enleva avec un plein succès une pierre d'un rein non dilaté. L'opération s'est géné-

(1) BRUCE CLARKE, *Surgery of the Kidney*. London, 1886.
(2) DURHAM, *Med. Times*, 1870, t. I, p. 182.

ralisée, les calculs de l'uretère furent plus tard attaqués avec le même résultat. Si bien qu'aujourd'hui nous avons à notre disposition, pour traiter chirurgicalement un calcul du rein ou de l'uretère : la *néphrotomie*, la *pyélotomie*, la *néphrectomie*, l'*urétérotomie*.

Il faut distinguer au point de vue des indications, les circonstances dans lesquelles le malade peut se présenter : Le rein peut être *aseptique*, *non dilaté*. Il peut être le siège d'une *hydronéphrose*, fait exceptionnel. Ou bien il s'agit d'une *pyélo-néphrite calculeuse, avec ou sans distension*.

I. Si le rein est sain ; ce sont les douleurs persistantes, intolérables et rebelles à tout traitement médical qui constituent les indications. L'opération prend alors le nom de *néphrolithotomie*.

Néphrolithotomie. — Sans entrer ici dans l'exposition complète de la néphrotomie, qui sera faite dans un chapitre spécial, je donnerai les résultats acquis. Pour arriver sur le rein, deux voies peuvent être prises (1) : la voie *abdominale*, et la voie *lombaire*. Si l'on suit la voie abdominale, on pratique la laparotomie, on va palper les deux reins à travers le péritoine, et l'on opère celui des deux qui contient le corps étranger. Malheureusement, cette méthode n'a pas tenu ce qu'elle promettait, les erreurs de diagnostic se sont multipliées ; cette palpation est infidèle, et j'en ai eu un exemple frappant. La majorité des chirurgiens étrangers et presque la totalité des chirurgiens français considèrent la *voie lombaire* comme la méthode de choix. Les procédés opératoires sont nombreux. Voici celui que nous proposons pour l'avoir pratiqué et vu pratiquer souvent :

1° *Incision lombaire* variable suivant la situation du rein. Presque parallèle à la 12e côte si le rein est haut placé. Légèrement oblique en bas et en dehors si le rein est descendu dans l'espace iléo-lombaire. Commençant sur la 11e côte, à 4 travers de doigt des apophyses épineuses et se terminant en bas sur la crête iliaque, à 5 travers de doigt des mêmes apophyses.

2° *Exploration du rein* mis à nu, dans sa totalité et sur ses deux faces et amené dans la plaie. Cette exploration est faite *avec le doigt* ou le palper bidigital sur les deux faces, les deux extrémités de l'organe et surtout au niveau de son hile (2). S'il existe un calcul, on sent une résistance toute spéciale et bien différente de la consistance habituelle du rein. Cette palpation est souvent insuffisante, ses erreurs ne se comptent plus (Morris). Même sur un rein enlevé, un tact délicat et expérimenté peut ne pas sentir le calcul ; c'est pour cela qu'il faut avoir recours à l'*acupuncture*. Elle consiste à enfoncer méthodiquement dans le rein une fine aiguille, tout le long du bord convexe et des deux faces de l'organe, et superficiellement avec maintes précautions au niveau du hile. L'aiguille viendra buter sur le calcul et donnera une sensation spéciale. Si cette exploration bien conduite est franchement négative, l'opérateur est perplexe. Morris, Bruce Clarke et Le Dentu conseillent l'incision du rein. J'y ai eu recours 2 fois sans accident (3).

3° *Incision*. — Elle portera sur le rein ou le bassinet. L'incision sur le bord convexe, telle que nous l'avons préconisée, en nous basant sur les recherches

(1) Clinical Soc. of London. *Lancet*, 1887, t. I, p. 370. Discussion on néphrolithotomy.
(2) En enfonçant le doigt dans le sinus, on obtient des renseignements précieux.
(3) Robineau Duclos, Thèse de Paris, 1891.

anatomiques faites en commun avec mon si distingué collègue Lejars (¹), nous paraît la méthode de choix. L'incision séparée des deux extrémités préconisée par Legueu (²) complique l'opération sans avantage. L'incision du bassinet préconisée par Bruce Clarke, Lloyd, Otis, Czerny, nous paraît plus dangereuse, plus difficile, et nos expériences et la statistique nous ont prouvé sa réunion moins facile. De plus, elle passera plus volontiers à côté d'un calcul des calices. L'*incision du bord convexe* sectionne les parties les moins vasculaires du rein, elle donne un large accès dans les calices et le bassinet. L'hémorrhagie qui l'accompagne cède à une simple compression de la plaie par une éponge, ou à l'irrigation chaude (Jacobson); mais surtout à une compression du pédicule telle que je l'ai préconisée. La réunion *per primam* est certaine et rapide. Les résultats que j'ai obtenus depuis mes premières recherches m'ont confirmé dans mon opinion à cet égard. Après l'hémostase, on introduit l'index dans le bassinet et l'on explore successivement les deux extrémités de l'organe et le bassinet. Le calcul reconnu, le quatrième temps de l'opération consiste à l'extraire.

4° *Extraction.* — Grâce à la large voie ainsi créée, elle est en général assez facile, mais l'*irrégularité* des prolongements peut nécessiter une fragmentation. J'ai dû y recourir dans un cas, et j'ai pu ainsi extraire un très volumineux calcul. Mais il faut, autant que possible, s'en dispenser; un des fragments peut s'introduire dans le bassinet, sa recherche prolongera l'opération. Le calcul saisi, il est nécessaire de l'ébranler peu à peu, et d'en faire un véritable accouchement. Le *siège* du calcul rend son extraction difficile. S'il est placé assez loin dans le bassinet, on se servira des curettes longues de Le Dentu ou on le fera remonter entre deux doigts jusqu'à la plaie rénale. Cette extraction faite, il est nécessaire de bien examiner le calcul pour s'assurer que son extrémité n'est pas fracturée ou qu'il ne présente pas de facettes témoignant la présence d'une autre pierre.

5° *Suture.* — Elle se fait au moyen de quatre ou cinq points du catgut traversant en plein parenchyme rénal les deux valves et les coaptant bien exactement; elle assure l'hémostase et permet une réunion per primam. J'ai montré que les fils devaient être modérément serrés pour ne pas provoquer une sclérose de l'organe.

La néphrolithotomie est la méthode de choix universellement reconnue dans le traitement des calculs rénaux.

NÉPHRECTOMIE. — L'extirpation du rein calculeux non suppuré, est justifiée quand le parenchyme est réduit à une coque fibreuse. Nous devons rappeler l'importance d'une faible quantité de parenchyme sécréteur, surtout quand il s'agit d'une lésion souvent bilatérale. Il est toujours préférable de faire la néphrotomie, quitte à enlever plus tard le moignon rénal s'il donne lieu à une fistule.

II. LE REIN EST SUPPURÉ. — L'intervention dans ces cas s'impose, et nous avons à choisir entre l'*incision* ou l'*ablation de la tumeur*.

La *néphrotomie* comprend les mêmes temps opératoires que la néphrolithotomie, mais elle en diffère par l'incision du rein, la recherche et l'extraction des calculs. L'incision du parenchyme rénal se fait au point proéminent, bos-

(¹) TUFFIER, *Études expérimentales sur la chirurgie du rein.* Paris, 1889, p. 68.
(²) LEGUEU, *Annales génito-urinaires*, 1891, p. 365 et passim.

selé et aminci. La recherche et l'extraction des pierres est toujours difficile, à cause de l'étendue de la poche, de sa profondeur, de sa forme en fer à cheval, de la multiplicité des corps étrangers et de leur siège dans des cellules distinctes. L'exploration métallique est souvent utile, et M. Guyon a insisté sur la fréquence des extractions incomplètes en pareil cas. La lecture des faits nous a montré que dans 9 néphrotomies le calcul n'avait pu être trouvé quoique existant réellement, et que 11 fois il y eut extraction incomplète, ce qui nous donne un total de 16 pour 100 d'intervention incomplète sur 114 cas. Ces inconvénients, joints à la nécessité d'un drainage prolongé et à la persistance fréquente (34,2 pour 100), d'une fistule nécessitant une opération secondaire, ont permis de discuter l'incision rénale et de lui opposer la *néphrectomie primitive.*

Les avantages de l'ablation du rein sont : 1° la certitude de faire une opération complète ; 2° l'absence de fistule consécutive. Les arguments donnés par Bergmann, Morris reniant ses anciens principes, Bruce Clarke, Thornton, ne me paraissent pas résoudre la question capitale : l'état et le fonctionnement à longue échéance du rein du côté opposé. Avec la majorité des chirurgiens français, Trélat, Lucas-Championnière, Bouilly, Guyon, Le Dentu, avec Lawson Tait, Newmann, nous restons partisans de la néphrotomie comme méthode de choix. Nous lui ajouterons volontiers le curage et même l'extirpation des parties trop malades, suivant le mode de Morris, Czerny, Kümmel, qui ont ainsi pratiqué de véritables néphrectomies partielles. D'ailleurs, la mortalité après néphrotomie est inférieure à celle de l'ablation du rein, comme nous le verrons. Enfin le volume excessif de la poche, qui en fait une véritable tumeur de l'abdomen avec certitude du fonctionnement intégral du rein du côté opposé, justifie la néphrectomie, qui doit alors être transpéritonéale (Terrillon, Reclus).

Nous voyons donc que si les calculs du rein constituent une affection grave, nous sommmes bien armés pour les combattre. Toutefois ces armes nous serviront moins qu'à nos voisins d'outre Manche, car nos recherches nous ont bien montré quelle supériorité numérique ils ont sur nous à cet égard. Les opérations faites par les seuls chirurgiens anglais comptant pour 51 pour 100 dans notre statistique de 230 pyélites calculeuses traitées chirurgicalement.

Résultats opératoires. — Les résultats de ces différentes opérations sont intéressants à envisager.

Néphrolithotomies (incision de reins sains). — C'est la plus brillante et la moins grave des interventions sur le rein, si l'on considère que Newmann [1] a pu réunir 42 cas sans une mort. Mac Cosh [2], en 1889, trouve 17 succès sur 18 cas, et Legueu [3], sur 40 opérations, relève 5 morts (5 pour 100). Notre relevé comprend 44 observations de néphrolithotomie et de pyélotomie.

Néphrolithotomie : 43.	Mortalité opératoire	6,1	pour 100.
	Fistules.	3,33	—
Pyélotomie : 12. . . .	Mortalité opératoire	16,66	—
	Fistules.	29	—

[1] Newmann, *Surgical diseases of the kidney*, 1888, p. 285.
[2] Mac Cosh, *New-York med. Journ.*, 1888, t. XLVII, p. 406.
[3] Legueu, Thèse de Paris, p. 129.

L'avantage reste donc à la néphrolithotomie, qui paraît être l'opération de choix.

Néphrotomies (sur reins malades). — Nous en avons rassemblé 114 observations avec les résultats suivants :

Néphrotomies : 114

- Guéris : 76 — 66,6 pour 100.
  - Guérisons définitives : 50 ou 43,8 pour 100.
  - Fistules : 26 — 34,2 pour 100.
    - Non traitées : 17, dont 4 sont morts dans la suite.
    - Traitées : 9
      - Néphrectomie secondaire : 8. Guéris : 8.
      - Avivement, grattage de la fistule : 1. Guéri : 1.
- Morts : 38 — 33,3 pour 100.

Cancer du rein opéré	4
Septicémie	3
Péritonite	2
Tuberculose pulmonaire	1
Pneumonie	2
Cachexie	1
Néphrite	4
Calculs de l'autre rein	9
Autopsie non faite	12

Néphrectomies. — La néphrectomie pratiquée 67 fois a donné une mortalité de 38,8 pour 100.

Néphrectomies lombaires : 51			
Morts	20 ou	37,5 pour 100.
Guéris		30	—
Résultat inconnu		1	—

Les causes de mort ont été : tuberculose pulmonaire, 1 ; cancer du rein opéré, 1 ; déchirure de la veine cave, 1 ; pyohémie, 3 ; collapsus, 1 ; hémorrhagie, 1 ; *néphrite*, 2 ; *calculs de l'autre rein*, 3 ; autopsie non faite, 7.

La néphrectomie abdominale a été faite 16 fois.

Néphrectomies abdominales : 16			
Morts	6 ou	39,2 pour 100.
Guéris		10	—

Les causes de la mort ont été : déchirure de la veine rénale, 1 ; péritonite, 1 ; hémiplégie, 1 ; calcul de l'autre rein, 2 ; autopsie non faite, 1.

Traitement de l'anurie calculeuse. — Cet accident est d'une haute gravité et nécessite une thérapeutique active. A son traitement autrefois purement médical, fait place depuis l'opération de Thelen en 1882, l'intervention chirurgicale qui étendra certainement encore son domaine de ce côté. Cette complication est mortelle dans le plus grand nombre des cas. Si le malade bénéficie d'une première guérison, il est rare qu'il ne se produise pas une nouvelle poussée plus grave. De plus, c'est là un indice certain d'une lésion bilatérale. Les bains chauds prolongés, de grands lavements tièdes, des boissons abondantes ; la malaxation de l'uretère prudemment pratiquée, l'électrisation par les courants continus, la chloroformisation profonde et prolongée (Israel), pourront provoquer l'expulsion du calcul. Mais si ces moyens rapidement mis en œuvre échouent ; si le chirurgien est appelé alors que la *période de tolérance* date déjà de plusieurs jours, l'intervention s'impose ; et ses résultats sont trop encourageants pour ne pas y avoir recours sans retard. Je souscris volontiers à l'opinion de Cl. Lucas qui donne quarante-huit heures comme maximum. L'anurie calculeuse, abandonnée à elle-même ne donne au malade que 28,5 pour 100 de chances de guérison, alors que l'opération élève le chiffre à 66,6 pour 100 (Legueu). Cette proportion autorise fortement à intervenir. La seule difficulté, c'est alors de faire un diagnostic précis. Ce sont les antécédents de colique néphrétique, le palper uretéral fait : soit à travers la paroi abdominale; par l'intermédialre du toucher rectal ou vaginal, qui indiqueront quelquefois par une douleur précise ou une tuméfaction sous forme d'un cordon dur, la présence et le siège du corps étranger. Cependant là encore, il ne faut pas s'attendre à trouver des signes physiques bien nets, ni d'une grande valeur, aussi a-t-on recours en pareil cas, à la cystotomie sus-pubienne ou vaginale. Nous leur préférerons une incision allant sur celui des reins ou des uretères qui, par l'examen clinique, paraît le plus probablement atteint. D'abord cette incision est moins grave qu'une cystotomie; de plus, elle a en principe 50 pour 100 de chance de tomber juste sur le côté malade et de devenir curative.

CALCULS DE L'URETÈRE

La lithiase rénale peut provoquer le développement de calculs qui s'arrêtent dans l'uretère. Nous avons fait à propos des calculs du rein une grande partie de l'histoire clinique de cette localisation. Nous renvoyons le lecteur à cette étude pour tout ce qui manquera au présent chapitre.

La migration des calculs dans l'uretère a été décrite ainsi que ses accidents; je n'envisage donc ici que l'arrêt d'une de ces concrétions dans le canal excréteur du rein. L'étude la plus intéressante sur cette question est celle de Chopart (1), tous ses successeurs ont répété ce qu'il a écrit et ce n'est que depuis les tentatives chirurgicales dirigées de ce côté que nous trouvons les recherches de Morris (2), Bergman, Israel, Godlee (3), Tuffier (4).

C'est un accident peu fréquent de la lithiase rénale.

Étiologie. — Nous ne savons que peu de chose sur ce sujet. La cause de l'arrêt d'un calcul tient soit à son volume, soit à ses rugosités. Le corps étranger descend en général tout formé du rein. Le calibre du conduit n'est pas indifférent à cette localisation. De même que nous avons vu dans le rein des concrétions primitives et des concrétions secondaires, de même l'uretère peut être oblitéré par un calcul primitif, ou par un calcul secondaire. Dans le premier cas, le volume et la forme des graviers, sont seuls la cause de l'arrêt; mais dans le second, le conduit y entre pour une large part, sa lumière est rétrécie, ses parois sont tomenteuses, inextensibles, il existe de nombreux rétrécissements et de véritables poches situées en amont. Les dépôts membraneux, la stagnation des liquides qui ont lieu à ce niveau, expliquent la formation sur place de dépôts phosphatiques.

(1) CHOPART, *Traité des maladies des voies urinaires*. Paris, 1791 et 1792, 3 volumes.
(2) MORRIS, *Am. Journ. of med. sc.*, 1884, t. LXXXVIII, p. 458.
(3) GODLEE, *The Practitionner*. London, 1887, t. XXXIX, p. 241 et 329.
(4) TUFFIER, Soc. de chirurgie, 6 avril 1892.

Anatomie pathologique. — Le *siège* d'élection des calculs est : l'embouchure de l'uretère dans le bassinet : la portion intra-vésicale de l'uretère : le tiers moyen au niveau de l'inflexion sacro-vertébrale. C'est là que j'ai trouvé le calcul figuré ci-contre (fig. 59).

Le *calcul en lui-même* diffère suivant qu'il est primitif ou secondaire. Primitif, il est arrondi, ou ovoïde, lisse, jaune-rouge s'il est formé d'acide urique, sa coupe est en tout semblable à celle d'un calcul rénal. Secondaire, il est blanc-grisâtre, irrégulier, rugueux, couvert d'aspérités, léger et poreux, son siège n'a rien de fixe, il est commandé par les sténoses urétérales.

L'uretère. — Au niveau du calcul, présente les lésions de l'inflammation chronique, épaississement ou dilatation, parois tomenteuses, quelquefois exulcérées, ou même perforées. Quand le calcul siège dans la portion intra-vésicale de l'uretère, il donne lieu à cette forme de calcul enkysté de la vessie, variété rare mais indiscutable (Aghisi, Czerny, Sänger). *Au-dessous* du calcul, le canal paraît rétréci et au-dessous même du calcul, on trouve une sorte de collet, qui ne correspondant pas à une valvule normale de l'uretère, est sans doute la conséquence de son inflammation chronique. *Au-dessus* de la concrétion, tout l'appareil urinaire sous-jacent se dilate. Cette disposition facilite la manœuvre que j'ai conseillée pour l'extraction de ces calculs, car elle permet de les faire remonter de l'uretère dans le bassinet et dans le rein, mais nous avons vu combien il s'en fallait que les hydronéphroses dues à cette cause soient aussi fréquentes qu'on l'avait cru (voy. p. 498). Il est certain que l'oblitération d'abord incomplète de l'uretère par un calcul, doit provoquer une dilatation des voies supérieures de l'urine, dilatation aseptique si le calcul est primitif et la vessie stérile ; au contraire dilatation septique ou pyélo-néphrite avec dilatation dans le cas contraire. Cette donnée est encore théorique, car il est bien difficile de démêler dans les observations comment les lésions ont évolué. En tous cas, les faits de concrétions de l'uretère compliqués de pyonéphrose, sont beaucoup plus fréquents que ceux qui s'accompagnent seulement de dilatation aseptique.

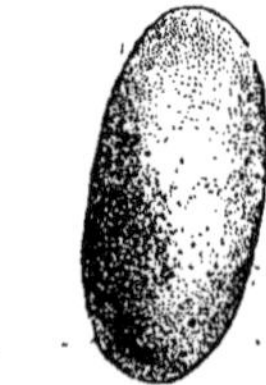

Fig. 59. — Calcul de l'uretère, extrait par la néphrolithotomie. (Tuffier.)

Nous admettrons qu'un calcul descendu dans l'uretère peut augmenter de volume *in situ*, on ne peut d'ailleurs comprendre sans ce processus, les faits de volumineux calculs, ne pouvant plus retourner dans le bassinet.

Symptômes. — Les accidents de la migration des calculs dans l'uretère sont : les douleurs, la colique néphrétique, l'anurie calculeuse et l'hydronéphrose intermittente (Tuffier). Nous avons étudié ces différents états pathologiques, dans leur modalité clinique, et nous avons indiqué le traitement dont ils sont justiciables. On les retrouvera sous une forme plus ou moins nette, dans le passé des malades atteints de concrétions urétérales. Lorsque le corps étranger est fixé à demeure dans le canal excréteur du rein, il donne lieu à un ensemble de phénomènes souvent insidieux et assez mal déterminés ; ce qui explique la fréquence des erreurs de diagnostic à leur sujet. Les phénomènes aigus indiquant la migration du gravier tombent peu à peu, ils peuvent même disparaître complètement bien que l'expulsion n'ait pas eu lieu ; le calcul laisse un passage à l'urine entre lui et la paroi du conduit.

La *tuméfaction urétérale* a été rarement constatée. C'est seulement dans les cas où le calcul siège à l'embouchure de l'uretère dans la vessie, que le toucher rectal ou vaginal permet de le reconnaître, surtout si l'on y joint l'exploration métallique de la vessie, qui fait percevoir un son voilé donnant bien la sensation d'un corps dur recouvert d'une membrane molle, et dont les dimensions peuvent être ainsi soupçonnées. Quand il habite le tiers moyen de l'uretère, le calcul n'a donné lieu à une tuméfaction que dans le cas de Kirkham (¹).

Le calcul urétéral peut au contraire trahir sa présence par deux symptômes : douleur et tumeur. La *douleur* siège sur le trajet de l'uretère, c'est-à-dire sensiblement sur une ligne qui monte verticalement par le milieu de l'arcade crurale. Cette douleur est fixe, constante dans son siège. Elle provoque par intervalles des poussées lancinantes sur le trajet uretéral et vers la vessie, véritables pseudo-coliques néphrétiques *sans résultat*. Ces crises douloureuses peuvent persister un temps variable, mais après leur disparition, il reste au point initial la douleur caractéristique. M. Guyon a trouvé dans ces cas une sensibilité anormale à l'embouchure de l'uretère par le toucher rectal. Cet état douloureux s'accentue par la marche, les efforts et surtout par la flexion du tronc ; il est réveillé et il acquiert alors une vive intensité, par la pression faite en un point fixe suivant le mode de palpation de l'uretère que nous avons indiqué (*Exploration urétérale*, p. 646).

Marche et terminaison. — Les calculs de l'uretère peuvent rester indéfiniment silencieux. Ils peuvent être expulsés spontanément après un état douloureux qui date de plusieurs mois. Plus souvent c'est à l'occasion d'une infection ascendante que les signes s'accentuent ; on a alors le type clinique de la pyélo-néphrite calculeuse. Enfin c'est surtout par la brusque apparition de l'anurie dont ils sont une menace constante, que ces calculs sont graves. Cet accident est noté chez 50 pour 100 des opérés, et les observations prouvent bien que l'oblitération bilatérale des uretères peut se faire sourdement, insidieusement sans que rien dans le passé puisse en faire soupçonner l'origine.

Diagnostic. — En dehors des cas où le gravier est arrêté au niveau de l'orifice uretéro-vésical, le diagnostic est difficile. La douleur que nous avons signalée n'est pas caractéristique ; on la rencontre aussi vive et aussi fixe dans certains états névralgiques simples, et dans les états douloureux du rein liés à la lithiase ou à une pyélo-néphrite. Le calcul peut être latent, ou bien il oblitère en partie le conduit et les phénomènes hydropyélo-néphrose vont se développer, le premier signe sera l'apparition d'une tuméfaction rénale. Le silence de la lésion calculeuse unilatérale peut persister indéfiniment, jusqu'au jour où le rein du côté opposé charriera un gravier et l'on verra alors éclater tous les signes de l'anurie calculeuse. Plus souvent encore, c'est l'apparition d'une pyélo-néphrite qui provoquera ces accidents. C'est là une évolution dont les observations indiquent la grande fréquence. Lorsque le calcul siège à l'ori-

(¹) Kirkham, *Lancet*, t. I, p. 525, 1889.

fice du bassinet, il ne détermine réellement aucun symptôme qui le différencie d'une concrétion rénale.

Traitement. — Le genre d'intervention variera suivant la situation du calcul. Si le calcul siège *dans la portion pelvienne de l'uretère*, c'est la *taille hypogastrique* qui, aidée du toucher rectal, permettra le plus facilement l'incision uretérale et l'extraction. Elle aura encore l'avantage de permettre le cathétérisme explorateur de l'autre uretère. On pourrait, dans les cas où le calcul viendrait faire hernie du côté du rectum, l'extraire de ce côté, comme l'a fait Cecci.

S'il est senti *dans la portion moyenne*, on peut agir ainsi : Incision de 8 centimètres à 3 travers de doigt en dehors du muscle grand droit, décollement du péritoine jusqu'à la rencontre du corps étranger (Tuffier); ou encore incision sur la ligne de ligature de l'iliaque primitive (Twynam); ou enfin incision parallèle à la 12e côte et à un travers de doigt au-dessous et étendue du bord externe de la masse sacro-lombaire jusqu'au bord externe du muscle droit.

Le calcul n'est pas senti. — Incision lombaire oblique de la néphrotomie, prolongée en avant pour pouvoir explorer l'uretère. Le calcul siégeant 2 fois sur 3 dans le bassinet ou l'extrémité supérieure de l'uretère. Le corps étranger reconnu, on incisera le conduit parallèlement à sa direction, ou l'on fera rétrograder le calcul vers le bassinet plus facile à ouvrir (pyélotomie) ou même on incisera le rein. Dans un cas, j'ai adopté la conduite suivante : Le diagnostic de calcul rénal posé et le rein mis à nu, son exploration méthodique et prolongée à travers le hile n'a révélé la présence d'aucun corps étranger. J'explorai alors le conduit urétéral, et je trouvai, à 10 centimètres au-dessous de l'origine du bassinet, un calcul figuré ci-contre (fig. 59), je le ramenai de l'uretère jusque dans le bassinet; puis, saisissant le pédicule du rein entre deux doigts comme je le fais toujours quand je fends un parenchyme rénal épais, je le fendis sur son bord convexe. Je pus extraire facilement le calcul; j'explorai les différents calices et je réunis par première intention les deux lèvres du rein et la plaie lombaire sans drainage; au septième jour mon malade était guéri (Société chir., 5 avril 1892). Si le calcul ne peut être immobilisé, l'incision de choix ainsi que je l'ai établi, sera dirigée parallèlement à l'axe du canal, et suturée suivant le mode de Lembert, à la soie fine.

Résultats opératoires. — 17 interventions avec 3 morts, toutes trois dues à des lésions bilatérales, et 3 fistules (28 pour 100).

1° *Calculs de la portion pelvienne : 4.*	Laparatomie, urétérorrhaphie. 1 cas : mort, lithiase bilatérale. Taille vésicale. 2 cas : 1 guéri, 1 mort, anurie. Incision par le rectum. 1 cas : 1 guéri.
2° *Calculs de la portion moyenne : 4.*	Incision longitudinale. Urétérorrhaphie dans 2 cas. } 4 guérisons.
3° *Calculs de la portion supérieure : 9.*	Pyélotomie après refoulement du calcul de bas en haut. 4 cas : 1 mort, néphrite, 2 fistules. Néphrolithotomie après refoulement du calcul de bas en haut. 1 cas : 1 guéri. Uretérotomie au niveau du calcul. 4 cas : 4 guéris (1 fistule).

CHAPITRE IV

PYÉLO-NÉPHRITES

ALBARRAN, Thèse de Paris, 1889. — AMSTEIN, Thèse de Paris, 1869. — BUREAU, Thèse de Paris, 1890. — COE, *Med. Rec.* New-York, 1887, p. 505. — A. COLIN, Thèse de Paris, 1876. — G. CHISMORE, *New-York med. Journal*, 1887, p. 607. — FILLEAU, Thèse de Paris, 1868. — GARCIN, *Arch. de méd.*, 1879. — GUYON, *Annales génito-urinaires*, 1888, p. 513. — HALLÉ, Thèse de Paris, 1887. — HARTMANN, *Gaz. des hôp.*, p. 17. — AXEL IVERSEN, *Centr. für Chir.*, 1888, p. 881. — MALGOUVERNÉ, Thèse de Paris, 1879. — PASCALINI, *Il Morgagni*, 1873. — RAYER, Maladies des reins, t. III. — TOURNEUR, Thèse de Paris, 1886. — ULTZMANN, trad. in *Progrès méd.* Paris, 1884, p. 85 et p. 845.

L'ensemble des lésions inflammatoires étendues de la vessie au rein prend les noms d'*urétérite*, *pyélite*, *néphrite* suivant qu'elles s'adressent à l'uretère, au bassinet ou à la glande rénale. On pourrait donc décrire séparément chacune de ces affections, mais elles sont en général *associées*, et la clinique commande leur groupement en un même chapitre. Les phlegmasies limitées au rein sont surtout d'ordre médical : les néphrites interstitielles ou parenchymateuses, toutes les variétés secondaires frappent la glande à l'exclusion de l'uretère. Au contraire, les lésions qui sont du ressort de la chirurgie, aussi bien par leur origine que par leur thérapeutique, atteignent simultanément le canal excréteur et le parenchyme glandulaire. Souvent même les altérations de l'uretère provoquent, entretiennent ou aggravent par elles seules les altérations rénales. Dans le rein, comme dans le foie, les maladies des voies d'excrétion peuvent dominer l'état pathologique du parenchyme sécréteur ; et l'analogie peut se poursuivre plus loin, car les altérations portent dans les deux organes sur l'ensemble de l'appareil ; elles sont généralisées. Toutefois, dans l'un comme dans l'autre, il existe exceptionnellement des phlegmasies indépendantes, absolument localisées, constituant l'abcès du foie et l'abcès du rein. C'est la conséquence d'états morbides variables, dont le champ diminue chaque jour et qui disparaîtront peu à peu du cadre nosologique.

Nous étudierons donc longuement les lésions généralisées sous le nom *urétéro-pyélo-néphrites* ou plus simplement de *pyélo-néphrites* et nous consacrerons quelques lignes à l'*abcès du rein* proprement dit, quitte à reproduire au chapitre des maladies de l'uretère les particularités spéciales à ce conduit.

Divisions. — Ces lésions infectieuses peuvent être provoquées : Tantôt par une phlegmasie qui remonte de l'appareil urinaire inférieur vers le rein : c'est la *pyélo-néphrite ascendante*, variété la plus commune. Tantôt l'infection arrive directement au rein par la voie circulatoire, et c'est la glande qui inocule de proche en proche l'appareil excréteur : c'est la *pyélo-néphrite descendante*, variété plus rare. Au point de vue pathogénique cette distinction est parfaite ; mais au point de vue clinique, il en est une autre beaucoup plus importante, car elle domine la symptomatologie et la thérapeutique de l'affection : Tant que la phlegmasie locale n'a pas augmenté le volume du rein, nous n'avons guère que les symptômes fonctionnels pour nous guider, et une thérapeutique médicale à lui opposer. Mais dès que la glande ou le bassinet sont distendus, l'exploration du rein devient possible et les indications chirurgicales se posent. Nous aurons donc à étudier :

1° Les *pyélo-néphrites sans distension* ;

2° Les *pyélo-néphrites avec distension.*

Bien que ces affections aient été connues de tout temps, c'est à Rayer qu'il faut remonter pour en trouver une admirable étude, dans laquelle il a nettement précisé les détails cliniques, l'étiologie et la pathogénie. Il ne manquait à cette description que le complément histologique et microbiologique. C'est ce que l'école de Necker, avec les leçons de M. Guyon et les travaux de Launois, Clado, Albarran, Hallé, Guiard, précédés par Klebs, Bouchard, Cornil et Babès, a complété.

Étiologie. — L'infection rénale est l'aboutissant presque fatal des maladies de la vessie et de l'urèthre, et c'est de beaucoup la *cause de mort la plus fréquente* chez les urinaires. Son cadre s'est agrandi encore depuis que les études microbiologiques ont localisé dans cette catégorie certaines néphrites qui à l'œil nu pouvaient passer inaperçues. Toutefois les affections de la vessie ne constituent pas le facteur unique des pyélo-néphrites. La clinique va nous montrer ces influences, nous chercherons ensuite leur mode d'action, leur pathogénie.

Causes prédisposantes. — Sa fréquence infiniment plus grande chez l'homme tient à la fréquence parallèle des affections vésicales ; alors que chez la femme, les maladies si communes de l'appareil utéro-ovarien retentissent bien plus rarement de ce côté.

La maladie générale prédisposante dont l'action indiscutable a été découverte par M. Guyon est l'*artério-sclérose* (1). Elle agit, d'un côté en amenant dans la prostate et la vessie des altérations qui conduisent à la rétention de l'urine ; et d'autre part, elle provoque dans le rein une néphrite interstitielle qui favorise au plus haut chef son infection.

Enfin les *rétentions* de liquide urinaire aseptique dans la vessie, amènent du côté du rein des états pathologiques que les travaux de Strauss et Germont, et surtout les recherches cliniques de M. Guyon, confirmées par l'expérimentation ont bien établies. Ces néphrites aseptiques, si fréquentes en clinique et en général associées à l'artério-sclérose, créent un terrain éminemment favorable à l'ascension microbienne ; l'observation journalière des malades le prouve, et c'est là un exemple de la grande loi de pathologie générale : *mauvaise défense de l'organisme altéré dans sa nutrition contre les produits infectieux.* Chez la femme, toutes les causes de compression urétérale intra-pelvienne : fibromes de l'utérus ou du ligament large, cancer ou prolapsus utérin, pelvi-péritonites chroniques, agissent dans le même sens et deviennent des causes de pyélo-néphrite.

(1) Launois, Thèse de Paris, 1885.

La *congestion rénale* crée également une condition favorable à l'invasion microbienne. Nous avons démontré ailleurs quel rôle considérable joue ce processus dans les maladies de l'appareil urinaire en général et nous avons insisté sur son mode d'action (1). L'état des voies urinaires inférieures, et au premier titre les phénomènes de rétention, c'est-à-dire les accidents de la distension vésicale, retentissent sur la circulation rénale.

Toutes les impressions cutanées extérieures, peut-être même les réactions congestionnent le rein et provoquent une suractivité de sa circulation. Ces faits ont été démontrés anatomiquement par Guinard (2), cliniquement par M. Guyon et expérimentalement par nous-même. Mais, à côté de cette voie réflexe, la paralysie vaso-motrice directe telle que celle qui survient à la suite d'une *fracture de la colonne vertébrale* avec contusion médullaire, aboutit au même résultat : facilité et rapidité des propagations phlegmasiques de la vessie au rein. Le processus par lequel l'état congestif devient cause prédisposante est encore mal connu. Peut-être la mauvaise nutrition des tissus? peut-être la filtration de l'albumine favorise-t-elle cette ascension microbienne en créant des conditions de milieu favorables?

Causes déterminantes. — Ayant établi les grandes lignes de l'étiologie, voyons maintenant méthodiquement les causes déterminantes.

Les *maladies générales* infectieuses peuvent toutes s'accompagner de néphrites médicales, mais beaucoup plus rarement de néphrites chirurgicales avec abcès du rein et surtout de pyélo-néphrites.

Les *infections chirurgicales* déterminent plus souvent ces lésions. Ainsi l'infection purulente et la fièvre puerpérale s'accompagnent, mais dans une proportion plus faible qu'on pourrait le croire, de suppurations du rein, qui sont plutôt des abcès que des pyélo-néphrites.

L'*érysipèle*, la *lymphangite*, l'*ecthyma*, le *furoncle* et l'*anthrax*, les *brûlures* (peut-être par les troubles réflexes circulatoires qu'elles déterminent dans le rein et les accidents septiques dont elles sont l'origine), et surtout l'*ostéomyélite*, dans laquelle M. Lannelongue a trouvé 7 fois sur 10 des abcès du rein, et M. Rodet des lésions plus ou moins graves dans tous les cas, sont des causes d'infection rénale.

A côté de ces maladies générales, je rangerai l'action mal déterminée du froid. M. Le Dentu et M. A. Robin (3) en ont cité deux observations.

Les *causes locales* sont mieux connues. Tout d'abord les *traumatismes* du rein se compliquent quelquefois de pyélo-néphrites (58 observations). Le processus de la suppuration rénale a lieu généralement par l'intermédiaire d'une *cystite due au cathétérisme*, ou d'une cystite antérieure méconnue (Tuffier); mais il peut également se produire par une autre voie. Dans un cas de M. Chaput (4), l'uretère et le côlon étaient rompus simultanément; la néphrectomie permit de constater une pyélo-néphrite. Il est évident que l'infection microbienne due au coli-bacille, avait pris origine dans l'intestin, pour monter par l'uretère sectionné jusqu'au rein. C'est par le même mécanisme que les collec-

(1) GUINARD, *Annales génito-urinaires*, 1888, p. 215.
(2) TUFFIER, Thèse de Paris, 1885, et *Annales génito-urinaires*, 1888, p. 705.
(3) AMSTEIN, Thèse de Paris, 1869.
(4) CHAPUT, Société de chirurgie, 1889, p. 819.

tions purulentes du petit bassin ouvertes dans l'uretère déterminent ces accidents. Exceptionnellement une fièvre typhoïde a pu donner lieu à la suppuration du foyer.

Les *affections vésicales* susceptibles de se compliquer à un moment donné de lésions infectieuses du rein, sont si fréquentes, que l'on pourrait regarder la pyélo-néphrite comme l'aboutissant de toutes les maladies de la vessie. Mais il faut faire à cet égard des distinctions importantes pour chacune d'elles.

Au premier rang se placent toutes les maladies susceptibles de provoquer une *rétention complète* ou *incomplète*. L'hypertrophie de la prostate, surtout à la seconde et à la troisième période; la sclérose de la vessie; plus rarement les rétrécissements de l'urèthre, retentissent sur le rein. Cette différence s'explique par la sclérose concomitante dans le premier cas, tandis qu'il y a seulement dilatation aseptique dans le second.

Toutefois, ce ne sont là que des altérations aseptiques, elles préparent le terrain, mais il faut une infection surajoutée, pour amener la pyélo-néphrite proprement dite. Cette infection a lieu par l'intermédiaire d'une *cystite*, et de fait, les lésions vésicales qui se compliquent le plus souvent d'infection de la vessie, sont celles qui déterminent le plus fréquemment des pyélo-néphrites. Les prostatiques présentent presque fatalement cette complication; alors qu'elle est relativement rare et très tardive chez les rétrécis et les calculeux (Guyon); d'où la plus grande fréquence de la pyélo-néphrite chez les vieillards. Il serait intéressant à cet égard de relever l'histoire complète des malades pour pouvoir représenter par des chiffres ce que la pratique démontre. Ce n'est pas seulement l'origine de la cystite, mais c'est encore *sa forme* qui peut faire craindre l'infection rénale. Les cystites particulièrement *douloureuses*, s'accompagnant de contractions énergiques et incessantes du réservoir urinaire y prédisposent tout particulièrement. Pour notre part, tous les malades que nous avons vus avaient été cathétérisés, et il est probable que c'était là l'origine de l'infection, dont la brusque extension au rein était préparée par la dilatation de l'uretère et du bassinet.

C'est encore au cathétérisme, que sont dues les infections ascendantes, qui éclatent dans les cas de paraplégie d'origine traumatique ou pathologique, et dans un grand nombre de maladies générales, telles que la fièvre typhoïde, la variole. La blennorrhagie, maladie infectieuse locale et dont les manifestations générales sont à l'ordre du jour, est assez souvent l'origine de pyélo-néphrites. Sur 496 malades, Fischer en a vu 12 exemples. Sigmund (de Vienne), sur 368 blennorrhagiques a trouvé 9 pyélites. Dans tous ces cas, l'ascension a été très nette: C'est par l'intermédiaire d'une cystite blennorrhagique, que l'uretère et le rein ont été pris. Malheureusement les examens bactériologiques manquent; il est impossible de savoir s'il s'agit d'une infection spéciale, gonoccique, ou s'il se passe là, ce que nous trouvons dans maintes manifestations dites blennorrhagiques, c'est-à-dire une infection combinée ou surajoutée. Nous ne savons pas davantage pourquoi ces cystites si infectieuses et si fréquentes, localisées au bas-fond de la vessie et au voisinage de l'uretère, envahissent ces conduits chez certains sujets plutôt que chez d'autres. A côté de cette forme ascendante de la pyélo-néphrite blennorrhagique, maladie véritablement locale, existe-t-il une infection de même ordre provoquée par la blennorrhagie envisagée comme infection générale? Cette néphrite blennorrhagique (Rendu), ne nous paraît pas démontrée. Dans toutes les observations bien prises, on relève des signes non douteux d'infection vésicale.

L'origine *génitale* des pyélo-néphrites est mise en évidence par un grand nombre de faits cliniques. Rayer, en France, a signalé ces inflammations qui surviennent après l'accouchement. Chamberlain (1), en Amérique, a montré que la lésion était préparée, par la compression de l'uretère, amenant sa dilatation facile, par le terrain tout spécial constitué par l'état puerpéral : Toutefois les faits ne sont pas assez nombreux pour nous permettre de distinguer la fréquence relative des pyélo-néphrites d'ordre général, et les infections ascendantes consécutives à un cystite post-puerpérale. Ce dernier mécanisme nous paraît le plus fréquent, et un cathétérisme si facilement impur chez les femmes en couches en est probablement l'origine.

Les *inflammations pelviennes* (2) sont également l'origine d'infection urétéro-rénale (métrites, péri-métrites simples ou suppurées, annexites et leurs différentes formes); là encore, nous ne connaissons aucun fait démontrant la possibilité d'une infection par propagation à travers les parois urétérales. Les cas où ces suppurations se sont fait jour dans l'uretère, ne se sont pas toujours accompagnés de pyélo-néphrite (Dickinson 2 cas, Tuffier 1 cas). Ici encore, les observations nouvelles devront tenir le plus grand compte de l'état bactériologique de la vessie.

Resterait à déterminer l'*influence des balsamiques* et des substances ayant une action élective sur les phlegmasies rénales, telles que la cantharide. Les auteurs anciens, Civiale, Chopart, Rayer, n'hésitent pas à admettre cette cause. Nous avons lu toutes les observations qu'ils citent, et nous sommes encore à trouver un cas qui ne soit justiciable d'une autre interprétation que celle qu'ils ont donnée. Tous les malades dont ils parlent avaient une affection de la vessie, le plus souvent une cystite. L'ingestion des balsamiques, a pu provoquer une congestion rénale et favoriser l'explosion des accidents, mais elle ne nous paraît pas avoir fabriqué de toutes pièces cette inflammation. Quant à la cantharide, son action est aujourd'hui beaucoup mieux connue. Toutes les études sur cette question tendent à prouver que cette substance provoque des altérations épithéliales, véritables néphrites médicales, sans tendance à la suppuration. De même, l'acide oxalique, par son excrétion, détermine de véritables lésions traumatiques du rein (Morris), mais là encore, il ne s'agit pas de pyélo-néphrites chirurgicales.

Pathogénie. — Une lésion infectieuse ne peut pénétrer jusqu'au rein que par deux portes : l'*uretère ou les vaisseaux sanguins*. Le mécanisme des lésions ascendantes de l'uretère a été étudié, dès J.-L. Petit, et le reflux par l'orifice urétéral, des matières septiques contenues dans la vessie, est l'explication la plus ancienne et la plus vraie qu'on ait donnée.

Les théories modernes ne permettent plus de discuter la nature bactérienne de ces affections. *La torulacée de Pasteur*, dès 1859, *le bacille en longs filaments*

(1) Chamberlain, *American Journ. of obstetric.*, 1877.
(2) Pierre Delbet, *Des suppurations pelviennes chez la femme*, Paris, 1891.

articulés de Miquel en 1879, *le microcoque de Neisser*, le *bacterium coli* y ont été successivement trouvés. Ce dernier organisme étudié par Bouchard, Clado, Albarran et Hallé, Rodet, Revaut et Achard, Reblaub, peut à lui seul provoquer ces lésions, et son identité avec celui qu'on trouve dans la vessie, sa localisation dans les tubes collecteurs les plus directement abouchés dans les calices, et les expériences anciennes de néphrites ascendantes septiques prouvent la réalité de ce mode d'infection. Quant à la façon dont il y pénètre, elle a été diversement interprétée suivant les résultats de l'expérience. Virchow admet que sous l'influence des contractions vésicales, il y a reflux de l'urine vers le rein. Klebs croit que les bactéries remontent par leur propre mouvement. M. Guyon et Albarran ont repris la question expérimentale et ont également constaté cette ascension par diffusion; tandis que Zemblinoff, croit qu'elles y sont aidées par les contractions antipéristaltiques. D'après ce que nous ont appris la physiologie expérimentale et l'anatomie pathologique, le mécanisme nous paraît le suivant : Les lésions sont en général préparées par les phénomènes de rétention qui annulent la contraction urétérale par suite de la distension. Si l'orifice urétéral est forcé, s'il est sclérosé et incapable de se fermer; il y a stagnation de l'urine de la vessie jusqu'au rein. La vessie est septique, le rein et l'uretère restent aseptiques; mais les conditions pour la propagation de l'infection étant remplies, les micro-organismes pénètrent dans l'uretère, gagnent le bassinet et le rein; la pyélo-néphrite est constituée. Si, dans ces mêmes conditions, un accès congestif rend l'urine albumineuse, le milieu de culture devient plus favorable, et l'infection plus certaine encore. C'est peut-être par ce mécanisme que toutes les causes de congestion rénale deviennent des causes d'infection du parenchyme. La propagation s'explique encore dans les cas de cystites douloureuses, où les contractions intenses et incessantes facilitent le reflux de l'urine.

Mais à côté de ces faits communs et d'interprétation facile, il en est d'autres pour lesquels les causes de la propagation nous échappent. Dans la blennorrhagie par exemple, l'infection peut pénétrer par la voie vasculaire, la clinique le prouve, l'anatomie pathologique le confirme, en montrant les lésions autour des vaisseaux du rein. Dans ces cas, c'est encore par l'intermédiaire des micro-organismes que s'établissent les altérations justiciables de la chirurgie. Si pour les altérations médicales, l'action des poisons solubles peut être discutée, il n'en est pas de même pour celles qui nous intéressent. Toutefois le nombre considérable de néphrites infectieuses admises théoriquement, alors qu'on donnait au rein une fonction dépurative microbienne, tend à diminuer depuis que Mentschnnikoff a montré le processus exact de destruction des organismes inférieurs par les phagocytes. Malgré cela on peut conserver à cet égard, la division classique des microbes, suivant qu'ils traversent le rein avec ou sans lésions déterminées par leur passage.

Anatomie pathologique. — Nous devons ici distinguer les deux variétés si différentes que nous avons signalées au début de ce chapitre. Les pyélo-néphrites *sans distension* ou *avec distension*. Toutefois il est un ensemble de *lésions périrénales* qui sont communes à ces deux variétés

(¹) GUYON et ALBARRAN, *Arch. de méd. expér.*, 1890, p. 181.

Périnéphrite. — Quand on examine l'appareil urétéro-rénal, on est souvent

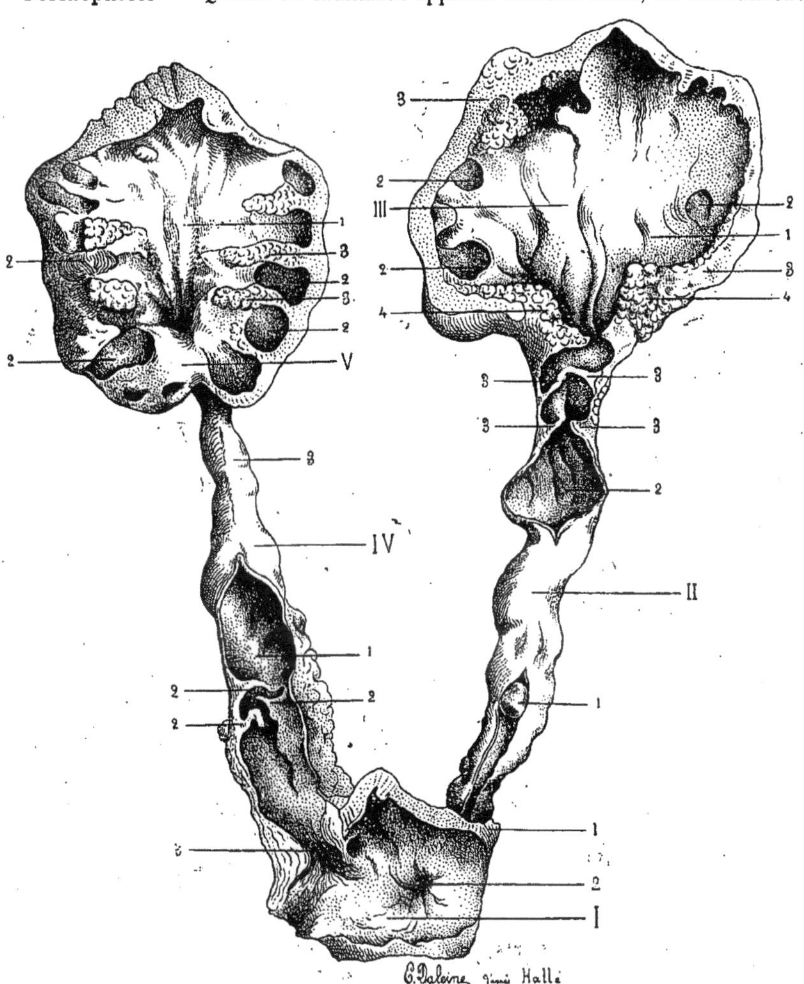

Fig. 60. — Urétéro-pyélo-néphrite double avec rétrécissement et dilatation de l'uretère. (Musée Guyon, pièce n° 158 et 159.)

I. *Portion de la vessie ouverte.* — 1, parois vésicales hypertrophiées. — 2, embouchure de l'uretère gauche dilaté. — 3, embouchure de l'uretère droit ouverte.
II. *Uretère gauche ouvert dans sa partie supérieure et étalé; fendu dans son tiers inférieur.* — 1, calcul arrêté au tiers inférieur du canal. — 2, lumière du conduit dilaté, rétréci par deux plis valvulaires — 3, 3, plis valvulaires.
III. *Rein gauche ouvert par son bord convexe.* — 1, cavité du bassinet dilaté. — 2, embouchure des calices dilatés. — 3, coupe de la substance rénale. — 4, dépôts fibro-lipomateux.
IV. *Uretère droit ouvert dans sa moitié inférieure.* — 1, cavité du conduit. — 2, plis valvulaires imbriqués. — 3, Partie supérieure étroite.
V. *Rein droit ouvert par son bord convexe.* — 1, cavité du bassinet. — 2, cavité des calices. — 3, cloison fibro-lipomateuses.

frappé de la quantité considérable de graisse qui l'entoure. Ce tissu adipeux présente une consistance plus ferme, plus dense, il est feutré; souvent, il acquiert plusieurs centimètres d'épaisseur, formant un vrai fibro-lipome, au milieu duquel sont perdus le rein et son canal excréteur. Godard, Cruveilhier, Rayer, plus récemment, Hartmann en ont signalé de remarquables exemples (¹); nous en avons nous-même recueilli plusieurs pièces. Il s'agit là d'une déviation de nutrition d'origine inflammatoire; elle est intéressante, mais elle peut faire errer la clinique. Dans un cas, dont j'ai été témoin, un chirurgien opéra une de ces pyélo-néphrites, croyant se trouver en face d'une tumeur maligne du rein. J'ai vu pour ma part une volumineuse tuméfaction rénale qui ne contenait à son centre qu'un rein atrophié, renfermant lui-même un abcès du volume d'une mandarine. Cette dégénérescence graisseuse peut être généralisée, ou localisée à une des extrémités ou au hile du rein, gagner l'uretère jusqu'au niveau de la vessie, qui elle-même peut baigner dans une atmosphère adipeuse semblable.

A côté de cette variété de périnéphrite, il en existe une autre dont l'aspect est tout différent. L'atmosphère graisseuse disparaît pour faire place à un tissu blanc, dur, friable, criant sous le scalpel, adhérent de tous côtés aux muscles et au péritoine. Dans ces cas, la suppuration a généralement détruit en grande partie la glande, si bien que ces fausses membranes limitent la cavité suppurante et que dans les opérations de néphrotomie, on ouvre le rein presque par mégarde. La conséquence de ces lésions est grave au point de vue pratique. Cette *sclérose* des tissus ambiants, provoque des adhérences aux organes voisins : aorte, veine cave, péritoine, intestin; ces adhérences sont souvent de véritables fusions qui rendent les organes inséparables, et il me suffira, pour montrer leur importance, de dire que dans ces circonstances, 4 fois la veine cave a été déchirée pendant la néphrectomie. Si, d'autre part, on considère que le parenchyme rénal adhère peu à sa capsule propre, on comprend quel immense service a rendu M. Ollier (²), en conseillant la néphrectomie sous-capsulaire. Les vaisseaux du hile doivent traverser ces masses sclérosées, fibro-graisseuses, ils y sont étranglés, leur calibre est toujours diminué, et il est fort intéressant de comparer dans les opérations, le volume de ces vaisseaux, dans les cas de tumeurs du rein, où ils sont plutôt dilatés et dans les cas de pyélo-néphrite, où ils sont atrophiés dans une proportion notable. Dans une observation de Trélat (³), le rein se trouva énucléé sans qu'une ligature fût nécessaire. Enfin il existe des pyélo-néphrites, dans lesquelles l'atmosphère graisseuse est intacte. Ce sont souvent les cas dans lesquels le rein a pris le plus grand développement.

L'appareil urétéro-rénal présente des *altérations* variables. Tantôt il est considérablement augmenté de volume, tantôt il est atrophié. Quelquefois il présente d'un côté une dilatation, alors que de l'autre, il est réduit de volume. Ces différences sont souvent commandées par l'état de l'uretère, aussi étudierons-nous successivement : les lésions de l'uretère, du bassinet et du rein.

Urétérite. — Le canal urétéral peut présenter deux ordres d'altérations

(¹) Voy. *Périnéphrite*, chap. v, p. 546.
(²) Ollier, Congrès français de chir., 1886, p. 486 et Douillet, Thèse de Lyon, 1887.
(³) Trélat, Thèse Brodeur, Paris, 1886, p. 269, obs. 155.

que Rayer a signalées et que Hallé a bien étudiées : l'urétérite *avec dilatation* et l'urétérite avec épaississement des parois et *sans dilatation.* Mais dans les deux cas, l'embouchure du canal dans la vessie est rarement altérée. L'intrication des fibres musculaires de l'uretère et de la vessie à ce niveau, explique cette disposition. Mais de cette apparence anatomique, de son aspect macroscopique normal, il ne faudrait pas conclure à son intégrité physiologique. Les examens microscopiques que j'ai pratiqués dans plusieurs cas de sclérose prostatique ont montré un orifice scléreux, incapable de jouer le rôle de sphincter, défenseur de l'entrée des uretères, et des portes du rein.

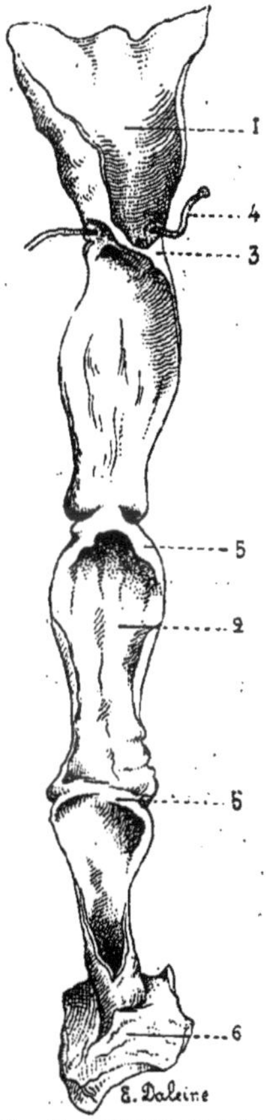

Dans l'urétérite avec dilatation, le conduit est volumineux, bosselé, rappelant le volume de l'intestin grêle; sa circonférence peut aller jusqu'à 10 centimètres; son calibre est irrégulier, moniliforme, présentant des dilatations et des rétrécissements très serrés. Le tissu cellulaire de sa périphérie n'est pas altéré, il glisse facilement dans son atmosphère celluleuse. Ses parois épaisses, au niveau des rétrécissements, sont partout ailleurs amincies. L'ouverture du canal montre une muqueuse épaisse en certains points, tomenteuse, rouge, ecchymosée en d'autres, plus rarement, elle est exulcérée, quelquefois parsemée de petites saillies kystiques. Les parties rétrécies sont irrégulières; on y voit des plicatures de la muqueuse laissant à peine pénétrer un stylet. Si dans ce conduit, on veut faire passer un liquide, on voit qu'il franchit difficilement ces orifices valvulaires. Leur nombre est variable, mais leur siège de prédilection est au collet du bassinet, à son point de jonction avec l'uretère, et à 7 ou 8 centimètres en amont de la vessie. Ces replis sont formés par un épaississement de la tunique musculaire, doublé d'une muqueuse qui a perdu son épithélium.

Fig. 61 — Uretère ouvert et montrant les parties rétrécies et dilatées (Hallé).

1, bassinet. — 2, uretère dilaté. — 3, coudure en S du collet du bassinet et rétrécissement très serré. — 4, sonde traversant le point coudé et rétréci. — 5, plis valvulaires. — 6. vessie.

L'aspect est tout autre dans l'*urétérite sans dilatation*. C'est un cordon épais, presque rectiligne, induré; il est enfoui dans une gangue de tissu fibro-graisseux. A la coupe, on constate que l'épaississement de ses parois est dû à une péri-urétérite. La lumière du canal n'est élargie qu'en quelques points. Elle présente des parties rétrécies, mais à leur niveau la muqueuse est lisse, d'aspect fibreux et cicatriciel. Ces rétrécissements peuvent aller jusqu'à l'oblitération complète.

Pyélite. — Les lésions du bassinet sont analogues à celles de l'uretère, la continuité de tissu pouvait le faire prévoir, toutefois on trouve rarement la forme *hyperplastique* avec épaississement, que nous venons de signaler.

Ici encore s'impose la division en pyélite sans dilatation et pyélite avec dilatation.

Pyélite sans distension. — Si la *pyélite est aiguë*, on trouve la muqueuse rouge, épaisse, tomenteuse, contenant de fines arborisations. Elle peut être recouverte d'une couche purulente glaireuse ou de fausses membranes adhérentes, qui se rencontreraient plus souvent dans les pyélo-néphrites blennorrhagiques (Hallé). Souvent aussi la muqueuse est incrustée de petits grains phosphatiques, formant une couche presque continue. M. Guyon regarde ces dépôts comme plus fréquents dans les pyélites aiguës.

Dans la forme *chronique*, les parois du bassinet sont épaissies, sclérosées. L'ouverture de sa cavité montre une surface muqueuse couverte de détritus purulents, quelquefois granuleux, et souvent de vraies concrétions calculeuses phosphatiques. La muqueuse elle-même est gris-ardoisée, avec des reflets verdâtres, présentant des taches ecchymotiques; fréquemment sa surface est exulcérée. Cet aspect se continue en haut dans les calices, dont les lésions paraissent moins accentuées que celles du bassinet.

Pyélite avec distension. — La cavité de l'organe est dilatée dans des proportions variables, suivant l'obstacle urétéral, et en général le rein obéit au même processus; dans certains cas rares, le bassinet est seul dilaté. Le rein le coiffe alors comme un vrai cimier de casque qui peut acquérir un volume considérable. Il est pyriforme à grosse extrémité supérieure; souvent il s'arrête net au niveau de l'origine de l'uretère, qui est au contraire rétréci; cette dilatation peut être uniforme, mais souvent elle est irrégulière; la surface de la tumeur est bosselée, les artères et les veines du hile rénal marquant leur empreinte à ce niveau. La paroi est irrégulièrement amincie, sa face interne est recouverte d'une couche glaireuse ou puriforme que l'eau parvient à chasser, fréquemment on y trouve des calculs blanc-grisâtres, irréguliers, s'effritant sous le doigt. La muqueuse présente une couleur souvent ardoisée ou noirâtre, elle est tomenteuse, friable, ulcérée; elle se continue en bas avec la muqueuse urétérale, en un point rétréci. En haut, les grands calices irrégulièrement dilatés lui font suite sans limites bien nettes. Beaucoup plus rarement, les lésions sont bien limitées au bassinet et les calices ne présentent que des altérations insuffisantes pour leur faire perdre leurs formes et leurs rapports.

Lésions rénales. — Elles varient également suivant l'état de distension de l'organe.

Néphrites sans distension. — Le rein n'a pas changé de forme, mais il peut être plus volumineux, de coloration grisâtre. Dans les *cas chroniques*, il est plus mou, plus charnu, pour ainsi dire gorgé de liquide, sa capsule se décortique facilement, la surface du rein est légèrement bosselée. A la coupe, les deux substances, corticale et médullaire, se confondent en un tissu grisâtre; souvent il renferme quelques kystes ou de petites accumulations de graisse qui par leur développement donneront les substitutions lipomateuses intra-rénales. Il y a alors simplement *sclérose*. Mais on peut trouver des abcès miliaires, sous la capsule ou dans le tissu rénal, qui est alors rouge, sombre, noir. Ces petits abcès suivent ou les stries des pyramides, donnant lieu à une *néphrite rayonnante*, sous forme de raies grisâtres; ou ils sont disséminés dans l'épaisseur du parenchyme, donnant lieu à une *néphrite diffuse*, quand l'infection rénale est primitive. Les formes aiguës peuvent être, mais rarement, indépendantes de lésions de l'uretère; en général, elles sont accompagnées de lésions urétérales. Dans ces deux variétés on rencontre fréquemment de petits détritus gangréneux, détachés du sommet des pyramides; il s'agit là de véritables gangrènes microbiennes.

Toutes ces altérations sont parfois peu marquées, elles peuvent même faire défaut à l'œil nu, et les *gros reins congestionnés*, qu'on rencontre dans les autopsies des urinaires, sont infectés au plus haut chef, car l'examen micrographique y révèle toutes les caractères d'une néphrite microbienne.

Pyélonéphrite avec distension. — Pyonéphrose. — Le volume de la tumeur, toujours constitué par le bassinet et le rein distendu, peut devenir considérable; il atteint souvent la grosseur d'une tête de fœtus ou même d'une tête d'adulte. Cette masse arrondie, bosselée, est difficilement isolable des organes voisins, elle adhère aux gros vaisseaux (veine cave, aorte) au péritoine, à l'intestin. L'atmosphère graisseuse qui l'entoure est plutôt sclérosée que lipomateuse. La tumeur a un aspect blanc-grisâtre, surtout dans les parties fortement bosselées, la capsule propre adhère au parenchyme rénal, mais elle est épaissie, et il est en général possible de la décortiquer. A l'ouverture de la tumeur, on peut trouver 1 litre et plus de liquide séro-purulent, granuleux, tenant en suspension des débris gangréneux souvent infects. L'aspect de la tumeur ouverte est spécial; le parenchyme a disparu, la paroi épaisse de quelques millimètres, ne présente plus l'aspect du rein, c'est une membrane en apparence fibreuse. Les bosselures de la face externe de la tumeur, se traduisent dans la cavité par des cloisons généralement incomplètes, qui convergent vers le bassinet, elles limitent ainsi des loges plus ou moins anfractueuses, vestiges des calices distendus. M. Guyon insiste sur la forme recourbée des deux cornes du rein, qui rend leur accès difficile. Ces cloisons en partie fibreuses peuvent exceptionnellement renfermer des vaisseaux de gros calibre; les pièces que j'ai disséquées après injection prouvent leur faible vascularité. Toute cette cavité irrégulière est tapissée d'une muqueuse gris-verdâtre, à reflets gangréneux, souvent exulcérée. Cette muqueuse se continue en bas avec l'uretère rétréci à son collet. A la périphérie de la tumeur, elle est amincie et forme à elle seule la paroi limitante de la cavité.

En dehors de cette cavité formée par le rein et le bassinet distendus, on peut voir des collections intra-rénales absolument isolées, sous-capsulaires ou interstitielles; fait important, car leur présence peut tromper l'opérateur. Ce sont les *abcès du rein*.

Il serait intéressant de connaître exactement les rapports de la tumeur avec l'uretère, d'y rechercher en dehors des oblitérations, les coudures qui peuvent transformer ces pyonéphroses *ouvertes* en pyonéphroses *fermées*; malheureusement dans la plupart des observations de pyonéphrose ou d'hydronéphrose intermittente, cet examen fait défaut.

La pyonéphrose simple peut se compliquer de la présence de *calculs primitifs* ou *secondaires*. Nous avons vu, au chapitre des calculs, la lithiase primitive.

Les calculs secondaires sont généralement multiples, de volume peu considérable; ils siègent souvent à la périphérie du rein, du côté du bord convexe ou dans l'une des cornes. Ils peuvent nager dans le liquide d'une des cavités, où ils sont enchevêtrés dans ces brides irrégulières, dans ces cavités cloisonnées dont nous avons parlé. De couleur blanc-grisâtre, quelquefois couverts d'un détritus épais, muco-purulent qui montre leur mode de formation, leur surface est rugueuse; ils sont légers, poreux, friables, formés de phosphates et de

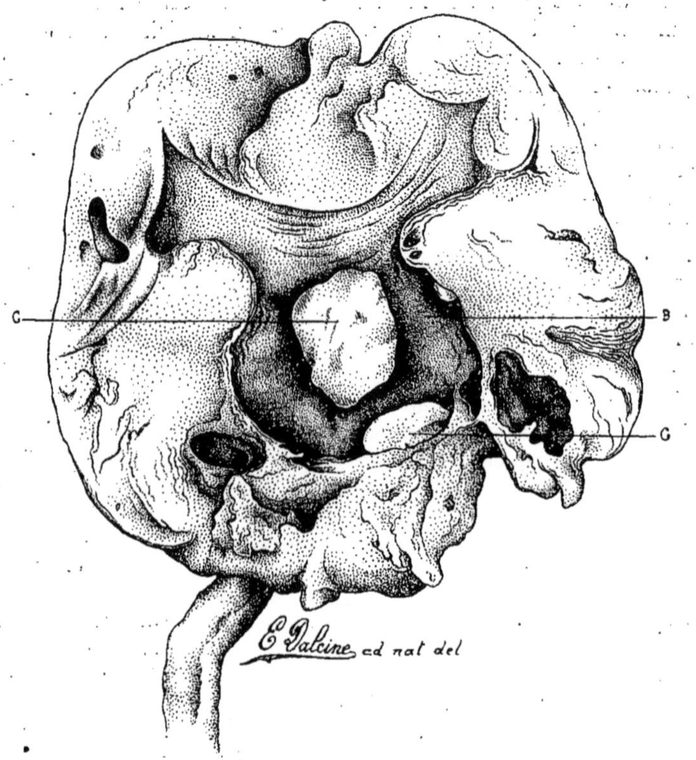

FIG. 62. — Pyélo-néphrite calculeuse (musée Guyon).
B, bassinet. — C,C, calculs.

carbonates de chaux, de magnésie, d'ammoniaque. Dans deux cas, il y avait en même temps des gaz (1).

Etude histologique et microbiologique de la pyélo-néphrite. — Nous étudierons successivement l'uretère, le bassinet, le rein.

Urétérite. — Sur une coupe d'uretère enflammé, la *muqueuse* est altérée, on voit que l'épithélium a disparu, le chorion de la muqueuse est remplacé par une couche d'éléments embryonnaires creusés de vaisseaux très volumineux.

(1) LE DENTU, Académie de médecine, 1891, et *Bull. médical*, 1891, p. 444 et 1011.

Les saillies de la muqueuse, sortes de petits kystes, sont des ampoules à parois épithéliales minces, contenant une masse de cellules en dégénérescense granuleuse. Les lésions de la musculeuse varient suivant qu'il y a ou non dilatation. S'il y a *dilatation :* au niveau des plis il semble qu'il y ait simple duplicature de la paroi; mais l'examen micrographique prouve que l'anneau est constitué par des fibres musculaires lisses de nouvelle formation, ayant une direction transversale et simulant un sphincter. Dans la forme d'urétérite *sans dilatation*, la paroi urétérale au niveau des rétrécissements est constituée par un anneau scléro-lipomateux, les fibres musculaires sont étouffées au milieu du tissu fibreux.

Pyélite. — Nous n'avons que peu de détails sur cette question. La muqueuse du bassinet a perdu son épithélium, son chorion est remplacé par une couche plus ou moins épaisse de tissu embryonnaire. La couche musculaire externe ou circulaire est épaissie.

Néphrites. — Quelle que soit la variété d'altération, ce qui domine dans leur histoire, c'est une inflammation interstitielle, diffuse, totale, plus ou moins avancée, avec atrophie des éléments nobles du rein. Mais ces lésions présentent des caractères différents, suivant que la néphrite est aiguë ou chronique, ascendante ou descendante. Dans les cas suraigus, le microscope ne fait voir qu'une congestion excessive de l'organe avec hémorrhagies inter et intratubulaires, seul l'examen bactériologique révèle les lésions. Le plus souvent les altérations cellulaires portent sur l'*épithélium des tubuli contorti*, qui devient granulo-graisseux et sur les *glomérules*, dont les cellules endothéliales de la capsule prolifèrent. L'espace qui sépare le bouquet vasculaire de sa capsule est rempli de noyaux; il peut s'y joindre une diapédèse intra-tubulaire qui aboutirait ou à la sclérose ou à la formation de petits foyers suppurés, *abcès miliaires corticaux disséminés, ou abcès médullaires rayonnants.*

Dans les cas chroniques, on rencontre deux ordres de lésions : 1° *la sclérose;* 2° *la suppuration.* Sur une coupe, on voit de larges bandes de tissu fibreux œdématié, divisant irrégulièrement la région corticale à leur niveau. La lumière des tubes se dilate, l'épithélium des tubes contournés dégénère, et le tube disparaît en partie ; les glomérules s'atrophient par sclérose péri et intra-glomérulaire; les artères sont atteintes d'endartérite et de périartérite, alors que d'autres parties du rein présentent des glomérules atteints d'hypertrophie compensatrice. La suppuration est en foyer ou infiltrée. Dans le premier cas, on voit le foyer purulent entouré de cellules embryonnaires, et sur les petits abcès on peut se rendre compte des trois localisations : foyers *canaliculaires, péri-glomérulaires* et *vasculaires* (ces derniers plus rarement). Dans la forme *infiltrée*, la leucocytose envahit d'emblée de larges surfaces.

Le *coli-bacille et le streptocoque* sont les microbes pathogènes de ces infections. Dans la grande majorité des cas (16 sur 25) le coli-bacille seul était en cause, deux fois seulement l'examen bactériologique a décelé la présence du streptocoque seul. Enfin l'infection peut être combinée (7 cas sur 25) et l'on trouva alors, en général le coli-bacille associé au streptocoque, à des micro-coques ou à des bacilles (Albarran).

Symptômes. — Un malade atteint d'une affection vésico-prostatique ou uréthrale, maigrit, perd l'appétit, sa langue se couvre d'un enduit épais, la déglutition des aliments solides est difficile, la digestion est lente et pénible, les forces déclinent; en même temps la peau devient sèche, terreuse, pâle ou jaunâtre; une fièvre légère ou intense s'allume, quelques frissons irréguliers se manifestent; les urines sont troubles; l'infection vésicale a gagné le rein : il y a pyélo-néphrite.

Cet ensemble symptomatique, assez simple en apparence, revêt des types cliniques essentiellement variables et qui font de la description de la maladie un des chapitres les plus difficiles de l'uropathologie. Cette variabilité est telle, que l'affection rénale peut être absolument latente. Des malades succombent en hypothermie, sans que rien dans leur état local ait permis de faire un diagnostic et c'est sur la seule fréquence de cette complication qu'on émet une hypothèse. Peut-être dans ces cas, une albuminurie vraie, la présence de cylindres rénaux, la diminution de l'urée, permettraient-elles de soupçonner la lésion rénale? En tous cas, il est nécessaire chez les urinaires de répéter cet examen.

Il existe deux modalités cliniques de l'infection rénale :

1° La PYÉLO-NÉPHRITE SANS DISTENSION;

2° La PYÉLO-NÉPHRITE AVEC DISTENSION : PYONÉPHROSE, intermittente ou permanente.

Ces deux variétés ne se distinguent que par les symptômes locaux. Les symptômes généraux leur sont communs.

Symptômes généraux communs aux deux formes. — Ils sont constants, mais ils demandent à être cherchés, car ils ne semblent pas relever directement de la lésion rénale. Ils peuvent être *aigüs* ou *chroniques*.

La forme aiguë se caractérise par un état fébrile très accentué; elle débute par un frisson intense ou par quelques frissons légers, souvent même une simple sensation de froid. Puis la peau devient sèche, chaude, le malade s'agite, les yeux sont brillants, un stade de sueur peut s'établir pour former le cycle complet, mais en général ce stade manque. La température s'élève à 39° ou 40 degrés, quelques vomissements ou un peu de délire avec tendance dépressive viennent assombrir le tableau, et la mort peut survenir dès ce premier accès véritablement foudroyant avec une hyperthermie de 41 à 41°,5.

En général, la fièvre persiste, la peau reste chaude; en même temps la langue est couverte d'un enduit saburral, elle est rouge sur les bords, la soif est vive, l'appétit nul, la constipation opiniâtre. La température oscille entre 39° et 40° ou bien elle présente de larges écarts du soir au matin affectant le type rémittent, et en quelques jours l'amaigrissement se manifeste. Si l'infection suit une évolution favorable, la température s'abaisse, la langue reprend son humidité, la déglutition est moins pénible, l'abattement se dissipe, et les fonctions digestives reprennent lentement leur fonctionnement, dont la régularité est le meilleur garant de la trêve des accidents. Si au contraire la langue devient sèche, racornie, si le délire persiste, si la dépression générale s'accentue, le malade succombe à brève échéance. Dans quelques cas, les accidents fébriles tombent, mais l'état général ne subit aucune modification : à la période aiguë fait suite la *période chronique*. Pour bien comprendre cette symptomatologie, il suffit de se rappeler les symptômes de l'urémie associés aux accidents d'une infection par résorption des produits septiques.

La forme chronique peut évoluer sans fièvre, ou avec une élévation de température à peine marquée; le thermomètre ne dépasse pas 38°. Cette élévation thermique est toujours l'indice d'une infection urétéro-rénale, surtout si elle est persistante. Le terrain sur lequel évolue la symptomatologie, c'est le tube digestif, à tel point que nombre de ces malades sont regardés comme des dyspeptiques. La bouche est pâteuse, la langue sale, la salive fait défaut, elle est souvent acide, le pharynx est rouge, luisant et sec, (quelquefois il y a du muguet, qui, ici n'implique pas le pronostic rapidement fatal). Ces troubles de sécrétion entraînent des désordres fonctionnels, la parole est embarrassée, la mastication et la déglutition sont difficiles, par défaut d'insalivation, aussi les malades refusent toute alimentation solide, alors qu'ils absorbent pendant longtemps encore les liquides. L'estomac est flatulent, il y a quelquefois des vomissements, le ventre se ballonne par atonie intestinale, la constipation est la règle, quelquefois, surtout dans les périodes ultimes, elle fait place à une diarrhée abondante et fétide. C'est l'ensemble de ces accidents, leur aggravation ou leur atténuation qui permettent de juger de la gravité de la maladie. L'appareil digestif est un baromètre souvent très précis de l'état des reins. Ces malades sont en général très déprimés; la marche est difficile, souvent même impossible, sans que pour cela on constate de paraplégie vraie; il y a simple faiblesse musculaire. Le sommeil est agité, entrecoupé de cauchemars, souvent même il existe un subdélirium nocturne. La peau est sèche et froide, terreuse, couverte d'écailles épidermiques; elle est souvent le siège de démangeaisons et d'éruptions uricémiques. Ces malades sont vivement impressionnés par le froid qu'ils redoutent. Le système circulatoire est indemne, le pouls est régulier, un peu mou, il ne devient faible et irrégulier que dans les périodes ultimes de l'affection, alors que le cœur est influencé lui-même.

Tous ces symptômes peuvent être très atténués. Dans les formes légères, ils sont susceptibles de s'amender, au point de laisser le malade vaquer à ses occupations pendant des mois et des années, et cette durée très étendue de la pyélo-néphrite est une notion trop souvent méconnue, on se hâte trop de condamner à une mort prochaine tous les malades atteints d'infection rénale. En général cette forme chronique devient menaçante, elle amène peu à peu un amaigrissement, une dépression progressive des forces, des congestions viscérales, surtout des congestions pulmonaires, aggravent encore l'état général, c'est la véritable cachexie urinaire. Sous une influence extérieure, fatigue, refroidissement, des accès fébriles aigus peuvent se manifester; ou progressivement, les voies digestives deviennent de plus en plus intolérantes. Le corps se couvre de sueurs froides, visqueuses, auxquelles les anciens auteurs trouvaient une odeur urineuse, odeur qui est due en réalité à l'odeur ammoniacale des urines du malade, qui finit par succomber dans cet état de marasme, sans présenter les signes classiques de l'urémie médicale. Ces symptômes généraux sont communs à toutes les pyélo-néphrites aigues ou chroniques, leur ensemble constitue le type clinique des infections rénales; il nous reste maintenant à voir les caractères spéciaux aux deux grandes variétés pyélo-néphrites sans distension et pyélo-néphrites avec distension.

Pyélo-néphrite sans distension. — Le début de l'affection peut être marqué par un accès fébrile plus ou moins prononcé. En général, c'est dans le cours d'une cystite chronique, à la suite d'un cathétérisme ou d'un refroidissement que ces accidents éclatent; mais souvent, c'est insidieusement que s'établit la suppuration urétéro-rénale, surtout chez les vieillards. Elle est alors précédée d'une polyurie limpide, que sa fréquence avait fait ranger dans les symptômes du début de l'affection, mais qui n'est en réalité qu'un fait contingent. Toutefois dans ces cas, l'examen des urines s'impose : une très faible quantité d'albumine d'une part, la présence de cylindres d'autre part, indiqueraient une pyélo-néphrite qui aurait pu passer inaperçue. Lorsque la suppuration est établie, elle se manifeste par deux symptômes principaux : les troubles de l'urine, qui sont constants; et une douleur au niveau du rein, qui malheureusement pour le diagnostic est loin d'être fréquente.

Troubles de l'urine. — La quantité d'urine est généralement augmentée; elle varie entre 2 et 4 litres, et l'on comprend que certains cas de diabète insipide n'aient pas d'autre cause. Lorsque cette quantité diminue, et qu'elle tombe à 500 ou 600 centimètres cubes, le pronostic devient grave à brève échéance. Sa coloration est généralement jaune pâle, son opalescence est toute spéciale. Dès son émission, par le repos, elle se sépare en deux couches : l'une formant un dépôt grisâtre nettement purulent ; l'autre surnageant sous forme d'un liquide louche : ce sont les urines rénales (Guyon). Cette pyurie est constante, elle est abondante. Pendant toute l'émission de l'urine, elle ne varie peu (quelquefois à la fin de l'émission l'urine est un peu plus trouble qu'au commencement). Ce sont là des caractères de première importance. Elle peut être acide au début de l'affection, mais elle devient rapidement neutre et alcaline, ce qui s'explique facilement par la fermentation urinaire qui accompagne la lésion rénale. Ces urines présentent, tantôt une simple odeur forte au moment de l'émission, tantôt la réaction ammoniacale ; mais, à cet égard, il ne faut pas se fier à l'odeur des urines émises depuis un certain temps, car elles subissent en dehors de l'organisme une putréfaction rapide. Guiard [1] a montré que si ces urines sont rarement ammoniacales, c'est que la pyélo-néphrite s'accompagnant d'une diminution considérable de l'urée, la matière fermentescible susceptible de donner l'ammoniaque est par ce fait même très diminuée. Cependant Ultzmann [2] regarde les urines acides comme symptomatiques de la pyélite primitive, alors qu'elles seraient alcalines dans la pyélite secondaire. Leur densité est faible et diminuée. Leurs réactions chimiques sont presque constantes; la quantité d'urée est diminuée, l'albumine indépendante du pus, présente la rétractilité symptomatique des lésions rénales (Bouchard). L'examen micrographique des dépôts montre : des cellules épithéliales isolées, venant des canalicules; des cylindres hyalins; enfin des cellules imbriquées soit agglomérées, soit isolées, qui viendraient du bassinet (Rosenstein). On y trouve quelquefois des fragments de tissu rénal; enfin de nombreux cristaux de phosphates ammoniaco-magnésiens et, d'après Porralini, des cristaux de nitrate d'urée et qui cristalliserait en tablettes sous l'influence de

(1) GUIARD, Thèse de Paris, 1884.
(2) ULTZMANN, *De la pyurie et de son traitement. Progrès médical*, 1884, p. 85 et passim.

nitrate d'argent. Quant à l'examen bactériologique, il révèle la présence des organismes communs à toutes les infections de l'arbre urinaire, streptocoque, coli-bacille, microcoques, qui n'ont d'ailleurs aucune valeur diagnostique.

Hématuries. — Dans certains cas rares, on voit survenir des hématuries, en général peu abondantes, réduites à des stries de sang. Elles peuvent exceptionnellement devenir considérables ; le plus souvent dans ces cas l'affection est compliquée de calculs secondaires, l'hématurie revêt alors brusquement l'allure des hématuries calculeuses, influencées par les mouvements, les efforts.

L'*exploration du rein* révèle dans ces cas une *douleur rénale*, mais c'est là un fait qui est loin d'être constant. Pour bien la provoquer, il faut palper directement le plus haut possible, c'est-à-dire dans l'échancrure costo-lombaire. C'est seulement quand le rein malade est mobile que l'on arrive à sentir l'extrémité inférieure de la glande rénale, elle est d'ailleurs peu intense. La *douleur spontanée* est loin d'être fréquente, on la rencontre surtout au moment des poussées aiguës congestives, mais elle peut acquérir une certaine intensité. Si elle s'accentue par le mouvement, si elle cesse par le repos, elle est alors symptomatique d'un calcul secondaire.

En général, *la fréquence des mictions* est le résultat de la cystite concomitante ; toutefois, pendant les accès fébriles, accompagnés de douleurs assez vives, on peut voir le nombre des mictions augmenter, il s'agit alors du réflexe réno-vésical que nous avons signalé à propos de la lithiase ([1]). Mais la réciproque est plus fréquente et plus importante. Les besoins incessants et impérieux d'uriner réagissent toujours défavorablement sur l'ensemble des accidents rénaux ; il y a là une source d'indications thérapeutiques (Guyon).

L'*exploration de l'uretère* pratiquée suivant les règles que nous avons indiquées ([2]), révèle ou une tuméfaction, ou provoque une sensation douloureuse. Par le palper abdominal on sent, dans des conditions particulièrement favorables, un cordon bosselé, noueux, allongé (surtout dans la forme péri-urétérite avec épaississement), siégeant à l'intersection d'une ligne horizontale, passant par l'épine iliaque antérieure et supérieure, et d'une verticale passant par l'épine du pubis. En tous cas on trouve fréquemment là une sensibilité anormale. Par le toucher rectal aidé du palper abdominal, on peut sentir un cordon, étendu des parties latérales du bassin, à la base de la vessie. Cette exploration est souvent négative, sans que pour cela le diagnostic soit ébranlé.

La pyélo-néphrite sans distension, ainsi caractérisée peut évoluer avec la réaction générale que nous avons indiquée, sans jamais s'accompagner de tuméfaction rénale, mais fréquemment, elle passe à une seconde période qu'il nous reste à étudier.

Pyélo-néphrite avec distension ou pyonéphrose. — Cette forme, essentiellement chronique succède à la forme précédente, ou se développe sur une hydronéphrose passée jusque-là inaperçue ; c'est dans ces cas qu'on peut voir une grosse tumeur apparaître d'un jour à l'autre. Elle s'établit insidieusement, mais il est des cas dans lesquels elle peut se développer rapidement en s'accompagnant d'accidents fébriles plus ou moins graves. Lorsque cette dis-

(1) Voy. p. 505.
(2) Voy. p. 646.

tension est constituée, cette forme ne diffère de la précédente que par deux symptômes : la présence d'une *tumeur rénale* et les *intermittences de la pyurie.*

Cette *tuméfaction* se présente avec les caractères des tumeurs du rein en général : Saillie dans l'abdomen, sonorité antérieure, ballottement rénal. Elle est en général arrondie, ferme, rénitente, très rarement fluctuante, douloureuse spontanément et à la pression. Quelquefois elle s'accompagne d'une infiltration périrénale, véritable périnéphrite scléreuse, qui forme un plastron rigide dans la région lombo-costale. Enfin son volume considérable ne répond pas toujours à une augmentation de volume du rein, il est dû quelquefois à une périnéphrite fibro-lipomateuse. La tumeur peut manquer dans les cas où le rein est immobile ; la distension se fait alors à la partie supérieure de l'organe, vers le diaphragme, et c'est la percussion à ce niveau qui la décélera.

Un des caractères les plus curieux de cette tuméfaction, c'est *son intermittence.* Fréquemment elle disparaît, en partie ou en totalité ; le malade éprouve un soulagement considérable et les accidents fébriles cessent ; mais la trêve est de peu de durée, la tumeur apparaît de nouveau, les douleurs redeviennent vives, et les accès fébriles renaissent. Si l'on examine, parallèlement à ces phénomènes, les modifications de l'urine, on a l'explication de ces intermittences : Pendant que la tumeur est volumineuse, l'urine peut être *absolument limpide*, constatation importante, puisqu'elle indique que le rein opposé est sain et suffisant. Au moment où la tumeur s'affaisse, le pus apparaît ou augmente considérablement dans l'urine. C'est à cet ensemble symptomatique, qu'on donne le nom de pyonéphrose intermittente ; *sa constatation est pathognomonique d'une lésion rénale; et lorsqu'il y a intermittence vraie, elle implique la présence, l'intégrité physiologique, voire même l'hypertrophie compensatrice du rein du côté opposé.*

Marche et complications. — Lorsqu'il existe des phénomènes de distension, le pronostic de la pyélo-néphrite s'aggrave ; malgré cela il peut exister une période de tolérance très longue, durant des mois et des années. La guérison peut encore s'observer par transformation fibro-lipomateuse du rein; plus souvent on voit survenir une des complications suivantes : *calculs secondaires; périnéphrite.*

La présence des calculs dans ces cas, s'annonce par des douleurs plus vives ; fréquemment par des hématuries ; souvent cette complication est absolument muette, et c'est une trouvaille d'opération ou d'autopsie. En général, la pyonéphrose secondairement calculeuse présente des douleurs avec recrudescence par le mouvement, et diminution par le repos. L'hématurie présente les mêmes caractères ; un seul fait peut permettre de soupçonner un calcul dans une pyonéphrose : c'est l'apparition de coliques néphrétiques, plus ou moins nettement accusées, avec expulsion d'un gravier phosphatique ; mais le fait est assez rare. En un mot, ces pyélo-néphrites secondairement calculeuses, se distinguent difficilement des cas où il n'y a point de calculs : c'est le même début, les mêmes symptômes, avec des douleurs ou des hématuries revêtant parfois un mode spécial. La tumeur est généralement volumineuse, peut-être même son volume est-il plus considérable que dans la pyélo-néphrite simple.

Nous avons déjà signalé la sclérose de la région périrénale, il nous reste à y ajouter la périnéphrite graisseuse, que cliniquement, il est impossible de soupçonner, et qui est en somme une tumeur périrénale; enfin la périnéphrite suppurée, phlegmon périnéphrétique, qui a lieu soit par perforation du rein, soit par simple propagation lymphatique, et qui est susceptible de s'ouvrir vers les lombes ou vers les bronches. Cette complication aggrave notablement le pronostic. Enfin il est une complication fort importante, c'est la contamination du rein opposé.

Pronostic. — Quelle que soit la forme de la pyélo-néphrite, son pronostic est toujours sérieux, mais sa gravité dépend de sa cause, de son siège unilatéral et de son évolution. Quand elle est due à l'absorption de la cantharidine, ou à l'excès de substances irritantes, elle n'est que passagère. Il en est de même de la pyélo-néphrite primitive, admise par A. Robin (1) et Le Dentu (2), qui se développerait sous l'influence du froid, et serait caractérisée par une suppuration abondante susceptible de guérison, au sens clinique du mot. Si, au contraire, elle relève d'une infection vésicale chronique, elle acquiert une gravité beaucoup plus grande, surtout lorsque cette cause ne peut être supprimée. La forme clinique de la maladie, comporte également un pronostic différent; c'est ainsi que *le début par un état fébrile aigu* très intense, accompagné de délire, et succédant à une manœuvre sur l'appareil urinaire, comporte un pronostic extrêmement grave, s'il se prolonge, car il s'agit là d'une véritable septicémie urinaire, pouvant amener la mort par urémie.

La *forme chronique sans distension*, est celle qui présente la période de tolérance la plus étendue ; on peut voir pendant des mois et des années, des malades rendre une quantité de pus vraiment énorme, sans présenter un état général grave. Dans ces cas, ce sont surtout les symptômes digestifs qu'il faut interroger; c'est l'état de la langue, les fonctions gastriques, la dépression plus ou moins grande du malade qui indiqueront que la période des accidents est menaçante.

La *pyélonéphrite avec distension* est plus grave; tant que l'uretère permet une décharge des produits retenus, l'affection peut persister pendant longtemps, surtout si les intermittences de pyurie sont franches et indiquent l'unilatéralité des lésions. Elle s'aggrave dès que la rétention est complète, et que le pus tend à se faire jour à l'extérieur. Par ordre de gravité croissante, nous placerons à cet égard l'évacuation lombaire, bronchique, intestinale, pleurale et péritonéale. Dans ces cas, la fistule est presque inévitable, il en est malheureusement de même quand on intervient tardivement.

En résumé l'affection, est toujours sérieuse puisque la moitié des urinaires, d'après le relevé de Goodhart à *Guy's Hospital* (2), succombent à une pyélo-néphrite, et ce chiffre est certainement au-dessous de la vérité, si l'on tient compte de ce fait que cette statistique a été établie il y a déjà nombre d'années, alors que les causes et les formes de l'infection urinaire étaient encore peu connues.

(1) ALBERT ROBIN, *Gaz. méd. de Paris*, 1885, p. 205, 229, 241, 253.
(2) LE DENTU. Thèse Amstein. Paris, 1869.

Diagnostic. — La présence du pus dans l'urine, les douleurs rénales, quelquefois une tumeur, telles sont les bases du diagnostic. Ces symptômes sont communs à un grand nombre d'affections et cependant, non seulement il faut reconnaître la maladie, mais encore il faut savoir : si un seul rein est pris ; le côté atteint ; la variété d'infection ; sa cause et ses complications. Deux cas peuvent se présenter : ou bien il y a pyélo-néphrite sans distension, ou bien il y a tumeur.

Pyélo-néphrite sans distension. — La présence du pus dans les urines, la constatation d'un état général plus ou moins grave : voilà les seuls symptômes. Ils se rencontrent dans deux affections, *la cystite chronique et la tuberculose urinaire.*

Dans *la cystite* sans rétention, il n'y a pas de polyurie considérable ; par le repos, les urines se séparent en deux couches dont la supérieure est généralement claire. Au moment de la miction, le premier jet d'urine de même que la fin de la miction sont toujours plus troubles. Le nombre des mictions est augmenté, il existe généralement des douleurs plus ou moins vives, mais nous savons que dans certains cas le rein malade détermine des douleurs réflexes du côté de la vessie. L'état douloureux vésical peut également provoquer une polyurie. Il faut alors une analyse très serrée des différents accidents pour arriver au diagnostic et la longue durée de l'infection vésicale doit entrer pour une part. La présence d'accidents fébriles dans le cours de cette affection, plaide dans le sens d'une propagation au rein ; enfin la sensibilité vésicale au contact et à la distension démontre bien que la vessie est douloureuse et qu'il y a cystite, mais elle ne nous renseigne pas sur l'état de la glande. Nous trouvons heureusement dans l'état général un élément de diagnostic beaucoup plus fidèle : *Toutes les fois que, dans le cours d'une affection vésicale, on voit l'état général du malade faiblir, on doit soupçonner une lésion rénale.*

Tuberculose rénale. — Cette affection se caractérise également par de la pyurie, une douleur lombaire et une tuméfaction du rein. Le diagnostic est toujours très difficile, puisque nous verrons qu'il s'agit souvent là d'une pyélo-néphrite qui n'est spéciale que par l'infection spécifique ; non seulement il y a identité clinique, mais, les pièces mêmes en main, pendant une opération, il est souvent impossible de reconnaître la nature de l'affection ; ce sont des nuances dans l'évolution de la maladie, des signes concomitants de tuberculose frappant un autre organe qui permettent le diagnostic, seule la présence du bacille de Koch est pathognomonique, mais sa recherche est souvent négative. En général cependant, la tuberculose rénale présente des hématuries précoces, répétées ; l'infection est survenue sans causes ; on trouve dans la prostate, les vésicules séminales, des noyaux significatifs ; les accès fébriles sont peut-être un peu moins fréquents. Mais, à côté de ces différences, combien de faits complexes peuvent survenir tout d'abord. La transformation d'une pyélo-néphrite simple en pyélo-néphrite tuberculeuse ; le début par une cystite blennorrhagique qui n'est que le prélude d'une infection bacillaire ; enfin ces états mixtes dans lesquels une infection secondaire par cathétérisme vient se greffer sur une tuberculose primitive, sont autant de circonstances qui viennent obscurcir le tableau clinique normal et rendre presque inextricable les difficultés de diagnostic. La recherche répétée du bacille dans l'urine est alors la seule façon de lever tous les doutes.

Pyélite avec distension. — Il y a une *tumeur rénale*. On peut tout d'abord éliminer les néoplasmes du rein, qui ne s'accompagnent pas de pyurie, mais au contraire présentent des hémorrhagies abondantes. Le diagnostic différentiel porte en somme sur deux points : *tuberculose rénale et hydronéphrose*.

Je n'ai rien à ajouter à ce qui vient d'être dit de la tuberculose urinaire. Quant à l'*hydronéphrose*, c'est la dilatation aseptique du rein; par conséquent, c'est une tumeur rénale développée sans suppuration et sans infection des voies urinaires inférieures. Mais cette définition doit être prise dans son sens le plus strict, et dès qu'il existe une infection vésicale, si légère qu'elle soit, il faut tenir pour suspect le diagnostic d'hydronéphrose. Il en est de même, si les accidents fébriles et les symptômes généraux peuvent faire craindre une lésion infectieuse du rein.

Les deux reins sont-ils atteints et de quel côté siège la lésion? — C'est là à coup sûr la pierre d'achoppement du diagnostic de toutes les affections chirurgicales du rein. Son importance est considérable, puisque nous savons que les causes qui engendrent les pyélo-néphrites agissent également sur les deux reins, et enfin parce que la mortalité opératoire est presque tout entière subordonnée à cette question. Sur 61 relations d'autopsies à la suite d'intervention pour pyélites calculeuses ou non, le rein du côté opposé était malade dans 56,4 pour 100 des cas, chose remarquable, dans 20 fois, il y avait néphrite de ce rein, et 14 fois seulement pyélite simple ou calculeuse.

Je ne reviendrai pas à ce propos dans le détail des moyens de diagnostic décrits dans le chapitre de l'exploration du rein (p. 468). Déjà la clinique nous a montré que les phénomènes d'intermittence de la pyurie permettaient de conclure à l'unilatéralité des lésions; dans les cas douteux, une douleur bien localisée, spontanée, provoquée par la pression au niveau des deux reins, doit faire craindre une pyélite bilatérale. De même s'il s'agit d'une affection ancienne, telle qu'une cystite chronique greffée sur un appareil urétéro-rénal en état de réceptivité, ainsi qu'on le trouve dans l'artério-sclérose des prostatiques ; l'état de l'autre rein doit alors toujours être soupçonné, à cause des lésions si fréquentes dans les suppurations prolongées. L'importance de cette question est telle que nombre de procédés ont été créés dans ce but : le cathétérisme des uretères avec ou sans taille vésicale, la fistulisation de l'uretère du côté malade, la compression des uretères, la cystoscopie, la laparotomie exploratrice même, ont été mis à contribution.

Le *cathétérisme des uretères* est sans contredit la manœuvre qui donne les renseignements les plus précis, puisqu'il permet de reconnaître l'organe malade et l'état fonctionnel du rein du côté opposé : sur ce point cependant des réserves sont à faire, car il ne faut pas conclure de la présence d'une urine qui paraît normale à l'intégrité de l'organe sécréteur. La *compression de l'uretère* paraît perdre actuellement du terrain, malgré les nombreux instruments préconisés dans ce but. La *cystoscopie* a fait de grands progrès, depuis ces dernières années. Elle permet de voir dans certains cas, l'urine purulente ou le sang sourdre par l'un des uretères [1], ce n'est d'ailleurs que le premier temps du cathétérisme de ces canaux. Sa *fistulisation*, comme l'a fait Agnew [2], ne paraît pas être entrée dans les habitudes chirurgicales, et, quant à la *laparotomie exploratrice*, les erreurs de diagnostic qu'elle a causées ne se comptent plus, même dans les cas de lésions grossières; en tous cas, elle donnerait moins que toute autre exploration, la mesure exacte du fonctionnement du rein. En somme, dans ces cas difficiles, c'est au cathétérisme des uretères que nous donnerons la préférence; si toutefois l'état général du sujet permet, sans aggraver les lésions, des manœuvres intravésicales prolongées. D'ailleurs, cette question se pose surtout à propos de la néphrectomie, et nous verrons que cette dernière doit céder le pas à l'incision simple du rein, qui ne demande point une précision aussi grande dans le diagnostic.

Resterait à rechercher *la variété de pyélite et ses complications*, mais on a vu plus haut ce que nous pensions de la pyélite secondairement calculeuse. Les attaques répétées de coliques néphrétiques, l'expulsion de graviers d'acide urique, permettent de croire à un calcul primitif du rein, avec infection secondaire. Enfin l'examen soigneux des antécédents fera reconnaître le point de départ de l'infection qui est encore le plus souvent le cathétérisme.

Traitement. — Nous verrons, en terminant, quelle est l'importance du traitement préventif, c'est-à-dire l'extinction de toutes les infections vésicales.

Quelle que soit la variété d'urétéro-pyélite qu'on ait à combattre, il faut d'abord lui opposer un traitement médical. Malheureusement, si les notions bactériologiques ont expliqué bien des faits, elles ont bien peu avancé la question du traitement. La cause première des lésions étant une affection microbienne, on devait s'attaquer tout d'abord aux organismes inférieurs; c'est dans ce but qu'on a administré : le biborate de soude (Terrier) [3] et l'acide borique (Gaucher) [4], le salol (Dreyfous) [5], l'iodoforme. Ces médicaments n'ont donné que des résultats incomplets, car je ne connais pas d'observation dans laquelle une infection bactériologiquement constatée ait été suivie d'une guérison, c'est-à-dire d'une asepsie scientifiquement reconnue. C'est donc là une méthode palliative et il en est de même de tout traitement médical.

Tout d'abord, le régime, l'hygiène, le lait, les boissons diurétiques, les eaux faiblement minéralisées, comme celles d'Evian ou de Contrexéville, facilitent le passage dans le rein des matières extractives. C'est dans ce même but qu'on proscrira l'abus des viandes noires, des légumes chargés d'acide oxalique. La congestion rénale sera localement combattue par la révulsion lombaire, sous forme de ventouses, de cataplasmes sinapisés.

Les travaux de Renaut [6], et des recherches anatomiques faites en commun avec mon ami et collègue Lejars [7] ont démontré les connexions vasculaires qui existent entre la peau de la région lombaire et la circulation rénale, et

(1) Belfield, *Med. Rec.* New-York, 1887, t. XXXI, p. 537.
(2) Agnew, *Philadelphia Med. Times*, 1880-81, p. 500.
(3) Terrier, Soc. de chirurgie, 1886, p. 519.
(4) Gaucher, Soc. méd. des hôpitaux, p. 55 et passim, 1888.
(5) Dreyfous, Soc. méd. des hôp., 1889, p. 480.
(6) Renaut, Académie de médecine, p. 72, 1890.
(7) Tuffier et Lejars, *Arch. de physiol.*, 1891, p. 35.

donnent un appui physiologique à cette méthode de traitement. Il se ferait peut-être dans ces cas une saignée du rein, ou plus vraisemblablement un acte réflexe. C'est dans ce même but qu'on peut prescrire les climats chauds, et qu'il faudra éviter avec soin toute cause de refroidissement. Cette médication longtemps poursuivie pourrait, dans certains cas d'urétéro-pyélite sans distension, amener la guérison, peut-être temporaire d'ailleurs. Mais si les accidents s'aggravent, si le rein se distend, l'intervention s'impose, et peut-être avec le temps, deviendra-t-elle plus précoce et par cela même plus efficace. Trois méthodes sont en présence : la *ponction*, l'*incision* (néphrotomie), l'*extirpation* (néphrectomie).

Ponction. — La *ponction* n'est qu'une méthode palliative, malgré les quelques rares succès déjà anciens qu'elle a remportés (1). Le pus est beaucoup trop épais pour être ainsi complètement évacué, c'est donc un procédé d'exploration, plutôt qu'un moyen curatif; tout au plus dans certains cas, où la mort paraît inévitable, l'âge avancé du malade et l'état cachectique ne permettant pas une incision, pourra-t-on y recourir. Je crois également insuffisant le lavage du bassinet et de l'uretère par son extrémité vésicale, après une taille, procédé employé par Harrison (2) et Bozeman (3).

Restent donc en présence la néphrotomie et la néphrectomie.

Néphrotomie. — Les statistiques démontrent que la méthode de choix dans le traitement des pyélo-néphrites, est la *néphrotomie par la voie lombaire* : Elle est moins meurtrière et plus facile, car elle permet de ne tenir aucun compte des adhérences si fréquentes avec les organes voisins (veine cave, péritoine, diaphragme).

L'ensemble de nos recherches nous montre que sur 106 *néphrotomies*, pour pyélites, la mortalité opératoire est de 13,3 pour 100, alors que celle de *la néphrectomie* est de 37,5 pour 100 (47,3 pour 100 par la voie abdominale, et 34,4 pour 100 par la voie lombaire).

Ce résultat se comprend facilement. L'opération est plus rapide, le choc est moindre, le parenchyme sécrétant est respecté, il peut contribuer au maintien de l'état physiologique du patient. Cette incision est suivie dans un grand nombre de cas, d'une amélioration considérable, qui peut aller jusqu'à la guérison et c'est ainsi que des malades, arrivés vraiment au dernier terme de la cachexie, ont pu bénéficier d'une santé relative pendant plusieurs années. Ces succès tiennent, non seulement à la suppression du foyer infectieux qui intoxiquait le malade (la chute de la température en est la preuve), mais aussi à des actions physiologiques fort curieuses. L'incision permet au parenchyme restant de sécréter et de déverser à l'extérieur ses produits, c'est ainsi que chez un de mes malades atteint de pyélo-néphrite avec rétention complète, la néphrotomie permit d'excréter une quantité notable d'urine par la plaie. Le rein du côté opposé n'ayant plus alors à subir de congestion complémentaire, les lésions dont il est atteint peuvent s'amender.

(1) DIEULAFOY, *Gaz. hebd.*, 1877, p. 71. — A. LUCAS, *Lancet*, 1878, t. II, p. 437. — EDWARDS, *Lancet*, 1886, t. I, p. 919. — POZZI, *Annales de Gynécologie*, t. II, p. 1, 1884.

(2) HARRISON, Soc. de méd. de Londres, *Lancet*, 1888, t. I, p. 463.

(3) BOZEMAN, *American Journ. f. Med. Sc.*, 1888, t. I, p. 255. Thèse de Sherevood Dunn. Paris, 1888.

L'opération comprend (V. p. 631, Néphrotomie), l'incision du parenchyme, le débridement des cloisons, l'exploration exacte des extrémités du rein, l'ablation des calculs, et la suture du parenchyme, y compris la capsule propre, à la plaie lombaire, afin d'éviter l'inoculation secondaire de l'atmosphère péri-rénale; tamponnement iodoformé ou salolé, pendant vingt-quatre heures, puis drainage. Après quelques semaines, la suppuration persiste, et malheureusement il reste une *fistule* dans 45,6 pour 100 des cas (pyélites calculeuses, 34,2 pour 100, pyélites simples, 57,1 pour 100 : c'est là l'infériorité de la néphrotomie. Nous avons montré [1] que cette fistule si fréquente était peut-être due à l'opération tardive. En tous cas, elle tient non seulement à la dégénérescence fibreuse des parois du foyer suppurant, aux calculs laissés dans le rein dans 16 pour 100 des cas mais surtout aux lésions d'urétérite. Nous verrons au chapitre des fistules : la cause, les variétés, la durée de cet accident et les moyens d'y remédier. S'il s'agit d'une fistule purulente, l'ablation des parois fibreuses, la section des différentes brides, l'ouverture large, en fossé, permettront la cicatrisation. Si le rein est devenu aseptique, si l'uretère est perméable, on tentera la suture rénale par le procédé que M. Guyon a proposé et que nous avons employé avec succès. Si enfin elle résiste à ces moyens, on aura recours à la néphrectomie secondaire, bien moins meurtrière que la néphrectomie primitive; puisque sur 24 opérations (8 pour pyélites calculeuses; 17 pour pyélites non calculeuses), nous ne relevons que 2 morts, soit 5,9 pour 100 de mortalité. Cette bénignité nous engage à y recourir moins tardivement, et à pratiquer ce que j'appellerai volontiers la *néphrectomie secondaire précoce*, dès que le foyer de suppuration n'a aucune tendance à diminuer de volume. Enfin si on ajoute ces 5,9 pour 100 de mortalité au 23,3 pour 100 de mortalité de la néphrotomie, on voit que le chiffre total de 29,2 pour 100 est encore inférieur à celui de la néphrectomie primitive qui est de 37,5 pour 100.

Néphrectomie. — La *néphrectomie* a le grand avantage de guérir rapidement le malade, mais elle donne une mortalité considérable (37,5 pour 100 pour les pyélites non calculeuses). Nous avons relevé avec soin les causes de la mort après cette opération et nous voyons que dans 40 pour 100 des cas de pyélite non calculeuse, elle est due à une lésion de l'autre rein; le plus souvent (8 fois sur 13), il s'agissait d'une néphrite parenchymateuse. Malheureusement ces chiffres ne paraissent pas pouvoir atténuer leur signification avec les progrès effectués par la chirurgie rénale, puisque, comme nous venons de le voir, la mortalité tient à la bilatéralité des lésions, contre laquelle nous sommes si peu armés au point de vue du diagnostic. Cependant dans le cas où les phénomènes d'intermittence de la pyurie ont nettement démontré et la présence et l'intégrité du rein du côté opposé; si l'on trouve une tumeur très volumineuse, dont les parois sont représentées par une membrane fibreuse peu épaisse, si la néphrectomie sous-capsulaire se laisse facilement effectuer, on peut éviter les causes de danger dues aux adhérences et faire l'extirpation du rein. On a le choix entre la voie lombaire, 61 cas (34,4 pour 100 de mortalité) et la voie abdominale, 19 cas (47,3 pour 100 de mortalité). Les statis-

(1) Tuffier, *Semaine médicale*, 1889, p. 461 et Soc. de chirurgie, 1890, p. 41.

tiques démontrent la supériorité de la voie lombaire qu'il y ait ou non présence de calculs.

En résumé, nous voyons que les infections de l'uretère et du rein sont des maladies graves, rebelles au traitement médical, difficilement curables par les procédés chirurgicaux les plus énergiques. C'est assez dire que tous nos efforts thérapeutiques doivent se diriger vers le seul traitement efficace de ces affections, c'est-à-dire le traitement préventif. C'est à éteindre l'inflammation de la vessie; c'est à créer un large et facile écoulement aux liquides septiques qu'elle peut contenir, c'est à calmer les contractions incessantes et douloureuses qui entretiennent la congestion du rein, que nous devons nous efforcer. Lorsque l'infection existe, nous pouvons encore venir au secours du rein en intervenant sur l'appareil urinaire inférieur, et l'incision des rétrécissements de l'urèthre, le cathétérisme chez les prostatiques, la taille dans les cystites douloureuses, deviennent de précieux et d'efficaces moyens préventifs et palliatifs des infections rénales.

CHAPITRE V

PÉRINÉPHRITE ET PHLEGMON PÉRINÉPHRÉTIQUE

On désigne, depuis Rayer, sous le nom de périnéphrite, l'inflammation de l'enveloppe cellulo-graisseuse du rein.

La description remarquable de Rayer ne fut guère remarquée, et c'est en 1860 que les leçons de Trousseau, Demarquay, Guéneau de Mussy, établissent nettement son identité. Les modernes y ont ajouté des notions d'anatomie pathologique plus précises; Roberts en a même exagéré peut-être les variétés anatomiques. Les études bactériologiques sur les voies urinaires ont eu leur retentissement de ce côté. Les travaux successifs d'Ebstein, de Rosenberger, de Nieden, d'Albarran, de Tuffier et surtout de Fischer, nous permettent de substituer au terme d'abcès périnéphrétique, le terme de périnéphrite, plus général et que Rayer employait déjà. En même temps, la thérapeutique bénéficie de nos interventions précoces sur le rein; les inflammations rénales étant attaquées avant l'envahissement de la graisse périnéphritique, la fréquence de cette complication a notablement diminué.

CORBON, Th. de Paris, 1873. — DICKINSON, On renal and urinary affections, p. 679. — FERON, Thèse de Paris, 1860. — FISCHER, *Samml. klin. Vorträge*, n° 253, p. 2153. — FOLLIN, *Arch. gén. de méd.*, 1878, I. p. 179 et 313. — GIBNEY, *Amer. Journ. of med. sc.*, 1877 et 1878. — GUÉNEAU DE MUSSY, *Clinique médicale* t. II, p. 740. — GUYOT, *Union médicale*, 1883, p. 714. — HALLÉ, Th. de Paris, 1863. — KROETCHMAR, Thèse de Paris, 1872. — LANCEREAUX, art. REIN du *Dict. Dechambre*. — LE DENTU, Affections chirurgicales des reins, p. 330. — MORRIS, Surgical diseases of the Kidney. — MOXON, *Lancet*, 1875, t. I, p. 602. — NEWMANN, Surgical diseases of the Kidney. — PARMENTIER, *Union médicale*, 1862, p. 407, 440 et 570. — RAYER, Maladies des reins, t. III, p. 244. — ROBERTS, Urinary and renal diseases, p. 606. — TROUSSEAU,

Cliniques de l'Hôtel-Dieu. t. III, p. 740. — TUFFIER et LEJARS, *Arch. de phys.*, 1891, p. 55. — TUFFIER, *Soc. de biol.*, avril 1892. Phlegmon périnéphrétique à pneumocoques consécutif aux affections pleuro-pulmonaires.

Anatomie pathologique. — La graisse péri-rénale, que nous avons étudiée sur des coupes congelées (1), existe surtout chez l'adulte. Elle est plus abondante à la partie postérieure du rein, à ses deux extrémités et sur son bord convexe. Elle est en rapport en bas avec le tissu cellulo-adipeux sous-péritonéal, et se trouve ainsi en continuité avec le tissu cellulaire de la fosse iliaque et celui du petit bassin, jusqu'au ligament large chez la femme, jusqu'à la vessie et jusqu'au rectum chez l'homme. Elle est limitée en arrière par la paroi abdominale postérieure, formée de l'aponévrose antérieure du transverse, du carré des lombes, et des trois muscles de la paroi abdominale. Cette paroi est perforée par des vaisseaux qui anastomosent largement la circulation péri-rénale et la circulation pariétale, et qui sont entourés de graisse, permettant à la suppuration profonde de gagner la surface cutanée. Dans cette même capsule cellulo-adipeuse, baigne la face postérieure du côlon.

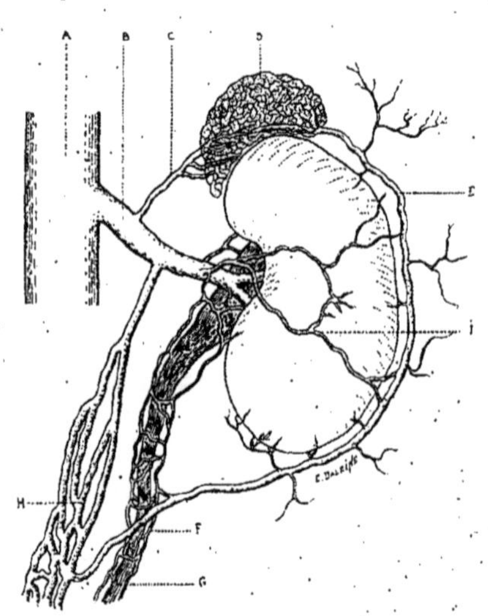

FIG. 63. — Veines de la capsule surrénale.

A, veine cave. — B, veine rénale. — C, veine surrénale (capsulaire des auteurs). — D, capsule surrénale. — E, arc veineux péri-rénal. — F, veines de l'uretère — G, uretère. — H, veines spermatiques. — I, veines capsulaires antérieures. (Tuffier et Lejars.)

La périnéphrite peut revêtir trois aspects : *périnéphrite scléreuse*, *périnéphrite fibro-lipomateuse*, *périnéphrite suppurée ou phlegmon périnéphrétique*.

I. **La périnéphrite scléreuse** se présente sous forme d'une coque épaisse, blanche, dure, fibreuse; criant sous le scalpel. Le tissu incisé laisse écouler un suc opalescent. Cette infiltration, qui rappelle les descriptions anciennes du phlegmon chronique, forme une induration, qui non seulement envahit la couche graisseuse péri-rénale, mais qui peut encore se propager aux muscles et à la paroi, et j'ai incisé au cours d'une néphrotomie, une périnéphrite qui avait sclérosé toute la paroi jusqu'à la peau; le bistouri s'enfonçait péniblement dans cette masse friable criant sous l'instrument, la suppuration n'existait que dans le parenchyme rénal. Cette sclérose ne dépasse guère les limites de la fosse lombaire; je ne sais pas d'observation dans laquelle elle ait gagné la fosse iliaque.

II. **La périnéphrite fibro-lipomateuse** est, au contraire, formée par un développement exagéré de l'enveloppe cellulo-adipeuse du rein, en même temps que par une induration de son tissu. On trouve alors d'énormes masses grais-

(1) TUFFIER, *La capsule adipeuse du rein*. *Rev. de chir.*, 1890, p. 390.

seuses présentant 6 à 7 centimètres d'épaisseur, formant de volumineuses tumeurs abdominales qui entourent la glande rénale noyée au milieu de ces tissus. Souvent même cette dégénérescence arrive au niveau du hile, pénètre dans le rein et l'ensemble des lésions permet à peine de reconnaître le parenchyme rénal. A la coupe, c'est une masse jaune, formée de lobules adipeux séparés par d'épaisses cloisons fibreuses, qui donnent à l'ensemble une consistance assez ferme qui la distingue des lipomes en général. Cruveilhier (1), Rayer, et surtout Godard (2), en ont décrit des exemples remarquables. Cette dégénérescence peut se localiser en certains points du rein, autour du bassinet par exemple, pour former là des lipomes péri-pyélitiques, dont Hartmann (3) a signalé des cas intéressants.

Périnéphrite suppurée. — Nous ne connaissons pas la transformation des deux états pathologiques précédents en phlegmon périnéphrétique; aussi les classiques ne décrivaient-ils sous le nom de périnéphrite que le phlegmon suppuré; Rayer, seul, distinguait déjà la périnéphrite scléreuse. En général, le phlegmon périnéphrétique débute sous forme de collection limitée, dont il nous reste à étudier *les rapports*, la *paroi et le contenu*.

Il siège, en général, en arrière du rein; plus rarement sur sa face antérieure; il peut également occuper l'une des extrémités au niveau de ces masses graisseuses que nous avons décrites. Roberts (4) a été plus loin dans cette localisation et il décrit six régions secondaires où peut se localiser la suppuration : trois antérieures, trois postérieures, composant chacune un groupe : supérieur, moyen et inférieur; il va même jusqu'à donner une symptomatologie distincte pour chacune de ces localisations. Cette division est peut-être un peu schématique, nous lui préférons la division en phlegmons : *rétro-rénal*, *sus-rénal* ou sous-diaphragmatique et *phlegmon sous-rénal*. Dans le premier cas, la collection occupe la région située entre la face postérieure du rein et l'aponévrose du transverse. Dans le second, dont Cruveilhier a donné un très bel exemple, elle forme une collection sous-diaphragmatique, avec retentissement fréquent du côté de la plèvre. Ceux de la région inférieure, au contraire, occupent l'espace situé entre le côlon et le rein, avec tendance à fuser vers la fosse iliaque. Il est rare que ces localisations primitives se maintiennent; en général, le pus diffuse dans les différentes régions, et l'on trouve alors une paroi formée par les viscères voisins (côlon, foie, péritoine) agglutinés, réunis par de fausses membranes épaisses formant une véritable défense pour ces organes, tandis que la face interne est irrégulière, anfractueuse, tomenteuse, présentant souvent des loges plus ou moins distinctes. Le *contenu* est variable suivant l'origine : c'est quelquefois un pus épais, crémeux, l'antique pus louable, c'est qu'alors la périnéphrite est de cause générale. Plus souvent, c'est une suppuration séreuse, mal liée, quelquefois glaireuse et filante, souvent d'odeur fécaloïde, odeur qui est loin d'être toujours symptomatique d'une perforation intestinale. Au milieu du liquide nagent des débris de la cause première du mal, tels que des calculs, des hydatides, des matières intestinales, voire même

(1) CRUVEILHIER, *Anatomie pathol.*, t. I, p. 192.
(2) GODARD, Société de biologie, 1858, 2e série, t. V, p. 320.
(3) HARTMANN, Société anatomique, 1885, p. 360.
(4) ROBERTS, *Loc. cit.*

des corps étrangers venus de l'intestin. L'examen bactériologique a été rarement pratiqué, cependant Ponfick y a trouvé dans un cas, des germes d'actinomycose, Albarran le bacterium coli, et j'ai signalé le pneumocoque.

L'*état des organes voisins* est variable. Le rein peut être indemne, mais il présente souvent des lésions suppuratives, sans aucune communication apparente avec le phlegmon; d'où la nécessité de palper et d'explorer la glande après ouverture de l'abcès. Ses altérations sont rarement secondaires, tout au plus peut-il exister quelques abcès sous-capsulaires, et en général elles constituent la cause du phlegmon périnéphrétique. De même, le foie ne se laisse pas envahir par la suppuration, si bien que Lancereaux nous dit, que si l'on trouve une coïncidence entre un abcès du foie et un abcès périnéphrétique, il faut mettre la lésion circumrénale sur le compte de lésions primordiales du foie. La rate, au contraire, est plus facilement altérée et ramollie par le pus ambiant. Le pancréas lui-même peut être ratatiné et noirâtre. L'intestin est adhérent et peut être perforé. Le péritoine se défend généralement par une péritonite adhésive et la formation de fausses membranes, si bien que l'ouverture de ce côté est exceptionnelle. Chose curieuse, l'état des capsules surrénales continue à être l'objet du silence complet dont se plaignait déjà Lancereaux. Tel est l'état des organes immédiatement en contact avec le foyer péri-rénal.

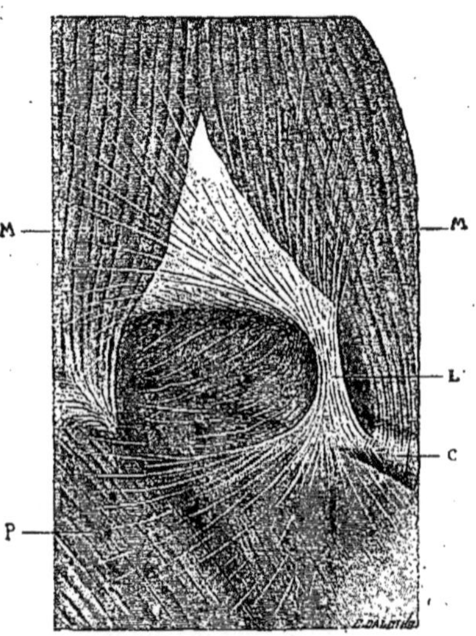

Fig. 64. — Hiatus costo-lombaire. Orifice à travers lequel la graisse sous-pleurale, communique avec le tissu adipeux péri-rénal. (Tuffier et Lejars.)

C, 12e côte. — P, psoas. — MM, faisceaux du diaphragme qui s'attachent : l'interne à l'arcade du psoas, l'externe à la 12e côte. — L, toile fibreuse d'enveloppe qui descend de la face concave du diaphragme sur le carré lombaire.

Mais rarement la collection est limitée à ce niveau, elle peut fuser; soit en haut, dans le cas de phlegmon sus-rénal, soit en bas, dans le cas de phlegmon sous-rénal. Dans un cas d'abcès péri-rénal décrit par Coupland (1), il y avait abcès sous-diaphragmatique avec diverticule sous-pleural. Lorsqu'il se développe *en haut*, il peut suivre deux voies : ou provoquer une pleurésie adhésive, puis une pneumonie de voisinage, éroder une bronche et constituer là une fistule réno-pulmonaire; ou bien il fuse entre les fibres du diaphragme, qui manquent souvent à ce niveau, décolle alors la plèvre pariétale, et peut remonter jusqu'à la cinquième côte en arrière, formant un pyothorax sous-pleural (Guyon, Tuffier); beaucoup plus rarement il s'ouvre dans la plèvre (Le Dentu). *En bas*, la suppuration ne rencontre aucun obstacle, et descend du côté de la fosse iliaque, jusqu'au pli de l'aine; du côté du petit bassin jusqu'à la fosse ischio-

(1) Coupland, cité par Morris.

rectale, dans le vagin, dans l'urèthre; à travers le péritoine (Parmentier) [1], *à travers l'échancrure* sciatique, ou même à la face antérieure de la cuisse (Rayer). Chassaignac a observé un cas ou le pus fusa par le trou sous-pubien. *En arrière*, le pus s'infiltre le long des vaisseaux, à travers l'aponévrose du transverse, ou au niveau du triangle de J.-L. Petit, et vient faire sous la peau, ou la couche musculaire superficielle, un large décollement formant un véritable abcès en bouton de chemise. Plus rarement la collection purulente pénètre dans la loge du psoas, et constitue une psoïte secondaire.

Toutes ces lésions ont pour point de départ le tissu cellulaire circumrénal; d'où l'infection se propage vers les organes voisins. Mais la réciproque peut avoir lieu. Les suppurations pelviennes d'origine prostatique ou vésicale chez l'homme, d'origine péri-utérine chez la femme, ou encore les abcès péri-cæcaux chez les deux, peuvent décoller le péritoine et remonter jusqu'à la région lombaire, constituant des *périnéphrites secondaires*. Kœnig [2], Olshausen [3] et Munchmeyer [4] ont signalé des suppurations péri-utérines ouvertes spontanément à ce niveau. L'anatomie pathologique de ces suppurations n'est pas différente de celle que nous avons étudiée, si bien, que pendant l'intervention même, il est impossible de reconnaître le point de départ de l'infection. Peut-être, dans ces cas, la bactériologie donnerait-elle d'autres résultats, que ceux que nous avons signalés. Ebstein leur donne les caractères de nappes purulentes diffuses, véritables cellulites. A côté de ces formes simples, il existe des périnéphrites tuberculeuses, dont nous verrons l'histoire à propos de la tuberculose du rein (p. 576).

Étiologie. — Les infections péri-rénales sont, dans la grande majorité des cas, consécutives à une lésion suppurative du rein; mais elles peuvent reconnaître bien d'autres causes qui permettent de les diviser en :

1° *Périnéphrites primitives*, complications d'un traumatisme ou d'une infection générale, véritables abcès développés dans le tissu cellulaire;

2° *Périnéphrites consécutives* à la lésion d'un organe voisin;

3° *Périnéphrites propagées*, qui ne sont que l'aboutissant d'une suppuration ayant pris son origine au loin, autour de l'utérus ou du cæcum.

Toutefois au point de vue clinique, l'étiologie de ces suppurations comprend : des causes prédisposantes et des causes occasionnelles, générales ou locales.

Causes prédisposantes. — C'est en général chez l'*homme* que cette affection se développe. La diminution des infections puerpérales, qui autrefois rendaient l'affection aussi fréquente chez la femme que chez l'homme, a rompu l'équilibre admis jusqu'alors. Dans les recueils périodiques de ces dernières années, on ne retrouve plus cette origine puerpérale. Fréquente chez l'*adulte*, de trente à quarante ans, on peut la rencontrer chez l'enfant, Gibney, en a signalé des exemples, chez des nouveau-nés de cinq semaines, elle serait même alors souvent méconnue. J'en ai vu un bel exemple, à la suite d'une

[1] PARMENTIER, *Loc. cit.*
[2] KOENIG, *Arch. f. Heilkunde*, 1862.
[3] OLSHAUSEN, *Samml. klin. Vortr.*, n° 28, p. 262.
[4] MUNCHMEYER, *Hufeland's j. für Practv. Heilkunde*, juin 1849.

fièvre typhoïde, chez un enfant de sept ans. Weber, cité par Labadie-Lagrave, en a observé un cas chez un fœtus. On insistait beaucoup autrefois sur l'importance des professions fatigantes; les fatigues et le surmenage, jouent ici le rôle général qu'on leur attribue dans la préparation d'un terrain favorable aux infections; les observations bien prises ne confirment guère cette donnée. Le tempérament goutteux n'a d'influence que par la lithiase rénale qui peut l'accompagner; quant à la tuberculose elle provoque des périnéphrites bacillaires, spécifiques, qui ne rentrent pas dans notre cadre. Toutes ces causes, à elles seules, sont incapables d'amener la suppuration; il lui faut une porte d'entrée.

Causes déterminantes. — Elles sont d'ordre général ou de provenance locale :

1° *Causes générales.* — Elles donnent lieu à la périnéphrite primitive.

C'est une localisation de la suppuration dans certaines maladies infectieuses. Je signalerai au premier rang la fièvre puerpérale, la pyohémie et ces divers accidents infectieux mal définis dans lesquels je ferai rentrer la maladie des Docks des anglais qui n'est je crois qu'une infection mal définie, greffée sur un surmenage. Mais toutes les fièvres médicales suivies d'infections secondaires peuvent en être le point de départ. C'est ainsi qu'à la fin ou dans la convalescence de la fièvre typhoïde, de la variole, de la scarlatine, de la diphthérie, du typhus exanthématique, on peut voir sourdement se développer des suppurations diffuses et graves de cette région. Dans ces cas, la pathogénie est celle des suppurations dues à des infections secondaires. Peut-être pourrait-on rapprocher de ces maladies générales, certains cas de périnéphrite développée à la suite d'une simple intervention sur les voies urinaires inférieures (cathétérisme, uréthrotomie) ou d'une infection vésicale quelconque (la blennorrhagie, l'opération du phimosis), alors que les reins ne sont ou ne paraissent point infectés. Ces faits très rares aujourd'hui rentrent peut-être dans le cadre de pyohémies d'origine urinaire, autrefois assez fréquentes. Il est beaucoup plus difficile de s'expliquer l'action du *froid*, sur laquelle on a tant insisté depuis Guéneau de Mussy, et plus encore d'admettre l'influence de *la douleur* à laquelle Trousseau voulait faire jouer un rôle étiologique important dans cette affection.

2° *Causes locales.* — Ce sont : ou des traumatismes, ou des infections d'un organe voisin, et au premier chef, les *lésions rénales*. Les *plaies* pénétrantes peuvent se compliquer de périnéphrite, c'est une affaire de septicémie. Les *contusions* sont beaucoup plus intéressantes et nous avons vu au chapitre des traumatismes (p. 482) la fréquence des suppurations péri-rénales et leur cause. Le point le plus curieux de leur histoire, c'est le long temps qui peut s'écouler entre l'action du corps vulnérant et l'apparition de phénomènes inflammatoires. Plusieurs semaines, plusieurs mois, et même des années après le traumatisme, les accidents de suppuration éclatent. Il est probable que c'est à l'infection d'un épanchement sanguin que l'on a affaire. Il y a là une allure toute particulière de la maladie dont l'essence nous est inconnue. A côté de ces contusions, nous pouvons ranger les efforts violents, les mouvements brusques suivis d'une douleur vive et de l'apparition tardive d'un phlegmon. Il s'est produit alors une rupture musculaire qui a suppuré secondairement. Dans toutes les observations, il serait intéressant de relever depuis l'accident les maladies intercurrentes, parmi lesquelles on trouverait probablement la cause de l'infection, qui rapprocherait ces faits de l'expérience de Max. Schuller. Une dernière variété d'infection circumrénale, dont on a signalé plusieurs exemples dans ces dernières années, est consécutive à la *néphrectomie* pour suppuration rénale. L'uretère laissé dans la plaie est fréquemment infecté, et devient le point de départ d'un phlegmon du tissu cellulaire voisin, surtout si l'opération n'a pas été suivie de drainage.

En dehors des traumatismes, la périnéphrite de cause locale est due à la propagation d'une infection voisine. Nous ne ferons que signaler les kystes hydatiques de cette région, susceptibles de suppurer (Ebstein, Monti, Tuffier).

Les affections du rein que provoquent le plus souvent les abcès périnéphrétiques sont les pyélo-néphrites, qui, dans leur variété blennorrhagique, auraient à cet égard une prédisposition toute particulière, d'après Fischer. Sur 26 cas d'abcès circumrénaux, Duffin [1] en trouve 8 par altérations du rein. Les formes chroniques s'accompagnent plus souvent de périnéphrite non suppurée [2]. En tout cas, les lésions rénales peuvent se propager par continuité ou par contiguïté; dans ce dernier cas, c'est par l'intermédiaire des lymphatiques que l'infection se propagerait. Quant à la périnéphrite non suppurée, sa pathogénie n'est pas connue. C'est dans le cas d'ulcération du parenchyme rénal, par une pyélo-néphrite calculeuse qu'on a pu trouver la pierre dans le tissu péri-rénal, voire même sous la peau de la région lombaire; quelquefois c'est à travers une fistule persistante qu'elle venait faire hernie à ce niveau. Les kystes hydatiques, le rein polikystique, les parasites du rein comme les strongles peuvent agir de même. Il est intéressant de voir la tuberculose rénale déterminer des périnéphrites aiguës, dans lesquelles l'élément bacillaire n'est qu'accessoire; il est probable qu'il s'agit là encore d'une de ces infections mixtes, très fréquentes chez les tuberculeux urinaires.

Les suppurations d'origine *biliaire ou intestinale* sont causées par les calculs du foie ou de la vésicule, plus rarement par des perforations du côlon. Les observations doivent être minutieusement analysées, car le plus souvent la perforation colique est secondaire à la lésion péri-rénale. Il semble qu'après ces perforations, les matières intestinales aient peu de tendance à pénétrer dans le foyer, contrairement à ce qu'on observe quand la perforation est primitive. Enfin les affections pleuro-pulmonaires peuvent se propager à l'atmosphère adipeuse du rein. J'ai montré comment la plèvre affleurait cette atmosphère. Les veines et les lymphatiques qui traversent l'hiatus figuré plus haut, p. 549, sont des voies de propagation dont j'ai pu vérifier l'efficacité en trouvant dans un de ces cas le pneumocoque, qui parti du poumon avait provoqué la suppuration périnéphrétique.

3° Les *suppurations propagées* n'ont ici qu'un rôle secondaire, c'est ainsi que nous ne ferons que signaler le phlegmon du ligament large, les phlegmons iliaques et l'empyème. Enfin chez certains malades, le clinicien cherche en vain l'origine des lésions, et l'on est obligé d'étiqueter la maladie sous la rubrique : cause inconnue.

[1] Duffin. In Morris, p. 214.
[2] Fischer, *Loc. cit.*

Symptômes et formes. — La périnéphrite non suppurée provoque des symptômes masqués par l'existence d'une pyélo-néphrite.

I. La **périnéphrite scléreuse**, lorsqu'elle est étendue, donne à la tumeur une consistance ferme et souvent une immobilité toute spéciale. Dans les cas où elle envahit la paroi lombaire, on sent une plaque indurée, faisant corps avec la région, mais la tumeur en elle-même affecte les caractères propres aux tuméfactions péri-rénales, sa forme, sa saillie, ses rapports avec l'intestin ne permettent pas de doute.

II. La **périnéphrite fibro-lipomateuse** peut, au contraire, se présenter sous forme d'une véritable augmentation de volume appartenant au rein. Plusieurs fois l'erreur a été commise, on a trouvé au centre de la masse graisseuse un rein plus ou moins atrophié; et récemment encore, j'ai vu une tumeur rénale du volume d'une tête de fœtus, constituée presque uniquement par de la graisse au milieu de laquelle se trouvait un petit rein *abcédé* du volume d'une mandarine. Dans certains cas de pyélo-néphrite, la tumeur constituée par le rein peut donc être beaucoup moins volumineuse qu'elle ne le semble, grâce à la lipomatose qui l'enveloppe.

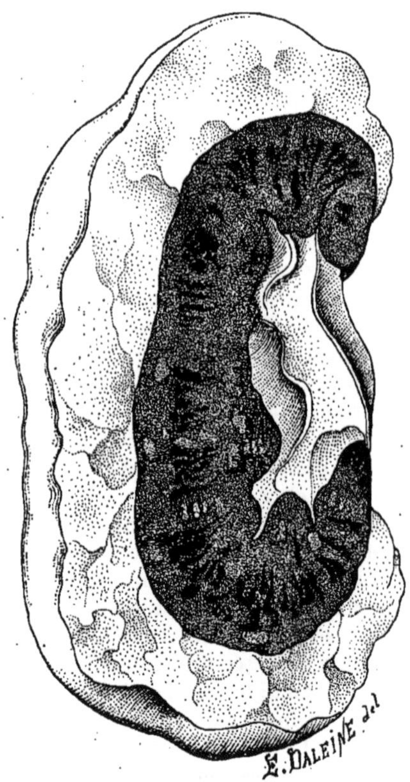

Fig. 65. — Périnéphrite fibro-lipomateuse empruntée à l'Atlas de Rayer.

III. La **périnéphrite suppurée** (phlegmon périnéphrétique), la plus importante, débute par des symptômes variables. Tantôt ils éclatent brusquement, sous forme de douleurs, avec un appareil aigu; tantôt la première période est masquée par l'existence d'une pyélo-néphrite suppurée antérieure. Enfin elle peut évoluer sourdement pendant plusieurs semaines, caractérisée par une douleur subaiguë.

Les symptômes généraux, la fièvre, l'état gastrique (anorexie, nausées, vomissements, diarrhée ou constipation), qui l'accompagnent, peuvent être ici masqués au début. Mais bientôt la température s'élève (39 degrés, 40 degrés), la courbe thermique affecte le type rémittent ou même le type franchement intermittent. Le début des accidents fébriles peut être marqué par un accès régulier complet de fièvre palustre, type : (Stade de frisson, stade de chaleur, stade de sueur). Quelquefois même les allures de la fièvre sont plus curieuses encore, car elle peut céder quelques jours, pour revenir ensuite plus violente, c'est alors l'indice d'une suppuration.

Période d'état. — La périnéphrite est caractérisée alors par une douleur lombaire, de l'empâtement et une tuméfaction de la région ; le tout accompagné d'un état général plus ou moins grave. *La douleur* est sourde, profonde, rarement continue, présentant quelquefois des rémissions pendant un ou plusieurs jours. Le moindre mouvement, une secousse un peu brusque en provoquent l'exacerbation; aussi les malades inclinent le tronc de ce côté pour relâcher les plans musculaires correspondants et cette attitude devenue permanente a pu simuler une coxalgie au début. Très rarement, dans les cas anciens, la cuisse est fléchie sur l'abdomen en abduction légère, et toute tentative de réduction est rendue inutile par les douleurs qu'elle détermine. Le maximum de la douleur est nettement lombaire. Elle peut s'irradier vers la fosse iliaque, le pli de l'aine, le testicule (qui peut être rétracté), le périnée, le membre inférieur. Le passage des nerfs abdomino-génitaux au niveau du foyer explique ces irradiations qui peuvent s'accompagner aussi d'hyperesthésie ou d'anesthésie dans la zone de ces nerfs (Fischer). En général, les phénomènes douloureux s'accentuent avec la marche de la maladie, et au bout de dix, quinze, vingt jours, ils atteignent une acuité extrême. Cette douleur persistant pendant plusieurs semaines, peut être le seul symptôme de la maladie, mais, en général, elle s'accompagne d'un appareil fébrile, et bientôt d'une tuméfaction.

La tuméfaction peut passer inaperçue pendant quelque temps, mais la palpation révélera toujours un empâtement, une résistance, une sorte d'induration profonde, que le palper bimanuel localise nettement dans la région lombaire. Toutefois la douleur quelquefois, exquise, rend impossible cet examen, et, si les symptômes généraux sont menaçants, il ne faudrait pas hésiter à recourir au chloroforme. On peut cependant faciliter cet examen par la situation donnée au malade, décubitus dorsal complet, cuisses fléchies, respiration ample et large. M. Duplay conseille le décubitus ventral avec flexion du tronc en avant; M. Le Dentu, la position sur le côté sain. En général, le décubitus dorsal suffit pour la palpation profonde. La tuméfaction ou la tumeur est immobile, dure, arrondie, remplissant plus ou moins l'échancrure iléo-costale, elle ne suit point les mouvements respiratoires, et son ensemble permet de la distinguer des tumeurs du rein franchement abdominales. Lorsqu'elle est bien nette, elle devient appréciable à la vue, et remplit l'échancrure lombo-iliaque, ce qui rend la région absolument asymétrique.

La peau conserve pendant longtemps sa coloration; l'œdème est tardif, plus ou moins étendu, et Naudet fait remarquer qu'il ne serait pas pathognomonique d'une suppuration, puisqu'on l'a vu disparaître, comme la tuméfaction sous-jacente. Mais en général, sur cet œdème, apparaît bientôt une coloration rose, puis rouge vineux diffuse des téguments; en même temps la tumeur est plus nettement lombaire, et on constate une fluctuation, soit profonde, soit même superficielle (abcès en bouton de chemise). C'est au niveau du triangle de J.-L. Petit, qu'il faut la rechercher. C'est toujours là une notion importante, mais difficile à acquérir, aussi faut-il placer le malade dans le décubitus ventral ou latéral, et encore la douleur nécessite-t-elle fréquemment l'emploi du chloroforme qui n'est d'ailleurs en cela qu'une manœuvre préparatoire à l'incision du foyer. Dans les cas d'abcès en bouton de chemise, la fluctuation est facile à percevoir sous la paroi; le pus peut être refoulé et la tumeur fortement réduite par une pression à son niveau. Ce qui est surtout caractéristique dans cette tuméfaction, c'est son siège lombaire et sa marche progressive en arrière du côté de la paroi, contrairement à ce que nous avons vu dans les affections du rein en général.

L'ensemble de ces phénomènes peut constituer *deux formes cliniques*. La *forme aiguë* débute par des symptômes généraux suivis d'une violente douleur lombaire, et dès le douzième jour, d'une tuméfaction fluctuante. Dans la forme véritablement septique, les phénomènes sont suraigus alors que la tuméfaction est masquée : l'état général est grave, des frissons répétés, du subdélirium, la langue sèche, une diarrhée fétide, une transpiration abondante indiquent une terminaison rapidement fatale.

La *forme chronique* est tout autre, elle évolue pendant plusieurs semaines sous forme d'un simple endolorissement lombaire, puis elle peut présenter des poussées aiguës qui sont des rémissions de plusieurs jours, plusieurs semaines. La tuméfaction est lente à se former, ce n'est qu'après vingt-cinq jours, deux mois même, qu'elle devient nettement appréciable. Les symptômes généraux sont à peine marqués par un état gastrique plus ou moins prononcé et c'est quelquefois après plusieurs mois seulement que la fluctuation se manifeste.

Terminaisons. — La suppuration est la terminaison habituelle, mais on peut observer une résolution complète, même s'il y a eu empâtement et œdème(¹), et ce n'est guère que dans ces cas chroniques qu'il est possible d'espérer une guérison qui souvent n'est que temporaire.

La suppuration, si on ne lui donne franchement issue à travers la région lombaire, peut fuser dans des régions différentes; elle peut s'étendre dans toutes les directions du tissu cellulaire sous-péritonéal. Lorsqu'elle s'ouvre spontanément dans la région lombaire, c'est au niveau du triangle de J.-L. Petit. Sa propagation la plus fréquente se fait en haut du côté de la plèvre et du poumon (24 pour 100); elle détermine alors une pleurésie purulente ou une vomique. Exceptionnellement, elle s'ouvre dans le péricarde (6 pour 100). En bas, elle décolle le péritoine, et s'ouvre au pli de l'aine, au-dessus ou au-dessous de l'arcade crurale, à la fesse; suivant qu'elle respecte ou traverse l'aponévrose iliaque. En avant, elle peut s'ouvrir du côté de l'ombilic (21 pour 100), exceptionnellement dans le péritoine 4 pour 100 (Duffin). On comprend que de tels délabrements entraînent un état général grave, la persistance de fistules détermine les lésions consécutives aux suppurations prolongées, telles que la tuberculose et la dégénérescence amyloïde du foie et des reins. Toutefois ces différentes propagations n'ont pas la même gravité. La plus favorable est la terminaison par vomique qui donne 40 pour 100 de guérison. Au contraire, la perforation intestinale, avec la diarrhée subite, les hémorrhagies (Fischer) auxquelles elle donne lieu, comporte un pronostic toujours grave.

(¹) GUYOT, *Soc. médicale des hôpitaux*, 1883, p. 164 et LARDIER, *Soc. méd. des hôpitaux*, 1883, p. 182.

Diagnostic. — Il est toujours difficile. Nous avons vu plus haut les signes des périnéphrites non suppurées; nous nous occuperons seulement ici des phlegmons périnéphrétiques. Les conditions dans lesquelles on peut être appelé à faire un diagnostic sont très variables : 1° *Il n'y a pas de tumeur;* 2° *Il y a tuméfaction;* 3° *L'abcès étant reconnu, il faut en préciser la localisation, la variété et en retrouver l'origine;* 4° *Il existe une fistule et il faut faire un diagnostic rétrospectif.*

1° *Alors qu'il existe simplement une douleur*, toutes les affections capables de provoquer un endolorissement de la région lombaire peuvent être mises en cause: les contractures simulant la coxalgie, les prodromes d'une fièvre éruptive ou même d'une fièvre intermittente, pourraient donner le change. Le lombago et les névralgies iléo-lombaires ne s'accompagnent pas d'un état fébrile; le lombago est généralement double, il est nettement localisé dans la masse musculaire; la névralgie iléo-lombaire a des points douloureux spéciaux que nous avons étudiés (Voy. *Lithiase*). Il est rare qu'elle soit persistante, et en tout cas, elle ne s'accompagne pas d'empâtement de la région. Quant aux prodromes d'une fièvre médicale, l'erreur est vite jugée par la marche de la température et l'évolution des accidents.

2° *Lorsqu'il y a tuméfaction*, il faut d'abord localiser son siège. C'est ainsi que les abcès superficiels seront éliminés, par leur situation, l'absence de réductibilité et l'infiltration profonde de la paroi. A la vérité, le point difficile est surtout la distinction entre une périnéphrite et une affection inflammatoire du rein, une pyonéphrose, et la question est rendue encore plus obscure par la coïncidence possible et fréquente des deux maladies. Qu'il s'agisse de pyélo-néphrite ou d'une tumeur quelconque du rein, le diagnostic différentiel est le suivant : La pyélo-néphrite est une tumeur abdominale, le phlegmon périnéphrétique est une tuméfaction lombaire. La pyonéphrose laisse intacte la peau elle-même, elle est arrondie, bien limitée, elle présente un ballottement très net; tandis que l'infiltration phlegmoneuse est aplatie, à contours indécis, pâteux, immobile avec la paroi. Peut-être dans ces cas la situation genu pectorale rendrait des services en montrant que dans le phlegmon la tuméfaction reste en son lieu et place, alors que la pyonéphrose descend dans l'abdomen. Les mêmes signes permettent de reconnaître les tumeurs de l'intestin, de la rate, les anévrysmes de l'aorte abdominale, les tumeurs du foie et de la vésicule biliaire. Lorsque la tuméfaction est plus étendue encore, elle peut simuler une psoïte, par l'attitude du membre, les douleurs lombaires et la fièvre. Mais, dans cette dernière affection, la palpation bimanuelle fait reconnaître une tuméfaction plutôt iliaque que costo-lombaire; l'attitude ne peut être même partiellement corrigée qu'en provoquant des douleurs extrêmes. Je ne signalerai que pour mémoire la hernie lombaire sur laquelle insistait Trousseau, siégeant au niveau du triangle de J.-L. Petit, et qui peut donner lieu à des phénomènes d'étranglement. Enfin si la suppuration a fusé au loin du côté du petit bassin, c'est avec les suppurations pelviennes qu'elle pourra être confondue, et, à cet égard, il ne faut jamais déroger au principe de rechercher l'origine, même loin du foyer purulent. Lorsque la suppuration est sus-rénale, elle peut simuler une pleurésie purulente, surtout chez les enfants. Le diagnostic est extrêmement difficile et ce n'est guère qu'après l'incision qu'on s'est aperçu de l'erreur commise. L'absence de déviation du cœur dans le cas de périnéphrite et la pression positive dans l'abcès (Fischer, Phfull, Leyden, Senator) nous paraissent des signes un peu théoriques. Il est une dernière collection péri-rénale qui ressemble au phlegmon périnéphrétique, c'est l'abcès froid de la région. La seule absence de phénomènes généraux, la lenteur de l'évolution sans aucune réaction, la fluctuation plus franche, sans empâtement, permettront le diagnostic.

3° *Le phlegmon reconnu*, on pourrait, d'après Roberts, arriver à localiser son siège. Des six localisations de cet auteur, j'en conserverai trois. Dans les phlegmons localisés à la région supérieure (phlegmon sus-rénal), les frottements pleuraux, la dyspnée, l'œdème des membres inférieurs, l'ictère, des vomissements persistants forment un ensemble un peu spécial. Dans le phlegmon sous-rénal, on trouve surtout la flexion de la cuisse, la douleur et l'anesthésie de la région interne du membre correspondant, du genou, du scrotum, de la vulve; la rétraction du testicule; enfin une tendance de l'affection à se diriger vers la fosse iliaque. Le phlegmon de la région moyenne fait plus volontiers saillie franchement en arrière, s'accompagnant de douleur et d'anesthésie de la région pubio-scrotale ou vulvaire. Toutefois ce sont là des notions théoriques, que la clinique ne viendra pas toujours confirmer. La recherche de la cause ne doit jamais être négligée, ce sont les commémoratifs, principalement le passé urinaire du malade, les traumatismes, la recherche minutieuse de l'état des organes voisins qui permettent de poser un diagnostic de phlegmon ou primitif ou secondaire. A cet égard, il ne faut jamais négliger l'examen du poumon et de la plèvre, car on a signalé des cas de suppuration péri-rénale consécutive à des abcès de la plèvre et du poumon.

4° On se trouve en présence d'*une fistule de la région lombaire*. Le diagnostic rétrospectif de phlegmon peut être porté; nous le verrons au chapitre suivant.

Pronostic. — Il est subordonné surtout à la cause de la périnéphrite, à son étendue et au moment de l'intervention. La périnéphrite primitive guérit beaucoup plus vite (un à deux mois) que celle qui est consécutive à une lésion rénale et c'est surtout lorsqu'elle succède à une infection médicale que la débilité du malade devient un élément de gravité. De même, les dimensions considérables du foyer qui indiquent des désordres étendus retarderont la guérison. Nous avons vu, à propos des différents accidents, leur gravité respective, mais c'est surtout l'époque tardive de l'intervention qui peut assombrir le pronostic. Les faits rassemblés par Poland, au nombre de 28, montrent que dans 8 cas où l'affection a été abandonnée à elle-même, il y eut 6 morts; alors que la ponction pratiquée chez 5 malades, et l'incision chez 15 autres, n'ont donné chacune qu'un décès, ces chiffres sont d'autant plus éloquents qu'ils appartiennent à la période pré-aseptique de la chirurgie.

Traitement. — Si quelques cas de résolution, nettement constatés alors même qu'il y avait de l'œdème, n'avaient été signalés, la thérapeutique serait fort simple. Je n'ose guère donner le conseil de temporiser dans quelques cas et soulager le malade par de grands bains. L'absence de diagnostic certain autorise seule cette façon d'agir, plutôt que l'espoir d'une guérison spontanée. L'incision large et précoce, précédée d'une ponction exploratrice, si le diagnostic n'est pas évident, doit être actuellement la seule thérapeutique recommandable. Le malade est placé dans le décubitus latéral sur le côté sain; l'incision doit être faite au bistouri. On a conseillé l'incision transversale; les nombreuses interventions pratiquées sur le rein nous montrent que l'incision en dehors de la masse sacro-lombaire, conduit directement sur la graisse péri-rénale et nous ne voyons pas bien quelle objection on pourrait opposer à cette façon d'agir. Le foyer évacué et détergé, il est nécessaire de sectionner les cloisons qui peuvent faire une série de loges dans le foyer, puis d'explorer les organes voisins et surtout le rein. Pour cela, un ou deux doigts sont introduits dans la plaie, pendant que l'autre main, appliquée sur la paroi abdominale, refoule la région antérieure de l'abcès au-devant du doigt introduit dans la plaie. On peut aussi faire une dénudation plus ou moins étendue du rein, constater son volume, sa consistance et dans certains cas même la présence, soit de calculs, soit de nouvelles loges intra-rénales, isolées ou communiquant avec le foyer périnéphrétique. Un drainage ou un tamponnement iodoformé, si l'on craint des hémorrhagies, sont établis; un pansement antiseptique, légèrement compressif, suffit à amener la guérison. Toutefois quand le rein est malade, il persiste une fistule qui n'a aucune tendance à guérir et même quand il y a des décollements très étendus sans lésion rénale, on peut voir une fistule rebelle à tout traitement. Un de nos malades présentait ainsi une fistule lombaire en communication avec les bronches, il s'agissait simplement d'une périnéphrite, ouverte du côté des lombes et du poumon.

Une indication opératoire plus délicate est celle qui a trait à l'intervention, quand la périnéphrite s'est ouverte soit dans les bronches, soit dans l'intestin. La guérison spontanée, fréquente dans le premier cas, permet de temporiser. Quant à l'ouverture dans un autre organe, c'est la tolérance du malade qui commande l'intervention. Si l'évacuation se fait régulièrement, sans accident de rétention, si elle n'a aucune influence fâcheuse sur l'état général, il n'y a pas lieu d'intervenir. Si, au contraire, la présence de cette suppuration prolongée amène de l'amaigrissement, des troubles du côté de l'organe siège de la perforation, comme l'intestin ou la vessie, si surtout il y a des poussées fébriles coïncidant avec une rétention des produits septiques dans le foyer, il ne faudra pas tarder à assurer l'écoulement facile du pus par une incision, qui probablement permettra à la fistule viscérale de se fermer. Enfin on doit diriger la cicatrisation pour éviter la persistance de trajets fistuleux.

CHAPITRE VI

DES FISTULES RÉNALES ET PÉRI-RÉNALES

Ce sont des complications fréquentes à la suite des suppurations du rein et de son atmosphère adipeuse. Signalées de tous temps, surtout après la pyélite calculeuse, remarquablement étudiées par Rayer, elles sont devenues plus fréquentes depuis que la chirurgie vient au secours du rein suppuré. Elles sont mieux connues, maintenant que nous les attaquons par des moyens chirurgicaux qui permettent d'en préciser la disposition sur le vivant. On peut les diviser en deux groupes, les *fistules rénales* et les *fistules péri-rénales*, suivant leur point de départ; mais nous verrons qu'elles sont souvent réunies. En tenant compte du liquide excrété, on peut les grouper sous deux chefs, *fistules urinaires* et *fistules purulentes*, souvent associées sous la forme *uro-purulente*. Si, au contraire, on veut prendre leur siège comme base de classification, on aura : 1° *les fistules réno-cutanées*; 2° *les fistules réno-viscérales*, comprenant les ouvertures *réno-intestinales*, *réno-gastriques*, *réno-pulmonaires* ou *réno-péritonéales*.

BUREAU, Thèse de Paris, 1890. — MARQUEZY, Thèse de Paris, 1856. — MARCÉ, *Bull. de la Soc. anat.*, 1853, p. 56. — MONARD PASCAL, Thèse de Paris, 1818. — RAYER, *Loc. cit.*, t. III, p. 309. — ROLLIN, Thèse de Paris, 1888. — TUFFIER, *Semaine médicale*, 1889, p. 461.

Étiologie. — Lorsqu'un foyer de suppuration rénale ou périnéphrétique qui s'est fait jour au dehors soit par la région des lombes, soit par la plèvre ou par l'intestin, ne présente aucune tendance à la cicatrisation et continue à suppurer, on dit qu'il y a fistule. La durée que nécessite la guérison d'un de ces foyers est très variable, si bien qu'il existe là une limite indécise entre les phénomènes normaux et le développement de la complication; toutefois, à dater du jour où le foyer ne se rétracte plus, la fistule est établie. Toutes les affections rénales que nous avons étudiées, certains traumatismes dont le rein est l'objet, peuvent donner lieu à cet accident, mais avec une fréquence très variable.

Les *plaies accidentelles* du rein ne se compliquent que dans des cas exceptionnels d'une fistule. C'est un fait que nous avons démontré par la statistique et dont nos recherches sur la cicatrisation rénale donnent l'explication; cependant, nous le rapprocherons de suite de la fréquence si grande des *fistules opératoires* après la néphrotomie. Cette différence trouvera plus loin sa raison. Nous verrons que les plaies de l'uretère (p. 647) ou du bassinet restent bien souvent fistuleuses, à tel point qu'une plaie *simple* de la région lombaire, suivie d'un écoulement persistant de l'urine, peut être considérée comme ayant atteint le bassinet ou son conduit sous-jacent. Les *corps étrangers* peuvent de même entretenir une suppuration, surtout s'il s'agit de *corps organiques*, car les *balles* sont susceptibles de s'enkyster dans le rein (Socin) alors que des fragments de vêtements (Demme, Hennen), un drain [1], ou même des strongles ont occasionné des fistules. Les calculs aseptiques ne donnent pas lieu à cet accident, au contraire ceux qui accompagnent la *pyélo-néphrite* contribuent pour leur part à entretenir la suppuration.

Les *fistules opératoires* peuvent succéder à la néphrolithotomie ou à la néphrotomie. Les opérations de taille rénale pratiquées sur un rein non dilaté et non suppuré sont exceptionnellement suivies de fistules (3,33 pour 100). Si, au contraire, elles s'adressent à une cavité septique, que les calculs soient secondaires ou primitifs, la plaie restera le plus souvent fistuleuse (34,2 pour 100 dans la pyélite calculeuse, 57 pour 100 pour la pyélite non calculeuse), si bien que cette complication est la pierre d'achoppement de la néphrotomie.

L'ouverture du rein septique, qu'elle ait lieu vers les bronches ou l'intestin, est presque toujours suivie de cet accident; dans les cas de volumineuses pyonéphroses il est presque inévitable. Toutes ces considérations s'adressent à la *pyélo-néphrite tuberculeuse*. Que son ouverture soit spontanée ou le fait de la chirurgie, elle provoque à coup sûr l'apparition d'une fistule. Il en est de même de la périnéphrite tuberculeuse suppurée qui n'est en somme qu'un abcès froid (p. 576).

Quant aux *périnéphrites suppurées* (phlegmons périnéphrétiques), elles donnent lieu à une suppuration persistante dans les cas où le rein est le siège d'une lésion infectieuse, et plus rarement, dans certaines formes de phlegmons chroniques sur lesquels nous avons insisté. Mais une suppuration péri-rénale secondaire pourrait aussi se former après une incision rénale pour pyonéphrose et c'est pour éviter cette auto-inoculation que Morris et M. Guyon ont conseillé de suturer le rein à la peau.

Anatomie pathologique. — Fistules réno-cutanées. — Les fistules le mieux étudiées sont les fistules purulentes ou uro-purulentes qui s'ouvrent à la région lombaire. L'*orifice externe* siège au niveau du triangle de J.-L. Petit, plus rarement vers le pli inguinal. Son aspect varie suivant son origine. Dans les cas où il succède à une lésion tuberculeuse, ses bords sont couverts de gros bourgeons blafards. Au contraire, s'il prend origine dans une lésion purement septique, il se rétrécit, la peau se fronce à son niveau et forme un entonnoir au fond duquel on trouve l'orifice. Son *trajet* est en général direct vers le rein, il est étroit, plus ou moins long, suivant l'âge de la lésion et la rétraction du parenchyme rénal. Ses parois sont épaisses, entourées d'une plaque de sclérose dans laquelle il est difficile de manœuvrer. Ce trajet aboutit après une longueur de 3 à 7 ou 8 centimètres, et au delà quand il s'ouvre dans la région inguinale, dans un *clapier* plus ou moins large qui ne fait presque jamais défaut, sauf dans les cas où le trajet tombe sur un corps étranger.

Ce *foyer profond* est ou *péri-rénal* ou *intra-rénal* et quelquefois *mixte*. Quand il se développe *autour du rein*, il représente assez exactement la disposition de l'abcès périnéphrétique; sa cavité est en général assez large, aplatie d'avant en arrière, irrégulière, incomplètement cloisonnée, étendue quelquefois en haut jusqu'au diaphragme; dans un cas même, j'ai vu une fistule

[1] EYSELEIN, *Berl. klin. Woch.*, 1881, p. 476.

communiquer avec une cavité sous-pleurale très peu étendue; cette cavité communiquait elle-même avec les bronches, si bien que le liquide injecté par les lombes ressortait par la bouche. Dans un autre cas (1), la fistule conduisait sur trois foyers principaux, un sus-rénal, l'autre sous-rénal, le troisième rétro-rénal ; en somme, c'était la localisation des trois variétés principales des suppurations périnéphrétiques. Plus rarement, elles se dirigent vers un foyer pelvien. Les parois de ce foyer sont irrégulières, mais toujours sclérosées, extrêmement dures. Elles sont formées par le rein et les organes environnants, fusionnés en une gangue fibreuse, non rétractile, et incapable de revenir sur elle-même, pendant que la paroi lombaire modifiée par une périnéphrite scléreuse forme un plan rigide. Malgré ces diverticules, ce foyer est donc bien limité par une paroi fibreuse dont la fixité rappelle de tous points celle de l'empyème. Ce premier foyer peut être en communication avec une seconde *cavité intrarénale* formant ainsi un bissac.

Lorsque la fistule conduit *dans le rein*, son point d'abouchement est variable; de même que les dimensions de la cavité intrarénale. Dans certains cas c'est le bassinet, légèrement distendu, mais souvent, surtout dans de grosses pyonéphroses, on trouve une large cavité. Sa face externe adhère à la paroi lombaire et aux vaisseaux ambiants (veine cave, aorte); en avant elle est fusionnée avec le péritoine et l'intestin. Sa face interne est sillonnée de cloisons incomplètes qui lui donnent une forme multilobée; souvent ces diverticules profonds s'étendent jusqu'à la paroi abdominale. La coque formée par du tissu rénal plus ou moins scléreux est rigide, et j'ai vu plusieurs fois après l'avoir fendue, la cavité conserver sa forme. Quant au contenu, c'est un mélange de pus glaireux et d'urine formant un magma filant, adhérent, qu'il faut enlever avec des éponges. Toutes ces fistules sont loin d'aboutir à des foyers volumineux et aussi inextricables; fréquemment le rein présente presque sa consistance et son volume normal, ses cavités sont simplement tomenteuses et suppurantes, et rien ne semble empêcher les parois de revenir sur elles-mêmes.

L'état de l'uretère dans tous ces cas est de première importance. Il est toujours le siège de lésions variables, mais dont l'aboutissant est le rétrécissement ou l'oblitération de ce conduit.

Fistules réno-gastriques et réno-intestinales. — Les premières sont extrêmement rares. Rayer en a nié l'existence (2). Trois faits (3) démontrent cependant la possibilité de l'expulsion de graviers par la bouche; possibilité contre laquelle s'était élevé Rayer.

Les fistules *réno-intestinales* sont nombreuses. Tantôt c'est l'abcès rénal lui-même qui s'ouvre dans le duodénum (Rayer), tantôt c'est par l'intermédiaire d'un phlegmon périnéphrétique (Thiriar (4) que se produit la fistule. Les fistules réno-coliques sont de beaucoup les plus fréquentes, surtout à gauche; quant aux ouvertures dans le vagin, le rectum, ce sont de véritables

(1) Bureau, Thèse de Paris, 1890, p. 79.
(2) Rayer, Maladies des reins, t. III, p. 287.
(3) Marquezy, Thèse de Paris, 1856, n° 28. — Morris, *Loc. cit.*, p. 261. — Chadwick, *Obstet. Gaz. Cincinnati*, in Le Dentu, p. 281.
(4) Thiriar, *Revue de chirurgie*, 1888, p. 22.

fistules réno-intestinales. Dans le cas de Cruveilhier, le rein suppuré et ectopié siégeait près du rectum; dans les autres cas, il s'agit de diverticules lombaires qui présentent une disposition toute spéciale.

Fistules réno-pulmonaires. — Elles sont loin d'être rares; l'ouverture dans le poumon étant une terminaison fréquente d'un abcès périnéphrétique et même d'une pyélo-néphrite. Elles persistent en général pendant longtemps, en donnant lieu à une évacuation incomplète, et elles sont l'origine d'abcès à répétition; j'ai signalé plus haut ce cas de fistule faisant communiquer les lombes avec la bouche par l'intermédiaire d'un trajet périréno-pulmonaire. Le fait de Marcé [1] est exceptionnel, la fistule s'ouvrait à la fois dans le poumon et le côlon; il s'agissait dans ce cas d'une pyélo-néphrite calculeuse.

Fistules réno-péritonéales. — Il en existe un cas observé par Dupuytren [2], dans lequel l'uretère communiquait avec le péritoine.

Enfin, il existe des *fistules complexes*, s'ouvrant à la fois à la peau et aux organes voisins (cas de Coupland) [3] (1 cas personnel).

Pathogénie. — Connaissant la disposition des organes qui constituent ces fistules, nous pouvons rechercher la cause de leur fréquence et de leur persistance. Dans les cas de *fistules traumatiques*, la présence de corps étrangers septiques joue le rôle que nous lui connaissons en général: c'est un foyer de culture microbienne indéfini. De même, les plaies urétérales présentent souvent cette complication contrairement aux plaies du rein; le mode de cicatrisation, si différent du parenchyme et de son conduit excréteur rendent compte de cette opposition, comme je l'ai démontré [4].

La persistance du trajet à la suite de néphrotomie pour *tuberculose rénale* s'explique par la nature de la lésion et l'inoculation du trajet. L'existence de fistules consécutives à l'ouverture spontanée ou opératoire d'une *pyélo-néphrite* ou d'une périnéphrite est liée à plusieurs causes. Tout d'abord l'existence d'une *zone scléreuse péri-rénale*, empêchant les parois de se juxtaposer, puis la nature même de la paroi, qui présente une vitalité si faible, une vascularisation si pauvre qu'elle n'a aucune tendance à végéter; enfin les diverticules multiples et profonds empêchent le facile écoulement de la suppuration. Ces causes sont communes à toutes les fistules. L'influence de ces états pathologiques est prouvée par leur guérison fréquente après l'extirpation du rein sclérosé, mais, à côté de ces faits, il en est d'autres où c'est la seule présence de l'infection locale qui entretient le trajet fistuleux. Dans ces cas, c'est la présence d'une *suppuration urétérale* et les lésions de l'uretère qui entretiennent la fistule; plusieurs faits le démontrent. La différence des résultats obtenus après la néphrotomie sur un rein sain ou infecté, sans distension, est remarquable. La fistule est l'exception dans le premier cas (3,3 pour 100); elle est très fréquente dans le second (45 pour 100) (pyélites calculeuses ou non). Les observations dans lesquelles la fistule persiste, sont celles dans lesquelles

(1) MARCÉ, *Bull. de la Soc. anat.*, 1853, p. 56.
(2) DUPUYTREN, in RAYER, t. III, p. 309.
(3) COUPLAND, in MORRIS, *Loc. cit.*
(4) TUFFIER, *Études expérimentales sur la chirurgie du rein*, p. 86.

l'uretère est infecté, difficilement perméable, ou oblitéré. La situation profonde de ce conduit, le trajet tortueux qu'il présente, expliquent la difficulté de sa désinfection et l'écoulement défectueux des produits qu'il sécrète. Les tentatives infructueuses de l'oblitération du trajet cutané prouvent l'importance de ces lésions, et la persistance du trajet fistuleux même après la néphrectomie a obligé certains chirurgiens à fixer le bout de l'uretère malade dans la plaie lombaire.

Symptômes. — **Les fistules réno-lombaires** sont les plus intéressantes. L'orifice plus ou moins large, situé dans l'échancrure iléo-costale, se présente au fond d'un entonnoir cutané ; ou bien sous forme d'un orifice arrondi, large, à bords fongueux; il s'agit, alors, de lésions tuberculeuses. Le liquide qui s'en écoule est plus ou moins abondant; il est constitué par de l'urine, du pus, ou un mélange uro-purulent. L'analyse chimique, la présence de l'urée, la constatation de substances introduites par ingestion dans l'économie (salicylate de soude, iodure de potassium) et retrouvées dans l'urine de la fistule, permettent de faire le diagnostic. Le liquide céphalo-rachidien est le seul qui puisse être confondu avec l'urine, c'est ce qui eut lieu dans le cas célèbre de Holmes où l'analyse chimique vint seule révéler l'origine de l'écoulement. Cet écoulement est continu. Lorsque le trajet est très étroit, on peut voir de temps en temps des phénomènes de rétention et de guérison apparente. Les *fistules purulentes* donnent passage à un liquide muco-purulent, glaireux, s'évacuant difficilement. Le liquide excrété est le plus souvent mixte, *uro-purulent*. Il irrite fréquemment les bords de la fistule, déterminant là un érythème spécial. Son odeur est tout à fait caractéristique, et la quantité émise est variable, souvent très abondante, au point de nécessiter de fréquents pansements. Cette excrétion est sous la dépendance de l'imperméabilité de l'uretère d'une part, de l'état du parenchyme de l'autre. L'exploration du trajet est toujours difficile, les instruments se perdent dans les clapiers profonds et l'on ne peut pénétrer dans le canal excréteur.

Fistules réno-intestinales. — Si elles s'ouvrent dans le duodénum, elles déterminent des vomissements dont l'odeur et la composition révèlent la présence de l'urine. Lorsqu'elles s'ouvrent dans l'intestin, elles sont précédées de phénomènes d'entérite, elles marquent leur début par des évacuations abondantes de pus suivies bientôt de diarrhée et de fièvre hectique qui emportent le malade.

Fistules réno-pulmonaires. — Elles peuvent guérir dans un certain nombre de cas. Elles s'annoncent généralement par une vomique initiale qui peut, par son abondance, tuer le sujet. Plus tard, s'établissent les symptômes d'une évacuation purulente, exactement semblable à celle d'une pleurésie suppurée.

Symptômes généraux communs à toutes les fistules. — Ils sont subordonnés à l'évacuation du pus. Dans les fistules réno-cutanées, non seulement l'état général n'est pas altéré, mais le malade peut revenir à la santé. Elles peuvent ainsi persister pendant plusieurs années, sans compromettre la vie; dans ce cas, l'écoulement est peu abondant. Si, au contraire, il s'agit de fistules venant de reins tuberculeux, la suppuration est assez abondante pour retentir sur l'état général, et donner lieu à des indications opératoires, surtout s'il s'agit de ces fistules donnant passage à un liquide uro-purulent très abondant.

Le pronostic des fistules réno-cavitaires est toujours plus grave que celui des fistules réno-cutanées.

Marche. — Durée. — Terminaison. — Les fistules réno-cutanées peuvent guérir spontanément après de longs mois (14 pour 100), surtout si elles sont consécutives à des pyélo-néphrites simples. Au contraire la présence de calculs ou d'une lésion tuberculeuse, les rend permanentes. Le temps après lequel cette fistule se tarit est variable; la guérison étant survenue au bout d'un an, dix-huit mois, il ne faut pas trop se hâter d'intervenir. Dans certains cas, les évacuations sont intermittentes; pendant les périodes de rétention, le pus fuse plus ou moins loin, provoquant des décollements qui deviennent à leur tour la cause de la persistance du trajet. Mais, dans certains cas, l'écoulement est abondant, persistant, sans aucune modification; le malade peut alors tomber sous le coup de lésions graves dues aux suppurations prolongées. En résumé, on peut dire qu'il y a persistance des accidents, et rarement altération de l'état général, sauf dans les cas de tuberculose, qui nécessitent une intervention rapide (*néphrectomie secondaire précoce*).

Diagnostic. — Il comprend trois points : 1° *La fistule est-elle urinaire ou purulente, rénale ou péri-rénale? 2° Quel est l'état de l'uretère? 3° Quel est l'état de l'autre rein?* Ces trois points sont indispensables à l'établissement d'une thérapeutique efficace.

1° Lorsque le liquide présente les *caractères de l'urine*, il est indispensable de savoir exactement quelle est la quantité de liquide sécrété pour connaître l'état du rein intéressé. Le diagnostic se fait par l'examen complet du liquide. Un cas semblable à celui de Desault, et dont j'ai vu un exemple dans lequel a fistule lombaire était consécutive à un rétrécissement de l'urèthre et à une nfiltration d'urine, sera reconnu par les antécédents du malade. Je ne cite que pour mémoire l'écoulement du liquide rachidien.

Quand le liquide est *purulent*, on peut hésiter sur l'origine de la suppuration; le rein, l'atmosphère péri-rénale, une lésion osseuse, peuvent en être l'origine. Dans les cas où le début et les antécédents du malade ne permettent pas le diagnostic, s'il n'y a pas de déformation de la colonne vertébrale, s'il n'existe pas d'écoulement uro-purulent, on est autorisé à dilater le trajet et à en faire l'exploration digitale ou instrumentale pour en établir le point de départ et les limites exactes.

2° *État de l'uretère*. — L'uretère est-il perméable? Le cathétérisme ne donnera pas les renseignements auxquels on peut s'attendre; les instruments se perdent en général dans les diverticules. Le cathétérisme rétrograde rendra des services. Le moyen le plus simple consiste à injecter des liquides sous pression dans le trajet fistuleux et à en déceler la présence dans la vessie. La teinture d'iode, l'acide phénique, l'iodure de potassium, le nitrate d'argent seront employés. La rapidité et la facilité du passage de l'injection indiquent d'une façon approximative l'état du conduit excréteur.

3° *État de l'autre rein.* — Les moyens de diagnostic sont ceux que nous avons décrits dans la séméiologie [1]. Mais lorsque l'uretère est imperméable, on peut avoir la mesure exacte de la capacité fonctionnelle du rein opposé par l'examen du liquide de la vessie; de même par la quantité d'urine que rend la fistule, on sait quelle part prend le moignon sécrétant à la dépuration physiologique. Si l'uretère est perméable, la question devient plus difficile, et rentre dans le domaine commun; à moins qu'une oblitération artificielle ou temporaire du conduit excréteur ne nous ramène au cas d'uretère imperméable.

Traitement. — Ces accidents étant souvent rebelles à la thérapeutique, le premier soin doit être de chercher à les éviter; et pour cela la désinfection soignée de toute la cavité suppurante, le pansement à plat, favorisant la cicatrisation de la plaie lombaire, un drainage bien assuré et progressivement décroissant, sont des moyens qui s'imposent mais qui malheureusement sont loin d'être toujours efficaces. En réalité, c'est l'intervention précoce contre les suppurations rénales qui sera notre meilleure garantie contre cet accident.

Toutefois, dans les cas où la fistule est constituée et semble tenir à un écoulement insuffisant des liquides, il ne faut pas hésiter à créer un large fossé qui permet de suivre les phénomènes de cicatrisation. Si malgré cela la fistule persiste, si elle est d'origine *péri-rénale*, c'est encore au débridement qu'il faudra avoir recours. Si au contraire elle est d'origine *rénale*, on a à choisir entre : l'abandon à elle-même de la fistule; les injections modificatrices; le traitement chirurgical (oblitération de la fistule ou néphrectomie).

La teinture d'iode, le nitrate d'argent, le sulfate de cuivre, l'électrolyse, les cautérisations ignées, échouent en général. Alors, faut-il intervenir chirurgicalement? Dans ces cas, c'est l'examen fonctionnel du rein et l'état de l'uretère qui décident la question.

1° *Fistule urinaire.* — Si la fistule est urinaire et l'uretère *perméable*, l'opération de choix est l'extirpation du trajet fistuleux et la réunion complète du parenchyme rénal. Cette opération comprend : incision lombaire en avant dans les tissus sains, libération du rein. Extirpation des bords de la fistule rénale, suture du parenchyme. Extirpation du trajet fistuleux cutanéo-musculaire, mobilisation et réunion de la peau [2]. Si l'uretère est *oblitéré*, si l'intégrité de l'autre rein est complète, et, la quantité d'urine émise par la fistule peu considérable, la néphrectomie s'impose. Il faut tenir compte toutefois du danger des adhérences, et pratiquer l'opération sous-capsulaire. La néphrectomie secondaire pour fistules uro-purulentes, pratiquée 25 fois à la suite de suppuration rénale, pyélites calculeuses ou non, ne donne que 5,9 pour 100 de mortalité. Dans le cas contraire, si l'utilité fonctionnelle du moignon rénal et l'insuffisance ou l'altération de l'autre rein sont reconnues, il faut se contenter de rendre la fistule aseptique autant que possible.

(1) Voy. chapitre I.

(2) Tuffier, *Semaine médicale*, 1889, p. 461 et *Soc. de chirurgie*, 1890, p. 41.

2° *Fistules uro-purulentes.* — La fermeture des trajets n'est plus alors possible, et s'il n'y a pas lésions des deux reins telles que nous venons de les exposer, la néphrectomie est la seule thérapeutique efficace; c'est surtout dans ces cas de suppurations prolongées que les adhérences peuvent être très étendues et rendre l'ablation des plus pénibles.

CHAPITRE VII

TUBERCULOSE RÉNALE

L'histoire de cette localisation de la tuberculose est de date relativement récente. D'abord signalée comme simple constatation nécroscopique par Bayle et Rayer, elle a pris une importance toute particulière depuis qu'on l'a envisagée dans ses symptômes isolés et ses rapports avec la tuberculose génito-urinaire. C'est dans ce but que les descriptions de Dufour, Lecorché, Roberts, Dickinson, Morris, et surtout les travaux de Guyon, Tapret, Terrillon, Reclus, Lancereaux furent dirigés. La question acquit un regain d'actualité avec l'étude microbiologique, la localisation et le mode de pénétration du bacille, et provoqua les thèses de R. Durand-Fardel et Cayla, ayant surtout pour but d'étudier le point de départ de la tuberculose urinaire, alors que l'intervention chirurgicale réclamait ses droits dans la thérapeutique. Au point de vue chirurgical, la question se pose ainsi : La tuberculose rénale peut-elle être la première localisation de l'infection? Cette localisation peut-elle persister, et alors l'intervention est-elle de mise en pareil cas?

DUFOUR, Thèse de Paris, 1841. — GUYON, *Leçons cliniques*. Paris, 1885 et *Annales génito-urinaires*, 1888, p. 577. — TAPRET, *Archives de médecine*, 1878, t. I, p. 513. — LANCEREAUX, *Annales génito-urinaires*, 1885. — MADELUNG, *Archiv für klin. Chir.*, 1890, t. XLI, p. 251. — DURAND-FARDEL, Thèse de Paris, 1886. — CAYLA, Thèse de Paris, 1887. — GUILLAUD, Thèse de Lyon, 1891. — TUFFIER, Étude sur la tuberculose rénale. *Arch. de méd.*, mai 1892.

Anatomie pathologique. — La tuberculose du rein peut se manifester sous plusieurs formes : l'une médicale, *la tuberculose miliaire*, l'autre susceptible de devenir chirurgicale, l'*infiltration tuberculeuse*, rein caséeux « scrofulous kidney » des Anglais.

Les *granulations miliaires* occupent en général les deux reins, se présentent sous la forme de granulations grises ou demi-transparentes plus ou moins nombreuses. Elles siègent dans la substance corticale, elles y sont disséminées ou elles affectent la forme de stries blanc grisâtre dirigées de la périphérie vers le centre et suivant assez exactement la direction des vaisseaux du rein. Cette localisation le long des artérioles de la substance corticale a été signalée par Cornil et Ranvier qui en avaient déjà tiré la conclusion de l'apport du tubercule par la voie circulatoire. R. Durand-Fardel en a donné la preuve matérielle. Il a montré dans ces cas la présence du bacille au niveau du glomérule et dans son artère afférente, prenant ainsi sur le fait l'inoculation du rein par la voie sanguine. Le parenchyme rénal dans ses points non infectés est normal, ou un peu congestionné. Dans cette forme miliaire de la tuberculose rénale, les autres organes sont généralement le siège des mêmes poussées de granulie, mais fait important, l'uretère est intact; Rilliet et Barthez ne l'ont trouvé atteint qu'une fois sur 49 cas. En somme, ce sont là des épiphénomènes d'une infection généralisée, lésions toutes médicales dont nous n'avons à retenir que ce fait : l'inoculation possible du rein par la voie circulatoire.

L'*infiltration tuberculeuse* peut se présenter sous des aspects variés :

1° Infiltration nodulaire;

2° Pyélo-néphrite tuberculeuse;

3° Dégénérescence massive du rein;

4° Hydronéphrose tuberculeuse.

Ces formes anatomiques peuvent être isolées ou associées.

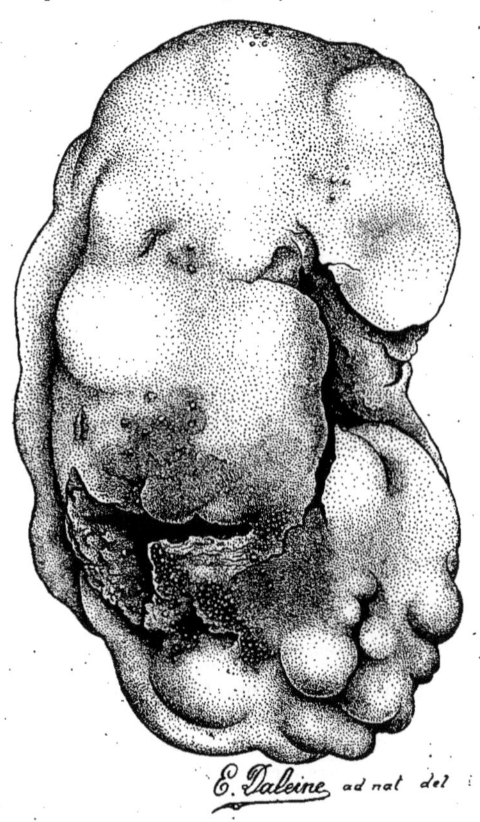

Fig. 66. — Tuberculose rénale. Néphrectomie secondaire précoce. Au 1/3 inférieur du rein, plaie provoquée par la néphrotomie. (Tuffier.)

1° L'infiltration nodulaire se présente sous forme de masses d'un gris jaunâtre, arrondies, faisant quelquefois saillie à la surface de l'organe. Le rein est augmenté de volume, sa surface est unie, lisse ou légèrement bosselée, de couleur pâle ou jaunâtre. Cette augmentation de volume, alors que la masse n'est pas encore ramollie, peut atteindre le double du volume du rein et former réellement tumeur. A la coupe on trouve de gros noyaux d'un gris jaunâtre, du volume d'une noisette à une mandarine, inclus dans le parenchyme. Ces nodules sont multiples, les uns sont encore durs, les autres ont leur centre caséifié. Le bassinet peut être intact.

2° Pyélo-néphrite tuberculeuse. — L'augmentation de volume de ces noyaux et leur ramollissement les amènent à s'ouvrir dans le bassinet, donnant lieu à une véritable *vomique rénale*, et nous sommes alors en présence d'une caverne du rein, déversant ses produits dans le bassinet. L'organe est plus ou moins détruit, creusé d'excavations à bords irréguliers, déchiquetés et indurés, qu'il est souvent difficile de distinguer d'une pyélo-néphrite simple, quand on ne trouve pas dans le reste du parenchyme des noyaux indurés (Thiriar [1]). Cependant, au lieu d'une cavité distendue, on trouve une paroi ulcérée, irrégulière, criant sous le scalpel. L'examen histologique montre trois zones différentes : une zone interne, formée d'un détritus d'éléments caséifiés; une zone moyenne, d'infiltration tuberculeuse avec tendance à la sclérose, et une dernière constituée par des éléments embryonnaires avec ou sans sclérose. D'après les pièces que j'ai pu étudier, cette pyélonéphrite tuberculeuse pourrait se développer d'emblée par ulcération née dans les calices et le bassinet et envahissant progressivement le reste du rein.

Enfin indépendamment de la pyélo-néphrite tuberculeuse, il peut se faire dans l'intérieur du rein d'énormes cavités avec oblitération primitive de l'uretère, empêchant qu'on ne trouve aucune trace de pus dans l'urine [2].

L'évolution ultérieure du processus dépend de l'état de l'uretère. S'il est *perméable* ou *élargi*, fait moins fréquent qu'on ne le croit, le rein augmentera peu de volume. Si, au contraire, il est rétréci, il se formera une pyélo-néphrite avec distension, ou même une pyonéphrose avec décharges intermittentes de pus.

Quand l'*uretère est oblitéré*, on peut voir se développer les deux formes de tuberculose, dont nous avons établi la relation avec l'imperméabilité urétérale. Ce sont la dégénérescence massive du rein et l'hydronéphrose tuberculeuse.

3° **Dégénérescence massive du rein.** — L'organe est représenté par une membrane mince, transparente, enfermant une masse solide, dense, exactement semblable à du mastic de vitrier, et je ne puis mieux comparer son aspect qu'à celui du contenu d'un gros kyste dermoïde. Cette masse informe, est incomplètement divisée par de minces cloisons partant de la membrane d'enveloppe. Elle peut remplir le rein et le bassinet, et se prolonger dans l'uretère; dans tous les faits de ce genre que j'ai signalés et dans ceux que j'ai recueillis, ce conduit était le siège d'une oblitération complète.

4° **L'hydronéphrose tuberculeuse** ne diffère en rien des dilatations aseptiques du rein en général. Une coque fibreuse à cloisons incomplètes forme la paroi. Le contenu est un liquide légèrement citrin, absolument transparent, analogue en tous points au liquide de l'hydronéphrose. Quelques petites parcelles fibreuses siègent et adhèrent au bassinet en amont de l'oblitération urétérale. L'examen bactériologique du liquide montre l'absence de tout micro-organisme, en dehors du bacille de Koch. Ce bacille lui-même est rare; l'examen sur des lamelles n'en décèle pas la présence; mais l'inoculation de ce liquide est positive; il détermine la tuberculose.

Les lésions de voisinage sont fréquentes. Je n'ai pas trouvé dans les observations l'*état des ganglions* voisins, mais les adhérences aux viscères, intestin, veine cave, sont notées. La périnéphrite fibro-lipomateuse ou scléreuse explique

(1) THIRIAR, *Rev. de Chirurgie*, 1888, p. 1.
(2) MATLAKOWSKY, *Gaz.* Lekarska, 1888, n° 1 et 2. — BONNEAU, Soc. anat., 1889, p. 302.

ces adhérences, cette périnéphrite peut aussi être purulente, ou tuberculeuse (voy. *Périnéphrite*).

L'uretère est perméable et élargi, mais, en général, il est infiltré et l'augmentation de sa lumière n'est qu'apparente; si, en effet, on vient à en faire une coupe, on voit que sa périphérie et sa face externe sont notablement épaissies, que sa muqueuse exulcérée forme à certains points des rétrécissements analogues à ceux de l'urétérite non spécifique; enfin on y trouve un caséum

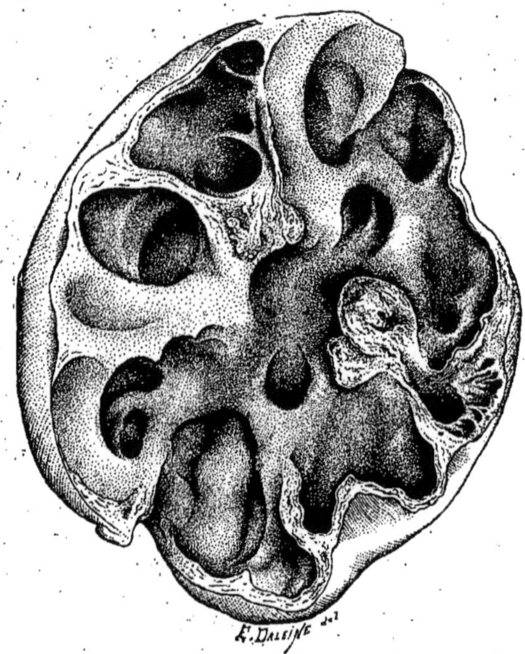

Fig. 67. — Hydronéphrose tuberculeuse par tuberculose de l'uretère. (Tuffier.)

remplissant sa cavité et oblitérant aussi sa lumière, d'autant plus que la sclérose périphérique empêche toute dilatation de ce côté.

Lésions accessoires. — Ce qui nous importe le plus au point de vue thérapeutique, c'est de connaître l'*état de l'autre rein* et celui de l'appareil urogénital sous-jacent. Le rein droit est un peu plus souvent pris que le rein gauche. La tuberculose *chronique* du rein peut rester indéfiniment uni-latérale. Nous en avons relevé 15 exemples. Les examens post-opératoires sont plus démonstratifs à cet égard que les pièces simples d'autopsie.

L'état de l'appareil urinaire et génital doit être examiné de près; là encore les autopsies post-opératoires seraient très démonstratives, malheureusement elles sont peu nombreuses. C'est ainsi que sur les 12 pièces d'autopsie du musée Guyon, nous voyons dans tous les cas la tuberculose rénale accompagnée de tuberculose de la vessie, de la prostate et du testicule. Chez la femme, l'appareil génital est rarement atteint, sa dissociation complète de l'appareil urinaire explique cette différence. Des examens cliniques si nombreux de M. Guyon, il résulte que la tuberculose vésicale s'accompagne 2 fois sur 3 de lésions de même nature dans le rein, tandis que la tuberculose *exclusivement rénale* est une rareté. En somme, la bacillose rénale coïncide souvent avec les lésions de l'appareil urinaire inférieur et de l'appareil génital; plus rarement avec une lésion tuberculeuse du rein du côté opposé.

Évolution. — Son *évolution* est intéressante. Elle débute au niveau des papilles. En général, elle passe par les différents stades de la destruction de l'organe, mais elle peut également évoluer vers la guérison (Lancereaux, Cruveilhier, Lebert). Il se fait alors une véritable calcification analogue à celle rencontrée quelquefois dans le poumon ou dans les articulations. J'ai enlevé ainsi un rein tuberculeux douloureux; l'examen du parenchyme montra qu'il était farci de petits noyaux ressemblant à de la craie délayée, contenant des grumeaux calcaires absolument blancs. A l'œil nu, on aurait pu croire à de véritables tophus, si l'examen bactériologique n'avait déterminé la nature nettement tuberculeuse, par la présence de bacilles, et si l'inoculation n'avait été positive. Quant au *point de départ* de la tuberculose dans l'appareil urinaire, je ne puis entrer ici dans le long débat qu'elle a suscité. L'ensemble des observations prouve que, dans la grande majorité des cas, il faut admettre, comme point de départ, les vésicules ou la prostate et un envahissement secondaire de la vessie et du rein. Toutefois, c'est l'examen clinique seul qui permet d'arriver à cette conclusion. L'anatomie pathologique et l'expérimentation, malgré tous les efforts tentés de ce côté, n'ont rien trouvé de démonstratif.

Mais, à côté de cette forme secondaire, il y a des faits indiscutables de *tuberculose primitive* localisée au rein et infectant progressivement l'uretère; les faits dans lesquels le rein seul est atteint en sont la preuve [1].

Étiologie. — La tuberculose rénale est une localisation *rare* de cette affection, puisque sur 170 autopsies, Louis n'en a vu que 5 cas; et que les statistiques de l'hôpital de Prague montrent sur 1317 adultes morts tuberculeux, 75 lésions bacillaires du rein; de plus tous ces faits sont loin d'être des lésions chirurgicales. Cette rareté relative s'explique aujourd'hui. Nous savons que le rein n'est pas l'émonctoire principal des organismes pathogènes contenus dans le sang, et les études de Coffin [2] montrent bien que chez les tuberculeux, la néphrite est une néphrite infectieuse, probablement due aux produits d'excrétion du bacille, néphrite mixte dans laquelle on ne trouve pas l'élément spécifique bacillaire. Chez l'enfant, au contraire, les statistiques de Rilliet et Barthez montrent 49 cas sur 72 autopsies, mais il faut tenir compte de la fréquence de la granulie à cet âge. La tuberculose chronique est plus fréquente dans l'*âge moyen de la vie*; l'homme en est moins fréquemment atteint que la femme, fait déjà signalé par Guillaud [3] dans sa thèse. Sur

(1) SCHUCHART, Vingtième Congrès de la Société allemande de chirurgie, 1891.
(2) COFFIN, Thèse de Paris, 1890.
(3) GUILLAUD, Thèse de Lyon, 1891.

43 observations, nous trouvons 29 femmes et 14 hommes. Quant à l'influence d'une affection inflammatoire antécédente, ou de la rétention d'urine, sur l'ascension des lésions, nous n'avons aucun fait précis qui donne la mesure de leur action.

Symptômes. — Un grand nombre de tuberculoses rénales passent inaperçues; ce sont des lésions secondaires généralisées ou de la tuberculose aiguë. Cependant dans ces cas, on peut constater une polyurie très nette, des hématuries, et les urines peuvent contenir le bacille de Koch. Au contraire, la tuberculose chirurgicale du rein est en général facilement appréciable : elle présente le plus souvent le tableau clinique d'une pyélo-néphrite simple.

Dans l'examen d'un malade soupçonné de tuberculose rénale, les antécédents ont une importance notable. Non seulement les antécédents héréditaires, et les signes de bacillose de la première enfance, mais encore le passé urinaire du sujet. La *fréquence de la miction*, fréquence de date déjà ancienne, est en effet le signe initial de la tuberculose de la vessie; il existe seul pendant très longtemps à l'exclusion de tout autre trouble fonctionnel (Guyon). La *polyurie* est également un symptôme habituel et précoce de la tuberculose du rein, *elle est limpide*, elle se montre par accès, coïncidant avec une exagération de douleur vésicale. Enfin, l'affection peut débuter par l'émission brusque d'une quantité considérable de pus, véritable *vomique rénale*. Plus rarement, c'est par l'apparition d'une tumeur, que la lésion du rein trahira sa présence.

Période d'état. — Nous avons alors l'ensemble symptomatique d'une pyélonéphrite.

Symptômes fonctionnels. — La *douleur* est variable; tantôt c'est un endolorissement permanent de la région. Dans d'autres cas, elle revient sous la forme intermittente commune dans la pyonéphrose : douleurs vives avec limpidité des urines, douleurs qui disparaissent aussitôt que les urines deviennent troubles; ce sont des accès de rétention rénale. Enfin, elle peut revêtir le complexus symptomatique de la *colique néphrétique*, mais cela dans une période relativement avancée de la maladie, alors que des grumeaux plus épais ou que des concrétions phosphatiques seront éliminés par l'uretère. En somme, cette douleur est celle des affections inflammatoires du rein. J'ai signalé ces accès douloureux très intenses coïncidant surtout avec la menstruation, sans qu'il y ait aucune cause de distension rénale, ainsi que la néphrectomie l'a montré Il est probable que dans ces cas, il s'agit d'un état congestif aigu.

Il existe une série de *symptômes réflexes* du côté de la vessie, réflexes dont la fréquence serait telle, d'après les auteurs anglais, qu'ils seraient un véritable signe diagnostique. La *fréquence des mictions* est constante dans la tuberculose rénale, et dans les cas douteux elle permet de distinguer cette affection d'un néoplasme du rein ou d'une pyélo-néphrite simple. C'est là un symptôme commun en effet, mais qui n'est peut-être pas justiciable de la pathogénie qu'on lui a attribuée. Les mictions fréquentes et impérieuses constituent le meilleur signe d'une tuberculose vésicale, signe précoce et constant; dès lors s'il accompagne souvent la tuberculose du rein, c'est que la vessie est également prise, et ce n'est pas là un argument de peu de poids dans la discussion sur le point de départ de la tuberculose urinaire. J'ai fait à cet égard, une opération qui a la valeur d'une expérience; chez une femme atteinte de tuberculose du rein, très douloureuse, avec fréquence de la miction, j'ai pratiqué la néphrectomie. La malade a guéri, mais les besoins d'uriner n'ont en aucune façon été modifiés par l'intervention sur le rein; il y avait en effet tuberculose vésicale au début [1].

Signes physiques. — Les *caractères de l'urine* sont très importants. Déjà alors que les urines sont claires, on y trouve de l'*albumine* (Le Gendre, Revilliod). L'*hématurie* est très fréquente au début de la tuberculose rénale, véritable hémoptysie congestive; elle est rarement abondante; en général ce ne sont que des grumeaux striés de sang. Exceptionnellement, les mictions sanglantes se succèdent, donnant lieu à des caillots abondants. Le sang est intimement mélangé à l'urine, cette hématurie se rapproche alors de celle des néoplasmes de la vessie. Elle est spontanée, survenant et disparaissant sans cause; elle est capricieuse dans son *apparition*, dans sa *durée* qui peut aller jusqu'à cinq ou six jours, et, à la vérité, rien ne permet de la distinguer de celle qui est due à une infection bacillaire de la vessie. Elle diminue de fréquence avec l'aggravation des lésions.

La *pyurie* est presque constante. Les urines sont uniformément troubles, elles restent troubles après l'émission; elles sont en général acides et certains auteurs voient là un caractère différentiel important. Lorsqu'elles sont au repos dans un vase, leur aspect est tout à fait spécial; la couche inférieure est remplie par une purée grisâtre, parsemée de stries sanguinolentes, quelquefois stratifiées; le reste de l'urine est louche, plus ou moins opaque. Cette pyurie présente trois grands caractères : elle est *spontanée*, *constante* et *durable* (Guyon); dans quelques cas elle est intermittente. On est alors en présence d'un malade qui n'est dans un état satisfaisant que lorsqu'il urine du pus; dès que les urines deviennent claires, il accuse de violentes douleurs de rein, de l'anorexie, des malaises et une élévation de température; alors il y a rétention des produits infectieux dans la poche rénale. Les urines peuvent contenir des débris de parenchyme rénal et montrer des vestiges de destruction du rein, sous forme de fibres élastiques; mais ce n'est pas là un caractère important au point de vue du diagnostic. Lebert et Vogel prétendent qu'on pourra affirmer la nature tuberculeuse de la lésion quand le dépôt de l'urine contiendra des grumeaux, du volume d'une tête d'épingle, insolubles dans l'acide acétique. La recherche du bacille de Koch s'impose, mais elle est souvent négative (50 pour 100); il faut des examens réitérés pour en déceler la présence.

Exploration du rein. — La pression bimanuelle détermine rarement de la douleur; elle permet de reconnaître l'augmentation de volume du rein, mais dans un nombre de cas très restreint, il faut ou une augmentation considérable de la glande, ou une mobilité toute particulière de l'organe. Nous avons vu une volumineuse tuberculose du rein qui s'était développée surtout du côté du diaphragme et ne pouvait être reconnue à la palpation. A côté de ces faits,

[1] Tuffier, *Loc. cit.* Obs. V.

on trouve des pyélo-néphrites très facilement appréciables. Elles sont arrondies, lisses ou mamelonnées; la tumeur présente tous les caractères des tumeurs rénales; nous n'avons rien à ajouter à ce que nous en avons dit précédemment à ce sujet.

Symptômes généraux. — Ils font défaut au début, où ils ne sont caractérisés que par un amaigrissement sans cause. Plus tard, ils se traduisent par la perte d'appétit, l'amaigrissement progressif et surtout par des accès fébriles à forme rémittente ou intermittente avec exacerbation vespérale et transpirations nocturnes. Souvent apparaît alors une diarrhée abondante incoercible et les signes de tuberculose généralisée.

A côté des *formes* dans lesquelles coexiste l'ensemble des symptômes que nous venons d'indiquer, il faut signaler des *types incomplets* dans lesquels la tumeur ou la pyurie font défaut. Malgré l'absence d'une tuméfaction rénale, on peut encore faire le diagnostic; mais lorsque la pyurie manque, ce n'est que par l'ensemble des lésions coexistantes de tuberculose que le diagnostic peut être porté. Les lésions concomitantes de l'appareil génital ont une si grande fréquence, qu'en présence d'une tumeur rénale, elles indiquent la nature bacillaire de la lésion.

Marche. — Durée. — Terminaison. — L'évolution de la tuberculose du rein peut se faire rapidement; dans l'espace d'une année. Elle peut entraîner la mort du malade par généralisation, mais elle persiste fréquemment pendant un ou deux ans et au delà. Des 32 malades de Roberts, 5 sont morts six mois après la constatation des lésions, 5 autres entre cinq et douze mois, 3 dans l'espace d'un à deux ans, 1 seul a survécu au delà. En tout cas, il semble que son évolution soit plus rapide que celle de la tuberculose vésicale. L'apparition de la fièvre et des troubles digestifs est toujours un indice fâcheux qui indique des lésions graves et étendues, et une évolution plus rapidement fatale. De même la forme pyélo-néphrite avec distension (pyonéphrose intermittente) est particulièrement grave. Cependant les autopsies et les opérations prouvent la possibilité d'une guérison temporaire ou définitive par transformation fibreuse ou crétacée du foyer. C'est plutôt par cachexie due à la suppuration prolongée, à l'insuffisance rénale et aux troubles digestifs qui en sont la suite, que les malades succombent (Le Dentu). Rarement c'est par urémie et dans un cas, j'ai vu se développer tous les symptômes terminaux du mal de Bright.

Complications. — Elles consistent surtout dans l'envahissement des organes voisins avec ou sans ouverture des foyers dans leur intérieur. Lendberg aurait vu un malade survivre dix-huit mois à l'ouverture dans le péritoine d'une tuberculose rénale.

L'*atmosphère péri-rénale* peut être envahie sous forme d'abcès froid, mais dans les cas d'infection mixte, on voit se développer un phlegmon périnéphrétique aigu et franc. Plus rarement la collection rénale se fait jour dans l'intestin. Enfin, on a signalé l'envahissement du psoas par une tuberculose propagée à travers la capsule adipeuse. Toutes ces complications ne modifient guère le diagnostic, mais elles comportent toujours un pronostic grave. Ces foyers secondaires doivent être ouverts et alors ils restent fistuleux et constituent une source de déperdition pour le malade et une porte d'entrée pour la septicémie chronique.

Diagnostic. — L'ensemble des symptômes que nous avons signalés : polyurie limpide; pyurie spontanée et persistante; hématuries légères, répétées capricieuses ; mictions fréquentes, le tout chez un malade jeune, pâle, affaibli, implique l'idée de tuberculose urinaire. Lorsqu'une tumeur lombaire coexiste, le diagnostic de tuberculose rénale s'affirme, mais cette tuméfaction est souvent tardive. Au point de vue pratique, trois cas peuvent se présenter : 1° le malade est atteint d'*hématurie*, 2° ou bien il s'y joint une *pyurie*; 3° enfin il y a seulement *tumeur rénale*.

1° Nous avons étudié ailleurs le diagnostic différentiel entre les hématuries tuberculeuses, les hémorrhagies abondantes des néoplasmes du rein, et le saignement accentué par le mouvement chez les calculeux rénaux (voy. p. 505). Je ne puis que signaler l'hématurie peu abondante, spontanée, répétée à intervalles variables, diminuant avec l'aggravation des autres symptômes; alors que la présence du pus dans les urines ou l'amaigrissement du malade indique une marche envahissante des lésions. L'examen minutieux des antécédents, le passé urinaire indemne de toute infection, la fréquence des mictions et la polyurie, permettront ce diagnostic. La présence d'une manifestation tuberculeuse du côté de la prostate, des vésicules séminales ou du testicule est la signature anatomique de la lésion.

2° Plus tard, la tuberculose rénale se manifeste en général sous forme d'une pyélo-néphrite avec *pyurie*; nous connaissons les caractères des urines rénales et toute la difficulté consiste à reconnaître la *nature de l'infection*. Il est certain que la recherche du bacille dans ces cas s'impose, et que si cet examen est positif, la question est jugée; mais cette recherche peut être négative surtout au début, alors que l'infection rénale est cependant spécifique. L'acidité des urines, la présence des fibres élastiques dans les sédiments peuvent être infidèles. En réalité, le diagnostic s'appuie sur trois facteurs : L'*état général*. L'*absence d'infection antécédente*. La *présence en un autre point du corps, et surtout du côté de l'appareil génito-urinaire inférieur, d'une lésion tuberculeuse*.

3° Quant il existe seulement une *tuméfaction rénale*, le diagnostic est bien difficile. Il est impossible par les caractères physiques de cette tumeur de reconnaître la nature de la lésion. C'est encore l'âge du sujet, la recherche d'une tuberculose viscérale, enfin une ponction exploratrice qui lèveraient les doutes.

La nature bacillaire de l'altération rénale une fois reconnue, il faut se rendre un compte aussi exact que possible de l'état de l'autre rein, puis examiner scrupuleusement le reste de l'appareil génito-urinaire et l'état général du malade. Ces examens sont indispensables pour établir la thérapeutique.

Traitement. — Les notions bactériologiques modernes ont fait attaquer la tuberculose à la façon d'un néoplasme dans le but d'en entraver la marche envahissante. Avant de discuter l'application de cette donnée à la bacillose rénale, je ferai remarquer que cette localisation est rarement solitaire et que son évolution lente est susceptible d'une terminaison spontanée favorable, mais exceptionnelle. Les traitements hygiénique, alimentaire et médicamenteux doivent toujours être mis en œuvre; ils suffiront dans quelques cas à améliorer notablement les accidents.

Quant à la possibilité d'arrêter la tuberculose par une *intervention précoce*, on peut l'admettre théoriquement, mais comme dans l'immense majorité des cas cette localisation n'est que secondaire, on ne fera qu'une exérèse incomplète du mal; ce qui est, dans la thérapeutique générale de la tuberculose, une infériorité notable. D'ailleurs cette éradication précoce nécessiterait la connaissance de la lésion au début, et la localisation dans un seul rein; c'est là un problème que la clinique ne peut guère résoudre. Au contraire, lorsqu'une tumeur existe, la question d'intervention se pose, la néphrotomie et la néphrectomie ont été pratiquées dans ces cas.

La statistique que nous avons relevée porte sur 25 néphrotomies :

Mortalité	47,8	pour 100.
Fistules	18,2	—
Récidives	26	—
Guérison	8	—

La néphrectomie primitive (57 cas) a 32,5 pour 100 de mortalité, dont 36,3 pour 100 par la néphrectomie abdominale et 28,2 pour 100 par la néphrectomie lombaire.

La néphrectomie n'est donc pas plus meurtrière que la néphrotomie, elle donne une guérison complète et durable, alors que la néphrotomie est suivie de fistule dans 18,2 pour 100 des cas, fistules nécessitant une néphrectomie secondaire, et de récidive dans 26 pour 100. Il semble donc que la néphrectomie primitive soit la méthode de choix dans les cas qui nécessitent une intervention. Mais il faut pour qu'elle soit justifiée, que l'état général du malade et que l'intégrité de l'autre rein soient dûment favorables à cette intervention. Sinon c'est à l'incision qu'il faut avoir recours; incision suivie de grattage et d'une suture bien exacte de la collection suppurée à la peau de la région lombaire, pour éviter une auto-inoculation bacillaire de l'atmosphère graisseuse (Tuffier), qui constitue un milieu de culture favorable à la dissémination des lésions. En somme, c'est une opération palliative dirigée contre un des accidents de la tuberculose rénale. Restent à discuter les indications de l'intervention.

Tous les cas de tuberculose rénale sont loin de tomber sous le coup de l'intervention. Si l'affection ne détermine aucun accident spécial, si elle est accompagnée d'autres localisations bacillaires, il faut l'attaquer par les moyens médicaux. Au contraire, l'abondance de la suppuration amenant un affaiblissement progressif du malade, les phénomènes de rétention purulente accompagnés d'accidents fébriles et de douleurs, sont autant de causes qui hâtent le dénouement fatal et commandent par conséquent l'intervention. L'existence de foyers secondaires peu accentués ne contre-indique pas l'acte opératoire. Seule la tuberculose pulmonaire grave, la cachexie avancée du malade peuvent faire renoncer au bénéfice de l'intervention. La *néphrotomie* ne présente dans ces cas rien de particulier, mais la persistance d'une fistule a été constante chez les 4 malades que j'ai observés ; après un temps variable, la tuberculose a envahi les organes voisins et les patients ont succombé après une suppuration interminable. Aussi dans ces conditions, serais-je partisan d'une *néphrectomie secondaire*, que j'ai appelée *précoce*, dans les cas où le rein du côté opposé serait reconnu sain ([1]) ; et surtout si le moignon incisé ne sécrète plus d'urine, ce que l'oblitération de l'uretère permet de reconnaître. La clinique peut quelquefois établir, avant l'intervention, l'intégrité physiologique de l'autre rein : Si, au moment des rétentions purulentes du côté malade, l'urine est limpide et normale comme qualité et comme quantité ; si, d'autre part, l'examen général du sujet permet de penser à un de ces cas rares de tuberculose primitive et localisée au seul rein ; alors l'intervention par la *néphrectomie primitive* aura son indication. D'ailleurs l'état du parenchyme rénal, pendant l'opération, permettra de se décider pour la néphrotomie ou la néphrectomie. En tout cas, la méthode sous-capsulaire, quitte à gratter la capsule ou à l'exciser secondairement beaucoup plus facilement qu'on ne l'aurait fait en enlevant le rein, s'impose en pareilles circonstances, étant donnée la fréquence des adhérences. J'y ai eu recours deux fois, et le succès a été si rapide et si complet qu'il me paraît mériter d'être conseillé dans ces conditions bien définies. Mais il est bien entendu que l'ablation totale reste toujours une opération palliative qui ne prétend pas enrayer la marche des lésions. Quoique Madelung, Kuster, Czerny et Bardenheuer aient suivi des opérés pendant 2 ans (4 cas), 3 ans (3 cas), 5 ans (2 cas) et même 8 ans (1 cas) sans récidive.

Enfin, dans les cas de tuberculose généralisée à tout l'appareil urinaire, alors qu'une cystite très douloureuse coïncide avec une pyélo-néphrite tuberculeuse sans distension, il faut chercher quel organe est surtout en cause, souvent c'est à la vessie qu'il faut s'adresser, car la cystotomie atténue alors la gravité des lésions rénales (Guyon, Le Dentu).

DES ABCÈS TUBERCULEUX PÉRINÉPHRÉTIQUES

BESSON, *Gaz. méd. de Paris*, 1886, p. 521. — FISCHER, *Sammlung klin. Vorträge*, n° 253, p. 2153. — GUYON, *Annales génito-urinaires*, 1889 et 1890. — LANNELONGUE, Tuberculose vertébrale, p. 370 et 380. — NIEDEN, *Deutsche Archiv f. klin. Med.*, 1878, t. XII. — THOMAS, Thèse de Paris, 1891. — TUFFIER, *Gaz. hebdom.*, 1891.

Étiologie. — La tuberculose péri-rénale peut se développer dans deux conditions absolument différentes : 1° c'est une localisation *primitive* : 2° c'est une localisation *secondaire* ou par propagation.

1° **Abcès primitif.** — Il est extrêmement rare et se développe à la suite d'une contusion chez un tuberculeux (Tuffier, Dickinson).

([1]) La néphrectomie secondaire (8 observations) ne donne qu'une mortalité de 25 pour 100 et bien des cas ont été opérés après une trop longue temporisation.

2° **Abcès secondaire**. — Une tuberculose du rein en est le plus souvent l'origine : Qu'il s'agisse d'une infiltration bacillaire de l'organe sous forme de noyaux, ou bien d'une véritable pyélo-néphrite. Dans ce dernier cas, il se fait tantôt une distension de la capsule et un envahissement de l'organe, tantôt une infection à distance provoquée par la voie lymphatique, sans perforation de la capsule. Une lésion du squelette, tuberculose vertébrale, costale, exceptionnellement une lésion bacillaire du poumon ou de la plèvre provoquent quelquefois un de ces abcès; Nieden incrimine même la tuberculose testiculaire. Dans tous ces cas, la collection fuse dans le tissu cellulaire périrénal; soit directement, quand il s'agit d'une lésion costale ou vertébrale; soit par l'intermédiaire d'une psoïte, s'il s'agit d'une tuberculose lombaire; soit enfin par l'hiatus costo-lombaire quand l'envahissement vient de la plèvre ou du poumon.

Anatomie pathologique. — La tuberculose périrénale peut affecter trois formes (Tuffier) : périnéphrite *lipomateuse*, périnéphrite *fongueuse*, *abcès froid*. La variété la plus importante au point de vue clinique est l'abcès froid. La tuberculose envahit la partie postérieure de la capsule adipeuse, plus rarement la région antérieure et le péritoine. La collection ainsi limitée, si elle est indépendante de la glande rénale, peut rester localisée à ce niveau sans intéresser le rein, mais Nieden, Fischer ont vu la glande envahie par le processus infectieux consécutivement à une tuberculose vertébrale lombaire. Cullingworth a cité l'observation d'un abcès froid d'origine vertébrale qui envahit le rein, déposa dans le bassinet un séquestre vertébral, devenu lui-même le centre d'un gros calcul phosphatique. Le parenchyme rénal peut encore être envahi par la voie urétérale (Tuffier). L'abcès froid, localisé dans la fosse lombaire, peut fuser et s'ouvrir dans le triangle de J.-L. Petit, la région iliaque, ou le pli de l'aine.

L'histoire clinique de ces abcès minutieusement étudiée dans la thèse de mon élève Thomas, est celle d'une collection périrénale. Leur mode de début est différent. Lorsque le rein est en cause, on est en présence des signes de la pyélo-néphrite tuberculeuse. Lorsque l'abcès est consécutif à une lésion osseuse, il débute par une douleur souvent profonde, affectant la forme névralgique persistante, souvent même accompagnée de contracture des muscles correspondants, simulant la coxalgie (Besson).

Les causes de l'abcès périrénal secondaire pourraient passer inaperçues; mais, en général, la présence de la tuberculose génito-urinaire lèvera les difficultés.

La marche, la terminaison et les complications de ces abcès, sont celles des abcès par congestion en général; nous n'avons pas à y insister.

CHAPITRE VIII

KYSTES DU REIN

On désigne sous ce nom des collections d'un liquide séreux ou séro-sanguin développées spontanément, siégeant dans le rein et indépendantes de l'uretère et du bassinet. Confondus autrefois avec l'hydronéphrose, les kystes doivent en être séparés, même dans ces cas exceptionnels où la dilatation aseptique d'un des calices tend à s'isoler par rétrécissement ou oblitération de son embouchure. Ces collections sont loin de donner lieu à un ensemble symptomatique constant. Les observations actuellement assez nombreuses permettent de distinguer quatre espèces de kystes du rein :

1° Kystes séreux simples;

2° Kystes hydatiques;

3° Maladie polykystique;

4° Kystes paranéphrétiques.

De ces quatre espèces morbides, les deux premières et la dernière sont du ressort de la chirurgie, la troisième est le plus souvent du domaine médical.

I

KYSTES SÉREUX SIMPLES

Rayer, Maladies des reins, t. III, p. 224. — Virchow, Traité des tumeurs. Trad. française, p. 267. — Lancereaux, art. Rein du *Dict. encyclopédique*. — Le Dentu, Affections chirurgicales des reins, p. 475. — Terrier, *Revue de chirurgie*, 1890, p. 545. — Tuffier, Académie de médecine, 1891 et *Arch. de médecine*, 1891, t. XXVIII, p. 5.

Anatomie pathologique. — Ces kystes se présentent sous deux aspects qui ne sont peut-être que le résultat d'un même processus, mais qui sont bien différents au point de vue clinique. Les *petits* et les *grands kystes*.

Les *petits kystes* ont un intérêt médical, ou mieux ils intéressent surtout les anatomo-pathologistes. Ils se présentent sous forme de petits grains vésiculeux, variant du volume d'une tête d'épingle à celui d'une noisette. Ils sont uniques ou en petit nombre. Ils siègent dans la substance corticale et font saillie à sa surface. Quand ils occupent la région médullaire, ils sont plus petits. Leur paroi est mince, transparente. Le liquide qu'ils contiennent est limpide, séreux, rarement noirâtre, différent par sa composition du liquide urinaire. On les rencontre fréquemment dans la néphrite interstitielle.

Les *grands kystes* ne diffèrent des précédents que par leur volume plus considérable qui en fait de véritables tumeurs du rein. Ils sont rarement multiples, et varient de la grosseur du poing à celle d'un volumineux kyste ovarien.

Leur siège importe à la thérapeutique. Ils occupent dans quelques cas le centre du rein qu'ils divisent en deux fragments, en repoussant en haut et en bas les deux extrémités (Rayer). Bien plus souvent on les voit à une des extrémités de l'organe, qu'ils renflent considérablement (voy. figure 69). J'ai relevé cette situation sur 7 observations suffisamment détaillées, 6 fois le kyste siégeait à l'extrémité supérieure, 1 fois à l'extrémité inférieure. Cette localisation peut avoir une grande importance thérapeutique. Leur forme est arrondie et la plus grosse partie de la masse tend à sortir du rein, plus rarement elle est moitié extra, moitié intra-rénale.

La paroi externe est lisse, sans nodosités, ni bosselures, elle laisse voir la transparence du liquide, elle adhère au rein avec lequel elle fait corps, si bien qu'il est impossible de l'énucléer; il faut la disséquer pour la séparer du parenchyme voisin.

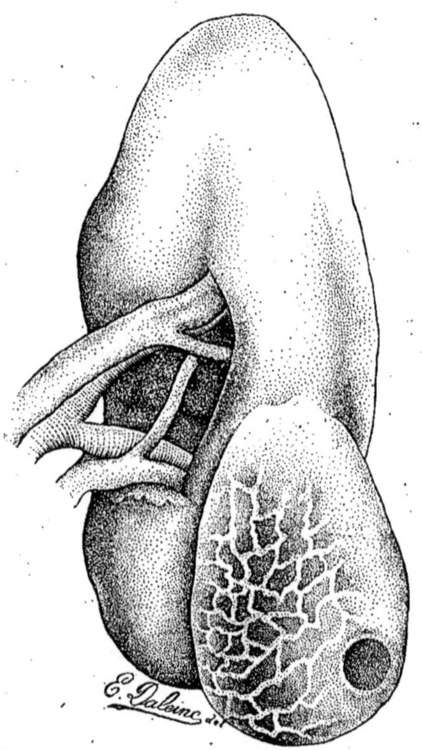

Fig. 68. — Kyste de l'extrémité inférieure du rein. (Rayer.)

La face interne ressemble à la surface lisse d'une synoviale, mais des bandes fibreuses font souvent relief à sa surface, et on voit des veines plus ou moins grosses au-dessous de la membrane limitante. Cette paroi peut devenir très mince par distension progressive, elle peut aussi acquérir une épaisseur considérable, devenir fibro-cartilagineuse ou s'infiltrer de sels calcaires, c'est ce qui a donné lieu, à mon avis, à la description de kystes athéromateux. Elle est constituée par du tissu fibreux, et l'on ne trouve à sa surface qu'un épithélium aplati, ou un vernis protoplasmique sans hauteur et pourvu de noyaux.

Le contenu est en général un liquide jaune citrin, clair, limpide, quelquefois gélatineux ou sanguin. Quand il rappelle par ses caractères physiques le liquide urinaire, il en diffère par sa composition. Il résulte des analyses de M. A. Robin, que ses principes sont très variables. Il contient peu d'urée, des sels de chaux, sous forme de phosphates et de sulfates, et des quantités d'albumine très différentes suivant les cas. Si le kyste est *hématique*, son contenu est fluide, ou formé par des caillots et des stratifications fibrineuses très abondantes. Enfin M. Lannelongue a vu un kyste contenant des gaz.

Quelle que soit la nature de la collection, elle laisse généralement *intacte une grande partie de la glande*. La périphérie est bien sclérosée par compression, mais le reste de l'organe continue à *fonctionner* (Tuffier). Toutes les observations font mention de cette intégrité complète ou incomplète, constatation importante pour la thérapeutique.

Pathogénie. — La pathogénie de ces tumeurs kystiques est encore mal connue. Le développement des kystes séreux est-il dû à une sclérose péricanaliculaire avec étranglement, puis à une sécrétion de l'épithélium du tube isolé; ou à la distension de la capsule de Bowmann? De nouvelles recherches s'imposent à cet égard.

Les kystes *hématiques* reconnaissent quelquefois pour origine un traumatisme, c'est alors un hématome. Mais, dans les cas où une pareille origine ne peut être invoquée, la présence du sang tient à une transsudation par rupture vasculaire dans la cavité kystique. Toutefois il faut tenir compte ici d'une cause d'erreur. Les adénomes du rein s'accompagnent d'hémorrhagies intra-rénales extrêmement abondantes, hémorrhagies qui s'enkystent en formant de larges poches dont une très minime partie est occupée par le néoplasme. Il faut donc, en pareils cas, faire un examen minutieux de la paroi kystique pour arriver à établir la pathogénie de ces collections. Nous retrouvons ici sous une autre forme l'histoire des anévrysmes des os, qui avaient tant intrigué nos devanciers, et qui entrent de plus en plus dans le domaine des néoplasmes hémorrhagiques.

Étiologie. — Les grands kystes du rein sont beaucoup plus fréquents chez la femme (notre relevé nous donne 3 hommes sur 20 cas, où le sexe est noté). On les rencontre à l'âge adulte, de vingt à quarante-cinq ans. En dehors de ces faits d'étiologie banale, nous ne pouvons citer que le traumatisme dont il faudra rechercher l'existence dans le passé des malades. Il n'y a pas de prédominance marquée pour l'un des reins.

Symptômes et diagnostic. — Ces collections ne se traduisent le plus souvent par aucun autre signe clinique qu'une tumeur; c'est dire que leur début passe inaperçu. Ils évoluent silencieusement, sans qu'aucun trouble dans le fonctionnement de la glande vienne trahir leur présence; il n'y a pas d'hématuries, pas de douleurs, toutes les observations plaident dans le même sens.

Quand le kyste a acquis un développement suffisant, les malades se présentent avec une tuméfaction du flanc. C'est donc sur cette simple constatation que le diagnostic peut être porté. Mais cette tumeur en dehors de ses caractères propres : augmentation de volume du rein, sonorité antérieure, forme arrondie, ballottement, ne donne aucun signe spécial. Si elle est *peu développée*, elle est arrondie, ferme, résistante, sans irrégularité de surface, franchement mobile. Si son volume est *considérable*, elle remplit l'abdomen, devient mate en avant et présente une fluctuation très nette. L'évolution descendante de la tumeur, le point de départ indiqué par le malade, ont alors une grande importance, car souvent ses caractères physiques ne permettent pas de la distinguer d'un kyste de l'ovaire; j'ai relevé 14 fois cette erreur de diagnostic; 1 fois on a pensé à un kyste du foie, alors que 2 fois seulement on a hasardé l'hypothèse d'un kyste du rein. On comprend que dans les cas douteux la *ponction* soit autorisée. Malheureusement ses résultats ne permettent pas de formuler un diagnostic bien précis. Ils permettront de reconnaître un kyste hydatique, mais entre la *composition du liquide* d'une hydronéphrose ancienne et de celui d'un kyste, les différences sont bien minimes; la grande quantité d'albumine permettrait seule de penser à un kyste. Si l'évacuation donne issue à un liquide sanguin, le diagnostic sera hésitant entre un néoplasme ou une tumeur kystique, car nous avons vu que ces collections sanguines sont dues le plus souvent à une dégénérescence maligne de l'organe. Toutefois il faudra rechercher avec soin l'existence d'un *traumatisme* antérieur, capable aussi d'expliquer cette hémato-néphrose.

Pronostic. — L'évolution de ces tumeurs est toujours lente; elles ne déterminent pas de troubles de la santé générale. C'est seulement par leur volume et la compression des organes voisins qu'elles sont gênantes. Mais par leur extension progressive, elles refoulent et sclérosent le parenchyme rénal; aussi est-on en droit de leur opposer une thérapeutique active dès qu'elles sont reconnues.

Traitement. — La ponction, l'incision avec drainage de la cavité, la néphrectomie totale et la néphrectomie partielle, sont les moyens dont nous disposons.

La *ponction* a donné une guérison dans le seul cas de Cabot [1], mais le malade a été perdu de vue après l'intervention. Toutes les autres tentatives ont été suivies de reproduction de la tumeur.

L'incision et le drainage du kyste ont été préconisés par la majorité des auteurs. Je n'en ai cependant relevé que 7 cas : 5 fois, on a suivi la voie transpéritonéale et 2 fois seulement on a pris la voie lombaire. Cette proportion élevée d'incisions péritonéales s'explique par le volume de la tumeur qui avait fait croire à un kyste ovarien. Les résultats sont satisfaisants, puisque nous ne relevons aucune mortalité; mais les *fistules* consécutives sont fréquentes (66,6 pour 100) et nécessitent une néphrectomie secondaire. L'ablation du kyste et du rein a été pratiquée 31 fois. On a fait la néphrectomie lombaire 7 fois avec 11 pour 100 de mortalité. La laparo-néphrectomie, 24 fois avec une mortalité de 40 pour 100, occasionnée : dans 2 cas par péritonite, 2 par infection purulente, 1 par hémorrhagie, 1 par collapsus, 1 par néphrite du rein opposé, 4 fois la cause de la mort n'est pas indiquée.

Me basant sur l'état du parenchyme rénal ambiant qui est relativement sain, et sur les cicatrisations faciles du rein après *la néphrectomie partielle*, j'ai proposé et exécuté l'ablation du kyste par dissection intra-rénale et suture au catgut de la plaie du rein ainsi formée. Cette néphrectomie partielle a été suivie d'une guérison complète en sept jours [2]. L'histoire ultérieure du malade nous a montré que la quantité de rein que nous lui avions laissée avait son importance, puisqu'au point de vue fonctionnel, ce rein était unique.

(1) Cabot, *Journ. of. cut. and genito urinary dis.*, 1890, p. 379.
(2) *Loc. cit.*

En résumé pour les kystes très volumineux franchement abdominaux, la néphrectomie transpéritonéale est la méthode de choix. Pour les tumeurs de moyen volume, l'incision lombaire avec ouverture du kyste, fixation de ses parois à la peau et drainage, ou mieux la dissection intra-rénale du kyste et la réunion du parenchyme (néphrectomie partielle avec suture du rein) sont les procédés les plus recommandables.

II

KYSTES HYDATIQUES

Le développement des hydatides dans la glande rénale est peu fréquent, aussi faut-il arriver à la thèse de Béraud, en 1861, pour trouver une bonne étude de cette question. Les travaux de Morris, de Dickinson, le chapitre de Labadie-Lagrave et le travail très complet de J. Bœckel, ont établi et la clinique et le traitement de cette affection, que les faits plus récents de Imlach et de Schede sont venus confirmer.

Béraud, Hydatides du rein. Thèse de Paris, 1841. — Neisser, Die Echinococcus Krankheit, 1871. — Simon, Die Echinococcuscysten der Nieren. Stuttgart, 1877. — Bouilly, *Gazette des hôpitaux*, 1886, n° 140. — Madelung, Beiträge Mecklemburgischer Aerzte zur Lehre von der Echinococcus Krankheit, p. 131. — Bœckel, *Gazette médicale de Strasbourg*, 1887, p. 49.

Étiologie. — La rareté de ces productions dans les reins comparée à leur fréquence dans le foie tient sans doute au peu de tendance que possède le filtre rénal à retenir les produits qui le traversent, et à son éloignement du tube digestif. Sur 566 kystes hydatiques relevés par Davaine, le rein n'entre que pour 30 faits; et sur les 307 observations de Thomas il n'y a que 2 localisations à cette glande.

Anatomie pathologique. — Un seul rein est généralement atteint, le gauche le plus souvent. La lésion débute dans la substance corticale, (Bœckel) refoule la capsule propre et s'en coiffe, tandis que le parenchyme est repoussé à la périphérie et atrophié par compression. C'est alors une tumeur arrondie, élastique, du volume d'une petite tête de fœtus. Dès qu'elle acquiert un certain volume, elle pointe vers l'abdomen et peut devenir flottante (18 fois sur 20). L'évolution de ce kyste est variable, la membrane fibreuse sclérosée qui le sépare du parenchyme rénal est plus ou moins épaisse, elle peut s'incruster de sels calcaires qui limitent l'accroissement de la tumeur. *Son contenu* renferme des sels, qui seraient spéciaux aux kystes hydatiques du rein : l'acide urique, l'oxalate de chaux, le phosphate de soude, les phosphates ammoniaco-magnésiens. Si ces données se confirment, elles peuvent acquérir une valeur diagnostique. Lorsque la poche est volumineuse, elle contracte des adhérences avec les organes voisins, le mésentère, le gros intestin, l'intestin grêle, la rate, le foie, l'estomac et les gros vaisseaux prévertébraux. L'adhérence établie, la tumeur s'ouvre, en général dans le bassinet (52 fois sur 63) (Roberts); plus rarement dans le poumon et l'intestin, dans le tissu périrénal, jamais dans le péritoine (1 cas soupçonné par Le Dentu). Quant à l'ouverture lombaire dont parle Rayer elle me semble se rapporter à des kystes hydatiques de la masse sacro-lombaire. Fréquemment ils s'enflamment et suppurent, c'est alors surtout que leur ouverture a lieu dans un organe voisin (Lancereaux). Quelquefois leur cavité peut se ratatiner et contenir une bouillie blanchâtre, indice des lésions anciennes.

Symptômes. — *Le début* de l'affection passe toujours inaperçu, et les accidents se démasquent soit par l'apparition d'une tumeur de l'abdomen, soit par une colique néphrétique.

La *tumeur* occupant le flanc et l'abdomen, constituée par un kyste, est arrondie, et dans certains cas porte à son extrémité inférieure une masse oblongue formée par le rein (Le Dentu). Cette tumeur présente les signes des tumeurs rénales : sonorité partielle antérieure, matité postérieure costo-lombaire, mobilité, ballottement. Sa consistance varie de la mollesse et de la fluctuation, jusqu'à la résistance et la fermeté qui fait croire à un néoplasme solide. Généralement les kystes très volumineux sont plus fluctuants que les petits. La percussion n'a révélé le frémissement hydatique que dans un cas.

Les *symptômes fonctionnels* sont d'abord réduits à des signes de compression, mais ils dominent la scène dès que la tumeur s'ouvre. Quand l'évacuation a lieu du côté du bassinet, le malade accuse tous les accidents d'une *colique néphrétique*, douleur atroce avec irradiation inguinale ou testiculaire, vomissements, anxiété. Cette crise douloureuse cesse bientôt, puis est remplacée par une rétention d'urine ou des difficultés de miction qui cèdent à l'expulsion de membranes hydatides accompagnées de magma gélatineux et souvent de sang. La collection, si elle a été constatée, s'affaisse alors partiellement ou complètement. Ces accidents ne sont pas continus, ils peuvent durer plusieurs semaines, plusieurs mois et provoquer des troubles variables à chaque évacuation. Je n'insiste pas sur l'ouverture dans le poumon et les bronches, c'est la vomique des kystes du foie.

Marche. — Cette évacuation attend une, deux, jusqu'à huit années avant de s'effectuer. Elle est suivie d'une rémission trompeuse dans les accidents. Après une période de calme, des phénomènes de septicémie se manifestent : Sur 29 cas (Béraud et Bœckel) d'ouverture dans le bassinet, nous trouvons 10 morts : (7 par marasme, 1 cachexie, 1 cancer, 1 phthisie, 1 perforation du poumon), 6 états stationnaires et seulement 6 guérisons. 7 malades n'ont pas été suivis.

Les ouvertures dans l'intestin donnent 1 mort sur 4 cas; la rupture sous-cutanée ou intra-musculaire, 3 guérisons sur 3 cas; l'évacuation par vomique a été suivie dans les 2 observations, d'accidents mortels (Bœckel).

Diagnostic. — Deux cas peuvent se présenter : Ou bien le malade est atteint d'une *tumeur rénale*; ou l'évacuation des hydatides indique sa nature et il faut rechercher son point de départ. Dans le premier cas, c'est le diagnostic général des tumeurs du rein qui s'impose, et nous renvoyons au chapitre de séméiologie (p. 465). Localiser la tumeur dans cet organe est déjà difficile, puisque, sur 21 observations, Bœckel n'en trouve que 5 dans lesquelles le diagnostic fut porté; le foie, la rate, le mésentère ont été incriminés par Heussner et Spencer Wells. Mais le diagnostic anatomique étant posé, il faut indiquer la nature de la tumeur. *La ponction* est alors indispensable : l'issue d'un liquide limpide (eau de roche) et l'examen microscopique permettront d'éliminer l'hypothèse d'un kyste simple ou d'une hydronéphrose. Mais dans bien des cas la ponction ne donne issue à aucun liquide, une membrane obstrue la canule aspiratrice ou l'aiguille tombe sur une petite hydatide, et le diagnostic reste indécis. La statistique de Bœckel est intéressante à cet égard, puisque le diagnostic est ainsi resté incertain 8 fois sur 21 cas. Malgré ces causes d'erreur, la ponction s'impose. Il est un autre signe que les auteurs n'ont pas mis en relief et qui m'a permis dans un cas, de porter le diagnostic de la nature de l'affection, c'est *la présence sur un autre point du corps*, et surtout dans un muscle d'une tumeur de même nature.

Quand l'expulsion des hydatides par l'urèthre indique une rupture de ce côté, il reste à déterminer le siège de la cavité kystique. Si la poche présente encore un volume notable, ses connexions facilitent cette tâche; mais si elle est complètement vide, on ne peut émettre que des hypothèses sur son origine rénale, car les observations de kystes du foie, vidés dans l'uretère sont fort nombreux.

Pronostic. — Il découle de ce que nous avons dit. Tant que la tumeur n'est pas ouverte, elle ne provoque que des accidents de compression, mais son ouverture permet l'introduction des germes, et des accidents septiques éclatent alors et emportent les malades dans la proportion énorme de trois quarts. Heureusement la thérapeutique est ici efficace.

Traitement. — Nous retrouvons, à propos des kystes hydatiques du rein, les différents traitements de ces mêmes productions dans le foie. La rareté seule de leur localisation dans la glande rénale nous empêche d'y retrouver les traces de la lutte entre les procédés médiocres de la ponction avec injection de sublimé, et les procédés chirurgicaux de l'incision. Les opérations pratiquées jusqu'alors sont la ponction simple ou répétée avec drainage, le procédé de Récamier, la double ponction de Simon, enfin l'incision et l'extirpation. De ces différents procédés les uns sont surannés, comme la méthode des caustiques de Récamier et la double ponction suivie d'incision ou procédé de Simon; d'ailleurs la première a donné 1 mort sur 2 cas et la seconde 5 morts sur 5. Nous n'avons actuellement à choisir qu'entre la ponction et l'incision ou la néphrectomie. La *ponction simple* est le premier moyen auquel on doit recourir; elle est exploratrice. Pour un kyste peu volumineux, on la ferait suivre d'une injection de 100 cent. cubes de liqueur de Van Swiéten. *La néphrectomie* a été suivie de mort dans 3 cas sur 4. L'*incision avec drainage* est la méthode de choix (11 cas, 11 succès). C'est la voie lombaire qu'il faut suivre, à moins que la mobilité ou le volume de la tumeur n'indiquent la voie abdominale. Si, au cours de l'opération, le rein paraît complètement détruit; si les adhérences sont molles et la dissociation facile, on pourra tenter la néphrectomie. Mais quand on a vu ces immenses kystes du foie guérir après une simple incision et guérir souvent sans fistule, on est autorisé à recommander la néphrotomie de préférence à l'extirpation du rein et surtout quand on lit des observations dans lesquelles le rein était unique. Il sera toujours temps de faire une néphrectomie secondaire si la fistule persistante vaut la peine d'en faire courir le danger au malade. Le manuel opératoire sera le suivant : Incision lombaire, résection des bords du kyste; s'il peut être amené dans la plaie suture de ses bords à la peau. Telle est la conduite à tenir dans les cas de kystes hydatiques du rein.

III

MALADIE KYSTIQUE DU REIN (GROS REIN POLYKYSTIQUE)

Rayer, t. III, p. 507. — Laveran, *Gaz. hebdomadaire*, 1876, p. 756, 776. — Michalovitz, Th. Paris, 1876. — Cazeaux, Th. Paris, 1878. — Sabourin, *Arch. de physiologie*, 1882, p. 63 et 215. — Hommey. Th. Paris, 1887. — Lejars, Thèse de Paris, 1888.

Cette affection n'a droit au cadre chirurgical que par l'augmentation de volume du rein qu'elle provoque, car toute sa symptomatologie en fait une affection médicale.

Elle fut confondue avec les kystes simples jusqu'à Rayer, puis on la regarda comme une conséquence anatomique de la néphrite interstitielle; enfin, on crut trouver son origine dans un vice de développement. Ces recherches n'ont pas encore abouti à une solution définitive. Ce n'est que plus tard, avec Laveran et Malassez, Cornil et Brault, que l'histologie de ces kystes est établie. En même temps les études sur des maladies analogues dans la mamelle et le testicule (maladie kystique du sein et du testicule) ont provoqué de nouvelles recherches qui ont été consignées dans la thèse si remarquable de notre collègue Lejars.

Étiologie. — Nous n'avons à cet égard que des notions banales : l'affection peut être congénitale, intra-utérine. Elle est un peu plus fréquente chez l'homme. C'est de quarante à cinquante ans qu'elle se manifeste le plus souvent. Quant à l'influence de l'arthritisme et de l'alcoolisme, signalée dans quelques observations, elle n'est pas démontrée.

Anatomie pathologique. — La maladie polykystique est presque toujours bilatérale, mais l'un des reins est plus altéré que son congénère. Cette bilatéralité est capitale dans son histoire et montre bien ce que la chirurgie peut en attendre. La glande est augmentée de volume, et peut peser 1500 grammes (Lichtenstein), elle se porte vers l'abdomen, et peut devenir mobile comme dans toute autre tumeur.

Les kystes prédominent sur sa face antérieure qui devient plus bombée, ils sont arrondis à la surface du rein, allongés dans sa partie médullaire, d'autant plus petits qu'ils sont plus nombreux. Plusieurs cavités peuvent se fusionner en une seule, comme le prouvent les cloisons intermédiaires. A la coupe du rein, on voit que la dégénérescence envahit l'organe tout entier. Le contenu des kystes est un liquide généralement clair, quelquefois séro-sanguin, noirâtre; plus rarement, c'est une bouillie jaunâtre ou brune. Sa réaction est neutre, il est albumineux, contenant de l'urée, des matières grasses. L'examen micrographique y montre des globules sanguins, des cellules épithéliales, des cristaux d'acide urique.

Chaque kyste est formé d'une paroi conjonctive dans laquelle rampent des tubes urinifères atrophiés, et d'une couche épithéliale pavimenteuse avec quelques cellules cubiques. Lorsque cette cavité kystique est volumineuse, on voit des brides fibreuses, sortes de cloisons incomplètes, témoignant peut-être de la séparation primitive des cavités. L'uretère et le bassinet sont normaux. Signalons enfin les dégénérescences analogues et coexistantes du foie dans quelques cas, et trois cas d'épithélioma d'autres viscères.

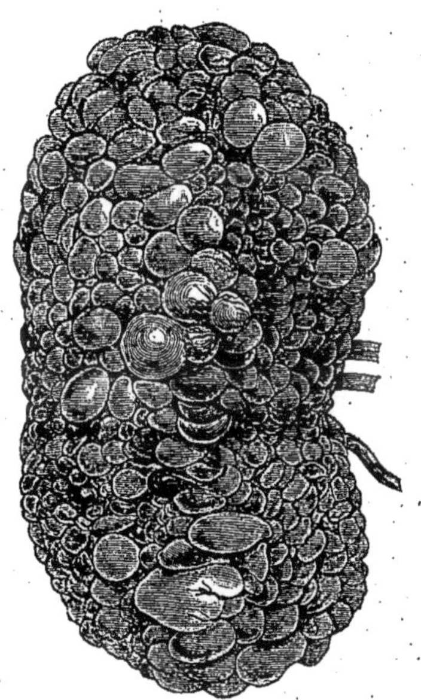
Fig. 69. — Gros rein kystique (Follin et Duplay.)

Pathogénie. — Deux théories sont en présence. La première ne voit là que la conséquence d'une sclérose péricanaliculaire avec étranglement des tubes et rétro-dilatation. La seconde admet une néoplasie épithéliale, évoluant sous forme d'épithélioma kystique, épithélioma mucoïde; et Klebs avec Kœnig croient à des lésions congénitales latentes évoluant brusquement; cette dernière hypothèse a pour elle la bilatéralité des lésions, la dégénérescence semblable du foie et les faits d'épithélioma par généralisation. Cette question est en somme réservée et elle attend de nouveaux examens qui concilieront peut-être les deux théories sans exclusion de l'une d'elles.

En tout cas cette affection est distincte, et de la néphrite interstitielle avec dilatations kystiques peu nombreuses, et des grands kystes simples du rein.

Symptômes. — La lésion ainsi constituée est bien loin de donner lieu à un syndrome clinique constant. Le plus souvent c'est une *trouvaille d'autopsie*. Quelquefois l'observation a trait à un malade amené dans le *coma* et succombant rapidement sans permettre un diagnostic. Enfin la maladie peut s'affirmer par des symptômes qui ne sont autres que ceux d'une *néphrite médicale chronique*. *Elle débute* insidieusement par des douleurs sourdes dans la région lombaire, avec une céphalalgie persistante, quelquefois une légère hématurie; ce sont en somme des signes d'urémie et de congestion rénale. *Plus tard* la *douleur* est bilatérale, elle survient par crises suivies d'hématuries; quelquefois même elle rappelle une colique néphrétique. Les *mictions* sont fréquentes, elles s'accompagnent d'une polyurie de 2 à 3 litres. Les *hématuries* sont irrégulières, répétées au début de l'affection et précédées de douleurs vives; l'*albuminurie* est plus fréquente encore, mais elle est minime. Quelques œdèmes de la région malléolaire ou des paupières, le tout accompagné de céphalée persistante avec dyspnée, somnolence et crampes, quelquefois des épistaxis, complètent l'ensemble des symptômes d'une néphrite chronique.

Diagnostic. — Lorsque la tumeur n'est pas perçue, le diagnostic de néphrite interstitielle est le seul possible, mais si l'augmentation de volume du rein est appréciable, on peut arriver à préciser la nature des lésions (5 fois sur 18 observations). La douleur lombaire, l'hématurie et la tumeur *rénale*, réunies chez un même malade, ne permettent pas de diagnostic nosologique, mais si cette triade s'accompagne d'albuminurie, de polyurie limpide et d'œdèmes avec des signes d'urémie, le diagnostic de rein polykystique peut être porté. Aucune autre tuméfaction rénale ne donne lieu à cet ensemble. La limpidité constante de l'urine permet d'écarter toute lésion infectieuse, et les calculs ou les tumeurs ne provoquent pas les signes de néphrite chronique, albuminurie, polyurie et œdèmes, avec accidents urémiques. Quand la palpation permet de reconnaître une tumeur bilatérale, il suffit d'être prévenu de la fréquence de cette forme pour penser à un rein polykystique.

En présence de ces accidents, l'*examen physique* des reins peut être négatif, ou dénoter l'augmentation de volume de l'organe. Sur 18 cas rassemblés par Lejars, 3 fois la tumeur était appréciable des deux côtés et 15 fois d'un seul côté. Si la paroi abdominale est particulièrement complaisante, on perçoit par le palper bimanuel, les bosselures irrégulières de la tumeur.

Marche. — Terminaisons. — La tumeur évolue lentement, sans complication. Grisolle a rapporté un cas d'inflammation à la suite d'une contusion. La suppuration et un abcès périnéphrétique ou sous-pleural (Millard) consécutif ont été signalés. Mais souvent un traumatisme, une grossesse, un phlegmon diffus, un simple anthrax rompent l'équilibre, et font passer l'affection de la période de tolérance à la période d'insuffisance rénale et d'urémie. En général le malade succombe, soit avec les apparences de la santé, à une hémorrhagie cérébrale (4 cas); soit aux accidents d'une urémie progressive (26 cas sur 62), ou à une complication pulmonaire, bronchite, tuberculose, (8 cas).

Traitement. — Si l'étude clinique de cette affection peut donner lieu à quelques considérations intéressantes, il n'en est pas de même de son traitement. Malgré l'heureux hasard qui a permis la survie de quelques opérés (Roswell Park, Monod [1]), la bilatéralité des lésions condamne toute tentative opératoire, et la mort a été la conséquence des ablations du rein en pareils cas, d'ailleurs ces tentatives n'ont été faites que par suite d'erreurs de diagnostic. Nous n'hésitons pas à conseiller de battre en retraite lorsque l'incision fera voir qu'il s'agit d'un rein polykystique, dont l'aspect extérieur facilement reconnaissable est une sauvegarde pour le patient. C'est à la révulsion lombaire pour prévenir toute congestion, c'est au traitement médical, dont le régime lacté forme la base, qu'il faut recourir pour retarder les complications urémiques qui emportent généralement les malades.

IV

KYSTES PARANÉPHRÉTIQUES

A côté des variétés précédentes, je placerai certains kystes paranéphrétiques, collections développées dans le tissu cellulaire circumrénal. Les exemples n'en sont pas nombreux ; ce sont tantôt : 1° des kystes séreux développés dans la substance corticale à l'une des extrémités du rein ; 2° des kystes hydatiques (Bœckel). Dans le cas de César Hawkins [2] il s'agissait probablement, d'un kyste développé dans un rein accessoire, c'est là une anomalie de développement bien rare. Il en existe un autre exemple dont parle Morris [3], et qui fut trouvé à l'hôpital de Middlessex. Dans tous ces faits, il s'agit de simples constatations nécroscopiques, que rien n'avait fait soupçonner.

Robert Abbe [4] a décrit également sous ce nom des kystes développés dans le rein et faisant saillie dans l'atmosphère périnéphrétique. Ebstein et Monti ont signalé des cas de kystes hydatiques ayant déterminé des périnéphrites, mais là encore il s'agit de kystes développés dans le rein. Enfin, j'ai publié [5] une observation de kyste hydatique péri-rénal pris pour un kyste du rein, présentant exactement les signes cliniques d'une tumeur rénale. Je n'ai pas rencontré cette fixité un peu théorique attribuée aux collections enkystées péri-rénales.

On comprend qu'il est impossible de baser une étude nosologique sur un si petit nombre de faits.

(1) MONOD, *Soc. chirurg.*, 1889.
(2) CÆSAR HAWKINS, *Med. Chir. Transact.*, t. XVIII, p. 175, 1835.
(3) MORRIS, *Loc. cit.*, p. 514.
(4) ROBERT ABBE, *New York med. Journ.*, 1890, p. 147, t. II.
(5) *Soc. anat.*, février 1890, p. 125.

CHAPITRE IX

HYDRONÉPHROSE

L'hydronéphrose est la distension du rein ou du bassinet par l'urine *aseptique*. Certains auteurs ont rapproché cette dilatation aseptique des collections purulentes intrarénales qui ont la même disposition et décrit le tout sous le nom de *rein sacciforme* (¹); il n'y a entre les deux affections que des analogies de forme et leur réunion ne peut amener qu'une confusion; aussi, tout en sachant parfaitement que certaines pyonéphroses à contenu louche se rapprochent de l'hydronéphrose, doit-on essayer une séparation entre les deux processus.

Historique. — C'est à Rayer qu'on doit le terme d'hydronéphrose, bien que des observations aient été publiées avant sa monographie, entre autres la fameuse histoire rapportée par Tulpius (1672), dans laquelle il s'agissait non seulement d'une hydronéphrose, mais d'une hydronéphrose intermittente type « se reproduisant à chaque pleine lune. » On n'a rien ajouté à la description de Rayer, jusqu'au jour où Simon publia son travail. Depuis, les descriptions de Morris, Newmann, Landau, de M. Le Dentu, le travail consciencieux d'Arnould, la leçon de M. Guyon sur les rétentions rénales (²), puis le mémoire de Terrier et Baudouin, eurent le mérite de préciser et de mettre en lumière l'hydronéphrose intermittente et d'appliquer les données de la chirurgie moderne à la thérapeutique de l'affection.

TULPIUS. In RAYER, t. III, p. 485. — RAYER, Maladies des reins, 1841, p. 476. — SIMON, Chir. der Nieren, 1872. — KRAKHAUER, Thèse de Berlin, 1881. — MORRIS, Surgical diseases of the kidney, 1885, et *Med. chir. Transact.*, 1876, p. 227. — DICKINSON, Renal and urinary affections. — ROBERTS, Urinary and renal diseases, p. 544. — LANDAU, *Berl. klin. Wochen.*, 1888, p. 941 et 968. — LE DENTU, Affections chirurgicales des reins, des uretères, etc., 1889. p. 412. — MOSER, Thèse de Bâle, 1888. — FURBRINGER, Berlin, 1890 (trad. de Hartmann). — ARNOULD, Thèse de Paris, 1891. — TERRIER et BAUDOUIN, *Revue de chir.*, 1891, p. 719, 833 et 1055, t. XI.

Anatomie pathologique. — Elle comprend : 1° l'étude du sac; 2° celle du liquide.

Le rein est distendu dans sa totalité ou seulement dans une de ses parties, c'est ainsi qu'il peut y avoir hydronéphrose *totale* ou hydronéphrose *partielle*. Cette dernière est quelquefois due à la distension d'un calice (³), souvent il existe alors un uretère double dont l'une des branches seule est obli-

(¹) KUSTER, *Cent. f. Chirurgie*, 1889, p. 527.
(²) GUYON, *Annales génito-urinaires*, 1891, p. 605.
(³) J. GRIFFITHS *Trans. of the Pathol. Soc. of London*, 1887, p 161.

térée ([1]) : plusieurs cas présentés sous ce nom étaient des kystes. La lésion limitée en général à un seul rein peut exceptionnellement être bilatérale.

Dans certains cas et surtout au début de l'affection, c'est le bassinet (voyez fig. 71) seul qui est dilaté, plus tard le rein subit la distension. Nous prendrons comme type la dilatation complète du rein et de l'uretère.

L'ensemble de la tumeur a une forme arrondie, légèrement bosselée, plus

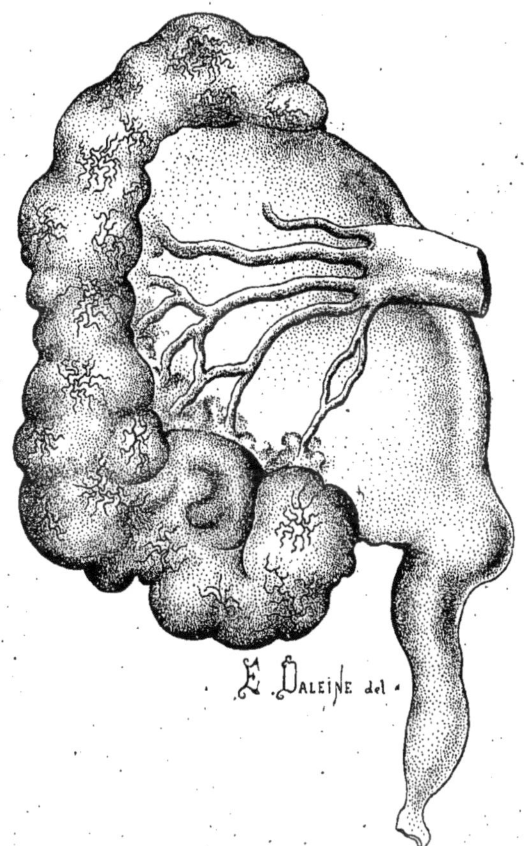

Fig. 70. — Hydronéphrose dans la première phase de son développement. (Rayer.)

rarement pyriforme à pointe inférieure, sa surface est lisse, blanche ou rosée, transparente, son volume varie de celui d'une grosse orange à celui d'un énorme kyste de l'ovaire, contenant plusieurs litres de liquide et souvent alors l'affection donne lieu à une erreur de diagnostic ([2]). Si l'on fend cette poche, on la trouve cloisonnée incomplètement par des travées minces et fibreuses qui sont les colonnes de Bertin ; ces cloisons sont blanches, résistantes, à surface lisse. C'est le défaut d'extensibilité des gros vaisseaux du

([1]) Socin, *Beitrage zur klin. Chirurgie*, 1889, t. IV.
([2]) Cette erreur a été commise 6 fois sur 44 cas.

rein qui a constitué ces cloisons. Cette cavité se continue du côté de l'uretère, et il existe là des rapports intéressants entre l'origine du conduit excréteur et le bassinet distendu que nous étudierons. La capsule propre du rein et le parenchyme sont intimement adhérents, surtout quand la tumeur est volumineuse.

L'examen de la paroi donne des résultats variables suivant le volume et l'ancienneté de la lésion. On peut trouver au début des parties contenant encore des éléments du rein plus ou moins altérés, mais dans les grosses hydronéphroses il n'existe plus qu'une coque fibreuse, j'ai extirpé cependant ainsi

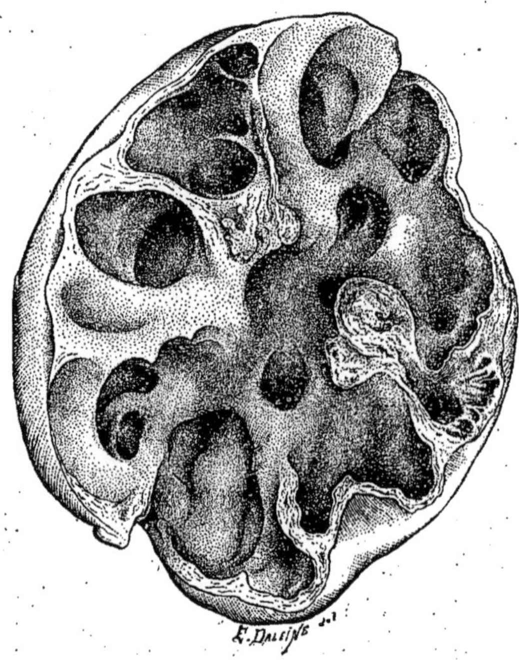

Fig. 71. — Hydronéphrose par oblitération tuberculeuse de l'uretère. (Tuffier.)

une énorme hydronéphrose dont la paroi était constituée par un parenchyme peu altéré, capable de fonctionnement et dont le poids équivalait presque à celui du rein (1). Les caractères histologiques de cette enveloppe sont ceux que Strauss et Germont (2), Griffiths (3) ont décrits. C'est une sclérose atténuée du rein, se distinguant des néphrites infectieuses, par l'absence d'infiltration embryonnaire. L'hypertrophie de la couche musculaire lisse dans certains points de cette enveloppe est le seul fait digne de remarque, toutefois il y a encore à cet égard matière à recherches.

Le liquide est clair, limpide, quelquefois de couleur brune ou noire

(1) Tuffier, *Soc. anatomique*, avril 1892.
(2) Straus et Germont, *Archives de physiologie*, 1882, p. 385.
(3) Griffiths, *Pathological Soc. of London*, 1887, p. 161.

(Thompson [1]), Glass [2]), de réaction acide ou neutre, moins dense que l'urine et contenant peu d'urée. Cette faible teneur en matériaux extractifs de l'urine est surtout remarquable dans l'hydronéphrose congénitale, où l'on peut à peine en déceler la présence, fait qui cependant n'est pas constant. Dans les cas où le liquide ne présente pas ce caractère, il faut toujours penser à une pyonéphrose. La présence d'albumine y est exceptionnelle, les éléments figurés font défaut. Ces différences dans la composition du liquide dépendent de l'état du parenchyme rénal. S'il a cessé de sécréter depuis longtemps, les expériences démontrent que les matières salines tendent à diminuer. Si au contraire la sécrétion continue à s'effectuer, le liquide contenu se rapprochera d'autant plus de l'urine normale. Toutefois, ces phénomènes d'endosmose nécessitent encore des recherches. Signalons enfin l'existence, constatée rarement, de paralbumine, de matière colloïde (Dickinson) et de cholestérine, qui n'ont d'importance que par les erreurs auxquelles elles peuvent donner lieu, puisqu'elles se retrouvent dans d'autres collections liquides de l'abdomen.

Rapports avec l'uretère. — Le point le plus intéressant consiste dans l'étude des rapports de la tumeur avec l'uretère. Quand la cause de distension rénale siège dans les voies urinaires inférieures, tout le canal excréteur est dilaté, rappelant la forme de l'intestin. Toutefois la ligature expérimentale de l'uretère provoque, au-dessus et loin d'elle ces coudures avec oblitération. Lorsque l'obstacle siège dans l'urèthre même, la lésion est bilatérale, et l'on peut avoir ainsi une distension de tout l'appareil urinaire. Dans tous ces cas où l'obstacle mécanique est évident, la dilatation sus-jacente de l'uretère n'a rien de bien remarquable. Nous verrons au chapitre de la pathogénie qu'il en est autrement, quand par suite d'une anomalie vasculaire ou d'un déplacement du rein, l'uretère vient à se couder et à produire ainsi une oblitération. Sur une pièce d'hydronéphrose due à l'oblitération tuberculeuse de la portion supérieure de l'uretère, j'ai pu voir par la dissection que les rapports de l'orifice urétéral avec le bassinet n'étaient pas changés, l'orifice siégeait au milieu de la tumeur, sans coudure ni plicature. Il en était de même dans cette grosse tumeur liquide que j'ai enlevée et dont j'ai parlé plus haut. L'orifice urétéro-rénal n'avait pas changé ses rapports, et les flexuosités de l'uretère siégeaient au-dessous du rein; dans certains cas la présence au niveau de la jonction pyélo-urétérale d'un repli valvulaire ou d'une coudure a soulevé de grosses discussions. C'est surtout à propos de l'*hydronéphrose intermittente* que la question s'est posée. La rétention primitive est-elle due à un repli valvulaire congénital occupant l'orifice urétéro-rénal, ou bien cette valvule est-elle secondaire à la distension du bassinet? De même la coudure de l'uretère regardée comme une conséquence, est-elle en réalité primitive et due à la mobilité congénitale du rein? Ce sont là des faits discutés; mais l'opinion qui regarde la rétention comme la conséquence d'une mobilité congénitale du rein avec coudure de l'uretère, tend à prévaloir. En tout cas, ces dispositions anatomiques n'obstruent pas complètement en général la lumière du canal, si bien que le liquide contenu peut partiellement être évacué. De là les distinctions en :

(1) THOMPSON, *Pathological Soc. of London*, 1862, p. 128.
(2) GLASS, *Philosophical Transactions*, 1747.

Hydronéphrose ouverte permanente; Hydronéphrose fermée; Hydronéphrose intermittente.

Étiologie. — Toute cause d'oblitération partielle ou totale du conduit vecteur de l'urine peut provoquer une dilatation rétrograde, et nous admettrons ici les divisions adoptées pour les sténoses en général. Causes siégeant : 1° en dehors des parois; 2° dans l'épaisseur des parois; 3° dans la lumière du canal.

1° *Compression extérieure.* — Ce sont surtout les tumeurs abdominales et pelviennes. Au premier rang, les cancers de l'utérus, qui, dans 50 pour 100 des cas, s'accompagnent d'hydronéphrose (Rayer, Lebert). Pour Civiale, Gallard, Morris [1], 90 pour 100 des hydronéphroses sont consécutives à des cancers pelviens. Les fibromes utérins, et surtout ceux qui sont inclus dans le ligament large, toutes les inflammations pelviennes, sont des causes fréquentes d'hydronéphrose chez la femme. Mais ces hydronéphroses se transforment fréquemment en pyélo-néphrites.

2° *L'hydronéphrose par obstacle dans la paroi même* est congénitale ou acquise. Elle comprend toutes les causes de rétrécissement des uretères. C'est à cette catégorie que se rattachent, l'histoire des flexions de l'uretère dans le rein mobile, les tumeurs et les rétrécissements traumatiques ou tuberculeux de ce conduit, les oblitérations par néoplasme de la vessie.

3° *Hydronéphrose par obstacle dans la lumière du canal.* — Ce sont les caillots sanguins, les calculs, les corps étrangers capables d'oblitérer ce canal : cette dernière variété est beaucoup moins fréquente qu'on ne l'avait cru.

Cette division, toute théorique, doit céder le pas, au point de vue pathogénique, à celle qui distingue deux variétés d'hydronéphrose : l'*hydronéphrose congénitale*, l'*hydronéphrose acquise*.

Hydronéphroses congénitales. — Elles peuvent être, comme les hernies du même nom, soit *réellement congénitales*, c'est-à-dire développées au moment de la naissance, soit *préparées* par une malformation fœtale dont les effets ne se feront sentir que plus ou moins tard. Le domaine de cette première variété tend à augmenter, à mesure que les recherches anatomo-pathologiques se multiplient; tandis que les distensions rénales acquises sont au contraire de plus en plus distraites du cadre des hydronéphroses, pour rentrer dans celui de la pyonéphrose.

I. *Hydronéphrose existant au moment de la naissance.* — Elle est due à une anomalie de développement des voies d'excrétion. *L'uretère* manque (Englisch [2], Madge [3]), il est imperforé en haut (Billard [4]), ou sur toute son étendue (Thurnam [5]). Ces cas sont rares, car l'atrophie du rein est en général la conséquence de cette oblitération. La ligature brusque de l'uretère est suivie d'atrophie; toutefois les résultats expérimentaux ne sont pas constants à cet égard. J'ai bien des fois répété cette expérience, et j'ai vu des dilatations considérables des parties sus-jacentes à cette ligature et des atro-

(1) MORRIS, *Loc. cit.*, p. 290.
(2) ENGLISCH, *Deutsche Zeitschrift für Chirurgie*, 1879, t. XI, p. 11.
(3) MADGE, *London obs. Transact.*, 1870, p. 55.
(4) BILLARD, *Traité des maladies des nouveaux-nés*, p. 434.
(5) THURNAM, *London med. Gaz.*, t. XX, p. 717.

phies complètes de l'organe. Pour expliquer ces faits, M. Le Dentu pense que c'est le fonctionnement lent et progressif du rein qui permet ainsi la dilatation. L'uretère peut être *rétréci* à son extrémité supérieure (15 cas), à son extrémité inférieure (14 cas, English), enfin une coudure peut se produire pendant son développement (Roberts [1]). Ces rétrécissements se produisent parfois sous une forme toute particulière : ce serait une valvule à sinus regardant le bassinet et due à un abouchement oblique de l'uretère à ce niveau. Englisch et Wolfler lui ont fait jouer un rôle considérable et peut-être exagéré, et sa présence en un point quelconque du canal suffirait à expliquer la dilatation sus-jacente. Enfin l'uretère peut s'*aboucher* anormalement, dans le canal déférent, dans la région prostatique ou sur un point trop élevé de la vessie ; ce qui l'oblige à traverser obliquement une longue étendue de la paroi vésicale et rend le passage de l'urine plus difficile.

L'urèthre rétréci ou imperforé peut provoquer une hydronéphrose double. Cette variété tient quelquefois à une double valvule uretérale (Broadbent [2]). James [3], va même jusqu'à incriminer le *phimosis*, qui provoque des contractions incessantes de la vessie et retient ainsi dans l'uretère le liquide contenu. Mais dans une de ses observations la lésion est unilatérale et aucun fait précis ne confirme cette théorie.

II. Toutes ces anomalies sont susceptibles de provoquer une hydronéphrose congénitale, mais la lésion ainsi préparée pourra n'apparaître que beaucoup plus tard, puisque sur 52 hydronéphroses dites congénitales, Roberts en trouve 6 chez des sujets âgés de cinq à trente-huit ans. Il est évident que les anomalies qui sont incompatibles avec la vie, telles que les oblitérations de l'appareil urinaire inférieur (vessie, urèthre), ou les doubles hydronéphroses, diffèrent à cet égard des simples sténoses d'un des uretères, qui peuvent être longtemps tolérées, ou compensées par des contractions sus-jacentes. Il faut cependant savoir que ces anomalies frappent souvent les deux uretères, 13 cas sur 20 (Roberts).

D'autres vices de conformation agissent dans le même sens, ce sont les anomalies des vaisseaux du rein. En général, c'est une branche de l'artère rénale qui passe en avant de l'uretère et le comprime (Boogard [4]; plus rarement, c'est une veine (Decressac [5]) et exceptionnellement le canal de Muller kystique (Reliquet [6]). Il y a là cependant une cause d'erreur à éviter : Dès que le bassinet est distendu, les rapports avec les vaisseaux sont changés, et de ce qu'une branche vasculaire déprime plus ou moins le kyste, il ne faut pas en conclure qu'elle en est la cause. Toutefois, quand par suite d'une forte compression, le bassinet est distendu, la présence d'un vaisseau coudant brusquement l'uretère peut jouer un rôle, en transformant une hydronéphrose jusque-là ouverte en hydronéphrose fermée ou intermittente. Les

(1) ROBERTS, *Loc. cit.*, p. 544.
(2) BROADBENT, *Trans. of the path. Soc.*, t. XVI, p. 164, 1865.
(3) JAMES, *Edinb med. Journ.*, 1877, p. 155.
(4) BOOGARD, cité par Morris, p. 292.
(5) DECRESSAC, *Bull. de la Soc. anat.*, 1888, p. 95. — Il nous paraît plus probable que la veine n'a joué là qu'un rôle secondaire, en transformant l'hydronéphrose ouverte en hydronéphrose fermée.
(6) RELIQUET, *Progrès médical*, 1887, p. 205.

anomalies congénitales joueraient un bien plus grand rôle encore si l'on admettait avec Landau que la cause principale de cette affection réside dans une mobilité anormale du rein, amenant d'abord une hydronéphrose intermittente.

2° **L'hydronéphrose acquise** se rencontre plus souvent chez la femme. Les *lésions pelviennes* qui compriment l'uretère, et les *reins flottants*, infiniment plus nombreux chez elle, expliquent cette fréquence.

Les *lésions pelviennes* capables de comprimer l'uretère sont en premier lieu le cancer (utérus, vagin, vessie, rectum). Morris relève cette cause 116 fois sur 142 observations (dont 94 hydronéphroses doubles). Les kystes de l'ovaire, les fibromes utérins, surtout ceux qui siègent dans ligament large; les rétroflexions (Hildebrand (1)), les latéroflexions (Schottelius (2)); les hématocèles, les pelvi-péritonites arrivent au même résultat. Le prolapsus des organes génitaux, la distension d'une corne d'un utérus bifide peuvent occasionner les mêmes accidents, soit par coudure, soit par étirement. Toutes ces causes de compression donnent lieu à des hydronéphroses ouvertes, mais plus fréquemment à des lésions infectieuses, véritables pyélo-néphrites dont la porte d'entrée reste encore dissimulée, mais dont la constatation est indéniable.

La même conclusion s'impose pour les hydronéphroses, dites *par calcul*, puisque tout compte fait des observations bien rédigées, Arnould n'en trouve que deux faits bien authentiques. Morris avait déjà fait remarquer cette rareté, puisqu'il n'avait pas relevé un seul cas de distension aseptique du rein, due à cette cause, alors qu'il trouvait 11 pyonéphroses sur 16 observations de calcul.

Il en est de même des *néoplasmes de la vessie*, à moins qu'ils n'oblitèrent le méat urétéral. Ils peuvent cependant donner lieu à une hydronéphrose intermittente, ainsi que Terrier et Baudoin, Guillet (3) en ont signalé. J'en ai vu moi-même un cas. Si, au contraire, ils siègent au niveau du col, ils provoquent une distension uretéro-rénale ouverte à l'infection, et le plus souvent c'est une pyélo-néphrite que l'on trouve. Un simple spasme hystérique peut déterminer une distension vésicale énorme allant jusqu'à 11 litres et une hydronéphrose unilatérale (Tuffier (4)). Ces différentes causes peuvent frapper les deux reins, aussi Morris, sur 142 hydronéphroses acquises, en trouve-t-il 106 doubles et 36 unilatérales. Enfin j'ai montré que l'uretérite tuberculeuse oblitérante pouvait arriver au même résultat.

Les traumatismes sont souvent suivis d'hydronéphrose, les faits cliniques et l'expérimentation le prouvent. Toutefois nous avons montré que là encore il fallait éviter la confusion. Après avoir compulsé les observations, je ne puis souscrire à nombre d'entre elles, publiées sous cette étiquette. Elles ont trait à des kystes urinaires formés en quelques jours (14, 20, 21, 22) et dus probablement à une rupture de l'uretère et évoluant très rapidement et guérissant par simple ponction. Le fait de Soller, dans lequel la cicatrice ure-

(1) HILDEBRAND, *Sammlung klin. Vorträge*, n° 5.
(2) SCHOTTELIUS, *Virchow's Archiv.*, t. LXXI, p. 268, 1877.
(3) GUILLET, Thèse de Paris, 1888.
(4) TUFFIER, *Soc. anat.*, 1892, p. 572.

térale et la distension consécutive du rein furent trouvées à l'autopsie, est le seul incontestable (voy. p. 483).

Rein mobile. — La mobilité anormale du rein peut se compliquer d'hydronéphrose, et la variété *intermittente* reconnaîtrait le plus souvent (Morris, Newmann), exclusivement (Landau, Terrier et Baudoin) cette origine. Laissant de côté les coïncidences du rein mobile et d'une cause banale d'hydronéphrose (Braun [1]), voyons comment la mobilité rénale provoque la dilatation du rein. Par suite du déplacement de la glande en bas et en dedans, l'uretère subit un mouvement de flexion brusque et un mouvement de torsion. Cette plicature détermine une rétention partielle de l'urine, et une dilatation rétrograde; dans ce cas l'hydronéphrose reste *ouverte*, le liquide peut filtrer. Mais que, sous une influence quelconque, le rein reprenne sa situation, ou que par suite de sa distension le bassinet se redresse, le conduit retrouvera sa perméabilité et le liquide s'évacuera complètement. Si, au contraire, la coudure se maintient, soit par adhérences, soit par le fait même de la présence du liquide, la rétention devient complète. Tel est le mécanisme de l'hydronéphrose par rein mobile. Landau a voulu voir dans cette forme l'origine de toutes les lésions du même genre et Krakhauer [2] a appuyé expérimentalement cette opinion, qui me paraît exagérée. Sur 22 néphrorrhaphies, que j'ai pratiquées pour rein mobile à crises douloureuses intermittentes, je n'ai jamais vu d'hydronéphrose vraie, 4 fois seulement le volume et la forme du rein pouvaient être dus à une distension *légère* de l'organe. Quant à la *coudure* par déplacement du rein, elle est incontestable; j'en ai publié un cas expérimental où elle était certainement primitive et cause de l'hydronéphrose [3]. Ce qui fait l'intérêt de cette question, c'est la discussion engagée entre les partisans de la *coudure* et ceux de la *valvule*. Simon, Virchow, Kuster croient que la valvule rencontrée souvent à l'extrémité supérieure de l'uretère est la lésion primordiale, la coudure uretérale n'étant que la conséquence forcée du déplacement de l'uretère par la dilatation du bassinet. Landau admet au contraire la primauté de la coudure, par l'intermédiaire du rein mobile. Il est probable que ces deux interprétations ne s'excluent pas, et que la rétention peut être provoquée par un repli valvulaire congénital, ou plus souvent par une coudure de l'uretère; cette dernière possède à son actif des faits indiscutables.

Symptômes. — Un grand nombre d'hydronéphroses de petit volume ne donnent lieu à aucun symptôme et sont des trouvailles d'autopsie. Dans le cours des affections capables de provoquer la distension uretéro-rénale (tumeurs pelviennes), c'est la recherche préméditée de la lésion qui la fait reconnaître; plus rarement ce sont des signes d'urémie.

En général le *début* de l'affection passe inaperçu, et c'est par l'apparition d'une *tumeur abdominale*, ou par des douleurs vagues dans la région lombaire qu'elle se manifeste.

La *tumeur* présente tous les caractères des tumeurs du rein. Siège lombo-abdominal, forme arrondie, lisse ou mamelonnée; mobilité quelquefois consi-

(1) Braun, *Centr. für Chirurgie*, 1890, p. 76 (Beilage).
(2) Krakhauer, Thèse de Berlin, 1880.
(3) Tuffier, *Résultats éloignés de la néphrorrhaphie.* Congrès de chir., 1891, p. 377.

dérable, ballottement, indolence à la pression; sonorité antérieure, disparaissant quand la tumeur acquiert un gros volume, par suite du refoulement du côlon en dedans. Les deux caractères les plus saillants de cette tumeur sont : son *siège franchement abdominal* et sa *fluctuation*. De toutes les tumeurs rénales, c'est celle qui tend le plus à envahir tout l'abdomen. Dans le cas de Glass, la tumeur s'étendait du pubis jusque sous les fausses côtes où elle refoulait la base des poumons. La fluctuation est nette dans les grosses hydronéphroses surtout si elles sont molles ou peu tendues; on croit alors à un kyste ovarien. Au contraire, dans les dilatations peu considérables, elle n'est pas perceptible; la tumeur est dure et rénitente. Les *douleurs* qui l'accompagnent sont très variables, en général sourdes, simple tiraillement ou endolorissement, sensation de pesanteur dues au volume du kyste. Elles peuvent avoir lieu sous forme de crises intermittentes plus ou moins prolongées et dans lesquelles les douleurs lombaires s'irradient vers l'uretère, le pli de l'aîne, le testicule, comme dans une colique néphrétique (1). Un accroissement brusque de la collection peut coïncider avec ces douleurs. La quantité et la qualité des urines ne présentent en général aucune altération.

A côté de cette forme classique, évoluant lentement, se place la *forme congénitale vraie*, qui n'a guère qu'un intérêt obstétrical, car elle peut, par le volume considérable de la tumeur, devenir une cause de dystocie. Fréquemment elle s'accompagne de malformations portant, soit sur le reste de l'*appareil urinaire*, soit sur d'autres organes et principalement sur le squelette.

La *forme intermittente* se caractérise par deux symptômes : *Douleurs et accroissement de la tuméfaction*; *sensation de soulagement* et *débâcles urinaires*. La succession de ces deux phénomènes est absolument caractéristique et si elle est nettement observée, elle permet un diagnostic précis. Certains auteurs signalent des accès fébriles au moment de la tuméfaction, c'est là une erreur, il s'agit alors de *pyonéphroses* intermittentes et la seule existence de la fièvre doit au contraire faire éliminer l'hypothèse d'une hydronéphrose. Ces douleurs sont très variables, elles peuvent être extrêmement vives, s'irradier dans les régions voisines, s'accompagner de nausées, de vomissements, persister pendant plusieurs heures ou plusieurs jours, simulant ainsi les coliques dues à la lithiase. En même temps la tumeur peut doubler ou tripler de volume, et n'être appréciable qu'à ce moment; puis, sous l'influence du décubitus horizontal, le bassin élevé, ou d'une situation particulière du malade, situation que chaque patient finit par connaître, ou encore après une malaxation prolongée, la douleur se calme, la tumeur *diminue* ou *disparaît* et une débâcle urinaire proportionnelle témoigne de cette diminution. On voit ainsi la quantité d'urine augmentée de 500 à 1500 grammes du soir au lendemain, et l'on peut suivre la relation exacte qui existe entre le volume de la tumeur et l'urine émise. Mais le fait le plus curieux de ces crises consiste dans leur intermittence quelquefois régulière « à chaque époque de pleine lune » (Tulpius), tous les quatre à cinq jours, tous les mois (Socin (2). Lorsque ces phénomènes sont très prononcés, le diagnostic s'impose; mais si la tumeur

(1) Thiriar, *Revue de chirurgie*, 1888, p. 105.
(2) Socin, Thèse de Moser. Bâle, 1888.

est peu volumineuse, il faut une analyse soignée des symptômes, et un relevé bien exact des quantités d'urine émises pour distinguer ces accidents de ceux qui accompagnent le rein mobile douloureux. Aussi est-on porté à admettre que les crises symptomatiques de la néphroptose ne sont dues qu'à une hydronéphrose intermittente, et si avec Landau on regarde l'hydronéphrose intermittente comme la conséquence du rein mobile, on comprend plus facilement alors la concordance parfaite des symptômes.

Marche. — La dilatation aseptique du rein et du bassinet est indéfinie; elle acquiert un volume énorme si elle est unilatérale; elle provoque alors des signes de compression des organes voisins. Mais pendant très longtemps elle reste compatible avec une santé parfaite. Cependant il existerait des cas aigus (Taylor ([1])), (Le Dentu ([2])). Surtout dans la forme intermittente, les crises peuvent se succéder pendant plusieurs années et la guérison spontanée peut avoir lieu, soit après une seule débâcle, soit après une sécrétion progressivement décroissante du rein.

En général l'hydronéphrose *augmente* de volume et provoque des accidents de compression, détruit le parenchyme rénal et le plus souvent finit par s'infecter et se transformer en *pyonéphrose* secondaire, avec toutes ses conséquences. Cette transformation serait fréquente, si l'on s'en rapporte au nombre si considérable de pyélonéphrites, suite de compression des uretères dans la pelvi-péritonite, compression qui au début avait provoqué une hydronéphrose. Exceptionnellement, la dilatation excessive provoque une rupture dans un organe voisin, ou dans le péritoine (Taylor ([3]), Thompson), enfin, dans les cas de bilatéralité, le malade meurt par urémie.

Diagnostic. — On peut être appelé à reconnaître une hydronéphrose alors qu'elle est *peu volumineuse*, ou lorsqu'elle atteint un *grand développement*.

1° Dans le premier cas, il faut d'abord *localiser la tumeur dans le rein* (voy. *Exploration du rein*, chap. I); c'est tout ce que l'analyse clinique permettra et il ne sera guère possible de préciser la nature de l'affection. Seuls les phénomènes d'intermittence, d'éclipse de la tumeur, feront penser à une hydronéphrose intermittente qu'il faudra séparer ou rattacher à l'existence d'un rein mobile. Les crises présentent les mêmes caractères douloureux, elles s'accompagnent de la même oligurie suivie de polyurie temporaire. Peut-être cette similitude de symptômes tient-elle à ce qu'il ne s'agit là que d'une même complication, si l'on admet avec Newmann et Landau que les accès douloureux du rein mobile ne sont que des accès d'hydronéphrose intermittente?

Nous avons vu que la présence des urines troubles et les accidents fébriles caractérisaient la pyonéphrose intermittente.

2° Quand la tumeur *est volumineuse* et remplit plus ou moins l'abdomen, son siège et sa fluctuation, sa matité antérieure, sa mobilité, font croire à un kyste ovarique; c'est l'erreur la plus fréquemment commise. Ce n'est que l'examen méthodique de la tuméfaction, son siège trop franchement lombaire, son évo-

([1]) TAYLOR, *Lancet*, 1884, t. II, p. 589.
([2]) LE DENTU, *Loc. cit.*
([3]) TAYLOR, *Loc. cit.*

lution descendante et latérale qui permettraient de reconnaître une hydronéphrose. La ponction est le seul moyen de diagnostic. Si elle donne issue à un liquide *acide*, contenant une faible proportion d'urée et peu d'albumine, il s'agira d'une hydronéphrose. Mais l'alcalinité, la proportion extrêmement faible d'urée, l'albumine, voire même la paralbumine, peuvent exister dans les hydronéphroses anciennes. Les difficultés deviennent alors insurmontables et l'on comprend que Simon (1) ait été jusqu'à conseiller la ponction, suivie de l'exploration par un cathéter, ou l'incision avec exploration digitale. Ce sont des moyens plus curatifs qu'explorateurs, c'est leur plus grand mérite.

Le *diagnostic de la cause* doit être porté avec le plus grand soin, puisque la rétention du liquide n'est souvent qu'un fait secondaire, susceptible de disparaître avec la cause qui l'a produite. Un dernier point de diagnostic est de première utilité pour la thérapeutique; il consiste à chercher *l'état de l'uretère* et à savoir si l'hydronéphrose est *ouverte* ou *fermée*. Il est souvent bien difficile d'établir cette notion. Cliniquement, l'intermittence ou les variations de volume de la tumeur, témoignent de la perméabilité de l'uretère; dans les cas où ce signe important fait défaut, le cathétérisme de l'uretère qui indique et l'existence et le fonctionnement compensateur du rein du côté opposé, serait autorisé pour parfaire le diagnostic.

Traitement. — L'hydronéphrose tend à détruire progressivement l'organe atteint; il est donc nécessaire de lui opposer un traitement actif. L'idéal cherché serait de s'adresser à sa cause; le traitement pathogénique prime tout. Les calculs de l'uretère, les tumeurs pelviennes opérables et surtout la mobilité rénale, peuvent être l'objet d'interventions efficaces. Nous avons montré, à propos de la lithiase urinaire, que l'extraction des calculs est faite avec succès par une simple néphrotomie ou par une incision du canal excréteur; mais ces faits sont aussi rares que les hydronéphroses vraies par calcul.

Une première distinction s'impose tout d'abord, suivant que l'hydronéphrose est *ouverte* ou *fermée*.

1° Si la collection rénale *s'écoule par l'uretère*, on peut espérer rendre à ce conduit sa perméabilité complète. La coudure, est d'autant plus prononcée que la distension du bassinet est plus considérable, on tentera dans ce cas d'évacuer par la malaxation une partie du liquide, ce qui diminuera d'autant l'occlusion; le cathétérisme rétrograde permanent permettrait d'arriver au même résultat. Si l'hydronéphrose est *intermittente* et nettement due à la *mobilité du rein*, c'est à la fixation de la glande rénale qu'il faudra d'abord recourir (Guyon), et la disparition des crises après la néphrorrhaphie est assez fréquente pour laisser espérer beaucoup de ce côté. La thérapeutique est loin d'avoir dit son dernier mot dans toutes ces variétés d'hydronéphroses dont la pathogénie est encore mal connue; elle est malheureusement en pleine évolution et ne nous permet pas de conclusions fermes.

2° L'hydronéphrose *simple ou fermée* est justiciable de la *ponction*, de l'*incision* ou de l'*extirpation*. Le cathétérisme rétrograde de l'uretère par son

(1) SIMON, *Chirurgie der Nieren*, 1876.

orifice vésical est encore resté à l'état de manœuvre d'exploration ; le cathétérisme permanent du conduit serait alors indiqué comme méthode thérapeutique ; c'est là une simple proposition. La *ponction* n'est qu'une méthode palliative dans le plus grand nombre des cas, mais l'observation prouve que dans les collections dites hydronéphroses traumatiques, elle peut amener une guérison. Peut-être ces succès sont-ils dus à ce que ces épanchements urineux ne sont pas des hydronéphroses (voy. p. 484). En tous cas, c'est à cette seule variété qu'il faut limiter ce mode opératoire, car sur les 18 cas rassemblés par Morris (1), elle a donné 10 guérisons, 5 morts et 3 échecs; Rosenberger lui doit une péritonite mortelle.

Le débat se circonscrit ainsi entre la *néphrotomie* et la *néphrectomie*. La première a le gros inconvénient de laisser une fistule qui deviendra une source d'infection pour la cavité aseptique, et pourra nécessiter une néphrectomie secondaire; mais elle a le grand avantage de ne pas compromettre la vie du patient, si la lésion est bilatérale. L'écoulement ultérieur du liquide urinaire par la plaie permet de se rendre un compte exact de la valeur physiologique de la coque rénale. La néphrotomie est donc indiquée toutes les fois que l'étiologie de l'affection ou ses symptômes font *soupçonner*, ou même laissent quelques doutes sur la *bilatératilité des lésions*. Dans ces cas, l'incision portera sur le point le plus saillant et alors la néphrotomie sera, soit, transpéritonéale pour permettre l'exploration des deux reins, soit de préférence, lombaire, avec fixation exacte de la capsule du rein à la peau. Je ne signale que pour mémoire, la méthode des ponctions multiples qui détermineraient des adhérences. L'incision pourrait porter aussi sur l'uretère qu'on amènerait à la peau (Le Dentu (2)). Pendant l'opération on cherchera la perméabilité de ce conduit par le cathétérisme.

Il n'est pas rare de voir, après la néphrotomie, une sécrétion d'une urine abondante et riche en principes excrémentitiels, alors que le parenchyme rénal paraissait détruit; mais le plus souvent cette poche ainsi drainée s'infecte, suppure et la néphrectomie secondaire, portant alors sur une cavité suppurante, deviendra plus grave. Aussi conseillerons-nous une asepsie minutieuse du foyer après l'incision et une intervention secondaire *précoce*, dès que l'état physiologique du rein du côté opposé sera établi. Cette intervention consistera dans l'extirpation partielle ou totale de la poche.

Lorsque la *tumeur est considérable*, lorsque l'observation attentive et prolongée permet de constater son volume fixe, même après malaxation, témoignant ainsi d'une oblitération définitive de l'uretère, si le cathétérisme rétrograde plaide dans le même sens, si la quantité et la qualité des urines paraissent normales, alors la néphrectomie s'impose et c'est par la laparotomie qu'il faut agir pour se rendre un compte exact de l'existence de ces lésions de l'autre rein, et de son volume. Les dernières statistiques montrent bien la bénignité de cette intervention, puisque, sur 26 cas, Arnould a relevé seulement deux décès, dont l'un, trois mois après l'opération.

Notre statistique qui comprend 58 interventions nous donne les résultats suivants :

(1) Morris, *Loc. cit.*, p. 321.
(2) Le Dentu, *Loc. cit.*

La néphrotomie donne 18,8 pour 100 de mortalité, et laisse 66,6 pour 100 de fistules; la néphrectomie, 13,1 pour 100 de mortalité (25,8 pour 100 par la voie abdominale, et 6,4 pour 100 par la voie lombaire). Quant à la néphrectomie secondaire, elle a jusqu'ici toujours été suivie de guérison.

CHAPITRE X

TUMEURS DU REIN

La question des tumeurs du rein a passé par les trois stades classiques des affections chirurgicales. La symptomatologie a été établie par les travaux de Rayer, de Dickinson et de Roberts, de Guillet, l'anatomie pathologique ébauchée par ces auteurs a été complétée par les recherches de Newmann (1), Lancereaux (2), et plus récemment par Sabourin (3) et Œttinger (4), Pilliet (5), qui en ont étudié les différentes formes histologiques. Enfin les néphrectomies se sont multipliées, et la thérapeutique a été discutée dans les leçons de M. Guyon, les mémoires de Guillet, Tuffier et Chevalier, en France, les travaux de Gross, Billroth, Siegriest à l'étranger.

Les tumeurs du rein peuvent se diviser, au point de vue clinique, en tumeurs *malignes* et en tumeurs *bénignes*.

I

TUMEURS MALIGNES DU REIN

RAYER, Maladies des reins. — LEBERT, Traité pratique des maladies cancéreuses. Paris, 1851. — ROSENSTEIN, Traduction française. Paris, 1874. — BOHRER, Thèse de Zürich, 1874. — CRUVEILHIER, Anat. pathologique, 1829-1835. — WALDEYER, *Virchow's Arch.*, 1867, p. 410. — PATINO-LUNA, Thèse de Paris, 1884. — GUILLET, Thèse de Paris, 1888. — GUYON, Leçons cliniques. *Annales génito-urinaires*, 1888. — TUFFIER, *Annales génito-urinaires*, 1888. — CHEVALIER, Thèse de Paris, 1891.

Nous désignerons sous ce nom tous les néoplasmes susceptibles d'augmentation rapide avec généralisation. Ils comprennent deux grandes classes : 1° les *carcinomes et les épithéliomes* ; 2° les *sarcomes*.

Je ne m'occuperai ici que des tumeurs primitives vraiment chirurgicales, les tumeurs secondaires n'ayant qu'un intérêt anatomo-pathologique.

(1) NEUMANN, Thèse de Paris, 1873, n° 109.
(2) LANCEREAUX, *Leçons cliniques*, 1887.
(3) SABOURIN, *Revue de médecine*, 1884, p. 874.
(4) SABOURIN et ŒTTINGER, *Revue de médecine*, 1885, p. 889.
(5) PILLIET, Société anatomique, 1889, p. 541 et 1890, p. 404.

Étiologie. — Ces tumeurs sont fréquentes aux deux extrêmes de la vie; avant l'âge de cinq ans, ou de quarante à soixante ans. Ebstein, Dickinson avaient déjà été frappés de cette prédominance. Elle s'explique par la nature différente des tumeurs, le sarcome se développant surtout chez l'enfant, le carcinome chez le vieillard. Les néoplasmes du rein sont plus fréquents chez l'homme (64 hommes pour 55 femmes) (Guillet). Les causes déterminantes sont toutes obscures. Les auteurs anglais insistent sur les traumatismes; c'est là une cause indéniable très fréquemment invoquée dans la genèse de toutes les tumeurs, et particulièrement de celles du rein; mais sa valeur est absolument contingente. L'irritation déterminée par la lithiase rénale peut avoir quelque influence, il en existe des faits indiscutables [1], mais exceptionnellement rares. Il en est de même de ces inflammations chroniques qui, au dire de Sabourin et Œttinger, pourraient transformer un adénome du rein en épithéliome. La cause des tumeurs du rein est entourée du même nuage que l'étiologie des tumeurs en général.

Anatomie pathologique. — La tumeur maligne du rein primitive est *longtemps et en général indéfiniment unilatérale*, c'est un fait assez rare dans la pathologie rénale pour que j'y insiste. Les exemples de bilatéralité, 7 sur 72 (Guillet), ont presque tous trait à des autopsies, et dans ces cas la généralisation au rein du côté opposé n'est qu'un phénomène de localisation banale. Ces néoplasmes sont souvent énormes, surtout chez l'enfant [2]. Dickinson rapporte une observation dans laquelle elle pesait 1/3 du poids total du corps. Leur forme est arrondie, lisse ou lobulée, mais ne présente pas le bord tranchant caractéristique des tumeurs hépatiques ou spléniques. Ce volumineux néoplasme est abdominal et rétro-colique, en connexion avec les gros vaisseaux de l'abdomen (veine cave, aorte), qu'il peut comprimer. Il est recouvert en avant par le côlon ascendant à droite, descendant à gauche, signe diagnostique de première importance, mais qui malheureusement peut manquer quelquefois (3 cas (Guillet)), lorsque la tumeur est très volumineuse. Trèves [3], puis Guillet ont étudié les rapports du gros intestin avec le rein et ont démontré que dans les cas de tumeur du rein droit, le côlon ascendant était refoulé en dedans avec la masse d'intestin grêle, tandis qu'à gauche le côlon descendant était déjeté en dehors. Le néoplasme rénal est généralement enkysté par la capsule propre du rein qui le limite de tous côtés, souvent épaissie, et couverte de veines nombreuses, sa partie profonde envoie dans l'épaisseur du tissu pathologique des tractus fibreux qui rendent impossible la néphrectomie sous-capsulaire.

A la coupe, on constate quelquefois que la localisation de la tumeur occupe à une des extrémités, le reste de l'organe paraissant indemne : elle est alors sous-capsulaire. Tantôt au contraire le parenchyme tout entier est comme infiltré de néoplasme. Sa consistance est molle, il est creusé de cavités irrégulières, remplies de sang ou d'une matière cérébriforme grisâtre. Souvent

(1) JESSOP, *Saint-Bartholomew's hosp. Rep.*, 1886, p. 100. — HARTMANN, Soc. anatomique, 1886, p. 576. — BILTON-POLLARD, *Transact. of the pathol. Soc. of London*, 1885, p. 272. — WALSHAM, *Saint-Bartholomew's hosp. Rep.*, 1885, p. 125.

(2) TRÈVES, *Brit. med. Journ.*, 1885, t. I, p. 580.

(3) GUILLET. Thèse de Paris, 1888, p. 18.

les calices et le bassinet sont envahis, soit par continuité, soit par perforation, il en est de même de l'uretère, qui peut être alors oblitéré. L'artère rénale n'a pas été étudiée au point de vue des modifications de son calibre; les veines sont fréquemment envahies dans le cas de sarcome et souvent même des bourgeons pénètrent dans leur intérieur et de là dans la veine cave (fig. 73), d'où ils peuvent faire des embolies et des greffes. Les ganglions lymphatiques sont presque toujours infiltrés, tantôt adhérents au hile, tantôt séparés et pouvant être méconnus pendant une intervention. Les cas de propagation et

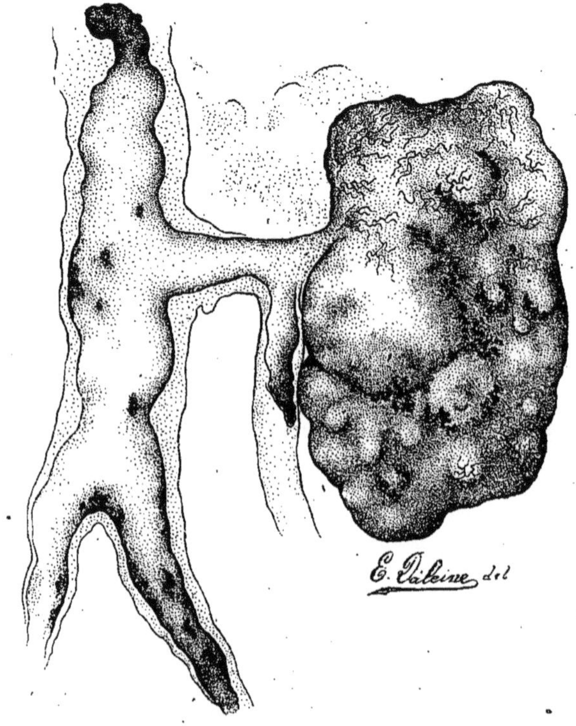

Fig. 72. — Cancer du rein envoyant des prolongements dans la veine cave. (Rayer.)

de généralisation indiquent comme maximum de fréquence les ganglions (25 fois sur 72 (Guillet)), les poumons (21 cas) et le foie (26 cas). Le point de départ de ces néoplasmes est la région corticale, exceptionnellement les calices et le bassinet: c'était l'opinion de Rayer, opinion admise par tous les auteurs.

Histologie. — La nature de ces tumeurs a été longtemps discutée; aujourd'hui on admet qu'il en existe deux grandes variétés histologiques, les *tumeurs épithéliomes* (épithéliome et carcinome) et les *sarcomes*. Déjà M. Brault soutenait cette opinion dans la thèse de Guillet, et les pièces qu'il a examinées depuis cette époque n'ont fait que confirmer son opinion. Ce sont en général des *épithéliales* cylindriques formées de cellules allongées à sommet arrondi et à protoplasma clair; ces cellules, à extrémité mousse, à sommet obtus et opaque comme celui des tubuli contorti, ne présentent pas de plateau, elles ne sont pas caliciformes. Mais le fait le plus important, c'est que l'apparence des cellules et leur groupement se poursuivent dans les propagations ou les métastases de la tumeur, si bien qu'un noyau éloigné est reconnu originaire du rein, « mêmes éléments épithéliaux, disposition circulaire des cellules autour d'une lumière initiale rappelant l'apparence des tubuli contorti ».

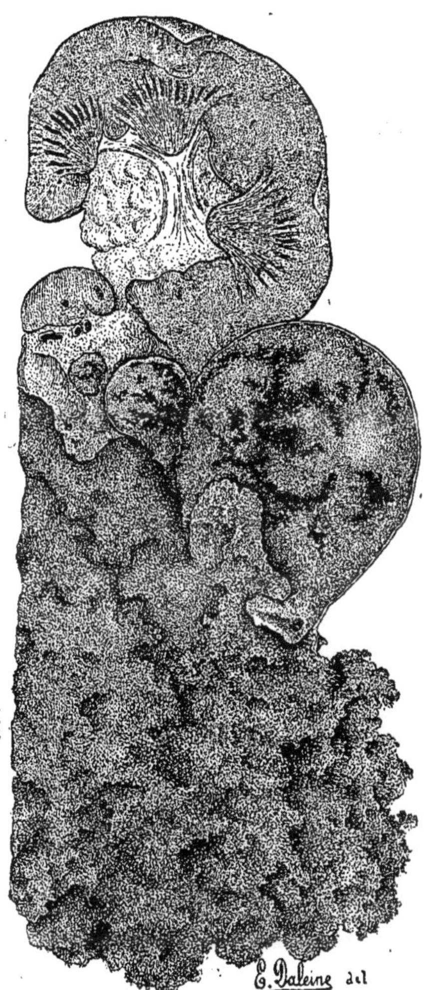

Fig. 73. — Épithélioma du rein ayant envahi les deux tiers inférieurs de l'organe.— Néphrectomie lombaire. (Tuffier.)

Le *sarcome* se présente avec ses variétés habituelles, qui sont, par ordre de fréquence, le sarcome fuso-cellulaire, le sarcome globo-cellulaire, le myxosarcome. La variété la plus fréquente est le sarcome fuso-cellulaire, dont les éléments sont de moyen volume et oblongs. On trouve enfin des tumeurs plus complexes, véritables *tératomes*, dans lesquelles on rencontre les éléments sarcomateux mêlés à des fibres musculaires striées ou lisses.

Ces formations se développent aux dépens des éléments interstitiels suivant certains histologistes; mais, d'après Cornil et Sabourin, l'épithélium des tubuli y entrerait également pour une part. Quant aux tumeurs complexes, leur point de départ est aussi discuté là que dans les autres organes. A côté de ces deux grandes variétés, nous devons signaler comme processus exceptionnel le *lymphadénome* et la *mélanose*.

Tumeurs malignes du bassinet. — Le point de départ des tumeurs malignes du rein peut être le bassinet, et MM. Guyon (1), Gaucher (2), Hartmann (3), Israel (4) en ont rapporté des

(1) Guyon, *Leçons cliniques. Annales genito-urinaires*, 1888, p. 641. et 1890, p. 389.
(2) Gaucher, *Bull. de la Société anatomique*, 1881, p. 40.
(3) Hartmann, Société anatomique, 1886, p. 576.
(4) Israel, *Virchow's Arch.*, 1881, t. LXXXVI, p. 359.

exemples; dans ces cas il s'agissait de cancers. Mais il est une variété de tumeurs du bassinet beaucoup plus importante et plus fréquente, ce sont les *tumeurs villeuses* signalées par Rokitansky (1) et Rayer (2), et que les auteurs anglais ont étudiées avec soin. Ce sont de longues productions papilliformes rappelant les tumeurs vésicales, constituées par un stroma fibreux recouvert d'un épithélium. Elles ne se généralisent pas, et quoique souvent elles concordent avec d'autres tumeurs semblables de la vessie ou du bassinet de l'autre rein, on ne peut encore décider si ce sont des papillomes ou des épithéliomes. Elles n'ont en général qu'un intérêt anatomo-pathologique.

Symptômes. — La tolérance remarquable du rein s'applique aux tumeurs de cet organe, si bien que de tout temps on a, avec Rayer, établi une variété de

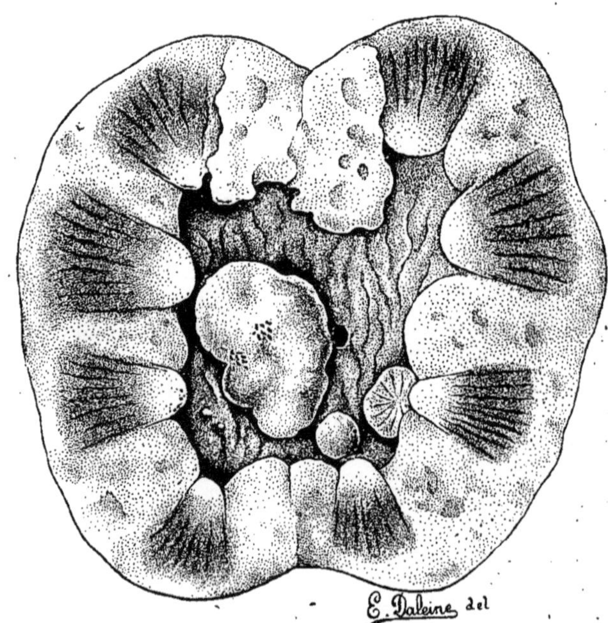

Fig. 74. — Cancer du bassinet et de la substance corticale. (Rayer.)

cancers latents. En général, ce sont des tumeurs secondaires, toutefois, je crois que certains cancers primitifs peuvent également affecter cette forme. Dans les cas de ce genre, on voit les malades maigrir, perdre leurs forces, et présenter tous les symptômes d'une cachexie cancéreuse, sans qu'il soit possible de trouver le point de départ de l'affection, et à l'autopsie, on découvre un cancer du rein.

Les premiers symptômes sont tantôt d'ordre physique, tels que l'appa-

(1) Rokitansky. In Rayer, t. III, p. 715.
(2) Rayer, t. III, p. 725.

rition d'une tumeur; plus souvent les symptômes fonctionnels ouvrent la marche, sous forme d'hématuries et de douleurs rénales.

Hématuries. — C'est le plus important des signes fonctionnels; il ne manque guère que dans le quart des cancers, dans la moitié des cas de sarcome, et les 3/4 des cas de néoplasmes chez l'enfant. Ses caractères ont été très bien étudiés. Elle apparaît en général lorsque la tumeur a déjà acquis un certain volume, elle est absolument spontanée, sauf dans les cas très rares où un traumatisme est la cause occasionnelle d'un premier pissement de sang, qui se présente alors avec des intermittences peu en rapport avec l'intensité de l'accident. Elle n'est en aucune façon modifiée par le mouvement ou le repos, quelquefois elle est précédée d'une sensation de pesanteur dans la région rénale et son apparition amène un soulagement. Dans certains cas, elle s'accompagne de pseudo-coliques néphrétiques, que l'émission de longs caillots cylindriques et blancs, véritables moules de l'uretère, explique facilement. Cette variété d'hématuries acquiert une importance de premier ordre, pour localiser l'hémorrhagie dans le rein. Le sang est mélangé à l'urine, sa coloration varie du rouge au brun, et surtout, le mélange est uniformément coloré, au commencement comme à la fin de la miction. Les caillots rendus affectent des formes variables, et il est malheureusement exceptionnel d'y rencontrer ces moules uretérins dont je parlais tout à l'heure. Au milieu des caillots peuvent se trouver des masses de fibrine décolorée, exceptionnellement des fragments de la tumeur. Ces crises d'hématuries persistent pendant quelques jours, puis disparaissent souvent pour un temps fort long, plusieurs semaines, plusieurs mois, plusieurs années même [1]; puis elles reparaissent brusquement avec leurs mêmes caractères, souvent si abondantes qu'elles peuvent amener des syncopes (Tuffier). Enfin elles cessent parfois complètement dans la période avancée de la maladie. Ces hématuries peuvent s'accompagner de rétention d'urine par engagement d'un caillot dans l'urèthre.

Douleur. — La douleur peut manquer chez l'enfant; elle est presque constante chez l'adulte, mais elle ne revêt pas de caractères spéciaux : c'est tantôt une pesanteur de la région, puis des symptômes névralgiques avec irradiations intercostales, sciatiques, inguinales ou testiculaires; ces douleurs ne sont réveillées ni par la marche, ni par le mouvement, ni par la palpation; quelquefois elles s'accompagnent de crises vésicales (Morris). Parfois enfin, elles acquièrent une intensité si considérable qu'elles impriment une allure spéciale à la maladie (*forme douloureuse*, Brault) [2], mais toujours on a constaté qu'alors l'atmosphère cellulo-adipeuse était infiltrée, et que la douleur n'était que l'expression de la propagation du néoplasme aux racines rachidiennes voisines.

Tumeur. — La tumeur est constante (97 fois sur 100), et en prenant comme type une tumeur de volume moyen, on observe les symptômes suivants : Il est rare que le flanc soit déformé et asymétrique; quelques veines sous-cutanées indiquent parfois une gêne de la circulation profonde. Mais c'est à la *palpation* que la tumeur se révélera; son siège est abdominal, entre les fausses côtes et la crête iliaque. La palpation simple de la face antérieure de l'abdomen

(1) DICKINSON et ROBERTS, *Loc. cit.*
(2) BRAULT, *Semaine médicale*, 1891, . 249.

donne des résultats insuffisants, il faut recourir à la recherche du ballottement rénal suivant les préceptes classiques (1). Le *ballottement rénal* permet de reconnaître une tumeur généralement arrondie, mobile avec les mouvements respiratoires, même s'il y a des adhérences; cette mobilité transversale et verticale est quelquefois fort étendue, au point de faire croire à un rein flottant. La tumeur est ferme et rénitente, quelquefois pulsatile.

La *percussion abdominale* donne presque constamment une sonorité antérieure, signe de première importance et qu'on a voulu faire pathognomonique des néoplasmes du rein; ce n'est que dans le cas de volumineuses tumeurs et surtout à droite qu'elle peut manquer (Dickinson). La *percussion lombaire* fait constater une matité qui s'étend jusqu'à la colonne vertébrale, contrairement à ce qui a lieu pour les tumeurs de la rate (Dickinson, Morris), qui se distinguent par la présence d'une zone sonore entre elles et la colonne lombaire. Nous venons de prendre comme type une tumeur de moyen volume; mais lorsqu'elle est peu développée, le ballottement la révèle et même en pareil cas la chloroformisation est indiquée (Israel (2)). De même, quand elle est très volumineuse, elle vient au contact de la paroi abdominale antérieure, et perd ses caractères de tumeur rénale proprement dite.

Varicocèle symptomatique. — Un symptôme à distance assez fréquent, et qui a une grande importance s'il siège à droite, c'est le varicocèle symptomatique signalé par M. Guyon. Il est dû à la compression du plexus veineux spermatique par la tumeur à son arrivée dans la veine rénale ou la veine cave. Dans un cas, Morris a vu les veines présenter le volume de l'index.

Tels sont les symptômes des tumeurs malignes du rein. Au point de vue thérapeutique, un fait domine toute leur histoire, c'est l'époque de leur apparition. J'ai montré dans un précédent mémoire que l'hématurie, qui amène les malades à nous consulter, est un signe tardif. La douleur est vraiment trop vague pour imposer un examen du rein, et quand un malade s'aperçoit lui-même des premiers symptômes d'une tumeur, les lésions néoplasiques ont quelquefois dépassé les limites du rein et l'intervention chirurgicale a bien des chances d'être inefficace. J'ai opéré cependant une tumeur du rein du volume d'une tête d'adulte, sans aucun symptôme fonctionnel et sans trace d'engorgement ganglionnaire ni de généralisation.

Marche. — Durée. — Terminaison. — De même que leur mode de début, leur évolution est variable, Roberts (3) a déjà insisté sur la marche relativement lente de l'affection, comparée à celle des autres cancers viscéraux. On a pu voir des malades porteurs de tumeurs malignes du rein, vivre dix et quinze ans; ce sont là des faits rares, mais la moyenne est en général de trois à quatre ans pour l'épithéliome, peut-être un peu plus étendue pour le sarcome de l'adulte; par contre ce dernier tue l'enfant en moins d'une année; ce sont là des chiffres qu'il faut retenir pour juger de l'efficacité réelle du traitement en pareil cas.

La marche de ces tumeurs est progressive, elles altèrent tardivement, mais

(1) Voy. *Exploration du rein*. p. 465.
(2) ISRAEL, *Berliner klin. Wochens.*, 1889, p. 121 et 156.
(3) ROBERTS, *Loc. cit.*

sûrement la santé générale, et c'est par cachexie cancéreuse, par généralisation plus rarement à la suite d'hématuries répétées, que les malades succombent; on trouve alors des noyaux secondaires dans tous les viscères et les os. La généralisation est la règle dans les carcinomes, et on la rencontre dans la moitié des cas de sarcome. L'insuffisance rénale est au contraire exceptionnelle, et on signale comme des raretés la mort par occlusion ou perforation intestinale, par embolie de l'artère pulmonaire ou paraplégie due à une propagation vertébrale. Ces propagations sont en général tardives, mais elles peuvent être précoces, ainsi que Brault vient d'en signaler des exemples. Dans ces cas, la tumeur primitive n'a guère augmenté le volume du rein, que déjà les ganglions et la colonne vertébrale sont envahis.

Diagnostic. — Lorsque les symptômes sont au complet, le diagnostic est facile. Une tumeur siégeant dans le flanc et des hématuries sont les deux signes, seuls ou associés. Au point de vue pratique, il faut envisager les trois alternatives dans lesquelles se trouve le chirurgien :

I. Il y a *tumeur* seule;

II. Le signe *hématurie* existe seul;

III. La *tumeur et l'hématurie* coexistent.

I. Dans le cas où le malade se présente avec une tumeur du flanc, l'erreur est facile, et nombre de « néphrectomistes sans le savoir » [1] en ont donné la preuve; cependant la symptomatologie est assez avancée pour permettre aujourd'hui le diagnostic dans l'immense majorité des cas.

Les tumeurs de *la paroi abdominale* sont immobilisées par la contraction musculaire; à la percussion elles donnent une matité superficielle. Les néoplasmes abdominaux qui prêtent le plus à l'erreur sont les tumeurs de l'intestin, du mésentère et les tumeurs du foie à droite, de la rate à gauche. Les *néoplasmes du foie*, outre leur bord inférieur tranchant, ont, comme meilleur signe, leur matité continue en avant avec celle de la glande hépatique; il en est de même des tumeurs de la vésicule qui pointent vers l'ombilic. Quant à la mobilité, synchrone aux mouvements respiratoires, elle existe dans les deux cas. Il faut des conditions exceptionnelles pour qu'un kyste hydatique du foie soit pédiculé et sonore en avant, ou pour qu'un néoplasme du rein pénètre dans la face inférieure du foie (Terrier). Les *tumeurs de la rate* ont la forme d'un gâteau allongé, aplati, à bords tranchants, échancrés; elles viennent faire saillie immédiatement sous les fausses côtes; leur matité remonte sur la partie latérale du thorax, vers l'aisselle, tandis que la partie la plus externe de la région lombaire reste sonore. Certains *cancers du côlon* rappellent par leur forme, leurs connexions, leur sonorité, une tumeur du rein; mais, en général, ces néoplasmes s'accompagnent des signes d'occlusion et d'hémorrhagie intestinale; il est au contraire fort rare, même dans les périodes ultimes d'une tumeur du rein, de constater des accidents de ce genre. Les *tumeurs du mésentère* débutent au voisinage de l'ombilic, elles sont médianes, symétriques, très mobiles, et ont en avant d'elles une zone sonore (Tillaux) qui cependant peut manquer (Augagneur), et que la palpation permet de localiser

[1] LE DENTU, *Technique de la néphrectomie. Revue de chir.*, 1886, p. 1 et 101.

dans les anses intestinales. Les *tumeurs de l'épiploon* donnent une matité antérieure et présentent les mêmes caractères avec limitation de la mobilité par en bas. Je ne citerai que pour mémoire les *tumeurs rétro-péritonéales*, les *kystes du pancréas*, étudiés il y a quelque temps par Bœckel (1), et dans lesquels la présence du bruit hydro-aérique en avant de la tumeur, serait significative (Le Dentu). Dans ces cas le diagnostic est toujours épineux, et on peut alors recourir à la méthode de Minkowsky et de Naunyn (2). Elle consiste à remplir d'eau le gros l'intestin pour étudier les variations de ses rapports avec la tumeur; dans le cas de lésion rénale, la réplétion de l'intestin réduit partiellement la tumeur dans la fosse lombaire et marque ses contours; on agit de même en distendant l'estomac par l'acide carbonique produit par l'ingestion d'un mélange de bicarbonate de soude et d'acide tartrique (voy. *Exp. rénale*).

Les *tumeurs de la capsule surrénale* présentent rarement un gros volume; elles sont moins directement recouvertes par l'intestin que les tumeurs du rein (Morris, Dickinson). A la vérité, le diagnostic clinique est impossible, ce n'est qu'avec les pièces en mains qu'on peut les distinguer, et on le comprend facilement, ces néoplasmes entourant plus ou moins la glande rénale avec laquelle elles font intimement corps. Il est beaucoup plus facile en général de reconnaître les *tumeurs de l'ovaire et de l'utérus*. Leur marche ascendante, leur matité, les signes fournis par le toucher vaginal et le toucher rectal, la différencieront nettement. Il faut, comme dans le cas de Bœckel (3), qu'un kyste de l'ovaire ait été se loger dans la région lombaire et s'y fixer par péritonite adhésive, ou inversement qu'une tumeur du rein envoie un prolongement vers l'utérus [Horteloup (4)] pour que l'erreur soit excusable.

II. L'*hématurie* existe seule, et l'examen de la région rénale est négatif. D'où vient le sang, quelle est la lésion rénale, quel est le rein malade? Telles sont les trois questions à se poser. La première difficulté consiste *à localiser le point de départ de l'hémorrhagie dans le rein*. Les hématuries d'origine uréthrale, d'origine prostatique ou vésicale sont nombreuses. L'urèthre antérieur et l'urèthre postérieur donnent lieu soit à une uréthrorrhagie, soit à un pissement de sang au commencement et à la fin de la miction et qui sont généralement passagers. Chez les prostatiques, on peut trouver des hématuries abondantes, mais l'examen de la région, le toucher rectal, le cathétérisme, montrant que le sang apparaît au moment où la sonde pénètre dans la région prostatique, suffisent à les éliminer. Les *cystites aiguës* ou *chroniques* n'ont pas comme unique symptôme l'hématurie, la purulence de l'urine et la fréquence des mictions qui l'accompagnent, ne laissent pas de doute. Les *calculs* ont leurs symptômes propres, et surtout le repos fait taire rapidement l'hématurie; d'ailleurs l'exploration de la vessie ne permet pas l'erreur. Les hémorrhagies dans *la tuberculose vésicale* sont comme dans les néoplasmes du rein, spontanées ou intermittentes; mais elles sont peu abondantes, passagères; ce sont quelques filets de sang. L'appareil génital et surtout la prostate présentent

(1) Bœckel, *Kyste du pancréas*. Paris, 1891.
(2) Minkowski, in *Bull. méd.*, 1888, p. 1176.
(3) Bœckel, in Thèse de Guillet, Paris. 1888, p. 91.
(4) Horteloup, *Id.*

des lésions de tuberculose faciles à reconnaître, et la constatation peu fréquente, mais pathognomonique du bacille de Koch, vient lever tous les doutes. La seule difficulté consiste à séparer l'hématurie d'un *néoplasme vésical*, d'une hématurie d'origine rénale. Dans les deux cas, les hématuries sont spontanées, répétées, abondantes, s'accompagnant plus ou moins vite de cachexie; mais l'intervalle qui sépare les hématuries vésicales est en général moins long pour les hématuries d'origine rénale. Le signe le plus important consiste dans le saignement provoqué de la vessie, suivant la méthode de M. Guyon. Le malade observé entre deux périodes d'hématuries, on lave, puis on distend la vessie, et on peut voir que les dernières gouttes de liquide sont sanguinolentes. Si l'hématurie est abondante, un lavage est pratiqué pour débarrasser la vessie, puis l'évacuation totale est faite, et à la fin de l'opération on laissera quelques instants la sonde en place : on voit alors le liquide sortir sanguinolent. Cette méthode n'est mise en défaut que si l'hématurie d'origine rénale est très abondante; c'est dans ces cas qu'il faut examiner avec soin la forme allongée des caillots et le dépôt, qui peut contenir des cylindres hématiques venus du rein (voy. p. 473). Alors la cystoscopie acquiert une importance considérable, en montrant un néoplasme de la vessie, ou en permettant dans des cas malheureusement exceptionnels, de voir sourdre par un des uretères le sang qui vient du rein.

L'hématurie localisée au rein, il est le plus souvent facile de *porter le diagnostic de tumeur maligne*. Les seules affections qui puissent donner le change, dans le cas spécial où nous nous plaçons, d'absence de toute tumeur, sont : les néphrites infectieuses, le purpura, la diathèse hémophilique, les symptômes concomitants permettent toujours de les reconnaître.

Le diagnostic se pose nettement alors entre un calcul du rein, une tuberculose ou une tumeur.

L'*hématurie calculeuse* est rarement spontanée, elle est notablement influencée par le mouvement, elle s'atténue très notablement par le repos. Cependant, comme le fait remarquer M. Guyon, les rapports entre le mouvement et l'hématurie sont moins nets que pour les calculs vésicaux. La petite quantité de sang émise par les calculeux rénaux aurait plus d'importance, mais nous avons vu des hématuries abondantes avec caillots persister pendant plusieurs semaines chez des calculeux, et d'ailleurs le nombre de néphrectomies pratiquées pour calcul rénal, et terminées par la découverte d'un cancer, montre toute la difficulté du diagnostic. Dans ces cas, l'acupuncture après incision lombaire ne peut même l'éclairer. La *tuberculose rénale* présente également des pissements de sang spontanés et intermittents; mais, en général, il existe en même temps une pyélo-néphrite dont témoigne la purulence de l'urine. Les hématuries sont bien moins abondantes, ce sont de simples filets de sang au milieu d'une urine purulente. L'état général du malade, les symptômes de tuberculose de l'appareil urinaire inférieur, et enfin la recherche du bacille de Koch dans l'urine et les inoculations, aideront au diagnostic. Toutefois, entre ces trois affections, on peut hésiter, si bien que nous autoriserons dans ces cas d'hématuries graves d'origine rénale, l'incision exploratrice lombaire [1], qui pourra devenir curative, quelle que soit l'affection dont le rein est le siège.

[1] L'incision exploratrice est absolument inoffensive; sur 42 cas Neumann ne relève pas une seule mort.

Reste à savoir maintenant *quel est le rein atteint*. Les douleurs permettent déjà de localiser les lésions, mais il ne faut pas oublier la fréquence de la bilatéralité des douleurs, et non plus ces malades qui souffrent de l'un des reins alors que l'autre seul est malade. C'est pour arriver au diagnostic, que l'exploration rectale, la compression urétérale intra ou extra-vésicale, la dilatation de l'urèthre chez la femme, la taille même, hypogastrique ou vaginale, ont été proposées. C'est dans ce but, que Stein a fait construire une sonde munie d'une extrémité vésicale en entonnoir capable d'entourer séparément chacun des uretères; quant à la cystoscopie, excepté entre les mains de Nitze [1] et de Fenwick, elle n'a pas donné de résultats bien remarquables.

III. *Il existe une tumeur et des hématuries*. Le diagnostic s'impose, et il faut admettre que le rein est l'orgine et le point de départ du saignement, à moins qu'il n'y ait coïncidence entre une tumeur rénale et une tumeur vésicale. Nous retrouvons là les quatre affections dont trois nous sont déjà connues, les calculs, la tuberculose, les tumeurs et les pyélo-néphrites. Les deux premières s'accompagnent toujours de pyurie quand il y a distension du rein. Quant aux pyélo-néphrites, l'existence de phénomènes de pyélite antécédents, permet d'éviter l'erreur. Ce qu'il faut donc bien retenir, c'est que dans les cas de néoplasme le malade urine du sang et pas de pus.

Resterait à savoir s'il s'agit d'un *épithéliome* ou d'un *sarcome*, l'évolution clinique est impuissante à faire ce diagnostic, que seul l'âge du malade et l'examen microscopique permettraient de hasarder. Chez l'adulte, le sarcome se rencontre de vingt à trente ans; les douleurs seraient plus vives, la cachexie plus tardive, la durée totale de l'affection plus longue; cette distinction n'a d'ailleurs aucune importance puisque ces tumeurs sont justiciables de la même thérapeutique.

Le diagnostic des tumeurs malignes du rein étant posé, on ne peut proposer une thérapeutique qu'après avoir examiné avec le plus grand soin le malade et recherché s'il n'y a ni *propagation*, ni *généralisation*. L'absence de mobilité de la tumeur est un excellent signe de propagation, mais il est loin d'être constant. La généralisation, est indiquée plus encore par l'état général du malade, cachectique, œdématié, que par l'examen direct. La palpation de la région des lombes, un examen minutieux du foie, du poumon, de la colonne vertébrale, l'analyse des phénomènes douloureux, et enfin la palpation même du squelette (Tuffier), sont des éléments indispensables de diagnostic. Si nous insistons sur ces faits, c'est que nous avons rassemblé dans notre statistique [2] de néphrectomies 50 pour 100 de généralisations au moment de l'intervention; c'est donc l'opération tardive qui est l'origine de cette mortalité excessive, et c'est vers une intervention précoce que le chirurgien doit tendre; malheureusement la tolérance du rein fait qu'il ne trahit ses lésions que bien tardivement.

Traitement. — La mort est en somme l'aboutissant de toute tumeur maligne du rein, et son traitement est celui de tous les cancers en général, l'ablation; toutefois, la gravité de la néphrectomie peut faire reculer devant cette intervention. La mortalité qui, dans un mémoire que j'ai publié en 1888,

(1) Austin, Thèse de Paris, 1890.
(2) Tuffier, *Annales génito-urinaires*, 1888, p. 65.

était de 65,2 pour 100, a bien peu diminué depuis cette époque, puisque dans la thèse récente de M. Chevalier, qui comprend tous les faits connus, elle est encore de 62,5 pour 100. Deux voies ont été utilisées, pour aborder le rein : la voie lombaire et la voie abdominale.

La *voie lombaire* est la méthode de choix pour les tumeurs de moyen volume, surtout si on opère par morcellement, car la néphrectomie sous-capsulaire d'Ollier est alors impraticable. Trois cas de blessure de la plèvre, du côlon, du péritoine, n'ont donné lieu à aucun accident grave. *La néphrectomie transpéritonéale* soit par l'incision médiane, soit par l'incision de Langenbuch, doit être réservée aux tumeurs de gros volume. Le premier temps est toujours l'exploration de la tumeur et de ses connexions, qui permet de s'assurer rapidement de la possibilité d'une extirpation complète ou incomplète ; dans ce dernier cas, Czerny, Le Dentu, Guyon [1] sont d'avis de fermer purement et simplement la plaie. Les statistiques sont en faveur de la voie lombaire. Siegriest [2], sur 61 cas, trouve 57 pour 100 de mortalité par la néphrectomie transpéritonéale et 23 pour 100 par la voie lombaire. Mais les récidives sont plus fréquentes après l'opération extra-péritonéale (41 pour 100) tandis qu'elles ne seraient que de 5,26 pour 100 après la néphrectomie transpéritonéale. Chevalier trouve à peu près les mêmes chiffres de mortalité, 24 pour 100, par la voie lombaire, 59 pour 100 par la voie abdominale.

Restent à poser les indications et les contre-indications de l'intervention. Chez l'enfant, les espérances de Taylor [3] n'ont pas été réalisées, et les résultats déplorables de la néphrectomie à cet âge ont amené tous les opérateurs à rejeter l'intervention. De même l'état cachectique, l'apparition des ganglions en un point éloigné, au pli de l'aine par exemple, ou de signes de compression de la veine cave inférieure indiquant une dégénérescence ganglionnaire, nous paraissent des contre-indications absolues. Dans les tumeurs de moyen et de gros volume, s'accompagnant d'hématuries, la conduite à tenir me semble la suivante : incision exploratrice ; si on ne trouve ni adhérences aux viscères voisins, ni engorgement ganglionnaire au niveau du hile, extirpation ; dans le cas contraire refermer la plaie. Il en sera de même si on trouve une tumeur molle, fluctuante, indice d'une malignité toute spéciale (Le Dentu). Dans ce cas, le malade bénéficie de cette intervention incomplète, du débridement (Reliquet) [4]. Malheureusement, la néphrectomie effectuée et les 62 pour 100 de mortalité évités, le malade est loin d'être sauf, car aux faits rares publiés par Terrillon [5], Israel [6], Kuster [7], qui ont été suivis de guérison définitive, nous devons opposer toutes les statistiques. Czerny [8] a perdu un opéré après deux ans, Kuster et Israel ne les ont pas suivis plus de vingt-trois mois. Siegriest rapporte un seul fait datant de quatre ans [9].

(1) Guyon, Thèse de Chevalier, 1891.
(2) Siegriest, Thèse de Zürich, 1889.
(3) Taylor, *Annales génito-urinaires*, 1888, p. 449.
(4) Reliquet, Thèse de Brodeur, 1886.
(5) Terrillon, Soc. de chirurgie, 4 juin 1890, p. 431.
(6) Israel, *Soc. de méd. de Berlin*, 11 juin 1890.
(7) Kuster, Thèse de Siegriest.
(8) Czerny, *Arch. f. Kinderh.* Stuttgart, 1889-1890 p. 247-250.
(9) Siegriest, Thèse de Zürich, 1889.

Si nous plaçons en regard de ces résultats l'évolution normale de la maladie, qui dure quelquefois six ans après l'apparition des premiers symptômes, nous sommes en droit de conclure que l'efficacité thérapeutique de la néphrectomie dans les tumeurs malignes du rein ne peut être définitivement jugée. Ce n'est qu'une opération palliative contre la douleur et l'hématurie; mais nous espérons que les interventions maintenant plus précoces démontreront son influence curative.

II

TUMEURS BÉNIGNES DU REIN

SPENCER WELLS, *Brit. med. Journ.*, 1884, t. I, p. 758. — G. THOMAS, *Med. News*, 1882, t. I. — GUILLET, *Gaz. des hôp.*, 1888, p. 401. — HEYDER, *Arch. für Gynæk.*, 1890, p. 301. — OLSHAUSEN, *Central. f. Gynæk.*, 1890, n° 10.

Autant les tumeurs malignes du rein ont été à juste titre étudiées, autant les tumeurs bénignes sont généralement délaissées, ce qui tient à leur rareté et à la difficulté de les distinguer cliniquement des tumeurs malignes.

Anatomie pathologique. — Ces tumeurs se développent soit aux dépens des éléments nobles du rein, soit aux dépens des éléments interstitiels ou de la capsule propre.

Adénomes. — Grawitz et Israël ont décrit à la face profonde de la capsule propre de la glande des follicules clos qui seraient une aberration de développement de la capsule surrénale et donneraient naissance à ces néoplasmes. Ils ont donné lieu à une série de travaux récents. Sabourin a décrit sous ce nom de petits néoplasmes du volume d'un grain de blé à celui d'une petite noisette, fréquents dans la néphrite interstitielle; c'est une simple trouvaille d'autopsie. Puis ayant rencontré les mêmes formes anatomiques dans des tumeurs de gros volume avec hémorrhagies, on arriva à décrire un adénome, véritable néoplasme du rein, susceptible d'augmentation, de destruction du parenchyme ambiant et de généralisation, c'était en un mot une tumeur maligne. Les examens histologiques de Brault, de Toupet, de Pilliet (1), ont montré qu'il n'y avait aucune différence histologique entre cet adénome et l'épithéliome. Il nous faut donc admettre ici une forme anatomique, l'*adénome*, susceptible de rester à l'état latent dans le rein, mais capable de se transformer sous une influence indéterminée en une tumeur maligne, véritable *épithélioma*; la forme anatomique reste la même, mais l'évolution clinique est absolument différente dans les deux cas.

L'*adénome* se présente sous forme d'une tumeur jaunâtre, du volume d'un petit pois, occupant la substance corticale; elle est arrondie, nettement délimitée, enkystée; tantôt unique, tantôt multiple, elle siège au milieu d'un rein sclérosé de néphrite interstitielle. A la coupe, on voit à la périphérie de la tumeur une membrane fibreuse limitante, constituée par un tissu de nouvelle

(1) Voy. *Tumeurs malignes*, p. 601.

formation et au centre, des tubes épithéliaux réguliers, rappelant par leur forme, leur groupement, les tubuli contorti. Dans certains cas, cette tumeur s'infiltre de graisse, ce qui lui donne son aspect jaunâtre. A un degré plus élevé, on peut trouver la même tumeur présentant à sa périphérie un vaste

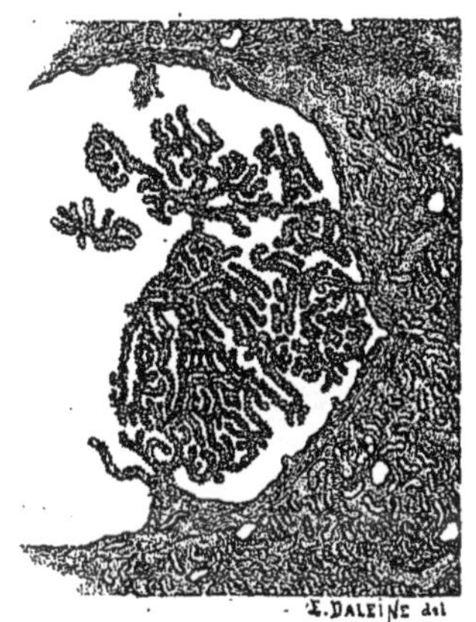

Fig. 75. — Adénome trabéculé encapsulé par du tissu scléreux, type du petit adénome de Sabourin. (Pilliet.)

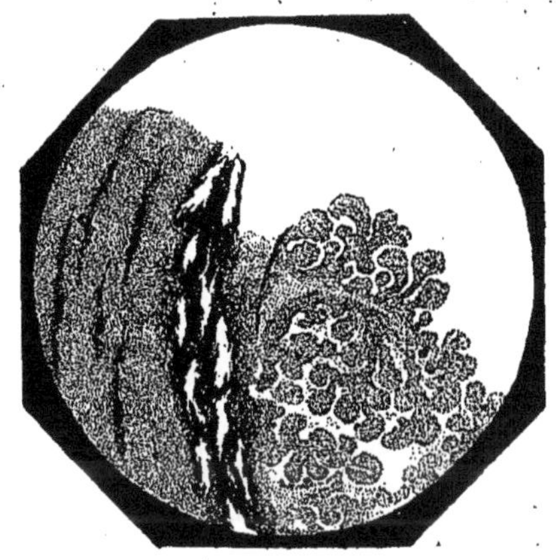

Fig. 76. — Adénome. — Enkystement et sclérose. (Pilliet.)

foyer sanguin, sous forme de caillots ou de fibrine colorée par l'hématurie; on

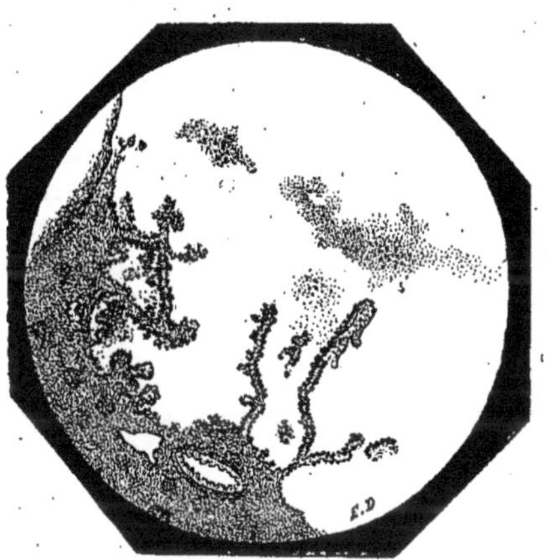

Fig. 77. — Adénome végétant, à petites ramifications conjonctives. (Pilliet.)

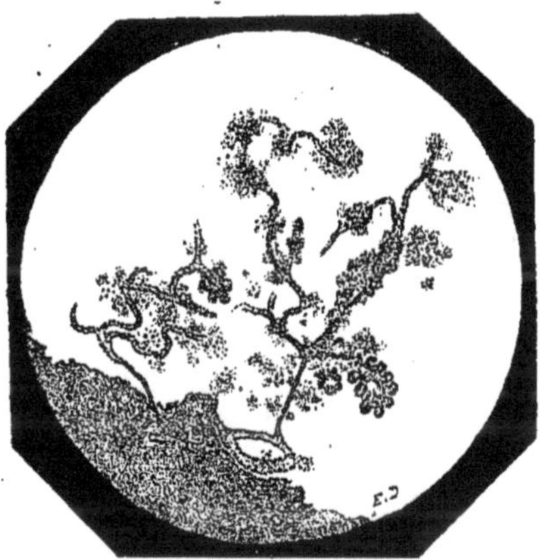

Fig. 78. — Adénome végétant, à grandes arborisations conjonctives, rappelant les kystes malins de l'ovaire. (Pilliet.)

comprend qu'un pareil néoplasme siégeant au niveau du bassinet peut donner lieu à une hémorrhagie dans cette cavité, et par conséquent à une hématurie. De là à l'adénome volumineux avec augmentation de volume du rein et hémorrhagies, il n'y a qu'un pas.

Lipomes. — Les lipomes se présentent sous forme de noyaux graisseux, infiltrant la substance corticale, plus rarement le voisinage du bassinet. Ce sont en général des complications des pyélo-néphrites; on trouve alors une dégénérescence fibro-lipomateuse péri et intra-rénale [1]. En dehors de ces cas, Rayer, Ebstein, ont rapporté des faits de lipomes volumineux ayant envahi tout le parenchyme rénal et la capsule adipeuse sans lésion inflammatoire; on distinguait encore, au milieu de la masse graisseuse intra-rénale, des vestiges des pyramides médullaires et de la zone corticale.

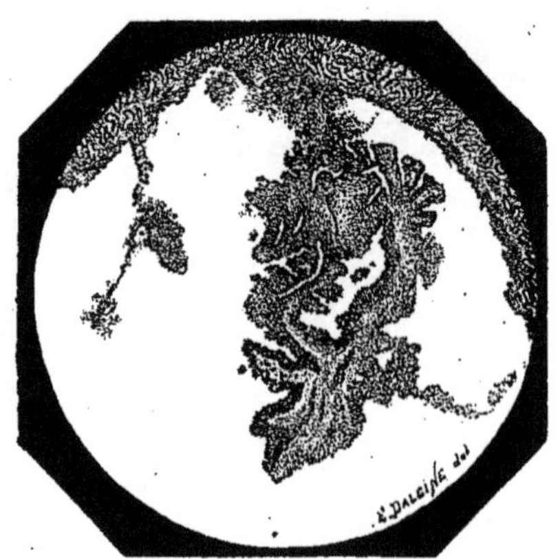

Fig. 79. — Cancer avec épithélium stratifié. (Pilliet.)

D'après Lancereaux, ils pourraient même envahir les deux organes et amener la mort par urémie. En général ces productions lipomateuses restent petites, localisées, et ne donnent lieu à aucun symptôme clinique. Lorsqu'ils sont volumineux, ils n'ont jamais été diagnostiqués et c'est sous le nom de tumeurs du rein qu'ils ont été enlevés le plus souvent; on constate après l'opération que le lipome est développé aux dépens de la capsule adipeuse. D'après Heyder, les lipomes de même que les myxolipomes et les fibro-lipomes sont toujours nés dans la capsule cellulo-adipeuse.

Fibromes. — Les fibromes purs sont rares, ce sont en général des fibrosarcomes; cependant Heyder, dans sa statistique, en a rassemblé 3 cas. Il s'agit de tumeurs essentiellement bénignes. Les fibromes se présentent sous deux formes : tantôt ce sont de petites nodosités blanches, occupant la base des pyramides, du volume d'un grain de mil à une noisette, très fermes, criant sous le scalpel et entourées d'une zone de néphrite interstitielle. Dans certains cas, ces fibromes deviennent réellement d'ordre chirurgical, ils acquièrent un volume considérable [Bruntzel [2]]. Ils se développent aux dépens de la capsule propre du rein.

Myxomes. — Ils sont formés de noyaux blancs, bleuâtres, opalescents, durs en général associés au sarcome. Un seul cas de myxome pur a été observé par Bezolde.

Ostéomes. — Ce sont en général des infiltrations calcaires, que Rayer considère comme des ossifications de la capsule fibreuse, susceptibles d'infiltrer tout le parenchyme et de le transformer en une pierre blanc-mate, rugueuse. On pourrait rapprocher de ces productions ostéiformes, la dégénérescence calcaire qui suit l'évacuation de certains acéphalocystes du rein.

Angiomes. — On trouve dans le rein des tumeurs érectiles, analogues à celles qu'on rencontre dans le foie ou la parotide. Rayer en a observé un cas, Virchow en a vu de sous-capsulaires. Ces tumeurs n'ont qu'un intérêt

(1) Godard, *Soc. de biologie*, 1838, p. 261.
(2) Bruntzel, *Berl. klin. Wochen.*, 1882, p. 745.

anatomo-pathologique. Les autres cas cités depuis, tels que l'observation de Bailly, nous semblent se rapporter à des tumeurs vasculaires connues sous le nom de sarcomes télangiectasiques.

Lymphangiomes. — Leur existence est contestée, les faits décrits sous ce nom par Heschl ([1]), sont rangés par Klebs parmi les adénomes.

Gliomes. — Virchow donne ce nom à des petites tumeurs transparentes, contenant des éléments épithéliaux et passant d'ailleurs inaperçues même à l'autopsie.

Syphilomes. — Moxon a trouvé dans un cas une tumeur arrondie, du volume d'une petite pomme, occupant le parenchyme, qu'il considère comme une gomme, la tumeur avait été constatée pendant la vie du malade. Israel en a récemment publié deux nouvelles observations.

Tumeurs villeuses. — La tumeur villeuse du bassinet, surtout étudiée par les auteurs anglais, est formée de touffes à pédicule mince, insérées sur la muqueuse du bassinet. Ces touffes molles, allongées, formant un véritable chevelu, sont formées de cellules nucléées rondes et d'un stroma fibreux délicat, le tout revêtu d'épithélium. Dickinson parle d'un cas où cette lésion existait sous la même forme dans le rein et dans la vessie, et dans une préparation de King's College, on voit la tumeur coïncider avec une mélanose.

Symptômes et Diagnostic. — L'ensemble des tumeurs bénignes du rein, quelle que soit leur nature, se traduit par des symptômes qui leur sont communs. Un grand nombre d'entre elles sont latentes, et ne sont révélées que par l'autopsie : cette classe comprend toutes les tumeurs dont le volume n'est pas suffisant pour rendre le rein perceptible au malade et au chirurgien.

Les douleurs et les hématuries manquent dans tous ces cas de tumeurs bénignes développées au dépens de la capsule propre du rein. Ce n'est que par la gêne qu'occasionne leur volume considérable que les malades sont incommodés. Aussi le diagnostic est extrêmement difficile, et sur les 22 observations que nous avons pu réunir, nous trouvons presque toujours le diagnostic de tumeur de l'ovaire, de kyste hydatique, et une fois seulement celui de tumeur rénale. Quelquefois même, c'est au cours de l'opération, en pédiculisant la tumeur, que l'on a reconnu son origine.

Leur pronostic est bénin lorsqu'il s'agit de fibromes et de lipomes vrais, mais bien plus souvent l'on a affaire à des fibro-sarcomes ou à des myxolipomes et dans ces cas la récidive est fréquente.

Une tumeur rénale sans autres signes fonctionnels que ceux qui résultent de son poids et de son volume, telle est la seule caractéristique de ces néoplasmes. Une exception doit être faite pour les tumeurs villeuses du bassinet. Ce sont là des productions qui nous paraissent encore au-dessus de nos moyens de diagnostic. Elles se caractérisent par des hématuries profuses, affectant tous les caractères des hémorrhagies dues aux tumeurs malignes du rein, mais sans aucune augmentation de son volume.

L'ablation du néoplasme et du rein est applicable à tous les cas où la glande est dissociée par le tissu pathologique. La résection de la tumeur, en respectant le parenchyme, serait la méthode de choix pour les variétés bien locali-

([1]) Heschl, *Arch. gén. de méd.*, 1866, t. I, p. 617.

sées. Jusqu'ici elle n'a été pratiquée que deux fois (Sp. Wells, Czerny) et avec succès.

Résultats opératoires. — 16 néphrectomies abdominales avec 8 guérisons et 8 morts.

III

TUMEURS PARANÉPHRÉTIQUES

On trouve dans l'atmosphère cellulo-adipeuse du rein deux variétés de tumeurs. Là encore il faut distinguer les néoplasmes qui prennent naissance dans la capsule propre et ceux qui prennent origine dans la capsule adipeuse. Lorsque la tumeur est un *fibrome*, un *sarcome*, ou un *fibro-sarcome*, c'est toujours aux dépens de la capsule propre qu'elle se développe (Heyder [1], Guillet). Les seules tumeurs de la capsule cellulo-adipeuse sont des *lipomes*, des *myxo-lipomes* et des *fibro-lipomes*. Ces néoplasmes présentent les caractères d'une tumeur rénale bénigne, c'est-à-dire qu'elles occupent la loge du rein et qu'elles ne sont douloureuses que par le volume et la gêne qu'elles occasionnent. Une seule fois (Bardenheuer) [2], le diagnostic a été fait; elles ont en général été prises pour des tumeurs de l'ovaire ou des kystes hydatiques.

CHAPITRE XI

DU REIN MOBILE

La mobilité anormale du rein peut provoquer des phénomènes douloureux qui deviennent justiciables des moyens chirurgicaux; c'est à ce titre que le rein mobile trouve ici sa place.

Agnew, *Med. News*, 1887. — Braun, *Corr.-Blatt des allgem. ärztl. Vereins von Thüringen*, 1885. — Brenner, *Wiener med. Woch.* 1885, p. 985. — Brodeur, Thèse de Paris, 1886. — Le Cuziat, Thèse de Paris, 1889. — Duchêne, Thèse de Paris, 1892. — Duret, *Acad. de méd. Belge*, 1888. — Fischer Benzon, *Dissert.* Kiel, 1887. — Hahn, *Centr. für Chir.*, 1881 p. 449. — Keen, *Annals of surgery* 1890, p. 81, t. XII. — Keppler, *Archiv. klin. Chirur.*, 1879, t. XXIII, p. 520. — Landau, Berlin, 1881. — Lindner, Berlin, 1887. — Lloyd, *Practitionner.* London, 1887. — Martin, *Berl. klin. Woch.*,1882, p. 154. — Rayer, *Maladies des reins.* Paris, 1841. — Stiller, *Wiener med. Woch.*, 1889. — Sulzer, *Deutsche Zeitschr. f. Chirurgie*, 1891, p. 506. — Tuffier, *Études expérimentales sur la chirurgie du rein.* Paris, 1889. — Vaneufville, Thèse de Paris, 1887, — Zuelzer, *Berl. klin. Woch.*, 1887, p. 374.

Dès 1561, Mesnié lui consacre un chapitre que l'on croirait écrit de nos jours; Rayer en rapporte des exemples intéressants, mais ce n'est qu'en 1878

[1] Heyder, *Arch. f. Gynæk.*, 1890, p. 501.
[2] Bardenheuer, cité par Heyder.

avec Martin [1] de Berlin, qui fit la première néphrectomie pour rein flottant et surtout avec Hahn [2] qui, en 1880, exécuta la fixation de la glande déplacée, que la question entra dans le domaine chirurgical.

Toutefois si la symptomatologie se complétait, la thérapeutique n'était point fixée sur les indications opératoires et ses résultats éloignés. Les travaux de Glénard [3] sur l'entéroptose et les études de Tuffier [4] montrèrent alors que le rein mobile douloureux n'était souvent qu'un épiphénomène de l'entéroptose ou mieux d'une déchéance organique de tous les tissus, et l'on put ainsi établir la cause de l'affection et lui opposer une thérapeutique rationnelle et pathogénique. En même temps les travaux de Landau [5], de Newmann, Terrier et Baudouin, Guyon, Arnould établissaient la relation entre la mobilité du rein et l'hydronéphrose intermittente, apportant, en somme, de nouveaux faits à l'actif de la thérapeutique conservatrice.

J'emploierai ici comme synonymes, les termes de rein mobile et de rein flottant. Les chirurgiens anglais réservent le terme de *mobile* à la glande dépourvue de péritoine, le rein *flottant* étant recouvert d'une séreuse et pourvu d'un mésonéphron; cette distinction ne peut tenir devant les faits cliniques, et elle a été condamnée même par la Société pathologique de Londres.

J'éliminerai de cette description les *ectopies fixes* du rein qui sont des anomalies de développement constatées en général à l'autopsie. De même, je ne m'occuperai pas de la mobilité rénale consécutive à la présence d'une tumeur, distinction que fait déjà Mesnié au XVIe siècle, en insistant sur la descente du rein devenu le siège d'un néoplasme et que, Riolan en 1682, avait bien précisée en disant que tous les reins atteints de tumeurs flottent et ballottent.

Étiologie. — Causes prédisposantes. — La mobilité rénale ainsi limitée est fréquente, mais les statistiques diffèrent à cet égard, puisque Ebstein sur les 3698 autopsies de la Charité de Berlin ne relève que 5 reins mobiles et Neumann 11 sur 11 000. Tandis que Skorckewsky [6] en trouve 32 sur 1422 malades. Cette différence tient tout simplement à ce que les premiers ont examiné des sujets *post mortem* alors que le dernier examinait des vivants et qu'il faut des déplacements considérables pour qu'ils soient appréciables à l'autopsie.

Sans tomber dans la note un peu excessive émise par Lindner [7], qui voit peut-être un peu trop souvent le rein mobile, mes recherches me font pencher vers le maximum de fréquence signalé par Skorckewsky, car il est rare en examinant les malades d'une salle d'hôpital prises au hasard, de ne pas trouver une ou plusieurs femmes dont le rein est anormalement mobile. S'il existe des divergences sur la fréquence absolue, les auteurs sont unanimes sur la fréquence relative suivant le sexe et le côté. Les femmes sont infiniment plus souvent atteintes que les hommes. Lancereaux trouve 55 femmes et 9 hommes; Landau, 275 femmes et 41 hommes. Le *côté droit* est le siège d'élection dans

(1) MARTIN, *Berl. klin. Woch.*, 1882, p. 154.
(2) HAHN, *Centralbl. für Chir.*, 1881, p. 449.
(3) GLÉNARD, *Lyon médic.*, 1885, t. XLVIII, p. 449, et t. XLIX, p. 8.
(4) TUFFIER, *Congrès de chirurgie*, 1889, p. 563, 1891, p. 577.
(5) LANDAU, *Centr. für Chir.*, Beilage, p. 745, 1881.
(6) SKORCKEWSKY, in *Morris*, p. 27.
(7) LINDNER, *Ueber die Vanderniere der Fräuen*, 1887.

la proportion de 4 contre 1, alors que les deux côtés seraient atteints 14 fois sur 314 cas.

C'est en général à l'*âge* moyen de la vie pendant la période sexuelle, de vingt à quarante ans qu'on observe cet accident. Cependant Stiller (1) a cité des observations d'enfants de 6, 9, 10 ans. Le rein flottant peut être *congénital* ou *acquis*; mais nous verrons que le rein mobile congénital est rarement le siège de douleurs vives et qu'il regarde plutôt la tératologie que la chirurgie; c'est une trouvaille d'autopsie, ou une découverte sur un malade qui est examiné pour une affection toute différente, et qui ne se doute pas qu'il porte un rein flottant. Nous verrons que la disposition anatomique qui facilitera sa production peut être congénitale.

Causes déterminantes. — Les causes déterminantes nous sont mal connues. Toutefois comme pour le mécanisme des hernies, il faut incriminer, ou la *pression abdominale exagérée*, ou l'*insuffisance des moyens de contention.*

La pression abdominale peut agir sur le rein par l'intermédiaire *du foie*; c'est là une cause indéniable. Les tuméfactions hépatiques s'accompagnent d'un abaissement du rein, j'en ai cité plusieurs exemples, et lorsque le foie revient sur lui-même, le rein peut rester mobile. Cette pression s'établit encore pendant *les efforts*, surtout pendant l'effort thoraco-abdominal, effort d'expulsion, et nombre d'observations démontrent l'efficacité de cette cause. Elle agit surtout pendant l'*accouchement*, alors que la paroi abdominale distendue et ramollie va subitement se relâcher, en même temps que le plancher pelvien est insuffisant. Que dans ces circonstances la femme soit obligée de se lever trop tôt, et de se livrer tout de suite à des efforts répétés, toutes les causes de prolapsus rénal seront réunies et on comprend pourquoi les femmes pauvres de certaines régions d'Autriche et du Holstein, obligées de travailler immédiatement après l'accouchement donnent une proportion de 10 pour 100 de néphroptoses. Cette cause est plus efficace encore, si plusieurs grossesses se succèdent à court intervalle. Mais si la grossesse est une cause de mobilité rénale, elle peut devenir un agent curateur, quand elle réduit par son volume la glande déplacée et susceptible de rester fixée dans sa loge.

Un *effort passif* est constitué par la constriction lombo-costale due au corset [Cruveilhier (2)], aux liens quels qu'ils soient appliqués sur la région [Bartels (3)]. Les controverses ont été nombreuses sur ce point. Il est certain que le corset peut provoquer un trouble dans la situation et dans l'équilibre des viscères abdominaux, mais de là à en faire un facteur univoque, il y a bien loin, et le nombre des corsets trop serrés est heureusement bien plus élevé que celui des reins flottants. Pour ma part, la très grande majorité de mes malades ne pouvait être incriminée à cet égard.

Enfin les *traumatismes* de la région lombaire et les chutes sur le siège ou sur les pieds sont des causes actives indéniables, témoin cet officier qui tombe de cheval sur les pieds et se relève avec une double luxation du rein [Henoch (4)].

(1) Stiller, *Wiener med. Woch.*, 1889, n° 4 et 5.
(2) Cruveilhier, in Rayer, *Loc. cit.*
(3) Bartels, in Le Dentu, p. 575.
(4) Henoch, cité par Morris, p. 50.

Il est certain que là encore il y avait une cause probablement anatomique qui facilitait ce déplacement. C'est de même en exerçant une traction active sur le rein, que les hernies du cæcum lié à la glande rénale par son ligament supérieur entraînent la néphroptose, ainsi qu'une observation de Rayer [1] en fait foi. Quant à la traction sur le rein par le péritoine rétracté par une péritonite, je n'en connais que l'exemple cité par Lancereaux [2].

L'*insuffisance des moyens de contention* peut permettre à elle seule le déplacement de l'organe, créant une variété pour ainsi dire *passive*. Le rein est maintenu en place, un peu par sa capsule adipeuse et par son pédicule, beaucoup par le péritoine pariétal, et surtout par la sangle abdominale agissant par l'intermédiaire de l'intestin. Chez l'enfant, la capsule adipeuse n'existe pas, et c'est le péritoine pariétal qui constitue le moyen de fixité le plus puissant; aussi le rein mobile congénital serait-il toujours dû à un vice de développement de la séreuse qui entourerait la glande, et de fait le rein possède souvent un mésonéphron dans cette variété. Chez l'adulte, la disparition de la capsule graisseuse, suite d'amaigrissement général, peut laisser un certain jeu à la glande; le fait est rare, mais nettement observé, et il n'y a pas lieu de le nier, comme le fait Keen [3] dans son récent mémoire. Le péritoine pariétal et la sangle musculaire sont en général en défaut simultanément. La paroi est molle, flasque, le ventre est trilobé; il existe fréquemment des hernies (Tuffier), des prolapsus des organes génitaux ou une déviation utérine. Les moyens de fixité de l'intestin sont également insuffisants et on trouve la corde colique de l'*entéroptose*.

En résumé, les efforts et les traumatismes d'une part, l'insuffisance des moyens de fixité du rein d'autre part, telles sont les deux grandes causes du rein flottant.

Pathogénie. — Si nous voulons maintenant établir la pathogénie de ce déplacement et chercher la valeur relative de ces deux facteurs, les observations nous prouveront qu'il existe *deux variétés de rein flottant*: L'une véritable *hernie de force*, luxation rénale préparée par une insuffisance probablement congénitale des ligaments du rein, qui se manifeste par une vraie luxation traumatique. L'autre, vraie *hernie de faiblesse*, dépendant de la débilité de la paroi abdominale et des moyens de fixité de l'intestin; c'est l'entéroptose. Mais si l'on examine de plus près ces malades, on trouve que leur estomac et leur intestin sont dilatés, qu'ils portent des varices, que leur système nerveux est altéré, qu'ils présentent des signes de neurasthénie; si bien que l'entéroptose, comme la mobilité du rein, ne sont que des expressions localisées d'une véritable affection générale, caractérisée par une mauvaise nutrition, une déchéance vitale, une véritable dystrophie spéciale, portant sur la majorité des tissus (Tuffier). Cette forme passive est plus fréquente que la première.

Anatomie pathologique. — Les autopsies de malades atteints de rein

(1) Rayer, *Loc. cit.*
(2) Lancereaux, art. Rein du *Dict. Dechambre*.
(3) Keen, *Annals of surgery*, août 1890.

flottant constaté pendant la vie sont très rares et de nouvelles recherches seraient utiles à cet égard. Morris nous dit que la capsule adipeuse peut être trop large pour le rein ou qu'elle peut être mobile avec l'organe; enfin dans une troisième variété le rein jouerait dans sa capsule et cette dernière serait mobile sur le péritoine. Rarement la capsule et l'organe s'encapuchonnent dans la séreuse. Cependant cette disposition était nette dans quelques cas, et elle a empêché la décortication du rein et sa fixation. On a même vu le péritoine adhérent à ce niveau aux organes voisins. En général la capsule est franchement adipeuse. Si elle présente une consistance fibro-lipomateuse, si elle est indurée, il faut de suite penser à une lésion infectieuse du rein, et c'est un point qu'il ne faut jamais perdre de vue dans les interventions sur le rein mobile. Le rein lui-même est normal; toutefois dans les cas où je l'ai examiné sur le vivant, quatre fois je l'ai trouvé allongé et aminci et depuis que mon attention est attirée sur ce fait, je suis convaincu qu'il s'agit là de lésions qui témoignent de dilatations rénales dues à des accidents d'hydronéphose intermittente si fréquents en pareil cas. Quant à la flexion de l'uretère et à sa coudure, je ne l'ai jamais rencontrée pendant mes opérations. Au contraire *les vaisseaux* étaient allongés dans un grand nombre de cas, à tel point que le rein pouvait descendre verticalement sans pivoter autour de son rayon vasculaire. J'ai même vu un rein droit dont la veine rénale, qui n'a ordinairement que 3 centimètres, était assez longue pour permettre à l'organe d'être attiré à travers une plaie lombaire, jusqu'à la fesse du malade, et cela sans aucun tiraillement vasculaire (1).

Symptômes. — Il est un grand nombre de reins mobiles qui ne donnent lieu à aucun trouble fonctionnel, c'est par hasard que le malade ou le médecin en constatent la présence. Il est probable qu'il s'agit là de déplacements congénitaux, et on a voulu se baser sur ces faits pour admettre que le déplacement passe en général inaperçu, et que c'est à propos d'un traumatisme ou d'un effort que le prolapsus rénal est reconnu et devient le siège de douleurs.

Au point de vue clinique, le début des accidents se présente sous deux aspects absolument distincts : il est subit, ou lent et insidieux. Dans le premier cas, à la suite d'un traumatisme, ou beaucoup plus souvent pendant un effort violent et instantané, une femme ressent une douleur vive dans le flanc, quelquefois c'est une sensation de déchirure, de rupture, de décrochement. Puis à l'acuité des phénomènes douloureux fait suite un endolorissement continu, sorte de pesanteur exagérée par la station debout, la marche; et souvent rendant impossible tout effort. Ce mode de début est le plus fréquent dans le *rein mobile simple douloureux.*

Dans les cas où le début est lent et insidieux, il passe inaperçu. C'est une simple pesanteur lombaire, une sensation de tiraillement, qui ne diffère que par son siège un peu plus élevé de ces douleurs sacro-lombaires vagues, si fréquentes dans certaines métrites. Le plus souvent ces douleurs sont mises sur le compte des troubles digestifs qui les accompagnent généralement.

Quel que soit le mode de début, le déplacement effectué se caractérise par des signes fonctionnels et des signes physiques.

(1) TUFFIER, Congrès français de chirurgie, 1891. Obs. VII, p. 387.

Symptômes fonctionnels. — Ils sont de trois ordres : *Douleurs. Troubles digestifs. Signes de neurasthénie.* Keen ajoute à cette triade, des accidents du côté de l'appareil génital, mais ils sont liés à la neurasthénie concomitante.

La *douleur* se présente sous deux formes : C'est une pesanteur continue, sorte de tiraillement dans le flanc, le malade a sensation qu'un organe pend à ce niveau ; ou bien c'est un endolorissement indéfinissable. Ces accidents douloureux acquièrent une certaine acuité dès que le malade marche ou fait un effort ; j'ai vu ainsi des femmes clouées par ces douleurs dans le décubitus dorsal pendant des mois. Il en est d'autres qui ne peuvent faire un effort du côté lésé ; le simple mouvement d'élévation du bras détermine des douleurs dans le flanc. Ces sensations continues subissent des exacerbations, sous forme de *crises*, qui durent quelques heures ou quelques jours et rappellent par leur intensité une véritable colique néphrétique.

Ces crises surviennent quelquefois sans cause appréciable, parfois après une fatigue prolongée, une digestion difficile, souvent au moment de la menstruation. Ce sont tantôt de véritables accès névralgiques, s'irradiant autour du thorax, dans le pli inguinal et dans la cuisse, sur le trajet du crural ou du sciatique. Ces douleurs sont souvent assez violentes pour faire prendre aux malades les positions les plus bizarres, en général la flexion forcée du tronc les soulage. Elles s'accompagnent de vomissements avec douleurs épigastriques, qui joints à une céphalalgie violente, constituent pour Newmann, de vrais signes d'urémie. Les mictions deviennent fréquentes et impérieuses, et cependant la quantité d'urine éliminée peut diminuer. Cette crise se termine brusquement ou lentement, et sa défervescence s'accompagne quelquefois de l'émission d'une quantité considérable d'urine pâle et limpide. J'ajouterai que ces douleurs peuvent s'accompagner d'une augmentation de volume du rein qui reprend ses dimensions après l'accès. Ces états douloureux ont été diversement interprétés. Considérés autrefois comme la conséquence d'un état congestif, on les regarde aujourd'hui comme des phénomènes d'*hydronéphrose intermittente* par coudure de l'uretère, due à la luxation du rein. Les deux opinions me paraissent devoir être conservées. Quand l'augmentation de volume de la glande et sa diminution sont en rapport avec l'émission des urines, pendant et après la crise, on peut mettre ces différences sur le compte d'une rétention temporaire du liquide dans le rein ; mais quand cette corrélation fait défaut, nous sommes obligés d'admettre une congestion rénale avec accidents névralgiques, le tout suivi de cette polyurie abondante qui suit toutes les crises névropathiques. Ces accès se répètent plus ou moins souvent : tous les quinze jours, tous les mois, et ils peuvent par leur gravité constituer des indications opératoires.

Symptômes digestifs. — En dehors des crises douloureuses et passagères qui provoquent des troubles gastriques réflexes, il existe souvent dans le rein mobile, des accidents gastro-intestinaux, qui sont dus à des lésions concomitantes. L'ancienne dyspepsie flatulente, la dilatation de l'estomac avec son cortège habituel : clapotement, lenteur des digestions, tympanisme, éructations, congestion de la face ; l'atonie intestinale et la constipation qui en est la conséquence accompagnent souvent le rein flottant. Certains auteurs poussant peut-être un peu loin les idées de mécanique, ont voulu voir la cause de cette ectasie stomacale dans la compression du duodénum par le rein déplacé. On a constaté les mêmes accidents quand le rein gauche se déplace, il est donc certain que ce n'est pas là une cause univoque, nous en verrons plus loin la pathogénie. En tous cas cet accident est fréquent, et les médecins de Carlsbad avaient déjà remarqué que nombre de malades, qui leur étaient adressés comme dyspeptiques, avaient des reins mobiles.

Symptômes névropathiques. — Dans un nombre de cas plus restreint, on peut constater toute la série des troubles fonctionnels qui caractérisent le nervosisme ou la neurasthénie. L'abolition du réflexe pharyngien et la diminution du champ visuel sont fréquents; des plaques d'anesthésie, des névralgies ovariennes, des bizarreries de caractère, et jusqu'aux attaques hystériformes typiques, peuvent être observées ainsi que j'en ai signalé des exemples.

Enfin j'ai noté dans plusieurs cas, la coïncidence de prolapsus utérins, de chute du rectum, de pointes de hernies inguinales, de la faiblesse des anneaux, ou cette forme trilobée de l'abdomen sur laquelle insistait Malgaigne. Plus rarement j'ai trouvé ces malades porteurs de varices, ou d'hémorrhoïdes passives.

Formes. — La prédominance de chacun de ces accidents m'a fait décrire trois formes cliniques du rein mobile.

La *forme douloureuse*, la *forme dyspeptique*, la *forme neurasthénique.* Souvent associées, elles sont parfois distinctes, mais la forme douloureuse est de beaucoup la plus fréquente. Il est une distinction plus importante à faire au point de vue thérapeutique, entre ces diverses variétés de rein mobile, ce sont :

I. Le *rein mobile simple;*

II. Le *rein mobile compliqué.*

I. Le *rein mobile simple* est une véritable luxation du rein, une hernie de force. Le rein est déplacé, tout le reste de l'organisme est intact. Le plus souvent c'est à la suite d'un traumatisme ou d'un effort que la lésion s'est produite, et elle revêt la forme douloureuse.

II. Le *rein mobile compliqué* s'est produit lentement, insidieusement, il s'accompagne de troubles gastriques. La flaccidité des parois abdominales, la dilatation de l'estomac s'y ajoutent pour caractériser la maladie. Souvent alors le déplacement du rein est *bilatéral*, mais plus accentué à droite. Cette descente générale des viscères s'accompagnant de hernies, de prolapsus, de varices et cela chez des gens de vingt à trente ans, prouve qu'il s'agit d'une dystrophie générale des tissus dont la nature et l'origine nous échappent, mais dont le résultat s'affirme nettement.

Diagnostic. — En présence d'un malade qui accuse des douleurs lombaires ou des troubles dyspeptiques, il faut faire l'exploration rénale. Pour cette exploration, je préfère aux méthodes de Glénard (1) ou d'Israel (2), la palpation bimanuelle dans le décubitus dorsal aidée de la recherche du ballottement.

(1) GLÉNARD, *Loc. cit.*

(2) ISRAEL, *Ueber Palpation gesunder und kranker Nieren. Berl. klin. Wochen.*, 1889, p. 125 et 156.

L'*inspection* de la région lombaire, le malade étant debout ou assis permet quelquefois de constater un méplat, ou même une dépression, un amincissement de la région costo-iliaque. La percussion dénote une sonorité plus étendue de la région, surtout à gauche. L'examen de la région abdominale, dans les cas où le sujet est maigre et le déplacement considérable, permet quelquefois de constater la présence d'une tuméfaction.

Le *palper bimannuel* pratiqué dans le décubitus dorsal à plat sur le lit (voy. *Exploration du rein*, p. 465) révèle au-dessous du rebord costal, ou même dans l'échancrure iléo-costale ou la fosse iliaque, une tumeur arrondie, lisse, oblongue à grand axe vertical ou oblique en bas et en dedans, échancrée en son milieu, où l'on peut sentir battre une artère. Suivant l'étendue du déplacement, la tumeur peut être circonscrite, ou elle est seulement appréciable par son extrémité inférieure; elle paraît un peu plus grosse qu'un rein normal. Elle est quelquefois indolente, plus souvent sa compression détermine une douleur soit locale, soit irradiée vers le pli inguinal, ou même vers le méat. Elle est mobile spontanément, et avec les mouvements respiratoires. Elle est mobilisable dans une étendue variable, en général des fausses côtes à l'ombilic, mais on peut la voir passer d'un côté à l'autre de la ligne médiane et se laisser déplacer du pli de l'aine jusqu'aux côtes. Le caractère principal de cette tuméfaction est d'être réductible dans la fosse lombaire; elle fuit entre les deux mains ouvertes en haut et disparaît complètement. Souvent alors il faut : ou mettre le malade dans la station verticale, ou le secouer vigoureusement, ou même lui faire prendre des positions bizarres qu'il vous indique généralement lui-même pour faire apparaître de nouveau la tumeur. Le volume de la tuméfaction est quelquefois constant, mais il peut varier; au moment des crises douloureuses ou à l'époque de la menstruation, l'organe peut doubler de volume. Dans certains cas légers, ce n'est que par le palper sous-costal avec l'aide du ballottement qu'on sent l'extrémité inférieure seule de l'organe.

La *percussion* fait entendre une sonorité intestinale très nette à la face antérieure de la tumeur. Cette sonorité disparaît par la réplétion du gros intestin suivant la méthode de Minkowsky et Naunyn (voy. *Exploration rénale*, p. 467), mais souvent cette réplétion réduit le rein dans sa loge.

Une tuméfaction présentant ces caractères peut être prise pour une tumeur du foie, de la rate, du mésentère et de l'épiploon. Je ne puis revenir ici sur le diagnostic différentiel de ces diverses tumeurs que j'ai étudiées (voy. *Exploration rénale*, p. 463, et *Tumeurs du rein*, p. 608). La clinique enseigne que ce sont généralement des vésicules biliaires distendues [7 sur 13, Lawson Tait([1])]; des kystes ovariens avec longs pédicules et enfin des tumeurs du pancréas qui ont donné lieu à des erreurs de diagnostic.

La *vésicule biliaire* distendue forme bien une tumeur arrondie, descendant vers l'ombilic, elle peut être recouverte à sa partie inférieure par l'intestin sonore, mais elle est plus franchement ronde, irréductible, peu mobile et surtout il n'existe aucune zone de sonorité entre elle et la matité hépatique. Ce caractère distingue le rein flottant des tumeurs du foie, à moins qu'il ne

([1]) LAWSON TAIT, *Brit. med. Journ.*, 1889, t. II.

s'agisse de ces cas tout à fait exceptionnels de kystes pédiculés de sa face inférieure, ou de lobe flottant coïncidant avec un rein mobile (Pichevin [1]), Langenbuch [2]). Du côté gauche, la néphroptose est rare. Les *tumeurs de la rate* sont mates, accolées à la paroi thoraco-abdominale, leur bord inférieur est tranchant.

Les *tumeurs du mésentère sont médianes*, mobiles, sonores à leur face antérieure, mais elles ne sont pas franchement réductibles (Guyon, Le Dentu), avec cet échappement subit, qui annonce la fuite dans la loge lombaire. Elles sont bridées par en bas. C'est encore cette *réductibilité lombaire parfaite* qui manque dans les cas de *kystes ovariens* à longs pédicules, kystes dermoïdes, peu volumineux, mobiles au milieu des anses intestinales sonores, et pouvant se loger en partie sous les côtes; on sent alors que la tumeur est reliée à la partie inférieure de l'abdomen.

Les *tumeurs du pancréas*, nous dit Bœckel [3], sont médianes, elles sont mobiles, on détermine par la percussion au-devant d'elles un son hydro-aérique (Le Dentu). Toutefois c'est toujours là un diagnostic difficile, une ponction exploratrice pourra être de mise. Dans les cas où le diagnostic n'est pas net, on emploiera la méthode de Minkowsky et Naunyn, qui par la distension gazeuse de l'estomac et la réplétion du côlon par de l'eau, permettra de faire un diagnostic anatomique plus précis.

Le rein flottant étant reconnu, il est nécessaire de rechercher avec le plus grand soin si le parenchyme est *sain* ou *altéré*. Pour cela le volume et la forme de l'organe, les antécédents du malade et l'examen répété de l'urine permettront de savoir, s'il n'y a pas de ce côté une tumeur ou une pyélonéphrite. J'insiste sur ce point parce que si une tumeur peut se développer dans un rein primitivement mobile, nous savons que l'augmentation de volume du rein s'accompagne très souvent de néphroptose, et les observations intitulées, rein mobile cancéreux ou kystique, ne sont souvent que des tumeurs d'un rein normal devenu mobile.

Si cette cause d'erreur a été évitée, il ne reste plus qu'à rechercher si le rein mobile est *simple* ou *compliqué*. Dans le premier cas, un traumatisme antécédent, l'intégrité parfaite de la sangle abdominale et des viscères voisins, lèveront les doutes. Au contraire les signes d'entéroptose, la bilatéralité du déplacement et les prolapsus viscéraux multiples dont nous avons parlé, démontreront la nature de l'affection. Dans tous les cas, il faudra par un examen détaillé, établir le bilan exact des accidents imputables à chacun des organes déplacés.

Marche. — Pronostic. — Complications. — L'évolution de ce déplacement est variable suivant qu'il est *simple* ou *compliqué*. Dans le premier cas le prolapsus du rein peut rester limité; il a quelquefois une tendance à augmenter, mais le rein seul est en cause. Au contraire, s'il s'agit d'une néphro-entéroptose au début, on constate bientôt la descente de l'autre glande, des signes de dyspepsie, la dilatation de l'estomac, une chute du rectum, un

(1) Pichevin, *Progr. médic.*, 1888, p. 253, t. VIII.
(2) Langenbuch, *Centr. f. Chirurg.*, 1890.
(3) Bœckel, *Kystes du pancréas*. Paris, 1891.

abaissement de l'utérus. Chacun de ces déplacements précède, accompagne ou suit la descente du rein, cet état complexe devient alors grave par les troubles de la santé générale, la perte des forces, l'impotence fonctionnelle qui l'accompagne, et sans comporter un pronostic fatal, il constitue une maladie qui nécessite une thérapeutique heureusement efficace. Dans certains cas rares, l'affection guérit par un processus naturel, à la suite d'une grossesse, d'une péritonite, d'une périnéphrite, à la suite d'une reprise d'embonpoint ; le rein déplacé se fixe en un point de l'abdomen ou même dans sa loge et y reste.

En dehors de ces faits, le déplacement dans l'organe en lui-même peut provoquer une altération et une destruction du tissu par *hydronéphrose intermittente* due à la coudure de l'uretère. Il détermine parfois une *occlusion intestinale* par compression d'une anse de l'intestin, on a signalé de l'*œdème des jambes* dû à l'oblitération de la veine cave, j'ai vu un *varicocèle symptomatique* occasionné certainement par la difficulté de la circulation en retour et des accidents d'*urémie* par compression des deux uretères. Ces complications sont heureusement assez rares.

Traitement. — En somme, le rein mobile ne compromet que bien rarement la vie, mais il peut, par la continuité des accidents qu'il détermine, devenir une cause perpétuelle de souffrances et conduire ainsi les malades à réclamer une intervention radicale. Pour établir plus clairement cette thérapeutique, nous envisagerons successivement les cas *simples* et les cas *compliqués*.

Le problème à résoudre consiste à *réduire* l'organe et à le *maintenir réduit*. La *réduction* s'effectue soit par la position horizontale avec le siège élevé, soit par la pression de la main. Elle est quelquefois assez difficile et souvent le malade indique lui-même le mode de réduction, et il l'exécute par une série de manœuvres dont la plus fréquente est la flexion forcée du thorax. Lorsque le sujet est en proie à une de ces crises douloureuses que nous avons signalées, les bains, les fomentations chaudes, la morphine à petites doses rendent de grands services, mais le plus souvent encore c'est au décubitus horizontal et à la réduction du rein qu'on aura recours. Chez certains malades, cette réduction s'accompagne d'une détente immédiate, absolument comme après la réduction d'une hernie. Ce résultat est obtenu par le maintien du sujet dans le décubitus horizontal, le siège élevé, et le soulagement consécutif indique bien la part du déplacement rénal dans l'ensemble des phénomènes observés. En tous cas la réduction est une manœuvre indispensable comme épreuve thérapeutique dans le rein mobile compliqué d'entéroptose.

Cette réduction ne peut être effectuée lorsque le rein est anormalement fixé en un point de l'abdomen.

Maintenir la réduction. — Pour cela nous avons deux moyens, que je rapprocherais volontiers des méthodes de traitement des hernies :

1° *Les bandages et appareils ;*

2° *L'intervention chirurgicale.*

1° *Le maintien par bandage* doit toujours être essayé. Le plus simple appareil consiste en un ressort muni d'une pelote et soutenu par une ceinture élastique (fig. 80).

Cet appareil m'a rendu les plus grands services. Il est basé sur le même principe que le bandage ombilical de Dolbeau. On pourra également employer les ceintures munies de pelotes à air. Quel que soit l'appareil, la pelote doit être large, elle doit s'appliquer en avant de l'échancrure costo-iliaque, le ressort doit présenter une élasticité bien calculée sur la résistance à vaincre et sur l'épaisseur de la paroi abdominale; et c'est là une difficulté sérieuse, car si son élasticité est trop faible, il ne maintient plus la glande; si elle est trop forte, il n'est plus toléré. La courbure, l'inclinaison, la forme de la pelote doivent être également variées suivant les sujets. L'appareil est placé pendant que le malade est dans le décubitus dorsal, le rein étant préalablement réduit. Enfin on doit examiner si, sous l'influence des mouvements ou des efforts, l'organe passe au-dessous du bandage. Tout ce qu'on peut demander à de tels appareils c'est de maintenir le rein, la réduction complète n'étant pas possible. Les malades en retirent souvent un bénéfice notable et quelquefois les accidents disparaissent complètement. Mais il ne faut guère espérer une guérison permettant à un moment donné de se passer de moyens de contention.

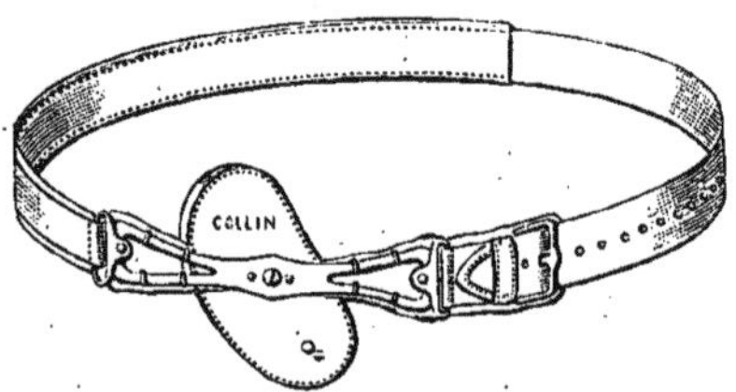

FIG. 80. — Bandage pour rein mobile.

2° La *néphrorrhaphie* ou fixation opératoire du rein, dont la technique sera exposée plus loin, consiste essentiellement à provoquer des adhérences entre la glande et la paroi lombaire.

Les résultats opératoires qu'elle a donnés sont les suivants :

Nombre d'opérés	176	
Guérison opératoire.	168	
Mort.	8,	soit 4,54 pour 100.
Résultat inconnu.	1	

(dans ma statistique personnelle qui porte sur 30 opérés, j'ai eu un mort par tétanos au trentième jour); c'est donc là une intervention essentiellement bénigne et qui soutient la comparaison à cet égard avec la cure radicale des hernies. C'est une opération facile, dont j'ai à envisager ici les résulats fonctionnels, immédiats et éloignés.

Ses *résultats immédiats* sont satisfaisants (échecs 1 sur 20). J'ai publié [1] les résultats éloignés, vraiment thérapeutiques de 10 observations, et, à cet égard, j'ai relevé l'état des malades avant et après l'opération au triple point de vue : douleurs, troubles dyspeptiques, neurasthénie. Les douleurs ont disparu chez 7 malades, les troubles dyspeptiques et la neurasthénie dans la moitié des cas. La fixation sous-costale était toujours parfaite. Il suffisait de mettre les malades dans la position genu-pectorale, pour s'en assurer. C'est donc là

[1] TUFFIER, *Congrès de chirurgie*, 1891, p. 577.

une opération efficace et qui mérite d'être conservée, si l'on en juge par la statistique suivante :

Guérison absolue	86 soit 53 pour 100	
Amélioration persistante. . .	25	—
Résultats satisfaisants. . . .	24	—
Amélioration temporaire. . .	8	—
Insuccès.	20	—

La *néphrectomie*, pratiquée par la région lombaire ou par la voie abdominale, a donné 27 pour 100 de mortalité; c'est donc là une intervention meurtrière et qui n'est pas justifiée. D'ailleurs le nombre de ces opérations a notablement diminué, et c'est bien plus vers ses indications que vers le choix du procédé lombaire ou abdominal que doivent tendre les recherches.

Indications et contre-indications. — En présence d'un rein mobile, la thérapeutique varie suivant qu'il s'agit de la variété simple ou compliquée.

Rein mobile compliqué. — Toute opération est contre-indiquée à moins que le déplacement du rein ne soit la seule cause des accidents, ce que la symptomatologie permet d'établir. La paroi abdominale s'effondre, il faut venir à son secours : souvent le maintien et le relèvement des viscères en plaçant les deux mains sous le ventre de la malade, la soulage immédiatement et dicte la thérapeutique. C'est à la ceinture de Glénard ou à un modèle analogue avec pelote rénale qu'il faut recourir. Si malgré ces appareils, les accidents persistent, si le rein ne peut être maintenu, la néphrorrhaphie est indiquée comme adjuvant, mais le port de la ceinture reste nécessaire.

Si le rein mobile est *bilatéral*, c'est encore à la prothèse qu'il faut avoir recours sous forme d'une ceinture ou d'une double pelote rénale. Mais ce qu'il ne faut pas oublier, c'est que ces malades présentent des signes de neurasthénie et des symptômes d'ectasie gastrique nécessitant un traitement spécial.

Rein mobile simple. — Le port d'un bandage approprié avec pelote rénale devra être tenté tout d'abord. S'il est insuffisant ou mal toléré, le chirurgien doit s'enquérir minutieusement des causes de l'échec, et si les accidents sont bien sous la dépendance du seul déplacement rénal, il peut proposer la néphrorrhaphie qui répond seule à l'indication, fixation du rein. Cette opération peut être indiquée plus tôt quand les signes d'hydronéphrose intermittente apparaissent. La bilatéralité des lésions n'est plus alors une contre-indication et j'ai opéré avec succès une malade atteinte de double néphroptose.

Les indications de la *néphrectomie* seraient les échecs successifs de la fixation par l'opération et la persistance des accidents.

Avant de tenter cette ablation, il faudrait essayer à nouveau le traitement médical et le port de nouveaux bandages, après l'échec des néphrorrhaphies.

Ce n'est que dans les cas d'altération notable du rein par une pyonéphrose, qu'elle peut être primitivement tentée. Dans les cas d'hydronéphrose même accentuée, on doit toujours commencer par la fixation de l'organe.

CHAPITRE XII

OPÉRATIONS QUI SE PRATIQUENT SUR LE REIN

BARDENHEUER, *Drainirung der Peritonealhohle. Chirurgische Studien nebst einem Bericht über sieben Nieren Exstirpationen.* Stuttgart, 1881. — BARDENHEUER (J. Schmidt), *Berlin. klin. Wochen.*, 1888, p. 857 (statistique). — BARKER, Nephrectomy by abdominal section (statistique). *Med.-chir. Transact.*, 1880, p. 181. — BARKER, Nephrectomy by lumbar section (statistique). *Med.-chir. Transact.*, 1881, p. 257. — BRAUN, Archiv. f. klin. Chirurgie 1890, t. LX, p. 4. — BREUNER, Wiener med. Wochen., 1885, p. 985. — BRODEUR, Intervention chirurgicale dans les affections (statistique). Thèse de Paris, 1886. — Congrès français de chirurgie 1886, p. 510 (Discussion). — CZERNY, Ueber Nieren Extirpation. *Central für Chir.*, 1879, p. 737. — CZERNY, *Beiträge zur klin. Chirurgie*, 1886, t. VI, p. 521 (Herczel). — DOUILLET, Nephrectomie sous capsulaire. Thèse de Lyon, 1887. — FOWLER, *New-York med. Journal*, 1891, t. LIII, p. 215. — GARDNER, Nephrotomy and nephrectomy. *Australian med. Journal*, Melbourne, 1885, p. 486. — GROSS, Nephrectomy. The indications and contrindications (statistique). *Am. Journ. of med. sc.*, 1885, p. 79, t. II. — HAMILTON, *New-York med. Journ.*, 1890, t. LII, p. 170. — HARRIS, *Am. Journ. of med. sciences*, 1882, t. LXXXIV, p. 109 (statistique). — HEYDENREICH, *Semaine médicale.* Paris 1887, p. 89. — DE JONG, Beitrag zur Nieren Extirpation (statistique). *Central. f. Chir.*, 1885, p. 904. — HANS BOLZ, Thèse de Dorpat, 1885 (statistique). — KÖNIG, *Central. für Chir.*, 1886, p. 503. — KRONER, *Arch. f. Gynæk.*, 1881, t. I, p. 87 (statistique). — LAUENSTEIN, Zur Chirurgie der Nieren. *Deutsche med. Wochen.*, 1887, p. 508 et 568. — LE DENTU, Technique de la néphrectomie. *Revue de chir.*, 1886, p. 1 et 104. — LEOPOLD, *Arch. für Gynæk.*, 1882, t. I, p. 138 (statistique). — MEOLA, Della nephrectomia. *Rif. med. Nap.*, 1886, p. 45, 51, 57, 63. — MONOD, Congrès de chirurgie, 1889, p. 534. — OLFIELD, Nephrotomie. Thèse de Paris, 1865. — OTIS, Operation upon the kidney. *Boston med. and surg. Journ.*, 1887, t. LLXVII, p. 352. — PILCHER, Surgical operation upon the kidney. *Annals of the anatomical and surg*, Soc. Brooklyn, 1879, p. 43. — PONCET, De la néphrectomie. *Prov. médicale*, 3 sept. 1887. — ROBINEAU DUCLOS, Incisions chirurgicales du rein. Thèse de Paris, 1889. — SCHEDE, Berliner klin. Wocher 1890, p. 496 (statistique). — SANGER, Neue Arbeiten über Nieren-Chirurgie. *Deutsche med. Wochen.*, 13 mars 1890. — THIRIAR, Considération sur les affections chirurgicales du rein et la néphrectomie. *Revue de chirurgie*, 1888, p. 1. — THORNTON, Nephrotomy and nephrectomy. *Med. Times and Gaz.*, 1885, p. 466. — THORNTON, *Med.-Chir. Transact.*, t. LXXII, p. 289 (statistique personnelle). — THORNTON, *Lancet*, t. II, p. 1105, 1889. — THORNTON, Renal surgery, in-8°. London, 1890. — TUFFIER, *Gaz. hebd.*, 26 avril 1890. — TUFFIER. Soc. de chirurgie, 1892. — WAGNER, Casuistische Beiträge zur Nieren-Chirurgie. *Deutsche Zeitschrift f. Chir.*, 1886, t. XXIV, p. 505.

Anatomie. — Le rein est normalement situé *dans le thorax.* Son bord supérieur affleure le bord supérieur de la 11e côte ; son extrémité inférieure déborde la 12e côte de deux travers de doigt (soit le tiers inférieur de la glande) (voir fig. 52, p. 465). Le hile correspond à l'apophyse transverse de la 1re lombaire, il répond assez bien à une ligne verticale passant à quatre travers de doigt des apophyses épineuses. Une incision lombaire pratiquée pour le découvrir rencontre la peau, le tissu cellulaire, les faisceaux inférieurs du grand dorsal, le bord externe de la masse sacro-lombaire et les trois feuillets de l'aponévrose du transverse, renforcés en haut par le ligament lombo-costal de Henle ; le carré lombaire ne couvre que ses deux tiers internes, le rein déborde toujours le bord externe de ce muscle. Le grand nerf abdomino-génital et les vaisseaux qui l'accompagnent croisent sa face postérieure.

Ces différents plans forment sa couverture chirurgicale, mais il est encore défendu par un organe facile à blesser, c'est la *plèvre*. Les recherches de Holl, confirmées par les dessins de M. Farabeuf, les dissections de Récamier et les coupes de sujets congelés faites par nous-même, montrent que ce trajet n'est pas fixe par rapport à la 12e côte. Suivant que cette dernière est longue ou courte, la plèvre dépasse toute sa longueur ou seulement son tiers interne. Son trajet fixe est une ligne transversale passant par la première apophyse transverse lombaire. En tous cas, on doit faire la plus grande attention dans le tiers supérieur de l'incision de ne point blesser la plèvre, accident fréquemment signalé. En arrivant sur le rein, il faut redoubler d'attention pour ne pas déchirer le *côlon* qui baigne dans la même graisse.

Quand on l'attaque par l'abdomen (voie transpéritonéale), le rein doublé du péritoine pariétal est recouvert par les anses intestinales et le côlon ascendant à droite, descendant à gauche. Le côlon ascendant croise son tiers inférieur, le côlon descendant un peu plus élevé croise à sa jonction avec le côlon transverse la moitié inférieure de l'organe ; ce sont là les deux régions de l'intestin qui gênent le plus l'opérateur. Enfin le rein droit est recouvert par le foie et en rapport en dedans avec la *veine cave;* le rein gauche répond à la rate et à la queue du pancréas. Le *pédicule* du rein *droit* n'a que 3 centimètres, de la veine cave au parenchyme rénal, et la distance est la même de l'aorte au bord interne du rein gauche.

Ces notions anatomiques réduites à leur plus simple expression nous permettent d'aborder l'étude des opérations pratiquées sur le rein.

Nous étudierons successivement : *la ponction*, *la néphrotomie* et ses variétés, *la néphrectomie*, *la néphrorrhaphie*.

I

PONCTION

Elle peut être *exploratrice* ou *curatrice*. Mais dans le plus grand nombre des cas, elle est employée pour s'assurer que la tuméfaction observée est liquide et elle permet de constater la nature de ce liquide. Elle a servi dans quelques cas à diagnostiquer un calcul [1]. Quelques chirurgiens furent assez heureux pour heurter de la pointe du trocart la pierre contenue dans le bassinet ; ce mode d'exploration est vraiment trop aveugle pour mériter une recommandation.

Le siège de la ponction variera suivant les cas. M. Le Dentu conseille justement de choisir la voie extra-péritonéale. On doit passer à l'endroit où la tumeur se rapproche le plus de la peau. Après s'être bien assuré de la matité de la région pour éviter l'intestin, on fait coucher le malade sur le flanc du côté sain, un coussin sous ce flanc pour faire bomber la région opposée, puis on fait repousser par un aide la tumeur vers le point où elle doit être attaquée ; de cette façon elle ne peut plus fuir devant le coup de trocart, ni laisser un organe s'interposer entre elle et la paroi. Une grosse aiguille des séries Potain ou Dieulafoy est enfoncée perpendiculairement à la tumeur, le

[1] BARKER, *Lancet*. 1880, t. II, p. 130. — JONES, *Bull. méd.*, juin 1885, t I, p. 1060. — BARLOW et GODLÉE, *Clinical Soc. of London*, t. XV, p. 134.

liquide s'écoule et peut être examiné à tous les points de vue : physique, chimique, microbiologique. Simon conseille dans les cas difficiles d'introduire par la canule une bougie en gomme capable d'indiquer les limites de la tumeur et sa direction en haut (tumeur rénale) en bas (kyste ovarien); ce procédé est peu employé. Enfin les débris ramenés par le trocart simple ou le trocart emporte-pièce seront examinés et pourront aider au diagnostic.

II

NÉPHROTOMIE

C'est l'incision du rein. Elle comprend plusieurs variétés : l'incision superficielle, *débridement de la capsule propre du rein*; l'incision d'un rein calculeux non dilaté ou *néphrolithotomie*; l'incision d'un rein malade ou *néphrotomie*; enfin l'incision du bassinet se fait par les mêmes procédés, c'est la *pyélotomie*.

Je laisse de côté l'histoire de cette opération si brillamment racontée dans le mémoire de Hévin, les discussions sur la première néphrotomie et la légende de l'archer de Bagnolet. Elle fut probablement faite à l'insu même de l'opérateur qui ouvrit une collection purulente des lombes. En tous cas on ne s'attaqua pendant bien longtemps qu'aux vastes foyers de suppuration qui venaient d'eux-mêmes vers la peau, ou aux hydronéphroses de grand volume. En vain Rayer et Miguel conseillaient l'intervention hâtive, ce ne fut que depuis Smith (1869), et Bryant et Callender (1870), que les faits se sont multipliés. Mais il faut arriver à 1880 pour voir Morris attaquer de parti pris un calcul rénal dans un rein non dilaté, non suppuré; opération qu'avait pressentie Rousset un siècle avant lui, mais que Hévin avait rejetée.

NÉPHROTOMIE SUR UN REIN DILATÉ

Deux voies conduisent sur le rein : la *voie lombaire* et la *voie abdominale;* la première est universellement reconnue comme la voie d'élection.

Manuel opératoire. — Le malade est *placé* dans le décubitus latéral sur le côté sain, il repose sur un coussin arrondi enfoncé dans le flanc pour tendre la région opposée, la cuisse du côté malade est légèrement fléchie. Un aide placé du côté du ventre enfonce le poing dans l'abdomen pour refouler la tumeur dans l'échancrure lombo-costale. Après chloroformisation et antisepsie de la région, le chirurgien placé du côté du dos du sujet, reconnait la 12e côte, longue ou courte, la crête iliaque et la dépression presque toujours tangible du bord externe de la masse sacro-lombaire. Il pratique une *incision* à 8 centimètres des apophyses épineuses. Cette incision part de la 11e côte et s'étend jusqu'à la crête iliaque, elle est légèrement oblique en bas et en dehors, si le rein est descendu, presque parallèle à la 12e côte, si le rein est normalement situé [1].

[1] Les discussions si nombreuses au sujet de la direction à donner à l'incision paraissent trouver leur explication dans ce fait que les chirurgiens se sont adressés à des reins diver-

La peau, les fibres inférieures du grand dorsal, puis les muscles de la paroi abdominale en dehors de la gaine des muscles de la masse commune, sont sectionnés ; on arrive alors sur l'atmosphère graisseuse du rein ou plus souvent sur une masse sclérosée ou lipomateuse, qui représente la paroi rénale et une périnéphrite adhésive.

Dans le cas où l'on suit la voie abdominale, la laparotomie médiane, ou latérale en dehors du muscle grand droit, conduit sur la tumeur.

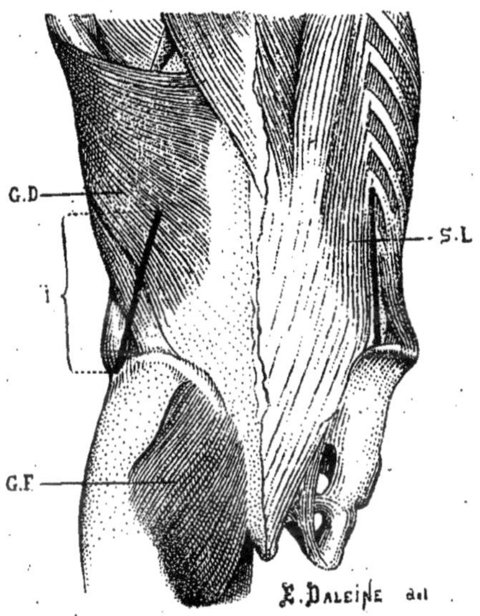

Fig. 81. — A, du côté gauche siège de l'incision pour la néphrectomie et la néphrotomie. — B, du côté droit pour la néphrorrhaphie.

Alors seulement commencent les différences suivant qu'il s'agit d'une néphrotomie ou d'une néphrolithotomie.

Incision du parenchyme. — Le rein décortiqué est reconnu à sa consistance, à sa coloration. Son bord convexe ou sa face postérieure bien précisés, ou mieux l'absence de gros vaisseaux du hile étant certaine, on plonge hardiment le *bistouri* (le thermocautère ne présente ici aucun avantage (voy. Études expérimentales) dans le parenchyme rénal, et on l'incise verticalement sur une hauteur de 3 à 4 centimètres. Si la poche est très volumineuse, on peut la ponctionner avec un trocart simple, ou un trocart cannelé, et l'amener dans l'incision lombaire, comme nous le faisons pour les laparotomies ; on aurait ainsi l'avantage de ne pas infecter les bords de la plaie. L'hémorrhagie qui suit cette section est peu abondante, elle cède à une simple compression. L'incision faite, le liquide s'écoule ; on prend chaque lèvre de la plaie rénale dans une anse de fil ou dans une pince à griffes.

Exploration. — Il faut alors avec l'index *explorer* la cavité. On doit reconnaître ses dimensions, sa forme, son étendue en haut et en bas. S'il s'agit d'une *collection simple non calculeuse*, par la palpation abdominale combinée au toucher, on sent que la poche est bien vide et qu'il ne reste pas une autre collection indépendante en quelque autre point de l'organe. Cette exploration permet également de reconnaître les cloisons incomplètes qui font saillie dans la poche, et l'absence de battements artériels à leur niveau. Si le doigt est insuffisant, on peut introduire un cathéter métallique ou une bougie pour rechercher l'orifice urétéral ; mais le plus souvent cette recherche est négative. On pourra alors sectionner les éperons qui paraissent minces et saillants, de façon à

sement situés. Pour ma part je crois que toutes les incisions sont bonnes sans exclusion de l'une d'elles, mais qu'il faut savoir les appliquer suivant les cas, l'incision devant se rapprocher d'autant plus de la 12e côte que l'organe est situé plus haut et moins mobile.

transformer autant que possible la poche en une plaie régulière; toutefois, exceptionnellement, on rencontre là de gros vaisseaux qui nécessitent une certaine prudence dans ces résections profondes. En tout cas, il faut nettoyer, avec des éponges montées, toutes les anfractuosités du foyer, et c'est toujours là une tâche pénible, car le pus filant, gélatineux qui remplit souvent ces cavités s'agglutine sur les parois et se détache difficilement. Ce nettoyage effectué, on fixe les bords de la plaie rénale y compris la capsule (Tuffier) à la peau de la région lombaire, si une périnéphrite adhésive n'a pas déjà réuni tous les tissus, et on draine comme nous le verrons, puis on referme toutes les parties molles, peau et muscles, dans tout le reste de la plaie.

Si la collection renferme des calculs. — Leur recherche et leur extraction nécessitent des manœuvres spéciales. Ils sont souvent méconnus (9,2 pour 100 sur 114 interventions) ou incomplètement enlevés (11,5 pour 100); les cloisons multiples, l'étendue considérable et les anfractuosités de la poche expliquent la fréquence des opérations incomplètes. Si le doigt est insuffisant, il faut se servir d'un explorateur vésical métallique et lui donner séance tenante les courbures nécessaires. Lorsque le calcul est tombé du côté du hile, il est en général facile à sentir; mais, s'il occupe une des extrémités du rein (Guyon), surtout l'extrémité supérieure ou son bord convexe, on le trouve difficilement; dans un cas j'ai reconnu secondairement un volumineux calcul ainsi placé derrière la 11e côte. Cette difficulté que j'ai plusieurs fois constatée tient à ce que le corps étranger est enfermé dans un ancien calice, si bien qu'on ne peut l'aborder que par le goulot étroit de cette cavité et sentir là une pointe qui n'est que la petite extrémité d'un calcul volumineux renfermé dans un des débris du parenchyme rénal. En tout cas, cette recherche doit être poursuivie patiemment, surtout si dès l'incision on tombe sur un calcul. Leur extraction est souvent difficile à cause de leur irrégularité, de leur volume, des anfractuosités dans lesquelles ils sont renfermés, des colonnes charnues qui les enlacent. Des instruments de formes très diverses ont été proposés et figurés par Lange, Le Dentu. On peut se servir aussi de pinces coudées en divers sens. En général il faut s'efforcer d'enlever le calcul en entier et d'un seul coup; pour cela on débride une cloison gênante ou l'on incise franchement le parenchyme rénal par sa partie externe, ce qui permet généralement d'arriver plus facilement sur la pierre. Dans les cas où le calcul est friable et son enchevêtrement tel qu'on ne peut songer à une extraction en masse, on le fragmente. J'ai été obligé ainsi de faire une vraie lithotritie grossière pour enlever un gros calcul de l'extrémité supérieure du rein; la fragmentation me paraît préférable à la résection d'une côte pour agrandir le champ opératoire. En tout cas on ne saurait trop multiplier les recherches.

Traitement post-opératoire. — La cavité ainsi vidée, régularisée, fixée à la peau, la plaie des parties molles est réunie partiellement, tamponnée à la gaze iodoformée pendant vingt-quatre ou quarante-huit heures pour assurer le maintien de cette régularisation, puis on place deux gros drains aux deux extrémités de l'organe, ou un plus grand nombre si des anfractuosités volumineuses persistent encore; on les fixe par un point de suture à la paroi lombaire, puis on applique une épaisse couche d'ouate hydrophile aseptique doublée d'une seconde couche d'ouate ordinaire, et on met un bandage de corps. Dès le lendemain le pansement est souvent traversé par l'urine ou les liquides qui s'écoulent de la plaie. Il est en effet fort curieux de voir la quantité considérable de liquide excrétée par un rein qui paraît complètement détruit. Les accidents fébriles tombent aussitôt après l'opération, et, au point de vue général, le malade reprend rapidement ses forces, souvent même d'une façon inespérée. Quant à la marche des lésions locales, nous devons dire que la sécrétion uro-purulente s'éternise souvent pendant des semaines, des mois, souvent même une fistule persistante s'établit pour des années. Panser à plat, raccourcir les drains, aseptiser le foyer par des injections de sublimé, de nitrate d'argent, de chlorure de zinc, tâcher de rétablir le cours de l'urine par le bassinet à l'aide d'injections, tel doit être le traitement préventif de cette fistule que nous avons étudiée précédemment (p. 558). Nous verrons plus loin son traitement opératoire.

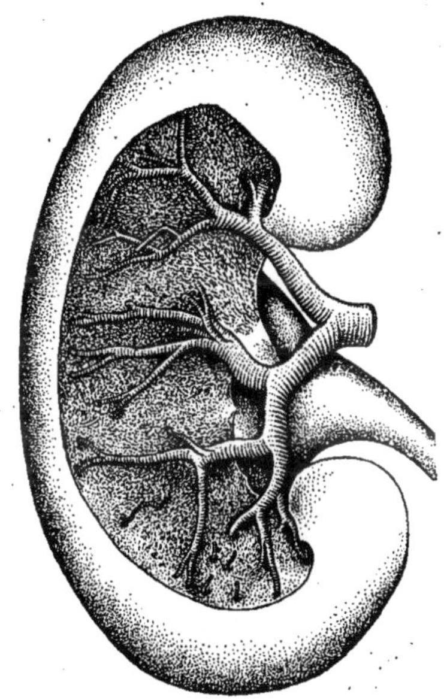

Fig. 82. — Artères du rein suivant se faces superficiellement. (Préparation de Tuffier et Lejars.)

Résultats opératoires. — Nous avons vu, à propos de la pyélo-néphrite, des hydronéphroses, des kystes et des calculs du rein, les indications et les contre-indications de cette opération et ses résultats. Son champ s'étend chaque jour; c'est une opération peu meurtrière, puisqu'elle donne une mortalité de 22,6 pour 100 sur 259 cas. Nous ajouterons que dans les opérations pour lésions septiques (pyélites calculeuses, pyélites non calculeuses), la mortalité est habituellement plus considérable (220 observations avec 23,3 pour 100 de mortalité) que dans les cas de collections aseptiques (kystes ou hydronéphroses) dans laquelle la mortalité ne s'élève qu'à 18,8 pour 100. Quant à la néphrotomie pour pyélo-néphrite tuberculeuse, elle est plus grave, 47,8 pour 100. Sa seule infériorité est la persistance d'une fistule dans la proportion de 49 pour 100 (43 pour 100 à la suite des interventions pour lésions infectieuses, pyélites simples et calculeuses, et 66 pour 100 dans l'hydronéphrose et les kystes).

La néphrotomie abdominale est beaucoup plus meurtrière (50 pour 100) dans les pyélites; pour les collections aseptiques, elle donne presque les mêmes résultats que la néphrotomie lombaire (20 pour 100).

Débridement de la capsule propre (Le Dentu). — Cette opération, proposée et exécutée dans certains cas de douleurs violentes siégeant dans un rein non altéré, n'est qu'une néphrotomie superficielle, consistant à inciser la capsule propre sur le bord convexe du rein dans toute sa hauteur.

Néphrolithotomie. — L'incision pratiquée sur les parties molles comme précédemment conduit sur un rein non suppuré et non dilaté, mais contenant un calcul qu'il faut extraire. Le premier temps de cette opération, c'est d'amener le rein dans le champ opératoire. Pour cela, il faut l'isoler progressivement de sa couche graisseuse et l'abaisser lentement au-dessous de la 12e côte. Ayant ainsi l'organe en plein champ opératoire, il reste à l'inciser. Deux cas peuvent se présenter : Ou le rein est aminci en un point, sa coloration plus blanche, sa consistance indiquent que la pierre siège en ce point; dans ce cas, il faut suivre la voie indiquée par le calcul qui a déjà fait une partie du chemin, et inciser suivant le grand axe de la tumeur en s'éloignant autant que possible du hile de l'organe. Cette incision doit être faite au bistouri, elle donne lieu à un écoulement sanguin peu considérable que la compression immédiate et prolongée suffit à tarir; on écarte alors les deux lèvres de l'incision et l'on extrait le calcul comme nous l'avons indiqué. Si au contraire le rein ne présente aucune trace d'amincissement, si d'autre part l'acupuncture a révélé la présence d'un calcul, le choix de l'incision a été discuté : faut-il inciser le bassinet, le rein, et quelle partie du rein?

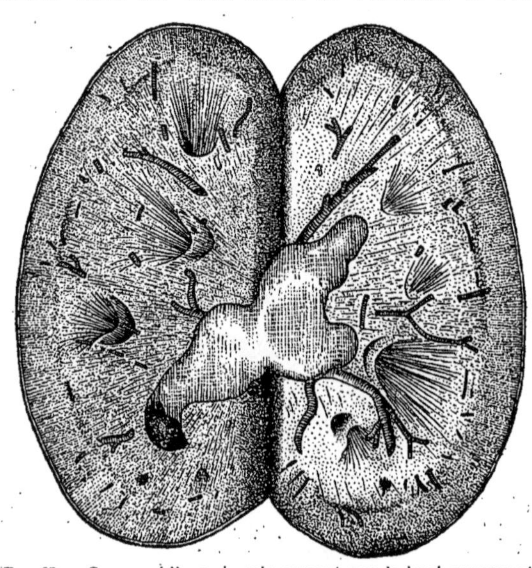

Fig. 83. — Coupe médiane du rein passant par le bord convexe et montrant son peu de vascularité en opposition avec la fig. 82 (Tuffier et Lejars.)

J'ai défendu expérimentalement et cliniquement dans ces cas l'incision sur le bord convexe de l'organe, jusqu'au bassinet (¹). Depuis cette époque, les pyélotomies pratiquées en pareils cas, les propositions d'incisions doubles en haut et en bas du rein (²) n'ont pas ébranlé mes conclusions. L'incision du bord convexe a l'avantage d'éviter les gros vaisseaux, d'ouvrir la voie la plus large, de fendre le plus grand nombre de calices, de se réunir par première intention le plus facilement et en compromettant au minimum la vitalité des éléments du rein. Elle permet une exploration plus complète de l'organe, suivie d'une réunion par première intention; elle est le moins souvent suivie d'une fistule. Cette section faite au bistouri donne lieu à une hémorrhagie abondante qui a emporté quelques malades. On s'en rend maître par la compression prolongée soit avec une grosse éponge, soit en appliquant l'une à l'autre les deux valves du rein, soit enfin, dans le cas où la mobilité le permet, par la compression du pédicule par les doigts d'un aide. Ce dernier moyen que j'ai défendu m'a rendu les plus

(¹) Études expérimentales, p. 71.
(²) Legueu, *Annales génito-urinaires*, 1891, p. 365.

grands services, et chez un malade dont j'ai présenté l'histoire à la Société de chirurgie, cette compression pendant l'incision, jointe à la réunion des deux valves du rein, m'ont permis d'exécuter presque *à blanc* une néphrolithtomie. Toute autre tentative d'hémostase est inefficace et dangereuse. Cette incision du bord convexe est même indiquée dans les cas où le calcul est senti dans le bassinet ou dans l'uretère, ou dans un point déterminé du rein et quand le reste de l'organe est reconnu indemne après exploration minutieuse. J'ai pu ainsi faire remonter un calcul siégeant dans l'uretère à 10 centimètres au-dessous du rein jusque dans le bassinet et l'extraire là par l'incision du bord connexe. Quelle que soit l'incision pratiquée, elle doit être suivie d'une réunion par première intention. Pour cela, quatre points de gros catgut sont passés en plein parenchyme, les deux valves rénales sont rapprochées, sans être trop serrées pour éviter l'atrophie du rein (Tuffier), et l'hémostase est en général parfaite. On réunit ensuite par étages successifs les divers plans musculaires au catgut et la plaie au crin de Florence, sans drainage, si le malade et l'opérateur sont aseptiques.

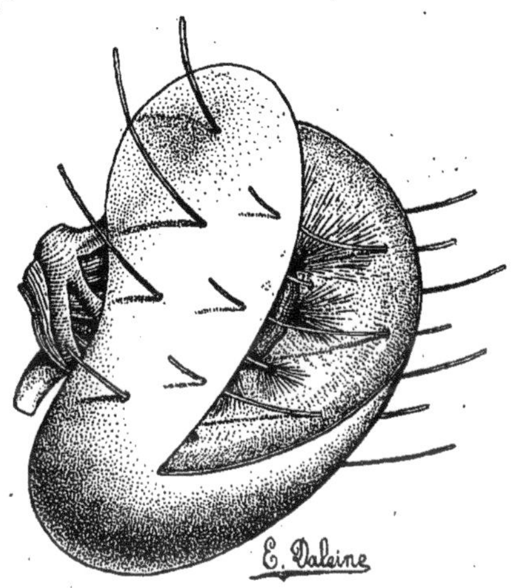

Fig. 84. — Passage des sutures superficielles et profondes (Schéma). (Tuffier.)

Dans les jours qui suivent, l'urine est sanguinolente, sa quantité est diminuée, puis tout rentre dans l'ordre vers le 5e jour. Les variations dans la sécrétion urinaire dépendent de l'état du rein opéré et de la quantité d'urine qui s'écoule par la plaie. Les accidents ultérieurs tiennent à des défauts d'antisepsie ou à des fautes opératoires, ce sont des suppurations ou des fistules; ou à des altérations du rein du côté opposé amenant l'anurie ou l'urémie. Voici à cet égard les chiffres que le relevé des observations m'a fournis : 43 opérations avec seulement 3 morts et 2 fistules, tandis que la pyélotomie possède à son actif 20 pour 100 de mortalité et 19 pour 100 de fistules.

III

NÉPHRECTOMIE

C'est l'ablation du rein. Elle peut être *totale* ou *partielle*, suivant qu'elle enlève partie ou totalité de l'organe. Elle est *primitive*, ou *secondaire* à une néphrotomie préalable.

La suppression d'un rein fut d'abord étudiée au point de vue expérimental sur les animaux par Zambeccarius; il fut démontré qu'un animal pouvait survivre à cette opération. L'application à la chirurgie humaine fut bien discutée dès le XVIIe siècle, mais ce ne fut qu'avec les erreurs de diagnostic de la chirurgie abdominale que les premiers néphrectomistes « sans le savoir » enlevèrent une tumeur rénale prise pour un néoplasme ovarien (Volcott de Philadelphie, en 1861, puis Spiegelberg de Breslau, en 1867). Gustave Simon (de Heidelberg), le premier, en 1867, pratiqua la néphrectomie sur un rein normal et démontra que l'équilibre physiologique pouvait persister malgré cette ablation. Cette opération fut faite par la *voie lombaire*, mais les erreurs de diagnostic des premiers opérateurs avaient montré la possibilité de passer *à travers le péritoine*, et en 1876 Kocher suivit de parti pris cette voie pour enlever une grosse tumeur du rein saillante dans l'abdomen. Ainsi furent indiquées les deux routes qui nous sont offertes pour aborder le rein, dont la plus large est évidemment la seconde, et dont la plus directe et la moins dangereuse n'est pas encore bien connue; si bien que certains auteurs ont voulu prendre un chemin de traverse, la voie *parapéritonéale*. C'est surtout à propos de la néphrectomie que différents procédés ont été proposés pour aborder la glande. Nous étudierons successivement la voie lombaire, la voie abdominale, et nous dirons quelques mots de la voie parapéritonéale.

Néphrectomie lombaire. — C'est la méthode de choix dans tous les cas de tumeurs peu volumineuses, toutes les statistiques le prouvent. La direction et la forme de l'incision ont été discutées. Le Dentu (1) les a longuement étudiées, critiquées et divisées en deux variétés : *incisions simples; incisions combinées*. Les premières sont verticales, obliques ou transversales, et elles peuvent être situées plus ou moins près du bord externe de la masse sacro-lombaire.

Incision verticale. — Simon ouvre la loge de la masse musculaire commune. Bruns se porte un peu plus en dehors et l'évite; Trélat passait en dehors du muscle droit.

Incision oblique. — Parallèle au bord externe du carré lombaire, parallèle à la ligne semi-circulaire (Thornton, Melchior Torrès, Guyon, Tuffier); parallèle à la 12e côte et au-dessous d'elle (Kuster); franchement transversale (Cowper).

Incision curviligne à convexité interne et supérieure dont les deux extrémités correspondent en haut à la pointe de la 12e côte, en bas à la partie inférieure de la masse sacro-lombaire (Klinenberger, cité par Clément Lucas et Le Dentu). Incision en dehors et parallèlement à la ligne demi-circulaire (Thornton).

Les *incisions combinées* comprennent une section verticale en dehors de la masse commune et une section transversale s'étendant de la première parallèlement à la 12e côte dans une étendue variable. Clément Lucas fait sa seconde incision à un travers de doigt au-dessous de la 12e côte. Morris agit de même, mais en commençant par l'incision transversale. Le Dentu la place en bas de l'incision verticale et la prolonge plus ou moins loin en dehors suivant le volume de la tumeur.

Enfin la difficulté d'aborder la partie supérieure du rein a fait proposer la *résection sous-périostée* de la 12e ou des deux dernières côtes; ce procédé qui expose à l'ouverture de la plèvre a été généralement abandonné. Les recherches

(1) LE DENTU, *Revue de chirurgie*, 1886, p. 1 et 104.

précédentes sur l'étendue du cul-de-sac pleural (Holl) autorisent seulement la résection du tiers antérieur de cette côte pour les cas où la tumeur est particulièrement difficile à aborder. L'incision légèrement oblique partant de la 11e côte s'étendant presque sur et au-dessous de la crête iliaque est en général suffisante; dans le cas contraire, on lui adjoindra une incision transversale dont le siège et l'étendue seront basés sur le siège et l'étendue de la tumeur.

Le malade est dans le décubitus latéral sur le côté sain, un fort coussin arrondi est placé sous le flanc; en inclinant un peu le sujet sur le ventre on manœuvre plus facilement dans la région profonde; la cuisse du côté malade est légèrement fléchie. L'incision rencontre successivement la peau qu'il faut couper bien perpendiculairement à cause de sa mobilité, le tissu cellulaire, les fibres supérieures du grand dorsal, les muscles grand oblique, petit oblique et l'aponévrose du transverse, puis la graisse péri-rénale souvent mobile sous la mince lame du *fascia propria* que l'on prendrait facilement pour le péritoine. Dans ce trajet, on trouve à pincer les vaisseaux qui accompagnent le grand nerf abdomino-génital, une branche de l'intercostale dans la partie supérieure de l'incision et des veines situées au-dessus de la crête iliaque.

On aborde alors le rein et deux procédés peuvent être adoptés suivant qu'il s'agit d'un néoplasme du rein ou d'une pyélo-néphrite : la néphrectomie *sus-capsulaire* ou la néphrectomie *sous-capsulaire*.

Néphrectomie sus-capsulaire. — Le rein est isolé peu à peu de ses adhérences périphériques et cela avec les plus grandes précautions, car la masse du parenchyme empêche de voir ce qui se passe dans la partie profonde. Cette décortication se fait assez facilement en arrière et en bas, c'est en avant et surtout en dedans qu'elle est périlleuse. Tout le danger consiste dans les adhérences de la tumeur au péritoine, à l'intestin et aux gros vaisseaux, veine cave, aorte. Dans les cas où la tumeur est volumineuse, le morcellement avec les longues pinces rend les plus grands services; on arrive par ce procédé de proche en proche jusqu'au hile, en se faisant un champ opératoire d'autant plus large que l'on approche plus près des gros vaisseaux, c'est-à-dire du danger.

La néphrectomie sous-capsulaire de M. Ollier a le grand avantage d'éviter les dangers dus aux adhérences. Cette opération est excellente, quand la décortication se fait facilement. J'y ai eu recours plusieurs fois et j'ai été frappé de la facilité de son exécution. Pour ce faire, quand on arrive sur le rein, on incise sa capsule propre, dans toute sa hauteur, puis, saisissant cette capsule dans une série de pinces, on chemine par voie de décollement avec le bout des doigts comme on le fait pour enlever la paroi des salpingites adhérentes, rarement on laisse sur la capsule quelques fragments du parenchyme. On arrive ainsi jusqu'au hile de l'organe sur lequel on jette une ligature en masse, ou que l'on perfore en son milieu avec une aiguille mousse courbe doucement conduite et qu'on lie en deux faisceaux. On peut aussi placer une des pinces fortement courbées dont les modèles variés sont maintenant dans tous les arsenaux de chirurgie et on enlève d'abord le rein pour lier plus facilement le pédicule. Il faut alors bien savoir que ce pédicule est quelquefois friable et

(1) Ollier, Congrès de Chirurgie, 1886, p. 148, et Thèse de Douillet. Lyon, 1887.

qu'une constriction trop serrée peut le rompre. La soie plate aseptique est à coup sûr le meilleur lien.

Dans certains cas d'adhérences toutes spéciales et d'énucléation sous-capsulaire impraticable, on peut réséquer une partie des masses morbides du tissu altéré, faisant ainsi la néphrectomie partielle (hémi-néphrectomie postérieure de Le Dentu).

Quel que soit le procédé employé, le moignon restant doit être rendu aseptique. S'il s'agit d'un néoplasme, l'asepsie est naturelle ; mais pour une lésion infectieuse, il est nécessaire de cautériser la partie de l'uretère siégeant auprès de la ligature pour ne point infecter la plaie. Certains auteurs comme Thornton ont même conseillé de fixer l'uretère aux lèvres de la plaie ; c'est une précaution très logique, mais souvent impossible à réaliser.

L'opération terminée, on a une large cavité dont la toilette est minutieusement faite et qui se comble très rapidement. Si le champ opératoire a été infecté pendant l'opération, on pourra la drainer, sinon la réunion sans drainage sera toujours la méthode de choix.

Accidents de l'opération. — Ce sont d'abord les *blessures des organes voisins et les hémorrhagies.* La plèvre (5 fois), le péritoine (fréquemment), le côlon (6 fois) peuvent être atteints. Les incisions de la séreuse pleurale ne sont pas graves, si elles sont aseptiques ; nous avons vu la façon de l'éviter. La déchirure sera immédiatement oblitérée par une éponge, puis réunie avec un fin catgut. Les déchirures du péritoine sont de deux ordres ; tantôt elles sont accidentelles et ne compliquent guère l'opération, ou bien ce sont de larges déchirures avec perte de substance, il faut alors tenter une réunion, mais si elle n'est pas possible, on se contente de bourrer la plaie avec la gaze iodoformée. Dans le cas de blessure du côlon, la suture à deux étages s'impose.

Les *hémorrhagies* sont fréquentes, tantôt elles sont dues à une déchirure du parenchyme rénal, tantôt à une rupture d'un des gros vaisseaux du hile ou d'un vaisseau avoisinant. (Veine cave 4 fois, veine rénale 1 fois.)

Lorsque l'hémorrhagie se fait *en nappe* au niveau même du parenchyme, le seul traitement est la compression suffisamment prolongée ; elle ne permet que l'écoulement sanguin par un gros vaisseau sur lequel on peut alors placer une pince. Si cependant elle persistait, une compression sur le pédicule constitue la seule hémostase efficace. L'hémorrhagie par *les vaisseaux du hile* a lieu au moment où l'on arrive sur le pédicule, elle est due surtout à une simple déchirure, soit au glissement d'une des pinces mises à ce niveau ; dans ces cas on devra recourir à la compression rapide au niveau du vaisseau, puis à l'extirpation de tout le parenchyme rénal, de façon à créer une large voie vers le hile de l'organe. Quant aux *déchirures de la veine cave*, elles provoquent une hémorrhagie rapidement mortelle contre laquelle le tamponnement antiseptique serait seul de mise ; cependant on a signalé un fait de suture longitudinale de ce vaisseau.

NÉPHRECTOMIE SECONDAIRE. — Elle consiste à enlever le moignon du rein, reliquat d'une néphrotomie antérieure ; suivant l'âge du moignon nous la dénommerons *précoce* ou *tardive.* Ce sont les adhérences au tissu cicatriciel et la fistule qui constituent les difficultés inhérentes à cette opération. C'est toujours la voie lombaire qui a été suivie dans ces cas. Pour éviter le tissu cicatriciel, je conseillerai volontiers le manuel opératoire suivant : Incision lombaire parallèlement, mais en dehors de l'incision primitive, couche par couche, jusqu'au niveau du rein, puis dissection de l'orifice fistuleux et néphrectomie sous-capsulaire par morcellement; le foyer étant alors toujours infecté, le drainage s'impose.

La néphrectomie partielle dont les exemples se comptent (5 opérations avec 4 succès) est applicable soit à des déchirures traumatiques du rein, soit à des lésions infectieuses, soit enfin à des néoplasmes bénins. Dans les deux premiers cas, l'incision lombaire amène sur un foyer infecté, les parties malades sont réséquées, les parois du foyer sont curettées et la plaie ainsi faite est tamponnée et drainée.

Dans les cas de néphrectomie partielle vraie pour tumeur du rein, l'opération que j'ai faite (1) est basée sur la propriété plastique du tissu rénal : incision lombaire oblique en bas et en dehors, isolement du rein; dissection de la tumeur dans l'épaisseur du parenchyme rénal; compression de la plaie pour parfaire l'hémostase et suture de la plaie rénale par des fils de catgut passant en plein parenchyme comme après la néphrolithotomie; suture des parois lombaires en étages et sans drainage. Chez mon malade la guérison était complète au septième jour, et plus tard, j'ai pu constater la cicatrisation parfaite du tissu rénal.

Néphrectomie transpéritonéale. — Manuel opératoire. Incision de la paroi abdominale sur la ligne blanche, comme dans la laparotomie, ou sur le bord externe du muscle droit (Langenbuch). Cette dernière conduit plus directement sur le rein, et rend plus facile l'énucléation de la tumeur dans la partie externe; elle permet également la palpation des deux reins suivant la méthode de Thornton. Ouverture du péritoine, refoulement de l'intestin, comme dans toute laparotomie; on palpe alors facilement le rein, on ouvre le feuillet profond du péritoine en dehors du côlon, à moins de disposition spéciale de cette partie de l'intestin; on lie chemin faisant les vaisseaux. La tumeur est alors énucléée plus ou moins facilement suivant le nombre et la consistance des adhérences; on dégage successivement la face antérieure du rein, et on va reconnaître le pédicule, puis son bord externe, son extrémité supérieure, son extrémité inférieure, sa face postérieure, et on fait la ligature des vaisseaux du hile. Je n'ai rien à ajouter sur les accidents inhérents à cette décortication, qui sont les mêmes que dans la néphrectomie lombaire; les deux seuls points spéciaux sont : 1° *le traitement de l'uretère*, 2° *la suture du péritoine*.

Ou bien on a affaire à une lésion septique, ou bien il s'agit d'une lésion aseptique; dans le premier cas, les dangers d'inoculation du péritoine indiquent la fixation de l'uretère à la plaie abdominale suivant la méthode de Thornton, plutôt que son abouchement à travers une contre-ouverture lombaire, comme Morris le propose. Dans ces mêmes cas, la suture de l'incision du péritoine péri-rénal au péritoine de l'incision pariétale pour isoler le foyer suivant la méthode de Terrier, peut être indiquée; enfin, le drainage lombaire à travers une boutonnière faite en dehors de la masse sacro-

(1) Tuffier, *Archives de médecine*, 1891, p. 5, t. XXVIII.

lombaire, recommandé par Barwell, Rushton Parker, sont quelquefois nécessaires. Si, au contraire, le foyer est aseptique, on peut suturer la plaie péritonéale profonde et refermer le ventre comme après une laparotomie. C'est là une méthode que les progrès de la chirurgie abdominale tendent à généraliser.

Suites immédiates et éloignées de la néphrectomie. — *Choc.* — L'ablation totale d'un rein est toujours suivie d'un état de dépression assez accentué, et cet état de choc est capable d'emporter l'opéré. Dans les observations que j'ai relevées, il est souvent en rapport avec une lésion de l'autre rein.

Des troubles nerveux réflexes, paralysie temporaire du plexus brachial du côté opéré (Ollier), des troubles de la sensibilité, une fréquence exagérée du pouls (Le Dentu), ont été observés dans des cas encore très peu nombreux.

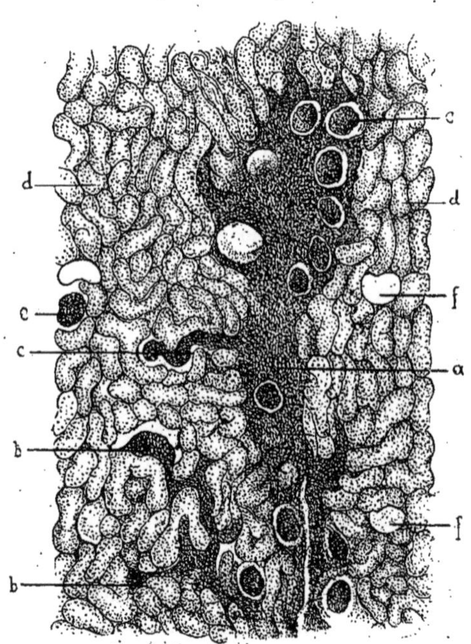

Fig. 85. — Hypertrophie compensatrice.

A, zone d'irritation. — B, bourgeon vasculaire pénétrant dans les talus contournés. — C, bourgeon vasculaire ayant davantage l'apparence de glomérule. — D, tubes contournés. — E, glomérules annexés. — F, cavité de Bowmann vide. (Préparation de Toupet d'après les pièces de Tuffier.)

Sécrétion urinaire. — J'ai étudié, au point de vue expérimental, les quantités d'urine et d'urée excrétées après la néphrectomie. Il y a pendant les deux premiers jours une oligurie très accentuée, puis la reprise est progressive et complète au sixième jour. La quantité d'urée que contiennent ces urines varie avec leur propre quantité, et le taux des matériaux extractifs suit le même chiffre. Au point de vue clinique le rétablissment des quantités physiologiques d'urine se fait en un temps variable, suivant que le rein du côté opposé fonctionnait déjà seul (oblitération de l'uretère du rein malade ou destruction de son parenchyme) avant l'opération ou que cet organe était encore largement aidé par son congénère. Ce rétablissement de la sécrétion physiologique est parallèle à une évolution anatomique qui se passe dans le rein du côté opposé après la néphrectomie. J'ai observé un cas d'anurie complète pendant vingt-quatre heures, suivie d'une oligurie de 10 grammes le second jour, 10 grammes le troisième, 500 grammes le quatrième, cependant le malade a guéri [1].

[1] Le nombre des néphrectomies est aujourd'hui suffisant pour assurer la longue survie des opérés et l'intégrité parfaite de la santé générale, puisque des opérées, comme celle de Brun, ont pu faire les frais d'une grossesse et d'un accouchement normal.

Hypertrophie compensatrice. — Toute l'histoire de la physiologie pathologique ayant trait à la néphrectomie est contenue dans l'histoire de ce curieux phénomène par lequel le rein devenu unique subit une augmentation de volume en rapport avec ses doubles fonctions. Rayer a signalé ce fait et en a montré des exemples tirés de la pathologie, Simon a expérimenté sur ce point, j'ai moi-même étudié jour par jour ce processus, au moyen de néphrectomies partielles et successives, et les résultats auxquels je suis arrivé m'ont permis de poser les conclusions suivantes : L'hypertrophie compensatrice n'a lieu que dans les cas où le rein en partie ou en totalité est normal. S'il est atteint de néphrite parenchymateuse, ce processus manque, et c'est peut-être la cause de la mort après la néphrectomie quand le rein du côté opposé est altéré. La quantité de parenchyme rénal nécessaire à la vie est égale environ au quart du poids du rein que nous possédons. Un moignon du rein sain égal à ce poids suffit à refaire une quantité de parenchyme égale au poids total d'un rein. Cette hypertrophie (fig. 86) est due en partie à l'augmentation de volume des anciens éléments du rein, comme Perl l'avait vu le premier, et en partie à une régénération par bourgeonnement vasculaire, comme Lorenz l'a aussi constaté, venant des vaisseaux anciens et formant de nouveaux glomérules.

Résultats opératoires. — Sur un total de 371 [1] néphrectomies primitives pour calculs, pyélites, hydronéphroses, kystes, tumeurs et tuberculose [2], la mortalité s'élève à 36,8 pour 100.

La néphrectomie lombaire (200 cas) donne.	28,4 pour 100
La néphrectomie trans-péritonéale (161 cas).	44,1 —

Si nous établissons les mêmes divisions que pour la néphrotomie, nous arrivons aux résultats suivants :

NÉPHRECTOMIES LOMBAIRES		NÉPHRECTOMIES TRANSPÉRITONÉALES	
112 suppurations (51 pyélites, 71 pyélites non calculeuses.	35,9 pour 100.	35 suppurations (16 pyélites calculeuses, 19 pyélites simples)	43,2 pour 100.
21 collections aseptiques (16 hydronéphroses, 5 kystes). .	23,9 —	49 collections aseptiques (25 hydronéphroses, 24 kystes). .	32,4 —
21 tumeurs.	24,2 —	66 tumeurs.	59 —
46 reins tuberculeux.	28,2 —	11 reins tuberculeux.	36,3 —

La néphrectomie secondaire, pratiquée dans 36 cas, ne donne que 9,2 pour 100 de mortalité, dont voici le détail :

25 suppurations (8 pyélites calculeuses, 17 pyélites simples). .	11,9 pour 100
3 collections aseptiques (hydronéphrose).	0,0 —
8 reins tuberculeux.	25 —

L'ablation du rein est une opération qui mérite de rester dans la pratique chirurgicale. Elle est plus grave que la néphrotomie, même si l'on ajoute à cette dernière la mortalité due aux opérations nécessitées par la persistance d'une fistule rénale. Ce qui charge la statistique de cette opération, c'est en somme la bilatéralité des lésions. La conclusion s'impose : toutes les fois qu'il reste un doute sur l'état du rein du côté opposé, il est préférable de faire d'abord l'incision. La *néphrectomie lombaire*, surtout par la méthode sous-

(1) Dans 10 observations, le siège de l'incision n'est pas indiqué.

(2) Les néphrectomies pour rein mobile et fistules urétérales ne sont pas comprises dans cette statistique.

capsulaire, est l'opération de choix; en lui adjoignant le *morcellement*, on arrivera à élargir le cadre de ses indications. La *voie abdominale*, la *laparo-néphrectomie*, mérite la préférence pour les grosses tumeurs, surtout si elles sont aseptiques. La *néphrectomie secondaire* est une excellente opération. Il en est de même des *ablations partielles* du rein.

Si nous voulons maintenant regarder d'un peu plus haut cette question, nous pouvons opposer l'insuffisance de nos moyens de diagnostic à la puissance de nos moyens opératoires. C'est donc encore vers la clinique, vers la recherche patiente et méthodique de l'état anatomique et physiologique des deux glandes rénales, qu'il faut diriger nos recherches.

IV.

NÉPHRORRAPHIE

On désigne sous ce nom l'opération qui consiste à fixer un rein normal ou altéré par sa seule mobilité. Depuis l'appellation donnée à la fixation de l'utérus : hystéropexie, on appelle aussi la fixation du rein *néphropexie*.

Cette opération, imaginée par Hahn en 1881, est entrée rapidement dans la pratique, et l'on en compte aujourd'hui plusieurs centaines. De nombreux travaux ont été faits sur cette question [1].

Le manuel opératoire généralement adopté consiste à ouvrir la région lombaire et à fixer le rein à la 12e côte et aux aponévroses profondes. Hahn avait d'abord conseillé la simple fixation de la capsule graisseuse; les échecs successifs de ce procédé l'ont fait abandonner. Bassini fixe la capsule propre; Ceccherelli passe ses fils dans le rein; M. Guyon agit de même; Duret fixe la couche graisseuse et le parenchyme.

Voici la technique que nous avons souvent suivie : situation du malade en décubitus latéral sur le côté sain, incision lombaire légèrement oblique de la 11e côte à la crête iliaque, à 4 grands travers de doigt des apophyses épineuses; sections musculaires successives; dissociation lente et souvent pénible de la capsule graisseuse, le rein étant refoulé et fixé par un aide. L'organe mis à nu, dans toute l'étendue de son bord convexe et des deux faces adjacentes, on passe un fil de gros catgut en plein parenchyme dans sa partie inférieure, de façon à fixer et à amener l'organe entre les lèvres écartées de la plaie. On agit de même à son extrémité supérieure, environ à 4 centimètres du sommet du rein; puis, sur la face postérieure et le bord convexe, on dissèque la capsule propre de Malpighi, de façon à aviver ainsi le parenchyme cortical. Le léger suintement sanguin qui suit cette dissection est arrêté par la compression; on place alors un troisième fil au milieu du rein, en pleine substance rénale. Ces trois fils passés avec l'aiguille coudée de Reverdin sont simples ou doubles. Les substances employées sont : le catgut, les tendons de kanguroo qui se résorbent moins vite, ou la grosse soie plate aseptique, qui est inoffen-

[1] Voir pour la bibliographie le chapitre XI. REIN MOBILE.

sive, comme nos expériences l'ont prouvé, et qui maintient à demeure indéfiniment l'organe, puisqu'elle ne se résorbe pas. Ces fils sont fixés, les supérieurs au périoste de la face externe de la 12e côte, les moyens deux à deux à l'extrémité supérieure de l'incision aponévrotique profonde, les inférieurs à cette même aponévrose. Ils sont serrés modérément, de façon à ne pas couper le parenchyme et à affronter la partie avivée à la paroi musculaire. Le rein ainsi fixé est au-dessous de sa situation normale, qu'il est impossible de lui rendre sans perforer le diaphragme). Les différentes sections musculaires sont suturées en trois étages au catgut et la peau réunie au crin de Florence sans aucun drainage. Pansement classique, gaze aseptique et ouate stérilisée. Bandage de corps avec sous-cuisses.

Divers incidents peuvent se présenter *dans le cours* de cette opération. La *mobilité extrême du rein* peut rendre difficile son isolement, le côlon fait alors sans cesse hernie dans la plaie. Pour éviter ces inconvénients, il suffit de placer de larges écarteurs qui refoulent le gros intestin, et de bien faire amener le rein par l'aide, qui enfonce un poing dans le flanc. Cette mobilité permet souvent de harponner et de faire sortir le rein à travers la brèche lombaire; on peut alors le travailler sur le dos du malade et passer les fils à son aise. La nécessité de bien débrider la plaie jusqu'à la 12e côte a fait *blesser la plèvre*. Son occlusion par une éponge et une suture au catgut ont raison de cet accident. On peut l'éviter en refoulant avec l'ongle la graisse sous-pleurale quand on arrive dans ce sinus périlleux. L'*hémorrhagie* qui suit le passage des fils s'arrête facilement par simple compression. C'est une opération aseptique qui doit être faite sans antiseptiques concentrés à cause des accidents d'absorption si faciles par la capsule graisseuse dissociée.

Après l'opération, l'urine diminue de quantité. J'ai même vu un cas de rétention durant deux jours. Elle est à peine teintée de sang et il faut le microscope pour révéler la présence de globules sanguins dans le dépôt. Des chiffres relevés sur nos malades il résulte que pendant les trois ou quatre premiers jours la quantité d'urine reste au-dessous de 1000 grammes. Vers le septième jour seulement elle atteint 1500 grammes; du dixième au douzième, elle va jusqu'à 2500, et ce n'est guère que vers le treizième ou le quatorzième jour que la moyenne physiologique de 1500 grammes se rétablit. Dans le même temps les proportions d'urée suivent à peu près une marche parallèle, variant de 15 à 20 grammes par litre, par conséquent la quantité d'urine excrétée nous donne exactement la fonction physiologique du rein. Les malades doivent rester dans le décubitus dorsal, et autant que possible immobiles pendant vingt jours, le bassin relevé par un coussin. Lorsqu'ils se lèvent, ils peuvent porter un bandage pendant les premières semaines; ils souffrent pendant quelques jours, puis tout disparaît. Dans un cas seulement, j'ai trouvé une anesthésie du pénil due à la section du grand abdomino-génital.

Les résultats actuels de cette opération sont les suivants : 177 observations avec une mortalité opératoire de 4,4 pour 100. Sur ces 177 faits nous trouvons :

Guérisons absolues	92	Améliorations temporaires	8
Améliorations persistantes	23	Insuccès	20
Résultats satisfaisants	24	Morts	8

J'ai étudié sur mes observations personnelles les résultats éloignés, voici ce qu'ils m'ont démontré : ils concernent 30 malades que j'ai suivis pendant plus de six mois au moins : Sur 30 opérations j'ai eu 29 succès et 1 mort. Dans ce dernier cas il s'agissait d'une femme de 50 ans qui fut emportée en 3 jours, 13 jours après l'intervention, par un tétanos aigu.

Mes 29 autres opérés sont guéris après réunion par première intention, dont 23 sans aucun drainage. De ces 29 guérisons, j'en ai suivi 10 depuis 4 ans, les 3 autres depuis un an. J'ai eu un seul échec avec récidive : il s'agit d'un homme atteint de cirrhose hypertrophique dont le foie, siège de poussées congestives, augmentait de volume et déplaçait le rein. Chez tous les autres opérés le rein est *solidement fixé*, les douleurs ont complètement disparu pendant la station et pendant le mouvement. Mais, comme je l'ai fait remarquer, par le palper bimanuel le rein est encore perceptible, son extrémité inférieure affleure la douzième côte. Pour bien s'assurer que le rein n'est plus mobile, il suffit de faire prendre aux malades la situation génu-pectorale. On voit alors que le rein est solidement fixe. Les douleurs ont complètement cessé chez toutes mes opérées, sauf une, qui d'ailleurs rentre dans le cadre de l'enteroptose. Les troubles dyspeptiques ont persisté dans un cas et disparu dans l'autre. Quant aux accidents hystéro-neurasthéniques, ils ont disparu, et une seule de mes malades se plaint encore de névralgies à siège variable.

URETÈRE

I

EXPLORATION DE L'URETÈRE

HALLÉ, Thèse de Paris, 1887. — KELLY, *Am. Journ. of obs.*, 1888, p. 1032. — LUSCHKA, *Arch. f. Gynæk.* 1877, t. III. — RICARD, *Sem. méd.*, 1887, p. 30. — SÄNGER, *Arch. f. Gynæk.*, t. XXVIII, p. 54. — TOURNEUR, Th. de Paris, 1886.

Les affections urétérales sont rarement isolées, elles sont en général liées à des altérations du rein ou de la vessie; mais elles peuvent par leur prédominance avoir une importance diagnostique et pronostique. Le calibre très restreint de ce conduit et sa profondeur rendent son exploration indirecte difficile; aussi a-t-on cherché divers moyens de l'explorer plus directement à travers les cavités naturelles, le vagin et le rectum.

La *palpation* peut seule nous donner des renseignements sur le volume et la sensibilité de ce canal. L'origine de l'uretère correspond assez exactement à une ligne parallèle à l'axe du corps passant à la jonction du tiers interne de l'arcade crurale avec les deux tiers externes. On peut considérer sa direction comme verticale jusqu'au détroit supérieur du bassin où il est le plus facilement accessible, parce qu'il repose sur un plan résistant; le point où il franchit ce détroit est à 4 centimètres et demi de la ligne médiane (Tourneur). Il est à l'intersection de deux lignes, l'une bi-iliaque transversale passant par les deux épines iliaques antérieure et supérieure, l'autre verticale passant par l'épine pubienne (fig. 86). Cette exploration doit être faite de la façon suivante : Le malade étant dans le décubitus dorsal, la région lombaire reposant à plat sur le lit, les jambes légèrement fléchies, on met le plat des doigts sur la paroi abdominale antérieure un peu en dedans du trajet présumé de l'uretère, puis on appuie progressivement et lentement jusqu'à ce que les doigts arrivent sur un plan profond résistant; il suffit alors de les promener de dedans en dehors pour sentir un cordon dur et irrégulier souvent douloureux. Toutefois, pour être positive, cette manœuvre nécessite une paroi abdominale complaisante (maigre et dépressible).

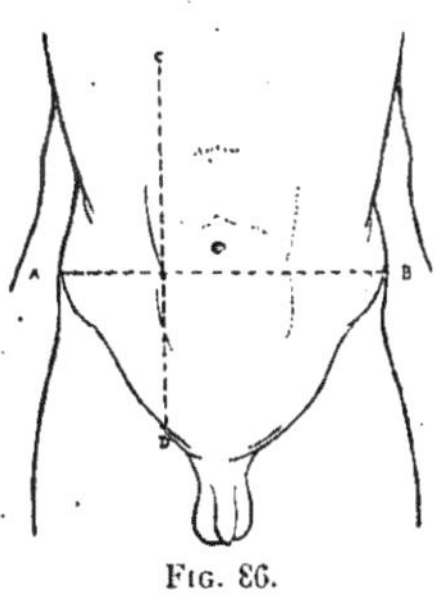

Fig. 86.

La palpation par le *rectum* est un simple toucher. Le malade est placé dans le décubitus dorsal. L'index (droit pour palper à droite, gauche pour l'uretère gauche) est enfoncé profondément sur la ligne médiane, puis la pulpe est retournée en dehors pour sentir un cordon entre elle et l'excavation osseuse pelvienne.

La palpation par le *vagin*, dont les gynécologistes usent largement, est plus facile; le doigt trouve sur le cul-de-sac antérieur et fuyant en arrière et en dehors dans le ligament large, un conduit plus ou moins dur (Hallé). Lorsqu'on déprime l'hypogastre avec la main pour former un plan résistant, les sensations deviennent encore plus nettes.

Ces différentes explorations ne donnent des résultats positifs que si les lésions sont assez marquées et si elles siègent au voisinage de l'orifice vésical; malheureusement, il est fréquent de trouver indemne cette portion du canal.

II

TRAUMATISMES DE L'URETÈRE

Ce sont des accidents rares; cette rareté s'explique par la situation de ce canal et par sa mobilité sous le péritoine, qui lui permet de fuir devant le traumatisme. Les observations authentiques sont trop peu détaillées pour nous permettre de faire une étude complète de ces accidents. Nous les divisons en : 1° *ruptures sous-cutanées*; 2° *plaies*.

1° Ruptures sous-cutanées. — Elles succèdent à des contusions, analogues à celles qui amènent les ruptures du rein. Ce sont des traumatismes violents, s'accompagnant de déchirures viscérales multiples. Peut-être l'uretère vient-il s'écraser sur l'apophyse transverse de la première vertèbre lombaire, saillante à son point de jonction avec le bassinet? M. Le Dentu croit qu'il s'agit plutôt d'un véritable arrachement. Quel que soit le mécanisme invoqué, dans les observations de Poland [1], Stanley [2], Hilton [3], où l'on fit l'examen nécroscopique, la rupture siégeait à la jonction de ce canal et du bassinet. Ce sont d'ailleurs les seules observations précises. Haviland [4] et Soller [5], trouvèrent, plusieurs années après l'accident, le premier une oblitération, le deuxième une cicatrice de l'uretère lésé.

Bardenheuer [6], Barker [7], Godlee [8], etc., ont publié des faits, qui ont été diversement interprétés : M. Le Dentu et nous même [9] les avons rangés dans les traumatismes de l'uretère; Arnould les place dans la catégorie des hydronéphroses traumatiques.

Les symptômes sont très peu marqués au début : une vive douleur lombaire, exceptionnellement une hématurie légère, ou une oligurie, pourraient faire soupçonner la lésion. Le symptôme constant, c'est l'apparition, deux à cinq jours après l'accident, d'une tuméfaction lombaire douloureuse, progressivement croissante, et d'accidents infectieux graves. Les ruptures de ce canal donnent lieu à un kyste urinaire comme dans les observations rapportées par Stanley, Poland, Hilton, pour ne citer que les faits où l'examen nécroscopique est venu confirmer le diagnostic, ou à une infiltration urineuse (Barker) si l'urine est aseptique. Si le foyer est infecté, un phlegmon uro-purulent en est la conséquence. Dans le cas de Chaput [10] la lésion concomitante de l'intestin explique les phénomènes d'infection qui nécessitèrent la néphrectomie. Mais ces ruptures simples peuvent guérir et l'uretère se cicatriser (Soller).

2° **Plaies.** — Les *plaies* de l'uretère sont *accidentelles ou chirurgicales*.

Les premières sont exceptionnelles; elles sont consécutives à un coup de couteau (Le Fort [11], Demons [12], de stylet (Nepveu) [13]. Quant aux plaies par armes à feu, les seuls exemples que nous connaissons sont ceux de l'archevêque de Paris, blessé aux journées de juin 1848 [14] et un autre rapporté par Rayer [15].

Plaies chirurgicales. — Depuis l'avènement de la chirurgie du petit bassin, ces blessures sont fréquentes. L'ablation de poches pelviennes suppurées, l'extirpation des fibromes, l'hystérectomie vaginale, fournissent un contigent

(1) Poland, *Guy's Hosp. Rep.*, 1868, p. 36.
(2) Stanley, *Med. chir. transact.*, 1843, p. 1.
(3) Hilton, *Guy's Hosp. Rep.*, 1868, p. 93.
(4) Haviland, *Patholog. Soc. of London*, 1859, p. 207.
(5) Soller, *Lyon médical*, 1880, t. XXXV, p. 333.
(6) Bardenheuer, *Drainirung der Peritonealhöle*, 1881, p. 1733.
(7) Barker, *Lancet*, 1885, t. I.
(8) Godlee, *Cluneal Soc. of London*, 1887, t. XX, p. 160.
(9) Tuffier, *Archiv. gén. de méd.*, 1889, p. 617.
(10) Chaput, Société de chirurgie, 13 mars 1889.
(11) Le Fort, *Acad. de méd.*, 1880.
(12) Demons, in Thèse de Biar., Bordeaux, 1885.
(13) Nepveu, *Archiv. gén. de méd.*, 1887, t. II, p. 270.
(14) *Gazette des hôpitaux*, 1848.
(15) Rayer, *Loc. cit.*

respectable de sections et d'arrachements de ce conduit. M. Pozzi [1] admet trois variétés de déchirures ;

a. Simple déchirure latérale sans solution totale de continuité ;

b. Déchirure complète, mais sans déplacement des extrémités sectionnées ;

c. Rupture complète avec arrachement d'une des extrémités.

Les *plaies chirurgicales* peuvent être des fistulisations dans le but de connaître l'état du rein du côté opposé (Agnew [2]), ou dans le but d'établir une fistule définitive pour permettre l'excrétion d'une urine retenue dans le rein par la compression pelvienne d'un uretère (Le Dentu) [3].

Je rangerai parmi ces cas les plaies consécutives à l'accouchement. Elles peuvent succéder à une manœuvre obstétricale, mais souvent elles se produisent par gangrène de l'extrémité inférieure du conduit comprimé par la tête fœtale pendant un temps prolongé.

Symptômes et diagnostic. — Les traumatismes de l'uretère peuvent passer inaperçus lorsque l'infiltration d'urine est peu étendue et s'enkyste. Les *ruptures* sous-cutanées se distingueront des contusions rénales par l'absence d'hématurie et la situation de l'épanchement péri-urétéral. Dans les *plaies* accidentelles, la direction suivie par l'instrument vulnérant, et surtout l'écoulement d'urine à travers la plaie, permettront de porter un diagnostic. Quant aux plaies chirurgicales, elles siègent dans la partie pelvienne de l'uretère, et donnent lieu au bout de quelques jours à une fistule dont il est impossible de méconnaître la cause.

Ce qui différencie ces plaies de celles de la glande rénale, c'est l'écoulement de l'urine qui est constant et l'absence d'hématomes. Un seul accident pourrait prêter à l'erreur, c'est une blessure du canal rachidien, comme cela eut lieu dans le cas de Holmes [4] ; mais, indépendamment de la rareté d'une telle lésion, l'analyse du liquide lèverait tous les doutes.

Traitement. — Dans les ruptures traumatiques, l'incision de l'infiltration urineuse et le drainage, ou mieux la recherche et la suture des extrémités de l'uretère, pourront être tentés. En cas d'échec, il persisterait une fistule dont nous verrons plus loin la thérapeutique. La thérapeutique des plaies chirurgicales variera suivant l'importance de la lésion. Si l'uretère est déchiré latéralement, on pourra tenter la suture qui, d'après nos expériences, est facile et susceptible d'amener une guérison complète. Dans les autres cas, on assure un facile écoulement à l'urine et il se forme une fistule que nous allons étudier. Quant aux épanchements urineux consécutifs, s'ils sont aseptiques, ils peuvent guérir à la suite d'une simple ponction ; si au contraire ils sont infectieux, ils donnent lieu à une infiltration uro-purulente justiciable de l'incision précoce et large. Quant aux incisions chirurgicales de l'uretère, j'ai montré que leur direction doit être parallèle au conduit, la suture exacte est susceptible d'amener une oblitération parfaite de la plaie sans rétrécissement appréciable.

(1) Pozzi, *Annales génito-urinaires*, 1891, p. 339.
(2) Agnew, *Philadelphia med. Times*, février 1881.
(3) Le Dentu, *Revue de chirurgie*, 1889, p. 932.
(4) Holmes, *Med. chir. transact.*, t. XLV, p. 155.

III

FISTULES DE L'URETÈRE

Ce sont en général des lésions consécutives aux plaies ou aux ruptures de ce conduit. Aussi rares autrefois que les déchirures de ce canal, elles ont acquis une fréquence relative depuis que la chirurgie du petit bassin attaque les tumeurs et les suppurations qui avoisinent et entourent l'uretère, et souvent même adhèrent intimement à ses parois.

HEILBRUN, *Arch. f. Gynæk.*, 1886, p. 1. — SPENCER WELLS, *Med. chir. Transact.*, t. LVV, p. 34. — POZZI, *Annales génito-urinaires*, 1891, p. 339. — TUFFIER, *Archives de médecine*, 1889, p. 617.

Étiologie. — Les plaies *accidentelles* de l'uretère se compliquent plus souvent de fistules que les plaies du rein. Quel que soit le siège de la rupture ou de la plaie, la persistance d'un trajet sera presque inévitable si la section est transversale et complète, car on peut voir expérimentalement que dans ces cas les deux bouts s'écartent. Les plaies longitudinales seules peuvent guérir complètement, surtout si la partie sous-jacente de l'uretère est indemne.

Les fistules *spontanées* reconnaissent pour causes une ulcération inflammatoire de l'uretère ou à sa perforation par une néoplasie envahissante, la tuberculose ou le cancer. Les ulcérations urétérales sont dues soit à un calcul, mais le cas est exceptionnel, le seul fait de Lethe me paraît discutable, soit plutôt à l'ouverture d'un foyer purulent dans l'uretère (Lee [1]).

La tuberculose envahissant ce conduit provoque plutôt une oblitération qu'une fistule.

Anatomie pathologique. — La fistule comprend un orifice externe, un trajet, un orifice interne. L'*orifice externe* est cutané ou viscéral. Par ordre de fréquence je signalerai les orifices lombaire, inguinal, abdominal et ombilical, enfin les fistules à double orifice lombaire et inguinal (Le Fort). Pour les ouvertures viscérales, nous avons dans le même ordre l'utérus, puis le vagin, le duodénum, le rectum, l'estomac.

Le *trajet* présente une longueur variable, il est en général assez court et dans les cas de fistules viscérales il s'ouvre presque directement [2]. Lorsque la fistule succède à une infiltration uro-purulente, le trajet peut être très étendu, anfractueux, induré. Souvent même, et nous l'avons vu dans le cas de Chaput, il communique avec un véritable clapier, situé profondément au niveau de la plaie urétérale.

L'*orifice profond* est constitué par le bout de l'uretère sectionné, plus

(1) LEE, in *Dickinson Loc. cit.*, p. 1059. — LANNELONGUE, *Tub. vertébrale*, p. 92.
(2) MARQUÉZY, Thèse de Paris, 1856, n° 28.

rarement par une perforation latérale. Ce qu'il importe de savoir, et ce que mes expériences m'ont prouvé, c'est que toute section transversale s'accompagne d'un écartement des deux bouts, tel que leur rapprochement ne peut s'effectuer sans une certaine tension des parties. Leur calibre change par suite de l'inactivité du bout inférieur, qui se rétrécit.

L'évolution de ces ruptures est telle qu'elles peuvent guérir spontanément, si le bout inférieur reste perméable. Dans une série d'expériences qui consistaient à extirper les 2 derniers centimètres de l'uretère à travers la vessie préalablement taillée, un nouveau canal permettait le passage de l'urine de l'uretère à l'embouchure vésicale, mais j'ai trouvé un rétrécissement dans un cas sur trois.

Symptômes. — Une fistule urétérale donne issue à de l'urine, ou à un liquide uro-purulent suivant que la fistule est urétérale ou qu'elle se complique d'un clapier profond, ce qui constitue la variété uro-purulente (à rapprocher des fistules sterco-purulentes). L'écoulement urinaire est continu si la fistule est élevée (expériences inédites), il est intermittent par éjaculation si l'orifice siège sur le tiers inférieur environ, et surtout si cet orifice est petit. L'urine est claire, limpide, et malgré l'accès facile des germes elle peut rester très longtemps normale sans albumine. Il existe à cet égard une défense fort curieuse contre l'infection. Mais dans les cas où l'orifice s'ouvre dans un cloaque purulent ou dans l'intestin, l'urétérite et la néphrite ascendantes sont à craindre (fistules urétéro-vaginales), elles peuvent être précédées d'une hydronéphrose.

Les fistules uro-purulentes donnent passage à un liquide en grande partie urinaire, elles se rétrécissent souvent et peuvent donner lieu à des rétentions passagères de produits septiques, avec fièvre, absolument comme nous le voyons dans les fistules pyostercorales.

Marche. — Terminaison. — Ces fistules persistent en général pendant toute la vie des malades, elles sont compatibles avec une santé générale relativement bonne, mais la difficulté de recueillir l'urine qui s'en écoule les rend des plus pénibles pour les sujets qui en sont affectés. Souvent elles se compliquent de pyélo-néphrites.

Diagnostic. — En présence d'un écoulement de liquide urinaire par un orifice fistuleux, il s'agit de rechercher son point de départ. Lorsque l'écoulement vient d'un trajet intra-rénal, il communique avec le bassinet, et, sauf les cas où il y a oblitération de l'uretère, la quantité d'urine émise est peu abondante ; de plus, il s'agit d'une fistule uro-purulente, en général consécutive à une pyélo-néphrite.

L'erreur est plus difficile à éviter quand on se trouve en face d'une fistule à long trajet anfractueux, siégeant au fond d'un conduit naturel comme le vagin ou l'utérus : s'agit-il alors d'une fistule urétérale ou vésicale? l'injection dans la vessie d'un liquide coloré ou de réaction facilement reconnaissable devra sortir par l'orifice fistuleux si son origine est vésicale. Un stylet introduit dans le trajet et un cathéter dans l'urèthre se rencontreront en cas de fistule vésicale. Enfin l'oblitération temporaire de la fistule diminuant la quantité d'urine évacuée, l'examen même des quantités excrétées par le trajet et par l'urèthre montrant cette quantité sensiblement égale, puis le cathétérisme permanent de l'uretère seront autant d'éléments de diagnostic. Ils peuvent cependant être tous mis en défaut dans ces cas complexes où une fistule vésico-vaginale coïncide et communique avec une fistule urétérale (Duplay), ou même quand l'embouchure de l'uretère siège sur le bord de la fistule vésico-vaginale, créant là des difficultés opératoires sur lesquelles insistait Trélat.

Traitement. — Les fistules de l'uretère sont toujours difficiles à guérir, comme toutes les fistules siégeant sur le trajet d'un canal excréteur. Les appareils prothétiques sont variables avec chaque cas, et sont d'une application très souvent défectueuse ou insuffisante ; l'appareil de M. Le Dentu n'a pas encore, que je sache, été employé. Peut-être le cathétérisme permanent de l'uretère rendra-t-il des services de ce côté; en tous cas, le traitement opératoire est encore la méthode générale à opposer à ces accidents. Il faut à cet égard distinguer les fistules qui siègent *sur le trajet du canal*, et les fistules du petit bassin qui sont plutôt des destructions de la *partie inférieure du conduit*. Les premières ont été traitées par un procédé radical, la néphrectomie, qui, supprime la glande. Les résultats obtenus sont satisfaisants. Mais peut-être pourrait-on faire aussi bien à moins de frais. Les expériences que j'ai pratiquées sur les résections de l'uretère et leur mode de réunion montrent bien toute la difficulté de cette suture; cependant les perfectionnements de la technique me permettent de proposer comme traitement de ces trajets fistuleux le large débridement cutané, la recherche et l'anastomose par suture des deux bouts du canal. La pathologie générale du rein nous a bien montré que la persistance des fistules urinaires était en général la perméabilité nulle ou insuffisante des conduits excréteurs. Je n'hésiterais donc pas à rechercher cette perméabilité, à la rendre plus complète et au besoin à faire un cathétérisme rétrograde par l'orifice vésical de l'uretère, dans tous les cas où les antécédents du malade permettraient de croire à l'intégrité ou au défaut d'infection de ce conduit. La ligature du conduit (Guyon) ou l'ablation de la glande doit être l'*ultima ratio* de cette thérapeutique.

Pour les fistules gynécologiques, c'est l'anastomose du bout inférieur de l'uretère avec la vessie qu'il faut rechercher, soit qu'on fasse une greffe directe, soit qu'on agisse par autoplastie. Là encore les difficultés opératoires sont variables suivant chaque cas. D'une façon générale, si cette anastomose n'est pas possible, les tentatives d'occlusions par avivement à quelques centimètres au-dessous de la fistule et suture transversale peuvent réussir. Enfin le kolpokleisis ou occlusion vaginale (Hahn), ou la néphrectomie, seront les deux dernières ressources auxquelles on aura recours. Il est impossible avec les faits publiés de poser les indications de l'une ou l'autre de ces deux opérations. L'âge de la malade, la cause de la fistule, et par conséquent la survie à attendre de l'opération principale, sont des éléments importants.

IV

URÉTÉRITE ET PÉRIURÉTÉRITE

HALLÉ, Thèse de Paris, 1887. — KELLY, American Gynæk. Soc., 18 novembre 1889. — LANCEREAUX, *Atlas d'anat. pathologique*, p. 360. — TOURNEUR, Thèse de Paris, 1886. — ROCHARD, Art. URETÈRE du Dict. Dechambre.

Ce sont là des lésions rarement isolées. Le plus souvent elles sont consécutives aux affections de la vessie, plus rarement à une lésion rénale; de là leur division en urétérites ascendantes ou descendantes. Chopart, et surtout Rayer, ont bien décrit ces lésions, et Rayer a montré les deux formes d'urétérite avec dilatation et urétérite sans dilatation. Plus récemment, MM. les professeurs Le Dentu et Guyon, dans les thèses de Tourneur et Hallé, ont publié sur ce sujet des faits intéressants. Nous avons fait la majeure partie de leur histoire à propos des pyélo-néphrites, qu'elles accompagnent presque constamment; nous n'avons ici que des faits spéciaux à signaler.

Étiologie. — Les urétérites étant produites par une infection, il ne faut admettre qu'avec réserves leur origine traumatique ou *a frigore*. Les infections *secondaires* sont consécutives le plus souvent à une infection vésicale (*ascendante*), exceptionnellement à une lésion rénale (*descendante*). Les urétérites ascendantes sont dues à une *cystite* aiguë ou chronique, surtout si elles s'accompagnent de rétention. La cause de cette propagation est encore peu connue; nous savons seulement que toutes les causes de stagnation de l'urine dans la vessie, tous les éléments de congestion, de sclérose vésicale ou urétérale, facilitent l'ascension microbienne. Les affections génitales, surtout chez la femme, et en particulier les suppurations pelviennes, provoquent une urétérite de voisinage, soit en inoculant directement l'uretère qui les traverse, soit peut-être par l'infection rénale concomitante si commune.

J'ai démontré l'existence de ce même processus dans la *tuberculose* qui peut attaquer l'uretère sous forme d'un abcès froid baignant sa périphérie et envahissant le canal excréteur du rein, puis cet organe lui-même. Les *inflammations suppurées* du rein provoquent également des urétérites descendantes capables de guérir par la suppression du foyer rénal, mais cette variété est rare.

Anatomie pathologique. — Il existe deux variétés anatomo-pathologiques : l'urétérite *aiguë* et l'urétérite *chronique*. Dans l'urétérite aiguë, la muqueuse du conduit est tuméfiée, ecchymotique, couverte de mucus, son calibre est rétréci, et ses parois sont indurées, souvent même adhérentes. Ces lésions sont moins bien connues que celles de l'*urétérite chronique*. Ces dernières se présentent sous deux aspects : *urétérite avec dilatation*, *urétérite sans dilatation*. Quand le canal est dilaté, il est plus long que normalement; il est sinueux, irrégulièrement *moniliforme*, les parties dilatées ressemblent à un intestin de chien, souvent elles sont transparentes par amincissement ; dans les points rétrécis au contraire, la paroi est épaisse et dure. Quand on fend ce canal dans toute sa longueur, on voit que les parties dilatées sont séparées par des rétrécissements qui permettent à peine le passage d'une sonde. Ces points sténosés siègent de préférence au collet du bassinet, au milieu du conduit ou à l'orifice urétéro-vésical. Ce dernier peut au contraire être forcé. Toute l'étendue de la muqueuse est enduite de détritus épais, adhérents, elle est grisâtre, ecchymosée, ardoisée, noirâtre, quelquefois exulcérée ou parsemée de petits kystes. Au microscope, la muqueuse a perdu son épithélium, sa couche profonde est remplacée par des cellules embryonnaires. Quant aux rétrécissements, ils sont constitués par des fibres musculaires de nouvelle formation.

L'*urétérite sans dilatation* ne s'accompagne pas d'allongement du canal, son calibre est diminué par compression extérieure due à une *périurétérite scléreuse* ou *fibro-lipomateuse*. Cette inflammation périphérique donne au conduit un volume considérable et surtout une consistance qui permet de le reconnaître au palper abdominal, où l'on a pu le sentir rouler sous le doigt. Cette sclérose envahit la paroi même et provoque par sa prédominance en certains points de véritables anneaux fibreux.

L'urétérite *descendante* n'est que la propagation d'une pyélite, elle occupe surtout le tiers supérieur du canal.

Symptômes. — Il est bien rare que, dans la pratique, on puisse poser le diagnostic de cystite avec urétérite, l'uretère n'est qu'une voie de passage pour l'urine comme pour les infections ascendantes. Le plus souvent le tableau clinique des malades atteints d'inflammation de l'uretère est le tableau de la pyélonéphrite. Il est même bien difficile de noter exactement le passage de la cystite à l'urétérite simple.

Son début est insidieux, mais l'affection constituée se reconnaît à des symptômes fonctionnels, douleur, pyurie, et elle donne lieu à un signe physique capital, la présence du cordon urétéral. La *douleur* est peu accentuée, elle occupe le flanc, le pli de l'aine, s'irradie vers le rein ou le membre inférieur; c'est plutôt une sensation douloureuse, presque permanente, qu'une douleur vive ; elle s'accentue par certains mouvements, surtout par l'extension du tronc dans le sens opposé. Elle est réveillée soit par la compression, soit au moyen du toucher vaginal ou rectal et du palper de l'abdomen sur la ligne indiquée (fig. 87). Les urines sont en général purulentes, blanchâtres, uniformément troubles, contenant une quantité de pus plus considérable que dans la cystite. Par le repos dans un vase, elles présentent le dépôt purulent sur lequel nage un liquide opalescent, caractère des urines rénales. Mais cette pyurie est inséparable de celle des pyélites, et il est impossible de décrire de caractère spécial aux urines dues à une urétérite simple.

Le toucher rectal permet d'explorer la sensibilité de l'uretère pelvien. En y joignant le palper, de telle sorte que le conduit soit pris entre une main déprimant profondément la paroi abdominale de dehors en dedans et le doigt profondément enfoncé dans le cul-de-sac vaginal ou dans le rectum, on provoque une douleur et souvent on sent un cordon arrondi, volumineux, rappelant la forme de certains cordons salpingiens; il est dirigé en haut, en dehors et en arrière. Par le palper abdominal profond, on peut sentir sur le trajet d'une ligne verticale passant par le milieu de l'arcade crurale un cordon induré roulant sous le doigt, moniliforme, douloureux, mais ce n'est pas là un signe constant, et nombre d'urétérites ne donnent aucune sensation anormale.

Il est rare que l'état général soit ébranlé par cette inflammation tant qu'elle est localisée à l'uretère. La résorption des produits infectieux est certaine, mes expériences l'ont prouvé, mais cette absorption est lente et peu active; aussi les troubles digestifs, l'amaigrissement du malade, sont bien plus le fait des lésions rénales coexistantes que celles de l'urétérite.

Marche. — Durée. — Terminaison. — L'affection ainsi constituée se complique tôt ou tard de pyélo-néphrite qui emporte les malades, mais elle persiste souvent pendant très longtemps, elle s'améliore quelquefois, elle peut même guérir. A cet égard, on ne saurait trop combattre l'opinion reçue, les malades atteints d'urétéro-pyélite sont souvent condamnés trop vite; l'affection peut durer des années en laissant un état général compatible avec l'existence commune. Quand les lésions vésicales sont traitées avec soin (extinction des cystites, débridement des rétrécissements), l'urétérite s'amende, et si l'on en juge par les quantités de pus émises, on peut admettre cliniquement de véritables guérisons définitives sous réserve d'un examen bactériologique de l'urine. Elles peuvent même exceptionnellement guérir par transformation fibreuse (Le Dentu) du canal et du rein.

Diagnostic. — Un cordon plus ou moins gros et douloureux siégeant sur le trajet pelvien ou abdominal de l'uretère peut être confondu avec une induration allongée de toute autre nature, salpingites chez la femme, funiculites chez l'homme. C'est par l'ensemble des symptômes concomitants, cystite, pyurie, que cette constatation acquiert une valeur.

Traitement. — Lorsque l'urétérite est constituée, nos moyens d'action sont fort limités, aussi est-ce le traitement préventif qui doit être notre principal objet. L'inoculation de l'uretère ayant lieu le plus souvent par l'intermédiaire de la vessie, il faut d'abord s'efforcer d'éteindre toutes les infections vésicales. Ces lésions ascendantes sont généralement provoquées par une rétention d'une urine infectée, il faut donc assurer le libre écoulement des liquides intra-vésicaux par le débridement des sténoses ou leur évacuation par la sonde, voire même par la taille, si les contractions incessantes de la vessie menacent d'inoculer l'uretère.

Quand la lésion est constituée, le traitement intra-vésical est également important; M. Guyon a montré tout le parti qu'on pouvait tirer en améliorant le fonctionnement de la vessie et en calmant son état douloureux; c'est toujours par là qu'il faudra commencer.

Quant au traitement indirect par les ingestions de substances antiseptiques, biborate de soude et salol, il atténue les lésions, mais il n'est pas toujours toléré par l'estomac. J'ai cependant pu rendre ainsi les urines moins troubles dans deux cas d'urétérite simple, et il faut néanmoins chercher un adjuvant de ce côté. Le cathétérisme de l'uretère et le lavage intra-urétéral consécutif, comme Bozemann([1]) le préconise, n'ont pas donné de résultats suffisamment démonstratifs. Peut-être la taille vésicale dont Bozemann fait précéder son cathétérisme urétéral joue-t-elle le rôle le plus important en mettant la vessie au repos. Le cathétérisme permanent de l'uretère et son traitement direct vers lequel tend la chirurgie urinaire donnera-t-il des résultats ?

Lorsqu'il s'agit d'une urétérite descendante, il est incontestable que le traitement du rein agit notablement sur l'état de son conduit excréteur. Après la néphrotomie pour pyonéphrose, le canal imperméable ou difficilement perméable peut reprendre son calibre normal ou suffisant.

Nous voyons qu'en somme, c'est surtout indirectement que nous pouvons agir sur les infections de l'uretère.

V

TUBERCULOSE DE L'URETÈRE

Dans tous les cas que nous avons examinés, la tuberculose de l'uretère coïncidait avec la même lésion dans la vessie ou dans le rein. Il y avait urétérite ascendante ou descendante. Les lésions constatées sont de deux ordres : ulcération d'un uretère *dilaté*, ou au contraire infiltration tuberculeuse de toutes les parois, avec épaississement et *oblitération* de la lumière du canal. Cette seconde forme partielle ou généralisée me paraît la plus fréquente. Dans certains cas, le canal dans toute sa hauteur est transformé en une véritable baguette rigide régulière ou noueuse, sa lumière est complètement oblitérée. Nous savons peu de chose sur ces lésions; j'ai vu, dans un cas, une tuberculose vertébrale provoquer un abcès par congestion qui, abordant l'uretère, envahit à ce point le canal et détermina une urétérite ascendante qui oblitéra complètement sa lumière et se propagea au rein; l'uretère était remplacé par un cordon induré, infiltré dans toute son épaisseur par une tuberculose massive obstruant complètement sa lumière ([2]). Chez une même malade, j'ai vu d'un côté une urétérite oblitérante complète dans toute la hauteur du canal : le rein de ce côté était atteint d'hydronéphrose; de l'autre côté existait une urétérite avec dilatation, rétrécissement et exulcération tuberculeuse au-dessus des points rétrécis; le rein correspondant présentait une pyélonéphrite tuberculeuse ([3]). Ces simples constatations sont insuffisantes pour tracer l'histoire de ces lésions, qui demandent de nouvelles études. L'anatomie pathologique permet de diviser ces altérations en deux groupes : Urétérite tuberculeuse avec dilatation, et urétérite oblitérante. Ces formes doivent imprimer aux lésions rénales une évolution différente et elles jouent certainement un rôle important dans la forme qu'affecte le processus tuberculeux dans la glande.

([1]) Bozemann, *Am. J. of Med. Sc.*, 1888, t. I, p. 255.
([2]) Tuffier, in Th. de Thomas. Paris, 1891, p. 61.
([3]) Tuffier, *Archives de médecine*, 1892.

VI

TUMEURS DE L'URETÈRE

Nous ne pouvons qu'ouvrir un chapitre à ce sujet, les rares observations éparses sont absolument insuffisantes pour tracer l'histoire de ces néoplasmes. Il existe deux variétés de néoplasmes urétéraux, décrits comme tels par les auteurs, et qui rentrent dans l'histoire des cancers de la vessie et des cancers du rein. Quelques observations de néoplasmes du rein signalent la propagation du tissu pathologique au bassinet et à l'uretère [1]. D'autre part, les tumeurs de la vessie occupant fréquemment le territoire de l'embouchure urétérale, peuvent envahir secondairement ce conduit, et un très grand nombre d'observations témoignent soit de l'envahissement, soit de l'oblitération de cet orifice par un épithélioma de la vessie. Ce sont là des *tumeurs secondaires*, elles n'ont qu'un intérêt anatomo-pathologique. On peut encore ranger dans le même chapitre les néoplasmes généralisés et qui ont donné lieu à quelques productions dans l'intérieur de l'uretère.

Les seules tumeurs réellement bien connues, sont les néoplasmes villeux (*villous diseases*) ; elles siègent dans le bassinet et la portion initiale de l'uretère, elles provoquent des hémorrhagies abondantes, et leur histoire clinique se confond absolument avec celle des néoplasmes du rein, aussi est-ce à propos de ces dernières que nous avons parlé de cette variété pathologique, qui paraît d'ailleurs beaucoup plus fréquente en Angleterre que chez nous. Cattani [2] a signalé un cas de myxo-myome de l'uretère dont nous n'avons pu nous procurer la relation, et Ribbert [3] a rapporté une observation de myxo-sarcome primitif de l'uretère. Ces tumeurs se présentaient sous la forme de tumeurs arrondies.

Dans l'observation de Ribbert, il s'agissait d'une petite fille de quatre ans, qui succomba à la suite d'une néphrectomie pratiquée pour un myxo-sarcome du bassinet et de l'uretère. La tumeur du bassinet était perceptible à la palpation et le diagnostic de tumeur du rein avait été porté.

L'examen histologique démontra qu'il s'agissait d'un myxo-sarcome strio-cellulaire. L'uretère était dilaté et envahi par le néoplasme jusqu'à une hauteur de 10 centimètres au-dessus de la vessie.

Quant aux kystes prorospermiques trouvés sur la muqueuse urétérale par Eve [4], ils coïncidaient chez la malade avec des hématuries tellement profuses que l'auteur lui-même se refuse à voir une corrélation de cause à effet entre ces productions kystiques et les symptômes observés.

En somme, l'étude clinique des néoplasmes urétéraux nécessite de nouvelles recherches, mais dans tous les cas ce sont certainement des faits exceptionnels.

(1) Hartmann, *Soc. anat.*, 1886. — Wising et Blin, *Hygieia*, Stockolm, 1876, p. 468.
(2) Cattani, *Archiv. sci. méd.*, 1885, t. VII.
(3) Ribbert, *Arch. f. Pathol. anat.*, t. CVI.
(4) Eve, *Trans. of the Pathological Soc. of London*, 1887, p. 444.

VESSIE

CHAPITRE PREMIER

EXPLORATION VÉSICALE — SÉMÉIOLOGIE

Contrairement aux maladies du rein, les affections de la vessie sont rarement latentes. La contraction presque régulièrement rythmée du réservoir urinaire nécessite son intégrité anatomique et physiologique; dès qu'une altération survient dans cet appareil, elle se traduit par des symptômes appréciables. L'exploration de la vessie est loin de consister exclusivement dans le cathétérisme. En général, cette manœuvre ne doit être que le complément de l'examen, elle vient confirmer le diagnostic que l'ensemble des troubles fonctionnels a permis de poser. Aussi le passé urinaire des malades doit-il être *sondé* avec le plus grand soin, et les troubles fonctionnels doivent être analysés d'une façon précise. C'est une partie du diagnostic que M. le professeur Guyon a remarquablement étudiée.

Symptômes fonctionnels. — Ils sont tirés des troubles de la miction, des douleurs locales et de l'examen physique des urines.

Troubles de la miction. — Ce terme général, qui correspond à l'ancien mot dysurie, comprend les mictions : *fréquentes*, *impérieuses*, *difficiles*, *douloureuses*.

MICTIONS FRÉQUENTES. — C'est là un des symptômes les plus fréquents dans les affections de la vessie. Toutefois, il faut bien savoir qu'un certain nombre de sujets urinent souvent sans pour cela présenter aucune affection vésicale. Cette fréquence est alors une simple habitude survenant fréquemment chez des hémorrhoïdaires, après le repas chez des dyspeptiques, ou chez des hypocondriaques; chez des névropathes avec ou sans lésions médullaires elle constitue un des troubles psychopathiques de la miction. De même certaines lésions du rein, calculs, néphrites, s'accompagnent de pollakyurie. En dehors de ces cas, qui sont exceptionnels, la fréquence des mictions indique le plus souvent une lésion vésicale. Mais ce sont les *conditions* dans lesquelles cette fréquence se produit qui lui donnent toute sa valeur. C'est ainsi que son exagération *pendant la nuit*, et surtout pendant la seconde moitié de la nuit, est un excellent signe d'hypertrophie prostatique; au contraire, sa disparition *nocturne* opposée à la fréquence *diurne* peut faire croire à une névralgie vésicale ou à un calcul.

Ce sont surtout les modifications apportées à cette fréquence par le *repos* et le *mouvement* du malade, qui sont significatives. Les fatigues, les secousses, un simple mouvement provoquent de fréquents besoins chez les calculeux; le repos et surtout le repos complet et prolongé atténue ou fait disparaître ces symptômes. Au contraire cette fréquence, qui persiste en dépit du décubitus dorsal, qui dure pendant des mois, surtout chez un sujet jeune, doit faire penser à une lésion organique de la vessie. La tuberculose urinaire débute souvent par cette seule anomalie et vous pouvez alors voir la fréquence s'exagérer au point de laisser à peine un répit de quelques minutes au malade, aussi bien le jour que la nuit; c'est par 30, 40, 100 mictions dans les vingt-quatre heures qu'elle se chiffre.

Mictions impérieuses. — A l'état normal, le besoin d'uriner s'annonce par une sensation de plénitude vésicale qui n'est qu'un avertissement auquel nous résistons sans peine. Au contraire, les besoins pressants, qui ne laissent pas au sujet le temps de prendre ses précautions pour uriner, sont toujours l'indice d'une lésion vésico-prostatique. Ce sont surtout les altérations siégeant dans l'urèthre profond et dans le voisinage du col qui provoquent ce symptôme. Il peut se rencontrer, comme les besoins fréquents, chez des névropathes et des dyspeptiques, mais c'est principalement dans les cas de *cystite aiguë* ou chez les prostatiques dont la vessie est *chroniquement distendue*, que les mictions deviennent impérieuses. Si avec cela les besoins sont fréquents, le malade accuse une incontinence d'urine, une *fausse incontinence* puisque sa vessie retient l'urine et que seule son excitabilité est exagérée (Guyon).

Mictions difficiles. — C'est un trouble de la sensation que donne une miction normale. Les *efforts* qu'elle nécessite, la *difficulté* que le liquide rencontre pour être émis au dehors, la *lenteur* de cette émission sont des indices d'un obstacle au libre écoulement de l'urine. Mais l'obstacle tient soit à une insuffisance des contractions vésicales, soit à une diminution de calibre du canal excréteur. Ces troubles sont plus ou moins accentués, depuis la simple sensation de poussée, jusqu'à ces efforts extrêmes dans lesquels les malades s'accroupissent ou s'arc-boutent, à ces luttes désespérées pendant des quarts d'heure, efforts qui déterminent des défécations involontaires, luttes dont les patients sortent à chaque fois couverts de sueur, la face congestionnée. Des hémorrhoïdes, un prolapsus rectal ou des hernies peuvent être la conséquence de ces efforts répétés. Ce sont les *rétrécissements de l'urèthre* et les *hypertrophies de la prostate*, avec sclérose de la vessie qui provoquent en général cette variété de dysurie; mais de faux besoins d'uriner, caractérisés par une douleur vésicale, arrivent au même résultat, comme cela se rencontre dans certaines cystites et dans la pierre. Dans ces cas, c'est à *la fin de la miction* que se manifeste le besoin de pousser, et il a lieu *sans résultat*. Cette difficulté de miction est permanente ou passagère; le plus souvent elle s'aggrave sous certaines influences, parmi lesquelles les excès de régime, le décubitus, les refroidissements, la constipation sont signalés par tous les malades; toutes causes qui provoquent une congestion vésico-prostatique et nous indiquent déjà l'importance de la thérapeutique décongestionnante pour remédier à ces accidents. Souvent on rencontre des sujets qui sont incapables d'uriner quand ils se sentent observés ou attendus; ces *vessies pudiques* appartiennent en général à de simples névropathes.

La diversité des affections qui provoquent une difficulté de la miction, nous prouve que c'est un excellent signe de lésion uréthro-prostatique, mais qu'il nécessite une analyse des signes concomitants, âge, antécédents du malade, durée, pour permettre un diagnostic.

Mictions douloureuses. — Ici encore le symptôme de douleur en lui-même n'a aucune valeur diagnostique, car il peut se rencontrer non seulement dans les maladies de l'appareil urinaire inférieur, mais encore dans les affections du *rein*, du *rectum* ou même du *système nerveux* cérébro-spinal. L'*intensité* de ces douleurs est extrêmement variable; il est peu de maladies dans lesquelles elles puissent atteindre un degré aussi excessif, et dans bien des cas leur intensité, leur continuité ont mené les malades au suicide. *Elles occupent* en général la région de la vessie ou le périnée; de là elles s'irradient sur le trajet du canal de l'urèthre. Souvent même elles se localisent au méat, plus rarement du côté du rectum et des membres inférieurs, exceptionnellement vers les lombes, la région thoracique et même le membre supérieur. L'intensité, les irradiations ne permettent pas un diagnostic précis, cependant ces douleurs sont en général symptomatiques, soit d'un *corps étranger* (en général un calcul), soit d'une *inflammation* de la vessie. La constance de ces irradiations au gland avait fait regarder la *douleur du méat* comme l'apanage des calculs vésicaux, c'est malheureusement un symptôme commun au plus grand nombre des lésions vésico-prostatiques. Au point de vue diagnostique seul, la longue durée des accidents doit faire craindre des lésions graves, comme nous le verrons à l'étude des cystites douloureuses. Pour tirer de ces phénomènes douloureux une valeur diagnostique, il faut les envisager suivant leur *mode d'apparition* et de disparition. C'est ainsi qu'une douleur vésicale dans l'intervalle des mictions, douleur calmée par le repos, surtout par le repos prolongé, augmentée par le mouvement, les secousses brusques, le transport en voiture, est en général pathognomonique d'un calcul vésical. Toutefois certaines cystites sont influencées par les mêmes agents, et ce n'est que par l'influence moins nette et moins rapide du mouvement qu'elles s'en distinguent. Enfin l'*état douloureux* survenant sans causes, indépendant de la miction, sans aucun rapport avec le repos ou le mouvement, surtout s'il ne s'accompagne d'aucun autre trouble du côté des voies urinaires, doit nécessiter une exploration au point de vue du tabès à la période préataxique.

La première question qui se pose en face du symptôme douleur, c'est de savoir le *moment* où se produisent les phénomènes douloureux : au commencement, au milieu ou à la fin de la miction.

La douleur *du commencement de la miction* est surtout marquée dans les rétentions d'urine, mais ce n'est que pendant la miction ou à la fin qu'elle offre vraiment une importance diagnostique. La douleur qui survient *pendant la miction* acquiert son maximum dans les cas d'inflammation vésicale, prostatique ou uréthrale; l'*urine brûlante* de la chaude-pisse en est le type. Elle acquiert son maximum d'intensité lorsque l'urine est riche en sels et très concentrée, de là des indications thérapeutiques. Les douleurs dont le maximum est *à la fin de la miction* ont comme origine les dernières contractions de la vessie. On les trouve chez les calculeux, c'est alors la paroi muqueuse de la vessie revenue sur elle-même qui vient appuyer sur le corps étranger. On les rencontre également dans certaines cystites alors que l'expulsion des dernières gouttes d'urine nécessite la contraction des parties les plus voisines du col. Entre ces deux affections, le diagnostic sera facilement posé par l'examen des autres symptômes. Dans les cas où elles coïncident (cystite calculeuse), ce symptôme acquiert une netteté toute particulière.

MODIFICATIONS DU JET. — Les auteurs anciens ont insisté beaucoup sur la valeur de ce symptôme, mais il est loin d'avoir une signification aussi nette qu'on le dit. Au point de vue du diagnostic, il faut envisager successivement sa forme, son volume, l'étendue de sa projection et enfin les modifications que subissent ses différents caractères suivant les influences extérieures.

Le *jet tortillé, bifide*, a été regardé comme constant dans les rétrécissements de l'urèthre. Il suffit d'un peu de gonflement de la muqueuse, surtout du côté du méat urinaire, pour amener ces dispositions. Mais si ces altérations sont permanentes, elles indiquent une modification dans l'élasticité ou la forme du canal. En général, cette diminution est en rapport avec une sténose du canal, mais n'est en aucune façon proportionnelle au diamètre du rétrécissement. La force de projection est diminuée chez les prostatiques et chez les rétrécis; mais beaucoup plus dans les cas d'hypertrophie de la prostate, et si l'on rapproche cette faible projection du volume normal du jet, on peut penser qu'il s'agit d'une lésion de la prostate. Ces variétés dans la forme et l'intensité du jet sont notablement influencées par toutes les causes qui peuvent congestionner ou enflammer l'urèthre ou la vessie, et c'est l'étude prolongée de ces symptômes qui permettra de séparer ce qui appartient à la lésion constante, au rétrécissement de ce qui appartient à l'élément accessoire, congestion ou inflammation.

Interruption du jet. — On a encore édifié bien des théories sur la constatation de ce rare symptôme, regardé par certains auteurs comme caractéristique d'un calcul; on peut le rencontrer dans les cas de spasme de la portion membraneuse chez les névropathes, chez les tuberculeux. Mais lorsqu'il se produit seulement dans la station debout et d'une façon constante dans certaines attitudes du malade, il est symptomatique d'un calcul et d'un calcul de petit volume. Il a donc alors seulement une valeur diagnostique digne d'être relevée.

L'INCONTINENCE D'URINE peut être vraie ou fausse, et résulter d'une lésion uréthrale, prostatique ou vésicale; enfin, elle existe chez les névropathes. Nous en ferons l'histoire à propos de chaque variété de causes.

La RÉTENTION trouvera mieux sa place avec les affections de l'urèthre et de la prostate. Quant à l'*examen des urines* (pyurie, hématurie, etc.), nous y avons insisté suffisamment à propos de l'*exploration rénale* (p. 470), pour ne pas y revenir ici.

Signes physiques. — L'examen direct de la vessie ne doit être que le complément, mais le complément obligatoire du diagnostic; il comprend l'*inspection*, la *palpation*, la *percussion*, le *cathétérisme*.

Inspection. — La profondeur à laquelle est située la vessie rend ce mode d'investigation peu efficace, et c'est seulement dans les cas de rétention d'urine que l'inspection de la région hypogastrique montrera une tumeur globuleuse siégeant au-dessus du pubis. J'ai cependant vu un calcul, très volumineux et siégeant dans une vessie sclérosée, qui faisait saillie à ce niveau. On a voulu également attribuer une importance à la *longueur de la verge* au point de vue du diagnostic des calculs vésicaux, surtout chez les enfants; c'est une constatation dont il faut tenir compte, mais sous bénéfice d'inventaire. Le résultat négatif de l'inspection dans les cas où le malade a uriné du sang, permet de poser le diagnostic hématurie et non pas uréthrorrhagie. L'examen du périnée s'impose chez tous les urinaires, il permet de constater un abcès urineux latent ou une infiltration uro-purulente au début. Enfin le prépuce lui-même doit être examiné, car il est souvent l'origine d'accidents réflexes vésicaux. Dans certains cas, l'examen des linges du malade permettra de reconnaître de larges taches jaunâtres, très peu colorées, provenant des dernières gouttes d'urine, symptomatiques d'une sécrétion vésicale.

Palpation. — De tous les modes d'exploration de la vessie, la palpation est le plus inoffensif et le moins négligeable. Cette palpation comprend non seulement le palper hypogastrique, mais toutes les manœuvres capables de faire connaître l'état de la vessie en s'en approchant par une cavité naturelle comme on le fait par le toucher rectal ou par le toucher vaginal, et à la vérité le cathétérisme n'est qu'une palpation médiate « avec un instrument destiné à allonger le doigt du chirurgien » (Guyon).

Palper hypogastrique. — Le palper hypogastrique doit être pratiqué lentement et profondément en appliquant le bord cubital et le plat de la main au-dessus du pubis; on fait faire au malade de larges inspirations et on déprime progressivement la paroi musculaire qui est le véritable obstacle à l'exploration. La manœuvre doit être lente, progressive et prolongée. Les résultats qu'elle donne sont de deux ordres : elle montre le *volume de la vessie*, elle indique sa *sensibilité*. Toutefois, pour que le globe vésical soit appréciable, il faut une distension déjà considérable. A elle seule cette exploration ne peut indiquer la quantité de liquide retenu à cause de l'existence du bas-fond vésical qui ne peut être ainsi exploré; elle ne renseigne pas davantage sur le siège de la lésion, qui peut être anté ou rétro-vésical comme une tumeur de la cavité de Retzius, ou un kyste *hydatique rétro-vésical*. Dans certains cas de tumeurs vésicales, cette manœuvre provoque des hématuries qui mettent sur la voie du diagnostic.

Les phénomènes douloureux peuvent être appréciés même en dehors de toute distension du réservoir. Les doigts profondément enfoncés derrière le pubis et ébranlant un peu vivement la région profonde, déterminent une douleur que le malade localise nettement dans sa vessie et qui entrera en ligne de compte pour l'établissement du diagnostic de cystite. Après le palper hypogastrique il ne faut pas négliger l'examen des régions iliaques généralement libres, mais elles peuvent être le siège d'un engorgement ganglionnaire qui permettra d'emblée le diagnostic de carcinose prostato-pelvienne.

L'examen du scrotum et des testicules, révélant des altérations anciennes des organes ou une tuberculose, ne doit jamais être négligé en pareil cas.

Toucher rectal. — Il doit être *pratiqué* isolément ou combiné à la palpation hypogastrique et il donne alors des renseignements de première importance.

Le malade étant dans le décubitus dorsal, les cuisses légèrement fléchies, les épaules un peu relevées de façon à mettre la paroi abdominale dans le relâchement, un coussin placé sous le siège, lorsque le malade est gros; l'index fortement enduit d'un corps gras est enfoncé lentement et profondément, la pulpe tournée vers la vessie. Lorsque la douleur déterminée par l'introduction du doigt est calmée, on explore méthodiquement la région antérieure du rectum, et l'on trouve successivement sur la partie médiane une portion plus dure, arrondie, c'est le point de repère indispensable : la prostate. Immédiatement au-dessus, on sent une sorte de dépression médiane constituée par la base de la vessie, et de chaque côté deux cylindres mous, dépressibles : ce sont les vésicules séminales et les canaux déférents. Telles sont les sensations que l'expérience seule rend précises et qui peuvent servir de point de départ aux examens pathologiques. Chez un adulte d'une quarantaine d'années pris comme type, on ne détermine aucune douleur du côté de la vessie. Chez le vieillard, le doigt tombe sur une masse lisse, dure, dont il n'atteint pas quelquefois la limite supérieure : c'est la prostate hypertrophiée. Chez l'enfant, il rencontre une surface molle, le bas-fond vésical.

Au point de vue spécial de l'exploration de la vessie, les *renseignements fournis par le palper simple* sont les suivants : Au lieu de la surface molle, dépressible dont nous parlons, on peut tomber sur une masse plus ou moins fluctuante et dépressible, faisant saillie dans le rectum; c'est le bas-fond vésical qui remplit quelquefois toute l'excavation; on peut alors conclure à la réplétion de la vessie. Dans certains cas rares, on apprécie par ce simple toucher des modifications d'épaisseur et de consistance symptomatiques d'une tumeur infiltrée de la vessie, c'est-à-dire d'une lésion toujours grave. Exceptionnellement, on sent une surface dure, irrégulière, formée par un calcul; il faut pour cela un cul-de-sac vésical abaissé. Parfois, en repoussant brusquement ce calcul, on a la sensation du choc en retour analogue à celui du ballottement fœtal. Enfin ce toucher indique nettement la sensibilité au contact du bas-fond vésical, de la prostate et de la région membraneuse de l'urèthre.

Tous ces renseignements sont beaucoup plus précis *quand on combine le toucher rectal avec la palpation hypogastrique*. On prend alors la vessie entre deux plans résistants et on en apprécie avec une rigueur remarquable le volume, l'épaisseur, par conséquent le contenu. C'est ainsi qu'on arrive à évaluer d'une façon approximative la quantité de liquide d'une rétention d'urine; plus difficilement, mais encore d'une façon assez nette, la présence d'un corps étranger, l'épaississement dû à un néoplasme volumineux, et au niveau même du col, la présence d'un calcul, d'un fragment de sonde. Par cette manœuvre encore, la sensibilité vésicale sera plus facilement reconnue.

Le *toucher vaginal* s'impose dans tous les cas de troubles urinaires chez la femme; on explore avec la plus grande facilité la sensibilité et le contenu du réservoir, et on peut préciser beaucoup plus facilement que chez l'homme l'étendue des lésions. Pour les calculs et les corps étrangers par exemple, le diagnostic est souvent ainsi complètement éclairé.

Cathétérisme. — Devant me borner ici à l'exploration de la vessie, j'indiquerai simplement le choix des instruments et les manœuvres qui peuvent éclairer le diagnostic, ainsi que les sensations perçues lorsque l'instrument a pénétré dans le réservoir vésical. Pour explorer la vessie, on se sert d'instruments souples et d'instruments rigides. Je ne puis entrer dans le détail des instruments. Au point de vue pratique, l'explorateur à boule olivaire et, dans des cas exceptionnels, l'explorateur métallique, suffisent pour nous donner des renseignements très précis. Mais on doit toujours débuter par l'emploi de la bougie olivaire qui, dans le plus grand nombre des cas, suffit au diagnostic. Le cathétérisme renseigne sur l'*état de la sensibilité* vésicale au contact, sur la présence des *corps étrangers*, et quelquefois même sur l'*état des parois* vésicales.

Étudions les résultats de cette exploration : 1° dans une vessie saine; 2° dans une vessie malade.

1° *Dans une vessie saine*, la boule de l'explorateur ayant franchi le col, le sujet n'accuse pas de sensation douloureuse; l'instrument peut être poussé jusqu'au fond de la vessie sans déterminer aucune douleur. Dans tout ce trajet la main qui tient l'explorateur n'a aucune sensation de frottement.

2° *Dans les cas pathologiques* les résultats sont différents, le contact de la boule et de la paroi vésicale et surtout son appui saccadé, brusque, sur la paroi profonde de la vessie, provoquent une sensation douloureuse; on peut alors affirmer l'existence d'une inflammation de la vessie. Dans les cas de calculs ou de corps étrangers, l'instrument frotte sur une surface dure, rugueuse et donne à une main même peu expérimentée une sensation vraiment spéciale.

Exploration métallique. — Cette manœuvre, beaucoup plus difficile et plus dangereuse, nécessite des précautions spéciales. Le malade étant dans le décubitus dorsal, le siège relevé par un coussin, le chirurgien placé à droite, distend la vessie, la lave, ou se contente de faire une exploration une ou deux

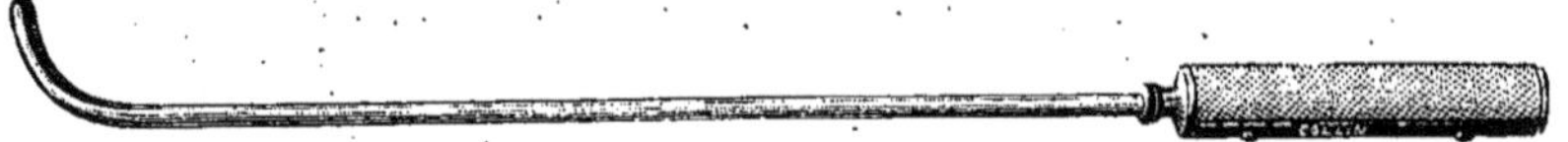

FIG. 87. — Explorateur métallique de M. Guyon.

heures après la dernière miction. Toutes ces précautions sont nécessaires pour opérer dans un milieu aseptique et dans une vessie suffisamment spacieuse pour permettre les manœuvres, sans cependant être trop distendue (100 à 150 grammes de liquide suffisent), sinon l'introduction du cathéter est suivie d'un besoin irrésistible d'uriner. L'instrument stérilisé, introduit suivant les préceptes classiques, arrive au niveau de la vessie. Le premier soin de l'opérateur est de s'assurer que l'instrument est bien dans la vessie. Pour cela il suffit de faire tourner sur place le manche du cathéter, son extrémité doit évoluer librement. L'instrument est alors poussé jusqu'à la rencontre de la paroi postérieure qui s'accuse par une faible résistance, puis il est ramené le bec en l'air jusqu'au voisinage du col, et, dans cette simple manœuvre, on a pu apprécier la profondeur de la vessie, sa sensibilité au contact au niveau de la partie postérieure et au niveau du col. S'étant bien assuré, par une traction douce, que l'instrument est accroché sur le col, le bec de la sonde est alternativement conduit de gauche à droite et de droite à gauche, du col jusqu'à la face postérieure; il explore ainsi les deux faces latérales de la vessie. Enfin, abaissant le manche de l'instrument, le bec viendra explorer toute la partie supérieure de la vessie, et ainsi seront parcourues toutes les régions chirurgicales de la vessie, c'est-à-dire le bas-fond et la paroi postérieure, les parois latérales, la paroi supérieure et la région du col. Les sensations recueillies pendant cette exploration doivent être envisagées : 1° *pour une vessie normale;* 2° *pour une vessie pathologique.*

1° Dans le premier cas, le sujet accuse pendant ces manœuvres un besoin d'uriner, mais point de douleur au contact. Sauf au niveau du col, le chirurgien a la sensation du frottement d'une « étoffe souple et veloutée, lisse, égale, partout homogène, se laissant facilement déplisser (Guyon) »; puis, ramené au voisinage du col, il pourra, en général, facilement en faire tout le tour, mais à ce niveau la sonde ne peut exécuter ces mouvements de rotation bec en bas.

2° Les résultats de l'exploration d'une vessie pathologique sont de deux ordres. Le malade accuse une sensation de douleur, bien nette dès que l'instrument vient frapper une des parties de la vessie, surtout au niveau du trigone, et l'on peut ainsi localiser dans une certaine mesure le siège de l'inflammation. Le chirurgien perçoit des sensations différentes qui portent sur l'étendue et la forme du réservoir, la consistance et la régularité de ses parois, enfin sur la présence des corps étrangers.

L'étendue de la vessie est facile à délimiter par la sensation de résistance que donnent ses parois, c'est cette même résistance qui peut indiquer la *forme* de la vessie. En inclinant l'instrument successivement à droite et à gauche du col, on peut mesurer son relief et sentir que l'un des côtés est plus épais que l'autre. A cet égard une seule manœuvre est indispensable, et indique la présence d'un bas-fond vésical. Lorsque l'instrument, ramené au niveau du col, tourne facilement sur lui-même, il indique qu'au-dessous du niveau de ce col existe une dépression qui lui permet de se retourner bec en bas; cette dépression n'est autre chose que le bas-fond rétro-prostatique. Entre le col et le point où l'on exécute cette manœuvre, on sent un relief qui indique la saillie de la prostate dans la vessie. *La consistance et la régularité des parois* se reconnaissent de même en battant et percutant la vessie avec le bec de l'instrument. On éprouvera alors la sensation d'un plan résistant, fibreux, bien différent de la souplesse d'une vessie normale.

L'exploration métallique dans les cas de *néoplasmes* est loin de donner des résultats constants et positifs. C'est en raclant le bas-fond et la région avoisinant le col qu'on éprouvera sur l'un des côtés de la vessie une sensation de résistance ou d'irrégularité qui plaide en faveur d'un néoplasme à ce niveau. Malheureusement, dans ces cas, il s'agit de tumeurs largement implantées et le pronostic devient grave. Au contraire, l'absence de toute espèce de sensation dans cette manœuvre n'implique en aucune façon l'absence d'une tumeur, mais, au point de vue pronostique, elle acquiert une certaine valeur, car la tumeur est le plus souvent alors, ou petite, ou simplement pédiculée. Souvent même sa consistance ligneuse donne un son mat qui rappelle de très loin la sensation d'un corps étranger. Dans les cas où la vessie est irrégulière, présente des colonnes et des diverticules, c'est en glissant le bec de l'instrument au contact de la paroi qu'on éprouve une série de *ressauts* dans un sens, d'*accrochements* dans l'autre, qui indiquent bien l'état pathologique de l'organe. Ce n'est que dans des cas rares qu'une main tout à fait expérimentée pourra apprécier la touffe chevelue d'un fongus villeux, heureusement en pareil cas les symptômes fonctionnels permettent le diagnostic.

Corps étrangers. — La recherche des *corps étrangers et des calculs* s'effectue par la manœuvre de la percussion; le chirurgien éprouve alors une double sensation; sensation de contact sur une surface plus ou moins dure, et un bruit tantôt sec, métallique, tantôt plus voilé et dû à la percussion du calcul. C'est surtout dans la région du col et du bas-fond que cette percussion méthodique d'arrière en avant et d'avant en arrière doit être faite avec le plus grand soin. Le corps étranger reconnu, la percussion méthodique de toute sa surface permettra d'apprécier son volume, sa forme, ses dimensions, sa mobilité et, en percutant alternativement à droite et à gauche, on reconnaîtra la multiplicité des calculs par un bruit tout particulier de grelots. L'exploration peut cependant être mise en défaut dans quelques cas rares : Lorsqu'une vessie très spacieuse et anfractueuse (loges, colonnes) contient un calcul peu volumineux, l'exploration est quelquefois négative; on doit alors répéter les examens en variant les conditions de distension de la vessie : le cathéter sera remplacé par le lithotriteur, ou même on fera la distension et l'aspiration sous le chloroforme. Quant aux calculs enchatonnés, on ne peut vraiment compter sur leur rencontre, puisque M. Guyon n'a jamais eu l'occasion d'en constater la présence. Chez la femme, les difficultés sont toutes particulières, la dépressibilité extrême de la vessie rend souvent son exploration plus difficile.

Telles sont les sensations fournies par le cathétérisme. En somme, ce sont surtout les corps étrangers qui bénéficient de ce mode d'exploration et, comme la symptomatologie est heureusement riche en signes fonctionnels, nous pouvons dire que le cathétérisme est le juge en dernier ressort de l'affection, mais que dans l'immense majorité des cas le diagnostic devra être fait avant le passage de la sonde.

Endoscopie. — C'est là une méthode précieuse d'exploration intra-vésicale. Elle nécessite un certain nombre de manœuvres un peu difficiles, aussi n'est-elle applicable que dans un nombre de cas restreints, pour éclairer un diagnostic difficile. Cette méthode était tombée en désuétude depuis 1805, époque à laquelle Bozzini l'avait appliquée. Ségalas, en 1826, puis Désormeaux en 1856, avaient en vain cherché à la tirer de l'oubli; il fallait les perfectionnements modernes des appareils électriques pour rendre pratique ce procédé d'exploration. Il existe deux procédés bien différents d'endoscopie : 1° L'endoscopie à lumière externe; 2° L'endoscopie à lumière interne.

1° Endoscopie a lumière externe. — Le premier promoteur sérieux de ce procédé fut Désormeaux, et c'est à Grunfeld (de Vienne) que nous devons les derniers perfectionnements de cette méthode.

Elle utilise les rayons réfléchis d'une source quelconque de lumière : lampe, bec de gaz, lampe électrique, et la renvoie en un faisceau lumineux dans un long tube cylindrique qu'on a fait pénétrer dans la vessie; elle arrive ainsi à éclairer la petite portion de muqueuse qui se trouve située exactement en face de l'extrémité de ce tube.

L'endoscopie à lumière externe exige donc deux appareils : un photophore et un tube endoscopique. Dans les premiers essais, ces deux éléments se trouvaient réunis en un seul appareil, incommode, lourd et difficile à manier (endoscope de Desormeaux). Plus tard, Grunfeld (1) comprit la nécessité de les séparer l'un et l'autre, et ce simple perfectionnement fit de l'endoscopie à lumière externe une méthode des plus simples et des plus précises.

Les photophores les plus utilisés sont les suivants :

1° Le miroir frontal laryngoscopique ordinaire à l'aide duquel on reflète en un faisceau lumineux le rayon d'une bonne lampe ou d'un bec de gaz; ce système, très simple, est encore aujourd'hui adopté par Grunfeld;

2° Le photophore électrique de Stein, composé d'un petit cylindre métallique fixé entre les deux yeux de l'observateur par un ressort qui embrasse le sommet de la tête. Ce cylindre contient une petite lampe électrique dont les rayons sont réunis en faisceau par une lentille plan-convexe située à l'extrémité antérieure du cylindre;

3° Le photophore de Clar, qui comprend un grand miroir concave fixé à la tête de l'observateur par un bandeau frontal et percé de deux trous pour laisser passer les rayons visuels. Au foyer de ce miroir se trouve une petite lampe électrique qui peut osciller d'avant en arrière, et qui donne un faisceau lumineux plus ou moins large, suivant sa position par rapport au foyer du miroir;

4° Les électro-endoscopes de Leiter et de Casper, qui ont le tort de revenir à l'ancien défaut de l'appareil de Desormeaux, en réunissant la source de lumière au tube endoscopique; nous ne les recommandons pas pour l'endoscopie vésicale.

Les tubes endoscopiques les plus pratiques sont ceux de Grunfeld; ils ne diffèrent que peu de ceux qu'avait imaginés Desormeaux. Ils se composent d'un tube cylindrique de 15 à 16 centimètres de long pour l'homme, de 10 centimètres de long pour la femme, répondant aux numéros 22, 24 ou 26 de la filière Charrière. Ce tube est fermé à son extrémité vésicale par une petite glace plane et élargi en entonnoir à l'autre extrémité qui sert d'oculaire. Parmi ces tubes, les uns sont droits, les autres sont courbes pour faciliter leur introduction. Janet (2) a fait construire un endoscope double, comprenant un tube interne fenêtré qui glisse exactement à l'intérieur d'un tube externe ouvert; cet appareil réunit les avantages des endoscopes fermés et des endoscopes ouverts.

Le manuel opératoire de l'endoscopie à lumière externe est très simple. La vessie du malade peut être lavée ou non lavée, pleine ou vide. Le tube endoscopique, graissé à la glycérine, est introduit dans l'urèthre jusqu'à ce que son extrémité fenêtrée ait pénétré dans la vessie. Cela fait, on envoie à son intérieur le rayon lumineux du photophore et l'on examine la petite surface vésicale ainsi éclairée. Si le milieu vésical est clair, on peut s'éloigner de la muqueuse et la voir à distance; s'il est trouble, il faut au contraire s'en rapprocher; si enfin cette muqueuse est recouverte de sang, de mucus ou de pus, il suffit d'appliquer directement la glace contre la paroi vésicale, en écar-

(1) Grunfeld, *Endoscopie der Harnrohr und Blase*. Stuttgart, 1881.

(2) Janet, *Un nouvel endoscope uréthro-cystique. Ann. des org. génit.-urin.*, 1891, p. 627.

tant par quelques mouvements de latéralité les impuretés qui la recouvrent. On agit de même si la glace est ternie par du sang ou du mucus, il suffit de l'essuyer contre la paroi vésicale.

Si l'on utilise l'endoscope double, on applique la glace de l'instrument sur un point quelconque de la surface vésicale, une ulcération par exemple, puis on retire le tube interne fenêtré et l'on voit à nu au fond du tube externe ouvert, la surface de cette ulcération; on peut l'essuyer avec des tampons d'ouate, et la cautériser au besoin.

La surface de muqueuse que permet de distinguer l'endoscope à lumière externe est très petite, vu qu'elle n'excède pas le diamètre interne du tube, mais elle est très nette, elle apparaît avec une teinte rosée, parcourue de ses nombreux vaisseaux. La région uretérale est particulièrement intéressante et facile à observer surtout chez la femme. Grunfeld recommande, pour arriver à découvrir facilement l'uretère de la femme, d'incliner l'oculaire de 30 à 35 centimètres du côté opposé à celui qu'on veut observer en relevant un peu cet oculaire vers la symphyse pubienne, de manière à diriger l'autre extrémité vers le bas-fond vésical. Cette direction étant donnée, il faut enfoncer l'instrument jusqu'à ce qu'il dépasse de 2 centimètres 1/2 à 3 centimètres l'orifice interne de l'urèthre.

L'orifice de l'uretère apparaît alors sous forme d'une petite boutonnière, placée au sommet de la saillie formée par le trigône; de petits vaisseaux rampent parallèlement à cette saillie. On voit par intermittences jaillir de l'uretère un petit remous qui accompagne l'entrée de l'urine dans la vessie; il est donc possible d'examiner les caractères de ce jet uretéral, d'observer s'il est limpide, purulent ou sanglant, et d'en tirer des conclusions sur l'état du rein correspondant.

Le cathétérisme de l'uretère ne peut être fait que chez la femme avec les endoscopes à lumière externe.

La face antérieure de la vessie ne peut être vue avec les endoscopes précédents. Grunfeld a fait construire, pour la rendre accessible aux regards, un endoscope à miroir incliné (*Fensterspiegel-Endoscope*), qui malheureusement ne peut être utilisé que chez la femme, à cause de la grande quantité de lumière qu'il demande.

L'endoscopie à lumière externe permet de se rendre compte en gros de toutes les affections vésicales; elle montre dans la cystite l'état violacé de la muqueuse, la disparition des vaisseaux, les ecchymoses et les ulcérations superficielles de la paroi vésicale; dans les tumeurs elle montre leurs contours, quelquefois leur point d'implantation, elle ne peut qu'assez difficilement en donner une vue complète, mais elle permet toujours d'en apercevoir un point et, d'après cet examen partiel, d'établir le diagnostic. Si l'on introduit dans la vessie un tube ouvert et si l'on applique l'extrémité de cet instrument sur la paroi de la tumeur, on peut en détacher une petite portion pour en faire l'examen histologique, ou même, si elle est petite, en faire l'ablation totale par les voies naturelles, comme a réussi à le faire Grunfeld. Ce genre d'intervention serait de beaucoup facilité par l'emploi de l'endoscope double, qui permettrait d'opérer à vessie pleine.

Enfin, en cas de corps étrangers, l'endoscopie à lumière externe permet d'observer la position de ces corps, et quelquefois d'en faire l'ablation directe à travers le tube endoscopique ouvert.

Bien que tous les résultats signalés précédemment puissent être réellement obtenus avec les endoscopes à lumière externe, ces appareils n'en restent pas moins défectueux par la petitesse extrême de leur champ ; ils compensent ce défaut par le grand avantage de pouvoir être employés même dans une vessie vide ou saignante. Néanmoins, nous ne considérons cet appareil comme réellement utile que chez la femme, qui permet d'utiliser des tubes très larges et très courts ; si l'on n'hésite pas à dilater l'urèthre d'après la méthode de Simon, on pourra employer chez elle des endoscopes de très gros calibres qui permettront des interventions très complètes à l'intérieur de la vessie, ablation des corps étrangers et des tumeurs, cathétérisme direct des uretères.

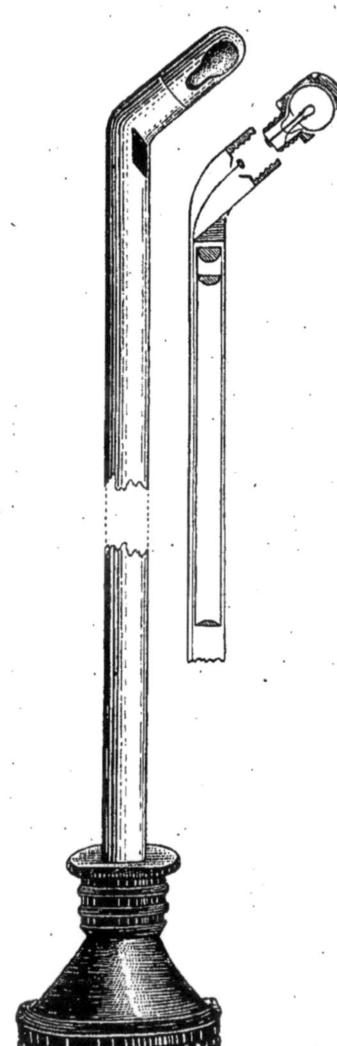

Fig. 88. — Cystoscope n° 1 de Nitze.

2° Endoscopie a lumière interne. — L'endoscopie à lumière interne part d'un tout autre principe, elle éclaire la vessie à l'aide d'une petite lampe portée au centre même de cet organe.

Il existe aujourd'hui dans le commerce trois variétés de cystoscopes : les cystoscopes de Nitze, de Leiter et de Boisseau du Rocher ; ceux de Nitze[1] étant les plus parfaits, nous nous en tiendrons à leur description.

Le cystoscope n° 1 de Nitze (fig. 88) se compose d'une longue sonde métallique, coudée en béquille à son extrémité ; l'autre extrémité de l'appareil s'élargit en entonnoir ; au point où cet entonnoir se joint au tube principal existe une double gorge où se fixe une pince qui sert de prise de courant. Cette pince permet des mouvements de rotation faciles du cystoscope autour de son axe. Le bec de la sonde porte une petite lampe Edison destinée à éclairer une large surface de la muqueuse vésicale. A l'angle même formé par ce bec se trouve une petite fenêtre occupée par un prisme

(1) Nitze, *Lehrbuch der Cystoscopie*. Wiesbaden, 1889.

qui reçoit l'image de la surface éclairée par la lampe, et renvoie cette image à l'œil de l'observateur grâce à une combinaison optique de trois petites lentilles plan-convexes.

Cet appareil est très pratique et peut suffire à l'examen de la plus grande partie de la vessie; seules une petite portion de la paroi postérieure de la région qui entourent immédiatement le col vésical lui échappent. Nitze a fait construire, pour combler ces lacunes, deux autres cystoscopes : le cystoscope n° 2, qui porte sa fenêtre au sommet de l'angle formé par le bec, et le cystoscope n° 3, qui la porte sur la face antérieure de ce bec.

Nitze a complété ces recherches en modifiant les instruments suivant le but qu'on veut en obtenir.

Il a ajouté au cystoscope n° 1 une circulation d'eau qui permet de laver la fenêtre et la lampe pendant l'examen, et de renouveler le milieu vésical quand il se trouble. Cet appareil nous semble le plus pratique de tous, celui qu'il faut se procurer quand on ne veut en avoir qu'un.

Il a récemment ajouté au même cystoscope n° 1 une pince coupante destinée à sectionner les petites tumeurs, les bourgeons de récidive par exemple. Il fait construire actuellement d'autres appareils destinés à porter dans la vessie une anse froide ou galvanique, ou des cautères, et à rendre facile le cathétérisme des uretères, qui jusqu'à présent n'a pu être fait qu'assez difficilement à l'aide du cystoscope de Leiter modifié d'après les indications de Brenner.

Depuis les derniers travaux de Nitze [1], l'endoscopie vésicale à lumière interne, qui n'avait autrefois qu'une valeur diagnostique, est entrée dans une nouvelle voie qui laisse entrevoir la possibilité d'arriver bientôt à une chirurgie intravésicale, par les voies naturelles, assez complète.

Le manuel opératoire de l'endoscopie à lumière interne est le suivant

La vessie du malade est soigneusement lavée avec une solution d'eau boriquée ou phéniquée faible, puis on y introduit 150 centimètres cubes d'eau boriquée bien claire, et une bulle d'air qui, en surnageant, vient marquer le sommet de la vessie. Si le malade est très sensible, on peut auparavant injecter dans l'urèthre et la vessie une solution de cocaïne, 50 centimètres cubes d'une solution à 2 pour 100 suffisent en général (Nitze). Au besoin on ferait en outre au malade une injection sous-cutanée de morphine. Ces précautions étant prises, le malade est couché sur un lit élevé, les jambes relevées dans la position des femmes au spéculum, puis on introduit le cystoscope n° 1, soigneusement aseptisé et graissé à la glycérine, suivant les règles ordinaires du cathétérisme. Dès que le bec de l'instrument a franchi le col vésical, on établit le courant et l'on s'assure du bon fonctionnement de l'appareil en jetant un coup d'œil sur la surface vésicale qui se présente. Si cette première vue n'est pas nette, on peut en conclure que la glace s'est souillée pendant la traversée de l'urèthre et on la nettoie en établissant le courant d'eau destiné à la laver. Cela fait on entreprend une exploration méthodique de tous les points accessibles de la surface vésicale; pour cela, on examine d'abord le derme de la vessie, puis son bas-fond. Le premier examen exige quatre positions différentes de l'instrument, pendant lesquelles son bec reste

[1] Nitze, *Annales des maladies génito-urinaires*, décembre 1891.

toujours dirigé en haut (un petit index placé sur le pavillon du cystoscope renseigne toujours l'opérateur sur la position de ce bec) : dans la première position, l'extrémité vésicale du cystoscope est portée complètement à gauche; dans la deuxième, un peu plus en dedans, à gauche de la ligne médiane; dans la troisième, dans une position symétrique de la précédente, à droite de la ligne médiane; dans la quatrième, elle est portée tout à fait à droite symétriquement à la position première. Dans chacune de ces positions le bec de l'instrument doit décrire d'avant en arrière un trajet pendant lequel le pavillon s'abaisse à mesure qu'on se rapproche du col, et se relève à mesure qu'on s'en éloigne. Ces mouvements combinés permettent de voir successive-

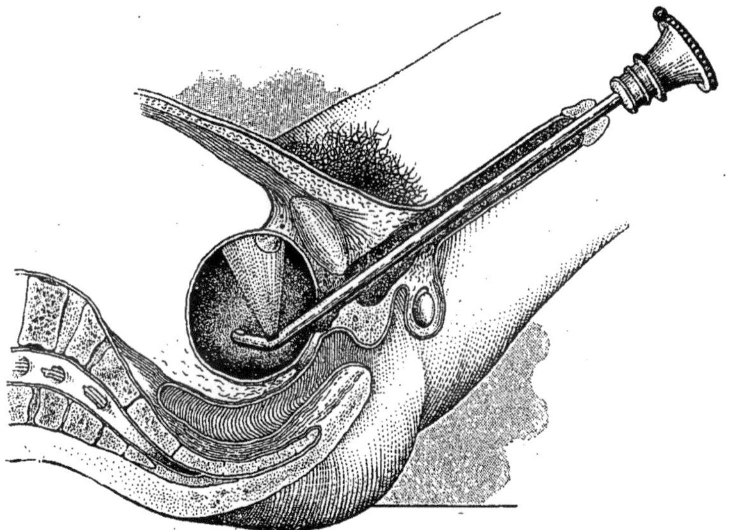

Fig. 89. — Cystoscope n° 1 de Nitze, montrant la paroi antérieure de la vessie. (Nitze.)

ment le dôme de la vessie en quatre tranches, partant du col et aboutissant au point opposé de la face postérieure de cette cavité.

Le second examen doit se faire en retournant l'instrument de manière à diriger son bec en bas; il permet, grâce à quelques mouvements de latéralité et d'avant en arrière, de se rendre compte de tous les détails du bas-fond vésical. Le cystoscope n° 2 peut remplacer le cystoscope n° 1 pour ce dernier examen.

La figure 89 représente le cystoscope n° 1 montrant la paroi antérieure de la vessie.

La surface de muqueuse observée est circulaire. Ses détails sont généralement grossis, quand on rapproche l'endoscope de la muqueuse; ils sont rapetissés, quand on l'en éloigne. Elle montre avec une grande netteté ses cellules, les vaisseaux qui la parcourent et l'orifice des uretères laissant échapper leur petit tourbillon d'urine claire ou modifiée suivant l'état des reins. Si le champ devient trouble, il suffit d'injecter un peu d'eau pour renouveler le liquide contenu dans la vessie. L'examen étant terminé, on ferme le courant pour laisser refroidir la lampe et l'on retire l'instrument.

La cystoscopie à lumière interne, grâce à son large champ d'investigation, donne les renseignements les plus précis sur toutes les lésions vésicales ; elle n'est entravée que par les vessies très sensibles qui admettent moins de 100 centimètres cubes d'eau ; par les vessies très sales, très saignantes ou entièrement remplies par de grosses tumeurs, ou enfin par les obstacles uréthraux qui empêchent l'instrument de pénétrer dans la vessie (rétrécissements, hypertrophie prostatique)

Si ces causes n'existent pas, les vues obtenues par cet instrument sont des plus nettes, assez nettes même pour donner à la photographie des épreuves passables. Toutes les lésions vésicales sont dans ce cas distinctement aperçues : nous avons déjà décrit plus haut l'aspect que présente la muqueuse dans les cas de cystites, il nous suffira d'ajouter que si la capacité vésicale permet l'examen au cystoscope, les caractères que nous avons rappelés sont encore plus visibles quand on utilise cet instrument. Il permet de voir facilement la cicatrice des tailles vésicales, mais son principal rôle est de nous montrer les calculs vésicaux, les fragments des calculs après la lithotritie, les corps étrangers de la vessie et surtout les tumeurs vésicales (fig. 90).

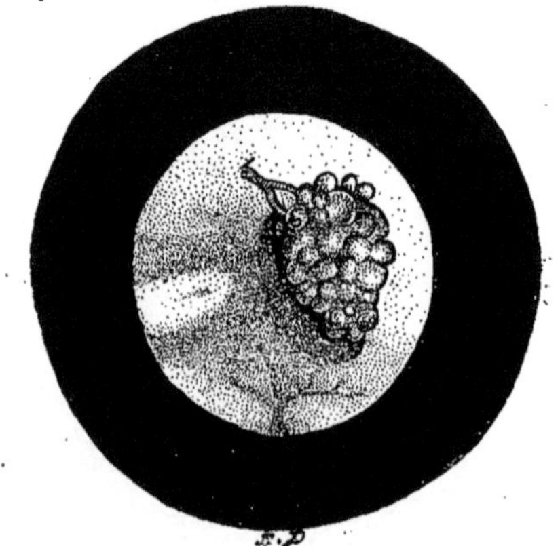

Fig. 90. — Tumeur de la vessie vue au cystoscope. (Nitze.)

Au point de vue opératoire, l'endoscopie à lumière interne prend une place de plus en plus grande ; elle ne permettait au début que l'extraction des corps étrangers chez les femmes et le cathétérisme des uretères ; grâce aux nouveaux perfectionnements apportés par Nitze à la construction de ses appareils, elle semble devoir bientôt permettre l'ablation directe des petites tumeurs ou au moins des bourgeons de récidive, la cautérisation de la muqueuse vésicale, ou de la base d'implantation des tumeurs et l'ablation, même chez l'homme, de certains corps étrangers flexibles ou de petit volume.

En résumé, l'endoscopie à lumière interne et l'endoscopie à lumière externe ont l'une et l'autre leurs avantages et leurs inconvénients. Elles se complètent réciproquement, et il faut être à même de les employer tour à tour. L'endoscopie à lumière interne est évidemment un procédé de choix, mais, dans quelques cas, quand elle s'adresse à une vessie saignante ou remplie par une grosse tumeur, elle cède avantageusement le pas à l'endoscopie à lumière externe. Enfin cette dernière est si simple, si facile à manier et si féconde en résultats chez la femme, qu'elle nous semble, pour les examens rapides, préférable dans ce cas à l'endoscopie à lumière interne. Comme le fait justement observer Grunfeld, il faut savoir manier l'une et l'autre et savoir demander à chacune ce qu'elle peut nous donner.

De l'ensemble des recherches au point de vue des affections de la vessie, il résulte que l'endoscopie doit être appliquée dans tous les cas où le diagnostic est incertain. *C'est surtout pour différencier une affection vésicale d'une affection rénale, dans les faits obscurs d'hématuries, qu'elle doit être pratiquée.* Elle permet encore de localiser une tumeur vésicale de petit volume, quelquefois d'en prouver la multiplicité, le siège, le mode d'implantation; mais dans les autres affections de la vessie, c'est encore un moyen secondaire et qui nécessite, pour donner des renseignements, une longue expérience.

Toucher intra-vésical. — Incision exploratrice. — Lorsque tous les moyens précédents ont échoué et qu'il y aura intérêt majeur à faire le diagnostic, on peut être autorisé, dans des cas exceptionnels, à pratiquer *chez la femme le toucher intra-vésical* et chez l'homme l'*incision exploratrice.* Cette méthode d'exploration a été largement préconisée à l'étranger; en France, la symptomatologie si précise due à l'école de Necker permet le diagnostic dans la grande majorité des cas. Ces méthodes opératoires nécessitent un examen complet du malade pour s'assurer qu'elles peuvent être effectuées sans danger; pour le toucher intra-vésical, la manœuvre est relativement facile. Quant à l'incision exploratrice, il est évident qu'on aura recours à la taille hypogastrique, qui pourra devenir en même temps curative.

Distension vésicale. — L'exploration de la vessie nécessite l'examen de sa sensibilité à la distension et par conséquent l'examen de sa capacité et de sa contractilité. Ces explorations se font en distendant la vessie au moyen d'une sonde souple à travers laquelle on pousse une injection boriquée. Cette manœuvre, bien faite, donne de précieux renseignements. Elle indique le moment où le besoin d'uriner se fait sentir, et par conséquent où la vessie arrive à la limite de sa capacité physiologique. Elle réveille chez le malade une sensibilité anormale de l'organe. Dès que la vessie renferme quelques grammes de liquide, une douleur se manifeste qui bientôt devient intolérable et se traduit par des contractions qui refoulent le liquide dans l'appareil à injection. Pour étudier la puissance de contractilité de la vessie, il suffit, après l'avoir distendue jusqu'à sa limite physiologique, d'adapter un appareil manométrique (Duchastelet) à l'extrémité de la sonde. Ces résultats importent au diagnostic, la distension vésicale étant nécessaire dans une certaine mesure pour l'intervention; cette même distension douloureuse étant symptomatique d'une cystite, et enfin la puissance de contractilité étant de première importance chez les prostatiques pour savoir quelle est la part qui revient à la faiblesse du muscle ou à l'obstacle prostatique dans ces cas. On comprend que si l'impotence musculaire est constatée, toute intervention chirurgicale du côté de l'obstacle sera de ce fait frappée de nullité. Les phénomènes qui suivent cette distension seront examinés avec grand soin et ils deviendront un puissant élément de diagnostic. Dans les cas où la présence d'un néoplasme vésical est soupçonnée, la distension de la vessie est-elle suivie d'une hématurie, ou mieux d'un saignement vésical, nous aurons de fortes présomptions en faveur d'une tumeur.

CHAPITRE II

TRAUMATISMES DE LA VESSIE

Des différents organes contenus dans la cavité abdominale, la vessie est un de ceux qui sont le moins souvent l'objet d'un traumatisme venu de l'extérieur. Ses rapports anatomiques la mettent à l'abri grâce à la symphyse pubienne d'une part, au périnée et au sacrum d'autre part. Ses lésions traumatiques ou spontanées sont surtout le résultat de sa continuité avec l'urèthre, et en somme ses parois sont beaucoup plus souvent blessées de dedans en dehors que de dehors en dedans. La rareté de ces accidents, jointe à ce fait qu'on les considérait autrefois comme toujours mortels, nous explique pourquoi il faut arriver à la période moderne pour trouver des chapitres consacrés spécialement à leur étude. Jules Larrey publie le premier un travail, sur les plaies et les corps étrangers de la vessie. Demarquay présente ensuite à la Société de chirurgie un mémoire intéressant sur les plaies par armes à feu, et, à ce sujet, H. Larrey fit un rapport remarquable. Puis la thèse d'agrégation de Houel, qui comprend en même temps les plaies et les ruptures, le travail d'Otis, qui nous donne le compte rendu des blessures de la vessie pendant la guerre de Sécession, établissent nettement la gravité et la thérapeutique de ces lésions. Bartels, en Allemagne, leur consacre un long travail, auquel Blum et Lesur ont ajouté l'ensemble des faits publiés depuis cette époque et la thérapeutique à leur opposer.

Nous verrons que, grâce aux moyens dont nous disposons, le pronostic, toujours grave, est cependant atténué, et que nous sommes loin des 90 pour 100 de mortalité que donnaient les anciens. Quant aux indications thérapeutiques, les progrès de la chirurgie abdominale ont permis de les modifier complètement. En même temps la taille hypogastrique peut donner un précieux moyen d'intervention dans les plaies extra-péritonéales.

Les lésions traumatiques de la vessie peuvent se diviser en deux grandes classes : 1° *les plaies*; 2° *les contusions ou ruptures*. Ces deux genres de traumatismes sont rares, puisque les statistiques de Bethanian Hospital n'en donnent que 5 sur 10867 cas chirurgicaux, les registres de Saint Bartholomew's hospital 2 sur 16711, et Otis, sur les 408762 blessés de la guerre de Sécession, ne relève que 185 blessures du réservoir urinaire; et si Bartels a pu en réunir 504 observations, c'est que l'intérêt et la rareté des accidents fait qu'on en publie facilement le compte rendu. Le pronostic comparé de ces traumatismes est à l'avantage des plaies, puisque les ruptures ont donné à Bartels 90 pour 100 de mortalité, alors que les plaies ne donnent que 22 à 25 pour 100. Toutefois, ce qui domine toute l'histoire de ces traumatismes, ce sont les rapports de la vessie et du péritoine. Lorsqu'elle est à l'état de vacuité, ses deux parois accolées l'une à l'autre et retranchées derrière le pubis, elle ne peut guère être atteinte sans que le péritoine soit lésé. A l'état de distension, elle présente une plus large surface d'attaque; sa face antérieure et toute sa base se développent en dehors de la séreuse et peuvent être intéressées sans elle. En tous cas, la présence du péritoine joue là un rôle capital, et les lésions traumatiques de la vessie pourraient être divisées en lésions *extra* ou *intra-péritonéales*.

LARREY, *Clinique chir.*, t. IV, p. 285. — DEMARQUAY, *Bull. de la Soc. de chir.*, 1850, p. 460. — HOUEL, Thèse d'agrég. Paris, 1857. — KLEIN, Thèse de Paris, 1872. — OTIS, American war of rebellion, 1876, t. II. — CHABOUREAU, Thèse de Paris, 1872. — MAX BARTELS, *Archiv für klin. Chir.*, 1878, t. XXII, p. 519. — MALTRAIT, Thèse de Lyon, 1881. — VINCENT, *Lyon méd.*, 1881, t. XXXVII, p. 52. *Revue de chirurgie*, 1881, p. 449 et 556. — VOILLEMIER et LE DENTU, Maladies des voies urinaires, t. II, p. 100. — FOLLIN et DUPLAY, *Pathologie externe*, t. VI, p. 646. — RIVINGTON, *Lancet*, 1882, t. II, et 1883, t. I. — FERRATON, Thèse de Paris, 1883. — WEIR, *New York med. Record*, 1884, t. XXV, p. 337. — BRENNER, *Archiv für klin. Chir.*, 1887, t. XXXV, p. 33. — ULLMANN, *Wiener med. Woch.*, 1887, p. 749. — HACHE, art. VESSIE du *Dict. Dechambre*, p. 241. — BLUM, *Arch. gén. de méd.*, 1888. — LESUR, Thèse de Paris, 1888.

I

PLAIES DE LA VESSIE

Nous devons suivre ici la division classique en plaies par *instruments piquants*, *tranchants* et *contondants*. Nous joindrons à cette dernière catégorie : les *plaies par armes à feu*. Pour pénétrer jusqu'à la vessie, l'instrument vulnérant peut suivre 4 voies, suivant qu'il traverse l'abdomen, le périnée, le trou obturateur ou le rectum.

Étiologie. — Quelle que soit la nature du traumatisme qui atteint la vessie, son action est favorisée par la réplétion de l'organe, réplétion qui lui donne une plus large surface d'attaque, et qui fait sortir la vessie de son abri rétropubien.

Les *instruments piquants* doivent être divisés en deux catégories. Ceux dont nous nous servons pour la ponction de la vessie, ou encore une lance, une épée, méritent véritablement ce nom. Quant aux lésions provoquées par une corne ou un épieu, ce sont des plaies contuses dont le pronostic est bien différent. Les piqûres capillaires ne déterminent aucun accident sous deux conditions expresses : l'asepsie de l'instrument et l'asepsie du liquide extrait de la vessie. En tout autre cas, une inoculation de l'atmosphère périvésicale est possible, et une infection simple ou diffuse peut en être la conséquence (Poncet, Braun, Bennett) et la mort résulter des accidents consécutifs.

Les plaies par *instruments tranchants* intéressent la vessie dans deux circonstances, d'où leur division en plaies *chirurgicales* et plaies *accidentelles*. Les premières sont surtout fréquentes depuis l'avènement de la chirurgie du petit bassin. Pendant l'extirpation des kystes adhérents dans le cours de l'hystérectomie par la voie abdominale ou par la voie vaginale, pendant l'ouverture d'une collection peri-utérine, la vessie a été souvent incisée ou déchirée. Son étalement à la surface de la tumeur, son déplacement en hauteur qui la fait se couder derrière le pubis et remonter plus ou moins haut vers l'ombilic, sont autant de dispositions qui placent le réservoir sous le couteau. Cet accident est loin d'être rare, Jackson en a réuni 67 cas. Le cathétérisme vésical ne peut à lui seul mettre à l'abri de ces perforations, et il faut admettre comme règle générale de ne jamais s'aventurer autour de cet organe sans explorer son contour au moyen d'un cathéter métallique, qui sert de point de repère constant. Mais ce sont là des faits qui trouveront mieux leur place à propos de la chirurgie pelvienne que dans l'histoire des traumatismes vésicaux proprement dits. Les plaies accidentelles par instruments *tranchants* sont exceptionnelles. Bartels en nie l'existence et démontre que, même expérimentalement, il est difficile d'atteindre ainsi la vessie.

Les *plaies par instruments contondants* sont au contraire fréquentes, surtout si l'on y fait rentrer, comme cela nous paraît logique, les traumatismes déterminés par un pieu, un échalas, un coup de corne. De même les plaies par balles sont loin d'être rares. La voie suivie par l'instrument vulnérant est variable. Le *plancher périnéal*, le *rectum*, le *trou obturateur*, la *paroi abdominale antérieure*, permettent généralement l'accès vers la vessie. Je fais exception pour les plaies par armes à feu qui, pénétrant à travers un point quelconque de la ceinture pelvienne, la brisent et vont blesser le réservoir en entraînant avec elles des esquilles osseuses qui ajoutent leur action contondante à celle du projectile lui-même. Fait assez curieux, la voie prise par le corps vulnérant varie avec sa nature. Dans les cas où la vessie est blessée à travers le périnée, il s'agit en général d'un malade tombant d'un lieu élevé sur un corps mousse ou pointu et venant ainsi s'empaler (Bartels en a réuni 17 cas); le rectum est souvent alors intéressé. La voie obturatrice est plus rarement suivie : c'est le coup de lance du Cosaque dont parle Larrey, ou le coup de corne de taureau qui dénuda seulement la vessie. Dans le cas de Demarquay, une baguette de fusil pénétra par la même voie et s'implanta si solidement, qu'il fut impossible de la retirer. La paroi abdominale antérieure est la voie la plus rarement suivie, et de fait la vessie ne l'aborde guère que dans les cas de distension extrême. Je ne citerai que pour mémoire les plaies contuses de dedans en dehors provoquées par la manœuvre maladroite d'un cathéter métallique ou d'un lithotriteur.

Anatomie pathologique. — Ce chapitre comprend l'étude de la blessure en elle-même et celle des accidents consécutifs.

La *plaie en elle-même* peut être *incomplète* ou *complète.*

I. Plaies incomplètes. — Les *plaies incomplètes externes* sont constituées par les dénudations chirurgicales de l'organe dans l'extirpation des tumeurs adhérentes du petit bassin. Les *plaies incomplètes internes* comprennent les dissections et les résections de la muqueuse pendant l'extirpation des tumeurs. Les projectiles de guerre, arrivés au terme de leur course, peuvent s'arrêter dans l'épaisseur même de la paroi vésicale. Bartels et Larrey en ont rapporté quatre exemples dans lesquels le projectile vint ainsi s'enkyster pendant des années, gênant plus ou moins la miction. Le mode de réparation de ces plaies n'a pas été étudié. Nous avons recherché dans une série d'expériences (¹) la

(¹) Voy. Dietz, Thèse de Paris, 1800

résistance des parois vésicales dans ces cas, nous avons toujours vu l'intégrité de la muqueuse suffire à la persistance du fonctionnement de la vessie et permettre aux tuniques adjacentes de se réparer par une cicatrice fibreuse et inextensible. De même la destruction et la résection d'une partie de la muqueuse se comble par bourgeonnement.

II. Plaies complètes. — Les *plaies complètes* doivent être divisées en plaies intra-péritonéales et plaies extra-péritonéales. Cette distinction est capitale au point de vue du pronostic et des complications. Mais, que la séreuse soit atteinte ou épargnée, l'orifice est généralement unique; seules les plaies par balles peuvent perforer la cavité de part en part. Leur siège varie suivant le point d'entrée de l'instrument vulnérant. Leur étendue peut être considérable; toutefois, l'évacuation immédiate du liquide contenu réduit considérablement ses dimensions.

L'étude clinique et les expériences montrent bien la disposition des parties dans ces cas. Aussitôt que la vessie a été blessée, elle évacue son contenu et dès lors les rapports de la plaie des parties molles et de la plaie vésicale changent, si bien que les orifices ne se correspondent plus. Les différentes tuniques de la vessie elles-mêmes subissent des rétractions différentes : les lèvres de la séreuse s'écartent, la plaie musculaire prend une forme irrégulière, tandis que la muqueuse tend à faire une légère hernie à travers l'orifice.

L'évolution de cette plaie, abandonnée à elle-même, varie suivant qu'elle est simple ou qu'elle s'accompagne d'une perte de substance. Une plaie *simple intra-péritonéale* se répare au moyen des adhérences de la séreuse, soit qu'elles réunissent les deux lèvres de la plaie, soit que l'épiploon ou l'intestin vienne à ce niveau former une obturation qui permet ultérieurement une reconstitution de la muqueuse. Dans les expériences que j'ai faites, c'est par ce second processus que j'ai toujours vu les plaies se fermer. Si la plaie est suturée, Vincent a bien montré le processus réparateur unissant successivement la séreuse, la musculeuse et la muqueuse. Les plaies *simples extra-péritonéales* se réparent plus difficilement par un processus analogue. Quant aux plaies avec perte de substance, *plaies contuses*, c'est encore le même processus de dehors en dedans qui en amène la guérison. Les faits expérimentaux me l'ont prouvé, et le cas de Morris [1] démontre que chez l'homme ces plaies accidentelles sont susceptibles de cicatrisation.

Les *lésions concomitantes* sont très variables, suivant que le trajet de la blessure est large ou étroit, simple ou irrégulier, direct ou tortueux. Ces dispositions ont une importance capitale au point de vue de l'écoulement de l'urine par la plaie. De même un corps étranger, esquille ou projectile, peut rester dans le trajet ou tomber dans la cavité vésicale. L'épanchement urineux dans le tissu cellulaire ou dans le péritoine détermine des accidents que tous les auteurs attribuent à la seule présence de l'urine. J'essayerai de démontrer qu'il faut chercher ailleurs que dans le liquide urinaire l'origine d'une partie des accidents. En tous cas, l'enkystement du liquide est possible. Houel avait vu après les blessures par armes à feu des foyers urineux enkystés au milieu d'adhérences, et Klein, dans une observation discutée, aurait trouvé ainsi une

(1) Morris, cité par Lesur. Thèse de Paris, 1888.

poche sous-péritonéale. Dans les plaies par armes à feu, les lésions concomitantes sont la règle, puisque, sur 285 observations, Bartels trouve 131 fractures, 98 plaies de l'intestin ou du péritoine, 18 blessures des gros troncs vasculaires, et 26 fois une déchirure d'un autre organe, c'est-à-dire 273 lésions compliquées.

Symptômes. — Marche. — Les plaies de la vessie s'accompagnent en général de tout le cortège symptomatique des plaies pénétrantes de l'abdomen. Choc, dépression des forces, pâleur de la face, cyanose des lèvres, tendance à la lipothymie et à la syncope, petitesse du pouls, refroidissement des extrémités, abaissement de la température. Cet état de choc est surtout marqué dans les plaies par armes à feu; toutefois il peut manquer, et rien ne fait soupçonner une lésion de la vessie.

Les *symptômes fonctionnels* sont alors les premiers à se manifester. Douleur et fréquence des besoins d'uriner, avec expulsion de quelques gouttes d'urine sanglante, tels sont les premiers signes. Quelquefois l'écoulement de l'urine a lieu par la plaie et vient confirmer le diagnostic. Mais la douleur et la fréquence des mictions peuvent manquer, et l'on se trouve alors en présence d'un malade qui émet une petite quantité d'urine sanguinolente. L'issue de l'urine par la plaie est relativement rare; elle *manque* dans les cas de trajets étroits et anfractueux, elle est *continue* si la solution de continuité est large et béante, elle peut devenir *intermittente* si les lèvres de la plaie s'agglutinent d'abord pour s'ouvrir sous l'influence de la pression vésicale.

Les *phénomènes secondaires* sont complètement différents suivant que la plaie est *intra* ou *extra-péritonéale.*

Plaie intra-péritonéale. — Après une période de choc en général très marquée, le malade peut avoir quelques heures ou même quelques jours de répit pendant lesquels la miction ou le cathétérisme évacuent une petite quantité d'urine sanguinolente. Dans quelques cas de plaies par armes à feu, cette période de calme relatif a pu se prolonger quinze à vingt jours. Tous les signes d'une infection péritonéale aiguë éclatent alors avec une intensité qui varie peut-être suivant la quantité de liquide épanché. Une douleur périvésicale accentuée par la palpation, le ballonnement du ventre, des nausées, puis des vomissements, le tout accompagné d'un pouls rapide, petit, dépressible, et d'une élévation de la température avec agitation et délire, indiquent bien la nature de l'infection péritonéale. Dans quelques cas exceptionnels, après un certain degré de réaction péritonéale, les accidents se calment, l'épanchement s'est enkysté. Cette terminaison longtemps niée est possible, mais très rare.

Les *plaies extra-péritonéales* présentent un appareil symptomatique moins grave et tout différent. Après une période de choc, les douleurs, la fréquence et l'intensité des besoins d'uriner, font place à un calme relatif, et l'écoulement par la plaie d'un liquide uro-sanguinolent constitue tous les symptômes; la miction naturelle peut même être conservée. Plus souvent, surtout dans les plaies par armes à feu ou après les blessures à trajet long et sinueux, des caillots remplissent la vessie, amènent des accidents de rétention, puis on voit éclater tous les signes d'une *infiltration uro-purulente.* La longueur, le trajet et la forme de la plaie ont sur le développement de cette complication une influence capitale. C'est ainsi que les trajets qui traversent le vagin ou le rectum sans intéresser le cul-de-sac péritonéal ne sont pas suivies d'infiltration uro-purulente. Les plaies par balles donnent lieu à cet accident, surtout à partir du sixième jour, alors que les eschares tombent. Les plaies par armes blanches ou par balles s'accompagnent le plus souvent de cette complication, et les relevés de Bartels prouvent bien que ce sont les plaies haut situées dans l'abdomen qui y sont le plus exposées. La lecture des observations montre que dans les premières heures de la pénétration du liquide dans les tissus, il n'existe aucune réaction, on peut même sentir à la face antérieure de la vessie une tumeur occupant la cavité de Retzius (Bouilly [1]), tumeur à peine douloureuse, mais bientôt des frissons, de la fièvre et tous les signes d'un phlegmon diffus, à marche plus ou moins envahissante, viennent témoigner de la gravité des lésions.

Telle était l'évolution des plaies de la vessie dans les observations de la période préaseptique de la chirurgie. Nous ne savons pas ce que deviendraient les lésions maintenues aseptiques; mais toutes les expériences que j'ai faites [2] sur l'infiltration de l'urine normale dans les tissus prouvent son innocuité. Il est donc probable que les accidents infectieux consécutifs aux plaies de la vessie reconnaissent une autre origine : l'infection par le trajet de la plaie ou par le cathétérisme.

Complications. — Lorsque les blessés échappent aux accidents d'hémorrhagie, de péritonite aiguë ou d'infiltration d'urine, le trajet de la plaie se ferme en un temps qui varie de trois semaines à trois mois. S'il persiste, on peut dire qu'il y a fistule.

Fistules. — Cette complication est exceptionnelle dans les plaies simples, si tant est qu'elle existe; elle est beaucoup plus fréquente dans les plaies par armes à feu. Houel les a divisées théoriquement en cinq classes, Bartels en huit variétés. En réalité, elles se réduisent à trois variétés : fistules 1° *vésico-rectales*; 2° *vésico-vaginales*; 3° *vésico-cutanées* dont l'orifice à la peau peut être hypogastrique, inguinal, fessier, scrotal, périnéal ou crural. Cette localisation cutanée de la fistule n'est point commandée par l'orifice d'entrée de la plaie, mais bien par l'infiltration d'urine. Il est intéressant d'étudier à cet égard quel rôle joue le siège ou le nombre de plaies dans l'établissement d'un orifice fistuleux. Lorsqu'il existe une plaie double de la vessie, l'orifice postérieur se ferme toujours le premier, que le projectile ait pénétré d'avant en arrière ou d'arrière en avant. Et ce n'est pas toujours la plaie déclive qui devient fistuleuse, souvent une plaie traversant le périnée, la vessie et l'hypogastre, donne lieu à une fistule hypogastrique.

Les *corps étrangers* compliquent surtout les plaies par armes à feu. Ce sont des esquilles, des fragments de drap, des boutons d'uniforme, des pièces de monnaie, une balle morte, qui pénètrent dans la cavité vésicale et y restent. Leur séjour n'aggrave pas les accidents immédiats. Quant aux troubles fonctionnels qu'ils provoquent ultérieurement, ils sont très variables et dépendent

(1) Bouilly, Thèse d'agrégation, 1883.
(2) Tuffier, Soc. de biologie, mai et juin, 1890.

du volume, de la nature, de la forme des corps étrangers. Les balles volumineuses déterminent des sensations que les malades perçoivent, souvent même ils les sentent se déplacer et rouler dans les mouvements qui inclinent la vessie; elles pourraient même, d'après Larrey, provoquer une cystite et une ulcération vésicale. Au contraire, de petits fragments osseux, des corps métalliques passent inaperçus pendant très longtemps, ou ne révèlent leur présence qu'à propos d'une cystite. Cette apparition tardive des symptômes a fait croire que le corps étranger d'abord extra-vésical était devenu intra-vésical. Tout ce que M. Guyon a enseigné sur la tolérance de la vessie pour les calculs, et sur son exquise sensibilité en cas d'inflammation, explique ces phénomènes en apparence bizarres. Le fait le plus curieux à cet égard est celui de ce cavalier indien dont parle Otis, qui fit la guerre pendant cinq ans sans s'apercevoir qu'il portait une pointe de flèche dans la vessie; ce n'est que sept ans après son accident qu'elle fut extraite par la taille latérale, elle était alors enrobée d'un calcul de 453 grammes. Les symptômes déterminés par ces corps étrangers sont donc en grande partie sous la dépendance de la cystite concomitante et leur diagnostic est facile quand l'exploration métallique peut être pratiquée. Ils s'incrustent et s'enveloppent à la longue d'une couche de phosphates, à moins qu'ils ne soient expulsés (28 fois sur 87, Bartels).

Les *blessures d'organes voisins* sont toujours une complication sérieuse, cependant les lésions osseuses, spéciales aux plaies par armes à feu, en aggravent peu le pronostic. Au contraire, la lésion des gros vaisseaux du bassin peut donner lieu à des hémorrhagies mortelles. Les perforations du vagin et du rectum, si elles n'atteignent pas le péritoine, laissent fréquemment à leur suite une fistule rebelle. La blessure concomitante de l'urèthre peut empêcher le cathétérisme et créer ainsi une obligation à la dérivation des urines par une voie artificielle.

Pronostic. — La blessure de la vessie pendant une opération chirurgicale constitue un accident de peu de gravité si elle ne passe inaperçue, car la suture immédiate de la plaie est généralement suivie de guérison. Il en serait tout autrement si par malheur la lésion était méconnue, la mort en serait la conséquence à peu près fatale. Les plaies de la vessie sont à cet égard absolument différentes suivant qu'elles sont *intra* ou *extra-péritonéales*. La mort est la règle presque absolue quand le péritoine est atteint; les relevés de Bartels et les faits rassemblés plus récemment par Stein (¹) concordent sur ce point. Les progrès de la chirurgie moderne pourront peut-être en appeler de ce pronostic fatal; car nous verrons que les ruptures intra-péritonéales ont déjà bénéficié de l'intervention. Pour les plaies extra-péritonéales, nous pouvons les classer suivant un degré ascendant de gravité en plaies contuses, plaies par armes blanches, et plaies par armes à feu, mais la mortalité ne diffère que de 3 à 4 pour 100 suivant l'agent vulnérant. Le lieu de pénétration a une importance à cet égard. Les plaies qui suivent le périnée ou l'hypogastre sont plus graves que celles qui passent par le rectum ou le vagin; les projectiles qui font un trajet en séton et donnent lieu à un orifice d'entrée et à un orifice

(¹) STEIN, *Med. Record*. New-York, 1886, t. XXIX, p. 146 et 163.

de sortie, laissent un écoulement plus facile à l'urine que ceux qui traversent la vessie sans sortir à l'extérieur. De là une gravité moins grande des premières. La lésion concomitante des organes voisins aggrave le pronostic suivant l'organe atteint : les blessures de l'uretère, du rein, de l'articulation de la hanche sont en général mortelles. Enfin, de toutes les *complications*, c'est à coup sûr l'infiltration uro-purulente qui est le plus à craindre ; mais, avec les ressources dont nous disposons actuellement, son pronostic est moins sombre qu'autrefois.

Diagnostic. — Il est à faire dans deux circonstances absolument différentes. Ou bien l'urine s'écoule par la plaie, et la vessie a été certainement blessée, ou bien la plaie étroite et anfractueuse ne donne lieu qu'à un écoulement sanguin, et alors la plaie vésicale peut être méconnue; mais la présence d'une urine sanguinolente, les épreintes, doivent lever les doutes. D'ailleurs les difficultés dont parlent les auteurs tenaient à la crainte des dangers de l'exploration, qui me paraît devoir tomber aujourd'hui devant les procédés de la chirurgie moderne, et je n'hésiterais en aucune façon dans ces cas à introduire un stylet dans la plaie, ou à placer un cathéter métallique dans la vessie et un doigt dans le rectum pour sentir l'extrémité de l'instrument dans la vessie. L'injection d'un liquide aseptique dans la plaie et que l'on retrouverait dans l'urine me paraît plus dangereuse.

La difficulté réelle consiste à savoir si la blessure est *extra* ou *intra-péritonéale*. L'orifice d'entrée de l'agent vulnérant, la direction de son trajet, sont des éléments précieux, l'apparition d'une tumeur hypogastrique médiane ou la présence d'un épanchement liquide dans le cul-de-sac de Douglas ont une grande valeur, mais ils ne sont pas constants. Sans doute, la réaction péritonéale qui se produit par des douleurs, du ballonnement, des vomissements, une élévation thermique, est un excellent signe, mais n'est pas pathognomonique, c'est un indice trop tardif d'accidents, qui vont évoluer avec une rapidité et une fatalité défiant notre intervention. Il nous faut un diagnostic immédiat et permettant une intervention à très bref délai, la seule qui soit efficace. La lecture des faits ne permet malheureusement pas de compter sur un symptôme fonctionnel constant. C'est l'étude anatomique du trajet qui est un élément contingent, mais qui fournit les meilleures bases du diagnostic. L'exploration par le cathéter métallique, prudemment et judicieusement conduite, peut faire reconnaître la perforation pendant que le palper abdominal ou le toucher rectal combinés à cette manœuvre permettent de sentir l'extrémité de l'instrument à nu dans le cul-de-sac recto-vésical, ou sous la peau de la région hypogastrique.

Il faut également rechercher la présence de corps étrangers, qui est fréquente dans les plaies par armes à feu. L'exploration de la plaie, n'ayant aucune gravité, ne doit pas être négligée pour s'assurer de leur présence. L'infiltration d'urine est assez facilement reconnue pour que nous n'y insistions pas.

Traitement. — Les plaies *chirurgicales* de la vessie sont généralement reconnues pendant l'opération. La suture de la vessie s'impose en pareils cas; de nombreuses observations en ont prouvé l'efficacité. Certains auteurs ont suturé la seule partie intra-péritonéale de l'organe, et drainé la partie extra-péritonéale ([1]) ; il me paraît plus simple de faire la suture complète, si la vessie est saine ([2]). Dans le cas où l'opérateur méconnaît tout d'abord la plaie faite à la vessie, et ne s'aperçoit de cette complication que par l'absence d'urine émise, il faut suivre le conseil donné par J. Bœckel, ouvrir de nouveau le ventre et suturer la plaie vésicale.

Les *plaies accidentelles* sont loin d'être justiciables de formules aussi nettes, et l'indécision qui plane encore sur leur thérapeutique tient en réalité à l'absence de diagnostic ferme sur la lésion du péritoine. Il est certain qu'à l'heure actuelle, toutes les fois qu'une plaie de la vessie sera reconnue *intra-péritonéale*, le seul traitement à employer consistera dans une laparotomie précoce avec suture de la plaie; l'intervention d'urgence s'impose en pareils cas. Pour les plaies qui *n'intéressent pas le péritoine*, la grande indication à remplir, c'est de prévenir l'infiltration uro-purulente, par une asepsie rigoureuse. On a eu trop de tendance jusqu'à présent à négliger ce côté du traitement dans les traumatismes portant sur l'appareil urinaire; on a trop longtemps vécu sur l'erreur qui consiste à regarder l'urine comme un liquide septique; c'est un milieu de culture propice au développement bactérien, voilà tout. Aussi ne doit-on négliger aucun des principes généraux de l'antisepsie chirurgicale dans ces cas. L'antisepsie doit s'adresser à la plaie, à l'urèthre, et accompagner toutes les manœuvres intra-vésicales. Quant à empêcher la pénétration du liquide urinaire dans les tissus, c'est *en dérivant* largement le cours de l'urine qu'on y parviendra. Une sonde à demeure, d'un large calibre, n°s 17, 18, 20, et laissée ouverte, remplit cette indication; mais, pour que cette dérivation soit efficace, il faut qu'elle soit régulière : le fonctionnement de la sonde doit donc être surveillé de très près. Si les caillots qui remplissent si souvent la vessie viennent à l'obstruer, une aspiration simple avec la seringue peut en avoir raison, sinon je crois qu'il y aurait grand avantage à faire d'emblée une large taille hypogastrique, vaginale ou périnéale, suivant le siège de la plaie pénétrante, pour débarrasser la vessie des caillots et assurer un libre écoulement à l'urine. Cette intervention serait seule logique si une blessure ou une lésion antécédente de l'urèthre en condamnait l'entrée. Tels sont les principes généraux qui doivent nous guider dans la thérapeutique de ces plaies.

En pratique les choses se passent ainsi : Si le chirurgien est appelé *alors qu'il n'y a pas trace d'infiltration uro-purulente*, deux cas peuvent se présenter : ou il s'agit d'une plaie large, ou il s'agit d'une plaie étroite. *Si la plaie est large*, il suffira d'assurer l'écoulement de l'urine par un gros drain qui sera fixé à l'une des lèvres de la plaie, le reste étant bourré de gaze iodoformée. La vessie est trop profondément située pour permettre une suture de la plaie et la mise à demeure d'une sonde. Plus tard, quand la plaie sera en bonne voie de cicatrisation, le drain sera supprimé; les chances d'infiltration n'existent plus alors, et l'application d'une grosse sonde à demeure permettra la cicatrisation du trajet. *Si la plaie est étroite*, cette seconde partie du traitement

([1]) Sänger, Congrès de la Société allemande de gynécologie, 25 mai 1888.
([2]) Leopold, *Ibid.*

pourra suffire, mais une surveillance attentive et un large débridement à la première trace d'infiltration ou d'infection s'imposent.

Si l'infiltration est constituée, l'indication sera : 1° assurer le libre écoulement de l'urine, c'est-à-dire mettre un terme à sa pénétration par une sonde à demeure; 2° un large débridement de la région infiltrée au niveau de la plaie, et un drain, ou un pansement de gaze antiseptique, remplissent cette indication. Qu'il s'agisse de cas graves, de cas moyens ou de cas légers, l'indication est la même, parce que les accidents qui menacent sont de même nature. Asepsie, dérivation complète de l'urine, débridement de l'infiltration.

Traitement des complications. — Un certain nombre d'accidents peuvent modifier la conduite à tenir; ces complications sont *immédiates*, *consécutives* ou *tardives*.

Complications immédiates. — Les *hémorrhagies* et la présence des *corps étrangers* nécessitent un traitement spécial. En face d'un écoulement sanguin abondant, la ligature des vaisseaux est toujours la méthode de choix; elle n'est applicable qu'aux plaies larges, permettant de bien voir l'origine de l'hémorrhagie. Dans les plaies étroites, le tamponnement profond jusqu'au voisinage de la vessie au moyen de la gaze antiseptique rend les plus grands services dans les plaies périnéales. Si ce tamponnement est insuffisant, le débridement et la ligature s'imposent; en tous cas, l'écoulement doit être tari. A cet égard il ne faut pas oublier qu'un tamponnement superficiel serait inutile, car les gros vraisseaux sont généralement profondément situés; et il serait dangereux, parce qu'il permettrait au sang de refluer dans la vessie. Les caillots constituent ainsi une cause de rétention grave, la réplétion vésicale nécessite le cathétérisme en maintenant l'œil de la sonde haut placé dans la vessie.

Les *corps étrangers* de petit volume peuvent être expulsés par l'urèthre, mais s'ils sont volumineux la question d'intervention se pose, et alors doit-elle être *immédiate* ou *tardive*? Dans tous les cas où cette extraction est facile et ne nécessite aucun dégât considérable, je crois qu'il faut abandonner tous les errements anciens; l'intervention immédiate doit être la règle. Demarquay [1] a extrait ainsi 41 esquilles par une plaie qui intéressait le rectum. Si, au contraire, un projectile, un fragment osseux sont profondément situés, et qu'une taille soit nécessaire à leur ablation, la temporisation me paraît, comme le conseillent Voillemier et Le Dentu [2], préférable à l'intervention immédiate. Elle a l'avantage de laisser au malade le temps de voir se dissiper les accidents de choc et de dépression dus à l'hémorrhagie, et elle le place dans de meilleures conditions. Mais tout est subordonné à la tolérance vésicale et aux douleurs qui peuvent survenir. La présence de ce corps étranger doit entrer en ligne de compte dans les cas où les indications de l'intervention sont discutables, elle peut même commander la voie par laquelle on interviendra, si l'on a des chances de rencontrer le corps du délit sur sa route.

Les *complications consécutives*, telles que l'*infiltration* ou les *fistules*, nécessitent le traitement de ces accidents en général. Dans le premier cas, on fera

(1) Demarquay, *Loc. cit.*
(2) Voillemier et Le Dentu, *Loc. cit.*, t. II.

le débridement principal au niveau de la plaie et des incisions secondaires dites *d'évacuation*. Les *fistules* sont justiciables de divers procédés opératoires, suivant leur siège et leur étendue, en tout cas l'écoulement facile de l'urine par les voies naturelles est la condition première de leur guérison.

Les *complications tardives*, constituées surtout par des *troubles fonctionnels* persistants de l'organe, quelquefois par des *cystites*, sont souvent rebelles à toute thérapeutique. Aussi devons-nous toujours être réservés dans l'établissement du pronostic définitif d'une plaie de la vessie, et surtout d'une plaie par arme à feu.

II

CONTUSIONS ET RUPTURES DE LA VESSIE

Les *contusions* de la vessie sont encore mal connues; les faits publiés sont insuffisants pour en faire l'histoire, et les expériences auxquelles nous nous sommes livrés à cet égard sont encore trop incomplètes pour prendre rang ici. Chez les sujets qui succombent après de violents traumatismes, on trouve quelquefois du sang infiltré entre les différentes tuniques de la vessie.

Les *ruptures* du réservoir vésical peuvent se produire dans deux circonstances absolument distinctes : ou bien c'est un choc violent qui vient frapper une vessie saine, ou c'est une vessie malade qui, sous l'influence d'une cause fortuite, vient à céder. De là deux grandes classes de ruptures : 1° *ruptures traumatiques;* 2° *ruptures pathologiques*. Entre ces deux variétés existent des cas mixtes. Toutefois nous étudierons ici les vraies ruptures traumatiques et nous laisserons au second plan les ruptures pathologiques, dont l'évolution clinique et l'étiologie sont absolument distinctes.

Étiologie. — **Causes prédisposantes.** — Fréquentes surtout chez l'homme, (90 pour 100) et à la période active de la vie, les ruptures de la vessie se rencontrent plus souvent en Angleterre ou en Amérique que chez nous; les auteurs invoquent l'alcool et la boxe pour expliquer cette prédilection. Il est certain que la distension de la vessie est une condition indispensable de cette rupture; elle fait de la cavité vésicale un corps résistant saillant dans l'abdomen, elle en amincit les parois et rend ainsi efficace le traumatisme. Les adhérences anciennes dues à des pelvi-péritonites et immobilisant la vessie empêchent l'organe de fuir devant le traumatisme et facilitent la rupture.

Causes déterminantes. — Il est un élément de rupture dont l'action est bien précise : c'est la *fracture du bassin*, qui provoque une *perforation* ou une *déchirure* du réservoir urinaire. C'est une cause fréquente (38 pour 100, Bartels). J'admets, avec Chaboureau [1], deux mécanismes de ces ruptures. 1° Dans une fracture du bassin par choc transversal, la ceinture pelvienne éclate au voisinage du pubis et le fragment projeté en dedans vient perforer la vessie. 2° Si au

[1] CHABOUREAU, Thèse de Paris, 1872.

contraire le sujet tombe de telle sorte que la symphyse pubienne se disjoigne et s'ouvre, elle entraînera les ligaments antérieurs de la vessie et déchirera l'organe (Dolbeau, Gosselin).

Les *ruptures* sans fracture du bassin sont généralement dues à des chocs violents, soit que le malade tombe sur un corps saillant, soit qu'il reçoive un coup sur l'abdomen. Bartels reconnaît trois modes de traumatismes : 1° ruptures par choc de l'individu sur un corps résistant (groupe des ivrognes); 2° ruptures par choc d'un corps sur la région hypogastrique, un coup de bâton dans la plupart des cas (groupe des batailleurs); 3° ruptures par pression directe d'un corps très lourd (groupe des écrasés). C'est dans ce dernier cas surtout que les fractures du bassin sont fréquentes. A la place de ces variétés peut-être un peu humoristiques, je crois qu'il est préférable d'admettre : 1° les ruptures par cause *directe* (choc portant sur la vessie), 2° les ruptures par cause *indirecte* (efforts, chute sur les ischions). La vessie peut aussi se rompre d'elle-même par contracture musculaire. Quant aux ruptures par distension naturelle ou artificielle de la vessie, ce sont des ruptures pathologiques [1].

Voyons par quel mécanisme la vessie éclate dans les violents traumatismes. Il nous faut à cet égard envisager trois facteurs : la *puissance*, le *point d'appui*, la *résistance*.

La *puissance* est représentée par le poids et la vitesse de chute du sujet, s'il tombe, le ventre sur un corps anguleux ; quelquefois c'est la force vive d'un corps vulnérant (coup de bâton, coup de pied, coup de canon de fusil); plus rarement par la pression lente d'un corps pesant qui vient écraser le patient. Sous l'influence du choc, la vessie cherche à fuir, mais elle trouve un point d'appui naturel, elle vient *se caler* soit sur le promontoire, en arrière, soit sur le plancher pelvien, soit sur la symphyse pubienne. Les conditions nécessaires à la rupture vésicale sont alors remplies, le réservoir est pris entre une *force vive* et un *point d'appui*. Étudions maintenant la *résistance* : elle est constituée par la sangle musculo-aponévrotique des parois abdominales, et par les parois de la vessie. La défense constituée par les muscles de l'abdomen peut être prise en défaut si ces muscles sont en état de relâchement, par exemple chez les ivrognes qui n'ont pas conscience de leur chute. Elle n'est efficace que si la vessie n'est pas très distendue ; dans le cas contraire, la collection liquide se met en rapport direct avec la paroi qui lui transmet intégralement toutes ses pressions ; sinon elle constitue un élément considérable de résistance. Les parois vésicales offrent elles-mêmes une certaine résistance, mais les auteurs ne sont pas d'accord sur la pression nécessaire pour faire éclater la vessie, et sur ce point de nouvelles recherches s'imposent. Les expériences cadavériques sont peu probantes, la fibre musculaire morte n'étant pas comparable à la fibre vivante, et d'autre part les pressions mesurées à travers l'urèthre sont sujettes à l'erreur à cause de l'élasticité uréthro-prostatique qui manque dans les faits cliniques ; aussi les résultats oscillent entre une colonne d'eau de 1 mètre et une colonne de 10 mètres (Houel, Anicet, Duchastelet).

[1] STEIN, *Loc. cit.*

Quoi qu'il en soit, voici par quel mécanisme a lieu une rupture de la vessie prise entre un corps vulnérant et une des parois de l'excavation pelvienne. Supposons la force vive se dirigeant en bas et en arrière de la paroi abdominale vers le promontoire. Sous l'influence de cette pression, le liquide tend à fuir vers l'urèthre, mais avant que le sphincter puisse décharger la vessie de son contenu le liquide exerce une pression de dedans en dehors, et la fait céder au point faible. Laugier ([1]) admettait que, dans ces cas, la vessie venait se rompre sur le promontoire sacro-vertébral comme l'intestin se rompt sur la colonne vertébrale dans les traumatismes de cet organe; les résultats anatomo-pathologiques ne cadrent pas avec cette façon de voir, du moins d'après Ferraton ([2]) et Anicet. Les ruptures *indirectes* ou ruptures par effort s'expliquent par le même mécanisme: compression brusque intra-abdominale, éclatement au point faible pendant l'anesthésie (Stein), l'accouchement (Rivington). Le même mécanisme s'applique aux ruptures pathologiques et aux auto-ruptures; c'est une distension trop considérable du réservoir qui amincit la paroi et la fait éclater au point malade; et il n'est pas besoin pour cela d'une grande quantité de liquide ni d'une force considérable, puisque la capacité de la vessie est toujours diminuée dans ces cas de cystites douloureuses qui ont été le siège de ces auto-ruptures. Qu'il survienne alors un effort musculaire, l'augmentation brusque de pression suffira à parachever la rupture.

La classification suivante, empruntée au travail de Hache, résumera les causes pathogéniques que nous venons d'énumérer :

- *Déchirures* . . . .
  - par perforation . . . .
    - de dedans en dehors.
    - de dehors en dedans.
  - par arrachement (luxation du pubis).
- *Ruptures*
  - traumatiques.
    - par taumatisme extérieur. . . . .
      - directes. .
        - groupe des ivrognes.
        - groupe des batailleurs.
        - groupe des écrasés.
        - par choc contre le promontoire.
      - indirectes. par effort.
    - par effort . . . . . .
      - effort général.
      - anesthésie.
      - accouchement.
      - rétention.
  - pathologiques
    - par ulcération.
    - par gangrène.
    - par amincissement et formation de cellules (ruptures mixtes).
  - par contraction de ses propres parois.

Anatomie pathologique. — Dupuytren admettait des ruptures complètes et des ruptures incomplètes; cette division manque de constatations nécroscopiques.

Le *siège* doit être distingué, comme pour les plaies, en intra-péritonéal et extra-péritonéal, les premières étant de beaucoup les plus fréquentes.

([1]) Laugier, *Loc. cit.*
([2]) Ferraton, Thèse de Paris, 1883.

Rivington ([1]), qui a réuni 322 observations, est arrivé aux résultats suivants :

Ruptures	en arrière et en bas	44	pour 100.
—	en arrière et en haut	22	—
—	au sommet	22	—
—	en avant et en haut	3	—
—	en avant	9	—

Fenwick ([2]) a trouvé une proportion de 88 pour 100 de ruptures intra-péritonéales. Bartels ([3]) donne le chiffre de 59 pour 100, et Ullmann ([4]) 85 pour 100. Jusqu'à un certain point, le siège de la rupture coïncide avec une cause déterminée. Les ruptures en haut et en arrière sont dues à des traumatismes directs ; les déchirures en arrière et en bas se rencontrent surtout dans les ruptures spontanées qui sont le plus souvent extra-péritonéales (8 sur 9, Ullmann) ; enfin, dans les cas de fracture du bassin, la rupture est plus souvent extra-péritonéale (76 pour 100).

L'*étendue* de la rupture est très variable (de 1 à 5 et jusqu'à 12 centimètres) ; elle est en général verticale ou oblique, rarement transversale ; en général unique, exceptionnellement on peut rencontrer deux orifices symétriques. Des trois tuniques de la vessie, c'est la séreuse qui se rompt sur la plus grande étendue. A l'autopsie des malades, on rencontre, comme l'avait constaté Ferraton, peu de réaction inflammatoire. Mass, Ullmann et nous-même en avons donné l'explication en montrant l'innocuité du liquide urinaire aseptique pour le péritoine et son absorption rapide par cette séreuse. L'enkystement de l'urine est cependant possible. Bryant, Maubrac, en ont cité des cas avec autopsie; Morris, un fait à longue échéance. Ferraton a bien montré qu'il fallait un certain temps pour que l'épanchement se constitue, et jusqu'au troisième jour il n'est guère que de 100 à 200 grammes; à partir de cette époque, sa quantité augmente rapidement et peut aller jusqu'à 15 litres. Les auteurs qui suivirent discutèrent longuement sur ces faits, que l'expérimentation devait éclairer. Elle montre qu'une petite quantité de liquide urinaire injectée dans le péritoine est inoffensive, que la répétition de ces mêmes injections ne présentait même aucun inconvénient, mais que la persistance de l'épanchement amène une péritonite. Nos expériences ne nous permettent pas de partager l'opinion d'Ullmann, qui admet que l'urine normale contient des bactéries, qui à l'état physiologique se trouvent sur la muqueuse vésicale.

Symptômes. — Marche. — Terminaison. — Immédiatement après l'accident, le sujet renversé par le traumatisme présente tous les symptômes du choc ; il est pâle, les yeux excavés, les lèvres violacées, le pouls petit, mou, dépressible, les extrémités sont froides, le corps couvert de sueur, la température est au-dessous de la normale. En même temps, de fréquents besoins d'uriner, suivis de l'expulsion pénible de quelques gouttes d'urine sanguinolente, quelquefois même sans effet, accompagnent ces symptômes. Cet état

([1]) Rivington, *Loc. cit.*
([2]) Fenwick, *Brit. Med. Journ.*, 1887, t. I, p. 280.
([3]) Bartels, *Loc. cit.*
([4]) Ullmann, *Loc. cit.*

grave s'amende peu à peu, pendant vingt-quatre ou quarante-huit heures, les accidents peuvent même faire place à un calme relatif, bien qu'il y ait toujours anurie ou oligurie; puis brusquement éclatent tous les symptômes d'une péritonite aiguë qui emporte le malade. Au milieu de ces troubles, nous pouvons envisager deux groupes de symptômes : les *symptômes immédiats* et les *symptômes consécutifs.*

Symptômes immédiats. — Le choc n'est que la conséquence de la contusion abdominale; il peut manquer, et des malades ont fait jusqu'à plusieurs kilomètres avec une rupture de la vessie; quelquefois même, c'est à propos d'un traumatisme secondaire qu'éclatent les accidents. Bartels admet dans ces cas une rupture en deux temps; il s'agit plutôt, à notre avis, d'une rupture d'adhérences préservatrices. La rétention d'urine et le ténesme manquent rarement, ils imposent le cathétérisme, et la sonde ramène alors une petite quantité d'urine sanguinolente. L'exploration métallique permettrait de trouver la perforation et, combinée au toucher rectal ou à la palpation hypogastrique méthodique, en indiquerait le siège exact.

L'exploration de la région hypogastrique fait sentir dans ces cas une tuméfaction simulant la vessie, mais siégeant en avant d'elle et en général asymétrique si la rupture est extra-péritonéale; symétrique, au contraire, si elle est intra-péritonéale (Bartels); cependant, des adhérences péritonéales ont pu, au bout de vingt-quatre heures, former une tumeur hypogastrique qui fut prise pour la vessie distendue.

Les *accidents consécutifs* sont de deux ordres, suivant que la rupture est intra ou extra-péritonéale. Dans le premier cas, le cathétérisme répété peut donner issue à un jet d'urine qui s'écoule sous une très faible pression et dont la force varie avec les mouvements d'inspiration ou d'expiration. Après avoir évacué l'urine, on constate que la matité prévésicale diminue, que le ventre est plus souple; à cela peuvent se borner les accidents consécutifs pendant quatre ou cinq jours. Puis éclatent les symptômes d'une péritonite généralement aiguë; cette péritonite, d'après la lecture des observations, ne débute guère avant le troisième jour, quelquefois même beaucoup plus tard; elle s'annonce par une douleur vive siégeant à l'hypogastre, rapidement accompagnée de vomissements, de ballonnement du ventre, en un mot de tous les signes de la péritonite aiguë. Sur 107 cas, Rivington a vu 82 malades succomber dans les cinq premiers jours, 25 ont eu de cinq à seize jours de survie.

Dans les ruptures extra-péritonéales, les accidents sont moins rapides. On a dans certains cas senti une tumeur prévésicale, ou le toucher rectal a permis de constater un empâtement dans les tissus situés autour de la vessie. Grâce au cathétérisme ou à des mictions spontanées, cet état peut persister pendant plusieurs jours; mais bientôt les signes d'une infection diffuse sous-péritonéale se manifestent par des douleurs siégeant au niveau des aines et dans les cuisses, des vomissements, des signes de dépression, puis une élévation de température. Sur 52 malades, 24 succombèrent ainsi dans un délai de cinq jours à un mois ou six semaines. La guérison spontanée est possible dans les ruptures extra-péritonéales avec ou sans infiltration; Morris a même cité un cas de rupture intra-péritonéale suivi de guérison. L'autopsie pratiquée longtemps après rend ce fait indiscutable. Dans les cas de ruptures pathologiques, pendant une opération ou chez un urinaire, les symptômes sont trop nets pour qu'il soit besoin d'y insister.

Diagnostic. — Les symptômes immédiats que nous avons rapportés sont communs aux traumatismes de l'abdomen et n'ont rien de pathognomonique : les phénomènes de choc se rencontrent après toute contusion abdominale, et les symptômes vésicaux se rencontrent à la suite d'un traumatisme du rein ou du péritoine. Dans ces cas, où la localisation de la lésion est particulièrement difficile, le cathétérisme s'impose, et, l'on ne saurait trop y insister, le *cathétérisme aseptique*. Si la vessie est vide, ou si elle ne contient qu'une petite quantité de liquide sanguinolent, on peut aussi bien être en présence d'une contusion rénale que d'une rupture de la vessie; ce sont alors les circonstances mêmes dans lesquelles s'est produit l'accident, de même qu'une douleur localisée au niveau de la vessie, qui guideront le diagnostic. En tous cas, l'exploration métallique est de rigueur dans ces cas. Prudemment conduite, aidée du toucher rectal et du palper abdominal, elle peut très facilement faire reconnaître une perforation de la vessie, et nous avons pu, par la lecture des observations, nous convaincre que, souvent, elle avait permis de faire le diagnostic. Nous considérons ce moyen comme supérieur à la boutonnière périnéale, qui dans un cas amena la mort par hémorrhagie (Teale), ou à des injections d'air stérilisé (Keen) ou de liquide, qui me paraissent absolument dangereuses et de plus ne donnent souvent aucun résultat; c'est ainsi que dans l'observation de Bryant [1], le liquide ressortait entièrement par la sonde, et cependant il existait une rupture intra-péritonéale.

Quant au *siège intra ou extra-péritonéal*, c'est encore le cathétérisme métallique qui, avec les symptômes concomitants, me paraît devoir juger la question, en montrant le siège de la perforation. En dehors de ces cas classiques, certains faits de rupture de l'urèthre ou d'imperméabilité pathologique du canal peuvent rendre tout particulièrement difficile le diagnostic des ruptures vésicales.

Pronostic. — Bien qu'il faille en rappeler de l'ancien adage hippocratique qui condamnait à mort tous ces blessés, le pronostic est très sérieux, puisque, à l'heure actuelle, la mortalité est encore de 87 pour 100. Cependant, il faudra à cet égard faire la sélection entre les observations de la période non antiseptique et celles de la chirurgie moderne. Dans les faits que nous avons rassemblés à ce sujet, la thérapeutique a déjà fait ses preuves puisque, sur 14 interventions pour plaies intra-péritonéales, nous avons relevé 6 guérisons et 8 morts, ce qui abaisse la mortalité à 58 pour 100 : c'est donc avec des observations nouvelles qu'il faudra établir le pronostic.

Les fractures de la ceinture pelvienne aggravent considérablement le pronostic, et, d'après Bartels, les luxations de la symphyse pubienne ou les luxations sacro-iliaques constitueraient des complications presque mortelles; nous ferons remarquer que dans ces cas le traumatisme est toujours extrêmement violent.

[1] BRYANT, *Med. Rec.* New-York, 1890, t. XXXVII, p. 229-250.

Traitement. — En présence d'un malade atteint d'une rupture de la vessie, le premier soin est de parer aux phénomènes de choc, de relever la température par tous les moyens usités en pareil cas. Cette première indication remplie, le diagnostic étant porté au moyen du cathétérisme, si *la rupture est intra-péritonéale, le seul traitement est la laparotomie immédiate avec suture complète de la vessie*; tous les faits plaident en faveur de cette conduite qui jusqu'ici a donné 42 pour 100 de guérisons. Quant à la méthode de Vincent [1], qui a longuement étudié cette question et qui conclut à la fermeture de la seule portion intra-péritonéale de la vessie, elle me paraît aujourd'hui inférieure à la suture complète suivant les principes que Dietz [2] a décrits dans sa thèse. Avant la laparotomie, les plaies pénétrantes donnaient à peu près 100 pour 100 de mortalité, comme le prouvent les relevés de Rivington, Bartels, Ullman et Lesur. L'analyse des faits nous montre la nécessité d'intervenir *rapidement*. Si nous les classons suivant le moment de l'intervention, nous voyons que les malades qui ont succombé après l'opération ont été opérés presque toujours plus de vingt-quatre heures après l'accident et qu'à ce moment l'intestin présentait déjà des signes d'une réaction inflammatoire. Je crois que tous les procédés anciens, cathétérisme simple, cathétérisme et boutonnière périnéale, ponction rectale ou hypogastrique, incision périnéale, doivent être laissés de côté. La laparotomie sera pratiquée le plus rapidement possible, la toilette simple ou le lavage du péritoine sont indiqués suivant que les lésions seront localisées ou diffuses, le tamponnement à la Mickulicz pourra être appliqué si les collections périvésicales sont déjà septiques. Quant à la suture de la vessie, toutes les expériences prouvent bien que c'est à la suture à points séparés, comprenant successivement les deux plans musculaire et séreux, faite à la soie fine ou au catgut, qu'il faudra avoir recours. La *suture en coulisse* de Brenner [3], qui donne une cicatrice remarquablement épaisse, pourra être employée; une sonde à demeure assurera le libre écoulement de l'urine.

Dans les *ruptures extra-péritonéales*, on appliquera une sonde à demeure, en surveillant minutieusement son fonctionnement, et en observant les règles de la plus rigoureuse antisepsie. Si des accidents surviennent, il faudra de suite ouvrir la vessie à l'hypogastre pour en assurer le drainage : ce sera la méthode *de choix*. Dans les cas où un empâtement indiquera une infiltration vers le périnée, on incisera de ce côté, mais ce sera une voie *de nécessité*.

Après avoir ouvert la vessie, on recherchera la perforation, qui sera suturée, qu'il y ait ou non infiltration uro-purulente; enfin on assurera la siccité parfaite de la vessie par les tubes Perier-Guyon. D'ailleurs le pronostic est beaucoup moins grave dans les ruptures extra-péritonéales, puisque les statistiques des auteurs cités précédemment accusent 20 et 27 pour 100 de guérisons. Dans les cas douteux où les symptômes sont graves, l'intervention immédiate paraît encore être la méthode de choix.

(1) Vincent, *Loc. cit.*
(2) Dietz, Thèse de Paris, 1890.
(3) Brenner, *loc. cit.*

CHAPITRE III

EXSTROPHIE DE LA VESSIE

C'est un vice de conformation congénital de l'appareil urinaire, caractérisé par ce fait, que la paroi antérieure de la vessie et la paroi abdominale venant à manquer, la paroi postérieure de la vessie fait saillie à l'hypogastre, où elle se continue avec la paroi abdominale antérieure. Pour se faire une bonne idée de cette disposition, il suffit de supposer une incision sectionnant la paroi supérieure de l'urèthre, la symphyse pubienne, la paroi abdominale antérieure, en ouvrant largement la vessie, puis d'étaler largement le tout : nous aurons alors ainsi un épispadias avec exstrophie de la vessie.

Historique. — Dénommée par les anciens, tumeur fongueuse congénitale de la vessie, ce fut Chaussier qui lui donna le nom d'exstrophie, mais déjà, en 1767, de Villeneuve avait montré la nature de cette tumeur, et prouvé qu'elle était constituée par la paroi postérieure seule de la vessie. Cette question a suivi à travers la littérature médicale les étapes habituelles. Simplement observée et décrite autrefois, on chercha, avec Chaussier et Breschet, à en préciser la nature, que les travaux d'embryologie de Quatrefages, Isidore Geoffroy-Saint-Hilaire, vinrent éclairer en partie. Mais ce n'est que depuis Simon et Roux qu'on chercha à y porter remède. Cette dernière période est encore ouverte; le traitement de l'exstrophie est, comme nous le verrons, bien loin d'avoir dit son dernier mot.

HACHE, *Dict. Dechambre*, t. III, 1re partie, 5e série, p. 592, et *Revue de chirurgie*, 1888. — KUSTER, *Berliner klin. Wochen.*, 1876, p. 666. — LACAZE-DUTHIERS, Thèse de Paris, 1891. — LICHTEIM, *Arch. f. klin. Chirurg.*, 1873. t. XV, p. 471. — LE FORT, *Bull. de l'Acad. de méd.*, 1875; *Bull. de la Soc. de chir.*, 1876, t. II, p. 874. — NUNEZ, Thèse de Paris, 1882. — NEUDORFER, *Fortschritte der Medecin*, 1886, t. IV, p. 255. — PASSAVANT, *Arch. f. klin. Chir.*, 1886, t. XXXIV, p. 463. — POUSSON, *Annales génito-urinaires*, 1888. — DE QUATREFAGES, Thèse de Strasbourg, 1832. — RICHELOT, *Union méd.*, 1886, p. 601. — SEGOND, *Annales génito-urinaires*, 1890, p. 193. — SONNEBURG, *Arch. f. klin. Chir.*, 1882. — STEINER, *Arch. f. klin. Chir.*, 1873, t. XV. — TIERSCH, 4e *Congrès des chirurgiens allemands*, 1875. — TRENDELENBURG, *Cent. f. Chir.*, 1885, p. 857. — VIGNEAU, Thèse de Montpellier, 1886, p. 74. — ZEZAS, *Cent. f. Chir.*, 1887, p. 137.

Anatomie pathologique. — **Symptômes**. — L'exstrophie de la vessie se présente sous forme d'une tumeur rougeâtre, occupant la région hypogastrique et la région pubienne. Cette tumeur, du volume d'une noix chez les très jeunes enfants, d'une pomme chez les adolescents, arrondie, rougeâtre, nettement formée par une muqueuse humide, fait une saillie plus ou moins marquée. Sa forme est également variable : quelquefois séparée en deux lobes latéraux par une dépression verticale, plus rarement représentant assez exactement une simple fente; souvent elle est pédiculée à la base, surtout quand elle est volumineuse. Cette tumeur subit des mouvements d'expansion pendant la toux, la respiration, les efforts : par la compression, on peut la réduire en partie ; souvent on détermine ainsi du gargouillement et l'on sent que sa périphérie est bordée par une surface dure, quelquefois tranchante, constituée par les aponévroses de la paroi abdominale.

La surface de la tumeur est rose, rouge vif, quelquefois tuméfiée, fongueuse, saignant au moindre contact, et toujours douloureuse. Quand on l'examine de près, on voit que sa moitié inférieure est toujours plus rouge, plus humide que sa moitié supérieure. A sa périphérie, on constate une partie épidermisée se continuant insensiblement avec l'épiderme cutané et envoyant des sortes de prolongements d'îlots sur la surface muqueuse, vestiges d'une lutte entre l'épithélium de la vessie et celui de l'épiderme qui tend à envahir la surface vésicale (Dastre) (¹). Cette disposition se retrouvait sur les exstrophies expérimentales que nous avons pratiquées ; en tous cas, jamais l'épidermisation n'envahit toute la surface muqueuse. A la partie inférieure de la tumeur, on trouve souvent deux petites saillies arrondies, représentant les orifices des uretères, et l'on voit sourdre à ce niveau l'urine, non point goutte à goutte, mais par une sorte de petite éjaculation alternative, mais non rythmique. M. Le Fort (²) a observé chez son malade que la titillation de la muqueuse au voisinage des orifices amenait un afflux brusque d'urine par l'uretère. Tous les physiologistes se sont servis de ces exstrophies pour étudier le mode de sécrétion de chacun des uretères et les effets de l'oblitération de l'un des deux canaux. Autour de la tumeur, Thiersch (³) a fait remarquer l'existence de cicatrices irrégulières, qui seraient les reliquats de l'allantoïde distendue ; toutefois, cette altération dont nous avons parlé peut donner le change. Elle a peut-être donné lieu à l'opinion de Steiner, qui voit dans cette surface cicatricielle une trace de l'adhérence congénitale de l'hypogastre avec le placenta, adhérence qui serait la cause de l'exstrophie. Au-dessus de cette tumeur, on peut voir ou sentir une dépression médiane, véritable éventration par absence de la ligne blanche, et remontant jusqu'à l'ombilic. La dépression ombilicale peut se confondre avec la tumeur ; en général elle en est très rapprochée et il en résulte des modifications dans les vaisseaux ombilicaux : allongement de la veine ombilicale, raccourcissement de l'ouraque et des artères ombilicales.

Au-dessous de la vessie, on voit deux appendices qui représentent la verge et les testicules. La partie inférieure de la tumeur se continue chez l'homme avec un pénis rudimentaire, long de 3 à 4 centimètres, aplati, mais dans lequel on peut avec une certaine attention reconnaître une gouttière médiane. et de chaque côté deux corps caverneux, le tout aboutissant en bas à une éminence plate qui constitue le gland et au-dessous un large prépuce pendant, qui constituera un des éléments de la méthode autoplastique. Le scrotum est aplati et peut renfermer exceptionnellement les testicules. Chez la femme, il y a un écartement des grandes lèvres, des deux racines du clitoris et des petites lèvres. L'ouverture du vagin est réduite à une fente transversale antéro-postérieure, et, dans ces cas, on peut commettre des erreurs sur le sexe

(¹) DASTRE, *Bulletin des sciences naturelles*, 1878.
(²) LE FORT, *Soc. de chir.*, 1876, p. 874.
(³) TIERSCH, 4ᵉ *Congrès de la Soc. allemande de chirurgie*, 1875.

de l'enfant; l'anus est souvent situé sur un plan plus antérieur. Mais, fait important, lorsqu'on vient à déprimer toute cette région pubienne, on sent que les *os sous-jacents font défaut*, il existe là un écartement entre les symphyses, variant de 3 à 12 centimètres. Exceptionnellement la symphyse est soudée (Rigaud) (¹).

L'examen par le toucher rectal montre une absence de la prostate et des vésicules séminales; en y joignant le palper hypogastrique, on sent que le rectum est directement accolé à la partie postérieure de la vessie, et l'on peut aussi délimiter beaucoup plus exactement la séparation des pubis. De même le toucher rectal conduit immédiatement sur le sacrum, qui, par suite de l'absence de la symphyse, s'est enfoncé entre les deux os iliaques, d'où la diminution antéropostérieure du détroit supérieur.

La dissection permet de se rendre un compte exact des parties profondes. La prostate est rudimentaire, les vésicules sont absentes ou atrophiées et conduisent dans deux canaux éjaculateurs ouverts dans la gouttière pénienne à la base d'un petit tubercule. Chez la femme, on rencontre fréquemment la bifidité du vagin et de l'utérus. Les muscles du périnée sont peu marqués et l'examen de l'urèthre n'a jamais fait constater l'existence d'un sphincter (²) vésical musculaire, fait capital pour le résultat de la thérapeutique. Entre les symphyses, on trouve une bandelette fibreuse, plus ou moins épaisse et plus ou moins résistante. La muqueuse vésicale tapisse presque immédiatement le péritoine, rarement elle en est séparée par une couche de tissu cellulaire rendant sa dissection possible. De chaque côté, la tumeur est bridée par les aponévroses tranchantes, mais notablement affaiblies, de la paroi abdominale. La disposition des uretères est fort importante : partant de leur embouchure dans la vessie, ils plongent dans le petit bassin pour remonter jusqu'au rein; ils sont souvent tiraillés, coudés, très fréquemment dilatés, au point de former de véritables tumeurs urineuses qui, dans le cas célèbre de Breschet, avaient fait saillie jusque dans la fesse. Cette dilatation s'accompagne d'hypertrophie de leur paroi, très souvent d'urétérite ascendante, chez l'adulte surtout.

Les sujets porteurs de cette affection peuvent être assez forts, bien développés. Le plus souvent ils sont maigres, malingres, en proie à des souffrances continues, que provoque le moindre attouchement des vêtements et des linges sur la muqueuse vésicale enflammée ; et si l'on peut en voir qui atteignent un âge avancé (70 ans) (³), en général ils succombent dans leur adolescence aux lésions d'une pyélonéphrite ascendante.

Les *symptômes fonctionnels* qui accompagnent ces lésions sont un écoulement continu de l'urine qui inonde sans cesse le malade, provoque souvent des excoriations, de l'érythème des régions voisines, des lymphangites ou des érysipèles. Plus souvent les urines deviennent troubles dès l'émission, et tous les symptômes d'une pyélo-néphrite ascendante se manifestent et emportent les sujets à échéance variable. Leur vie est donc toujours très précaire.

(¹) RIGAUD, Thèse de Hergott. Nancy, 1876.

(²) THIERFELDER, cité par TRENDELENBURG, a cependant observé un cas (avec autopsie) où il existait des fibres sphinctériennes.

(³) VIGNEAU, Thèse de Montpellier, 1866 (sur 71 exstrophies, 10 moururent entre 10 et 20 ans, 15 entre 20 et 40, 5 entre 40 et 50).

Au point de vue génital, les troubles sont variables. Les désirs vénériens sont généralement abolis ou très peu développés chez l'homme; cependant Pousson [1], dans son travail, cite plusieurs observations de malades ayant des désirs vénériens, et se livrant à la masturbation; dans le seul fait de Gerdy [2], le malade pouvait se livrer au coït. Chez la femme, l'accouchement est possible et l'on a constaté ainsi que l'affection n'était pas fatalement héréditaire. Ajoutons que la délivrance est souvent difficile, et que cet accouchement est presque toujours suivi de prolapsus utérin.

Diverses *malformations concomitantes* sont souvent observées; les unes occupent la région même de la vessie, entre autres l'imperforation de l'anus et l'existence d'un anus contre-nature à la surface de la tumeur vésicale. Cet anus contre-nature est constitué tantôt par le rectum, tantôt par l'intestin grêle. Il semble, à la lecture des observations, que la première variété n'est que l'exagération de la situation très antérieure de l'anus que nous avons signalée plus haut, ou peut-être une persistance du cloaque [3]. Dans la deuxième catégorie, c'est l'extrémité terminale de l'iléon qui s'ouvre dans la vessie [4]. Rose a noté l'absence du rectum [5]. Fréquemment il existe des hernies, des chutes du rectum et de l'utérus, enfin des malformations à distance, spina-bifida, pied bot, bec-de-lièvre, anencéphalie.

Formes et complications. — L'exstrophie telle que nous venons de la présenter est la lésion complète, mais il existe une série progressive de malformations dont l'épispadias est le premier terme, et l'exstrophie avec éventration le dernier. Les observations permettent de retrouver la série ascendante des variétés, et nous adopterons les divisions établies par Hache [6] :

1° Absence de réunion limitée à la paroi antérieure de l'urèthre (épispadias).

2° Épispadias avec amincissement et aspect cicatriciel de la peau prépubienne sans écartement des pubis;

3° Fissure uréthrale complète (épispadias) et fissure hypogastrique incomplète avec écartement du pubis, la paroi abdominale étant remplacée à ce niveau par une membrane mince et d'aspect cicatriciel [7];

4° Fissure pénienne et hypogastrique complètes, hernie de la vessie, dont la paroi est intacte comme celle de l'urèthre [8];

5° Même disposition avec amincissement et aspect cicatriciel de la peau antérieure de la vessie et de l'urèthre [9];

6° Fissure uréthrale et fissure hypogastrique limitée, absence peu étendue de la paroi antérieure de la fissure vésicale inférieure [10];

(1) Pousson, *Annales genito-urinaires*, 1888, p. 94.

(2) Gerdy, *Gazette des hôpitaux*, 1840.

(3) Breschet, *Dict. des sc. méd.*, 1815. — Depaul, Soc. anat., 1842. — Rivolat, *Journal de Sédillot*, t. XXVII, 1806. — Nunez, Thèse de Paris, 1882.

(4) Vigneau, Thèse de Montpellier, 1866. — Puech, Thèse de Hergott. Nancy, 1874. — Broca, Soc. anat., 1887.

(5) Rose, *Obst. Transact.*, t. XV.

(6) Hache, *Revue de chirurgie*, 1888, p. 218.

(7) Willaume, *Journal de Corvisart*, 1814.

(8) Wrolich. Amsterdam, 1822, p. 95. — Lichteims, *Arch. f. klin. Chir.*, 1873, t. XV, p. 471.

(9) Küster, Soc. de médecine de Berlin, 1876.

(10) Penchienati, *Mém. de l'Acad. roy. des sc. de Turin*, 1784-1785. — Gosselin, *Gaz. des hôp.* 1851. — Kleinwächter, *Monatsschrift für Geburtskunde*, 1869, t. XXXIV. — Morike, *Zeitschr f. Geburtsk. und Gynæk.*, 1880, t. V.

7° Fissure uréthrale et hypogastrique, absence presque complète de la paroi vésicale antérieure, sauf près du sommet de l'organe ([1]);

8° Exstrophie vésicale complète ([2]);

9° Exstrophie avec éventration.

Étiologie et pathogénie. — Ce vice de conformation est relativement rare. D'après les recherches de Neudorfer, on l'observerait deux fois sur 100 000 naissances, et les neuf dixièmes des enfants qui en sont atteints succomberaient dès les premiers jours, probablement à des difformités concomitantes. Il est plus fréquent chez les garçons que chez les filles, dans la proportion de 6 à 7 contre 1.

L'influence de l'hérédité est négative, et des femmes atteintes d'exstrophie ont pu donner naissance à des enfants bien conformés; de même, on ne retrouve dans les collatéraux des malades aucune difformité du même genre.

On a invoqué à propos de ce vice de conformation toutes les causes des anomalies congénitales : émotions morales, traumatismes pendant la grossesse, syphilis, mais rien n'est démontré à cet égard.

Le mode de production de cette difformité est encore inconnu, et nous en sommes réduits pour l'expliquer à des hypothèses que les notions embryologiques nous permettent de formuler. Deux explications sont en présence : dans l'une on regarde l'exstrophie comme la conséquence d'une rupture de la vessie par imperforation de l'urèthre; dans l'autre on admet un arrêt de développement. La théorie de la rétention d'urine fœtale comme facteur pathogénique univoque (Breschet, Bonn, Duncan, Rose, Rokitansky) est ruinée par ce fait que de nombreux cas d'imperforation de l'urèthre constatés chez des nouveau-nés par Depaul, et réunis par Gillette, prouvent que la vessie peut se distendre au point de devenir une cause de dystocie sans qu'il y ait rupture. D'ailleurs comment expliquer en pareil cas les faits d'exstrophie avec ouverture de l'intestin à ce niveau?

La théorie de l'arrêt de développement est généralement admise. Mœckel, Geoffroy Saint-Hilaire, Velpeau, en ont été les promoteurs. La coexistence de l'épispadias qui est constante, la disparition de la symphyse, les vices de conformation concomitants des organes génitaux, plaident en sa faveur. La gradation même des lésions depuis l'épispadias simple jusqu'à l'exstrophie et l'éventration sous-jacente montrent bien qu'il s'agit là d'un vice de conformation à des degrés divers. Reste à savoir par quoi est déterminée cette anomalie. Le premier fait serait l'arrêt de développement des lames ventrales au-devant de la vessie; cependant, certains troubles dans l'évolution de l'allantoïde pourraient empêcher la fermeture de cette paroi (Förster). Les faits si curieux d'exstrophie vésicale guéris pendant la vie intra-utérine, ayant laissé un épispadias, comme dans l'observation de Kuster, montrent que la vessie peut être complète et faire hernie à la surface de l'abdomen quand la paroi manque à son niveau, peut-être par suite d'*adhérences*. Or, nous savons que la vessie se développe aux dépens de l'allantoïde : si la paroi antérieure

([1]) De Quatrefages, Thèse de Strasbourg, 1852, obs. V.

([2]) Coates, *Edinb. med. and surg. Journal*, 1805, p. 59. — Rigaud, Thèse de Hergott. Nancy, 1874, obs. III.

de cette même membrane n'est pas soutenue, elle peut se rompre sous la moindre influence, et l'exstrophie est constituée (cas de Willaume, de Lichteim, de Wrolich); ce n'est là qu'une hypothèse qui attend encore sa démonstration scientifique.

Traitement. — Un certain nombre d'appareils ont été inventés dans le but de remédier à l'écoulement de l'urine. Les deux plus connus sont l'appareil de Jurine (de Genève) et de Bonn (d'Amsterdam). Ils se composent essentiellement d'une sorte de cupule qui s'applique autour de la vessie exstrophiée, et qui est munie d'un conduit de décharge dont une poche renflée forme le réservoir.

Bien que l'exstrophie soit une affection rare, elle a provoqué une longue série de procédés opératoires. Les tentatives nombreuses et variées des chirurgiens s'expliquent par la répulsion qu'offre une pareille infirmité et l'obstacle qu'elle apporte aux rapprochements sexuels. A côté de ces deux inconvénients graves, il faut bien savoir que l'état de ces malades est notablement aggravé par le frottement continuel des linges sur la surface muqueuse, qui devient sensible et très douloureuse, et par la diffusion des urines sur une large surface plane, diffusion qui permet difficilement le port d'un appareil capable de recueillir tout le liquide sécrété.

Malgré les opérations les plus ingénieuses et les plus hardies, les résultats sont encore médiocres, et nous avons le droit d'attendre mieux des progrès de la chirurgie réparatrice. La pierre d'achoppement est constituée ici par *l'absence du sphincter vésical*, qui ne nous permet que des *interventions palliatives*, laissant le malade incapable de retenir son urine. Toutes les autopsies plaident dans le même sens, et le cas de Trendelenburg est le seul qui plaide contre cette absence du sphincter. C'est parce qu'ils ignoraient ce détail anatomique que Dubois et Dupuytren (1806) ont proposé de rapprocher les symphyses par compression et de *suturer les deux bords de la vessie exstrophiée*, pour obtenir une guérison *radicale* de cette infirmité. Cette méthode nous revient actuellement d'outre-Rhin, après les tentatives de Trendelenburg (¹) et Passavant (²). Quelles que soient ses prétentions, elle n'a jamais été que palliative. Dès que l'absence du sphincter fut constatée, les chirurgiens reconnurent toute son importance, ils comprirent qu'elle frappait de nullité toute tentative de cure radicale, et de suite cherchèrent à suppléer au sphincter vésical par le sphincter anal. Il s'agissait tout simplement de *dériver les urines* dans le gros intestin. Simon (³), en 1852, aboucha les uretères dans le rectum; il fut suivi dans cette voie par les chirurgiens anglais; malheureusement, ces tentatives, basées sur une juste conception en apparence, n'enregistrèrent que des insuccès. Des tentatives expérimentales récentes faites en Italie, en Allemagne et en France (Novarro (⁴), Bardenheuer, Tuffier) (⁵), dans ces toutes dernières années, permettent d'espérer encore dans cette

(1) TRENDELENBURG, *loc. cit.*
(2) PASSAVANT, *loc. cit.*
(3) SIMON, *Lancet*, 1852, t. II, p. 568.
(4) NOVARRO, Soc. italienne de chir., 6ᵉ congrès, Gênes, 1887.
(5) TUFFIER, *Annales génito-urinaires*, 1888, p. 241.

méthode qui, en somme serait seule radicale, malgré l'excommunication dont la frappe mon collègue et ami Pousson. Sa disgrâce s'affirma dès ses débuts, car elle eut à lutter contre un procédé nouveau, qui n'avait d'autre prétention il est vrai que d'être palliatif, de cacher plutôt que de fermer la vessie avec des lambeaux cutanés pris autour d'elle et habilement amenés au-devant d'elle. C'est la *méthode française*, méthode autoplastique, inventée par Roux (1) (de Toulon, 1852), perfectionnée par Ad. Richard, Le Fort, Thiersch, Th. Anger, Richelot. C'est la méthode qui jouit aujourd'hui de la faveur des chirurgiens en France et à l'étranger. Je dois dire cependant que si la méthode de Dupuytren et Dubois, rajeunie par Trendelenburg et Passavant (rapprochement des symphyses et reconstitution de la vessie), tient ses promesses, elle prendra le pas sur l'autoplastie. D'ailleurs les variétés et les degrés d'exstrophie sont trop nombreux pour permettre d'affirmer la supériorité d'une seule méthode, ses indications varient suivant les cas.

Ce court historique nous conduit à l'exposé des trois méthodes de traitement de : 1° Dérivation du cours de l'urine; 2° Méthode autoplastique avec ou sans rapprochement des symphyses; 3° Suppression de la vessie; 4° Reconstitution de la vessie.

I. **Dérivation du cours de l'urine dans l'intestin.** — Elle peut être réalisée soit en établissant une fistule entre l'urétère et le rectum, soit en établissant une fistule vésico-rectale et en fermant la vessie secondairement.

a. La *fistulisation urétéro-rectale* a été tentée par Simon, dont le procédé consiste à établir la fistule avec un stylet poussé dans l'uretère et perforant la paroi rectale, puis à lier l'orifice urétéral au-dessous de la communication. L'opération échoua, le malade mourut au septième mois. C'est un procédé aveugle, antiphysiologique et dangereux, puisqu'il laisse la porte ouverte à l'ascension microbienne. Toute opération qui ne ménage pas l'orifice urétéro-vésical, véritable sphincter, me paraît à rejeter. Tout ce que j'ai vu expérimentalement et cliniquement m'a prouvé quel rôle important, quoique puissent en dire Novarro et Bardenheuer, joue cet orifice pour la protection du rein. Aussi rejetterai-je l'opération de Thomas Smith (2), véritable greffe des uretères dans le côlon ascendant. Son résultat fut désastreux.

b. La *fistulisation recto-vésicale* n'est applicable qu'à l'homme; elle a au moins cet avantage de laisser intact le méat urétéral. Lloyd (3), Holmes (4), ont tenté ainsi d'obtenir une fistule au moyen d'une véritable pince dont une branche serait dans le rectum et l'autre dans la vessie entre les deux uretères. Ce procédé et ses dérivés doivent aujourd'hui disparaître. La méthode qui me paraît préférable dans ces cas et que j'ai employée, avait été indiquée théoriquement et en partie par Pousson. J'y ai joint ce qu'a fait Sonnenburg. Elle consiste à établir une fistule recto-vésicale, à extirper la plus grande partie de la vessie et à fermer en avant cette fistule avec le reste de la vessie.

1° Incision de 3 centimètres de la paroi postérieure de la vessie entre les

(1) Roux, *Union médicale*, 1853, p. 454.
(2) Th. Smith, *St.-Bartholomew's hosp. Rep.*, 1879, t. XV, p. 29.
(3) Llyod, *Lancet*, 1851, t. II, p. 370.
(4) Holmes, *Maladies chirurgicales des enfants*, trad. franç., p. 200.

deux uretères jusqu'à pénétration dans le rectum, résection de la plus grande partie de la muqueuse vésicale entre les deux uretères, puis suture de la muqueuse rectale à l'embouchure des uretères et à la muqueuse vésicale adjacente : une fistule bimuqueuse vésico-rectale est ainsi constituée. Une sonde introduite dans chaque uretère passe à travers la fistule recto-vésicale et sort par l'anus. 2° Dissection minutieuse, lente et laborieuse de la vessie exstrophiée, mobilisation de sa paroi. 3° Résection des parties périphériques pour ne conserver que ce qui est nécessaire à la formation, au-devant des uretères, d'une petite cavité vésicale. 4° Suture des deux bords avivés de la vessie par un double plan, réunion de la peau au-devant de cette suture, maintien de la sonde à demeure pendant cinq jours. Ce procédé m'a donné un succès partiel, car il reste une fistule que j'oblitérerai secondairement. Mon malade est aujourd'hui opératoirement guéri, l'urine sort par le rectum et peut y être maintenue pendant dix minutes.

II. **Méthode autoplastique.** — Elle consiste à emprunter aux régions voisines des lambeaux dont une habile combinaison arrive à cacher, mais non pas à fermer la vessie. Son but est purement palliatif; elle supprime les douleurs vives dues au contact des vêtements avec la muqueuse, elle permet le port facile d'un appareil collecteur de l'urine. Quel que soit le procédé employé, on taille sur la paroi abdominale ou le scrotum un lambeau qui est rabattu sur la vessie de façon que sa face épidermique regarde la cavité vésicale, et ce lambeau est suturé au pourtour de la vessie. Les premiers procédés opératoires avaient pour but la couverture de la cavité vésicale, les procédés actuels tendent à guérir du même coup la vessie et l'épispadias concomitant.

Procédés s'adressant à l'exstrophie seule. — La taille et le nombre des lambeaux varient, d'où la division en procédés à simple plan et procédés à double plan de lambeaux. Dans le premier cas *un seul plan* est rabattu en tablier sur la vessie; dans le second, ce premier plan est doublé par la peau d'une région voisine mobilisée.

L'opération à *simple plan* a pour type l'opération *princeps* de J. Roux. Elle consiste en une incision d'un lambeau périnéo-scrotal, à concavité supérieure, rabattu en haut sur la vessie et soudé à un petit lambeau taillé au-dessus de la vessie. Les figures ci-jointes (fig. 91, 92) montrent mieux les incisions et leur résultat que ne le ferait une description. Hirschberg taille un lambeau latéral, Pancoast deux volets, Thiersch libère ses lambeaux et les laisse pendant trois semaines avant de les suturer.

L'opération à *double plan* porte ce nom parce que la vessie est recouverte par deux plans de lambeaux accolés l'un à l'autre. Elle fut inventée par Richard et perfectionnée par Alquié, Ayres, Holmes, Michel Wood. Ces différents procédés ne diffèrent que par la façon de tailler le lambeau, ou le mode de rabattement des divers lambeaux. Ne pouvant tous les décrire ici, je prendrai comme type le procédé de Wood. Il consiste à prendre : 1° au-dessus de la vessie un lambeau cutané carré dont la base répond au bord supérieur de l'exstrophie et dont l'aire est suffisante pour recouvrir la vessie (ce lambeau, disséqué de haut en bas, est renversé la face cruentée en avant, la face épidermique regardant la vessie ; ses bords sont suturés aux bords avivés de la vessie); 2° deux lambeaux carrés de même longueur sont disséqués de chaque côté de la vessie, leur base fixe répond à l'aine; ils sont attirés l'un vers l'autre de sorte que leur face cruentée réponde à celle du lambeau prévésical et le recouvre; ils sont suturés l'un à l'autre sur la ligne médiane; 3° la plaie résultant de la prise du lambeau abdominal renversé est rétrécie autant que possible par des sutures. Pour mener à bien l'opération, Ashurst

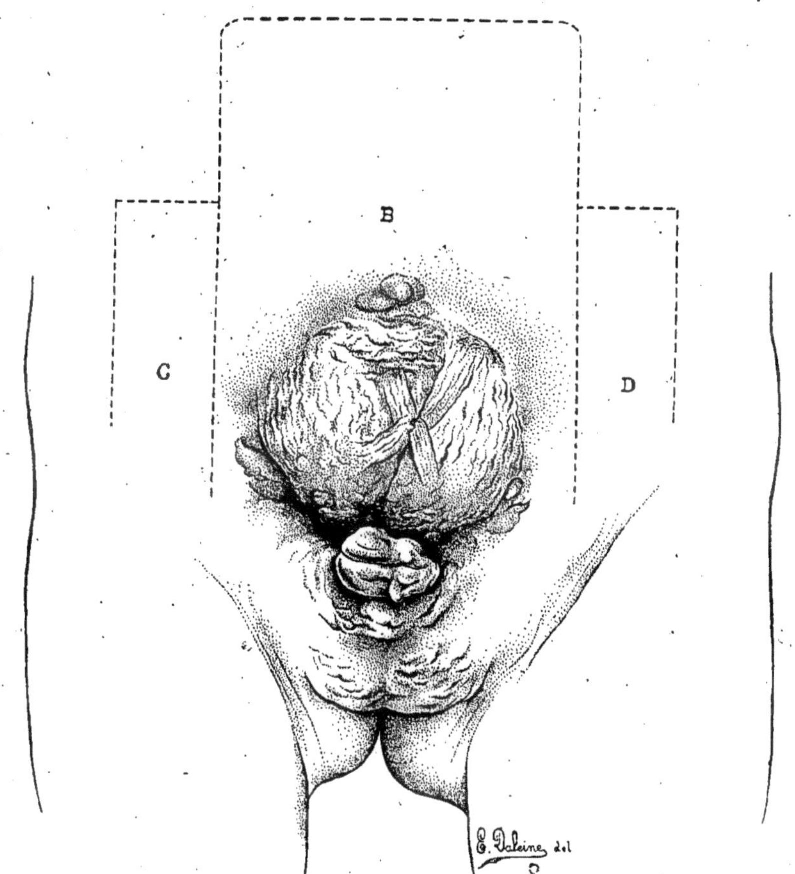

Fig. 91. — Méthode autoplastique Procédé Wood-Le Fort (tracé des lambeaux).
B, lambeau abdominal. — CD, lambeaux inguinaux.

conseille de prendre dans les lambeaux à large base toute la paroi jusqu'aux aponévroses exclusivement. Les sutures perdues seront faites au catgut, les sutures superficielles au crin de Florence.

Opérations s'adressant à l'exstrophie et à l'épispadias. — Le gros inconvénient de ces divers procédés, c'est de laisser au niveau de la verge un hiatus considérable par suite du retrait des lambeaux vers l'ombilic. M. Le Fort a paré à cette imperfection en utilisant la peau toujours large, flasque, pendante, au-dessous du gland rudimentaire. Pour cela, il fait deux incisions parallèles et perpendiculaires à la direction du gland comprenant entre elles toute la longueur du prépuce qui, disséqué par sa face profonde, joue alors sous le gland comme la jugulaire d'un casque sous le menton, il remonte ensuite cette jugulaire au devant de la tête du gland et la place ainsi sur le dos de la verge. Il obtient ainsi un premier lambeau qui recouvre l'épispadias. Ce lambeau sera ultérieurement suturé aux lambeaux prévésicaux obtenus comme dans les procédés décrits plus haut. Thiersch, Hirschberg, Greig Smith, Richelot, ont suivi la méthode de Le Fort avec succès. Chez la femme on utilise les grandes lèvres au lieu du prépuce.

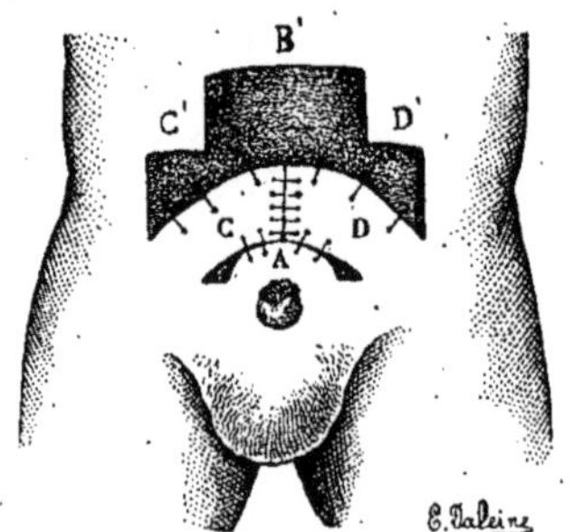

Fig. 92. — Procédé Wood-Le Fort (lambeaux en place).
A, prépuce ramené au-dessus de la verge et suture au bord inférieur des lambeaux CD. — CD, lambeaux inguinaux transportés sur la surface vésicale préalablement recouverte par le lambeau abdominal B renversé sur elle. — B'C'D', surface d'emprunt des lambeaux BCD de la figure 90.

III. **Suppression de la vessie.** — La méthode présente de beaux résultats, mais la face épidermique en contact avec l'urine s'incruste de sels calcaires que les malades peuvent avec peine extraire, et qui nécessitent des soins minutieux. Aussi Sonnenburg (¹) a-t-il proposé de disséquer tout simplement la muqueuse vésicale, de la supprimer dans toute son étendue, sauf au niveau de la région urétérale, et de venir suturer cette région à la racine de l'épispadias. On réaliserait ainsi un traitement palliatif qui en vaut bien un autre, puisqu'il supprime du même coup tous les inconvénients dus à l'existence de la muqueuse vésicale enflammée et à la cavité où stagne l'urine, et puisqu'il permet l'application très facile d'un appareil collecteur.

IV. **Méthode de suture directe des deux marges de la vessie.** — Cette méthode diffère des précédentes en ce qu'elle tend à rétablir la cavité physiologique de la vessie. Elle a l'immense avantage de créer une cavité muqueuse s'accommodant parfaitement du contact de l'urine, contrairement à ce qui a lieu dans tous les procédés autoplastiques. La suture des deux marges peut être tentée soit directement, soit après dissection de la muqueuse vésicale, soit enfin après rapprochement du pubis. La *suture simple* des deux marges proposée par Gerdy, exécutée par Rigaud, puis par Wyman (²), n'est possible que si l'écartement des deux bords est léger. La suture bord à bord après dissection de la muqueuse pour reformer une vessie extra-abdominale a été effectuée avec succès par Segond (³), qui y a joint le retournement du prépuce suivant la méthode de Le Fort et a ainsi réparé l'épispadias.

L'opération qui se rapproche le plus de l'idéal cherché, c'est-à-dire de la restitution des parties à leur état physiologique, est la méthode proposée par Dubois et Dupuytren, méthode que les progrès de la chirurgie rendirent exécu-

(¹) Sonnenburg, *Berl. klin. Woch.*, 1881, p. 430; 1882, p. 356, 373 et 471.
(²) Wyman, *Med. Record.*, 1885, t. XXVIII, p. 646.
(³) Segond, *Annales génito-urinaires*, 1890, p. 193.

table entre les mains de Trendelenburg et de Passavant. L'exstrophie vésicale complète est caractérisée par l'écartement des deux pubis, l'étalement de la muqueuse vésicale et de l'urèthre : sa guérison idéale doit répondre à cette triple indication : *rapprocher les deux symphyses, fermer les deux bords de la vessie, suturer les deux lèvres de l'urèthre.*

Le rapprochement des deux symphyses peut s'obtenir lentement, soit par le port d'une ceinture, dont les extrémités se croisent au-devant de l'abdomen et sont tirées par des poids de 6 à 8 kilogrammes, soit par le décubitus dans une gouttière en forme de coin qui appuie sur les deux épines iliaques. Trendelenburg (1) a opéré de vive force ce rapprochement par la disjonction des deux symphyses sacro-iliaques, au moyen d'une incision des ligaments qui unissent le sacrum à l'os iliaque et une forte pression sur les deux crêtes iliaques. La jonction des deux symphyses permet de rentrer la vessie dans l'abdomen et de suturer bord à bord les deux lèvres avivées. L'épispadias est en même temps traité absolument comme s'il était seul, et le tout est ainsi réparé en une seule séance.

Neudorfer (2) reproche à ce procédé de rétrécir le bassin, de modifier la position des membres inférieurs et d'exposer les sujets à marcher difficilement; aussi propose-t-il de réunir les bords avivés de la vessie après dissection de sa muqueuse, puis de suturer au-devant la paroi abdominale; enfin, pour mettre de niveau la vessie et le canal, il voudrait scier les deux branches horizontales du pubis à 2 centimètres de leur bord libre et suturer ses deux moitiés sur la ligne médiane, en refoulant en arrière le ligament interpubien; on obtiendrait ainsi le même résultat que Trendelenburg, mais avec moins de délabrement. Ce procédé n'est encore qu'à l'état théorique.

Résultats. — La *mortalité opératoire* à la suite de ces interventions prises en bloc est relativement faible, 15 pour 100. Toutefois un grand nombre d'opérés ont succombé à des lésions de septicémie que la chirurgie moderne permettrait d'éviter. D'autre part, la lecture des observations prouve que plusieurs opérés sont morts de pyélo-néphrites antérieures à l'intervention, si bien que la proportion des décès tomberait à 8 pour 100. Aussi ne peut-on tirer aucune conclusion de cette statistique et l'enseignement tiré de la léthalité comparative suivant les différents procédés est-elle plus instructive.

La méthode de dérivation des urines par l'intestin a donné environ 40 pour 100 de mortalité, tandis que la méthode autoplastique donne 6 pour 100. L'extirpation de la vessie suivant le procédé de Sonnenburg, et la méthode de suture après rapprochement des pubis suivant la méthode Dubois-Dupuytren, Trendelenburg-Passavant n'ont jusqu'alors donné lieu à aucun décès opératoire publié.

Les *résultats obtenus à longue échéance* sont variables. L'idéal cherché, c'est la restitution physiologique de la vessie et du canal avec miction volontaire. Dans aucun cas cette espérance n'a été réalisée. La dérivation de l'urine par le rectum pourrait seule donner ce résultat, puisque seule elle donne un sphincter, car les dissections successives de pièces d'exstrophie ont montré l'absence de sphincter vésical, sauf dans un cas de Trendelenburg où

(1) TRENDELENBURG, *loc. cit.*
(2) NEUDORFER, *Fortschritte der Medicin*, 1886, t. IV, p. 153.

des fibres lisses au niveau de la prostate permettaient *théoriquement* cette affirmation. Malheureusement nous ne savons rien de la façon dont la muqueuse rectale tolérerait l'urine, ni de la durée qui séparerait chacune de ces mictions rectales. Cependant une observation de Tiersch (1882) est en contradiction absolue avec les objections théoriques de M. Pousson, car son opéré conservait l'urine pendant un certain temps sans éprouver aucun inconvénient du passage de l'urine dans le rectum. D'ailleurs je tiens de M. Guyon, que plusieurs opérés par la taille de Sanson ont impunément conservé une fistule recto-vésicale. La question n'est donc pas définitivement jugée de ce côté, elle attend de nouveaux faits cliniques et expérimentaux.

La *méthode autoplastique* remplit son but tout palliatif, elle permet de recueillir l'urine dans un appareil et elle supprime les douleurs vives résultant du frottement du linge sur la muqueuse vésicale, mais elle a le grave inconvénient de laisser séjourner l'urine dans une cavité septique recouverte par un épiderme dont les poils sont autant de centres de concrétion, si bien que la formation de calculs phosphatiques est la règle en pareil cas. Ce n'est que par des soins de chaque jour, lavages boriqués, épilation, que les malades arrivent à conserver leur cavité en assez bon état. Quant à la coudure des uretères provoquée par la traction des lambeaux, elle n'est pas démontrée. Les procédés de formation d'une cavité vésicale aux dépens de la muqueuse elle-même suppriment bien les concrétions provoquées par le contact de l'urine avec l'épiderme, mais ne peuvent pas garantir d'une façon absolue contre la formation des calculs. Toutefois cette méthode a l'avantage de faire disparaître les hernies et le prolapsus rectal, si fréquents en pareil cas.

L'*extirpation pure et simple de la vessie*, comme l'a fait Sonnenburg, a au moins cet avantage de supprimer une cavité douloureuse et infectée ; toutefois, il est certain que la reconstitution totale suivant la méthode de Dubois, Dupuytren, Trendelenburg, Neudorfer et Passavant, de la vessie et du canal, semble satisfaire aux desiderata des autres procédés.

Au *point de vue pratique*, toute opération devra être précédée d'une asepsie rigoureuse de la région et de l'urine, l'infection de la muqueuse vésicale étant la règle dans cette infirmité. Lequel des procédés choisirons-nous? La réponse est tout entière suspendue à la nature de l'exstrophie. S'il s'agit simplement d'un épispadias avec fissure vésicale inférieure, et suture symphysienne, la méthode de choix paraît être la réparation systématique du canal et du col de la vessie avec les tissus qui appartiennent physiologiquement à la région, de préférence à toute méthode autoplastique. Si la fissure vésicale remonte un peu plus haut, là encore je donnerai la préférence à l'avivement bord à bord de la vessie après dissection de sa muqueuse, avec toutes les précautions nécessaires pour ne pas blesser l'uretère. Si l'exstrophie est complète, si l'écartement du pubis est considérable, il restera à choisir entre la dérivation du cours de l'urine et la symphyséotomie sacro-iliaque. Chez un malade jeune et assez vigoureux, je recourrais volontiers au rapprochement des symphyses et à la reconstitution du canal, si la verge et le gland sont suffisamment développés; car cela a une importance au point de vue génital. Si au contraire les organes génitaux étaient atrophiés (anorchidie), si le sujet était affaibli, atteint d'autres malformations, j'enlèverais la vessie en suturant la région inter-urétérale à la racine de l'urèthre, ou en face d'un adolescent assez vigoureux je tenterais d'abord une reconstitution physiologique de la région ; mais, en cas d'échec, j'aurai volontiers recours à l'abouchement recto-vésical avec extirpation de la vessie telle que je l'ai décrit plus haut.

Quant à la méthode autoplastique proprement dite, elle ne paraît pas devoir céder le pas à la reconstitution intégrale de la vessie, et à son égard j'admettrai avec Valdivisio [1], que : 1° tout procédé à lambeau unique est inférieur au procédé à lambeaux multiples ; 2° la superposition des lambeaux doit toujours être préférée à leur simple juxtaposition, et dans ce cas la meilleure opération me paraît celle de Thiersch-Le Fort.

CHAPITRE IV

CYSTITES

On désigne sous ce nom l'inflammation de la vessie. Nous savons aujourd'hui que qui dit inflammation dit infection ; la cystite est donc une infection microbienne vésicale. Cette donnée jettera une certaine lumière sur l'étiologie et la pathogénie encore si obscures de cette maladie. D'autre part, M. Guyon a bien démontré que cette phlegmasie est caractérisée par trois symptômes constants : la *fréquence des mictions*, la *douleur* et la *pyurie*. Mais ces signes présentent des différences si grandes dans leur groupement, qu'on a établi des variétés, peut-être trop nombreuses, de cystites. Nous chercherons à les faire rentrer dans deux grandes classes : la *cystite aiguë* et la *cystite chronique* ; c'est certes là encore une division qui laisse beaucoup à désirer, mais qu'après nombre d'essais nous adopterons faute de mieux.

Chauvel, art. Cystite du *Dict. Dechambre*. — Bumm, *Centr. f. Gynæk.*, 1886, p. 445. — Clado, Thèse de Paris, 1886. — Geffrier, *Rev. de chir.*, 1882, p. 429. — Gergaud, Thèse de Paris, 1882. — Girard, Thèse de Paris, 1877. — Guyon, *Leçons cliniques*, p. 374. — Guiard, Thèse de Paris, 1883. — Hache, Thèse de Paris, 1884. — Hallé, *Annales génito-urinaires*, 1092, p. 81. — Hartmann, Thèse de Paris, 1887. — Leprevost, Thèse de Paris, 1884. — Reblaub, Thèse de Paris, 1892. — Rovsing, Berlin, 1890. — Thompson, *Leçons cliniques*. — Tillaux, *Bull. de thérapeutique*, 1873. — Valette, *Dict. Jaccoud*, art. Cystite. — Winckel, *Deutsche Chirurgie*, 1885.

I

CYSTITE AIGUE

Étiologie. — Le développement d'une inflammation vésicale nécessitant l'apport d'un organisme infectieux au niveau de la muqueuse de la vessie, il semble que ses causes soient faciles à préciser ; et à la vérité très souvent

[1] Valdivisio, Thèse de Paris, 1876.

l'étiologie est bien nette, c'est une infection par le canal de l'urètre. Avant d'aborder cette question pathogénique très intéressante, mais encore incomplètement élucidée, voyons ce que les résultats cliniques quotidiens nous démontrent. Nous envisagerons successivement : les *causes prédisposantes*, les *causes déterminantes*.

Causes prédisposantes. — Elles se groupent sous deux chefs suivant qu'elles sont générales ou locales.

1° *Causes prédisposantes générales.* — Leur importance est considérable. C'est dans la période moyenne de la vie, et chez les vieillards, qu'on rencontre le plus souvent cette affection ; toutefois la forme aiguë est surtout l'apanage de l'âge moyen, et la raison en est dans l'origine fréquemment *blennorrhagique* des cystites. Elle est beaucoup plus fréquente chez *l'homme*. Chez la femme, la grossesse et l'accouchement sont les causes principales des inflammations vésicales depuis l'antisepsie, la cystite des nouvelles *accouchées* a presque disparu, puisque, sur un total de 15000 accouchements effectués dans les services de M. Pinard (1) à Lariboisière ou à la clinique Baudelocque depuis 1885, il n'y a pas eu un seul cas de cystite. Cette affection préparée par la congestion vésicale, qui accompagne la grossesse, se développe soit au début, soit vers le troisième mois, soit dans les derniers jours qui précèdent l'accouchement, ou enfin après la délivrance. E. Monod (2) en 1879 a étudié la question, et, de ses recherches et de celles de Chenet (3), il résulte que ces inflammations sont plus fréquentes chez les multipares ; Hervieux (4) ne voit dans ces accidents que l'action du poison puerpéral, et Bumm (5) a démontré que le plus souvent il s'agissait d'infections microbiennes pénétrant grâce à un cathétérisme septique. Dans les cas de rétroversion de l'utérus gravide, la cystite qui éclate alors malgré toutes les précautions antiseptiques paraît due, d'après M. Pinard, à des lésions de la muqueuse ou de la paroi vésicale. Enfin, il existe chez la femme des cystites dont il est impossible de préciser les causes, et les recherches cliniques et bactériologiques n'ont conduit à aucune conclusion étiologique ; peut-être s'agit-il alors d'une ascension microbienne d'origine vaginale (Guyon).

Certains *états diathésiques* favorisent le développement des cystites, et paraissent même pouvoir en provoquer l'apparition. Le rhumatisme, la goutte, les tempéraments scrofuleux, sont des terrains favorables à l'évolution intravésicale des affections microbiennes, et c'est peut-être par l'intermédiaire de ces états diathésiques qu'on peut expliquer ces faits d'hérédité signalés par les auteurs anciens.

L'*influence des milieux extérieurs*, du froid par exemple, joue certainement un rôle dans l'apparition des accidents de la cystite, de même le régime alimentaire et l'hygiène y prennent une part. Ainsi les aliments fortement épicés, les boissons alcooliques, la bière, tout ce qui augmente l'acidité de l'urine, ou sa teneur en urates, accentuent les signes de l'affection.

(1) Communication orale.
(2) E. Monod, *Annales de gynécologie*, 1880, t. XIII, p. 167.
(3) Chenet, Thèse de Paris, 1877.
(4) Hervieux, *Maladies puerpérales*, 1870, p. 626.
(5) Bumm, *loc. cit.*

Les *brûlures étendues*, les *maladie générales infectieuses* quelles qu'elles soient, ont un rôle indéniable. S'agit-il alors dans ces cas d'une infection spécifique, d'une infection secondaire, ou simplement de l'aggravation d'une infection latente? C'est ce que les observations ne démontrent pas avec une rigueur suffisante.

Toutes les causes que nous venons d'énumérer en dehors des états infectieux sont incapables à elles seules d'expliquer le développement d'une cystite.

Les *causes prédisposantes locales* peuvent se grouper autour de deux phénomènes physiologiques. Tous les états capables de provoquer une *congestion vésicale* (1) ou une *rétention* complète ou incomplète de l'urine favorisent le développement d'une cystite. Par le premier mécanisme agissent la *masturbation*, les *excès de coït*, la *menstruation*, les poussées *hémorrhoïdaires*, amenant une congestion active des plexus vésicaux. Les lésions de la moelle, plaies, myélites, fractures de la colonne vertébrale, provoquant une vaso-dilatation de l'appareil urinaire inférieur, créent un état morbide favorable à l'invasion microbienne. De même l'*évacuation* rapide d'une vessie longtemps distendue amène une congestion si intense de la vessie, qu'elle peut provoquer une hémorrhagie intravésicale. Les calculs ou les corps étrangers aseptiques, agissant par contact sur la muqueuse et amenant sa congestion, favorisent le développement des cystites. Mais, en dehors de ces actions congestives, les rétentions d'urine ont une influence plus manifeste encore, c'est chez les rétrécis avec distension vésicale, c'est plus encore chez les *prostatiques artério-scléreux* avec rétention chronique d'urine, que les phénomènes d'infection se manifestent avec une intensité, une fréquence, une rapidité d'évolution qui en font une des complications les plus graves de cet état pathologique.

La composition de l'urine peut dans certains cas prédisposer au développement d'une cystite. Les urines des goutteux provoquent à leur passage à travers la vessie des symptômes douloureux qui indiquent bien une action, au moins congestionnante, sur la muqueuse vésicale. Les urines pathologiques, par les produits qu'elles tiennent en dissolution, agissent sur la muqueuse vésicale; c'est ainsi que, dans les fièvres, la toxicité considérable de l'urine amène un état congestif de la vessie qui peut aller jusqu'à la rétention. Certains produits éliminés par les urines, à la suite de l'application de sinapismes, et surtout après l'ingestion de cantharidine, ont une influence bien plus nette encore. C'est pour la cantharidine surtout que la question est intéressante, car ce produit serait susceptible de provoquer à lui seul l'apparition d'une cystite. Il y a là une question encore en litige; il est certain que la cantharidine détermine des lésions vésicales, des phénomènes de fréquence, de douleur dans la miction, mais nous ne savons pas si ces phénomènes s'accompagnent d'élimination microbienne pour constituer réellement une cystite. Ce qui est certain, c'est son influence néfaste dans les cas de cystite déjà développée.

Causes déterminantes. — Elle se réduisent en somme à une inoculation à la vessie d'une infection microbienne, et les deux grandes causes sont le *cathétérisme* et la *blennorrhagie*.

(1) TUFFIER, *De la congestion dans les maladies des voies urinaires*, Thèse de Paris, 1885.

Un cathétérisme pratiqué avec un instrument septique, voilà la cause la plus fréquente des cystites, et si à cet égard on est resté bien longtemps dans la discussion et dans l'erreur, c'est qu'on peut impunément sonder avec un instrument malpropre certaines vessies sans occasionner d'accidents, alors qu'un cathéter presque aseptique provoque des lésions infectieuses mortelles chez un autre malade. Ces cas d'infection sont bien plus nombreux cependant qu'on ne le pense, car souvent ce n'est que longtemps après le passage de l'instrument que les accidents éclatent, et à cet égard les examens bactériologiques démontrant l'intégrité de la vessie après certains cathétérismes seraient indispensables pour juger en dernier ressort. Quoi qu'il en soit, au point de vue clinique, nous savons que le cathétérisme pratiqué sur une vessie congestionnée, et surtout sur une vessie distendue et sclérosée comme celle des prostatiques, développe presque fatalement une infection, alors que sur une vessie jeune, bien musclée et se vidant complètement, le passage du même cathéter ne provoquera cliniquement aucun accident ou à peine quelques accidents passagers.

Cette question du cathétérisme se complique encore de la présence à l'état normal de microbes d'espèces variées dans le canal de l'urèthre [1], microbes qui seraient repoussés dans la vessie par le cathétérisme exempt de tout principe infectieux. Cependant l'expérience démontre qu'avec des instruments rigoureusement aseptiques l'infection est rare, et il faut admettre ou bien que les microbes contenus dans l'urèthre sont insuffisants comme virulence ou comme nombre, ou bien que les microbes venus de l'urèthre et introduits dans la vessie par le cathétérisme ne provoquent une infection que lorsqu'il existe une rétention [2]. Je puis aussi à cet égard citer un fait qui a la valeur d'une expérience. Pendant près d'une année, à l'hôpital Beaujon, les malades laparotomisées et cathétérisées pendant les premiers jours qui suivaient l'opération, rentraient toutes dans les salles présentant des phénomènes légers, passagers ou persistants de cystite; pendant les neufs dernier mois de l'année, un seul cas de cystite se produisit. Cette différence dans les résultats tenait à ce que les sondes dans les trois premiers mois étaient septiques, et que, pendant les neuf derniers mois, elles étaient stérilisées à chaque cathétérisme. Or les microbes de l'urèthre chez toutes ces femmes étaient les mêmes; il faut donc admettre qu'ils ont été incapables à eux seuls de provoquer des lésions lorsque le cathétérisme a été aseptique.

La *blennorrhagie aiguë* provoque la cystite par continuité de tissu; généralement c'est dans les dernières semaines de l'affection qu'elle se manifeste, du moins quand il s'agit d'une première blennorrhagie. Le plus souvent, cette infection s'effectue par un cathétérisme et surtout et avant tout sous l'influence d'une injection qui refoule, de l'urèthre postérieur dans la vessie, les produits infectieux du canal. Certains états diathésiques, les traumatismes, les fatigues, la maladie, le coït, l'équitation, les excès de tout genre, favorisent également cette ascension microbienne.

Les cystites consécutives à une uréthrite postérieure blennorrhagique sont

(1) LEGRAIN, Thèse de Nancy, 1888.
(2) ROVSING, Berlin, 1890.

extrêmement fréquentes. Sous l'influence d'une des nombreuses causes prédisposantes que nous avons énumérées, les malades, qui n'ont jusque-là que des phénomènes d'uréthrite postérieure, sont subitement pris d'accidents de cystite en général passagers, quelquefois éphémères, survenant toujours après une même cause et disparaissant spontanément; il se fait là de véritables incursions de colonies microbiennes de l'urèthre dans la vessie, puis bientôt tout s'apaise et il ne reste plus que de l'uréthrite postérieure. Dans ces cas où il n'y a eu ni cathétérisme, ni injection, on est forcé d'admettre l'ascension directe des microbes dans la vessie. Un grand nombre de cystites des vieillards n'ont pas d'autre origine, c'est là un fait dont il faut tenir le plus grand compte, pour ne pas étiqueter cystite sans cause, c'est-à-dire cystite tuberculeuse, des infections dues à ce reliquat d'une vieille gonorrhée.

En opposition avec ces causes déterminantes, il faut signaler la résistance remarquable de la muqueuse vésicale à certains produits infectieux, c'est ainsi que des abcès froids, des collections péri-utérines ouvertes dans l'uretère, des pyélo-néphrites primitives, des suppurations périrectales, peuvent s'évacuer du côté de la vessie pendant des temps relativement très longs, sans déterminer le complexus symptomatique de la cystite, il y a donc non seulement là une question d'altération préalable du réservoir urinaire, mais encore une question de nature du poison.

Anatomie pathologique. — Ces lésions sont encore peu connues, car il est rare qu'elles soient mortelles. Toutefois, depuis que nous ouvrons la vessie pour certains états inflammatoires et douloureux, on a pu faire sur le vivant l'anatomie pathologique macroscopique de la cystite aiguë. Au point de vue expérimental, la cantharidine permet de provoquer des effets analogues. D'une façon générale, les lésions siègent dans la zone pathologique de la vessie, c'est-à-dire dans le trigone. Elles occupent le plus souvent la muqueuse, rarement la musculeuse ou le tissu cellulaire périvésical (péricystite). La muqueuse présente une injection générale des vaisseaux, sous forme d'arborisations vasculaires, au niveau du col et à l'embouchure des uretères, points que nous avons toujours trouvés les plus riches en vaisseaux dans la vessie normale. La muqueuse est colorée en rouge vif; toutefois, quand on l'examine à l'endoscope, on voit que, par suite de son épaississement, les vaisseaux disparaissent, contrairement à ce qui a lieu quand on examine une vessie normale. Ailleurs la muqueuse est épaissie, boursouflée, d'une coloration rouge qui masque même les arborisations vasculaires, et dans plusieurs cas nous lui avons trouvé un aspect chagriné. Au microscope, les cellules épithéliales sont gonflées, présentent une multiplication de leurs noyaux, le chorion est infiltré par des leucocytes et des éléments embryonnaires. Cornil et Ranvier ont signalé de véritables petites vésicules saillantes, rappelant les sudamina volumineux de la peau; plus tard, l'épithélium peut disparaître. En certains points, la couche musculeuse est épaissie, infiltrée de cellules embryonnaires et de leucocytes, exceptionnellement on peut voir de petits abcès se former dans la muqueuse et donner lieu par leur évacuation dans la vessie à de petites ulcérations. Chopart, Morgagni, Boyer ont observé des cas de gangrène de la muqueuse. Dans les cystites cantharidiennes et dans les inflammations consécutives aux fièvres graves, il se forme de véritables fausses membranes (Niemeyer); beaucoup plus rarement, des abcès naissent dans la couche interstitielle elle-même.

Bactériologie. — Depuis Leube et Graser ([1]) qui ont étudié les microbes de la fermentation ammoniacale, de nombreux travaux ont été entrepris sur l'origine bactérienne des cystites. Après les recherches de Bumm ([2]) sur la cystite puerpérale, nous voyons se succéder les travaux de Clado ([3]), Albarran et Hallé ([4]), qui isolent des urines pathologiques et cultivent une bactérie pyogène décrite par Bouchard ([5]) en 1880, et qui n'est autre que le coli-bacille, modifié par son passage dans les voies urinaires. Enfin les travaux de Krogius ([6]), de Rovsing ([7]) et de Reblaub ([8]) ont résumé et complété la question.

Jusqu'ici tous les examens bactériologiques dans les cas de cystite ont donné des résultats positifs, tous les auteurs sont d'accord sur ce point. Mais les espèces microbiennes qu'on a rencontrées sont variables, et ce sont, à part l'*uro-bacillus liquefaciens* de Krogius, les agents ordinaires de la suppuration. Sur la fréquence relative de ces différents micro-organismes, il existe des divergences entre les bactériologistes.

Les recherches les plus récentes ont démontré que, chez l'homme comme chez la femme, c'est le *coli-bacille* qui est le plus fréquemment rencontré; mais, tandis que chez l'homme ce micro-organisme serait l'agent de presque toutes les cystites, chez la femme, au contraire, les staphylocoques (cystites puerpérales ou post-partum) se rencontreraient presque avec la même fréquence. Quant aux autres micro-organismes : *uro-bacillus liquefaciens*, *bacillus griseus*, *micrococcus albicans amplus*, et *diplococcus favus*, ils sont beaucoup plus rares.

Dans la cystite blennorrhagique, on trouve les mêmes bactéries, et il est exceptionnel d'y rencontrer des gonocoques.

Symptômes. — Le début d'une cystite aiguë peut être franc; c'est, par exemple, à la suite de l'ingestion de cantharidine ou après une injection uréthrale dans le cours d'une blennorrhagie qu'on voit subitement éclater les accidents. Mais souvent les phénomènes aigus sont précédés soit des symptômes d'une uréthrite postérieure, soit d'une cystite chronique dont les accidents aigus ne sont qu'un épisode. Le type de la cystite aiguë est la cystite blennorrhagique. Dans le cours ou à la fin d'une blennorrhagie, à la suite d'une injection ou du passage d'un instrument, le malade est pris de besoins impérieux d'uriner, les besoins se répètent toutes les quarts d'heure, toutes les demi-heures pendant le jour, toutes les heures pendant la nuit. En même temps l'évacuation de l'urine provoque une violente douleur rétro-pubienne s'ir-

([1]) Leube et Graser, *Wirchow's Archiv.*, t. C, p. 555.
([2]) Bumm, *Cent. f. Gynæk.*, 1886, p. 443.
([3]) Clado, Thèse de Paris, 1887.
([4]) Albarran et Hallé, Académie de médecine, 21 août 1888.
([5]) Bouchard, *Maladies par ralentissement de la nutrition*, p. 250.
([6]) Krogius, Soc. de biologie, 1890, p. 65.
([7]) Rovsing, Berlin, 1890.
([8]) Reblaub, Thèse de Paris, 1892.

radiant vers le canal. Les urines dès leur émission contiennent une quantité de pus notable, la cystite est constituée avec sa triade symptomatique : *fréquence de la miction; douleurs; pyurie.*

Symptômes fonctionnels. — La *fréquence* est extrêmement variable ; les besoins peuvent se répéter à intervalles si rapprochés que l'évacuation est presque continue, et qu'avec juste raison on a appelé ces malades de *faux incontinents*; on voit ainsi des patients uriner 100 à 120 fois dans les vingt-quatre heures. Non seulement il y a fréquence, mais il y a besoin impérieux, irrésistible, le malade urinerait dans ses vêtements s'il ne pouvait satisfaire de suite ce besoin. Dans les cas plus légers, la fréquence est réduite à 12, 15 mictions par jour.

La *douleur* marche parallèlement à la fréquence, c'est au début de la miction qu'elle est le plus accentuée, puis elle s'atténue pour reparaître souvent à la fin. Elle peut devenir atroce, s'accompagnant d'évacuations intestinales presque involontaires et de crises extrêmement douloureuses pendant lesquelles les malades se tordent et sont en proie à des sensations de brûlures vraiment effrayantes. Il est rare que cette douleur persiste, elle cède même quelquefois après la fin de la miction. Mais on comprend que si les besoins sont incessants, la douleur devienne subcontinue; c'est alors l'élément dominant, d'où le nom de *cystite douloureuse* qui a été donné à cette forme. Son siège est en général la région sus et rétro-pubienne, elle s'irradie du côté de la verge, du pli de l'aine et du testicule, souvent vers les lombes. Les malades pour l'atténuer prennent les positions les plus bizarres : un grand nombre urinent accroupis, quelques-uns même ne peuvent uriner sans avoir en même temps des évacuations intestinales, ces malheureux passent ainsi courbés en deux des jours et des nuits. Chez certains névropathes, les accidents douloureux deviennent excessifs, bien que les lésions soient fort peu accentuées, aussi ne doit-on jamais négliger d'examiner l'état général dans ces cas de cystites particulièrement douloureuses.

Le *pus* apparaît constamment dans le cours de la cystite, mais il peut manquer au début, ce qui serait dû au peu de lésions épithéliales de la muqueuse à cette époque; il peut être assez difficile à mettre en évidence et passer inaperçu. Il existe cependant dans la totalité des urines mais en proportion inégale. L'expérience classique *des trois verres* montre qu'il est surtout abondant au commencement et à la fin de la miction, et qu'il peut presque faire défaut dans la période intermédiaire. Cette constatation est importante, car si le premier jet d'urine est fortement chargé de suppuration, c'est que l'urèthre profond et la région du trigone sont les localisations principales de l'inflammation. La purulence des dernières gouttes, surtout dans une vessie jeune, correspond en général à des lésions du col. A l'examen microscopique, le dépôt purulent est constitué par des cellules épithéliales irrégulières, agglutinées, et par des leucocytes. La présence de ces éléments donne lieu à la constatation de l'albuminurie en pareil cas. Dans les formes aiguës, il est fréquent de voir *du sang et du pus* simultanément évacués. Certaines formes de cystites blennorrhagiques s'accompagnent d'*hématuries* relativement considérables; là encore, l'expérience des trois verres permet de constater que la quantité de sang émise correspond aux dernières contractions de la vessie.

Sur le linge des malades on trouve les traces de cet écoulement sanguin. Au contraire, chez certains prostatiques, les urines sont sanguinolentes pendant toute la durée de l'émission, et nous prouve que le corps de la vessie prend part à cette hémorrhagie. C'est la prédominance de ces produits anormaux, pus ou sang, qui a fait créer des formes de *cystite purulente, cystite hémorrhagique.*

Lorsqu'on laisse déposer l'urine qui contient ainsi du pus et du sang, on voit un épais nuage ou un dépôt purulent verdâtre au fond du vase, alors que la partie supérieure reste relativement claire. Souvent les caillots sont constitués par des lames minces, étalées ou roulées sur elles-mêmes. Enfin ces urines ont une réaction acide.

Signes physiques. — L'examen de la vessie se fait par le toucher rectal ou vaginal, par le palper hypogastrique, l'exploration intravésicale et l'endoscopie. On peut dans certains cas interroger la sensibilité de la vessie à la distension en injectant dans sa cavité un liquide aseptique.

Par *le toucher rectal ou vaginal*, on développe constamment une douleur au niveau du trigone; cette douleur est accentuée encore par le *palper hypogastrique* soit seul, soit surtout combiné au toucher. Cette sensation est variable suivant les cas, mais elle est rarement excessive; on parvient cependant quelquefois par ce procédé à localiser la région douloureuse.

L'*exploration intravésicale* n'est de mise que quand le diagnostic est particulièrement difficile si, par exemple, on hésite entre un état névralgique et une cystite. On pratique en pareil cas l'exploration avec un instrument souple à boule olivaire et aussitôt que son extrémité a franchi le col; loin de ne donner lieu, comme à l'état normal, à aucune sensation, il provoque des réactions douloureuses plus ou moins pénibles.

La distension vésicale est indiquée dans ces mêmes cas. Pratiquée suivant toutes les règles de l'antisepsie la plus rigoureuse, au moyen d'une sonde molle, par laquelle on fait une injection d'eau boriquée, elle montre que l'injection d'une quantité variable de liquide, quelquefois de quelques centimètres cubes à peine, provoque des douleurs et des besoins impérieux d'uriner. Quant *à l'examen endoscopique*, il n'a qu'un intérêt purement théorique (Janet).

Symptômes généraux. — Pendant longtemps les auteurs ont admis que ces inflammations s'accompagnaient d'un état fébrile; M. Guyon a bien démontré qu'il n'en était rien. Il est de fait qu'on peut voir les cystites aiguës les plus douloureuses sans la moindre élévation de température, et c'est là une notion de grosse importance, car dès qu'on constate une hyperthermie chez un malade atteint de cystite, on peut être certain qu'il y a une complication soit du côté de la prostate, soit dans l'atmosphère périvésicale, soit beaucoup plus souvent du côté de l'appareil urétéro-rénal.

Marche. — Durée. — Terminaisons. — L'évolution des cystites aiguës varie avec leur cause et avec le terrain sur lequel elles se développent. Certains sujets sont réellement prédisposés à cet égard et l'on voit chez eux reparaître des phénomènes aigus de cystite, sous l'influence du moindre excès.

Les cystites aiguës blennorrhagiques guérissent en général avec la plus grande facilité sous l'influence d'un traitement judicieux; en une semaine, on peut voir disparaître tous les phénomènes aigus. Abandonnées à elles-mêmes, elles passent souvent à l'état chronique. Lorsque les causes de cystite persistent, comme *chez les calculeux*, *chez les rétrécis*, *chez les néoplasiques*, l'inflammation vésicale peut s'atténuer pour un certain temps; mais alors chez ces malades, la cause tombe sous le coup de la chirurgie, et le débridement d'une sténose du canal, la lithotritie d'un calcul, l'ablation d'une tumeur, font cesser les accidents comme par enchantement. Il en est autrement chez les prostatiques avec sclérose de la vessie, et chez les tuberculeux ayant une infection surajoutée; nos moyens d'action sur la lésion initiale sont limités, et si nous pouvons atténuer les phénomènes aigus, il est souvent très difficile d'amener à une asepsie parfaite une telle vessie infectée, c'est assez montrer que *la durée des cystitites aiguës dépend avant tout du facteur étiologique.*

Des complications graves peuvent survenir; les inflammations du tissu cellulaire périvésical, caractérisées par une élévation de température, un empâtement périvésical, et tous les symptômes d'une suppuration profonde, sont heureusement rares. Plus rares encore sont les *ulcérations* de la vessie qui se traduisent par des signes d'une infiltration uro-purulente ou par le développement d'une péritonite. Enfin la *gangrène* de la vessie, surtout fréquente dans les cystites puerpérales, se manifeste par les signes de dépression profonde de l'état général, avec des symptômes locaux relativement légers. L'urine devenue noire, exhale une odeur infecte de gangrène. Toutefois cette complication est encore plus rare dans la cystite aiguë, que dans la forme chronique avec distension.

Diagnostic. — En général, il est facile de reconnaître une cystite aiguë par la triade symptomatique que nous avons indiquée, et les signes qui l'accompagnent. Toutefois ce diagnostic comprend aussi la recherche de la cause. L'ensemble de ces signes est indispensable, et c'est en voulant juger d'après la constatation d'un seul symptôme qu'on est induit en erreur. C'est ainsi que la douleur pendant la miction est l'apanage exclusif des *névralgies* vésicales; la *fréquence* des besoins d'uriner se rencontre souvent au début de la sclérose prostato-vésicale sans trace de cystite; enfin l'existence du pus dans l'urine peut tenir soit à une *uréthrite* postérieure, soit à une lésion rénale; mais l'association des trois symptômes est spécial à la cystite aiguë. L'*uréthrite postérieure* est caractérisée par des besoins impérieux et non par la fréquence des mictions, par la suppuration du premier jet et non par la pyurie du commencement et de la fin de la miction, et de plus la sensibilité vésicale fait défaut. Quant aux *pyélo-néphrites aiguës*, elles s'accompagnent d'un état fébrile qui manque dans les cystites. Les urines sont alors uniformément troubles, avec un dépôt abondant. Nous avons insisté (p. 597) sur ces urines rénales.

La cystite aiguë reconnue, on peut aller plus loin et diagnostiquer *sa forme, son siège, sa cause.* Nous avons vu comment la prédominance du pus, du sang, ou des phénomènes douloureux créaient des *formes* cliniques spéciales. Le *siège* des lésions a longtemps préoccupé les auteurs qui voulaient, sous le nom de *cystite du corps et de cystite du col*, admettre des variétés distinctes. A la vérité, le processus inflammatoire est surtout localisée au niveau du trigone.

La quantité de pus elle-même émise à chaque miction ne peut servir à distinguer le siège des lésions ; c'est surtout la sensibilité par le toucher rectal ou vaginal et le mode d'émission des urines purulentes au commencement et à la fin de la miction qui distinguent la cystite du col de la cystite du corps, car dans cette dernière l'urine est presque uniformément trouble.

Enfin *la cause*, qui est de beaucoup le fait le plus important, est facile à trouver dans un grand nombre de cas : les rétrécissements, les calculs et les néoplasmes suffisent à établir l'étiologie. A la vérité, la difficulté ne réside que dans le diagnostic différentiel entre une cystite aiguë blennorrhagique et une *cystite aiguë tuberculeuse*. Sans doute, quand l'affection apparaît dans le déclin d'une gonorrhée, le diagnostic s'impose ; mais s'il s'agit d'une uréthrite postérieure ancienne donnant lieu sous l'influence d'un refroidissement, d'un excès de régime, à une poussée de cystite aiguë, le diagnostic devient difficile. L'évolution d'une ancienne blennorrhagie est un indice favorable, mais fréquemment on voit se surajouter à une uréthro-cystite blennorrhagique des phénomènes de tuberculose ; il faut alors tenir compte des antécédents du malade, des hématuries prémonitoires, mais surtout et avant tout de l'examen minutieux des organes génito-urinaires (prostate, vésicules séminales, épididymes), qui sont généralement infiltrés dans les cas de tuberculose de la vessie. C'est enfin l'examen bactériologique et surtout les inoculations qui devront être interrogés en pareil cas. On y ajoutait autrefois l'épreuve thérapeutique, mais nous savons maintenant que, grâce aux instillations de sublimé, les deux formes peuvent être améliorées [1]. Enfin les *complications* du côté de l'appareil digestif et surtout des symptômes fébriles étant toujours l'indice d'une *complication rénale*, nous ne pouvons que renvoyer sur ce point au chapitre des pyélo-néphrites. Pour ce qui est des *péricystites*, l'empâtement et et l'état fébrile qui les accompagnent permettent de les reconnaître.

Pronostic. — Il est impossible de formuler un pronostic général des infections vésicales aiguës ; il dépend avant tout de la cause de l'affection, de sa durée, de sa forme clinique. A cet égard, les cystites de *cause générale* ou par *cathétérisme*, sans lésions du reste des organes urinaires, guérissent facilement, les inflammations consécutives aux rétrécissements et aux calculs, et enfin les cystites des prostatiques sont plus rebelles. Toutefois il faut ici distinguer la guérison apparente de la guérison réelle, et tant que l'examen bactériologique n'a pas démontré la stérilité du contenu vésical, il faut bien savoir que le malade est sous le coup d'une récidive même à très longue échéance.

Traitement. — En présence d'une inflammation vésicale, dont la cause est soupçonnée, l'indication thérapeutique est formelle. Il faut supprimer le facteur étiologique, c'est dire que s'il s'agit d'un calcul urique, la lithotritie ; s'il s'agit d'un rétrécissement, la dilatation ou l'uréthrotomie, devront être pratiquées : la cystite devient alors une indication opératoire. Dans tous les cas, il faudra débarrasser autant que possible le malade en une seule séance, l'action est ainsi immédiate. Mais à côté de ces faits où la lésion préexiste à la

(1) Guyon, *Annales génito-urinaires*, 1892.

cystite, nous avons vu que les deux causes les plus fréquentes des infections aiguës de la vessie, étaient d'une part la blennorrhagie, d'autre part le cathétérisme. Nous avons contre ces deux facteurs des moyens préventifs qu'il ne faut jamais oublier. Toute manœuvre susceptible d'inoculer l'urèthre profond et le col de la vessie, telles que les injections forcées, le passage d'un instrument, doivent être rigoureusement proscrites; de même, le cathétérisme, surtout quand il s'adresse à des vessies tout particulièrement prédisposées, doit être rigoureusement aseptique.

Lorsque l'infection est constituée, et qu'il s'agit de la combattre, le traitement devient purement symptomatique. Le traitement topique de la muqueuse vésicale atténue parallèlement les trois symptômes, douleurs, fréquence de la miction et pyurie. Avant tout, il faut bien se garder de toute médication capable d'exagérer les accidents. Les lavages qui mettent en tension la vessie ne font qu'accroître les douleurs dans les périodes aiguës; de même l'abus des mets épicés et des boissons fermentées, doit être sévèrement proscrit. Le repos, les bains tièdes prolongés, les lavements, l'application de fomentations chaudes à l'hypogastre et au périnée amènent un soulagement dans les formes particulièrement douloureuses. La médication par excellence contre la douleur est la morphine, en injections sous-cutanées ou en suppositoires, qui réussit là où échouent les autres dérivés de l'opium. Toutefois ce n'est là qu'un traitement symptomatique. L'action directe sur l'élément morbide se fait au moyen des instillations argentiques, 10, 20, 30 gouttes d'une solution de nitrate d'argent de titre progessivement croissant de 1 à 4 pour 100 modifient généralement ces états aigus avec une étonnante rapidité. Le sublimé employé suivant la même méthode, depuis le titre de 1/5000 jusqu'à 1/500, réussira dans les inflammations rebelles au nitrate d'argent. Ces moyens suffisent en général dans les cas aigus, à condition d'être longtemps employés, sous peine de voir se produire des récidives. Nous verrons, à propos de la cystite chronique, que les cas pour lesquels cette médication est insuffisante sont susceptibles du traitement chirurgical. Nous verrons également à ce propos les indications et les contre-indications des lavages vésicaux. Toutefois, quand la médication simple reste insuffisante, il ne faut pas s'entêter à sonder, instiller ou injecter; il faut savoir s'abstenir, et souvent alors on voit les lésions jusque-là rebelles s'amender peu à peu par un traitement médical.

II

CYSTITE CHRONIQUE

Étiologie. — Toutes les causes de cystite aiguë peuvent devenir des causes de cystite chronique, car toutes les variétés d'infections aiguës que nous venons de décrire sont susceptibles de se terminer par un passage à l'état chronique.

Causes prédisposantes. — Chez le *vieillard*, les inflammations vésicales revêtent fréquemment ces allures lentes et torpides; chez les *prostatiques*, cette forme est la règle. On pourrait même opposer la fréquence, l'apparition précoce, la persistance des cystites chez les prostatiques, aux inflammations aiguës que nous voyons chez les rétrécis; sans doute il existe des formes franchement aiguës chez les premiers, mais elles sont exceptionnelles. De même les cystites chez la *femme* sont fréquemment de longue durée. Enfin les *rhumatisants*, les *goutteux*, et surtout les malades à tempérament lymphatique, scrofuleux, *tuberculeux*, ont une prédisposition à la persistance des phlegmasies vésicales. Du côté de la vessie, les phénomènes de congestion entretenus par la présence d'un *calcul*, d'un *néoplasme* ou par la dilatation vaso-motrice qui suit une section de la moelle, créent une réceptivité toute spéciale à ces accidents. Quant à la tuberculose, c'est presque toujours sous forme chronique que se manifestent les accidents d'infection qui l'accompagnent, et si de temps en temps il existe des poussées aiguës, ou si même la maladie revêt une forme particulièrement grave, elle est toujours de longue durée et sa chronicité même crée des indications à l'intervention chirurgicale. Toutes ces causes prédisposantes, qu'elles soient constituées par un état général du sujet ou par des altérations organiques du réservoir urinaire, constituent de beaucoup les facteurs pathogéniques les plus importants, ils doivent entrer en première ligne de compte dans l'établissement du pronostic des cystites aiguës.

Causes déterminantes. — Ce sont, en somme, tous les facteurs étiologiques que nous avons analysés à propos de la cystite aiguë. Mais avant tout, le cathétérisme *septique* devient une cause d'autant plus efficace que souvent la nécessité d'évacuer le contenu de la vessie devient une cause de réinfection constante; aussi M. Guyon a-t-il conseillé de vider lentement, progressivement et aseptiquement le réservoir urinaire en pareil cas. Cependant, il est des cas où cette infection semble spontanée; il faut alors tenir compte des uréthrites profondes de très longue date qui peuvent avoir laissé quelques foyers latents d'infection dans la région prostatique de l'urèthre. Tant que la vessie a été en bon état, elle a pu se défendre contre l'envahissement, mais dès qu'est survenu un accès de rétention surajouté à cet état congestif et scléreux de l'organe, l'invasion microbienne s'est effectuée. Il est cependant en dehors de ces deux conditions des cas dans lesquels le malade n'a eu ni blennorrhagie, ni cathétérisme, et cependant il présente des accidents de cystite. Ces faits sont à la vérité tout à fait rares; je n'en ai pour ma part constaté qu'un seul, dans lequel l'examen bactériologique a démontré une infection vésicale par le coli-bacille.

Anatomie pathologique. — A l'ouverture de la vessie, atteinte d'inflammation chronique, on trouve la muqueuse tapissée d'une couche de muco-pus adhérent, jaunâtre ou verdâtre. Un courant d'eau rapide finit par entraîner ce magma purulent, et laisse à nu une *muqueuse* d'un gris ardoisé, verdâtre en certains points, marbrée de taches violacées, noirâtres, ecchymotiques, présentant quelquefois même des ulcérations siégeant surtout au niveau du col. Ces lésions, disséminées sur toute l'étendue de la vessie présentent leur maximum au niveau du trigone, mais les lésions se prolongent plus ou moins. Au niveau du bas-fond, elles y sont souvent réduites à leur minimum.

La muqueuse est généralement ramollie, à la coupe on constate qu'elle est épaissie et boursouflée; sa face profonde est facilement décollable des couches sous-jacentes, et quelquefois de petits abcès se forment sous la muqueuse et en dehors d'elle. Ces abcès ne dépassent guère le volume d'un pois, et tendent généralement à s'ouvrir du côté de la muqueuse. La *couche musculaire* est épaissie chez les rétrécis et dans les cystites douloureuses, la paroi peut même acquérir une épaisseur de plus de 1 centimètre; chez les prostatiques mêmes elle est rarement amincie, le plus souvent cet épaississement est constitué par une sclérose portant principalement sur les couches plexiforme et moyenne (1). Enfin la périphérie générale de la vessie subit une dégénérescence graisseuse, véritable *lipomatose périvésicale*. Tel est l'aspect général des lésions; mais il est susceptible de revêtir des aspects différents. On peut y trouver des fausses membranes ou des plaques de gangrène, des ulcérations larges, enfin de véritables fongosités.

Ces divers états de la muqueuse ont donné lieu à des descriptions spéciales, sous le nom de *cystite pseudo-membraneuse, gangréneuse, ulcéreuse, et de fongus vasculaire*. Nous n'avons pas besoin de répéter que là, comme dans toutes les cystites, le maximum des lésions est au niveau du trigone.

Cystite pseudo-membraneuse et cystite gangréneuse. — La première est caractérisée par un exsudat fibrineux plus ou moins épais, étendu sur une large surface de la cavité vésicale. Cette fausse membrane est jaunâtre, constituée par des fragments de fibrine, quelquefois incrustée de dépôts calcaires. Cette forme, fréquente surtout après des poussées inflammatoires suraiguës, et chez la femme après l'accouchement, est susceptible d'envahir l'uretère et le bassinet. Elle était autrefois regardée comme une exfoliation de la muqueuse. A côté de cette variété dans laquelle il y a expulsion d'une véritable fausse membrane, existent des faits bien étudiés par Pinard et Varnier (2), qui sont de véritables cystites *gangréneuses*, avec exfoliation soit de la muqueuse seule, soit de cette membrane et de totalité ou partie de la couche musculaire. Dans certains cas même, la membrane détachée comprendrait toute l'épaisseur de la paroi vésicale y compris le péritoine, mais c'est un fait exceptionnel, et en général il s'agit là de vessies de nouvelles accouchées sur lesquelles la compression, comme l'a montré M. Guyon, paraît jouer un rôle important. Ces accidents gangréneux étaient regardés autrefois comme inflammatoires, nous savons aujourd'hui qu'ils peuvent être dus aux propriétés spéciales de certains microbes (coli-bacille).

Cystite ulcéreuse. — Il est rare que la muqueuse présente des ulcérations suffisantes pour mériter ce nom; cependant on trouve souvent, au niveau du bas-fond, des pertes de substance irrégulières de plusieurs centimètres de diamètre, et comprenant seulement la muqueuse, plus rarement la musculeuse. Dans le cas où un calcul a été l'occasion de la cystite, on peut trouver à ce niveau une ulcération plus ou moins profonde et plus ou moins étendue; le même fait peut se produire dans les cas de corps étranger, il s'agit alors d'une ulcération traumatique. Mais il peut exister de véritables ulcérations micro-

(1) Launois, Thèse de Paris, 1885, p. 55. — Bodhanovicz, Thèse de Paris, 1892.
(2) Pinard et Varnier, *Annales de gynécologie*, 1886, t. XXVI, p. 338.

biennes ou trophiques. Nous avons signalé deux cas dans lesquels ces ulcérations occupaient le sommet de la vessie et avaient déterminé une péritonite par perforation (1). Dans les deux cas, les malades avaient été atteints de lésions médullaires, si bien que nous avons pensé que la perforation s'était développée d'autant plus rapidement, qu'il y avait incontestablement des troubles trophiques de ce côté. C'est probablement à des lésions de même ordre qu'il faut rapporter ce que Mercier, Lawson, Ollivier, ont décrit sous le nom d'*ulcère perforant chronique*, car, en dehors des ulcérations tuberculeuses, on ne rencontre pas d'ulcérations sans cystite. Cette cystite ulcéreuse, localisée par Mercier à l'une des poches qu'on nomme cellules de la vessie, est toujours grave par sa résistance au traitement et le danger de perforation qui l'accompagne.

Cystite fongo-vasculaire. — Elle est caractérisée par des excroissances qui se forment à la surface de la muqueuse enflammée, soit sous l'aspect de villosités très multipliées, occupant surtout le bas-fond de la vessie, soit sous forme de granulations agminées rappelant la peau de chagrin, pouvant même se réunir pour former de petites saillies du volume d'un grain de mil à celui d'une framboise, enfin plus rarement ce sont de véritables fongosités atteignant le volume d'une noisette. Quelquefois cette surface rouge, tachée de points hémorrhagiques, s'étend à tout le bas-fond de la vessie.

Histologie. — Bactériologie. — Les modifications principales portent sur la muqueuse. L'épithélium est toujours modifié, il disparaît en certains points et se trouve réduit à sa couche la plus profonde qui conserve sa forme cylindrique; on retrouve, dans les fausses membranes qui tapissent la vessie, les couches épithéliales superficielles. Le chorion muqueux est infiltré de cellules embryonnaires en nappe, au milieu du tissu conjonctif; les parties vasculaires de cette muqueuse sont hypertrophiées. Les fausses membranes sont exclusivement fibrineuses, contenant dans leur épaisseur quelques leucocytes et des cellules épithéliales, et, en outre, les éléments constitutifs des parois vésicales plus ou moins dégénérés quand il s'agit d'exfoliations gangréneuses. M. Toupet a vu sur des préparations l'épithélium disparaître au niveau des ulcérations, le chorion muqueux et la couche musculaire en dégénérescence granuleuse, comme on l'observe dans la gangrène vulgaire.

L'examen bactériologique décèle la présence des mêmes organismes que dans la cystite aiguë, c'est-à-dire le plus souvent le coli-bacille, dans les autres cas ce sont les micro-organismes que nous avons signalés à propos de la cystite aiguë (*voy.* p. 707), staphylocoques, streptocoques, *micrococcus ureæ*.

Symptômes. — Les cystites chroniques débutent tantôt par un état aigü qui peu à peu passe à la chronicité, c'est ce qu'on observe surtout dans les cystites blennorrhagiques, tantôt elles s'établissent lentement, insidieusement, comme chez les prostatiques avec rétention qui ont besoin d'un cathétérisme journalier. De même il est fréquent de voir, dans le cours d'une inflammation chronique, se manifester des poussées aiguës plus ou moins longues, plus ou moins intenses et qui peuvent faire croire au développement d'une inflammation qui existait depuis longtemps.

(1) Tuffier, Soc. anat., 1891, p. 572 et 630.

Nous retrouvons dans la cystite chronique, la triade symptomatique : fréquence, douleurs, pyurie. Généralement la *fréquence* n'atteint pas le degré excessif des états aigus; quelquefois même très peu accentuée, on peut la voir à peine augmentée chez les vieillards prostatiques. Au contraire, dans cette variété de cystites chroniques décrites sous le nom de cystites douloureuses, cette fréquence devient excessive, ne le cède en rien à celle des états aigus les plus violents et peut persister pendant des mois et des années.

La *douleur* est en relation directe avec la fréquence; elle est souvent fort peu marquée, c'est une simple sensation de chaleur ou de cuisson au commencement de la miction, disparaissant dès que l'urine s'écoule pour présenter une légère recrudescence à la fin; elle peut acquérir une intensité excessive dans ces formes douloureuses dont nous venons de parler. Les malades souffrent alors non seulement au moment des mictions, mais encore dans l'intervalle; les accès douloureux deviennent atroces quand survient le besoin d'uriner, et si ces besoins sont fréquents, la douleur devient presque permanente. Non seulement elle occupe la région vésicale, mais elle s'irradie sur le trajet de l'urèthre, dans les membres inférieurs, du côté du rectum, provoquant des épreintes et du ténesme. Les malades prennent les positions les plus bizarres pour uriner, en général la position accroupie, et si j'ajoute à ce tableau clinique que cet état résiste à toutes les médications, on en comprendra toute la gravité (Hartmann).

La *pyurie* est extrêmement variable comme abondance; elle présente toujours ce caractère d'être plus accentuée au commencement et à la fin de la miction, ce qui indique une prédominance des lésions du côté du col. On retrouve quelquefois du pus dans le verre contenant l'urine du milieu de la miction, ce fait indique une propagation plus étendue de l'inflammation. Le pus est tantôt verdâtre, phlegmoneux (presque l'ancien pus louable), tantôt glaireux, filant, adhérent au fond du vase sous forme d'une véritable couenne plus ou moins opaque. L'urine présente une odeur forte, plus rarement elle est franchement ammoniacale, sans qu'on puisse tirer aucune conclusion pronostique ou diagnostique de ces caractères. C'est cette abondance de pus jointe à un faible degré de réaction de la vessie, et à une fréquence peu exagérée des mictions, avec indolence presque complète, que les auteurs anciens ont donné le nom de *catarrhe de la vessie*. Il y a bien en effet là une sécrétion catarrhale, mais en somme il s'agit d'une sécrétion exagérée symptomatique d'une infection. Cette pyurie persiste indéfiniment avec des alternatives dans sa quantité, et il faut bien savoir que certaines inflammations vésicales localisées autour du col produisent des quantités énormes de pus qui pourraient en imposer, et faire croire à une pyélo-néphrite suppurée, d'autant plus qu'en pareil cas il y a souvent polyurie, si la lésion se complique d'une hypertrophie de la prostate. Nous savons que, chez les néphrétiques, l'urine présente un dépôt purulent; mais, collectée dans un vase, on y voit une partie qui surnage et qui est également trouble.

Les *symptômes physiques* sont ceux que nous avons étudiés dans la cystite aiguë, mais atténués; sensibilité au toucher rectal ou vaginal simple ou combiné au palper, mais surtout *sensibilité de la vessie au contact et à la distension*, je n'ai pas à revenir sur la façon de les constater.

Symptômes généraux. — L'état général des malades atteints de cystite chronique se maintient indemne pendant très longtemps. Ce n'est guère que dans les états particulièrement douloureux qu'il peut survenir des troubles de la nutrition générale, et il est très intéressant de voir combien les malades peuvent résister à ces infections, alors même que la quantité de pus émise chaque jour est considérable. Cependant il est rare qu'à une période avancée on ne voie l'état général faiblir. Les malades s'amaigrissent, leur teint devient pâle et terreux, la peau sèche, la langue saburrale, les digestions sont pénibles, la pyurie augmente, et peu à peu se développe le cortège symptômatique de la pyélo-néphrite chronique. Quelquefois cette tolérance fait brusquement place à un état aigu sous forme d'infection urinaire.

Marche. — Formes. — Terminaison. — Les symptômes que nous venons de décrire peuvent évoluer d'une façon régulière, mais en général ils sont entrecoupés de poussées aiguës, caractérisées par une accentuation des douleurs, une fréquence plus grande des mictions. A la suite d'un excès de régime, d'une fatigue, ou après une intervention ou un cathétérisme, ces accidents se manifestent. Tous ces symptômes sont susceptibles de s'amender et même de guérir sous l'influence du traitement, surtout si la cause peut être supprimée. S'il s'agit d'inflammations consécutives à un rétrécissement ou à un calcul, la cystite bénéficie instantanément de l'intervention. Mais, avant de prononcer le mot de guérison, il faut s'assurer de l'état bactériologique de l'urine et observer le malade longtemps, pour être bien sûr qu'il ne s'agit pas là d'un silence momentané des accidents.

Un certain nombre de complications peuvent se manifester pendant cette évolution et constituer des formes particulières. C'est ainsi qu'à la suite d'un accès de rétention, par exemple, des hémorrhagies plus ou moins abondantes se produisent, se répètent et donnent lieu à une *véritable cystite hémorrhagique.* De même certains malades ont une prédisposition toute spéciale à uriner du sang. Il suffit du moindre attouchement de la vessie, d'une instillation, d'un lavage, pour provoquer immédiatement une hémorrhagie, et chaque nouvelle tentative est suivie des mêmes accidents. C'est également pendant une poussée aiguë avec hématuries que se produisent généralement ces expulsions de fausses membranes qui constituent la *cystite membraneuse.* Cette expulsion est toujours plus ou moins difficile, elle peut amener une rétention d'urine, mais quand elle s'est effectuée, les malades sont susceptibles de guérison. Dans le cas où ces fausses membranes sont constituées par les parois de la veine gangrénée, l'odeur toute spéciale de macération anatomique que prennent les urines et leur purulence sont caractéristiques. Enfin nous ne ferons que signaler les suppurations périvésicales qui sont rares, et la péritonite par perforation également exceptionnelle. J'ai signalé, à propos des symptômes, les autres formes cliniques de cette affection.

Diagnostic. — En présence d'un malade qui se plaint de mictions douloureuses, le premier soin doit être de rechercher s'il existe en même temps de la fréquence des besoins et de la pyurie, leur ensemble étant pathognomonique. C'est pour ne pas avoir examiné d'une façon assez précise chacun de ces trois symptômes que des erreurs sont facilement commises. A la vérité, les affections qui peuvent donner le change sont : *la névralgie vésicale, la tuberculose de la vessie et la pyélo-néphrite*

Les *états névropathiques* de la vessie s'accompagnent de fréquence et de douleurs, mais l'urine n'est pas purulente. La fréquence fait souvent défaut pendant la nuit. La vessie n'est sensible ni au contact ni à la distension par une injection boriquée. Si elle présente une quantité même minime de pus, il faut penser à une névralgie symptomatique d'une cystite et rechercher dans l'état général du sujet, la cause des phénomènes douloureux. Si, au contraire, le malade accuse le seul symptôme de fréquence, à l'exclusion de douleurs, et de suppuration, il s'agira le plus souvent d'une *tuberculose au début*. Mais les trois symptômes peuvent être groupés, et il s'agit cependant d'*une pyélo-néphrite*. Disons tout d'abord qu'il est rare que le rein et l'uretère soient envahis sans que la vessie ait été le point de départ de l'affection, et que par conséquent il y a peut-être plus souvent concomitance que dissociation de ces deux états pathologiques. La *pyélo-néphrite* se distingue de la cystite en ce que les urines sont uniformément troubles, et restent troubles même après le repos. L'état général des sujets est rarement indemne, il existe des accès fébriles intermittents; et enfin on trouve une sensibilité exagérée du rein et de l'uretère, alors que la vessie n'est sensible ni au contact, ni à la distension.

Le diagnostic cystite chronique étant posé, restent à reconnaître la *variété*, la *cause et les complications*. Il est facile de retrouver la *variété* par l'examen des symptômes, il est plus difficile de juger du degré d'intensité. A cet égard, la douleur et la fréquence sont d'autant plus marquées que l'inflammation est plus aiguë. Mais il en est tout autrement de la purulence des urines, souvent elles sont à peine troubles dans les cystites suraiguës, et au contraire absolument opaques dans les cystites chroniques. Au point de vue étiologique, le passé uréthral du malade joue le plus grand rôle; le début par une blennorrhagie, l'apparition après un cathétérisme, les symptômes antécédents de calcul, et les signes d'un rétrécissement permettent de préciser le facteur étiologique.

Dans les cas où la cystite s'est développée spontanément, il faut penser de suite à une *tuberculose vésicale* surtout s'il s'agit d'un homme ; ou, chez la femme, à une de ces inflammations vésicales dont la porte d'entrée nous échappe. Mais chez l'homme, cette absence de causes équivaut à une constatation positive, et acquiert une valeur diagnostique considérable. Dans certains cas, les deux processus se superposent, et une cystite qui a débuté à la suite d'une blennorrhagie est devenue tuberculeuse. Le résultat du traitement et l'examen bactériologique peuvent alors seuls lever tous les doutes. Au contraire, ce n'est qu'avec une extrême réserve qu'on acceptera l'étiquette de cystite rhumatismale, cystite à frigore, car souvent, en sondant le passé de ces malades, on trouvera quelque ancienne uréthrite latente qui a cultivé sur place les micro-organismes pendant des années avant leur pénétration dans la vessie.

Les *formes* se reconnaissent facilement puisqu'elles ne sont constituées que par l'exagération de l'un des symptômes. Quant aux complications, les seules qui soient fréquentes et graves, sont les pyélo-néphrites ascendantes : nous avons vu que l'état général du sujet est alors le meilleur critérium.

Une manœuvre spéciale peut rendre quelques services dans ces cas, elle consiste à laver soigneusement la vessie avec une solution boriquée, et à examiner la transparence de l'urine qui sort de la sonde après ce lavage ; si ce liquide est trouble, c'est en général qu'il y a lésion urétéro-rénale.

Pronostic. — Les cystites chroniques ne compromettent pas en elles-mêmes la vie du malade, mais elles sont une menace constante de pyélo-néphrite. C'est d'après leur évolution, la tolérance du sujet, et surtout d'après les causes de l'infection qu'on peut porter un pronostic exact. Il est certain que si le facteur étiologique peut être supprimé par le traitement, comme chez les rétrécis et les calculeux, le pronostic sera beaucoup moins sombre que chez les prostatiques. De même les cystites qui évoluent chez les scrofuleux et chez les tuberculeux, peuvent toujours à un moment donné se compliquer d'une lésion infectieuse spécifique et sont à cet égard tout particulièrement graves. A cet égard, les divers symptômes observés ont également une signification bien différente. L'abondance du pus n'a aucune signification pronostique, la fréquence est plus sérieuse, parce qu'elle ne permet aucun repos au malade, et surtout parce qu'elle est tout particulièrement rebelle au traitement. Mais de toutes les formes de cystite, la plus grave est la *cystite douloureuse chronique*, qui par l'intensité de ses accidents, par leur persistance, leur résistance à tout traitement et la fréquence des complications qui l'accompagnent, constitue une des affections vésicales les plus redoutables.

Traitement. — De même que les cystites aiguës, les cystites chroniques demandent à être traitées préventivement. L'*asepsie* rigoureuse ne saurait être trop recommandée dans toutes les explorations intravésicales. Une seconde loi générale a trait à la *suppression de la cause* dans tous les cas où le fait est possible (rétrécissement, calcul, rétention incomplète d'urine). La troisième condition à remplir serait le traitement *pathogénique*, c'est-à-dire la destruction des organismes contenus dans la vessie ; malheureusement, autant il est facile d'atténuer les symptômes de cette cystite, autant il est difficile d'arriver à une guérison vraie et radicale dont la constatation bactériologique serait le seul critérium.

L'antisepsie de l'urine peut être recherchée à l'aide de différentes substances qui s'éliminent par le rein. L'acide borique et le benzoate de soude, le biborate de soude, l'acide borique, le salol, ont été préconisés successivement. La tolérance gastrique des urinaires est en général très limitée, et il est difficile de faire supporter aux malades les doses considérables qui seraient nécessaires à une antisepsie réelle de l'urine ; il ne faut donc pas accorder une efficacité trop grande à ces moyens tout en les considérant comme des adjuvants très souvent utiles. Les lavages à l'eau boriquée, suivant les préceptes de l'école de Necker, faites à doses fractionnées et répétées, les instillations de 20 à 40 gouttes de nitrate d'argent à 1/50e ou de sublimé au 1/5000e à titre progressivement croissant jusqu'à 1/1000e, constituent le meilleur mode d'antisepsie. Toutefois, à côté de ce traitement pathogénique, je dois signaler le traitement symptomatique auquel nous sommes obligés d'avoir recours dans un grand nombre de cas. Il s'adresse à la douleur, à la fréquence des mictions et à la pyurie.

L'*élément douloureux* est très variable, il devient même une indication opératoire. Avant tout, les cystites douloureuses, dues en somme à une contracture du corps de la vessie, seront traitées avec avantage par les instillations, mais jamais par les lavages qui mettent eu tension la capacité pathologique de la vessie et aggravent les phénomènes douloureux. L'hygiène et le régime ont une importance considérable; le malade doit éviter tout refroidissement, tout excès. Les boissons légèrement alcalines ou légèrement acides suivant l'état des urines, les bains prolongés, les cataplasmes, les fomentations chaudes sur la région hypogastrique et le périnée, sont de précieux adjuvants, mais c'est surtout la morphine en injections sous-cutanées qui est le médicament d'élection dans ces cas. Alors seulement, les moyens médicaux ayant échoué, on pourra proposer une intervention opératoire. M. Guyon a montré que la mise au repos de la vessie faisait tomber immédiatement l'état douloureux, ce repos n'est obtenu que par l'évacuation de l'urine sans contraction vésicale. Pour cela, l'application d'une sonde à demeure semble le moyen le plus simple, et de fait il a rendu des services et doit être essayé dans certains cas, surtout avec la sonde de Pezzer. Si le drainage ainsi obtenu est insuffisant, on pratiquera, *chez l'homme*, soit la *boutonnière périnéale* avec dilatation forcée du col et drainage consécutif, soit la *taille hypogastrique*. Le drainage permanent par le périnée n'est guère compatible avec l'asepsie vésicale, il oblige à maintenir le malade dans une position qu'il peut rarement conserver pendant des semaines; de plus cette étroite boutonnière ne permet pas de se rendre un compte exact des altérations vésicales, qui fréquemment, dans les cystites douloureuses, sont de nature bacillaire. On peut cependant le réserver à ces cas particulièrement douloureux, où la distension de la vessie constitue un danger très grave de rupture. Hormis ces circonstances rares, je lui préfère la taille hypogastrique avec examen complet de la muqueuse vésicale et attaque directe des parties malades, puis le maintien à demeure pendant plusieurs semaines des tubes Perier-Guyon. *Chez la femme* la dilatation de l'urèthre, la taille vésico-vaginale ou la taille hypogastrique ont été pratiquées. La colpo-cystotomie est plus simple, plus facile à exécuter, et assure le drainage permanent, mais elle ne permet pas l'attaque facile et directe des lésions intravésicales, l'écoulement continu de l'urine souille la malade et détermine une infection vaginale qui est loin de contribuer à l'asepsie recherchée de la vessie. Si, dans certains cas, qui, par leur nature même, peuvent faire espérer une prompte guérison, la sonde à demeure est insuffisante, on pourra passer à travers la cloison vésico-vaginale; dans tous les autres cas, la voie sous-pubienne paraît préférable à la dilatation du col.

Contre la fréquence, la médication symptomatique est réduite à une action bien restreinte. Il suffit de se rappeler que cette fréquence est due à l'absence de distension de la vessie par suite de l'irritabilité pathologique de sa muqueuse et de sa musculeuse, pour comprendre que toutes les causes de dilatation mécanique progressive de la vessie n'aboutissent qu'à un échec ou à une aggravation des symptômes. A la vérité le traitement de la fréquence est le même que celui de la douleur, tout ce qui atténue l'une, atténuera l'autre.

Contre la pyurie. — Là encore il faut bien savoir que la suppuration n'est en somme qu'une conséquence de l'infection vésicale, et c'est toujours en diminuant les causes d'infection qu'on arrive à diminuer la suppuration. *Sonder, laver, instiller la vessie,* tels sont les trois principes qui faut savoir appliquer suivant chacun des cas. Dès qu'une rétention partielle est supprimée, soit par le cathétérisme, soit par l'uréthrotomie, on voit la suppuration s'atténuer considérablement, les lavages à l'eau boriquée tiède, ou au nitrate d'argent à 1/500, sont surtout indiqués dans les vessies spacieuses qui suppurent sur une large surface, alors et surtout quand la sensibilité n'est plus mise en éveil par une légère distension. Les liquides employés seront parfaitement aseptiques, et les substances qu'on y ajoutera seront avant tout des antiseptiques. Dans tout autre cas ce sont les instillations qui constituent le meilleur modificateur de la muqueuse. Le titre des solutions peut être formulé pour le nitrate d'argent de 2, jusqu'à 4 et même 5 pour 100.

A côté de ce traitement local, il ne faut pas oublier l'état diathésique du sujet, et c'est souvent en agissant sur l'élément strumeux par les médications sulfurées arsenicales, à l'élément goutteux par les eaux minérales appropriées ou sur l'état neuropathique du sujet qu'on aura raison de cystites jusqu'alors rebelles à tout traitement.

CHAPITRE V

TROUBLES VÉSICAUX NÉVROPATHIQUES (1)

Les affections du système nerveux ont été dans ces dernières années l'objet de travaux qui ont complètement modifié les idées reçues jusqu'alors. Les progrès réalisés dans cette branche médicale sous l'influence de l'école de la Salpêtrière ont eu leur retentissement en chirurgie; c'est pourquoi, me séparant complètement des classiques, je réunirai dans ce chapitre toute une série de prétendues entités morbides qui ne sont que des manifestations vésicales d'un état névropathique avec ou sans lésion cérébro-spinale.

Nous nous attacherons spécialement dans cette étude à analyser les troubles fonctionnels de la vessie dus à un vice de fonctionnement de l'innervation de cet organe, mais il nous restera ensuite à étudier si la vessie malade ne peut pas elle-même réagir sur le système nerveux. Une première division s'impose donc dans l'exposé des troubles névropathiques vésicaux, c'est la suivante :

(1) Je remercie M. Janet des renseignements qu'il a bien voulu me donner sur cette question qui lui est familière, ainsi que des résultats de l'endoscopie vésicale qu'il a bien voulu me communiquer.

A. Les affections vésicales d'origine nerveuse.

B. Les affections nerveuses d'origine vésicale.

A. Les affections vésicales d'origine nerveuse. — Ces affections peuvent être classées comme il suit :

1° Troubles fonctionnels de la vessie tenant à une maladie à lésion du système nerveux ;

2° Troubles fonctionnels de la vessie liés aux grandes névroses : épilepsie, hystérie ;

3° Troubles fonctionnels de la vessie liés à des malformations congénitales de l'appareil urinaire ;

4° Troubles fonctionnels de la vessie liés à des lésions de voisinage ;

5° Troubles fonctionnels de la vessie tenant à des lésions locales de cet organe ;

6° Troubles fonctionnels de la vessie dus à la composition anormale de l'urine ;

7° Troubles fonctionnels idiopathiques sensitifs et moteurs de la vessie ;

8° Troubles fonctionnels de la vessie d'origine psychopathique.

Ces différents troubles portent sur la sensibilité et la motilité de la vessie. Suivant que ces fonctions seront augmentées ou diminuées, nous aurons à considérer des hyperesthésies et des contractions exagérées, ou des anesthésies et des parésies de la vessie.

1° *Troubles fonctionnels de la vessie tenant à une maladie à lésion du système nerveux.* — Ce sujet a fait l'objet de nombreuses recherches dont les principales sont celles de Duchesne (1), de Topinard (2), de Charcot (3), de Fournier (4), de Féré (5), de Guyon (6), de Thompson (7) ; ces travaux ont été très bien résumés et augmentés d'observations nouvelles dans la thèse de Geffrier (8).

Ataxie. — La maladie du système nerveux qui influe de la façon la plus frappante sur le fonctionnement de la vessie est certainement l'*ataxie*, et cette influence est d'autant plus intéressante qu'elle se fait sentir aux débuts mêmes de la maladie, alors que les autres symptômes sont encore peu accusés, prenant ainsi une importance considérable dans le diagnostic de la période préataxique du tabes.

D'après M. Fournier, ces accidents vésicaux notés 90 fois sur 211 ataxiques observés, se montrent tantôt dans la première, tantôt dans la seconde année de l'invasion morbide, mais quelquefois (dans 7 cas) ils constituent le premier phénomène remarqué par le malade et dénoncé au médecin.

Au point de vue symptomatique, ces troubles vésicaux sont très variables, même chez le même sujet, on peut les grouper ainsi d'après leur fréquence (Fournier) ; paresse vésicale sans rétention ; incontinence ; besoin impérieux,

(1) Duchesne, *De l'électrisation localisée.*

(2) Topinard, *Ataxie locomotrice*, 1864.

(3) Charcot, *Leçons sur les maladies du système nerveux. Leçons du mardi*, 1888, p. 65.

(4) Fournier, *De l'ataxie locomotrice d'origine syphilitique*, 1882. *Tabes à début vésical. Sem. méd. Leçons sur la période préataxique du tabes*, 1885.

(5) Féré, *Arch. de neurologie*, 1884, p. 229.

(6) Guyon, *Cliniques*, 1885, p. 21, 47, et passim.

(7) Thompson, *Maladies des voies urinaires.* Trad., 1889, p. 525.

(8) Geffrier, Thèse de Paris, 1884.

ténesme; rétention complète, durable, ou suivie de rétention incomplète; anesthésie vésico-uréthrale; colique vésicale; cuisson uréthrale pendant la miction.

Parmi ces troubles, ceux qui se rapportent à la motilité sont : la paresse vésicale, l'ataxie vésicale, l'incontinence, la rétention et d'autre part les mictions impérieuses et le ténesme.

La paresse vésicale dans l'ataxie se manifeste par un retard plus ou moins long à entamer la miction (d'une minute à un quart d'heure). Ce phénomène oblige souvent les malades à prendre des positions spéciales pour faciliter l'émission de l'urine, en particulier la position assise ou accroupie; il n'est pas rare que, pendant les efforts du malade, les fèces soient simultanément expulsées. La miction une fois entamée ne s'achève pas sans encombres, le jet d'urine très inégal s'arrête, puis reprend (miction en plusieurs actes); le malade croit avoir fini d'uriner, et il constate un instant après que la miction s'achève dans ses vêtements (ataxie vésicale). Cette paresse vésicale, si elle s'exagère, peut conduire le malade à la rétention incomplète ou même complète. Dans ce dernier cas, la rétention complète peut être définitive ou s'amender au bout de quelque temps et se transformer en rétention incomplète. L'incontinence est intermittente, le plus souvent partielle, incomplète, elle se produit tantôt par regorgement ou à la suite d'un effort, tantôt par une sorte d'irritabilité spéciale de la vessie qui détermine l'expulsion d'un petit jet d'urine, aussitôt que le malade se réveille, quelque hâte que celui-ci prenne à se lever pour uriner. Ce dernier symptôme est considéré comme pathognomonique par M. Fournier. Le besoin impérieux et le ténesme présentent leurs caractères habituels, ils se compliquent fréquemment de cystalgie, phénomène que nous allons étudier plus loin.

Les troubles qui se rattachent à la sensibilité sont l'uréthralgie, la cystalgie et les coliques vésicales, et d'autre part l'anesthésie vésico-uréthrale et la perte du sens musculaire de ces organes. Le phénomène le moins important parmi ces différents troubles de sensibilité est l'uréthralgie, soit intermittente et provoquée par la miction, soit continue; elle est caractérisée par une sensation de chaleur, de brûlure, le long du canal de l'urèthre. La cystalgie provoque un sentiment de pesanteur dans le bas-ventre, produisant des irradiations douloureuses dans les membres inférieurs, dans la région lombaire et le long des cordons spermatiques. Ces irradiations sont d'autant plus douloureuses que le malade a moins rapidement obéi au besoin d'uriner (Guyon). La colique vésicale très analogue à la colique gastrique procède par crises variables d'intensité et de durée et détermine souvent des douleurs excessives. L'anesthésie vésico-uréthrale et la perte du sens musculaire de ces organes, se manifestent par l'absence de sensation de passage de l'urine, par la perte de la notion de l'état de plénitude ou de vacuité de la vessie. Les malades atteints de cet accident sont forcés d'uriner par raison à heure fixe sans en éprouver le besoin. Ils sont forcés de se regarder uriner pour savoir quand la miction commence et quand elle finit; enfin, phénomène bien curieux et très comparable à celui que présentent les hystériques qui ont perdu le sens musculaire et qui ne peuvent mouvoir un membre sans le regarder, quelques-uns de ces malades ne peuvent pas uriner dans l'obscurité. La perte du sens musculaire s'ajoute aux troubles moteurs précédemment décrits pour provoquer l'ataxie vésicale.

Maladies de la moelle et du cerveau. — Les *lésions médullaires* traumatiques ou consécutives au mal de Pott, à condition que la lésion porte au-dessus des centres vésico-uréthraux (centre vésical de Budge et sphinctérien de Kupressow), déterminent, en même temps que la paraplégie, une paralysie vésicale qui se manifeste par la distension de la vessie et la miction par regorgement. Cet état de la vessie est très propice à l'infection de cet organe, c'est ce qui fait que ces malades, s'ils ne sont pas sondés avec des soins extrêmes d'asepsie, ne tardent pas à présenter des urines purulentes.

Les *grands traumatismes cérébraux* agissent de même.

Dans la *paralysie générale*, Geffrier admet que, pendant la période d'excitation, il peut exister de la rétention par spasme uréthral et qu'au contraire, pendant la période de dépression, il se produit de la rétention par paralysie vésicale. Dans la *démence*, la miction est inconsciente. Chez certains aliénés maniaques ou lypémaniaques, la rétention doit être attribuée à leur refus de satisfaire au besoin d'uriner, ce phénomène doit être comparé à leur refus de s'alimenter et se rapporte au profond désir qu'ils ont de se nuire (Geffrier). Dans la *sclérose en plaques*, il n'est pas rare d'observer la rétention par spasme uréthral, par excitation du centre sphinctérien de Kupressow.

2° *Troubles fonctionnels de la vessie liés aux grandes névroses.* — Dans l'*épilepsie*, le principal trouble vésical observé est l'incontinence. Elle se produit d'une façon plus ou moins complète à la fin des crises diurnes ou nocturnes. Dans ce dernier cas, elle peut en imposer pour l'incontinence nocturne vulgaire, mais le diagnostic est facile si l'on s'en rapporte aux travaux de Trousseau et de M. Guyon. « Elle se montre à des intervalles plus ou moins éloignés, le malade se réveille à la suite de cet accident avec un sentiment tout particulier de faiblesse, d'abattement, de pesanteur de tête. Le facies présente le matin des traces d'hébétude et souvent la langue porte l'empreinte de morsures récentes » (1). L'incontinence au cours d'une crise n'est pas une preuve absolue d'épilepsie, on peut la rencontrer dans les crises d'hystérie.

L'*hystérie* s'accompagne d'accidents vésicaux plus complexes; ils ont été bien étudiés par Briquet (2), Charcot (3), Féré (4), Lebreton (5), Fouquet (6), Geffrier (7). Ils portent sur la sensibilité : anesthésie, perte du sens musculaire, rarement hyperesthésie et sur la motilité : paralysie ou contracture. L'anesthésie dans l'hystérie est vésico-uréthrale, elle n'est que le prolongement des zones d'anesthésie cutanée; elle est relativement rare, bien plus rare en tous cas que l'anesthésie des muqueuses supérieures, peut-être à cause du voisinage du clitoris, *l'ultimum moriens* de la sensibilité des hystériques (Briquet). Quand elle existe, elle se manifeste par la perte de la notion du besoin d'uriner

(1) Guyon, *Cliniques*, 1885, p. 203.
(2) Briquet, *Traité clinique et thérapeutique de l'hystérie*. Paris, 1859, p. 291.
(3) Charcot, *Loc. cit.*
(4) Féré, *Archives de neurologie*, 1884.
(5) Lebreton, *Des paralysies hystériques*. Paris, 1868.
(6) Fouquet, *Étude clin. sur quelques spasmes d'origine hystérique*. Thèse de Paris, 1880.
(7) Geffrier, *Loc. cit.*

et du passage de l'urine pendant la miction. Ces malades sont, de ce fait, forcées d'uriner par raison à heures fixes, mais, la paresse aidant, elles éloignent de plus en plus leurs mictions, laissent leur vessie se distendre, se forcer et ajouter sa part de paralysie aux troubles déjà créés par l'anesthésie, ce qui le conduit bientôt à la rétention plus ou moins complète; avec hydronéphrose consécutive comme j'en ai observé récemment un cas (1). Cette anesthésie vésicale s'accompagne très rarement d'incontinence, contrairement à ce qui se passe dans l'ataxie, cela tient, comme l'a remarqué Féré, à ce que le sens musculaire persiste intact, malgré la disparition de la sensibilité tactile. Si le sens musculaire disparaît lui-même, il se produit au moindre effort une incontinence diurne et nocturne incomplète qu'il faut bien distinguer de l'incontinence nocturne vulgaire.

Les phénomènes hyperesthésiques vésicaux sont extrêmement rares dans l'hystérie. La contracture du col vésical est très fréquente au contraire, elle se montre surtout chez les hystériques qui ont des tendances à présenter des spasmes et des contractures (coxalgie hystérique, vaginisme, œsophagisme). Cet accident détermine une grande difficulté à entamer la miction et fait souvent la rétention complète. Briquet distinguait ce genre de rétention de la rétention paralytique par la peine qu'on éprouve à introduire la sonde et par la force avec laquelle le jet d'urine est expulsé, aussitôt que la sonde a pu pénétrer dans la vessie. La contracture du corps de la vessie est très rare, on peut néanmoins rattacher à ce phénomène les spasmes brusques qui accompagnent les émotions vives chez les hystériques et déterminent l'issue involontaire de quelques gouttes d'urine.

La paralysie vésicale est fréquente, elle accompagne quelquefois l'hémiplégie mais plus souvent la paraplégie hystérique; elle est compliquée de paralysie intestinale, de météorisme et de constipation; elle détermine une variété de rétention complète facile à reconnaître au peu de puissance du jet qui s'échappe de la sonde (Briquet). Quand la paralysie porte à la fois sur la vessie et sur le sphincter, il se produit de l'incontinence par regorgement comme dans les affections médullaires; ce fait a lieu dans les crises prolongées, dans le coma hystérique et plus rarement à l'état normal chez quelques hystériques qui simulent alors l'incontinence vulgaire des enfants. Enfin dans la démence hystérique comme dans la démence en général, la miction peut avoir lieu d'une façon inconsciente.

3° *Troubles fonctionnels de la vessie liés à des malformations congénitales.* — A ce chapitre et aux suivants se rapportent les cas dits de *vessie irritable* (*irritable bladder* des Anglais).

Les symptômes qui caractérisent cet état d'irritabilité de la vessie sont : au point de vue sensitif, les douleurs cystalgiques, au point de vue moteur, les contractions fréquentes de la vessie, cause de la miction fréquente et impérieuse et la contraction du sphincter uréthral qui peut ne produire qu'un retard et une gêne de la miction ou déterminer la rétention complète.

Il semble au premier abord étrange qu'une malformation congénitale puisse à elle seule créer l'irritabilité vésicale; néanmoins plusieurs observations dues

(1) Tuffier, *Soc. anat.*, 1891. *Mercredi médical*, p. 539.

à Civiale, Otis, Guyon, Reliquet ont parfaitement établi que l'*étroitesse congénitale du méat* suffit à produire toute la série d'accidents vésicaux que nous venons de rappeler, et qu'il suffit de supprimer cette atrésie par une section du méat pour voir aussitôt tous ces symptômes disparaître.

Beard (de New-York) a également prouvé que le *phimosis congénital* peut produire les mêmes effets grâce à des phénomènes réflexes dont la muqueuse du gland doit être le point de départ. La circoncision dans ces cas, suffit à faire disparaître l'irritabilité vésicale. L'incontinence nocturne des enfants peut être également produite par ces malformations congénitales : phimosis, atrésie du méat, hypospadias, petitesse extrême des organes, faiblesse congénitale du sphincter uréthral, mais il est à remarquer que dans ces cas l'incontinence est à la fois diurne et nocturne.

4° *Troubles fonctionnels de la vessie liés à des lésions de voisinage.* — Les lésions des organes voisins de la vessie sont une cause fréquente de l'irritabilité de cet organe, avec une tendance marquée pour le spasme uréthral et la rétention. Chez l'homme, cet effet est surtout produit par les affections du rectum : fissures, hémorrhoïdes, oxyures, constipation ou diarrhée et par les opérations qui portent sur cette région (Grisolle, névralgie ano-vésicale) ; chez la femme, il est plus fréquent de voir intervenir dans ce cas, les affections de l'utérus et de ses annexes : règles, déviations utérines, fissures du col, métrites, affections vaginales et vulvaires et les opérations portant sur ces différents organes (Boissard (1)).

Ces lésions de voisinage agissent sur la vessie, soit par le gonflement œdémateux qu'elles provoquent, soit par une action réflexe qui a pour point de départ la région malade ou traumatisée et pour point central, les centres de Budge et de Kupressow.

Cette explication facile à admettre pour les cas que nous venons de citer l'est moins pour ceux où l'action traumatique qui réagit sur la vessie porte sur un organe très éloigné et sans relation réflexe bien évidente avec elle, elle ne rend pas bien compte des rétentions d'urine qui surviennent après une contusion de la hanche ou une amputation de l'avant-bras. Boursier (2) admet que, dans ces cas, on a affaire à d'anciens urinaires, dont la vessie est en état de *minoris resistentiæ*, à des vierges, à des individus dont la vessie est spécialement irritable. Nous nous rangeons à cette explication tout en y ajoutant que le séjour prolongé au lit, la nécessité de conserver pendant la miction une position horizontale peut rendre la miction très pénible ou même impossible, mais qu'en général ces conditions ne peuvent produire la rétention que chez les individus, que nous étudierons bientôt sous le nom de psychopathes urinaires (3).

5° *Troubles fonctionnels de la vessie tenant à des lésions locales de cet organe.* — Les lésions locales de la vessie et de l'urèthre, surtout de l'urèthre postérieur déterminent fréquemment des symptômes fonctionnels hors de proportion avec la gravité de ces lésions et qui sont souvent pris pour des troubles

(1) Boissard, *Annales génito-urinaires*, 1884, p. 115.
(2) Boursier, *Journal de méd. de Bordeaux*, 1885-1886, p. 515.
(3) J. Janet, Thèse de Paris, 1890, p. 19. — Voy. également sur ce sujet : Barbier, Bordeaux, 1886. — Vincent, *Journ. de méd. de Bordeaux*, 1886-1887, p. 89, et Guyon, *Clinique*, 1885.

névropathiques, idiopathiques de la vessie. Sans aller aussi loin qu'Abernethy, qui rapporte à l'inflammation du col vésical et de la portion prostatique de l'urèthre tous les troubles qu'on considère en général comme purement nerveux, on peut dire qu'il y a là une cause d'erreur importante à éviter, et qu'il ne faut diagnostiquer un trouble névropathique idiopathique de la vessie qu'après avoir soigneusement éliminé toutes les maladies locales de la vessie et de l'urèthre, telles que les calculs, les tumeurs, l'engorgement sénile des veines prostatiques, l'hypertrophie prostatique, les fissures de l'urèthre chez la femme, l'uréthrite postérieure chez l'homme.

Le contact de la vessie vide avec la surface d'un calcul, d'une tumeur ou de la prostate hypertrophiée détermine des réflexes qui peuvent produire tous les symptômes de l'irritabilité vésicale, les fissures de l'urèthre chez la femme déterminent un ténesme vésical comparable au ténesme rectal dans les fisssures de l'anus, une uréthrocystite postérieure légère détermine souvent chez l'homme, des symptômes graves de cystalgie, il est donc nécessaire de reconnaître ces lésions pour se rendre compte de la cause réelle de l'irritabilité vésicale et la traiter avec succès (Harrison) (1).

Nous n'insisterons pas autrement sur les troubles fonctionnels de la vessie liés à une lésion locale de cet organe, vu que ce sujet fait partie de la description des affections vésicales décrites dans ce chapitre.

6° *Troubles fonctionnels de la vessie dus à la composition anormale de l'urine.* — La composition anormale de l'urine, trop aqueuse chez les hystériques, trop chargés d'urates chez les goutteux, de phosphates chez les neurasthéniques et les jeunes gens surmenés par le travail ou les plaisirs pourrait déterminer tous les symptômes de l'irritabilité vésicale (Gaut (2), Harrison). Pour Mercier, l'acidité exagérée de l'urine peut agir dans le même sens.

7° *Troubles fonctionnels idiopathiques sensitifs et moteurs de la vessie.* — Quand on a éliminé toutes les causes précédentes, on se trouve en présence de troubles vésicaux que semble rendre inexplicable l'absence de toute cause matérielle et qui ne peuvent être interprétés que comme le résultat d'une excitabilité ou d'un atonie réflexe spéciale et l'appareil d'innervation de la vessie ou comme la conséquence d'influences d'ordre psychique sur le fonctionnement de la vessie. Ce sont ces phénomènes qui nous restent à étudier dans ce paragraphe et dans le suivant.

Les seuls troubles névropathiques idiopathiques de la vessie sont : au point de vue sensitif, la névralgie vésicale idiopathique ou essentielle, la cystalgie et, au point de vue moteur, les spasmes du muscle vésical et du sphincter uréthral.

La *cystalgie* est caractérisé par les symptômes fonctionnels de la cystite, sans que la vessie présente la moindre trace d'inflammation et sans que l'urine subisse la moindre altération. Avant de porter le diagnostic de cystalgie idiopathique, il faut bien s'assurer si, comme nous l'avons laissé entendre plus haut, il n'existe pas quelques légères lésions de l'appareil uréthro-vésical pour expliquer les symptômes observés, si l'on n'est pas en présence d'une cystalgie

(1) Harrison, *Encycl. internat. de chir.*, t. VII, p. 75.
(2) Gaut, *Irritable Bladder.* Londres, 1872.

symptomatique. Cette élimination étant faite, il reste des cas dans lesquels la cystalgie ne reconnaît aucune cause anatomique évidente et mérite bien le nom de cystalgie essentielle idiopathique, ce sujet a fait l'objet de nombreuses études (¹); nous pouvons, d'après ces travaux, le résumer en quelques mots. La cystalgie essentielle survient chez des individus dont les parents sont migraineux, nerveux ou rhumatisants, ces individus présentent eux-mêmes dans leurs antécédents personnels la pudeur vésicale, l'irritabilité vésicale, des migraines ou des névralgies diverses. Les causes déterminantes de la crise cystalgique sont le froid, l'humidité, les influences saisonnières, la résistance prolongée au besoin d'uriner, la constipation, les abus du coït, surtout du coït debout, la masturbation, les érections prolongées, les écarts de régime. Nous verrons bientôt comment les préoccupations du malade aggravent son état et finissent par le plonger dans la plus noire hypochondrie (exemple célèbre de Jean-Jacques Rousseau).

La cystalgie s'accompagne de spasmes du muscle vésical et du sphincter uréthral, mais ces spasmes peuvent exister isolément, indépendamment de toute douleur névralgique, ils déterminent alors dans le premier cas la pollakiurie, dans le second la miction lente et pénible, voire des rétentions passagères. Ces spasmes tiennent évidemment à une exagération de la sensibilité de la portion membraneuse et de la vessie déterminant par action réflexe la contraction violente des muscles qui entourent ces organes, ou bien à une excitabilité réflexe excessive des centres médullaires; ils se produisent, comme la cystalgie, chez des névropathes, des neurasthéniques, à la suite des mêmes causes et sont encore plus influencés qu'elle par l'état mental du sujet (²).

3° *Troubles fonctionnels de la vessie d'origine psychopathique.* — L'énorme influence qui peut prendre l'état mental d'un individu sur le fonctionnement de sa vessie a été reconnue par tous les auteurs qui ont décrit l'irritabilité vésicale, bien étudiée dans l'excellente thèse de Janet (³).

Les remarquables expériences de Mosso et de Pellacani (⁴) ont prouvé que toute émotion, toute pensée, aussi bien que toute excitation sensorielle détermine immédiatement une contraction du muscle vésical; Janet ajoute à cette démonstration que si la pensée se rapporte à la miction, la contraction vésicale consécutive n'en est que plus intense, en un mot les pensées d'ordre urinaire sont un agent excito-réflexe très puissant pour l'appareil d'innervation de la vessie.

La cause primordiale des troubles psychopathiques de la miction est donc une préoccupation mictionnelle; cette préoccupation le plus souvent n'est pas purement fictive, elle repose fréquemment sur un trouble vésico-uréthral réel, lésion anatomique, trouble sensitif ou réflexe, mais elle amplifie tellement les

(¹) FABRE, *Bibl. des méd. pratic.*, 1845, t. IV, p. 203. — BOURGUIGNON, *Névralgies de la vessie*, *Union méd.*, 1860, p. 517. — NICOT, *Cystalgie idiopathique*. Thèse de Paris, 1866. — AXENFELD, *Traité des névroses*, p. 209. — LANCEREAUX, *Traité de l'herpétisme*, p. 23. — FÉRÉ, *Loc. cit.* — GUYON, *Cliniques*, 1885, p. 27. — ULTZMANN, *Névroses des organes génito-urinaires de l'homme*. Trad. Picard, 1883. — HARTMANN, *Névralgies vésicales*. Paris, 1889.

(²) Voy. à propos du spasme uréthral : GUIBAL, *Du spasme uréthral*. Thèse de Paris, 1880. — DELEFOSSE, *Contraction uréthrale*, 1879. — GUYON. *Clinique*, 1885, p. 834. — WINCKEL, *Die Krankheiten der weiblichen Harnröhre und Blase*. *Deutsche Chirurgie*, 1885.

(³) J. JANET, *Les troubles psychopathiques de la miction*. Thèse de Paris, 1890.

(⁴) MOSSO et PELLACANI, *Archives italiennes de biologie*, 1882.

symptômes fonctionnels que ces accidents produiraient à eux seuls, qu'elle leur donne un caractère tout particulier qui mérite une description spéciale; enfin, dans les cas les plus nets, elle est seule en cause et vient pervertir le fonctionnement d'une vessie et d'un urèthre absolument normaux, c'est ce qui arrive dans le bégaiement urinaire et dans l'incontinence d'urine d'origine psychopathique.

Les préoccupations mictionnelles entretiennent perpétuellement la vessie dans un état d'irritabilité spéciale, très semblable à celui que déterminent les préoccupations d'un autre ordre. L'effet immédiat de cette irritabilité vésicale se traduit par la miction fréquente, par la pollakiurie.

La pollakiurie est donc le symptôme prédominant des psychopathies urinaires, ses caractères sont précisément d'être liés intimement à l'intensité des préoccupations mictionnelles qui la déterminent. Si le malade se distrait, oublie sa vessie, la pollakiurie disparaît; s'il s'endort, elle disparaît de même; au contraire, si le malade est très souvent ramené à ses idées vésicales par la vue de nombreux urinoirs, ou des personnes qui les utilisent, par la lecture de livres médicaux, ou simplement par l'oisiveté qui laisse un champ libre à ses méditations hypochondriaques, la pollakiurie augmente, aggravant encore les préoccupations du sujet et l'entraînant ainsi dans un cercle vicieux dont un profond sommeil peut seul le faire sortir. C'est ce qui explique que l'on rencontre des psychopathes qui urinent jusqu'à soixante fois par jour, et qui ne se lèvent pas une seule fois pendant la nuit pour uriner. L'exploration directe de la vessie donne dans ces cas un résultat absolument concordant, car elle montre qu'il est facile d'injecter dans la vessie de ces malades jusqu'à 200 et 300 grammes de liquide, alors qu'en temps ordinaire ils ne peuvent tolérer 50 grammes d'urine, bien que leur vessie puisse facilement tenir 300 grammes de liquide ce sont des malades qu'une sonde à demeure ouverte n'empêcherait pas d'avoir envie de pisser.

Quand la préoccupation mictionnelle, au lieu de céder pendant le sommeil, persiste sous forme de rêves, la pollakiurie devient nocturne, et alors deux cas peuvent se présenter : si le malade a le sommeil assez léger pour se réveiller au moment où commence la contraction vésicale, il en est quitte pour se lever plusieurs fois par nuit, c'est le cas d'un assez grand nombre d'individus dont la plupart sont d'anciens incontinents nocturnes; si au contraire le malade a un sommeil très profond, ce qui est la règle dans le jeune âge, l'envie d'uriner ne le réveille pas et la miction s'achève inconsciemment dans ses draps. Telle est pour nous la cause d'une des variétés, probablement la plus commune, de l'incontinence nocturne des enfants. Si l'enfant se réveille immédiatement après avoir uriné, il a le souvenir intact de son rêve, si au contraire il ne se réveille pas, ce rêve comme tous ceux du sommeil profond reste indéfiniment enfoui parmi les phénomènes psychiques inconçus et ne peut plus être retrouvé le matin au réveil. Telle est pour nous la cause de l'incontinence nocturne des enfants qui ne présentent pas en même temps l'incontinence diurne. L'incontinent nocturne psychopathe peut avoir dans la journée des envies fréquentes et impérieuses d'uriner, comme tous les psychopathes urinaires, mais il n'arrivera jamais à l'incontinence diurne. Quand ce dernier phénomène se produit; on est en présence d'autres variétés d'incontinence que nous n'avons pas à étudier ici, ou que nous avons signalées plus haut.

Un autre caractère fréquent de la psychopathie urinaire est le *spasme uréthral* qui se manifeste soit pendant la miction, soit pendant les explorations du canal. Le spasme uréthral pendant la miction détermine le phénomène, si bien décrit par Paget[1] sous le nom de bégaiement urinaire, qui empêche le malade d'uriner en public ou même dans un endroit où on pourrait entendre le jet de leur urine. En général le bégaiement urinaire quand il se produit une fois, se répète indéfiniment dans les mêmes conditions qui l'ont déterminé pour la première fois. Le spasme uréthral se produit de même sans l'intervention d'aucune cause qui puisse mettre en jeu la timidité urinaire, par le seul fait de l'attention extrême que le malade porte à observer la manière dont il urine pour vérifier par exemple les progrès d'un rétrécissement imaginaire. Le malade qui craint d'être porteur d'un rétrécissement, urine à tout moment pour s'en convaincre, le spasme uréthral ne tarde pas à intervenir, il rend le jet filiforme, en tire-bouchon, ce qui ne fait qu'accentuer la terreur du patient, jusqu'à ce que le passage d'une sonde de gros calibre vienne le rassurer sur la largeur de son canal, supprimer ses préoccupations et de ce seul fait amener la disparition de son spasme. L'appréhension de l'introduction d'une sonde détermine de même chez ces malades le spasme de la portion membraneuse pendant le cathétérisme; rien n'est plus fréquent que de rencontrer ce phénomène chez les malades pusillanismes.

Le psychopathe urinaire ne tarde pas à présenter des troubles génitaux du même ordre que ceux que nous venons d'étudier (impuissance par timidité génitale, spermatorrhée imaginaire), car dans son esprit l'appareil génital est inséparable de l'apareil urinaire; ces nouveaux phénomènes la plongent dans une hypochondrie profonde qui constitue le dernier terme de cette longue évolution et dont il est bien difficile de le guérir.

En résumé, le psychopathe urinaire, en général nerveux héréditaire commence sa carrière par l'incontinence nocturne puis, soit spontanément, soit à la suite de la moindre blennorrhagie qui attire son attention sur son appareil urinaire, il devient un pollakiurique et un spasmophile, et il évolue peu à peu vers l'hypochondrie génito-urinaire.

Le meilleur traitement à appliquer à ces malades est de leur rendre la confiance, de leur prouver l'intégrité de leurs organes et de leur faire oublier leur vessie. La cocaïnisation légère de l'urèthre, qui calme un instant les spasmes de la portion membraneuse, nous a semblé d'un bon effet moral sur la plupart de ces malades. Mais avant tout, le traitement général des neurasthéniques, les douches, les frictions sèches, l'exercice au grand air, les toniques sous toutes les formes doivent être mis largement à contribution.

B. Les affections nerveuses d'origine vésicale. — Plusieurs auteurs (Ledentu, Dieu (de Sétif), Gull, Leyden) ont cité des cas dans lesquels une lésion vésicale avait retenti sur le système nerveux général, de telle façon qu'il en était résulté des désordres nerveux graves, en particulier la paraplégie.

(1) Paget, *Clinical Lecture and Essays.*

Plusieurs hypothèses ont été proposées par les auteurs qui admettent la possibilité de ce phénomène :

1° La théorie de la névrite ascendante a été soutenue par Troja, Leyden, Tiesler, Gull. Elle suppose que l'inflammation vésicale se propageant de proche en proche par l'intermédiaire des nerfs de la vessie, à la moelle y détermine une myélite dont la conséquence est la paraplégie, l'atrophie musculaire, les plaques d'anesthésie (cas de Le Dentu).

2° La théorie réflexe soutenue par Brown-Séquard et admise par Étienne (de Toulouse [1]) suppose que l'irritation des plexus nerveux qui entourent la vessie, et la prostate agit par action réflexe sur la vascularisation de la moelle et détermine ainsi les troubles de motilité observés, cette théorie est controuvée par tous les expérimentateurs ultérieurs (Rœssingh, Vulpian, Treub).

3° La théorie de l'épuisement nerveux admise par Weir Mitchell et Jaccoud suppose que les éléments nerveux soumis à une excitation violente et prolongée, finissent par s'épuiser et perdre leurs propriétés, cette théorie se rapproche un peu de celle de Romberg [2].

Avant de se prononcer pour l'une ou l'autre de ces théories qui ne sont du reste pas bien séduisantes, il faudrait savoir si les faits quelles cherchent à expliquer sont exacts. Siredey n'a jamais observé de paraplégie dans les affections utérines sans hystérie ou inflammation primitive de la moelle. N'en est-il pas de même dans les affections vésicales? est-il bien certain que dans les rares faits signalés, on ait assez soigneusement éliminé ces deux causes d'erreur? Nous ne pouvons évidemment pas nier des faits que nous n'avons pas observés, mais nous sommes à cela de l'avis de notre maître M. Guyon, qui n'a jamais pu trouver un cas d'affection myélitique d'origine vésicale et qui désire en rencontrer un cas avant d'y croire.

CHAPITRE VI

INCONTINENCE D'URINE DITE ESSENTIELLE

On donne le nom d'incontinence d'urine essentielle à une variété d'incontinence qu'on observe presque uniquement chez les enfants et les adolescents, et qui est caractérisée par l'émission involontaire de l'urine sans qu'aucune lésion apparente de l'appareil urinaire puisse expliquer cet accident.

Étiologie. — Symptômes. — Un grand nombre d'opinions diverses ont été émises sur la pathogénie et le traitement de cette désagréable affection. Nous pensons que le dissentiment des différents auteurs qui se sont occupés

[1] Étienne, *Annales génito-urinaires*, 1887, p. 741.

[2] Pour plus de détails sur ces théories, consulter Axenfeld, *Traité des névroses*, p. 577, 587, 597.

de ce sujet résulte du tort qu'ils ont eu de considérer l'incontinence d'urine des enfants comme une maladie définie et toujours semblable à elle-même. L'incontinence d'urine n'est ici, comme dans le rétrécissement et le prostatisme, qu'un symptôme dont les causes peuvent être multiples et dont le traitement doit varier suivant la nature même de ces causes.

Il suffit d'avoir observé quelques enfants incontinents pour remarquer qu'ils sont loin de présenter les mêmes caractères : ils ont un symptôme commun, c'est de pisser au lit pendant la nuit ; mais pendant le jour ils sont loin de répondre tous au même type : les uns ne présentent pendant la journée aucun trouble vésical, ils n'urinent ni plus ni moins souvent que leurs camarades, ils peuvent retenir leur urine aussi longtemps qu'ils le désirent ; les autres, au contraire, présentent pendant la journée des mictions fréquentes et impérieuses, ils ne mouillent pas leurs effets, mais ils sont forcés de courir à l'urinoir, tant ils sont pressés de satisfaire leur envie ; les autres enfin se mouillent aussi bien pendant le jour que pendant la nuit, sans pouvoir même songer à résister à ce phénomène : leur miction involontaire diurne est presque aussi inconsciente que leur miction involontaire nocturne. Ces trois types ne sont-ils pas totalement différents les uns des autres, et n'est-il pas évident qu'on s'expose à de grosses erreurs, si l'on veut les faire rentrer tous trois dans une même catégorie ? Ces trois variétés sont nettement différentes et nous avons tenu à les mettre en évidence, mais il en existe encore deux autres qu'il nous faut rappeler pour être complets : ce sont les cas dans lesquels l'incontinence est pour ainsi dire continue et se poursuit nuit et jour sans rémission, goutte à goutte, au lieu de se produire par évacuations, et enfin ceux dans lesquels l'incontinence ne se produit qu'à l'occasion de crises nettement épileptiques.

Dans l'étude de l'incontinence d'urine essentielle comme dans tout chapitre de la pathologie, le diagnostic étiologique doit être très serré, et c'est de la notion exacte des différentes causes de la maladie que l'on peut tirer les indications du traitement qu'il faut lui appliquer. Nous verrons que chacun de ces types répond à une des théories pathogéniques et thérapeutiques proposées pour l'ensemble des incontinents nocturnes. Les auteurs qui les ont publiées avaient raison ; ils avaient même tous raison, bien que leurs explications fussent absolument contradictoires, mais leurs théories ne s'appliquaient qu'à une catégorie d'incontinents et devenaient fausses quand ils voulaient les appliquer à l'ensemble de ces malades.

1° *Incontinence d'urine essentielle d'origine psychopathique* (*théorie de J.-L. Petit*). — Ce genre d'incontinence a un caractère absolu, c'est de ne se produire que pendant le sommeil. Pendant la période de veille le patient présente un état complètement normal ; on n'observe chez lui ni pollakiurie ni mictions impérieuses.

Jean-Louis Petit a parfaitement défini ce type, mais il a eu le tort de le généraliser ; Hénoch l'a suivi dans cette voie et il a comparé l'incontinence nocturne des enfants aux pollutions nocturnes des adultes. Cette théorie est parfaitement exacte pour les malades qui nous occupent actuellement et qui constituent probablement la classe la plus nombreuse des incontinents nocturnes, mais elle ne saurait s'appliquer à ceux que nous étudierons plus loin.

Le symptômes de cette variété d'incontinence ont déjà été étudiés à propos des troubles névropathiques de la vessie; ils ont fait, d'autre part, l'objet d'un chapitre spécial de la thèse de J. Janet sur les troubles psychopathiques et la miction; il nous suffira de les résumer en quelques mots :

Notre esprit comme nos muscles est sujet à des tics, c'est-à-dire à des phénomènes involontaires, se produisant périodiquement, avec un certain rhythme, sans que notre volonté puisse en rien les modifier.

Cette incontinence prend son origine dans l'habitude d'un rêve mictionnel réside probablement dans la crainte que l'enfant a de pisser au lit. L'enfant se couche avec le désir profond de ne pas mouiller ses draps, et cette dernière pensée de la veille devient le premier chaînon des rêves qui se poursuivent pendant la nuit. Dans quelques cas, les rêves obsédants qui ont pour conséquence psychomotrice la miction involontaire nocturne ne se rapportent pas directement à la miction, mais déterminent néanmoins le même résultat; tels sont les rêves dans lesquels le patient croit entendre tomber la pluie, couler l'eau d'un robinet ouvert ou voir uriner un animal.

Le mécanisme de la guérison de cette variété d'incontinence est non moins intéressant : Au moment de la puberté, les nouvelles préoccupations des jeunes gens, l'éveil de leurs sensations génitales donnent une autre direction à leurs rêves ; d'autre part, leur sommeil devenant moins profond, ils se réveillent au moment où la miction va avoir lieu, ils se lèvent aussitôt pour uriner et ils ne mouillent plus leur lit. Une fois ce premier résultat obtenu, ils se considèrent comme guéris, et ne tardent pas à être complètement débarassés de leur rêve mictionnel qu'entretenaient leurs préoccupations urinaires. En même temps que ce rêve disparaissent définitivement les mictions involontaires nocturnes et le plus souvent même la pollakiurie nocturne qui leur avait succédé.

2° *Incontinence d'urine essentielle par irritabilité vésicale* (*théorie de Trousseau*). — Ce second type d'incontinence est caractérisé, comme le premier, par la miction involontaire nocturne sous forme de larges évacuations, mais il en diffère par la nature des mictions diurnes qui sont fréquentes et impérieuses.

Cette irritabilité vésicale peut tenir à toutes les causes que nous avons énumérées en étudiant les troubles névropathiques de la vessie et qu'on peut réunir en trois groupes : 1° les irritations périphériques qui déterminent des réflexes vésicaux exagérés (phimosis, atrésie du méat, oxyures, etc.); 2° l'exitabilité réflexe exagérée de la moelle ; 3° cette action étrange, si bien étudiée par Mosso et Pellacani, que les phénomènes psychologiques, surtout si ils se rapportent à la vessie, peuvent exercer sur cet organe. A ce dernier point de vue, ce type se relie au précédent, avec cette différence qu'ici les préoccupations mictionnelles, au lieu d'être purement nocturnes, persistent pendant le jour et produisent la pollakiurie diurne.

3° *Incontinence d'urine essentielle par défaut de contractilité du sphincter uréthral* (*théorie de M. Guyon*) *ou par anesthésie uréthrale*. — Le défaut de contractilité du sphincter uréthral et l'anesthésie uréthrale déterminent le même genre d'incontinence caractérisé par la miction involontaire en larges évacuations, dès que la vessie entre en tension, aussi bien pendant le jour que pendant la nuit.

Dans la forme paralytique, le sphincter uréthral, trop faible, ne peut résister à la pression vésicale, et la vessie se vide sans que le patient ait eu le temps d'aller à l'urinoir pendant le jour ou de se réveiller pendant la nuit. Cette faiblesse du sphincter uréthral est due à des causes multiples : elle peut être congénitale et relever d'une véritable malformation ou de la petitesse excessive de ce sphincter; cet état coïncide généralement avec un développement rudimentaire des organes génitaux externes ou avec l'hypospadias. Elle peut être due, d'autre part, à une paralysie d'un sphincter uréthral bien conformé, cette paralysie coïncidant souvent avec une atonie semblable du sphincter anal ; il est facile de le constater au peu de résistance qu'éprouve la boule de l'explorateur à franchir la portion membraneuse. La cause de ces paralysies doit être le plus souvent rapportée à l'hystérie ; quelquefois on peut invoquer comme cause de ce phénomène la dilatation exagérée du sphincter uréthral par l'introduction d'une grosse sonde ou d'un lithotriteur.

Dans la forme anesthésique, le sphincter uréthral, quoique puissant, n'est pas averti de l'entrée de l'urine dans l'urèthre au moment où la vessie entre en tension et ne se contracte pas pour s'opposer à la miction ; le résultat est le même que dans la forme précédente, mais il est obtenu par un autre procédé. Cette forme anesthésique que nous avons déjà observée dans les incontinences par lésions médullaires n'est représentée ici que par l'hystérie.

4° *Incontinence d'urine essentielle par paralysie de la vessie et du sphincter uréthral.* — Cette variété d'incontinence diffère totalement des précédentes en ce que, au lieu d'avoir lieu par larges évacuations, elle se produit d'une façon presque continue, goutte à goutte, ou par petits jets, au moindre effort que fait le malade. Cette incontinence se produit par regorgement quand la vessie est pleine, mais elle peut se continuer alors que la vessie est vide, réalisant ainsi le type de l'incontinence absolue. En général, ces deux états de miction par regorgement et d'incontinence absolue alternent chez les mêmes malades, suivant qu'ils sont au repos ou en mouvement. Il faut bien rechercher dans ces cas si le malade n'a pas autrefois présenté une rétention complète et durable dans laquelle sa vessie et son sphincter auraient été forcés. Bien des incontinences dites essentielles, qui surviennent après les maladies graves, doivent tenir à cette cause. Ces malades ressemblent, au point de vue vésical, aux paraplégiques par lésion médullaire élevée, mais ils en diffèrent parce que, conservant un point d'appui solide sur leurs membres inférieurs, ils peuvent vider leur vessie, quand ils le veulent, à l'aide de la poussée abdominale. Ils sont incontinents, mais sans rétention. Ce genre d'incontinence, quand il n'est pas dû à une ancienne rétention qui a forcé la vessie et le sphincter, est probablement toujours de nature hystérique.

5° *Incontinence d'urine d'origine épileptique.* — Cette variété d'incontinence, bien étudiée par Trousseau, se produit à la fin des crises d'épilepsie ; elle peut être diurne et nocturne comme ces crises elles-mêmes; elle se reconnaît à l'abattement que le malade présente à son réveil et aux morsures récentes que l'on observe sur les bords de sa langue. Elle peut se présenter aussi bien chez les adultes que chez les enfants, et comme, d'autre part, les autres variétés d'incontinence sont absolument exceptionnelles à l'état adulte, Trousseau a pu dire avec quelque raison que tout incontinent nocturne adulte est un épileptique.

Marche. — L'incontinence d'urine essentielle peut débuter dans la plus tendre enfance, ou commencer un peu plus tard dans la deuxième enfance, ou plus tard encore dans l'adolescence.

L'incontinence psychopathique peut évidemment se développer à l'une ou l'autre de ces trois périodes, mais en général elle débute dans la deuxième alors que l'enfant commence à redouter les punitions qu'on lui inflige quand il vient à uriner au lit. L'incontinence d'urine par irritabilité vésicale présente un début variable suivant la cause qui la produit. L'incontinence d'urine par atonie du sphincter débute ordinairement dans la première enfance, à moins qu'elle ne remonte à une opération qui a forcé le sphincter uréthral, ou qu'elle ne soit de nature hystérique, auquel cas elle peut débuter plus tard. Enfin, les incontinences nocturnes qui débutent tardivement sont le plus souvent dues à l'hystérie et à l'épilepsie et correspondent à nos 4e et 5e types.

Toutes ces variétés d'incontinence, sauf celle qui relève de l'épilepsie, ont une tendance à disparaître au moment de la puberté, ou au moins au début de l'âge adulte, vers vingt ans. Il est absolument exceptionnel, probablement même tout à fait impossible, de les rencontrer après vingt-cinq ans. La guérison spontanée se produit soit progressivement, soit brusquement, quelquefois à la suite d'une maladie fébrile. Pendant quelque temps après leur guérison, quelquefois même pendant toute leur vie, ces malades restent pollakiuriques nocturnes, c'est-à-dire qu'ils se lèvent une ou deux fois la nuit pour uriner. Beaucoup de ces malades ne se guérissent de cette infirmité que pour entamer d'autres accidents névropathiques tels que le spasme, l'irritabilité vésicale et enfin l'hypochondrie urinaire.

Pronostic. — Le pronostic de cette affection plus désagréable que dangereuse est bénin ; la guérison peut être affirmée, sauf pour l'incontinence épileptique, mais sans qu'on puisse en préciser la date. L'incontinence par atonie du sphincter, qui semble, au premier abord, la plus grave, est une des plus faciles à guérir ; les autres variétés sont, au contraire, beaucoup plus tenaces, surtout si on ne leur applique pas le traitement qui convient à chacune d'elles.

Traitement. — Les traitements en apparence les plus contradictoires ont donné de bons résultats aux différents auteurs qui se sont occupés de cette question. La strychnine et la belladone, l'électrisation et le chloral sont tour à tour préconisés, au grand étonnement des médecins mêmes qui les emploient, tout surpris de voir des médicaments d'effet diamétralement opposé rendre des services identiques. Nous connaissons déjà la solution de ces apparentes contradictions, car nous savons que les différentes variétés d'incontinence d'urine essentielle ont des causes très diverses qui chacune nécessitent une médication spéciale.

Les procédés proposés sont tous bons, à condition de les appliquer aux cas auxquels ils conviennent. L'incontinence d'origine psychopathique pure, dans laquelle le seul trouble est un rêve nocturne mictionnel, est extrêmement difficile à guérir à cause des difficultés qu'on éprouve à rompre la mauvaise habitude psychologique qui la détermine ; un traitement moral semble seul indiqué, et il devrait s'attaquer directement à l'idée fixe pour la détruire, mais ce genre de traitement est encore bien mal connu, la thérapeutique mentale étant encore en enfance ; la suggestion doit pouvoir rendre des services dans ce genre d'affection, mais elle n'est pas toujours applicable. Heureusement il est possible d'atteindre indirectement le but en rendant la confiance au malade, en lui faisant croire à sa guérison, ce qui supprime la cause principale du rêve mictionnel qui n'est autre que la préoccupation qu'entraîne à sa suite cette dégoûtante affection. On obtient ce résultat en procurant au malade quelques nuits sèches; pour cela, le meilleur moyen consiste à chercher à obtenir le réveil au moment où le besoin d'uriner devrait se faire sentir : diminuer la profondeur du sommeil et exagérer la sensibilité de l'urèthre postérieur, telles sont les deux indications à remplir. Le thé, le café pris le soir en petite quantité, l'usage d'un lit très dur peuvent pendant quelques jours au moins diminuer la profondeur du sommeil. De simples sondages ou de légères cautérisations de l'urèthre postérieur, surtout au niveau de la portion membraneuse remplissent la seconde indication.

L'incontinence par irritabilité vésicale bénéficiera du traitement de Trousseau par la belladone.

L'incontinence par atonie du sphincter sera rapidement guérie par l'électrisation localisée de cette région, à l'aide de l'excitateur électrique uréthral de M. Guyon.

L'incontinence par paralysie de la vessie et du sphincter sera égalemeni justiciable du traitement électrique, à condition de faire porter celui-ci sur la vessie et sur le sphincter uréthral ; comme elle est fort souvent de nature hystérique, la suggestion dans ce cas peut être employée avec succès, si l'affection n'est pas trop ancienne, comme, du reste, dans les autres variétés d'incontinence où l'hystérie est en jeu.

Enfin, l'incontinence des épileptiques n'étant qu'un épiphénomène bien peu important des crises épileptiques, ne mérite pas un traitement autre que celui de la crise elle-même.

CHAPITRE VII

CALCULS VÉSICAUX

La présence de pierres dans la vessie est mentionnée dans les temps les plus reculés de la médecine, mais leur histoire ne présente de réel intérêt que depuis les études chimiques auxquelles elles ont donné lieu et surtout depuis les progrès incessants de la thérapeutique qu'on leur a opposée.

Nous verrons les unes et les autres à propos de la pathogénie et du traitement. Toutefois, je ne ferai pas ici l'histoire complète de la lithiase urinaire, et je renvoie de suite, pour toutes les lacunes de ce chapitre, à mon article précédent sur la lithiase rénale (voy. p. 494).

Bigelow, Thèse de Paris, 1852. — Buchston Browne, Clinical Soc. of London, 1890. — Cabot, American med. Assoc., 1889, t. XIII, p. 657. — Civiale, *Traité de l'affection calculeuse.* — Dittel, *Wiener med. Wochen.*, 1888, p. 137 et suiv. et *Wiener klin. Wochen.*, 1890, p. 87. — Doyen, *Bull. de la Soc. de chirurgie*, 1888, p. 597, et *Annales génito-urinaires*, 1890, p. 401. — Durante, *Riforma medica*, 1888. — Freyer, *Brit. med. Journal*, 1888, t. II, p. 1373, et 1889, t. II, p. 811. — Gussenbauer, *Centr. für Chir.*, 1888, p. 29. — Galippe, Société de biologie, 1886, p. 116. — Guyon, *Annales génito-urinaires*, 1890, p. 713. — *Leçons cliniques*, 1886. — *Semaine médicale*, 1888, p. 61. — Harrison, *New-York med. Record*, 1888, t. XXXIII, p. 113. — Owen, Société de médecine de Londres, 1890. — Pollard, *Lancet*, 1889, t. II, p. 903. — Pousson, Soc. de méd. et de chir. de Bordeaux, 1890. — *Annales génito-urinaires*, 1885, p. 713. — Posner, *Deutsche Zeitschr. für klin. Med.*, XVI, 1890. — Poncet, Soc. de méd. de Lyon, 1889. — Thompson, *Leçons cliniques et Lancet*, 1890, t. I, p. 599. — White, *Philadelphia med. News*, 1890, t. I, p. 530.

Étiologie et pathogénie. — Il faut considérer, dans les causes de la pierre deux facteurs absolument distincts : D'une part, les influences générales, qui déterminent un dépôt calcaire en un point quelconque de l'arbre urinaire ; d'autre part, la localisation de ce dépôt dans la vessie. Les premières sont les causes générales, les secondes sont les causes locales. Nous avons discuté longuement la question des causes *générales* à propos des calculs du rein ; nous avons vu que les maladies par ralentissement de la nutrition, et au premier chef la diathèse goutteuse, avaient des rapports étroits avec la gravelle urique ; qu'il s'agissait d'une même dystrophie dont la résultante est la présence dans le sang d'acide urique ou d'urates en excès. Il en serait de même de la gravelle de cystine et même de certaines formes de la gravelle oxalique. Cette même dystrophie peut exceptionnellement porter sur l'élimination des phosphates et constitue la gravelle phosphatique. Mais l'immense majorité des faits plaide, nous l'avons vu, en faveur d'une autre théorie qui regarde comme secondaire à une infection vésicale la formation des calculs phosphatiques.

En dehors de cette question dyscrasique, je ne fais que rappeler l'influence de l'hérédité, des climats froids, le défaut d'exercice, l'alimentation trop azotée, l'ingestion de substances riches en acide oxalique, la présence dans l'eau d'alimentation du distoma-hématobium, ces causes ont été passées en revue précédemment ; elles sont indéniables, mais communes aux formations lithiasiques dans toute l'étendue de l'arbre urinaire.

Les *causes générales*, peut-être spéciales à la localisation d'un calcul dans la vessie, sont le sexe et l'âge. Les auteurs en ont remarqué la rareté dans le sexe féminin à tel point que, suivant certains auteurs, un calcul de la vessie chez la femme est toujours consécutif à une cystite ou à la présence d'un corps étranger. La cause de cette rareté d'une part, est la brièveté du canal de l'urèthre, d'autre part, tout le monde connaît la rareté de la gravelle et de la goutte chez la femme. Si en apparence, d'une façon absolue, les enfants au-dessous de 14 ans sont aussi fréquemment atteints que les vieillards, on s'aperçoit qu'en tenant compte de la progression de la mortalité depuis l'enfance jusqu'à la vieillesse, il existe une différence notable en faveur des gens âgés (Voillemier et Le Dentu). A cet égard encore, l'influence du milieu social est fort remarquable, puisque les enfants pauvres sont très sujets à la pierre, alors que les enfants riches en sont exceptionnellement atteints. Il en est tout autrement pour les vieillards, les calculeux appartiennent généralement aux classes dirigeantes.

Les causes locales ont une telle importance que l'on doit diviser les calculs en deux grandes catégories absolument distinctes : Les *calculs primitifs* sans lésion apparente des voies urinaires et les *calculs secondaires* liés à un état infectieux de la vessie. Les premiers sont formés d'acide urique ou de ses congénères, la cystine, l'acide oxalique, les seconds sont composés de phosphate ou de carbonate de chaux, de magnésie ou d'ammoniaque.

Toutes les causes de stagnation urinaire intra-vésicales favorisent la précipitation des sels. Si à cette stagnation se joint une cystite, la fermentation de l'urine amènera une précipitation des phosphates ammoniaco-magnésiens, et la formation d'un calcul secondaire. Cet état inflammatoire, susceptible de déterminer spontanément la précipitation des phosphates, agira plus efficacement encore autour d'une concrétion descendue du rein, et c'est par ce processus que les calculs uriques s'enrobent d'une couche blanchâtre, plus ou moins épaisse, composée de phosphates. C'est par le même processus que les corps étrangers (fragments de tumeurs, caillots fibrineux, fragments osseux) contenus dans la vessie, s'incrustent de sels calcaires déposés à leur surface, par suite de la fermentation localisée à leur niveau. Ce qui démontre bien que c'est à l'état septique de ces corps étrangers qu'est due la production des calculs, c'est que des corps aseptiques peuvent séjourner indéfiniment dans les voies urinaires sans provoquer de calculs. On peut même suivre sur la coupe de certaines pierres l'histoire de leur formation : c'est ainsi qu'on trouve un noyau d'acide urique primitif descendu du rein à la suite d'une colique néphrétique, puis une couche plus ou moins épaisse de phosphates provoquée par l'apparition d'une cystite; ces phénomènes inflammatoires cessant, on peut voir une nouvelle couche d'acide urique se former. En somme, il existerait deux grandes variétés de calculs : les *calculs primitifs*, d'origine diathésique et les *calculs secondaires* d'origine locale, liés à une cystite.

Resterait à débattre la question de l'origine primitivement ou secondairement vésicale de la pierre. Là encore on admet, sans preuves absolues, que les pierres formées d'acide urique ont le plus souvent pour origine un gravier venu du rein, tandis que les calculs secondaires poussent généralement sur place. Toutefois, dans les cas où il y a infection de la vessie, de l'urèthre et du bassinet, on peut voir des calculs phosphatiques intra-rénaux descendre et grossir dans la vessie. Je ne reviens pas sur la discussion de l'origine toujours secondaire des calculs (Ebstein); le dépôt d'acide urique se formant autour d'une couche fibrineuse exhalée par les parois altérées du bassinet ou de la vessie (voy. *Lithiase rénale*, p. 501).

Anatomie pathologique. — Nous envisagerons successivement : Le *calcul en lui-même; ses caractères physiques et chimiques; ses rapports avec la vessie ;* et enfin *l'état du réservoir urinaire.*

Nombre. — Volume. — Chez les enfants, il n'y a généralement qu'un seul calcul. Chez les adultes, leur nombre est souvent en raison inverse de leur volume, leur multiplicité peut alors devenir extraordinaire (la vessie de Buffon contenait 55 pierres, un malade de Desault en avait 200 et un autre de Maisonneuve 307). — Leur volume moyen est en général de 4 à 5 centimètres; on en peut voir de la grosseur d'une orange. Les musées Dupuytren et Civiale en possèdent des exemples réellement extraordinaires et dépassant le volume du poing.

Poids. — Leur poids moyen est de 20 à 40 grammes après dessiccation. Un calcul déposé au musée Dupuytren et provenant de la vessie d'un ecclésiastique du diocèse de Bourges, qui mourut à la Charité en 1690, pèse 1 596 grammes, mesure 17 centimètres de long et 32 de circonférence; il avait mis 40 ans à acquérir ce volume. En général plus denses que l'urine, ils surnagent quelquefois.

Forme. — Leur forme est sphérique ou ovoïde, assez régulière; exceptionnellement il existe un prolongement qui va se loger dans une cellule, ou dans le col de la vessie. Quelquefois même ils présentent des perforations, à travers lesquelles s'écoule l'urine. Leur surface est lisse et légèrement rugueuse, quelquefois remarquablement mamelonnée, ce qui leur a valu le nom de calculs muriformes et on regarde généralement cette conformation comme propre aux calculs d'oxalate de chaux.

Composition chimique. — Sur une coupe, on aperçoit au centre, un noyau; le reste de la concrétion paraît dû à des dépôts stratifiés. Le noyau est central ou s'approche d'un des pôles. Les stratifications successives ne présentent pas toujours la même composition ni la même densité et souvent il existe des espaces vides irréguliers entre les diverses couches, dont la coloration est parfois différente, et des enveloppes concentriques alternativement blanches et rouges, indices de la composition différente de ces couches. Dans certains cas, le noyau est remplacé par de véritables géodes, peut-être l'indice d'une concrétion ancienne qui a disparu. Civiale a bien décrit ces différentes formes; il a montré qu'il existe à cet égard trois catégories de calculs : Ceux qui se développent par couches, par lamelles successives, s'engaînant comme un bulbe d'oignon; ceux qui se forment par grains agglomérés, chaque grain se formant et grossissant isolément, puis, se joignant à son voisin, constituant un véritable dépôt madréporique; enfin, dans une troisième variété, les deux mécanismes évoluent simultanément.

La division établie par Fourcroy et Vauquelin (1) en *calculs simples et composés;* et calculs ayant pour centre un corps étranger, a prévalu sur la classification de Bigelow, suivant leur friabilité, leur combustibilité et la nature de leurs acides. Nous ne nous occuperons ici que des calculs simples (c'est-à-dire de ceux qui comprennent une substance unique ou prédominante), et des calculs composés qui résultent de la combinaison des différentes substances contenues dans l'urine. Les corps qui entrent le plus ordinairement dans la composition des calculs sont : l'acide urique, les urates, l'oxalate de chaux, les carbonates, les phosphates, la cystine, la xanthine. A titre de rareté nous signalerons la silice, le benzoate et le chlorhydrate d'ammoniaque, l'urée, les matières organiques (sang, mucus, matières grasses) et certaines matières colorantes.

La collection du musée Dupuytren a donné à Houel la proportion de 70 calculs simples sur 179, la très grande majorité formés d'acide urique, puisqu'il en existait 42, dont 13 absolument purs; 4 étaient formés de phosphates

(1) FOURCROY et VAUQUELIN, *Mémoire de l'Institut national*, 1803, t. IV, 1re classe, p. 112 et 363.

ammoniaco-magnésiens; les autres sont des composés d'urate d'ammoniaque, de magnésie, d'oxalate de chaux, de cystine. Les calculs composés sont surtout formés de phosphates terreux (19), d'oxalate de chaux ou d'acide urique, et d'urate d'ammoniaque ou de magnésie (27). Citons, à titre tout à fait exceptionnel, les concrétions formées de matières grasses uro-stéariques, et un calcul biliaire.

Cette composition chimique des calculs est en relation avec leur aspect extérieur : les calculs d'acide urique ou d'urate sont lisses, de couleur fauve ou jaunâtre; les calculs d'oxalate de chaux sont brun-rouge, mûriformes, leur consistance est remarquablement dure ; les calculs phosphatiques sont blanc-grisâtre, friables; ceux de cystine d'un gris jaune.

La situation des calculs, par rapport à la vessie, est importante au point de vue thérapeutique. En général ils sont libres et occupent le bas-fond; plus rarement, ils siègent au niveau du col; exceptionnellement ils occupent la partie supérieure de la vessie, c'est qu'alors leur volume est suffisant pour qu'ils s'arc-boutent sur le plafond vésical. Enfin certains calculs siègent dans la région prostatique de l'urèthre et y prospèrent, ils envoient quelquefois un prolongement à travers le col jusque dans la vessie. Ils peuvent être fixés dans leur situation par divers mécanismes : *l'enchatonnement*, *l'enkystement*, *l'adhérence*. On dit qu'*un calcul est enchatonné* quand il est situé dans une poche communiquant avec la cavité de la vessie par un collet plus ou moins large. Cet enchatonnement (Houstet [1]) paraît dû à la présence d'une cellule vésicale dans laquelle le calcul s'est engagé et a grossi. Un *calcul est enkysté* quand la cellule dans laquelle il se loge est tout à fait indépendante de la cavité vésicale, ou ne lui est reliée que par un orifice imperceptible. Cette disposition est tout à fait exceptionnelle, et il est difficile d'admettre qu'il s'agit là d'un calcul du rein cheminant à travers les tuniques de la vessie. Quant *aux adhérences*, elles sont dues à un bourgeonnement de la muqueuse vésicale au contact même du corps étranger, bourgeonnement qui pénètre dans les anfractuosités de la pierre et la maintient ainsi dans une situation fixe. Réciproquement, il peut se déposer autour d'une villosité des concrétions calcaires qui adhèrent aussi à la muqueuse vésicale. Toutes ces dispositions sont exceptionnelles.

La cavité vésicale reste longtemps indemne. M. Guyon a démontré que la cystite n'était qu'une complication peu fréquente, tardive, et, nous le savons maintenant, due le plus souvent au cathétérisme. Les parois de la vessie sont fréquemment le siège d'une hypertrophie due aux contractions incessantes du muscle vésical, résultant de la présence de corps étrangers. Quant au reste de l'appareil urinaire, il présente souvent des lésions de sclérose, comme dans la lithiase rénale (voy. p. 497).

Symptômes. — Le seul symptôme pathognomonique d'un calcul vésical, c'est la sensation de choc produit par le corps étranger sur le bec de l'instrument métallique introduit dans la vessie, mais l'ensemble des symptômes fonctionnels bien analysés, permet presque à coup sûr de porter le diagnostic de calcul vésical, avant d'avoir même exploré l'urèthre ou la vessie. Ces trois

(1) HOUSTET, Académie de chirurgie, cité par Pousson, *loc. cit.*, p. 720.

symptômes sont : *la douleur*, *la fréquence des mictions et l'hématurie*. Avant d'arriver à leur étude, il est un certain nombre de faits dans le passé du malade, qu'il est nécessaire de rechercher avec le plus grand soin. C'est ainsi qu'il ne faudra jamais négliger de s'enquérir de la présence de sables et de graviers dans l'urine et surtout de l'existence d'une colique néphrétique antérieure non suivie de l'expulsion d'un gravier. Il suffit, pour en comprendre l'importance, de se souvenir du dicton vulgaire que M. Guyon se plaît à répéter : « Qui ne charrie pas bâtit. » Bien qu'à l'autopsie de certains malades, on ait trouvé des calculs que rien n'avait fait soupçonner, on peut affirmer d'une façon générale, le tableau clinique de l'affection calculeuse de la vessie est riche en symptômes. En général, la fréquence des mictions est le premier signe, mais elle n'inquiète que médiocrement les malades, et c'est le plus souvent la douleur ou l'hématurie qui éveillent leurs craintes et les conduisent au médecin.

Signes fonctionnels. — La *douleur* est très variable dans son siège et dans son intensité. Ses caractères classiques sont les suivants : Une sensation de pesanteur au périnée, une sensation de choc derrière le pubis s'irradiant jusqu'au méat et accentuée par la marche, la course, le saut, la descente d'un escalier, souvent aussi par le séjour en voiture, surtout dans une voiture mal suspendue et roulant sur le pavé ou sur un sol inégal. Cette douleur est également provoquée par les contractions vésicales; la miction et la fin de la miction debout s'accompagne d'exacerbations douloureuses. Un caractère non moins important pour le diagnostic, c'est la diminution, puis la disparition de cette douleur par le repos et surtout par le décubitus dorsal prolongé. Telles sont les allures que doivent revêtir les phénomènes douloureux pour acquérir une valeur diagnostique; les autres faits sont contingents. Le genre de douleur est très différent suivant les cas, depuis la simple sensation de corps étrangers ou de pesanteur, jusqu'à l'angoisse de la brûlure ou de la déchirure. Le *siège* de la douleur varie, en général la sensation de choc occupe la région profonde du périnée, mais elle peut siéger dans les lombes et faire croire à une affection rénale. Quelquefois chez les enfants, plus rarement chez l'adulte, elle s'accompagne d'un prurit du méat et du gland qui excite les malades à tirailler leur verge et donne lieu ainsi à un développement exagéré du pénis. L'*intensité* de la douleur est également variable, quelques malades n'ont jamais souffert, d'autres souffrent à peine ou n'ont eu qu'une seule sensation douloureuse dans leur existence. Tous les auteurs racontent le fait si curieux de Morand qui constata par le cathétérisme la présence d'un calcul vésical; après cette exploration, le malade ne ressentit plus jamais aucune douleur et refusa de croire à la présence d'une pierre dans sa vessie; sa conviction était si profonde, qu'il légua son corps à son chirurgien; son autopsie solennellement pratiquée fit trouver dans sa vessie trois grosses pierres. Mais à côté de ces cas latents, il en est de plus nombreux qui se manifestent par des douleurs excessives à chaque mouvement. Les malades en arrivent à être cloués dans leur lit pendant des mois et des années. A chaque miction, les phénomènes douloureux s'accentuent à un degré extrême, s'irradiant de la vessie vers le rectum, les membres inférieurs, la région lombaire ou les parois abdominales. Le plus souvent alors il existe des complications inflammatoires de la vessie.

L'*hématurie* peut se manifester comme le premier accident. Après une longue promenade, une journée de chasse, ou une longue course en voiture ou à cheval, le malade est tout surpris d'uriner du sang. L'hématurie peut persister pendant toute la nuit, puis le lendemain les urines sont déjà moins teintées ou même absolument claires et tout rentre dans l'ordre. Mais le sujet s'expose-t-il de nouveau à la même fatigue, le même accident se reproduit. Un pissement de sang survenu dans ces circonstances est presque pathognomonique. L'hématurie des calculeux succède au mouvement, elle diminue ou elle cesse par le repos complet. Quelquefois elle revêt un autre type; c'est la fin de la miction qui est nulle, le malade expulse avec de vives douleurs quelques gouttes de sang, ou bien le dernier jet d'urine est coloré en rouge. Cette dernière hématurie acquiert surtout une grande importance si elle se produit quand le malade est dans la station verticale, pour disparaître s'il urine étant couché. La quantité de sang expulsé est en général minime, l'urine peut être rutilante, mais il est exceptionnel que, par le repos, elle laisse déposer des caillots, indice d'une hémorrhagie considérable. En tous cas, elle ne se rapproche pas de ces grandes hématuries dues aux néoplasmes de la vessie.

La *fréquence des mictions* est très variable, elle n'a rien de pathognomonique en elle-même, mais elle subit les mêmes influences que la douleur et l'hématurie. Elle s'accentue par le mouvement, elle est supprimée par le repos et elle disparaît la nuit, ce sont ces caractères qui lui donnent une grande valeur diagnostique.

Tels sont les trois grands symptômes des calculs vésicaux, leur analyse bien conduite permet en général le diagnostic. Il est une autre constatation à laquelle on a donné à tort une grande importance, c'est la *brusque interruption* du jet. Ce phénomène n'a en lui-même aucune valeur diagnostique, ce n'est que par son mode d'apparition qu'il est important. S'il se manifeste pendant la miction debout, et s'il disparaît quand le malade urine couché, il est l'indice d'une pierre et généralement d'une pierre peu volumineuse. Mais la crainte de voir cette pierre s'engager dans l'urèthre, peut devenir l'indication d'une intervention immédiate. On l'observe chez les enfants dont la vessie est souple, régulière et sans obstacle prostatique. Dans tous les autres cas, ce n'est que l'expression d'un spasme de la portion membraneuse.

Ces symptômes tels que nous venons de les examiner existent d'abord seuls, les urines restent claires, limpides, il n'y a pas traces de cystite, même à un examen bactériologique. Cet état peut persister longtemps et, à la vérité, les phénomènes d'infection sont toujours surajoutés et sous la dépendance d'une cause occasionnelle, le cathétérisme notamment. Les refroidissements, la marche forcée, peut-être les infections générales intercurrentes, sont des facteurs pathogéniques dont le mécanisme nous échappe encore. Mais, au point de vue clinique, ce qui est certain, c'est que la *présence d'un calcul dans la vessie crée un état de réceptivité tout spécial au développement d'une cystite.* Lorsque cet accident s'est développé, il se traduit par sa triade symptomatique, fréquence, douleur et pyurie, qui joint aux symptômes antécédents du calcul, donnent à l'ensemble une physionomie un peu spéciale. Les douleurs deviennent alors excessives, elles arrachent des cris aux malades. La fin de la miction, s'accompagne de poussées du côté du rectum, véritable ténesme rectal, plus violent encore que celui qu'on observe dans les autres cystites. La transformation ammoniacale des urines acquiert alors une intensité considérable. Cette cystite peut s'amender par le repos, mais il faut bien savoir qu'elle est surtout caractérisée par une succession d'accès, séparés par des accalmies souvent très complètes et très prolongées. L'action sédative du repos qui était si nette à la période aseptique, s'atténue et disparaît, si bien que l'affection calculeuse devient alors une des maladies les plus douloureuses qu'on puisse rencontrer dans l'appareil urinaire.

Signes physiques. — L'ensemble des symptômes que nous venons de signaler peut suffire au diagnostic, cependant l'exploration s'impose pour confirmer la présence d'un calcul. Cette exploration comprend le toucher rectal, le toucher vaginal et le cathétérisme.

Le *toucher rectal*, qui doit être pratiqué dans tous les cas, ne donne de résultats positifs que chez les sujets jeunes dont le périnée est mince et permet d'atteindre avec le doigt la face postérieure de la vessie. Chez l'adulte et chez le vieillard, il faut des pierres de grosse dimension pour qu'elles soient perçues par le rectum, à moins qu'elles ne soient engagées dans la région prostatique de l'urèthre.

Le *toucher vaginal* fournit au contraire des renseignements précis sur la présence, le nombre, le volume, la forme des calculs; comme le toucher rectal, il doit être combiné avec le palper hypogastrique qui forme un plan résistant et permet plus facilement de délimiter le calcul.

Cathétérisme. — C'est le mode d'exploration qui donne les résultats les plus constants et les plus précis. Mais il faut bien savoir que le passage d'un instrument septique et mal dirigé peut provoquer une cystite avec toutes ses conséquences, ou si l'organe est déjà infecté, un accès de fièvre urineuse, qui mettra en péril les jours du malade. C'est assez dire avec quelle attention les instruments doivent être maniés. Le malade est placé sur un lit, le siège relevé par un coussin et le chirurgien à droite du malade; la vessie doit être distendue par 100 à 150 grammes d'urine ou par une solution boriquée, suivant l'état d'asepsie du réservoir urinaire. Quelquefois même, il vaudra mieux faire d'emblée l'exploration et la lithotritie que d'exposer le patient à un cathétérisme non suivi de l'évacuation des calculs; aussi doit-on prendre soin de laisser le malade au repos, et après l'intervention d'administrer à titre préventif le sulfate de quinine. Une bougie à boule olivaire indiquera la perméabilité et la sensibilité de l'urèthre; souvent elle suffira à faire le diagnostic. Chez certains malades, qui se sondent depuis longtemps, M. Guyon a signalé la douleur au moment du retrait de la sonde comme un bon symptôme de calcul. Une main expérimentée sent avec l'explorateur à boule arrivé au delà du col, une sorte de frottement léger dont la durée indique l'étendue du calcul. Quelquefois même une sonde en caoutchouc rouge, une sonde en gomme ordinaire, donneront la même sensation. L'instrument de choix est le cathéter métallique (fig. 88, p. 664) dont la courbure est calculée sur le volume probable de la prostate. Il permet de reconnaître l'existence des calculs, leur position, leur consistance, leur volume et leur multiplicité. L'explorateur introduit suivant les préceptes classiques, on s'assure qu'il est bien dans la vessie, en lui faisant faire le tour du col, puis on procède par percussion à droite et à gauche, en allant du col vers la partie profonde de la vessie. La présence du calcul se traduit par une sensation nette, souvent par un bruit que les assistants peuvent entendre; cette sensation est si précise que par sa netteté elle peut suffire à préciser la composition probable de la pierre. Le son rendu par les calculs uriques est généralement plus sec que celui que donnent les calculs phosphatiques; toutefois, ce n'est pas une loi absolue. Le calcul reconnu, on apprécie ses dimensions par la longueur du contact, en le frappant successivement d'arrière en avant et en mesurant sur la tige de l'instrument à partir du méat, l'étendue même de cette percussion. Ce n'est toutefois là qu'une approximation.

Lorsque les calculs sont multiples, ils donnent à la percussion pratiquée successivement à droite et à gauche, une sensation de cliquetis, de grelot tout spécial. Quant à leur position, elle n'a d'importance que pour les gros calculs, qui seuls occupent une situation fixe. Dans les cas particulièrement difficiles, l'explorateur peut être remplacé par un petit lithotriteur, c'est ainsi qu'une petite pierre qui a passé inaperçue dans une vessie spacieuse sera saisie facilement entre les mors ouverts d'un lithotriteur. Cette manœuvre est souvent nécessaire quand il s'agit de calculs mous, phosphatiques, poreux, légers qui passent facilement inaperçus. Enfin dans certains cas rares, où les symptômes fonctionnels semblent accuser nettement la présence d'un calcul que tous les modes d'exploration ont été impuissants à mettre en évidence, la chloroformisation du malade et l'emploi de l'aspirateur de la lithotritie décéleront facilement sa présence.

Marche. — Durée. — Terminaisons. — En général le développement des calculs est lent et progressif; les mictions fréquentes et les douleurs, puis les hématuries se succèdent dans un ordre souvent régulier. Toutefois les malades font souvent dater leur calcul de la première hématurie, alors que depuis longtemps ils avaient des fréquences de la miction. C'est par des erreurs de ce genre qu'il faut expliquer le développement suraigu de calculs volumineux d'acide urique. M. Guyon admet qu'il faut plusieurs années pour qu'un calcul urique atteigne 5 centimètres. Les calculs phosphatiques se forment rapidement, grossissent de jour en jour et les incrustations calcaires des sondes nous en fournissent la preuve palpable.

D'après les symptômes auxquels ils donnent lieu, nous diviserons au point de vue clinique les calculs en *calculs latents*, *calculs à symptômes intermittents*, *calculs à symptômes continus et progressifs*. La présence d'une pierre dans la vessie a souvent été constatée dans les autopsies alors que rien ne l'avait fait prévoir. D'autres fois, c'est pendant l'examen complet d'un urinaire (le fait est surtout fréquent dans les cas de cystite), qu'on trouve un calcul qui est une véritable découverte et surprend autant le malade que le chirurgien. Nous ne savons quelles sont les causes du silence de la vessie en pareil cas.

Les *calculs à symptômes intermittents* sont également rares. Toute l'histoire de la maladie se passe autour d'une ou plusieurs crises douloureuses suivies d'une disparition brusque et complète de tout accident durant des mois et des années. En général les *symptômes sont continus avec exacerbations* plus ou moins fréquentes.

L'évolution de l'affection calculeuse est loin d'être fatale dans tous les cas. Si le malade est un vieillard dont les habitudes sédentaires conviennent au développement et à l'immobilisation de son calcul, s'il n'y a pas de cystite concomitante, il peut vivre indéfiniment avec une pierre volumineuse et succomber à une affection tout à fait indépendante. Mais quand les phénomènes infectieux surviennent, la terminaison par pyélo-néphrite ascendante est à peu près fatale. Il ne faut pas compter en effet sur l'expulsion spontanée des calculs chez l'homme. Chez la femme, de volumineuses concrétions ont pu être rendues par le canal (100 grammes) (Ségalas), quelquefois même, c'est dans la cloison vésico-vaginale que s'établit une ulcération à travers laquelle le calcul s'élimine (Civiale). Quant à la fragmentation spontanée des pierres dans la vessie, son existence paraît indiscutable, mais tout à fait exceptionnelle et due probablement à des changements moléculaires survenus dans la pierre et à sa désagrégation consécutive. Que l'on invoque la formation de gaz, la variation des matières colloïdes ou la dessiccation du centre du calcul, cette fragmentation ne peut amener une expulsion spontanée des fragments. En somme, l'état stationnaire dans un petit nombre de faits, l'accentuation progressive des accidents et la mort par pyélo-néphrite, telle est la marche habituelle de l'affection calculeuse de la vessie.

Complications. — Les différents accidents qui surviennent dans le cours de l'affection calculeuse peuvent tenir soit au déplacement du calcul, soit aux lésions vésicales dont il est la conséquence, soit enfin à la lithiase urinaire dont le calcul vésical n'est qu'une manifestation.

La pierre contenue dans la vessie peut *se déplacer et s'engager* dans le canal de l'urèthre, cet accident est peu fréquent, mais il est toujours grave. Il se produit surtout chez des sujets jeunes, ne présentant aucune barrière prostatique, ou chez les rétrécis, porteurs de concrétions de petit volume, mais dont l'irrégularité rend le dégagement difficile. Cet accident est suivi d'une rétention complète d'urine avec douleur vive siégeant le long du canal, ou d'une rétention incomplète avec miction goutte à goutte, hématurie ou uréthrorrhagie, suivant que le calcul est arrêté dans l'urèthre postérieur, fait fréquent, ou dans l'urèthre antérieur, fait rare. En présence de ces accidents, l'exploration au moyen d'une bougie à boule, le palper du canal à travers le périnée ou par le toucher rectal permettent en général de préciser la nature et le siège de la concrétion. L'intervention s'impose alors, car des phénomènes d'infection générale ou d'infiltration urineuse se manifestent rapidement. Deux modes d'intervention peuvent être employés. L'*extraction par les voies naturelles*, ou *le refoulement dans la vessie* avec broiement ultérieur. L'extraction se pratique au moyen d'un instrument dont on redresse l'extrémité quand elle a dépassé le calcul. Mais on se trouvera bien de placer, ainsi que je l'ai fait, une grosse olive exploratrice au-devant du calcul pour lui faire le chemin et déplisser pour ainsi dire la muqueuse au-devant de lui. Le refoulement se fait au moyen d'une bougie de calibre aussi élevé que le canal le permet. Dans les cas où ces deux manœuvres échouent, l'on place à demeure une sonde ou une bougie de calibre progressivement croissant et on arrive ainsi à rendre le dégagement possible. Si les accidents menaçaient, l'incision de l'urèthre deviendrait nécessaire. Quel que soit le procédé employé, il doit être pratiqué avec la plus grande douceur pour éviter toute rupture du canal. Si le refoulement peut être effectué, le malade est laissé dans le décubitus horizontal, et il doit uriner dans cette position pour éviter un nouvel accident. Les indications de ces différentes méthodes nous paraissent les suivantes : Si le calcul siège dans l'urèthre antérieur, l'extraction par le procédé que nous venons d'indiquer est la méthode de choix. Si, au contraire, il siège dans la région postérieure, on peut essayer encore l'extraction ; si elle échoue, on pratiquera le refoulement, et si ce dernier moyen est insuffisant, la mise à demeure d'une sonde s'imposera. Il faudra surveiller attentivement le malade, et aux premiers signes de réaction locale, faire l'uréthrotomie externe suivie de suture de l'urèthre.

Les autres accidents dus à la présence des calculs dans la vessie sont rares. *La rétention* est plutôt sous la dépendance de poussées congestives ou d'une hypertrophie de la prostate. L'*incontinence* s'observe principalement avec les calculs à prolongements uréthro-prostatiques. L'*ulcération et la perforation* sont exceptionnelles ; chez la femme, elles provoquent des fistules vésico-vaginales ; chez l'homme, elles peuvent amener des suppurations péri-vésicales, des péritonites ou des fistules vésico-rectales. En général, tous ces accidents sont précédés d'une cystite plus ou moins grave, qui est presque un intermédiaire obligé entre le calcul et la perforation de la vessie.

Les complications qui tiennent à la lithiase urinaire proprement dite sont : d'une part la *sclérose du rein, des uretères et de la vessie* si fréquente en pareil cas ; d'autre part : des *pyélites*, des *urétérites*, d'abord aseptiques et dues au passage des calculs formés dans le rein, descendus à travers l'uretère. Ces lésions n'ont en elles-mêmes aucune importance, mais elles créent un état de réceptivité tout spécial pour l'appareil urinaire supérieur, état dont il faut tenir le plus grand compte dans la thérapeutique de la pierre vésicale.

Lorsque cette infection est constituée, elle crée des conditions d'intervention particulièrement graves sur lesquelles nous reviendrons. Enfin du côté même de l'appareil urinaire supérieur, la lithiase peut déterminer des productions calculeuses et tenir en réserve des graviers de toutes formes qui ne demandent qu'à être évacués dans la vessie pour former de nouveaux calculs. D'où l'indication de soumettre les malades avant de les opérer à un traitement capable de débarrasser le rein et l'uretère des concrétions qu'il peut contenir.

Diagnostic. — On peut arriver en général à porter le double diagnostic : présence d'un ou de plusieurs calculs dans la vessie, nature de ce calcul. Les symptômes fonctionnels (douleur, fréquence des mictions, hématurie), soigneusement analysés, suffisent le plus souvent. Cependant nous retrouvons ces accidents dans les cystites, les tumeurs de la vessie et dans certaines affections du rein.

Les *cystites* sont certainement les affections qui sont le plus souvent confondues avec les calculs, puisqu'elles présentent aussi comme symptômes la douleur et la fréquence des mictions. Certaines formes, comme la cystite tuberculeuse et les infections aiguës, peuvent présenter des hématuries ; ces symptômes sont même accentués par la fatigue et la marche, si bien que l'erreur est excusable. Cependant les conditions dans lesquelles se présentent l'hématurie et la douleur chez les calculeux est toute spéciale; elle succède immédiatement à la fatigue, aux longs trajets en voiture; le repos la calme presque instantanément. Ces influences sont bien plus lentes, bien plus tardives et bien moins réelles en cas de cystites. Enfin les cystites s'accompagnent de purulence des urines, elles succèdent à des blennorrhagies ou au cathétérisme septique; si elles sont d'origine tuberculeuse, le reste de l'appareil séminal n'est pas indemne, si bien que le diagnostic, indépendamment de tout examen bactériologique, peut être posé. Mais lorsqu'une inflammation vésicale vient compliquer la présence d'un calcul, ce sont les antécédents du malade et le cathétérisme explorateur qui seuls peuvent lever tous les doutes, car le complexus symptomatique ne diffère en rien de celui des cystites simples.

Certaines *névralgies vésicales*, suites d'affections utérines chez la femme, les *troubles fonctionnels symptomatiques de lésions médullaires*, peuvent également donner lieu à des mictions douloureuses, ou même à des hématuries qui font errer le diagnostic.

Les néoplasmes de la vessie se manifestent par un seul symptôme : l'hématurie. Il n'y a pas au début cette douleur qui accompagne le calcul; de plus les hématuries sont abondantes et ne sont influencées ni par le repos, ni par le mouvement, elles surviennent sans cause; elles sont donc absolument distinctes des accidents dus à la pierre.

Les calculs du rein ont donné lieu dans ces derniers temps à des erreurs de diagnostic assez fréquentes, depuis que la chirurgie rénale est devenue active. On peut rencontrer en effet dans l'affection calculeuse du rein des douleurs vésicales, de la fréquence des mictions et des hématuries; ces trois symptômes subissent l'influence du repos et du mouvement, d'une façon aussi nette que les calculs de la vessie. La sensibilité plus grande du rein à la palpation et surtout à la percussion suivant le procédé de Lloyd, n'est qu'une nuance, et c'est l'exploration vésicale qui seule permet de lever tous les doutes; elle s'impose dans tous les cas douteux.

En somme, les différentes affections qui peuvent simuler la pierre sont jugées par l'exploration métallique. Les résultats que fournit ce dernier moyen ne sont cependant pas à l'abri de toute erreur, mais alors cette erreur est inverse, elle consiste à croire à la présence d'un calcul qui n'existe pas. C'est ainsi que le cathéter introduit dans la vessie peut rencontrer des parties résistantes, dures, qui ne sont autre chose que des colonnes de la vessie. Je ne signale que pour mémoire les tumeurs osseuses, l'accumulation de matières fécales dans le rectum. A la percussion dans ces cas, le cathéter ne donne pas un son aussi net et il est facile, en exécutant quelques mouvements de frottement, de suivre les irrégularités de la paroi, sa consistance, l'adhérence et la fixité de l'induration. Seules les incrustations calcaires prêteraient à la confusion, mais elles sont rares, puisque M. Guyon déclare n'en avoir jamais rencontré; en tous cas, là encore, la fixité absolue de cette incrustation, quelle que soit la position du malade, pourrait permettre de la reconnaître.

Le calcul étant diagnostiqué, on peut en déterminer le *siège*. Bien que les calculs prostatiques soient exceptionnels, l'impossibilité de faire évoluer le cathéter, au niveau même de la région calculeuse, suffit au diagnostic du siège que le toucher rectal chez l'adulte et chez l'enfant permettra de reconnaître. Nous avons vu précédemment tout ce qui a trait au nombre, au volume, à la forme de la pierre, et nous avons également décrit les procédés exceptionnels d'exploration par le lithotriteur et l'aspirateur. Il nous reste à établir la *nature* du calcul, et c'est là un point de diagnostic important, puisque les volumineuses pierres phosphatiques sont toujours justiciables de la lithotritie. Dans deux ordres de faits, le diagnostic peut être nettement posé. Chez un malade dont l'appareil urinaire était sain et qui, à la suite d'une colique néphrétique n'a pas expulsé de graviers, mais a commencé à souffrir du côté de la vessie, et a présenter des fréquences de mictions, il s'agit très probablement d'un calcul urique ou oxalique. Si les urines sont claires, de réaction acide, s'il n'y a pas de cystite, si l'examen microscopique fait constater la présence d'acide urique dans l'urine, le diagnostic peut être posé. Au contraire, s'il s'agit d'un vieillard présentant une ancienne cystite, vidant incomplètement sa vessie, ayant des urines purulentes alcalines et même ammoniacales, contenant des cristaux phosphatiques, le diagnostic de calcul secondaire phosphatique s'imposera. En dehors de ces deux séries de faits, il est un grand nombre de cas dans lesquels le diagnostic exact ne peut être porté. Il y a eu autrefois des coliques néphrétiques, des accidents de cystite se sont développés, les symptômes fonctionnels jusqu'alors peu accentués, ont semblé débuter ou se sont aggravés notablement au moment de la cystite; le plus souvent le calcul est alors mixte, formé d'un noyau d'acide urique et d'une robe de phosphates plus ou moins épaisse, et c'est le cas le plus fréquent. Ajoutons que, malgré toutes les explorations, un petit calcul dans une grande vessie à cellules pourra passer inaperçu.

Pronostic. — L'affection calculeuse de la vessie tire sa gravité de l'évolution progressive des symptômes qui ne tendent jamais à rétrocéder. Ce pronostic est absolument différent, suivant que l'affection est à la période aseptique ou à la période septique. Dans le premier cas, les douleurs et l'hématurie peuvent persister pendant longtemps sans menacer l'existence des malades, en les condamnant seulement au repos plus ou moins complet. Mais dès que l'élément infectieux entre en jeu, non seulement les symptômes fonctionnels acquièrent une gravité toute spéciale, mais encore, les lésions antécédentes de l'uretère et du rein sont autant de causes qui facilitent la marche ascendante des lésions et l'apparition d'une pyélo-néphrite suppurée. Aussi l'intervention, qui peut être différée dans le premier cas, s'impose-t-elle à brève échéance dans le second. Alors même que ces lésions infectieuses du côté du rein sont constituées, l'affection est loin d'être incurable. En choisissant un procédé opératoire, en rapport avec les accidents, on peut débarrasser la vessie, et amener l'asepsie plus ou moins complète, régulariser ses fonctions et atténuer d'autant les accidents urétéro-rénaux. C'est assez dire que si le calcul de la vessie est une affection grave, nos moyens d'action sont également nombreux et efficaces.

Traitement. — Le calcul vésical est une manifestation d'un état général, la lithiase urinaire (*calculs primitifs*) ou la conséquence l'état pathologique de la vessie (*calculs secondaires*). C'est dire que la thérapeutique doit répondre à deux éléments, la suppression d'un calcul qui n'est qu'un effet et la suppression de sa cause. Nous avons vu, au chapitre *Calculs du rein* (p. 521), ce qui regarde le traitement de la lithiase urinaire, et au chapitre des *Cystites* (p. 719), la thérapeutique à leur opposer, thérapeutique qui n'est que le traitement post-opératoire de la pierre ; il ne nous reste donc à développer ici que le traitement du calcul proprement dit, c'est-à-dire son extraction.

L'histoire de la thérapeutique des calculs est encombrée de faits qui n'ont qu'une importance historique. C'est ainsi que l'idée de dissoudre les calculs par l'ingestion de certaines substances (méthode lithontriptique), n'a jamais donné de résultats probants. Depuis Pline et Arétée, qui préconisaient les coquilles d'escargots et la chaux vive, jusqu'aux différentes eaux minérales, en passant par le fameux remède secret de Johann Stephens, que le Parlement anglais paya 125 000 francs en 1739, les méthodes de traitement n'ont jamais convaincu que leur inventeur. J'en dirai autant des injections lithotriptiques intra-vésicales, et des résultats de l'électricité expérimentée en 1823, par Prévost et Dumas. En somme, le débat reste circonscrit entre deux grandes méthodes, *la lithotritie et la taille.*

Leur évolution parallèle est intéressante, il semble qu'elles doivent lutter longtemps encore, car si la lithotritie a bénéficié des ingénieux perfectionnements de Bigelow, la taille présente à son actif l'innocuité relative due à l'antisepsie. Quant à la lithotritie périnéale de Dolbeau, il ne semble pas que les tentatives récentes de Hanson soient parvenues à la tirer de l'oubli dans lequel elle était tombée.

Lithotritie. — La lithotritie consiste à broyer le calcul dans la vessie. L'idée en existait dans les livres des auteurs anciens, et il est certain que le moine de Cîteaux et le colonel Marle en avaient une conception fort nette, lorsqu'ils cherchaient à fragmenter leurs pierres avec une lime d'acier; mais en réalité, c'est à Civiale que revient le mérite d'avoir le premier broyé une pierre sur le vivant, le 13 janvier 1824. A dater de cette époque, l'instrumentation se perfectionna peu à peu, entre les mains du baron Heurteloup, de Charrière, de Collin; mais, en somme, on en était resté à la lithotritie à séances courtes et répétées de Civiale, quand Bigelow [1], chirurgien de Boston, publia en 1878, son premier mémoire, dans lequel il démontra qu'il était possible de prolonger sous le chloroforme, les séances de lithotritie jusqu'à évacuation complète de la vessie, surtout en facilitant cette évacuation au moyen de l'aspirateur. Cette méthode est aujourd'hui universellement admise, elle a subi de la part de M. Guyon et de Thompson, des modifications qui permettent de poser aujourd'hui le manuel opératoire suivant.

Il faut pour pratiquer cette opération : *des brise-pierres* (fig. 93 et 94), *des sondes évacuatrices et un aspirateur* (fig. 95).

Après s'être assuré du calibre de l'urèthre, le malade étant placé sur le bord du lit, le bassin est fortement relevé par un coussin et bien calé, la tête

[1] BIGELOW, *Lancet*, 1878, t. II, p. 478, 615, 633.

basse, le chirurgien à sa droite; la chloroformisation poussée jusqu'à résolution complète, la vessie est lavée à l'eau boriquée, puis distendue par 100 à 150 grammes de liquide. L'opération comprend deux temps : 1° *le broiement;* 2° *l'évacuation.*

1° *Broiement.* — Il se pratique au moyen d'un des lithotriteurs (fig. 93) dont la puissance correspond au volume probable du calcul ([1]), et dont les mors

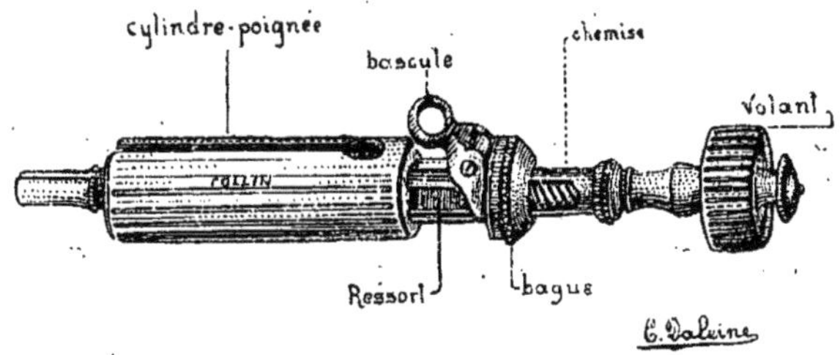

Fig. 93. — Brise-pierre de Collin.

sont fenêtrés, suivant le modèle de Reliquet (fig. 94). L'instrument, stérilisé, est graissé d'huile aseptique et introduit dans la vessie. Pour cela, il est présenté la concavité de la courbure en regard de la face interne de la cuisse droite, il pénètre ainsi par son propre poids jusqu'à la région membraneuse; à ce moment, sa concavité est tournée dans le plan médian du corps, la verge fortement tendue et on sent que le bec de l'instrument est pris dans la portion membraneuse; c'est là une première constatation indispensable. Alors, mais alors seulement, on abaisse l'instrument qu'on sent pénétrer d'autant plus profondément qu'on abaisse davantage, puis on a la sensation d'un dégagement et d'une liberté qui indiquent sa pénétration dans la vessie. Il suffit alors de le mouvoir transversalement de gauche à droite, pour s'assurer qu'on est bien dans la vessie et non pas égaré dans la prostate. Il faut alors rechercher le calcul, et pour cela on se sert du lithotriteur comme d'un explorateur. Le calcul trouvé, nettement délimité, la poignée de l'instrument est solidement maintenue par la main gauche, il suffit alors d'ouvrir l'instrument en levant la bascule et en tirant sur le volant,

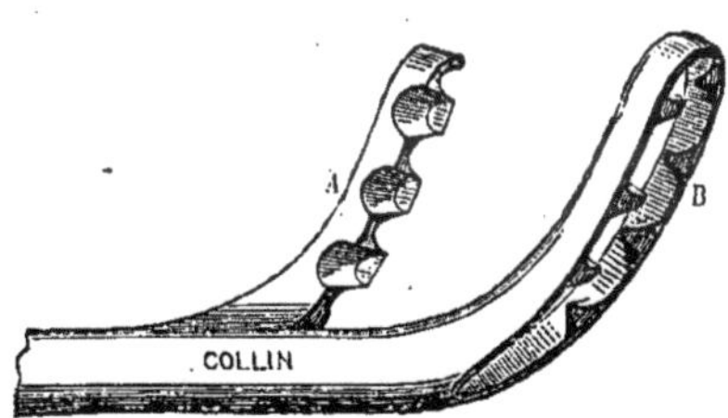

Fig. 94. — Mors fenêtrés de Reliquet.
A, branche mâle. — B, branche femelle.

([1]) Le brise-pierre n° 00 correspond au n° 16 de la filière Charrière.

—	0	—	18	—
—	0 1/2	—	20	—
—	1	—	22	—
—	1 1/2	—	24	—
—	2	—	26	—
—	2 1/2	—	28	—
—	3	—	30	—

de le tourner, vers le calcul et de chercher à le refermer. On se sent alors arrêté par un corps dur, résistant, la pierre est saisie, et l'écartement des mors mesure le diamètre de la pierre; il ne reste plus qu'à baisser la bascule et à tourner le volant pour sentir la pierre se broyer. Mais, avant d'effectuer ce broiement, il est nécessaire de faire mouvoir transversalement le brise-pierre et tournant l'instrument sur son axe pour s'assurer qu'il est libre qu'on n'a pas pris en même temps que le calcul un fragment de la muqueuse vésicale; dans ces cas, les mors du lithotriteur ne peuvent osciller à droite et à gauche. Ce premier broiement effectué, on recommence la manœuvre, ouverture de l'instrument les mors en haut, présentation des deux mors écartés du côté des fragments broyés, fermeture de l'instrument, on ramène alors le bec en haut et l'on exécute le broiement. L'ensemble de ces manœuvres constitue une *prise*. On continue ainsi en cherchant les fragments qui généralement se rassemblent dans un même coin de la vessie, et l'on constate peu à peu la diminution de volume de ces fragments par l'écartement moindre des mors du lithotriteur. On ne s'arrête que lorsque la pierre est pulvérisée; ce broiement peut durer de quelques minutes à une demi-heure ou une heure. En Amérique les premiers essais ont duré trois heures. La pulvérisation étant effectuée, les mors du lithotriteur sont rapprochés, bien fermés, puis l'appareil est retiré.

Pendant ce premier temps de l'opération un certain nombre d'incidents peuvent se présenter, je ne puis signaler ici que les principaux. La *recherche de la pierre* est plus ou moins longue. Quelquefois on est obligé d'ouvrir le lithotriteur dans le bas-fond, et de percuter brusquement le bassin du malade pour faire tomber la pierre entre les mors. Le *volume* du calcul peut être si considérable et sa *dureté* si grande, qu'il est nécessaire de frapper au marteau la branche mâle pour le faire éclater. S'il résiste il faut abandonner l'opération et recourir à la taille. Cette même manœuvre est quelquefois nécessaire pour fermer le lithotriteur dont les mors sont incrustés à la fin du broiement. La recherche des fragments broyés doit être minutieuse, car souvent la fragmentation ne porte que sur une des extrémités de la pierre, et l'on est fort étonné de trouver à la fin de l'opération un fragment plus gros qu'à la première prise. Ces fragments se réunissent souvent autour du col ou dans le bas-fond, c'est là qu'il faut aller les rechercher, et ce n'est qu'après avoir bien fouillé tous les coins de la vessie que l'on retire l'instrument.

2° *Évacuation.* — Lorsque la pierre a été bien broyée, ce temps s'exécute facilement, ce qui a fait dire à M. Guyon « l'évacuation, c'est le broiement. » Pour l'évacuatiou, on se sert d'une sonde métallique à mandrin de gros calibre et à grand œil qui est introduite suivant les préceptes classiques; on enlève le mandrin, puis on fait passer dans la vessie par petites doses de 60 à 100 grammes, suivant la tolérance vésicale, plusieurs litres d'eau boriquée en laissant chaque fois revenir le liquide qui entraîne d'abord quelques caillots et la poussière du calcul, l'aspirateur (fig. 95) va faire le reste. Pour cela, la vessie est distendue au moyen d'une solution de nitrate d'argent à 1/1000, jusqu'à tolérance, indiquée par la pression du piston de la seringue; adaptez alors à la sonde l'orifice de l'aspirateur bien rempli de la même solution, il ne reste plus qu'à apppuyer brusquement sur la poche de caoutchouc de cet appareil et la laisser revenir sur elle-même, on voit alors les fragments pénétrer pour tomber au fond du réservoir. Une nouvelle aspiration en amène de même une nouvelle quantité, et en promenant la sonde dans toutes les régions de la vessie, on évacue successivement son contenu. Pendant tout ce temps il faut écouter avec le plus grand soin s'il ne se produit pas un bruit de cliquetis au niveau d'un des orifices de la sonde, cliquetis persistant et indiquant la présence d'un fragment trop volumineux pour être évacué. Ce temps opératoire dure de quatre à cinq minutes. L'aspirateur est ensuite séparé de la sonde, le mandrin est remis en place et la sonde retirée. Dans les cas où l'on soupçonne qu'il est resté un fragment de calcul, on introduit de nouveau le lithotriteur à mors plat, on fait le broiement de ce fragment et une nouvelle aspiration. Il ne reste plus qu'à mettre en place une sonde à demeure qui restera vingt-quatre heures.

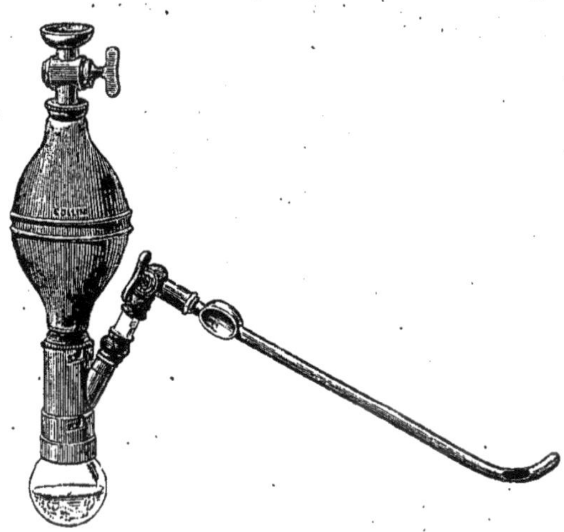
Fig. 93. — Aspirateur de Thompson modifié par M. Guyon.

Un incident se produit fréquemment dans le cours de cette évacuation. En pressant la poche de caoutchouc entre les doigts, le liquide est bien lancé dans la vessie, mais la poche ne revient pas sur elle-même et l'aspiration ne se fait pas; c'est qu'alors la paroi de la vessie est venue se coller sur l'œil de la sonde. Il suffit d'incliner à droite et à gauche le bec de l'instrument pour que tout rentre dans l'ordre. Dans certains cas, l'évacuation n'est pas possible à cause de la sensibilité de la vessie qui se révolte et saigne dès qu'elle est distendue; c'est au lavage seul qu'il faut alors recourir.

Lithotritie chez la femme. — Chez la femme, la lithotritie est plus difficile à cause de l'absence de la prostate, elle est rarement indiquée d'ailleurs, car le calcul peut en général être extrait par les voies naturelles.

Taille. — Dans l'histoire du traitement des calculs, la taille précède la lithotritie, nous verrons, dans un chapitre spécial (chap. xi, p. 793), la description de chacune de ces variétés, successivement pratiquée par le périnée, à travers le rectum ou à travers l'hypogastre. Pour ce qui a trait aux calculs, on ne pratique aujourd'hui qu'exceptionnellement la taille périnéale latérale, « respectueuse des canaux éjaculateurs et largement débridante » (Forgue et Reclus). La méthode de choix, *chez l'homme*, est la *taille hypogastrique*, elle est presque universellement admise à l'heure actuelle. Je ne ferai que signaler la méthode mixte de Dolbeau, reprise récemment par Harrison. Elle consiste à ouvrir la vessie par une boutonnière périnéale et à introduire à travers cette plaie un puissant brise-pierre pour fragmenter le calcul. Cette méthode qui était un réel progrès sur les anciens procédés, n'est plus guère employée depuis que la taille hypogastrique est devenue facile et a créé une large voie d'extraction des calculs entiers et un vaste champ d'exploration, qui ne permet pas de méconnaître le moindre fragment caché dans la vessie. Chez la femme, on pratique la dilatation de l'urèthre ou la taille vésico-vaginale.

Les avantages qu'on reconnaissait à cette méthode étaient l'évacuation parfaite du contenu de la vessie et l'asepsie opératoire complète. Les procédés actuels de litholapaxie remplissent les mêmes indications. Il reste donc à faire le parallèle de ces deux méthodes au point de vue de la mortalité et des suites opératoires. Quels que soient les chiffres que la statistique nous fournit, nous avons à tenir compte de ce fait qu'on applique la taille à des cas particulièrement graves.

Résultats opératoires. — Indications. — La mortalité opératoire envisagée en bloc ne comporte aucun enseignement, car il faut tenir compte des causes de la mort d'une part, et d'autre part du chirurgien qui a opéré. Je préfère donner les résultats de trois opérateurs comme Guyon (1), Tait, Dittel (2), chiffres portant sur la litholapaxie avec ses perfectionnements et sur la taille parfaitement aseptique.

A l'appui de cette façon de faire, je signalerai, par opposition aux 27 pour 100 de mortalité que nous donne en 1886 la taille hypogastrique pour calculs, les résultats de Freyer (3) qui, sur 132 calculs vésicaux, donnent une moyenne de 1 pour 100 de mortalité pour la litholapaxie, et de 2,32 pour la taille. Il est donc certain que les chiffres anciens ne pouvaient servir de document pour éclairer cette question. Dittel, en 1890, a publié les résultats de ses 100 dernières opérations pour calculs vésicaux; la litholapaxie lui a donné 4 morts sur 70 et la taille 5 morts sur 25. Il résulte donc que cette dernière est plus meurtrière que la lithotritie, mais fait intéressant et qui montre bien le peu de valeur des chiffres, en dépouillant soigneusement ces observations, on trouve que les malades qui ont succombé, sauf deux, étaient fatalement voués à une mort certaine quelle que fût l'opération pratiquée. En 1887, M. Guyon avait dans sa statistique une mortalité de 41,6 pour 100 sur 12 tailles périnéales, et de 48 pour 100 sur 19 tailles hypogastriques, alors que la lithotritie ne lui donnait que 5,2 pour 100 de mortalité.

Il résulte de l'ensemble de ces chiffres et peut-être même en tenant compte de la gravité particulière des cas réservés à la taille, que la *méthode de choix* dans le traitement des calculs vésicaux *est la litholapaxie*. Ce n'est pas à dire que la taille doive être bannie; elle reste la seule méthode applicable à un certain nombre de cas, lorsque le volume de la pierre dépasse 6 centimètres si elle est phosphatique, 5 centimètres si elle est formée d'acide urique, la dureté du calcul qui résiste aux mors du lithotriteur le plus puissant, l'état douloureux de la vessie qui ne permet pas une distension suffisante, si elle est appliquée directement sur le calcul très volumineux, d'autre part, la reproduction incessante des calculs secondaires dans une vessie chroniquement enflammée sont autant d'indications de la taille. L'état des reins, que certains

(1) Guyon, Congrès de chirurgie, p. 58, 1886.

(2) Dittel, *Wiener med. Wochenschrift*, 1888, p. 137 et suiv., et *Wiener klinische Wochenschrift*, 1890, p. 87.

(3) Freyer, *Brit. med. Journal*, 1887, t. II, et 1889, t. II, p 811.

chirurgiens regardent comme une contre-indication à la lithotritie, aggrave tout aussi bien le pronostic de la taille, puisque nous voyons la mortalité par lésion rénale atteindre 90 pour 100. En dehors de ces cas, c'est à la lithotritie qu'il faudra recourir. S'il existe des lésions vésicales les indications deviennent particulièrement difficiles, et il faut tenir compte de la résistance du sujet, de l'état des voies digestives, du degré d'altération des reins, avant de se décider à l'une ou l'autre intervention. Quant aux calculs développés autour de corps étrangers, nous verrons dans le chapitre suivant la thérapeutique à leur opposer.

Chez la femme, les méthodes de traitement sont un peu différentes. La dilatation uréthrale, la taille vésico-vaginale, constituent les deux méthodes de choix, car la taille uréthrale et la taille vestibulaire de Lisfranc sont abandonnées. Les indications de ces deux opérations paraissent simples; les petits calculs peuvent être extraits par l'urèthre dilaté, les calculs de moyen volume sont justiciables de la taille vésico-vaginale ou de la lithotritie.

La lithotritie chez la femme étant particulièrement difficile, la taille vésico-vaginale au contraire très facile, je conseillerais volontiers cette dernière opération à tous ceux qui ne sont pas expérimentés dans l'art des lithotrities. Dans les cas où la vessie est saine, on fera la suture immédiate de la plaie vésico-vaginale, qui a du reste une tendance naturelle à la cicatrisation. Si la vessie est infectée chroniquement, ses parois épaisses et dures, on pourrait à la rigueur abandonner quelque temps la plaie à elle-même, en appliquant à la vessie le traitement des cystites douloureuses.

CHAPITRE VIII

CORPS ÉTRANGERS DE LA VESSIE

On réserve le nom de corps étrangers de la vessie aux corps solides venus de l'extérieur, qui ont pénétré dans cet organe. Les calculs venus des reins, ou développés de toutes pièces dans la cavité vésicale, ne sont pas compris parmi les corps étrangers vésicaux.

Les voies d'introduction des corps étrangers dans la vessie sont le canal uréthral et les ouvertures anormales du réservoir urinaire.

Dans le premier cas, ils sont introduits, soit dans un but thérapeutique, soit dans le cours des manœuvres d'onanisme. Dans le second cas, ils ont pénétré soit par effraction à la suite d'un traumatisme, soit grâce à l'inflammation d'un organe voisin qui s'est mis en communication avec la vessie par l'intermédiaire d'une perforation ou d'un trajet fistuleux. Au point de vue du mécanisme de la pénétration, on peut donc classer ces corps étrangers en 4 grandes catégories :

I. Les corps étrangers introduits par les voies naturelles, dans un but thérapeutique ;

II. Les corps étrangers introduits dans un but d'onanisme ;

III. Les corps étrangers venus du dehors par effraction, à la suite d'un traumatisme ;

IV. Les corps étrangers venus des organes voisins, par l'intermédiaire d'une perforation ou d'un trajet fistuleux.

I. *Corps étrangers introduits dans la vessie dans un but thérapeutique.* — Ces corps étrangers sont en général des instruments chirurgicaux, sondes, bougies entières ou fragmentées, laminaires, morceaux de lithotriteurs, ou d'autres instruments métalliques rompus dans le cours des manœuvres intra-vésicales, mais souvent aussi ce sont des objets allongés quelconques, dont nous ferons l'énumération plus loin, que le malade introduit lui-même dans le but de faciliter une miction difficile ou de dilater un rétrécissement réel ou imaginaire. Ce dernier cas se présente réellement, mais moins souvent qu'on ne serait tenté de le croire si on avait une entière confiance dans les malades qui préfèrent évidemment appartenir à cette première classe qu'à la seconde.

Les sondes ou bougies de petit calibre peuvent, si on les abandonne, disparaître dans la fosse naviculaire sous l'influence d'un mouvement intempestif du malade ou d'un début d'érection. Le plus souvent, dans ce cas, si elles pénètrent dans la vessie, c'est à la suite de tentatives d'extractions maladroites. Les bougies conductrices armées ont une fâcheuse tendance à se séparer de leur armature, pour peu qu'elles ne soient pas en très bon état, par suite des courbures qu'elles subissent et des ruptures qui se produisent au niveau du bord de l'armature. Les sondes ou bougies de gomme peuvent se rompre dans l'urèthre si leur tissu n'est pas suffisamment résistant. Les sondes de Nélaton s'altèrent rapidement, sous l'influence des changements de température, elles deviennent alors très cassantes et peuvent se briser dans l'urèthre. Parmi les instruments métalliques qui se rompent dans la vessie, citons les lithotriteurs, les explorateurs métalliques.

II. *La deuxième catégorie comprend les corps étrangers introduits dans l'urèthre, sous l'influence d'une aberration du sens génital.* — Leur variété est à peu près infinie : chez l'homme ce sont ordinairement des objets rigides, allongés et arrondis ; chez la femme, ce sont surtout des épingles à cheveux que, par une bizarrerie connue, les femmes choisissent généralement comme objet de masturbation.

III. *Corps étrangers venus du dehors par effraction à la suite d'un traumatisme.* — Ce sont, dans ces cas, des projectiles, des boutons de vêtement, et plus fréquemment encore des morceaux d'étoffes entraînés par les projectiles. Des esquilles osseuses, qui pénètrent dans la vessie à la suite d'une fracture du bassin, par chute ou écrasement, appartiennent à la même catégorie (nous avons signalé le cas si connu de ce malade qui rendit par l'urèthre des fragments de sa tunique qui avaient été entraînés par un projectile dans le rein).

IV. — *Corps étrangers venus des organes voisins par l'intermédiaire d'une perforation ou d'un trajet fistuleux.* — Du vagin viennent les pessaires qui peuvent perforer la cloison vésico-vaginale, et pénétrer dans la vessie ; du rectum, des matières fécales, des débris alimentaires, des vers intestinaux ; du bassin, des fragments fœtaux, des débris des kystes dermoïdes (cheveux, dents), des hydatides et des séquestres osseux consécutifs à un abcès de l'os iliaque (Tuffier).

Anatomie et physiologie pathologiques. — *Mode de progression des corps étrangers qui pénètrent par l'urèthre.* — Bien des opinions diverses ont été émises sur ce sujet. Civiale disait que les corps qui viennent du méat se dirigent vers la vessie et que ceux qui viennent de la vessie se dirigent vers le méat. Ségalas et Bron (1) admettent que les corps allongés ont une tendance à pénétrer, et que les corps ronds ont au contraire une tendance à sortir. Pitha admet une vertu aspiratrice de l'urèthre. Toutes ces théories sont bien insuffisantes; celle de Kauffman (2), au contraire, est très logique. Il remarque que les corps étrangers sont introduits dans l'urèthre par leur extrémité mousse, lisse, arrondie; l'autre extrémité étant en général pointue ou rugueuse. Si le corps, par suite de maladresse, disparaît en entier dans l'urèthre, son extrémité rugueuse s'arc-boute sur la paroi uréthrale, tandis que l'extrémité lisse progresse facilement, les mouvements alternatifs d'érection et de rétraction de la verge font ainsi peu à peu progresser le corps étranger vers les profondeurs. Dès que son extrémité a pénétré dans la vessie, elle n'y éprouve plus aucune résistance, et les musculatures péri-uréthrale et prostatique le précipitent dans la cavité vésicale. Kauffmann ajoute enfin, avec beaucoup de raison, que le plus souvent les tentatives maladroites d'extraction du corps étranger le repoussent de plus en plus en arrière.

Situation qu'occupe le corps étranger dans la vessie. — Des travaux de M. Guyon (3) et de Henriet (4), il ressort que le diamètre transversal de la vessie, situé au milieu de la distance qui sépare le sommet de la vessie de son col, mais un peu plus près de ce dernier, est le plus constant des diamètres vésicaux. Il est le plus grand quand la vessie est vide, et le plus petit quand elle est pleine; c'est le seul diamètre qui permette le séjour des corps étrangers dans la vessie vide, pourvu qu'ils ne dépassent pas une longueur de 10 centimètres. Les corps de 12 centimètres occupent un diamètre vertical, oblique, si bien qu'une de leurs extrémités vient s'arc-bouter dans le voisinage du col. Les corps plus petits, de 6 à 8 centimètres, peuvent occuper la même situation ou une position encore plus indéterminée quand la vessie est distendue; c'est dans la vessie vide ou peu remplie qu'ils se placent le plus volontiers dans le sens du diamètre transversal. Les corps légers peuvent flotter dans la vessie si leur poids spécifique et la distension vésicale le permettent. Les corps creux comme les boules de sonde occupent généralement le bas-fond vésical.

Évolution des corps étrangers dans la vessie. — Certains corps étrangers très friables se dissolvent en partie dans l'urine, et se réduisent en très petits fragments qui peuvent être expulsés sans que le malade s'en rende compte.

Lorsque ces corps restent dans la vessie, deux cas peuvent se présenter : ou ils provoquent des cystites simples, ou, par la compression prolongée qu'ils exercent sur la paroi vésicale, ils déterminent une ulcération qui aboutit à une perforation et consécutivement à une péricystite avec phlegmon péri-vésical

(1) BRON, *Des injections limitées et de la migration des corps solides et liquides dans l'urèthre. Lyon médical*, 27 avril 1884.
(2) KAUFMANN, *Verletzungen und Krankheiten der männlichen Harnröhre. Deutsche Chir.*, 50.
(3) GUYON, *Cliniques*, 1885, p. 785.
(4) HENRIET, *Annales des maladies des organes génito-urinaires*, avril 1884.

à travers lequel le corps étranger est susceptible d'être éliminé. Dans les cas de fistules vésico-intestinales, il s'agit le plus souvent d'un cancer de l'*S* iliaque adhérent à la vessie et ayant peu à peu ulcéré ses parois. Dans 2 cas de fistules vésico-intestinales que nous avons examinés, il s'agissait de perforations cancéreuses par propagation. Il est intéressant de faire remarquer que ces fistules, qui apportent dans la vessie des matières chargées au plus haut chef de micro-organismes infectieux, ne déterminent pas constamment des cystites, et, à cet égard, M. Guyon me disait avoir rencontré deux malades ayant autrefois subi la taille recto-vésicale, et chez lesquelles il persistait une fistule amenant d'une manière intermittente des matières fécales dans la vessie ; ces malades n'avaient pas de cystite.

Les corps qui séjournent un certain temps dans la vessie, souvent même un temps très court, ne tardent pas à s'incruster de sels calcaires. Dans un cas, vingt-quatre heures après la rupture de l'extrémité d'une sonde dans la vessie, un malade se présentait à nous, et l'extraction par les voies naturelles faisait constater des incrustations de substance blanche, phosphatique, sur l'extrémité rompue. Ces incrustations suivent une évolution en général constante : elles commencent sur la partie la plus large du corps étranger et s'étendent de là vers ses deux extrémités; ces dernières restent incomplètement recouvertes et, lorsqu'elles sont fines et acérées, s'il s'agit de pointes d'aiguille par exemple, les extrémités restent nues, alors même que le calcul est volumineux, et menacent la paroi vésicale.

Symptômes. — Au point de vue clinique, les accidents déterminés par le séjour de ces corps étrangers sont très variables : en général ils sont d'autant plus légers que le corps est plus souple. C'est ainsi que Chopart rapporte l'observation d'un malade qui avait une bougie rompue dans la vessie et qui n'en continua pas moins à monter à cheval pendant plusieurs mois. A cette période de tolérance font généralement suite des accidents qui rappellent ceux que nous avons décrits à propos des calculs de la vessie, à tel point qu'on rencontre des calculs au centre desquels on trouve une partie dure qui s'engrène dans les mors du lithotriteur et qui n'est autre que le corps étranger ; c'est qu'en effet ces accidents coïncident avec la formation autour du corps souple de dépôts phosphatiques qui l'enrobent plus ou moins, et en forment en somme un calcul de la vessie. Dans les cas où le corps étranger est dur, acéré à ses extrémités ou rugueux et de petit volume, il détermine d'emblée des symptômes non équivoques : douleurs spontanées, accentuées par le mouvement et devenant plus vives à la fin de la miction, plus rarement elles s'accompagnent des hématuries terminales. Les urines restent normales pendant un certain temps, puis elles deviennent purulentes en même temps que des phénomènes de cystite se manifestent par la triade symptomatique : fréquence, douleurs et pyurie.

L'état douloureux peut devenir extrême, et c'est alors que nous voyons le malade réclamer une intervention.

Dans certains cas, les phénomènes du début peuvent s'amender avec la formation des calculs ; il s'agit de ces corps étrangers acérés qui s'enrobent de phosphates et blessent alors moins facilement la paroi vésicale.

Lorsque le corps étranger est devenu un véritable calcul, il peut séjourner des mois et des années dans cet état; si, au contraire, une de ses extrémités reste acérée, il provoque des accidents d'ulcérations, de perforations de la vessie. L'histoire de la malade de Morgagni est intéressante à cet égard : Une jeune fille se présente avec une fistule uro-purulente de l'hypogastre; on fait un débridement et l'on trouve une pointe d'aiguille; la malade nie toute espèce d'habitude d'onanisme et ce n'est que devant la constatation du corps du délit qu'elle finit par avouer qu'elle avait introduit cette aiguille dans le méat et qu'elle l'avait laissé fuir dans la vessie; l'aiguille s'était incrustée de phosphate et sortait par l'hypogastre sous forme d'une pointe acérée émergeant d'un gros calcul phosphatique.

Diagnostic. — Le diagnostic des corps étrangers vésicaux repose tout d'abord sur l'interrogatoire du malade. Cet interrogatoire est difficile et ses résultats sont souvent peu précis à cause de la tendance qu'ont les malades à cacher une partie de la vérité pour ne pas avouer le bizarre penchant auquel ils ont obéi. Avant tout, il importe de savoir : 1° la nature et les dimensions du corps étranger; 2° depuis quand il a été introduit dans la vessie.

Deux cas peuvent se présenter : ou le malade indique lui-même le corps du délit, il vient de se briser une sonde dans la vessie; alors le diagnostic s'impose, il n'y a plus qu'à rechercher d'après la nature, la durée du séjour, le traitement à appliquer; ou bien le malade se présente avec des symptômes de cystite et de calcul et se garde bien de faire l'histoire de sa maladie; c'est alors l'exploration seule qui permet le diagnostic.

Trois procédés d'exploration s'offrent dans ce but au chirurgien : 1° la palpation de la vessie; 2° l'exploration métallique; 3° l'examen cystoscopique.

La *palpation vésicale* donne surtout de bons résultats chez la femme; elle permet souvent de se rendre compte de la position qu'occupe le corps étranger; elle se fait à l'aide d'un doigt introduit dans le vagin, pendant que l'autre main palpe la région sus-pubienne.

L'*exploration métallique* est indiquée dans la recherche des corps durs ou incrustés; elle est moins précise lorsqu'elle s'adresse aux petits corps mous tels que des morceaux d'éponge, les pelotons de fil, les morceaux de cire, les boules de sonde, dont le contact peut être confondu avec celui de la paroi vésicale. Il faut alors une main exercée pour arriver au diagnostic; heureusement que, dans ces cas, les malades avouent d'emblée la présence du corps étranger, sa forme, ses dimensions. Lorsque le corps étranger est de consistance ligneuse, le contact du cathéter métallique donne une sensation spéciale qui se rapproche de celle que nous constatons dans le cas de calculs phosphatiques et l'on peut ainsi délimiter nettement le volume, la forme et la situation de l'objet, enfin, un bruit métallique tout spécial révèle la présence de corps étrangers de cette nature. Lorsqu'ils sont enrobés de phosphates, l'exploration métallique fait constater tous les signes d'un calcul.

L'exploration par le lithotriteur est surtout utile dans les cas d'objets de petit volume qui pourraient échapper au cathéter métallique; la manœuvre que nous avons étudiée à propos des calculs, qui consiste à tenir le lithotriteur ouvert dans le bas-fond de la vessie, accompagnée de la percussion du bassin du malade, permet de retrouver des petit fragments de sonde contenus dans la cavité vésicale.

Nous voyons donc qu'on peut ainsi arriver à trouver le volume, la forme, la situation, et même reconnaître la couche de phosphate plus ou moins épaisse qui englobe la cause primitive des lésions.

L'*examen cystoscopique* donne les résultats les plus remarquables; le corps étranger est reconnu, vu en position, ce qui rend faciles les tentatives ultérieures d'extraction. Les cas dans lesquels le cystoscope a rendu de pareils services dans la découverte des corps étrangers ne sont pas rares et ils le deviendront encore moins. Fillenbaum et Antal ont vu ainsi un cathéter de Nélaton, Nicoladini une épingle, Dittel un morceau de cire à cacheter, Burckhardt une bougie et des fils de soie provenant de la suture d'une taille vésicale, enfin Janet et nous (¹) avons observé une épingle à cheveux incrustée et phosphatée, implantée par ses pointes dans la paroi de la vessie d'une jeune fille. Cet examen nous a permis d'en faire l'extraction par les voies naturelles et sous le regard (fig. 96).

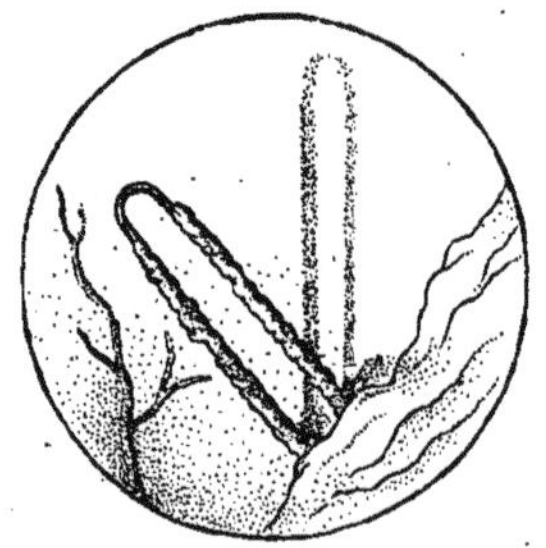

FIG. 96. — Épingle à cheveux implantée dans la muqueuse vésicale vue à l'endoscope. — Vaisseaux de la muqueuse. (Tuffier et Janet.)

Traitement. — Le chirurgien peut être en présence de deux cas différents : ou bien le corps étranger vient d'être introduit, il y a alors à tenir compte de sa nature, de sa forme, pour en tenter l'extirpation; ou bien on a affaire à un malade dont le corps étranger date d'un temps assez éloigné pour qu'on soit certain qu'il y a autour un dépôt phosphatique. Il faut alors tenir compte de deux facteurs : 1° du calcul proprement dit; 2° de la nature de son noyau.

Chez la femme, la dilatation énorme que l'on peut faire subir au canal de l'urèthre permet toujours l'extraction d'un corps étranger récent par les voies naturelles. Il n'en est pas de même chez l'homme et on peut être conduit chez lui à pratiquer la taille sus-pubienne pour enlever un corps étranger même récent qu'on n'aura pu extraire par la voie uréthrale.

La forme du corps étranger, ses dimensions et sa consistance sont indispensables pour établir le choix du procédé d'extirpation. Les renseignements fournis par le malade, l'exploration vésicale par le palper et par la sonde, enfin l'examen endoscopique de la cavité vésicale, fournissent à cet égard toutes les notions désirables.

Si le corps est relativement dur, mais friable comme la cire à cacheter, les pierres tendres, les graines, voire même les sondes très cassantes, il est indiqué de recourir au lithotriteur qui réduit ces corps en poussière et permet leur extraction complète par le canal uréthral et l'aspiration.

Si le corps étranger n'est pas cassant, s'il s'aplatit au lieu de se rompre, ce qui arrive pour les objets en bois et les morceaux de sonde, il néces-

(¹) TUFFIER et JANET, *Annales génito-urinaires*, 1889.

site la taille dans la plupart des cas, le lithotriteur ne peut que difficilement en avoir raison, car, dans ce cas, les débris de bois peuvent obstruer les mors, les empêcher de se refermer et emprisonner le bec de l'instrument dans la vessie. Pour parer à cet inconvénient, Caudmont a fait construire un lithotriteur spécial dont la branche mâle porte un sécateur qui forme ciseau en se rencontrant avec une lame de même forme portée par la branche femelle. Cet instrument peut couper un objet de bois en plusieurs fragments et en faciliter ainsi l'extraction. Mais cette opération est toujours difficile et peu sûre ; il est préférable, avant d'y avoir recours, de chercher à saisir le corps étranger par une de ses extrémités et à l'amener ainsi à l'extérieur. Cette intervention est toujours pénible ; néanmoins, il est quelquefois possible de la mener à bien à l'aide d'un simple lithotriteur qui agit alors à la façon d'une pince. Comme les corps étrangers ont dans la vessie une position nettement définie, comme ils occupent presque toujours son diamètre transversal, il faut chercher à saisir leur extrémité dans les régions latérales de la vessie aux extrémités mêmes de ce diamètre transversal. Mais, dans bien des cas, le

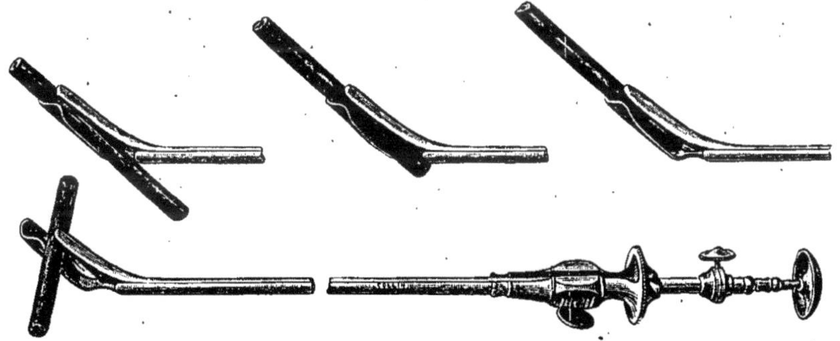

Fig. 97. — Redresseur de Collin.

corps étranger saisi de cette façon, même très près de son extrémité terminale, a encore une tendance à se placer en croix avec l'axe du lithotriteur, ce qui rend son extraction impossible. C'est pour lutter contre cet inconvénient qu'ont été inventés les instruments dits redresseurs. Ces instruments ont pour principe de saisir le corps étranger en travers, puis de le faire pivoter de manière à le ramener dans une direction parallèle à l'axe de l'instrument. Citons, parmi ces appareils, ceux de Leroy d'Étiolles, de Mathieu, de Robert et Collin. La figure 97 suffit à rendre compte de la manœuvre de l'ingénieux redresseur à bascule de M. Collin.

Si le corps étranger est susceptible de se plier sans se rompre, il est indiqué de chercher à le saisir en un point quelconque de son étendue et de replier l'une sur l'autre les deux parties ainsi limitées. C'est le procédé de choix pour l'extraction des fines bougies et des épingles à cheveux.

Pour les bougies conductrices égarées dans la vessie, un simple crochet monté sur une tige flexible peut suffire (fig. 98). Ce crochet est introduit dans la vessie et promené dans tous les sens jusqu'à ce qu'il accroche la bougie ; on le retire alors à soi en entraînant cette bougie qui se plie en deux pendant la traversée du col vésical et de l'urèthre. M. Guyon a fait construire un instrument de ce genre qui lui a permis d'extraire facilement une bougie conductrice perdue dans la vessie d'un malade. Si l'on craint de forcer le col vésical en le contraignant à opérer la plication d'un objet trop rigide, il faut se servir d'un instrument capable de plier cet objet à lui seul. C'est dans ce but qu'ont été construits les plicateurs de Leroy d'Étiolles et de Mercier. La branche mâle de ces instruments saisit la sonde et la plie en deux en la forçant à s'engager dans une large fente qui part de la branche femelle. Leroy d'Étiolles a fait également construire un appareil destiné à l'extraction des épingles à cheveux dans la vessie des femmes. Cet appareil est basé sur les mêmes principes que les précédents; il se compose d'une tige armée d'un crochet à son extrémité. Cette tige glisse dans un porte-gaine métallique. Le crochet saisit une des branches de l'épingle, et en rentrant dans sa gaine il force cette épingle à se replier sur elle-même, et il l'entraîne avec lui sous la cavité de l'instrument.

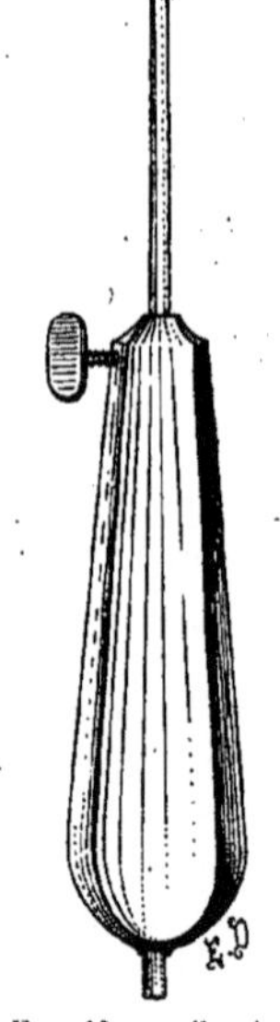

FIG. 98. — Crochet pour extraction des corps étrangers.

L'endoscopie peut offrir des ressources considérables pour faciliter l'extraction des corps étrangers de la vessie. Grâce à elle, on obtient des renseignements si précis de la position de ces corps, qu'il devient facile de les saisir ultérieurement comme on le désire, après avoir retiré l'endoscope et l'avoir remplacé par un instrument de forme appropriée. Bien plus, il peut même permettre de saisir le corps étranger sous le regard avec un crochet introduit dans la vessie parallèlement à son axe. C'est ce procédé que nous avons utilisé pour extraire une épingle à cheveux (fig. 96).

Ce genre d'opérations n'est guère possible que chez la femme, à cause de la difficulté qu'on éprouverait à introduire simultanément chez l'homme un cystoscope et un autre instrument parallèle. Néanmoins, le nouveau cystoscope à pince de Nitze ([1]) pourra probablement, dans certains cas, permettre ce genre d'opération chez l'homme.

Si le corps étranger, même récent, ne peut être extrait par aucun des procédés cités plus haut, il ne faut pas hésiter à pratiquer la taille sus-pubienne, plutôt que de risquer de blesser la vessie par des manœuvres violentes et trop souvent répétées. Néanmoins, il nous semble que ce n'est que chez l'homme qu'on est autorisé à recourir à cette extrémité. Et dans ce cas, la suture totale de la vessie et une réunion complète de la plaie nous semblent le traitement consécutif qui s'impose.

Si le corps étranger est ancien, s'il est déjà incrusté d'une épaisse couche calcaire, il faut commencer par l'en débarrasser par un broiement de cette

([1]) Voyez *Annales des maladies des organes génito-urinaires*, décembre 1891.

écorce à l'aide du lithotriteur. Ainsi ramené à sa forme première, il peut ensuite être extrait comme un corps étranger récemment introduit; une séance d'aspiration suffit ensuite à expulser les débris de calcul auquel il servait de noyau. Dans ce cas, le broiement de l'écorce et l'isolement complet du corps étranger peuvent être pénibles ou même impossibles; aussi est-on plus fréquemment conduit à pratiquer la taille pour les corps étrangers anciens que pour les récents.

Le traitement de la vessie après l'extraction du corps étranger ne présente rien de particulier; c'est le traitement déjà étudié de la cystite, des suppurations purulentes et des fistules vésico-rectales et vésico-vaginales.

CHAPITRE IX

TUMEURS DE LA VESSIE

Les néoplasmes de la vessie furent longtemps du seul ressort de l'anatomie pathologique, et les traditions anciennes sur la gravité des plaies vésicales faisaient repousser toute tentative chirurgicale pratiquée dans le but d'extirper ces tumeurs. Après que Frère Come eut réglementé la taille, Varner (1750) enleva bien un polype vésical, mais ce sont les recherches de Civiale et de Leroy d'Étioles qui permirent d'extirper les tumeurs au moyen d'un porte ligature ou du trilabe.

Ce n'étaient là que des essais. Les progrès de la méthode antiseptique moderne permirent seuls d'aborder chirurgicalement ces néoplasmes.

Les succès de Billroth, Volkmann et Kocher (1875), nous montrèrent tout le parti qu'on pouvait tirer de la taille hypogastrique réhabilitée à cet effet. En même temps de nouvelles études cliniques s'imposèrent, elles furent exclusivement faites en France par l'école de Necker et c'est à M. le professeur Guyon que nous sommes redevables de bien connaître aujourd'hui les symptômes et le diagnostic de ces tumeurs; c'est l'enseignement de notre maître que nous nous efforcerons de reproduire dans ce chapitre.

Geza von Antal, *Wiener med. Wochenschrift*, 1885, p. 1117 et 1212. — Barling, *Annals of surgery*, 1889, t. X. — Bazy, *Bull. méd.*, 1889, p. 67. — Fenwick, *Pathological Soc. of London*, 1888, p. 171-178, et *Brit. med. Journ.*, 1889, t. I, p. 952 et 1201. — Féré, *Progrès médical*, 1884. — Grunfeld, *Wiener med. Presse*, 1885, p. 138 et 1285. — Guterbock, *Krankheiten der Harnblase*. Leipzig und Wien, 1890. — Guyon, *Leçons clin.*, 1885. — Hache, art. Vessie du *Dict. Dechambre*. — Harrison, *Med. Times and Gaz.*, 1885, t. II, p. 142. — Hasenclever, Inaugural dissert. Berlin, 1880. — Bazy et Jamin, art. Vessie du *Dict. Jaccoud*. — Kümmel, *Sammlung klin. Vorträge*, nos 267 et 268. — Küster, *Centr. f. Chir.*, 1888. — Nitze, *Arch. für klin. Chir.*, t. XXXVI. — Phineas o' Conner, *Annals of surg.*, 1890, t. XII, p. 1. — Pousson, Thèse de Paris, 1884, et *Annales génito-urinaires*, 1885, p. 528. — Rollin, Thèse de Paris, 1885. — Southam et Railton, *Med. chronicle*. Manchester, mai 1889. — Sabatier, *Revue de chirurgie*, 1885, p. 575 et 672. — Stein, *New-York med. Record*, 1885, t. XXVII, p. 281. — Thompson, Traduction Jamin. Paris, 1885. — Witehead, *Lancet*, 1883, t. II, p. 582, 629, 675. — Zausch, Inaugural dissert. Munich, 1887.

Anatomie pathologique. — Les tumeurs de la vessie présentent de nombreuses variétés histologiques et des modalités cliniques différentes. Au point de vue histologique elles ont été étudiées par Kuster et par Barling. Les *tumeurs bénignes* sont le papillome, le myxome, le fibrome, le myome. Les *tumeurs malignes* sont représentées par le *carcinome* (encéphaloïde, squirrhe colloïde), l'*épithéliome* (cylindrique, pavimenteux lobulé ou tubulé), enfin par le *sarcome* avec ses trois variétés, embryonnaire, fuso-cellulaire et mélanique.

Avant d'étudier chacune de ces variétés, voyons leurs caractères communs qui priment toute leur histoire. Leur *siège* de beaucoup le plus fréquent est le segment inférieur de la vessie et surtout la région du trigone; d'ailleurs c'est dans cette région qui mériterait le nom de *zone pathologique*, que se localisent le plus volontiers les altérations vésicales. Plus rarement, elles siègent sur les parties latérales et exceptionnellement sur la face antéro-supérieure. Cette localisation a son importance, car la région du col et du trigone est difficilement accessible et la présence des orifices urétéraux rend périlleuse toute manœuvre à ce niveau. Voici à cet égard les chiffres que donne Fenwick pour les papillomes.

Au niveau de l'orifice de l'uretère droit.	45 pour 100.
Au niveau de l'orifice de l'uretère gauche.	26 —
Région inter-urétérienne.	10 —

La *forme* de ces tumeurs est variable, les tumeurs bénignes sont généralement arrondies, souvent polypiformes ou effilées, les tumeurs malignes sont plus généralement étalées en surface. Il est rare que les unes ou les autres atteignent un volume considérable, exceptionnellement on a signalé des tumeurs du volume d'une tête de fœtus; la grande majorité présente la grosseur d'une cerise ou d'une noix, plus rarement le volume d'un œuf. Très fréquemment on trouve des tumeurs malignes multiples et indépendantes, contrairement à ce qui a lieu dans les autres organes.

Leurs *rapports* avec la paroi vésicale sont du plus haut intérêt au point de vue de l'intervention. La tumeur peut être *implantée*, *pédiculée*, *sessile* ou *infiltrée*. Dans le premier cas, c'est un véritable polype facile à extirper; dans le second, la base d'insertion est large et nécessite une résection notable de la paroi. En cas d'infiltration, l'ensemble des tuniques de la vessie est envahi par le néoplasme autour de la base d'implantation et il est difficile de prévoir à quelle distance s'étend la zone malade, car, comme dans toutes les tumeurs malignes, la zone d'infiltration larvée dépasse la zone d'infiltration apparente (Guyon); cependant le processus néoplasique serait souvent limité dans la profondeur par une couche de graisse qui l'isolerait (Clado) : d'ailleurs toutes les tuniques de la vessie peuvent être le point de départ d'une tumeur de l'organe. Quant à la fréquence comparée de chacune de ces dispositions, elle est difficile à établir. Le relevé des observations actuellement publiées tend à faire renverser l'ancienne proportion établie en faveur des tumeurs bénignes, et il semble que l'épithélioma soit la variété la plus fréquente (1).

(1) Fenwick, *Brit. med. Journal*, 1889, t. I, p. 992 et 1201.

Voyons maintenant les traits principaux de chaque variété de néoplasme.

Papillomes. — Les *papillomes* se présentent sous forme de *tumeurs villeuses* ou de *tumeurs papillaires*. Les *tumeurs villeuses*, décrites par Virchow sous le nom de fibromes papillaires, seraient, d'après Kuster, les plus fréquentes ; mais il faut savoir que la plupart des tumeurs de la vessie tendent à prendre cette forme, et Rokitansky décrivait un cancer villeux. Il faut réserver le nom de polype villeux aux tumeurs exclusivement composées de villosités. Ces productions souvent multiples forment des bouquets, des houppes molles qui s'étalent sur une surface plus ou moins étendue de la vessie ; elles flottent dans le liquide sous l'aspect de touffes de chevelu plus ou moins long. Chaque

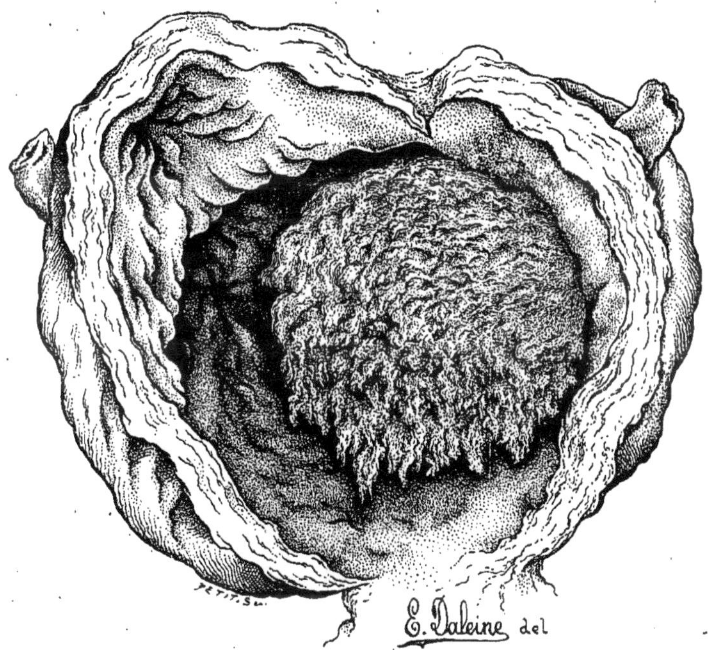

Fig. 99. — Tumeur villeuse. (Musée Dupuytren.)

arborisation est constituée par un capillaire à parois minces, analogue à l'anse vasculaire d'une villosité intestinale, un stroma fibreux ou musculaire plus ou moins épais, et une couche épaisse de l'épithélium polymorphe de la vessie. Ces villosités en s'accollant forment des tubes bordés de cellules épithéliales qui, à la coupe, donnent l'aspect d'un épithéliome. La base de ces polypes n'est généralement pas infiltrée, ce qui rend leur guérison possible après extirpation.

La *tumeur papillaire* est plus rare. Elle peut être unique ou multiple. Sa forme est arrondie ; elle a le volume d'un pois, d'une noisette ; elle est plus souvent implantée que pédiculée. Sa surface est souvent granuleuse, mais sa consistance est ferme ; elle ne présente pas la friabilité de l'épithéliome. Elle diffère de la variété villeuse par un stroma beaucoup plus épais, stroma composé de tissu fibreux ou de tissu musculaire lisse; quelquefois même au milieu de ce tissu, on trouve des éléments embryonnaires (Thompson), des cellules migratrices (Kuster). La présence de papillomes vésicaux a été l'objet de discussions sur leur origine; nous savons actuellement qu'il n'est pas besoin de surfaces pourvues normalement de papilles pour donner lieu à des papillomes, et c'est plutôt aux conditions physiques constituées par une cavité remplie de liquide qu'il faut attribuer leur forme spéciale. D'ailleurs la présence de papilles au niveau du trigone est admise par nombre d'auteurs. La vascularisation de ces tumeurs et l'étranglement de leurs vaisseaux par la

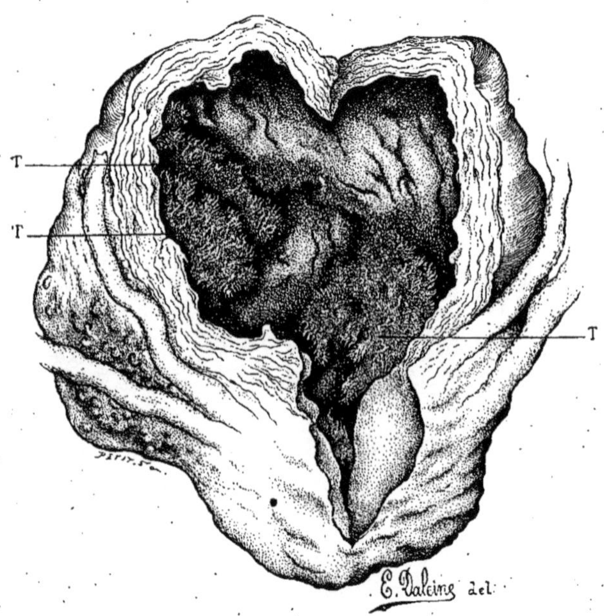

Fig. 100. — Tumeurs papillaires. (Musée Dupuytren.)

couche musculaire de la vessie expliquent également les hémorrhagies profuses qu'elles provoquent. Ces tumeurs villeuses végètent lentement, quelques-unes de leurs végétations peuvent se rompre spontanément, elles s'incrustent quelquefois de sels calcaires et deviennent l'origine de calculs. Quant à leur fréquence, je dois dire qu'un grand nombre de prétendus papillomes ne sont, après examen microscopique, que des épithéliomes; aussi est-il nécessaire de bien les examiner avant de conclure à la bénignité de l'affection.

Myxomes. — Beaucoup plus rares que les papillomes, ils sont souvent pédiculés, multiples, mous, siégeant au voisinage du col et peuvent pénétrer dans le canal de l'urèthre, semblables aux polypes muqueux des fosses nasales. Leur structure est celle des tumeurs papillaires avec infiltration du stroma par une substance gélatineuse formé de cellules étoilées, renfermée entre les mailles du tissu conjonctif; leur évolution est rapide, et on les rencontre le plus souvent dans le jeune âge.

Fibromes. — Ce sont des tumeurs rares (2 cas), en général sessiles ou pédiculées et présentant la structure des fibromes en général. Fenwick ([1]) a signalé un fait curieux de coexistence d'un fibrome et d'un carcinome de la vessie.

Myomes. — Les myomes vésicaux considérés par Virchow comme des émanations de la prostate peuvent se développer aux dépens de la vessie; deux examens anatomiques de Belfield rendent le fait indiscutable, ce sont en général des myomes purs ou des fibro-myomes. Ils proéminent dans la vessie, mais ils sont susceptibles de faire saillie à l'extérieur et M. Polaillon ([2]) a vu un cas où la tumeur avait acquis le volume d'une tête de fœtus et avait été prise même pendant l'opération pour un fibrome utérin.

Sarcomes. — Fenwick ([3]) en a rassemblé 50 observations. Chez l'enfant, ces tumeurs sont multiples, généralement polypeuses, quelquefois sessiles ou subsessiles. Chez l'adulte, elles sont uniques et bien plus souvent sessiles. Pédiculées dans 10 pour 100 des cas, elles peuvent acquérir le volume d'une tête de fœtus. La variété globo-cellulaire est plus fréquente (34,5 pour 100) que la variété fuso-cellulaire (17 pour 100). En général le tissu est du sarcome pur, Shattock ([4]) a signalé un cas d'enchondrome mixte enlevé par Thompson, enfin Fenwick a trouvé des papillomes villeux dégénérés en sarcomes.

Carcinomes. — Épithéliomes. — Nous confondrons dans une même description ces deux variétés anatomiques distinctes mais cliniquement inséparables. Elles peuvent être consécutives à une altération de même nature développée dans le rectum, l'utérus ou la prostate; autrefois même leur présence dans la vessie était regardée comme toujours secondaire, et il est certain que, chez l'homme, des tumeurs de la région du col peuvent prendre origine dans l'élément glandulaire prostatique. Leurs noyaux contenant des fibres musculaires et leur épithélium cylindrique peu élevé devenant cubique dans les culs-de-sac et rappelant ainsi la disposition des glandes intra-prostatiques permettent de les distinguer. Le cancer primitif de la vessie est maintenant bien démontré et il peut revêtir la forme d'épithéliome ou de carcinome.

Dans un bon mémoire, Barling ([5]) en a réuni 74 cas. Les deux variétés qu'il a rencontrées sont l'épithéliome (47 cas), et le cancer alvéolaire (27 cas). Ce sont des tumeurs saillantes, irrégulièrement arrondies, siégeant sur le trigone ou le bas-fond, largement implantées et envoyant des racines plus ou moins loin dans l'épaisseur des tuniques de la vessie. Leur surface est granuleuse, quelquefois ulcérée; rarement elles se présentent sous forme d'ulcérations analogues à ce que nous voyons pour le cancroïde par exemple. Ces tumeurs sont assez dures, mais friables, leur base infiltrée se reconnaît à une induration qui contraste avec la souplesse des parois vésicales. Souvent elles sont multiples, on en rencontre deux ou trois de volume différent ([6]).

([1]) Fenwick, *Patholog. Soc. of London*, 1888, p. 169.
([2]) Polaillon et Legrand, *Annales génito-urinaires*, 1888.
([3]) Fenwick, *Pathological Soc. of London*, 1888, p. 171.
([4]) Shattock, *Pathological Soc. of London*, 1887, p. 183.
([5]) Barling, *Annals of surgery*, 1889.
([6]) *Pathological Soc. of London*, 21 décembre, 1886.

Elles présentent à la coupe l'aspect des tumeurs épithéliales et l'examen micrographique montre dans l'épithéliome le type cylindrique ou pavimenteux tubulé. Sur une pièce de cancer que j'avais réséqué à la partie supérieure de la vessie, M. Cornil a trouvé le type pavimenteux lobulé (épithélioma corné). Ces tumeurs évoluent d'une façon tout à fait spéciale dans la vessie. Elles se développent avec une lenteur telle qu'on peut croire à la transformation d'une tumeur maligne. Elles s'ulcèrent rarement, elles tuent souvent les malades avant d'atteindre un volume considérable ou de se généraliser. Toutefois, cette généralisation est plus fréquente qu'on ne l'a cru au début. La vessie

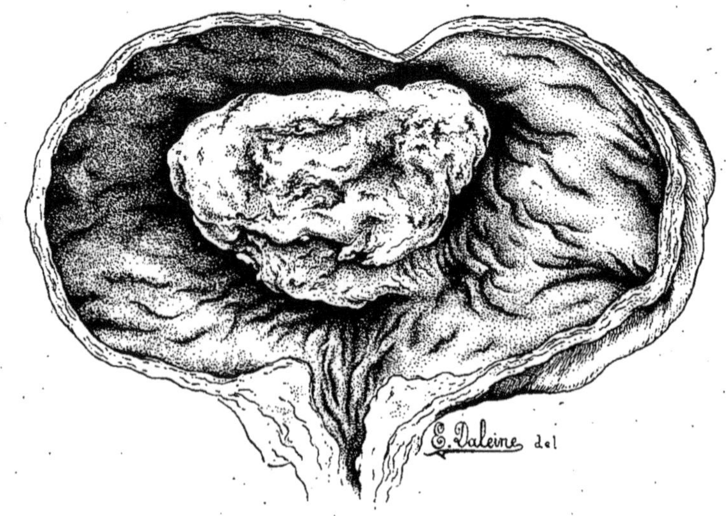

Fig. 101. — Carcinome.

présente des lymphatiques qui expliquent cette propagation. Barling a fait à cet égard un relevé intéressant. Sur 27 cas d'*épithéliome* dont l'autopsie complète a été pratiquée, il a trouvé 26 faits de propagation ou d'infection extra-vésicale, se répartissant ainsi : 11 fois engorgements ganglionnaires iliaques ou abdominaux; 6 fois, généralisation au rein, au poumon ou au foie. Dans tous ces faits l'affection remontait à deux et trois ans. Elle atteignait les hommes adultes cinq fois plus souvent que les femmes; enfin son maximum de fréquence était de cinquante à soixante ans.

Sur 15 autopsies de *cancer alvéolaire*, nous relevons 3 cas de propagation aux organes voisins, 11 cas de généralisation et d'infection ganglionnaire, 1 cas de perforation de la vessie.

Variétés rares. — A côté de ces formes communes, je dois signaler quelques tumeurs exceptionnelles : Kaltenbach [1] a vu un *adénome* à épithélium cylindrique de la face antérieure de la vessie.

Les angiomes sont également exceptionnels, il n'en existe que 2 ou 3 obser-

[1] Kaltenbach, *Langenbeck's Arch.*, 1886, t. XXX.

vations. Cruveilhier [1], Rokitansky, Klebs [2], Limbeck [3], ont décrit de *petits kystes* au bas-fond de la vessie. Vincent [4] et Segond [5] ont vu des *kystes séreux extra-vésicaux*. Les *kystes dermoïdes* présentés comme kystes vésicaux sont plutôt des tumeurs paravésicales adhérentes à la vessie. Hache en signale trois exemples. J'ai vu ainsi un kyste dermoïde du ligament large contenant deux dents implantées sur la muqueuse de la vessie qui fut ouverte en les arrachant. Quant aux *kystes hydatiques* de la vessie, j'ai cherché à prouver qu'ils appartenaient à la région rétrovésicale et c'est seulement dans leur développement qu'ils venaient faire corps avec la vessie [6]. Enfin Ordonnez a signalé 1 cas d'enchondrome que rapporte Pousson, et Carron 1 cas de lymphadénome.

Complications dues à ces tumeurs. — Pendant longtemps la vessie et les reins peuvent rester aseptiques. L'épaississement des parois vésicales dû à l'hypertrophie de la couche musculaire et du tissu interstitiel au point d'implantation de la tumeur est le seul fait digne de remarque. L'hydronéphrose et même l'hydronéphrose intermittente peuvent être la conséquence de l'oblitération de l'orifice urétéral par un néoplasme. Mais les affections néoplasiques constituent pour la vessie un état de réceptivité infectieuse tout spécial; dès les premiers examens la vessie devient le siège d'une cystite; aussi dans les autopsies trouve-t-on souvent la tumeur couverte d'un enduit grisâtre, ou d'incrustations calcaires phosphatiques. Il n'est pas rare de voir des calculs secondaires libres dans la vessie, mais la coïncidence d'une tumeur et d'un calcul urique indépendant est rare et la rétention d'urine aseptique dans le rein se transforme en pyélonéphrite avec ou sans distension. Sur les 74 observations de Barling, 49 fois il y eut complication rénale dont 33 hydro ou pyonéphroses.

Étiologie. — Nous ne savons rien des causes qui président au développement de ces tumeurs. Ce sont des affections rares puisqu'elles ne représentent que par 0,39 pour 100 des tumeurs en général (Galt) et qu'elles n'entrent que dans la proportion de 3,2 pour 100 des affections vésicales (Ultzmann).

On peut rencontrer ces néoplasmes à tout âge; chez l'enfant le sarcome est fréquent avant l'âge de cinq ans (Fenwick). Les tumeurs épithéliales se rencontrent surtout entre quarante et soixante ans. Elles sont beaucoup plus fréquentes chez l'homme que chez la femme (5 contre 1). L'existence des psorospermies nous donnera peut-être des notions sur la pathogénie de ces tumeurs, mais il est impossible actuellement de formuler une opinion à cet égard.

Symptômes. — Un certain nombre de tumeurs vésicales sont absolument *latentes* et l'on a trouvé à l'autopsie des néoplasmes que rien n'avait fait soupçonner. En général leur présence s'affirme par une symptomatologie très nette et trop souvent effrayante pour les laisser méconnaître. C'est en effet par une

(1) Cruveilhier, *Anat. pathologique.*
(2) Klebs, *Handbuch der pathologischen Anatomie*, p. 698.
(3) Lambeck, *Zeitschr. f. Heilkunde*, 1887, p. 55.
(4) Vincent, *Annal. génito-urinaires*, 1889.
(5) Segond, Congrès de chirurgie, 1891, p. 443.
(6) Tuffier, Congrès de chirurgie, 1891, p. 569.

hématurie que la tumeur se manifeste; c'est l'accident révélateur dont la marche commande souvent l'intervention. Il peut être le seul symptôme grave pendant toute la durée de la maladie, car l'hémorrhagie peut à elle seule entraîner la mort du malade; mais cet accident de même que les troubles de la miction et les douleurs qui lui font cortège sont communs à nombre d'affections urinaires; aussi est-ce la modalité et l'allure bien analysée de ces accidents qui acquièrent une valeur diagnostique.

Symptômes fonctionnels. — *Hématurie.* — C'est en général le premier accident dont se plaignent les malades et c'est celui qui nous les amène, et il peut être le *seul* symptôme. Il n'y a ni douleurs spontanées ni douleurs pendant la miction, ni urines troubles quand il est apparu, et sa disparition fait place à une limpidité parfaite de l'urine. Cet isolement de l'hématurie, cette exclusion d'un trouble fonctionnel quelconque, ont une importance telle qu'ils permettent presque d'affirmer la présence d'un néoplasme vésical. Son mode d'apparition, sa marche, son abondance, deviennent plus caractéristiques encore. L'hématurie survient *spontanément*, le malade s'aperçoit par hasard le matin qu'il rend une urine rouge, alors que ni le mouvement, ni la fatigue, ne peuvent expliquer ce phénomène. La miction n'est d'ailleurs ni difficile, ni douloureuse, exceptionnellement un caillot amènera une rétention d'urine. Si son apparition est en général spontanée, elle est également provoquée par un cathétérisme explorateur même très discret, par une distension ou un lavage de la vessie; mais ni le repos, ni même le décubitus, ne l'arrêtent ou ne l'atténuent. Le malade continue à uriner du sang pendant plusieurs jours, plusieurs semaines, plusieurs mois même, puis l'urine redevient claire sans que rien ne puisse expliquer la disparition de l'accident. Dans la durée de cet accès *les mictions ne sont pas toutes également colorées*, sous ce rapport elles peuvent *varier* d'un jour à l'autre, d'une heure à une autre même; quelquefois l'urine devient absolument claire entre deux mictions fortement teintées. L'analyse minutieuse permet une constatation plus importante : si l'on recueille dans deux verres le commencement et la fin d'une même miction, on peut trouver l'urine beaucoup plus colorée à la fin qu'au commencement. Quand il est bien net, ce phénomène indique à coup sûr une lésion vésicale. Le sang rendu est en quantité abondante. Au moment de l'émission, il est parfois absolument rouge, plus souvent il est noir. Des caillots peuvent se former dans la vessie, ils sont rouges, noirs ou décolorés, rarement ils ont les dimensions que nous avons vues dans les hématuries rénales donnant lieu à des moules fibrineux de l'uretère; mais ils peuvent amener une rétention grave, résister à tous les moyens de traitement et devenir la source d'indications opératoires. S'ils se déposent au fond du vase, ils indiquent une hémorrhagie intense. Si la quantité de sang diminue, l'urine est seulement trouble, elle laisse déposer une fine poussière brune ou noire. Lorsqu'elle a été peu abondante, elle disparaît brusquement, ou, plus souvent, elle passe par des teintes dégradées pour arriver à la transparence.

L'accès d'hématurie terminé, le malade peut rester des semaines, des mois, des années, sans aucune hémorrhagie nouvelle. En général les accès se rapprochent à mesure que les lésions s'aggravent, et la perte de sang est telle que les patients arrivent au dernier degré de la pâleur, de l'affaiblissement et de la cachexie. Ils sont exsangues, les membres inférieurs sont œdématiés et ils succombent avec une teinte cireuse, spéciale aux anémies aiguës. Mais, fait curieux et bien spécial aux néoplasmes de la vessie, on peut trouver dans ces cas un néoplasme très peu volumineux, et ne présentant aucun caractère des tumeurs malignes. J'ai opéré ainsi une malade qui en 4 mois avait été réduite au degré le plus grave de l'anémie par des pertes de sang si considérables, que M. Guyon me dépêcha pour intervenir; sa tumeur était un papillome sans ulcération, du volume d'un petit haricot.

A côté de l'hématurie, il faut signaler la *fibrinurie* (Ultzmann, Stein et Kuster). Caractérisée par l'émission d'urines rouge jaunâtres, se coagulant très vite, après émission et formant un caillot adhérent au vase. Cette excrétion serait due à une filtration de l'albumine du sang au niveau de la tumeur, filtration due à la congestion du néoplasme sans transsudation complète du liquide sanguin. C'est un phénomène assez rare.

Les urines peuvent contenir exceptionnellement des *fragments de tumeur*, ou des parties sphacélées dont l'*examen microscopique* fera bénéficier la clinique. Quant à l'*examen du dépôt*, en dehors de la constatation de parcelles du néoplasme, il ne donne guère de résultats positifs. En résumé, l'hématurie des tumeurs vésicales manque rarement, elle est *solitaire*, *spontanée*, *capricieuse*, *abondante*, *durable et répétée*.

La *douleur* est un symptôme inconstant, elle n'apparaît que tardivement et elle marche de pair avec le développement d'une cystite. Mais, quand elle se manifeste, elle acquiert bien vite une haute intensité qui peut devenir une indication d'intervention. Elle occupe l'hypogastre ou la région du col, elle s'irradie vers les organes génitaux externes ou même vers les membres inférieurs; elle redouble au moment et principalement à la fin des mictions, surtout si la tumeur occupe le voisinage du col vésical. Elle peut devenir alors plus violente que dans aucune autre affection, et une cystite extrêmement douloureuse survenant chez un vieillard, non entretenue par une rétention incomplète d'urine ou une tuberculose, surtout lorsqu'elle n'est pas calmée par le traitement approprié, doit être tenue pour suspecte. En dehors des accidents de cystite ou des phénomènes de rétention d'urine par caillots, les douleurs sont tardives et généralement symptomatiques de compressions nerveuses péri-vésicales, indiquant une tendance du néoplasme à la généralisation.

Signes physiques. — Le palper abdominal, le toucher rectal ou vaginal, le cathétérisme, la distension vésicale et l'endoscopie sont les principaux moyens d'exploration. Quand leurs résultats sont positifs, ils permettent de localiser les lésions, mais s'ils sont négatifs il faut bien se garder d'en conclure à l'absence de néoplasme et les signes physiques doivent, à cet égard, céder le pas aux symptômes fonctionnels. Quelle que soit la manœuvre employée, il faut commencer par s'assurer de la vacuité de la vessie, puis bien placer le malade dans le décubitus dorsal, les reins à plat sur le lit, les épaules légèrement relevées, les cuisses mi-fléchies.

Le *palper hypogastrique* doit être pratiqué immédiatement au-dessus de la symphyse, en déprimant lentement, progressivement et profondément la région vers le petit bassin. Cette manœuvre seule ne donnera de sensations positives que dans les cas de tumeurs très volumineuses. Le *toucher rectal* chez l'homme, le *toucher vaginal* chez la femme, pratiqués dans cette même attitude, l'index enfoncé profondément, permettent de sentir les irrégularités, les indurations, ou les bosselures volumineuses du bas-fond vésical, mais pour avoir des résultats bien nets, il faut combiner le toucher rectal ou vaginal au palper hypogastrique. La vessie vide est prise entre la main et la pulpe de l'index, qui perçoit les changements de consistance, les irrégularités, les modifications même légères dans l'épaisseur des parois vésicales. Pour bien apprécier ces différences entre l'état normal et l'état pathologique, il faut bien avoir dans le doigt la sensation de souplesse que donne à l'état sain le bas-fond de la vessie, il faut de plus explorer la vessie malade en palpant symétriquement les deux côtés.

Les résultats obtenus sont positifs ou négatifs. Les néoplasmes dans les cas positifs donnent alors les résultats suivants : induration localisée, irrégularités ou bosselures de la paroi, augmentation d'épaisseur d'un des côtés de la vessie. L'une de ces constatations suffit au diagnostic de néoplasme, elle peut même renseigner sur sa disposition par rapport au réservoir. Une induration ou une bosselure indiquent un envahissement, une infiltration des tuniques vésicales; un épaississement est pathognomonique d'une tumeur volumineuse, en général implantée. Au contraire, un résultat négatif permet de penser à une tumeur petite et limitée à la muqueuse. Ce mode d'exploration fournit donc, et des éléments de diagnostic et des éléments de pronostic, car les tumeurs infiltrées sont généralement graves. On devra toujours soigneusement examiner la première miction qui suivra cette manœuvre; elle peut être suivie d'une légère hématurie qui indiquera une friabilité toute spéciale du néoplasme.

Le *cathétérisme* donne des résultats moins précis. Il doit être pratiqué dans des conditions d'asepsie rigoureuse, car les vessies néoplasiques sont toujours dans des conditions de réceptivité parfaites, et nombre d'accidents graves ou mortels ont suivi les tentatives d'exploration. Il est pratiqué au moyen de l'explorateur métallique, mais il peut, avec les instruments en gomme, donner des sensations de frottement, significatives pour une main très expérimentée.

L'instrument métallique introduit dans la vessie, moyennement distendue par l'urine ou une solution boriquée suivant son état de septicité, le bec de la sonde est doucement promené sur les faces latérales et surtout au niveau du bas-fond. Le meilleur mode d'exploration consiste à introduire le cathéter jusqu'au fond de la vessie et à le ramener sur les parties latérales et la face inférieure en le maintenant doucement au contact de la paroi. On peut alors reconnaître une consistance de la vessie plus dure en un point, ou bien éprouver un ressaut sur une surface anormale, ou enfin, dans certains cas, trouver que le col embrassé dans la concavité de l'instrument est plus épais d'un côté que de l'autre. Quelquefois, ce toucher intra-vésical donne des sensations plus délicates, l'instrument frôle « une étoffe soyeuse » (Guyon). Quand cet examen est négatif (et le fait est fréquent), on combinera le toucher rectal ou le toucher vaginal à l'exploration métallique, qui permettra de dépister ainsi le moindre épaississement vésical. Mais bien souvent toutes ces manœuvres sont négatives, et la vessie contient cependant une tumeur molle, petite ou mobile, fuyant sous l'instrument. De même que pour le toucher rectal, les résultats positifs indiquent en général une tumeur d'un certain volume et d'un pronostic grave, les résultats négatifs plaident en faveur d'un néoplasme de petit volume plus ou moins pédiculé.

Les accidents qui suivent cette exploration ont également une importance de premier ordre : on voit parfois une hématurie considérable et parfois inquiétante en elle-même succéder à un cathétérisme conduit avec une prudence et une délicatesse qui assuraient son innocuité; ce saignement est significatif d'une hématurie vésicale en général néoplasique.

La *distension vésicale* est un mode d'exploration précieux dans les cas où les résultats du toucher et du cathétérisme sont négatifs. Pour en obtenir un résultat positif, on cathétérise le malade au moyen d'une sonde de Nélaton, et on laisse écouler l'urine contenue dans la vessie. Deux renseignements peuvent être obtenus ainsi : au moment de la pénétration de la sonde dans le col vésical on voit sourdre quelques gouttes d'urine sanguinolente, rose ou rouge, puis le liquide sort clair et limpide. Cette constatation indique que le col de la vessie est l'origine de l'hématurie.

La sonde introduite, la seconde manœuvre consiste à distendre lentement le globe vésical avec une solution boriquée à 4 pour 100, et on laisse ce liquide s'écouler. On peut le voir ainsi devenir légèrement teinté en rose à la fin de l'évacuation, ou même c'est le liquide contenu dans la sonde retirée de la vessie qui présente une teinte sanguinolente. Cette manœuvre est surtout précieuse dans les cas où le malade est observé en plein accès d'hématurie, et où le diagnostic est en suspens sur le siège rénal ou vésical de la lésion. A moins d'hématuries rénales, profuses, qui peuvent donner le change, ces résultats positifs ont une valeur diagnostique considérable.

L'*endoscopie vésicale* appliquée à la recherche des néoplasmes ne doit pas être indistinctement employée dans tous les cas. Elle constitue un progrès considérable dans les moyens de diagnostic dont nous disposons. Nous avons décrit, à propos de l'exploration vésicale (p. 657), son manuel opératoire et ses conditions nécessaires d'asepsie; nous ajouterons ici que dans plusieurs cas difficiles elle a donné des résultats encourageants, entre les mains de Nitze, Fenwick, Antal, Grunfeld.

Marche. — Durée. — Terminaison. — Nous savons peu de chose sur l'évolution normale de ces tumeurs. Les observations prouvent qu'elles peuvent séjourner pendant des années (dix, quinze et vingt ans), après avoir cependant decelé leur présence par une hématurie. C'est en effet par ce symptôme que la tumeur trahit généralement sa présence; il est exceptionnel qu'il ne se manifeste pas pendant la durée de l'affection, mais souvent il disparaît dans ses dernières périodes. Féré donne, comme durée des tumeurs malignes à partir du début des premiers symptômes, dix-huit mois à deux ans, Barling, trois ans; cependant, M. Guyon a opéré des épithéliomes dont les premiers signes remontaient à plus de dix ans. Il faudrait donc admettre que cette variété de tumeurs marche beaucoup plus lentement dans la vessie que dans les autres organes, ou que certaines tumeurs bénignes sont susceptibles de transformation, fait d'ailleurs admis à l'heure actuelle en pathologie générale. En tous cas, leur évolution est progressive, et si elles sont susceptibles de rétrocéder et de disparaître par pédiculisation et arrachement spontané (du moins pour les tumeurs bénignes), elles se terminent en général fatalement. C'est par la succession des hémorrhagies qu'elles sont graves, en conduisant le malade à une anémie rapide. Les membres inférieurs s'infiltrent, l'appétit devient nul, les forces sont anéanties et le malade s'éteint avec les symptômes de l'anémie aiguë. Souvent les manœuvres nécessitées par la rétention des caillots amènent des phénomènes de cystite et de pyélo-néphrite rapidement mortels. Plus rarement le malade succombe à la généralisation. En somme rien, ni dans la marche de la maladie, ni dans l'évolution des symptômes, ne prouve le diagnostic de la nature du néoplasme. Rien ne permet un pronostic précis, car les tumeurs bénignes déterminent la mort par le même processus, hémorrhagies et pyélo-néphrite.

Diagnostic. — Grâce à la précision donnée aux symptômes fonctionnels, le diagnostic des tumeurs de la vessie est devenu possible dans le plus grand nombre des cas. L'endoscopie vésicale a reculé encore les limites de cas latents, et enfin l'exploration par l'urèthre dilaté chez la femme et par le périnée chez l'homme peuvent être encore un moyen de reconnaître un néoplasme vésical. Toutefois, ces deux dernières manœuvres n'ont que des indications extrêmement rares [1].

En général, le malade atteint d'une tumeur vésicale se présente avec des symptômes d'hématuries, si bien que notre premier soin doit être de chercher le diagnostic dans les allures mêmes de ce symptôme. Nous ne pouvons passer ici en revue toutes les affections de la vessie, qui toutes peuvent donner lieu à des hématuries même prolongées et répétées. Nous plaçant au point de vue pratique en face d'un de ces cas, la première question à se poser est de savoir si l'hématurie est *d'origine rénale* ou *d'origine vésicale*, c'est là que réside toute la difficulté. Nous avons vu, à propos des *tumeurs du rein*, qu'elles saignent d'une façon précoce, abondante, répétée, que leurs hémorrhagies ne sont influencées ni par le mouvement ni par le repos. On retrouve là tous les caractères que nous avons signalés de nouveau dans les tumeurs vésicales. C'est à l'exploration directe de la vessie et du rein qu'il faudra tout d'abord recourir. Si l'on trouve une induration ou un épaississement du col ou du réservoir vésical, si au contraire on constate une augmentation du volume du rein, le diagnostic de l'hématurie s'impose. Cependant j'ai publié un cas où malheureusement les deux signes coexistaient [2]. Mais c'est là un fait exceptionnel. Le problème devient plus difficile encore si, en face de cette hématurie, l'exploration directe de la glande rénale et de la vessie restent négatives. Il faut alors recourir à la distension vésicale, qui provoquera une hémorrhagie et indiquera sa source dans la vessie. L'endoscopie est aussi un moyen précieux de diagnostic qui permet dans les cas difficiles de trouver le point de départ de l'hématurie, soit en examinant l'orifice des uretères, soit en explorant

(1) Fenwick a comparé les résultats de la cystoscopie et de la boutonnière périnéale comme moyens de diagnostic. Sur 43 cas la cystoscopie n'a donné de résultats négatifs que deux fois. La boutonnière périnéale, au contraire, 14 sur 43 (Fenwick).

(2) TUFFIER, Académie de médecine, 1891, et *Arch. gén. de méd.*, 1891, t. XXVIII, p. 5.

le champ vésical. Si l'examen des caillots révèle de longs filaments rappelant par leur longueur le moule de l'uretère, et surtout si cette expulsion a été précédée de coliques néphrétiques, l'origine rénale sera par ce fait même démontrée. Quant à l'examen des fragments expulsés, ce n'est que dans les cas où l'on trouve de véritables villosités qu'il pourra avoir une valeur au point de vue de leur origine.

Il est rare qu'en mettant en œuvre tous ces moyens d'exploration on n'arrive pas à faire le diagnostic d'hématurie vésicale. Reste à déterminer *la nature de la lésion*. Dans la grande majorité des cas, ce diagnostic est possible. Certaines formes de cystite, les calculs et la tuberculose sont, il est vrai, des affections vésicales hématuriques, mais la *cystite aiguë*, avec hémorrhagies, est surtout consécutive à la blennorrhagie; dans ces cas, l'étiologie même empêchera la confusion. S'il s'agit d'une *cystite chronique* avec péricystite, l'erreur est possible; cependant, dans les cystites, les douleurs, la fréquence des mictions, ont précédé dès longtemps l'hémorrhagie, tandis que ce phénomène est l'accident primitif des néoplasmes. Les allures de l'hématurie diffèrent également dans les cystites; elles sont subcontinues, au lieu d'avoir lieu par crises. Enfin le traitement jugera la question dans la majorité des cas.

La *tuberculose* s'accompagne, elle aussi, d'hémorrhagies, et l'infiltration de la vessie pourrait donner le change. L'allure de la maladie est en général différente; la tuberculose frappe des sujets jeunes, s'accompagne pendant longtemps de fréquences de la miction avant l'apparition des hématuries, et quand celles-ci se montrent, il est bien rare qu'elles soient abondantes, elles diminuent d'intensité à mesure que la maladie s'aggrave, et presque toujours au moment de leur apparition on trouve d'autres signes de tuberculose. Enfin la recherche des bacilles, l'inoculation aux animaux, constituent des moyens de diagnostic qui tendent à entrer dans la pratique courante.

Les *calculs* donnent lieu à des hématuries si nettement influencées par le mouvement et le repos prolongés, les douleurs qui les accompagnent sont si spéciales, qu'il n'y a pas lieu d'y insister.

Certaines formes d'*hypertrophie de la prostate* s'accompagnent d'hématuries abondantes par congestion; ce n'est que la constatation de cette hypertrophie et l'influence du cathétérisme qui permettront le diagnostic. La confusion est possible, et dans un cas, jusqu'à l'intervention dans laquelle on enlèva le lobe moyen de la prostate pour une tumeur de la vessie, l'erreur persista; il fallut l'examen microscopique pour lever tous les doutes Il est évident que tout ce que nous venons de dire est susceptible d'exceptions et qu'il existe des faits où les difficultés du diagnostic deviennent insurmontables pour tout le monde. Il est certain qu'il existe des hématuries dont nous ne connaissons pas les causes, qui peut-être se rattachent à des varices du col de la vessie; ce sont des cas exceptionnels, dont la discussion ne peut trouver place ici. D'ailleurs, si l'écoulement sanguin devient par lui-même une source de dangers, il est justiciable d'une intervention qui sera en même temps exploratrice et curative, et une taille hypogastrique pratiquée dans ces circonstances est parfaitement excusable.

La tumeur de la vessie étant reconnue, on peut dans certains cas aller plus loin encore, affirmer la nature du néoplasme, son siège, ses connexions avec la vessie. Lorsque dans les symptômes fonctionnels on trouve une hématurie terminale, le néoplasme occupe généralement le voisinage du col. C'est par le toucher rectal ou vaginal que les connexions de la tumeur peuvent être reconnues. Toutes les fois que l'on sent une plaque indurée infiltrant la paroi vésicale, on peut affirmer la nature maligne de la tumeur. Au contraire, les cas où le toucher, la palpation et le cathétérisme sont le moins fertiles en renseignements correspondent à des tumeurs bénignes et en tous cas à des néoplasmes qu'il sera possible d'extirper en totalité.

Pronostic. — Les tumeurs de la vessie sont toujours graves, et les éléments dont nous disposons ne permettent guère de porter un pronostic sur l'évolution ultérieure de la maladie. Les renseignements donnés par le toucher sont les seuls qui aient une valeur.

Traitement. — Les néoplasmes de la vessie conduisent par leur évolution à une mort presque certaine; ils ne se généralisent que tardivement et dans des cas exceptionnels; c'est par hémorrhagie qu'ils tuent les malades. Tels sont les facteurs qui doivent dominer toute l'histoire de leur thérapeutique. Les résultats définitifs de ce traitement sont encore à l'étude, et malgré les progrès accomplis, la chirurgie est bien loin d'avoir dit son dernier mot à leur endroit. Voyons d'abord quels sont les moyens dont nous disposons pour les combattre; nous en chercherons plus tard les indications et les contre-indications. L'incision et le drainage de la vessie constituent la meilleure *méthode palliative*, car la simple sonde à demeure est généralement insuffisante contre les accidents d'hématurie; elle ne met pas la vessie au repos. L'ablation du néoplasme est la seule *méthode curative*.

I. Traitement palliatif. — Le traitement palliatif a pour but de mettre un terme à certains accidents graves, tels que l'hématurie et la douleur. L'incision du corps de la vessie et le drainage consécutifs de la cavité vésicale s'effectuent *chez l'homme* soit par le périnée, soit par l'hypogastre. *Chez la femme*, on a le choix entre la boutonnière vésico-vaginale ou la taille hypogastrique.

La *boutonnière périnéale* consiste dans l'incision de l'urèthre membraneux suivie de la dilatation à l'aide du doigt de la portion prostatique de l'urèthre et du col de la vessie. La *taille hypogastrique* sera décrite dans tous ses détails (voy. p. 796). La *boutonnière vésico-vaginale* consiste dans une incision médiane et antéro-postérieure comprenant la cloison vésico-vaginale préalablement tendue au moyen d'un cathéter ou distendue par une injection. L'incision doit avoir 4 ou 5 centimètres de longueur, elle peut être suivie d'une suture réunissant la muqueuse vaginale à la muqueuse vésicale afin de border la plaie d'un épithélium qui assure la permanence de la fistule.

Le choix entre ces diverses méthodes, après avoir fait l'objet d'appréciations et de discussions nombreuses, qui n'ont plus guère aujourd'hui d'intérêt, semble facile. *Chez l'homme*, la boutonnière périnéale et la taille hypogastrique ont donné à peu près la même mortalité opératoire, mais cette dernière présente l'immense avantage de laisser voir les lésions et de permettre toujours de transformer une opération palliative en opération curative; elle assure un drainage parfait. Sa seule infériorité consiste dans la difficulté de porter un appareil collecteur de l'urine, mais c'est là une difficulté de peu d'importance et qui disparaîtra devant les perfectionnements techniques apportés chaque jour à ce désidératum. Les seuls cas qui paraissent justiciables de la taille périnéale, sont ceux dans lesquels le néoplasme occupe le segment supérieur de la vessie; cette indication est toute théorique, car deux fois en pareilles circonstances j'ai traversé sans encombre et avec un résultat très satisfaisant des néoplasmes ainsi localisés. Je considère donc chez l'homme la taille hypogastrique avec drainage permanent comme la méthode de choix. La boutonnière périnéale sera réservée aux cas où la débilité du malade ne permettra qu'un minimum de traumatisme, aux néoplasmes dont l'étendue et l'infiltration ne laisseront aucun doute sur l'impossibilité certaine d'une ablation, surtout si la paroi abdominale est très épaisse et nécessite par ce fait même une longue incision. — *Chez la femme*. Le parallèle entre les deux méthodes, incision hypogastrique et taille vésico-vaginale, comme traitement palliatif des tumeurs de la vessie, laisse l'avantage à l'incision par le vagin. L'opération est plus simple, moins meurtrière, et donne des résultats aussi satisfaisants.

II. Traitement curatif. — De même que pour la chirurgie des tumeurs en général, la seule méthode de traitement capable d'arrêter l'évolution d'un néoplasme vésical, c'est l'extirpation. Cette opération comprend deux temps, l'un qui consiste à *aborder* la tumeur, l'autre à en faire l'*extirpation*.

Les procédés opératoires qui permettent d'aborder la tumeur doivent être envisagés chez l'homme et chez la femme. *Chez l'homme*, trois voies permettent d'arriver sur le néoplasme. La voie naturelle, voie *uréthrale*, la taille *périnéale*, la taille *hypogastrique*.

Voie uréthrale. — Attaquer une tumeur à travers le canal de l'urèthre est possible sans agir à l'aveugle. L'endoscopie vésicale a permis à Antal (¹) d'enlever ainsi de petites tumeurs. Il est certain que pour de très petits néoplasmes pédiculés cette voie permet à un opérateur expérimenté de les aborder avec un brise-pierre si leur siège est bien déterminé. Malheureusement l'endoscopie ne permet que bien difficilement l'observation de larges tumeurs et l'on peut être exposé ainsi à enlever une simple végétation d'un néoplasme assez large. C'est donc à titre exceptionnel qu'une pareille méthode peut être admise.

La voie *périnéale* a été défendue par Thompson, elle consiste en une boutonnière qui permet d'aborder le col vésical, puis le doigt introduit dans la vessie sent et explore la tumeur, qui sera enlevée au moyen d'appareils de formes et de courbures aussi ingénieuses que variées. Ce procédé perd chaque jour du terrain; il a contre lui la difficulté d'aborder la vessie profondément située, l'impossibilité de voir les lésions, l'étroitesse du champ opératoire. Si le sujet est gras ou la prostate hypertrophiée, l'épaisseur du périnée empêche l'abord même du col vésical, l'index enfoncé jusqu'à la garde dans la plaie ne touche le corps de la vessie que par son extrême pulpe, il est plus ou moins serré dans la plaie, il sent difficilement une tumeur molle de petit volume, et si les grosses masses peuvent être ainsi rencontrées, les petites tumeurs multiples passeront inaperçues, en tous cas il est impossible d'apprécier

(¹) G. von Antal, *Fortschritte der Medicin*, 1890, p. 590.

l'étendue des altérations. Peut-être reviendra-t-on vers cette voie pour l'exérèse complète par résection de certains néoplasmes du col et du bas-fond, mais en ce moment elle est abandonnée; même dans les cas où la tumeur occuperait le plafond vésical, je lui préférerais la taille sus-pubienne.

La *voie hypogastrique* est la voie d'élection. La taille simple ou compliquée de résection du pubis, suivant le procédé d'Helferich, ou mieux avec symphyséotomie telle que je l'ai conseillée et pratiquée, suffit dans tous les cas à aborder une tumeur, quels que soient son siège et ses dimensions. Le manuel opératoire en sera exposé au chapitre *Des opérations qui se pratiquent sur la vessie* (p. 792). Qu'il s'agisse de tumeur, de cystite ou de calcul, l'incision sus-pubienne est la même.

Chez la femme, la voie *uréthrale* semble plus souvent indiquée étant donnée la dilatabilité considérable du canal. On peut en effet facilement porter lentement et progressivement cette dilatation jusqu'à 2 centimètres (Simon), 2 centimètres 1/2 (Spiegelberg), 3 centimètres (Pozzi), sans accident ultérieur. Il suffit pour cela d'introduire une série de mandrins ou de dilatateurs. On peut ainsi explorer les limites de la tumeur et en faire l'exérèse; toutefois, cette méthode n'est guère applicable qu'au curettage des larges tumeurs infiltrées : c'est alors un traitement palliatif et aux petites tumeurs polypeuses à pédicule grêle, faciles à tordre ou à arracher. En dehors de ces exceptions, c'est à l'incision vaginale ou à la taille sus-pubienne qu'il faut recourir. Dans le premier cas, on incise simplement la paroi vaginale et l'on cherche à attirer la muqueuse vésicale du côté du vagin. Cette opération est simple, facile à exécuter. La voie vaginale permet d'aborder le néoplasme, mais elle donne un champ opératoire trop resserré qui gêne l'extirpation; aussi est-elle indiquée dans le traitement palliatif, bien plus souvent que dans le traitement curatif. Cependant, lorsqu'un examen précis aura permis de limiter exactement le siège et l'étendue du néoplasme, si l'opérateur est bien décidé à pratiquer la résection vésicale, l'attaque de la tumeur par la cloison vésico-vaginale et la dissection large de toute la région péri-néoplasique peuvent faire de cette méthode la méthode de choix. Mais il faut avoir à sa disposition un vagin large, à parois relâchées, et une tumeur nettement démontrée unique et de moyen volume.

La taille *hypogastrique* reste dans tous les autres cas le procédé d'élection; elle permet d'explorer toute la muqueuse vésicale, de faire facilement l'extirpation des néoplasmes et de combler par une suture les brèches faites à la muqueuse.

Reste à étudier maintenant le second temps de l'intervention, l'*exérèse du néoplasme*. L'arrachement, le curettage, la cautérisation, l'extirpation au bistouri ont été successivement employés. Quelle que soit l'incision vésicale qui ait permis d'aborder la tumeur et quelle que soit la nature de cette dernière, on peut se trouver en présence de deux formes différentes : la tumeur est pédiculée ou elle est implantée. Si elle est *pédiculée*, l'arrachement par torsion nous paraît un procédé bien brutal, l'écrasement au moyen d'un serre-nœud est un progrès, mais la méthode de choix nous paraît être l'incision cernant le pédicule et l'extirpation, comme nous la pratiquons pour un molluscum de la peau, avec suture consécutive de la muqueuse et des différentes tuniques excisées. J'ai étudié la physiologie de la réparation de la plaie intra-vésicale en pareils cas (¹) et j'ai pu montrer avec quelle rapidité elle s'effectuait et combien le passage des fils dans la muqueuse avait peu d'importance. Les succès opératoires et les résultats éloignés du traitement des tumeurs bénignes de la vessie sont tous en faveur de l'extirpation complète du néoplasme. Si la tumeur est largement *implantée*, ou si elle infiltre les tuniques vésicales, elle est en général de nature maligne. L'extirpation du néoplasme par l'écraseur ou par le curettage suivie de cautérisation détruit la plus grande étendue du tissu pathologique, mais elle ne peut prétendre qu'à un succès relatif, c'est un traitement palliatif. L'*extirpation complète par dissection* des tuniques vésicales autour du néoplasme est la méthode de choix, elle s'impose d'autant plus que la généralisation et l'envahissement ganglionnaire sont relativement rares dans ces tumeurs, et qu'une extirpation complète permettrait d'espérer une cure radicale. Malheureusement, le siège des néoplasmes défend souvent ce mode d'extirpation, et les résultats obtenus par les résections vésicales sont loin d'avoir encore donné ce qu'ils promettaient, sauf dans le cas de Pawlick (²). Toutefois la question est encore à l'étude, et il est probable que les perfectionnements progressifs de la technique opératoire permettront d'arriver à de meilleurs résultats. Voici quel est actuellement le bilan des observations : 12 opérés avec 4 morts opératoires, 6 récidives (il s'agissait de cancers en nappes et 6 guérisons durables).

Le siège des néoplasmes dans le trigone vésical, à l'embouchure des uretères, ne permet que difficilement de réséquer la vessie. Tout d'abord on manœuvre difficilement autour du col caché sous la symphyse, c'est pour cela que nous avions préconisé la symphyséotomie. Les lésions de l'orifice urétéral ou du col de la vessie peuvent avoir de sérieux inconvénients, et pour arriver à dépasser les limites de l'infiltration latente il est nécessaire de pratiquer de larges brèches. Il est vrai que les assertions de Novarro, de Rasidmonsky, les recherches que nous-mêmes avons publiées (³), sont encourageantes à cet égard, puisqu'elles démontrent l'innocuité de ces plaies, la rareté des rétrécissements de l'uretère après sa section et la suture difficile, mais possible, de ce conduit. L'infiltration de la plaie par l'urine normale n'a pas la gravité qu'on lui attribuait. Toutefois ces résections vésicales ajoutent notablement à la mortalité opératoire. Quant à la fréquence et à la rapidité des *récidives* après l'opération ainsi pratiquée, les faits sont encore trop peu nombreux pour être significatifs. Les malades de Antal et de Czerny de Bardenheuer, opérés pour des cancers en nappe infiltrant une grande partie des parois vésicales, ont récidivé rapidement; au contraire, le malade dont j'ai publié ces temps derniers l'observation (⁴) reste sans récidive, car il s'agissait d'un papillome. Connaissant les moyens d'aborder et d'enlever les tumeurs vésicales ou d'atténuer leurs symptômes, voyons, au point de vue pratique, quand et comment nous agirons.

(¹) Tuffier, Soc. de biologie, 1890.
(²) Pawlick, Congrès international de Berlin, 1890, 8ᵉ séance.
(³) Voy. Dietz, Thèse de Paris, 1890.
(⁴) Tuffier, *Annales génito-urinaires*, janvier 1892.

Indications opératoires. — Les *indications* du traitement de ces néoplasmes sont tirées des accidents mêmes qu'ils présentent. En général, l'hématurie est le symptôme dominant qui trahit la présence de la tumeur. *Dès que le diagnostic est confirmé, l'intervention me paraît s'imposer*, et cette intervention est d'autant plus pressante que l'examen du malade permet de reconnaître un néoplasme de petit volume, et sans infiltration de la paroi. Les douleurs et l'apparition d'une cystite deviennent également des indications d'interventions actives, puisque l'incision vésicale est seule capable de mettre un terme à ces accidents et permet d'espérer l'ablation de leur cause. Les bénéfices de l'opération comparés aux chances infinies de mortalité, chez un sujet qui n'est pas encore débilité par des hémorrhagies repétées ou des douleurs intolérables, me paraissent indiscutables.

Les *indications du traitement curatif et du traitement palliatif* peuvent être ainsi posées : La tumeur reconnue, l'opérateur doit rechercher ses connexions. Si les parois vésicales ne sont pas envahies dans une très large étendue, si des lésions de l'appareil rénal ne sont pas menaçantes à bref délai, c'est le *traitement curatif qu'il faut poursuivre*, quitte à se rabattre sur le traitement palliatif en cas d'impossibilité matérielle d'extirpation. Pour cela, l'incision sus-pubienne chez l'homme, la taille vaginale chez la femme, si la tumeur est unique ou de petit volume, l'incision hypogastrique en cas contraire, permettront d'aborder la lésion. Si la tumeur est polypeuse, on pratiquera l'extirpation avec l'anse d'un serre-nœud, ou mieux par la dissection du point d'insertion avec réunion de la muqueuse par des points de catgut. Si le tissu pathologique est implanté, s'il fait corps avec les tuniques vésicales, la dissection péri-néoplasique loin de la base de la tumeur est encore la méthode de choix. Si sa situation près du col en rend l'abord difficile, on pourra recourir à la résection du pubis (Helferich, W. Koch) ou à la symphyséotomie (Tuffier), qui élargiront le champ opératoire.

La trop grande étendue des lésions autour de l'uretère, malgré leur cathétérisme préalable, pourrait-elle faire craindre une lésion de ces conduits, on s'adressera à l'arrachement au moyen des pinces coupantes, à l'abrasion au moyen de l'anse galvanique, puis on cautérisera énergiquement le pédicule avec la boule du thermo-cautère ; on pourrait même injecter à ce niveau du chlorure de zinc ou de l'hydrate de chaux, dont l'action sclérogène est actuellement vantée. Ces différentes manœuvres donnent toujours un écoulement sanguin, assez faible il est vrai, mais dont certains sujets très anémiés ne peuvent faire impunément les frais. On se contentera alors du drainage par l'hypogastre, qui mettra un terme aux hémorrhagies.

Ce n'est que chez les malades porteurs de néoplasmes volumineux largement infiltrés dans la paroi, ou chez des sujets dont les *lésions rénales* seront avancées que le traitement purement *palliatif* sera tenté de prime abord. Les injections chaudes, la décongestion des plexus rectaux, la sonde à demeure restant insuffisants, on pratiquera l'incision vaginale chez la femme, la boutonnière périnéale chez l'homme à périnée mince et à prostate peu volumineuse, l'incision sus-pubienne dans les autres cas. Ces interventions assureront le drainage permanent et le repos complet de la vessie et mettront ainsi le malade à l'abri des douleurs et de l'hématurie.

La tumeur enlevée, on est en présence de deux plaies, l'une constituée par l'incision vésicale, l'autre par la perte de substance due à l'ablation du néoplasme. Pour cette dernière, la conduite à tenir paraît très simple : il faut suturer la plaie faite au bistouri toutes les fois que les lèvres se rapprochent facilement. Le catgut fin nous a donné expérimentalement et cliniquement de très bons résultats. Si au contraire cette perte de substance a été faite au fer rouge ou si elle n'est pas suturée, sa réparation se fait par seconde intention suivant un processus que nous avons étudié (Société de biologie, 1890).

L'incision vésicale hypogastrique ou vaginale doit être fermée complètement ou partiellement, pour permettre alors le drainage de la vessie. Dans le traitement palliatif, elle n'est, bien entendu, pas suturée.

L'opération idéale serait de réunir la plaie vésicale par une double suture, puis de réunir les muscles et la peau de l'hypogastre sans drainage. Peut-être même dans certains cas particulièrement favorables pourrait-on supprimer la sonde à demeure, qui s'impose dans toutes les autres circonstances. J'ai été assez heureux pour réussir dans un cas cette opération, et j'ai pu ainsi guérir mon malade en sept jours (1). Cette manière d'opérer n'est applicable qu'aux exérèses qui sont effectuées sans grosses hémorrhagies et sans aucun accident. La cystite, regardée autrefois comme une contre-indication, permet cependant d'obtenir des succès, ainsi que les observations de la remarquable thèse de Dietz en font foi. Dans les cas où l'on craint un échec de la suture, on se servira des tubes Guyon-Perier et l'on suturera partiellement la vessie dans tout le reste de l'incision, ou l'on pratiquera la fermeture totale du réservoir et l'on placera une grosse sonde à demeure. Les perfectionnements de la technique amèneront peu à peu à la suture complète ; quant à son manuel opératoire, il sera décrit au chapitre des opérations qui se pratiquent sur la vessie.

Voici maintenant les résultats de ces diverses opérations, résultats opératoires et résultats éloignés.

Résultats opératoires. — Sur 180 observations que nous avons recueillies, la mortalité a été de 42, c'est-à-dire 23,3 pour 100. Mais, en faisant le décompte des malades qui ont succombé à une généralisation rapide, il reste 23 morts imputables à l'intervention chirurgicale, c'est-à-dire 12,7 pour 100.

Chez l'homme, la taille hypogastrique a été pratiquée dans 51 cas avec une mortalité de 29,4 pour 100, la taille périnéale dans 60 cas avec 28,3 pour 100.

Chez la femme, la dilatation de l'urèthre a été pratiquée 43 fois sans occasionner de mortalité, la taille 9 fois (4 colpo-cystotomies avec 13 pour 100 de mortalité et 5 tailles hypogastriques avec 5 succès).

Quant aux *résultats éloignés*, ils concordent avec ce que l'enseignement clinique nous apprend. 55 tumeurs malignes ont donné 16 guérisons opératoires et 13 récidives avant un an, ce qui donne 8,5 pour 100 de guérison radicale ; quant aux 3 malades guéris, il n'ont pas été suivis suffisamment longtemps.

(1) Tuffier, *Loc. cit.*

53 papillomes ont été suivis de guérison dans 41 cas (77,3 pour 100); il y eut récidive dans 4 cas (9,7 pour 100), mais ces récidives furent opérées avec succès.

Sur 10 opérations palliatives publiées en détail, nous avons trouvé 4 malades qui ont pu vivre six mois à un an avec une fistule, les autres n'ont guère survécu qu'un mois ou deux.

CHAPITRE X

TUBERCULOSE VÉSICALE

L'histoire de cette localisation de la tuberculose est longtemps restée dans le domaine de l'anatomie pathologique, et la belle description que Cruveilhier nous en avait laissée est demeurée classique. Rayer l'avait étudiée également à propos de la tuberculose rénale, mais c'est depuis que l'intervention chirurgicale s'est adressée directement à ces lésions que le point de départ a été longuement étudié et discuté par Lancereaux, M. Guyon et ses élèves, Tapret, Boursier, Clado.

Il semble maintenant bien établi que cette tuberculose est rarement isolée, et s'accompagne du même processus dans le reste de l'appareil urinaire; nous aurons donc à tenir le plus grand compte de ces faits dans l'histoire chirurgicale de cette affection.

Boursier, Thèse de Paris, 1886. — Brissaud, *Gaz. hebd.*, 1886, p. 460. — Clado, *Annales génito-urinaires*, 1887, p. 46. — Cayla, Thèse de Paris, 1887. — Chavasse, Thèse de Paris, 1872. — Cornil et Brault, Pathologie du rein, 1884. — Cruveilhier, *Anatomie pathologique*, t. IV. — Durand-Fardel, Thèse de Paris, 1886. — De Gennes, *Annales génito-urinaires*, 1885, p. 521. — Dufour, Thèse de Paris, 1854. — Fernet, Soc. méd. des hôpitaux, 1884, p. 462. — Guyon, *Leçons cliniques*, et Congrès de chir., 1888, p. 363, et 1889, p. 71. — Jean, *France méd.*, 1878, p. 265. — Lancereaux, *Annales génito-urinaires*, 1883. — Reverdin, *Ann. génito-urinaires*, 1889, p. 203. — Rayer, t. III, p. 623 et 643. — Tapret, *Arch. gén. de méd.*, 1878, t. I, p. 513, et t. II, p. 57. — Terrillon, *Progrès méd.*, 1880, p. 101, 124 et 145. — Verneuil, *Gaz. hebd.*, 1883.

Étiologie. — Plus fréquente chez l'homme, ce qui semble en rapport avec les connexions anatomiques de l'appareil séminal, si souvent tuberculeux, et de l'appareil urinaire, elle ne compte que pour 1/3 des cas chez la femme, dont les organes génitaux sont nettement séparés de la vessie. C'est dans l'adolescence et dans les premières années de l'âge adulte qu'elle se manifeste surtout (quinze à quarante ans) mais, fait aussi rare qu'important pour la pathogénie de l'affection, on l'a constatée chez des enfants de quatre à cinq ans, et Tapret cite l'observation d'un vieillard de quatre-vingt-dix-sept ans.

Causes prédisposantes. — Je n'ai rien à dire du tempérament de ces malades, qui sont en général issus de souche tuberculeuse et dont le passé est rarement indemne de scrofule.

Les *causes prédisposantes locales* ne sont pas nettement établies. Il est certain que des cystites infectieuses, blennorrhagiques ou autres, peuvent servir d'amorce à la lésion spécifique, et nous trouvons là une vérification des faits signalés par Hanot [1] dans sa thèse sur les rapports de l'inflammation et de la tuberculose. On voit alors les symptômes de l'infection primitive faire place peu à peu à des accidents chroniques et l'on suit ainsi le passage de l'affection simple à l'affection tuberculeuse. D'ailleurs ne voyons-nous pas là le mécanisme habituel de l'évolution tuberculeuse en un grand nombre de points, de l'économie et les expériences de Max Schuller ne sont certainement que l'application au système osseux d'un mode général d'infection tuberculeuse.

Causes déterminantes. — Ici se place la question si controversée du point de départ de la tuberculose génito-urinaire; je l'ai déjà exposée à propos de la tuberculose du rein, je ne ferai que la compléter ici. La vessie peut être inoculée par un processus infectieux venant soit par le canal, soit par l'uretère. Ce mode d'infection s'applique-t-il à la tuberculose? Conheim, Verneuil, Fournier, pensent qu'il peut y avoir inoculation directe de la femme à l'homme pendant le coït, par l'intermédiaire du mucus vaginal tuberculeux; certains faits semblent appuyer cette opinion, mais ce ne peut être que dans des cas exceptionnels, et les faits de tuberculose vésicale chez les enfants en bas-âge, de même que chez des vierges, prouvent que ce n'est pas là un processus univoque. L'inoculation par la voie uréthrale ne peut être qu'exceptionnelle, et l'absence de lésions tuberculeuses de l'urèthre, qui est la règle, vient à l'appui de cette assertion. L'inoculation de la vessie par l'intermédiaire de l'uretère à la suite d'une tuberculose rénale a été considérée comme le mode le plus fréquent, Cayla [2] s'est efforcé d'en démontrer la réalité. Les autopsies qui décèlent la coïncidence d'une lésion de la vessie et du rein sont incapables de nous renseigner sur le début de l'affection, même s'il existe des lésions plus accentuées du côté du rein que du côté de la vessie, car la clinique semble démontrer que l'évolution de la tuberculose de la vessie est infiniment plus lente que la bacillose rénale, et que les manifestations vésicales précèdent de longtemps, dans les deux tiers des cas, tout symptôme du côté de la glande rénale.

Il résulte de ces faits, que la tuberculose vésicale est primitive dans l'appareil urinaire, c'est le cas de beaucoup le plus fréquent; exceptionnellement, elle est secondaire à une lésion rénale. Quand elle semble primitive, M. Guyon a montré qu'elle est le plus souvent le fait d'une propagation bacillaire occupant la prostate et les vésicules séminales. Si en effet on examine les malades à la période initiale de leurs symptômes, on trouve déjà à la périphérie de la glande prostatique des indurations caractéristiques, et Kzywicki sur 15 *autopsies* de tuberculeux urinaires a trouvé 14 fois la prostate atteinte. Ces lésions prostatiques sont absolument silencieuses, elles passent longtemps inaperçues, et nous avons été fréquemment très étonné de trouver par le toucher rectal de volumineuses nodosités dans ces organes, alors que les symptômes dont se plaignaient les malades dataient à peine de quelques jours

(1) Hanot, Thèse d'agrég., Paris, 1883.
(2) Cayla, Thèse de Paris, 1887.

ou de quelques semaines. Nées au carrefour génito-urinaire, les lésions se propagent par continuité de tissu, soit du côté du testicule, soit du côté de la vessie. Il est donc certain que la tuberculose peut se propager par continuité de tissus, mais dans d'autres cas l'affection envahit simultanément les différentes parties constituantes de l'appareil. Si nous voulons alors envisager au point de vue de la pathologie générale la tuberculose génito-urinaire, nous verrons plus volontiers dans ces lésions simultanées de la vessie et du testicule une de ces localisations sur un même appareil, que nous rencontrons souvent dans l'histoire générale de la tuberculose. Nous la voyons souvent frapper exclusivement et pendant longtemps le système osseux et le système ganglionnaire, plus souvent l'appareil respiratoire. Ne s'agit-il pas dans tous ces cas d'une réceptivité toute particulière de ces divers appareils, facilitant chez eux le développement du bacille? Les faits de tuberculose se transmettant par hérédité sur un même appareil semblent plaider dans le même sens.

Anatomie pathologique. — A l'autopsie d'un malade ayant succombé à cette affection, on trouve la région péri-vésicale souvent infiltrée d'une graisse jaune, véritable dégénérescence fibro-lipomateuse. La vessie est généralement petite, ratatinée, revenue sur elle-même, souvent dure au toucher. A la coupe, les parois sont épaisses, indurées, mesurant jusqu'à 1 centimètre et 1 centimètre 1/2 d'épaisseur. La muqueuse est tantôt rougeâtre, tantôt ecchymosée, mais en général elle est rugueuse, irrégulière, souvent fongueuse. Les lésions qu'elle présente ont toujours leur localisation exclusive ou leur maximum dans la zone pathologique du triangle de Lieutaud; ce sont où des infiltrations, ou des ulcérations. Les *granulations* sont rarement appréciables, elles se présentent sous l'aspect d'un fin piqueté grisâtre, visible surtout quand la muqueuse a été lavée; elles sont quelquefois confluentes, mais on ne trouve pas là les masses tuberculeuses qu'on rencontre si fréquemment dans le rein. Ces lésions spécifiques s'accompagnent en général d'une cystite avec ses caractères vulgaires et d'un gonflement de la muqueuse qui masque en grande partie les altérations. Les *ulcérations* tuberculeuses siègent dans la muqueuse; tantôt uniques et larges, quelquefois multiples et de faible étendue, elles rappellent les vésicules d'herpès (Tapret), les pustules varioliques (Parrot). Les bords de ces ulcérations sont irrégulièrement découpés, quelquefois taillés à pic; leur fond est gris verdâtre, couvert d'une couche purulente; leur profondeur varie de la simple exulcération jusqu'à la perforation; elles peuvent alors former des abcès de la cavité de Retzius et des fistules hypogastriques ou des fistules rectales ou vaginales; exceptionnellement, l'ulcération va s'ouvrir du côté du périnée (Tapret). Toutefois, ces fistules sont rares, l'ulcération ne dépasse qu'exceptionnellment la couche musculaire, et la perforation complète se rencontre surtout dans les cas d'abcès froid péri-prostatique. La région ulcérée peut s'étendre vers l'urèthre et communiquer avec une cavité prostatique, détruire complètement le col, ou encore envahir le canal de l'urèthre jusqu'au méat (cas de Ricord). D'autre part, à l'embouchure des uretères, on trouve fréquemment un maximum de lésions qui a fait dire à Cayla que c'était l'indice du mode d'envahissement de la vessie.

Au microscope, Clado (1) a trouvé que la granulation tuberculeuse prend son origine dans la muqueuse même de la vessie et, d'une façon plus précise, dans la partie superficielle du chorion muqueux immédiatement au-dessus de l'épithélium. La granulation évolue à ce niveau, subit la désintégration granuleuse et s'ouvre du côté de la muqueuse. Les lésions confluentes s'accompagnent aussi d'ulcérations. Dans les parties non envahies par le tubercule, la muqueuse a conservé sa structure, ou elle est épaissie par sclérose. Comme dans les infections tuberculeuses en général, il existe là des lésions d'infection mixte, caractérisées par les altérations dues à une cystite simple;

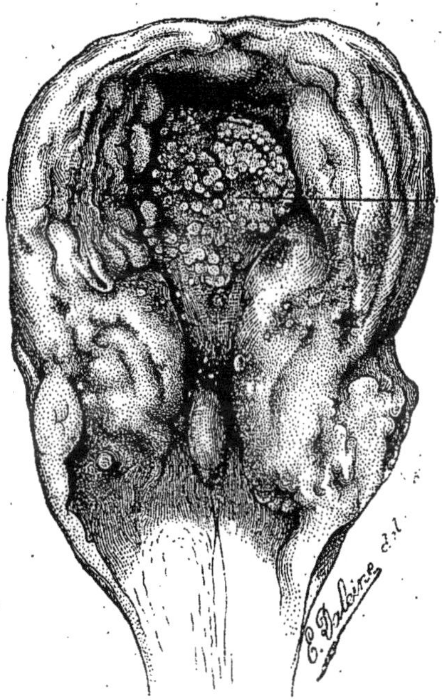

FIG. 102. — Tuberculose vésicale. (Figure d'après le mémoire de Tapret.)

d'ailleurs l'examen microbiologique vient à l'appui de ce fait en montrant qu'au bacille caractéristique se joignent d'autres organismes pyogènes.

A l'autopsie de ces malades, les lésions tuberculeuses concomitantes sont la règle. M. Cornil cependant a trouvé des cas de tuberculose exclusivement localisés au réservoir urinaire, et M. Guyon évalue à 50 pour 100 les malades chez lesquels les reins restent indemnes.

Symptômes. — Il existe quelques cas rares (2) de tuberculose latente de la vessie, mais il s'agit alors d'épiphénomènes secondaires dans le cours

(1) CLADO, *Annales génito-urinaires*, 1887, p. 46.
(2) PHILLIPS, *Am. J. of med. scien.*, 1889, p. 45; t. XCVIII.

d'une tuberculose pulmonaire ou d'une granulie, et ces lésions n'ont rien de chirurgical. La tuberculose vésicale *primitive* survient insidieusement chez un jeune homme de vingt à trente ans de souche scrofulo-tuberculeuse. Elle se manifeste par des besoins fréquents d'uriner, souvent après les repas, quelquefois pendant la nuit. Longtemps le malade ne tient aucun compte de cette pollakyurie qui persiste avec des exacerbations et des rémittences, dont il n'arrive pas à connaître la cause. L'urine paraît légèrement teintée de sang à intervalles plus ou moins éloignés. Les douleurs apparaissent plus tard, la cystite se constitue, l'affection, qui n'était jusqu'alors que de la *tuberculose vésicale*, devient alors de la *cystite tuberculeuse;* elle persiste ainsi des années, sans trop retentir sur l'état général, jusqu'au jour où elle se généralise. Les malades succombent par cachexie urinaire; rarement la maladie évolue complètement sans cesser d'être une tuberculose locale. Après cette esquisse rapide, voyons en particulier chacun des symptômes.

Symptômes fonctionnels. — *Fréquence de la miction.* — La tuberculose vésicale s'établit insidieusement. La prétendue blennorrhée tuberculeuse n'a jamais été rencontrée par M. Guyon, mais, en revanche, une uréthro-cystite blennorrhagique chronique est souvent le point de départ des lésions. Le premier symptôme apparent est la pollakyurie. Cette fréquence des mictions est due à des accès congestifs. Les urines sont alors claires, pâles, limpides, de quantité normale ou augmentée jusqu'à 2 et 3 litres. Le besoin d'uriner est fréquent et impérieux, le nombre des mictions est très variable, toutes les heures, toutes les demi-heures pendant le jour, plus fréquentes encore pendant la nuit ou dans le décubitus horizontal. Leur répétition incessante dans certains cas arrive à créer une fausse incontinence. Chez les enfants en bas âge, ces besoins incessants pourraient être confondus avec une incontinence vraie. Mais la caractéristique de cette première période c'est la limpidité des urines.

L'hématurie est en général précoce, c'est une véritable *hémoptysie*, un signe prodromique qui précède de plusieurs mois l'apparition des autres symptômes. Cette hématurie est spontanée, peu abondante, ce sont quelques gouttes de sang qui sont émises à la fin de la miction et une teinte rosée de l'urine pendant toute la durée de cette évacuation; elle disparaît sans causes et l'on retrouve ici l'allure capricieuse des hématuries néoplasiques avec cette différence que les tumeurs saignent très abondamment. Les mictions sanglantes deviennent de plus en plus rares à mesure que les lésions s'accentuent, et il est exceptionnel de les retrouver à la période d'état des lésions; mais alors elles peuvent devenir plus abondantes.

II. *La douleur* est l'indice du début de la CYSTITE, avec elle apparaît la pyurie. C'est tantôt spontanément, mais très souvent à la suite d'un cathétérisme qu'elle se manifeste; nous sommes alors en présence d'une cystite tuberculeuse avec ses trois grands symptômes : fréquence de la miction, douleur et pyurie. Si les hématuries ont disparu, la fréquence a augmenté, les douleurs s'accusent de plus en plus et acquièrent parfois une intensité excessive. Les besoins se répètent au point de ne donner trêve ni jour, ni nuit, au patient, toutes les cinq, toutes les dix minutes, quelquefois plus souvent encore il est obligé d'uriner. La douleur précède, accompagne et suit la miction, il s'ensuit un état douloureux presque continu. Dans l'intervalle des mictions, il persiste une sensation de gêne, de pesanteur derrière le pubis, avec irradiations lancinantes vers le périnée, l'anus, la verge et le méat, s'accentuant sous l'influence du mouvement et de la station verticale, ce qui peut donner le change et faire souvent croire à une affection calculeuse. Au moment des mictions, la douleur s'exaspère, le malade urine dans les positions les plus bizarres, pour diminuer ses angoisses. La vessie est en effet le siège de contractions violentes qui s'étendent souvent au rectum et s'accompagnent d'une sensation de brûlure, de déchirure dans toute la région uréthrale, quelquefois d'une turgescence notable de la verge; et ces crises qui se répètent à chaque miction arrivent à un tel degré d'intensité que les malades réclament d'eux-mêmes une opération même sanglante pour obtenir quelque soulagement. Toutefois les douleurs n'atteignent pas dans tous les cas une intensité aussi violente et sans que nous sachions pourquoi, on peut rencontrer des tubercules de la vessie, voire des cystites tuberculeuses s'accompagnant de douleurs très peu accentuées et parfaitement compatibles avec la vie commune. Malgré tout, la vessie se vide normalement; parfois les douleurs s'accompagnent d'un spasme uréthral amenant une rétention complète d'urine, exceptionnellement d'une rétention incomplète, avec distension. A une période avancée de la maladie, on peut voir, au contraire, l'incontinence vraie par destruction tuberculeuse du col.

Le *pus* contenu dans les urines est variable en quantité. Il est à peine appréciable au début de la maladie, il se dépose simplement au fond du vase en légers flocons; plus tard, c'est dans le premier jet d'urine qu'on le retrouve, soit exclusivement, soit avec prédominance. Lorsque les urines deviennent uniformément troubles et abondantes, on en arrive à la période de polyurie, indice d'une pyélo-néphrite. L'examen *microscopique* des urines montre dans le dépôt contenu au fond du vase des globules rouges, des globules de pus, des cellules épithéliales de la vessie, quelquefois les éléments du rein et même des tubes rénaux. Mais c'est seulement l'examen bactériologique qui importe au point de vue diagnostique, car la présence du bacille de Koch lève tous les doutes. Tous les auteurs s'accordent à considérer cette recherche comme difficile; dans 40 à 50 pour 100 des cas, les recherches, même minutieusement poursuivies et répétées, restent négatives. Au contraire, l'inoculation des produits donne presque toujours des résultats positifs au début. Alors que l'urine n'est pas encore purulente, on peut trouver le bacille de Koch seul; plus tard, quand la cystite est constituée, il est associé aux microbes pyogènes vulgaires, ce qui rend sa constatation difficile. Dans un cas de cystite tuberculeuse chez un malade qui n'avait jamais été sondé, nous avons trouvé le coli-bacille à l'état de culture pure et il nous a été impossible de déceler la présence du bacille de Koch; seule l'inoculation leva tous les doutes. Je ne puis entrer ici dans les détails de technique de cette recherche, mais il faut se mettre en garde contre une cause d'erreur occasionnée par la présence d'un bacille analogue au bacille de Koch, et habitant le sillon balano-préputial.

Signes physiques. — Ils sont moins importants que les signes fonctionnels que nous venons d'envisager et ne diffèrent guère des symptômes communs de la cystite en général. Cependant, chez la femme, l'inspection du méat peut faire constater des excroissances polypiformes signalées par Terrillon[1]. Elles sont multiples, constituant une collerette autour du méat, et remontant plus ou moins haut dans l'urèthre, douloureux au contact, toutefois il n'y faut pas attacher une trop grande importance, et M. Guyon en nie la valeur diagnostique. Le toucher rectal, le toucher vaginal, simples ou combinés au palper hypogastrique, dénotent une sensibilité pathologique commune à toutes les cystites. Une constatation beaucoup plus importante est la présence de lésions tuberculeuses dans la prostate ou les vésicules séminales. Le cathétérisme pratiqué avec l'explorateur à boule fait constater un spasme dans la région membraneuse et réveille une douleur au niveau du col vésical. Cette exploration ne doit pas être intempestive, car il est fréquent de voir les accidents infectieux et douloureux être la conséquence de cette exploration. Les vessies tuberculeuses sont en état de réceptivité toute particulière, et la moindre inoculation détermine l'explosion d'accidents graves, par leur persistance et leur ténacité au-dessus de tous les moyens thérapeutiques. Nous avons établi dans ce chapitre la distinction entre la tuberculose vésicale et la cystite tuberculeuse, aussi insisterons-nous sur le danger du cathétérisme et la nécessité d'une asepsie rigoureuse dans ces cas.

Marche. — Durée. — Terminaison. — Il faut bien se garder de condamner à bref délai les tuberculeux urinaires. La marche des accidents est toujours extrêmement lente; elle se complique de poussées aiguës, variables en nombre et en intensité, rétrocédant spontanément et remplacées par des périodes d'accalmie qui font croire à une guérison. La maladie peut durer ainsi plusieurs mois, plusieurs années même, cinq à vingt ans; souvent elle s'atténue, et l'on peut admettre une guérison pour les malades suivis pendant plusieurs années et dont les accidents ont complètement disparu. Toutefois nous ne connaissons pas d'examen bactériologique venant appuyer la clinique et démontrer scientifiquement cette cure radicale, et l'on peut voir des sujets, dont tous les accidents paraissaient éteints, être tout à coup l'objet d'une nouvelle poussée aiguë qui remet tout en cause. C'est ainsi qu'à la suite d'un refroidissement, d'un excès de régime ou dans le cours d'une maladie générale aiguë, la cystite éclate; les antécédents soigneusement examinés démontrent l'origine bacillaire de l'infection. Dans les formes secondaires à une tuberculose du poumon, la marche est généralement beaucoup plus rapide. Dès que l'appareil urinaire supérieur est pris, le malade peut conserver pendant quelque temps encore un état général satisfaisant, mais il finit par devenir un véritable cachectique urinaire, et les troubles digestifs, la sécheresse de la langue, l'amaigrissement rapide témoignent alors de la gravité des lésions. Le plus souvent, ils succombent à l'envahissement de tout l'appareil génito-urinaire, surtout à l'infection urétéro-rénale, soit bacillaire, soit vulgairement infectieuse. Plus rarement des abcès froids développés autour de la vessie, l'envahissement de la prostate provoquent des abcès et des fistules périnéales qui contribuent pour leur part à l'affaiblissement du sujet. Exceptionnellement, une tuberculose généralisée aux différents viscères et surtout aux poumons emporte les malades.

[1] TERRILLON, *Progrès médical*, 1880, p. 101.

Diagnostic. — Pour reconnaître la tuberculose de la vessie, il faut tenir compte de son mode de début, de sa marche, du groupement de ses symptômes. L'*apparition sans cause* de phénomènes vésicaux doit toujours être tenue pour suspecte, l'évolution d'une maladie caractérisée successivement par les symptômes suivants : fréquence de la miction, légères hématuries, puis apparition d'une cystite, le tout survenant chez un malade jeune plus ou moins entaché de scrofule, doivent éveiller l'idée de tuberculose. De toutes les explorations le toucher rectal, l'examen des organes génitaux est de beaucoup la plus importante; il est rare qu'elle ne révèle la présence de nodosités tuberculeuses dans l'appareil séminal. Dans les cas douteux, il faut scruter avec le plus grand soin les différents organes et en particulier le poumon. Enfin l'examen bactériologique et surtout les inoculations jugeront en dernier ressort.

Il est cependant un certain nombre d'affections qui peuvent simuler la tuberculose. La *fréquence des mictions*, qui constitue pendant longtemps le seul symptôme, se rencontre dans les *névralgies vésicales;* mais ces névralgies sont sous la dépendance d'accidents nerveux, tels que la neurasthénie, l'hystérie, l'épilepsie et l'ataxie, que l'examen attentif des signes révèleront dans tous les cas. De plus, elles présentent une mobilité toute spéciale, caractérisée par des disparitions complètes de tous les accidents, enfin elles s'accompagnent de douleurs, alors que dans la tuberculose il y a seulement et exclusivement fréquence.

Lorsque *les hématuries apparaissent*, on peut penser à un *calcul* ou à une *tumeur*, car il n'y a que ces deux affections qui déterminent des hématuries et une cystite. L'influence du mouvement, du repos sur les douleurs et les hématuries des calculeux sont absolument pathognomoniques et ne se rencontrent en aucune façon chez les tuberculeux. Quant aux tumeurs, les hémorrhagies qu'elles provoquent sont autrement abondantes que celles de la tuberculose; enfin les tumeurs ne sont pas précédées de cette fréquence de la miction si spéciale à l'infection bacillaire. Lorsque la cystite est constituée, c'est le diagnostic différentiel des cystites qui se pose. Il n'existe pas de caractères cliniques différentiels de la cystite tuberculeuse; seule son évolution, c'est-à-dire son mode de début, ses causes, la fréquence des mictions, l'hématurie, puis l'apparition d'une cystite vraie, constitue un type clinique différent de celui d'une cystite blennorrhagique par exemple. Mais, dans les cas où la tuberculose *se greffe sur une vieille gonorrhée vésicale*, le diagnostic différentiel devient difficile; ce sont ces cas *limites* (Guyon) dont le critérium est fait par l'échec de la thérapeutique et par les résultats positifs des inoculations en cas de tuberculose. Le toucher rectal, dans ces cas, révélera une induration de la périphérie de la prostate, et l'examen des épididymes rendra les plus grands services. *Chez la femme*, ce diagnostic différentiel des cystites est particulièrement difficile, car le reste des organes génitaux est généralement indemne, ou, en tous cas, les lésions ne sont pas suffisantes pour être appréciables; il s'ensuit que les anamnestiques n'ont qu'une valeur contingente. D'autre part, chez la femme, les cystites sans cause appréciable sont fréquentes, et cette spontanéité perd ici cette valeur considérable qu'elle avait pour établir le diagnostic de la cystite tuberculeuse chez l'homme, si bien que, en fin de compte, la recherche du bacille et l'inoculation, jointes à l'inefficacité du traitement par les instillations argentiques, sont nos seuls moyens de reconnaître l'affection.

Le diagnostic de cystite tuberculeuse étant posé, restent à reconnaître *les complications*, et à cet égard, c'est l'envahissement de l'uretère et du rein qui nous intéresse le plus. La polyurie trouble, les douleurs provoquées sur le trajet des uretères ou au niveau de la glande, les troubles digestifs, constituent les meilleurs éléments de diagnostic à cet égard. Quant aux suppurations péri-vésicales, aux fistules consécutives, soit du côté du rectum, soit du côté du vagin, soit même dans la cavité de Retzius, elles se produisent à une période avancée de la maladie, et il est impossible alors de méconnaître la nature des lésions. Enfin l'examen général du sujet, les signes d'une lésion pulmonaire, seront de la plus haute importance pour le diagnostic des cas douteux et pour l'établissement du pronostic qui alors devient beaucoup plus sévère, puisque les malades sont menacés à brève échéance par leurs lésions pulmonaires, alors que les altérations localisées à l'appareil génito-urinaire pouvaient leur faire espérer une survie de plusieurs années encore.

Pronostic. — L'infection bacillaire de la vessie est avant tout une lésion chronique, et c'est, à coup sûr, une des plus lentes des tuberculoses viscérales. Tant qu'elle est à l'état de lésion exclusivement tuberculeuse, on peut espérer une rétrocession, et en tous cas promettre une longue survie au malade. La fréquence des mictions est en effet le seul accident, et, à moins que cette fréquence nocturne n'affaiblisse le malade par la perte de sommeil, l'état général reste indemne. L'étendue des lésions constitue également un élément de pronostic. Lorsqu'on trouve les vésicules séminales et les testicules envahis, surtout si l'affection est de date récente, le pronostic deviendra d'autant plus grave que la marche du processus paraîtra plus *rapide*. Lorsque l'affection est à sa seconde période, quand la cystite s'est développée, les douleurs, la suppuration sont autant de causes d'affaiblissement et viennent assombrir le tableau. Cependant la vie n'est point encore menacée, et c'est l'état général du sujet, l'évolution de la maladie, l'efficacité du traitement qui permettront de poser un pronostic. Il en est tout autrement si les reins sont en cause; un foyer tuberculeux, sur un autre point du corps, est une menace plus grave encore.

Traitement. — Pendant longtemps, la thérapeutique n'a songé à agir sur la tuberculose de la vessie que par l'intermédiaire de l'état général, et elle a été purement médicale. Les notions infectieuses ont donné place au traitement chirurgical dont l'extirpation radicale des lésions a été un instant le but théorique. L'expérience n'a malheureusement pas confirmé cette donnée, si bien que l'ancien traitement médical, joint à une intervention chirurgicale purement symptomatique, est, à l'heure actuelle, la méthode de choix dans cette thérapeutique.

Traitement médical. — Il s'adresse à la diathèse tuberculeuse. Nous savons combien il en faut rabattre des prétendus spécifiques à cet égard, et, après bien des années, nous en revenons à l'idée d'augmenter les forces de résistance de l'économie et d'activer sa nutrition. Dans ce but, les frictions sèches, les bains sulfureux ou salés, le repos à la campagne, au bord de la mer, dans le Midi, le traitement thermal à Salies-de-Béarn, Luchon ou la Bourboule, enfin les préparations arsenicales, créosotées, ou l'huile de foie de morue, jointes à une alimentation substantielle, suffisent à cet égard, et souvent c'est la seule médication à employer quand il n'y a pas d'accidents locaux graves. C'est alors au médecin bien plus qu'au chirurgien que le malade doit se confier. Dans le choix de cette médication, il faut éliminer toutes substances capables d'influencer la vessie et les alcooliques sous toutes les formes, les préparations employées comme stimulants de l'estomac telles que la noix vomique, les épices, doivent être proscrits.

Traitement chirurgical. — Mais, dès que la cystite apparaît, et surtout si elle revêt la forme douloureuse, le traitement chirurgical s'impose. Une série d'agents ont été proposés, soit pour modifier la muqueuse, soit pour atteindre l'élément spécifique, et ils paraissaient d'autant plus indiqués que la tuberculose vésicale reste pendant longtemps exclusivement localisée à la muqueuse. Le nitrate d'argent a été infidèle; quelques cas ont été améliorés par cette médication, un grand nombre étaient aggravés par son emploi, et souvent des poussées aiguës, très difficiles à calmer, ont reconnu cette origine, aussi son emploi est-il généralement abandonné. Des différentes subtances employées comme spécifiques, l'iodoforme, qui semble donner des résultats satisfaisants dans les cas de tuberculose locale, est ici insuffisant; des injections d'huile, de glycérine tenant en suspension ce médicament ont été pratiquées à l'hôpital Necker et ont donné des résultats si peu encourageants qu'elles ont été abandonnées. Les solutions de sublimé à 1/1000 à 1/2000 employées en lavages, n'ont pas donné des succès bien marqués. En somme, nous étions assez dépourvus de moyens de traitement, quand M. Guyon nous a montré que les instillations de sublimé pratiquées à certains titres pouvaient rendre les plus grands services [1]. Les instillations de sublimé, à titre variant de 5/1000, à 1/1000 et à doses variant de 10 à 40 gouttes, constituent non seulement une médication symptomatique capable de diminuer la fréquence des mictions et des douleurs, mais encore agir comme bactéricides, puisque les examens bactériologiques attestent la diminution, sinon la disparition des bacilles dans les urines après l'emploi prolongé de cette médication. Elles seront donc indiquées non seulement lorsque cystite est développée et que des éléments infectieux sont joints au bacille spécifique, mais encore à la période initiale de la maladie, alors qu'il y a simple tuberculose. On aurait ainsi un moyen d'attaquer un symptôme dominant qui est alors la fréquence des mictions. Il est probable que l'emploi de cette méthode se généralisera, et que ses succès diminueront d'autant le nombre des opérations sanglantes auxquelles nous obligeait l'aggravation progressive des symptômes. Mais ces instillations doivent être faites suivant les règles d'asepsie rigoureuse, car il est probable que si le cathétérisme est aussi malfaisant que nous l'avons dit plus haut et que les faits le prouvent, c'est qu'il n'était pas pratiqué autrefois d'une façon aseptique.

Si cette médication échoue, c'est à la médication symptomatique des états douloureux de la vessie qu'il faut revenir. La morphine en injections sous-cutanées ou en suppositoires, rend les plus grands services. Si elle est insuffisante, il ne reste plus à notre disposition que l'*intervention sanglante*.

(1) Guyon, *Annales génito-urinaires*, 1892.

L'opération comprend : 1° l'ouverture permanente de la vessie, sa mise au repos; 2° l'action directe sur les lésions spécifiques. Ces deux moyens doivent être employés concurremment. Aussi a-t-on cherché une opération qui permette de répondre à cette double indication. L'*incision sus-pubienne* permet d'aborder le corps de la vessie, de l'inciser, et le drainage consécutif met la vessie au repos. De plus elle permet l'exploration complète de la muqueuse du corps et du col; enfin elle offre une voie assez large pour donner accès facile sur les lésions. C'est à la voie hypogastrique que MM. Guyon et Reverdin ont eu recours dans 4 observations.

Les lésions découvertes, le traitement à leur opposer variera suivant les cas. Quelquefois on rencontre une muqueuse simplement rouge et légèrement chagrinée, il est impossible de voir le siège et l'étendue des lésions, c'est alors que la cautérisation du bas-fonds vésical au moyen du chlorure de zinc et du sublimé en solution relativement concentrée (1/1000, 1/500) trouvent leur indication. Si, au contraire, l'incision vésicale fait découvrir de véritables fongosités localisées dans le trigone; le curettage de muqueuse, la cautérisation des surfaces cruentées au fer rouge ou au chlorure de zinc, permettent l'éradication du tissu pathologique.

Les résultats opératoires de cette méthode sont les suivants : 14 *tailles hypogastriques* sans une mort opératoire. Si ces chiffres sont encourageants, il n'en est malheureusement pas de même des résultats thérapeutiques. Sur 14 malades suivis après l'opération :4 sont mort dans l'année, de pyélo-néphrite (3) ou de tuberculose généralisée (1), — 6 ont eu des récidives quelques semaines ou quelques mois après l'opération. Les 4 autres sont restés guéris, 2 depuis quatre ans, 1 depuis deux ans, le quatrième depuis huit mois.

Les autres méthodes de traitement ont donné des résultats plus défavorables encore.

Tailles périnéales : 3 (3 fois les douleurs ont cessé après l'opération, les malades sont morts dans l'année de tuberculose).

Boutonnière périnéale : 4 (1 mort, 2 résultats négatifs, 1 fois cessation des douleurs, mais mort de l'extension des lésions tuberculeuses).

Colopocystotomie : 2 (2 améliorations notables).

Dilatation du col : 4 (4 insuccès).

Résection totale de la muqueuse vésicale : 2 (2 récidives).

Nous voyons donc qu'il ne faudra recourir à la méthode sanglante qu'après avoir vu échouer tous les autres procédés thérapeutiques, et l'on comprend maintenant quels services peuvent rendre les instillations de sublimé.

CHAPITRE XI

OPÉRATIONS QUI SE PRATIQUENT SUR LA VESSIE

Nous décrivons successivement : *la ponction, la taille périnéale, la taille sus-pubienne; la dilatation de l'urèthre et la colpo-cystotomie chez la femme.*

I

PONCTION

Elle consiste à vider la vessie au moyen d'un trocart et en pénétrant au-dessus du pubis. Voici le manuel opératoire généralement adopté : on se sert de l'aiguille moyenne de la série de Dieulafoy ou de Potain, préalablement stérilisée et l'on y adapte l'appareil aspirateur correspondant, on peut également prendre un trocart simple de petit diamètre ; la région pubienne est lavée, rasée, aseptisée ; l'aiguille est tenue de telle sorte que l'index limite environ 4 à 7 centimètres de la pointe, suivant l'épaisseur de la paroi abdominale ; elle est enfoncée hardiment immédiatement au-dessus du pubis et dirigée au-dessous du promontoire. On s'assure que l'aiguille est arrivée dans la vessie par la liberté de son extrémité ; on laisse alors évacuer le liquide en totalité ou en partie.

Les accidents à éviter pendant cette opération sont peu nombreux. La ponction peut être blanche, c'est en général parce que l'aiguille n'a pas pénétré assez profondément ; il suffit de l'enfoncer de 1 ou 2 centimètres en plus. Au moment où l'on retire l'aiguille, l'aspiration pourrait amener entre les tuniques vésicales ou en dehors d'elles une certaine quantité de liquide. Cet inconvénient si redouté autrefois n'a aucune gravité si l'urine est aseptique, nos expériences l'ont une fois de plus démontré ; mais, si la vessie est infectée, l'urine entraînerait des germes pyogènes susceptibles de déterminer des phlegmons périvésicaux. Cet accident peut être évité si l'on a soin de laisser pénétrer l'air dans l'appareil, avant d'enlever l'aiguille et surtout si l'on injecte une petite quantité de liquide aseptique dans la lumière du tube.

La ponction ainsi pratiquée est absolument inoffensive, et l'on peut y avoir recours pendant très longtemps. Nombre d'observations témoignent de malades chez lesquels l'évacuation de la vessie a été ainsi faite pendant des semaines sans accidents ; en tout cas, c'est une opération beaucoup moins grave qu'un cathétérisme imprudemment conduit, car, à côté de cette ponction avec aspiration, on pratique quelquefois la ponction avec le gros trocart laissé à demeure pendant plusieurs jours, et auquel on substitue une sonde en caoutchouc, c'est une méthode à laquelle nous n'avons jamais trouvé d'indications, et que nous ne faisons que signaler. Elle me paraît en tout cas moins rationnelle qu'une boutonnière hypogastrique franchement établie.

La ponction vésicale est indiquée toutes les fois que l'évacuation de la vessie distendue ne peut être effectuée par un cathétérisme facile et doublé des soins médicaux habituels. Souvent le malade urine dès le jour qui a suivi l'évacuation par ponction, et ce fait s'explique par la décongestion prostatique qui suit la déplétion de la vessie. En tout cas les ponctions peuvent être répétées jusqu'à ce que le cathétérisme devienne possible et, si les urines sont septiques, on peut y joindre de véritables lavages vésicaux.

II

TAILLE

C'est l'incision chirurgicale de la vessie, dans le but d'extraire un calcul, un corps étranger, une tumeur, ou pour mettre un terme aux accidents douloureux ou hémorrhagiques des cystites. L'histoire de la taille a passionné de nombreux écrivains et soulevé bien des tempêtes, et si dès 1798 Deschamps nous dit qu'il faut des in-folio pour décrire seulement les procédés et les instruments, que serait-ce aujourd'hui que les méthodes et les procédés classiques ont été bouleversés par l'antisepsie, aussi je laisse de côté tout cet historique qui va depuis le *Sucruta* publié en sanscrit jusqu'aux temps actuels; je ferai seulement remarquer que les procédés de cystotomie périnéale, presque exclusivement adoptés jusqu'à ce jour, ont perdu en ces dix dernières années leur application classique, pour faire place à la méthode qui tend actuellement à se généraliser et qui consiste à pratiquer la cystotomie à travers la région sus-pubienne. On trouvera cet historique très consciencieux dans le remarquable article de M. Chauvel (¹). J'avoue que c'est avec regret que je renonce à cette histoire si intéressante, si remplie d'épisodes, plus tentante encore pour un littérateur que pour un chirurgien, mais les limites de cette publication m'obligent à entrer de plain-pied dans la description exclusive des méthodes actuellement appliquées.

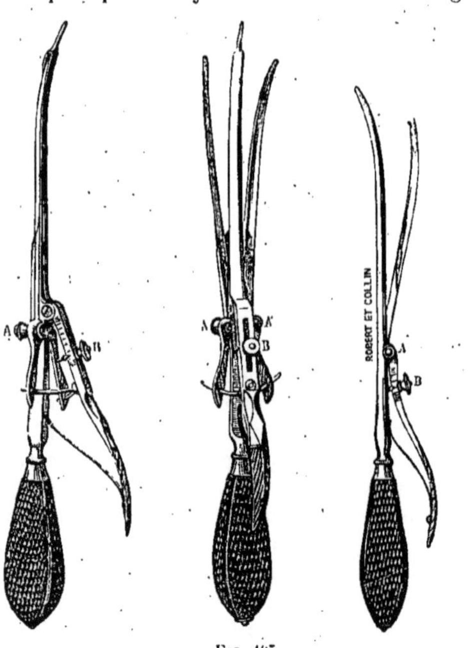

Fig. 103.
Lithotome double de Dupuyten — Lithotome de frère Côme.

Taille chez l'homme. — Elle comprend l'étude des tailles périnéales, de la taille recto-vésicale, de la taille hypogastrique, cette dernière mérite une étude complète.

I. Tailles périnéales. — Ces tailles consistent à aborder la vessie à travers le périnée; pour y parvenir, on a proposé et pratiqué les incisions les plus variées, mais toutes, en somme, avaient pour but de créer

(¹) Chauvel, Art. Cystotomie du *Dict. Dechambre*, 1re série, t. XXV, 1re partie, p. 8.

une voie aussi large que possible, en ménageant le bulbe de l'urèthre en avant, et le rectum en arrière. Ces différents procédés portent le nom de *taille médiane*, *taille latéralisée*, *taille prérectale*, *taille latérale*.

1° *Taille médiane* (taille de Jean des Romains, Marianus Sanctus, détenue plus tard par Collot comme un privilège de famille). — Le malade étant dans la situation classique, les cuisses fortement fléchies sur l'abdomen, un cathéter cannelé introduit dans la vessie, le chirurgien pratique au bistouri, sur le raphé médian, une incision commençant à 4 centimètres en avant de l'anus, pour finir à 1 centimètre de cet orifice. Il incise les parties profondes en avant du bulbe qu'il relève, et il sent, avec l'ongle de l'index gauche, la cannelure du cathéter; il ponctionne l'urèthre sur cette cannelure ; puis, introduisant le lithotome, la concavité dirigée du côté du cathéter, il abaisse le pavillon de l'instrument et pousse en même temps le lithotome qui pénètre dans la vessie. Le cathéter est enlevé et le lithotome est ouvert dans l'étendue de 15 à 20 millimètres ; il est ensuite retiré de telle sorte que la section du col vésical et de la prostate soient dirigées suivant le diamètre postérieur.

2° *Taille latéralisée* (taille de frère Jacques). — Le cathéter cannelé étant tenu immobile, elle consiste à faire une incision oblique partant du raphé médian à 3 centimètres de l'anus, et s'étendant sur la partie latérale gauche à 7 centimètres pour aboutir au milieu d'une ligne qui unit l'anus à l'ischion. On incise couche par couche les parties profondes en évitant le bulbe, et l'on ponctionne l'urèthre sur le cathéter. Le lithotome est alors introduit jusque dans la vessie et il est ouvert de façon à sectionner la prostate, parallèlement à l'incision extérieure.

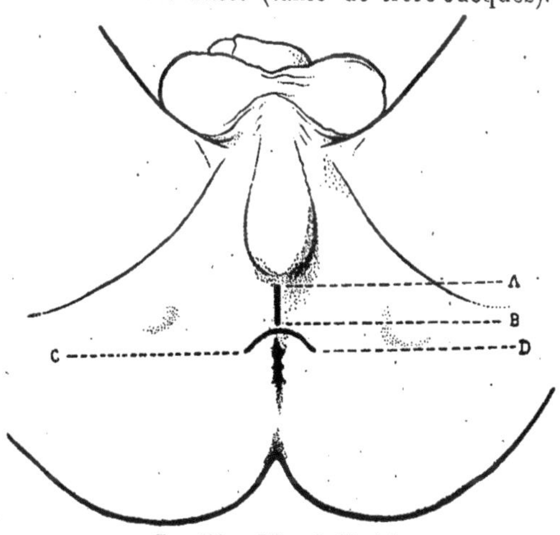

Fig. 104. — Siège de l'incision.
AB, boutonnière périnéale. — CD, taille prérectale de Nélaton.

3° *Taille bilatéralisée* (de Dupuytren). Appliquée à notre époque sous le nom de *taille prérectale* de Nélaton, son innovation consiste à guider le bistouri non plus sur le cathéter, mais sur un doigt introduit dans le rectum. Voici comment elle se pratique : Incision à convexité postérieure, dont le sommet passe à 1 centimètre 1/2 en avant de l'anus, dissection de la face antérieure du rectum, reconnaissance du cathéter cannelé au niveau de la prostate, ponction à ce niveau, introduction du lithotome double dans l'ouverture, incision de la prostate suivant ces deux grands diamètres obliques.

4° *Taille latérale* (taille de Celse, ou taille par le petit appareil à cause du peu d'instruments nécessaires pour la pratique). — 1° le malade étant couché dans la position classique, deux doigts sont introduits dans le rectum, et placés en crochets pour faire saillir la pierre au périnée; 2° incision cutanée semi-lunaire de 6 à 8 centimètres au devant de l'anus allant jusqu'à la vessie, puis section transversale de la vessie, dans une étendue correspondante au calcul. Perfectionnée par Foubert et Thomas, elle n'a plus qu'un intérêt historique.

II. Boutonnière périnéale. — Le malade étant dans la situation de la taille, un cathéter cannelé introduit dans la vessie et maintenu exactement sur la ligne médiane, on incise sur le raphé médian, la peau dans une étendue de 3 centimètres; on peut y joindre deux petits débridements latéraux (Guyon) et l'on s'arrête à 1 centimètre en avant de l'anus. Les parties profondes sont incisées, en évitant le bulbe en avant, l'ongle de l'index gauche est placé sur la cannelure du cathéter, et l'urèthre est ponctionné sur cette cannelure. On introduit alors le dilatateur Guyon-Duplay, jusqu'à ce qu'on arrive au mandrin de 2 centimètres de diamètre; on explore la vessie avec le doigt, on peut alors y introduire un instrument pour cureter (Thompson) ou un brise-pierre pour pratiquer la lithotritie périnéale (Dolbeau-Harrison).

Accidents des tailles périnéales. — Dans tous les procédés que nous venons de décrire, on s'expose à un certain nombre d'accidents pendant l'opération; la blessure du bulbe, la perforation du rectum, la section des plexus prostatiques, et des canaux éjaculateurs. De ces divers accidents, le plus grave et le plus redouté, c'est la blessure d'un gros vaisseau, l'artère transverse du périnée, et l'hémorrhagie qui en est la conséquence. Ces hémorrhagies primitives étaient très redoutées des anciens qui ne disposaient pas des moyens hémostatiques puissants que nous donne la forcipressure. Mais, comme le fait très bien remarquer Rouxeau ([1]), ces hémorrhagies qui se produisaient dans 1/7 des cas, étaient le plus souvent des hémorrhagies secondaires, alors redoutables. Nous savons aujourd'hui quelle part importante, presque capitale, la septicémie prend dans cette complication. Aussi dans ces dernières années, les faits d'hémorrhagies secondaires sont-ils beaucoup moins nombreux; la forcipressure permanente y mettrait d'ailleurs un terme. Aussi croyons-nous qu'on a exagéré l'importance de cet accident pour en faire l'indication de la taille hypogastrique; c'est ailleurs qu'il faut chercher les inconvénients de la voie périnéale. La blessure des canaux éjaculateurs, l'impossibilité de se rendre un compte exact des lésions vésicales et d'avoir un champ suffisant d'observation, jointes aux difficultés considérables des manœuvres dans la vessie à une telle profondeur, sont des arguments beaucoup plus puissants et qui ont jeté sur ces procédés de taille, le discrédit dans lequel ils sont tombés. C'est surtout pour atteindre les néoplasmes de la prostate et pour ouvrir les collections prostatiques que la taille prérectale ou la boutonnière périnéale sont encore pratiquées. Quant aux grandes indications de la cystotomie, calculs, corps étrangers, tumeurs intravésicales, la statistique et la pratique quotidienne plaident dans le même sens : l'*incision par le périnée est insuffisante et ne peut être employée que dans les cas spéciaux, où la distension vésicale n'est pas possible.* Chez les enfants, dans certaines tumeurs absolument inopérables pour lesquelles la taille hypogastrique paraît un trauma-

([1]) Rouxeau, Thèse de Paris, 1881.

tisme trop considérable, vu l'état cachectique, on choisira la voie périnéale. Je citerai encore, parmi les accidents consécutifs, l'incontinence, l'impuissance et la stérilité, les fistules rectales périnéales, enfin l'infiltration d'urine chez les enfants. La mortalité opératoire de la taille périnéale pour calculs est actuellement de 8 pour 100 (nous n'avons colligés bien entendu que les faits les plus récents (de la période antiseptique).

Voici d'ailleurs la statistique que donne la taille latérale et la taille prérectale :

TAILLE PÉRINÉALE

Calculs	8,5 pour 100 de mortalité		12,2
Tumeurs	28,5	—	
Tuberculose	0	—	

III. Taille recto-vésicale — Préoccupés par les accidents d'hémorrhagies dans les tailles périnéales, les chirurgiens, dans le commencement de ce siècle, et surtout Sanson ([1]), crurent résoudre le problème, d'abord en incisant sur la ligne médiane le rectum et la partie postérieure du périnée jusqu'à la prostate, puis en pénétrant sur la cannelure du cathéter au niveau du rectum dans la région membraneuse de l'urèthre. Malgré les tentatives de Dupuytren, Chassaignac, cette méthode est abandonnée, elle ne donne pas plus de jour que les tailles périnéales, elle peut blesser le péritoine et les canaux éjaculateurs, enfin elle laisse des fistules recto-vésicales, puisque Vacca eut 6 fistules sur 23 opérés, et Sanson en cite 12 sur 99 observations qu'il a colligées.

IV. Taille hypogastrique. — C'est Franco qui, en 1561, pratiqua la première taille hypogastrique. Il s'agissait d'un cas spécial ; le patient faillit mourir, et l'auteur lui-même « ne conseille oncque à homme d'ainsi faire ». Malgré cette malédiction paternelle, la méthode après avoir subi bien des fluctuations, finit par faire son chemin, et elle est aujourd'hui presque universellement regardée comme le procédé de choix dans la majorité des interventions intravésicales. Je laisse de côté son histoire pour décrire la façon dont je l'ai vue si souvent pratiquée par mon maître, M. Guyon, et dont je l'ai pratiquée moi-même.

La région sus-pubienne rasée et aseptisée, le malade endormi est placé dans le décubitus dorsal, le bassin relevé par un coussin ou mieux sur le plan incliné de Trendelenburg, les cuisses légèrement écartées. Une sonde métallique est conduite dans la vessie ; on introduit dans le rectum un ballon de Petersen, jusqu'à ce qu'il ait dépassé le sphincter anal ; on distend alors, soit avec de l'eau, soit avec de l'air, le ballon dont le contenu, pour l'adulte, est d'environ 300 grammes. La vessie est alors lavée, puis distendue, par l'eau boriquée jusqu'à résistance très nette de ses parois ; la sonde est fermée, la verge liée au moyen d'un fil élastique sur la sonde, la vessie est mise ainsi en faible tension qu'il est toujours possible de compléter. A mesure que sa distension s'effectue, on voit chez les sujets maigres et l'on sent chez les sujets

([1]) Sanson, Dissertation inaugurale. Paris, 1817. — Vacca Berlinghieri, 1er Mémoire, trad. Blaquiere. Paris, 1819.

gras une tuméfaction qui bombe au-dessus de la symphyse et remonte plus ou moins haut vers l'ombilic. Incisez alors sur la ligne médiane, dans l'étendue de 8 à 11 centimètres, de façon que l'extrémité inférieure de l'incision tombe sur la symphyse pubienne jusqu'à la base de la verge; la peau, le tissu cellulaire, l'aponévrose du grand oblique jusqu'à la symphyse; on reconnaît alors les deux muscles pyramidaux à leurs fibres dirigées en convergeant en haut et en dedans, on passe autant que possible dans leur intervalle, on incise encore une troisième aponévrose et l'on arrive alors sur la graisse périvésicale de couleur jaunâtre, c'est là un point de repère important et qui indique qu'on se trouve sur la région péritonéo-vésicale. On fait alors largement écarter les lèvres de la plaie; on abandonne un instant le bistouri et, plongeant l'extrémité de l'index gauche au-dessus du pubis, on repousse alors de bas en haut la graisse sous-péritonéale, avec la pulpe du doigt, la surface de l'ongle appuyée sur la vessie, la face dorsale de l'index sur la symphyse. Par cette manœuvre, on a refoulé en haut le cul-de-sac péritonéal et l'on a découvert la face antérieure de la vessie; elle présente une couleur gris bleuâtre et surtout on voit à sa surface courir de grosses veines. Sans se préoccuper de l'hémorrhagie possible, on ponctionne franchement avec le bistouri la paroi supérieure de la plaie en introduisant l'instrument d'un bon centimètre, et l'on pratique une incision verticale de 4, 5 ou 6 centimètres, suivant les cas; un flot de liquide sort de la vessie et prouve qu'on est en bonne voie. L'hémorrhagie qui se produit au moment de cette ouverture s'arrête spontanément dès que la vessie est revenue sur elle-même; dans quelques cas rares, une petite artère vésicale doit être pincée et liée.

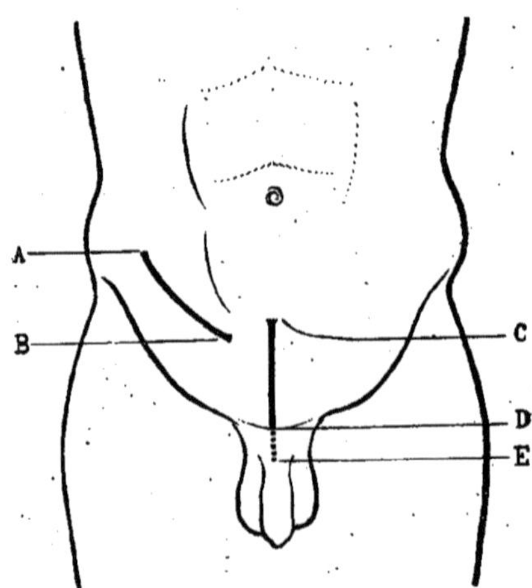

Fig. 105. — Siège des incisions.
AB, pour l'urétérotomie. — CD, taille hypogastrique. CE, symphyséotomie.

Dès que la vessie est ouverte, l'index gauche pénètre dans la cavité, l'accroche, et l'on passe immédiatement dans chaque lèvre un fil de soie aseptique, fil suspenseur de la vessie qui sera confié à des aides; on amène ainsi l'orifice vésical au niveau de la plaie cutanée. La vessie est ouverte, toutes ses régions sont accessibles au toucher et à la vue; on place une série d'écarteurs ou d'instruments destinés à refouler le haut de la vessie de façon à présenter et à enlever les régions malades. La conduite est alors différente, suivant l'affection qui a nécessité la taille. S'il s'agit d'un calcul, l'extraction est pratiquée et les dimensions de la plaie vésicale peuvent être agrandies presque indéfiniment pour lui livrer passage, car le péritoine de la face antérieure se laisse décoller sur une étendue considérable. S'il s'agit d'un corps étranger, l'extraction s'exécute de même. Pour les néoplasmes, on pratique l'extirpation partielle ou totale, suivant les préceptes dont nous avons parlé à propos des tumeurs. Enfin, si c'est une lésion tuberculeuse, une fistule vésico-intestinale, on attaquera ces différents processus par les procédés décrits précédemment.

Pour le second temps de la cystotomie, deux méthodes sont en présence, comme traitement consécutif : le drainage par les tubes Guyon-Perier et la suture totale de la vessie.

1° *Drainage par les tubes Perier-Guyon.* — Le ballon rectal vidé est extrait. Deux tubes en caoutchouc accolés l'un à l'autre et percés d'un œil latéral à leur extrémité vésicale sont placés dans le bas-fond, puis fixés à la paroi même de la vessie par un point de suture qui assure leur immobilité ; la plaie vésicale est alors fermée au-dessus et au-dessous des tubes par des points de catgut séparés ; de même les muscles et la peau sont suturés séparément, mais en laissant un léger espace autour des tubes qui font ainsi drainage. On s'assure de leur bon fonctionnement en injectant de l'eau boriquée dans l'un et dans l'autre alternativement, puis on place un pansement iodoformé et ouaté compressif. Le malade est couché dans son lit sur un coussin un peu relevé, l'extrémité des tubes plonge dans un urinal aseptique. Après un temps que l'expérience a permis de restreindre à 2, 4, 5, ou 6 jours, les tubes sont enlevés, une sonde à demeure est placée, et du 15e au 25e jour le malade est généralement guéri.

2° *Fermeture complète de la vessie.* — Les expériences très nombreuses faites sur cette question notamment par Vincent, par Dietz et moi-même, me permettent de conseiller le procédé suivant : suture de la vessie à double étage, un premier rang de sutures au catgut n° 0, placées à 5 millimètres les unes des autres et comprenant la musculeuse, une deuxième rangée pratiquée également au catgut et formant une suture de Lembert, puis fermeture complète en étage des plaies musculo-aponévrotiques, au moyen du catgut, et enfin suture de la peau au crin de Florence sans drainage, si l'asepsie du sujet et du chirurgien peuvent être assurée. On met une sonde à demeure n° 16 à 18 qui assure l'évacuation constante de la vessie. Au 7e jour les points de suture sont enlevés, la plaie est fermée.

Voici d'ailleurs la statistique de la mortalité due à cette opération :

TAILLE HYPOGASTRIQUE

Cystites	0	pour 100 de mortalité	11,1
Calculs	28,4	—	
Corps étrangers	0	—	
Tumeurs	29,1	—	
Tuberculose	0	—	

Comparés aux chiffres que nous a fournis la taille périnéale, nous voyons que la mortalité générale est à peu près la même, il y a donc tout bénifice à employer cette méthode qui est bien plus facile et qui donne un champ opératoire bien plus considérable.

Procédés d'exception — Dans certains cas spéciaux, on a cherché à modifier un peu le procédé classique. La position de Trendelenburg permet, chez certains sujets, de se passer du ballonnement rectal et d'atteindre plus facilement le col toujours caché par la symphyse ; on a également modifié la direction de l'incision et, toujours pour atteindre plus facilement le col, on a pratiqué des résections osseuses. Ces différents procédés sont :

Le procédé de Trendelenburg. .	Incision sus-pubienne.	Sans résection du pubis.
— Helferich.		Avec résection du pubis.
Le procédé de Langenbuch. . .	Incision sous-pubienne	Sans résection.
— W. Koch.		Avec résection.
La symphyséotomie.		

1° *Procédé de Trendelenburg* (1). — Incision transversale des téguments immédiatement au-dessus du pubis, sur une longueur de 6 à 8 centimètres et en forme de croissant à concavité supérieure pour éviter la blessure du cordon. Section des muscles en rasant la symphyse. Arrivé sur la graisse prévésicale, on opère comme dans une taille hypogastrique ordinaire, mais la vessie est incisée transversalement. Ce procédé, déjà fréquemment employée, donne une mortalité de 18 pour 100; son seul inconvénient est de faciliter la production de hernies ou d'éventration.

2° *Procédé d'Helferich* (2). — Après avoir pratiqué la même incision cutanée que Trendelenburg, on détache le périoste des parties latérales de la symphyse et, avec le ciseau et le maillet, on mobilise, par deux sections verticales et une section horizontale, un rectangle osseux qui est attiré en haut.

3° *Procédé de Langenbuch* (3). — Taille sous-pubienne (c'est une variété de l'ancienne taille vestibulaire de Lisfranc). On fait une incision en λ dont la branche remonte à mi-hauteur de la symphyse pubienne, et dont les branches descendantes sont parallèles à l'arcade du pubis. On détache alors avec précaution le ligament supérieur du pénis, et les attaches du corps caverneux. L'ouverture ainsi faite est dilatée et l'on écarte avec les doigts les plexus de Santorini. La vessie est incisée au-dessous du col.

4° *Procédé de Koch* (4). — Le siège de l'incision est le même, et pour obtenir plus de jour, on résèque un fragment osseux de 4 à 5 centimètres, dans l'arcade pubienne. C'est d'ailleurs un procédé qui n'a été jusqu'ici exécuté que sur le cadavre.

5° *Symphyséotomie.* — Depuis que Morisani et Spinelli (5) ont démontré l'efficacité et l'innocuité de la disjonction des symphyses chez la femme, l'application de cette donnée à la chirurgie vésicale chez l'homme s'imposait. J'ai expérimenté ce procédé sur le cadavre, j'ai eu l'occasion de l'exécuter sur le vivant, à l'hôpital Beaujon, pour la première en France et je crois qu'il est digne d'entrer dans la pratique, pour certains cas rares il est vrai.

Voici à quel manuel opératoire je me suis arrêté : Le sujet étant dans la situation de la taille hypogastrique ou dans la position de Trendelenburg, les mêmes précautions que pour une taille ordinaire étant prises, je fais une incision cutanée à 4 travers de doigt au-dessus du milieu exact de la région symphysienne, et descendant à 2 travers de doigt au-dessous sur le dos de la

(1) TRENDELENBURG (W. MEYER), *Langenbeck's Archiv*, 1884, t. XXXI.
(2) HELFERICH, *Langenbeck's Archiv*, 1887, t. XXXVII, p. 625.
(3) LANGENBUCH, Berlin, 1890.
(4) W. KOCH, *Berliner klin. Wochen.*, 1888, p. 405.
(5) *Annales de gynécologie*, 1892, p. 2.

verge (voy. fig. 105). La peau, les muscles et le tissu prévésical mis à découvert, on arrive alors sur la symphyse. Avec un bistouri à résection, à lame mince on entame lentement, millimètre par millimètre la symphyse pubienne, d'abord de haut en bas. Arrivé sur le milieu de cette section, on place derrière et au-dessous de la symphyse une valve plate qui protège les plexus antérieurs de la vessie. Un second écarteur est placé au-dessous et en avant de la symphyse pubienne pour protéger les plexus veineux correspondants, on continue alors la section du disque symphysien. Le travail devient alors pénible et, pour le faciliter, on fait écarter légèrement les cuisses du sujet, et l'on place un ciseau à froid qui écarte les lèvres de la symphyse; on continue alors lentement et progressivement le travail de section en se guidant sur l'index gauche, pour protéger les parties molles ambiantes. Le danger et les difficultés de l'opération surgissent pendant la section du tiers inférieur de la symphyse. Pour faciliter cette section, et se mettre à l'abri de tout accident du côté de l'urèthre, on introduit entre les deux lèvres de la symphyse l'appareil figuré ci-dessus (fig. 106), que j'ai fait construire à cet effet, et qui, par son écartement, tend les ligaments profonds. Il suffit alors, avec le bistouri en serpette de Farabeuf, de sectionner les parties molles qui restent et d'écarter progressivement la symphyse au moyen de cet instrument. On arrive ainsi à séparer complètement l'articulation et à obtenir un écartement de 5 centimètres, sans presque aucun délabrement. L'hémorrhagie veineuse peut être assez considérable, elle cède à une simple compression. Grâce à ce procédé, on peut atteindre la face antérieure du col, toute la région prostatique de l'urèthre, et l'on se crée une large voie par laquelle on manœuvre très aisément, car l'accès vers le trigone vésical est ainsi singulièrement facilité. L'opération terminée, on pratique la suture osseuse à la soie. Le reste de l'opération se fait comme dans la taille hypogastrique, et il suffit d'un bandage de corps énergiquement serré et de la fixation des jambes du malade pour assurer l'immobilisation.

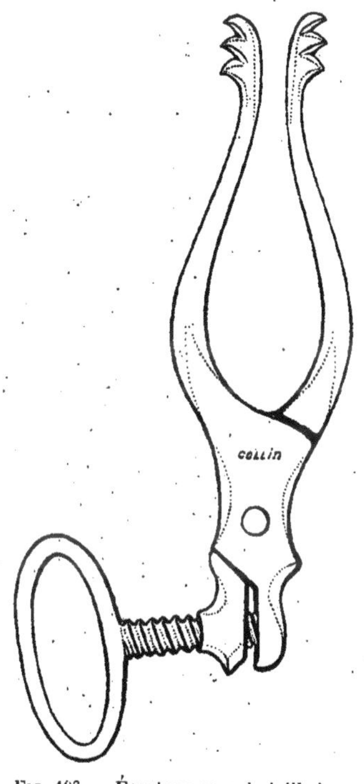

Fig. 106. — Écarteur pour la taille hypogastrique avec symphyséotomie (Tuffier).

En trois semaines, les opérées sont guéris; sans aucun trouble de la marche.

Accidents de la taille hypogastrique. — Ils sont exceptionnels. Pendant la distension vésicale, le réservoir urinaire peut se rompre; la déchirure sous-péritonéale dans presque tous les cas étant suivie de l'intervention immédiate, n'est qu'une complication sans gravité. Mais si la rupture est intrapéritonéale, la mort est la conséquence de cet accident. En général, il est dû à une intolérance vésicale qui ne permet pas la distension, la vessie se contracte brusquement vers son contenu et se rompt : de là une contre-indication de la de la taille dans certaines vessies douloureuses, qui ne peuvent supporter quelques grammes de liquide. Le péritoine peut être blessé ; cet accident n'est, en général, suivi d'aucune complication, si l'on opère aseptiquement. Quant aux hémorrhagies, elles sont rares et peu inquiétantes. Parmi les accidents consécutifs, il n'y a guère à redouter que l'infiltration d'urine et la persistance d'une fistule ; on se mettra à l'abri de ces accidents en assurant le drainage parfait de la vessie et en ne laissant pas les tubes trop longtemps en place.

Opérations chez la femme. — Dilatation de l'urèthre. — Cette opération, qui s'applique à certaines formes de cystites douloureuses, à l'extraction de calculs et des petites tumeurs, est de date très ancienne. Elle se pratique en une seule séance sous le chloroforme ; c'est une opération très facile qui est restée dans la pratique et qui donne d'excellents résultats, pourvu qu'elle ne soit pas exécutée par une main brutale.

On s'est servi d'instruments très divers : les dilatateurs d'Hegar, la simple pince à trois branches suffisent dans un grand nombre de cas. L'instrument introduit dans l'urèthre, on dilate lentement, progressivement, par poussées douces, jusqu'à ce qu'on puisse remplacer l'instrument par le petit doigt qui, prudemment conduit, est remplacé par l'index ; on a alors une dilatation suffisante. Si l'on veut agir plus méthodiquement, on se sert du dilatateur à mandrins Guyon-Duplay, qui se compose de quatre lames métalliques, susceptibles de s'écarter, et dans l'intervalle desquelles on glisse une série de mandrins progressivement croissants.

Des ruptures du canal, des déchirures, des hémorrhagies, des poussées de cystite, et surtout l'incontinence d'urine, sont les accidents à éviter par une action lente et progressive. En général, l'incontinence n'est que temporaire ; deux fois seulement, sur 75 cas, Meggerall l'a vue persister. Dans certains cas de petites tumeurs ou de petits calculs, de corps étrangers de faible volume, c'est une méthode commode et inoffensive.

Cystotomie chez la femme. — Je laisse de côté les tailles uréthrales qui ont l'inconvénient grave de provoquer fréquemment une incontinence ; de même la taille vestibulaire de Lisfranc est restée jusqu'ici à l'état théorique, bien que, combinée avec la symphyséotomie, elle me paraisse susceptible d'application. Je ne fais de même que signaler le procédé de Bozeman par lequel on fend transversalement la vessie, au risque de blesser les uretères, et je décrirai ici la colpocystotomie simple comme elle a été pratiquée dès le XVIIe siècle par Collot (1699).

I. Colpocystotomie. — La malade étant dans la situation de la taille, ou légèrement inclinée dans la demi-position de Trendelenburg, on introduit dans la vessie un cathéter dont la cannelure déprime la paroi vésico-vaginale et se trouve exactement sur la ligne médiane. La paroi postérieure du vagin, écartée par une valve de Sims, on incise au bistouri la cloison vésico-vaginale d'avant en arrière, en commençant à 3 centimètres 1/2 du méat urinaire, on évite ainsi sûrement la blessure des uretères. La vessie ouverte, il ne reste plus qu'à introduire le doigt ou des instruments par la fistule ainsi créée et à débarrasser la vessie.

Pendant cette opération, les accidents sont presque nuls, les hémorrhagies cèdent toujours facilement, et la section de l'uretère est exceptionnelle, le seul inconvénient est la persistance possible d'une fistule vésico-vaginale. Cependant, il est fort curieux, à cet égard, de voir combien diffère l'opinion des auteurs : les uns, opérant pour un calcul ou une tumeur, redoutent cette fistule ; les autres, opérant dans le but de créer une fistule permanente, se plaignent de ne pouvoir en maintenir béant l'orifice. Sur ce point, la conduite à tenir après cette ouverture de la vessie est variable suivant les cas. Si l'on opère pour un calcul ou une tumeur, on peut faire la suture immédiate de la plaie avec la plus grande chance de succès, les trois observations où l'on a ainsi fait ont été suivies de trois succès. Si, au contraire, on crée une fistulisation systématique, on peut, à l'exemple de Bozeman, exciser 1 centimètre de chaque côté de la fistule, ou, comme le fait Emmet, suturer les deux muqueuses, créant ainsi un orifice bimuqueux qui n'aura aucune tendance à la cicatrisation.

II. Taille hypogastrique. — La taille hypogastrique diffère par quelques points de détail ; le ballonnement vaginal remplace le ballonnement rectal, la brièveté du canal de l'urèthre rend difficile la dilatation de la vessie. Disons de suite que c'est une opération rarement indiquée, sauf pour les gros calculs et les tumeurs.

CAPSULES SURRÉNALES

La chirurgie de ces organes est encore à faire ; l'anatomie normale, l'anatomie pathologique et la physiologie sont encore à l'étude. Toutefois des recherches expérimentales nombreuses et importantes ont été faites dans ces derniers temps. Elles ont abouti à cette conclusion : l'ablation unilatérale d'une de ces capsules est parfaitement compatible avec l'existence, nous pouvons donc hardiment enlever un de ces organes sans craindre d'accidents ultérieurs. L'ablation bilatérale a donné des résultats variables ; néanmoins il est très probable que la vie est incompatible avec l'ablation totale ; l'hypertrophie compensatrice qui se produit dans l'extirpation unilatérale est une preuve du rôle physiologique important de la capsule. Alezais et Arnaud (1) ont observé une survie de courte durée chez des animaux privés de leurs capsules surré-

(1) Alezais et Arnaud, *Marseille médical*, nos 1 à 4, 1891.

nales, et Abelou et Langlois ([1]), dans un travail récent arrivent à cette conclusion : La destruction des deux capsules est fatalement mortelle. La destruction d'une seule capsule n'entraîne pas la mort.

Au point de vue chirurgical, la seule étude d'ensemble est celle de M. Le Dentu ([2]). Nombre d'auteurs qui ont publié des faits rares de tumeurs des capsules surrénales ont réuni à leur propos les quelques observations éparses dans la science.

I

TRAUMATISMES

Les traumatismes des capsules surrénales sont excessivement rares, et l'on ne connaît guère que le fait de Hervey ([3]) déjà cité par Le Dentu.

Il s'agissait d'un enfant nouveau-né, tombé probablement sur la tête, puis sur la région des reins. Cet enfant mourut sans avoir présenté de symptômes spéciaux et, à l'autopsie, on constata des épanchements sanguins dans les fosses cérébelleuses et dans les capsules surrénales.

La capsule gauche était congestionnée dans sa partie centrale. La capsule droite avait le volume d'une grosse noix ; sa substance médullaire était convertie en une cavité remplie d'un coagulum sanguin. Sur la surface péritonéale, on observait au-dessous du foie une déchirure d'environ 1 centimètre 1/2 se continuant avec le foyer sanguin. L'abdomen était rempli par une sérosité sanguinolente.

Peut-être faut-il rapporter ce fait à une de ces hémorrhagies survenues chez les nouveaux-nés au moment du travail (Droubain ([4])) ? En effet, Mattei ([5]) pense que ces épanchements de sang se font à la suite de la compression périphérique des veines caves au moment de l'accouchement. Il résulte de cette compression une congestion des capsules surrénales qui peut aller jusqu'à l'hémorrhagie dans certains cas.

II

MALADIES INFLAMMATOIRES

Il est exceptionnel de rencontrer des *suppurations* localisées aux capsules surrénales. Elles ont lieu sous forme d'infiltrations purulentes ou de collections susceptibles d'acquérir de grandes dimensions et de s'ouvrir dans le duodénum ou dans le côlon. Fait curieux, plusieurs de ces abcès ont été trouvés chez l'enfant (Rayer ([6])) et chez le fœtus (Andral). Forster ([7]) pense

([1]) *Comptes rendus de la Soc. de biol.*, 1891, p. 792, 855, et 1892, p. 165.
([2]) Le Dentu, *Affections chirurgicales des reins, des uretères et des capsules surrénales.*
([3]) Hervey, *Soc. anat.*, 1870, p. 263.
([4]) Droubain, Th. Paris, 1887.
([5]) Mattei, *Journal de médecine de Bruxelles*, 1884. Traduit de l'italien.
([6]) Rayer, *Recherches sur les capsules surrénales*, 1837.
([7]) Forster, in Lancereaux, *Dict. Dechambre*, art. Rein.

que ces suppurations seraient susceptibles de transformation crétacée dans les cas où elles ne s'ouvriraient pas dans le tube digestif. Nous ne savons d'ailleurs rien sur la pathogénie de ces collections purulentes

III

NÉOPLASMES

Les tumeurs constituent les seules altérations justiciables de la chirurgie. On y a vu les dipomes, des adénomes, des kystes, des fibromes, des carcinomes, mais la néoplasie de beaucoup la plus fréquente est le sarcome.

Anatomie pathologique. — Lipomes (1). — Leur présence dans la capsule surrénale proprement dite est rare. Le seul fait chirurgical est celui de Byford, qui enleva un de ces lipomes pesant 20 livres, le rein fut sacrifié avec et le malade âgé de trente-huit ans guérit. Grawitz admet que les lipomes *rénaux* sont le résultat de proliférations des fragments aberrants de la capsule surrénale inclus dans le corps du rein ; ainsi envisagés ces néoplasmes seraient fréquents. Cette conception peut avoir un intérêt pathogénique; mais elle ne nous est d'aucun secours au point de vue chirurgical. Notre distingué collègue Letulle a étudié certaines dégénérescences graisseuses de ces capsules, il a montré leur point de départ dans la région moyenne des trabécules, leur disposition en nodules isolés et surtout, rapprochant ces altérations de celles que nous signalions dans le rein, il a prouvé qu'il y avait une corrélation évidente entre la dégénérescence graisseuse et l'adénome simple ou carcinomateux des capsules.

Adénomes (2). — Ce ne sont encore que des tumeurs du ressort de l'anatomie pathologique, décrites d'abord comme des hypertrophies partielles. Ils ont été bien étudiés par Virchow, et Strubing, qui les ont appelés *goîtres surrénaux* à cause de leur analogie avec les tumeurs du corps thyroïde ; ils sont en général du volume d'une noisette ou d'une noix; quant aux observations étiquetées adénomes malins, il s'agit de véritables cancers susceptibles de métastases.

L'adénome vrai est arrondi, lisse, blanchâtre, se continuant par sa périphérie avec la substance corticale. Au microscope, il est constitué par des tubes semblables à ceux du tissu propre de la capsule; ils sont plongés dans une gangue conjonctive contenant de très nombreuses fibres élastiques. Les cellules de ces tubes sont tassées et présentent la disposition des cellules des tubes des capsules surrénales, elles sont remplies de cristaux de graisse qui donnent à la tumeur son aspect blanchâtre (Pilliet). Peut-être ces productions sont-elles en rapport avec les hémorrhagies qui se rencontrent avec une fréquence relative dans ces capsules ainsi que le signale Lancereaux.

(1) Byford, in *Revue Hayem*, t. XXXIV., p. 672. — Letulle, Soc. anat., 1888.

(2) Strubing, *Deutsche Archiv f. klin. Med.*, t. XIII, p. 593. — Pilliet, *Bull. de la Soc. anat.*, 1888, p. 414. — Lancereaux, *Dict. Dechambre*, art. Rein.

Kystes[1]. — Je ne ferai que citer deux observations qui ont trait à cette variété de tumeurs. Klebs a observé un lymphangiome caverneux au centre duquel était une cavité kystique. Carrington a publié, sous le nom de kyste sanguin des capsules surrénales, une observation qui après lecture est une tumeur cancéreuse généralisée. Il est probable qu'il s'agissait d'une métastase hémorrhagique dans les glandes surrénales. Le malade présentait les signes de la maladie bronzée. Virchow a trouvé dans un cas de dégénérescence graisseuse deux petits hystes pédiculés, et Christie a observé un phthisique avec maladie bronzée, dont les deux capsules surrénales étaient farcies de petits kystes séreux, vraie maladie kystique. Enfin Huber y a rencontré un kyste hydatique.

Angiomes. — Néoplasies lymphatiques. — Ce ne sont là que des curiosités anatomiques sans histoire clinique (Nogel, Seitz).

Fibromes[2]. — Confondus autrefois avec les sarcomes, les examens histologiques des observations récentes les ont nettement séparés. Ils se présentent avec leur caractère ordinaire et ne dépassent guère le volume d'une petite noix (Saviotti) (Letulle).

Carcinomes. — Sarcomes[3]. — Ce sont là les néoplasmes vraiment chirurgicaux. Le cancer, regardé autrefois comme la variété la plus commune, diminue de fréquence depuis que les examens sont pratiqués avec soin et, sur 8 observations de néoplasmes primitifs relevées dans ces quatre dernières années, il y avait 7 sarcomes et cette statistique est en rapport avec celle de Blackburn. Leur volume est variable, de la grosseur du poing, à celle d'une tête de fœtus (Wilks).

Ces sarcomes sont plus souvent de la variété fuso-cellulaire, que de la variété à cellules rondes (2 cas). Ces deux variétés peuvent être associées, on y rencontre plus rarement le sarcome mélanique. Le seul fait histologique digne d'intérêt, c'est la tendance de ces tumeurs à reproduire les traits caractéristiques du tissu primitif. Ces cellules elles-mêmes conservent la forme et le caractère général des capsules surrénales.

Ces néoplasmes sont généralement unilatéraux; Turner a cité un cas de bilatéralité qu'il regarde comme primitive. *Leurs connexions* avec les organes voisins sont de première importance au point de vue chirurgical. Lorsque la tumeur est volumineuse, elle refoule *le rein*, elle adhère à sa capsule, quelquefois même elle le coiffe, elle l'englobe et, les pièces en main, il est impossible de distinguer la tumeur d'un néoplasme du rein. A la coupe, on trouve le rein normal ou altéré au milieu du tissu pathologique. Dans un cas de cancer de la capsule surrénale que j'ai publié[4], le parenchyme rénal perdu au milieu de la tumeur présentait lui-même quelques petits noyaux secondaires. Cette

[1] Carrington, *Tr. path. Soc. Lond.*, 1884-5, XXXVI, 454-458. — Christie, *Med. Times and Gaz.*, 1856, p. 347. — Huber, *Deutsche Archiv f. klin. Med.*, 1868, t. V, p. 139.

[2] Saviotti, *Archiv. f. pathol. Anat. und Physiol.*, t. XXXIX, p. 424. — Letulle, *Bull. de la Soc. anat.*, 1888, p. 302.

[3] Blackburn, *Journal of Am. med. Assoc.*, 1888, p. 389. — Wilks, *Guy's Hosp. Rep.*, 1862. — Turner, *Pathol. Soc. of London*, t. XXXVI, p. 460. — Lubet-Barbon, *Progrès médical*, 1885, t. II, p. 556. — Perry, *Brit. med. Journ.*, 1888, I, p. 1382. — Dreschfeld, *Brit. med. Journ.*, 1891, t. I, p. 858. — Berdach, *Wiener med. Wochen.*, 1889, p. 357.

[4] Tuffier, *Annales génito-urinaires*, 1888, p. 65.

fusion intime nous obligera à une néphrectomie dans l'ablation de ces tumeurs. Dans les sarcomes occupant le côté droit, la veine cave est aplatie, quelquefois thrombosée et, dans un cas de Kussmaul, la mort par embolie fut la terminaison de cette coagulation veineuse. Ces tumeurs se généralisent environ dans la moitié des cas signalés.

Tuberculose. — Elle est relativement fréquente, puisque la maladie bronzée a été longtemps regardée comme symptomatique d'une lésion bilatérale tuberculeuse de ces organes. Elle est souvent primitive et latente. L'organe peut s'infiltrer et doubler de volume, mais il n'est jamais assez volumineux pour intéresser le chirurgien.

Symptômes. — Marche. — Les tumeurs dont le diagnostic serait possible sont les sarcomes et les carcinomes, que la clinique ne permet pas de distinguer les uns des autres.

En dehors des faits de maladie bronzée dans lesquels on a supposé une néoplasie des capsules surrénales à cause du rapport de cause à effet établi entre la maladie d'Addison et l'altération de ces capsules, le diagnostic n'a pas que je sache été posé. D'ailleurs la pigmentation cutanéo-muqueuse est tout à fait exceptionnelle en cas de tumeurs malignes, si bien que ce symptôme si précoce manque dans les affections chirurgicales de cet organe. Nous savons au contraire qu'il est relativement fréquent dans les cas de tuberculose. L'ensemble des autres symptômes dénote une maladie générale grave, avec accidents du côté du tube digestif, inappétence, vomissements sans que rien de spécial permette de préciser son siège. Nous en sommes donc réduits aux seuls *symptômes locaux* pour reconnaître l'origine de la lésion. D'après la lecture des observations, ces signes sont absolument insuffisants, une tuméfaction plus ou moins volumineuse siégeant dans l'un des flancs, arrondie, ferme, régulière, descendant plus ou moins bas, se perdant en haut sous le foie, sonore à sa partie antérieure, mate à sa partie postérieure, suivant les mouvements de la respiration. Ce sont là autant de signes des tumeurs du rein.

L'évolution de ces tumeurs est généralement assez rapide, les malades ont succombé sept, neuf, quatorze mois après l'apparition de la tumeur, et dans un état de maigreur et de cachexie tout spécial.

Traitement. — L'extirpation serait la seule chance de survie puisque dans la moitié des cas la mort est la conséquence d'une tumeur sans généralisation ; cette opération est possible, d'après l'examen des pièces anatomiques. La survie n'est point en cause puisque l'ablation d'une des capsules surrénales ne provoque pas d'accidents. L'incision lombaire parallèle à la 12e côte, ou mieux la laparotomie permettraient d'arriver sur le néoplasme, qu'il faudrait chercher à séparer du rein, en général indemne.

APPAREIL URINAIRE

URÈTHRE ET PROSTATE

Par le Dr ÉMILE FORGUE

PROFESSEUR D'OPÉRATIONS ET APPAREILS A LA FACULTÉ DE MONTPELLIER, MÉDECIN-MAJOR DE L'ARMÉ

URÈTHRE

CHAPITRE PREMIER

VICES DE CONFORMATION DE L'URÈTHRE

Guyon, dans sa thèse d'agrégation, a classé dans l'ordre suivant les vices de conformation de l'urèthre :

1° L'imperforation incomplète;
2° L'imperforation complète, avec ou sans canal de dérivation;
3° L'absence totale ou partielle;
4° Les fissures (hypospadias et épispadias);
5° Les dilatations;
6° Les embouchures anomales des orifices de l'urèthre et d'organes voisins dans l'urèthre;
7° La duplicité.

De toutes ces variétés, la plus importante est sans contredit le groupe des fissures : c'est à leur propos et à l'occasion de leur pathogénie que l'histoire du développement de l'urèthre apporte ses plus opportunes lumières. Aussi, inversant l'ordre classique, plaçons-nous en tête de cette étude l'hypospadias et l'épispadias, types cliniques dominants, passibles d'une correction opératoire parfaite. Le chirurgien a quelque peu le droit de se désintéresser des espèces rares qui ne constituent que des curiosités embryologiques, susceptibles elles-mêmes de nombreux éléments de complication.

I

HYPOSPADIAS

Aux diverses définitions proposées, nous préférons celle formulée par Voillemier et recopiée à peu près par Kauffmann : l'hypospadias (υπο, au-dessous, et σπαδὼν, espace) est un vice de conformation qui consiste dans une ouverture anormale et congénitale occupant la paroi inférieure de l'urèthre.

L'hypospadias était connu des anciens : Galien a créé le mot; Paul d'Égine et Albucasis ont donné de la chose une assez exacte description. La fin du siècle dernier et le commencement de celui-ci ont apporté un petit tribut de faits isolés recueillis par Blasius, Stalpart Van der Wiel, etc. Mais ces observations sont incomplètes. Morgagni [1] réunit dans son immortel ouvrage quelques faits bien observés; il eut en outre le mérite d'entrevoir le mode de formation de l'hypospadias par arrêt de développement. Arnaud [2], l'un des membres de l'Académie royale de chirurgie, disserte un peu à l'aventure sur cette difformité, mais ne parle pas de traitement opératoire. Vinrent ensuite Haller [3], Pinel [4], Schneider [5], Dugès [6], I. Geoffroy-Saint-Hilaire [7], dont les nombreux et importants mémoires éclairèrent d'un jour nouveau la question de l'hermaphrodisme; mais ils ne firent que quelques digressions sans intérêt sur l'hypospadias. Sabatier [8], Boyer [9], Marestin, Dupuytren, Dieffenbach et quelques autres ajoutèrent à cette liste quelques travaux secondaires. Mais, en somme, on peut dire qu'avant la monographie de Bouisson [10], cette question n'était encore qu'à l'état d'ébauche. Ce remarquable mémoire reste encore le meilleur en la matière. Deux ans plus tard, Guyon [11], dans sa thèse d'agrégation, acheva de coordonner les matériaux épars. Les travaux embryologiques sont venus préciser le détail pathogénique; la belle étude thérapeutique de Duplay [12], a réglé la reconstitution autoplastique du canal.

Étiologie. — Pathogénie. — L'hypospadias est une malformation assez commune. Ruysch [13], Haller [14] en ont relaté des cas nombreux. Bouisson dit avoir rencontré un hypospade, sur 300 vénériens militaires. D'après lui, l'hypospadias balanique serait le plus fréquent. Rennes [15] en a observé 10 cas sur 3000 individus, soumis à la visite du conseil de revision. Cette proportion est évidemment excessive. Nous avons dépouillé les comptes rendus du recrutement pour ces huit dernières années : ces statistiques confondent en un même groupe les « vices de conformation des organes urinaires »; étant donnée la rareté de l'épispadias et de l'exstrophie vésicale, la presque totalité

(1) *De sedibus et causis, epistolæ XLVI et LXVII*, t. V. p. 538, et VII, p. 601, édit. Chaussier et Adelon. Paris, 1820-1823.
(2) *Mémoires de chirurgie*, t. I, in-4°.
(3) *Opera minora*, t. II.
(4) *Mémoires de la Société médicale d'émulation*, t. IV.
(5) *Der Hermaphroditismus*, 1809.
(6) *Mémoires sur l'hermaphrodisme. Éphémérides médicales de Montpellier*, 1827.
(7) *Histoires des anomalies de l'organisation*, t. II.
(8) *Médecine opératoire*, t. IV.
(9) *Traité des maladies chirurgicales*, etc., t. X.
(10) *De l'hypospadias et de son traitement chirurgical. Tribut à la chirurgie*, 1861, t. II, p. 489.
(11) GUYON, Thèse d'agrégation. Paris, 1863.
(12) *De l'hypospadias périnéo-scrotal et de son traitement. Arch. gén. de méd.*, mai et juin, 1874. — *Sur le traitement chirurgical de l'hypospadias et de l'épispadias. Arch. gén. de médecine.* mars, 1880.
(13) *Thesaurus anatomicus VIII*, n° 30.
(14) *Elementa physiologiæ.*
(15) *Observations médicales sur quelques maladies rares et peu connues. Arch. gén. de méd.* t. XXVII, 1831.

des cas est fournie par l'hypospadias. Or, le chiffre des exemptions répondant à ce groupe oscille entre 165 et 235, pour un contingent qui varie entre 265 000 hommes et 280 000.

Les causes de ce vice de conformation sont mal connues. Cependant l'hérédité paraît jouer, dans sa production, un rôle incontestable, surtout en ce qui concerne les hypospadias balaniques. Frank, Brière, Rigaud, Traxel ont vu cette difformité se généraliser pour ainsi dire à tous les membres d'une même famille pendant plusieurs générations. Lepelletier cite l'exemple de trois frères qui présentèrent tous les trois le degré le plus avancé, l'hypospadias scrotal. Bouisson rapporte une observation de Parlier, agrégé de Montpellier, incriminant les mariages consanguins, si complaisamment inculpés de toutes les malformations originelles.

L'hypospadias est le résultat d'un arrêt de développement. Depuis les travaux de Coste, nous savons que les portions prostatique et membraneuse de l'urèthre se développent aux dépens des organes génitaux internes, que les parties balanique et pénienne se forment aux dépens des organes externes. Prenons l'embryon humain à la fin de son deuxième mois et suivons son développement uréthral. A ce moment, le cloaque proprement dit se trouve cloisonné en deux cavités : l'une antérieure, en forme de conduit tubuleux qui a reçu de Müller le nom de sinus uro-génital ; l'autre postérieure — excavation ano-rectale — ; la cloison uréthro-rectale les sépare. Ce cloisonnement s'achève au cours du troisième mois, mais la cloison reste mince, et ce n'est guère qu'au quatrième mois que se constitue le périnée entre l'anus et la fente uro-génitale. Le sinus uro-génital, conduit uro-génital de Tourneux, nous préférons dire, avec Valentin, le canal uro-génital, reçoit près son extrémité supérieure les uretères, les conduits de Wolff et de Müller : peu à peu rétréci et tubulé, il constituera la portion membraneuse et prostatique. Son extrémité inférieure s'ouvre au dehors par une fente antéro-postérieure ; c'est la fente ou fissure uro-génitale que limite de chaque côté un repli demi-circulaire, *repli génital*, future grande lèvre ou futur scrotum ; la commissure antérieure de cette fente est occupée par un bourgeon conoïde apparu vers la sixième semaine ; c'est le *tubercule génital*, futur pénis : il se coiffera, au début du troisième mois, d'un nouveau renflement destiné à former le gland.

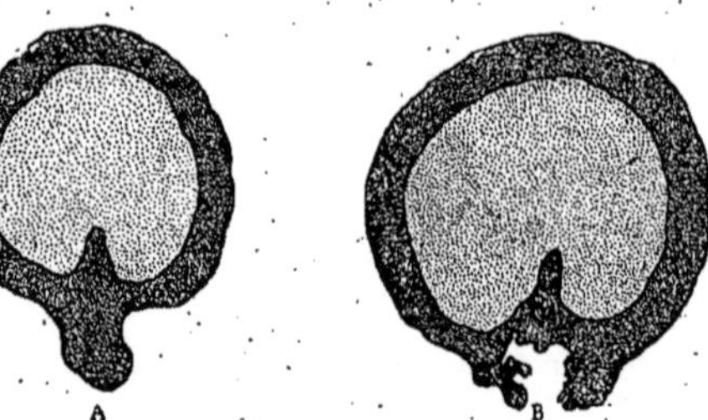

Fig. 107. — Sections transversales de la verge sur le fœtus humain de 8,5/11 centimètres (Tourneux). — Les coupes A et B portent sur l'extrémité du gland, non encore recouvert par le prépuce ; on y remarque la lame uréthrale ainsi que le *mur balanique* échancré en B. — L'épiderme qui enveloppe le gland est très épais.

La fente uro-génitale se prolonge sous forme d'une gouttière ouverte en bas, sur la face inférieure du tubercule génital, *sillon génital* ; mais, détail important à noter, elle s'arrête à la base du gland. Sa direction est continuée sur la face inférieure du gland par une crête longitudinale, *mur ou rempart épithélial* de Tourneux, dont nous allons voir la transformation ultérieure en *urèthre balanique*. Ce mur épithélial serait un reste de l'extrémité antérieure du bouchon cloacal qui, au niveau du tubercule génital, a pris le nom de lame uréthrale.

Cette évolution est terminée au milieu du troisième mois ; à ce moment, on ne peut pas encore discerner le sexe futur de l'embryon. C'est le stade hermaphrodite, l'état indifférent. A la fin de ce même mois, la différenciation sexuelle est déjà accusée. Si l'embryon évolue vers le type féminin, le tubercule génital, devenu clitoris, persiste sous sa forme primitive ; il demeure à la commissure antérieure des deux replis génitaux qui continuent à border toute la vie la gouttière génitale persistante ; mais ces replis se modifient en ce sens que leur portion externe, destinée à former les grandes lèvres, se sépare par un sillon de la portion interne d'où dérivent les petites lèvres. Dans le type

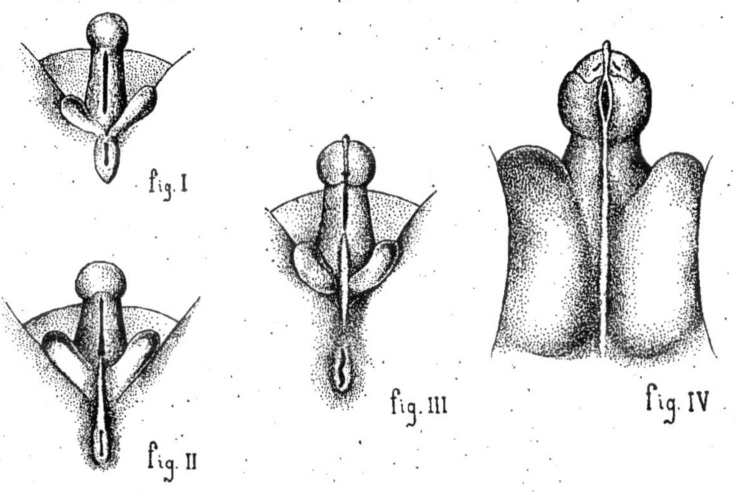

Fig. 108.

Fœtus de 37 millimètres. — La face inférieure de la verge est occupée par la gouttière uréthrale qui se termine en avant contre la base du gland.

Fœtus de 4,6/6 centimètres. — Les deux bords de la gouttière uréthrale se sont fusionnés à la partie postérieure de la verge. — Un raphé médian nettement accusé réunit la gouttière au bourrelet anal.

III. Fœtus mâle de 5,5/7 centimètres. — La fermeture de la gouttière uréthrale a progressé en avant. — A la face inférieure du renflement balanique, on aperçoit une crête longitudinale, mur épithélial, terminé en houppe.

IV. Fœtus mâle de 8,5/11 centimètres. — La prépuce recouvre le gland aux deux tiers. — La fente uréthrale a cheminé en avant ; elle se prolonge par le mur épithélial balanique. (Tourneux.)

mâle, depuis le rudiment périnéal jusqu'à la base du futur gland, la longue gouttière constituée en arrière par la fente uro-génitale, en avant par le sillon creusé à la face inférieure du tubercule, va, par la soudure progressive de ses lèvres, se fermer d'arrière en avant et devenir canal cylindrique. C'est bien une vraie « soudure » nous dit Retterer [1] en son beau travail « un fusionnement en une partie impaire de deux moitiés séparées par une large gouttière sur toute leur longueur, processus analogue en tous points à celui qui préside à

[1] Retterer, *Sur l'origine et l'évolution de la région ano-génitale des mammifères. Journal de l'anatomie et de la physiologie*, 1890.

l'occlusion de la gouttière médullaire ». On peut constater, en effet, que les éléments mésodermiques des replis génitaux sont le siège d'une multiplication active : « la face interne et inférieure d'un repli génital se rapproche de celle de son congénère ; l'épithélium est repoussé partie en haut, partie en bas, ce qui transforme la fente génitale en un canal par la continuité du tissu mésodermique d'un côté à l'autre ».

Ce travail de fusion médiane des replis génitaux se poursuit entre les lèvres du sillon génital, creusé au-dessous du tubercule génital. Ce dernier est constitué au début par un bourgeon mésodermique coiffé de l'écorce ectodermique. Dans l'axe de ce tubercule apparaît une traînée cellulaire plus dense, qui envoie un prolongement dans chacune des lèvres du sillon génital et dans la partie antérieure des replis génitaux. Le cordon initial formera les corps caverneux, et ses prolongements le corps spongieux. Sur une coupe transversale, en un point quelconque du pénis, la traînée mésodermique aurait la forme d'une selle placée sur la gouttière uréthrale. Un sillon longitudinal rempli par du tissu conjonctif se creusera plus tard de chaque côté entre le cordon initial et ses prolongements. Ces deux sillons, de plus en plus profonds, finiront par se rejoindre en formant un plancher conjonctif entre la gouttière caverneuse et la gouttière spongieuse ouverte en bas qui circonscrit sur toute sa longueur la gouttière uréthrale. Bientôt le cordon caverneux sera divisé en deux moitiés symétriques par une lame de tissu fasciculé qui se formera dans le plan médian antéro-postérieur de ce cordon; chacune de ces moitiés constituera un corps caverneux. De son côté, la gouttière spongieuse superposée au sillon génital tend à l'entourer complètement. Sur une coupe transversale, elle représente un fer à cheval, un croissant dont les deux extrémités s'avancent l'une vers l'autre; elles finissent par se fusionner; et, de ce fait, la gouttière du sillon génital se trouve transformée en un cylindre creux.

Mais, si les corps caverneux et spongieux arrivent à l'extrémité antérieure de la verge, le canal sous-jacent n'y arrive pas. Le sillon génital s'arrête en effet au niveau de la base du gland; et sa direction est continuée par une crête longitudinale, terminée par une houppe, bourgeonnement extérieur de la lame uréthrale, apparu pendant le cours du troisième mois. Tourneux (¹), qui a éclairé d'une lueur nouvelle ce point embryogénique, donne à cette crête, qui rappelle l'épaississement épithélial du rebord des gencives sur le fœtus, le nom de *mur épithélial du gland, mur ou rempart balanique.* « Vers la fin du troisième mois, au moment où s'accuse le premier soulèvement du prépuce, on remarque que la fente uréthrale réduite à l'état d'un léger orifice avoisinant la base du gland se prolonge en avant par une gouttière creusée dans le bord libre du mur épithélial : cette gouttière balanique ne s'étend pas d'emblée jusqu'à l'extrémité du gland; mais elle progresse graduellement au fur et à mesure qu'elle se ferme en arrière pour constituer la portion balanique du canal de l'urèthre. » L'extrémité postérieure de ce canal rencontrera le cul-de-sac antérieur du sillon génital transformé lui-même en conduit et

(¹) Tourneux, *Sur le développement et l'évolution du tubercule génital chez le fœtus humain dans les deux sexes. Journal de l'anatomie et de la physiologie*, mai-juin 1889.

devenu l'avant-urèthre spongieux, la cloison intermédiaire se résorbera et leur continuité sera établie; enfin l'extrémité antérieure du canal balanique, marchant vers le pôle du gland, ira former le méat.

Au total, voici donc la formule embryogénique de l'hypospadias. L'urèthre se développe en trois pièces : ce sont, d'arrière en avant, l'*urèthre profond*, membrano-prostatique, qui dérive de la partie inférieure tubulée du conduit uro-génital; l'*urèthre spongieux*, qui est le plus important segment et se constitue par la clôture en un canal cylindrique de la grande gouttière composée en arrière par la fente uro-génitale, en avant par le sillon formant cannelure sous le tubercule génital; enfin, l'*urèthre balanique*, bout de canal qui se creuse dans la crête épithéliale de Tourneux et s'abouche à l'urèthre spongieux. Tout arrêt dans l'évolution ou dans le raccord de ces pièces composantes constitue un type anatomique d'hypospadias qui n'est que la fixation permanente d'un stade embryonnaire.

En procédant du simple au composé, et en remontant progressivement vers les premiers âges fœtaux, on peut admettre et expliquer les aberrations morphologiques suivantes. L'évolution du *tronçon balanique* vers un canal creux peut être imparfaite : de là, présence de sténoses valvulaires ou cylindriques dans le segment correspondant. Son abouchement dans le bout antérieur du *tronçon spongieux* peut manquer ou se faire vicieusement : parfois, c'est une valvule intra-uréthrale, en forme de diaphragme d'optique qui marque cette jonction défectueuse; plus souvent, la rencontre des deux tronçons ne s'est point faite, la cloison mitoyenne ne s'est pas résorbée; l'urèthre spongieux débouche à la base du gland ; il s'agit d'un *hypospadias balanique;* et l'on peut observer quelquefois la présence d'un cul-de-sac qui occupe le méat et représente l'ébauche du canal balanique non communiquant.

La soudure des lèvres de la longue gouttière d'où naît, par la clôture des bords, le canal de l'*urèthre spongieux*, peut avorter en un point plus ou moins reculé suivant la précocité de l'arrêt évolutif; est-ce dans la portion pénienne du canal, répondant au sillon génital du tubercule d'où dérive la verge, il s'agit d'un *hypospadias pénien;* l'urèthre s'ouvre-t-il dans l'angle rentrant formé par le pénis et les bourses, c'est-à-dire au niveau du raccord du sillon génital et de la fente génitale, la difformité prend le nom d'hypospadias *péno-scrotal*. Le trouble embryogénique, plus précoce, porte-t-il sur la soudure des replis génitaux, c'est alors l'hypospadias *périnéo-scrotal*, si l'urèthre s'ouvre à l'angle des bourses et du périnée, ou même *périnéal*, si la clôture des replis est empêchée dès ses débuts. A ces espèces extrêmes répond bien l'expression d'*hypospadias vulviforme* créée par Dugès : l'embryon est arrêté à une phase très voisine de l'état indifférent; et l'être adulte muni simplement d'un urèthre membraneux et prostatique, ouvert au fond de la fente génitale béante, restera un pseudo-hermaphrodite, à sexe hésitant.

Dionis et Haller avaient autrefois soutenu que l'hypospadias était dû à une imperforation du gland suivie de rupture de l'urèthre. Kauffmann vient de reprendre cette doctrine et a essayé de la documenter de faits cliniques et d'arguments théoriques : il nous paraît que les premiers ne sont pas décisifs et que les seconds restent très contestables. Faisant jouer le rôle dominant à la rétention d'urine en amont du gland imperforé, il lui fallait établir dès l'abord les conditions de la sécrétion et de l'excrétion urinaires chez le fœtus. Kauffmann nous rappelle à ce propos que l'activité sécrétoire des reins commence de bonne heure dans la vie fœtale ; Englisch [1] croit que cet organe entre en fonction à la fin du quatrième mois ou au commencement du cinquième, et se base sur ce qu'il a trouvé chez des embryons de cinq mois le rein hydronéphrotique ou la vessie pleine. Gusserow estime aussi que, dans la seconde moitié de la grossesse, l'urine fœtale s'écoule dans la poche amniotique ; ne savons-nous pas, au surplus, des cas nombreux de dilatation énorme de la vessie, des uretères et du bassinet trouvés chez des fœtus? Wiener [2] a récemment confirmé ces données.

Soit donc un fœtus à gland plein, chez qui la formation de l'urèthre balanique fait défaut ou est en retard : l'urine s'accumule en amont et fait éclater le canal vers le bout antérieur de l'urèthre spongieux, c'est-à-dire au point faible où l'occlusion est la plus tardive. S'agit-il d'un hypospadias pénien, péno-scrotal ou même périnéal, Kauffmann applique à ces espèces la même genèse : ici, cependant, la théorie qui, à la rigueur, pourrait être admissible pour la variété balanique, nous semble se heurter à de grosses difficultés d'interprétation. Prenons le cas où, de l'angle péno-scrotal qui reçoit l'orifice uréthral jusqu'au bout du gland, l'urèthre manque en entier : c'est que sa paroi inférieure s'est déchirée sur toute la longueur, nous déclare Kauffmann ; mais une semblable rupture ne montrerait-elle pas des traces cicatricielles, des bourrelets irréguliers d'éclatement, plus accusés en tout cas que les deux crêtes ébauchées de tissu spongieux qui bordent parfois un semblant de gouttière à la face inférieure du pénis? Une rétention, capable d'un effet mécanique aussi intense ne retentirait-elle pas gravement sur l'état des voies urinaires supérieures?

La théorie devient surtout d'application malaisée quand il s'agit d'hypospadias péno-scrotal, avec conservation de l'urèthre pénien, compliqué ou non d'hypospadias balanique, ainsi que Lacroix, Lippert et Arnaud en ont rapporté des exemples figurés schématiquement par Kauffmann. Boyer et Bérard, à propos du cas de Marestin, avaient déjà émis cette hypothèse d'une fistule pénienne congénitale due à l'imperforation de l'urèthre. Mais pourquoi le canal, au lieu de se rompre vers la base du gland, dernier point clôturé, éclaterait-il au niveau d'un segment où l'occlusion est plus précoce et, partant, plus ferme? Kauffmann n'est pas embarrassé : ce sont, nous dit-il, des hypospadias partiellement guéris ; pendant la vie intra-utérine, l'avant-canal a eu le temps de se réparer cicatriciellement ; et il n'en veut pour preuves que les callosités qui bordaient les deux ouvertures hypospades chez le sujet de Lacroix. Comme argument de même ordre, Kauffmann invoque la torsion du pénis, les « palmures » de la verge hypospade, et y voit des indices de rétraction cicatricielle : nous préférons y voir l'analogue embryologique de la bride des pseudo-hermaphrodites. Appliqué aux fentes vulviformes de l'hypospade périnéal, la théorie devient insoutenable. Restons donc à la doctrine si

(1) J. English, *Ueber angeborene Verschliessungen, Verengerungen und Erweiterungen der männlichen Harnröhre. Arch. für Kinderheilkunde,* Bd. II, p. 85 und 291. Stuttgart, 1881.

(2) Wiener, *Ueber die Herkunft des Fruchtwassers. Arch. für Gynäkologie,* Bd. XVII, p. 24, 1881.

claire, si satisfaisante, de l'arrêt dans l'évolution embryogénique de l'urèthre : si la pression urinaire joue quelque rôle, ce n'est qu'à titre de cause seconde, empêchant l'occlusion définitive du canal, et applicable tout au plus aux formes balaniques, ou péniennes antérieures, de la malformation.

Anatomie pathologique. — **I. Hypospadias balanique.** — L'ouverture anormale est située à la base du gland. La commissure supérieure de cet orifice existant seule, l'urèthre affecte le plus souvent à ce niveau la forme d'une fente longitudinale ouverte en bas ; la muqueuse uréthrale se continue avec les téguments voisins, amincis, et souvent disposés en forme de valvule qui peut masquer l'orifice. Celui-ci est arrondi ou transversal, et parfois si petit que « chez certains sujets, dit Bouisson, il admet à peine la tête d'une épingle ».

Comment est représenté l'urèthre balanique? — Dans une première variété, on constate en avant du méat anormal, sur la face inférieure du gland, une rigole longitudinale peu profonde formée par la paroi supérieure de la fosse naviculaire. C'est de beaucoup la plus fréquente. Dans certains cas, on voit, en avant de l'ouverture hypospadienne, une seconde ouverture située à l'extrémité du gland et répondant à l'emplacement du méat normal : un stylet, introduit par ce dernier orifice, bute plus ou moins profondément contre un cul-de-sac ; c'est donc un méat « borgne externe ». Dans le fait de Morelli (1), il y avait ainsi deux ouvertures et deux canaux marchant parallèlement : une des ouvertures était étroite et placée immédiatement au-dessus du frein ; c'est par là que sortait l'urine ; l'autre était plus large et se continuait avec un canal d'environ 4 centimètres : le stylet de Bowmann, poussé plus loin, donna lieu à une petite hémorrhagie. Boyer (2) avait déjà mentionné des cas analogues de malformations uréthrales ; Gayraud (3), Döring, Szymanowski (4), Malgaigne (5), Dawosky (6) en ont rapporté deux exemples ; l'Atlas de Förster figure un de ces méats ouvert par un conduit borgne et coïncidant avec un hypospadias balanique. Ce sont des faits de ce genre qui, ainsi qu'Englisch (7) l'a récemment discuté, ont été rapportés sous le nom d'*urèthre double* ou de *diverticules uréthraux*.

Au point de vue embryogénique, ces espèces sont très intéressantes ; depuis le travail de Tourneux sur l'urèthre balanique, elles sont devenues très explicables : elles résultent de la jonction défectueuse des deux tronçons pénien et balanique. L'examen attentif des méats montrera aisément que cette malformation est plus fréquente qu'on ne le décrit : depuis six ans, notre attention s'est portée sur ce point ; opérant sur une série régimentaire chaque année renouvelée, nous avons passé la visite d'à peu près cinq mille méats et constaté onze fois cette variété dont nous figurons ici un exemple. Les lèvres du méat étant écartées, on se trouve en présence de deux orifices uréthraux séparés par

(1) Morelli, *Uretra doppia con atresia del vero méiato urinario. Rivista clinica e terapeutica*, I, 1889.
(2) Boyer, *Traité des maladies chirurgicales*. Paris, 1825.
(3) Gayraud, Article Hypospadias du *Dictionnaire encyclopédique des sciences médicales*.
(4) Szymanowski, in Englisch, *Loc. cit.*
(5) Malgaigne, *Anatomie chirurgicale*, t. II, 2e édit., p. 443.
(6) Dawosky, *Deutsche med. Wochenschrift*, octobre 1880.
(7) Englisch, *Centralblatt für Chirurgie*, n° 42, 1888.

une cloison transversale; par l'orifice inférieur, une sonde peut arriver dans l'urèthre; l'orifice supérieur est un cul-de-sac borgne. Cristiani ([1]) en a communiqué dernièrement un cas très net. N'est-ce point la forme ébauchée de la rencontre vicieuse des deux portions uréthrales, balanique et spongieuse? Depuis les deux canaux distants, isolément abouchés, que sépare une épaisseur mitoyenne de tissu du gland, jusqu'à la mince valvule qui cloisonne une embouchure commune, on peut supposer et rencontrer des formes intermédiaires où les deux tronçons communiquent par un pertuis plus ou moins large : Bouisson en avait apporté un exemple, auquel se joignaient des faits de Vésale, Boyer, Sinibaldi, Haller, Fabrice de Hilden, etc. Jarjavay en a observé un cas qu'il a figuré dans son mémoire.

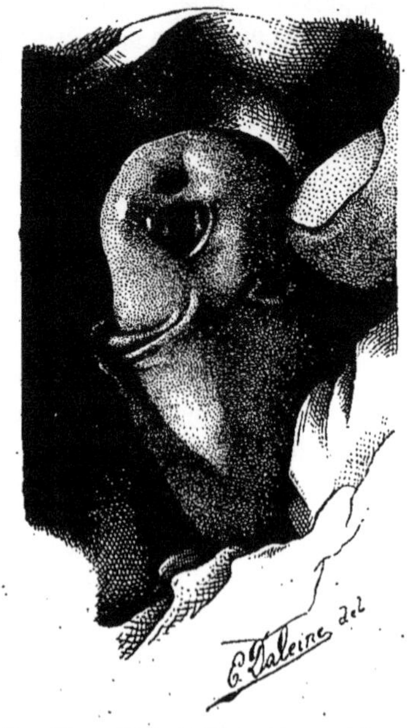

Fig. 109. — Méat aboutissant à un cul-de-sac et orifice hypospadiaque, séparés par une cloison. (D'après une de nos photographies.)

L'hypospadias balanique peut s'accompagner de diverses malformations. La forme et le volume du gland sont très souvent modifiés : il est aplati, rapetissé, incurvé en bas. Jarjavay attribue ces déformations à ce fait que les deux moitiés du corps spongieux, séparées au niveau du méat anormal, se dévient pour rejoindre, par le chemin le plus court, les *retia mirabilia* de l'écorce glandaire avec

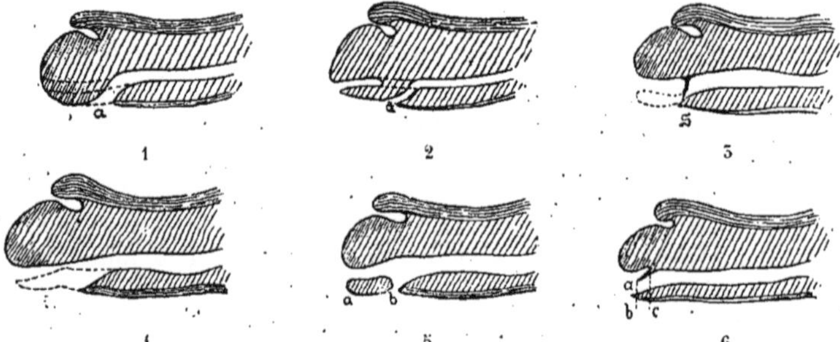

Fig. 110. — Schémas de quelques variétés d'hypospadias balanique. (D'après Kauffmann.)
1, hypospadias balanique avec gland imperforé. — 2, hypospadias balanique avec canal glandaire borgne. — 3, cloison interposée entre l'urèthre pénien et la rainure balanique. — 4, cas habituel de l'hypospadias balanique. — 5, hypospadias balanique avec méat normal (*a*) et ouverture hypospadienne (*b*). — 6, *a*, méat normal; *b*, canal borgne; *c*, prolongement de l'urèthre pénien à travers le gland.

laquelle ils se continuent. Cette disposition est parfaitement démontrée par

([1]) Cristiani, *Note sur un cas de malformation de l'urèthre de l'homme. Revue médicale de la Suisse romande*, 20 mai 1889.

les pièces injectées et les planches de Kobelt et de Jarjavay. Le frein fait le plus souvent défaut. Le prépuce lui-même subit des modifications variables : il manque à la partie inférieure; sa portion supérieure, épaissie, recouvre la face correspondante du gland, comme le prépuce du clitoris, mais ne la dépasse pas. La verge est d'ordinaire incurvée en bas. Larrey dit que cette disposition lui a souvent permis de diagnostiquer l'hypospadias avant de retourner la verge. On comprend que cette incurvation mette les hypospades dans les meilleures conditions pour contracter la blennorrhagie et « cueillir » le gonocoque dans le cul-de-sac postérieur du vagin.

Les complications qui précèdent sont fréquentes; les suivantes sont plus rares : la torsion de la verge a été observée plusieurs fois. Dans un cas de Verneuil, « la face dorsale de la verge regardait le scrotum et sa face uréthrale en avant et à gauche. L'urèthre avait subi une déviation correspondante. On s'assurait par le cathétérisme qu'à partir de son orifice antérieur, il se portait de droite à gauche et d'avant en arrière, contournait en spirale la face latérale du corps caverneux gauche, pour venir reprendre sa position inférieure et médiane normale au niveau de la racine des bourses. La verge n'était point tirée en bas vers le scrotum, comme cela s'observe assez souvent dans l'hypospadias. La miction, l'érection et l'éjaculation étaient, au dire du sujet, très convenables. » Un autre sujet observé par Guerlain présentait à peu près les mêmes dispositions. Un troisième, examiné par Trélat et Dolbeau, était en outre monorchide.

On a encore rencontré plusieurs fois, compliquant l'hypospadias balanique, la malformation connue sous le nom de *verge palmée :* la face inférieure de la verge est reliée à la partie antérieure du scrotum par un repli cutané, triangulaire, qui tire le pénis et le recourbe en arrière ; l'urine s'écoule en nappe sur le scrotum ; l'acte de l'érection, d'ailleurs souvent très douloureux, ne mérite plus ce nom puisque la verge ne peut plus se redresser. J.-L. Petit, Bouisson, Dupont ont observé des cas de ce genre. L'hypospadias balanique peut encore coexister avec une bifidité plus ou moins accusée du gland (Atlas de Forster, fig. 1) ou du scrotum (cas d'Axenfeld, avec autopsie par M. Dubrueil).

Hypospadias pénien et péno-scrotal. — Nous faisons une étude d'ensemble de ces deux variétés : la seconde n'est qu'un cas particulier de la première. Dans l'hypospadias pénien, l'urèthre s'ouvre en un point quelconque de la face inférieure du pénis situé entre la base du gland et l'angle péno-scrotal. L'orifice siège de préférence un peu en arrière de la base du gland, ou à la partie moyenne du pénis. L'hypospadias péno-scrotal est l'ouverture anormale de l'urèthre dans l'angle péno-scrotal, sans bifidité du scrotum.

Le méat anormal est ordinairement oblong, à grand diamètre antéro-postérieur, dépourvu de sphincter, et cerné par un mince rebord cutanéo-muqueux. Il peut exister deux orifices anormaux sur la face inférieure de l'urèthre. On conçoit, en effet, qu'un même sujet puisse être porteur de deux hypospadias à la fois : l'un balanique et l'autre pénien, ou péno-scrotal, ou bien les deux péniens, ou bien encore l'un pénien et l'autre péno-scrotal. De plus, à ces deux ouvertures anormales, il peut encore s'ajouter le méat normal. Pinel, Lippert en ont publié des exemples intéressants.

Comme dans l'hypospadias balanique, l'urèthre antérieur peut être représenté par une gouttière, une bride fibreuse ou un canal. La disposition la plus fréquente est celle d'une gouttière formée par la paroi supérieure de l'urèthre et bordée par deux lèvres longitudinales à squelette spongieux qui augmentent sa profondeur pendant l'érection. Parfois, la paroi inférieure manque complètement, les lèvres latérales n'existent pas non plus, la paroi supérieure est

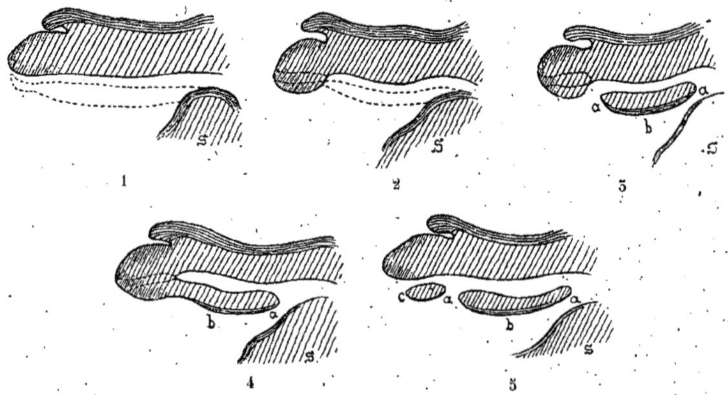

Fig. 111. — Schémas de quelques variétés d'hypospadias péno-scrotal. (D'après Kauffman.)

1, absence de la paroi inférieure sur toute la longueur de l'urèthre pénien et balanique. — 2, hypospadias péno-scrotal avec absence de l'urèthre balanique. — 3, cas d'Arnaud : *a*, ouvertures hypospadiennes; *b*, urèthre pénien. — 4, cas de Lacroix. — 5, cas de Lippert, avec méat normal.

elle-même très réduite et transformée en une bride courte, assez résistante, tendue entre la base du gland et l'orifice hypospadien. La verge est fortement incurvée en bas et en arrière, non seulement par la traction de cette bride, mais encore, si l'on en croit J.-L. Petit et Bouisson, par l'arrêt de développement et la rétraction des tissus fibreux des corps caverneux.

Enfin, on a rencontré quelquefois le canal antérieur conservé en totalité ou en partie. Il peut alors se présenter l'un des trois cas suivants : Ou bien le méat bien conformé donne entrée dans un canal terminé en cul-de-sac à une distance variable de l'ouverture hypospadienne, au-devant de laquelle subsiste un petit tronçon du canal. Ou bien le canal existe en avant de l'hypospadias, mais il est oblitéré au niveau même du méat, Marestin, Arnaud, Lacroix en ont décrit plusieurs exemples. Troisième type : l'urèthre et le méat sont normalement développés; mais il existe une fissure congénitale de la paroi inférieure du canal.

Nous ne ferons que rappeler, à propos des hypospadias pénien et péno-scrotal, les complications déjà étudiées avec la variété balanique : les malformations caractéristiques du méat, du prépuce et du gland, l'atrophie et la coudure de la verge qui, d'après Bouisson, seraient d'autant plus complètes que l'orifice anormal serait plus rapproché du scrotum.

Hypospadias scrotal et périnéo-scrotal. — Il faut s'attendre à trouver ici des malformations d'autant plus étendues et plus rapprochées du type femelle que l'arrêt de développement s'est produit plus tôt. Le méat anormal s'ouvre sous la symphyse pubienne, au fond d'une encoche antéro-postérieure constituée par le scrotum divisé en deux bourses indépendantes qui peuvent contenir chacune un testicule normal. Mais, bien que l'appareil génital interne se développe isolément, son évolution est incontestablement influencée par la malformation de l'appareil externe : on trouve en effet, le plus souvent, les organes sexuels proprement dits vicieusement conformés ou situés ; les testicules sont, en général, plus petits et plus mous, souvent en ectopie, maintes fois dans le trajet inguinal ou dans le ventre. La partie inférieure de l'urèthre est complètement divisée, mais la déhiscence ne dépasse jamais la région spongieuse. Le méat anormal, assez large, apparaît sous la verge, cerné par deux replis cutanéo-muqueux, qui, semblables aux petites lèvres, vont border en

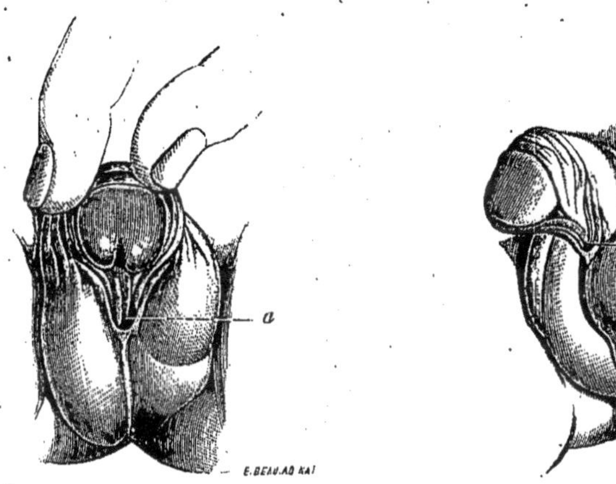

Fig. 112. — Hypospadias péno-scrotal.

arrière une dépression irrégulière assez analogue à l'entrée du vagin. L'infundibulum est lui-même tapissé par une membrane rosée, d'apparence muqueuse : dans notre cas le cul-de-sac qui lui faisait suite avait une profondeur de 5 à 6 centimètres. La verge imperforée, toujours incurvée en bas, peut se réduire à un simple petit renflement appliqué sur l'encoche scrotale par la rétraction de la bride cutanéo-muqueuse et l'atrophie de la portion inférieure et de la cloison des corps caverneux. Dès lors, la fente scrotale présente avec la vulve de la femme une analogie si parfaite qu'il ne faut pas s'étonner de voir fréquemment des hypospades scrotaux considérés toute leur vie comme appartenant au sexe féminin, ou même comme des hermaphrodites vrais.

Symptomatologie. — Les troubles fonctionnels causés par l'hypospadias dépendent de la nature et de la complexité de la variété observée. Nous étudierons les troubles de la fonction urinaire d'abord, de la fonction génératrice ensuite.

Troubles urinaires. — Quelle que soit la variété observée, on ne constate jamais d'incontinence, à moins qu'elle ne dépende d'une cause surajoutée ; nous avons vu, en effet, que la division uréthrale ne dépasse jamais l'extrémité postérieure de la région spongieuse ; le sphincter membraneux et le col vésical peuvent donc normalement commander l'émission de l'urine. Mais, en revanche, elle sera influencée par la forme de l'orifice anormal ; un pertuis trop étroit

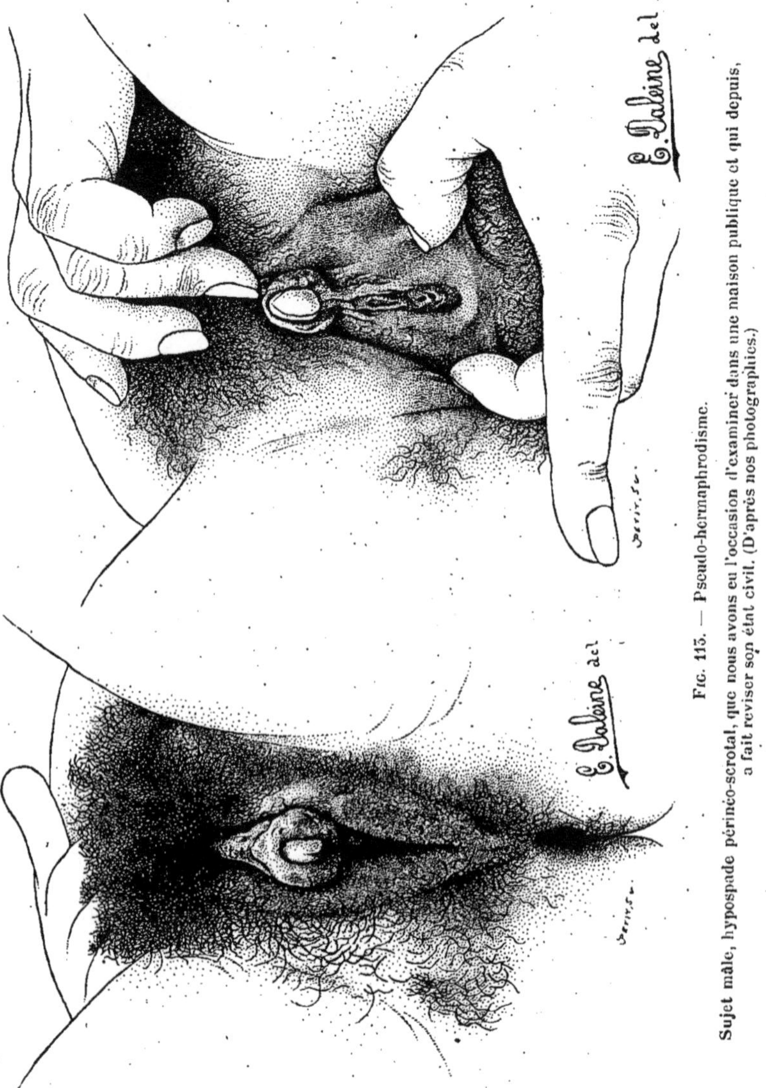

Fig. 113. — Pseudo-hermaphrodisme.

Sujet mâle, hypospade périnéo-scrotal, que nous avons eu l'occasion d'examiner dans une maison publique et qui depuis, a fait reviser son état civil. (D'après nos photographies.)

peut provoquer les mêmes complications locales et générales qu'un rétrécissement : ainsi, on a observé plusieurs cas de rétention d'urine due à une étroitesse considérable d'une ouverture hypospadienne. (Ripoll, Chassaignac, Axenfeld, Leiblin, W. Bradely.)

Le siège de l'orifice n'est pas non plus indifférent. Les hypospades balaniques simples urinent à peu près normalement. Si leur situation se complique de verge coudée, palmée, etc., ils présentent les mêmes troubles fonctionnels que les variétés suivantes. Les hypospades péniens et péno-scrotaux peuvent encore projeter leur urine en avant, mais à la condition de relever leur verge. Plus l'orifice se rapproche du scrotum, plus la miction devient difficile. Il semble néanmoins que, la verge étant relevée, et toutes choses égales d'ailleurs, on doive pouvoir plus aisément *mingere ad parietes* avec un méat péno-scrotal qu'avec une ouverture pénienne postérieure.

Enfin, les hypospades scrotaux et périnéo-scrotaux urinent le plus souvent « à croupeton « (Guillemeau). Quelques-uns peuvent bien encore pisser contre les murs, en redressant fortement leur verge ; mais chez la plupart d'entre eux, cette extension forcée est impossible ou incomplète. Alors le jet d'urine vient se briser sur la face inférieure de la verge recroquevillée, et s'écoule en nappe sur le scrotum où son contact détermine souvent un érythème très gênant.

Troubles de la génération. — L'hypospadias balanique, sans incurvation trop accentuée de la verge, n'apporte qu'une gêne insignifiante à l'érection, à la copulation et à la fécondation. Chez les hypospades péniens et péno-scrotaux, l'érection et la copulation sont difficiles, imparfaites et douloureuses, mais en somme souvent possibles. « Si l'on en croit l'auteur célèbre de mémoires qui ont fait quelque bruit, nous dit Civiale, Marie-Antoinette resta dans un état de complète intégrité pendant les premières années de son mariage, ce qui fut attribué à l'hypospadias dont Louis XVI était atteint. » Quant à l'efficacité du coït, les auteurs divergent absolument; d'ailleurs, toutes les opinions sont soutenables, car il est difficile d'apporter des preuves irrécusables, scientifiques, de l'authenticité du produit.

Enfin, dans les cas d'hypospadias scrotal ou périnéo-scrotal et chez les sujets à verge menue et incurvée, ces trois fonctions deviennent, sinon impossibles, au moins inefficaces. En effet, la verge qui entre en érection exagère en se gonflant son incurvation en bas et en arrière, de sorte que le gland tend à s'enfoncer de plus en plus entre les lèvres de la fente scrotale. On conçoit aisément qu'une semblable disposition des parties défende toute tentative de coït. L'éjaculation peut encore se faire ; mais le sperme, sorti du méat vulvaire, bave sans projection sur le scrotum : la fécondation est impossible.

Concluons avec Bouisson : « 1° Il est des cas où il y a possibilité de coït et de fécondation. Ce sont la plupart de ceux où il existe un hypospadias balanique avec ouverture anormale libre et assez large, ou un hypospadias pénien avec ouverture rapprochée du gland. 2° Dans d'autres cas, il y a possibilité de coït sans fécondation. Cette catégorie comprend l'hypospadias pénien sans gouttière uréthrale, ou l'hypospadias scrotal — variété péno-scrotale — sans trop forte incurvation de la verge. 3° Il est des circonstances dans lesquelles le coït et la fécondation sont très difficiles ou impossibles. A cette catégorie appartiennent l'hypospadias scrotal — variété péno-scrotale — avec forte incurvation de la verge, et le plus grand nombre de cas d'hypospadias périnéal. 4° Enfin, dans un quatrième groupe, on peut ranger les exemples où il y a impossibilité simultanée de coït et de fécondation. Ce sont ceux d'hypospadias vulviforme, avec incurvation, flaccidité du pénis et cryptorchidie. »

Diagnostic. — Le diagnostic de la nature même de ces difformités n'offre en général aucune difficulté. Si l'aspect extérieur de la verge ne suffit pas à faire reconnaitre le vice de conformation, on n'aura qu'à la retourner, et l'on verra de suite l'orifice anormal. Si l'on n'en aperçoit pas, comme cela peut arriver dans les cas de pertuis très étroit ou caché par un repli, on fera uriner le sujet, et l'on écartera ainsi l'hypothèse d'une imperforation de l'urèthre. On ne confondra pas un hypospadias pénien avec une fistule pénienne : les commémoratifs et les caractères apparents de la lésion auront vite levé les doutes.

Reste un point délicat, c'est la détermination sexuelle de l'hypospade scrotal, problème souvent irrésolu de médecine légale, et où l'état civil de cet être à périnée fendu en vulve demeure en suspens. Nous venons d'observer dans une maison publique un de ces mâles hypospades, chez qui le coït avait fini par approfondir entre les deux demi-scrotums un vestibule à peu près habitable pour le bout d'un pénis. Cette expertise anatomique, souvent doublée d'une question sociale, trouvera ailleurs une place plus opportune ; disons seulement que la palpation des testicules dans chacune des lèvres de la fente vulviforme, ou leur présence dans le canal inguinal, la non-constatation, par le toucher rectal et le cathétérisme combinés, d'un utérus interposé, l'absence des règles, l'habitus extérieur constituent des éléments d'appréciation pour classer l'hypospade du « côté des hommes ».

Pronostic. — Si l'hypospade balanique n'a que le désagrément d'uriner sur ses bottes, de manquer de direction dans son jet urinaire, et d'éjaculer moins droit, combien cette gêne de la miction et du coït ne tourmente-t-elle point les hypospades à méat sous-pénien, pénio-scrotal, périnéo-scrotal ! Ceux-là se mouillent et se souillent de leur jet urinaire : si le méat anormal est à l'angle péno-scrotal, la miction n'est possible qu'après le relèvement de la verge contre le pubis; s'il siège à la commissure périnéo-scrotale, le sujet ne peut uriner qu'en écartant les lèvres de sa fente scrotale. L'érection, d'autant plus coudée que l'orifice hypospadique est plus reculé, ne se fait qu'en verge de chaude-pisse cordée; et, dans les formes périnéo-scrotales, la bride sous-pénienne, inextensible, plie le pénis en deux. Gêne ou incapacité pour la copulation normale; insuffisante projection spermatique : voilà les imperfections fonctionnelles qui déterminent l'hypospade à la cure chirurgicale. D'autre part, « la disposition même des parties défavorablement organisées pour le succès des opérations, la présence du liquide urinaire qui fait souvent échouer les tentatives de réunion, les variations physiologiques du volume des parties qui suscitent des obstacles d'un autre genre, la ténuité des couches tégumentaires destinées à fournir des lambeaux autoplastiques et qui facilite leur mortification à l'occasion de la moindre atteinte inflammatoire » : voilà les causes d'insuccès opératoire.

Traitement. — L'hypospadias balanique ne gênant qu'incomplètement l'émission des urines ou du sperme n'est que très rarement opéré : l'hypospadias pénien à tous ses degrés est au contraire une infirmité pour laquelle on consulte et que l'on traite. Quand l'orifice hypospadiaque siège très près du gland, la méthode opératoire est simple : il faut d'abord créer un urèthre intra-balanique. Cela est d'autant plus facile que très souvent il existe déjà une « amorce » de canal uréthral; nous avons plusieurs fois rencontré, chez les hypospades péniens, un méat creusé en un assez profond cul-de-sac : on entaillera par la face inférieure le gland sur le prolongement de ce méat, ou de l'échancrure qui le figure; cela vaut mieux que de tunnelliser le gland avec un fer rouge comme Dupuytren, ou avec un trocart comme Guersant et Rippoll; les lèvres de cette incision seront réunies sur un bout de sonde : quand on aura ainsi canalisé le gland, il suffira de clôturer, par suture des bords après avivement, la fissure hypospadiaque pour obtenir la restauration complète de l'urèthre.

C'est là, réduite à sa plus simple expression, la méthode à plusieurs temps qui prévaut actuellement dans le traitement chirurgical des variétés les plus graves de l'hypospadias. A Duplay revient le mérite d'avoir fixé ce point de technique opératoire; si Bouisson, Moutet (1) et Anger (2) avaient déjà fait des essais ingénieux d'*uréthroplastie*, leurs résultats thérapeutiques avaient été infructueux pour les deux premiers chirurgiens, insuffisants pour le dernier. C'est qu'il est impossible de créer, comme se l'étaient proposé ces opérateurs, d'un seul coup et tout d'une pièce le nouvel urèthre : « Il faut d'abord créer le nouveau canal à la face inférieure de la verge en laissant subsister l'ouverture anormale de l'urèthre de manière à soustraire ce nouveau canal durant sa confection au contact de l'urine; puis, lorsque ce canal sera bien formé, qu'il ne présentera aucune tendance à la rétraction, que le sujet se trouvera en un mot dans des conditions à peu près analogues à celles d'un individu atteint de fistule urinaire scrotale, on pratiquera l'abouchement des deux portions de l'urèthre par l'occlusion de la fistule scrotale ».

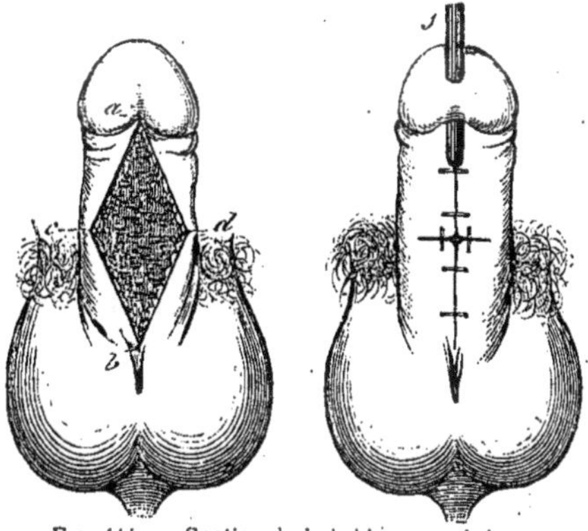

FIG. 114. — Section de la bride sous-pénienne et redressement de la verge.

Cette reconstruction uréthrale comprend trois temps : 1° Redresser la verge. La verge courte et coudée des hypospades ne peut être rectifiée qu'après la section de la bride sous-pénienne inextensible qui la sous-tend. Dans quelques cas d'hypospadias pénien, c'est, comme l'observe Bouisson, une véritable palme tendue entre la face inférieure de la verge et la partie antérieure du scrotum qu'il faudra débrider. Dans les formes péno-scrotales et périnéo-scrotales, la bande fibreuse sous-pénienne est plus dense et plus trapue, c'est une corde épaisse qui coude angulairement la verge érigée. Dans l'hypospadias sous-pénien, il suffit de couper sur le bistouri ou le ténotome la bride cutanéo-muqueuse étendue du gland à l'ouverture hypospadienne, pendant

(1) MOUTET, *De l'uréthroplastie dans l'hypospadias scrotal. Montpellier médical*, mai 1870.
(2) ANGER, *Société de chirurgie*, 21 janvier 1874.

qu'on tend la verge en redressement forcé. Incisez transversalement et au niveau de sa portion moyenne la bride qui unit le gland à l'ouverture hypospadienne; sectionnez et libérez, jusques et y compris l'enveloppe fibreuse des corps caverneux, tant que la courbure de la verge ne peut être redressée. Cette plaie transversale, ainsi tendue sur son milieu, finit par donner une perte de substance losangique que quelques points suturent en une double ligne croisée. Dans les formes avancées de l'hypospadias, péno et périnéo-scrotales, les corps caverneux ont participé plus profondément à la malformation uréthrale : ce n'est plus une simple bande que vous devez superficiellement débrider, c'est une travée fibreuse dense qu'il faut entamer, c'est la cloison même des corps caverneux qu'il faut attaquer; ne craignez point d'entailler assez profondément la trame sclérosée et rétractée des corps caverneux, pour arriver à redresser ces verges d'hypospades périnéaux étroitement infléchies en coude. Surveillez la cicatrisation : sinon le retrait inodulaire couderait à nouveau le pénis; la verge, pendant toute la durée de cicatrisation, sera maintenue droite et appuyée contre le ventre par des bandelettes iodoformées fixées au collodion.

La restauration du méat urinaire peut être faite dans ce premier temps : pour cela, il suffit d'aviver les deux lèvres de l'échancrure qui figure chez les hypospades l'ébauche du méat normal; entre ces deux lèvres rafraîchies et cruentées, on interpose un petit bout de sonde et on les suture par-dessus au moyen d'un ou deux points à la soie aseptique. Que si l'échancrure est trop peu profonde, une incision médiane ou deux petites incisions latérales pratiquées en plein gland permettraient de loger un bout de sonde et de suturer au-dessus. Ce détail opératoire se subordonne d'ailleurs au degré de perfection ou à la variété anatomique du méat rudimentaire de l'hypospade : un cul-de-sac assez long est une amorce utile au méat de nouvelle formation; quelques-uns ont une fente longitudinale sous-balanique très favorable à cette restauration. En tout cas, il est formellement indiqué de faire aux opérés un gland, de leur donner un « bout d'urèthre » érectile et résistant. Les urèthres refaits par Bouisson et Moutet n'en avaient pas : outre que c'est là une imperfection plastique, le nouvel urèthre peu résistant et sans fourreau érectile n'a, pour la projection spermatique et l'expulsion urinaire, qu'un orifice flasque : une fois muni d'un « embout érectile », il dirigera mieux l'urine, et, surtout, quand il sera turgide et rigide par l'érection, il projettera le sperme dans de meilleures conditions de visée et de jet.

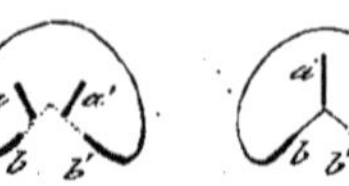

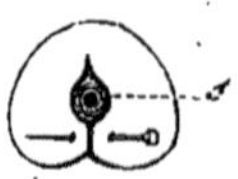

FIG. 115. — Restauration du méat urinaire.

Deuxième temps. — Création d'un nouveau canal à la face inférieure, depuis le méat jusqu'au voisinage de l'ouverture hypospadienne. C'est dans le mode de confection du nouveau canal que Duplay a apporté les modifications les plus importantes.

Voici son procédé revu et corrigé : au lieu de tailler sur la face inférieure de la verge deux lambeaux assez larges pour recouvrir complètement la sonde, bornez-vous à tracer de chaque côté et à quelques millimètres de la ligne médiane une incision longitudinale, dont vous disséquerez à peine la lèvre interne, de manière à l'incliner en dedans sur la sonde, mais sans chercher à la retourner complètement; ce ne sont plus que des ébauches de lambeaux éversés vers la sonde par leur face cutanée. Au contraire, la lèvre externe de chaque incision sera largement disséquée, de manière à amener vers la ligne médiane la peau des parties latérales de la verge. D'où, traction moindre de la peau de la verge ; possibilité de mettre en contact sur la ligne médiane non plus un simple bord, mais une surface de quelques millimètres d'étendue dont la réunion immédiate a beaucoup plus de chances de s'effectuer. Il suffit que la moitié de paroi de l'urèthre nouveau soit faite en surface cutanée pour que la rétraction ne soit point à craindre. Le canal ainsi constitué est en somme un urèthre à double paroi ; de dehors en dedans on rencontre : face cutanée du lambeau externe, face cruentée de ce lambeau ; face sanglante de lambeau interne, face cutanée de ce même lambeau.

Quant à l'adossement sur la ligne médiane des surfaces cruentées, voici comment Duplay l'a réglé. Servez-vous de fils d'argent très fins ; chaque suture sera distante de 1/2 centimètre. Les extrémités de chaque fil seront engagées dans des trous dont on fenêtre à distance convenable deux bouts de sonde plaqués parallèlement à la ligne médiane ; les fils sont assujettis par des tubes de Galli écrasés ; quelques sutures superficielles complètent l'adossement, s'il y a un peu de bâillement des lèvres. — Le bord inférieur du gland, préalablement avivé dans toute l'étendue qui correspond au nouveau canal sera suturé par quelques points au bord supérieur de chaque lambeau cutané.

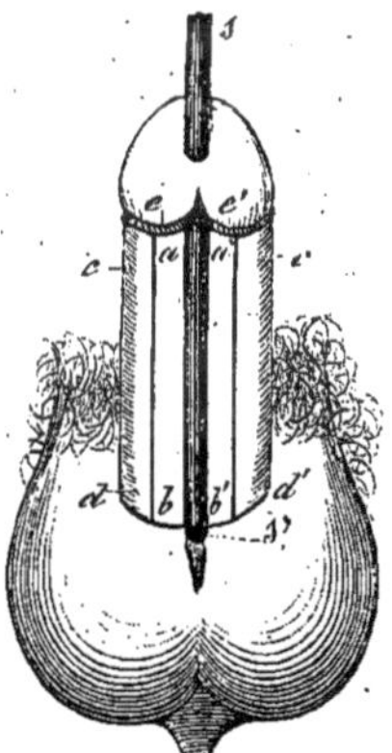

Fig. 116. — Création du nouveau canal.

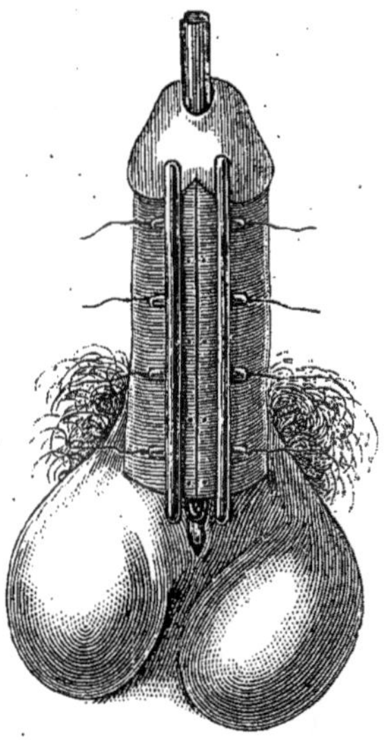
Fig. 117. — Suture enchevillée.

Vous pouvez ainsi réussir du premier coup la restauration uréthrale dans toute sa longueur : un enfant opéré par nous d'un hypospadias sous-pénien a été guéri en une seule autoplastie. — Quand les érections, l'indocilité du malade, la désunion font manquer sur un ou plusieurs points la réfection de l'urèthre, ne vous découragez point et bouchez les brèches par des réparations successives ; si la perte de substance est étroite et limitée, il suffira d'aviver et de cruenter son pourtour circulairement pour l'affronter par suture; si la réunion a manqué sur une grande étendue, c'est une nouvelle uréthroplastie à refaire sur le même type opératoire que la première. Une précaution indispensable est de conserver un bout de bougie pleine dans le tronçon uréthral à refaire : cela sert de charpente, de moule au nouvel urèthre et le protège contre l'urine. — Comme pansement, nous nous sommes servi avec avantage de l'inclusion de la partie antérieure de la verge dans l'ouate et des bandelettes de gaze iodoformée enroulées et fixées par du collodion.

Troisième temps. — Abouchement des deux portions de l'urèthre. Quand le nouvel urèthre est bien reconstitué, bien calibré, sans tendances à la rétraction, quand on l'a rapproché le plus possible de l'ouverture hypospadienne, ce qui réduit la fistule uréthrale au minimum, le moment est venu de raccorder les deux tronçons uréthraux, d'opérer leur jonction par la clôture de cette fistule. Le pourtour de l'ouverture hypospadienne sera avivé dans une étendue de un centimètre environ; puis, une sonde à demeure ouverte étant introduite dans la vessie et assurant l'écoulement continu de l'urine, on affrontera sa bordure avivée par quelques points à la soie ou par une suture enchevillée de fils d'argent traversant deux bouts de sonde et rivés de chaque côté par des tubes de Galli. La sonde à demeure ouverte doit rester en place de deux à quatre jours; après ces délais, le malade peut pisser par son nouvel urèthre. Des injections boriquées tièdes assurent la propreté et le maintien de la lumière de la sonde à demeure. Le décubitus latéral facilite l'issue de l'urine; il empêche, d'autre part, qu'elle ne dégoutte sur la plaie scrotale, quand on a dû débrider la commissure scroto-pénienne, disposée en palme rétractante. Les sutures profondes resteront en place et étayeront la jeune cicatrice pendant huit à dix jours après l'enlèvement de la sonde à demeure. Au point de vue de la plastique pénienne, les résultats fournis par cette méthode opératoire sont très corrects; au point de vue fonctionnel, ils sont satisfaisants. Vigoureuse émission et bonne direction du jet urinaire, malgré le séjour après chaque miction de quelques gouttes d'urine qui stagnent dans le tronçon uréthral de nouvelle fabrication, et que d'ailleurs une pression d'avant en arrière expulse aisément : érection rectiligne et indolore, projection spermatique bien dirigée et fécondante, voilà les résultats qui rendent l'hypospade à la vie sexuelle et au régulier fonctionnement urinaire.

A quel âge doit-on opérer un hypospade? Bouisson préfère attendre la puberté : plus grande docilité des sujets, conditions de développement et de vitalité plus favorables aux confections autoplastiques de l'urèthre, telles sont les conditions qui le déterminent à retarder l'opération. Petites dimensions des lambeaux à tailler, et par là opération moins effrayante; développement de l'organe favorisé par le redressement précoce de la verge : voilà les avantages qui décident Duplay à opérer le redressement de la verge dès les premières années et à créer le nouveau canal dans l'enfance, vers cinq ou six ans par exemple; quant au troisième temps, abouchement des deux portions du canal, qui nécessite le concours intelligent et la participation docile de l'opéré, Duplay préférerait l'ajourner à la puberté. Or, on ne suit pas toujours ainsi la verge d'un hypospade à travers tous les âges de son développement, et comme il est préférable qu'un même chirurgien mène à bout toute la restauration uréthrale, nous préférons conclure avec Bouisson que, dans les variétés d'hypospadias qui gênent l'érection ou la fécondation, il y a avantage à attendre l'adolescence; que dans les formes au contraire qui gênent l'émission urinaire, comme dans l'hypospadias avec rétrécissement du méat ou clôture de l'urèthre par une membrane, l'obstacle doit être levé sans retard et l'opération précoce.

II

ÉPISPADIAS

Le mot épispadias (ἐπί, au-dessus, et σπάδιον, espace) a été créé par Chaussier et Duméril. Ad. Richard, Richet, et surtout Dolbeau ([1]) ont successivement étudié ce vice de conformation.

L'épispadias est un vice de conformation caractérisé par l'ouverture anormale de l'urèthre sur la face supérieure de la verge, et par une division plus ou moins prolongée de la paroi supérieure de l'urèthre antérieur, accompagnée ou non d'exstrophie de la vessie.

Étiologie et pathogénie. — C'est une difformité absolument rare, si on la compare à la fréquence de l'hypospadias : Baron a observé 300 hypospades et 2 épispades seulement. Sa statistique concorde avec celles du baron Michel et de Marchal.

Comme pour l'hypospadias, l'hérédité paraît jouer un rôle incontestable dans la production de l'épispadias.

Pathogénie. — De nombreuses théories ont été émises pour expliquer la pathogénie de l'épispadias. Mais aucune d'elles ne peut résister à un examen fait d'après les données embryogéniques récentes sur la formation de l'urèthre, données exposées à propos de l'hypospadias. Selon Ad. Richard et Richet, les corps caverneux ne se souderaient pas sur la ligne médiane : cette fissure des corps caverneux constituerait l'épispadias. Or nous avons vu que les deux corps caverneux proviennent d'un cordon mésodermique unique, divisé plus tard par une lame fibreuse médiane et verticale. De plus, en admettant même qu'une fissure puisse se produire dans cette lame fibreuse, le sillon génital, qui occupe la face inférieure du pénis, communiquera par là avec la face dorsale de la verge, comme un tunnel par un soupirail, mais il n'en continuera pas moins son trajet sur la face inférieure. On aura donc une fistule dorsale, mais rien de plus. Cette théorie, étant d'abord en contradiction avec les faits embryogéniques, et en outre n'expliquant pas l'inversion de l'urèthre, est donc inadmissible.

Dolbeau donne deux explications différentes, l'une pour l'épispadias balanique, l'autre pour les autres variétés. Elles ne méritent toutes les deux qu'un intérêt historique. En effet, pour Dolbeau, le gland étant constitué par la réflexion en haut et en arrière des deux faisceaux spongieux, il suffit qu'ils

([1]) *De l'épispadias ou fissure uréthrale supérieure et de son traitement*, 1860.

restent écartés en haut et se soudent en bas pour que l'épispadias balanique soit constitué. Or nous savons que les trois quarts supérieurs du gland sont formés par les corps caverneux qui coiffent le quart inférieur formé par le corps spongieux. La théorie de Dolbeau reposant sur une notion embryogénique fausse doit donc être abandonnée. C'est encore une erreur d'embryologie qui nous fait rejeter son explication des épispadias péniens : pour lui, si les deux éminences qui constituent le pénis, au lieu de se souder en haut, se réunissent par en bas, elles interposeront entre elles une gouttière qui, par exception, sera superposée aux corps caverneux; si les lèvres de cette gouttière s'unissent, un canal dorsal sera constitué; si, au contraire, la réunion manque, on aura un épispadias. Cette théorie pèche encore par la base : elle est justiciable de l'objection capitale que nous faisions tout à l'heure à l'opinion de Richard et Richet, à savoir que les corps caverneux ne sont au début représentés que par un cordon unique, et que le pénis n'est pas formé par deux éminences, mais par une seule, le tubercule génital.

Le point de départ de la théorie de Trélat est absolument le même : il considérait lui aussi le pénis comme formé par les deux bourgeons génitaux externes de Coste. Partant de ce fait, il supposait que, si l'évolution de ces bourgeons était en retard sur celle des organes internes, l'urèthre s'éloignant graduellement de l'anus se trouverait bientôt entre et au-dessus des deux bourgeons génitaux externes, lesquels ne pourraient plus dès lors se réunir qu'en dessous. Cette hypothèse, très ingénieuse sans doute, prête le flanc aux mêmes critiques.

« On ne peut, disait Guyon, surprendre dans la série des transformations fœtales, et si haut qu'on remonte vers la première origine, une disposition dont la simple persistance constitue l'épispadias ». Nous proposons l'hypothèse suivante : le vice de conformation comporte une ectopie évidente de l'urethre fissuré, explicable peut-être par une inversion du pénis tout entier. Examinons en effet une verge épispade : l'examen sur le vivant donne, ainsi que dit Guyon, la « notion de la transposition de l'urethre à la face dorsale »; la gouttière est bordée par le corps spongieux; les corps caverneux non désunis occupent le segment inférieur de la verge, et le prépuce, la face inférieure du gland; bref, toutes les parties constituantes de la verge occupent une situation inverse de celle qu'elles occupent normalement. Il semble donc que le pénis ait été renversé, tordu sur son axe. L'anatomie pathologique, d'ailleurs, nous signale elle-même une torsion manifeste dans la plupart des cas. « Chez le malade de Follin, nous dit Guyon, la verge a subi une torsion bien prononcée de droite à gauche; cette disposition existe aussi sur la figure 1, de la planche II de Dolbeau ; elle a été plusieurs fois indiquée. »

Resterait à expliquer cette rotation pénienne : peut-être l'accroissement prépondérant d'un des replis génitaux est-il capable de déjeter progressivement sur le côté le tubercule génital, de le faire pivoter sur son axe? Si l'inversion du futur pénis est complète, sa face uréthrale sera tournée en haut. L'épispadias ne serait donc qu'un hypospadias renversé, un hypospadias dorsal. Ce n'est sans doute qu'une hypothèse, et indémontrée : elle a contre elle les faits d'épispadias à verge droite sans rotation apparente; elle supposerait un certain degré de torsion uréthrale non constatée ; mais elle a du moins l'avantage de ne point heurter, aussi gravement que les autres, nos données embryogéniques actuelles.

Concluons donc, comme Guyon l'écrivait en 1863, que « le champ des hypothèses reste ouvert ». Car, nous ne pensons pas qu'on se doive satisfaire absolument de celle de Kauffmann. Ce dernier défend l'idée, soutenue par Duncan et Muller, à laquelle Thiersch paraît s'être récemment rallié, et qui rappelle l'hypothèse de l' « éclatement », proposée pour l'hypospadias. Il y a rétention d'urine, pendant la vie fœtale : de là, distension et rupture de la vessie et de l'urèthre; d'où exstrophie et épispadias. A l'appui de cette théorie, quels faits et quels arguments sont fournis? Thiersch, dans 6 cas, et Kocher, dans 1, ont observé une dilatation énorme des uretères, si bien que Kocher a pu pousser le n° 6 de la filière anglaise jusque dans le bassinet. On peut constater parfois sur les bords de l'exstrophie, qui n'est qu'un épispadias vésical, des cicatrices irrégulières, semblables à « celles qui résultent d'une infructueuse opération autoplastique », restant comme les indices d'une rupture suivie de cicatrisation. Et Kauffmann est heureux de pouvoir produire une observation de Kuster : chez un enfant de un an et un mois, la fente vésicale et épispadique était recouverte d'une cicatrice blanchâtre, prolongée jusqu'au gland, et portant sur la ligne médiane un bourrelet inodulaire brunâtre, qui attestait le travail de cicatrisation intra-utérine. Mais, en admettant même l'hypothèse de la rupture par stase urinaire, pourquoi « l'urèthre se crève-t-il vers le dos du pénis? » c'est-à-dire pourquoi se déchire-t-il vers sa paroi la moins faible et la plus appuyée? Cette brisure paradoxale, Kauffmann ne nous l'explique point.

Anatomie pathologique. — On peut distinguer : l'*épispadias balanique;* l'*épispadias pénien;* l'*épispadias péno-pubien.*

L'*épispadias balanique* est caractérisé par la présence de l'ouverture anormale à la face dorsale de la base du gland, et par la transformation en gouttière de l'urèthre balanique.

En étalant les parties, on voit au fond de cette gouttière dorsale, large et profonde, un sillon médian antéro-postérieur qui va s'aboucher en arrière avec l'ouverture anormale de l'urèthre. Ce sillon est limité de chaque côté par deux crêtes longitudinales qui le séparent de deux sillons latéraux plus petits. Ces crêtes sont formées par la muqueuse soulevée par le corps spongieux. Sur le prolongement du sillon médian se trouve le filet; il s'insère ici beaucoup plus en avant que dans l'état normal. Le pénis est court et volumineux. On sent les corps caverneux complètement réunis à la partie inférieure; entre eux pas de trace d'urèthre. A l'état de repos, le rapprochement des lèvres des gouttières efface les saillies, qui apparaissent alors sous forme de trois lignes au fond d'une partie évidée du gland.

Épispadias pénien. — La gouttière occupe non seulement le gland mais encore une partie de la région spongieuse. Elle est rougeâtre, rétrécie au niveau du méat, évasée vers la fosse naviculaire. Sa muqueuse se continue insensiblement sur les côtés avec la peau de la verge. Elle présente les orifices de plusieurs lacunes uréthrales. Le frein, le prépuce et la verge présentent les mêmes caractères que dans la variété précédente.

Épispadias péno-pubien. — C'est l'épispadias complet des auteurs. Dans cette variété, qui est la plus fréquente, la gouttière uréthrale occupe toute la longueur de la face dorsale de la verge. Pour la bien examiner, il faut attirer fortement la verge en bas. Rétrécie au méat, élargie vers la fosse naviculaire, la rigole uréthrale va se jeter dans un infundibulum limité en haut par une espèce d'arcade cutanée dont les extrémités rejoignent la racine de la verge et le scrotum. Au fond de cet entonnoir se trouve l'orifice anormal. Il est parfois assez large pour permettre l'introduction du doigt. La partie postérieure de l'urèthre qui lui fait suite présente souvent elle-même un élargissement considérable. Comme dans les variétés précédentes, la muqueuse uréthrale tapisse un sillon médian bordé de deux dépressions latérales séparées de lui par deux crêtes longitudinales. La muqueuse prend une coloration de plus en plus foncée à mesure qu'on s'approche de la vessie.

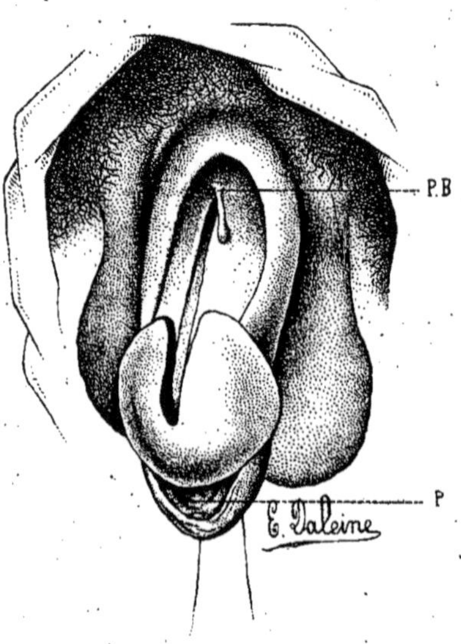

Fig. 118. — PB, portion bulbaire enflammée et recouverte de granulations. — La verge a été attirée en bas pour mettre sous les yeux le cul-de-sac du bulbe qui correspond à la partie la plus reculée du canal et s'enfonce sous une espèce de tente, vestige de la paroi supérieure. — La partie moyenne de l'urèthre est occupée par une espèce de rigole peu profonde. — Une grosse goutte de pus suinte sur la muqueuse. (Guyon.)

La verge, généralement courte, ramassée, est recourbée en haut et en arrière, de façon à s'appliquer contre le pubis par sa face supérieure. Sa torsion est plus ou moins manifeste suivant les cas. Le volume du gland est presque normal. Il paraît former à lui seul toute la verge. Les corps caverneux sont très souvent atrophiés. Le prépuce est triangulaire, épais, exubérant, bien que réduit à sa moitié inférieure. A cette variété appartiennent les complications que nous avons déjà signalées : l'exstrophie et la hernie de la vessie, l'écartement des pubis, l'atrophie d'un testicule, la cryptorchidie, etc.

Symptomatologie. — Tous les épispades ne sont pas nécessairement atteints d'incontinence d'urine. Quelques-uns urinent volontairement, mais leur jet est ordinairement mal dirigé; d'autres urinent fréquemment, surtout sous l'influence d'une secousse physique ou morale brusque, accès de toux, éclat de rire, etc.; d'autres ne restent maîtres de leurs urines que dans la position horizontale; chez d'autres enfin le suintement est continu. On ignore la cause de cette incontinence. Elle aurait disparu, dans un cas de Dolbeau, à la suite d'une opération autoplastique faite à une certaine distance du col vésical. Dolbeau attribue cette guérison au séjour de la sonde à demeure qui aurait rendu à la vessie ses dimensions et sa tonicité. Selon Duplay, il s'agirait plutôt d'une action réflexe portant sur le sphincter vésical, qui se trouve soutenu par la reconstitution du nouveau canal. Quant aux fonctions génitales, elles sont très troublées ou même impossibles.

Traitement. — Les méthodes opératoires de Nélaton et de Dolbeau, la couverture de la verge avec des lambeaux hypogastriques ou scrotaux ne donnent que de très imparfaits urèthres. C'est entre les procédés de Thiersch et de Duplay qu'on choisira. Le premier a le désavantage de créer un urèthre tout entier constitué par une simple couverture cutanée de la gouttière uréthrale : il ne corrige point d'autre part l'incurvation de la verge de l'épispade. Mieux vaut, à l'imitation de Duplay, procéder en plusieurs temps : 1° Redresser la verge. — Des sections simples ou multiples, pénétrant plus ou moins profondément dans les corps caverneux, permettent ce redressement partiel qui se complète plus tard lors des progrès de développement de l'organe. 2° Création du nouveau canal depuis le gland jusqu'à l'ouverture épispadienne. — On peut arriver à se passer chez les épispades de lambeaux cutanés autoplastiques : chez eux, en effet, une cloison fibreuse souvent peu épaisse sépare les deux corps caverneux; en la déprimant en bas, on voit se creuser, entre les deux corps caverneux, une fente allongée plus ou moins profonde, bien capable de loger une sonde et toute disposée à faire un véritable canal par la réunion des corps caverneux avivés au-dessus de cette sonde.

Duplay propose donc de pratiquer à la face supérieure de la verge, de chaque côté de la ligne médiane et à une distance suffisante de cette ligne, un avivement de forme quadrilatère large de un 1/2 centimètre environ s'étendant de l'extrémité du gland jusqu'au voisinage de l'ouverture épispadienne. La suture enchevillée adosse les parties avivées de la gouttière uréthrale au-dessus de la sonde faisant office de charpente de soutènement. Comme, chez la plupart des épispades, le prépuce forme une sorte de grande lèvre allongée inférieurement, il sera bon, pour la plus grande régularité des formes, de pratiquer, à l'instar de Duplay, à la base de ce prolongement préputial, une boutonnière, d'y faire passer le gland et de suturer par quelques points sur le gland ce demi-anneau préputial. Troisième temps : abouchement des deux portions du canal. Le large avivement de l'infundibulum épispadien et l'adossement des surfaces par quelques points de suture enchevillée réalisent l'occlusion de l'épispadias et la jonction des deux tronçons uréthraux.

III

IMPERFORATIONS INCOMPLÈTES

Étroitesse congénitale du méat et de l'urèthre glandaire. — Comme l'anus, le méat et le tronçon balanique de l'urèthre confinent à deux champs embryogéniques limitrophes : c'est dire combien ils peuvent présenter de variantes anatomiques ou de malformations vraies, suivant le mode de jonction du canal spongieux et de l'embout uréthral creusé dans le gland. Si l'on a la curiosité, comme nous l'avons pu faire dans un service régimentaire, d'observer à ce point de vue des séries nombreuses de méats, on reste frappé de la variabilité du type individuel. On rencontre des méats étroits, mais surtout des méats rétrécis par des valvules. L'espèce dominante, parmi les modèles normaux, est constituée par les méats, ouverts en une fente verticale : les deux lèvres composant la fente du méat sont réunies supérieurement et inférieurement par une commissure; chaque commissure est occupée par un petit repli valvulaire, dont l'inférieur, en rapport avec le frein, est généralement plus marqué. On observe parfois, comme l'ont bien décrit Tédenat et Médard, un rétrécissement limité à l'orifice même, et déterminé par l'hypertrophie d'une des valvules, l'inférieure presque constamment : ce n'est qu'une plicature mince de la muqueuse, doublée dans quelques cas par une lame de tissu spongieux, et pouvant saillir en un croissant de 6 à 8 millimètres de hauteur. En arrière de ce repli commissural, un véritable cul-de-sac se forme, dans lequel se font des stagnations irritantes; dans la fosse naviculaire élargie, les glandes hypersécrètent et la congestion vasculaire s'accuse; si la blennorrhagie s'y installe une fois, elle risque de s'y perpétuer; ces pénis, à valvule commissurale, ont toujours un méat rouge, à lèvres tuméfiées. La valvule de Guérin, démesurément développée, peut elle-même constituer un de ces types de rétrécissement valvulaire du méat; rarement, c'est la commissure supérieure qui forme bride valvulaire. Nous avons signalé les variétés d'hypospadias glandaire, à valve interposée entre l'urèthre spongieux et un cul-de-sac balanique ouvert au méat.

Les sténoses cylindriques, d'origine congénitale, peuvent, à la façon d'une virole, « fretter » et rétrécir l'urèthre plus ou moins loin en arrière de la fosse naviculaire; Otis a étudié avec soin cette forme d'atrésie; Philips en a rapporté quatre faits empruntés à la pratique de Nélaton; Tédenat et nous en avons observé deux exemples : elle coïncide avec un gland peu volumineux et conique, parfois avec un phimosis plus ou moins étroit, le plus souvent avec un rétrécissement valvulaire. Il nous semble d'ailleurs que cette origine congéniale que beaucoup contestent à ce type de sténoses annulaires et cylindriques n'exclut pas le concours de lésions irritatives locales : en amont d'un méat rétréci, la stagnation urinaire développe un état inflammatoire constant; le malade, comme nous en avons observé un cas remarquable, prend l'habitude de dilater son avant-canal avec des mandrins de très grossière fabrication; parfois, arrive par surcroît un médecin qui malencontreusement cautérise le méat et la fosse naviculaire, ainsi qu'il appert d'une observation de Tédenat; en voilà assez pour créer, par phlegmasie chronique ou menu traumatisme, un rétrécissement vrai.

Les méats étroits, que les classiques ont le tort de négliger, et dont les travaux de Otis, Poncet, Furneaux Jordan, Berkeley-Hill, Tédenat, ont établi l'importance clinique, ont été par quelques-uns inculpés outre mesure. De ces griefs d'accusation, quelques-uns sont néanmoins justement établis. Un enfant, à méat étroitement perforé, peut présenter une symptomatologie de calculeux vésical : « Un petit garçon agé de quatre ans fut, nous dit Tédenat, présenté, en janvier 1877, à la consultation de la Charité à Lyon. Depuis six mois, il urinait tous les quarts d'heure en pleurant et étirait sa verge; le méat admettait à peine la tête d'une épingle. Après le débridement, tous ces désordres qu'aucun traitement n'avait pu calmer, cessèrent pour ne plus reparaître. »

Tous les cliniciens ont pu constater combien un méat étroit est, pour un blennorrhagien, un facteur de durée dans l'écoulement, et, partant, une menace de rétrécissement pour le canal : Valette avait raison de décrire, dans ses cliniques, ces « méats à rétrécissements ». Enfin, des spasmes réflexes de la région membraneuse peuvent avoir leur point de départ centripète au niveau d'une entrée uréthrale trop resserrée. Mais là s'arrêtent à peu près les méfaits de l'atrésie du méat : c'est la charger injustement que de l'accuser, avec quelques Américains, de paraplégies et de troubles paralytiques! D'ailleurs, il importe de considérer que tout n'est pas dans l'étroitesse de l'entrée uréthrale : tel méat qui paraît ne pouvoir admettre qu'un n° 8 à 10 « avalera » sans difficulté une sonde n° 16 et 18, grâce à sa souplesse et à sa dilatibilité élastique; chez tel autre malade, l'urèthre est, en amont, cerclé de sclérose, et, à égalité d'atrésie, les troubles seront plus accentués. Le seul traitement consiste dans le débridement du méat atrésié, au moyen d'un ténotome mousse ou avec l'instrument de Civiale; attendez-vous à une hémorrhagie, facilement arrêtée par la compression au moyen de la sonde à demeure, quand il s'agit de brides valvulaires épaisses doublées d'une lame érectile; deux petits points de suture seront parfois utiles pour unir les bords de l'incision aux lèvres du méat.

IV

IMPERFORATIONS COMPLÈTES

A. **Occlusions complètes sans canal de dérivation.** — L'excrétion de l'urine peut être empêchée par la présence d'un diaphragme obturateur ou par la transformation de l'urèthre en cordon fibreux :

1° *Par un diaphragme.* — C'est au méat que siègent les occlusions les plus fréquentes et les plus simples. Tantôt l'extrémité du gland ne présente pas trace d'orifice; tantôt le méat est bien dessiné, mais ses bords sont accolés sur une étendue variable. Souvent, après avoir franchi un méat normal, on va buter dans un cul-de-sac à quelques millimètres de profondeur.

On a rarement observé des occlusions complètes en d'autres points de l'urèthre. On en cite néanmoins quelques cas : l'un de Duparque [1], dans lequel la valvule occupait le col de la vessie; l'autre de Zöhrer [2] qui trouva le passage fermé en trois points différents; enfin un autre de Gourdon [3] qui dut franchir deux occlusions, l'une au méat, l'autre au col vésical.

2° *Par transformation de l'urèthre en cordon fibreux.* — Cette variété est très rare : Guyon en rapporte 8 cas. L'oblitération fibreuse occuperait le plus souvent toute la région membraneuse et pourrait s'étendre à la partie prostatique et même envahir tout le canal. Dans ces derniers cas, on constate souvent une imperforation de l'anus et une embouchure anormale de la vessie dans le rectum.

Ces oblitérations, soit par membranes valvulaires, soit par cordon fibreux uréthral, peuvent déterminer même pendant la vie intra-utérine, des accidents

(1) *Annales d'obstétrique*, 1842, t. II, p. 174.
(2) *Oesterreichiche medicin. Wochenschrift*, et *Gaz. méd.*, 24 juin 1843, p. 400.
(3) *Journal des connaiss. méd.-chirurg.*, 1834-1835, t. II, p. 310.

graves, parfois mortels, dus à la distension de la vessie, des uretères et des reins. Comme l'a établi Depaul dans son mémoire, cette distension peut être une cause de dystocie. Dans un cas de Simpson, la vessie rompue se vida dans le péritoine et l'enfant succomba.

Dans la plupart des cas, il est facile de reconnaître l'existence d'une imperforation complète sans canal de dérivation : l'aspect de l'organe, les douloureux efforts que fait l'enfant pour uriner, la distension de l'urèthre en arrière de l'obstacle, enfin le cathétérisme, permettront le plus souvent d'établir non seulement la nature mais le siège de l'obstacle.

Inversement, on peut croire à une imperforation complète sans canal de dérivation, dans les cas où l'orifice de ce canal est très étroit, ou bien qu'il existe un autre vice de conformation qui joue le même rôle : ainsi, un examen insuffisant a pu dans un cas faire croire à une imperforation complète, alors qu'il existait un hypospadias à pertuis très resserré et caché par un repli valvulaire.

B. **Occlusions complètes avec canal de dérivation.** — Le canal de dérivation peut partir soit de la vessie, soit d'un point de l'urèthre situé en arrière de l'occlusion. Il peut aboutir soit dans une cavité muqueuse, soit à la peau.

Si l'orifice de dérivation siège au bas-fond de la vessie, la communication se fait avec le rectum ; le fait de Zöhrer nous fournit un exemple de fistule ombilicale servant de dérivation, l'urine s'écoulant par l'ouraque resté perméable. Dans le cas particulier où le canal de dérivation vient s'ouvrir sur une des faces de la verge, il peut, suivant le cas, simuler un hypospadias ou un épispadias. Il importe de bien différencier ces dernières malformations qui tiennent à un arrêt de développement, des fistules péniennes congénitales qui sont dues à la rétention d'urine causée par l'imperforation.

Peu de chose à dire du diagnostic : l'examen des points où peut siéger un orifice de dérivation, et l'écoulement anormal de l'urine suffiront à déceler le vice de conformation. Les troubles fonctionnels et les accidents de la catégorie précédente ne se rencontrent pas dans celle-ci, ou du moins sont très atténués par la présence d'un canal de dérivation qui joue le rôle d'une soupape de sûreté.

L'occlusion simple du méat sera perforée par un coup de bistouri. Pour les valvules intra-uréthrales, le cathétérisme forcé avec un instrument mousse, sonde ou cathéter, suffira dans la plupart des cas. Dans les cas d'urèthre transformé en cordon plein, on préférerait à la canalisation aveugle, d'un coup de trocart, la reconstruction méthodique du canal comme dans l'hypospadias.

V

ABSENCE TOTALE OU PARTIELLE DE L'URÈTHRE

L'*absence totale* de l'urèthre, observée quelquefois chez la femme, est extrêmement rare chez l'homme. On en cite à peine deux cas : l'un de Richardson [1]

[1] CHOPART, *Voies urinaires*, p. 147.

(absence de vessie et d'urèthre, ouverture des uretères dans le rectum); l'autre de Révolat [1] (absence d'anus et de verge, issue du méconium et de l'urine par un orifice situé au-dessous d'une hernie ombilicale). Le fœtus de Révolat était mort-né; le malade de Richardson a vécu 17 ans, pissant par l'anus.

L'*absence partielle* de l'urèthre paraît être moins exceptionnelle. On n'en connaît cependant que quelques cas. L'observation très intéressante de Goschler (verge représentée par un appendice verruqueux érectile), et le cas du pâtre de Montaigne semblent prouver que ce vice de conformation est parfaitement compatible (pourvu qu'il existe un canal de dérivation) avec la vie, un développement physique normal et même des désirs vénériens. « Je viens de voir un pastre en Médoc, disait Montaigne, de trente ans ou environ, qui n'a aucune montre des parties génitales; il a trois trous par où il rend son eau incessamment, il est barbu, a désir, et recherche l'attouchement des femmes. »

VI

DILATATIONS CONGÉNITALES DE L'URÈTHRE

Ce vice de conformation est infiniment rare. Nous nous en tiendrons à la description donnée par Guyon dans sa thèse.

Un cas de Delbovier [2] (occlusion siégeant au niveau du ligament pubien, pas de dilatation en arrière d'elle, dilatation considérable au niveau du gland) tendrait à prouver la possibilité d'une dilatation congénitale sans cause mécanique.

Inversement, voici une observation d'Hendriksz (d'Amsterdam) dans laquelle la dilatation paraît être due à la présence de deux plis valvulaires. Il s'agit d'un enfant de huit ans qui portait au-dessous du pénis, une bourse flasque, très plissée, occupant toute la portion comprise entre la fosse naviculaire et l'arcade du pubis et capable de contenir toute l'urine d'une miction. Le méat était bien conformé. Pour vider sa bourse, l'enfant était obligé de la comprimer assez fortement avec les deux mains. Par l'exploration à l'aide d'une sonde, on constatait l'intégrité de la paroi supérieure de l'urèthre, mais l'absence de la paroi inférieure sur toute la longueur correspondant à la poche. Hendriksz guérit cette infirmité par l'opération suivante : La tumeur, distendue par une injection d'eau tiède, fut circonscrite par deux incisions semi-elliptiques. La membrane propre de la bourse fut dénudée et incisée. Alors le chirurgien reconnut la présence de deux plis valvulaires de la muqueuse uréthrale situés aux deux orifices de la poche et les détruisit. Après avoir réséqué la portion exubérante des parois, il sutura séparément les lèvres de la muqueuse et les bords cutanés. Une sonde à demeure fut laissée quelque temps et la guérison fut complète.

Voici enfin un fait de dilatation congénitale sans occlusion, il a été recueilli

[1] *Journal de Sédillot*, t. XXVII, p. 370.
[2] DEPAUL, *Gaz. hebd. de méd. et de chir.*, 1860, t. VII, p. 324, et *Annal. de la méd. belge*, mai 1842, 5e cahier. p. 10 et suiv.

par M. Anger, alors interne du service de Laugier, à l'Hôtel-Dieu. Un enfant de trois ans, chétif, à tous antécédents héréditaires, porte au-dessous de la verge un appendice cutané, en forme de crête, épais, irrégulier, pendant de 4 centimètres 1/2 environ, et constitué par une poche qui, à l'état de vacuité, est aplatie latéralement et sillonnée de plusieurs plis divergents. L'orifice préputial permet d'entrevoir le bout du gland et un méat normal. La verge est un peu plus grosse qu'on ne l'observe à cet âge; son bord supérieur présente une courbure très accentuée en haut et en arrière. Un

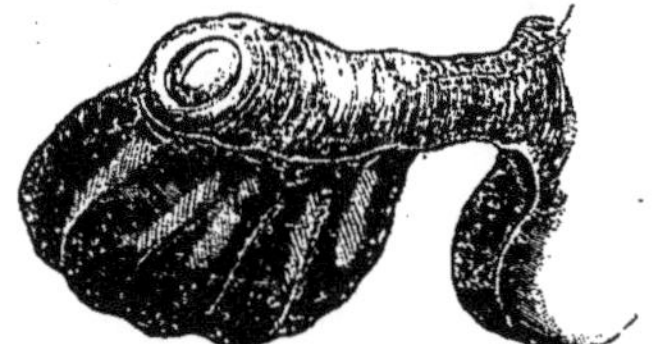

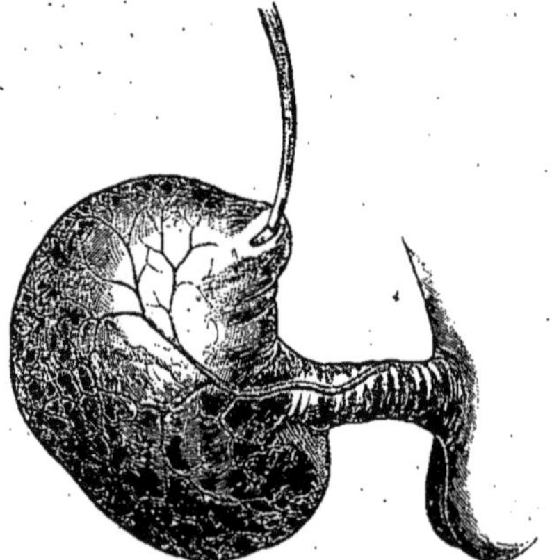

Fig. 119. — Poche urineuse congénitale à l'état de vacuité et au moment de la miction, lorsqu'elle est distendue par l'urine. (Anger).

stylet glissé le long de la face supérieure de l'urèthre pénètre aisément dans la vessie; si l'on veut suivre la paroi inférieure, on tombe immédiatement dans la poche. Il n'existe de valvule en aucun point de l'urèthre. Pendant la miction, la poche se distend peu à peu et acquiert le volume d'un gros œuf de poule. Ses parois, déplissées, sont tendues et transparentes. La poche prend la forme d'un estomac dont le méat serait le pylore et la partie postérieure de la verge, l'œsophage. Le jet, unique, a la forme et les dimensions ordinaires. Les efforts de la miction terminés, il dure encore un instant, puis s'arrête. La poche, restée pleine, ne peut être vidée que par la pression entre les doigts.

De ces trois observations, ressort nettement la conclusion suivante : les dilatations congénitales de l'urèthre ne dépendent pas d'une cause mécanique analogue à celle qui produit les dilatations accidentelles, en arrière d'un rétrécissement par exemple. L'absence de toute trace du corps spongieux dans la texture des poches urineuses congénitales tendrait plutôt à incriminer un arrêt de développement du squelette spongieux qui faciliterait la distension de la paroi uréthrale réduite à la muqueuse seule. La gravité du pronostic dépend du degré de la gêne apportée à l'exercice des fonctions urinaires et génératrices, et de la nature des malformations concomitantes. Quant au traitement, nous ne pouvons que nous en rapporter à l'observation d'Hendriksz. D'ailleurs le procédé opératoire doit nécessairement varier suivant les conditions anatomiques créées par le siège, la forme et les dimensions de la poche urineuse.

VII

EMBOUCHURES ANOMALES DES ORIFICES DE L'URÈTHRE ET D'ORGANES VOISINS DANS L'URÈTHRE

On n'a jamais observé d'*embouchure anomale de l'orifice postérieur ou vésical* de l'urèthre.

On a noté au contraire plusieurs variétés d'*embouchure anomale du méat*. Malgaigne [1] les a indiquées sommairement dans son *Anatomie chirurgicale*, et, en 1843, Guillon a présenté à l'Académie des sciences, un sujet chez lequel le méat urinaire formait une sorte de poche à parois assez minces, qui s'ouvrait sur le côté droit du gland; le jet d'urine décrivait un angle presque droit avec le pénis et se divisait comme l'eau qui sort d'une pomme d'arrosoir. Dans des cas de ce genre, il suffit de créer un nouveau méat à sa place normale. S'il existe une poche voisine du méat, on n'aura qu'à exciser ses parois.

Les seuls faits d'*embouchure anomale de l'un des segments de l'urèthre* qu'on ait observés, se rapportent à des cas d'ouverture dans le rectum, accompagnée d'autres malformations de la verge que nous avons déjà étudiées.

L'*embouchure anomale du rectum dans l'urèthre* s'accompagne toujours d'une oblitération de l'anus. Elle doit donc être étudiée avec les vices de conformation de l'anus et du rectum.

VIII

DUPLICITÉ DE L'URÈTHRE

La plupart des auteurs nient la vraie duplicité, c'est-à-dire la bifurcation ou le cloisonnement de l'urèthre.

Cependant le gland peut présenter plusieurs ouvertures, mais le cathétérisme démontre généralement qu'une seule d'entre elles conduit dans l'urèthre et que les autres se terminent en cul-de-sac. L'apparence d'ouverture double dépend d'anomalies du méat, signalées à propos de l'hypospadias.

Dans un cas de Cruveilhier [2], il existait, en outre de l'urèthre normal, un canal à parois minces, s'ouvrant au niveau de la couronne du gland, parcourant la face dorsale de la verge, pénétrant ensuite entre les corps caverneux et l'arcade pubienne, et se bifurquant enfin en deux branches qui allaient entourer les côtés de la prostate. Cruveilhier considéra ce fait comme une anomalie d'embouchure des canaux éjaculateurs.

Deux faits de canal dorsal observés par Marchal (de Calvi) [3] et Picardat [4]

(1) T. II, p. 244, 2ᵉ édit.
(2) *Anat. descript.*, t. III, p. 644. 3ᵉ édit.
(3) MARCHAL, Acad. de méd., 1852.
(4) PICARDAT, *Recherches sur les anomalies congénitales du canal de l'urèthre*. Thèse inaug. de Paris, 1858, nº 91, p. 41.

sont difficiles à déterminer; le canal ne communiquait point avec l'urèthre; Marchal arrivait, par le cathétérisme, jusqu'à la symphise; le malade de Picardat voyait, après le coït, s'échapper quelques gouttes d'un liquide clair peut-être d'origine prostatique.

Enfin, on a observé des cas de pénis doubles juxtaposés et pouvus chacun de leur urèthre. Velpeau a présenté, en 1844, à l'Académie des sciences, un enfant porteur de deux pénis; les deux urèthres paraissaient communiquer tous les deux avec la vessie.

CHAPITRE II

TRAUMATISMES DE L'URÈTHRE

Travaux fondamentaux. — PONCET, Note sur le siège précis des ruptures de l'urèthre et sur leur mécanisme. *Lyon médical*, 10 déc. 1871. — CRAS, Mémoire sur les ruptures de l'urèthre. *Bull. de la Société de chirurgie*, t. II, p. 804. 822 et 852, 1876. — GUYON, Rapport sur le mémoire de Cras. *Ibid.* — CRAS, *Bulletin de la Société de chirurgie*, p. 159, 20 fév. 1878. — TERRILLON, Des ruptures de l'urèthre. Thèse d'agrégation. Paris, 1878. — QUÉNU et PICQUÉ, Article URÈTHRE du *Dict. encyclopédique*. — KAUFMANN, Verletzungen und Krankheiten der männlichen Harnröhre und des Penis. *Deutsche Chirurgie de Billroth et Lücke*. Lieferung 50 a. p. 110 à 149. — HÄGLER, Zur Behandlung der Harnröhrenverletzungen und ihren Folgen. *Deutsche Zeitschrift für Chirurgie*, p. 277, t. XXIX, 1891.

THÈSES. — *Des ruptures de l'urèthre par contusion périnéale.* — MAHOT, Paris, 1837. — THIBAULT, Paris, 1863. — LARMANDE, Paris, 1867. — BADIN, Paris, 1870. — CAZAUX, Paris, 1872. MANSON, Paris, 1874. — OBISSIER, Paris, 1876. — PETIT, Paris, 1877.

Déchirures de l'urèthre dans les fractures du pubis. — REGNAULT, Thèse de Paris, 1863. — DURAND, Paris, 1869. — GLOAGEN, Paris, 1871.

I

PLAIES DE L'URÈTHRE

Protégé en arrière par les bourses, l'arcade pubienne et la partie supérieure des cuisses, enchâssé en avant dans la gouttière des corps caverneux, l'urèthre se trouve à l'abri des instruments piquants et tranchants, quand la verge reste à l'état flasque. Aussi ces plaies isolées sont rares; si sa portion périnéale demeure vulnérable, il est difficile que sa portion pénienne soit blessée sans que les corps caverneux ne soient atteints du même coup. — Les piqûres uréthrales n'offrent aucun intérêt : c'est une lésion exceptionnelle, promptement réparée. Les sections longitudinales de l'urèthre sont d'une cicatrisation rapide et simple, elles ne menacent pas le calibre du canal ; les incisions de l'urèthrotomie interne sont là, qui témoignent de leur bénignité évolutive.

Il n'en est pas de même des sections obliques ou transversales du canal, dont le siège presque constant correspond au tronçon périnéo-bulbaire, ou à la portion pénienne. L'hémorrhagie est généralement abondante : elle dépend d'ailleurs de la blessure concomitante des corps caverneux, plus que de la plaie uréthrale. Aussi, ces traumas se rattachent-ils avec plus de raison aux plaies de la verge. La blessure transversale la plus simple, si on l'abandonne à la cicatrisation spontanée, ou si l'on se borne, à l'exemple d'Arlaud et de Reybard, à la suture de la peau, laisse toujours après elle un rétrécissement dont la gravité, ainsi que le fait observer Voillemier, varie avec l'étendue, le siège et le mode de réparation de la plaie. Si l'urèthre a subi une section circonférentielle totale, les deux bouts s'écartent, se cicatrisent à distance et n'ont comme trait d'union qu'un anneau inodulaire très rétrécissant. Si, au contraire, le canal n'est entaillé que par un secteur de sa circonférence, si surtout la réunion s'est faite correctement et par première intention, il en résulte une cicatrice mince et étalée qui laisse au tube uréthral son plein calibre.

Kauffmann le premier, Hägler après lui, ont démontré expérimentalement que la suture à points perdus, dans les plaies uréthrales, assure une cicatrice plate et non rétrécissante. Hägler, dans une de ses expériences, coupe l'urèthre sur toute sa circonférence; il réunit les deux bouts par des points au catgut, comprenant toute l'épaisseur de l'urèthre et la muqueuse; la plaie périnéale est fermée, sauf à l'angle inférieur; pas de sonde à demeure; en neuf jours la plaie est cicatrisée et la miction continue à être normale; l'urèthre ne montre aucun obstacle à la sonde exploratrice. Deux mois après l'animal est sacrifié : la cicatrice uréthrale est menue, à peine saillante dans la lumière du canal, adhérente par un seul point aux tissus sous-jacents. Ces expériences fixent ici la conduite thérapeutique. La suture uréthrale, ou juxta-uréthrale, par des points perdus au catgut, appuyée par une couture étagée du périnée, est le plus sûr moyen d'assurer à l'urèthre une réunion cicatricielle souple, et un calibre normal.

II

RUPTURE DE L'URÈTHRE

Étiologie. — L'urèthre peut se rompre dans sa portion spongieuse et dans son tronçon membraneux. En dehors des fractures du bassin, le segment prostatique, profondément abrité, n'est que très exceptionnellement le siège d'une rupture traumatique. La mobilité, à l'état flasque, de la partie pénienne de l'urèthre spongieux la protège contre les contusions : quelques exemples cependant montrent la possibilité de cette lésion, que favorise la position érigée du pénis. Témoin, l'histoire que nous conte Dieffenbach : « Un jeune officier russe, naviguant dans la Méditerranée, dormait sur le pont de son bâtiment, quand il fut attaqué par des pirates; il était étendu sur le dos et en érection, lorsqu'une balle vint frapper et enlever une portion de la paroi inférieure de l'urèthre. » Voillemier a vu un cas où l'urèthre fut rompu par un coup de pied de cheval, quoique la verge fût à l'état de repos. James Madden cite un fait analogue. Dans quelques cas, la rupture de l'urèthre pénien s'explique mieux : l'organe est alors comprimé, soit contre le pubis, comme cela arriva au blessé dont Bollard nous donne l'observation, soit entre deux corps étrangers, ainsi qu'il ressort de l'histoire curieuse relatée par Voillemier : un valet de chambre, voulant changer de toilette le soir de ses noces, ouvrit une commode pour y prendre du linge; ne pouvant refermer le meuble avec les mains, il poussa le tiroir avec la partie supérieure de ses cuisses, et, se serrant la verge violemment, se déchira le canal.

Quand la verge est en érection, la contusion directe peut briser le canal : tel, cet homme qui, se trouvant dans une maison de prostitution, reçut, nous dit Voillemier, en avant du scrotum, un coup de pincette qui lui rompit l'urèthre sans plaie cutanée. On s'explique bien que la rigidité érectile du corps spongieux et des corps caverneux, les rende fragiles et capables de rupture : Demarquay n'a-t-il point décrit la fracture de la verge? Mais parfois l'urèthre seul se rompt sur une de ses parois, habituellement l'inférieure : si la torsion exagérée tend à redresser la verge sur son dos, la paroi inférieure uréthrale subit en effet le maximum de tension et se brise en travers; les faux pas du coït sont ici inculpés par maintes observations. Quand la chaudepisse cordée a induré le corps spongieux, sa fragilité devient extrême : l'urèthre rigide, bridé par l'inflammation, forme alors une corde inextensible qui ne peut suivre parallèlement la turgescence des corps caverneux courbés en arc ; si ces derniers s'enflent d'un coup par une érection vive, ils tendent et rompent la paroi uréthrale. Parfois ce sont les malades eux-mêmes qui se cassent la corde, pour supprimer les douleurs qui accompagnent les érections : ils redressent brusquement la verge, soit en la relevant par sa partie antérieure, soit en l'appliquant sur un plan résistant, et en pressant sur la convexité de l'arc.

Les ruptures de la portion périnéale de l'urèthre sont le type clinique intéressant : tantôt il s'agit d'un corps vulnérant en mouvement, qui vient frapper le périnée ; tantôt, au contraire, c'est le périnée qui vient se heurter contre le corps contondant au repos. Les exemples de la dernière variété se rapportent presque tous à des chutes à califourchon : ce sont des marins qui tombent sur une vergue, une manœuvre tendue ; des enfants qui, marchant sur une poutre, perdent l'équilibre et tombent à cheval sur le support ; des charpentiers, des peintres en bâtiments, des maçons, qui font une chute sur les barres des échafaudages ; des cavaliers, dont le périnée est violemment projeté sur le pommeau de la selle ; des blessés qui tombent par le siège sur des corps contondants plus ou moins anguleux. Les chocs sur le périnée sont une espèce plus rare, mais comportent aussi des modes traumatiques différents : parfois, l'homme est renversé, cuisses écartées, et reçoit un coup de pied, un coup de pierre, ou de sabot de cheval ; ailleurs, le blessé étant courbé en avant, le périnée accessible en arrière, l'urèthre est atteint par un coup de pied postérieur. — Kauffmann nous fournit une statistique qui porte sur 239 cas, et fixe d'une façon intéressante le coefficient de fréquence de ces diverses causes traumatiques. C'est une chute à califourchon, qui est signalée dans 198 observations, soit 82 pour 100. Les chocs sur le périnée ont été 28 fois la cause de la rupture uréthrale, soit 12 pour 100. 9 fois le blessé a été renversé par une voiture, soit 4 pour 100 ; 4 fois il a été jeté sur le pommeau de la selle.

Anatomie pathologique. — Quel est le siège habituel des ruptures de l'urèthre périnéal? C'est un point d'anatomie pathologique qu'ont bien précisé l'étude de Cras, et la thèse remarquable de Terrillon. Ces auteurs ont fait appel aux renseignements combinés des nécropsies, des constatations opératoires faites au cours d'une incision périnéale, enfin des recherches expérimentales. De cette triple enquête, Cras avait conclu au siège bulbaire constant : nous préférons nous rattacher à la formule moins intransigeante de Guyon, qui n'admet point cette localisation exclusive au bulbe, et se contente de la considérer comme la localisation dominante. En effet, ainsi que Kaufmann en fait la critique, ni les documents autopsiques, ni les renseignements opératoires, ni les résultats expérimentaux n'autorisent la conclusion de Cras : sur 9 cas d'autopsie, Terrillon signale 6 ruptures du bulbe, et 3 blessures de la partie membraneuse ; Kaufmann leur ajoute un fait de Kœnig, où la déchirure intéressait la partie postérieure du bulbe et l'urèthre membraneux, un cas de Bourgeois concernant une rupture de cette dernière portion ; Oberst a communiqué 5 autopsies, dont 4 montrèrent le tronçon membraneux de l'urèthre rupturé, et une seule releva une blessure du bulbe.

Les documents opératoires sont aussi sujets à caution : il est souvent bien difficile, dans la plaie contuse du périnée, de reconnaître et de repérer la portion uréthrale blessée. Les données fournies par le cathétérisme explorateur ne comportent aucune précision : les mesures varient avec la longueur individuelle de l'urèthre et son état de traction. Guyon et Terrillon reconnaissent combien la vérification anatomique du siège est malaisée, au milieu des tissus périnéaux déchirés, altérés en leur physionomie et en leurs rapports, infiltrés de sang, écartés par des caillots. Néanmoins, Terrillon relève 6 observations, indiquant une rupture bulbaire. Nous avons parcouru sans résultat des observations plus récentes : elles sont généralement muettes sur la localisation exacte du point rupturé ; toutefois de Paoli, Socin, Fontan, dont les blessés avaient fait des chutes à califourchon, ont signalé des brisures bulbaires de l'urèthre.

Le contrôle expérimental n'apporte point ici des éclaircissements décisifs. Il est bien difficile, si ingénieuse que soit l'expérimentation, de reproduire l'infinie variété des traumatismes périnéaux. Passe encore pour les chutes à califourchon. Le mode d'expérience institué par Terrillon reste ici à l'abri de la critique : un sujet était pendu par le cou au moyen d'une corde passant sur une poulie ; un obstacle de nature variée était placé au-dessous de lui, dans l'axe du périnée : on laissait tomber brusquement le cadavre bien d'aplomb, la tête et le corps en avant. Encore peut-on objecter qu'il est difficile de reproduire ainsi les attitudes de protection instinctive que prend un blessé en pleine chute. Le corps, ainsi que Gayet en avait fait la remarque, tend toujours à se jeter de côté, et, au lieu de chevaucher franchement l'obstacle, reporte vers la face interne d'une cuisse l'agent vulnérant. Mais voici une objection plus sérieuse, car on peut toujours compter sur les hasards d'une longue série expérimentale pour reproduire les types traumatiques principaux : peut-on comparer la vulnérabilité du bulbe vivant, coussiné par ses tissus périnéaux, sanglé par le bulbo-caverneux, avec la fragilité du même organe chez le cadavre, éponge mollasse, encombrée de sang veineux caillebotté, privée de ses défenses musculaires ? Aussi, nous associons-nous aux réserves de Kaufmann. Sans doute les recherches expérimentales de Cras et de Terrillon ont apporté ici une vive lumière : mais il s'en faut qu'elles suffisent à trancher la question de siège des ruptures uréthrales. Le bulbe chez le vivant se défend mieux qu'à l'amphithéâtre. Le tronçon membraneux presque toujours épargné par les contusions expérimentales est accessible aux traumas accidentels. Il est surtout vulnérable dans le cas suivant : un coup de pied est envoyé par derrière en plein périnée, le corps du blessé étant légèrement incliné en avant ; ou bien un corps anguleux rencontre le périnée et le contusionne vivement de bas en haut, et d'arrière en avant ; Kaufmann admet alors que la portion membraneuse est refoulée et écrasée contre la moitié inférieure de la face postérieure de la symphyse.

Ces réserves faites sur la question de siège, le mécanisme des ruptures uréthrales nous paraît rester tel que l'ont formulé Cras et Terrillon. Dans la chute à califourchon, si le corps contondant est peu volumineux, capable de s'enclaver dans l'ogive sous-pubienne, il est rare qu'il atteigne l'urèthre sur la ligne médiane ; il touche d'abord un des côtés de l'arcade, fait à ce niveau un décollement sous-cutané, glisse sur la branche ischio-pubienne, meurtrit ou désinsère la racine correspondante du corps caverneux, déchire de ce côté l'attache du ligament de Carcassonne, et tend à gagner le sommet du cintre osseux de la symphyse. L'urèthre a été ainsi transporté du côté opposé : il se trouve coincé entre le corps contondant qui l'aborde de profil, et la crête osseuse répondant à la partie la plus élevée de la branche descendante du pubis ; c'est sur cette arête vive que, pris de flanc, il s'écrase. Lorsque la chute à califourchon a lieu sur un corps volumineux, incapable de se loger dans l'angle sous-pubien, l'urèthre est poussé directement sur la ligne médiane contre la partie inférieure de la face antérieure du pubis, ou même sur la partie la plus saillante du bord inférieur de cet os, et se rompt à ce niveau. « C'est alors le corps spongieux lui-même, nous dit Terrillon, ou la partie antérieure du bulbe qui sont atteints, et la paroi inférieure de l'urèthre sera encore la première ou la seule brisée. Dans ce cas, la rupture sera moins linéaire : elle sera déchiquetée, et formera même des lambeaux. » Les contusions du périnée produites par des chocs dirigés dans le sens antéro-postérieur produisent des lésions analogues aux précédentes. Les coups portés sur le périnée postérieur et dirigés d'arrière en avant menacent surtout la portion membraneuse et l'arrière-bulbe, mais c'est toujours le pubis qui sert de point d'appui à la rupture.

Poncet et Ollier ont contesté que le pubis intervienne dans toutes les déchirures du canal ; ils ont vu leurs ruptures expérimentales occuper deux sièges constants : la portion membraneuse aux confins du bulbe et la région bulbaire. Quand la déchirure se faisait au niveau du tronçon membraneux, elle était nette, régulière, n'intéressant que la paroi supérieure et sous-jacente exactement à la corde aponévrotique constituée par le ligament de Carcassonne. Ce ligament périnéal, nous disent Poncet et Ollier, n'est pas également développé chez tous les sujets; il fait partie du diaphragme uro-génital et représente, d'après Richet, un plan musculo-fibreux tendu au-dessous de la symphyse ; c'est le ligament transverse de Henle. Dans les ruptures traumatiques de la portion membraneuse, ce n'est donc pas contre le pubis ou ses branches que se fait la déchirure; c'est sur l'arête du ligament de Carcassonne, véritable lame tranchante, que l'urèthre vient se couper par sa paroi supérieure : introduisez dans le canal une bougie en cire molle et frappez avec force sur le périnée, vous verrez la sonde prendre une empreinte en coup d'ongle, répondant bien à l'arête vive du ligament sous-pubien. Ce mécanisme ne s'applique, suivant Poncet et Ollier, qu'aux ruptures de la portion membraneuse; celles de la région bulbaire se produisent par écrasement sur le plan osseux du pubis, suivant le mode classique. Or, les expériences ultérieures, si elles ont montré que les ruptures de la région membraneuse méritaient plus de considération qu'on ne leur en accorde, n'ont pas justifié ce rôle vulnérant excessif attribué à la corde transverse de Henle. A l'exemple de Terrillon, nous avons répété l'expérience de Poncet et avons toujours trouvé la bougie aplatie sur sa face supérieure, mais non encochée. Avec Kaufmann, nous objecterons encore que l'observation sur le vivant n'a jamais confirmé l'hypothèse d'Ollier et Poncet. La chose n'a point simplement un intérêt théorique; elle a une portée pratique puisque ces deux auteurs conseillent de faire suivre au bec de la sonde non pas la paroi supérieure uréthrale, mais la paroi inférieure intacte : l'hypothèse est inexacte et le précepte pernicieux.

Dans sa portion périnéale profonde, l'urèthre immobilisé par la traversée de l'aponévrose de Carcassonne est exposé à des conditions particulières de vulnérabilité; toute fracture de l'arche pubienne avoisinante menace son canal. La rupture comporte alors des procédés variables : tantôt, c'est un tronçon osseux qu'une contusion brusque détache et défonce; ce morceau d'os, emportant avec lui l'aponévrose et les plans périnéaux profonds, exerce sur les parois uréthrales une « dislocation » brusque qui les déchire. Plus souvent, c'est une esquille osseuse, c'est l'extrémité dentée d'un fragment qui atteint directement le canal et laboure sa paroi. Deux causes se partagent les fractures de la voûte pubienne : une chute à califourchon; une double pression exercée en deux points opposées de la ceinture osseuse. La première de ces causes limite habituellement ses effets à la région pubienne, la seconde produit un fracas plus comminutif du bassin et partant expose davantage à la complication uréthrale.

Ce n'est pas toutefois, ainsi que le fait observer Durand, qu'il y ait lieu d'attribuer aux fragments osseux toutes les violences éprouvées par le canal: bien souvent l'agent vulnérant, surtout dans les chutes sur le périnée, aura rompu l'urèthre avant de briser les os. Quelques rares observations montrent que le déplacement ou le défoncement fragmentaire n'est pas indispensable à la rupture uréthrale. Une simple dislocation de la symphyse faisant chevaucher les deux branches pubiennes, est capable de déchirer l'urèthre, grâce à la distension des attaches aponévrotiques. Il faut bien accepter cette hypothèse quand l'autopsie ne révèle aucune fracture pubienne, témoins les deux blessés de Voillemier et de Coctaud. L'urèthre se rompt parfois dans de simples contusions du bassin; la disjonction momentanée de la symphyse est peut-être l'explication la plus plausible pour ces faits difficilement explicables. On a parlé aussi de ruptures uréthrales par contraction musculaire, à la suite d'adduction exagérée des cuisses : là encore il serait plus logique de faire intervenir la dislocation de la symphyse ou plus vraisemblablement une fracture méconnue, car la crépitation et la déformation sont en pareil cas des indices symptomatiques rares.

L'anatomie pathologique des ruptures uréthrales a surtout été fixée par les travaux de Reybard. Son étude ne vise d'ailleurs que les lésions de la portion spongieuse, dont il décrit deux degrés et dont Terrillon, peut-être avec quelque exagération d'analyse, distingue trois degrés; pour le tronçon membraneux qui n'est point engainé par un fourreau contractile, la division en degrés n'a point de raison d'être. Un choc brusque a frappé le corps spongieux : il subit une véritable fracture trabéculaire; le sang des vacuoles érectiles, brusquement comprimé, fait éclater l'alvéole contenante; la rupture explosive des cellules spongieuses avoisinantes crée une poche sanguine plus ou moins ample suivant l'étendue de l'éclatement, limitée en avant et en arrière par l'éponge érectile déchiquetée, en dehors par la membrane fibreuse, en dedans par la muqueuse que refoule l'épanchement sanguin. Telle est la rupture au premier degré, rupture interstitielle, caractérisée par un hématome intrapariétal. Elle nous paraît sujette à caution : si sa réalisation expérimentale est démontrée, son existence ou tout au moins sa fréquence clinique restent discutables. Les exemples en sont rares, et nous n'en trouvons guère qu'une observation probante recueillie par Terrillon depuis sa thèse : un homme tombe à califourchon sur une barre d'échelle; la douleur est vive, la miction impossible, mais, constatation capitale, il n'y a point d'uréthrorrhagie; l'incision montre l'enveloppe bulbaire intacte distendue par un gros hématome, et deux foyers sanguins, l'un dans le périnée, l'autre occupant le tissu spongieux du bulbe.

Dans un second degré, la muqueuse est intéressée : tantôt il ne s'agit que d'érosions superficielles; tantôt la déchirure muqueuse forme un anneau contus occupant toute la circonférence du canal. Kaufmann a bien figuré ces lésions et signalé, sur maintes pièces expérimentales, la présence de minces bandes de tissus sous-muqueux continuant à rattacher les deux bouts dans le cas de rupture muqueuse totale. Terrillon, pénétrant plus avant que Reybard dans l'analyse de ces lésions, distingue les cas où le tissu spongieux et la muqueuse sont seuls contusionnés, la gaine fibreuse restant intacte; il en fait son second degré; le troisième degré comprend les faits où cette enveloppe elle-même est rompue. Sans doute, la graduation est logique, et une observation de Cras constitue la justification clinique de cette variété : mais, en pratique, la confusion est permise, parce que la distinction symptomatique est illusoire et que les indications sont communes : la poche sanguine est désormais ouverte au contact de l'urine et aux inoculations résultantes. Que les parties molles soient plus ou moins largement décollées, que l'infiltration sanguine soit plus ou moins diffuse, peu importe, le foyer est désormais exposé; de là vient tout le péril. Ce qui intéresse plus le chirurgien, c'est moins l'étendue de la lésion pariétale en épaisseur qu'en circonférence; si la section est partielle, un pont de paroi, toujours ou presque toujours de paroi supérieure, est jeté entre les deux bouts; ce sera un guide si l'on fait le cathétérisme, un jalon précieux si l'on incise le périnée. Dans les ruptures complètes, moins rares que Cras ne l'avait admis, la muqueuse se fronce et se recroqueville, première difficulté pour sa découverte. Le retrait élastique des deux bouts intervient ensuite, qui les écarte parfois de 2 à 4 centimètres; entre eux, une cavité se forme, limitée par les débris de la gaine fibreuse et par les tranches « mâchonnées » du corps spongieux, en communication avec un foyer contus et empli de caillots, prolongée parfois par des décollements à grandes distances vers la fosse ischio-rectale, vers la cuisse ou le scrotum.

Symptomatologie. — Uréthrorrhagie; difficulté de la miction allant jusqu'à la rétention complète; tuméfaction périnéale par l'épanchement de sang auquel l'urine se mêle plus ou moins précocement : voilà les symptômes immédiats et dominants de la rupture uréthrale. L'infiltration d'urine en constitue la complication secondaire et le péril grave, si on lui laisse le temps de se produire. Le rétrécissement est la menace pour l'avenir du canal, menace souvent réalisée à très brève échéance, et dont la sévérité se proportionne au degré et au siège de la déchirure traumatique; mais toute rupture, Bœckel l'a formulé, « est un rétrécissement en germe ».

Un blennorrhagien, à urèthre dur et « cordé » s'est rompu le canal; tel autre, vierge d'uréthrite, s'est déchiré la muqueuse dans une fausse « manœuvre » de coït violent ou maladroit. Ces traumatismes de la paroi pénienne peuvent évoluer avec une symptomatologie très simple : c'est à peine si le malade a perdu quelques gouttes de sang par le méat; la douleur n'a été qu'un moment de vive souffrance, compensé chez le blennorrhagien par le soulagement de sa corde rompue; l'épanchement ne forme qu'une petite virole annulaire. Ce qui n'empêche, contraste frappant avec la bénigne symptomatologie des premières heures, qu'à ce menu trauma du canal va succéder une cicatrice rétractile et dure qui défiera la dilatation et nécessitera l'uréthrotome. Dans quelques cas d'ailleurs, les déchirures de la portion pénienne présentent de plus vifs symptômes : l'hémorrhagie, par exemple, peut devenir inquiétante par son abondance ou sa récidivité; témoin le malade dont Labbé a relaté l'histoire : c'est un blennorrhagien qui, après une suite de fatigues et de libations, pratique le coït, en dépit d'une érection très douloureuse; au moment de l'éjaculation, il a la sensation d'un coup brusquement appliqué sur le pénis, et, suivant son expression, « le nerf s'étant rompu, la verge tomba ». Il ne revint à lui qu'après dix minutes, le sang s'échappait, noirâtre, par un jet qui « portait » à près de 25 centimètres; il se serra la verge avec un linge mouillé d'eau fraîche, se mit au lit et réussit à arrêter l'hémorrhagie après une perte estimée à 1 litre de sang environ. Le lendemain, nouvelle hémorrhagie qui se répète encore dans la nuit; le malade arriva à l'hôpital, pâle, affaibli, les conjonctives décolorées.

Les ruptures périnéales de l'urèthre comportent un tout autre intérêt de symptômes et de diagnostic. Après une chute, surtout après un choc sur le périnée, le blessé peut, mais combien rarement! ne présenter qu'une phénoménalité très effacée : la souffrance a été médiocre et rapidement dissipée; les premières mictions, quoique douloureuses, sont peu ou point gênées; la verge est ecchymotique, mais le périnée reste plat ou ne montre qu'une tuméfaction fusiforme le long de l'urèthre; quelques gouttes de sang seulement ont apparu au méat; parfois l'uréthrorrhagie a échappé au souvenir du malade. et il vous faut en poursuivre les traces sur sa chemise; le cathétérisme réussit d'emblée, et la sonde de Nélaton se glisse sans peine dans l'urèthre dont la muqueuse n'est qu'éraillée. Ce sont les *cas légers* de Cras et Terrillon; mais ce tableau, qui réprésente la presque totalité des ruptures péniennes, ne s'applique qu'exceptionnellement aux traumas de la région périnéale. Bien plus, dans ce dernier cas, une symptomatologie d'une aussi rare bénignité n'excluerait point la possibilité d'une aggravation secondaire et la nécessité d'une thérapeutique d'observation : telle déchirure du corps spongieux a paru légère si l'on en croit les symptômes primitifs, et cependant, quelques jours après, le périnée s'infiltre et s'enflamme; Cras [1] en a rapporté un bel exemple dans son mémoire. Par cette porte, à peine entre-bâillée, peut se glisser une septicémie urineuse grave; le périnée s'injecte d'urine sous pression et s'infecte à dose massive, surtout si un cathéter inopportun fait la voie à l'urine et si cette dernière a des qualités septiques actives.

C'est surtout aux faits, groupés par Cras et Terrillon dans la catégorie des *cas moyens*, que s'appliquent ces réserves. Ici, les trois symptômes cardinaux sont nettement accusés : l'hémorrhagie uréthrale est abondante, souvent continue et récidivant à la première occasion — mouvement de la verge ou cathétérisme irréfléchi — car l'hémostase est fragile, compromise par le déplacement d'un caillot, menacée surtout par les infections secondaires. La rétention d'urine est incomplète, mais la miction est pénible, douloureuse, et accroît ou ramène l'hémorrhagie. Le périnée est le siège d'une tumeur médiane, oblongue, ordinairement limitée par la racine des bourses en avant, véritable bosse hématique donnant à la main la sensation de la crépitation sanguine, entourée d'une zone ecchymotique plus ou moins diffuse vers le scrotum, la verge ou les cuisses. A ces cas répondent habituellement les lésions suivantes : le corps spongieux est rompu dans sa région bulbaire; la muqueuse est déchirée, généralement sur sa demi-circonférence supérieure, le « toit » de la paroi uréthrale restant et pouvant servir de guide à un bec de sonde bien mené et relevé. Étant données ces probabilités anatomiques, que va-t-il se passer? Il est possible, mais il n'est pas fréquent, que, sous l'influence de la sonde à demeure, le repos des parties et l'asepsie aidant, le foyer sanguin préservé de la pénétration urinaire se répare et se résorbe, que la déchirure uréthrale se cicatrise, qu'une dilatation régulière maintienne ultérieurement le calibrage du canal, ou qu'un rétrécissement consécutif nécessite l'intervention chirurgicale. Mais plus souvent l'asepsie du foyer périnéal, qui en somme décide tous les symptômes secondaires, n'est point aussi heureusement réalisée : la sonde à demeure n'a point suffi à écarter l'infection urinaire de la collection sanguine; l'hématome suppure, le périnée s'infiltre, le cas est grave ou plus exactement aggravé.

Dans les cas graves, clairement catégorisés par Guyon, la triade symptomatique est au complet : la rétention d'urine est totale, l'uréthrorrhagie est constante et copieuse, la tumeur périnéale volumineuse. D'emblée, ces faits accusent leur gravité et se différencient par là des cas précédents. C'est qu'ici les conditions anatomiques de la rupture sont immédiatement défavorables : l'urèthre est généralement coupé en deux et ses tranches rétractées à distance;

(1) CRAS, *Bull. de la Société de chirurgie*, 1876, p. 834.

ou bien, s'il reste un pont de paroi supérieure, le recroquevillement de la muqueuse, le « mâchonnement » contus du corps spongieux, la présence de caillots obstruants, empêchent le cathétérisme ou s'opposent à la miction spontanée. L'un et l'autre d'ailleurs sont également périlleux : la sonde, inopportunément introduite, peut déplacer un caillot protecteur, aggrandir la déchirure uréthrale, provoquer un spasme de la portion membraneuse, et, somme toute, ouvrir la porte à l'infiltration; tel malade rétentionniste qui fait effort pour uriner arrive « par effraction » à pisser d'un coup dans le tissu cellulaire de son périnée, ou peu à peu l'injecte d'urine.

L'abondance du sang épanché, la meurtrissure du corps spongieux et des masses caverneuses, la présence de tissus contus et tout prêts au sphacèle, les décollements sous-cutanés constituant un foyer traumatique irrégulier, à recoins anfractueux, favorable aux colonisations bactériennes et à la stagnation urinaire, vont préparer à l'infiltration et à l'infection des voies propices d'envahissement. Si la rupture uréthrale s'accompagne d'une fracture du pubis, voilà une occasion offerte à de nouvelles complications : ostéo-myélite suppurée et infection purulente. Aussi verra-t-on le plus souvent apparaître de bonne heure une infiltration gangreneuse d'emblée et à tendances diffuses; rares sont les faits de cet ordre où une sclérose de défense limite le foyer infiltré, borné alors à un simple abcès urineux. Si l'urine normale est relativement bien tolérée par nos tissus, cette tolérance n'a qu'un temps: bientôt se font dans ce foyer uro-hématique des infections secondaires; bientôt s'allume un phlegmon diffus, sphacélique, qui, si le bistouri ne lui barre pas le chemin, tend le périnée, boursoufle le scrotum, envahit la racine des cuisses, la verge, la paroi abdominale; la fièvre est vive avec frissons irréguliers, le pouls faiblit et s'accélère, le malade délire et se prostre, la mort est proche. Si l'aponévrose moyenne est déchirée, ou si la rupture intéresse le tronçon membraneux de l'urèthre, c'est la loge périnéale supérieure qui s'inonde et s'infiltre; l'urine baigne la loge prostatique, gagne le voisinage du péritoine, dissèque l'espace pelvi-rectal, les fosses ischio-rectales, produisant une cellulite pelvienne diffusée, rapidement mortelle.

Si l'infiltration fait la gravité immédiate ou tout au moins hâtive des ruptures uréthrales, le rétrécissement en constitue la gravité tardive. Et, de même qu'un phlegmon urineux envahissant peut soudainement changer la face des choses et aggraver un cas déclaré bénin aux premières heures, de même un rétrécissement peut ultérieurement devenir une sévère menace, hors de proportion avec l'accident ou les symptômes primitifs. Sans doute, la forme de l'angustie uréthrale dépendra, pour une certaine part, du degré de la rupture : à une déchirure incomplète succédera une bride, une virole de cicatrice limitée; dans le cas de rupture complète, avec bouts distants, rétrécis et déviés, le foyer intermédiaire deviendra l'origine d'une masse inodulaire, percée d'un couloir central irrégulier, anfractueux, excentré, carrefour de poches ou de fistules urineuses voisines; l'urine aura plus de tendances à prendre et à garder l'habitude d'un trajet périnéal; les dégâts secondaires seront plus graves, la recherche des bouts plus malaisée, la réparation de la continuité du canal plus difficile.

Mais, ce qui fait la gravité du rétrécissement d'origine traumatique, c'est moins sa forme ou son degré que ses tendances. Inextensibilité, coarctation progressive : voilà les caractères de cette cicatrice uréthrale, si rapidement rétrécissante que Lefort a trouvé un urèthre infranchissable au vingt-quatrième jour, que Guyon a vu une angustie constituée quatorze jours après l'accident et Quénu trois semaines après ; or, dans ce dernier cas, le blessé n'avait fait qu'une chute légère à califourchon, n'avait pissé que quelques gouttes de sang, avec une dysurie légère et sans tumeur périnéale. Tout urèthre traumatisé est donc menacé d'un rétrécissement dont la gravité se mesurera surtout aux complications qu'un traitement précoce n'aura point su prévenir : resserrement progressif de la cicatrice, troubles secondaires de la miction. On voit donc combien est artificielle cette catégorisation en cas bénins, moyens ou graves, et combien illusoire ce diagnostic ; puisque leurs frontières sont aussi aisément franchies et qu'il est si difficile de prévoir une aggravation éventuelle, à la période primitive par l'infiltration, à la période tardive par le rétrécissement.

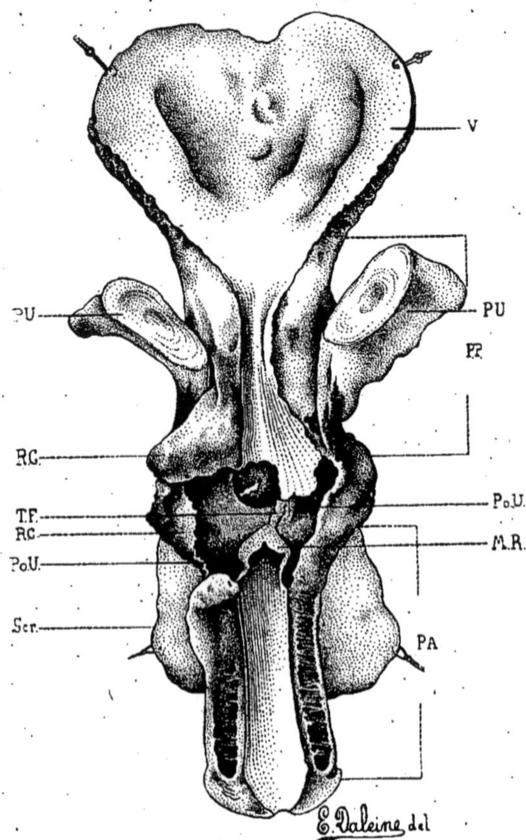

Fig. 120. — Rétrécissement traumatique. — Rupture de l'urèthre par chute à califourchon. (Guyon et Bazy.)

Les deux bouts de l'urèthre (PP et PA), écartés de 2 centimètres environ sont réunis par un tractus fibreux (TF) : entre les deux se trouve une vaste poche urineuse, formant la tumeur saillante au périnée pendant la vie. — La racine du corps caverneux droit (RC) est sectionnée en deux points. — Le bout postérieur de l'urèthre est dilaté ; l'extrémité postérieure du bout antérieur est recroquevillée en forme de capuchon.

Diagnostic. — Le diagnostic n'offre généralement pas de difficultés. Un blennorrhagien se brise la « corde » : la rupture se dénonce d'elle-même par la vive souffrance qu'atténue bientôt la sensation d'une droite et libre érection, par quelques gouttes de sang parues au méat, quelquefois par un épanchement sanguin en virole « frettant » le tube uréthral. Les menues éraillures de la muqueuse, survenues à l'occasion d'un « faux pas » du coït, dans un urèthre blennorrhagique, passent souvent inaperçues; elles sont cependant un antécédent fâcheux pour le canal et amorceront un rétrécissement pénien : raison majeure pour mesurer le calibrage d'un urèthre qui a saigné au cours d'une chaude-pisse. Mais, le plus fréquemment, on ne portera ici qu'un diagnostic rétroactif, et c'est à la sténose cicatricielle de la *pars pendula*, comme disent les Allemands, que l'on reconnaîtra la déchirure uréthrale. — Après une chute à califourchon ou un choc sur le périnée, un blessé a saigné par l'urèthre : symptôme décisif, suffisant pour affirmer la rupture de la muqueuse du canal, même quand il n'y a aucun trouble notable de la miction, même en l'absence de tumeur périnéale. L'uréthrorrhagie manque-t-elle chez un blessé qui a de la dysurie et présente une tuméfaction fusiforme sur l'urèthre périnéal, on a probablement affaire à une rupture interstitielle du canal, lésion rare mais possible, ainsi que Terrillon en a fourni la démonstration expérimentale et que quelques observations en donnent la preuve clinique.

L'existence d'une rupture uréthrale reconnue, il s'agit d'en préciser le degré et le siège. Parcourez le trajet du canal avec le doigt et pressez doucement : le foyer maximum de douleur correspondra au siège probable de la déchirure, dans le cas où la contusion est limitée; consultez encore les indices extérieurs marqués par le corps vulnérant, les traces ecchymotiques superficielles, mais ne leur demandez point un renseignement décisif. Faites plutôt appel aux données anatomo-pathologiques qui localisent à la région bulbaire la majorité des ruptures traumatiques succédant aux chutes à califourchon, mais qui signalent leur siège possible dans le tronçon membraneux quand elles résultent de coups de pied frappant le périnée par derrière ou de contusions par corps saillants et anguleux l'atteignant dans une position du tronc incliné en avant. De là l'utilité, pour ce diagnostic topographique, de bien préciser les conditions de la chute ou du choc.

La notion du degré de la rupture est autrement intéressante : le canal a saigné; la dysurie est-elle peu accentuée, la tuméfaction périnéale nulle ou médiocre, il ne s'agit vraisemblablement que d'une déchirure partielle de la paroi uréthrale, et nous savons qu'elle a toutes raisons anatomiques pour siéger sur la demi-paroi inférieure. Il reste un pont de paroi supérieure bien conservé et suffisant pour guider le bec relevé d'une sonde à forte courbure; le cathétérisme sera donc possible et restera prudent. Voici un cas au contraire où la miction est très pénible ou impossible; le périnée s'est tuméfié rapidement. Soupçonnez une rupture plus étendue du canal avec une bande insuffisante de paroi supérieure et des tranches meurtries, parfois une section circonférentielle totale, et gardez-vous du cathéter capable d'endommager davantage l'urèthre et le périnée. La diffusion de la bosse sanguine et les fusées ecchymotiques révéleront les lointains décollements; la palpation d'un point très douloureux, crépitant, sur la branche ischio-pubienne, bien plus que la déformation ou la mobilité anormale habituellement absentes, diront la complication d'une fracture osseuse secondaire. Il faut guetter l'infiltration urineuse avant qu'elle n'ait fait ses larges envahissements sous-cutanés et triomphé des résistances aponévrotiques; la reconnaître précocement à la résistance chaude et tendue de la tumeur périnéale qui grossit rapidement et perd sa mollesse crépitante de l'hématome, à la rougeur du tégument, au mouvement fébrile qui s'allume, à l'état général qui s'altère.

Voici des cas où le diagnostic est plus embarrassant. Un blessé a été « coincé » entre deux agents vulnérants se faisant opposition : c'est un maçon, un terrassier pris entre un éboulement et le sol; c'est un ouvrier pressé entre un tonneau et un mur; c'est comme le blessé de Guyon, un homme tombant sur le côté, tandis qu'il reçoit sur la hanche opposée le choc d'un corps pesant; le malade est dans les conditions requises pour se fracturer le bassin ou se disjoindre la symphyse pubienne. S'il a eu une uréthrorrhagie, on peut redouter une déchirure du canal occupant la portion membraneuse. Si l'hémorrhagie fait défaut, il est prudent de se tenir sur la réserve : à la première miction qui emportera un caillot oblitérant, elle va peut-être reparaître; il est d'ailleurs possible que le sang, grâce au spasme de la membraneuse, ait reflué dans la vessie. La rétention d'urine ne manque presque jamais; trois à quatre heures après l'accident, à la première tentative d'uriner, on va l'observer. Il n'y a point à compter beaucoup sur la crépitation osseuse; Ollier, nous dit Durand, la chercha vainement chez un blessé dont l'autopsie montra une brisure du pubis à fragments multiples, et Bœckel avoue n'avoir pu la percevoir dans un cas de fracture comminutive. La déformation fait généralement défaut, les fragments matelassés de parties molles restant au contact parfait; introduisez le doigt dans le rectum ou le vagin pour la mieux apprécier, pour reconnaître les points douloureux, et aussi pour tenter le replacement des fragments. On a vu parfois la miction se rétablir à la suite d'une pareille manœuvre, témoin le cas de Gosselin et Richerand : il s'agissait vraisemblablement alors de simples coudures du canal entraîné latéralement par le déplacement osseux.

Traitement. — Après une contusion de la région périnéale, il peut arriver que la miction ne soit point troublée, sauf une dysurie légère; la verge et le périnée sont ecchymotiques, mais sans tuméfaction; l'uréthrorrhagie manque ou est restée tellement insignifiante qu'elle a échappé à l'attention du malade. Y a-t-il eu contusion périnéale simple ou rupture interstitielle? Le chirurgien ne saurait se désintéresser de ce diagnostic : car telle rupture bénigne en apparence peut, ainsi que l'ont montré Cras et Guyon, s'accompagner, au bout d'un temps variable, des complications les plus graves. Chez ce malade qui n'a vu sourdre que quelques gouttes de sang au méat, dont le périnée est plat, dont les premières mictions seules ont été douloureuses, une rétention peut soudain apparaître, et avec elle, ou peu après, l'infiltration d'urine envahissant le périnée. Or, maintes fois, nous l'avons vu, c'est la sonde qui est ici la coupable. Il faut se garder, en pareil cas, du cathétérisme, inutile puisque le malade pisse seul, dangereux puisqu'il empêche la petite plaie uréthrale de se cicatriser en paix; mais on surveillera le périnée, et on agira s'il s'infiltre ou s'enflamme.

Chez un autre blessé, la miction volontaire est encore possible, mais elle est pénible, lente et douloureuse; l'urine est incomplètement évacuée, l'uréthrorrhagie a été assez copieuse, le périnée présente une tumeur sanguine appréciable : cela répond au type des cas « moyens » de Cras et Guyon, ou mieux des cas « douteux ». Car aucun de ces signes ne peut mesurer la gravité à venir : pas plus l'hémorrhagie qui reste en rapport variable avec le degré de la déchirure, qui peut refluer vers la vessie ou être suspendue par un caillot, hémostase fragile, que la rétention qui ne survient parfois qu'après un délai incertain, provoquée soit par un caillot obstruant, soit par un spasme réflexe. — Dans cette catégorie, on peut envisager deux espèces : ou bien la rétention est incomplète ; le cathétérisme reste facile à une sonde de Nélaton, menée sur mandrin à forte courbure et suivant la paroi supérieure ; la tuméfaction périnéale est médiocre et n'augmente pas : laissez alors à demeure une sonde de caoutchouc rouge. Ou bien, la miction est très pénible ; le cathétérisme doucement mené n'a réussi que difficilement ; le périnée est fortement tuméfié : certains conseillent encore de temporiser, de surveiller le périnée, d'agir au premier signe d'infiltration. Nous préférons dire : comportez-vous dans ces cas moyens comme dans les cas graves ; devancez les complications que Terrillon a notées 12 fois sur 27 observations ; craignez que, par ses efforts de miction, le malade ne finisse par pisser d'un coup dans son périnée. L'incision périnéale hâtive permettra de vider la poche de ses caillots, d'assurer l'hémostase stable et la désinfection primitive, de placer sans dégâts aveugles une sonde à demeure, de prévenir le rétrécissement si rapide à se former qu'après deux ou trois semaines, Guyon et Le Fort ont trouvé l'urèthre coarcté. L'intervention immédiate sera plus aisée, mieux accueillie du blessé, moins périlleuse, plus conforme à nos habitudes opératoires actuelles, que l'uréthrotomie secondaire faite en des tissus travaillés par l'inflammation et déjà infectés.

Soit un cas grave : le cathétérisme est impossible ou très malaisé, et, partant, insuffisant et dangereux ; la rétention est complète, la tumeur périnéale volumineuse, l'uréthrorrhagie abondante. Incisez hâtivement le périnée : cette pratique, à laquelle avaient recours, dès le commencement du siècle, Chopard, Desault et Lallemand, est réglée officiellement à l'heure actuelle par le mémoire de Cras, par le rapport de Guyon, par la thèse de Terrillon et par les discussions de la Société de chirurgie. La ponction aspiratrice de la vessie n'est qu'un moyen d'attente, permettant d'esquiver une intervention d'urgence en de mauvaises conditions d'aide ou d'outillage ; mais elle n'empêche point l'urine de s'infiltrer, elle ne réalise pas l'hémostase, elle ne garantit pas contre l'inflammation du foyer du périnée. C'est que l'hématome périnéal est ici dans des conditions particulières ; c'est une collection sanguine exposée, et menacée de l'infection urinaire : la temporisation n'est pas de mise. Aussi bien, ce n'est plus de l'acte opératoire, de la section périnéale que vient le danger ; mais des inoculations profondes, des infiltrations, des cellulites diffusées : ouvrez au plein jour et nettoyez ce foyer. Attendre, comme l'a préconisé Molière, c'est laisser l'infection s'installer dans la place ; c'est augmenter les risques de sphacèle ; c'est s'exposer à des difficultés opératoires graves, car la physionomie anatomique des tissus sera changée et le bout postérieur deviendra introuvable. L'incision périnéale immédiate, avec mise à demeure de la sonde, sauvegarde le présent en parant à la rétention et à l'infiltration, et vise l'avenir en restaurant l'urèthre.

Le malade est mis dans la position de la taille : une injection de cocaïne anesthésie le trajet opératoire ; il faut, en effet, pousser loin la saturation chloroformique pour éteindre la sensibilité de la zone périnéale, et, d'autre part, on a parfois besoin d'utiliser la miction volontaire dans la recherche du bout postérieur. Incisez le périnée rasé et désinfecté, sur la ligne médiane, à égale distance des ischions, depuis le scrotum jusqu'au devant de l'anus. A travers la peau et les couches sous-cutanées, vous arrivez à l'aponévrose périnéale superficielle, généralement déchirée dans les cas graves : achevez sur la sonde sa section et passez un fil sur chacune de ses lèvres; cela constitue deux écarteurs commodes. Vous arrivez sur des caillots, qu'une irrigation antiseptique balaie : vous apercevez des débris du bulbo-caverneux et reconnaissez du doigt une cavité, emplie de sang coagulé, et dont l'aponévrose moyenne forme généralement le plafond. L'irrigation suffit souvent à faire l'hémostase : sinon forcipressez ou liez les points jaillissants; le tamponnement arrêtera les bavures en nappe.

La recherche du bout postérieur, rétracté, à muqueuse recroquevillée, est un temps délicat. Introduisez un cathéter par l'urèthre : il vient buter contre la paroi postérieure de la poche, paroi sur laquelle se trouve l'orifice à découvrir; placez votre index gauche, pulpe en haut, de façon qu'il fasse paroi inférieure et que son extrémité touche le point d'arrêt du cathéter. Ramenez légèrement ce dernier en arrière, jusqu'à ce qu'il se voie encore dans la déchirure : « la sonde qui doit pénétrer dans la vessie est alors présentée, nous dit Guyon, dans l'intervalle qui sépare le cathéter du doigt, et, soutenue par celui-ci, elle est poussée vers la vessie. » Si la déchirure uréthrale a été incomplète, on pourra parfois se guider sur la petite bande de paroi supérieure restante. Quand le bout est introuvable, abstergez soigneusement la plaie; présentez un stylet boutonné aux dépressions qui ressemblent à l'entrée uréthrale; comprimez l'hypogastre et guettez l'issue d'une goutte d'urine; faites pisser le malade. Dans le cas d'échec absolu, surtout lorsqu'une fracture du pubis a déchiré l'urèthre à l'étage périnéal supérieur, faites la taille hypogastrique pour le cathétérisme rétrograde : glissez un cathéter métallique par l'orifice vésical de l'urèthre; sur son extrémité apparue dans la plaie périnéale, engagez la sonde de Nélaton à bout coupé et ramenez-la dans la vessie; faites passer l'autre bout par l'urèthre en le chargeant sur une sonde métallique menée par le canal : pour assurer la fixité du bout intra-vésical, faites-le sortir à l'hypogastre, traversez-le d'une anse de fil, qui, la sonde une fois rentrée dans la vessie, sera fixée par ses deux chefs collodionnés sur le ventre.

Comme sonde à demeure, beaucoup recommandent une sonde de caoutchouc rouge; abrégeant notablement la durée de séjour de l'instrument, nous préférons, à la clinique de Montpellier, nous servir de sondes en gomme qui ne sont point exposées, autant que l'instrument mou de Nélaton, à être chassées par les contractions vésicales et à se couder au niveau de la plaie périnéale; Guyon nous a cependant appris à donner à la sonde molle une certaine rigidité en collodionnant sa portion pénienne. L'orifice uréthral découvert et la sonde passée de la plaie périnéale vers la vessie, il s'agit d'amener, à travers l'urèthre, son bout antérieur, d'arrière en avant; rien de plus simple : on introduit par le méat une sonde de moindre calibre, et l'on emboîte son bout vésical dans la sonde postérieure qu'elle entraînera dans le canal.

Toutes les fois que les tissus péri-uréthraux n'auront point été trop gravement meurtris, que la contusion même ou l'infiltration urinaire ne les auront point frappés de sphacèle, qu'ils paraîtront en un mot aptes à une réunion immédiate, on fera la suture primitive, seule capable de former vite un bon canal, d'accélérer la cicatrisation, de prévenir la suppuration des surfaces cruentes du périnée : la cause est désormais entendue. Un plan profond de points perdus au catgut ou à la soie rapprochera autour de la sonde les tissus juxta-uréthraux des deux bouts; car, à part les cas de plaie nette du canal, il serait bien malaisé de suturer exactement l'urèthre et rien que lui : Terrier et Championnière l'ont fait observer avec raison. Deux observations de Socin démontrent néanmoins la possibilité de cette uréthrorrhaphie circulaire, par des points de soie comprenant toute l'épaisseur de la paroi, y compris la muqueuse. Un second plan de catgut ou de soie aseptique affrontera la partie musculo-aponévrotique de la plaie; la peau et le tissu cellulaire seront cousus par un dernier étage. Quand les parties molles périnéales et péri-uréthrales seront suspectes de sphacèle ou d'infection, on s'abstiendra de la suture et l'on pansera à plat. — Quatre à huit jours au maximum, voilà les délais de séjour de la sonde à demeure : c'en est assez pour mouler le tronçon granulant de l'urèthre, et pour le préserver du contact urinaire, car après quarante-huit heures l'urine finit toujours par suinter entre les parois de la sonde et l'orifice dilaté du col vésical. Le lendemain de son ablation, on commencera à passer les Béniqué, qui vont assurer la canalisation stable de l'urèthre.

III

FAUSSES ROUTES

Les fausses routes sont des plaies contuses de l'urèthre produites par la sonde pendant le cathétérisme. Leur production se rattache donc aux difficultés ou aux incorrections de cette manœuvre opératoire. Dans un urèthre normal, il est difficile qu'un cathéter s'égare : « Tout chirurgien, dit J.-L. Petit, qui portera la sonde et la conduira avec douceur, l'introduira avec beaucoup plus de facilité dans la vessie; car, pour percer l'urèthre et faire un chemin nouveau, il faut employer beaucoup plus de force que pour écarter ses parois naturelles lorsqu'elles ne sont que pressées l'une contre l'autre; or, un chirurgien accoutumé à sonder sait comparer les résistances, et s'il s'aperçoit que celle qui se trouve au bout de la sonde n'est pas de nature à être aisément surmontée, il ne s'obstine pas à vouloir la vaincre ».

Il est des lacunes de Morgagni assez larges pour que l'extrémité d'une bougie ou d'une sonde conique puisse s'introduire leur cavité. « Quelquefois, nous dit Voillemier, la bougie glisse assez loin dans le tissu cellulaire sous-muqueux, mais ordinairement elle rentre dans l'urèthre après un court trajet de quelques millimètres; c'est à cet accident qu'il faut rapporter certaines pièces données comme des exemples de rétrécissement en forme de brides; ces brides ne sont que des bandelettes de muqueuse décollée. » La région prostatique présente parfois des cavités lacunaires, orifices de glandes dilatés, sinus dont l'ouverture dirigée en avant peut accrocher le bec d'un cathéter. Chez les vieillards, à périnée flasque, l'urèthre mal soutenu est singulièrement dépressible au niveau du cul-de-sac bulbaire ; le bout de la sonde risque d'y buter et d'approfondir la dépression. Chez tel prostatique, le cathétérisme, très régulièrement pratiqué depuis plusieurs jours, devient tout à coup impossible avec les mêmes instruments et suivant les mêmes règles : on est arrêté au devant de la portion membraneuse ; « il n'y a pas encore de fausse route, écrit Guyon, mais il existe déjà une fausse direction qui la prépare, et bientôt elle sera faite si l'on ne manœuvre pas de manière à éviter de plonger dans la dépression du cul-de-sac du bulbe ».

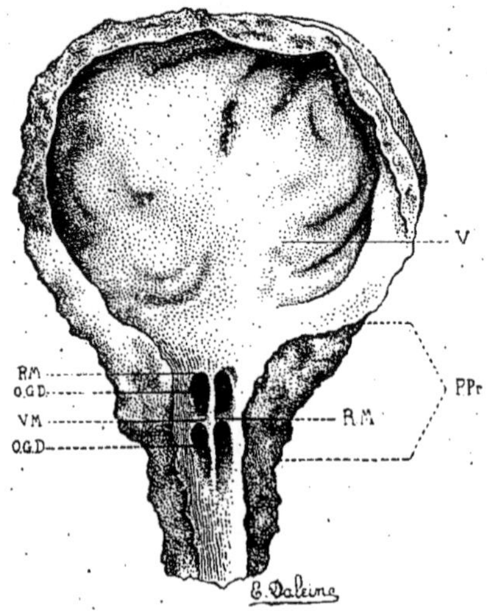

Fig. 121. — Sinus prostatiques correspondant à des orifices glandulaires dilatés, pouvant amorcer une fausse route. (Guyon et Bazy.)

A l'état pathologique, les rétrécissements du canal et les déformations dues à l'hypertrophie prostatique sont les causes les plus fréquentes des fausses routes. Dans le cas de coarctations étroites, irrégulières, dures, à lumière excentrique, une bougie résistante, comme celles en baleine, peut vaguer à côté de l'entrée : avec les bougies souples, filiformes, avec les modèles tortillés ou en baïonnette doucement menés, cet accident est exceptionnel, et la main s'arrête devant la sensation de déchirure perçue. A l'époque du cathétérisme forcé, à la façon de Mayor, maintes autopsies, suivant à bref délai de brillantes opérations, ont montré le rétrécissement non franchi et une fausse route creusée de vive force en dehors du canal. — Dans l'hypertrophie prostatique, c'est surtout lorsque le canal est fortement coudé par le développement du lobe médian, que le cathéter vient s'enfoncer à la base de cette saillie à pic et y percer un trou plus ou moins profond; le lobe moyen a été quelquefois tunnellisé de part en part.

L'hémorrhagie ; la progression saccadée de l'instrument ; son arrêt devant une résistance anormale ; la douleur éprouvée par le malade : voilà des signes de la fausse route; l'index introduit dans le rectum contrôle la situation de la sonde. Un cas embarrassant est celui où, ayant engagé à fond le cathéter, et le croyant arrivé à la vessie, on ne constate aucun écoulement d'urine : cela tient parfois à l'occlusion des yeux de la sonde par des caillots ; une injection les débouche et amorce l'évacuation.

Suivre avec le bec de la sonde la paroi supérieure du canal, c'est le plus sûr moyen de franchir sans accroc la fossette bulbaire, les sinus de la portion prostatique, les déformations du plancher uréthral par le lobe moyen. De là, l'utilité des sondes coudées, à bout relevé, et des instruments à grande courbure : si l'on se sert de ces derniers, il faut, au moment où l'instrument se présente à la portion membraneuse, tendre fortement la verge et là bien attirer contre le ventre, avant le temps d'abaissement. Il est difficile de laisser l'instrument métallique en place, au delà de vingt-quatre heures ; et cependant la sonde à demeure est la meilleure protection contre l'infection de la fausse route. Le cathéter de Julliard, qui permet de glisser, sur un conducteur métallique, une sonde à bouts coupés, rendra à cet égard de précieux services. Dans un cas de fausse route chez un rétréci, on aura recours aux artifices des bougies en vrille ou en baïonnette ; si la sténose n'est point étroite, on pourra, après introduction d'une bougie armée de Maisonneuve, couler une sonde sur la tige conductrice vissée. Quand les difficultés de cathétérisme sont extrêmes, il ne faut pas violenter l'urèthre : on fera la ponction aspiratrice qui permettra de gagner du temps, mettra le canal au repos, décongestionnera la vessie et permettra à la fausse route de commencer sa cicatrisation ; à deux ou trois jours de là, le sondage pourra devenir facile.

CHAPITRE III

CORPS ÉTRANGERS DE L'URÈTHRE

DIEFFENBACH, Ueber fremde Körper in der männlichen Harnröhre. *Casper's Wochensch. für die ges. Heilkunde*, 1841, p. 681, und 1843, p. 7. — BOINET, Mém. sur un procédé nouveau pour l'extraction des corps aigus introduits dans l'urèthre. *Journal des connaiss. méd.-chir.*, 1847, t. II, p. 145. — E. GURLT, Bericht über die Leistungen und Fortschritte auf dem Gebiete der Chirurgie, 1859, p. 282, und 1862, p. 357. — STUBBS, *Med. Tim. and Gaz.*, 1860, vol. I, p. 471. — E. SÉGALAS, Sonde brisée dans le canal de l'urèthre. *L'Union*, vol. 45, p. 92, 1827. — HERRGOTT, Épingle anglaise retirée du canal de l'urèthre d'un homme. *Gaz. méd. de Strasbourg*, 1868, n° 4, p. 47. — J.-C. HODGEN, Snare for removing foreign bodies from the urethra. *St.-Louis med. and surg. Journal*, 1868, p. 501. — B. HOLT, *Lancet*, 25 June 1868, p. 784. — E. MASON, Stricture of the urethra; Breaking of a bougie in the urethra. *Am. Journal med. science*, vol. LVIII, p. 391, 1869. — TICIER, Épingle engagée dans l'urèthre d'un enfant de sept ans, extraction par le procédé de M. Boinet. *Union méd.*, 1870, n° 68. — KOCH, Extraction einer Haarnadel aus der Urethra. *Zeitschr. für Wundärzte und Geburtshelfer*, 1871, n° 4. — E. WATSON, Successful extraction of catheter broken in the urethra. *Glasgow med. Journ.*, nov. 1871. — E. HAMILTON, Foreign bodies in the urethra and bladder. *Med. Press and circul.*, 24 April 1872. — BADSTÜBER, Fall von Extraction einer Haarnadel aus der Harnröhre. *Berl. klin. Wochenschr.*, 1873, n° 20. — BANCROFT, Stricture of the urethra; extraction of a broken fragment of a gutta-percha bougie. *Bost. med. and surg. Journ.*, 1873, vol. X, p. 206. — CAZAUX, Sonde métallique brisée dans l'urèthre, extraction. *Gaz. hebd.*, 1873, n° 42. — LOUSTALOT et ANDANT, *Bull. de thérap.*, vol. 85, 30 nov. 1873, 458. — REY, *Bull. gén. de thérap.*, p. 72, 1873. — TH. KOCHER, *Corresp.-Blatt für schweizer Aerzte*, Bd. IV, 1874, p. 193. — E.-L. KEYES, *New-York med. Record*, 1er May 1875. — KRABBEL, *Arch. für klin. Chirurgie*, Bd. XXIII, 1879, p. 641. — CHR. YOUNG, An easy method of extracting a broken catheter from the urethra. *Brit. med. Journal*, 3 June 1876. — J. MORAN, A piece of Kamptulicon floorcloth passed in the male urethra and retained; removal. *Lancet*, 22 déc. 1877. — WEINLECHNER, *Wiener, med. Wochenschr.*, 1878, nos 12-14. — C.-T. HUNTER, Foreign body in the urethra. *New-York, med. Journ.*, 1879, p. 167-169. — NOTTA, *Année méd.* Caen, 1878-1879, p. 6. — F. SCHWENINGER, Ueber Fremdkörper in der männlichen Harnröhre. *Aerztl. Intell.-Bl.* München, 1879, p. 211-215. — J. TERRY, A large knot drawn through the male urethra. *St.-Louis med. and surg. Journ.*, p. 246-248. — A. FISCHER, *Wiener med. Wochenschr.*, 1880, n° 34. — J. NAUGHTON, Case of needle in the urethra extracted through posterior wall. *Edinb. med. Journal*, 1880, vol. 26, p. 495. — PONCET, Corps étrangers de l'urèthre. Fistule uréthropénienne, uréthrorrhaphie. *Bulletin de la Société de chirurgie*, 1880, p. 434, 442. — STEELE, Extraction of foreign body from the prostatic portion of the urethra. *Brit. med. Journ.*, 1880, 22 May, p. 771. — E. DE SMET, Sonde brisée dans le canal de l'urèthre; fragment retenu derrière un rétrécissement de ce conduit : uréthrot. ext., guérison. *Presse méd. belge* Bruxelles, 1881, p. 25 à 27. — TURGIS, Fragment de sonde dans l'urèthre, extraction. *Bull. de la Société de chirurgie*, 1881, p. 884.

Dans l'urèthre peuvent s'engager et séjourner des corps étrangers d'origine chirurgicale : nous connaissons un confrère qui eut le désagrément de laisser dans l'urèthre d'un prostatique un vieux Nélaton, avarié par cet effritement qui altère les caoutchoucs d'ancienne date. Un malade se servait de deux morceaux de sonde ajustés avec de la cire à cacheter; un autre vidait sa vessie avec une sonde en argent ressoudée par un horloger de village : ils cassèrent leur outil dans l'urèthre; leur imprudence le méritait bien. — Dresser la liste des corps étrangers poussés dans le canal par intention lubrique, et employés à cette sorte de masturbation uréthrale, ce serait donner le catalogue jamais clos des perversions génitales et des recherches du plaisir par le nouveau et l'étrange. Montaigne disait : « La volupté est bien plus sucrée quand elle cuit et qu'elle escorche » ; c'est la raison de ces jouissances douloureuses, habituelles à quelques déséquilibrés. Dans les asiles d'aliénés, en somme, ont été colligées les plus nombreuses de ces observations.

Anatomie et physiologie pathologiques. — Les corps réguliers, tels que les fragments de sonde, occupent de préférence les parties profondes de l'urèthre. Les corps irréguliers se fixent le plus souvent dans l'urèthre antérieur. Leur volume n'est pas moins variable que leur nature, leur forme et leur siège. En effet, certains masturbateurs endurcis arrivent par des attouchements répétés à user la tonicité de leur urèthre, au point de pouvoir y introduire des corps d'une grosseur invraisemblable, des fèves, des gousses d'ail, une fourchette de quatre pouces de long et de six lignes de diamètre ! A part ces exceptions, il faut s'attendre à trouver des corps allongés et minces, des crayons, des baguettes de bois, des bâtons de cire à cacheter, etc. Leur longueur, leur fragilité, leur composition chimique ne sont pas non plus des facteurs négligeables de leur évolution.

Quelle est l'influence des propriétés physiques de ces corps sur leur fixité et leur mobilité ? La forme et la régularité jouent le principal rôle. Les corps réguliers et lisses sont généralement mobiles; s'ils sont très longs, une de leurs extrémités siégera dans la région prostatique, l'autre butant contre le fond de la vessie. Quelques corps réguliers et de nombreux corps irréguliers se fixent dans une lacune par leur extrémité mousse ou s'implantent dans la paroi par leur extrémité pointue. Un tiers environ des corps étrangers passent dans la vessie. La règle est une certaine mobilité, le plus souvent dans un sens seulement, suivant la forme et le mode de pénétration de l'objet. Dans certains cas, on constate une mobilité complète dans les deux sens ; si le sujet urine immédiatement après l'accident, le corps sera expulsé ; sinon il passera rapidement dans la vessie.

Comment se fait cette progression centripète ? Cette sorte d'aspiration du canal, connue de tout temps, a été bien étudiée dans notre siècle. Le point de départ de ces études fut la discussion célèbre de Civiale et Ségalas à l'Académie de médecine en 1860. Denucé crut pouvoir expliquer cette progression en appliquant à l'urèthre une loi physiologique générale par laquelle tous les canaux excréteurs, après l'émission de leur produit, sont ramenés vers leurs réservoirs par un mouvement antipéristaltique. Cette loi est inexacte, au moins pour l'urèthre. L'émission de l'urine et du sperme ne provoque pas de retrait de la verge; au contraire, l'action du muscle de Wilson et des muscles périnéaux tend à l'expulsion des dernières gouttes.

Mercier invoqua l'action des fibres musculaires du col : le bord postérieur, en se contractant, se placerait au-dessus du bord antérieur, et par suite ferait basculer le corps étranger entraîné peu à peu vers la paroi antérieure de la vessie.

Selon Foucher, la progression serait due à l'érection, aux manœuvres maladroites et au retrait de la verge qui favoriseraient l'action des fibres longitudinales du canal dans la portion pénienne. Grandjux admet l'explication de Foucher pour la progression dans la région pénienne jusqu'au pubis qui est le point fixe. Au delà, il fait intervenir le sphincter uréthral et les fibres circulaires de la portion membraneuse. Un antagonisme s'établit entre ces fibres circulaires qui tendent à expulser le corps et les fibres longitudinales qui tendent à le rapprocher de la vessie. Si le point d'appui des fibres longitudinales est solide, c'est-à-dire si le corps étranger est tout entier dans l'urèthre, la progression sera centripète. Inversement, si une portion reste dehors, le point d'appui est insuffisant, l'action des fibres circulaires plus efficace et la progression centrifuge. On comprend, d'après ce mécanisme, comment un corps pointu, une aiguille par exemple, peut aisément s'enfoncer dans la paroi.

En résumé, pour qu'un corps étranger s'avance vers la vessie, il faut qu'il soit totalement engagé dans le canal. Dans la région pénienne, la progression est due au retrait de la verge et à son dégorgement par saccades après l'érection; ne pouvant revenir en arrière, il est obligé d'avancer, après chaque érection, comme les épis que les enfants font monter dans leurs manches. L'irritation produite par le corps étranger et les tiraillements du malade multiplient ces érections et le corps atteint bientôt le bulbe. A ce niveau, se produit un arrêt temporaire, parfois définitif. Si le corps est assez long pour continuer à fournir un point d'appui suffisant aux fibres longitudinales, l'aponévrose moyenne sera franchie. Alors interviendra l'action musculaire complexe du plancher périnéal. Enfin les contractions du col vésical, suivant le mécanisme révélé par Mercier, feront basculer le corps étranger dans la vessie. Cette migration peut se faire en moins de vingt-quatre heures. La durée dépend de la longueur, de la forme, du volume et de la souplesse de l'objet introduit.

Symptomatologie. — Avec Poulet, nous diviserons les accidents en trois groupes : 1° troubles de la sensibilité ou phénomènes subjectifs; 2° troubles fonctionnels; 3° accidents inflammatoires.

1° *Troubles de la sensibilité.* — Bien que, dans la plupart des cas, la sensibilité soit émoussée par la répétition des manœuvres lubriques, la présence d'un corps étranger dans l'urèthre provoque presque toujours de vives douleurs. Si l'objet présente des aspérités ou des pointes aiguës, ces douleurs sont exaspérées par le retrait incomplet de la verge, les érections fréquentes, la déchirure des parois. Lorsque le corps étranger siège primitivement dans l'une des régions bulbeuse ou membraneuse, la douleur est généralement plus supportable; mais elle s'irradie au périnée, aux cuisses, au bas ventre, à l'abdomen; le malade éprouve une sensation caractéristique de pesanteur au périnée. Au début, les fragments de sonde peuvent ne provoquer aucune douleur.

2° *Troubles fonctionnels.* — La miction est presque toujours plus ou moins gênée. Les corps creux bien orientés dans l'axe de l'urèthre et les corps pleins, mais petits, arrêtés dans un canal large, peuvent n'apporter aucun changement dans l'émission de l'urine. Velpeau [1] a publié l'observation d'un homme qui urina longtemps à travers un tuyau de pipe. Cependant, si l'objet creux est très court, on peut observer les mêmes troubles fonctionnels qu'avec un corps plein. Ainsi on a vu la miction très gênée par un anneau de cuivre autour duquel la muqueuse s'était plissée en un bourrelet saillant. Dès le début, on note une fréquence considérable des mictions, qu'il faut sans doute rattacher à la transmission au col vésical de l'irritation locale produite par le corps étranger. Si celui-ci n'a pas été expulsé dans la première miction, les efforts successifs n'aboutissent pas; car le col irrité ne permet plus l'accumulation dans la vessie d'une grande quantité d'urine. En général, le corps étranger n'est pas assez volumineux pour causer une rétention absolue; l'urine suinte entre la paroi et lui. On cite cependant quelques faits de rétention primitive complète : elle se produisit d'emblée chez l'homme déjà cité qui s'était introduit une fourchette de quatre pouces de long.

3° *Accidents inflammatoires.* — Leur intensité est généralement proportionnelle au degré de fixité du corps étranger. Ils peuvent se réduire à une légère uréthrite qui se révèle par une douleur plus ou moins vive pendant la miction, et un écoulement muqueux séro-sanguin, puis purulent. L'inflammation se traduit par des symptômes différents, suivant que le corps du délit siège à la portion pénienne ou à la portion périnéale de l'urèthre. A la portion pénienne, les lésions sont plus apparentes : la verge est gonflée, rouge, œdémateuse, les douleurs vives, irradiantes. La fièvre apparaît quelquefois dans les douze premières heures, avant tous les autres accidents; le plus souvent, elle se montre vers le deuxième ou troisième jour. A la portion périnéale, le gonflement ne se manifeste pas au début, mais le périnée est tendu et douloureux. La fièvre apparaît encore sous l'une de ses deux formes. L'inflammation envahit précocement les organes voisins : un œdème douloureux empâte la racine de la verge et le scrotum, la portion pénienne s'échauffe bientôt elle-même par propagation de la phlegmasie le long du canal, une cystite plus ou moins intense se déclare; plus tard, l'inflammation peut suivre le canal déférent et gagner les testicules.

Un corps étranger de l'urèthre peut être expulsé spontanément, ou bien passer dans la vessie, ou enfin séjourner plus ou moins longtemps dans l'urèthre. L'expulsion est la terminaison la plus rare, ou du moins la plus rarement observée; car les individus qui en bénéficient ne viennent pas toujours

[1] *Bulletin de thérapeutique*, t. XXXVI, 1849, p. 567.

nous faire part de cette heureuse issue. Aussi les observations publiées ne sont-elles guère relatives qu'à des cas de brisure de sonde. Plusieurs conditions sont indispensables pour l'expulsion spontanée d'un corps étranger. Il faut d'abord que sa forme ne s'oppose pas à sa migration rétrograde : un fragment régulier de sonde a plus de chances de reprendre le chemin du méat qu'une aiguille ou une plume. De plus, le corps étant rejeté par la *vis a tergo* du jet d'urine, il faut que la vessie soit pleine et pas trop fatiguée par les efforts de miction. L'action rétropulsive du jet sera enfin favorisée par le relâchement des muscles du périnée. L'expulsion spontanée se fait ordinairement de bonne heure, dans les premiers jours qui suivent l'accident. Cependant, dans un cas de Chopart [1], une bougie incrustée fut spontanément expulsée au bout de cinq semaines.

Passage dans la vessie. — Nous avons déjà exposé le mécanisme de cette terminaison. Elle est souvent inconsciente : le malade n'en est averti que par la facilité plus grande qu'il éprouve à uriner. Quelques-uns sentent ce mouvement de progression et s'y opposent en comprimant leur périnée avec le doigt. Ce mode d'évolution est relativement très fréquent. L'histoire des corps étrangers tombés dans la vessie a été faite ailleurs.

Séjour prolongé dans l'urèthre. — On observe rarement des cas de séjour prolongé, parce que des troubles fonctionnels graves demandent de bonne heure l'assistance du chirurgien. On en connaît cependant quelques faits qui ont permis d'esquisser ce mode de terminaison. La durée de ce séjour varie de quelques jours à quelques mois; une aiguille de matelassier a pu rester deux ans dans un urèthre sans provoquer des troubles bien sérieux. Cette tolérance relative est due à l'accoutumance du canal et à sa dilatation graduelle qu'on pourrait comparer aux dilatations rétro-stricturales. Le corps étranger enfoncé dans sa loge peut longtemps permettre le libre écoulement de l'urine; mais les dépôts lithiques accumulés finissent par l'empêcher. Tous les cas de séjour prolongé des corps étrangers dans l'urèthre ont été observés dans la région périnéale. On n'en a pas signalé dans la région pénienne : cette intolérance est peut-être due à la mobilité de cette partie. On connaît cependant quelques exemples de séjour dans la prostate, ou à son niveau. Olivarez [2] (de Valladolid) a rapporté le fait d'une aiguille, séjournant seize ans dans la prostate d'un individu, sans provoquer de troubles fonctionnels graves. Un corps étranger qui demeure dans l'urèthre, s'incruste toujours d'un dépôt calcaire à strates progressivement imbriquées.

Les accidents inflammatoires tardifs provoqués par leur séjour sont variables en intensité, mais constants. On observe les mêmes lésions qu'au début, mais elles passent bientôt à l'état chronique. Au degré le plus léger, la muqueuse et les glandes du canal sont le siège d'une inflammation aiguë, puis chronique ; leurs sécrétions deviennent fétides et purulentes. Mais les organes voisins, vessie, rectum, testicule, peuvent présenter aussi des altérations chroniques. Le tissu cellulaire s'infiltre, s'épaissit, suppure par places ; ces foyers peuvent plus tard communiquer avec l'urèthre à la faveur d'une ulcération

(1) *Traité des maladies des voies urinaires*, t. II, p. 104.
(2) *El Siglo medico*, octobre 1865.

lente, surtout si l'on a affaire à un corps pointu. A ces abcès succèdent ordinairement des fistules périnéales ou scrotales. Enfin, on a vu la déchirure de la muqueuse permettre une infiltration d'urine qui peut conduire elle-même à un phlegmon gangreneux, ou affecter d'emblée une forme infectieuse rapide. Ces lésions locales s'accompagnent d'altérations graves de l'état général : l'amaigrissement apparaît, les reins se prennent. Heureusement, les malades n'attendent généralement pas ces accidents pour venir demander les secours de l'art.

Diagnostic. — Le diagnostic de la présence d'un corps étranger dans l'urèthre ne présente ordinairement aucune difficulté ; car le chirurgien est mis sur la voie par une histoire vraie ou fausse de son malade.

Il est plus malaisé de reconnaître le siège précis de l'objet, sa nature, les conditions de sa pénétration, et souvent le temps écoulé depuis l'accident. Dans les cas avouables, chirurgicaux, ces renseignements sont presque toujours fournis par le sujet lui-même. On fera bien cependant de se faire représenter l'autre portion de sonde cassée, s'il y a lieu. Quand il s'agit de corps étrangers d'origine érotique, la confession est parfois difficile ou pleine de réticences : provoquez, par un interrogatoire mené avec crédulité apparente, les aveux sur le mode d'introduction, sur la forme, les dimensions, la composition chimique, la fragilité de l'objet introduit. La palpation rendra de grands services, surtout pour les deux premières portions du canal, et la région pénienne en particulier. Le toucher rectal, surtout combiné avec la palpation périnéale, permettra souvent de préciser le diagnostic. S'il persiste encore un doute, on pratiquera le cathétérisme avec des sondes métalliques de moyen calibre, en agissant doucement et surveillant, avec un doigt dans le rectum, les mouvements du corps étranger qui pourrait s'accrocher ou tomber dans la vessie.

Traitement. — La manœuvre d'Amussat favorise parfois l'expulsion des corps étrangers de l'urèthre : pincez le méat au moment de la miction ; le canal se distend en amont, et le flot d'urine peut balayer le corps. Les manœuvres externes à travers les téguments ne donneront que de rares succès. L'extraction par le méat reste la méthode de choix ; un stylet mousse recourbé peut accrocher un corps menu, une anse de fil métallique réussira parfois à l'embrasser ; mais la préhension directe s'adresse à la majorité des cas : épis, aiguilles, épingles, corps tubulés ; son meilleur instrument est la pince de Collin. A l'occasion on s'inspirerait de l'ingénieuse manœuvre de Boinet, véritable version : une longue épingle ayant été introduite dans l'urèthre, il fit saillir à travers les téguments sa pointe et toute sa longueur jusqu'à la tête, puis repoussa celle-ci vers le méat et en fit l'extraction. A la rigueur, comme cela nous est arrivé pour une bougie armée de Maisonneuve restée à l'entrée du col, on repousserait cette tige flexible dans la vessie, d'où un plicateur l'extrairait aisément. Si ces manœuvres restent infructueuses ou impraticables, incisez le canal au niveau du corps et faites suivre l'extraction de la suture uréthrale, ainsi que Franco et Paré le recommandaient et que Terrier l'a récemment pratiqué.

CHAPITRE IV

CALCULS DE L'URETHRE

A. Paré, Œuvres. Édition Malgaigne, t. III, p. 475. — Morgagni, Lettre 42, § 43. — J.-L. Petit, Traité des maladies chirurgicales, 1774, t. III, p. 12. — Heister, Institutions de chirurgie, 1775, t. III, p. 524. — Desault, Œuvres chirurgicales, 1803, t. III, p. 270. — Amussat, *Bulletins de l'Académie de médecine*, avril 1831. — A. Duncan, *Schmidt's Jahrbücher*, Bd. XXVIII, 1840, p. 270. — Dieffenbach, Ueber fremde in die männliche Harnröhre eingedrungenen Körper. *Casper's Wochenschr.*, 1843, p. 7. — Friedinger, Merkwürdige Grösse eines Harnröhrensteines. *Wochenbl. d. Zeitschr. d. Ges. der Aerzte zu Wien*, 1854, n° 38. — Vignol, Calcul dans la portion membraneuse de l'urèthre. Extraction par la boutonnière. *Revue thérap. de méd.*, 1856. — E. Gurlt, Bericht über die Leistungen und Fortschritte auf dem Gebiete der Chirurgie, 1862, p. 357 (Fall von Haynes-Walton). — Paikrt, *Allgemeine militärärztliche Zeitung*, 1865, p. 361. — J.-B. Korn, *Inaug. Diss.* Leipzig, 1865. — Doutrelepont, Beitrag zu der Urethrotomia externa. *Arch. f. klin. Chir.*, Bd. VII, 1866, p. 471. — Beurdy, *Recueil de mémoires de médecine de chir. et pharm. milit.*, 3e série, t. XVIII, 1867, p. 196. — Cutter, Retention of urine by impacted calculi in urethra. *New-York med. Record*, t. I, janvier 1868. — Voillemier, Maladies des voies urinaires, 1868, p. 484. — G. Otto, Harnröhrensteine, Urethrotomie, Heilung. *Dorpat. med. Zeitschr.*, Band I, p. 348, 1872. — Israël, *Archiv für klin. Chir.*, Bd. XX, 1877, p. 42. — A. Popp, *Bair. ärztl. Int.-Bl.*, 1874, n° 4. — Ritter, *Würtemb. med. Corresp.-Bl.*, 1874, n° 4. — R. U. Krönlein, *Archiv für klin. Chir.*, Bd. XXI, 1877, p. 211. — Stocker, Bildung von Steinen in den seitlichen Lappen der Prostata, etc.... *Deutsche Zeitschr. f. prakt. Medicin*, 1877, n° 22 und 23. — Bellamy, A case of unusually large calculi removed by external incision from a sac communicating with the penile urethra. *Tr. Clin. Soc. London*, 1878, XI, 22-23. — Teevan, On the diagnosis and treatment of impacted urethra calculus. *Lancet*, 1879, p. 480. — Teevan, Urethral calculus impacted behind a tight traumatic stricture; continuous dilatation; spontaneous expulsion of the stone. *Lancet*, 1879, II, 728. — Lannelongue, Calcul de l'urèthre chez un enfant de deux ans. Infiltration urineuse. *Bull. et mém. de la Soc. de chir.*, 1880, p. 482. — J.-W. Belfield, Ueber das Vorkommen von Kristallen in Schleimdrüsen der menschlichen Harnröhre. *Wiener med. Wochenschrift*, n° 25, p. 701, 1881. — Robinson, Urethral calculus. *Dubl. Journ. of med. sc.*, August 1882, p. 187. — A. Socin, Jahresbericht über die chirurgische Abtheilung des Spitals zu Basel während des Jahres 1883. Basel, 1884, p. 91. — L.-H. Dunning, A case of calculus of the urethra. *Amer. Journ. of med. Assoc.* Chicago, 1885, p. 516. — J. Ransohoff, Urethral calculi. *Amer. Journ. of med. Assoc.* Chicago, 1885, p. 65. — L.-G. Richelot, Calcul de l'urèthre et calcul enchatonné de la prostate. *Union méd.*, Paris, 1885, p. 361. — V. Wille, Ueber Harnröhrensteine. *Aerztl. Int.-Bl.* München, 1885, p. 190 und 211.

Les calculs de l'urèthre sont de deux sortes : quelques-uns — espèce rare — sont « autochtones » et développés sur place dans le canal ; les autres sont « migrateurs », descendus des reins ou venus de la vessie. Les menus calculs d'origine rénale sont assez réguliers, tantôt aplatis et ronds comme une lentille, tantôt allongés et fusiformes comme un noyau d'olive. « Quelques-uns, nous dit Voillemier, sont gris et ont une surface chagrinée ; la plupart sont d'un rouge brique avec une surface très lisse. » Les débris de pierre d'origine vésicale sont, au contraire, généralement irréguliers, accidentés d'aspérités et de saillies, résultat habituel d'une fragmentation opératoire : leur enclavement uréthral tend d'ailleurs à devenir un accident rare, depuis nos évacuations totales de la litholapaxie.

Un calcul s'engageant et s'enclavant dans le canal peut arrêter brusquement le jet urinaire, jouant ainsi le rôle de ces boules mobiles faisant soupape dans nos injecteurs. Chez l'enfant, cette obstruction soudaine n'est souvent annoncée par aucun symptôme prémonitoire. « C'est le contraire chez l'adulte, dit Voillemier; ordinairement, le malade a souffert des reins; il a rendu à plusieurs reprises de petits graviers; il raconte qu'étant en train d'uriner, il a senti quelque chose entrer dans son canal, et que les urines ne sont plus sorties qu'avec peine, ou se sont arrêtées brusquement; souvent il n'accuse d'autre douleur que celle qui résulte de la rétention d'urine. » Un noyau calculeux ne dépassant pas 5 à 6 millimètres, et dépourvu de pointes, pourra traverser un urèthre sain, au prix de quelques déchirures superficielles. Mais un calcul volumineux, aux rugosités offensives, enfoncera ses angles dans la paroi, s'y « ancrera » et y deviendra un centre de dépôts lithiques. Rarement assez gros pour obstruer la lumière uréthrale, les débris calculeux se révèlent, nous dit Guyon, « plutôt par des phénomènes douloureux que par des signes de rétention ». Les chances d'arrêt d'un calcul migrateur et les risques d'obstruction sont évidemment accrus par toutes les modifications du calibre uréthral : la région périnéo-bulbaire, siège fréquent des strictures, et la fosse naviculaire, sont aussi leurs points d'enclavement habituel. L'enfance et l'âge mûr sont les âges d'élection pour cet accident. Kauffmann, réunissant 112 observations, trouve : 32 cas de 1 à 10 ans (soit 28,6 pour 100); 15 cas de 11 à 20 ans (13,4 pour 100); 18 cas de 21 à 30 (16,1 pour 100); 12 cas de 31 à 40 ans (20,1 pour 100); 11 cas de 41 à 50 ans; 12 cas de 51 à 60; 7 cas de 61 à 70; 5 cas de 71 à 80.

Les calculs formés sur place dans l'urèthre ou dans une cavité annexe du canal sont d'observation moins fréquente. On en a trouvé parfois, en pleine cicatrice, chez des individus ayant subi la taille périnéale; mais il est bien probable alors, comme le fait observer Voillemier, que le noyau de formation a été une petite pierre venue de la vessie, ou quelque débris laissé sur place. Dans tous les points cependant où l'urine stagne, et où la muqueuse est enflammée, des dépôts lithiques peuvent se former : « Il n'est pas de chirurgien qui n'ait eu occasion de voir, après l'opération de la taille, la plaie se couvrir de matières calcaires. » Ces incrustations phosphatiques, encore peu connues, ont peut-être pour point de départ les glandes de la muqueuse, ainsi que Belfield l'a récemment soutenu. Chez un jeune calculeux n'ayant subi aucune intervention préalable, nous avons observé un véritable « pavage » de la portion prostatique du canal; mais, en pareil cas, il est bien difficile de déclarer si ces incrustations n'ont point eu, comme centre de « cristallisation », quelques menus débris détachés de la pierre vésicale. La composition des calculs uréthraux permet le plus souvent de trancher cette question de diagnostic rétrospectif. Un calcul est-il uniquement composé d'acide urique, il est venu récemment du rein ou de la vessie. Comprend-il des strates phosphatiques autour d'un noyau urique, il a une origine extra-uréthrale, mais a fait dans le canal un séjour. S'il ne contient que du phosphate de chaux, il est « autochtone » et de formation uréthrale. En arrière d'un rétrécissement, quoi qu'on en ait dit, ces « calcifications » uréthrales sont l'exception : l'urine n'est point assez stagnante dans la portion rétro-stricturale. Elle fait au contraire séjour suffisant dans les poches urineuses, dans les anciens foyers purulents, les diverticules fistuleux, pour y déposer ses sédiments. Un noyau primitif n'est pas indispensable, mais, si minime soit-il, il « amorce » l'encroûtement calcaire : un menu fragment, abrité dans un nid lacunaire, suffit à la formation d'un gros calcul.

Un calcul fixé dans l'urèthre pénien, et rencontrant une résistance assez forte dans les parois, tend à s'accroître en longueur, et plutôt en arrière qu'en avant. Si on le divise suivant son plus grand diamètre, on observe que le noyau

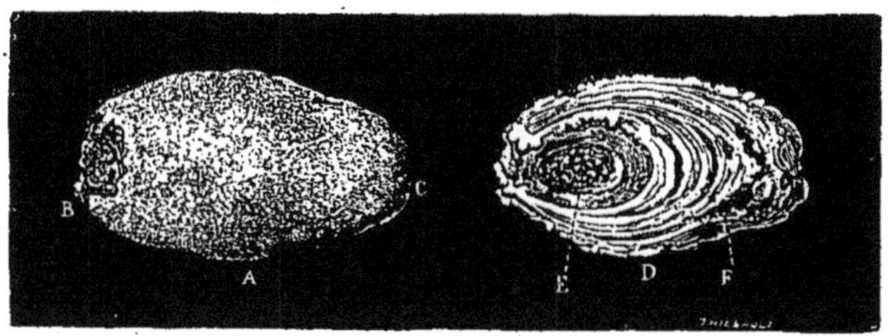

Fig. 122. — Calcul arrêté dans la fosse naviculaire depuis plus de treize mois. (Voillemier.)

est excentrique, et toujours plus rapproché du pôle antérieur ; et cela s'explique : l'encroûtement s'accroît surtout sur la face postérieure, tournée vers le flot urinaire. Le noyau de formation est généralement petit, dur, ovoïde, composé d'acide urique; des strates phosphatiques, disposées en semi-ellipses concentriques, l'ont progressivement « enrobé ». On a pu voir l'urèthre dilaté, sur une longueur de 8 à 12 centimètres, contenir un long fuseau lithique, formé de calculs ajustés bout à bout. Il s'agit alors d'une même pierre uréthrale, fragmentée par « clivage » secondaire, et non de plusieurs calculs agglomérés : lorsqu'on les scie, nous dit Voillemier, on ne trouve ordinairement de noyaux que dans l'un deux.

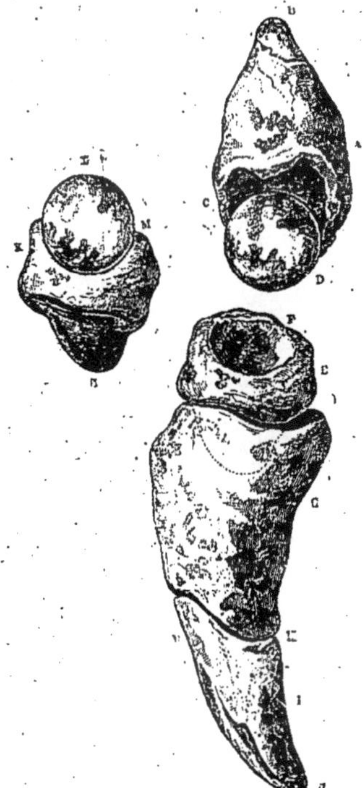

Fig. 123. — Calcul uréthral composé de dix pièces. (Voillemier.)

Un jour vient, en effet, où cette tige lithique, incessamment allongée par les appositions urinaires, se fracture : ce qui le prouve encore, c'est la régularité des surfaces par lesquelles ces pièces calculeuses s'ajustent et « s'articulent » ; la masse calculeuse se rompt, plus exactement se « clive » suivant des courbes correspondant à l'emboîtement de deux strates concentriques. Un calcul énorme, extrait par Landzert et figuré par Voillemier, montre bien ces lignes d'articulation : d'avant en arrière s'engrènent six pièces, un petit fragment conique, une bille rondé, deux morceaux annulaires de 3 et 4 centimètres de longueur, un bout conique postérieur. Néanmoins, de larges diverticules peuvent, dans la région antérieure de l'urèthre pénien, donner asile à des pierres massives, de formes sphériques : Korn et Vanzetti ont publié de beaux exemples de calculs ainsi inclus à l'intérieur d'amples poches para-uréthrales, produites après perforation de la paroi inférieure du canal, au niveau de la fosse naviculaire. Dans le cas de Korn, le pénis « en battant de cloche » était coiffé d'un phimosis complet : au-dessous du gland, une pierre énorme était enchâssée, recouverte par la peau du pénis et le prépuce.

Dans les régions membraneuse et prostatique, capables de dilatation, les calculs sont plus à l'aise : une pierre unique peut se développer en une masse irrégulièrement ronde, plus longue que large, convexe sur sa face inférieure, habituellement sillonnée d'une rigole d'écoulement urinaire sur sa face supérieure. « Nous avons, écrivait J.-L. Petit, plusieurs exemples de pierres arrêtées dans le milieu de l'urèthre et même au périnée, qui, de la grosseur d'un pois, sont parvenues à celle d'une noix ; et si elles n'ont point causé de rétention, c'est parce que l'urine s'y était conservé un passage en forme de gouttière. » Le noyau « excentré » est toujours plus voisin de la face inférieure et du pôle antérieur du calcul. Du côté de la vessie, l'apposition lithique tend à grossir la pierre : le col oppose une résistance difficile à vaincre et le prolongement se fait à ce niveau, par un pédicule étroit ; une fois arrivée à la vessie, l'incrustation s'accroît en liberté et la partie saillante du pédicule cervical devient un point d'appel aux couches calcaires. Ainsi se forment ces calculs « en partie double », « en haltère », dont Voillemier a représenté de beaux exemples : une masse uréthrale « en noix » et une portion vésicale « en champignon » ou « en galet » sont réunies par un pédicule intermédiaire, répondant au trajet cervical, pédicule d'ailleurs fragile et dont la rupture doit être à peu près constante ; mais la disposition des surfaces permet alors de reconstituer le type complet du calcul.

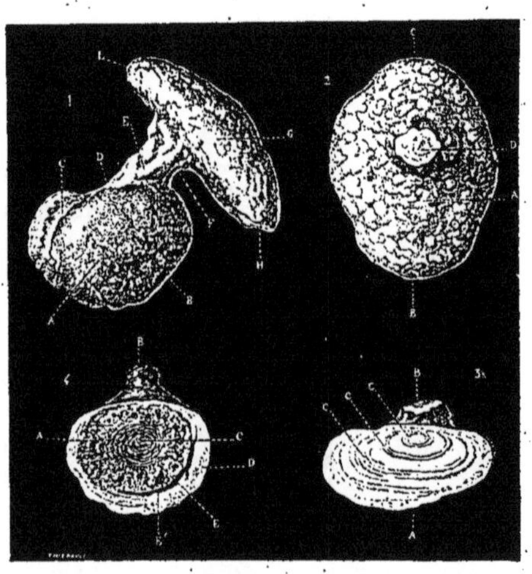

Fig. 121. — Calcul uréthro-vésical intact et sectionné A, portion uréthrale. — G, portion vésicale. (Voillemier.)

On a trouvé parfois l'urèthre membrano-prostatique, très dilaté, encombré de menues pierres ; cela s'observait surtout à la période ancienne des lithotrities incomplètes et des évacuations fragmentaires insuffisantes ; après l'opération, les débris irréguliers s'enclavaient et servaient de centre à des incrustations progressives du canal. Chez un homme qui avait subi la lithotritie et depuis quatre ans souffrait d'une dysurie insupportable, Voillemier trouva les lésions suivantes : « La vessie petite, à parois épaisses, revenue sur elle-même, contenait un demi-verre d'un liquide sanieux. La muqueuse était grisâtre et ramollie. Le col vésical, très dilaté, communiquait avec une grande cavité irrégulière, formée aux dépens de l'urèthre et de la prostate, qui était presque complètement détruite. C'est cette cavité qui avait été prise pour la vessie quand on avait pratiqué le cathétérisme, et dans laquelle on avait senti des calculs. Elle en était, en effet, remplie. Ces calculs sont pêle-mêle, baignant dans un liquide peu abondant, composé d'urine et de pus. Quelques-uns sont recouverts d'une fausse membrane dans les points où leur surface est rugueuse. D'autres présentent des faces qui s'ajustent parfaitement. L'un d'eux est rond comme une bille et un peu aplatie, un autre comme un morceau de grosse corde. La plupart n'ont pas de forme déterminée. Ils sont au nombre de 38. Leur grosseur varie depuis celle d'une très grosse noix jusqu'à celle d'un grain de chènevis. Le plus gros pèse 21 grammes, et le plus petit 2 décigrammes. Ils sont tous composés de phosphate de chaux. » Civiale a retiré d'une cavité juxta-uréthrale, véritable carrière, 220 petits calculs!

Chez les enfants à canal extensible, il se forme parfois en amont de l'enclavement calculeux de véritables poches urineuses. Un jeune garçon envoyé à J.-L. Petit, pour une rétention d'urine qui durait depuis sept ou huit mois, portait « une tumeur grosse comme le poing, placée au-devant du rectum, et s'étendant en devant jusqu'au scrotum ; en pressant cette tumeur il sortait par l'urèthre une assez grande quantité d'urine pour faire croire que c'était une hernie de vessie ». L'urèthre adulte s'ectasie plus rarement. Au contact et au voisinage de la pierre uréthrale, la muqueuse s'enflamme et s'ulcère lentement : de là, formation progressive d'une loge adjacente à l'urèthre, où le calcul peut trouver place. La pierre que J.-L. Petit tira de l'urèthre de son malade « ne résidait pas assidûment dans le même lieu ; elle changeait de place quand le malade faisait des efforts pour uriner ; il avait remarqué même, dans ses plus fortes rétentions, que de se coucher sur le dos lui était favorable ; ce qui arrivait peut-être de ce que la pierre, se trouvant plus élevée, changeait de place et retombait dans la dilatation ». Lorsque le calcul s'est arrêté et développé dans une cavité préformée, diverticule, abcès, fistule, on l'y trouve souvent enchatonné : sa loge parfois ne communique avec l'urèthre que par un « goulet » étroit : dans ces cas, le cathétérisme ne saurait fournir que des résultats insuffisants ou erronés. L'ulcération progressive vers la peau menace d'ouvrir à l'infiltration urinaire les espaces cellulaires du périnée. Kauffmann signale cette complication dans plus d'un cinquième des cas, mais l'inflammation peut se circonscrire ; il se fait un abcès calculeux qui se fait jour et livre passage à la pierre. Témoin le malade dont nous parle J.-L. Petit : « En trente heures une suppuration gangreneuse survint et parut se borner dans une étendue longue et large comme la main ; la pierre était au centre, et ceux qui le traitaient furent bien étonnés de ce que, au bout de sept jours, le malade allant à la selle, l'eschare gangreneuse et la pierre tombèrent dans son pot de chambre. » La suppuration avait fait « l'office du chirurgien ».

La symptomatologie particulière du calcul migrateur, brusquement arrêté dans le canal ; les commémoratifs qui signalent le plus souvent des attaques antécédentes de gravelle, constituent une présomption qui met sur la voie du diagnostic ; la chose est plus claire encore quand il s'agit d'un malade qui vient d'être lithotritié. La pression localisée exercée sur l'urèthre fournit un renseignement utile, plutôt par la douleur éveillée que par la perception décisive du relief. Le cathétérisme avec l'explorateur de Guyon ou une sonde molle permet, mieux qu'avec l'instrument métallique, d'établir avec précision la présence, le siège, les qualités de surface du corps enclavé ; comme le recommande Guyon, il faut en effet faire usage d'un instrument qui se mette bien en rapport avec tout l'urèthre, « qui ne s'applique pas particulièrement à l'une de ses parois et qui, en déprimant l'autre, puisse par la même occasion enfoncer le calcul dans une dépression, passer par-dessus en le frôlant, ou même sans le sentir ». La sonde souple donne au contact du calcul une sensation de frottement un peu rude, un peu râpeux, qui rappelle celle dite « bruit de cuir neuf ». Si le canal est rétréci, une bougie seule permet de reconnaître le gravier engagé en amont. Mais l'obstruction peut être totale et empêcher l'insinuation d'une sonde entre le calcul et la paroi : le choc du bec d'un cathéter métallique suffit ; la sensation est nette.

Un malade dysurique a présenté, à une époque plus ou moins éloignée, quelques-uns des symptômes habituels de la pierre ; la sonde, parvenue dans la partie profonde du canal, a frotté contre un corps dur et rugueux : la présence d'un calcul est manifeste. Mais il s'agit d'établir si le corps étranger est dans l'arrière-canal ou dans la vessie au voisinage du col. Le palper rectal montrera s'il existe une tumeur dans la région membraneuse ou prostatique ; associé au cathétérisme, il permettra parfois de percevoir la pierre entre la sonde et la pulpe de l'index soulevant la prostate vers le pubis. « On pourra se servir, nous dit Voillemier, d'une sonde percée à son extrémité ; si, au moment où elle touche le corps étranger, les urines ne s'échappent pas au dehors, c'est que celui-ci n'est pas dans la vessie. » Resteront l'exploration de la vessie avec un petit lithotriteur et les essais de mobilisation du calcul.

Le pronostic se subordonne évidemment aux risques de complication. Au lieu d'un urèthre libre et normal, un calcul s'est enclavé dans un canal irrégulier et rétréci ; l'obstruction se complète et la stagnation urinaire commence son rôle de dilatation ascendante ; la miction ne se fait qu'en bavant et par des efforts pénibles : si une intervention prochaine ne vient « déblayer » la voie, l'appareil urinaire supérieur est menacé. Une observation de J.-L. Petit montre bien ce péril : « C'est la pierre, nous dit-il, qui, depuis le rein jusqu'à la verge près du gland, où elle s'est arrêtée, a retenu l'urine dans tous ses réservoirs et conduits : c'est cette liqueur retenue qui a fait effort contre leurs parois et les a dilatées. » Chez un malade de Guyon, porteur d'une pierre arrêtée en amont d'un rétrécissement de la portion spongieuse, on trouva, derrière la sténose, le corps étranger logé dans une fossette creusée sur la paroi inférieure de l'urèthre ; à partir de ce point, toutes les voies urinaires étaient distendues jusqu'aux uretères et aux bassinets ; à la surface de la vessie, flottaient les lambeaux d'une cystite suraiguë pseudo-membraneuse. Dans un cas de Verneuil, un petit calcul, gros à peine comme un grain de chènevis s'était engagé dans la lumière d'un rétrécissement : la mort survint rapidement par rétention absolue et infiltration urineuse.

L'intervention doit donc être hâtive. L'extraction par les voies naturelles est évidemment la méthode de choix. S'agit-il de menus calculs engagés dans la fosse naviculaire et arrêtés par un méat étroit, la chose est simple : ouvrez la voie par un simple débridement de la valvule commissurale, ou bien menez une sonde cannelée entre le calcul et la paroi inférieure de l'urèthre, et, d'un mouvement de bascule, amenez au dehors le fragment cheminant le long du plafond du canal. Le calcul est-il enclavé dans la région pénienne, la manœuvre devient malaisée : un gravier, que sa position seule empêche de sortir, est parfois expulsé par la manœuvre d'Amussat; serrez le méat et dites au malade de pisser; dès que le canal est dilaté par l'urine sous pression, laissez brusquement couler le jet. La curette articulée de Leroy permet de contourner le calcul, puis de l'accrocher et de le tirer au méat : cet instrument a le tort de faire porter l'appui sur un seul côté et parfois d'accrocher plus profondément les pointes engagées. A ce point de vue, l'artifice indiqué par Guyon est excellent. « Je saisis le corps étranger entre la cuiller de la curette passée derrière lui et une bougie en cire fortement appliquée sur sa face antérieure; on constitue ainsi une sorte de lithotriteur dont la branche femelle est représentée par la curette, et la branche mâle par la bougie de cire; le calcul ne peut plus, dès lors, ni échapper ni déchirer. » La pince de Hunter mord le calcul par deux faces opposées : s'il est depuis peu de temps dans le canal, s'il n'est point totalement obstruant, il est possible d'insinuer les mors entre lui et les parois, et de réaliser l'extraction ; s'agit-il d'un fragment à forme irrégulière, accroché par ses aspérités, la manœuvre devient laborieuse : on peut tenter alors de le morceler sur place. De petits brise-pierres ont été construits à cette intention et peuvent rendre de bons services; maintes fois il suffit d' « écorner » les angles d'arrêt, de réduire les aspérités, pour voir, sans qu'il soit nécessaire d'atteindre une fragmentation totale, l'extraction réussir.

Le calcul occupe la région profonde. L'amener en avant, c'est exposer le canal, dans le cas de fragment acéré, volumineux, solidement fixé, à de graves traumas; rejetez-le vers la vessie, en le refoulant avec une grosse bougie : quelques prises de lithotriteur rapidement menées l'émietteront. S'agit-il d'un morceau calculeux, enclavé en amont d'une stricture uréthrale étroite, sans rétention complète : placez à demeure une fine bougie qui élargira la voie et préparera le dégagement et le refoulement du calcul, recommandez au malade de n'uriner que couché, laissez reposer son canal et faites une brève lithotritie.

Un calcul de la région pénienne résiste à toutes les manœuvres d'extraction méthodique ou de morcellement; — une pierre volumineuse, tenace, de l'arrière-urèthre ne peut être refoulée vers la vessie ; — des troubles inflammatoires vifs se sont allumés au niveau du siège du calcul, le canal suppure, le périnée est chaud et infiltré ; — la formation calculeuse a eu le temps de se constituer une poche juxta-uréthrale : voilà autant d'indications pour inciser de bonne heure le canal par le dehors et faire l'extraction directe. Actuellement, grâce à l'innocuité de l'uréthrotomie externe aseptique, grâce à la suture de l'urèthre qui nous assure la réunion immédiate si les parties ne sont point trop contuses ou trop enflammées, cette méthode, clairvoyante et rapide, nous semble devoir prendre le pas sur toutes les tentatives d'extraction réitérée, qui lassent le malade et traumatisent le canal. Elle mérite même, maintes fois, de se substituer au procédé de « rétropulsion » vésicale des calculs de l'urèthre profond : broyer un petit calcul dans une vessie est plus malaisé, pour l'opérateur non outillé et non entraîné, qu'inciser le canal sur un corps saillant qui le repère. Si c'est en amont d'un rétrécissement que le fragment calculeux s'est arrêté, on fera, c'est le cas de le dire, « d'une pierre deux coups » : une extraction de calcul et un calibrage d'urèthre. Cette opération était très en faveur parmi les anciens chirurgiens; Voillemier, Huguier et Maigrat l'ont appliquée avec succès à l'extraction de calculs volumineux; l'observation communiquée par Kirmisson, en 1889, à la Société de chirurgie, montre combien la suture primitive de l'urèthre peut améliorer l'intervention.

CHAPITRE V

DES URÈTHRITES

I

DES URÉTHRITES EN GÉNÉRAL

L'uréthrite blennorrhagique domine et absorbe presque le groupe des phlegmasies uréthrales. S'ensuit-il que le gonocoque doive être considéré comme la seule cause capable d'enflammer et de faire suppurer le canal? Non, assurément. Car, théoriquement, ce serait mettre la muqueuse uréthrale hors la loi commune qui nous montre, dans tous les tissus, l'inflammation et la suppuration « fonctions » de micro-organismes divers; pratiquement, il faudrait éliminer une série de faits qui se présentent avec de suffisantes garanties d'observation et d'authenticité.

Avec la découverte de Neisser, la question avait paru s'éclairer d'une façon décisive; voici que les progrès même de la bactériologie l'obscurcissent à nouveau. Dans l'urèthre sain, vivent des bactéries saprophytes et des micro-organismes pyogènes. Parmi ces derniers, Lustgarten et Mannaberg ont signalé le *micrococcus pyogenes aureus*. Vienne une éraillure traumatique qui ouvre la porte à ces germes pyogènes banals, voire même une perturbation vaso-motrice, une modification sécrétoire de la muqueuse, une altération anatomique dépendant d'un état constitutionnel, toutes conditions capables de favoriser leur culture et leur pénétration : on s'explique que le canal s'inocule et suppure. — Quant aux bactéries saprophytes dont nous signalons sommairement les variétés au chapitre anatomique de la blennorrhagie, elles sont inoffensives à l'état normal : Legrain en a porté des cultures dans l'urèthre sain sans déterminer de phénomènes morbides; leur inoculation sous la peau d'animaux n'a jamais fourni que des résultats négatifs. Parmi ces espèces, en est-il cependant qui, à la faveur de certaines conditions dont la réalisation expérimentale est délicate, puissent devenir nocives? Les propriétés pyogènes d'un micro-organisme sont, nous le savons, contingentes et capables, suivant la dose et le milieu, d'exaltation ou d'atténuation. L'hypothèse est vraisemblable, mais non démontrée; car Bumm est le seul qui, par l'inoculation d'une variété, le *micrococcus subflavus*, ait réussi à produire un abcès. Avec elle, nous expliquerions des faits peu explicables : ces écoulements uréthraux consécutifs aux traumatismes du canal par un corps étranger; ceux des herpétiques et des tuberculeux; ceux surtout qui paraissent produits simplement par une urine chargée de principes irritants, bien qu'il faille ici apporter aux exemples classiques de fortes réserves. En dépit du mot allemand « Biertripper », la bière ne fait point suppurer les urèthres sains, non plus que le cresson, l'iodure de potassium, ou le nitrate de potasse incriminé par Lallemand; quant aux pseudo-uréthrites observées par des confrères militaires chez des hommes ayant mangé des grenouilles, nourries de coléoptères vésicants, elles n'ont qu'un intérêt de curiosité.

Si ces uréthrites par auto-infection uréthrale sont admissibles — mais sous fortes réserves — il faut bien accepter aussi quelques formes rares dues à des hétéro-infections non gonococciques. Bockhart [1] a décrit une uréthrite bénigne due à l'inoculation par sécrétion vaginale non blennorrhagique. Dans l'espace de quatre ans, il a observé 15 de ces cas; il les croit plus nombreux, car ils guérissent rapidement sans traitement. Les symptômes apparaissent deux ou trois jours après l'infection, atteignent leur maximum le troisième ou quatrième jour, et ont habituellement disparu en une semaine. Chez quatre malades soumis à l'examen endoscopique, l'inflammation paraissait localisée dans la fosse naviculaire qu'elle ne dépassait guère; cependant, deux fois, la maladie dura neuf et dix jours et s'étendit à l'urèthre postérieur et à l'épididyme. L'écoulement était fluide, muco-purulent, peu abondant. Bockhart réussit à faire une réinoculation positive avec les cultures, dans un urèthre sain. Il décrit des diplocoques, plus petits que le gonocoque, généralement groupés par 2 à 6. — Nous avouons n'avoir jamais observé cette forme, attribuée par Bockhart à l'inoculation staphylococcique; une démonstration bactériologique plus rigoureuse est nécessaire.

En demeurant sur le terrain clinique, on peut dire que les phlegmasies non blennorrhagiques de l'urèthre sont une faible minorité. Dans les déclarations du malade, il y a plus souvent une illusion d'amour-propre qu'une sévère observation. Le gonocoque est si tenace, si varié dans ses localisations, si capable de réveils, qu'un urèthre qui a eu naguère maille à partir avec lui reste suspect. Il se gîte, chez l'homme, dans le cul-de-sac du bulbe, dans les glandes du canal, dans les follicules du méat; chez la femme, il hante les glaires des métrites cervicales, le cul-de-sac postérieur du vagin, les suintements vagues de l'urèthre : si bien que les deux sexes ont des façons insidieuses, et souvent méconnues, de s'inoculer mutuellement.

[1] BOCKHART, *Uber die pseudo-gonorrhoische Entzündung der Harnröhre. Monatshefte für pratik Dermatologie*, n° 4, 1886.

II

URÈTHRITE BLENNORRHAGIQUE

L'histoire de la blennorrhagie a été maintes fois tracée. « Elle commence avec celle de l'humanité », nous dit Jullien; et de patients chercheurs l'ont reconstituée par les témoignages empruntés aux satiriques, aux historiens, aux écrivains médicaux. La récente étude de Finger [1] est, à cet égard, l'enquête la plus nourrie de documents. « L'homme qui est atteint de l'écoulement de semence sera impur », disait Moïse aux enfants d'Israël. « Le contage du pus gonococcique engendre la blennorrhagie » : voilà notre formule contemporaine. Les Arabes et les Arabistes ont connu la blennorrhagie et la plupart de ses complications : orchite, cystite, rétrécissements, fistules urinaires, abcès péri-uréthraux. Le quatrième article du fameux règlement de la reine de Sicile, en date du 8 août 1347, prescrivait l'isolement des filles du « Bourdeau » atteintes du « mal venant de paillardise ». Cependant, en 1560, Fallope se hasardait à écrire : « Il n'y a pas quinze ans qu'on a observé la gonorrhée. »

C'est toujours expertise délicate que de retrouver dans la forme vague des descriptions anciennes nos maladies actuelles; et nous laissons à d'autres cette besogne de critique et de clinique rétrospective. Retenons simplement quelques-unes des étapes de cette histoire : longtemps on crut à l'écoulement du sperme, et le terme de gonorrhée (γόνος, semence, et ῥέω, je coule) consacra cette erreur; puis, la doctrine ayant disparu, le mot survécut à la chose. Lorsqu'il fut démontré que la matière d'écoulement ne pouvait être du sperme, on parla d'ulcères du canal, et l'on plaça l'origine de cette sécrétion dans les parties profondes; au XVIIIe siècle, Zeller, Warren, Littre, Astruc la localisaient encore dans les glandes de Cowper, dans la prostate, dans les vésicules séminales. Vers la fin du XVIe siècle, d'ailleurs, la foudroyante propagation de la vérole était venue faire à l'écoulement gonorrhéique une saisissante concurrence; quoi d'étonnant qu'elle l'ait absorbée? Ambroise Paré, parlant de la contagion de la « pisse-chaude », écrit « qu'elle se fait pour avoir habité avec celle qui aurait eu quelque ulcère dans les parties honteuses, quelque matière procédant de vérole ». Cette erreur a duré jusqu'au commencement de notre siècle. Hunter n'avait-il pas eu, en 1767, la malechance de se syphiliser en s'inoculant le pus d'une gonorrhée, associée à un chancre intra-uréthral? Des protestations s'étaient élevées cependant contre ce dogme de l'identité. Musa Brassavolus, dès 1553, avait bien précisé cette distinction : « *gonorrhea gonorrheam parit, non autem panos vel bubones, neque in pene vel preputio pustulas.* » Au commencement du XVIIIe siècle, le dualisme paraissait triompher : entre la vérole et la blennorrhagie, Cockburn, dès 1715, Boerhaave, en 1753, Balfour, en 1767, avaient ébauché le divorce. Il fallut l'argumentation d'Ellis, Rode et Duncan,

[1] FINGER, *Die Blennorhoë der Sexualorgane und ihre Complicationen*. Leipzig und Wien, 1891, p. 1 à 15.

l'ouvrage de Bell, les expériences d'Evans et Le Bon, il fallut les dix-sept forçats inoculés sans résultat par Hernandez, il fallut l'enseignement verveux et lucide de Ricord, la polémique spirituelle de Diday pour achever la ruine de la doctrine identiste.

Étiologie. — La blennorraghie engendre la blennorrhagie, c'est-à-dire l'infection gonococcique naît du gonococcus. Sur ce point, comme dit Jullien, « expériences, faits cliniques, tout concorde ». Sur la muqueuse balanique ou uréthrale, même non excoriée, le pus virulent est déposé : le contage a toutes chances de se réaliser. Il est incontestable que les frictions mécaniques du coït favorisent l'inoculation; Wendt, en 1827, constatant, après masturbation dans le lait, la présence de gouttes graisseuses dans l'urine issue de l'urèthre, avait conclu à une sorte d'aspiration par le canal, qui succéderait à l'éjaculation. Mais ces causes auxiliaires ne sont pas indispensables à l'infection. Deux étudiants, dont l'histoire est partout contée, en firent la douloureuse expérience : ils ne craignirent point de s'interposer entre le gland et le prépuce un plumasseau de charpie imprégné de matière gonorrhéique ; l'un en fut quitte pour une violente balanite; l'autre gagna une tenace blennorrhagie qui dura plus d'une année. L'infection par le coït a ses modes multiples, et quelques traités spéciaux ont, à cet égard, accueilli complaisamment l'anecdote piquante, parfois le détail scabreux. Le péril est surtout grand pour les coïts paresseux ou raffinés qui s'attardent, mais il menace aussi, nous dit Baumès, ceux qui « ont mis seulement, sans aucune érection et sans exercer le coït, le bout de leur verge en contact avec la vulve, les grandes lèvres, la partie supérieure interne des cuisses souillées d'un peu de matière blennorrhagique ».

Quelques-uns ont admis la possibilité d'une contagion médiate par un vagin resté indemne et ayant servi de simple intermédiaire entre un premier coïtant contagieux et un successeur ainsi contaminé; la chose est possible, puisque Ricord et Cullerier l'ont démontré pour la syphilis, mais combien rare ! Nous n'avons pu trouver que l'exemple de Diday [1] : Dans une partie de campagne, six jeunes gens ont successivement des rapports avec une même femme déclarée saine; un des acteurs de cette scène était atteint de blennorrhagie folliculaire rebelle, son successeur immédiat dans le vagin banal fut seul infecté : « Aurais-je tort de dire, demande Diday, que celui-ci a été contaminé par le fluide du follicule déposé dans le vagin de la femme un instant avant? » Horand a raconté le cas d'un étudiant en médecine contagionné par un coït buccal; Langlebert, Clerc et Diday ont relaté des exemples analogues. Le rectum, quoique non blennorrhagique, peut aussi devenir le dépositaire du virus et servir de lieu de transmission infectieuse entre deux visiteurs. Jullien conte à ce propos une histoire célèbre parmi les anciens internes lyonnais. Finger rappelle que Winslow, en 1886, a vu, dans un pensionnat, une épidémie de « chaudepisses » issues d'un cas d'infection et propagées par pédérastie. Ce dernier argument nous paraît moins décisif : nous savons que l'anus n'est point garanti contre l'inflammation gonorrhéique. — « Je ne doute pas, écrivait Svédiaur, qu'en allant aux commodités après un homme infecté de cette

(1) DIDAY, *Gazette hebdomadaire de médecine et de chirurgie*, 1860, p. 727.

maladie, on ne s'expose à la gagner par le simple attouchement ou frottement du bout de la verge contre les parois, sur un endroit où il y aurait du muco-pus blennorrhagique. » C'est encore une façon bien improbable de gagner la chaudepisse : il est plus fréquent, surtout dans le milieu pauvre, d'observer des infections par des vêtement tachés de pus, par des serviettes ou des éponges souillées; dans les vulvites des petites filles, quelques auteurs ont décelé la présence du gonococcus; il serait aventureux de bâtir sur cette constatation une conclusion médico-légale ferme; la serviette banale des taudis misérables, où le linge est commun et le gonococcus fréquent, est souvent le moyen d'inoculation.

L'identité virulente de la syphilis et de la blennorrhagie est donc désormais une doctrine morte; mais l'unité virulente de la gonorrhée demeure en débats; et Ricord, dont l'œuvre a si clairement fixé le premier point, n'a pas peu contribué à obscurcir le second. A côté de l'uréthrite gonococcique, type dominant, faut-il encore faire place aux inflammations non spécifiques de l'urèthre, nées d'un traumatisme, d'une irritation locale simple, d'un excès vénérien, d'une inoculation par un liquide « avirulent » leucorrhéique ou lochial, ou même d'une érection platonique trop prolongée — « *Gonorrhea quæ nimia coeundi cogitatione gignitur* », comme l'écrivait, en 1565, Trajanus Pétronius? Cette étiologie banale a surtout servi de circonstance atténuante à maintes aventures extra-conjugales; mais les chaudepisses, issues de causes analogues, constituent, nous l'avons dit plus haut, une faible minorité. Ricord en avait autrefois trouvé la formule humoristique, partout reproduite. La plaisanterie a vieilli; à l'exécution de cette formule, on risque de gagner tout autre chose qu'une blennorrhagie. Et puisque ce point comporte les mots plaisants, nous préférons, pour la généralité des cas, nous rallier à celui-ci : « La plus belle fille du monde ne peut donner que ce qu'elle a ». Sans gonocoques, pas de blennorrhagie vraie.

Sur la muqueuse uréthrale, le pus vulgaire ne s'inocule pas ou n'aboutit qu'à des inflammations avortées. Voillemier a pu, pendant une heure, laisser dans le canal de deux malades une bougie enduite du pus d'un abcès de la cuisse et d'un abcès ganglionnaire du cou, sans provoquer un écoulement uréthral. Zeissl, en 1888, a pris du pus d'urèthre, produit par le séjour d'une sonde à demeure, et l'a porté dans un canal sain : résultat négatif. Vélander (1) a, cinq fois, inoculé sans succès la sécrétion de balanites fétides, contenant de petits éléments bacilliformes. Ne voyons-nous pas l'urèthre rester sain, bien que traversé par de longues suppurations formées en amont, d'origine rénale ou vésicale? Néanmoins, si la muqueuse uréthrale se défend bien contre les microbes pyogènes vulgaires, sa résistance n'est point absolue; comme tout tissu, elle finit par suppurer, si l'inoculation est suffisante, aidée d'une action traumatique locale. Bockhart et Wolf (2), dans leur travail de 1885, rapportent un cas d'uréthrite développée chez un individu dans le canal duquel on avait, par mégarde, placé une sonde souillée de pus phlegmoneux; le pus contenait des cocci en chaînettes qui se rapportaient probablement au

(1) VÉLANDER, *Gazette médicale de Paris*, 7 juin, 1884.

(2) BOCKHART, *Beiträge zur Œtiologie und Pathologie des Harnröhren Tripers. Vierteljahres-schrift f. Dermat. und Syphilis*, 1883.

micrococcus pyogenes de Rosenbach. Les expériences de Legrain (1) montrent l'influence auxiliaire de l'irritation pariétale : « Une sonde molle, trempée dans une deuxième culture sur gélose de *micrococcus pyogenes aureus* et retournée plusieurs fois dans la fosse naviculaire n'a déterminé aucune inflammation. La même sonde, conduite doucement jusqu'au col de la vessie, n'a rien produit non plus. Mais, une semaine après, en recommençant les mêmes manœuvres, et en retournant plusieurs fois la sonde dans le canal, je déterminai la production d'un écoulement séro-purulent, peu abondant, qui dura quatre jours et ne s'accompagna d'aucune douleur. Le *micrococcus pyogenes albus* en deuxième culture n'a déterminé aucune inflammation dans les deux cas où je l'ai expérimenté. » — Mais, c'est un contraste frappant avec ces suppurations banales, brèves et péniblement inoculées, que de voir le pus blennorrhagique, qu'on l'emprunte à l'urèthre ou à la conjonctive, comme l'ont fait Pauli, Guyomar et Thiry, engendrer à coup sûr la phlegmasie typique.

Aux rares observations des « avirulistes », incriminant la série des causes banales, les « virulistes » ont répondu par de plus nombreuses constatations établissant l'absence de la blennorrhagie en dépit d'excès sexuels, de flux leucorrhéiques, de coïts en pleines menstrues ou en pleines lochies, et même, comme nous en savons tous des exemples, de rapports génitaux poursuivis malgré l'écoulement purulent et fétide d'un carcinome utérin. Finger cite le témoignage de Rosolimos constatant que les paysans grecs, en dépit des plus gros excès conjugaux, ne souffrent point de la blennorrhagie, ceux de Michaelis et de Milton notant l'absence de cette affection dans des localités isolées. A l'heure actuelle, les campagnes ont perdu cette préservation : le service militaire, l'émigration vers la grande ville, ont popularisé le gonocoque ; il est partout, sous des formes souvent insidieuses, capables de rendre la confrontation bien illusoire. Pratiquez, comme nous venons de le faire, l'examen attentif des vieilles filles publiques : combien rares sont celles qui ne montreront point, sans toilette préalable, une goutte de muco-pus au museau de tanche. Elles pourront fournir, sans contages, toute une série de coïts, jusqu'au jour où, la malpropreté aidant, la graine gonococcique ayant levé dans cette sécrétion portée « au rouge virulent », comme disait Ricord, elles infecteront un urèthre parfois prédisposé par des raisons anatomiques, comme un méat large ou mal placé, ou par des causes traumatiques, comme un coït à longue érection. Et cependant rien, en apparence, ne justifie, chez la femme infectante, cette inoculation positive : c'est toujours la même « larme » d'endométrite, souvent dissimulée d'ailleurs par les précautions de toilette ; l'examen reste négatif : maintes fois nous avons vu cette histoire se renouveler à propos de nos soldats blennorrhagiens, astreints à la déclaration de la femme malsaine.

C'est incontestablement à propos des « pertes blanches » que s'est engagé, entre « virulistes » et « avirulistes », le plus vif débat. A la formule de Ricord, Guérin a répondu : « Les maris ne prennent point la chaudepisse en dépit des pertes blanches de leurs femmes ». L'immunité, dit-on, n'est point absolue ; on ajoute : il s'agit là d'une accoutumance de l'urèthre marital à la leucorrhée ;

(1) Legrain, *Les microbes des écoulements de l'urèthre.* Thèse de Nancy, 1888, p. 86.

Jullien invoque la moindre irritation des organes, « la possession légale d'une femme rendant fatalement les rapports moins fréquents, surtout moins passionnés ». En vérité, tout dépend de la qualité des « pertes blanches » ; la leucorrhée, simple exagération morbide de la sécrétion vaginale et utérine, qui n'est, comme on l'observe dans les grandes villes, qu'un trouble symptomatique d'un état général défectueux, la leucorrhée des filles chlorotiques et anémiques n'a probablement jamais inoculé aucun urèthre. Mais nous savons combien l'infection blennorrhagique joue un rôle considérable dans la production des « flueurs blanches » ; nous savons, en outre, que, chez la femme, cette infection peut prendre des types sournois et méconnus. Les études de Steinschneider (1) nous ont montré qu'on peut trouver l'urèthre sain et le vagin sec dans plus d'un cas d'endométrite nettement blennorrhagique ; que les gonocoques ont pu depuis longtemps disparaître du vagin dont l'épais revêtement pavimenteux, l'acidité des sécrétions, la concurrence des nombreuses bactéries autochtones leur créent de défavorables conditions de culture, mais persistent dans le col ou le corps utérins qui leur sont des milieux plus propices. Ce sont ces endométrites blennorrhagiques, ces catarrhes gonococciques du col qui constituent les « pertes blanches » contagieuses.

Quelques faits cependant semblent contrarier cette formule : « Une leucorrhée, nous dit Diday, qui serait restée bénigne après un seul rapprochement, revêt, par l'excitation redoublée, des propriétés irritantes et fournit un fluide contagieux ». Mais, pour ces observations plus rares d'ailleurs qu'on ne l'écrit, la doctrine du « microbisme latent » n'est-elle point une raison suffisante, plus conforme en tout cas à nos données actuelles que la virulence spontanément créée d'une humeur inoffensive? Le sol n'est point toujours approprié aux conditions de floraison de la graine gonococcique : l'alcalinité du milieu de culture est nécessaire ; la congestion locale, la desquamation épithéliale, le contact prolongé, sont des facteurs favorables qui expliquent ces variantes dans le pouvoir d'inoculation des sécrétions. Ne faut-il pas compter aussi avec les localisations folliculaires et uréthrales si tenaces, qui peuvent parfois passer inaperçues, ainsi que Diday, Guérin et Martineau en ont relaté des exemples.

Il est encore des cas, exceptionnels mais bien constatés, où « une femme restée fidèle à son mari peut lui donner une blennorrhagie : c'est, déclare Diday (2), lorsque le mari, en ayant une, l'a d'abord communiquée à sa femme ; or, pendant que le mal négligé ou méconnu par celle-ci persiste chez elle, le mari se traite du sien ; si bien que, plus tard, guéri lui, il peut en cohabitant avec sa femme qui a gardé *un reste*, coïncidant ou non avec des pertes blanches, contracter à nouveau une véritable blennorrhagie ». C'est, on le voit, un échange à distance de contages conjugaux, mais c'est le mari qui commence. — Enfin, il n'est point impossible qu'une suppuration uréthrale, généralement de courte durée, — mais non une blennorrhagie typique, — résulte du contage banal par un vagin où pullulent les espèces pyogènes. De Amicis (3) a produit expérimentalement des uréthrites en transportant dans

(1) STEINSCHNEIDER, *Ueber den Sitz der Gonorroischen Infection beim Weibe. Berliner klin. Wochenschrift*, n° 17, 1887.
(2) DIDAY et DOYON, *Thérapeutique des maladies vénériennes et cutanées*, p. 6.
(3) DE AMICIS, *Rivista clinica terapeutica*, mars 1884.

des urèthres sains le pus de vulvo-vaginites spontanées survenues chez des petites filles vierges. Icard [1] a signalé un écoulement chez un homme, dont la femme était atteinte d'un phlegmon rétro-utérin, mais l'observation manque de contrôle bactériologique. Legrain [2] a publié un cas d'uréthrite contractée avec une femme soignée récemment pour un abcès rétro-utérin : le pus renfermait le *micrococcus cireus albus* de Passet. Notre élève et ami Rauzier [3] a signalé des cocci isolés, des diplococci plus volumineux que des gonocoques et des éléments bactériens ne disparaissant pas par l'alcool dans trois cas d'uréthrites survenues après coït avec des femmes saines. Depuis les recherches de Winter, nous savons que le mucus vaginal de la femme, même normal, donne asile à des variétés bactériennes nombreuses, aux microcoques ordinaires. Bactériologiquement, l'inoculation uréthrale, par ces espèces banales, n'est point une hypothèse qu'on ait le droit de repousser absolument; cliniquement, quelques faits semblent la justifier.

Une catégorie de faits est plus embarassante. Ce sont les cas d'uréthrite blennorrhagique, ou dénommée telle, contractée sans rapport suspect. Après une érection prolongée et non satisfaite, à la suite de séances vives de masturbation, un homme qui depuis longtemps n'a point coïté, qui n'a jamais eu maille à partir avec le gonocoque, est atteint d'un écoulement uréthral — nous ne disons point d'une blennorrhagie : l'histoire est rare, mais possible. Nous ne parlerons pas du malade de Bell atteint d'uréthrite « après un long voyage à cheval avec une culotte de peau qui l'avait gêné »; de cette culotte on pourrait peut-être dire ce que Ricord disait de la soutane du prêtre qui le consultait pour un chancre. L'observation d'Amédée Latour est partout reproduite. Mais voici un fait plus récent, appuyé sur une étude bactériologique. Un garçon marchand de vins entre à l'hôpital du Midi, dans le service de Mauriac, pour un écoulement uréthral contracté à la suite de manœuvres prolongées de masturbation, et apparu deux jours après; le malade déclare n'avoir jamais eu de rapports avec une femme. M. Straus pratiqua quatre fois, et à plusieurs jours d'intervalle, l'examen du pus : il trouva toujours des gonococci typiques, caractérisés par leur apparence extérieure et leur réaction microchimique; des préparations témoin, faites avec le pus d'une blennorrhagie ordinaire, se présentèrent avec le même aspect. Si ce malade est sincère, cette observation établit que la blennorrhagie peut naître en dehors de la contamination par un coït infectieux; c'est la confirmation bactériologique donnée à la théorie de Ricord et Fournier. Straus estime « qu'il y a là quelque chose d'analogue à ce qui se passe pour la pneumo-bactérie de Fränkel, que le gonococcus de Neisser peut exister, comme hôte inoffensif et comme simple saprophyte, dans le canal de l'urèthre sain, et qu'il peut dans ces conditions, sous l'influence d'irritations banales, envahir l'épithélium et provoquer le catarrhe caractéristique ». L'hypothèse est ingénieuse; mais, avant de l'admettre, pour les cas exceptionnels de ce genre, nous demandons qu'on scrute exactement le passé de cet urèthre. Nous nous sommes habitués à considérer la blennorrhagie comme une maladie à incubation brève ; il faut

(1) Icard, Société des sciences médicales de Lyon, juin 1884.
(2) Legrain, *Annales des maladies des organes génito-urinaires*, août 1888.
(3) Ranzier, *Gazette hebdomadaire des sciences médicales de Montpellier*, nos 7 et 8, 1888

savoir que cette période de silence, où le gonocoque pullule sur l'épithélium avant de pénétrer dans la profondeur de la muqueuse, peut s'allonger notablement. Tédenat nous citait récemment le fait d'un jeune homme, très observateur de son urèthre, qui, quelques jours après un coït suspect, éprouve une douleur fixe vers le méat ; mais ce n'est qu'au bout de trois semaines, et après quelques écarts de régime, que, sans nouveau coït, l'écoulement apparaît, riche en gonocoques. L'incubation retardée et le microbisme latent sont, maintes fois, une explication très valable.

Si le gonocoque, d'ailleurs, est, dans l'immense majorité des cas, le facteur de la suppuration uréthrale, il n'en a point le monopole. A côté de l'uréthrite blennorrhagique, type clinique prépondérant, il faut faire place, nous l'avons admis, à un petit groupe d'écoulements dus à des éléments bactériens autres que le gonocoque. Ces uréthrites bactériennes, qu'Aubert ([1]) avait bien distinguées dès 1884, peuvent, au reste, être primitives ou secondaires ; dans quelques cas rares, ces micro-organismes non spécifiques, agissant en qualité de facteurs pyogènes suffisants, provoquent et entretiennent la suppuration du canal ; plus fréquemment, ils s'associent ou même se substituent au gonocoque, à une phase ultérieure de la blennorrhagie vulgaire, créant ainsi des formes combinées d'infection uréthrale. Ne voyons-nous pas, par analogie, la pneumonie naître de diverses formes bactériennes? Dans les inflammations non spécifiques de l'urèthre, on a retrouvé toutes les espèces capables d'engendrer la suppuration. Bockhart et Wolf avaient, dès 1883, signalé des cocci en chaînettes dans le pus d'une uréthrite née d'un cathétérisme septique ; Castex ([2]) a rencontré, dans un cas analogue, le *micrococcus pyogenes aureus;* Legrain ([3]) a pu colorer, dans le pus d'une uréthrite simple, des éléments bacillaires et un diplocoque identique au *micrococcus albicans amplus* de Bumm ; tout récemment, Legrain et Legay ([4]), faisant l'étude bactériologique d'une uréthrite sans gonocoques, compliquée d'épididymite, ont reconnu, cultivé et inoculé : un bacille — variété du *bacillus Zopfii;* — un micrococue — *microcoque orangé de l'urèthre*, — et deux espèces de bactéries.

De par la bactériologie, il faut donc accepter la pluralité des uréthrites. Et ce point étiologique qui paraissait, en 1879, décidément simplifié et éclairé par la découverte du gonocoque, agent spécifique et exclusif de la suppuration uréthrale, se complique à nouveau par la notion des uréthrites bactériennes que leur brièveté d'incubation ou leur évolution rapide ne distinguent pas toujours de la blennorrhagie, et qui peuvent s'accompagner de cystite et d'orchite. N'exagérons pas toutefois l'importance de ces dernières espèces. Il ne s'agit point, pour quelques faits exceptionnels, d'enlever au microbe de Neisser son rôle pathogénique prépondérant et sa valeur décisive de diagnose : l'écoulement à gonocoque est et reste le type de la blennorrhagie vraie. Et la connaissance d'un contage animé, spécifique, concorde seule avec l'allure de cette

([1]) Aubert, *Des uréthrites bactériennes. Lyon médical*, 13 juillet, 1884.

([2]) Castex, *Uréthrite sans gonocoques. Journal des connaissances médicales*, juin 1887.

([3]) Legrain, Thèse de Nancy, 1888-1889, p. 88.

([4]) Legrain et Legay, *Sur un cas d'uréthrite sans gonocoques. Annales des maladies des organes génito-urinaires*, octobre, 1891.

infection « cyclique, qui incube, qui s'étend de proche en proche, qui a des périodes réglées, réglée même dans ses déviations » [1].

Mais le gonocoque peut avoir des associés bactériens : les premières recherches de Zeissl et de Giovannini l'avaient indiqué ; Bumm signala deux espèces — le *diplococcus subflavus* et le *micrococcus citreus conglomeratus* — vivant en compagnie du micro-organisme de Neisser dans le pus blennorrhagique ; Legrain a soigneusement étudié ces cohabitants — nous n'osons dire ces collaborateurs — du gonocoque. De ce qu'on rencontre ces formes microbiennes dans le pus blennorrhagique, on ne saurait, en effet, conclure qu'elles sont espèces pathogènes, du moins quand elles coexistent avec le microbe de Neisser. Sur la muqueuse uréthrale saine, ne voyons-nous pas des bactéries vivre en saprophytes, plus cultivables d'ailleurs que le gonocoque, et capables, comme cela était arrivé aux premiers observateurs, de fausser les résultats des ensemencements? C'est déjà leur faire une part large que de penser qu'elles contribuent à entretenir ou à activer le processus de suppuration allumé par le *micrococcus gonorrheæ;* néanmoins, dans les uréthrites chroniques, leur nombre prépondérant par rapport aux gonocoques raréfiés rend très vraisemblable alors cette coopération des bactéries uréthrales. Existent-elles à l'état isolé, leur action pyogène personnelle devient incontestable, et nous avons relaté plus haut quelques observations qui paraissent à cet égard offrir de suffisantes garanties; celles-là peuvent être citées à l'appui de la cause des uréthrites non gonococciques, mais elles sont un chiffre infime.

Avec la notion nouvelle de bactéries, vivant inoffensives dans l'urèthre sain, mais capables d'acquérir, par des modifications de milieu des propriétés virulentes, et de pénétrer grâce à des lésions irritatives de la muqueuse, nous disposons d'une hypothèse très plausible pour expliquer les uréthrites simples des vives érections et des masturbateurs, celles engendrées par le passage dans l'urine de substances médicamenteuses, celles produites au cours d'une infection générale, comme la fièvre typhoïde. A ce point de vue, les recherches de Lustgarten et de Mannaberg [2], l'étude de Petit et Wassermann [3] sur les micro-organismes de l'urèthre normal, comportent pour le clinicien un vif intérêt. Mais il ne faut point abuser de cette hypothèse, sous peine de retomber, avec une forme nouvelle, dans la vieille et complaisante doctrine des échauffements. Lustgarten et Mannaberg n'avaient-ils pas cru trouver dans la sécrétion saine du canal des micro-organismes ressemblant à s'y méprendre aux gonocoques par leur forme, leurs dimensions et leurs réactions colorantes? Petit et Wassermann, basant leurs conclusions sur plus d'un millier d'examens pratiqués chez Guyon, déclarent n'avoir jamais rencontré les « pseudo-gonocoques » dans les urèthres normaux, ni les gonocoques qu'Oberländer avait cru déceler dans la faible sécrétion du méat ; fréquemment on observe des sarcines ressemblant aux gonocoques mais ne se décolorant

(1) DIDAY, *La pratique des maladies vénériennes*, 1887.

(2) LUSTGARTEN et MANNABERG, *Die Mikroorganismen der normalen männlichen Uretra. Vierteljahresschrift f. Dermatologie und Syphilis*, 1887, p. 405 et suiv.

(3) PETIT et WASSERMANN, *Sur les micro-organismes de l'urèthre normal de l'homme. Annales des maladies des organes génito-urinaires*, juin 1891, p. 392 à 395.

pas par la méthode de Gram. S'il était démontré que l'urèthre normal est « hospitalier » pour le gonocoque, on voit combien l'étiologie de la blennorrhagie perdrait de sa fermeté : l'ennemi serait à la porte, prêt à l'invasion favorisée par toute altération locale de la muqueuse. Or, cela ne répond point à ce que nous voyons en clinique où le contage spécifique s'atteste si nettement dans la presque totalité des cas.

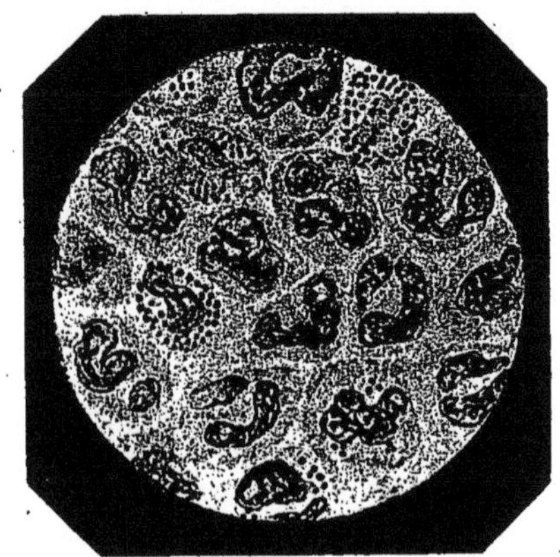

Fig. 125. — Pus de blennorrhagie au troisième jour avant tout traitement.

Montrant des leucocytes avec noyaux multilobés ; des leucocytes avec plusieurs petits groupes de cocci ; des leucocytes de plus en plus altérés ; enfin les groupes de cocci ayant détruit tout le leucocyte.

Le microcoque de Neisser est l'agent de la blennorrhagie classique. Hallier (d'Iéna) l'avait décrit en 1872, sept ans avant Neisser ; et, dès longtemps, la qualité de « contage animé » avait été pressentie. Il est constant dans le pus et dans la sécrétion des ophthalmies blennorrhagiques. Les meilleurs colorants sont les couleurs d'aniline. Avec un fort grossissement, on voit s'associer en diplocoques des éléments ovoïdes, légèrement concaves sur leur face interne. Le grand axe mesure 0 μ 6 à 0 μ 7, leur petit axe 0,5 μ. Si l'on observe une parcelle de culture dans le bouillon, on voit ces diplocoques isolés et animés de mouvements complexes de translation, d'oscillation et de rotation qui rapprochent, séparent, superposent alternativement les deux éléments d'un couple.

Micro-chimiquement, il se caractérise par la réaction, indiquée par Roux, qui permet sa différenciation d'avec les diverses bactéries de l'urèthre, morphologiquement très semblables : la décoloration par la méthode de Gram. Étalez le pus sur deux porte-objets, sans frotter les lamelles l'une contre l'autre, car la présence intra-cellulaire du micro-organisme est importante au diagnostic. Placez la lamelle, sèche et passée à travers la flamme, la face positive sur le bain suivant : solution anilinée (composée d'huile d'aniline, 3 centimètres cubes ; alcool à 50 degrés, 7 centimètres cubes ; eau, 90 centimètres cubes) et solution hydro-alcoolique de bleu de méthylène. Après un séjour de deux à trois minutes à froid, faites un premier examen avec cette coloration simple. Lavez la lamelle à grande eau et baignez-la pendant deux minutes dans le liquide de Gram (iodure de potassium, 2 grammes ; iode, 1 gramme ; eau distillée, 100 grammes). Enlevez avec un papier buvard l'excès de liquide iodo-ioduré et placez dans l'alcool absolu jusqu'à décoloration complète, ce que l'on constate en mettant la lamelle sur un fond blanc. Lavez de nouveau à l'eau jusqu'à ce que celle-ci coule librement à la suface et faites agir pendant deux ou trois minutes une solution aqueuse concentrée d'éosine ordinaire. Déshydratez à l'alcool, éclaircissez par l'essence de girofle, et montez au baume au xylol. Ce traitement nécessite vingt à vingt-cinq minutes ; après l'action de la solution de Gram et celle de l'éosine, la préparation prend une teinte rose, les cocci sont tous décolorés et réduits à des petits points d'un rose un peu plus foncé ; s'il y a d'autres microbes, ils sont colorés en bleu très net. Cette réaction différentielle sera d'un grand secours au médecin légiste. — Petit et Wassermann ont signalé des sarcines qui se décolorent par cette méthode, mais leurs dimensions beaucoup plus grandes ne permettent pas de les confondre avec les gonocoques. A défaut de cultures, pour affirmer avec certitude la présence du microbe de Neisser, il faut, nous dit Legrain, constater : 1° sa forme en diplocoques ; 2° sa disposition en amas assez considérables dans le protoplasme même des leucocytes ; 3° sa décoloration par la méthode de Gram. Aucun de ces caractères pris isolément ne peut suffire.

Le *micrococcus gonorrheæ* occupe un siège variable aux diverses périodes de la blennorrhagie, et Legrain [1] a bien étudié les rapports qu'il affecte avec les éléments du pus. Au début, c'est un habitant des cellules épithéliales et cela se constate bien dans le mucus très épais, qui colle les lèvres du méat aux premières heures de l'affection; peu après, il farcit les globules purulents; il a envahi alors les couches sous-épithéliales de la muqueuse où il se développe très activement pendant la période aiguë; à la phase de décroissance, les cellules épithéliales prédominent; le gonocoque revient à la surface et à son point d'ensemencement initial. Cette notion de l'habitat du micro-organisme éclaire les conditions de succès du traitement : à la période initiale, le gonocoque superficiel est accessible à une action abortive; à l'état confirmé, « état irrépressible » des cliniciens, il est logé dans la profondeur de la muqueuse et hors d'atteinte pour nos liquides d'injection. Le temps d'incubation doit correspondre à la pullulation gonococcique sur l'épithélium épais du méat et de l'avant-urèthre, pullulation bien plus lente que dans le protoplasme des leucocytes; puis, peu à peu, les cellules épithéliales se desquament, le micro-organisme pénètre entre les cellules elles-mêmes, le chorion n'est plus protégé, et voici le gonocoque dans les lymphatiques de la muqueuse : c'est le moment de la suppuration véritable. De proche en proche, la phlegmasie se propage, utilisant très probablement la voie lymphatique, si l'on s'en rapporte par analogie aux figures de Rindfleisch et de Cornil qui ont trait à l'ophthalmie purulente et montrent des gonocoques jusque dans les profondeurs du chorion. Mais le terrain s'épuise, la muqueuse travaillée par l'inflammation prolongée se modifie, et la prolifération gonococcique décroît; c'est la période de déclin; le microbe remonte à la surface, le pus blennorrhagique montre des globules purulents de plus en plus raréfiés, des cellules épithéliales desquamées en plus grande quantité où se cantonne le gonocoque : c'est la caractéristique des uréthrites qui finissent ou vont passer à l'état chronique.

Les premières mises en culture du pus blennorrhagique furent faussées par la pullulation sur les milieux ensemencés des bactéries saprophytes de l'urèthre « grainant » plus facilement que le gonocoque. Aux cultures dans le bouillon se substituèrent les ensemencements sur milieux solides : le procédé de Roux servait de contrôle à leur pureté.

[1] LEGRAIN, *Recherches sur les rapports qu'affecte le gonococcus avec les éléments du pus blennorhagique. Archives de physiologie*, n° 6, 1887.

Sur du sérum de sang humain coagulé et maintenu à l'étuve de 33 à 37 degrés centigrades, Bumm (1) obtient une culture formée d'îlots à bords escarpés, à surface humide, lisse et brillante, qui la faisait ressembler à une mince couche de vernis transparent. Bockhart (2) et Kreis (3) ont vérifié les résultats de Bumm et montré en outre que le gonocoque peut être cultivé sur la gélose et la gélatine peptonisées. Les cultures de Crivelli (4) et de Lober (5) étaient probablement impures, si l'on s'en rapporte à leur description. Pour avoir des cultures pures il faut ensemencer un pus qui contienne le moins possible de cellules épithéliales, parce que ces cellules sont le siège habituel des bactéries saprophytes. On prendra donc du pus de la période aiguë, au moins quinze heures après le début de l'écoulement, et chez des individus atteints pour la première fois. Le lavage préalable de l'urèthre avec de l'eau stérilisée ou un liquide antiseptique n'influe en rien sur la nature et la quantité des bactéries dans le pus qu'on retire ensuite (6).

Sur gélose, à 35 degrés centigrades, on voit apparaître une auréole mince, transparente, régulièrement circulaire, d'aspect luisant, de consistance molle et non visqueuse. Autour de cette auréole se forment bientôt des cercles secondaires qui peuvent eux-mêmes donner naissance sur leurs bords libres à d'autres cercles encore plus petits. Enfin, à leurs angles d'accollement, on peut voir s'élever de petits mamelons mousses, aussi transparents, qui sont les derniers indices de la vitalité de la culture. La virulence du gonocoque diminue rapidement dans les cultures successives. Après la quatrième génération, on obtient à peine des colonies d'un millimètre.

Si l'on ensemence un tube de gélatine, soit par piqûre, soit par le dépôt d'une goutte à sa surface, on voit bientôt se former au-dessous de la colonie une dépression, puis une cupule qui, vers le dixième jour, atteint un centimètre de profondeur, et dans laquelle les gonocoques sont uniformément disséminés.

Depuis Neisser, nous avons tous contrôlé, et quelques-uns par de longues séries, la présence du gonocoque dans tout écoulement blennorrhagique. Restait néanmoins à établir que le microbe, toujours présent, était bien l'agent pathogène : seules les inoculations avec des cultures pures pouvaient le démontrer. A l'époque où furent faites les premières tentatives de Bouchard (7) et Capitan, de Bokaï (8) et Finkelstein, de Constantin Paul (9), la purification des cultures gonococciques n'était point absolue ; et les associations bactériennes venaient maintes fois troubler le résultat. Aussi, Bouchard et Capitan avaient-ils observé des inoculations négatives ; Constantin Paul, ensemençant l'urèthre d'une femme atteinte de paralysie vésicale persistante, n'était arrivé

(1) Bumm, *Der Microorganismus der gonorroischen Schleimhaut Erkrankungen.* Wiesbaden, 1887.

(2) Bockhart, *Beitrag zur Kenntniss der Gonococcus. Monatshefte für prat. Derm.* Band V, 1886, n° 10.

(3) Kreis, *Wiener med. Wochenschr.*, 1885, n° 30.

(4) Crivelli, Thèse de Paris, 1886.

(5) Lober, *Bulletin méd. du Nord*, juin 1887.

(6) Legrain, *Contribution à la diagnose du gonococcus. Ann. des mal. des org. gén.-urin.*, août 1888.

(7) Bouchard, in Martineau, *Leçons cliniques sur la blennorhagie chez la femme*, 1885.

(8) Bokaï, *Vierteljahresschrift f. Dermatologie und Syphilis*, 1881.

(9) Constantin Paul, in thèse de Chameron. Paris 1884, p. 33.

qu'à produire une phlegmasie éphémère disparue après vingt-quatre heures; Bockhart, qui eut l'audace expérimentale d'injecter une quatrième culture dans le canal d'un paralytique général, n'avait réussi qu'à le faire mourir au dixième jour avec une pneumonie et des abcès du rein droit, produits vraisemblablement par néphrite bactérienne ascendante. L'ensemencement sur milieu solide et le procédé de diagnose de Roux nous permettent désormais de vérifier la pureté des cultures : dans ces conditions, Bumm, Zeissl et quelques autres ont toujours vu leurs inoculations suivies d'une blennorrhagie aiguë.

Le gonocoque a été rendu responsable de toutes les complications de la blennorrhagie. « C'est ainsi qu'on l'accusa, nous dit Legrain, sans autre forme de procès, des infections purulentes survenues à la suite des prostatites aiguës observées par Guyon et Pitman; des pyélo-néphrites mortelles décrites par Lallemand, Murchison, Delafield; des péritonites et phlegmons sous-péritonéaux cités par Velpeau et Faucon; des accidents cardiaques consécutifs aux rhumatismes blennorrhagiques étudiés par Milton, Lorain, Velten; des complications médullaires sur lesquelles Parmentier et Hayem (1) ont récemment attiré l'attention, et même des pyoémies mortelles survenues dans le cours d'une blennorrhagie, sans complications visibles. »

Le champ des méfaits du gonocoque s'aggrandissait chaque jour; et sa présence, comme son rôle, semblaient incontestables dans les abcès péri-uréthraux, dans les adénites suppurées des blennorrhagiens, dans la bartholinite, dans les suppurations des annexes, dans les vaginalites où Jullien et Horteloup le retrouvaient, dans les arthrites où Pétrone, Kammerer et Bousquet décelaient son existence. Or, l'injection sous-cutanée de pus blennorrhagique frais est inoffensive, ou n'aboutit qu'à un processus de suppuration très circonscrit; ce qui témoigne déjà, en faveur du gonocoque, d'aptitudes pyogènes et infectieuses limitées. Toutes les constatations antérieures au procédé de diagnose de Roux sont exposées à l'erreur : la pure morphologie est illusoire, et il faut ce contrôle à toute détermination correcte du microbe de Neisser; depuis son emploi, Bockhart (2) et Legrain confirmant les recherches négatives d'Ehrlich et Vogt, de Kraske, d'Aubert (3) qui n'avait point trouvé le gonocoque dans l'arthrite blennorrhagique, l'ont vainement cherché dans le sang des blennorrhagiens, dans le liquide des abcès péri-uréthraux, dans le pus d'une bartholinite ou d'une adénite suppurée; nous mêmes n'avons pu le rencontrer dans une gonarthrite typique. Les suppurations para-uréthrales de la blennorrhagie montrent les formes habituelles des micrococques pyogènes, surtout les *micrococci pyogenes aurei et albi*; dans deux cas de bartholinite suppurée, Gersheim (4) n'a trouvé que des staphylocoques. Il est donc permis d'accorder, au point de vue des complications, un rôle pathogène à ces bactéries associées.

A côté du microbe de Neisser, vivent et parfois collaborent, dans le pus des

(1) PARMENTIER et HAYEM, *Manifestations spinales de la blennorhagie. Revue de médecine*, 10 juin 1888.

(2) BOCKHART, *Monatsschrift für prakt. Dermatologie*, n° 10, 1887.

(3) AUBERT, *Lyon médical*, p. 493, 7 août 1887.

(4) GERSHEIM, *Verhandlungen der physik medicin Gesellschaft zu Würzburg*, t. XXI.

uréthrites, des formes d'intérêt pathogénique très secondaire, dont Legrain a écrit l'histoire bactériologique. Ce sont : les micro-organismes de la suppuration, *micrococcus pyogenes aureus et albus*; le *micrococcus subflavus*, diplocoque à éléments asymétriques, fortement aplatis sur leur face interne, que Bumm a rencontré dans le mucus vaginal et les lochies, que Lustgarten et Mannaberg ont trouvé dans l'urèthre sain et que Legrain a cultivé dans les vaginites et les bartholinites suppurées. Puis viennent : le *micrococcus citreus conglomeratus*, rencontré par Bumm et Legrain dans le pus blennorrhagique, diplocoque à éléments mobiles, à lent développement, et à colonies jaune citron; le *micrococcus ochroleucus*, que Legrain a trouvé dans une uréthrite de fièvre typhoïde; le microbe orangé de l'urèthre qui se rencontre dans l'uréthrite simple. Legrain a encore décrit un *micrococque blanc à colonies foliacées*, qu'il croit inoffensif, un *diplocoque jaune non liquéfiant* vivant en saprophyte dans l'urèthre, et quelques autres formes, entre autres des bacilles qu'il numérote 1, 2 et 3 qui sont rares dans le pus uréthral et semblent sans action phlogogène. De cette étude, le gonocoque ne sort pas atténué comme valeur pathogénique : nous savons simplement qu'il a des auxiliaires dans les microcoques pyogènes qui habitent l'urèthre, mais que les cas restent exceptionnels où ces derniers suffisent à faire suppurer le canal.

Anatomie pathologique. — Alors que ses contemporains attribuaient la suppuration uréthrale à quelque ulcère profond de l'urèthre, portant sur les glandes de Cowper, la prostate, ou les vésicules séminales, Laurentius Terraneus, ayant eu, au commencement du XVIIIe siècle, l'occasion de faire sept autopsies de gonorrhées, décrivait le premier des lésions plus simples. Morgagni, en 1785, note aussi l'absence d'ulcération; il signale la rougeur de la muqueuse, découvre les sinus qui portent son nom et y place le lieu d'élection de l'affection. Ainsi se substituait à la doctrine de l'ulcère uréthral la notion de superficialité des lésions : Hunter en 1753 et Stoll en 1777 confirmèrent ces données anatomiques. Dans notre siècle, Lisfranc, Boyer, Guérin, Cullerier, Friedberg, Voillemier, Désormeaux et Murchinson ont pu faire la nécropsie, heureusement rare, d'urèthres enflammés par de jeunes blennorrhagies; l'endoscopie uréthrale nous a mis sous les yeux la muqueuse uréthrale, et Grünfeld en a bien décrit l'aspect. Tous ces examens concordent : la muqueuse, une fois détergée de l'enduit purulent, est plus ou moins rouge et turgescente; les sinus uréthraux sont parfois gorgés d'une matière puriforme que la pression exprime. Les glandes et les follicules se tuméfient, leurs orifices sont béants; si ces derniers s'encombrent, la rétention purulente forme des sortes de kystes, comme dans le cas de Guérin. Cette participation précoce et intense des glandes au processus nous éclaire, dit Finger, sur la ténacité de la gonorrhée et sur sa récidivité. Dans le cas d'inflammation très vive on a noté la participation phlegmasique du corps caverneux dont les travées se gonflent, dont les mailles s'engorgent de caillots fibrineux.

Veut-on pénétrer dans l'intimité histologique du processus blennorrhagique, c'est l'histoire même du microbe de Neisser qui l'éclaire; et il faut reconnaître avec Finger que bien des points demeurent encore litigieux : aux examens à venir, et les occasions en sont exceptionnelles, de combler cette lacune, et de fixer l'évolution du parasite dans la paroi uréthrale. Bumm et Gersheim ont cru établir que le gonocoque ne peut se développer que sur les muqueuses à épithélium cylindrique; cependant, Touton a constaté, en 1889, l'invasion d'un épithélium plat dans un cas de folliculite préputiale gonorrhéique et Dinkler prétend avoir observé la pénétration du gonocoque dans l'épithélium cornéen. Pour Bockhart, les microcoques entrant dans la fosse naviculaire descendraient entre les cellules épithéliales jusque dans les voies lymphatiques de la muqueuse, et c'est là seulement que commencerait leur prolifération. Or, comme l'objecte Legrain, cette hypothèse ne cadre point avec ce que nous apprend l'examen des premières gouttes de l'écoulement qui renferment de nombreuses cellules épithéliales, sur lesquelles on aperçoit de grands groupes de gonocoques.

Les recherches de Bumm sur la blennorrhée conjonctivale des nouveau-nés permettent, par analogie, de concevoir ainsi l'évolution du processus : après une phase probable de prolifération superficielle, le parasite pénètre, soit entre les cellules épithéliales, soit au travers d'elles, vers le corps papillaire et les lymphatiques de la muqueuse; de nombreux leucocytes émigrent du réseau capillaire dilaté, passent dans les nappes superficielles du derme et, se chargeant de gonocoques, traversent les couches épithéliales pour arriver à la surface. Modifiées par cette pullulation parasitaire, par l'émigration leucocytique et l'écoulement qui l'accompagne, les cellules épithéliales subissent une desquamation abondante. A la surface du chorion, le gonocoque se multiplie formant des traînées ou des colonies rondes entre les faisceaux; comme le montrent quelques coupes histologiques de Gaucher, interprétées par Jamin, il se fait une infiltration abondante d'éléments embryonnaires dans la couche sous-épithéliale du derme de la muqueuse; cette prolifération d'éléments jeunes va en diminuant graduellement vers la face profonde du chorion muqueux qui est intacte. De proche en proche, utilisant probablement la voie lymphatique, la phlegmasie se propage vers les parties reculées du canal, tout en ne dépassant pas, dans les cas typiques, l'urèthre antérieur. Vers la phase de déclin, l'épithélium se régénère, l'infiltrat embryonnaire du derme sous-épithélial se résorbe, les gonocoques raréfiés abandonnent la profondeur de la muqueuse et reviennent à la surface, où ils peuvent se trouver mêlés à des associations bactériennes complexes.

Symptomatologie. — Entre la portion membrano-prostatique du canal et sa partie spongieuse, le sphincter membraneux, disposé en un anneau strié, épais et complet, établit une frontière habituellement respectée par le gonocoque. C'est la vraie ligne de partage des sécrétions morbides de l'urèthre; et il est conforme à la clinique, comme à la physiologie pathologique, de distinguer la suppuration de l'avant et de l'arrière-canal. Thompson, Tarnowski et Müller avaient déjà indiqué cette division : mais nul n'en a, aussi clairement que Guyon, fourni la démonstration et confirmé l'importance.

Uréthrite aiguë antérieure. — La période d'incubation dure le plus souvent deux à trois jours. Elle correspond, nous l'avons vu, à l'envahissement de la muqueuse par les micro-organismes, à la destruction de l'épithélium, et à la diapédèse des leucocytes. Par suite, les symptômes apparaîtront d'autant plus vite que ces phénomènes seront déjà mieux préparés par une affection antérieure incomplètement guérie, par des excès génésiques, des écarts de régime, ou une sensibilité spéciale de la muqueuse : tels individus à méat rouge et ectropionné souffrent et coulent fortement après moins de quarante-huit heures. On comprend ainsi pourquoi cette période peut durer quatre, cinq, six jours chez les sujets réfractaires et atteints pour la première fois. Dans certains cas, elle peut se prolonger une semaine et plus, jusqu'à ce qu'un excès quelconque vienne donner un coup de fouet au processus languissant. Le tableau suivant, construit d'après 479 observations, colligées par

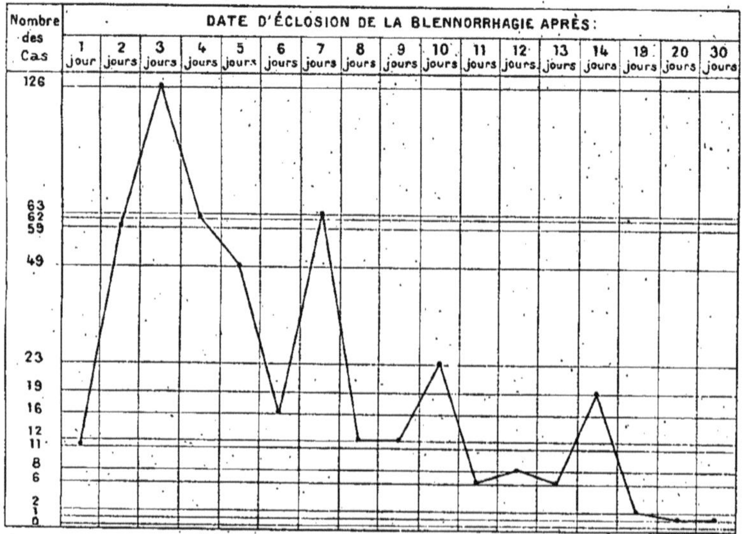

Finger, traduit la variabilité de l'incubation : nous avons déjà dit combien les cas, à éclosion ralentie, sont d'une interprétation intéressante pour expliquer des faits où semble manquer un coït contagieux prochain.

Trois à cinq jours en moyenne après l'acte infectant, le malade « éprouve en urinant, nous décrit Diday, une sorte de chaleur très faible et absolument sans douleur; peu d'heures après ce premier avertissement, un picotement est senti dans la fosse naviculaire, picotement instantané comme celui que produit une mouche qui se pose ». Et le blennorrhagien commence à monter la gamme des douleurs uréthrales : c'est d'abord prurit léger, puis cuisson vive, qui se localise à cette période au niveau de la fosse naviculaire. La sécrétion est encore pauvre, composée surtout de déchets épithéliaux : pour la rendre apparente, espacez les mictions, et laissez en cinq ou six heures se former une goutte muqueuse et filante, « blanche ou teintée de blanc » que vous amènerez au méat, par pression du canal. C'est la période prodromique, la période fugitive, qu'il faut saisir, sans retard, si l'on veut « couper » l'inflammation uréthrale.

La phase d'état s'établit deux à quatre jours après mais n'atteint guère son acmé que vers la fin du second septénaire. Le gland, « luisant parfois, disait Hunter, comme une cerise mûre », rougit et s'échauffe : les lèvres du méat révélatrices de l'état de la muqueuse uréthrale « comme la langue l'est de celui du tube digestif », suivant la comparaison de Diday, turgescentes, peuvent présenter de petites croûtelles recouvrant de menues érosions. La verge a des tendances à s'ériger douloureusement; le périnée se tend et s'alourdit. Grâce à l'affluence des leucocytes, farcis de gonocoques, la sécrétion filante des premières heures devient franchement purulente; et, du mucus incolore au pus verdâtre de l'état confirmé, le liquide passe par les teintes de transition, opalines, jaunes, jaunâtres, vertes. Sa concentration et sa quantité augmentent rapidement : limitée au début à la muqueuse de l'urèthre balanique, la suppuration s'étend peu à peu à toute la portion pendante « pars pendula » : il se produit alors une véritable « incontinence de pus » qui souille les vêtements. L'abondance de la sécrétion se proportionne à l'acuité de l'affection; mais sa coloration est plus trompeuse. La tache blennorrhagique sèche se compose de deux parties : l'une, centrale, correspond au dépôt chromatique et exagère la nuance de l'écoulement; l'autre, périphérique, à tons pâlis, représente la portion aqueuse. Il y a toujours à rabattre de moitié, formule Diday, sur le témoignage de la tache : la goutte incolore déposée sur du linge y produit une tache comme empesée; la goutte opaline une tache grisâtre; la goutte blanche une tache jaune; la goutte jaune une tache verte.

Le blennorrhagien souffre quand il pisse, s'érige ou éjacule. Les douleurs de la miction sont parfois atroces; et le vocabulaire populaire a trouvé pour leur traduction des comparaisons réalistes : les lames de rasoir et le fer rouge sont des termes exagérés. « Je pisse le verre et le feu », s'écriait un poète du dernier siècle; mais la dénomination de « pissechaude » n'est assurément point usurpée. L'irritation réflexe du col vésical s'en mêlant, les crises deviennent fréquentes et impérieuses; le malade s'efforce de vider lentement sa vessie, car l'expérience lui apprend que la distension uréthrale par un jet précipité est particulièrement douloureuse. Parfois, la turgescence du canal s'oppose à la miction; l'urine ne s'écoule que goutte à goutte, et le supplice s'allonge. L'érection vient y joindre ses tortures, surtout nocturnes; la congestion pelvienne, la continence forcée du blennorrhagique, la distension vésicale et la tiédeur du lit contribuent à gonfler les corps caverneux. Or, l'étui spongieux de l'urèthre, infiltré par l'exsudat inflammatoire, et dessinant à la face inférieure du pénis un cordon induré, a perdu sa souplesse; il a de la peine à suivre l'ampliation érectile des corps caverneux et se tend douloureusement : de là des insomnies, des éjaculations déchirantes, parfois, de menues hémorrhagies « truitant » de rouge l'écoulement, et donnant lieu à ce pus sanguinolent et panaché de la « chaudepisse russe ». Si l'induration inflammatoire de la paroi uréthrale s'accentue, la chaudepisse se « corde » : le canal spongieux, roide et peu extensible, sous-tend les corps caverneux incurvés par l'érection; car, fixés en arrière au squelette, en avant à l'extrémité de l'urèthre, ils se courbent, ne pouvant s'allonger. La souffrance en est assez vive pour déterminer quelquefois le blennorrhagien à se « casser la corde » et à se préparer ainsi un rétrécissement uréthral grave.

Les symptômes généraux se subordonnent à la gravité des douleurs, des insomnies, des complications de l'uréthrite, à l'état moral du patient : nous voyons nos soldats blennorrhagiens « couler » philosophiquement leurs quinze ou trente jours, tandis que nous pouvons noter, chez maints sujets nerveux, instruits, lecteurs de publications extra-médicales sur la blennorrhagie, l'impatience et l'observation alarmée. Nous en avons vu devenir inappétents, pâles et maigres; cela n'est pas fait pour aider le succès de la thérapeutique locale.

De la fosse naviculaire, la maladie a donc progressé en arrière jusqu'au bulbe et pris possession de l'urèthre antérieur. Après une phase d'état qui dure en moyenne douze à quatorze jours, les symptômes s'amendent et rétrocèdent. Le gland « dérougit »; les lèvres du méat pâlissent et s'affaissent. La paroi uréthrale s'assouplit, et l'infiltration inflammatoire se résorbe. La miction et l'érection cessent progressivement d'être douloureuses. L'écoulement « vire » à nouveau au jaune, au blanc jaunâtre, au blanc; il devient filant; la blennorrhagie est « mûre ». — Quelle est la durée de cette période de déclin? Il est difficile de formuler des chiffres. Finger, qui indique pour l'incubation trois à cinq jours, pour le stade prodromique deux jours à peine, pour la période d'état quatorze jours, accorde deux ou trois semaines au dernier stade. Mais ces fixations sont essentiellement mobiles; les urèthres se comportent très inégalement devant l'inflammation et nous le discuterons à propos de la blennorrhée; un traitement inopportun ou incohérent, une hygiène irrégulière, allongent notablement la suppuration du canal. Les classiques essayent la distinction de quelques formes : aiguës, subaiguës, séro-muqueuses, sèches; elles sont insuffisantes à embrasser l'infinie variété des types cliniques et n'ont point une physionomie assez constante pour mériter une description isolée.

Uréthrite aiguë postérieure. — L'invasion de l'arrière-canal est regardée par quelques-uns comme une phase naturelle et inéluctable du processus blennorrhagique. Tout récemment encore, Heissler (1) a soutenu cette thèse et cherché à établir la précocité de l'uréthrite postérieure, qui serait constante dès la première semaine, dans 80 pour 100 des cas. — Nous continuons à penser que, dans la majorité des faits, l'avant-urèthre est seul atteint; l'extension des phénomènes douloureux vers la racine des bourses ne peut permettre de conclure à l'envahissement de l'arrière-canal et s'explique suffisamment par la phlegmasie de la portion périnéo-bulbaire. L'uréthrite profonde a sa symptomatologie personnelle: quand la blennorrhagie, forçant le sphincter membraneux, gagne l'arrière-urèthre, qui n'est en somme que le col vésical prolongé, elle se dénonce par des mictions plus fréquentes et plus douloureuses vers la fin, c'est-à-dire par de vrais symptômes d'uréthro-cystite. La vessie, la prostate, le testicule, en continuité immédiate ou médiate avec l'urèthre profond, sont dès lors menacés. Ce n'est point que la blennorrhagie postérieure ne puisse rester indemne de toute complication testiculaire, prostatique ou vésicale; mais nous croyons, avec Jamin, qu'à cet état de simplicité elle est exceptionnelle et ne dépasse pas le 5e des cas.

Comment se fait l'envahissement rétro-membraneux de l'urèthre? Il peut être spontané. Il semble que la localisation profonde du gonocoque soit solli-

(1) HEISSLER, *Archiv. für Dermatologie und Syphilis*, t. XXIII, fasc. V, p. 765, 1891.

citée, chez certains sujets, par une prédisposition constitutionnelle indéniable. Jamin, tablant sur des blennorhagies « vierges », c'est-à-dire apparaissant pour la première fois, de date récente, intraitées, a vu 6 fois sur 17 l'inflammation envahir spontanément l'urèthre postérieur, appelée vers ce point du canal, vers la vessie et le testicule, par une constitution strumo-tuberculeuse ou rhumatisante. Les fatigues locales, l'excès de boisson ou de coït peuvent aussi rendre l'arrière-urèthre plus vulnérable au gonocoque. Mais, plus souvent, c'est le traitement lui-même qu'il faut incriminer. Ici c'est la pérennité de l'écoulement, laissé sans soins continus et réguliers, et qui finit par gagner le tronçon membrano-prostatique ; quelquefois c'est une sonde qui l'a inoculé ; presque constamment, c'est le procédé d'injection qui est le coupable. Par excès de zèle, et « pour aller au fond », un malade s'injecte « à canal fermé », en appliquant hermétiquement les lèvres du méat sur le bec de la seringue : au-dessus de 5 ou 6 grammes de liquide, ainsi que le démontrent les expériences d'Aubert et de Jamin, le sphincter membraneux risque d'être franchi ; l'injection balayant et délayant le pus de l'avant-canal arrive à l'urèthre profond et l'infecte.

La suppuration peut s'étendre à l'urèthre postérieur à une époque parfois fort éloignée du début, et alors que l'écoulement s'était réduit à quelques gouttes. Quelquefois, au contraire, la propagation vers l'arrière-canal s'est faite en pleine période aiguë. Dans le premier cas, la fréquence brusquement accrue des mictions, la douleur et parfois l'hématurie terminales révèlent l'invasion de l'urèthre profond ; dans le second cas, cet épisode nouveau accentue moins nettement la symptomatologie vive préexistante et on l'attribue d'ordinaire à une cystite du col. Les gouttes purulentes, formées en amont du sphincter membraneux sont enfermées dans l'urèthre profond : elles s'y accumulent pendant la nuit et ne peuvent s'écouler vers la portion spongieuse ; la première partie du jet urinaire va les entraîner. De là, le mode d'observation préconisé par Thompson et par Guyon : l'urine d'une même miction est recueillie dans deux verres, la première partie du jet dans l'un, la dernière partie dans le second. La comparaison des deux échantillons est très instructive au point de vue de la localisation du siège de la suppuration, dans les cas du moins où le pus se trouvera collecté dans le premier verre : on est alors en droit de dire qu'il vient du col de la vessie, de l'urèthre profond ou de l'urèthre antérieur. Le lavage préalable de l'avant-canal, à méat ouvert, permet jusqu'à un certain point de supprimer la suppuration de l'urèthre antérieur, et, partant, de préciser plus nettement l'origine profonde du pus, qu'affirment d'ailleurs les symptômes d'uréthro-cystite. Il reste encore à déterminer si la sécrétion est due à la muqueuse uréthrale, ou à la prostate : l'examen rectal de cette glande vient lever les doutes ; souvent aussi la nature du dépôt, formé de bouchons floconneux sortis avec le premier jet, est à cet égard significative. Ajoutons toutefois que cette épreuve des deux, ou même des trois verres, n'est décisive que pour les faibles écoulements : dans les blennorrhagies très sécrétantes, tous les verres peuvent être troublés, bien qu'à des degrés décroissants, par la suppuration du canal.

Diagnostic de la blennorrhagie aiguë. — Reconnaître un écoulement uréthral, cela ne présente aucune difficulté. La chose ne devient embarrassante que si derrière le prépuce irréductible, une balano-posthite suppure copieusement ; mais, si étroitement perforé que soit le prépuce, on peut toujours amener son ouverture en regard du méat et constater que ce dernier donne issue à des gouttes purulentes ; les symptômes d'ardeur dans l'urèthre, la souffrance des mictions disent nettement, d'ailleurs, l'état inflammatoire du canal. — Un chancre simple ou infectant de l'avant-urèthre peut donner lieu à un écoulement qui simule la blennorrhagie : témoin Hunter et sa malheureuse expérience. Mais, la sécrétion est pauvre ; la douleur de la miction et de l'érection se circonscrit à un point du canal ; l'adénite monoganglionnaire du chancre mou ou la « pléiade » du syphilitique mettent le clinicien en éveil, bien que la blennorhagie puisse elle-même enflammer les ganglions et les faire suppurer. La seule constatation décisive est l'examen du chancre intra-uréthral : sa situation habituelle à l'extrémité antérieure du canal permet de l'apercevoir après écartement des lèvres du méat ; s'il est plus profond, l'endoscope le découvrira. — Une question plus délicate est celle de la nature de l'uréthrite : le gonocoque est-il ou non coupable ? Les malades ont une foi si fervente dans l'échauffement banal ! Discuter ce point, ce serait reprendre à nouveau toute l'étiologie. — Relativement au siège de la phlegmasie uréthrale, un point surtout intéresse le praticien : Occupe-t-elle l'avant ou l'arrière-canal ? Quand les besoins d'uriner deviennent fréquents, douloureux aux dernières gouttes et accompagnés parfois d'une légère hématurie post-mictionnelle, la propagation rétro-membraneuse est manifeste.

Pronostic. — Établir le pronostic de la chaudepisse, ce serait dresser le tableau de toutes ses complications : d'aucuns l'ont assombri outre mesure. Les blennorrhagiens abondent ; les blennorrhagies graves sont relativement rares. Il n'en est pas moins vrai qu'une affection est sévère, quand elle peut, comme l'infection blennorrhagique, atteindre l'individu par le rétrécissement uréthral, aux suites menaçantes, par l'ophthalmie purulente capable d'un aveuglement complet, par l'arthrite ankylosante, par la péritonite consécutive à l'inflammation du testicule cryptorchide, par la phlébothrombose des corps caverneux parfois mortelle, et quand elle compromet la race par des noyaux épididymaires imperméables au sperme, par les métrites et les pyo-salpinx qui traduisent en maints ménages la contamination conjugale, par l'uréthrite postérieure chronique, source de contages insidieux et d'impuissance génésique.

Complications para-uréthrales. — Quand l'arrière-urèthre suppure, le parenchyme glandulaire de la prostate et le testicule sont très exposés à s'enflammer, le premier par continuité tissulaire directe, le second par propagation déférentielle ; l'histoire de ces deux complications est ailleurs tracée. Nous nous en tiendrons ici aux lésions circonvoisines, à la folliculite et à la péri-folliculite, à la cowpérite, aux abcès péri-uréthraux.

Folliculite et péri-folliculite. — L'appareil glandulaire du canal et du gland prend une part importante à la phlegmasie de la muqueuse. La palpation de la face inférieure de la verge montre, chez maints blennorrhagiens, des petites tumeurs, douloureuses à la pression, donnant la sensation d'un grain de plomb encastré dans la paroi; leur volume varie depuis les dimensions d'une tête d'épingle jusqu'à celle d'un petit pois; leur forme est assez régulièrement sphérique ou ovoïde; leur surface est lisse; elles font corps avec le canal; la peau est mobile sur elles. C'est là le type le plus fréquent de ces folliculites subaiguës n'allant point au delà d'un engorgement du cul-de-sac glandulaire : la lésion reste d'ailleurs médiocre et échappe souvent à l'examen. Aux dépens du follicule chroniquement enflammé et oblitéré, un kyste peut se former suivant le mécanisme habituel des tumeurs de rétention : quelquefois, il reste froid et persiste à l'état de petite masse indolente para-uréthrale; mais souvent, l'allure est plus vive, le follicule s'enflamme et suppure. Devergie, Ricord, Vidal de Cassis, Melchior Robert ont bien connu ces petits abcès folliculaires, qui peuvent enflammer le tissu cellulaire ambiant et s'ouvrir à la peau. L'hypersécrétion des glandes de Littre survit souvent à la chaudepisse : ces acini constituent au gonocoque des repaires où s'alimente la blennorrhée chronique et où se préparent les pullulations latentes qui font les récidives. Le siège de la blennorhagie n'est point une nette surface, c'est un « crible dans les trous duquel, suivant la comparaison de Diday, la maladie s'étend et dans les trous duquel il faut que les remèdes pénètrent ».

En examinant de très près l'orifice de l'urèthre, disait Diday ([1]), « on rencontre quelquefois au voisinage une lésion assez intéressante à étudier. Un pertuis étroit s'aperçoit sur l'un des bords du méat, et si vous prenez le gland entre deux doigts, d'arrière en avant, vous voyez sortir par ce pertuis une gouttelette d'un liquide qui a tous les caractères physiques de l'écoulement uréthral coexistant. Si vous cherchez à sonder ce pertuis avec une fine aiguille, celle-ci pénètre ordinairement à une profondeur de 3 à 5 ou 6 millimètres et dans une direction à peu près parallèle à celle de l'urèthre. En interrogeant et examinant le malade, vous apprenez : que cette lésion s'est manifestée à peu près en même temps que sa blennorrhagie uréthale; que l'aspect des bords du pertuis représente exactement celui des bords du méat lui-même, tous les deux étant rouges, tuméfiés, douloureux, luisants ou bien pâles et indolents, selon que la blennorrhagie est actuellement à sa période aiguë ou à sa période chronique; il ne sort pas d'urine par ce petit pertuis; que si le malade a eu plusieurs blennorrhagies le même accident s'est invariablement reproduit dans toutes, au même siège et sous la même forme ». C'est un follicule muqueux qui est devenu blennorrhagique, par contagion primitive ou secondaire.

Cette lésion n'est qu'un cas particulier « ou pour mieux dire, le cas apparent de ce qui, chez les blennorrhagiques, existe dans le reste de l'urèthre ». Lagneau ([2]), observant chez deux de ses malades de petites tumeurs sphériques, dures, assez mobiles, situées sur les côtés du frein, qui s'ouvrirent et laissèrent s'écouler un peu de pus par un petit orifice blanchâtre voisin du filet, se demandait déjà « si ces menues collections, situées sous le pli préputial comme la grenouillette sous le filet lingual, n'avaient point pour siège

([1]) Diday, *Sur la blennorrhagie des follicules muqueux du méat. Gaz. hebdomadaire de méd. et de chir.*, p. 725, 1860.

([2]) Lagneau, *Abcès péri-uréthraux de la partie antérieure du pénis. Gaz. hebdom. de méd. et de chir.*, 1862.

quelques-unes des petites glandes décrites par Tyson, dans le sillon de la couronne du gland ».

Cette localisation anatomique est désormais établie : les observations récentes de Jadassohn [1] et de Fabry sont venues récemment confirmer les mémoires de Diday et Lagneau. Jadassohn a vu la gonorrhée para-uréthrale intéresser tantôt les glandes comprises entre les deux feuillets du prépuce, tantôt des canaux qui, suivant un trajet presque parallèle à l'urèthre, débouchent au voisinage du méat, ou, chez la femme, à la face muqueuse des grandes lèvres, tantôt des canaux situés à la partie dorsale du pénis. Fabry [2] cite le cas d'un confrère qui, atteint quinze ans avant d'une blennorrhagie, avait guéri en l'espace de quelques semaines sans récidive : on constatait entre les deux feuillets du prépuce une petite tumeur du volume d'une lentille très facile à déplacer; en pressant sur elle, on faisait sourdre à travers un orifice très fin, voisin du frein, une quantité minime du liquide qui contenait des gonocoques : l'urèthre était sec et paraissait sain. La petite tumeur fut excisée : l'examen histologique fournit la preuve qu'il s'agissait là d'une véritable glande, constituée par un canal excréteur principal, tapissé par plusieurs couches de cellules épithéliales plates et qui se continuait par de plus petits canaux munis d'une seule couche d'épithélium cylindrique; les cellules plates et quelques-uns des corpuscules lymphatiques interposés logeaient des gonocoques.

En somme, il s'agit là d'une blennorrhagie glandulaire, cantonnée et persistante en des glandes qui, à ce point de vue, sont de véritables urèthres en miniature et peuvent continuer à couler alors que le canal est, dès longtemps, mis à sec. De là, un danger permanent de contagion. Le muco-pus qui naît du follicule enflammé est peu abondant; son écoulement est intermittent; il sourd par un orifice très étroit, parfois ouvert dans l'intérieur même du méat : aussi malades et médecins méconnaissent souvent l'existence de cette blennorrhagie folliculaire, qui garde une forme torpide. « Je l'ai vue cependant, déclare Diday, chez un commis de magasin, revêtir, chaque fois qu'elle reparaissait, une forme inflammatoire très aiguë, si bien que la blennorrhagie du follicule était plus douloureuse que la blennorrhagie de l'urèthre : le gland devenait chaud, gonflé, tendu, extrêmement sensible à la pression, même au frottement de la chemise et quelques jours de repos au lit étaient absolument nécessaires pour réduire cet état phlegmasique. » Tant que le follicule reste malade, l'urèthre est menacé de récidives; la goutt purulente est rare, peu visible; là précisément est le péril. L'ex-blennorrhagien méprise ce suintement d'allure inoffensive, qui « ne le gêne dans l'exercice d'aucune de ses fonctions »; et c'est l'origine de maintes contaminations inexpliquées.

L'indication thérapeutique est de provoquer, par cautérisation, l'oblitération de ce menu abcès glandaire; le seul procédé, formule Diday, qui, vu l'étroitesse de ce canal, soit propice à remplir cette indication consiste à y intro-

(1) JADASSOHN, *Gonorrhée des conduits glandulaires para-uréthraux et préputiaux. Deutsche med. Wochenschr.*, n° 25, p. 542 et n° 26, p. 568, 1890.

(2) FABRY, *Zur Frage der Gonorrhoe der paraurethralen und präputialen Gänge. Monatshefte für prakt. Dermatologie*, t. XII, n° 1, 1891.

duire une tige métallique chauffée au rouge. La pointe fine du thermo ou du galvano-cautère excelle à produire cette cautérisation ignée : à leur défaut, choisissez une aiguille à tricoter dont le volume soit en rapport avec le diamètre du trajet morbide; si l'orifice est étroit, si le parcours est sinueux et difficile à « enfiler », l'aiguille risque de se refroidir avant d'atteindre le fond. L'artifice indiqué par Diday est ingénieux : introduisez à fond l'aiguille dans le trajet, faites glisser un petit morceau de papier que l'aiguille perce, jusqu'à ce qu'il touche le gland; ce papier remplit l'office d'écran protecteur; placez alors sous l'aiguille, bien tenue en place, une bougie allumée; la flamme chauffe l'aiguille; quand l'orifice du follicule a blanchi, quand les tissus superficiels ont « grésillé », la cautérisation est suffisante.

Abcès péri-uréthraux. — La grande majorité des abcès péri-uréthraux de la blennorrhagie résulte de péri-folliculites suppurées : de la glande, le processus gagne l'atmosphère celluleuse ambiante et forme un noyau circonscrit de suppuration. Parfois, cette extension aux nappes celluleuses du pénis semble n'avoir point cette origine folliculaire : telles sont les collections distantes du canal, siégeant sur le dos de l'organe. Il est possible alors que la propagation se fasse par voie lymphatique; ne connaissons-nous point, depuis la description de Fournier, ces lymphangites nodulaires de la blennorrhagie, qui forment sur le trajet des vaisseaux blancs « de petites tumeurs ovalaires ou piriformes, rénitentes et dures, dont les plus volumineuses atteignent les dimensions d'un noyau de cerise ou d'une petite olive? » Ces angioleucites nodulaires, en leur forme torpide et spontanément résolutive — ce qui est presque la règle — sont difficiles à distinguer des engorgements folliculaires, quand elles siègent à la face inférieure de la verge.

Mais, cette complication ne se fait pas toujours à froid : l'angioleucite blennorrhagique est, maintes fois, capable d'aboutir à la suppuration. Des cordons durs, moniliformes, commençant au niveau du prépuce et des flancs du fourreau, convergent vers la face dorsale et dessinent l'invasion tronculaire; le prépuce s'œdématie; souvent la réaction inflammatoire apparente est très atténuée; mais parfois la rougeur est vive, la sensibilité grande. Des noyaux d'engorgement peuvent se constituer sur le trajet des troncs enflammés et former un foyer de suppuration : la présence de ce dernier en un point où font défaut les follicules, sa coexistence avec d'autres manifestations dans le domaine des vaisseaux blancs, permettent de conclure à son origine angioleucitique. Il est d'ailleurs à remarquer que la participation du système lymphatique à l'inflammation blennorrhagique n'a point reçu, dans les classiques, son juste développement; telle l'adénite gonorrhéique que les Allemands nous paraissent connaître mieux et, d'ailleurs rencontrer plus souvent. Le bubon blennorrhagique se termine habituellement par la résolution; mais, s'il se produit en un sol scrofuleux, — adénite blenno-strumeuse, — il a toutes chances de suppurer; il semble du reste qu'il se fasse souvent alors des infections mixtes, ainsi qu'en témoigne une observation de Bookhart, qui, en 1887, a démontré, dans le pus d'un ganglion gonorrhéique, la présence du *Streptococcus pyogenes*. La même raison microbienne nous explique probablement la production de ces angioleucites réticulaires du pénis, à allures pseudo-érysipélateuses, des phlébites, des phlegmons et même des gangrènes cutanées de la verge, capables de compliquer certaines blennorrhagies graves. Nous avons vu, l'an dernier, mourir un vigoureux sapeur du génie, atteint, au douzième jour d'une blennorrhagie, d'une lymphangite infectieuse partie du pénis et compliquée d'endo-péricardite.

Astruc connaissait déjà les « abcès vénériens du périnée », chez les gonorrhéiques; mais le périnée n'est point leur siège exclusif, ni même leur siège dominant. Ils s'observent dans tous les points de la portion pénienne, et sont surtout fréquents au niveau du frein, au-dessous de la fosse naviculaire et dans la région bulbaire. C'est au cours d'une « blennorrhagie folliculaire » ou cordée qu'ils apparaissent : en un point du trajet uréthral, une douleur vive et fixe se manifeste, exagérée par la pression; la région s'empâte et s'œdématie à la périphérie du foyer phlegmoneux. L'évolution est rapide : en quelques jours, la suppuration devient nette; il y a tout intérêt à ne point retarder l'issue du pus, pour éviter les décollements sous-cutanés et surtout les dégâts du côté du canal; car ces collections ont tendance à s'ouvrir vers les deux points. Sur les côtés du frein, Fournier décrit ces abcès comme offrant l'aspect « d'une petite tumeur de la grosseur d'une aveline, d'une cerise, ou simplement d'un petit pois » : c'est la physionomie d'une folliculite para-balanique et la lésion n'est qu'un abcès glandaire. A la région spongieuse, ces collections sont plus volumineuses, situées sur la ligne médiane, formant parfois une tumeur arrondie et limitée, parfois plate et diffuse. Au niveau du bulbe, leur disposition est analogue; mais elles présentent quelquefois un prolongement antérieur le long du pénis; leur configuration rappelle alors, nous dit Fournier, celle d'une « raquette ». On voit dans certains cas une infiltration inflammatoire, tuméfiant la face inférieure du pénis, relier la collection bulbaire à un foyer sous-jacent à la fosse naviculaire.

Cowpérite et péricowpérite. — Les glandes de Méry, décrites en juin 1684, ne tardèrent pas à fixer l'attention des pathologistes; dès 1702, Cowper émet l'opinion que « cette liqueur visqueuse et diaphane qui se montre à la fin des gonorrhées et qui, en Angleterre, est connue sous la dénomination familière de *a gleet*, a sa source dans ces glandes. » Terraneus, en 1709, signale les affections des « abstites conglomérées » dans les différentes espèces de gonorrhées; J.-L. Petit reconnaît à certains abcès du périnée cette origine glandulaire; Morgagni confirme le fait par plusieurs autopsies. Dans notre siècle, l'enseignement de Ricord appelle l'attention des cliniciens sur les abcès blennorrhagiques des glandes de Méry; en 1849, la thèse de Gubler (¹) donne à la question sa consécration désormais classique. Depuis, ce point de nosologie a été repris, sans grande originalité, soit par les spécialistes étrangers qui ont accommodé à la forme italienne ou allemande la description française, comme Ricordi (²), Ravogli et Rasori en 1880, Englisch, à la même date, soit par quelques thèses françaises confirmatives du travail de Gubler, comme celles de Nicolle (³) et de Coulliard (⁴).

(1) Gubler, *Des glandes de Méry et de leurs maladies*. Thèse de doct., n° 172, 1849.

(2) Ricordi Amilcare, *Del catarro chronico del condotti delle ghiandole di Mery. Giornal. ital. delle malat. vener. et dello pelle*. Milano, 1871.

(3) Nicolle, *De la cowpérite*. Thèse de Paris, 1875.

(4) Coulliard, *Contribution à l'étude des affections des glandes bulbo-uréthrales*. Thèse de Paris, 1876.

Cette complication de la blennorrhagie est rare. « Ricord, dans son immense pratique, nous dit Gubler, n'en rencontre guère chaque année qu'une demi-douzaine de cas terminés par suppuration; mais il est porté à croire que l'inflammation bornée à ses premières périodes est plus fréquente qu'on ne pourrait le supposer, et que les tensions douloureuses qui se manifestent au voisinage du bulbe dans le cours d'une blennorrhagie intense sont dues à l'engorgement inflammatoire des glandes de Méry. » Cette localisation gonococcique survient lorsque le processus a gagné l'urèthre profond ; les « anti-prostates » de Winslow se prennent par continuité anatomique et continuation inflammatoire. Aussi, cette complication est-elle relativement tardive : Fournier et Englisch indiquent, comme son échéance moyenne, la troisième et la quatrième semaine d'une uréthrite aiguë. Son apparition est souvent spontanée ; parfois elle paraît se rattacher à des traumatismes locaux, au coït vigoureusement mené, au passage d'une bougie, à un « coup de seringue » trop énergique. Tarnowski a vu une cowpérite aiguë apparaître, au cours d'une chaudepisse vieille de deux ans, après une vive séance d'équitation.

Vers le troisième ou quatrième septénaire d'une blennorrhagie aiguë, la région prébulbeuse s'endolorit : cette souffrance se fixe, s'accroît, s'exaspère par le toucher et par la pression du pantalon ; la participation des glandes de Méry à l'inflammation devient très probable. L'examen de la région périnéo-bulbaire fait reconnaître, nous dit Gubler, « une légère tuméfaction, sans changement de couleur à la peau, qui est parfaitement libre, ainsi que les couches cellulaires sous-jacentes, au-dessous desquelles on sent dans la profondeur une petite tumeur nettement limitée, allongée, ovoïde ou plutôt piriforme, dont la grosse extrémité regarde l'anus, tandis que la pointe répond au bulbe avec lequel elle se confond ; cette tumeur, grosse comme un haricot ou comme une moitié de très petite noix, est latérale par rapport au raphé médian et a son siège exact entre le muscle transverse et la protubérance bulbaire ».

La phlegmasie ne tarde pas à franchir la loge aponévrotique de la glande : elle s'étend à la zone cellulaire ambiante ; très souvent une pointe d'œdème inflammatoire la prolonge vers le tissu cellulaire lâche de l'origine des bourses. Le gonflement phlegmoneux ne dépasse point en arrière le muscle transverse et se dessine à ce niveau par un relief nettement limité. Rarement il tuméfie le périnée en pleine largeur : il faut pour cela une cowpérite bilatérale ; si la complication reste limitée à une glande, une saillie plus accentuée indique le côté qui a été le siège de l'adénite primitive. La délimitation anatomique du foyer devient plus incertaine et le noyau glandulaire initial est perdu dans l'adéno-phlegmon périphérique. Les téguments rougissent, s'échauffent et se tendent ; la tumeur est très sensible ; son point culminant tend à se ramollir ; la fluctuation, d'abord obscure, devient de plus en plus manifeste : en moins de sept jours la suppuration est faite. Si l'on ne se hâte d'ouvrir, la peau amincie s'ulcère et livre passage au pus. J.-L. Petit a beaucoup insisté sur la rétention d'urine déterminée par la tuméfaction des glandes de Méry enflammées : au dire de Gubler, cette « strangurie » est exceptionnelle. Cependant, en 1884, Tuffier a publié l'observation d'un vieil emphysémateux qui présentait de la blennorrhée et de la dysurie, attribuée à une stricture de l'urèthre :

l'autopsie montra que le rétrécissement de la lumière uréthrale était due à un abcès cowpérien proéminant vers le canal. L'engorgement des ganglions inguinaux correspondants coïncide parfois avec la phlegmasie des glandes de Méry. La cowpérite peut prendre une allure chronique : il est probable — mais il n'est pas nettement démontré — que sa sécrétion contribue à alimenter quelques blennorrhées.

A la période initiale, la phlegmasie des glandes de Cowper est nettement caractérisée : cette tumeur « en haricot », voisine du bulbe, répondant au siège normal de la glande, est de diagnostic aisé; c'est affaire de topographie anatomique. Mais le clinicien ne voit que rarement la cowpérite à cette période; l'adénite est généralement devenue adéno-phlegmon et un gâteau de cellulite diffuse masque le foyer glandulaire central. A ce moment, un abcès de la glande de Méry peut aisément être confondu avec un abcès urineux, d'autant que, dans certains cas très embarrassants, l'abcès cowpérien, tardivement évacué, a eu le temps de provoquer une perforation uréthrale et de se compliquer d'une fistule urinaire. Les commémoratifs seuls permettent de trancher la question; il s'agit d'une blennorrhagie aiguë et jeune; l'abcès urineux comporte au contraire une de ces conditions : contusion, plaie, traumatisme interne du canal, ou vieille gonorrhée ayant eu le temps de rétrécir l'urèthre. La distinction est malaisée entre un adéno-phelgmon cowpérien et un simple abcès péri-uréthral, d'origine folliculaire, avoisinant la protubérance bulbaire. Gubler nous donne pour ces derniers les caractères suivants : ils s'étalent en nappe et forment une espèce de virole autour du canal; après leur incision le stylet introduit dans le foyer possède une grande étendue de mouvement dans tous les sens, tandis que, dans l'abcès cowpérien, il s'accroche aux cloisons loculaires : ces signes ne nous paraissent point décisifs; le second au reste ne permet qu'un diagnostic *a posteriori*.

Englisch [1] a attiré l'attention sur ces collections purulentes, formées dans le triangle bulbo-uréthral, qui compliquent la *péri-uréthrite tuberculeuse externe*. Chez un sujet, atteint de tuberculose pulmonaire ou uro-génitale, une blennorrhée tenace, pauvrement sécrétante, s'est installée : au cours de ce suintement, le périnée se tuméfie sur un des côtés du bulbe; le gonflement s'étend vers le pénis et le scrotum, mais laisse les environs de l'anus libres; l'ouverture spontanée ou chirurgicale donne issue à un pus rare et séreux; et des granulations molles emplissent le foyer qui reste fistuleux : il est logique de localiser, avec Kauffmann, ce processus dans les glandes de Méry, pour la majorité des cas. Une observation publiée par Hamonic, en 1885, semble bien l'établir : chez un jeune homme de souche tuberculeuse et à sommets suspects, une tumeur indolente se développe dans le périnée, au cours d'une uréthrite; la pression sur la tubérosité ischiatique était douloureuse, et Hamonic crut à un abcès froid d'origine ostéale; l'incision montra au contraire l'intégrité du squelette : la cavité de l'abcès était tapissée par une épaisse membrane granuleuse; elle fut extirpée, et l'examen anatomique montra qu'il s'agissait d'une localisation inflammatoire sur la glande de Cowper.

(1) J. Englisch, *Ueber tuberculose periurethritis. Medic. Jahrb. der Ges. der Aerzte in Wien*, p. 397, 1884.

L'incision doit être hâtive, dès qu'une fluctuation même obscure révèle la formation purulente au centre de l'adéno-phlegmon cowpérien : il s'agit de devancer les fusées purulentes vers le scrotum et les lames conjonctives du périnée, et de prévenir la perforation uréthrale. Suivant le conseil prudent de J.-L. Petit, applicable à tous les abcès para-uréthraux, avertissez le malade qu'il y aura peut-être de l'urine mêlée au pus ou que cette complication pourra se montrer quelques jours plus tard : il ne faut pas que votre coup de bistouri puisse être accusé d'avoir ouvert l'urèthre. Le sujet est couché sur le bord de son lit, cuisses relevées et jambes fléchies : pointez sur le sommet de la bosselure fluctuante, et, d'un coup, débridez parallèlement au raphé sur une longueur de 2 à 3 centimètres. S'il s'agissait d'une cowpérite froide, suspecte, à foyer granuleux, nettoyez la paroi par quelques coups de curette; pansez à plat.

III

URÉTHRITE BLENNORRHAGIQUE CHRONIQUE

« Une chaudepisse commence, disait Ricord : Dieu sait quand elle finira. » Des exemples classiques sont partout reproduits : en 1840, Ricord observait un malade dont l'écoulement datait de la paix d'Amiens, c'est-à-dire de 1800; Désormeaux, en 1863, traitait également un ancien officier dont la goutte militaire persistait depuis une blennorrhagie contractée en Bohême, pendant l'occupation des Français, en 1813. Et, pour nous en tenir à des blennorrhagiens moins « chevronnés », ne voyons-nous pas journellement des urèthres qui s'obstinent à suinter depuis des mois et des années, livrés à la série infructueuse des recettes « infaillibles » de la réclame, jusqu'au jour où ils arrivent aux instillations du chirurgien?

Étiologie. — Pourquoi une uréthrite devient-elle chronique? L'hygiène irrégulière en est maintes fois la cause et les blennorrhagiens sont rares qui, conformément au vieux précepte de Paré « tiennent bonne manière de vivre et évitent toutes choses qui échauffent le sang. » Les exercices violents, comme l'équitation et la danse, l'usage de mets trop épicés « trop ragoustés » disait Paré, les excès alcooliques, le retour hâtif ou immodéré au coït, la masturbation chez le blennorrhagien solitaire que tourmentent les érections, voilà autant de causes qui rallument la phlegmasie uréthrale en voie d'extinction. Un traitement mal réglé, incohérent, disproportionné à la période de l'affection, péchant par excès ou par défaut, tel est le second facteur de chronicité. Les pharmaciens à cet égard encourent une lourde responsabilité. On a, autrefois, incriminé fortement la médication hâtive : le reproche, valable pour les injections astringentes ou caustiques prises au plus fort de l'inflammation, ne s'applique plus à nos injections antiseptiques; ce n'est jamais un mal, croyons-nous, que d'inaugurer de bonne heure la désinfection uréthrale. Mais irriter un canal en pleine flambée inflammatoire par des liquides caustiques et par des doses abusives, jusqu'à production de véritables « uréthrites d'injection »; fatiguer l'estomac dès le début par les capsules balsamiques de tout nom; associer, en des prescriptions contradictoires, le copahu et les boissons simplement délayantes, voilà des fautes thérapeutiques capables d'éterniser la blennorrhagie dans un canal; pendant des mois entiers les alternatives d'aggravation et d'amélioration se succèdent, l'urèthre se sature et se blase, le malade se lasse et finit par laisser « couler » avec fatalisme, attendant que l'affection veuille bien, suivant le mot de Desault, « mourir de vieillesse ».

Il n'y a point qu'une blennorrhagie, il y a des blennorrhagiens. Et la constitution héréditaire ou acquise retentit évidemment sur la marche de l'écoulement uréthral. Il n'est point indifférent pour un malade d'avoir un « passé blennorrhagique », d'être un récidiviste de la chaudepisse : « plus on en a eu, disait Ricord, plus facilement on en contracte de nouvelles qui sont de moins en moins douloureuses et de plus en plus longues et difficiles à guérir ». La chronicité s'accentue donc à chaque nouvelle atteinte et cela s'explique : les lésions de la muqueuse s'organisent et s'aggravent, des sténoses ébauchées commencent à rétrécir le canal, l'affection s'installe d'une façon plus profonde dans la paroi. Ces récidives d'ailleurs ne traduisent point toujours des réinoculations par de nouveaux contages; ce sont parfois, comme nous le discuterons plus loin, de simples « échauffements » d'une uréthrite latente : « il n'y a qu'une chaudepisse dont on ne guérisse jamais, a-t-on dit avec paradoxe, c'est la première ». L'arthritisme, auquel on a parfois attribué la provocation de certaines phlegmasies uréthrales, est du moins capable de prolonger une uréthrite; la liaison est étrange entre la diathèse rhumatismale et la chaudepisse, mais elle indéniable; ce point a été débattu à propos de l'arthrite blennorrhagique.

Un homme, généralement jeune, traîne une blennorrhée chronique d'emblée, rebelle, à sécrétion pauvre; l'urèthre postérieur est pris, les mictions sont fréquentes, douloureuses à la fin, suivies de l'expulsion de quelques gouttes de sang; l'urine laisse parfois au fond du vase un dépôt purulent à stries sanglantes; les épididymes souvent sont tuméfiés et noueux, la prostate bosselée et endolorie; une hématurie précoce, véritable hémoptysie vésicale, peut venir souligner le diagnostic. C'est là le tableau trop fréquent d'une uréthrite chez un tuberculeux; nous ne parlons pas de l'uréthrite tuberculeuse vraie due au développement de granulations grises et jaunes sur la muqueuse du canal. La chaudepisse est bien souvent le « réactif » de la constitution strumo-tuberculeuse confirmée ou encore larvée : cette dernière affirme son influence par la chronicité et la ténacité de l'écoulement, par la prédisposition aux déterminations prostatiques et testiculaires. Cette blennorrhée rebelle, ont dit quelques-uns, n'est que le symptôme prodromique d'une tuberculose préexistante; elle est cause provocatrice, a soutenu Richet, de la tuberculisation génito-urinaire chez un sujet en puissance de bacilles, et nous préférons nous ranger à cette dernière opinion.

C'est dans l'urèthre lui-même que maintes fois on pourra trouver les causes de chronicité de l'écoulement uréthral. Examinez d'abord le méat : plus souvent qu'on ne le suppose, il est étroitement et irrégulièrement perforé; l'émission urinaire est gênée : il suffit qu'il y ait un peu de stagnation dans le canal au niveau de la fosse naviculaire pour que l'irritation uréthrale s'entretienne; le pus gonococcique, d'autre part, rencontre des difficultés d'écoulement; quelques gouttes peuvent croupir en amont de la valvule commissurale et maintenir l'infection. Demarquay ([1]) avait dès longtemps signalé ce facteur de chronicité; tous les cliniciens l'ont vérifié. — La « blennorrhagie folliculaire » peut allonger considérablement la durée d'une uréthrite : le suintement d'une goutte rare par un orifice voisin du méat ou situé dans l'intérieur même du canal semble inoffensif au médecin et au malade; les injections faites par l'urèthre ou l'action de l' « urine copaïfère » ne guérissent point la suppuration du follicule; aussi arrive-t-il fréquemment, suivant Diday, que soit ignorée, soit rebelle aux remèdes, « la petite blennorrhagie persiste après la grande »; de là un foyer gonococcique permanent d'où partent, à l'occcasion d'irritations banales, d'incessantes récidives.

Un urèthre, travaillé par un vieil écoulement, est diminué de calibre : en amont des points sténosés, le pus et l'urine stagnent et perpétuent l'inflammation. De là un cercle vicieux qui entretient la blennorrhée par le rétrécissement et le rétrécissement par l'écoulement chronique. Il faut savoir dépister ces « rétrécissements larges » comme les appelle Otis ([2]). Sans doute il est abusif de déclarer rétréci un urèthre qui n'admet pas une bougie n° 30 ou 35 de la filière française; mais c'est une notion thérapeutiquement très utile que de compter dans les blennorrhées de vieille date avec ces scléroses rétrécissantes de la muqueuse, avec ces coarctations qui peuvent enlever au canal 2, 3, 4 millimètres de lumière sans que l'urine cesse de couler à plein méat. Dès 1861, Rollet ([3]) avait, par un remarquable mémoire, attiré l'attention des cliniciens sur « les rétrécissements commençants ou larvés de l'urèthre et sur les blennorrhées qui les accompagnent. » « Un écoulement chronique, dit Otis, est le symptôme dont se sert la nature pour signaler au médecin intelligent un début de rétrécissement. » Jamin déclare n'avoir trouvé que 4 écoulements sur 61 rétrécis; nous estimons la moyenne inférieure à la réalité. Si l'on explore attentivement, avec l'instrument à boule olivaire, le canal de certains malades à goutte militaire tenace, on pourra souvent reconnaître des points en voie de stricture, et aussi des régions particulièrement douloureuses dont l'endoscopie uréthrale a précisé les lésions localisées : il s'agit de plaques granuleuses, de végétations polypeuses, d'érosions, d'exulcérations : l'urèthre ne sera mis à sec que par le pansement local de ces altérations.

Anatomie pathologique. — La persistance de l'écoulement se rattache au cantonnement des lésions dans des points déterminés : le cul-de-sac bulbaire et l'arrière-canal sont assurément leurs foyers d'élection. Au niveau du bulbe plus dépressible et plus large peut se former une cavité où la déclivité naturelle favorise la stagnation des sécrétions : c'est dans ce point, « cul-de-sac vaginal postérieur des hommes », suivant l'expression de Guyon, que s'accumulent et se perpétuent les lésions. Quelques-uns ont jugé à propos d'imposer à cette localisation une dénomination particulière : nous avons vu récem-

([1]) Demarquay, *Atrésie du méat comme cause de blennorrhée. Gaz. des hôpit.*, p. 290, 1863.
([2]) Otis, *Stricture of the male urethra*, 2e édition, 1880.
([3]) Rollet, *Des rétrécissements commençants ou larvés du canal. Recherches sur la syphilis.* Lyon, 1861.

ment décrire la *bulbite* chronique; le besoin de cette entité ne se fait pas sentir. Dans l'urèthre profond, c'est la barrière du sphincter membraneux qui, s'opposant au passage des injections modérées, met cette portion du canal hors d'atteinte thérapeutique. En dehors de ces foyers de choix, l'uréthrite peut se cantonner en un point quelconque de l'urèthre spongieux : elle aime à se fixer à la hauteur de l'angle prépubien, ou bien en amont de brides scléreuses dans la région pénienne antérieure, enfin dans les follicules voisins du méat. Si l'on s'en tenait à la statistique récente de Finger, les localisations sur la *pars pendula* l'emporteraient de beaucoup sur le siège bulbaire ou membraneux; sur 24 canaux examinés, il a trouvé 17 fois l'uréthrite chronique limitée à cette partie.

« Que ne puis-je appeler à mon aide le microscope ! », regrettait Jamin en sa bonne thèse de 1883. Et il ne pouvait invoquer, que quelques coupes de Gaucher montrant l'infiltration embryonnaire du corps papillaire de la muqueuse, au cours d'une phlegmasie aiguë, et l'étude anatomo-pathologique de Brissaud et Segond signalant les modifications de l'épithélium « dont les cellules étaient devenues cubiques », et la prolifération conjonctive du derme. Les recherches histologiques contemporaines ont établi l'importance, pressentie par Jamin, des lésions épithéliales qui caractérisent l'uréthrite chronique et accompagnent la formation du rétrécissement blennorrhagien. Il y a là deux chapitres anatomo-pathologiques qui se pénètrent : où et comment finit la blennorrhée; où commence le rétrécissement? L'inflammation chronique, dans les points où elle n'a point diminué l'urèthre jusqu'à production d'une sténose cliniquement appréciable, laisse pourtant dans la paroi des traces évidentes.

Vajda ([1]) a trouvé, dans deux cas d'uréthrite chronique avec sténose, l'épaississement de l'épithélium, et l'aplatissement de ses couches superficielles, « si bien, dit-il, que la forme cylindrique normale de l'épithélium uréthral finit par disparaître entièrement; les masses épithéliales néoformées se réunissent avec prédilection au sommet des papilles hypertrophiées et des protubérances, pour former des saillies en massues ; ces lésions proliférantes augmentent d'importance vers la partie profonde de l'urèthre ». Neelsen ([2]) a précisé ces altérations épithéliales de l'urèthre blennorrhagique en voie de sténose : sur la muqueuse uréthrale enflammée, et surtout au-dessus des bandes fibreuses qui la coarctent, on trouve, au lieu de cellules cylindriques, des lames d'épithélium stratifié en couches de nombre variable ; il y a, en même temps, « cornification » des cellules les plus superficielles : tantôt c'est une couche cornée, continue et adhérente, tantôt ce sont de simples petites lamelles qui se desquament. Baraban ([3]) a confirmé ces modifications du type épithélial par l'examen de la muqueuse bulbaire, chez un supplicié atteint d'uréthrite chronique. Hallé et Wassermann ([4]), dans leur beau mémoire, en ont donné une description très détaillée ; mais leurs examens ont visé surtout des sténoses

([1]) Vajda, *Ueber einige seltene Befunde bei der chronischen Blennorrhoe der männlichen Harnröhre. Wien. med. Wochenschrift*, 1882.

([2]) Neelsen, *Ueber einige histologische Veränderungen in der chronischen entzündeten männlichen Urethra. Vierteljahr. für Dermatol. und Syph.* Bd. XIV, n° 4, 1887.

([3]) Baraban, *Revue médicale de l'Est*, 15 juin 1890.

([4]) Hallé et Wassermann, *Ann. des mal. des org. génito-urinaires*, 1891, p. 145, 242, 295.

confirmées, et c'est à propos de l'anatomie pathologique des rétrécissements, que leur étude trouvera place plus opportune. Finger ([1]) vient d'écrire, avec les documents recueillis au Rudolfspital dans l'hiver 1889-1890, la plus complète monographie anatomo-pathologique sur la blennorrhée. Il signale aussi les altérations de l'épithélium qui varient d'un léger trouble, à un épaississement notable avec coloration blanchâtre; il constate « l'expansion très considérable de la couche des cellules polygonales de remplacement : au lieu de 1 à 2 couches normales, on en trouve 4, 5 et même plus; mais une des altérations les plus importantes est la transformation de l'épithélium cylindrique en épithélium pavimenteux ».

C'est au niveau du tissu conjonctif sous-épithélial, comme le déclare Finger, que se déroulent dans la blennorrhagie chronique, les lésions vraiment décisives pour le sort ultérieur de la muqueuse malade. Neelsen, Baraban, Hallé et Wassermann ont bien décrit le processus de sclérose qui succède à l'infiltration inflammatoire du chorion; ces derniers nous ont montré la gamme croissante des altérations pariétales, depuis la blennorrhagie chronique jusqu'au rétrécissement calleux grave : le derme conjonctif lâche, presque réticulé, de l'urèthre normal est infiltré d'éléments embryonnaires et tend à s'épaissir par du tissu fibreux. Dans un certain nombre de cas qu'on peut considérer comme moins invétérés, l'infiltrat, nous dit Finger, consiste en cellules rondes auxquelles sont mêlées beaucoup de cellules épithélioïdes, c'est-à-dire de cellules riches en protoplasme avec de gros noyaux qui se colorent faiblement par le carmin et l'hématoxyline, tandis que les cellules rondes ne possèdent qu'un noyau qui se colore en brun. L'infiltrat, dans quelques cas, est placé comme une couche mince; parfois, il pénètre plus profondément, disjoint le tissu sous-épithélial tout entier, voire même les couches supérieures du corps caverneux. Il forme, parfois, autour des lacunes et des orifices des glandes de Littre, des saillies superficielles, papuliformes. Sous l'influence de la prolifération embryonnaire et de la néoformation vasculaire, on voit se développer en des points circonscrits de la muqueuse, ces excroissances menues, à aspect muriforme, qui paraissent analogues aux granulations. Plus tard, les cellules fusiformes l'emportent sur les cellules rondes; la couche élastique est détruite et dissociée; la lésion se propage du chorion au tissu spongieux et même aux couches superficielles du corps caverneux : c'est le travail de sclérose et de sténose qui s'organise et s'étend.

Anatomiquement, les lacunes de Morgagni ressemblent à des enfoncements de la muqueuse uréthrale; leur épithélium présente les mêmes altérations que celui de la surface libre dont il n'est que la prolongation. Parfois, décrit Finger, la lacune est remplie de cellules épithéliales du type pavimenteux; dans d'autres cas, le calibre de la lacune est très élargi, au point d'être visible à l'œil nu. Des altérations ultérieures des lacunes ont leur point de départ dans le tissu péri-lacunaire, et l'on peut observer la saillie en forme de cratère, l'élévation avec dilatation de l'orifice des lacunes. Il peut arriver que la lacune, bourrée d'épithélium pavimenteux, s'oblitère : il en résulte un petit kyste, qui

([1]) Finger, *Beiträge zur pathologischen Anatomie der Blennorrhoe der männlichen Sexualorgane. Archiv für Dermatologie und Syphilis.* Supplément n° 1, p. 1, 1891.

macroscopiquement apparaît comme un nodule blanc de la grosseur d'un grain de semoule enfoncé dans la muqueuse.

Les glandes de Littre sont aussi envahies par le processus inflammatoire. Le tissu péri-glandulaire est infiltré, dans les cas récents, de cellules rondes et épithélioïdes ; dans les cas plus anciens, il s'y mêle des cellules fusiformes. Cet infiltrat peut, par sa rétraction, comprimer et détruire la glande ; s'il est localisé autour du conduit excréteur, il est exposé à déterminer des dilatations kystiques de ce conduit et de la glande. Dans le corps glandulaire, se produit une infiltration des cloisons conjonctives qui séparent les acini ; cet infiltrat et, avec lui, les cloisons se rétractent ; la glande peut ainsi s'atrophier par rétraction interstitielle et péri-glandulaire.

La localisation des gonocoques à la surface du canal, dans l'uréthrite chronique, se traduit, nous dit Legrain, par la présence d'une grande quantité de cellules épithéliales desquamées et par la disparition de plus en plus complète, dans les globules du pus, du *micrococcus gonorrheæ* qui tend à se cantonner sur les éléments épithéliaux. En même temps, et cela s'observe surtout pour les suintements tenaces, traités par les instillations, le gonocoque devient d'une découverte très difficile au milieu des autres bactéries de l'urèthre qui foisonnent au milieu des débris épithéliaux : 4 ou 5 de ces micro-organismes ont, suivant Legrain, des dimensions à peu près identiques au microbe de Neisser et se trouvent de même disposés en diplocoques. La réaction différentielle de Roux ne suffit plus ; Legrain propose une modification au manuel opératoire. Si l'on traite par l'alcool ordinaire les lamelles laissées en contact avec la solution iodo-iodurée, on constate que les éléments du pus blennorrhagique se décolorent dans l'ordre suivant : protoplasma des globes de pus ; protoplasma des cellules épithéliales ; noyaux des globules de pus, noyaux des cellules épithéliales ; gonocoques ; bactéries accessoires de l'urèthre. En ne laissant couler qu'une goutte d'alcool sur la lamelle, on arrive à ne décolorer que le fond de la préparation, en laissant colorées toutes les bactéries. On porte alors la lamelle sous le microscope, on examine un point de la préparation contenant des bactéries ; on le dessine au besoin ; puis, on fait peu à peu passer de l'alcool entre la lame et la lamelle : s'il y a des gonocoques à l'endroit examiné, on les voit disparaître.

Symptomatologie et diagnostic. — La blennorrhagie chronique peut occuper l'urèthre antérieur ou l'urèthre postérieur. Pour Guyon, l'uréthrite antérieure serait de beaucoup la plus fréquente. Il cite, à l'appui, la statistique de Jamin : sur 103 cas de blennorrhée, 29 fois seulement l'urèthre postérieur est atteint, et encore l'avant-urèthre est-il presque toujours malade en même temps. Donc, l'uréthrite profonde ne se trouverait que chez un tiers environ des blennorhéiques : il nous semble, ainsi qu'à Bazy (1), que cette proportion ne réponde point à la réalité clinique. L'arrière-urèthre nous paraît plus souvent intéressé : les blennorrhéiques ne sont point en majorité qu'on peut guérir sans pousser les instillations au delà de l'avant-canal. Il faut dépister l'uréthrite postérieure en ses manifestations les plus

(1) Bazy, *Des uréthrites chroniques blennorrhagiques. Progrès médical*, 4 et 11 janvier 1890.

atténuées, et, au point de vue thérapeutique, la soupçonner, même en l'absence d'une symptomatologie décisive, toutes les fois qu'un traitement méthodiquement mené sur l'urèthre antérieur et associé à une hygiène parfaite reste sans effet. Sans doute, il n'y faut point croire à la légère, et, pour vouloir traiter une arrière-uréthrite hypothétique, s'exposer à inoculer l'arrière-canal ; on a pu citer des exemples de cette « invasion thérapeutique » de l'urèthre profond; mais ces faits, communs à la période aiguë, sont exceptionnels pour la blennorrhée chronique.

Un malade a gardé d'une ou plusieurs chaudepisses antérieures un suintement rebelle : c'est le matin, au réveil, que le plus souvent la goutte vient perler au méat, soit spontanément, soit par expression de l'urèthre; souvent l'écoulement se réduit à cette goutte matinale; parfois, quelques gouttes suintent encore dans la journée. Enquérez-vous du nombre, de la durée, de l'ancienneté, du mode de traitement des blennorrhagies antérieures. A une période de cette ou de ces chaudepisses, le malade a-t-il eu des envies fréquentes d'uriner ? A-t-il éprouvé la douleur caractéristique à la fin de la miction, ou parfois une certaine souffrance à son début, au moment où la colonne urinaire distend l'urèthre prostatique et va entr'ouvrir le tronçon membraneux ? Concurremment avec ces deux symptômes, a-t-il uriné du sang en finissant ? Car, l'hématurie terminale peut provenir de l'urèthre antérieur, et ce signe n'a de valeur que si les gouttes de sang post-mictionnelles se répètent, s'accompagnent d'envies fréquentes et de douleurs à la fin de l'évacuation vésicale. La constatation de ces commémoratifs est de haute importance ; elle démontre que l'arrière-urèthre a eu à souffrir du gonocoque, qu'il en souffre encore, si ces symptômes se présentent actuellement.

Le canal d'un blennorhéique doit être examiné en deux fois. Une première exploration s'arrêtera au cul-de-sac bulbaire, c'est-à-dire se limitera à l'urèthre antérieur ; poussez donc la bougie à boule olivaire, n° 16 à 18 par exemple, jusqu'à ce qu'elle vienne buter à l'entrée de la portion membraneuse, contre le sphincter uréthral ; ne comptez pas par centimètres ; il s'agit d'une sensation d'arrêt, nette à toute main expérimentée, et non d'une mesure aux variations individuelles décevantes. La pression de la boule tendant à pénétrer dans la portion membraneuse réveille d'ailleurs une sensation de souffrance ; ramenez alors la bougie sur le méat ; l'olive sort, le talon souillé de mucosités purulentes ; c'est que vous avez été, suivant l'expression de Jamin « pêcher le pus dans son nid, dans son gîte véritable, le cul-de-sac bulbaire ». Parfois, la sécrétion n'apparaît au méat qu'après le retrait de l'olive ; celle-ci a entrebâillé les parois du canal, et, faisant piston, entraîné les gouttes purulentes.

Voici donc une uréthrite chronique antérieure, décelée par le « ramonage » de l'avant-canal. L'olive n'a point que ce résultat et cette mission : prenez un n° 20 et explorez la dilatabilité uréthrale. Conformément à l'opinion d'Otis, mais sans aller jusqu'à sa formule paradoxale, il faut admettre, chez le vieux blennorrhéique, un état particulier des parois dont l'anatomie pathologique contemporaine nous a fourni nettement la raison, une sorte d' « uréthrite scléreuse » qui réclame l'assouplissement par les bougies dilatantes. Dans les cas de vieille date, le talon de l'olive accrochera de menues brides en série dans la portion pénienne, ébauches de rétrécissements et causes d'inflammation « pérenne ». Ce n'est point tout : l'explorateur olivaire, s'il sait interroger méthodiquement la sensibilité de l'urèthre spongieux, vous révélera la présence de points particulièrement douloureux au niveau desquels l'instillation viendra plus tard apporter avec précision son pansement topique. Maniée doucement et avec tact, l'olive a, surtout dans les parties reculées du canal pénien, une clairvoyance presque égale à celle de l'endoscope.

Ce n'est point que l'uréthroscopie n'ait ici rendu de sérieux services, et le travail de Grünfeld montre combien le diagnostic topographique peut avec elle gagner en précision. Dans cette voie, frayée avec tant d'originalité et d'exactitude par Désormeaux, le clinicien a désormais le devoir de chercher la raison anatomique des suppurations tenaces de l'avant-urèthre ; depuis que l'examen endoscopique nous a permis de faire « l'anatomie pathologique sur le vivant », nous avons pu reconnaître et panser des lésions méconnues ou discutées ; l'uréthrite granuleuse; l'uréthrite herpétique ou phlycténulaire; les exulcérations de la muqueuse, les desquamations, les polypes. L'uréthrite granuleuse, dont Désormaux avait localisé le siège dans la partie membraneuse, peut occuper un point quelconque de l'avant-canal : l'affection se limite souvent à un foyer, et le plus fréquemment intéresse l'urèthre dans toute sa circonférence. L'endoscope montre, après nettoyage du champ de vision, presque toujours masqué par un peu de pus, une « figure centrale » représentée par un ovale allongé ; la muqueuse est rouge, elle présente, nous dit Grünfeld, de petits soulèvements punctiformes, séparés par de menus enfoncements; la surface prend ainsi un aspect velvétique. Dans un petit nombre de cas, Grünfeld a signalé une « forme trachomateuse »; le champ endoscopique présentait, sur la muqueuse, deux parties bien inégalement nuancées, d'une part des élevures jaunâtres, et d'autre part des parties profondes d'un rouge sombre.

Grünfeld décrit, dans un cas, sur la paroi supérieure et inférieure, deux petites tumeurs jaunâtres, larges de 1 millimètre à 1 millimètre 1/2, en saillie de 1/2 à 3/4 de millimètre, qui semblent composées de grains et transparaissent à travers la muqueuse couverte de fins vaisseaux ; entre ces tumeurs, la muqueuse est fortement rougie. Chez les malades, sujets à de fréquentes poussées d'herpès balano-préputial, Grünfeld a signalé, à l'extrémité antérieure du canal, ne dépassant guère la fosse naviculaire, des exulcérations rondes, à bord net ; d'abord larges à peine de 1 millimètre, elles peuvent tripler ou quadrupler leur diamètre ; la sécrétion est très minime. Si l'exploration se fait à une période favorable, on peut, nous dit Grünfeld, constater la présence des vésicules : Désormeaux n'a jamais vu l'état phlycténulaire. Les ulcérations de la muqueuse uréthrale sont exceptionnelles : on les observe quelquefois à la suite du traitement irritant de phlycténules herpétiques des premiers centimètres du canal, et Grünfeld en figure un cas remarquable ; mais, dans la presque totalité des cas, nous savons que l'urèthre aboutit à la sclérose sans perte de substance. Dolbeau, Guyon et Tapret ont établi, avec pièces à l'appui, l'existence de la tuberculose uréthrale : l'endoscope permettrait à coup sûr de reconnaître les granulations jaunes ou grises, les ulcérations, et les végétations granuleuses qui peuvent pousser sur ces ulcères tuberculeux, ainsi que Kaufmann [1] en rapporte un bel exemple. Quant aux polypes et aux formations papillomateuses, nous les décrivons à propos des tumeurs de l'urèthre.

Uréthrite chronique postérieure. — L'étude des commémoratifs ou des symptômes actuels, signalant les mictions fréquentes, la douleur ou l'hématurie terminales, vous a fait soupçonner la participation de l'urèthre profond à la phlegmasie chronique. Nettoyez l'urèthre antérieur avec une bougie à boule « ramonant » le canal par plusieurs passages, ou au moyen d'une injection poussée à méat ouvert, et plusieurs fois répétée. Faites alors uriner le malade dans trois verres : s'il n'existe du trouble ou des filaments que dans le premier, c'est qu'il n'y a que de l'uréthrite postérieure ; si le premier et le dernier sont troubles, il y a une cystite du col concomitante. Les trois verres présentent-ils du pus, le corps vésical ou les reins sont pris. On peut encore, l'urèthre antérieur une fois nettoyé, aller querir le pus de l'arrière-canal avec le talon de l'olive exploratrice : on ne s'arrête plus à la porte de l'urèthre profond ; on y entre, le malade accuse une souffrance nette ; on pousse jusqu'au sphincter vésical, et l'on ramène au méat la récolte purulente.

Suivant Guyon, l'écoulement, quand il est dû uniquement ou presque uniquement à l'urèthre postérieur, se ferait suivant un type particulier : le pus, lorsqu'il est sécrété assez abondamment, s'accumule à la région profonde du canal, et s'évacue dans la journée, à intervalles plus ou moins réguliers, par une sorte d' « éjaculation en miniature » qui projette au méat les quelques gouttes ; quelquefois, c'est à la fin de la miction ou de la défécation, que cette émission purulente se produit. Ce sont ces malades qui viennent se plaindre au médecin de « pertes séminales involontaires » ; l'imagination et la lecture aidant, ils sont voués à l'obsession de la spermatorrhée. Plus fréquemment, la sécrétion est pauvre ; les menues gouttes purulentes, nées en amont du sphincter membraneux, restent, jusqu'au matin, enfermées dans l'urèthre profond ; elles s'écouleront avec le premier jet d'urine, balayées sous forme de ces bouchons muqueux, de ces filaments blanchâtres nageant dans l'urine, qui provoquent, chez le malade, des alarmes si vives.

Ces filaments méritent, toutefois, considération : ce sont les « Tripperfäden » des Allemands, qui les ont étudiés avec beaucoup de soin. Tout récemment, le travail de Fabry [2] a contribué à préciser leur nature. Les filaments blennorrhagiques consistent en déchets épithéliaux et corpuscules purulents ; on n'est pas d'accord sur le rapport des gonocoques avec leurs éléments cellulaires ; dans la plupart des cas, on constate leur présence dans les cellules du pus. Pour Fabry, les filaments révéleraient la localisation de la blennorrhagie dans les canaux excréteurs des glandes de la muqueuse. « Les uns sont homogènes, très réfringents ; les autres présentent des stries irrégulières longitudinales et transversales ; quelques-uns sont larges, en forme de rubans, d'autres sont étroits. A l'intérieur des filaments, il n'y a pas d'éléments cellulaires ; parfois leur partie interne est le siège de petites traînées rougeâtres.

[1] KAUFMANN, *Verletzungen und Krankheiten der männlichen Harnröhre. Deutsche Chir. von Billroth und Lücke.* Lieferung L a, p. 154.

[2] FABRY, *Ueber eigenthümliche Fäden bei gonorrhoischen Urinfilamente. Monatshefte für prakt. Dermat.*, t. XIII, p. 149, 1891.

Les éléments cellulaires se trouvent presque exclusivement dans les espaces intermédiaires que forment les ramifications multiples des filaments ; on les rencontre çà et là sur les filaments, mais non à leur intérieur. »

Pronostic. — « Si je dois aller en enfer, messieurs, disait Ricord à ses auditeurs, je sais le supplice qui m'attend : c'est de me voir entouré de blennorrhéens m'obsédant de leurs lamentations, de leurs instances pour obtenir guérison. » La boutade est humoristique, mais exprime bien les ennuis que cette goutte tenace vaut au client et au médecin. Sans doute, il est des malades qui se résignent à cette humidité matinale de leur méat ; mais, par contre, combien, parmi les instruits et les nerveux, sans cesse préoccupés de leur suintement et de leurs « aptitudes congressives », tournent à l'hypochondrie sexuelle ! L'affection d'ailleurs ne s'éternise point sans retentir dans la sphère génitale ; nous avons eu mainte occasion d'observer ces troubles que les classiques négligent, mais dont le travail de Finger fait une bonne analyse.

Il est des malades qui perdent la sensation voluptueuse de l'acte ; d'autres plus nombreux éprouvent une souffrance, au moment de l'éjaculation, vers l'arrière-urèthre ou le rectum. Très souvent, ou peut observer cette forme d'incapacité sexuelle qui porte le nom de « faiblesse irritable » (*reizbare Schwäche*) ; l'éjaculation est accélérée, et l'émission de sperme se fait *ante portas* ou dès l'entrée ; une période longue de frigidité succède à cette copulation si rapidement menée. L'impuissance, d'ailleurs, tend à se dessiner : l'irritation constante qui part de l'urèthre profond finit par lasser le centre médullaire ; les érections manquent de raideur, l'éjaculation s'attarde. Fürbringer estime que cette « incapacité congressive » existe chez la moitié des anciens blennorrhéens. Les pseudo-éjaculations de la prostatorrhée alarment souvent le malade qui y voit des pertes séminales. Quelquefois, d'ailleurs, une vraie spermatorrhée existe, que provoquent surtout les efforts de défécation : chose curieuse, il peut arriver que les spermatozoïdes de ces pertes soient dépourvus de mouvement ; cela tient, d'après Finger, à ce que le sperme ainsi éjaculé par pression des vésicules séminales ne s'est pas mélangé au liquide prostatique : Fürbringer a démontré que les zoospermes sont immobiles dans les vésicules séminales, et que la sécrétion prostatique a la propriété de les mettre en mouvement. De là, des troubles complexes : à côté de l' « impuissance congressive », il faut distinguer l' « incapacité génératrice ».

Chez un sujet prédisposé, ce n'est point impunément que le canal suppure chroniquement ; et la tuberculose est, trop souvent, appelée sur les testicules, la prostate, les vésicules séminales. Des foyers, où l'inflammation gonococcique se cantonne, peuvent, à l'occasion de causes irritantes, partir d'interminables réinfections de l'urèthre : le malade les considère comme des blennorrhagies neuves ; c'est la vieille sécrétion qui se réchauffe. Aussi, le blennorrhéen demeure-t-il pour lui et pour autrui une source prolongée de contages ; et le médecin a souvent à se prononcer sur une délicate question : La goutte est-elle encore contagieuse ? Le sujet est-il apte au coït inoffensif ? Finger défend le mariage aux malades porteurs de la goutte matinale, ou de filaments blennorrhagiques, tant qu'ils n'ont pas satisfait aux conditions suivantes : après trois ou quatre semaines d'observation journalière, les sécrétions doivent être exemptes de pus et composées seulement de cellules épithéliales ; le microscope ne doit point montrer de gonocoques, même quand on a ravivé l'écoulement par des injections irritantes de sublimé ou de nitrate ; le sujet ne doit être porteur ni de prostatite, ni de rétrécissement. En somme, le microbe de Neisser doit avoir disparu : et Brewer (1) nous compte un fait d'infection conjugale grave, provoquée par un blennorrhéen qui avait voulu outrepasser l'ordonnance médicale ; chacun de nous en sait de tristes exemples. Or, rechercher le gonocoque dans la goutte d'un vieil écoulement, c'est une expertise malaisée. Il faut savoir, de plus, que le microorganisme de Neisser a la vie dure ; il survit longtemps à la phase aiguë, et cela allonge singulièrement la période de contagiosité de l'écoulement chronique. Goll (2) vient d'en fournir une nette démonstration par l'examen méthodique de 1046 cas d'uréthrite ; il a fixé ainsi les limites de présence du gonocoque, et nous construisons en courbe le résultat de ses recherches.

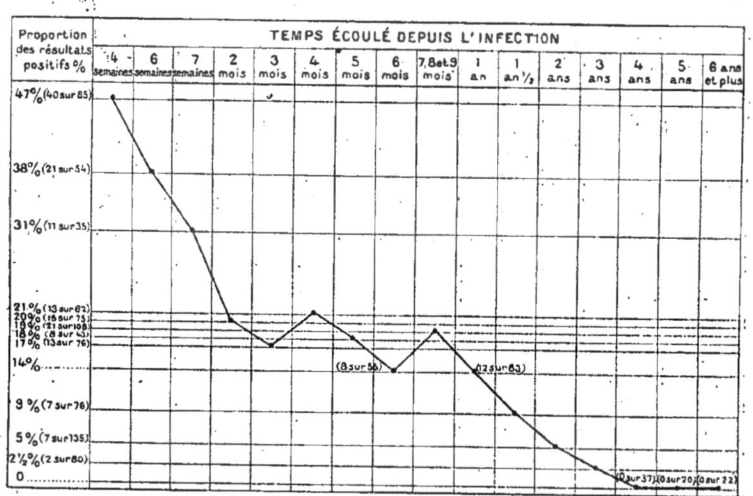

Traitement des uréthrites. — A la période initiale, chez un malade qui, vingt-quatre ou trente-six heures après un coït suspect, se plaint d'une ardeur au canal, présente les lèvres du méat rouges et un écoulement plutôt muqueux que purulent, il est encore temps probablement pour faire avorter la blennorrhagie. A ce moment, le gonocoque n'occupe que les parties antérieures du canal, et n'a pas eu le temps de pousser ses colonies vers les parties profondes ; l'injection abortive peut donc rester limitée aux premiers centimètres de l'urèthre. Le nitrate d'argent, « ami des muqueuses », est le topique par excellence : poussez à la seringue de verre 5 à 6 centimètres cubes de sa

(1) BREWER, *The contagiousness of chronic urethral discharges. Journal of Cutany and genito urinary diseases*, n° 3, p. 1, 1891.
(2) GOLL, *Corresp.-Bl. für schweizer. Aerzte*, n° 8, 1891.

solution à 5 pour 100. Retenez le liquide, comme le recommande Diday, en appliquant au méat la pulpe de l'index gauche; à deux ou trois reprises, refoulez le liquide d'avant en arrière avec les doigts de la main droite; il s'agit de faire pénétrer l'injection dans les plis, les lacunes, les canaux excréteurs des glandes. Il paraît plus commode d'instiller la solution argentique à la façon de Guyon : arrêtez l'olive en avant du cul-de-sac bulbaire, et à ce niveau injectez quelques gouttes; retirez-vous doucement, vidant à mesure la seringue, et baignant ainsi tout l'avant-urèthre. La durée de séjour du liquide se subordonne, nous conseille Diday, à la douleur : « le nitrate interroge et la douleur répond »; si l'opéré tolère l'injection, laissez-la dans l'urèthre jusqu'à deux minutes. Dans les heures qui suivent, le méat se gonfle; au bout d'une heure et demie à deux heures, apparaît un écoulement jaune plus abondant, avec miction douloureuse; au deuxième ou troisième jour, il cesse, laissant le canal à sec ou ne sécrétant qu'un peu de mucus. En cas d'échec, et l'échec est fréquent, ne renouvelez pas la tentative.

A la période aiguë, tant que le méat reste tuméfié et ectropionné, tant que l'écoulement est franchement purulent, la miction pénible, l'érection douloureuse, la plupart des classiques n'admettaient, jusqu'à ces dernières années, qu'une expectation à peine armée de menues règles hygiéniques, de bains tièdes, de sirop d'orgeat ou de boissons adoucissantes. L'état paraissait « irrépressible », au dire de Diday, qui demandait à tout blennorrhagien un mois ou six semaines de patience et d'hygiène avant la maturité et le traitement. Quand les phénomènes aigus commençaient à s'amender, quand la muqueuse du méat pâlie s'affaissait, quand il ne coulait plus qu'un suintement rare, blanc et filant, la chaudepisse était mûre pour le copahu et le cubèbe, « ces deux vétérans de la médecine antiblennorrhagique », et pour les injections astringentes et modificatrices.

Certes, nous maintenons la série classique et éprouvée des antiphlogistiques indirects : nous conservons les grands bains tous les deux jours, les bains locaux de verge, les tisanes délayantes, la proscription des alcools ou des épices. Mais, dès le début, nous commençons les hostilités contre le microbe de Neisser : l'antisepsie de l'urèthre, si elle n'a point donné les résultats de jugulation prompte attendus au début, a du moins le mérite d'atténuer l'intensité des phénomènes inflammatoires, de préserver le canal contre les infections associées que nous commençons à connaître, de raréfier les complications vésicales, prostatiques et testiculaires, d'abréger la durée de la maladie; ce dernier point nous paraît incontestable, car nous avons eu l'occasion, dans un service régimentaire surchargé de chaudepisse, de comparer les vieux moyens et les modernes. Quel antiseptique choisir? Nous les avons tous employés, et tous avec une ferveur confiante. Le sublimé conserve ici sa haute valeur microbicide : vous l'injecterez avec avantage à 1, 2 et jusqu'à 10 pour 10 000; consultez la période d'écoulement et la tolérance uréthrale. Les injections d'huile ou de glycérine iodoformée à 10 grammes pour 60 ont de sérieux partisans. Les solutions de résorcine à 2 ou 3 pour 100 se recommandent par leur indolence, leur moindre offensivité à l'urèthre.

Mais, quel que soit l'antiseptique injecté, ne vous attendez point à « couper » radicalement la chaudepisse. Assurez-vous d'abord que les injections sont convenablement administrées, que le malade fait tiédir le liquide, qu'il commence par un premier jet à laver le canal ; que sa seringue est propre et aseptisée par de fréquentes ébullitions, pour ne point l'exposer aux uréthrites bactériennes sans gonococcus ; que, s'il fait les injections à canal fermé, il ne pousse à la fois et doucement que 4 à 5 centimètres cubes de solution, pour ne point forcer le sphincter membraneux et inoculer l'arrière-urèthre. Escomptez un résultat heureux, si le blennorrhagien a été soumis au traitement antiseptique dès le deuxième ou troisième jour : vous verrez, après deux semaines, les phénomènes inflammatoires assez amendés pour n'avoir qu'à les éteindre par quelques injections astringentes. L'amélioration sera plus lente, si l'antisepsie uréthrale n'est que tardivement entreprise. En tous cas, après une diminution plus ou moins rapide de l'écoulement, après une modification plus ou moins marquée de sa nature et l'atténuation des douleurs, vous arriverez à une période stationnaire : les antiseptiques sembleront avoir épuisé leur effet utile ; un suintement rare, muqueux, « gommeux », persistera. C'est que la phlegmasie survit à l'infection : il faut achever l'action antivirulente par l'action modificatrice. Et c'est à cette période de déclin que réapparaît le vieil arsenal thérapeutique : les injections astringentes de toute formule, les balsamiques de toute espèce qui vont modifier la muqueuse et parfaire son assèchement.

Dans la blennorrhagie aiguë, faites des instillations argentiques quand l'inflammation a gagné l'arrière-urèthre, quand les phénomènes de cystite du col s'accentuent. Instillez, dans la presque totalité des blennorrhagies chroniques : c'est le plus sûr moyen de localiser et de doser l'action modificatrice. Ne craignez point les rétrécissements ; ce sont les blennorrhées prolongées qui les créent, non le nitrate d'argent. Le manuel est simple : chargez la seringue de Guyon, fixez la canule et ajustez l'explorateur de gomme à boule olivaire, percée d'un pertuis filiforme. Amorcez, c'est-à-dire tournez le piston jusqu'à ce que le liquide vienne sourdre « en larme » à l'extrémité de la boule : chaque demi-tour de piston déterminera l'issue d'une goutte. Si l'instillation est destinée à l'urèthre antérieur, choisissez une boule n° 18 à 22 qui puisse entrer en contact avec la paroi ; poussez l'explorateur à la portion membraneuse, dont la résistance vous sert de repère, ramenez-le en avant à 2 ou 3 centimètres et versez 6 à 12 gouttes qui vont panser la région bulbaire ; si vous avez, au passage, rencontré des points douloureux, surtout vers la région post-naviculaire, instillez à leur niveau quelques gouttes de solution argentique ; interrogez la sensibilité uréthrale, dénonciatrice des points malades. Pour les uréthrites postérieures et les uréthro-cystites, ayez toujours soin de faire uriner le malade immédiatement avant l'instillation : votre olive a franchi la portion membraneuse, dont vous avez bien reconnu l'étreinte douce ; ramenez-la doucement ; vous sentez que son talon « appuie contre le sphincter antérieur qui le retient » : la perforation centrale vise l'entrée prostatique ; versez 10 à 30 gouttes.

La dose se subordonne au titre : commencez par les solutions au 50e, pour tâter la tolérabilité uréthrale, mais comptez surtout sur les titres plus forts : au 30e, au 20e. Ne péchez point par insuffisance : les vieilles uréthrites demandent à être vigoureusement menées ; nous avons eu des succès en versant dans un urèthre une demi-seringue de Guyon, chargée d'une solution au 30e, alors que des doses faibles de 10 à 12 gouttes avaient échoué. Les symptômes douloureux, variables suivant les sujets, durent une demi-heure à quelques heures : la première miction doit être retardée; elle est d'ailleurs très douloureuse. Les instillations peuvent être faites tous les deux ou trois jours. Leur nombre varie dans des limites étendues : telle goutte rare, point trop invétérée, se tarit en huit ou dix séances; telle blennorrhée de vieille date résistera à vingt ou trente instillations. Thiéry [1] les divise en deux séries, de six instillations chacune : « La première comprend six instillations de nitrate d'argent au 50e; on commence par deux gouttes et on augmente graduellement la dose d'une goutte à chaque nouvelle instillation; l'amélioration est ordinairement nette vers la 4e ou 5e instillation. Après la 6e nous recommençons une série d'instillations avec la solution au 30e, en commençant par la dose de deux gouttes augmentées graduellement d'une goutte à chaque nouvelle instillation, jusqu'à la 12e inclusivement. »

L'endoscopie uréthrale a contribué à préciser la thérapeutique des écoulements chroniques : Désormaux avait déjà inauguré ce pansement topique de la muqueuse uréthrale; Grünfeld, Gschirkakl, Auspitz en ont étendu les indications et perfectionné la technique. L'outillage est ingénieusement adapté à cette thérapeutique locale : la tige porte-coton de Desormeaux, les « Tamponträger » de Grünfeld permettent de nettoyer le champ endocospique, de porter le liquide modificateur; ce dernier but est bien rempli par de très fins pinceaux caustiques « *Aetzpinsel* ». Le nitrate d'argent s'emploie à des titres variant de 1/5 à 1/20, suivant l'état de la muqueuse : après pinceautage de la lésion, un tamponnet ouaté enlève l'excès de liquide. Les solutions concentrées d'acétate de plomb, la teinture d'iode pure ou mélangée de glycérine sont très utilisées; Grünfeld recommande la solution suivante : iodure de potassium, 1; iode pur, 0 gr. 10; glycérine de 50 à 20. Un pulvérisateur, composé d'un tube en gomme fenêtré, peut servir à saupoudrer la région soit d'alun, soit de sucre de saturne, soit de tannin mitigé. Ambroise Paré n'avait-il pas déjà inventé une canule d'argent par laquelle il poussait dans l'urèthre, à l'aide d'une tige faisant piston, des poudres d'ocre, d'antimoine, de sabine : tant il est vrai que les vieux remèdes se rajeunissent! S'agit-il d'une plaque granuleuse, à végétations papillaires encore molles, le nitrate d'argent sera très indiqué, aux doses d'autant moins concentrées que la lésion sera plus jeune. La muqueuse est-elle épaissie et l'altération plus vieille, on peut recourir aux titres forts de 1 sur 10 ou 5. Le pinceautage aux solutions iodo-iodurées glycérinées convient surtout aux cas où la muqueuse est sèche et en voie de « xérose ». — Nous ne nions pas les bienfaits de cette action thérapeutique exactement dirigée; mais nous croyons que maintes fois l'olive, méthodiquement menée et interrogeant la sensibilité des points malades du canal, sera tout aussi clairvoyante, tout en restant mieux tolérée, que le tube endoscopique.

Chez certains sujets, vieux blennorrhéiques, votre olive trouvera un urèthre accidenté de points plus douloureux et plus serrés, ébauche de rétrécissements, en amont desquels la stagnation urinaire favorise la persistance inflammatoire.

[1] THIÉRY, *Essai de traitement méthodique de la blennorrhagie régulière chez l'homme. Annales des maladies des organes génito-urinaires*, juin 1891.

Combinez aux instillations la dilatation aux Béniqué, selon le programme suivant qui nous a si souvent réussi : une séance de Béniqué ; le lendemain, instillation ; le surlendemain, repos. Il y a là, en effet, une sorte d'état scléreux du canal, compatible avec l'émission régulière des urines, qui bénéficie très nettement du passage des bougies. La constatation est vieille : sans remonter au delà du siècle dernier, Swediaur, Hunter et Bell l'avaient établi ; Béniqué affirmait, en 1844, guérir l'écoulement chronique par la dilatation ; Alphonse Guérin, Rollet, Voillemier, Désormeaux et Thompson connaissaient ces heureux effets du calibrage uréthral, avant qu'Otis eût inventé sa doctrine des « rétrécissements larges ». L'action des Béniqué est multiple : parfois, ils éveillent dans le canal une légère inflammation substitutive ; peut-être doit-on admettre avec Guérin que la « compression produite sur les glandules uréthrales entre en ligne de compte dans le résultat final » ; il est plus probable que la dilatation agit en recalibrant régulièrement le canal, en assouplissant la paroi, en favorisant, par une sorte de massage, la résorption de l'infiltrat embryonnaire.

CHAPITRE VI

RÉTRÉCISSEMENTS DE L'URÈTHRE

La légende de l'obstruction uréthrale par des « caroncules » ou des « carnosités » a vécu jusqu'au XVIIIe siècle : des chairs exubérantes végétant sur le col vésical, des « excroissances ès parties honteuses » étaient accusées de produire la rétention urinaire. C'était une « carnosité » occupant l'urèthre d'Henri IV de France, que Loyseau de Bergerac crut guérir « avec l'aide de Dieu » et grâce à un emplâtre composé de sabine. Des protestations cependant, appuyées sur des nécropsies, s'étaient élevées contre cette hypothèse transmise et admise par tradition. Une des premières en date fut celle de J. Girault qui, dans une note au VIe livre de Paul d'Égine, « priait les chirurgiens de ne pas croire de léger aux carnosités ». Dionis, Bénevoli, Morgagni, cherchent vainement, sur le cadavre, les caroncules incriminées. « Un homme, nous conte J.-L. Petit, mourut de la rétention d'urine pour s'être fié à un charlatan qui l'avait traité pendant six mois avec des tisanes diurétiques et des bougies, lui ayant fait croire qu'il avait des carnosités : j'ouvris entièrement l'urèthre, dans lequel je ne remarquai aucune carnosité, ni apparence qu'il y en eût ; ce qui me confirme dans l'opinion où je suis, que ces marchands de bougie font un cruel abus de la crédulité du peuple. » La chose était de plus en plus contestée ; et le mot tendait à disparaître : on parlait désormais de « callosités », de rétrécissements ; dès 1690, le fameux lithotomiste François Colot avait incisé par le périnée un « étranglement calleux » occupant l'urèthre de M. Boileau, greffier au Parlement de Paris ; c'était dans les parois mêmes du canal que La Faye et François Le Dran, hardis initiateurs de l'uréthrotomie externe, plaçaient l'obstacle au cours urinaire.

Les examens uréthroscopiques contemporains ont quelquefois révélé l'existence de polypes, de « granulations » uréthrales; quelques observations anatomo-pathologiques ont signalé la présence, au niveau et surtout en amont du point sténosé, de végétations bourgeonnantes, altérations secondaires et accessoires : c'est tout ce que peut réclamer la vieille doctrine des carnosités. Encore s'agit-il là de lésions rétrécissantes, et non de rétrécissements vrais. Les sténoses congénitales, les accidents dus à l'inflammation aiguë, les tumeurs de voisinage qui effacent par compression la lumière du canal, doivent aussi être exclus de ce groupe. Par rétrécissement de l'urèthre, nous entendons la diminution permanente de son calibre, tenant à la production intra-pariétale d'un tissu de sclérose ou de cicatrice.

Étiologie et pathogénie. — Blennorrhagie et rupture accidentelle, voilà, en effet, les deux facteurs des rétrécissements uréthraux qui, partant, peuvent être de deux ordres : *inflammatoires* ou *traumatiques*. Et le processus diffère dans l'un et l'autre cas : dans le premier, c'est un travail de phlegmasie chronique, aboutissant à une lente sclérose, qui resserre le canal; il s'agit, dans le second, d'une cicatrice, rapidement organisée, et qui a du tissu inodulaire les fâcheuses propriétés, à savoir les tendances rétractiles et la coarctation progressive. Entre ces deux espèces, se place une variété intermédiaire : les rétrécissements « scléro-cicatriciels »; ce sont des cicatricules disséminées sur la muqueuse et dont le maximum de fréquence occupe la moitié antérieure de l'urèthre pénien.

1° *Rétrécissements traumatiques.* — Sur l'étiologie et la pathogénie des rétrécissements traumatiques, nous serons bref : elle est tout entière contenue dans l'histoire des ruptures uréthrales; les éraillures muqueuses, les fractures trabéculaires du corps spongieux peuvent, chez un sujet au canal vierge de toute blennorrhagie, succéder à un traumatisme du pénis : faux pas du coït, manipulations violentes pendant l'érection. La première cause est indéniable, la seconde, parfois discutée, nous paraît tout aussi admissible. Lallemand avait déjà incriminé la masturbation, Gross (¹) vient de fournir à cet égard une récente preuve statistique; chez 331 sujets adonnés à l'onanisme, il a trouvé 291 fois des rétrécissements occupant le plus souvent le voisinage du méat; Gross formule avec exagération que la sténose survient, en dehors de toute gonorrhée, chez 90 pour 100 environ des sujets qui se masturbent.

La région perinéo-bulbaire, siège d'élection des coarctations traumatiques, est surtout atteinte dans les chutes à califourchon ou dans les chocs sur le périnée; le tronçon membraneux est parfois rompu, mais il est particulièrement menacé par les fractures du bassin. Le rétrécissement traumatique est habituellement unique, à moins qu'il ne se complique de rétrécissement blennorrhagique; et ce caractère le distingue. L'étendue de la cicatrice obstruante se mesure au degré du traumatisme : aux ruptures interstitielles succède une demi-virole « frettant » la paroi inférieure; plus tard, l'anneau cicatriciel se

(¹) GROSS, *The connection between masturbation and stricture of the urethra. Med. News*, 29 septembre 1888

complète, mais c'est toujours en bas que l'épaisseur et la dureté inodulaires seront plus accentuées. — Soit le cas de déchirure complète, ou ne respectant qu'un pont étroit de la paroi supérieure : dans les jours qui suivent, le foyer intermédiaire aux deux bouts est devenu le siège d'une inflammation réparatrice ; il bourgeonne et va se combler par la formation d'un tissu d'inodule. Tout dépendra désormais de la direction imprimée à ce travail de cicatrice : si un traitement opportun est intervenu, le processus de réparation, maintenu et modelé par la sonde à demeure, va substituer à la brèche du canal un tronçon nouveau ; c'est la « tunnellisation » progressive du foyer uréthral. Ce « raccord » du canal une fois constitué, le cathétérisme méthodique est venu en assurer la stabilité et maintenir la perméabilité des bouts afférents.

Voici au contraire un cas où la restauration uréthrale primitive a été négligée ou mal conduite : l'irrégularité de la cicatrice se subordonne à l'intensité des dégats traumatiques, à la gravité des complications inflammatoires ; selon que la rupture est partielle ou totale, elle formera une bride ou une bande circonférentielle ; par malheur, la production inodulaire a toujours tendance à devenir exubérante et à créer, l'irritation urinaire aidant, des masses calleuses hors de proportion avec l'accident primitif. La rupture a-t-elle été totale, à bouts distants et mâchés, la cicatrisation risque fort d'aboutir à la formation d'une virole inodulaire massive, percée d'un conduit irrégulier, anfractueux, carrefour de poches et de fistules urineuses voisines. La rapidité d'évolution, l'inextensibilité propre aux tissus de cicatrice et, partant, la résistance à la dilatation ; la complication fréquente par des abcès urineux, par des fistules rebelles, par des lésions ascendantes de l'appareil urinaire supérieur : voilà des caractères cliniques à mettre dès maintenant en exergue ; ils résultent des circonstances productrices ou des propriétés anatomiques du rétrécissement traumatique, et sont les facteurs de sa gravité.

2° *Rétrécissements scléro-cicatriciels.* — Un blennorrhagien a subi un de ces menus traumas, souvent inaperçus du malade, et qu'une enquête étiologique ne doit jamais négliger : une érection vive, un coït inopportun en pleine chaudepisse cordée, le redressement du gland pour faciliter l'introduction de la seringue, la compression de l'avant-canal destiné à « traire » la goutte révélatrice, la vieille coutume de la rupture de la corde, telles sont les conditions habituelles de ces traumatismes de l'urèthre pénien ; de là, des éraillures de la muqueuse, des éclatements trabéculaires du corps spongieux. Le canal a saigné ; le plus souvent quelques gouttes à peine ont paru au méat ; le malade a éprouvé une douleur vive mais passagère : voilà des commémoratifs à rechercher. Au niveau de ces déchirures vont s'organiser des cicatrices, des îlots d'inodule denses, où le processus cicatriciel se combine au travail de sclérose inflammatoire : « ce sont les rétrécissements « scléro-cicatriciels » qui montrent bien, par leurs caractères cliniques, leur « hybridité » étiologique ; ils sont, de par leur élément inodulaire, d'évolution rapide et résistent à la dilatation.

Deuxième variété de rétrécissement cicatriciel, d'origine blennorrhagique. Sans intervention d'aucun traumatisme, l'uréthrite aiguë provoque parfois, comme l'a indiqué Voillemier, de petites ulcérations occupant les orifices et la cavité des foramina situés dans le sillon médian et dorsal de la verge, à quelques centimètres à peine du méat. « Si elles viennent à dépasser la muqueuse et à intéresser le tissu cellulaire sous-muqueux, voici ce qui arrive : dans le point où ce dernier a été détruit, il s'établit une petite cicatrice assez régulière, légèrement froncée, ayant 1 ou 2 millimètres de diamètre; en se rétractant, elle attire la muqueuse voisine; celle-ci se fronce à la manière d'une étoffe; mais, tandis qu'elle cède facilement dans le sens de la longueur de l'urèthre, elle est tiraillée en travers, et forme plusieurs plis radiés, qui aboutissent à la cicatrice comme vers un centre ». Ces plissements transversaux de la muqueuse, distendus par l'ondée urinaire, tendent à se développer en valvules, mais n'apportent généralement qu'un médiocre obstacle à la miction, dont le jet les couche en avant. Ils occupent les premiers centimètres du canal après le méat.

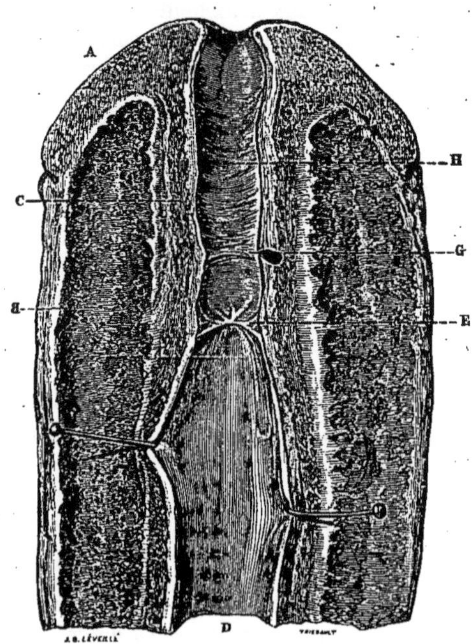

Fig. 126. — Brides scléro-cicatricielles au niveau de l'urèthre antérieur. (Voillemier.)

Les chancres simples peuvent laisser des cicatrices occupant le méat et la fosse naviculaire, ne dépassant qu'exceptionnellement les 3 premiers centimètres; l'ulcération chancrelleuse, irritée par l'urine, atteint en général, suivant Tédenat, une assez grande épaisseur et donne lieu à une cicatrice épaisse, irrégulière et très rétractile, souvent disposée en forme de virole. Le chancre syphilitique creuse moins profondément; les rétrécissements qui lui succèdent ne dépassent point la fosse naviculaire, et produisent rarement une coarctation bien étroite. Tout dépend d'ailleurs de la portion de circonférence de canal qui a été détruite; mais ici il faut, ainsi que Voillemier en fait la distinction, discerner un élément temporaire, capable de rétrocéder sous le traitement spécifique, l'induration syphilomateuse, et un élément fixe, la cicatrice. Quand on divise l'urèthre dans sa longueur, la cicatrice se présente, nous dit Voillemier, sous la forme d'un petit triangle dont le sommet est saillant dans le canal et dont la base se confond avec le tissu spongieux. — « J'ai observé trois fois, nous décrit Téde-

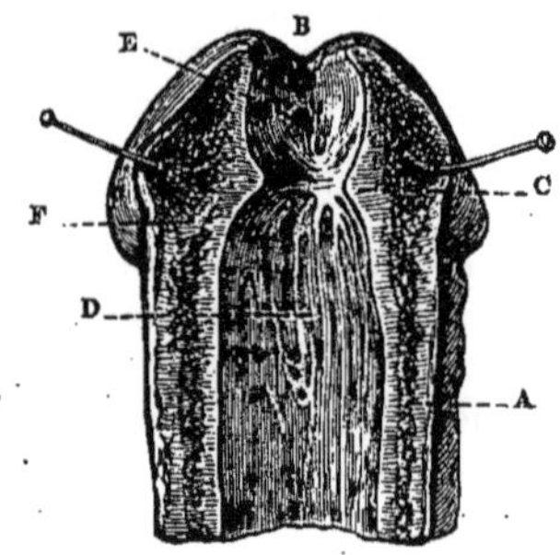

Fig. 127. — Rétrécissement cicatriciel ayant succédé à un chancre.

nat; chez un diabétique jusqu'alors indemne de toute blennorrhagie, des rétrécissements cicatriciels très étroits du méat et de la fosse naviculaire. Chez les glycosuriques, il n'est pas rare de rencontrer des ulcérations sur le gland et sur le prépuce; le phimosis et l'atrésie congénitale du méat favorisent l'action irritante de l'urine en prolongeant son contact avec la partie malade. Aussi parfois, observe-t-on alors des ulcères indurés ne manquant pas d'analogie avec l'*ulcus elevatum* syphilitique. Tout autour, la muqueuse est épaissie, dure, et souvent, sans qu'il y ait eu d'ulcération préalable, l'orifice du prépuce et le méat sont rétrécis par l'inflammation scléreuse. »

3° *Rétrécissements inflammatoires.* — Voici maintenant la classe dominante des rétrécissements inflammatoires. Un urèthre a eu un passé accidenté : les inoculations blennorrhagiques se sont parfois entées l'une sur l'autre ou, plus exactement, le canal ne s'est point totalement asséché entre chaque rechute; l'écoulement assoupi reparaissait à l'occasion d'un écart de régime ou d'un excès de coït. Le canal remplit les conditions requises pour réaliser un rétrécissement inflammatoire. Sans doute, l'échéance n'est point fatale. Des malades ont pu couler pendant de longues années sans voir se réduire le calibre de leur canal : en tout cas, l'échéance, si prochaine après un traumatisme, est ici habituellement retardée. Il est exceptionnel qu'un urèthre blennorrhagique se rétrécisse dans le cours de la première et même de la seconde année; tout au plus a-t-il le temps de présenter des modifications dans la souplesse de ses parois et dans l'intégrité de sa muqueuse; le calibre n'est pas atteint. Guyon, colligeant 142 cas, a pu préciser l'apparition du rétrécissement à dater de la première blennorrhagie. Nous traduisons ces résultats en graphique :

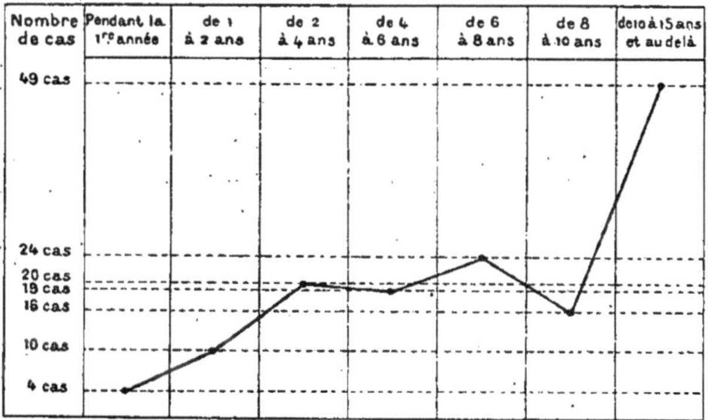

Voilà donc un point acquis : il faut que le canal ait été travaillé par une inflammation de vieille date. Quand une blennorrhagie jeune crée un rétrécissement vrai, c'est que le processus phlegmasique n'est pas resté pur et qu'un traumatisme uréthral est entré en cause. Reste maintenant à préciser les conditions auxiliaires capables d'accélérer la formation scléreuse; il est logique d'ncriminer la permanence d'une suppuration copieuse dans le canal; les déchéances trophiques propices aux cirrhoses, comme la vieillesse ou la sénilité vasculaire des artério-scléreux, les irritations du canal. Nous touchons ici à un point souvent débattu : les injections, les applications caustiques sont-elles capables de provoquer un rétrécissement? C'est surtout au nitrate d'argent que cette accusation s'adresse. Assurément, sous la forme de caustique solide, à dose massive, porté à l'instar de Lallemand sur la région enflammée, il peut « endommager » la muqueuse et préparer une lésion cicatricielle; mais on ne peut faire ce reproche à nos instillations argentiques, correctes et scrupuleusement dosées. La « pérennité » de l'inflammation fait le rétrécissement et non la thérapeutique énergiquement menée.

Valette (de Lyon), en 1875, attirait l'attention des élèves qui fréquentaient sa clinique sur les conséquences de l'étroitesse du méat et sur certaines formes qu'il appelait « méats à rétrécissements ». Il y a là une observation clinique judicieuse et un mot heureux. Un méat étroit peut favoriser de diverses façons la production de sténoses uréthrales. Voici un cas qui nous est communiqué par Tédenat : « Un homme, porteur d'une atrésie congénitale du méat, contracte deux chaudepisses à deux ans de distance ; trois ans plus tard, il éprouve de fréquents besoins d'uriner ; il pisse quinze à vingt fois dans la journée, trois à cinq fois dans la nuit. Un médecin conseille et pratique, dans l'espace de deux ans, une dizaine de cautérisations avec la pierre infernale enfoncée à 2 ou 3 centimètres dans le canal ; la miction devient lente, à jet mince ; les lombes sont endolories, le malade digère mal, le teint est pâle et terreux. Le méat n'admet que le n° 10 de la filière Charrière. En explorant l'urèthre, on sent une induration qui a la forme d'un cône commençant au méat et finissant par son sommet, à 5 ou 6 centimètres en arrière ; la bougie n° 10 de Guyon est arrêtée à la fin de la région spongieuse et surtout au niveau du cône cicatriciel antérieur ; le rétrécissement profond laisse passer le n° 7 de Charrière. Le manchon inodulaire antérieur est incisé au bistouri sur toute la longueur de la paroi supérieure ; le tissu est de consistance ligneuse et résiste au couteau ; incision du méat en bas sur une longueur de 8 à 9 millimètres. » — Nous avons eu l'occasion de rencontrer deux exemples analogues : un malade, porteur d'un méat congénitalement étroit, reçoit le conseil, ou prend l'habitude de le dilater avec un outillage imparfait et irritant; nous montrions naguère aux élèves de la clinique les cônes de bois mal taillés avec lesquels un homme de la campagne se « mandrinait » les premières extrémités de l'urèthre ; cette irritation locale aboutit à un travail d'inflammation et de sclérose, qui parfois frette l'avant-canal d'une virole indurée ; chez un jeune homme de quatorze ans, que nous venons de soigner avec Tédenat, il a fallu exciser tout autour de l'entrée uréthrale une tranche prismatique de tissu sclérosé. On comprend enfin que l'atrésie du méat puisse favoriser la formation des rétrécissements profonds ; n'est-elle pas, pour la chaudepisse, un facteur de durée et d'aggravation? Or, toutes causes qui prolongent la phlegmasie du canal menacent son calibre.

Anatomie pathologique. — Les cicatrices du rétrécissement traumatique ne sont guère intéressantes au point de vue anatomo-pathologique : c'est du tissu inodulaire typique, dont l'épaisseur, la forme, l'étendue, l'irrégularité dépendent, ainsi que nous l'avons vu plus haut, des dégâts primitifs du traumatisme uréthral et des complications secondaires qui l'ont aggravé. Il est habituellement unique, a son siège d'élection dans la région périnéo-bulbaire, et s'est rapidement développé; ce peut être une simple bride « en croissant », occupant le plancher du canal, comprenant parfois les deux tiers du pourtour uréthral, formant plus rarement un anneau cicatriciel complet, ou bien un nodus épais où viennent s'aboucher les deux bouts irréguliers et excentrés. Dans

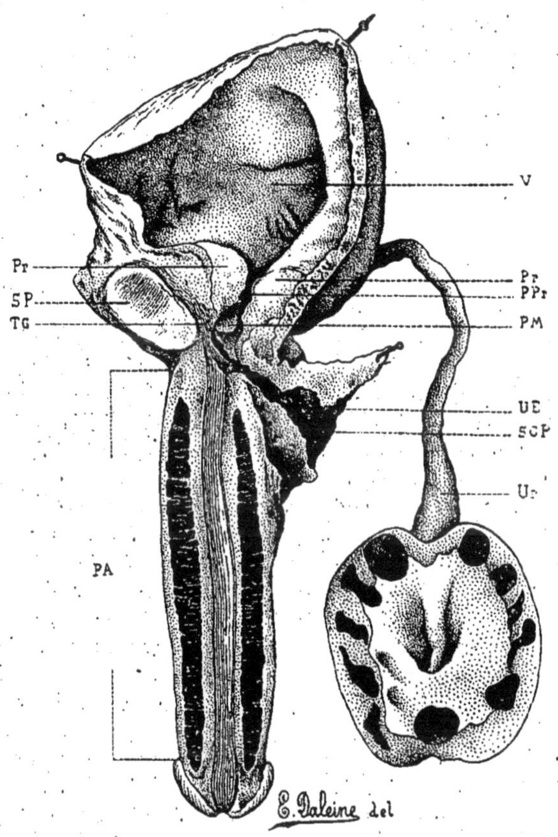

FIG. 128. - Rétrécissement traumatique de la portion membraneuse par fracture du bassin.

V, vessie dilatée à parois épaissies. — TC, tissu cicatriciel attirant le canal vers la symphyse. — PM, portion membraneuse sectionnée et séparée de la portion antérieure du canal par un cloaque. — UE, fistule résultant de l'uréthrotomie externe. — Uretères très dilatés; les calices ont refoulé la substance rénale et forment de grandes ampoules. (Guyon et Bazy.)

quelques cas exceptionnellement graves, l'oblitération uréthrale peut être complète. Ladroitte en a recueilli dans sa thèse 19 observations, et Terrillon en a figuré un bel exemple. Les altérations des tissus périphériques sont en général considérables : des fistules multiples, d'épaisses callosités indurant le périnée compliquent ces lésions; cette cicatrice, souvent difforme, devient un foyer de phlegmasie chronique qui progresse à la manière des rétrécissements inflammatoires; parfois même, dans ces masses calleuses, mal nourries et traversées de trajets, s'allument, comme l'a bien décrit Dittel, des inflammations vives aboutissant à la suppuration.

Les cicatricules des rétrécissements scléro-cicatriciels se montrent sous la forme d'îlots, de menues bandes scléreuses, variables, ainsi que nous l'avons décrit, suivant la perte de substance productrice; elles ont pour domicile à peu près fixe la portion antérieure de l'urèthre pénien.

Le rétrécissement blennorrhagique est généralement multiple. Martin (de Genève) a consigné dans la traduction des œuvres de Sir Henry Thompson, le résultat de l'examen de 168 cas observés dans le service du professeur Guyon : 137 fois il s'agissait de strictures multiples. Chez le rétréci blennorrhagique, la fosse naviculaire, le tiers antérieur du pénis, l'angle pré-pubien, le tronçon scrotal et la région bulbaire sont les localisations habituelles de la sténose. C'est moins aux nécropsies qu'aux explorations de l'urèthre vivant qu'il faut demander cette constatation anatomo-pathologique. Voici, par exemple, ces menues bandelettes, ces rides et brides en légère saillie, ces plissements valvulaires de la muqueuse sur lesquels l'olive exploratrice « ressaute » au niveau de la portion antérieure de l'urèthre pénien : si vous ouvrez le canal dans sa longueur, comme on le fait pour les autopsies habituelles, vous risquez de ne plus le retrouver. Voillemier avait attiré l'attention sur cette erreur possible.

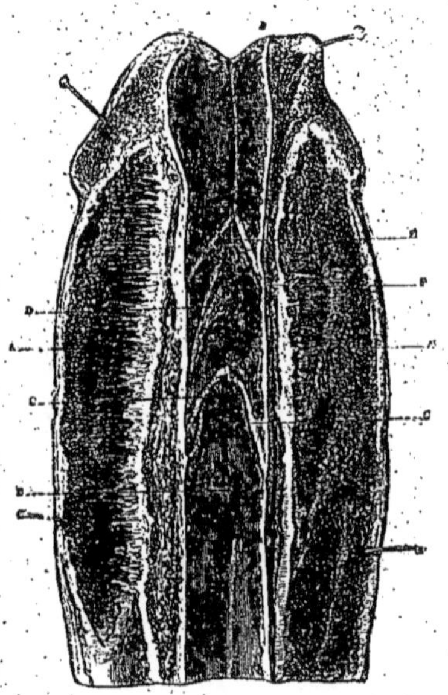
Fig. 129. — Rétrécissement inflammatoire à son degré le plus léger. (Voillemier.)

Lallemand assure avoir rencontré 7 rétrécissements successifs dans un canal; Leroy en a compté 11; mais, à vrai dire, il s'agit alors, suivant le mot de Voillemier, d'urèthres rétrécis plutôt que de rétrécissements multiples; nous avons tous rencontré quelques exemples de ces tubes uréthraux indurés en presque totalité. Mais la région la plus atteinte et la plus rétrécie est ordinairement la portion bulbaire; n'est-ce point à ce niveau que la blennorrhagie chronique se réfugie? D'une façon générale, on peut formuler avec Guyon que : « la filière uréthrale des blennorrhagiques se rétrécit de plus en plus à mesure qu'on se rapproche de la portion périnéo-bulbaire ». Le canal, par exemple, a pu admettre dans sa portion pénienne, une olive 15 à 18; la traversée scrotale ne se sera faite qu'avec une boule nº 8 ou nº 6 qui sera arrêtée au niveau du bulbe. Si vous rencontrez dès l'urèthre pénien une ou plusieurs strictures étroites, considérez qu'il s'agit le plus souvent de rétrécissements scléro-cicatriciels par menus traumatismes de l'urèthre.

La longueur des rétrécissements n'a rien de fixe. Comme l'observe Voillemier, « les traces d'une inflammation chronique et les bords même d'une cicatrice ne s'arrêtent pas brusquement; bien souvent il nous est arrivé, avec la pièce pathologique sous les yeux et le scalpel à la main, de ne pouvoir déterminer exactement les limites d'un rétrécissement ». L'explorateur à boule, au toucher délicat, nous permet, dans une suffisante mesure, d'apprécier la longueur du détroit uréthral; s'il ne rencontre généralement dans l'avant-canal que des brides vite franchies, il trouve, le plus souvent, dans la région périnéo-bulbaire, des défilés assez longs, qui peuvent atteindre jusqu'à 2 et 3 centimètres, où l'olive s'engage en « râpant ». Le seul des orifices dont la connaissance nous importe est l'antérieur; si quelquefois il reste dans l'axe du canal, trop fréquemment il devient excentrique : de là, pour les bougies, des difficultés de passage. — Le degré d'un rétrécissement varie à l'extrême, suivant son âge; les sténoses blennorrhagiques marchent lentement, mais marchent vers une coarctation progressive. Si loin toutefois que soit portée cette rétraction incessante, il est exceptionnel qu'elle oblitère l'urèthre : « comme dans ces tiges de verre creuses qu'on étire à la lampe, il restera toujours, nous dit Voillemier, un passage capillaire ». Que si des fistules ouvrent à l'urine une voie suffisante en amont du rétrécissement, le canal pourra se fermer totalement. Brodie en a cité des exemples et Voillemier en a figuré un cas remarquable.

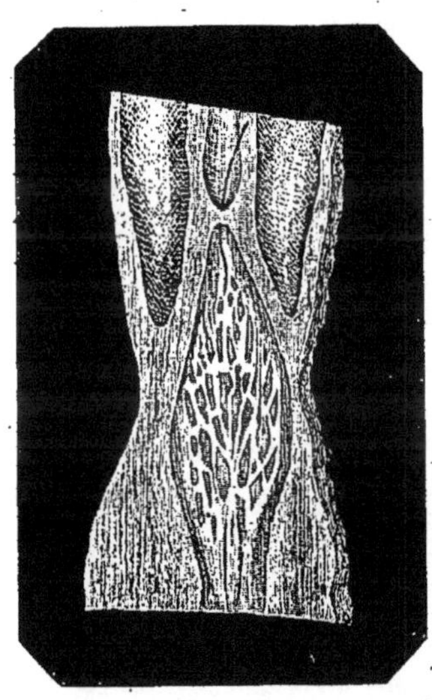
Fig. 130. — Aspect réticulé de l'urèthre en amont d'un rétrécissement. (D'après Thompson.)

L'examen macroscopique montre, surtout pour les sténoses bulbaires vieilles, l'urèthre dilaté en amont du rétrécissement, et reprenant en aval son calibre, si bien que la figure représente deux cônes dont les sommets se confondent ou sont réunis par un goulot de quelques millimètres. Le cône rétro-strictural élargi forme souvent une vraie poche urineuse dont la paroi peut offrir un aspect réticulé dû à la distension lacunaire. La néoformation fibreuse engaine généralement le canal : c'est un anneau plus ou moins complet, de structure dense, blanc jaunâtre vers la lumière centrale, rougi de petits îlots hémorrhagiques à la périphérie; suivant la vieillesse de la lésion, on voit ce processus de sclérose extensive gagner les tissus péri-uréthraux, les corps caverneux, les tissus périnéaux.

Quel est le point de départ de cette formation fibreuse, caractéristique du rétrécissement blennorrhagique, du moins en son type inflammatoire pur? A. Guérin en avait localisé le siège dans le corps spongieux de l'urèthre ; il se produit, suivant lui, pendant la période aiguë de l'uréthrite, une véritable phlébite localisée aux aréoles spongieuses les plus voisines du canal. Guérin avait vu le bulbe rempli de sang et les mailles caverneuses contenant de la fibrine décolorée semblable au caillot qu'on trouve dans les veines enflammées. L'évolution ultérieure de cette lésion, la rétraction et l'épaississement trabéculaires devenaient l'origine du tissu induré qui constitue le rétrécissement ; celui-ci ne serait jamais produit par une lésion limitée à la muqueuse. Les recherches de Guérin ont eu un mérite : elles ont établi la part considérable que prend le corps spongieux à la production du tissu fibreux de rétrécissement, mais elles ont eu le tort d'exclure de cette lésion la muqueuse, siège initial, d'où rayonne la phlegmasie chronique, envahissant graduellement les couches sous-muqueuses et le corps spongieux, et aboutissant,

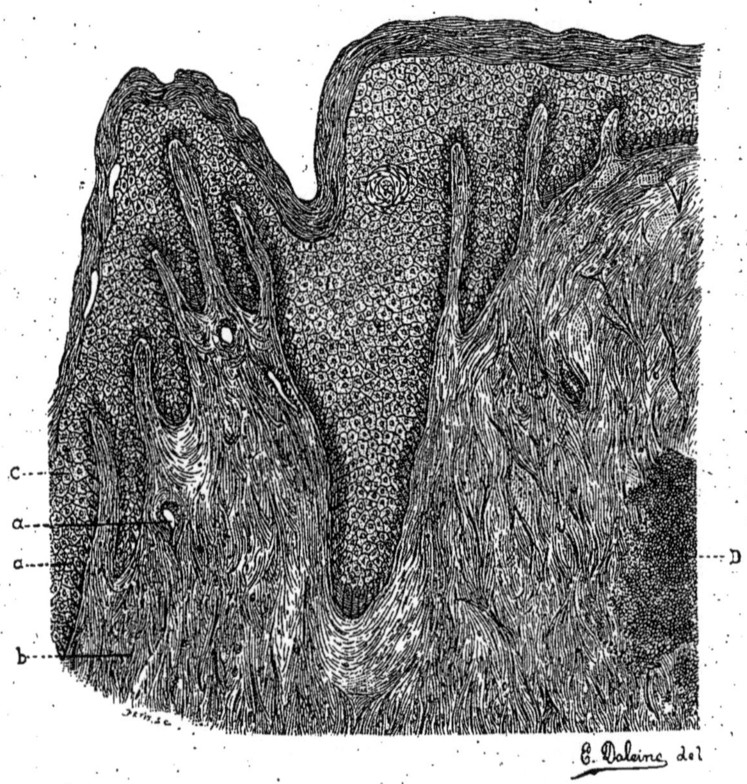

FIG. 151. — Coupe transversale d'un rétrécissement calleux. (Dittel.)

a, strates épithéliales. — *b*, néoformation conjonctive. — *c*, coupe d'un vaisseau. — *d*, infiltration cellulaire.

comme terme anatomique, à la production d'un tissu fibreux dur et inextensible, qui remplace, sur une étendue et sur une épaisseur variables, la paroi normale de l'urèthre. Déjà Voillemier avait établi, à l'encontre de Lallemand, qui se refusait à admettre les « endurcissements des muqueuses », la participation de celle de l'urèthre au travail inflammatoire. Des travaux histologiques considérables ont fixé définitivement ce point : la lésion part de la muqueuse, de son épithélium, et, de là, suit une propagation centrifuge.

Les altérations épithéliales, lésion initiale, avaient été vues par Brissaud et Segond (¹), qui notent, sur la muqueuse, « des foyers nodulaires de prolifération épidermique, formant à l'intérieur de la lumière uréthrale, des petites saillies papilliformes ». Dittel avait décrit et bien figuré la prolifération des cellules épithéliales en couches denses, « produisant des taches épaisses d'un blanc mat, taches rigides et comme parcheminées, disposées en stries ou en îlots ». Deux planches représentent nettement un épithélium stratifié, à couches superficielles formées de cellules plates. Vajda et Neelsen, dont nous avons indiqué les travaux à propos de l'uréthrite chronique, ont fourni ensuite des données plus précises sur ces lésions épithéliales ; Baraban les a étudiées dans le canal d'un supplicié atteint d'uréthrite chronique, et dans celui d'un rétréci mort trois jours après l'uréthrotomie interne ; tout récemment Hallé et Wassermann ont écrit un bon mémoire, appuyé sur trois examens, qui réalise le contrôle et la synthèse claire des travaux antérieurs. Nous avons pu, grâce à l'obligeance de M. Jaboulay, qui nous a communiqué des coupes de rétrécissement uréthral, vérifier l'exactitude de leur description.

Les lésions épithéliales se présentent à des degrés divers d'intensité et d'étendue. Elles peuvent, suivant l'ancienneté de l'affection, s'étendre à toute la longueur de l'urèthre pénien, s'observer par suite sur les points non rétrécis ; au début, elles se localisent aux régions les plus atteintes, aux points faibles du canal blennorrhagique, surtout au bulbe, et se répartissent alors en îlots disséminés. « Leur présence dans l'uréthrite chronique, avant l'apparition du rétrécissement, nous disent Hallé et Wassermann, leur extension aux points non rétrécis de l'urèthre, indiquent assez leur signification ; c'est une lésion d'uréthrite chronique ». C'est une modification du type épithélial. De cylindrique stratifié, l'épithélium est devenu pavimenteux stratifié. A un degré peu avancé, il s'agit d'un simple aplatissement des cellules superficielles. Plus ordinairement, la transformation pavimenteuse est complète ; elle peut être très nette sans qu'il y ait cornification superficielle.

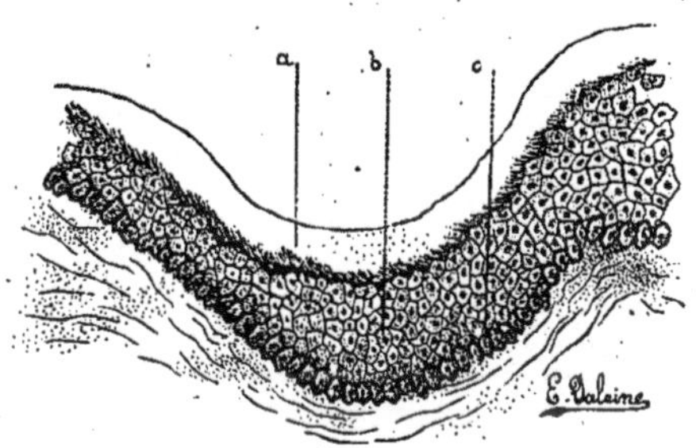

FIG. 152. — Paroi supérieure de l'urèthre en avant du rétrécissement.

a, couche cornée homogène. — *b*, couche moyenne de cellules polygonales — *c*, couche profonde de cellules cubiques.

Quand cette lésion existe, elle peut se présenter, nous disent Hallé et Wassermann, sous deux aspects différents : il s'agit parfois d'une kératinisation anormale ; à des couches rares de cellules profondes succède presque sans transition une couche superficielle épaisse formée de cellules fusionnées où les contours et les noyaux ont disparu. La seconde forme se rapproche du type épidermique vrai ; on peut voir

(¹) BRISSAUD et SEGOND, — VAJDA, — NEELSEN, — BARABAN, — HALLÉ et WASSERMANN. Bibliographie déjà citée à propos de l'*Uréthrite chronique*.

— et nous l'avons contrôlé — une première rangée de cellules cylindriques recouvertes d'éléments polyédriques, dentelés, disposés sur plusieurs couches, au-dessus desquelles se trouvent tantôt des cellules aplaties avec noyau distinct, tantôt une véritable couche cornée avec plaques épithéliales à contours mal dessinés, sans noyaux; couche transparente qui se colore en jaune par l'acide picrique, comme la couche cornée de l'épiderme. On peut même constater, au-dessous de ce stratum cornéen, une véritable couche granuleuse paraissant contenir de l'éléidine et prenant vivement le carmin. Il semble donc qu'on ait affaire à un processus de kératinisation régulier. La lésion se présente d'ailleurs sous forme de petits îlots disséminés à la surface. Les deux types de transformation épithéliale peuvent se montrer d'une façon alternante sur une même préparation.

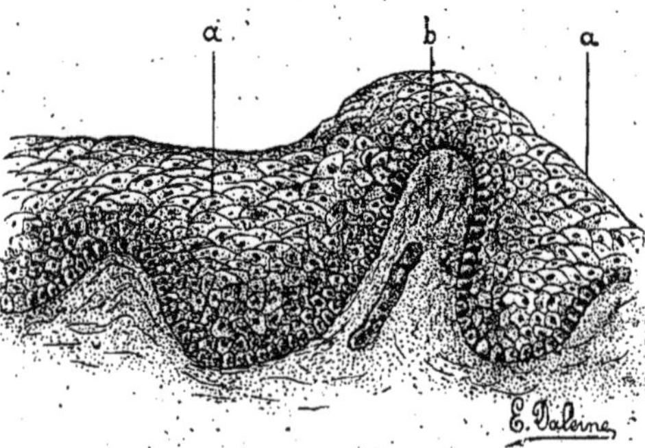

Fig. 133. — Paroi inférieure de l'urèthre en avant du rétrécissement.

a,a, îlots d'épithélium pavimenteux stratifié, avec tuméfaction claire des cellules. — *b*, papille vasculaire.

Hallé et Wassermann ont signalé en outre « des îlots d'hypertrophie épithéliale singulière », où les cellules volumineuses, claires, sont comme gonflées, jusque dans les couches les plus superficielles. Les mêmes auteurs ont également observé, après Baraban, des espaces remplis de granulations pigmentaires entre les cellules de la couche profonde de l'épithélium, dont les cellules peuvent aussi contenir une grande quantité de pigment. Le développement de la couche cornée ne se produirait, en aucun cas, sur l'épithélium altéré de l'urèthre postérieur, fait que MM. Hallé et Wassermann mettent en rapport avec l'origine embryologique différente des deux parties de l'urèthre. Contrairement à l'opinion trop exclusive de Neelsen, la lésion épithéliale ne marche pas forcément de pair avec celle du derme sous-jacent; à une lésion épidermique fort étendue peut correspondre un derme peu ou point modifié. Dans les rétrécissements blennorrhagiques, en effet, l'agent morbide, le gonocoque porte sa première

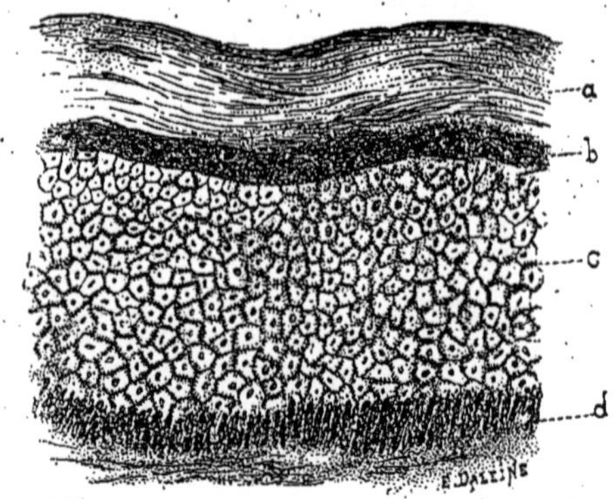

Fig. 134. — Épithélium de la région bulbaire de l'urèthre, au point rétréci. — Epithélium pavimenteux stratifié à couche cornée typique.

a, couche cornée. — *b*, couche granuleuse. — *c*, couche à cellules dentelées. — *d*, couche basale.

atteinte sur l'épithélium qui seul peut être lésé; mais le plus souvent le chorion l'est aussi.

La lésion dermique consiste essentiellement dans une sclérose qui peut comprendre tout le cercle périuréthral ou bien être limitée à un de ses segments, particulièrement à la paroi inférieure. A l'examen microscopique, la limite du derme et de l'épiderme est marquée par une ligne présentant de petites saillies papillaires qui ondulent la ligne basale de l'épithélium et même, dans certains cas, des végétations intra-uréthrales. C'est sur ces saillies que la transformation épithéliale se trouve le plus acccentuée. Le plus souvent nivelées par l'épithélium, elles ne font pas relief à la surface de la muqueuse. Sur certains points, il s'agit de véritables végétations simples ou ramifiées, faisant saillie dans la lumière du canal et s'observant particulièrement en arrière du rétrécissement. Ces formations papillaires semblent naître de préférence sur les points où le derme muqueux est le siège d'une abondante infiltration cellulaire, c'est-à-dire dans les points où l'inflammation a été le plus intense. A leur base on constate habituellement la coupe de vaisseaux capillaires. Dans un cas relaté par Hallé et Wassermann, la muqueuse était ulcérée dans la partie qui succédait au point rétréci, sur une assez grande étendue de la circonférence du canal; l'épithélium avait disparu et le chorion n'était plus qu'un tissu de granulations : amas de petites cellules rondes avec des capillaires néoformés abondants. Ces lésions inflammatoires, sont constantes en arrière du rétrécissement même lorsqu'elles n'aboutissent pas à l'ulcération.

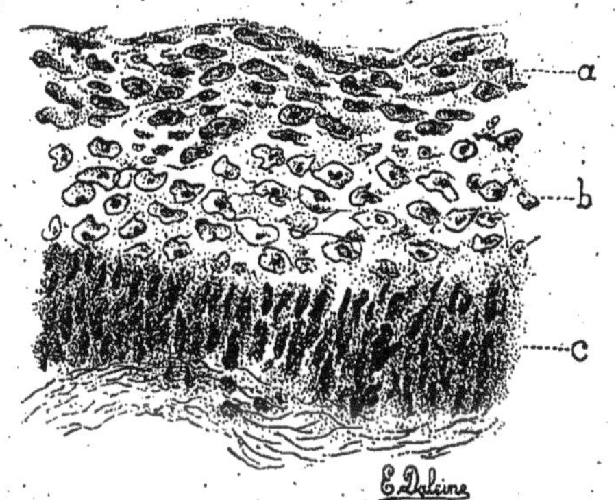

Fig. 135. — Épithélium de la région bulbaire de l'urèthre dilaté en arrière du rétrécissement. — Epithélium pavimenteux stratifié sans couche cornée.

a, couche superficielle de cellules plates. — *b*, couche moyenne de cellules polygonales. — *c*, couche basale.

En résumé, le chorion muqueux est le siège de lésions inflammatoires caractérisées par une diapédèse plus ou moins abondante. C'est ainsi qu'on trouve, à la base des saillies papilliformes ou dans l'épaisseur de la trame connective du derme, des vaisseaux entourés par un manchon de cellules migratrices. Cette infiltration leucocytique, surtout abondante à la surface, s'accompagne bientôt d'une transformation scléreuse du derme plus prononcée au niveau du point rétréci. Le chorion qui, à l'état normal, est mince, formé de tissu conjonctif lâche, presque réticulé, et se continue avec les trabécules du corps spongieux dont les aréoles arrivent ainsi très près de la cavité uréthrale, est transformé en un tissu pauvre en vaisseaux, formé de couches fibreuses denses stratifiées, séparées par des lits de cellules migratrices fortement colorées par le carmin, tandis que les faisceaux conjonctifs sont colorés en rose par ce réactif. Dans un stade plus avancé, on ne trouve plus entre les strates fibreuses que des cellules connectives. Sur certains points, les fibres élastiques sont partout mélangées au tissu spongieux, mais ne forment nulle part de couche distincte. Les glandes participent également au processus. Sur les coupes, elles se montrent remplies d'un épithélium altéré, entourées d'un

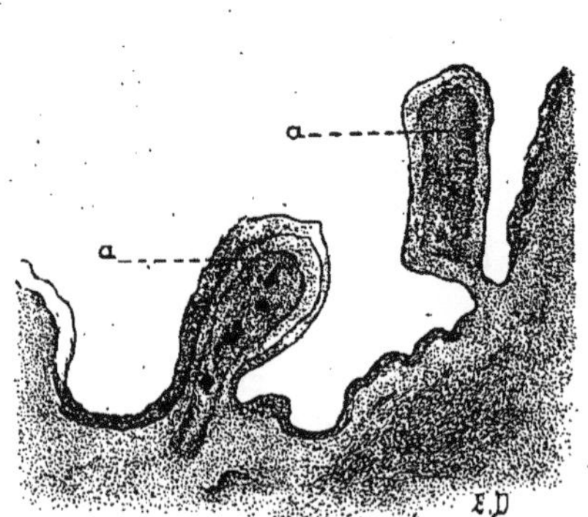

Fig. 136. — Région membraneuse.
Végétations polypiformes vasculaires.

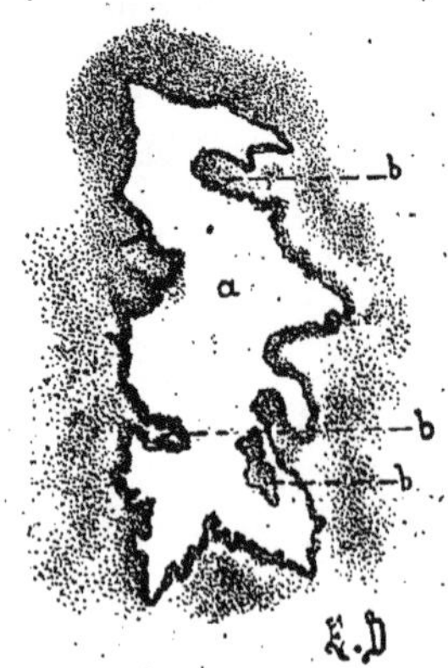

Fig. 137. — Région membraneuse.
a, urèthre. — *b*, végétations polypiformes.

anneau de cellules rondes. Elles peuvent être atrophiées ou dilatées en kystes quelquefois considérables, visibles à l'œil nu.

« La solidarité anatomique qui existe à l'état normal entre les divers éléments constitutifs de la paroi uréthrale s'affirme dans l'état pathologique, nous disent Hallé et Wassermann. Le tissu spongieux se continue insensiblement avec le chorion de la muqueuse dont on ne peut le séparer : ce n'est, pour ainsi dire, qu'une partie modifiée de cette muqueuse. Rien de surprenant à ce que l'inflammation née dans la muqueuse ait tendance à se propager par continuité dans le corps spongieux. »

La lésion du chorion peut envahir partiellement le corps spongieux sous forme de traînées d'infiltration cellulaire et plus tard de bandes fibreuses. L'envahissement peut être aussi total, sous forme de virole, s'étendant jusqu'à l'enveloppe fibreuse et comprenant toutes les trabécules dont les grosses artères sont atteintes d'endartérite plus ou moins accentuée. La lésion du corps spongieux, comme celle du chorion, est à son maximum au niveau du rétrécissement. Les aréoles subissent une diminution notable de leur calibre et peuvent être réduites aux proportions de fentes irrégulières, vides de sang. Les trabécules très épaissies montrent des faisceaux musculaires considérablement augmentés de volume. Ces faisceaux présentent un aspect normal au premier stade du rétrécissement. Plus tard, ils subissent la dégénérescence granulo-vitreuse ou hyaline. Le tissu élastique figure sous forme de faisceaux de fibres assez volumineuses au sein du tissu fibreux; mais sur aucun point on ne peut penser à la néoformation de ce tissu. L'anneau élastique complet qui double la muqueuse uréthrale à l'état normal, surtout dans la moitié postérieure de la région pénienne, peut avoir disparu en totalité ou en partie.

Laissant de côté les altérations épithéliales prolifératives de l'urèthre, on peut dire que la lésion essentielle du rétrécissement blennorrhagique consiste dans une transformation scléreuse de la muqueuse et du tissu sous-muqueux, envahissant le corps spongieux et même toutes les couches qui constituent la paroi uréthrale. Cette sclérose périuréthrale n'affecte pas dans sa distribution une topographie régulière. Elle est totale ou partielle, presque toujours totale dans les rétrécissements anciens et formant une bande qui cravate le canal. Elle est tantôt plus accusée à la paroi inférieure, tantôt à la paroi supérieure. Dans leur troisième cas, Hallé et Wassermann ont vu la néoformation fibreuse, simple bande mince sur le plancher du canal, s'épanouir en deux masses volumineuses sur les flancs du corps spongieux. Dans le second, c'est la paroi supérieure, c'est le « plafond » de l'urèthre qu'ils ont trouvé plus épais et plus fibreux, en avant du rétrécissement. Une topographie systématique, telle que Brissaud et Segond l'avaient essayée, ne saurait donc se conclure de quelques observations et surtout de l'observation de rétrécissement vieux, où la sclérose s'est irrégulièrement diffusée; le schéma du « cercle péri-uréthral » en quatre secteurs, tel que l'ont tracé ces deux auteurs, ne peut se conserver : zone supérieure élastique, segment inférieur sclérosé; et, entre ce plafond élastique et ce plancher fibreux, deux murs latéraux de tissu spongieux respecté. L'uréthrotomie interne n'a pas besoin de ce schème artificiel pour justifier le choix de la paroi supérieure, comme paroi d'incision : d'autres arguments plus valables recommandent cette pratique. Pour préciser la répartition de la lésion scléreuse dans la circonférence uréthrale, il faudrait de plus nombreux examens portant sur des rétrécissements plus jeunes.

Symptomatologie. — Un rétrécissement fait obstacle à l'ondée urinaire : de là, pour le jet, des modifications de forme, de débit, de portée, et son arrêt si l'embarras uréthral est suffisant. En amont de l'obstacle, la vessie fait effort compensateur : elle est exposée à se congestionner et à s'inoculer, soit par la propagation d'une arrière-uréthrite, soit par un cathétérisme incorrect; ou bien elle se lasse par surmènement ou par fatigue sénile; les symptômes vésicaux entrent alors en scène et se surajoutent à la lésion de canal. Enfin, les voies urinaires supérieures elles-mêmes sont exposées à subir le contre-coup de l'obstruction uréthrale et de la stagnation vésicale; le tableau se complique et s'aggrave : le rétréci est devenu un urinaire. La filiation clinique est importante à observer : il s'agit d'une affection uréthrale, et pourtant il faut s'attendre à la voir le plus souvent dénoncée par des troubles vésicaux qui priment sa symptomatologie, comme ce sont des phénomènes rénaux qui dominent son évolution et décident son pronostic.

Dominées par l'idée de l'obstacle uréthral, maintes descriptions ont faussé l'histoire clinique du rétréci. Il est classique, par exemple, de placer en première ligne, dans la symptomalologie, les modifications du jet urinaire : on décrit l'amincissement progressif de la colonne liquide, la longueur du jet peu à peu réduite, la prolongation du temps de la miction et surtout les déformations de la veine d'urine; elle s'aplatit, dit-on, se bifurque « en lames de ciseaux », parfois elle se divise en plusieurs branches qui s'enroulent; c'est alors le jet tortillé en vrille, le « jet tournoyant » dont parlait le malade de Lallemand, observateur scrupuleux de ses infirmités uréthrales; si l'obstruction est suffisante, l'urine ne tombe que par gouttes verticales « à peu près comme l'eau qui dégoutte du sabot d'un rémouleur », disait le même malade. En vérité, que le jet soit vrillé, plat « en lame de sabre », fourchu en deux branches divergentes, on n'aura pas là un renseignement décisif sur la nature et le siège de la lésion. Il faut considérer d'abord une raison d'hydraulique : c'est moins l'état du tuyau que la forme même de l'embout, du robinet, qui influent sur l'aspect de la veine liquide émise. Tel malade est atteint de phimosis : le jet qui sort de dessous sa calotte préputiale a toutes chances d'être divisé, bifurqué, avec une partie franchement projetée, et une autre qui « dégoutte » à pic et arrose ses souliers. Tel blennorhéique a les lèvres du méat agglutinées par un peu de sécrétion sèche ou simplement « ectropionnée par l'inflammation » : son jet peut offrir toutes les irrégularités. Donnez un coup d'ongle à un méat, cette simple éraillure déforme la colonne urinaire. Les pisseurs qui arrosent leurs bottes sont plus souvent de vieux prostatiques que des rétrécis.

Dittel a essayé de donner plus de précision à ce détail symptomatique : la forme du jet, nous dit-il, dépend de la situation du rétrécissement en avant ou en arrière, de sa longueur, de son étroitesse. « La colonne urinaire est-elle assez épaisse, tombe-t-elle sans décrire de parabole : la stricture est large et siège en arrière du canal; s'écoule-t-elle en petites gouttes divisées : c'est un rétrécissement postérieur et il est étroit. Le jet est-il mince, décrit-il une certaine courbe, reste-t-il encore animé d'une assez grande vitesse : la sténose est étroite, antérieure et moyennement longue. Se divise-t-il, tout en gardant une certaine vitesse, le rétrécissement est en avant et il est court; bifurque-t-il en deux branches, dont une se projette et dont l'autre tombe par gouttes verticales, l'orifice de la stricture n'est point central ». En réalité, ce n'est point dans de semblables formules qu'il convient de chercher les éléments d'un diagnostic de précision : il faudrait que nous connussions — et c'est une lacune — les lois de l'écoulement urinaire dans le tube uréthral; *a priori*, nous pouvons soupçonner qu'une lésion de l'avant-canal aura sur le jet une action plus déformante qu'un rétrécissement de l'arrière-urèthre; dans ce dernier cas, il reste un tronçon « préstrictural » assez étendu pour que la colonne urinaire puisse partiellement s'y reformer. S'il est logique qu'une sténose antérieure à orifice excentrique brise le jet en deux branches inégales, ce n'est là encore qu'une probabilité.

Mêmes réserves doivent être gardées sur la valeur diagnostique de la « portée » du jet. La projection dépend avant tout de la compensation vésicale : à ce point de vue, jeunes et vieux rétrécis ne peuvent se comparer. Tant que le muscle vésical est robuste, capable de vigoureuses contractions, il lutte bien contre la lésion de pure canalisation uréthrale; il s'hypertrophie et la compense : telle l'hypertrophie cardiaque suffit longtemps à neutraliser une lésion orificielle. Guyon n'a-t-il pas dit en une heureuse formule qu'on pisse avec sa vessie, non avec son urèthre? Grâce à ce mécanisme de compensation, les sténoses uréthrales peuvent rester inoffensives et silencieuses, si la vessie jeune et bien musclée suffit à sa tâche. Bien plus, il peut arriver — et nous en savons des exemples — que la portée du jet s'allonge; et cela s'explique bien: l'effort vésical accru pousse la colonne à travers une filière uréthrale rétrécie. Mais il arrive un moment où la compensation n'est plus suffisante : le muscle vésical surmené, frappé dans sa nutrition, n'a plus l'énergie contractile des premières années; ou bien, il s'agit d'un sujet vieux ou vieilli par l'artériosclérose : attendez-vous alors à voir précocement apparaître les troubles fonctionnels dénonçant l'impuissance de la vessie et la stagnation urinaire. Par analogie avec les lésions valvulaires compensées, on peut dire que les rétrécis arrivent très inégalement à la période d' « asystolie » vésicale; chez le vieillard, le rétrécissement n'est point une rareté; mais, chose frappante, les difficultés de la miction attendent souvent pour se manifester que la déformation sénile de la prostate ait ajouté son obstacle à celui du rétrécissement et que la sclérose ait commencé à étouffer les fibres musculaires de la vessie.

A ne considérer d'ailleurs que l'obstacle uréthral, tout n'est pas dans le rétrécissement lui-même. A côté du point sténosé, l'urèthre, du moins chez l'ex-blennorhagien, n'a pas sa santé normale: ses parois, épaissies et raidies par l'inflammation chronique, ont perdu cette élasticité et cette souplesse qui secondent l'impulsion vésicale et assurent à la colonne urinaire son uniformité de jet et de calibre; elles lui offrent au contraire une résistance passive. « La manche à eau que représente l'urèthre, nous dit Guyon, doit être avant tout régulièrement écartée pour que la miction s'exécute dans de régulières conditions ». Un rétréci pisse lentement, avec effort : n'en préjugez point une sténose étroite. Chez tel de ces malades, vous serez surpris de voir le canal admettre facilement un n° 16, 17 et même 18, comme nous l'avons observé dans un cas. Ces formes paradoxales se rencontrent principalement dans le cas de vieux rétrécissements, durs et surtout durcis par une blennorrhée chronique, parfois par un traitement inopportun. Car un autre caractère de ces urèthres raides et sclérosés, c'est leur intolérance: essayez la dilatation et menez-la avec toute la prudence possible, vous aurez à peine gagné 1 millimètre, que pourra survenir une rétention passagère; aux séances suivantes, vous trouverez un rétrécissement plus serré et vous reculerez de quelques numéros. Ce sont des rétrécissements « irritables », aisément compliqués de spasme ou d'obstruction congestive; ils répondent au groupe ancien, mais hypothétique, des rétrécissements « élastiques ». Les coarctations scléro-cicatricielles de la partie antérieure de l'urèthre sont capables du même contraste symptomatique : « Alors même qu'elles ne diminuent point notablement la lumière du canal, elles provoquent souvent, nous dit Tédenat, des troubles fonctionnels marqués qui consistent en des mictions fréquentes et pénibles, en des spasmes de l'urèthre membraneux pouvant, sous l'influence de causes occasionnelles légères, amener des rétentions d'urine ». Otis, Keyes et Van Buren, Verneuil ont montré de ces faits : une boule olivaire 15 à 18, pénètre aisément dans un avant-urèthre; et cependant le sujet pisse mal et lentement; la manœuvre la plus sage, la plus méthodique, devient l'occasion d'une réaction spasmodique ou congestive : la sonde « agace » le canal et il faut en venir à l'uréthrotomie.

A égal degré d'étroitesse, il semble que la sténose uréthrale gêne d'autant plus la miction qu'elle siège plus en avant : les atrésies du méat sont là pour le démontrer. Sans doute, il en a été des méats étroits comme des prépuces longs et insuffisamment perforés : on les a inculpés de maints troubles fonctionnels dont ils étaient irresponsables ; Furneaux Jordan, Otis, Barwel n'ont-ils point cru observer des cas de paraplégie, d'hémiplégie, de contracture musculaire, dus à la sténose du méat? Mais, dans la zone urinaire, les méats rétrécis sont au moins coupables de griefs actuellement bien établis : aux observations isolées de Demarquay, de Picard, de Verneuil, de Poncet, de Furneaux Jordan, d'Otis, de Berkeley Hill, chacun de nous peut ajouter des faits démonstratifs et, dès 1883, la thèse de Médard, inspirée par Tédenat, en colligeait une série.

Nous avons ailleurs décrit les étroitesses congénitales du méat et les troubles fonctionnels qui les signalent dès l'enfance ; nous ne parlons ici que des rétrécissements acquis dont la formation peut être d'ailleurs favorisée par un état antécédent de sténose originelle. Tel malade a une goutte permanente, l'uréthrite a élu domicile fixe dans sa fosse naviculaire et les premiers centimètres de son canal pénien; la moindre occasion de coït même pur la rallume : examinez le méat, vous le trouverez généralement étroit et son débridement suffira à « assécher » l'urèthre. Ailleurs, c'est un spasme de la portion membraneuse, pouvant aller jusqu'à la rétention totale, qui paraît être la conséquence réflexe d'une atrésie du méat ; mais ici, nous devenons moins affirmatif n'ayant rien vu d'analogue. Une observation de Verneuil, est rapportée par Guibal (1) : un spasme résiste à une dilatation qui, prolongée pendant vingt-cinq jours, n'a progressé que du n° 5 au n° 13; le lithotome de Civiale engagé dans la fosse naviculaire débride le méat : aussitôt un n° 24, peut être introduit dans la vessie sans éprouver aucune résistance, sans provoquer aucune douleur. L'observation d'Otis (2) n'est pas de nature à emporter la conviction : le malade a éprouvé depuis plus de quinze ans des difficultés de la miction, a traversé plusieurs périodes de rétention complète, et suivi pendant plusieurs mois un traitement par dilatation; Otis, au surplus, ne lui a pas seulement divisé le méat, il a incisé l'urèthre sur une longueur de 13 centimètres environ. Nous demeurons donc sceptique sur ce spasme uréthral réflexe, capable de réaliser une rétention complète ; nous croyons davantage aux troubles vésicaux provoqués par un méat étroit chez un nerveux ou chez un diathésique, à l'irritabilité vésicale, aux mictions fréquentes et pénibles que guérit parfois un coup de ténotome élargissant l'entrée de l'urèthre : Berkeley Hill, Keyes et Van Buren (3), en ont cité des exemples.

La fréquence des mictions et leur caractère douloureux sont deux autres symptômes; mais combien ils restent variables et ne peuvent fournir que des présomptions sur la nature et sur le degré de l'affection ! Ce sont des phénomènes d'ordre vésical : quand un rétréci pisse souvent, surtout quand il souffre après l'expulsion des dernières gouttes, la congestion vésicale en est cause, plus tardivement l'inflammation. Que la contractilité de la vessie vienne à faiblir ou soit primitivement insuffisante, et ces accidents entrent en

(1) GUIBAL, *Du spasme de l'urèthre.* Thèse d'agrégation, 1880.
(2) OTIS, Société de dermatologie de New-York, 5 février 1876.
(3) KEYES et VAN BUREN, *Genito-urinaires diseases.* New-York, 1882, p. 135 et 136.

scène : tel malade — et l'espèce en est nombreuse — est resté inattentif ou indifférent aux déformations du jet ou aux difficultés de la miction, souvent latentes d'ailleurs et bien compensées; mais voici qu'il urine plus fréquemment, surtout dans la journée; les besoins se font de plus en plus impérieux; bientôt les nuits sont également troublées; souvent le sujet ne se plaint que d'une simple pesanteur périnéale; mais la miction devient parfois réellement douloureuse, la fin de la miction surtout. C'est incontestablement sous ce masque de l'uréthro-cystite que bon nombre de rétrécissements se présentent à l'examen; au point de vue du diagnostic, la remarque est capitale.

Suivant la catégorie clinique, le rétréci pourra plus ou moins précocement arriver à cet état d'irritation, d'insuffisance contractile, ou simplement d'intolérance de la vessie, qui a coutume de devancer la cystite vraie. Est-ce un jeune, s'agit-il d'une sténose inflammatoire, lentement constituée, l'urèthre est-il sec et débarrassé dès longtemps de l'écoulement blennorhéique, le malade pourra mettre des années à y venir. Par contre, a-t-on affaire à un vieux, à un rétrécissement traumatique promptement obstruant, la vessie peut devenir rapidement insuffisante à sa tâche, n'ayant point dans le dernier cas le temps d'accommoder son hypertrophie à l'obstacle. L'arrière-canal est-il resté « suintant », le malade court le risque de s'inoculer le col et la vessie : de bonne heure, la cystite accentuera les troubles fonctionnels de la sténose.

Chose frappante, et sur laquelle Dittel insiste avec raison : l'éjaculation sera souvent gênée et douloureuse avant que la miction ait présenté les mêmes troubles; et cela se comprend : là où peut s'insinuer la colonne urinaire, le sperme filant et visqueux a peine à passer; bien plus, son jet se projette douloureusement contre le point rétréci et encore enflammé : de là, une sensation de volupté douloureuse « Schmerzhafte Wollust », qui est souvent le premier signe d'une sténose et qui, par sa précocité même, nous dit Dittel [1], prend une réelle valeur diagnostique. Si le rétrécissement est encore tendre et vasculaire, le sperme éjaculé pourra se teinter de filets sanguins; quand il est très étroit et siège en arrière, il arrive parfois que le sperme reflue dans la vessie : d'où stérilité, que la dilatation ou l'uréthrotomie peuvent guérir.

Le rétréci est, à des périodes d'ailleurs variables de son affection, sous la menace de crises de rétention aiguë. A la suite d'un refroidissement subit, d'un excès sexuel, d'un écart de régime, d'une retenue d'urine, un malade, ancien blennorrhagien, mais urinant assez bien, est pris soudain d'une rétention totale. Le sujet est jeune, la vessie se révolte contre la distension, les douleurs sont vives : l'explorateur est arrêté à 8, 10, 12 centimètres, dans la région périnéo-scrotale. Les bougies, filiformes, tortillées, bicoudées en baïonnette, ne passent pas et l'urèthre saigne : or, il suffira d'un traitement médical, à la rigueur d'une ponction hypogastrique vidant et décongestionnant le globe, pour que, quelques heures après, le malade pisse spontanément, à jet large, bien calibré et franchement projeté. Ce malade est un rétréci débutant; la sténose uréthrale est à son plus faible degré; elle pourra parfois

(1) DITTEL, *Stricturen der Harnröhre. Symptomalogie : Veränderung der Samenentleerung. Loco citato*, p. 71.

admettre un n° 17 ou 18; elle risquera d'être méconnue par une exploration insuffisamment attentive ou inexpérimentée : et cependant elle peut déjà se compliquer de phénomènes congestifs assez vifs pour obstruer totalement le canal. — Plus souvent, quand l' « attaque » de rétention paraît, le malade a eu le temps d'éprouver des symptômes de coarctation uréthrale : sa ou ses blennorhagies sont de l'histoire déjà ancienne; la lenteur de la miction, l'effort conscient de la poussée vésicale l'ont averti de l'obstacle : voici qu'à l'occasion d'une de ces causes hypérémiantes déjà mentionnées, le jet s'amincit et ne sort qu'à grand'peine. Ou bien même, la rétention complète se déclare, le canal reste fermé aux fines bougies, la situation peut se maintenir ainsi vingt-quatre heures et plus, et ne se terminer que par une ponction hypogastrique : puis, tout rentre dans l'ordre; la miction s'opère spontanément et largement.

Mais, gare à une nouvelle crise! Les malades qui, aux débuts d'un rétrécissement, ont eu des accès de rétention aiguë sont exposés aux récidives des mêmes accidents sous les mêmes causes : cela ne va pas sans lasser précocément la vessie, menacer les reins, et, partant, aggraver la situation. Spasme de la portion membraneuse ou tuméfaction congestive de la paroi uréthrale, à la « doublure » caverneuse si richement vasculaire : voilà les deux hypothèses proposées pour l'interprétation de ces faits cliniques. « Un obstacle aussi fugace, une barrière aussi résistante, aussi infranchissable, puis tout à coup largement et facilement ouverte, ne peut être constituée, nous dit Tuffier (1), que par deux systèmes, les muscles et les vaisseaux ». Le spasme est indéniable; mais a-t-il dans ces accidents la part dominante? La ténacité de cette obstruction temporaire qui parfois se prolonge plus de vingt-quatre heures, le saignement copieux qui accompagne généralement les tentatives de cathétérisme, l'arrêt de la sonde quelquefois introduite à peine au delà des 6 ou 8 premiers centimètres, partant bien avant la région membraneuse seule capable de spasme, nous rangent à un autre avis : nous pensons qu'une poussée congestive, enflant brusquement le corps spongieux de l'urèthre, peut former au niveau du rétrécissement ou en avant de lui une obstruction totale; que la brusquerie de ces rétentions va bien avec la rapidité des phénomènes vasculaires et que leur apaisement habituel par une médication antiphlogistique cadre logiquement avec cette hypothèse.

L'incontinence des rétrécis est un des points intéressants de leur symptomatologie. Il peut arriver — et nous l'avons trois fois observé — qu'elle soit précoce et constitue le premier signe éveillant l'attention. A vrai dire, ce n'est point alors une incontinence vraie : c'est un écoulement involontaire qui suit chaque miction; le malade vient d'uriner; quelques gouttes s'écoulent encore et mouillent ses vêtements : à cette période, et à ce faible degré, il est probable qu'il ne s'agit là que de l'arrêt passager de quelques gouttes dans la dilatation « rétro-stricturale ». Lallemand nous paraît avoir bien précisé ce mécanisme : « poussées avec plus ou moins de force par la vessie, et retardées par la coarctation de l'urèthre, les urines dilatent la portion du canal comprise entre l'agent d'impulsion et l'obstacle; lorsque la vessie a cessé d'agir, l'urèthre

(1) TUFFIER, *Du rôle de la congestion dans les maladies des voies urinaires*. Paris, 1885.

revenant sur lui expulse l'urine qui la distendait, et les malades la rendent goutte à goutte ». C'est le résidu uréthral, « Nachwasser », dit Dittel, « gouttes retardataires » dont le malade accélère parfois l'issue par la pression du périnée.

Plus tard, l'incontinence, ou tout au moins l'insuffisante retenue, s'accentuent plus nettement; mais, détail caractéristique, elles sont d'abord diurnes et cessent dans le décubitus. La cause en a été dès longtemps indiquée : en amont de tout rétrécissement assez étroit, le canal forme « ampoule » et la distension finit par s'étendre au col vésical lui-même « qui perd son ressort ». Un moment vient où tout le tronçon rétrostrictural, développé en entonnoir à base vésicale, fait, nous dit Lallemand, « partie de la vessie, les fonctions du col étant en quelque sorte remplies par le rétrécissement ». C'est désormais ce dernier qui, suivant la pittoresque expression de Reybard « sert d'écluse » : aussi l'urine peut-elle s'écouler involontairement, surtout lorsque la station verticale et l'effort la font descendre vers le détroit rétréci. Dans le décubitus horizontal, au contraire, l'urine s'accumule en déclivité dans le bas-fond et pourra y séjourner jusqu'au jour, nous dit Guyon, « où la déformation du col sera telle que l'urèthre ne représente plus qu'une sorte de tuyau à niveau. » A ce moment, l'incontinence sera nocturne aussi bien que diurne. Cette explication classique est assurément ingénieuse; répond-elle exactement à la vérité clinique? Oui, pour les phases extrêmes de la maladie; mais, pour les formes moins avancées, nous pensons que l'incontinence des rétrécis se rattache à la stagnation urinaire et à l'irritabilité vésicale; la vessie prend peu à peu l'habitude de ne se vider qu'incomplètement; le « résidu » de la miction va croissant et, partant, les mictions se rapprochent; la tolérance vésicale diminue, et avec elle, la contenance physiologique; dès que le réservoir urinaire a reçu un faible supplément, s'ajoutant à la quantité résiduale stagnante, il se refuse à une nouvelle distension; les besoins se rapprochent et prennent un caractère si pressant que le contrôle des sphincters devient impuissant : c'est le commencement de l'incontinence.

Le rétréci, arrivé à une période avancée de la maladie, est sous le coup d'épreuves dont tous les classiques répètent la description. Les mictions, de plus en plus fréquentes et douloureuses, sont l'occasion d'efforts expulsifs violents. Le muscle vésical insuffisant fait appel aux contractions auxiliaires des muscles abdominaux; le patient recherche les attitudes les plus favorables à la poussée vésicale; quelques-uns restent debout penchés en avant, d'autres s'accroupissent; celui-ci tiraille sa verge, la trempe dans l'eau froide, sollicitant la contractilité réflexe de la vessie : en ces efforts, l'encéphale se congestionne, des hémorrhagies cérébrales peuvent se produire chez les vieux à artères fragiles; on a vu la muqueuse rectale prolaber ou des hernies apparaître. Ce tableau est celui d'une rétention totale; mais, heureusement, il ne s'agit point là généralement d'un état continu; ce sont des épisodes de souffrance aggravant passagèrement la situation : un spasme ou un gonflement congestif les expliquent; une faute d'hygiène en est la cause habituelle.

Ce n'est pas que le rétréci ne puisse en venir à cet état de mictions sans répit et de souffrances sans trêve. De temps à autre nous voyons encore arriver dans les hôpitaux des malheureux, au périnée le plus souvent fistuleux, dont la vie se passe à pisser et à souffrir. Au début et pendant longtemps, ils ont présenté des symptômes de cystite du col, des hématuries, des mictions fréquentes et douloureuses, avec des périodes d'accalmie plus ou moins prolongée. Mais, maintenant, leur vessie intolérante, « crispée » par la cystite interstitielle, est obligée de se vider dès que quelques gouttes d'urine arrivent dans sa cavité ; les besoins se renouvellent toutes les dix, parfois toutes les cinq minutes, et sont l'occasion de vives épreintes ; le malade est incessamment sur le vase ou condamné à garder un urinal entre les cuisses ; les urines sont troubles et purulentes, rougies de sang par intermittence : la percussion et la palpation révèlent l'absence de toute distension vésicale ; le toucher rectal fait palper un bas-fond induré. La nécropsie montre, chez ces malades, une vessie petite, « ratatinée » par la cystite interstitielle : son caractère anatomique est l'envahissement du muscle vésical par une abondante prolifération conjonctive qui étouffe la fibre musculaire, gêne la contraction du réservoir, et empêche le développement de ses parois inextensibles. Le globe vésical, scléreux et réduit de capacité, se cache sous la symphyse ; Guyon et Bazy, qui ont donné une bonne étude de cette cystite sclérosante des rétrécis ont trouvé, chez un malade mort à l'Hôtel-Dieu de néphrite suppurée, après avoir été dilaté et uréthrotomisé dans différents hôpitaux, une vessie ne mesurant que 5 centimètres de longueur sur 2 centimètres 1/2 de large. On pourrait dire que, chez ces malades, l'incontinence ne tient qu'à l' « incontenance » vésicale.

Du jour où le rétréci commence à faire de la rétention ou simplement de la stagnation urinaire, où sa vessie cesse de se vider normalement, son rein est menacé. Lallemand [1] a vu clairement l'importance de ces complications rénales et en a précisé le double mode de production : phénomènes de distension mécanique par la rétention vésicale ; propagation ascendante des phénomènes inflammatoires. Nous savons, de plus, grâce aux recherches expérimentales de Tuffier, que les excitations ou les distensions uréthrales et surtout vésicales sont capables de provoquer dans le rein une congestion réflexe, propice aux déterminations inflammatoires. Un fait intéressant, négligé par les classiques, nous paraît ressortir de quelques observations communiquées par Tédenat : l'artério-sclérose est ici un puissant facteur de gravité ; le rétréci à artères dures réalise plus précocement des complications rénales. Et cela s'explique : le raptus congestif réflexe, né de la distension ou de la stagnation vésicale, trouve dans l'organe un état de prédisposition morbide et accélère la marche des lésions scléreuses en instance. Inversement, nous avons observé la relation pathogénique suivante : après un rétrécissement, surtout un rétrécissement à évolution rapide, comme ceux de cause traumatique, on peut voir une artério-sclérose généralisée apparaître en quelques mois, même chez un sujet jeune, et, par cette déchéance vasculaire, préparer à la cachexie urinaire une marche précipitée. Les troubles digestifs ouvrent généralement la scène : la langue rougit sur la pointe et sur les bords, sèche et empâtée ; c'est la

[1] Lallemand, *Observations sur les maladies des organes génito-urinaires*. Paris, 1825, p. 170 et 171.

« langue urinaire ». La bouche est pâteuse, souvent tapissée de muguet, la soif ardente, le salive rare, la déglutition pénible : Guyon a bien décrit ce syndrome, la « dysphagie buccale ». Encore un pas dans cette cachexie, et voici le rétréci dyspeptique, inappétent, souffrant de crampes à l'estomac, de migraines, de bouffées congestives à la face, parfois de vomissements et de diarrhée; la fièvre apparaît par accès de plus en plus rapprochés; la face prend le ton « jaune pâle » des urinaires; les lombes s'endolorissent; le malade pisse des urines purulentes qui restent troubles et louches même après vingt-quatre heures de repos. Si le traitement n'intervient, l'empoisonnement urineux finira par tuer le malade; mais il faut savoir qu'il y mettra parfois un temps très prolongé et qu'un urinaire cachectique peut revenir de bien loin.

Diagnostic. — Dans le passé d'un urèthre, deux renseignements dominent au point de vue du diagnostic. Le malade a-t-il reçu un choc ou fait une chute sur le périnée? Antécédent décisif qui doit éveiller l'idée d'une sténose précoce et rapidement serrée, capable de suivre le trauma à très brève échéance. Cet autre malade est un vieux blennorhagien. L'écoulement a le plus souvent persisté pendant des mois, maltraité, réveillé à chaque instant par des écarts d'hygiène ou des réinoculations, ou simplement rebelle pour des causes diathésiques qui, maintes fois, nous échappent. Sans doute, des malades peuvent couler pendant des années sans avoir un canal « à petit calibre »; mais, d'une façon générale, il faut soupçonner d'étroitesse les urèthres à suppuration prolongée. Interrogez-donc le malade sur le nombre, la succession, la marche de ses blennorhagies antérieures : étaient-elles résistantes au traitement? Comment les a-t-on traitées? A quels intervalles se sont faites les rechutes? Étaient-elles compliquées de cystite, de vagues douleurs rhumatismales, surtout de douleurs lombaires et d'accidents rénaux, ce qui révèle chez le malade une susceptibilité des voies urinaires supérieures utile à connaître pour la détermination chirurgicale. Le malade s'est-il rompu la « corde », ou simplement a-t-il saigné par l'urèthre, à l'occasion d'un faux mouvement du coït, d'un redressement brusque de la verge érigée? S'est-il exposé à un de ces menus traumas de la muqueuse et du tissu sous-muqueux, à ces éclatements interstitiels du corps spongieux qui ne se réparent que par un rétrécissement scléro-cicatriciel de l'avant-canal?

Voilà le dossier morbide de l'urèthre constitué : passez aux accidents actuels. Enquérez-vous des modifications du jet, mais éliminez les causes d'erreur qui, nous l'avons vu, faussent souvent ce renseignement. Attendez-vous à voir la majorité des rétrécis débutants consulter pour des mictions fréquentes, pour des symptômes de cystite du col, quelques-uns pour cette fausse incontinence de la période initiale. Étudiez avec soin l'effort d'expulsion vésicale : le rétréci pousse pendant toute la miction, tandis que le prostatique force plutôt au début et le calculeux à la fin. Souvenez-vous néanmoins que la disproportion est souvent frappante entre l'effort d'évacuation et le calibre du rétrécissement; que la longueur de la sténose, sa forme, l'épaisseur scléreuse du canal, sa résistance pariétale à l'onde urinaire sollicitent, plus que son étroitesse, les contractions fortes de la vessie; que les phénomènes congestifs et spasmodiques peuvent provoquer une rétention absolue, pour un rétrécissement faible; et que, par contre, un bon nombre de jeunes rétrécis, porteurs de coarctations fort étroites, peuvent grâce à la compensation vésicale ne présenter que des symptômes fonctionnels négligeables ou négligés.

Interroger avant d'explorer : le précepte est formel. Il l'est surtout si l'on examine un malade au moment d'une rétention. Ici l'âge du sujet est assurément une donnée dominante : s'il est jeune, on songera au rétrécissement; s'il est vieux, à l'hypertrophie prostatique. Mais cette notion ne saurait suffire : il y a, nous dit Guyon, « de jeunes prostatiques et de vieux rétrécis. » Tel blennorhagien, dont la chaudepisse ne remonte qu'à quelques mois, a une miction pénible et laborieuse : avant de prendre le cathéter explorateur, mettez le doigt dans son rectum; vous y trouverez probablement les signes d'une prostatite aiguë : les difficultés de la miction cesseront avec l'inflammation de la glande. Cet autre malade est pris d'une dysurie vive, en pleine blennorhagie aiguë : c'est une obstruction temporaire par gonflement congestif du corps spongieux de l'urèthre; loin de vous armer d'une sonde, capable de blesser et de faire saigner le canal, adressez-vous d'abord aux moyens antiphlogistiques; quand cet orage sera passé, vous trouverez un urèthre normalement calibré, pissant large et bien.

L'exploration uréthrale s'est bien simplifiée : le crochet d'Amussat destiné à s'arrêter aux plis, aux brides, aux accidents de parois, a disparu de l'arsenal. Les bougies « porte-empreintes » de Ducamp et de Lallemand, pinceaux de fils englués de cire molle, employés à prendre le moule de la coarctation, ne fournissaient que des renseignements illusoires : les empreintes rapportées répondaient souvent à la dépression du cul-de-sac bulbaire, le moulage se déformait pendant l'extraction, des morceaux de cire passaient parfois dans la vessie, ainsi que cela arriva à un malade de Lallemand. C'est avec l'explorateur à boule olivaire que nous faisons maintenant la « reconnaissance » d'un urèthre suspect de rétrécissement : une tige menue, flexible et résistante à la fois, porte une boule ovoïde, rattachée à la sonde par sa grosse extrémité « formant talon »; le chirurgien bien armé disposera d'un jeu complet de ces tiges à boule, allant du n° 6 de la filière Charrière jusqu'au n° 24; Guyon a ingénieusement simplifié cet outillage par la création de son explorateur à boules mobiles dont la gamme est graduée, et qui se vissent sur une même tige armée. La boule va cheminer dans l'urèthre, s'insinuant par sa petite extrémité, ne risquant pas de se coiffer de la muqueuse; grâce à la tige, faiblement calibrée par rapport à la boule, « le chirurgien, nous dit Guyon, ne percevra que les sensations de résistance fournies par la partie de l'instrument qui remplit le canal; c'est-à-dire par son extrémité : les renseignements qu'il recueillera se rapporteront successivement à une petite partie de l'urèthre qui sera ainsi exploré point par point, sans que les frottements qu'exercerait une tige trop volumineuse puissent compliquer les sensations perçues par l'observateur. »

Voici donc comment l'exploration sera menée. L'interrogatoire vous a déjà fourni quelques indications sur le siège et la nature probables de l'obstacle. Le malade a-t-il reçu un coup sur le périnée : vous serez arrêté au niveau de la région bulbaire. Est-ce un vieux blennorhagien? Attendez-vous à trouver l'urèthre pénien semé de quelques strictures, surtout si le malade a saigné par le canal, et comptez sur un arrêt au niveau du bulbe. Le sujet a-t-il eu des chancres du méat ou a-t-il une entrée uréthrale étroite : regardez la cicatrice ou les valvules. — Chargez une seringue de verre d'huile iodoformée aseptique et poussez la pleine seringuée dans le canal, en tenant le bout de la verge entre le pouce et le médius gauche; empêchez l'issue du liquide lubréfiant et coulez dans l'urèthre la tige exploratrice; commencez par une des grosses boules de la série, 16 à 18 par exemple : aucune stricture ne passera ainsi inaperçue.

Insinuez la boule dans le méat, dont les deux doigts gauches entre-bâillent les lèvres, et progressez doucement; si vous n'avez rencontré d'autre sensation que la résistance souple du sphincter membraneux, l'urèthre est sain et bien calibré. La grosse olive est arrêtée dès la fosse naviculaire : tentez le passage avec des boules de calibre décroissant, descendez à deux, quatre ou six numéros plus bas; après le saut de ce premier obstacle, votre explorateur heurte dans l'urèthre pénien une série de points rétrécis. Généralement, vous serez encore arrêté, dans les canaux « travaillés » par de vieilles blennorhagies, au niveau de la région périnéo-bulbaire : du méat au bulbe, la filière uréthrale va se rétrécissant; mais la règle n'est point constante; les chaudepisses cordées, les ruptures uréthrales du coït peuvent créer des sténoses péniennes très étroitement serrées. Hormis ces cas, c'est pour la traversée scrotale et périnéo-bulbaire qu'il faudra choisir les plus fines olives : évitez de multiplier les introductions tâtonnantes, et descendez rapidement l'échelle Charrière. Un 14 est arrêté au bulbe : prenez un 10; sautez à un n° 8, à un n° 6, si le passage est impossible; recourez aux bougies filiformes, si les plus basses olives de la filière sont arrêtées. Les sensations que la boule exploratrice perçoit au retour sont plus délicates et plus exactement localisatrises que celles éprouvées à l'aller; le retrait lent de l'instrument accroche son talon aux irrégularités des parois, surtout aux obstacles en bride, aux plis en saillie : c'est alors un ressaut net; la perception est moins précise pour les défilés scléreux des longs rétrécissements « en virole ».

L'olive d'exploration réalise ainsi, pour parler comme Guyon, une sorte de « toucher intra-uréthral »; complétez ces renseignements par le palper périnéal qui jalonnera le point d'arrêt, reconnaîtra son siège anatomique et révélera la présence de callosités périuréthrales blindant parfois le périnée ou cerclant le canal pénien, toutes conditions anatomiques qui peuvent entrer en compte dans le choix du procédé thérapeutique. — Il importe de ne point confondre avec un rétrécissement vrai ces exsudats inflammatoires sous-muqueux qui font saillie dans le canal et même à sa face externe, l'obstruant plus ou moins, et sont encore susceptibles de résorption complète. Tédenat a insisté à juste titre sur ce point de diagnostic, que les classiques négligent. « Produits par une inflammation plus ou moins violente de l'urèthre, ces exsudats s'organiseront peu à peu en tissu scléreux rétractile et formeront un véritable rétrécissement si l'inflammation persiste assez longtemps; ils seront, au contraire résorbés, si le processus phlegmasique qui les entretient s'éteint. J'ai souvent vu disparaître de pareils nodules à la suite de quelques instillations, et je ne pense pas qu'on puisse admettre, en pareil cas, que la simple introduction de la sonde à boule ait guéri un vrai rétrécissement. » La jeunesse des lésions, leur accompagnement par une blennorhagie encore « floride » ou tout au moins par un écoulement assez copieux permettront le diagnostic entre ces indurations inflammatoires, lésions en activité, et le rétrécissement, lésion terminale de sclérose et de cicatrice.

Un *spasme* de la portion membraneuse peut-il simuler un rétrécissement profond du tronçon périnéo-bulbaire et égarer le diagnostic? Question dès longtemps controversée, et dont quelques-uns nous paraissent avoir exagéré l'importance pratique. Voici le fait, et il est indéniable : un malade se plaint de difficultés ou de troubles dans la miction; vous visitez son urèthre avec l'explorateur à boule; l'olive, doucement menée, est arrivée jusqu'à l'urèthre membraneux où elle réveille une sensibilité exaltée; elle y est arrêtée. Vous épuisez les numéros décroissants de la filière : même échec; la tige souple fléchit sous la pression appuyée; la boule, coiffée de la paroi inférieure du bulbe, se bute dans le cul-de-sac; vous ne passerez pas et risquez de faire une fausse route. Recourez alors à une sonde métallique, aux bougies Béniqué, courbes et lourdes, que recommandent les précieuses qualités de glissement des cathéters d'étain; offrez l'instrument à l'orifice du tronçon membraneux qui l'arrête, et attendez. Sous la pression douce de l'instrument métallique, l'obstacle ne résiste pas, pourvu que l'on insiste. Retirez le cathéter : le canal est désormais « soumis » et la sortie se fait sans résistance. S'il s'était agi d'un rétrécissement, vous eussiez éprouvé au retour la même sensation de resserrement dur qu'à l'aller.

Un artifice facilite parfois le passage : coulez d'abord dans le canal une bougie fine armée qui ouvre la voie, et vissez sur son culot métallique un cathéter Béniqué-Guyon : c'est le cathétérisme « à la suite » de Maisonneuve. Donc, si l'urèthre antérieur est libre, le diagnostic est généralement tranché par la sonde métallique; complétez alors l'enquête: le sujet n'accuse ni vieillés blennorrhagies prolongées, ni traumatisme uréthral; c'est habituellement un malade atteint d'uréthro-cystite, de cystite chronique, parfois même de lésions rénales; car, du méat aux reins, toute lésion de l'appareil urinaire peut déterminer une contracture réflexe du collier musculaire qui cravate l'urèthre membraneux. Quand les portions antérieures du canal sont elles-mêmes impénétrables aux cathéters métalliques, la question se complique : pour Otis, inventeur ingénieux du mot « uréthrisme » et de la doctrine paradoxale des rétrécissements larges, les sténoses de l'avant-canal et les atrésies du méat déterminent des rétrécissements spasmodiques de la portion membraneuse. Or, comme tout point de l'urèthre qui n'admet pas un n° 28 ou 30 de la filière Charrière est, à ses yeux, rétréci, on voit combien s'élargissent la doctrine du spasme et l'indication de l'uréthrotomie. Pour les atrésies du méat, le plus simple est de les débrider : on passe ensuite si cette sténose était le point de départ du réflexe. Quant aux rétrécissements plus profonds, un spasme assez tenace pour tenir quelque temps le diagnostic en suspens demeure bien hypothétique. Le malade est-il un ancien blennorhagien, avez-vous, dans l'avant-urèthre, heurté de l'olive des brides et des irrégularités pariétales? Comptez sur un rétrécissement bulbaire et faites l'uréthrotomie, tranchant du même coup le diagnostic et le traitement.

Pronostic. — Le pronostic d'un rétrécissement dépend avant tout de ses complications : à ce point de vue, les menaces pour l'avenir du rétréci sont plus ou moins urgentes suivant la nature de la cause productrice, la rapidité de la marche, la tolérance de la vessie et des reins, l'état constitutionnel. Sans doute, tôt ou tard un rétrécissement, abandonné à lui-même, arrive aux lésions périlleuses; et cela en raison de la rétractilité fatale, de la marche progressive du processus de sclérose ou de cicatrice. Mais, alors qu'un rétrécissement traumatique, parfois si prompt qu'on a pu prononcer le mot de « sténose aiguë », menace précocement la vessie surprise ou forcée et les reins hypérémiés ou comprimés, par contre, une stricture inflammatoire, lentement établie, laisse à la vessie le temps de s'hypertrophier et comporte parfois une période silencieuse de quelques années. N'est-il point logique de prévoir une évolution redoutable chez ce vieux déjà prostatique, rétréci par surcroît, ou chez cet artério-scléreux à peau mal nourrie, prédisposé à la cirrhose et à l'insuffisance rénales? La clinique ne montre-t-elle pas, au contraire, comment se défendent contre l'obstacle uréthral les jeunes à reins sains et à vessie robuste? Ce rétréci est déjà un urinaire, dyspeptique, fébrile, à langue rôtie, à reins douloureux et parfois déjà gros, comme le montre le ballottement rénal : ce n'est point une raison suffisante pour désespérer et déserter la lutte; rendez à l'urèthre la perméabilité par l'uréthrotomie : le rein diminuera de volume, la température reviendra à la normale, les troubles généraux s'amenderont. Nous en avons observé de beaux exemples : en déterminant une détente intravésicale, on favorise la circulation des uretères et partant on décomprime le rein; cet organe peut donc évacuer le pus qu'il sécrète, et éviter son accumulation sous forme de pyonéphrose. Comme nous l'avons dit ailleurs, la distance anatomique n'empêche point la continuité d'action thérapeutique : dans le système urinaire, ainsi que dans l'appareil circulatoire, les divers organes sont solidaires en leurs souffrances; chacun pâtit des misères d'autrui; il y a une chaîne pathologique ascendante étroitement liée; « de même que l'urèthre commande à la vessie, nous dit Guyon, de même la vessie est gardienne des uretères et du rein ».

Traitement. — Dilatation, divulsion, uréthrotomie interne ou externe, voilà les moyens de recalibrer un urèthre rétréci : chacun a ses indications et les chirurgiens s'accordent à peu près sur leur lot respectif. La dilatation est la méthode générale, maintes fois suffisante, toujours complément nécessaire des autres interventions dont elle maintient et développe l'effet opératoire.

L'explorateur à boule olivaire de Guyon a renseigné sur le siège de l'obstacle; il a pu rencontrer dans la portion spongieuse un ou plusieurs petits arrêts en série, et s'est heurté dans la région bulbaire à une stricture plus étroite; le rétrécissement est blennorrhagique; il est jeune, donc il est souple : voilà un cas favorable à la dilatation. Or, le difficile, c'est parfois le commencement. Et cette difficulté tient moins à l'étroitesse de l'angustie qu'à son irrégularité ou à la situation excentrée de son orifice; il s'agit donc de s'engager dans ce défilé tortueux, de le régulariser, de le développer vers l'axe.

Chargez une seringue d'huile iodoformée, dont l'asepsie est assurée par de fréquentes ébullitions; injectez une pleine seringuée dans le canal, sous forte pression, et pincez le méat; coulez votre bougie filiforme, tout en maintenant par pincement le liquide dans le canal. L'urèthre est distendu, lubréfié, antiseptisé : vous réussirez souvent à enfiler le détroit. Si vous échouez, c'est que sa lumière est excentrique : façonnez l'extrémité de vos bougies en vrille, en baïonnette; couvrez-la d'une couche de collodion pour la fixer en cette forme, et, doucement, cherchez la voie. Si l'urèthre antérieur est libre, glissez, jusqu'au point d'arrêt, une grosse sonde à bout coupé; et, dans son intérieur, poussez une bougie ainsi menée jusqu'en regard de l'obstacle. Dans le cas d'orifice excentrique, faites sortir la bougie par l'œil d'une sonde fermée au bout; ce procédé que nous figurons ici rappelle la sonde invaginée de Mercier. Reybard, Duchastelet, ont imaginé des appareils permettant d'essayer l'introduction de la bougie, pendant que par la grosse sonde on fait agir la pression hydraulique d'une colonne d'eau. Si le malade a le temps, si son urèthre n'est point intolérant, si sa vessie et ses reins permettent d'attendre, poursuivez l'entreprise et ne vous hâtez pas de déclarer infranchissable le rétrécissement; « où l'urine peut passer, un instrument passera toujours », déclare Harrison, avec quelque paradoxe; et, de fait, on pourra après une semaine, deux semaines et plus, entrer dans un urèthre jusqu'alors fermé à toute bougie.

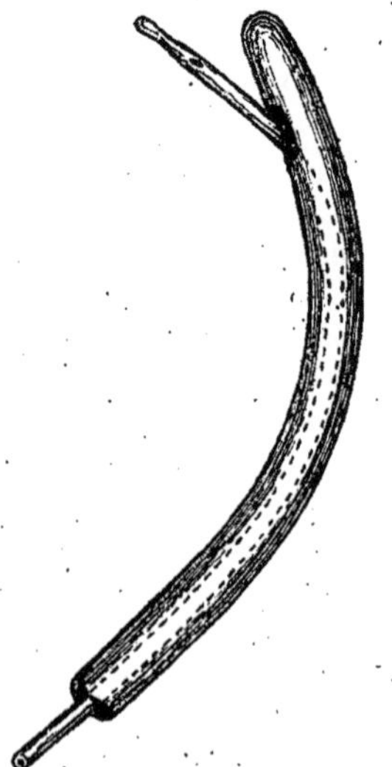

Fig. 158. — Engagement d'une bougie dans un rétrécissement excentrique.

Une bougie a été introduite : enfoncez-la de façon que son extrémité affleure le col vésical et le dépasse à peine; le malade devra la garder à demeure. Laissez-la en place deux jours, trois jours; puis remplacez-la par une plus volumineuse; plusieurs fois par jour, poussez dans l'avant-canal une injection boriquée, destinée à assurer l'antisepsie et, partant, la tolérance. Il est remarquable de voir combien cette « action de présence » de la bougie travaille et assouplit le rétrécissement : la dilatation marchera parfois à grande vitesse, et l'on pourra sauter deux ou trois numéros. Vous êtes arrivé aux n°s 8 ou 9 : continuez la dilatation par l'introduction de bougies de gomme, en série progressive; faites des séances courtes; espacez-les de quarante-huit heures, et plus si le canal s'enflamme; passez deux à trois bougies qui doivent glisser à frottement doux; ne faites pas saigner le canal. Vous voilà aux n°s 13 ou 14 : poursuivez le calibrage uréthral au moyen des cathéters d'étain de Béniqué, que Guyon a modifiés par l'adaptation d'une bougie filiforme servant de conducteur : pour les premiers passages cela peut être utile. Allez lentement, graduellement, ne passant à chaque séance que quatre à cinq Béniqué, mettant entre elles un jour de repos; et atteignez au moins le n° 44 ou 46, si vous voulez une dilatation stable.

Ce traitement est long : s'il y a des rétrécissements récents et tendres qui se laissent forcer en quinze jours, nous avons mis parfois deux et trois mois pour parfaire le calibrage de strictures dures et âgées; c'est alors que la divulsion suivant le mode de Le Fort nous a permis de hâter la vitesse de dilatation. Sur une bougie armée conductrice, on visse un cathéter de maillechort à extrémité conique qui « fait coin » dans le rétrécissement franchi de vive force. La série de Le Fort ne comprend que les nos 12, 17 et 22 qu'on passe en une ou deux séances; Tédenat et nous utilisons des numéros intermédiaires 13, 15, 19, et mettons jusqu'à trois et quatre séances à leur introduction progressive. Ce n'est donc point de la divulsion, mais simplement de la dilatation accélérée; et à ce titre la méthode de Le Fort nous paraît devoir rendre de bons services quand la dilatation lente menace de s'éterniser, quand on perd le lendemain le gain de la veille, ainsi que cela arrive dans ces prétendus rétrécissements « élastiques », quand d'autre part l'urèthre et les voies urinaires supérieures ne commandent pas une fin plus rapide par l'uréthrotomie.

Mais voici un urèthre rétréci en sa portion pénienne : du méat au bulbe, votre olive a accroché des ressauts, parfois disposés en un véritable chapelet. C'est du temps perdu que de vouloir les dilater : vous irriterez l'urèthre avant de le développer. Dans le cas où coexistent des rétrécissements péniens et périnéo-bulbaires, il arrivera de trouver encore la portion pénienne rebelle et difficile à franchir, alors que la stricture bulbaire est dès longtemps vaincue. C'est que ces rétrécissements péniens sont tous ou presque tous d'origine traumatique, et, partant, de nature cicatricielle et rétractile ; ils succèdent aux « faux pas du coït », aux ruptures de corde, aux menus traumatismes du corps spongieux : ils ne guériront que par l'incision. Et encore guériront-ils moins complètement que les rétrécissements périnéo-bulbaires ; car ils prennent parfois la forme de viroles annulaires, et l'uréthrotome taille alors en plein tissu inodulaire, inapte à l'écartement. Parfois même, et nous venons d'en voir un bel exemple chez un soldat du Tonkin, la portion pénienne, travaillée par une « cavernite » chronique, est transformée sur un assez long tronçon en un tube scléreux que l'instrument a peine à entamer.

Uréthrotomisez toutes les fois que la dilatation est insuffisante ou nuisible, quand il s'agit de rétrécissements coriaces, inextensibles, vieux et surtout vieillis par des tentatives mal poursuivies de dilatation, indurés par le traitement inopportun et brutal d'anciennes uréthrites. Faites encore l'uréthrotomie interne quand le rétrécissement est « irritable », réagit vivement à chaque cathétérisme, saigne, s'enflamme, se complique de rétention d'urine, ou de cystite, ou d'orchite ; quand vous sentez le long du canal des indurations inflammatoires, abcès en instance de formation ; quand l'incontinence d'urine révèle la rétro-dilatation uréthrale ; quand chaque séance de dilatation ou même chaque tentative de sondage ramène une poussée fébrile ; quand la dyspepsie, la langue sèche, le teint terreux, dénoncent une rétention partielle et des menaces sur les reins. Et ne vous laissez point arrêter par les complications fébriles, rénales ou vésicales : elles sont au contraire une indication de rendre au plus tôt la voie libre; en ouvrant l'urèthre, vous drainez la vessie et les reins. Tel malade miné par la fièvre vespérale descendra à 37 degrés, aussitôt l'uréthrotomie pratiquée, et subira sans accès la dilatation post-opératoire. L'uréthrotomie est, pour les rétrécis, le meilleur antithermique : on aide à son action antipyrétique par quelques prises de quinine et de salol.

Assurez l'asepsie des instruments et passez leur revue. La lame court-elle facilement dans la cannelure du cathéter ? Le pas de vis se fixe-t-il sûrement à l'armature de la bougie armée ? (Il nous est arrivé une fois de laisser cette dernière dans la vessie.) La portion attenante au bout armé est-elle solide ? c'est un point faible à surveiller. — Le malade a été purgé la veille, et a pris depuis quelques jours du borate de soude à la dose de 4 grammes. Lavez avec soin le gland et le prépuce ; disposez des compresses sur les aines et le périnée, irriguez le canal à la solution boriquée. Ne chloroformez pas, ou ne chloroformez que les impressionnables ; et encore donnez-leur une anesthésie légère « à la reine ». La cocaïne instillée nous a paru inactive. Poussez dans le canal une seringuée d'huile iodoformée, et coulez la bougie armée conductrice. Assurez-vous par quelques mouvements de va-et-vient qu'elle a franchi le rétrécissement, préparé et travaillé préalablement par le séjour bref d'une bougie à demeure, s'il était difficilement perméable. Palpez l'urèthre et le périnée, pour vérifier si la bougie ne s'est pas repliée en amont du point rétréci. Au surplus, vissez sur l'armature la tige métallique et poussez la bougie conductrice vers la vessie pour vous assurer qu'elle n'est point enroulée dans l'urèthre.

Vissez maintenant le cathéter courbe, cannelé sur la concavité. Dans la presque totalité des cas, on pratiquera en effet l'uréthrotomie supérieure, suivant la paroi « chirurgicale » de l'urèthre : elle est la mieux soutenue et, partant, fuit le moins devant l'instrument ; elle est le plus souvent saine, et, par conséquent, dans les meilleures conditions anatomiques pour permettre, grâce au retrait des fibres élastiques transversales, l'écartement « en losange » de la section linéaire de l'urèthre. Dans l'hypothèse seule d'un rétrécissement très reculé, sus-membraneux, il serait peut-être indiqué, pour fuir les plexus de Santorini, de déserter la paroi supérieure et d'inciser sur la convexité : mais un cas semblable, consécutif à une fracture pelvienne, n'est-il point une indication nette d'uréthrotomie externe ? — La glissière courbe est en place : abandonnez-la à elle-même ; qu'un aide la maintienne par son anneau, dans cette position oblique en avant et en haut, sans la basculer en bas. Tenez la verge entre le pouce et l'index gauche, poussez une lame 21 ou 25 au maximum, et retirez : la résistance, éprouvée en différents points, vous avertit de la section des obstacles échelonnés ; ne réintroduisez jamais la lame, et gardez-vous de « jouer du violon dans l'urèthre ». A la glissière, substituez la tige conductrice ; et, sur elle, faites glisser une sonde à bout coupé, numéro 15 à 17.

Petite lame et petite sonde : voilà les deux conditions des uréthrotomies inoffensives ; avec elles, pas d'hémorrhagie, pas d'écartement forcé des lèvres de la plaie, pas d'urine infiltrée sous pression forte entre la paroi uréthrale et la sonde grosse. Ne laissez pas la sonde à demeure au delà de quarante-huit heures. — Par l'uréthrotomie, vous avez ajouté une pièce losangique à

« une doublure trop étroite », ainsi que disait Reybard ; mais ce rapiècement vaudra surtout par l'assouplissement et la dilatation post-opératoires. Bien qu'on puisse observer des opérés qui, ayant complètement négligé leur canal, ont conservé un calibre à peu près normal, ou resté tout au moins très dilatable après deux, quatre, cinq et six ans, et capable d'être vite ramené à un numéro 18 ou 20, n'escomptez pas ces heureuses exceptions. Après une semaine de répit, faites la dilatation progressive de l'urèthre : commencez par le 16 ou 17 de la filière Charrière, et n'allez pas au delà du 23 ou 24, numéros 46 ou 48 de l'échelle Béniqué : trois à cinq séances en moyenne sont nécessaires. C'est affaire ensuite aux rétrécis de maintenir leur canal calibré par quelques sondages tous les huit ou quinze jours.

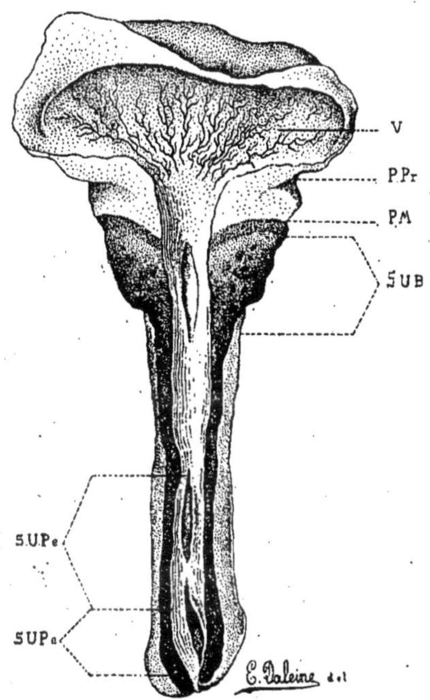

Fig. 139. — Rétrécissements blennorhagiques. Uréthrotomie interne. (Guyon et Bazy.)

P,Pr, portion prostatique. — P,M, portion membraneuse. — SUB, section de l'uréthrotome au niveau du bulbe. — SUPe, sections au niveau de la portion pénienne (la surface de coupe de ces sections n'est plus plane, le bord droit est taillé à pic).

L'électrolyse linéaire se pose maintenant en rivale : son matériel s'est perfectionné, sa technique s'est précisée, et Fort lui a fait faire de beaux progrès. De ce que nous avons lu et du peu que nous avons vu, nous n'osons pas conclure à son rejet, bien que les faits de Keyes, de Tédenat et de Lavaux commencent à lui constituer un dossier défavorable. Nous nous tenons satisfait de l'uréthrotomie interne, aseptique et méthodique ; et n'estimons pas que l'électrolyse puisse offrir plus de simplicité opératoire, ni, en dépit de la légende de la cicatrice négative non rétractile, plus de stabilité dans le résultat thérapeutique. — Quant à la divulsion, elle a vécu : on ne préférera jamais sa plaie par éclatement à la section nette et bien placée de l'uréthrotomie interne.

Voici un rétrécissement uréthral qui est, sinon anatomiquement imperméable, ce que quelques Anglais contestent, du moins cliniquement infranchissable, ce que nous avons tous rencontré. Depuis une, deux semaines et plus, vous essayez en vain l'introduction de bougies filiformes, tortillées, coudées ou hélicines. Le malade pisse mal, vide imparfaitement sa vessie, fait un accès fébrile après les tentatives de sondage ; parfois même une rétention incomplète ou des accidents rénaux menacent : faites au plus tôt l'uréthrotomie externe, sans conducteur, l'opération de Sédillot. Tel autre porte un rétrécissement traumatique, rapidement formé, aux orifices excentrés et hors de l'axe, au travail cicatriciel exubérant doublant l'urèthre de nœuds scléreux : il est exceptionnel que la dilatation puisse calibrer ce couloir, ni que l'incision interne le canalise d'une façon suffisante et stable, puisqu'elle portera à peu près inévitablement sur un tissu de cicatrice : l'uréthrotomie externe est l'intervention de choix dans ces coarctations traumatiques, d'autant que souvent vous ne pourrez pas franchir. Ce rétréci est atteint d'infiltration d'urine : faites encore la section externe qui seule permettra la désinfection du foyer. Cet autre a le périnée fistuleux, non point de fistules récentes que nous avons vu parfois guérir après l'uréthrotomie interne, mais de trajets vieux, durcis et noueux : uréthrotomisez de dehors en dedans. Voici encore un rétrécissement qui a récidivé après une uréthrotomie interne : préférez, comme seconde opération, une section externe ; car l'uréthrotome porterait désormais sur un tissu cicatriciel qui ne s'écartera pas suffisamment pour surajouter une nouvelle pièce ; préférez-la surtout si votre malade, négligent ou pauvre, est incapable ultérieurement d'un cathétérisme régulier : l'uréthrotomie externe donne en effet de plus grandes garanties de guérison stable.

Le malade est dans la position de la taille, périnée rasé et antiseptisé. Si le cathéter de Syme, ou un modèle plus menu, comme la glissière de l'uréthrotome de Maisonneuve, ont pu passer, la chose est facile : arrivez sur l'urèthre par une incision médiane, à travers les parties molles ; évitez, si possible, la section du bulbe en le dégageant ou le contournant ; mais ne craignez point de le diviser au thermo, d'autant que souvent il n'existe plus comme tissu érectile et s'est transformé en tissu fibreux invasculaire, pris dans la gangue scléreuse périnéale. Cherchez le cathéter ou sa cannelure avec l'ongle de l'index gauche et sectionnez le rétrécissement au bistouri, tranchant en bas : glissez la sonde à demeure, comme nous l'avons décrit à propos des ruptures traumatiques de l'urèthre. — Si vous opérez sans conducteur, poussez au moins le cathéter jusqu'au contact du point rétréci, et, sur la cannelure que l'aide fait saillir au périnée, incisez toutes les couches et la paroi uréthrale. Vous voilà à l'entrée de la stricture qu'il va falloir traverser. Faites-vous un champ opératoire large, et ne craignez point d'allonger l'incision des parties molles ; à l'instar de Sédillot, Civiale et Guyon, traversez chaque lèvre de la boutonnière uréthrale d'une anse de fil, qu'un aide tend et écarte à droite et à gauche. Introduisez par le méat une petite bougie fine, reprise par l'incision périnéale, et dont les deux bouts sont en avant saisis par une pince à forcipressure : vous avez ainsi une anse de traction qui tend en haut et en avant la commissure antérieure de la plaie, pendant que les deux anses latérales entre-bâillent fortement les lèvres. La région où se trouve l'entrée du rétrécissement est donc bien exposée.

Il sera parfois possible d'enfiler la lumière antérieure de la coarctation avec une bougie de baleine ou un stylet flexible, d'autant que l'incision périnéale a dégorgé les parties molles et diminué la tension des tissus péri-uréthraux : vous y réussirez surtout quand les indurations périnéales péri-fistulaires n'auront point « désorienté » le canal. Cette réussite vous permettra d'inciser les parties rétrécies sur conducteur. Après un engagement de quelques millimètres, la sonde vient buter contre un obstacle ou se perdre dans un cul-de-sac : incisez la partie pénétrée, cherchez à nouveau la lumière du rétrécissement, enfilez-le comme vous l'avez fait pour le premier obstacle, et cheminez ainsi à petites étapes et par sections successives, sans vous perdre dans les diverticules lacunaires ou dans les embouchures fistuleuses; si vous vous égarez, revenez sur vos pas, explorez les tissus indurés divisés, et remontez au point de départ. Sachez alterner un coup de bistouri et une exploration de stylet.

Lorsque l'urèthre a été rompu par le traumatisme, ou crevé par le pus en amont du rétrécissement, lorsque ses bouts sont distants et excentrés, vous n'aboutirez point par ces « enfilades » successives : gardez rigoureusement la ligne médiane, votre guide; et, d'avant en arrière, incisez aussi loin et aussi profondément que s'étendent les tissus malades et indurés de la cicatrice uréthrale. Prenez comme jalon de l'extrémité postérieure de l'incision l'arcade fibreuse du ligament sous-pubien, facile à palper : là s'ouvre la portion membraneuse. Sous le bistouri crient les tissus indurés de la cicatrice péri-uréthrale : vous les sentez du doigt, vous en voyez la tranche; ainsi que dit Guyon, « vous êtes donc en réalité conduits » : écartez-les, au fur et à mesure de l'incision, avec des crochets érignes ou avec les écarteurs dentés de Volkmann.

Le rétrécissement une fois incisé, vous voilà à la rencontre du bout postérieur. Ce temps est d'une exécution assez facile quand on trouve dans le périnée un nodus cicatriciel bien limité, véritable chéloïde du canal, comme on l'observe dans maints rétrécissements traumatiques; il devient plus malaisé dans les coarctations blennorrhagiques compliquées de sclérose plus diffuse du périnée. Dans le cas de fistules, on arrivera généralement à une sorte de petit cloaque, carrefour des trajets fistuleux, qui confine à l'urèthre, en amont du rétrécissement : on pourra pénétrer dans la vessie, avec un stylet, sans avoir traversé le point rétréci.

Le cathétérisme du bout postérieur constitue le dernier temps. Vous êtes en arrière du rétrécissement, à l'entrée de la région membraneuse : glissez un stylet souple, légèrement courbé, dirigé au besoin par un doigt introduit dans le rectum; il persiste parfois en avant de la membraneuse quelques brides que vous sectionnerez sur le stylet ou sur la sonde. Poussez une bougie armée dans la vessie; vissez la tige conductrice droite de l'uréthrotome, et conduisez ainsi une sonde à bout coupé, numéros 20 ou 22; amenez-la au méat suivant la technique décrite à propos des ruptures traumatiques. Si la déchirure du canal a été nette, s'il n'y a pas eu d'infiltration ou de suppuration profondes, vous trouverez le bout postérieur sur la ligne médiane et sous le ligament sus-pubien; mais, quand cette arcade fibreuse elle-même a été rompue, ce repère n'existe plus : le bout se retire en arrière. Guidez-vous alors sur l'aspect des tissus; explorez les dépressions ou les points qui, par leur aspect rosé ou leur consistance, tranchent sur la blancheur et la sclérose du rétrécissement : mais que de fois on prend un trajet fistuleux bourgeonnant pour la muqueuse uréthrale! Cherchez en arrière, dans les cas de rupture complète : le bout postérieur, Mollière l'a signalé, s'est redressé sous la pression, ainsi qu'un tube manométrique de Bourdon, et tend à se placer parallèlement au rectum. Autre ressource : faites uriner le malade, pressez son hypogastre ou réveillez-le; et guettez l'issue de l'urine. Dans le cas de bout introuvable, ouvrez la vessie à l'hypogastre et faites le cathétérisme rétrograde [1].

Quand le périnée est souple et sain, suturez en plusieurs étages les tissus péri-uréthraux, les parties molles, la peau : la suture, toutefois, n'ajoutera probablement pas grand'chose à la rapidité et à la sûreté de la cicatrice qui, dans ces cas simples, se parfait en quinze ou vingt jours. Elle est alors facultative ; elle est contre-indiquée quand une infiltration a ravagé le tissu cellulaire de la région, quand la plaie est infectée, quand le périnée est blindé de tissu scléreux en nappe inextirpable, incapable de réunion : pansez à plat avec la gaze iodoformée, et laissez la cicatrisation lente reconstituer sur la sonde le nouveau canal. Ne vous préoccupez point trop de ces indurations massives : le cours des urines une fois dérivé, vous verrez souvent s'améliorer et s'assouplir ces périnées noueux et fistuleux.

Que si le périnée présente seulement un nodus cicatriciel limité ou un trajet fistuleux simple, l'extirpation de cette masse inodulaire, aux tendances rétractiles, donnera de sérieuses garanties contre la non-récidive. L'idée n'est pas nouvelle : Sédillot, Voillemier, Bourguet, l'avaient déjà appliquée ; de nos jours Valette, Mollière, Poncet, Horteloup, Guyon, ont pratiqué ces uréthrectomies partielles ou totales. Nous avons enlevé une callosité grosse comme une noix ; Mollière en a extirpé dont le poids dépassait 45 grammes. Ces excisions comportent, comme mesure corollaire, la suture uréthrale. Après l'ablation d'une virole cicatricielle, on peut se proposer d'unir bout à bout les deux extrémités de l'urèthre réséqué ; mais il est difficile de faire une suture totale et hermétique si le tronçon excisé mesure quelque longueur, et le succès n'a guère été obtenu que dans la moitié des cas publiés. On se contentera donc de rapprocher les surfaces cruentes par des plans de suture superposés : un étage de fils profonds ramenant sur la sonde les tissus juxta-uréthraux, un plan musculo-aponévrotique également perdu, une ligne de points cutanés. Abrégez le séjour de la sonde à demeure : après huit jours elle a généralement fait sa besogne utile et moulé le nouveau canal. Le surlendemain, on pourra commencer le calibrage par les Béniqué [2].

L'uréthrotomie externe est capable de donner un canal calibré d'une façon stable ; nous le savions déjà, Dubrueil nous citait naguère trois malades uréthrotomisés depuis sept, huit et dix ans, et qui, en dépit de la cessation de tout sondage, continuent à pisser à gros jet ; Grégory [3], apôtre excessif de la section externe, l'avait affirmé sans le démontrer précisément ; les études

[1] *Cathétérisme rétrograde :* DUPLAY, *Archives générales de médecine*, p. 58, 1883. — HEYDENREICH, *Semaine médicale*, p. 327, 1885. — MONOD, *Annales des maladies des organes génito-urinaires*, p. 367, 1886. — CHUQUET, Thèse de Paris, 1888. — DELEFOSSE, *Annales des maladies des organes génito-urinaires*, septembre 1889. — TEDENAT, in Thèse de Vieu. Montpellier, 1891.

[2] *Uréthrectomie et uréthroplastie :* MOLLIÈRE, *Lyon médical*, 25 mai 1884, et n° 13. 1885 ; et *Cliniques chirurgicales.* — PARIZOT, Thèse de Lyon, 1884. — LE DENTU, *Bulletin de la Soc. de chirurgie*, 1886. — LUCAS-CHAMPIONNIÈRE, *Bulletin de la Société de chirurgie*, p. 600, 1887. — KIRMISSON, *Bulletin de la Société de chirurgie*, 1889, p. 287. — PONCET, Congrès français de chirurgie, 16 mars 1888. — GUYON, *Rétrécissements traumatiques. Mercredi médical*, n° 9, 1890. — HORTELOUP, *Bulletin de l'Académie de médecine*, 1890. — GAUJON, Thèse de Montpellier, 1891.

[3] GRÉGORY, *De la méthode sanglante dans les rétrécissements de l'urèthre.* Paris, 1879.

remarquables de Phélip (¹) viennent d'en fournir la preuve décisive. Il a retrouvé dix-huit rétrécis, uréthrotomisés par Ollier depuis plus de cinq ans : ses tableaux nous montrent que les opérés qui entretiennent par le sondage régulier le calibre de l'urèthre ne sont pas menacés de récidive, que ceux qui n'ont recours au cathétérisme que durant peu de temps en sont aussi à peu près complètement à l'abri ; et enfin que les opérés qui négligent absolument leur canal n'y sont exposés que dans une faible proportion : sur sept malades de cette catégorie, cinq n'ont jamais eu de récidive, et cependant l'un est opéré depuis vingt-quatre ans, deux depuis seize ans, les deux autres depuis quinze ans. Et, lorsque, pour certains cas-limites, où le débat se pose entre la section externe et l'uréthrotomie interne, on porte à l'actif de cette dernière la rapidité des suites opératoires, on peut répondre, et l'argument nous paraît l'emporter, que les garanties de guérison durable payent largement la convalescence plus longue de l'uréthrotomie externe.

CHAPITRE VII

TUMEURS DE L'URETHRE

I

POLYPES ET TUMEURS BÉNIGNES DE L'URÈTHRE

Après avoir, sous la forme de « carnosités », de « caroncules », dominé et égaré jusqu'au dernier siècle l'histoire des obstructions uréthrales, les polypes — grandeur et décadence des doctrines — ont été à peu près rayés de ce chapitre. Ils méritent cependant mieux que la brève mention que leur accordent à peine la plupart des classiques. Deux ordres de recherches sont venus tout récemment, qui leur ont apporté un regain d'actualité : d'une part, les examens anatomo-pathologiques qui nous montrent, en amont et au niveau du rétrécissement, les végétations papillaires du chorion de la muqueuse pouvant aboutir à la formation de saillies polypeuses ; d'autre part, l'endoscopie uréthrale, qui nous a révélé l'existence plus fréquente qu'on ne pensait, dans les urèthres blennorrhagiques de vieille date, de petites tumeurs granulant, friables, d'un rouge vif, richement vascularisées, se présentant parfois, nous dit Léopold Dittel (²), sous la forme de menues papilles juxtaposées, parfois sous l'aspect de végétations dendritiques, nées d'un tronc plus épais, terminées en massue et rappelant le cancer villeux à touffes de la vessie.

(¹) PHÉLIP, Thèse de Lyon, avril 1886. — *Province médicale*, p. 261, 1887, et *Revue de chirurgie*, janvier et juillet 1890.

(²) LEOPOLD DITTEL, *Die Stricturen der Harnröhre. Deutsche Chirurgie de Billroth et Lücke.* Lieferung 49. — *Carunkeln, Papillome und Polypen der Harnröhre*, p. 198-1880.

Le terme de polype convient-il exactement à ces productions? Voillemier [1] le conteste; il est vrai qu'il prétend n'avoir rencontré dans l'urèthre que des « granulations blanchâtres, dures, irrégulières, restes de brides fibreuses déchirées ou rétractées, ou des petites tumeurs très justement comparées aux bourgeons charnus des plaies ». C'est d'autres espèces cliniques, moins exceptionnelles, qu'il s'agit; elles consistent, suivant la description de Dittel, « en un stroma conjonctif, issu du tissu sous-muqueux, qui se porte vers la lumière du canal; il est riche en vaisseaux sanguins, et recouvert d'un épithélium analogue à celui de la muqueuse uréthrale ». Les observations de Linhart [2] confirment en tous points ces données anatomo-pathologiques. Boyer et Du Camin ont parlé d'excroissances fongueuses; Riberi, de tumeur fongueuse; quelques-uns ont prononcé le mot de « condylomes », d'autres celui de « granulomes », qui paraît devoir se rapporter à une forme d'uréthrite chronique granuleuse, au bourgeonnement sessile, et non aux vraies formations polypeuses, dont le terme comporte l'existence d'un pédicule plus ou moins net. « La surface de la tumeur se recouvre-t-elle de villosités, elle prend, nous dit Antal [3], l'aspect et le nom de *papillome*; les vaisseaux sanguins présentent-ils un grand développement, cela peut s'appeler un *angiome*, et cette forme est surtout fréquente dans l'urèthre de la femme; la formation conjonctive prend-elle un type dominant et adulte, on a affaire à ces *fibromes* décrits par Neudörfer et Hennig, dont Velpeau, Scanzoni et Simon ont trouvé, chez la femme, des échantillons aussi gros qu'un œuf d'oie. » La nomenclature importe moins que la notion clinique; les plus fréquentes sont des tumeurs papillaires, des papillomes plus ou moins pédiculés, des « végétations ». Ne serait-il point surprenant que les « végétations » — conservons le mot large et banal — qui poussent si aisément dans la zone génitale externe ne puissent croître dans l'urèthre? ne trouvent-elles point là les conditions de muqueuse et d'irritations locales propices au gazonnement, de véritables « poireaux » ou « crêtes de coq » du canal?

Chez l'homme, ces végétations intra-uréthrales sont assurément rares. Une observation de Thompson est reproduite à peu près partout; Voillemier et Gruenfeld [4] la citent. Il existe dans le musée de *Guy's Hospital*, sous le n° 2411, une pièce présentant, à l'union des régions prostatique et membraneuse, « une tumeur pédiculée ayant 9 lignes de long sur 4 de large ». Thompson la considère comme un des plus nets exemples de polypes. Voillemier reste sceptique à cet égard, devant une description contradictoire de Pro, qui parle d'une languette large à base adhérente. Pour voir jusqu'à quel point on peut se faire illusion, continue Voillemier, il est bon de lire l'ouvrage publié sur ce sujet par Nicod. « Cet ancien chirurgien de l'hôpital Beaujon croyait trouver des polypes dans presque tous les cas de rétrécissements; il les attaquait par le nitrate d'argent et, quand des lambeaux de tissus sphacélés, résultant de ses

(1) VOILLEMIER, *Traité des maladies des voies urinaires*, t. I. *Maladies de l'urèthre*. p. 537.

(2) LINHART, *Chirurgische Beobachtungen*. *Würzburger med. Zeitschrift*, 1863.

(3) GÉZA VON ANTAL, *Specielle chirurgische Pathologie und Therapie der Harnröhre und Harnblase. Die Geschwülste der Harnröhre*, p. 159, 1888.

(4) GRÜENFELD, *Die Endoscopie der Harnröhre und Blase. Deutsche Chirurgie de Billroth et Lücke*. Lieferung LI, *Polypen der Harnröhre*, p. 179.

cautérisations fréquentes et profondes, s'échappaient de l'urèthre, il affirmait, sans autre preuve, qu'ils étaient des débris de polypes. » Sur 36 observations, il n'avait pu montrer le 3 novembre 1834, à la Commission du prix Monthyon, qu'un cas de polype diagnostiqué pendant la vie. Mais cet exemple unique est lui-même contesté; Linhart n'y voit qu' « une valvule prostatique hypérémiée par les cautérisations »; et Voillemier croit aussi qu'il s'agissait là d'une tumeur de la prostate.

Le polype uréthral n'est pas néanmoins une création d'anatomie fantaisiste, comme l'estimait Leydel; Grüenfeld en rappelle quelques faits avérés. A l'autopsie d'un homme mort d'ischurie, Roger trouva, dans l'urèthre dilaté, depuis le méat externe jusqu'au bulbe, une muqueuse présentant des « houppes » de la grosseur d'une tête d'épingle à un petit pois. Gallez a extrait une masse grisâtre, globuleuse, de la consistance d'un polype nasal, qui s'était engagée dans l'œil du cathéter. Beyram et Genaudet ont observé des cas analogues. L'observation autopsique de Linhart est intéressante : Sur la paroi droite du canal se trouvaient deux petites tumeurs oblongues, plates, d'un rouge sombre, semblables à des granulations, mais que l'examen histologique montra formées d'un stroma conjonctif vêtu d'épithélium; un peu plus loin, aux environs du bulbe, deux masses menues, aplaties, grosses comme des lentilles, très vasculaires, s'appendaient par un pied grêle à la paroi supérieure. Grüenfeld prétend qu'il en existe des exemples au musée Dupuytren, et qu'on peut en voir quatre préparations dans le Muséum anatomo-pathologique de Vienne.

On s'explique d'ailleurs que la difficulté du diagnostic sur le vivant ait, jusqu'à présent, contribué à faire aux polypes uréthraux cette réputation de lésions exceptionnelles. Passe encore pour les papillomes de la fosse naviculaire qui peuvent apparaître à travers les lèvres écartées du méat : une semblable tumeur, qui se développe lentement tant qu'elle est intra-uréthrale, augmente très rapidement de volume si elle arrive à franchir l'entrée du canal; nous venons de le voir nettement chez un jeune homme d'une quinzaine d'années, qui avait subi le débridement du méat; en moins de douze jours, s'est étalée sur la lèvre gauche une masse papillaire, à pied interne, très facilement saignante, de la grosseur d'une noisette, dont nous avons fait l'ablation au thermo-cautère. Pour les tumeurs profondes du canal, le diagnostic était illusoire avant l'endoscopie uréthrale; les troubles de la miction restaient sans valeur significative, et l'exploration ne pouvait rien apprendre. Bell et Civiale, pourtant, n'avaient pas craint d'écrire que, par les empreintes des bougies de cire, ils pouvaient reconnaître ces tumeurs sur le vivant; comme le dit Voillemier, « il suffit de signaler de pareilles prétentions sans qu'il soit nécessaire de les combattre ». Une végétation polypeuse ne donne lieu qu'à une symptomatologie banale : le plus souvent, nous dit Grüenfeld, ce sont les signes d'une uréthrite chronique, d'un écoulement rallumé au moindre prétexte; tantôt ceux d'un rétrécissement, comme dans les cas de Beyram et de Linhart, parfois une hématurie abondante, la sensation d'un corps étranger dans le canal ou des phénomènes de cystite qui étaient très accusés dans un fait de Thompson. Ce sont donc des découvertes d'uréthroscopie, et les documents cliniques restent encore pauvres; quand nous aurons pris l'habitude de regarder dans l'urèthre, il est vraisemblable que leur histoire s'enrichira. Encore, pour les petits polypes, l'examen nécessite-t-il une très grande attention. « Pas à pas, d'arrière en avant, tout en retirant le tube, il faut, nous dit Grüenfeld, passer la revue de la muqueuse, en dirigeant le regard tantôt vers l'avant ou l'arrière-paroi, tantôt vers une paroi latérale; sinon une excroissance ténue peut vous échapper. » Conditions d'examen bien inférieures, on l'avouera, en raison de l'étroitesse de l'objectif et de l'étendue à explorer, aux champs largements découverts de l'image laryngoscopique ou ophtalmoscopique !

La figure uréthroscopique du polype varie évidemment suivant la grosseur de la production, suivant qu'elle est pédiculée ou sessile. Dans ce dernier cas, elle occupe généralement une partie excentrique du champ de l'image; les polypes à pied ont plus de chances d'être aperçus quand ils se portent vers le centre de figure. La grosseur intervient évidemment : telle tumeur petite, n'offrant qu'une présentation partielle, sera reconnaissable; au contraire, la présentation totale de la masse, en plein champ de l' endoscope, peut égarer le diagnostic. En combinant l'appui excentrique du tube endoscopique, qui met sous l'œil telle ou telle paroi, aux mouvements d'avancement et de recul, on peut prendre sur la grosseur du polype, sur les détails de son insertion, sur les modifications de la muqueuse avoisinante, des renseignements précis; on fait ainsi varier la présentation de la tumeur qui apparaît vers le centre de figure, comme une saillie hémisphérique ou oblongue, d'un rouge parfois vif, parfois d'un ton rougeâtre sombre.

S'agit-il d'un petit polype, nous dit Grüenfeld, vous le découvrirez mieux en retirant l'endoscope; est-ce une tumeur plus grosse, l'enfoncement progressif du tube en amène successivement sous l'œil une plus large figure. Avec une source lumineuse de moyenne intensité, l'image présente une « ombre portée », dessinée sous forme d'une traînée sombre en forme d'arc, plus ou moins large. Les polypes se rencontrent dans toutes les portions de l'urèthre; mais leur siège d'élection se trouve dans la région avoisinant le méat. Leur grosseur est variable; Grüenfeld a eu l'occasion de diagnostiquer à l'endoscope et d'opérer des tumeurs du volume d'un grain de chènevis, d'une lentille ou d'un pois; un polype avait 25 millimètres de long sur 13 de large. Grüenfeld a observé jusqu'à deux, trois et quatre polypes sur le même sujet. Le 15 mars 1880, il pouvait montrer chez un malade, à 9 ou 10 centimètres de profondeur dans le canal, et sur une surface de près de 2 centimètres, cinq polypes variant de la grosseur d'un pois à celle d'un grain de chanvre, dont le plus volumineux siégeait en arrière sur la paroi uréthrale droite, le second à droite et en haut, le troisième à gauche en haut, près de la ligne médiane, le quatrième et le cinquième à gauche.

L'endoscopie n'a point seulement éclairé le diagnostic des polypes uréthraux; elle a servi encore à préciser leur traitement. Les spécialistes utilisent, et Grüenfeld a décrit un polypotome à anse métallique, analogue aux modèles de Blacke ou de Gruber, de la chirurgie auriste; des ciseaux et des pinces qui manœuvrent à l'extrémité du tube uréthral; une pincette, composée d'un tube endoscopique au bout duquel peut jouer, grâce à un fil métallique intérieur, une pièce tubulée, fenêtrée et coupante sur sa paroi supérieure, dont l'emboîtement saisit et coupe ce qui se présente; déjà Méran, au dire de Delefosse, avait imaginé de guillotiner les polypes au moyen de deux sondes fenêtrées jouant l'une dans l'autre; les deux œils de sondes étant en regard, et le polype prolabant dans l'intérieur, un simple glissement de la sonde intérieure détachait la masse. Les difficultés opératoires sont considérables, et Grüenfeld les détaille : les petits polypes peuvent être mordus et enlevés à la pince; une tumeur bien exposée, à pédicule net, est parfois saisissable dans la fenêtre de la pincette; dans la majorité des cas, le polypotome à anse métallique a paru l'instrument le plus applicable; ce n'est pas qu'il ne présente un inconvénient : l'anse dérape souvent ou se jette difficilement autour du pied.

Le mode et la commodité d'intervention se subordonnent d'ailleurs à la variété de la végétation et à son siège. Plus la tumeur se rapproche du méat, plus elle devient accessible, même pour un opérateur médiocrement exercé et peu outillé. Il est — et l'habitude de l'uréthroscopie nous familiarise avec elles — des plaques d' « uréthrite granuleuse », saignantes, douloureuses, lieux d'élection pour les rétrécissements futurs; mais il nous semble que l'endoscopie servira plus à les diagnostiquer qu'à les traiter : un chirurgien, sachant interroger avec l'olive de l'explorateur la sensibilité uréthrale, ne sera jamais embarrassé pour localiser exactement à leur niveau l'instillation du nitrate d'argent, presque toujours suffisante. D'autre part, la curette est probablement plus maniable que tous les polypotomes quand il s'agit de ces papillomes diffus, parfois décrits sous le nom d' « uréthrite papillomateuse »; tel est le cas de Briggs (1) qui, par l'examen endoscopique, trouva la muqueuse tapissée, sur une étendue de plus de 10 centimètres, de végétations mamelonnées, agminées par places et « framboisiformes », saignant au plus léger contact; Briggs conduisit par l'endoscope une petite curette sur leur emplacement, et, retirant le tube, racla et « hersa » la paroi végétante; les débris du curage furent balayés par une injection boriquée, et la surface essuyée avec un tamponnet de coton; grâce à la cocaïne, l'opération fut indolore.

Chez la femme, la brièveté et la dilatabilité du canal laissent au diagnostic plus de commodité; mais la continuité anatomique avec les replis du voisinage, terrain de choix pour les végétations papillomateuses, la fréquence des irritations locales et des contagions, constituent des conditions propices à la poussée de ces tumeurs intra-uréthrales. Le nombre de ces végétations est variable : elles sont habituellement multiples quand elles occupent le pourtour du méat et « foisonnent » dans les environs. On peut aussi en rencontrer plusieurs dans le canal; mais souvent, comme l'indique Voillemier, il n'y en a qu'une, implantée plus ou moins près du col et presque toujours sur la paroi inférieure. Huguier attribuait ce siège de prédilection à l'hypertrophie fréquente de la petite crête raphéale dont Jarjavay a signalé la grande vascularité. Tant que la masse végète dans le canal, sa croissance est lente; mais, avant d'apparaître au dehors, elle peut remplir l'urèthre d'une tumeur volumineuse, formant

(1) Briggs, *Uréthrite papillomateuse guérie par le curage. Gazette hebdomadaire de Montpellier*, n° 5, p. 58, 1890.

parfois « cordon mollasse, gros comme une sonde ». Velpeau fut appelé chez une dame qui souffrait de l'urèthre depuis longtemps, éprouvait des pesanteurs au bas-fond de la vessie, au rectum, à la matrice; la malade avait dans le canal une tumeur du volume d'un œuf, consistante, d'un rouge livide, ayant énormément dilaté l'urèthre. Forget cite un cas où la tumeur était du volume d'une noix, rouge violacé, douloureuse, assise par une large base dans l'épaisseur de la muqueuse. Quand elle est sortie de l'urèthre, la masse, décomprimée, s'épanouit à la manière ordinaire des végétations; elle s'accroît par pullulation papillaire de voisinage et élargissement progressif de sa base; elle peut rapidement border et masquer le méat d'un champignon exubérant, à la surface inégale multilobée et granuleuse, bientôt suintant et exulcéré.

La symptomatologie peut rester obscure au début : la femme « pisse fourchu », comme disait Paré, a un jet dévié, éprouve quelques cuissons à la miction; elle attribue ces accidents à un « échauffement dans les parties » et s'en inquiète peu. Mais, à la longue, les mictions fréquentes et douloureuses, le ténesme et le suintement sanguin qui accompagnent les dernières gouttes sollicitent plus vivement son attention. C'est à ce moment que le chirurgien sera généralement consulté; la banalité des symptômes qui simulent une sténose, une cystite ou un corps étranger, l'engagent à faire le cathétérisme; la sonde ne passe pas ou ne s'introduit que douloureusement. Si, dans les environs, il observe le développement de végétations, c'est déjà pour lui un avertissement diagnostique; parfois, le méat est entre-bâillé par la tumeur, et il est possible de l'apercevoir sous la forme d'une saillie rougeâtre, à surface lisse. Si la masse est encore intra-uréthrale, palpez l'urèthre par sa paroi inférieure, pour en apprécier le volume, la souplesse et la sensibilité. Si vous avez trouvé sur son trajet un point particulièrement dur ou douloureux, recourez à la manœuvre recommandée par Voillemier; pressez doucement et sur les côtés avec les doigts, en arrière de la partie renflée, pour faire saillir la végétation entre les lèvres du méat. Quand cet expédient ne réussit point, explorez le canal en le dilatant avec une pince à pansement, ou mieux avec un *speculum nasi*.

La présence d'une tumeur du canal une fois établie, il s'agit d'en préciser la nature. Pour les végétations papillaires typiques du pourtour du méat, dont la poussée coïncide avec des « touffes » analogues croissant sur les surfaces muqueuses avoisinantes, le diagnostic est en général facile : la non-ulcération, l'absence de toute assise dure, l'intégrité ganglionnaire, garantissent la bonne nature du néoplasme. Néanmoins, chez une femme leucorrhéique ou malpropre, une tumeur volumineuse, irritée par les causes locales et macérée par l'humidité constante de la région, peut donner lieu à un suintement abondant, fétide, séro-purulent et hémorrhagique : des papillomes ont ainsi revêtu toutes les apparences des tumeurs malignes. L'état des ganglions tributaires ne constitue même pas alors un indice de bénignité; des masses ainsi érodées et enflammées peuvent les influencer au même titre que tout foyer inflammatoire. Vous avez la ressource d'ébarber d'un coup de ciseaux un échantillon de la masse et de le soumettre à l'examen anatomopathologique. Prescrivez, au surplus, la bonne tenue antiseptique de la lésion :

bientôt la tuméfaction ganglionnaire rétrocède, la surface s'assèche et la qualité non cancéreuse de la masse s'affirme.

Or, le pourtour du méat féminin constitue le siège d'élection de ces néoplasies bénignes, qui peuvent se présenter, ainsi que le décrit Antal, sous la forme de *caroncules*, à surface nette et à base large, de *polypes* plus ou moins finement pédiculés, ou de vrais *papillomes*, « choux fleurissant » à l'entrée uréthrale. On rencontre souvent aussi chez la femme, des tumeurs papillaires remarquables par leur vascularité, et qui, d'après les recherches de Wedl, présentent de nombreux vaisseaux tortueux « analogues aux *vasa-vorticosa* de la choroïde ». — On pourrait confondre, à la rigueur, une végétation saillante au dehors du canal avec un prolapsus de la muqueuse de ce conduit. Mais, nous dit Voillemier, cette dernière affection est extrêmement rare et nous n'en avons pu relever que quelques exemples. « La muqueuse renversée ne perd pas ses caractères, elle est lisse et très peu sensible au toucher; la tumeur qu'elle forme n'est point pédiculée; elle est même plus large à sa base qu'au sommet : plus elle s'allonge, plus elle est épaisse à sa base, tandis que le pédicule d'une végétation devient de plus en plus grêle au point de se rompre spontanément; enfin, les urines sortent sans difficultés et sans souffrances par le centre de la tumeur. » Quand il s'agit d'une tumeur encore incluse dans le canal, le diagnostic rencontre de sérieuses difficultés : un stylet, une sonde glissés, après anesthésie cocaïnique, peuvent contourner la masse, reconnaître son volume, son point d'insertion, son mode de pédiculisation; la dilatation uréthrale forcée sous le chloroforme aidera à cette exploration.

La cautérisation au nitrate d'argent convient et suffit aux paquets plats de végétations fines issus du méat; le fer rouge a l'avantage d'exercer une action plus rapidement destructive; mais il faut le manier avec précaution pour ne point amorcer un rétrécissement ultérieur : Caudmont en a cité un exemple instructif. Au lieu de granulations papillaires basses et menues, s'agit-il de formes polypeuses à pied plus ou moins étroit et même de masses largement implantées, l'excision devient la méthode de choix. La malade est placée en attitude dorsale, jambes et cuisses fléchies; l'urèthre a été « barbouillé » de solution cocaïnique. Écartez les petites lèvres avec le pouce et l'index de la main gauche en pronation; et, de la droite, glissez dans l'urèthre un petit spéculum ou une pince à polypes qui distendent le canal. Confiez-en les branches à un aide, mordez la tumeur avec une pince à dents de souris, tirez sur elle de façon à dégager son pédicule et à ras d'insertion coupez sa racine. L'hémorrhagie est parfois assez considérable, mais il est rare qu'elle dure; Forget en a cependant rapporté un fait intéressant : une heure après l'opération, la femme fut prise d'une syncope, le pouls était faible, il n'y avait aucune trace de sang dans le lit, le sang avait reflué dans la vessie qu'il distendait; il suffit pour arrêter les accidents de comprimer le canal avec un doigt porté sous la symphyse. L'introduction dans l'urèthre d'une grosse sonde complètera l'hémostase.

II

KYSTES DE L'URÈTHRE ET DES GLANDES DE COWPER

Aux dépens des glandes uréthrales peuvent se former des kystes de rétention qui se montrent sous la forme de tumeurs, variant du volume d'un grain de chanvre à celui d'un pois; mais il s'agit là d'une rareté. Grüenfeld a pu reconnaître par l'endoscopie la présence, chez un malade atteint d'uréthrite granuleuse, d'une petite tumeur hémisphérique, grosse comme une graine de chènevis, d'un beau rouge brun, siégeant sur la paroi supérieure à 5 centimètres du méat. « A la cime de l'élevure se percevait une petite surface circulaire blanchâtre qui donnait l'idée d'une sérosité incluse »; la ponction évacua une gouttelette d'exsudat séreux.

Les tumeurs kystiques des glandes de Cowper sont plus intéressantes; Englisch en a donné une bonne étude : il a ajouté 5 observations personnelles, dont 4 relatives à des nouveau-nés et 1 à un homme de trente-sept ans, aux faits antérieurs de Terraneus, Forestus et Gubler. Une petite tumeur, longue de 7 millimètres, large de 3 millimètres, située à la hauteur du bulbe, sur le milieu du plancher de l'urèthre : telle est une de ces formations kystiques trouvée par lui chez un nouveau-né. A l'examen de l'urèthre d'un homme de trente-sept ans, il trouva sur la paroi inférieure de la partie bulbeuse deux espaces creux « Hohlräume », placés parallèlement l'un à côté de l'autre et séparés par une mince cloison mitoyenne ; les deux sacs ainsi formés s'étendaient en avant sur une longueur de 2 centimètres jusqu'à la *pars pendula* de l'urèthre. Une fine sonde pouvait s'introduire à la partie postérieure du sac dans un canal qui menait vers les glandes de Cowper, mais qui, à une distance de 3 à 4 millimètres, devenait imperméable. Englisch trouva la glande de Cowper gauche normale, la droite un peu grossie; il estime donc que la dilatation kystique ne porte pas sur le corps glandulaire lui-même, mais sur le canal excréteur « dans toute l'étendue située au delà du diaphragme uro-génital — *pars spongiosa et submucosa* de Gübler ». — L'ectasie, dans ses degrés médiocres, n'aboutit qu'à la formation de petites tumeurs miliaires, analogues aux kystes glandulaires uréthraux, caractérisées par leur siège constant au niveau du conduit vecteur. Dans les formes avancées, il se forme un gros kyste cloisonné par des septa nombreux : une cloison médiane correspond à l'adossement des deux tumeurs glandulaires, les autres travées résultent de l'irrégulière dilatabilité de la paroi. Englisch n'a en somme que relaté des découvertes d'autopsies; Coulliard nous a donné une observation que Kauffmann accepte parmi les kystes des glandes de Cowper. « Un homme de cinquante et un ans portait dans le périnée, depuis quatre années, une tumeur médiane prolongée jusqu'à l'anus, progressivement développée. Après la deuxième année, la tumeur s'ouvrit spontanément au périnée et donna issue à une grande quantité de liquide visqueux et inodore: l'orifice se ferma peu après, pour se réouvrir à nouveau tous les vingt à vingt-cinq jours. Une ponction permit l'extraction de 150 grammes de sérosité trouble, grisâtre, visqueuse; le malade se refusa à tout traitement ». Mais le diagnostic de tumeur kystique cowpérienne comporte ici un gros point d'interrogation; ne s'agissait-il pas d'un diverticule périnéal?

III

CANCER DE L'URÈTHRE

T. THIERSCH, Der Epithelialkrebs, namentlich der Haut. Leipzig, 1865. Fall 92, p, 283 und 289. — M. A. PONCET, Du cancer profond de la verge (épithéliome intrapérinéal). *Gaz. hebdom.*, 1881, 6 mai, p. 282 (Association française p. l'avancement des sc. Session d'Alger, 1881). — M. SCHUSTLER, Ueber einen Fall von Epithelialcarcinom in der Continuität der männlichen Harnröhre. *Wiener medic. Wochenschr.*, 1881, p. 120. — GUIARD, Transformation en épithélioma à marche rapide de trajets fistuleux consécutifs à un rétrécissement de l'urèthre. *Annal. des mal. d'org. génito-urin.*, 7 Aug. 1883. — R. TRZEBICKY, Ein Fall von primären Krebse der männlichen Harnröhre. *Wiener med. Wochenschr.*, 1884, p. 606 u. 645 (nos 20 et 21). — PAQUET et HERRMAN, Sur un cas d'épithélioma de la glande de Cowper. *Journal de l'anat. et de la physiol. norm. et pathol.* Paris, 1884, p. 615. — ED. PIETRZIKOWSKI, Ein Fall von primärem Carcinom der Cowperschen Drüsen. *Zeitschr. für Heilkunde*, Bd. VI. Prag, 1885, p. 421. — WITZENHAUSEN, *Centralbl. für Chir.*, n° 35, 1891.

Nous n'avons pour écrire l'histoire du cancer primitif de l'urèthre que de rares documents; car nous ne voulons pas traiter ici le carcinome secondaire du canal, par propagation d'un néoplasme pénien, prostatique ou vésical. Kaufmann n'a pu colliger que cinq observations auxquelles se joignent les deux faits rapportés par Witzenhausen. Dans trois de ces cas, les malades étaient atteints de vieilles strictures et souffraient depuis longtemps de troubles de la miction; les deux autres virent apparaître ensemble la tumeur et la gêne de l'urination. Le siège de la tumeur était au périnée. Dans les faits de Schustler et de Guiard, la formation d'un abcès périnéal sollicita l'incision : le malade de Schustler présentait une grosse tumeur fluctuante du volume d'un œuf d'oie; par la plaie périnéale, se mirent rapidement à végéter des masses, d'un rouge sanglant, qui baignées par l'urine présentèrent des symptômes inflammatoires vifs. Quand les patients de Thiersch et de Mikulicz s'offrirent à l'examen, la tumeur avait déjà eu le temps d'ulcérer le périnée, criblé de fistules qui donnaient issue à des urines purulentes et saignaient fréquemment; le malade de Mikulicz n'avait qu'une ouverture fistuleuse de la dimension d'un « halbkreuzer », située à l'angle péno-scrotal; le pénis était, chez lui, fortement tuméfié et œdémateux.

L'évolution habituelle du cancer uréthral primitif peut donc se formuler ainsi : chez un homme âgé, le plus souvent rétréci, le néoplasme débutant par le canal infiltre ses environs; un phlegmon circonscrit se forme ensuite, dont l'ouverture spontanée ou chirurgicale devient le siège d'une poussée exubérante de végétations du type cancéreux. — Le diagnostic, aux phases initiales, nous semble bien hypothétique en dépit du fait intéressant de Grünfeld qui, le premier et le seul, a pu reconnaître par l'endoscope un cancer du canal : un homme de cinquante-neuf ans souffrait depuis huit mois d'urétrorrhagies et de difficultés de la miction qui l'obligeaient à se sonder toutes les six ou huit heures. Le cathétérisme rencontrait une résistance qui se laissait forcer bientôt. Dans l'urèthre antérieur, l'endoscope montra deux tumeurs polypeuses, du volume d'un grain de chanvre, se détachant grisâtres sur le rougeoiement de la muqueuse, siégeant à la paroi antérieure à 8 et 12 centimètres du méat. Dans l'arrière-urèthre, Grünfeld put découvrir, au niveau de la portion prostatique, une tumeur partiellement ulcérée, longue d'environ 4 à 5 centimètres. Le toucher rectal fit percevoir, sur la ligne médiane, une masse ovoïde saillant vers le rectum, avec un petit prolongement gauche de la grosseur d'un pois; cet examen confirmait les images endoscopiques et affirmait l'existence d'un cancer prostatique proéminant vers la lumière uréthrale.

C'est à une période plus tardive que le chirurgien a chance de poser son diagnostic : la tumeur périnéale abcédée s'est ouverte spontanément ou a été incisée ; des fistules existent dont le caractère d'extension ulcéreuse, le bourgeonnement exubérant, le suintement ichoreux font soupçonner la nature : il est simple alors de procéder à l'examen histologique d'un échantillon de la masse. D'autant que, comme Poncet, Guyon et Demarquay en ont fourni des exemples, il arrive d'observer la dégénérescence cancéreuse de fistules urinaires périnéales. L'interrogation des ganglions de l'aine, précocément envahis; l'étude de l'état général peuvent fournir encore des renseignements instructifs, mais non décisifs : le malade de Mikulicz était en bon état apparent lorsque ce chirurgien l'observa et, d'autre part, rien ne peut ressembler plus « au jaune paille » des cancéreux que le « jaune pâle » des urinaires. Le cathétérisme n'apprend rien, rien de clair du moins et peut augmenter les dégâts; l'exploration par les trajets du périnée permet de reconnaître une cavité aux parois irrégulières et saignantes. La thérapeutique est précaire, on arrivera généralement trop tard dans un périnée trop envahi et l'action opératoire ne pourra être qu'un curettage incomplet de l'infiltrat néoplasique : Schustler, Thiersch, Guyon, ont laissé leurs malades mourir de leur cancer et cela n'a pas tardé; chez son patient, Mikulicz qui avait affaire à un cas favorable de carcinome moins profond a élargi les trajets fistuleux, gratté les masses de granulations et amputé la verge, ce qui n'a pas empêché la récidive de se montrer moins de quatre mois après.

Cancer des glandes de Cowper. — Cette lésion est rare : trois observations sont un maigre dossier clinique. Le malade de Paquet portait une tumeur dont le diagnostic anatomo-pathologique, soigneusement établi par Herrmann, fut « cylindrome, ou tumeur hédéradénique à corps oviformes », d'après la nomenclature de Robin, « épithéliome glandulaire métatypique », suivant celle de Malassez. La tumeur enlevée par Kocher et dont Kaufmann nous détaille l'examen pratiqué par Langhans offrait un type anatomique absolument analogue. Le cas de Gussenbauer, rapporté par Pietrzikowski, paraît se rapporter plutôt à un vrai « carcinome, riche en cellules ». Le cylindrome, observé par Paquet, se présentait sous la forme d'une tumeur grosse comme une noix, bien encapsulée, de consistance dure, adhérente seulement dans la région du bulbe uréthral. Le néoplasme opéré par Kocher était plus volumineux, poussait des prolongements dans les environs, adhérait par l'un d'eux à la branche ischio-pubienne droite, envoyait une autre jetée sur le dos du pénis jusqu'au-dessous de la symphyse et contractait des rapports intimes avec le canal et la partie antérieure du rectum. La tumeur décrite par Pietrzikowski adhérait au muscle bulbo-caverneux, était en rapport étroit avec la portion membraneuse et poussait un prolongement jusqu'à la muqueuse rectale; les glandes régionales étaient prises et le groupe lymphatique externe formait une masse de la grosseur d'un petit poing.

La symptomatologie est, au début, banale. Une tuméfaction périnéale, solide, peu mobile, indolore, attira l'attention du malade de Gussenbauer: les premiers signes n'en furent observés que quatre semaines avant son entrée à l'hôpital; dans le mois qui suivit, la tumeur grossit rapidement; bientôt les ganglions inguinaux se prirent à droite, la miction devint difficile et douloureuse. Les deux autres cas se dénoncèrent de meilleure heure par des troubles fonctionnels de la miction et de la défécation, par la gêne douloureuse de la position assise et de la marche, gêne surtout accentuée chez le malade de Kocher. De semblables symptômes ne sont pas faits pour décider le diagnostic : c'est dans l'examen de la tumeur, de son siège caractéristique en arrière du bulbe et au-devant de l'anus, de son développement rapide sous une peau non enflammée qu'on trouvera de plus sérieux indices; la palpation périnéale associée au toucher rectal renseignera exactement sur sa topographie et ses prolongements. Kocher et Paquet purent, sans difficultés, sonder leur malade; Gussenbauer rencontra au niveau du bulbe une résistance passagère qui se supprima lorsqu'on écarta la tumeur du canal uréthral. Le malade de Paquet avait soixante-cinq ans, celui de Kocher cinquante-sept ans; mais, l'âge ne peut être ici une raison diagnostique décisive, puisque l'opéré de Gussenbauer n'avait que dix-neuf ans. L'extirpation totale et précoce, condition du succès, peut se heurter à de sérieuses difficultés : Kocher ayant abordé largement le périnée par une incision en ⊥ dont la branche longitudinale répondait au raphé et la transversale à la marge pré-anale dut séparer au thermo la tumeur de la branche ischio-pubienne, enlever un morceau de paroi uréthrale, ouvrir le rectum dans une assez grande étendue au-dessus de l'anus, poursuivre une laborieuse ablation jusqu'au ligament triangulaire et à la symphyse. Gussenbauer rencontra aussi un prolongement profond qu'il fallut péniblement disséquer au-devant du rectum; quelques mois après, le malade était en pleine récidive.

CHAPITRE VIII

POCHES URINEUSES

Les poches urineuses constituent des cavités sacciformes, développées aux dépens des parois uréthrales. Nous avons ailleurs décrit les poches d'origine congénitale; nous ne nous occuperons ici que des sacs urineux de formation accidentelle. En amont d'un obstacle uréthral, calcul enclavé ou rétrécissement, le canal subit, sous le lent effort de l'ondée urinaire, une dilatation progressive. Entre ces deux puissances, une vessie jeune et robustement musclée qui se défend, et un urèthre toujours peu ou prou altéré en avant du point obstrué, une lutte s'est établie : il peut arriver que ce soit le canal qui cède et se laisse élargir. Le mécanisme est donc simple, et comparable à celui qui préside à la formation d'un anévrysme sacciforme.

Les sacs urineux dus à la présence d'un calcul engagé dans l'urèthre se montrent en général au périnée, plus voisins des bourses que de l'anus. Rarement, on les rencontre en avant du scrotum, ou, sur la portion pénienne, en arrière du gland. Au périnée, les poches sont ovoïdes ou globuleuses et assez grosses; les dilatations de la région spongieuse sont oblongues, allongées en boudin, le long de l'urèthre. J.-L. Petit en a relaté quelques intéressantes observations. « Un jeune garçon de dix-sept à dix-huit ans me fut envoyé de province pour le guérir d'une rétention d'urine, qui durait depuis sept ou huit mois ; je vis une tumeur grosse comme le poing, placée au-devant du rectum et s'étendant en avant jusqu'au scrotum qui la recouvrait en partie ; en pressant cette tumeur il sortit par l'urèthre un assez grande quantité d'urine pour me faire croire que c'était une hernie de vessie. Cette première idée fut détruite, parce que la tumeur que je venais de vider fut dans l'instant remplie d'une pareille quantité d'urine que j'évacuai de même, en pressant la tumeur. »

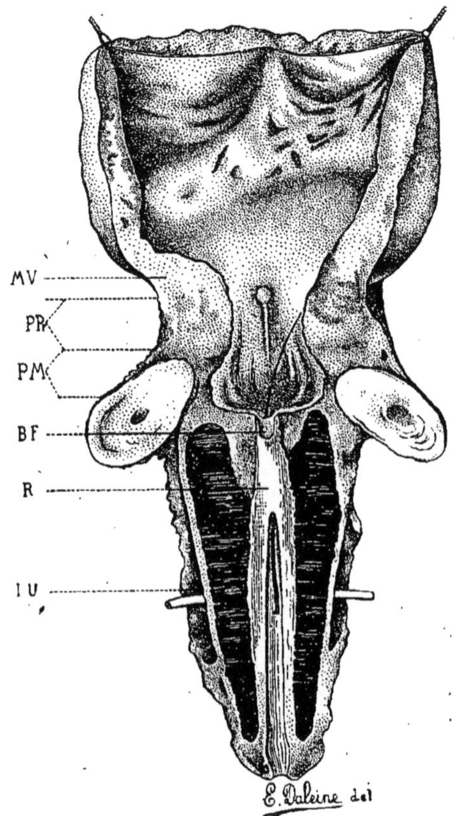

Fig. 140. — Dilatation de l'urèthre en amont d'un rétrécissement. — Hypertrophie de la vessie très dilatée, à parois épaisses, mesurant 2 centimètres, à colonnes prononcées. (Guyon et Bazy.)

PPR, canal prostatique élargi. — PM, portion membraneuse plus élargie encore. — R, rétrécissement très étroit, présentant en arrière une bride fibreuse (BF) au-dessous de laquelle s'engage la bougie. — IU, infiltration entre les corps caverneux et les téguments

Toute la symptomatologie des poches urineuses tient en cette description. Le chirurgien est parfois consulté pour une dysurie, ainsi que l'a observé Voillemier : son malade se plaignait surtout de souiller ses vêtements, les urines continuant à suinter longtemps après la miction. L'examen montre la présence, soit d'un vrai sac globuleux dans le périnée, soit d'un cordon de la grosseur du pouce répondant au canal. Il est intéressant d'observer le mode de circulation dans la cavité : au moment de la miction, le sujet pisse dans sa poche qui se développe sous la forme d'une tumeur, faisant corps avec l'urèthre, molle et indolente, couverte d'une peau saine. Quand la miction est terminée, le malade comprime la poche et l'évacue vers le bout inférieur : il la vide d'arrière en avant. Mais il garde toujours au fond de l'ampoule uréthrale un peu de liquide, et n'évacue cette quantité résiduale que dans la position de verge pendante. Le sperme subit les mêmes troubles de circulation : le malade éjacule en partie dans le sac uréthral; le liquide testiculaire, plus dense, ne s'écoule que par bavure quand la verge est flasque, ou parfois reste dans la poche, jusqu'à ce que les urines l'aient délayé et entraîné.

Quand il s'agit d'une poche urineuse, liée à un corps étranger, les troubles de la miction peuvent présenter des variantes dues au déplacement de la pierre uréthrale. Chez le malade de J.-L. Petit, le calcul « ne résidait pas assidûment dans le même lieu : il changeait de place quand le malade faisait des efforts pour uriner; ce dernier avait remarqué même, dans ses plus fortes rétentions, que de se coucher sur le dos lui était favorable, ce qui arrivait peut-être de ce que la pierre se trouvant plus élevée changeait de place et retombait dans la dilatation. » Les calculs intra-uréthraux jouent ainsi le rôle que remplissent les boules mobiles, faisant soupape dans certains modèles d'irrigateurs. Au contraire, dans les poches urineuses rétro-stricturales, l'obstacle étant constant, cette variation symptomatique ne s'observe pas. — En somme, tumeur remplie au moment de la miction, tumeur à siège juxta-uréthral, ne s'accompagnant généralement d'aucun phénomène inflammatoire, restant dépressible et indolore, remplie d'urine pure et se vidant dans le canal par la pression, voilà des raisons pour affirmer le diagnostic de poche urineuse et éliminer les formes cliniques offrant quelque analogie, comme les abcès urineux chroniques.

L'exploration de l'urèthre a permis de reconnaître la présence d'une pierre intra-uréthrale, de la repousser ou de la dépasser, et de parvenir avec la sonde dans une cavité assez vaste : J.-L. Petit dit qu'il aurait pu, chez son malade, retourner son « algalie » dans la poche spacieuse. Le traitement consiste évidemment à extraire le calcul, si le volume en permet l'issue et l'évolution des instruments dans le canal. « J'eus beaucoup de peine, nous dit J.-L. Petit, à placer la pierre dans la cavité de la curette ; elle en sortit plusieurs fois, et je ne pus la bien charger qu'après l'avoir peu à peu approchée du gland, ou l'urèthre n'était point dilaté. » Si l'extraction de la pierre était impossible, on inciserait sur elle les parois de la poche qu'on abandonnerait à sa rétraction spontanée. Quand il s'agit d'un rétrécissement, l'uréthrotomie externe paraît la méthode de choix pour les poches très amples, puisqu'elle peut se combiner à une résection partielle des parois du sac. A-t-on affaire à de simples diverticules rétro-stricturaux, le calibrage du canal sténosé suffira le plus souvent.

Voillemier a décrit une autre variété de poches urinaires avec perforation de l'urèthre : ici, ce n'est plus le choc du flot urinaire en amont d'un obstacle qui produit une dilatation sacciforme du canal ; une collection de sang ou de pus s'est formée au voisinage de l'urèthre, et, à la suite d'un travail ulcératif, s'est ouverte dans le canal. Le foyer est désormais transformé en une poche urinaire dans laquelle le malade pisse partiellement. On sait l'exemple classique : le postillon de Chopart. Un postillon se heurte le périnée contre le pommeau de la selle, et présente un hématome périnéal. Deux mois après, il présente sur le trajet du raphé une tumeur du volume et de la forme d'un petit œuf, sans changement de couleur à la peau, molle, cédant aisément à la pression mais sans disparaître complètement, de sorte qu'on sentait alors sous les doigts « une peau flasque et repliée sur elle-même. Le postillon ayant besoin d'uriner, continue Chopart, je remarquai que les urines sortaient de l'urèthre par goutte, que la tumeur devenait tendue avant qu'elles ne jaillissent en dehors, et qu'ensuite, sans la comprimer, elles coulaient à plein canal. » La compression vidait l'urine par l'urèthre, une sonde pénétrait sans difficulté jusqu'à la poche, où son bec libre se sentait presque sous la peau. La symptomatologie, on le voit, est celle des poches uréthrales vraies. Les circonstances étiologiques permettent cependant le diagnostic ; de semblables poches urinaires ne sont que d'anciens abcès juxta-uréthraux, plus ou moins largement communiquant ; et à ce titre ils ne sont point seulement des poches à urine, mais plutôt des cavités à pus mélangé d'urine. Le traitement par la sonde à demeure ne conviendrait qu'aux menus sacs en très étroite communication avec le canal : pour les cavités spacieuses, le traitement de choix comprendra une action combinée sur l'urèthre, qui a toute chance de ne pas avoir son plein calibre, et sur la poche qu'il faudra largement ouvrir par le périnée, et dont on devra gratter ou exciser partiellement les parois.

CHAPITRE IX

INFILTRATION D'URINE ET ABCÈS URINEUX

D'un bout à l'autre des voies urinaires, du rein au méat, une brèche peut ouvrir à l'urine les espaces cellulaires ambiants et permettre son infiltration. Nous n'étudions ici que l'effusion urinaire consécutive aux déchirures de l'urèthre ; elle est représentée par deux modalités cliniques que rapproche l'identité de pathogénie et qui ne se séparent que par la gravité et l'acuité des symptômes : l'abcès urineux qui en est le type circonscrit et lent, l'infiltration proprement dite qui en constitue le type diffus et rapide.

Étiologie et pathogénie. — La brèche qui ouvre l'urèthre peut être d'origine traumatique ou d'ordre pathologique. Une déchirure du canal pénien pendant l'érection, un écrasement de la région bulbaire par chute ou choc sur le périnée, une lacération du tronçon membraneux par une fracture du bassin : voilà pour l'urine autant d'occasions traumatiques de s'infiltrer vers la loge périnéale inférieure dans les deux premiers cas, vers l'étage supérieur dans la troisième hypothèse. Cela se rattache à l'histoire ailleurs tracée des ruptures accidentelles de l'urèthre.

Les déchirures pathologiques du canal comportent, depuis les recherches de Voillemier, une formule pathogénique claire. Posons en fait, d'abord, que l'urèthre ne se rompt spontanément que derrière un obstacle, exceptionnellement en deçà d'un calcul engagé, le plus souvent en amont d'un rétrécissement. Au niveau de ce point, le canal subit, sous la poussée excentrique du flot urinaire, une dilatation progressive : c'est le mécanisme de formation de la poche urinaire. Dans cette « arrière-cavité », l'urine stagne et l'urèthre est plus ou moins travaillé par une inflammation chronique qui l'amincit et le rend fragile. « Ses parois sont fatiguées et minces », disait Civiale; il souffre « par sympathie de contiguïté », déclarait Hunter. Vienne alors une rétention aiguë succédant brusquement à la dysurie habituelle : le malade souffre, la vessie force, et, sous l'effort de l'ondée urinaire, le canal éclate; le patient pisse dans le tissu cellulaire de son périnée. C'est le type de l'infiltration urineuse : il comporte, on le voit, une cause prédisposante, la friabilité pariétale de l'urèthre en amont de l'obstacle, et des causes occasionnelles, la poussée expulsive de la vessie et le choc du flot urinaire sous pression. Hunter avait eu le tort d'attribuer à la mortification pariétale, creusant l'urèthre jusqu'à sa déchirure totale, un rôle pathogénique exclusif; Bell et Civiale firent intervenir l'action auxiliaire de la contraction vésicale et de la tension urinaire; Voillemier acheva de fixer ce point.

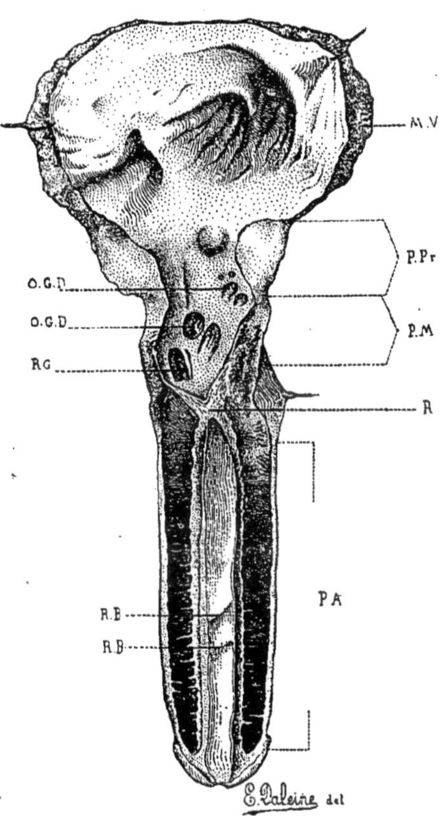

Fig. 141. — Rupture du canal derrière un rétrécissement Infection urineuse foudroyante. (Guyon et Bazy.)

MV, muscle vésical. — PPr, portion prostatique. — PM, portion membraneuse. — R, rétrécissement. — RB, rétrécissements en forme de brides. — OGD, orifices glandulaires dilatés. — RC, rupture du canal : on voyait à ce niveau une tache ronde, foncée, dont l'aspect rappelait celui du tissu spongieux du bulbe; c'était en effet directement dans les lacs veineux du bulbe que l'urine avait été poussée.

Dans l'infiltration, l'urine s'échappe vers les nappes celluleuses voisines, par une voie large, brusquement ouverte. Supposons, au contraire, une fissure pariétale étroite : l'urine suinte à travers l'éraillure, et, au lieu d'une invasion soudaine, distendant ou déchirant les mailles conjonctives, elle n'arrive dans les espaces péri-uréthraux que par petites doses, lentement insinuées; ce n'est plus une injection massive et subite; c'est, pour ainsi parler, une instillation à quantités fractionnées. Toute la dissemblance symptomatique tient en ce procédé différent : le processus se circonscrit, parce que le tissu cellulaire a le temps de s'indurer au pourtour du foyer et de se défendre contre l'invasion; il se ralentit dans sa marche et s'atténue dans sa gravité, parce qu'il répond à une inoculation limitée.

L'urine, l'urine saine du moins, n'est pas ce liquide que Velpeau regardait comme « le plus dangereux de l'économie, capable de produire les ravages les plus affreux quand il est sorti de ses canaux naturels ». Nous savons cependant, depuis les belles recherches de Feltz et Ritter sur l'urémie expérimentale, confirmées par les études pleines d'intérêt de Bouchard, que l'injection de l'urine fraîche, normale et filtrée, dans les veines d'un animal, détermine des accidents graves, « toujours rapidement mortels lorsque la quantité introduite dans le sang équivaut au 1/15 du poids de l'animal et au volume des urines sécrétées et émises en trois jours environ ». Mais il est exceptionnel qu'une infiltration d'urine, même largement diffusée aux nappes cellulaires du tronc et des cuisses, réalise une pénétration aussi massive, ni aussi directement injectée dans le système vasculaire, et la notion expérimentale de la toxicité urinaire n'apporte point ici une suffisante lumière. Si le malade, au périnée infiltré d'urine, montre parfois aussi précocement des symptômes généraux graves, c'est qu'il s'agit, du moins dans les cas non traumatiques, de vieux urinaires à reins malades, à fonctions digestives profondément altérées, à tissus infirmes. Néanmoins, et par concordance absolue avec les données expérimentales, nous observons en clinique que, toutes conditions de toxicité urinaire étant mises à part, les accidents de résorption urineuse restent proportionnels à la quantité de liquide infiltré, et surtout à sa force d'insinuation dans l'intimité des tissus. L'urine récente et saine peut impunément baigner un foyer cruenté : le péril n'est pas dans son action de contact, mais dans sa stagnation à demeure, dans ses décompositions secondaires, dans sa pénétration lointaine et sous pression. N'avons-nous pas renoncé à la grosse sonde après l'uréthrotomie, parce que l'urine, pressée entre elle et la plaie uréthrale, a toutes chances d'être vigoureusement injectée dans les vaisseaux et les nappes cellulaires, alors qu'elle s'écoulera sans effort autour d'une sonde petite, jouant librement dans le canal.

La toxicité urinaire n'est point, du reste, une quantité constante; elle a ses variantes et ses coefficients qui sont fonction de l'état morbide, et dont les médecins poursuivent la détermination expérimentale : nous aurions assurément profit à les suivre en cette voie de recherches, seules capables de nous donner la clé de certaines urémies chirurgicales encore obscures. On comprend, *a priori*, que chez le vieil urinaire, les troubles de la sécrétion rénale et de l'excrétion vésicale exaltent l'énergie de l'intoxication. Toutefois le chirurgien a moins à s'occuper des propriétés toxiques de l'urine que de sa puissance septique. Or, notre pathogénie a fait à cet égard, un progrès considérable. Nous savons maintenant que la toxicité de l'urine doit être rapportée aux micro-organismes présents et à leurs produits solubles.

En août 1888, Albarran et Hallé [1] ont établi le rôle de la « bactérie pyogène » dans l'infection urinaire, et signalé son existence à l'état de pureté dans les phlegmons urineux. Habituellement, et souvent seule présente dans les urines purulentes, cette bactérie, déjà découverte par Bouchard et étudiée par Clado, suffit à produire les inflammations suppuratives de l'appareil excréteur de l'urine et les abcès urineux. Agissant sur le rein, elle y cause les diverses lésions de la néphrite infectieuse suppurée, soit qu'elle remonte directement par néphrite ascendante du bassinet dans le tissu rénal, soit qu'apportée par le sang elle se localise secondairement dans la substance corticale. Voici ses caractères : bactérie longue de 1 μ 6 sur 0 μ 5 d'épaisseur, mobile, facile à colorer, facile à cultiver. Sur la gélatine inoculée par piqûre à 20 degrés, elle donne une légère traînée opaline qui présente des dentelures au troisième jour, et, au sixième ou septième jour, des colonies lenticulaires horizontales : à la surface, le microbe se développe avec moins de vigueur. C'est le véritable micro-organisme pyogène de l'appareil urinaire. Les urines habitées par ce micro-organisme sont toujours purulentes, mais à des degrés divers : sur 50 urines pathologiques prises aseptiquement dans la vessie, Hallé et Albarran ont pu constater la présence de cette bactérie 47 fois, et 15 fois à l'état de pureté; Morelle l'a trouvée 13 fois sur 15, Krögius 12 fois sur 17, Denys 17 fois sur 23 cas, dont 15 fois pure. Des recherches de contrôle ont démontré que chez des sujets indemnes d'affection des voies urinaires, les urines de la vessie ou du bassinet étaient pures de tout micro-organisme.

Clado [2], en décembre 1888, a trouvé la bactérie septique combinée à des microbes pyogènes, staphylocoques et streptocoques, dans deux cas de phlegmon urinaire du périnée. Tuffier et Albarran [3], en 1890, ont fait l'étude bactériologique de 4 abcès péri-uréthraux : la présence de la bactérie pyogène a été constante; 3 fois, elle existait à l'état de pureté; dans un 4e cas, elle était associée à quelques microcoques, mais elle prédominait. Il est donc permis d'affirmer que cette bactérie peut à elle seule provoquer un abcès urineux. Cette puissance pyogénique a été contestée : elle peut s'expliquer par la pauvreté de ces abcès urineux en micro-organismes. « Les examens sur simples lamelles colorées ne suffisent pas, ils peuvent donner des résultats négatifs alors que le liquide contient la bactérie pyogène : il est donc nécessaire de faire des cultures. Les conclusions sont alors bien différentes. Les cultures sur gélose à l'étuve à 33 degrés donnent après vingt heures de belles colonies. »

La bactérie pyogène est donc l'agent habituel des suppurations urinaires ; il n'est pas prouvé qu'elle en soit le facteur exclusif. Voici que quelques-uns soutiennent son identité — bien délicate à prononcer — avec le *bacterium coli commune* : la chose fût-elle établie pour quelques cas, il resterait probablement d'autres types à différencier parmi les microbes variables qui habitent les urines infectées. D'autre part, les observations de Clado, de Tuffier et Albar-

(1) ALBARRAN et HALLÉ, *Note sur une bactérie pyogène et sur son rôle dans l'infection urinaire.* Académie de médecine, 10 août, 1888.

(2) CLADO, *Bactérie septique de la vessie.* Société anatomique, 30 novembre 1888.

(3) TUFFIER et ALBARRAN, *Note sur les micro-organismes des abcès urineux péri-uréthraux. Annales des maladies des organes génito-urinaires*, septembre 1890.

ran, avaient déjà montré, à côté de l'infection bactérienne pure et légitime, des infections combinées par association à quelques micrococques, aux staphylo ou streptocoques. Dans un gros abcès urineux, Horteloup [1] et Bordas, loin de rencontrer la bactérie pyogène, n'ont trouvé que des micrococques. « Une préparation avec le pus laissait voir des cocci nombreux, soit en courtes chaînettes, soit en diplocoques libres ; ces cocci se trouvaient dans certains points englobés en nombre très variable dans les leucocytes, dont quelques-uns en étaient complètement remplis. L'examen microscopique direct n'a pas démontré le genre bacille, mais comme il se pouvait que ces cocci fussent de genres différents, ils ont été séparés de la façon suivante : un peu de pus a été délayé dans 50 centimètres cubes d'eau distillée, puis, avec des dilutions variables de ce liquide, on a fait des cultures sur plaques. Au bout de quarante-huit heures, on reconnaissait que toutes les colonies, rondes, ayant un bord légèrement frangé, liquéfiant la gélatine, étaient produites par des cocci offrant les mêmes dimensions et provoquant, sur différents milieux variés — gélose, pomme de terre, blanc d'œuf — des sillons d'ensemencement pourvus des mêmes caractères, ceux du *staphylococcus pyogenes aureus.* »

L'étude bactériologique des formes gangreneuses de l'infiltration urinaire est moins avancée : très vraisemblablement, l'agent microbien de la majorité de ces sphacèles diffus et rapides doit être le vibrion septique de Pasteur. Mais, il existe, comme l'ont récemment établi Guyon et Albarran [2], « d'autres gangrènes du fourreau de la verge et du scrotum, pour lesquelles l'infiltration ne joue aucun rôle, et qui sont dues à l'inoculation des micro-organismes contenus dans l'urine ». Nous avons, en mars 1891, eu l'occasion d'observer, chez un vieillard, un bel exemple de ces gangrènes urinaires microbiennes, dont la marche suraiguë, le pronostic à peu près fatal, rappellent les caractères de la septicémie gangreneuse. Il s'agit ici de sphacèles, marchant d'avant en arrière, se limitant aux couches cutanée et sous-cutanée, s'étendant progressivement du prépuce, lieu d'inoculation primitive, au niveau d'une éraillure quelconque, pour gagner le fourreau pénien et le scrotum. C'est donc une inoculation d'origine urinaire, envahissant de proche en proche : dans l'urine, dans le liquide séro-purulent infiltré, dans le sang, le même bacille se retrouve, aux cultures identiques et à l'action pathogène constante : gangreneuse en injections sous-cutanées, infectieuse générale en inoculation intra-péritonéale. « C'est, nous disent Guyon et Albarran, la bactérie pyogène ordinaire, la bactérie septique de la vessie de Clado. Rien dans les cultures ne peut distinguer ces deux microbes. Reste l'action pathogène, car la bactérie pyogène ne détermine pas la gangrène en injections sous-cutanées. Nous pensons que c'est là un caractère de virulence qu'elle a acquis sous des influences que nous ignorons, peut-être parce qu'elle a vécu à côté du bacille anaérobie à bouts cassés, que nous avons signalé dans les organes. » Que cette bactérie, agent de suppuration, puisse devenir un facteur de gangrène, voilà en effet le détail bactériologique intéressant, capable de fournir l'explication

(1) HORTELOUP, *Traitement des abcès urineux. Annales des maladies des organes génito-urinaires*, octobre 1891.

(2) GUYON et ALBARRAN, *Sur la gangrène urinaire d'origine microbienne. Congrès français de chirurgie*, p. 511, 1891.

des sphacèles qui compliquent parfois l'infiltration urineuse. La raison en est probablement dans les inoculations à doses variables, dans les associations microbiennes qui peuvent — les recherches de Monti ont paru l'établir — restituer ou exalter la virulence d'un micro-organisme : mais n'est-il point vraisemblable d'invoquer, pour expliquer ces variantes de l'action microbienne, les variétés même du terrain et les conditions favorables au sphacèle qu'offre l'infirmité des tissus du vieil urinaire ?

Symptomatologie. — Le schéma anatomique des loges aponévrotiques du périnée est, d'une façon générale, applicable à la marche des infiltrations urineuses : il y a là, sinon des frontières anatomiques toujours respectées, du moins des voies de propagation habituelles. Leur disposition la plus fréquente permet d'établir deux grandes variétés d'infiltration : l'une succède aux lésions de la portion uréthrale comprise dans la loge « en pistolet », loge inférieure ou pénienne, c'est-à-dire de la région bulbaire et de tout le canal spongieux; l'autre procède des régions membraneuse et prostatique et s'épand dans la loge supérieure du périnée. Cette topographie en deux étages est vraie dans l'ensemble des faits ; mais, il faut compter avec la complexité des lésions traumatiques comme avec la diffusion du processus suppuratif qui, parfois, établissent la communication entre les deux chambres aponévrotiques.

Lors donc que l'infiltration s'est faite en avant de la région membraneuse, ce qui est le cas le plus commun, l'urine bridée en haut et en arrière par l'aponévrose moyenne, en bas et en avant par l'aponévrose superficielle, est arrêtée par l'encoignure que forme l'union de ces deux lames : elle s'épand en avant dans le tissu cellulaire lâche des bourses, des aines, œdématie le fourreau de la verge, envahit le pubis, remonte aux flancs et aux lombes, si le couteau du chirurgien ne lui barre la route. Quand l'urèthre est ouvert dans sa portion membrano-prostatique, l'infiltration, enfermée entre le plancher de l'aponévrose moyenne et le plafond de l'aponévrose supérieure, s'épanche vers la portion anale du périnée, descend à la fosse ischio-rectale, peut disséquer le rectum, et remonte plus ou moins haut dans la cavité pelvienne ; elle s'insinue parfois entre les faisceaux qui composent les ligaments pubio-vésicaux et se glisse vers la nappe celluleuse pré-vésicale; rarement, elle se porte en haut, gagne les fosses iliaques, et peut décoller le tissu cellulaire sous-péritonéal jusqu'à une grande hauteur, le long de la colonne vertébrale; quelquefois, elle effondre l'aponévrose moyenne et se verse dans la loge inférieure.

L'infiltration d'origine traumatique n'a généralement point la brusquerie d'allure qu'on lui pourrait supposer. Le blessé est le plus souvent surpris par le trauma, en pleine santé de son appareil urinaire : il y a de la part des tissus contus du périnée, mis brusquement au contact de l'urine saine et stérile, une période de tolérance et de silence symptomatique, qui est, par contre, nulle ou très abrégée chez le vieux rétréci à urines purulentes et septiques, dont le canal se « crève » en arrière d'une coarctation très étroite. Soit, par exemple, un cas de déchirure uréthrale traumatique de moyenne gravité ; quelques jours se sont passés sans troubles locaux ou généraux; une sonde à demeure avait pu être placée dans le canal : soudain, la fièvre s'est allumée, le périnée est empâté et tendu, les frissons se sont répétés ; la septicémie urineuse est menaçante si l'on n'intervient activement. L'urine s'est insinuée le long de la sonde, est venue croupir dans le clapier contus péri-uréthral, très propice à la stagnation et aux décompositions putrides. — Voici, après une chute à califourchon, un cas grave de rupture bulbaire, avec rétention absolue, hématurie abondante, et tumeur périnéale volumineuse ; le cathétérisme est impossible et périlleux : à supposer qu'on retarde l'intervention, l'infiltration d'urine ne sera point immédiate, et l'apyrexie des premières vingt-quatre heures le démontre. Ce sont des caillots sanguins et non l'urine, qui tendent et soulèvent le périnée ; on peut le contrôler par l'incision hâtive. « Lorsqu'on se rend un compte exact, nous dit Guyon, des conditions créées par le traumatisme, on comprend d'ailleurs que le bout postérieur puisse s'opposer à la sortie du liquide contenu dans la vessie. Son orifice est non seulement contus, recroquevillé, revenu sur lui-même, mais, fait important, il est situé immédiatement en avant de la portion membraneuse, c'est-à-dire du véritable sphincter de la vessie. On peut donc aisément comprendre que la contraction de la portion musculeuse, sans doute excitée par la lésion voisine puisse longtemps résister aux efforts de la vessie et s'opposer à l'entrée de l'urine dans le foyer traumatique. »

Un vieux rétréci, atteint de rétention totale ou partielle, fait de vifs efforts d'expulsion. Tout à coup, il éprouve une sensation de déchirure et, quoique n'ayant pas rendu d'urine, se trouve soulagé. C'est probablement que l'urèthre, ainsi que disait Chopart, vient de se « crever » : le malade a pissé dans son périnée. Les envies d'uriner cessent, le ventre est moins tendu, et vous constatez que la tumeur sus-pubienne, formée par la vessie distendue, s'est évacuée en partie ; aux longues angoisses de la dysurie, succède le calme relatif, calme trompeur, déclarait Chopart. En peu de temps, l'épanchement urineux infiltre la loge aponévrotique ; en moins d'une heure J.-L. Petit trouve chez son malade « le périnée, le scrotum, et la peau de la verge œdémateux et d'une grosseur monstrueuse ». Ce mode de début, par effraction brusque, est le type classique : mais il est des modalités plus insidieuses.

Ce n'est point seulement le rétréci à sténose très étroite, dont la vessie force sur l'obstacle passagèrement augmenté par un spasme ou une tuméfaction congestive, qui est menacé de l'infiltration ; nous savons tous des exemples, et Vigneron [1] en a relaté dernièrement deux belles observations, de malades dont le canal s'ulcère et dont le périnée s'infiltre en arrière de « rétrécissements larges ». Pour ces formes paradoxales, l'importance de la lésion ulcéreuse uréthrale, défendue par Hunter, devient dominante : la poussée urinaire et l'effort vésical ne méritent d'être considérés que comme causes secondes. Chez l'un des malades observés par Vigneron, le canal admettait aisément une boule n° 19 jusqu'à l'entrée du périnée où l'on sentait un ressaut ; le second recevait dans son urèthre, trois jours après l'incision des nappes d'infiltration, une sonde n° 16. Nous gardons le souvenir d'un malheureux officier qui succomba à une

[1] VIGNERON, *Rétrécissements larges avec infiltration d'urine. Annales des maladies des organes génito-urinaires*, août 1891.

infiltration urineuse, et cependant le cathétérisme, après uréthrotomie externe, avait laissé son canal très aisément perméable aux n°s 42 à 44 de la série Béniqué : il suffit de quelques jours d'arrêt dans la dilatation, d'une légère coarctation secondaire du tronçon incisé, de quelques efforts vésicaux sur cette portion convalescente du canal, pour permettre une irruption urinaire mortelle. Ces faits méritent toute l'attention du chirurgien : la friabilité pariétale du tronçon d'urèthre en arrière d'un rétrécissement est grosse de menaces.

Dans les premières heures, l'urine se comporte comme un liquide banal : mais la trêve est d'autant plus abrégée qu'il s'agit d'urines plus septiques et d'une pénétration plus massive d'emblée. Un œdème mou, gardant l'impression du doigt, non douloureux, sous une peau à peine rougie, tuméfie les parties infiltrées; bientôt il s'endolorit et s'indure; la peau se teinte de rouge ou de rouge cuivré. Par points, des phlyctènes se soulèvent, qui s'emplissent d'un liquide brunâtre et sous lesquelles le derme se présente coloré en rouge brunâtre, et insensible. Quand il s'agit d'une « inondation » de la loge inférieure, la tuméfaction périnéale gagne promptement les bourses qui deviennent parfois aussi grosses que la tête d'un fœtus, et dont la peau tendue se mouchète vite de placards sphacéliques noirâtres; la verge et le prépuce, œdématiés comme dans l'anasarque, peuvent aussi montrer des taches gangreneuses. Les aines, les bas-flancs, la partie supérieure et interne des cuisses sont infiltrés dans les formes diffuses et septiques : au niveau des points sphacéliques, le toucher perçoit alors une fine crépitation emphysémateuse. L'intensité des troubles généraux se subordonne à la gravité des désordres locaux, et à l'état antécédent du malade : au début, le malade a pu présenter le grand frisson « solennel et classique » de l'intoxication urineuse; il se refroidit, et n'arrive point à se réchauffer malgré les boissons stimulantes et l'enveloppement chaud; la peau est couverte d'une sueur froide; le pouls est petit, le facies altéré, la soif vive. Si le malade est jeune, si ses reins sont valides, si surtout le traitement actif intervient qui donne libre issue à l'urine infiltrée, il se fait une franche réaction, le visage se colore, le pouls devient ample et fort : une crise sudorale juge parfois l'infection. Que s'il s'agit d'un vieil urinaire, dyspeptique, pâli, fébricitant, sous le coup de l'insuffisance rénale latente; si l'infiltration, diffuse et sphacélique d'emblée, révèle une de ces septicémies urineuses foudroyantes qu'on n'arrête pas, l'urine, suivant la belle expression de Voillemier, « porte partout la gangrène avec elle » : une fièvre hectique s'allume, que les incisions larges et le sulfate de quinine ne dépriment pas, et l'adynamie finale se dessine.

Le diagnostic, du moins pour les infiltrations de la loge inférieure, n'offre généralement pas de sérieuses difficultés. L'œdème rouge et douloureux, surtout quand il est tacheté de sphacèle, tuméfiant le périnée, le scrotum et la verge, ne laisse point place à longue hésitation, surtout devant la netteté habituelle de l'histoire clinique. Rares sont les cas où l'on ira songer à un phlegmon diffus, à un érysipèle phlegmoneux : il y a, au dossier, des antécédents qui doivent d'emblée indiquer que l'appareil urinaire est en jeu. Placez toujours, pour cette exploration, le malade au bord du lit, dans la position de la taille : c'est la seule façon d'apprécier nettement la tuméfaction périnéale. Car, c'est une erreur souvent commise en pratique que de négliger la collection périnéale, initiale et cliniquement dominante, et de ne voir que l'œdème qui boursoufle le scrotum et la verge. Il ne faut point attendre une fluctuation superficielle de la collection périnéale : à ce niveau, ce signe, obscurci par l'épaississement inflammatoire des couches de la surface, n'est jamais en rapport avec l'abondance de l'épanchement purulent et urinaire. On laisserait le temps aux lointaines et disséquantes fusées en ne prenant le bistouri qu'à l'heure où le foyer du périnée fluctuera nettement. L'infiltration urineuse qui progresse d'arrière en avant ne saurait être confondue, si l'on a pu assister à sa marche extensive, avec les gangrènes microbiennes urinaires qui gagnent d'avant en arrière et partent d'un prépuce infecté par une urine septique. Plus difficile à reconnaître est l'infiltration qui occupe l'étage supérieur : les conditions étiologiques sont ici l'élément premier du diagnostic. Une fracture du bassin a blessé l'urèthre membraneux ; une fausse route a été produite dans une prostate hypertrophiée : voilà de bonnes raisons pour soupçonner, si la fièvre s'allume et si l'état général s'altère, l'effusion urinaire au dessus de l'aponévrose moyenne, et pour guetter les phénomènes phlegmoneux partout où ils pourront se dessiner : vers le rectum, vers les creux ischio-rectaux, vers les fosses iliaques.

Traitement. — J.-L. Petit arrive auprès d'un malade et juge « que l'urèthre s'est percé en quelque endroit et que les urines se sont infiltrées dans le tissu cellulaire. Il n'y avait plus rien à ménager, écrit-il. Malgré la famille, j'annonçai au malade le péril où il était si l'on ne lui faisait pas promptement l'opération qui convenait; mais que, comme il était encore sain d'esprit, il devait, avant toutes choses, satisfaire à ses devoirs spirituels et temporels; ce qu'ayant fait, j'incisai profondément à côté et le long du raphé et je continuai l'incision jusque et à côté de l'anus et fis sortir une très grande quantité d'urine très puante. Je fis sur le scrotum deux incisions longitudinales l'une à droite et l'autre à gauche, d'où il sortit aussi beaucoup d'urine. » Cet exemple, si simplement conté, fixe la conduite à tenir : il faut donner la plus prompte et la plus complète issue à l'urine déjà infiltrée ; il convient en second lieu, pour empêcher l'infiltration de se faire à nouveau, de rétablir la miction régulière. Nous examinerons ce dernier point à propos des abcès urineux; tenons-nous ici au développement du premier précepte.

« Quand il y a infiltration urineuse du scrotum, il s'est fait un épanchement préalable d'urine et de pus dans le périnée. » Telle est la proposition, de haute importance pratique, formulée par Gosselin; nous l'avons déjà commentée à propos du diagnostic. Maints opérateurs, plus impressionnés par la vue des bourses et du pénis gorgés d'œdème urineux que par la tuméfaction moins en saillie et obscurément fluctuante du périnée, concentrent leurs coups de bistouri sur les premières régions. Or, c'est au périnée qu'est le foyer initial et dominant de l'infiltration, le plus voisin d'ailleurs de la lésion uréthrale originelle. Faute de l'inciser largement, il arrive que l'urine continue à se porter en avant sur le scrotum et le pénis. Elle trouve bien à ce niveau des issues que lui ouvrent les incisions pratiquées; mais, avant d'arriver à ces portes de sortie trop distantes, elle a encore eu le temps de poursuivre ses ravages dans le tissu cellulaire du voisinage, de stagner, de se décomposer; d'ailleurs, le chemin peut ne pas être libre : une eschare, un « flocon de tissu cellulaire pourri » comme disait Chopart, un commencement d'adhérence ou de cicatrisation suffisent à l'obstruer.

Donc, on commence par inciser le périnée : il faut savoir qu'à telle collection peu nettement fluctuante peut correspondre une abondante masse de pus : emprisonnée sous pression par les aponévroses et les couches superficielles épaissies, elle jaillit parfois en un jet vigoureux qui souille largement le lit et le parquet et « saute dans la manche du chirurgien ». « Je vous ai fait remarquer, disait Gosselin, les précautions particulières que j'ai prises avant l'opération : j'ai demandé un bassin et j'ai relevé mes manches jusqu'au coude. » Le dilatateur gouttière de Tripier nous a rendu service pour l'ouverture de semblables collections périnéales : il excelle à entrebâiller l'issue qu'ouvre un coup de pointe et facilite l'élargissement de la brèche; il est surtout avantageux quand il faut remonter jusqu'à un épanchement fait dans la loge aponévrotique supérieure. Ces incisions saignent peu : J.-L. Petit en avait déjà fait la remarque. Faites-les porter sur tous les points envahis et œdémateux, choisissez ceux qui répondent aux placards de sphacèle, aux plus grandes altérations cutanées; orientez-les de façon à éviter les branches vasculaires ou nerveuses et à faciliter l'écoulement des liquides; mais espacez-les et disposez-les de manière à prévenir la gangrène des portions tégumentaires intercalaires. Six ou huit sont un chiffre très suffisant, en général; mais ne péchez point par défaut. Sur le scrotum emphysémateux « en tambour », multipliez les longues incisions; sur le prépuce et le corps de la verge, les larges mouchetures sont préférables. Si le type gangreneux et septique s'est accusé, laissez le bistouri pour prendre le thermo et rôtissez les clapiers de phlegmon sphacélique : à cette période, du reste, n'espérez point que les incisions auront la même action évacuatrice qu'à la phase d'infiltration urineuse.

Comme dans le phlegmon diffus, le tissu cellulaire est pénétré de masses nécrosiques difficiles à éliminer : il faut multiplier les débridements des parties tendues par l'œdème gangréneux et compter surtout sur la torréfaction ignée. L'extirpation attentive des lambeaux de tissu cellulaire mortifiés et des débris sphacéliques; les attouchements à la solution alcoolo-phéniquée à 1/10, les irrigations antiseptiques fréquentes, complètent nos ressources d'intervention. Rien ne vaut ces incisions hâtives et larges comme antithermique : dans les formes ordinaires, la défervescence est rapide. Quand leurs plaies se sont détergées, souvent en trois ou quatre jours, il est surprenant de les voir se couvrir de bourgeons nombreux, pressés, d'un rouge franc, bien vivants. Après la chute des eschares, il reste parfois de grandes surfaces dépouillées : il arrive que le sphacèle « déshabille » presque complètement les testicules; mais la rétraction cicatricielle ramène sur ces parties la couverture cutanée des environs, et l'on est maintes fois étonné de voir l'enveloppe scrotale reconstituée par ce froncement progressif. Dans les septicémies urinaires suraiguës, à tendances comateuses et hypothermiques, à œdème crépitant et sphacélique envahissant, le couteau n'arrive pas à faire rétrocéder l'intoxication, et malheureusement ce n'est ni avec l'alcool, ni avec le quinquina que peuvent s'enrayer ces empoisonnements massifs, chez des vieux urinaires.

Abcès urineux. — L'abcès urineux correspond à la forme circonscrite, lente et bénigne de l'infiltration. Un menu trauma a déchiré la paroi uréthrale; en amont d'un rétrécissement, au niveau d'une fausse route, au point de pression ulcéreuse d'une sonde à demeure, une éraillure a fissuré le canal. Dans un effort de miction, la « crevasse », pour employer le terme cher aux vieux auteurs, s'approfondit et permet à une petite quantité d'urine de franchir la paroi et de passer dans le tissu cellulaire ambiant. Après la miction, le fond de la crevasse se cicatrise et la fissure redevient superficielle si bien qu'aux mictions suivantes la brèche est fermée devant l'urine. Il peut arriver que cette véritable instillation d'urine se répète par plusieurs reprises : de là, des variétés dans l'étendue de l'abcès urineux et dans la rapidité de sa marche. La quantité échappée finit, en effet, par provoquer de la part du tissu cellulaire péri-uréthral une inflammation réactionnelle plus ou moins vive. A la périphérie de la zone de pénétration, s'organise un processus de sclérose défensive et limitante, une phlegmasie adhésive par laquelle, ainsi que le dit Voillemier « l'urine se crée à elle-même une barrière ». Dans la portion centrale au contraire, plus directement en contact avec l'urine stagnante, l'inflammation est généralement plus vive et avivée d'ailleurs par une cause quelconque d'irritation locale; elle aboutit ainsi à la suppuration et y arrive plus ou moins lentement suivant la quantité d'urine épanchée, suivant ses qualités septiques, suivant les causes occasionnelles capables de stimuler le travail inflammatoire.

Aussi les abcès urineux peuvent-ils se présenter sous des formes très différentes d'allures. Depuis Voillemier, on distingue deux variétés : l'abcès aigu et l'abcès chronique ; entre ces deux types, il y a place pour des espèces intermédiaires, de marche modérée et subaiguë. L'abcès aigu, dont l'évolution se fait en quelques jours, occupe presque constamment la loge inférieure du périnée : les éraillures uréthrales qui en constituent l'origine siègent, en effet, le plus souvent en avant de l'aponévrose moyenne. C'est, au début, une tumeur peu volumineuse, oblongue, dure, indolore, couverte d'une peau saine, qui se développe en arrière et au-dessous de l'urèthre : elle grossit et se porte rapidement vers les bourses et l'anus. Elle s'endolorit et devient rénitente ; quelques frissons légers, un mouvement fébrile, d'ailleurs subordonné à l'état général antécédent du malade, signalent la formation de ces abcès : le périnée est douloureusement tendu et la miction devient pénible. Quand l'abcès a son point de départ à l'urèthre pénien, c'est une tuméfaction fusiforme accolée au canal. La fissure uréthrale siège-t-elle au niveau de la traversée scrotale, la collection est souvent difficile à reconnaître à moins qu'elle ne se porte vers le périnée ; cependant, nous dit Voillemier, « on doit soupçonner son existence quand les bourses sont volumineuses et œdématiées; on peut les soulever et les déplacer un peu en avant quoiqu'elles ne soient plus aussi mobiles qu'à l'ordinaire; s'il existe de l'empâtement et si l'urèthre se perd au milieu de tissus indurés, il ne reste plus de doute sur la présence d'un abcès ».

L'abcès peut s'ouvrir par l'urèthre : le malade pisse un pus jaunâtre et épais qui sort dans l'intervalle des mictions et dont l'écoulement s'accentue par la pression de la racine de la verge : après avoir donné du pus pendant quelques jours l'abcès peut se fermer de lui-même, laissant au-dessous de l'urèthre un noyau induré et calleux longtemps persistant. Plus ordinairement, si l'abcès est abandonné à son évolution spontanée, le pus marche vers la peau, l'ulcère : ainsi s'établit une fistule urinaire. Enfin, troisième éventualité, d'autant plus à craindre que le phlegmon urineux a d'emblée une marche plus aiguë et une circonscription moins exacte : l'abcès peut se terminer par infiltration urineuse ; soudainement, à la suite d'une miction, le malade est pris d'une douleur vive, le gonflement du périnée augmente et la tuméfaction gagne les bourses et le pénis rouges et empâtés. En vertu de la tendance qui pousse les collections purulentes vers les points déclives, c'est aux environs de l'anus et dans les fosses ischio-rectales qu'il faut épier l'apparition de l'empâtement révélateur du foyer pelvien et c'est de bonne heure qu'il faut assurer au pus une issue large : car, avant d'arriver à la peau, il s'est ordinairement creusé dans le bassin de vastes clapiers.

Les abcès urineux chroniques sont beaucoup moins fréquents. Ici, le travail d'inflammation adhésive a prévalu sur le processus de suppuration centrale. Une tumeur légèrement allongée, dure, faisant corps avec l'urèthre, si indolente que souvent elle est méconnue par le malade, couverte d'une peau saine et souple, est visible et palpable dans le périnée. C'est un véritable phlegmon chronique qui peut rester stationnaire et n'augmente que lentement ; puis, à un moment, sous l'influence d'une poussée inflammatoire, à l'occasion d'une gêne dans la miction, d'une marche prolongée, d'une contusion locale, ce noyau dur s'échauffe, suppure et s'ouvre soit à la peau, soit dans l'urèthre. Que cette ouverture ait été spontanée ou chirurgicale, le résultat est à peu près constant : c'est une fistule urinaire qui se sera établie ou aura été créée à travers les callosités qui blindent le périnée ; l'urine coule par un trajet fistuleux qui persistera tant que l'obstacle originel n'aura pas été levé.

« Il faut ouvrir ces abcès avant leur entière maturité, disait déjà J.-L. Petit : on a toujours lieu de se repentir d'avoir différé. Quoique l'urèthre ne paraisse point être du foyer de l'abcès, il y est compris cependant presque toujours. Si l'on est appelé dans le commencement, on peut connaître ce qu'il en est ; car, si en remuant la tumeur on n'aperçoit pas qu'elle soit adhérente à l'urèthre, l'abcès, s'il en survient, n'intéresse point ce canal et l'on pourra différer de l'ouvrir jusqu'à ce qu'il soit en maturité ; si, au contraire, on s'est aperçu de quelque adhérence à l'urèthre, l'abcès sera de la nature de ceux qu'il faut ouvrir pour peu qu'on y reconnaisse de la fluctuation. » Ce précepte de l'incision hâtive est formel, et il convient encore, avant d'ouvrir l'abcès, de se souvenir du conseil opportun du même chirurgien qui recommande « de dire dans le pronostic que peut-être le canal est percé. Un de mes confrères, raconte-t-il, ouvrit un pareil abcès sans qu'il parût d'urine : ce ne fut qu'au bout de quelque temps qu'il s'aperçut que l'appareil était mouillé ; et, en examinant la plaie, il reconnut que l'urèthre était percé. Le malade et sa famille l'accusèrent d'avoir fait cette ouverture en ouvrant l'abcès. Il eut beau leur alléguer des raisons pour se défendre, on ne le crut pas. »

La collection sera donc évacuée à travers le périnée, par une incision hâtive, devançant les signes de fluctuation nette, largement étendue de l'anus à la racine des bourses, occupant rigoureusement la ligne médiane et incisant couche par couche toute l'épaisseur des tissus œdématiés qui parfois atteint

7 à 8 centimètres. Le pus jaillit hors de l'aponévrose ponctionnée : introduisez par la boutonnière le doigt, le dilatateur gouttière ou simplement une pince à pansement fortement écartée; déchirez toutes les cloisons et ouvrez tous les clapiers. Cette plaie doit rester largement ouverte et ne se cicatriser que de haut en bas de façon à éviter la formation des trajets fistuleux. Le pansement à plat ne suffit pas, Guyon nous a enseigné la bonne pratique du « drain au plafond. » Pratiquez une contre-ouverture au sommet de la poche; menez le doigt en ce point qui correspond ordinairement au flanc de l'un des corps caverneux, et, refoulant de la pulpe les tissus qui se soulèvent en saillie, incisez à ce niveau de dehors en dedans; passez dans cette contre-ouverture un gros drain, à parois raides et non compressibles, et fixez à l'aide d'une épingle anglaise.

Les malades atteints d'abcès urineux sont pour la presque totalité des rétrécis. Il faut donc que le traitement vise la sténose uréthrale, cause première de l'abcès et facteur possible d'infiltrations ultérieures. Guyon a fait accepter, d'une façon générale, la pratique qui opère ces malades en deux temps : faire d'abord l'incision de l'abcès; puis, quand la plaie périnéale est en plein bourgeonnement, pratiquer la section interne du point rétréci. Le précepte est excellent : la section de l'urèthre crée une plaie étroite en plein foyer septique; les produits d'infection risquent de n'avoir qu'une voie de décharge insuffisante par l'incision périnéale; la sonde à demeure, si abrégé que soit son séjour, obstrue partiellement le canal et favorise l'inoculation par la bactérie pyogène. Tuffier, qui a manqué à ce principe chez deux opérés, a vu brusquement éclater un accès franc de fièvre urineuse avec frisson, élévation thermique à 40 degrés et crise sudorale. La règle paraît donc prudente d'épargner toute manœuvre à l'urèthre, jusqu'à ce que les tissus péri-uréthraux aient été aseptisés.

Mais nous contestons qu'elle doive s'appliquer à tous les cas : il est possible d'abord, grâce à l'antisepsie uréthrale, d'assurer généralement la tolérance de la sonde à demeure; il est d'autre part indiscutable que, si l'abcès est régulier, à cavité lisse, sans prolongement, sa désinfection totale sera aisément obtenue; que l'urèthre, partant, sera dans un milieu ambiant aseptique et pourra être d'emblée incisé. Il y a tout avantage en effet à rétablir hâtivement son calibre; nous partageons donc l'opinion de Desnos (1) : à travers l'incision périnéale médiane, explorez l'abcès; si les parois sont lisses et la cavité sans clapier, si l'urèthre apparaît sain au fond de la plaie, si l'aseptisation primitive paraît réalisable, pratiquez l'uréthrotomie interne dans la même séance, et laissez la plaie périnéale tamponnée à la gaze iodoformée se combler de haut en bas. Au contraire, s'agit-il d'un malade à périnée fistuleux, d'un abcès à diverticules multiples et à réduits anciennement infectés, il faut différer l'incision uréthrale à une autre séance.

Horteloup (2) a récemment proposé une intervention plus radicale : l'excision complète de la poche purulente. Il reproche à la méthode classique de l'incision simple avec drainage la persistance autour du canal de lésions qui, par

(1) Desnos, *Traitement des abcès urineux*. Congrès français de chirurgie, 1er avril 1891.

(2) Horteloup, *Traitement des abcès urineux. Annales des maladies des organes génito-urinaires*, octobre 1891.

leur évolution de sclérose, seront toujours le point de départ de nouveaux accidents. Il cite, à l'appui, l'histoire de deux malades dont le périnée a été autrefois incisé et dont le rétrécissement a été traité par la dilatation ou par l'uréthrotomie interne. Or, à quelques années de là, ces opérés reviennent avec une récidive de leur rétrécissement, récidive compliquée de masses fibreuses péri-uréthrales; et, si l'on intervient à nouveau par l'uréthrotomie externe, on trouve autour du canal de longues bandes de tissu dur, véritable phlegmon chronique, constituant une sorte de rétrécissement extérieur à l'urèthre. Il est donc logique de prévenir ces formations scléreuses par l'ablation intégrale du foyer de suppuration. Horteloup l'a réalisé deux fois : le malade étant placé dans la position de la taille, les bourses relevées par un aide, un cathéter étant mené jusqu'au rétrécissement, deux incisions, convexes en dehors, excisent au niveau de la collection un morceau semblable à un quartier d'orange. Est-ce un abcès chronique, l'index introduit dans le foyer reconnaît les points indurés qui sont enlevés soit au bistouri, soit aux ciseaux; le canal est libéré de toutes les indurations périphériques et « apparaît au fond de la plaie semblable à une grosse artère injectée. » S'agit-il d'une collection aiguë et phlegmoneuse, la dissection est plus simple, la poche molle et souple se laisse, nous dit Horteloup, détacher avec le doigt; souvent elle se déchire et l'on ne l'enlève que par lambeaux; mais le résultat est le même.

Dans un second temps, on intervient à ciel ouvert contre le rétrécissement : « Suivant les lésions que j'observe, formule Horteloup, je pratique l'uréthrotomie soit interne, soit externe, ou la résection soit totale, soit partielle. » Ce point a été discuté à propos des rétrécissements. La méthode opératoire de Horteloup se recommande par de sérieux titres : l'excision de la poche purulente est certes la meilleure asepsie qu'on puisse faire; l'action opératoire sur le canal devient clairvoyante, préférable à l'uréthrotomie interne faite à l'aveugle dans une séance ultérieure; on ne peut nier que la rétraction inodulaire du foyer suppuré péri-uréthral ne menace l'avenir du canal. La pratique de l'extirpation de l'abcès urineux s'appuie donc sur de bonnes raisons et sur quelques bons exemples; nous la croyons indiquée toutes les fois qu'elle est réalisable, mais nous craignons qu'elle ne soit trop souvent impraticable en raison des prolongements de la collection.

Tumeurs urineuses. — Ce ne sont que des variétés froides, lentes, d'abcès urineux; ici, l'induration inflammatoire et l'hyperplasie conjonctive sont la seule traduction de l'irritation du tissu cellulaire. L'urine, probablement aseptique, versée à menues doses, s'est comportée comme un corps étranger non infectant; autour d'elle, un travail de réaction inflammatoire s'est allumé qui l'a enkystée et finit par aboutir à la formation de tumeurs scléreuses, véritables fibromes d'une dureté presque pierreuse caractéristique. Il s'est formé ainsi peu à peu un noyau plus ou moins volumineux, occupant généralement la ligne médiane, intimement accolé à la paroi du canal. Elles ne sont pas seulement dures, elles s'immobilisent, et, pour peu qu'elles remplissent l'espace compris entre les deux ischions, aucune ligne de démarcation ne les sépare des parois osseuses. « Maintes fois, nous dit Tillaux, j'ai vu des élèves croire à un enchondrome ou à une exostose du bassin », et l'embarras diagnostique devient surtout grand quand, au lieu de tumeurs situées sur le raphé périnéal, il s'agit de nodosités occupant, ainsi que nous l'avons observé, soit le voisinage de la symphyse, soit, comme on en a signalé quelques cas rares, siégeant à la fosse iliaque. Ces tumeurs sont capables du reste de s'échauffer, de suppurer, de devenir abcès urineux, parfois à l'occasion d'une contusion locale, en d'autres cas à la suite de l'arrivée d'une nouvelle quantité d'urine épanchée. Ou bien, tout en gardant leur allure aphlegmasique, elles évoluent comme un abcès froid et aboutissent insidieusement à la formation d'une fistule. Les destinées d'une tumeur urineuse abcédée sont celles d'un véritable abcès urineux : tantôt elles se vident dans le canal, les urines s'écoulent involontairement après la miction troubles et chargées de débris; plus souvent, elles s'évacuent par une double communication dans l'urèthre et vers la peau. — Si la tumeur urineuse gêne mécaniquement la miction, il convient de procéder à son extirpation. Quand elle suppure, elle doit être traitée par l'incision hâtive et large suivie du curetage de sa paroi, ou mieux par l'excision totale de ses callosités.

CHAPITRE X

FISTULES DE L'URÈTHRE

CHOPART, Traité des maladies des voies urinaires, t. II, p. 330-382, 1821. — LOUIS, Mémoires sur les pierres urinaires formées hors des voies naturelles. *Mém. de l'Acad. roy. de chir.*, t. II, p. 319. — DIEFFENBACH, Mémoires sur les fistules uréthrales. *Gaz. méd.*, 1836. — DIEFFENBACH, Mémoires sur le traitement des fistules urinaires. *Arch. de méd. et de chir.*, 1837, t. XIII. — ASTLEY COOPER, Mémoires sur les fistules du canal de l'urèthre. *Œuvres chir.* Trad. par Chassaignac et Richelot. Paris, 1837. — BOULAND, Des fistules uréthro-péniennes. Thèse de Paris, 1855. — COCTEAU, Des fistules uréthrales chez l'homme. Thèse d'agrég., 1860. — PHAPHOUTAKI, Des fistules uréthrales périnéo-scrotales. Thèse de Paris, 1871. — VOILLEMIER, Traité des maladies des voies urinaires, t. I, p. 422. — THOMPSON, Traité des maladies des voies urinaires. Trad. française. Paris, 1874. — DE JEAUFFRAU-BLAZAC, Considérations sur le traitement des fistules uréthro-péniennes. Thèse de Paris, 1874. — DEVIN, Des fistules uréthro-rectales. Thèse de Paris, 1875. — PAUFFARD, Fistules uréthro-périnéales et uréthro-scrotales. Thèse de Paris, 1879. — GUYON, Fistules urinaires. *Clinique chir. Semaine médic.*, 1883, p. 77. — DUPLAY, *Traité de path. externe*, t. VII, p. 167, 1884. — ROBERT, Fistules uréthro-péniennes. Mémoire publié dans les *Annales des mal. des organes génito-urinaires*, 1885, p. 108 et 326. — BOUILLY, art. FISTULES URINAIRES du *Nouveau Dict. de méd. et de chir.*. 1885, t. 37. — E. MONOD, art. FISTULES URINAIRES du *Dict. encycl. des sc. méd.*, 1886, 5e série, t. I.

Il n'y a point lieu — Louis en avait dès longtemps fait la critique et Voillemier l'a discuté à nouveau — de conserver, à côté des fistules uréthrales complètes, ces deux espèces : les borgnes externes et les borgnes internes. Les premières ne sont que des abcès para-uréthraux, ouverts à l'extérieur et restés fistuleux; elles peuvent, à la vérité, par ouverture secondaire dans le canal, achever leur trajet et se constituer en fistule complète ; à ce titre seul, elles méritent ici une brève mention. Quant aux borgnes internes, c'est un groupe artificiel et hétérogène, où pourraient se ranger, à côté des fausses routes, les cavernes prostatiques, continuant à se vider dans l'urèthre, et tout diverticule glandulaire à suppuration chronique, représentant, pour ainsi parler, le type en miniature. Assurément, ces lésions répondent souvent à la phase initiale d'une fistule uréthrale complète en voie de formation; mais ce n'est pour elles qu'une terminaison éventuelle.

On peut distinguer trois variétés de fistules uréthrales : celles qui ont pour siège la partie libre de la verge; celles qui occupent le périnée et le scrotum; celles qui font communiquer le canal avec le rectum. Cette division n'est point indiquée par des raisons de topographie pure, mais par des dissemblances d'origine, de caractères anatomiques et de thérapeutique.

1° Fistules uréthro-péniennes. — **Étiologie.** — Elles peuvent être d'origine traumatique et succéder à une plaie simple ou contuse du canal : l'écartement des bouts uréthraux ou le recroquevillement de la muqueuse, le passage de l'urine, la sténose progressive du tronçon antérieur sont les facteurs de cette fistulisation; la suture méthodique à étages doit désormais prévenir cette terminaison des plaies uréthrales. — La situation superficielle « à fleur de peau » du canal pénien, l'inoculation possible de la peau de la verge par le virus syphilitique ou chancrelleux, exposent l'urèthre à une variété intéressante de fistules : l'ulcération progressive et approfondie d'un chancre infectant ou mou peut ouvrir le canal et creuser un trajet complet. Autre espèce particulière à cette portion uréthrale : un enfant, par étourderie, un adulte, par fantaisie érotique, ont passé leur verge dans un anneau ou l'ont serrée d'un lien circulaire; l'érection gonfle le pénis qui, de plus en plus, s'étrangle; si on ne le libère point assez tôt, un sillon ulcéreux se creuse; il s'est fait un cercle sphacélique, propice à la création d'une fistule urinaire; nous avons vu mourir du tétanos un homme qui avait eu cette « distraction ».

Les fistules consécutives aux vrais abcès urineux sont rares dans cette portion de l'urèthre; mais il est fréquent d'observer le type suivant : dans un canal atteint de blennorrhagie chronique, parfois serré de menues brides, plus rarement au cours d'une inflammation aiguë, l'uréthrite folliculaire se propage à l'atmosphère cellulaire ambiante; un noyau de périfolliculite se forme, se ramollit, s'ouvre et souvent demeure fistuleux. Englisch a soutenu, avec quelque raison, que cette terminaison s'observe surtout chez les sujets tuberculeux : une blennorrhagie a pris chez eux un caractère de ténacité particulière, ou bien un processus aigu s'est emparé de la muqueuse « altérée par la dyscrasie spécifique »; quoi qu'il en soit, la diffusion au tissu cellulaire para-uréthral est fréquente, et la fistulisation de règle.

Anatomie pathologique. — Le trajet est toujours direct et bref; quelquefois même, grâce à la minceur atrophique du corps spongieux uréthral au voisinage de la fistule, les deux orifices, muqueux et cutané, semblent se confondre. Contrairement aux trajets anfractueux et complexes qui peuvent labourer la région périnéale, le parcours des fistules uréthro-péniennes est habituellement unique, obliquement abouché vers le canal d'arrière en avant, parfois perpendiculaire à l'axe du conduit. « L'orifice externe, dit Voillemier, est un peu enfoncé, mais je ne l'ai jamais vu bordé d'une végétation, si ce n'est quand la fistule se trouve dans le pli scrotal ; l'interne a la forme d'un entonnoir; cette disposition tient à l'oblitération et à la disparition du tissu spongieux du canal autour de la fistule ; je l'ai constatée assez souvent sur le cadavre pour la regarder comme constante ». Ajoutons cependant que cet aspect se subordonne à la variété étiologique et surtout à la période d'évolution de la fistule : un chancre qui a entamé le canal a l'aspect d'un véritable évidement « en cuvette », à orifice externe élargi et granulant; au contraire, un abcès de périfolliculite devenu fistuleux pourra s'ouvrir par un pertuis étroit. Les diverses causes productrices de la fistule sont inégalement destructrices pour la peau : de là des variétés de l'orifice externe, d'ailleurs corrigibles par la cicatrisation ultérieure. Quand l'urèthre a souffert une large perte de substance, la fistule peut atteindre une longueur de 2 à 3 centimètres; c'est alors une fente à bords minces et peu vasculaires, au fond de laquelle apparaît la paroi supérieure du canal, tomenteuse et d'un rouge foncé dans le cas de lésion récente, lisse et pâle si l'affection est ancienne.

Symptomatologie. — Le passage de l'urine et du sperme par le parcours fistuleux et l'irrégularité de l'érection glandaire constituent, à des degrés variables suivant l'ampleur des orifices, la symptomatologie des fistules uréthro-péniennes. L'urine s'écoule à la fois par le méat et la fistule. Le volume réciproque des deux jets varie avec les dispositions anatomiques. Si la fistule est large et que ses orifices ne soient pas oblitérés par une soupape cutanée ou muqueuse, presque toute l'urine suit le canal de dérivation; dans le cas contraire, la voie anormale peut ne laisser suinter que quelques gouttes d'urine, mêlées à un peu de pus. Entre ces degrés extrêmes, on rencontre tous les intermédiaires. Comprime-t-on pendant la miction la portion d'urèthre en aval de la fistule, on voit l'écoulement anormal augmenter de quantité ; cet artifice ne suffit point parfois à déceler la présence des fistulettes très étroites : on peut alors essayer des injections colorées poussées par le méat. L'urine sort de la fistule par « bavure », rarement sous forme de jet bien lancé : aussi dégoutte-t-elle sur la peau de la verge, du scrotum, des cuisses, qui subissent une macération et deviennent érythémateuses. Les malades exhalent l'odeur urineuse. L'issue du sperme obéit aux mêmes lois que l'écoulement urinaire; il peut arriver que la vigueur de l'éjaculation le projette au-dessus de l'orifice fistuleux, vers le canal antérieur. L'atrophie lente des corps caverneux et spongieux détermine parfois à la longue une incurvation du gland, analogue à celle des hypospades.

Pronostic. — Les fistules uréthro-péniennes, à trajet habituellement simple, non compliqué de callosités et de diverticules, comportent assurément un pronostic moins sérieux que celles qui s'ouvrent au périnée. Leur gravité ne se rattache qu'à leur dificile curabilité; il n'y a qu'à parcourir, pour s'en convaincre, les dix-sept pages que Voillemier consacre à l'exposé de leur traitement. Le suintement urinaire, que la sonde à demeure ou le cathétérisme répété n'empêchent pas toujours, est ici l'ennemi des réunions immédiates; la taille soigneuse des lambeaux à double plan, pas plus que l'antisepsie, difficile d'ailleurs à maintenir, ne confèrent une absolue garantie de succès.

Traitement. — La cautérisation ne réussit à clore que les plus étroites fistulettes; un stylet rougi à blanc, la pointe fine du thermo déterminent une cicatrice dont la rétraction suffit à l'occlusion de menus trajets; nous avons décrit, à propos des uréthrites, la façon d'oblitérer ainsi les fistules juxta-uréthrales dues aux suppurations chroniques des glandules qui avoisinent le méat.

Dans la majorité des cas, la suture, après avivement de la marge, constitue la méthode de choix; nous ne discutons plus sur les mérites respectifs des points entrecoupés, entortillés, ou de la suture « en gousset », que Dieffenbach faufilait autour de l'orifice et serrait à la manière des cordons d'une bourse; tous les fils nous paraissent bons, pourvu qu'ils soient aseptiques, mais la soie et le crin de Florence sont assurément les plus utilisables. La question dominante, c'est de créer une cruentation large : Nélaton imagina l'adossement de la face profonde de la peau. Les bords fistulaires ayant été mis à vif, deux incisions transversales sont pratiquées, l'une en avant, l'autre en arrière de l'ouverture uréthrale; un bistouri mousse, glissé sous la peau, la décolle sur une certaine étendue tout autour de la fistule; une suture entortillée oppose non seulement les lèvres de l'orifice, mais la face profonde des environs cutanés. Nous préférons l'opération de Voillemier : aviver le pourtour cutané sur une étendue d'un 1/2 centimètre, de façon à affronter, suivant la méthode américaine, des surfaces et non des bords; poursuivre, avec le plus grand soin, l'adossement total, en pleine face, des deux talus de la cuvette avivée; ne pas faire traverser à l'aiguille les parois de l'urèthre, mais la pousser obliquement à travers chaque lèvre cruentée, et la tenir, de chaque côté, un peu en dehors du bord de la muqueuse. De cette façon, non seulement on oppose les surfaces saignantes de la peau, mais encore, ainsi que disait Voillemier, « on bouche la fistule avec ses propres bords qui se trouvent renversés du côté de l'urèthre ».

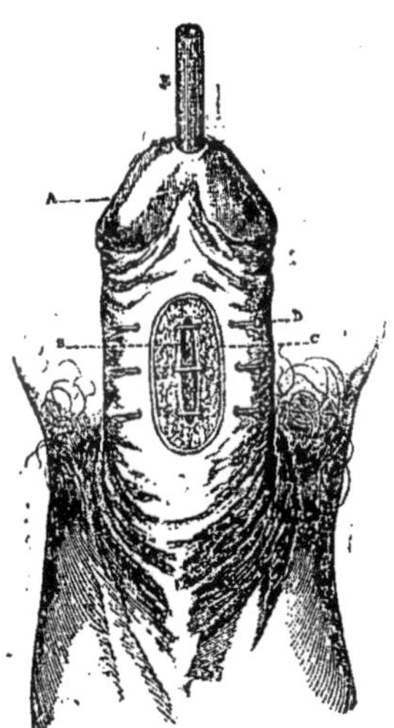

FIG. 142. — Avivement de Voillemier.

Si la fistule est trop large, il faut bien recourir à l'autoplastie. Des lambeaux ont été, à cet effet, empruntés à tous les points du voisinage. Cooper et Delpech les ont taillés dans le scrotum; Earle et Alliot les ont pris sur les flancs de la verge; Dieffenbach a utilisé le prépuce; Delpech a découpé dans l'aine un lambeau de 3 pouces de côté. L'autoplastie préputiale ne serait utilisable que pour un orifice très voisin du gland : on dédoublerait cette membrane de façon à ne pas intéresser la muqueuse, et l'on attirerait en arrière le feuillet cutané sur la fistule préalablement avivée ; mais les orifices de ce genre sont habituellement très étroits, et la cautérisation suffit souvent à leur clôture. Dans le cas d'un orifice occupant la partie moyenne de l'urèthre pénien, on pourra, ainsi que dans le procédé Duplay, pour l'hypospadias, disséquer de chaque côté de la fistule, un petit lambeau qu'on renversera en dedans et qui opposera sa face cruentée à celle d'un lambeau latéral décollé sur le flanc correspondant de la verge. L'ouverture est-elle voisine de la racine des bourses, l'emploi de la peau scrotale, assez épaisse et assez lâche pour fournir un lambeau long et bien nourri, est très recommandable ; à l'exemple de Delpech, on disséquera la pièce scrotale d'avant en arrière, et on l'amènera, par glissement, sur la fistule avivée ; il sera plus sûr d'utiliser un double plan et de tailler un lambeau pénien, renversé d'avant en arrière et recouvert par le lambeau du scrotum.

La sonde à demeure ou le cathétérisme répété protégeront, contre le contact d'urine, la ligne de sutures. Dans le cas d'une fistule rebelle, traitée déjà sans succès, compliquée de cicatrice irrégulière et de vaste perte de substance, on pourrait, à la rigueur, établir une boutonnière périnéale dans l'urèthre membraneux, qui dériverait l'urine pendant le travail de cicatrisation. Viguerie fut amené fortuitement à cette proposition : un malade, au périnée fistuleux, était traité depuis plusieurs mois par la sonde à demeure quand un de ces instruments se brisa et une partie resta dans la vessie ; Viguerie pratiqua la taille pour retirer ces fragments ; la plaie demeura ouverte pendant quarante jours pendant lesquels les fistules guérirent d'elles-mêmes. Deux ans plus tard, en 1838, Dieffenbach reprit cette idée, mais ne l'appliqua point ; Ségalas la mit deux fois en pratique.

2° Fistules scrotales et périnéales. — **Étiologie**. — Un fait domine leur étiologie : la presque totalité de ces malades sont des rétrécis qui sont arrivés à la fistule scrotale ou périnéale, à la suite d'un abcès urineux. C'est dire que le mode de formation de ce trajet se rattache à l'histoire, d'ailleurs écrite, de l'infiltration urineuse circonscrite. En arrière d'une sténose serrée et au niveau de l'ampoule rétrostricturale, qui répond généralement à ce point, une fissure s'est produite dans le canal : l'urine s'est répandue, à doses médiocres, dans les nappes cellulaires du périnée, habituellement dans l'étage inférieur ; un abcès s'est formé dont l'ouverture double vers l'urèthre et la peau va constituer un trajet fistuleux complet, entretenu par le passage irritant de l'urine et des produits septiques qu'elle charrie, et devenu voie de dérivation d'autant plus suivie que le tronçon préfistulaire de l'urèthre est plus sténosé. Une fausse route amorçant l'infiltration urinaire ; l'éraillure du canal par un calcul irrégulier, arrêté derrière un point rétréci : voilà encore des causes qui mènent à la fistule en passant par l'abcès urineux.

Les ruptures traumatiques de l'urèthre se terminent souvent par la fistulisation. La contusion violente des parties molles périnéales ; la formation d'un foyer irrégulier propice aux décompositions septiques et aux fusées phlegmoneuses ; l'étendue de la déchirure uréthrale, qui parfois est une section complète avec écartement des bouts et recroquevillement de la muqueuse, ou même peut se compliquer d'une perte de substance large de la paroi meurtrie : tels sont les facteurs de gravité qui expliquent la fréquence de l'infiltration urineuse primitive et des parcours fistuleux qui en résultent. A plus lointaine échéance, le traumatisme uréthral peut être l'origine de fistules qui relèvent d'un autre mécanisme : un rétrécissement s'est formé, remarquable par sa précocité ; sous l'influence des efforts de l'expulsion vésicale, le canal, altéré d'ailleurs par le traumatisme, se rompt en amont de la sténose, comme il se fissure en amont d'une coarctation de nature inflammatoire.

Maints exemples ont été rapportés autrefois d'incisions pratiquées sur le canal pour extraire un corps étranger engagé dans sa cavité et qui ne se sont point cicatrisées ; à l'heure actuelle, la suture méthodique et étagée des parois et des tissus juxta-uréthraux est une garantie contre cette complication. La taille périnéale était souvent suivie de fistule, et cela s'expliquait généralement par l'action contuse d'une pierre volumineuse péniblement accouchée ; ailleurs, elle paraissait tenir à l'incrustation calcaire des bords de la plaie prostatique : l'accident deviendra rare, autant que l'intervention.

Des abcès para-uréthraux sont quelquefois l'origine de fistules scrotales ou périnéales. Telles les cowpérites suppurées qui s'ouvrent à la peau et dans le canal ; tels encore ces abcès froids de la périuréthrite tuberculeuse, qui peuvent se former vers la racine du scrotum, comme en tous les points de l'urèthre pénien : la constitution même de leurs parois inaptes au bourgeonnement de bon aloi, l'écoulement du pus incessamment alimenté par la fonte caséeuse de l'infiltrat pariétal, expliquent bien la permanence des trajets qui en résultent. Enfin, les suppurations de la prostate ont de fréquentes fusées vers le périnée ou les fosses ischio-rectales : de là, des parcours complexes qui montent habituellement vers un foyer cavitaire de la glande en communication avec le canal.

Anatomie pathologique. — L'orifice interne est habituellement unique, quelquefois on a trouvé l'urèthre membraneux ou prostatique percillé de petits pertuis qui convergent vers un même trajet ou qui aboutissent à un clapier commun, sur lequel s'embranchent les canaux efférents.

Il existe en général plusieurs orifices cutanés. Civiale en aurait compté 52 sur le même sujet. On les trouve indifféremment sur toute la surface du périnée ou du scrotum. Mais ils peuvent s'ouvrir en des points très éloignés du trajet principal. On a vu l'urine infiltrée dans le tissu cellulaire périprostatique, remonter le long de l'aponévrose prostato-périnéale, s'épancher dans le bassin, en sortir par la grande échancrure sciatique et venir se faire jour au niveau du grand trochanter. Dans d'autres cas, les abcès urineux venaient se former à la marge de l'anus, au pli de l'aine, aux lombes, à l'hypogastre. Cruveilhier a observé un cas de trajet fistuleux s'ouvrant près de l'angle inférieur de l'omoplate. Il importe de connaître ces parcours lointains.

Tantôt ces pertuis apparaissent au sommet d'un durillon rougeâtre, en cul de poule, tantôt ils se cachent derrière un repli cutané. Ils restent séparés les uns des autres par des intervalles variables de peau saine ou bien se réunissent en un amas fongueux et végétant, saignant à la moindre violence, ou criblent de leurs orifices une nappe dure de phlegmon chronique. Leur diamètre quelquefois assez étroit pour admettre à peine une bougie filiforme, est généralement assez large pour permettre l'introduction d'une petite sonde.

Le trajet fistuleux présente des caractères anatomiques très variables suivant les cas. Dans les fistules récentes, il est quelquefois rectiligne; mais, dans l'immense majorité des cas, il est irrégulier, tortueux et envoie de tous côtés des diverticules terminés en cul-de-sac, ou conduisant à des cavités remplies d'urine et de pus. Ses parois, molles et fongueuses, sont revêtus d'une couche épaisse de bourgeons charnus qui sécrètent du pus en abondance. Si le trajet est ancien et à peu près direct, il est tapissé par un épithélium de nouvelle formation, lisse, uni, adhérent aux tissus sous-jacents et qui produit une petite quantité de muco-pus. Lorsque les tissus voisins ne sont pas eux-mêmes très indurés, on peut apprécier au toucher le cordon plus dense, parfois dur comme un tendon qui indique la direction du trajet.

Lorsque l'infiltration d'urine suit une marche rapide, le tissu cellulaire est purement et simplement nécrosé. Mais sous l'influence d'une irritation lente et chronique, les cellules conjonctives réagissent par une prolifération abondante. Elles parcourent toutes les étapes de leur développement : leur structure, plus ou moins lâche au début, se resserre; les éléments cellulaires font place à de grandes fibres conjonctives, les vaisseaux diminuent de calibre et s'oblitèrent, le tissu devient blanchâtre, induré et scléreux, et subit çà et là la métaplasie cartilagineuse ou osseuse. Tantôt le périnée et le scrotum s'épaississent dans toute leur masse en formant un gâteau éléphantiasique qui ensevelit presque le pénis. Tantôt au lieu de ces altérations diffuses, on observe des noyaux isolés de sclérose circonscrite, qui peuvent acquérir un volume assez considérable pour rendre leur ablation nécessaire. Dans un cas de Voillemier, une tumeur de ce genre fut reconnue à l'examen histologique comme étant un myome fibreux. Eugène Monod rapporte l'observation d'un homme qui présentait au périnée une tumeur analogue plus grosse qu'un poing d'adulte, et entourée de tissus très indurés; c'était un fibrome éléphantiasique.

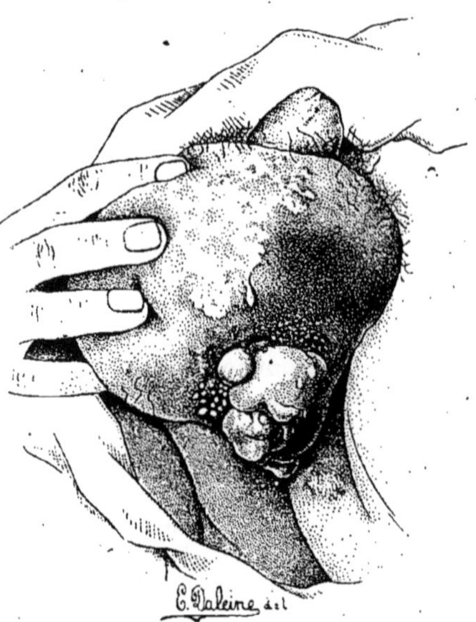

Fig. 143. — Productions fibreuses au niveau de fistules périnéales. (D'après une photographie de notre collection.)

Il n'est pas rare de rencontrer dans les trajets fistuleux des calculs venus de la vessie ou de la prostate qui s'accroissent par les dépôts successifs des sels urinaires. Ils se forment rarement sur place. On observe plus fréquemment une véritable incrustation calcaire des parois du trajet, à la suite d'une plaie contuse accidentelle ou chirurgicale. On a rencontré aussi — éventualité rare — des séquestres éliminés d'un foyer de fracture voisin, ou provenant d'une nécrose des branches ischio-pubiennes.

Symptômes et diagnostic. — Un rétréci, dont la miction était devenue de plus en plus pénible, a vu se former, ordinairement à la suite d'efforts violents une tumeur au périnée; après son ouverture spontanée ou chirurgicale, il s'est aperçu qu'il perdait ses urines par cette voie nouvelle : c'est là l'histoire habituelle et elle ne peut laisser aucun doute sur la nature de l'affection. L'écoulement de l'urine pendant la miction est le symptôme caractéristique, mais il varie suivant le degré de la coarctation uréthrale, suivant le diamètre et l'orientation de l'orifice interne. Les urines peuvent sortir en totalité par le périnée : cela indique que l'orifice interne de la fistule est large et qu'il existe en aval d'elle un rétrécissement très prononcé. Il est plus fréquent de voir la plus grande partie de l'urine s'écouler par le méat normal et une quantité moindre s'égoutter par les « méats fistuleux » du périnée, souillant et mouillant la peau voisine, macérée, érythémateuse, parfois éléphantiasique. Quand une très faible quantité d'urine se mêle au pus que sécrètent les trajets, il devient difficile de savoir si la fistule communique avec l'urèthre : l'odeur urineuse permet de « flairer » le diagnostic; la compression du gland déterminant le reflux, l'injection par le méat de liquides colorés, sont des artifices propres à démontrer cette communication.

Lorsque le trajet fistuleux a une certaine longueur et qu'il traverse des parties restées souples, on peut le palper, surtout dans la région scrotale, sous la forme d'un cordon dur, orienté vers l'urèthre. L'exploration directe de la fistule, combinée au cathétérisme uréthral, permet de compléter le diagnostic ou de l'établir dans les cas douteux. Une sonde métallique étant introduite dans la vessie on pousse avec précaution un stylet flexible et boutonné par l'orifice externe; la rencontre des deux cathéters produit une sensation spéciale qui ne laisse aucun doute sur l'existence de la fistule. Il peut arriver que cette rencontre des deux instruments ne se produise pas, bien que la communication existe; c'est qu'en effet, grâce aux sinuosités du trajet et à la présence des clapiers secondaires, le stylet ne suit pas toujours la voie principale : il s'engage dans les impasses il ne peut plus avancer, son impulsion mal dirigée ou très vivement poussée risquerait de créer une fausse route et d'ouvrir des déchirures multiples à l'infection.

En présence d'une fistule périnéale, le chirurgien doit éliminer les hypothèses suivantes : il ne s'agit point d'un trajet borgne aboutissant à un abcès simple ou tuberculeux para-uréthral; il n'a point affaire à une fistule d'origine ano-rectale, ou dépendant d'une ostéite nécrotique des branches ischio-pubiennes. La constatation de l'issue des urines, l'exploration au stylet, associée au cathétérisme, permettent d'écarter la première cause d'erreur. Le passage des matières et des gaz, le cheminement de la sonde exploratrice vers l'intestin droit, le toucher combiné intra-rectal qui sent le bec de la sonde à nu ou sous la muqueuse, renseignent sur l'origine ano-rectale du trajet. Le cas devient embarrassant quand il s'agit de ces parcours en Y, consécutifs aux suppurations périprostatiques, qui présentent un trajet uréthral et rectal branchés sur la fistule du périnée. Les fistules ossifluentes, à orifices peu nombreux, ne laissent suinter qu'un pus grumeleux, inodore; la sonde arrive sur l'os dénudé et reconnaît le son sec de la nécrose ou l'effondrement mou des trabécules cariées. Les trajets fistuleux peuvent subir la dégénérescence cancéreuse secondaire ou bien succéder primitivement à des néoplasies malignes ulcérées de l'urèthre profond et de la prostate : les fongosités exubérantes, la tuméfaction ganglionnaire inguinale, l'examen microscopique d'un échantillon de ces granulations suspectes, fixeront ce diagnostic.

Pronostic et traitement. — Les fistules du périnée et du scrotum tirent surtout leur gravité des lésions originelles et des complications qui ont pour siège l'appareil urinaire: vieux rétrécis, dont l'urèthre est difficile à calibrer, dont le périnée calleux et labouré de clapiers se prête mal à une bonne cicatrisation, dont les reins sont en souffrance, c'est là assurément un mauvais terrain pour opérer. Telle fistule récente succédant à une plaie du périnée, à trajet simple, entouré de parties molles saines et souples, sera, par contre, facile à clôturer.

Rétablir la perméabilité du canal et dériver totalement vers l'urèthre le cours de l'urine; modifier les trajets anormaux et susciter leur fermeture cicatricielle: voilà les indications générales du traitement des fistules uréthrales. Pour les fistules périnéales et scrotales jeunes, non compliquées de callosités massives et denses, le calibrage de l'uréthre rétréci et le détournement de l'urine suffisent maintes fois : la dilatation, et surtout l'uréthrotomie interne ou externe assainissent vite le périnée dont les indurations s'assouplissent, dont les trajets simples se ferment. J.-L. Petit, Desault, Chopart, Hunter, qui se bornaient à traiter les fistules par la sonde à demeure, avaient bien observé ce ramollissement de la sclérose périnéale, le rapprochement progressif des parois fibreuses, la cicatrisation de l'ouverture uréthrale. Toutefois, la sonde à demeure demande à être maniée avec réserve : tous les urèthres ne peuvent pas supporter, ainsi que le malade dont nous parle Voillemier, quatorze mois de ce traitement; l'orchite, les accidents fébriles, les menaces du côté des reins forcent à l'abandonner pour une intervention plus expéditive. D'autre part, telle fistule périnéale persistante se fermera en quelques jours après sa suppression; le cas de Boyer est classique : un jeune homme d'Abbeville avait subi onze mois de sonde à demeure; pour venir à Paris, il enleva sa sonde; à son arrivée, Boyer constata que la fistule était cicatrisée.

Les injections modificatrices ne donnent pas grand'chose dans les cas de parcours fistuleux rebelles et durcis; les thermocautérisations stimulent plus activement leur cicatrisation. La permanence des trajets fistuleux tient parfois à des calculs ou à des incrustations calcaires de leurs parois : Benoît, Covillard, ont extrait de clapiers intarissables des formations calculeuses et ont vu le travail de réparation prendre une vive allure. Chez un enfant de douze ans, taillé par Voillemier, la cicatrisation de la plaie périnéale s'arrête et paraît évoluer vers la fistule, la sonde trouve ses parois rugueuses et encroûtées de sels calcaires, le dépôt est curetté et la plaie se ferme en une semaine. L'uréthrotomie interne nous a donné deux succès : mais elle n'a point ici l'action radicale et durable de l'uréthrotomie externe; et bien qu'on puisse voir après elle des périnées scléreux s'assouplir, des parcours multiples se clore, elle ne se recommande point par cette clairvoyance de la section externe qui poursuit au plein jour, l'ouverture et la désinfection de tous les clapiers, l'extirpation des masses calleuses. Donc, si les fistules sont nombreuses, sinueuses, compliquées de clapiers secondaires et d'indurations vieilles : ouvrez l'urèthre au périnée, débridez les couloirs, grattez ou excisez les tissus indurés autour des fistules; réséquez même les nœuds cicatriciels péri-uréthraux; cela a été discuté et décrit à propos des rétrécissements uréthraux.

3° Fistules uréthro-rectales. — Les fistules uréthro-rectales peuvent être d'origine traumatique. Au temps où florissaient les tailles périnéales, elles ont été parfois produites, surtout quand la vidange préalable du rectum était négligée, par les branches mal orientées ou trop écartées du lithotome. On cite encore des faits curieux, mais rares, où elles ont succédé à l'ulcération de l'urèthre par un corps étranger intra-rectal, à la pénétration dans l'intestin droit d'un corps étranger uréthral.

Dans la presque totalité des cas, elles résultent des lésions suppuratives ou des dégénéressences néoplasiques qui, occupant l'espace inter-uréthro-rectal, tendent à se créer double issue vers l'un et l'autre canal. Les suppurations chaudes et froides de la prostate et de la zone cellulaire périprostatique tiennent, à cet égard, le premier rang. Un abcès de la glande n'a point eu son libre écoulement précocement assuré : une caverne prostatique s'est creusée, et le pus, traversant l'aponévrose prostato-péritonéale, s'est déversé dans le rectum, à travers la paroi trépanée. Si le travail ulcératif s'est effectué lentement, le tissu cellulaire prérectal s'est de bonne heure induré, des adhérences ont empêché la diffusion dans la nappe rétro-glandaire, et c'est par un trajet simple, aisément curable, que la poche prostatique s'abouche dans le rectum. Quand la suppuration a envahi la loge rétro-prostatique, le foyer purulent intermédiaire entre l'abcès de la glande et l'intestin est plus complexe : dans cette région à tissu cellulaire lâche, il s'est formé une cavité plus ou moins ample et anfractueuse, limitée en haut par le tissu cellulaire péritonéal épaissi, en arrière par le rectum, en bas par la partie postérieure du ligament de Carcassone, à droite et à gauche par les attaches rectales des aponévroses latérales de la prostate, en avant par la face postérieure de l'aponévrose prostato-péritonéale. L'ouverture simultanée des phlegmons périprostatiques dans le rectum et dans l'urèthre est très fréquente : sur 43 observations d'évacuation rectale, Segond compte 21 abcès ouverts en même temps dans le canal. Le plus souvent l'abcès périglandaire se complique d'une poche intraprostatique, et c'est par un vrai trajet « en sablier » qu'il s'abouche à l'urèthre; ailleurs, le pus a gagné l'origine de la portion membraneuse en « doublant » la face postérieure de la prostate.

Chez presque tous les malades à prostate tuberculeuse, la granulation marche vers la caséification ; et, si le patient entamé sur d'autres points et d'autres viscères par la tuberculose en a le temps, ou si la lésion est bien localisée à la glande, l'affection aboutit, après formation de cavernes intraprostatiques, à la production de trajets fistuleux qui s'ouvrent dans l'urèthre, à l'intérieur du rectum ou vers le périnée. Aussi, Ricord, Dufour et Lebert avaient-ils déclaré que beaucoup d'abcès de la marge de l'anus surviennent à la suite d'une prostatite tuberculeuse suppurée.

Le cancer de la prostate, surtout dans ses formes aiguës, peut établir entre le rectum et l'urèthre une communication, qu'a parfois provoquée un cathéter pénétrant par effraction dans la masse néoplasique ramollie ; par surcroît, il arrive quelquefois que la tumeur se montre à l'extérieur à travers une ulcération du périnée : ainsi se constituent des trajets irréguliers, creusés dans le néoplasme dégénéré, d'autant que l'infiltration urineuse vient souvent compliquer la situation et accroître les dégâts. Il est possible qu'un cancer ulcéré de l'avant-paroi rectale aboutisse aux mêmes lésions ; mais le fait est exceptionnel.

Anatomie pathologique. — Généralement, une caverne prostatique ou rétro-prostatique existe, qui sert de carrefour aux trajets fistuleux faisant communiquer le canal avec le rectum et le périnée ; dans le cas de lésions anciennes, les parois de cette poche, plus ou moins ample, sont indurées, inaptes à tout accolement ultérieur, tapissées d'une sorte de muqueuse pathologique dont la présence explique la pérennité du trajet et la tolérance de la cavité pour le contact de l'urine et des matières stercorales. Sur ce clapier, dont l'importance est très variable, depuis les menus abcès de la glande jusqu'aux larges poches périprostatiques ou rétro-vésicales, s'embranchent des trajets multiples répondant aux fusées purulentes de la collection.

L'orifice uréthral est habituellement unique, étroit, siégeant dans l'urèthre prostatique sur l'un des côtés du verumontanum, occupant rarement le tronçon membraneux, plus haut situé que l'orifice rectal. La disposition oblique du trajet permet à l'urine de s'écouler dans le rectum, tandis que les matières fécales, à moins qu'elles ne soient liquides, éprouvent plus de difficulté à remonter vers l'urèthre. Le parcours est flexueux, induré, ordinairement compliqué de diverticules secondaires. L'orifice rectal est situé au-dessus du sphincter, parfois étroit, dissimulé dans un repli de la muqueuse, ailleurs large et nettement appréciable quand une perte de substance de la paroi a succédé à une suppuration diffuse de l'espace rétro-prostatique. Lorsque les lésions sont de vieille date, tout le tissu prérectal s'indure, quelquefois même le rectum se bride et se rétrécit au niveau de la paroi antérieure. Sur le trajet uréthro-rectal se branchent des galeries fistuleuses qui s'ouvrent habituellement au périnée antérieur, à travers la partie reculée du ligament de Carcassone, montrent parfois leurs orifices au niveau des fosses ischio-rectales, et, dans les cas exceptionnels, cheminent vers la cuisse en passant par le trou obturateur ou vers l'aine.

Symptômes et diagnostic. — Les urines passent, en plus ou en moins grande quantité, par l'anus et, s'il en existe, par les trajets fistuleux du périnée, au moment de la miction : c'est un caractère distinctif d'avec les fistules recto-vésicales où l'écoulement n'a point cette intermittence. Il est des cas, néanmoins, où l'ampleur de la poche prostatique est telle qu'elle constitue une sorte de petite vessie surnuméraire, capable de retenir une certaine fraction du jet, qui s'écoule dans l'intervalle des mictions. Quand la paroi rectale a été largement entamée, ainsi que cela arrive dans les dégâts ultimes des néoplasies cancéreuses, la presque totalité du liquide s'échappe par l'intestin ; par une fistulette à trajet étroit et à orifices exigus, l'écoulement est, au contraire, réduit à sa plus simple expression. Au lieu d'être expulsée immédiatement par l'anus, l'urine peut-être plus ou moins longtemps retenue par le rectum, formant cloaque, fermé par le sphincter contracté ; le fait a été observé par Maisonneuve à la suite de la taille recto-vésicale ; ne savons-nous pas d'ailleurs qu'on a récemment proposé cette formation cloacale chez les femmes atteintes de brèches vésico-vaginales impossibles à clôturer? Mais la muqueuse rectale n'a point généralement cette tolérance et s'accommode mal de ce rôle de vessie ; une rectite dysentériforme se déclare si la brèche intestinale est large.

Quand l'ouverture fistuleuse siège en arrière du verumontanum, ou quand ses dimensions sont réduites, le sperme peut garder sa projection normale ; dans les conditions inverses, on l'a vu — et Gosselin en a relaté un bel exemple — passer en tout ou partie dans le rectum ; lorsque les canaux éjaculateurs sont atteints par la perte de substance, ce passage peut même se faire sans érection. Inversement, les matières stercorales molles ou liquides et les gaz venus du rectum peuvent s'engager dans le trajet prostatique, gagner l'urèthre et allumer une uréthro-cystite grave. Chez un malade de Guyon, l'issue des gaz rectaux par le méat s'accompagnait d'un sifflement particulier ; un autre, dont Segond a rapporté l'histoire, atteint de rétrécissement du rectum et soumis à la dilatation par les mèches, rendait chaque jour par l'urèthre une quantité notable de cérat; enfin, pour clore la série des faits curieux, Bégin nous parle d'un ancien militaire qui évacua par le canal un os avalé peu de temps auparavant.

La sortie de l'urine par l'anus, l'issue de gaz ou de matières intestinales par l'urèthre, établissent sans contestes l'existence d'une communication uréthro-rectale. Mais, ce dernier symptôme n'est point la règle, et le premier, quand il s'agit surtout d'un trajet étroit dérivant une faible quantité, peut être masqué par la rétention urinaire dans l'ampoule. Les épreintes rectales accompagnant ou suivant la miction, l'existence d'une rectite glaireuse, chez un malade dont les commémoratifs dirigent d'emblée l'examen vers ce point, permettront d'asseoir le diagnostic ; au surplus, des trajets vers le périnée coexistent fréquemment, et le stylet qui les explore peut révéler leur orientation bifurquée sur les deux canaux. L'injection de liquides colorés par le méat tranchera la question. Le doigt intrarectal trouve en avant une paroi dure « comme un mur calleux », et les perceptions tactiles deviennent obscures, s'il s'agit d'orifices étroits perdus dans un pli de muqueuse. Un spéculum, ou mieux une valve de Sims, éclairant largement le champ d'exploration, permettront de reconnaître l'ouverture rectale, si l'on commande au malade d'uriner pendant l'examen ou si l'on fait par l'urèthre une injection colorée. Les nodosités épididymaires ou testiculaires, les bosselures des vésicules séminales et de la prostate, les symptômes d'uréthro-cystite rebelle feront reconnaître la tuberculisation génito-urinaire. Une néoplasie maligne de la prostate qui a eu le temps de se fistuliser vers le rectum se révélera au suintement ichoreux, à l'exubérance des fongosités qui bordent l'ouverture, à la masse que le double toucher fait sentir dans le pelvis, au retentissement ganglionnaire sur les aines.

Dans les cas simples et récents, succédant à une suppuration prostatique limitée, on peut observer la guérison en quelques semaines. Mais « cette terminaison heureuse est exceptionnelle, nous dit Segond ; il faut en oublier la possibilité et intervenir dans tous les cas ». Les indications sont les mêmes que dans toute fistule uréthrale : il faut écarter l'urine du foyer et solliciter la cicatrisation de ce dernier. La sonde à demeure peut rendre de grands services, dans les cas de trajets encore jeunes, non compliqués de lointains clapiers et de pertes de substance : le seul détournement de l'urine suffit alors. Thompson n'a-t-il point guéri en six semaines un jeune officier en lui prescrivant « de se coucher sur le ventre pour uriner et d'avoir bien soin de ne jamais émettre une goutte d'urine dans une autre position ». La compression des trajets agit dans le même sens. Des lavements, des injections rectales boriquées sont aussi utiles pour écarter du foyer les matières fécales et les gaz. Associez à la sonde à demeure ou au cathétérisme l'action sur le trajet lui-même, ancien foyer de suppuration périprostatique ; élargissez les parcours fistuleux, excisez les brides et les ponts calleux qui cloisonnent le clapier, grattez et rôtissez au thermo les anfractuosités bourgeonnantes.

Pour une fistule uréthro-rectale rebelle, Tillaux conseille de « décoller l'une de l'autre les parois uréthrale et rectale et de les faire ensuite glisser de façon à changer le rapport des deux orifices ». Astley Cooper avait déjà réalisé cette intervention et guéri son malade ; le procédé est, au total, analogue à celui qu'avec Quénu nous adoptons pour les fistules recto-vaginales. Un cathéter est placé dans l'urèthre ; l'index gauche est dans le rectum et guidera le travail de dissection inter-uréthro-rectale. Il s'agit, par l'incision commode de la taille prérectale, de s'avancer à petits coups, entre le cathéter et l'index, c'est-à-dire entre l'urèthre et le rectum, et de poursuivre ce « clivage » jusqu'au delà du trajet fistuleux. Chacun des orifices uréthral et rectal sera alors avivé largement à la mode américaine et clôturé par des points à la soie aseptique ou au catgut ; on poussera dans la plaie périnéale une bandelette de gaze iodoformée, après avoir nettoyé le foyer et ses clapiers, et on l'abandonnera à la granulation progressive ; si la mise au net des trajets paraissait suffisante, on réunirait les parties molles de façon à reconstituer d'emblée le périnée. Ziembicki a poursuivi plus complètement la suppression du parallélisme des deux orifices ; il mène une incision qui part du coccyx vers l'anus, une autre qui se dirige de la partie antérieure vers le raphé, une troisième qui circonscrit l'anus. Le rectum est mobilisé en arrière et sur les côtés, dans sa partie extra-péritonéale, en respectant l'urèthre, mais de façon à séparer les orifices fistuleux. Grâce à ce large décollement, on réalise l'avivement et la suture séparée de chaque orifice. Puis, une légère torsion est imprimée au rectum, de façon que l'urèthre ne corresponde plus à la même surface de cet intestin, mais à une portion saine de la paroi rectale ; le rectum est fixé dans cette nouvelle position.

CHAPITRE XI

INFECTION URINEUSE.

Velpeau, Leçons orales de clinique chirurgicale, 3e vol., p. 324 et suiv. — Civiale, Traité des maladies des voies urinaires. 3e édit., t. II et III, 1850. — Perdrigeon, Thèse de Paris, 1833. — Verneuil, *Moniteur des hôpitaux*, 1856, p. 946. — Philips, Traité des maladies des voies urinaires, 1860. — Mauvais, Thèse de Paris, 1860. — De Saint-Germain, Thèse de Paris, 1861. — Marx, Thèse de Paris, 1861. — Sédillot, Contributions à la chirurgie, t. II, p. 319. — Dolbeau, Traité de la pierre dans la vessie, 1864. — Muron, *Gazette des hôpitaux*, 1873, p. 330. — Malherbe, Thèse de Paris, 1872. — Gosselin, Clinique chirurgicale de la Charité. 3e édit., t. II, p. 441, 465 et 501, 1879. — Reliquet, Traité des opérations des voies urinaires, p. 1 à 34, 1871. — Guyon, Leçons cliniques sur les maladies des voies urinaires, 1881, p. 428 à 620. — Heydenreich, Lésions rénales consécutives à la rétention. *Revue méd. de l'Est.* Octobre, novembre, et décembre, 1879. — Bazy, Lésions des reins dans les affection des voies urinaires. Thèse de Paris, 1880. — Barette, Des néphrites infectieuses au point de vue chirurgical. Thèse d'agrégation, 1886. — Bouchard, Leçons sur les auto-intoxications, 1887. — Albarran et Hallé, Note sur une bactérie pyogène. Académie de médecine. Août, 1888. — Clado, Etude sur une bactérie septique de la vessie. Thèse de Paris, 1888. — Albarran, Étude sur le rein des urinaires. Thèse de Paris, 1889. — Guyon, Note sur les conditions de réceptivité de l'appareil urinaire à l'invasion microbienne. *Annales des maladies des organes génito-urinaires*. Mai 1889.

Le terme d'*infection urinaire* nous paraît plus compréhensif que celui d'*empoisonnement urineux* : il embrasse plus largement les divers procédés pathogéniques, qui peuvent être, soit une septicémie produite par les microbes de l'urine brusquement passés dans le torrent circulatoire, soit une toxémie par leurs alcaloïdes solubles, soit une véritable urémie par suppression de l'émonctoire rénal. Sous cette dénomination, on doit donc entendre une série d'accidents septiques ou toxiques auxquels sont exposés les malades porteurs d'une lésion de l'appareil urinaire, et plus particulièrement de ses voies d'excrétion vésicale et uréthrale. Ces accidents peuvent être aigus ou chroniques, fébriles ou apyrétiques. — L'historique de cette question ne se sépare point de la discussion des doctrines pathogéniques ; et la pathogénie ne peut être clairement abordée qu'après description clinique préalable des divers types de l'infection urinaire : il nous faut donc inverser ici l'ordre classique, et placer en tête le tableau symptomatique.

Symptomatologie. — La fièvre est la traduction fréquente, mais non constante, de l'infection urinaire : elle mérite ici la première place. Comme nous le discuterons, elle dépend, pour une certaine partie, de la qualité virulente du ou des microorganismes pathogènes de l'urine; mais, surtout, elle se rattache aux phénomènes de réaction de l'organisme contre l'invasion microbienne. Or, l'urinaire n'est point toujours capable de cette réaction : tel vieux prostatique, tel rétréci cachectique succombent sans fièvre, quoique porteurs d'une lésion rénale suppurée, et bien que leur sang montre, par les inoculations expérimentales, une extrême virulence. Il est des septicémies urinaires chroniques, des urinémies lentes, qui tendent même vers l'hypothermie, et où prédominent les troubles digestifs, l'amaigrissement, les altérations du facies, dénonçant l'empoisonnement progressif de l'organisme.

La fièvre urineuse peut accompagner les infections aiguës et chroniques. La forme aiguë présente elle-même deux types, bien distingués par Guyon : « Tantôt, et c'est le cas le plus fréquent, la fièvre paraît brusquement et disparaît complètement dans un temps très court, après un ou deux accès, à allure plus ou moins vive, à forme plus ou moins grave, mais à marche franche. Tantôt, au contraire, la fièvre est continue ou à peu près; les accès incomplets dans leur évolution sont fréquents et répétés. » Ce second type comporte d'ailleurs deux variétés : chez quelques malades c'est une succession intermittente d'accès irréguliers, séparés par des intervalles apyrétiques; plus souvent, il s'agit d'un état fébrile permanent, avec poussées et exacerbations intercurrentes. — Dans la forme chronique ou lente, l'élévation thermique, généralement peu accentuée, est continue, et la courbe n'oscille que par petites fluctuations entre les mêmes lignes de température.

Infection urineuse aiguë. — Un frisson a ouvert la scène : c'est quelquefois une sensation de froid rapidement dissipée, une « horripilation » passagère; plus souvent il se prolonge, dure une demi-heure, une heure, deux et quatre heures : les dents claquent, le tremblement est général, la respiration pénible; parfois, la face se cyanose; les extrémités se refroidissent. Peu à peu, des bouffées de chaleur marquent le début du second stade : le facies devient vultueux, les yeux brillent, la respiration se régularise et s'amplifie; le pouls est plein et fréquent; la peau, encore sèche, donne à la main la sensation d'une chaleur plus ou moins vive. A cette période de transition, très variable, succède le stade de sueur : la peau devient moite, le bien-être se dessine; la sécrétion sudorale s'exagère, parfois assez copieuse pour pénétrer les draps et le matelas. C'est une véritable crise humorale qui termine la réaction organique, peut-être une décharge cutanée des produits infectieux : Brünner ne vient-il pas de démontrer que les microbes pathogènes pouvaient être éliminés par la peau, et ne savons-nous point le balancement fonctionnel des téguments et du rein? Au surplus, quelle que soit l'hypothèse, le fait clinique de la crise sudorale est hors de conteste : J.-L. Petit parlait déjà de « sueurs urineuses »; « plus le frisson aura été manifeste, nous dit Guyon, plus les sueurs devront être profuses, je dirais volontiers excessives, pour que l'accès soit jugé ».

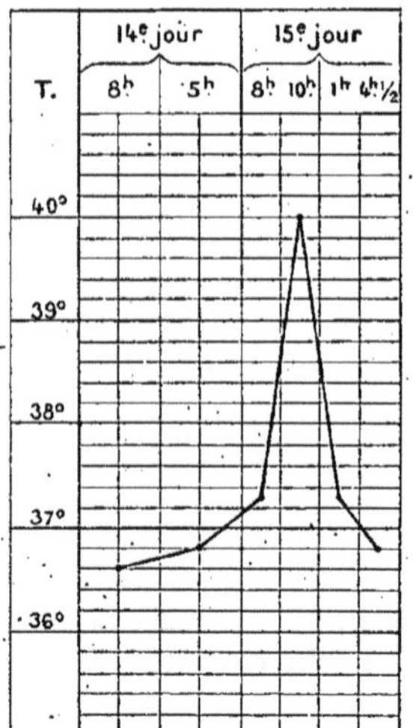

Fièvre urineuse. — Forme aiguë. — 1er type. — Accès franc commencé à 8 heures du matin et presque terminé à 1 h. (Guyon.)

La courbe thermique d'un accès franc figure nettement son allure : d'un bond elle s'élève de la ligne normale à 39°,5, 40, 41 degrés même, et s'y maintient pendant le stade de frisson; en vingt-quatre heures, parfois en quelques heures, la défervescence est complète : le thermomètre est redescendu à 37 degrés. — Tel est l'accès bénin, ainsi que le dénomine Marx, qu'accompagnent dans certains cas un léger délire, un état saburral de la langue, quelques nausées, quelques selles liquides ou diarrhéiques, une irrégularité du rythme cardiaque.

Mais l'accès aigu n'a point toujours cette bénignité d'évolution. Il est des cas foudroyants : Reybard avait vu succomber en moins de trente-six heures un confrère traité par la dilatation; Icard avait observé à Lyon trois catastrophes aussi rapides; deux malades opérés par le procédé de Reybard avaient succombé en vingt-quatre heures sous les yeux de Bégin; Ricord avait perdu un patient quelques heures après une scarification; Jules Roux raconte l'histoire d'un de ses uréthrotomisés qui mourut pour avoir mal passé une sonde dans son canal; Civiale fait mention d'un cas de mort survenu vingt-quatre heures après un cathétérisme évacuateur des plus simples, effectué sans difficulté ni douleur. Nous gardons le souvenir d'une femme succombant trente-six heures après une lithotritie méthodiquement menée; nous avons vu mourir en quatre jours, en pleine urémie, un calculeux que nous avions taillé à l'hypogastre. Et ces catastrophes sont souvent expliquées par l'état de souffrance préexistant où se trouve l'appareil urinaire supérieur : ces malades ne peuvent réaliser qu'un accès irrégulier; le frisson est intense et de longue durée, si bien que Marx a pu décrire une forme algide. L'insuffisance rénale latente est brusquement aggravée : l'empoisonnement urineux plonge le malade dans le coma; parfois la diarrhée est telle que Velpeau l'a vue simuler des accidents cholériformes.

Tel accès, à stades mal proportionnés, à frisson irrégulier et prolongé, à réaction sudorale pauvre, se répète, les jours suivants, par une série de poussées fébriles, d'intensité décroissante, que séparent des intervalles apyrétiques et que jugera généralement une dernière sueur plus copieuse : c'est la variété *intermittente* du deuxième type de la forme aiguë. — Dans l'espèce *rémittente* de ce même type, la courbe ne redescend pas à la normale : elle dessine une ligne brisée, oscillant par dents de scie inégales entre 38 et 39 degrés, accidentée par une série de pointes ascensionnelles à 40 ou 41 degrés : c'est, en réalité, un état fébrile continu, et le plus souvent préexistant, sur lequel se greffent des poussées d'augment successives. Le tracé thermique est celui d'une septicémie.

Cette forme se signale par la constance et la gravité de ses complications. La langue, rouge et sèche, se couvre de fuliginosités; la salive est rare et acide et le muguet s'ensemence aisément; les vomissements et la diarrhée peuvent prendre rang de symptôme dominant; les bases pulmonaires ont de la tendance à se congestionner. Les lombes sont endolories et le rein grossi reconnaissable à la palpation méthodique; les urines se raréfient et le taux d'urée baisse notablement.

Dans quelques cas, qui se rapprochent vraiment de l'infection pyohémique, et presque toujours à la suite d'une manœuvre opératoire sur l'urèthre, on peut observer des indurations phlegmoneuses du tissu cellulaire sous-cutané : une douleur vive se localise en un point, siège d'une tuméfaction vaguement circonscrite; la peau peut garder à ce niveau sa coloration presque normale. Ces empâtements pseudo-phlegmoneux, qui occupent généralement les membres et surtout les membres supérieurs, disparaissent quelquefois par résolution : Civiale avait déjà signalé cette terminaison; Guyon la mentionne à nouveau. Ailleurs, ce sont des douleurs rhumatoïdes, sans gonflement ni rougeur, qui se manifestent dans le plein des membres. Dans des formes plus graves, on voit suppurer le tissu cellulaire sous-cutané, les masses musculaires et les jointures. Un malade, dont l'histoire est rapportée par Marx, subit l'uréthrotomie interne : une série d'abcès se collectent dans les jours suivants, au niveau du bras, de la verge, de l'hypochondre, du testicule et du scrotum ; Civiale avait rapporté des exemples de ces cellulites suppurées multiples. Perdrigeon et Civiale ont observé des suppurations intra-musculaires à la jambe, Civiale à la cuisse, Lallemand à la région fessière, Civiale et Mercier à l'hypogastre, à l'avant-bras, au bras et à l'épaule; dans le 19e fait de Civiale, la collection occupait la région précordiale; la thèse de Mauvais mentionne une observation de phlegmon de la fosse iliaque consécutif à l'uréthrotomie. De toutes les articulations, celle du genou est la plus exposée aux arthrites suppurées, d'origine urinaire; un malade de Velpeau a eu un abcès dans le coude; le premier fait de Civiale se rapporte à un abcès de l'épaule; le cinquième, à plusieurs abcès du pied; souvent plusieurs jointures suppurent à la fois, ainsi qu'en témoignent les observations 12 et 16 de Civiale; enfin, on a pu voir, chez le même urinaire, des abcès articulaires et musculaires.

Avec ces complications, les symptômes généraux s'aggravent : trop souvent, il s'agit là de vieux urinaires à reins insuffisants. La langue se sèche, les forces se perdent, le délire est presque continu, le facies se tire, le teint prend une pâleur terreuse; le pouls, petit, bat à 120 ou 130. La courbe continue à monter par oscillations lentes, et chaque jour s'éloigne davantage de la défervescence; ou bien une série d'accès irréguliers, se détachant sur un état fébrile permanent, se répètent pendant dix, quinze, vingt jours; généralement ils ne vont pas plus loin : la terminaison fatale a lieu avant ce terme. Que si, au contraire, le malade peut lutter contre cette infection, les symptômes généraux s'amendent et la température subit une diminution progressive et régulière.

Infection urineuse chronique. — « Quand on applique le thermomètre dans un service de voies urinaires, dit Malherbe, on est tout surpris de trouver, dans le rectum de certains malades, 38°,5 ou 39 degrés, alors qu'on les croyait parfaitement apyrétiques. » Chez les urinaires chroniques, qui souffrent de rétention et de stagnation vésicales, la fièvre n'est qu'une expression peu bruyante, et d'ailleurs inconstante, de l'infection lente : celle-ci peut évoluer, sans grand accès, et achever son œuvre en ne se révélant que par un état fébrile continu à petites oscillations, sur lequel peut toutefois se détacher de temps en temps une poussée aiguë qui alite le malade pendant vingt-quatre ou quarante-huit heures; chez maints sujets, l'empoisonnement se poursuit et se termine dans l'apyrexie, ou même dans l'hypothermie.

Aussi, les symptômes de toxémie urinaire l'emportent-ils sur les manifestations fébriles. Les troubles digestifs tiennent la tête : ils peuvent rester entièrement indépendants de tout état pyrétique et témoigner à eux seuls de l'intoxication. De là, de graves erreurs de diagnostic : maints sujets ne parlent que de leur dyspepsie, de constipation opiniâtre, de migraines, de vomituritions, de diarrhées tenaces, mais passent sous silence des troubles graves de la miction. Comment pissent ces faux dyspeptiques? Quel est l'état de leurs urines? S'ils sont jeunes, ont-ils un urèthre rétréci? S'ils sont vieux, ont ils une grosse prostate? Voilà pour le clinicien une enquête indispensable. La langue de ces malades est parfois simplement saburrale : ce qui est banal. Rouge à sa pointe ou à ses bords, ainsi qu'une langue « scarlatineuse fraîchement dépouillée », couverte d'enduits à sa surface, sèche et difficilement mobile : telle est la vraie « langue urinaire », décrite par Guyon. La bouche entière se sèche ; la salive visqueuse, rare et acide, rougit le papier de tournesol; du jour au lendemain, le muguet couvre la langue, le voile et le pharynx d'une production promptement confluente : les aliments qui ont besoin d'être mastiqués ou insalivés sont péniblement ingérés, alors que persistent l'ingestion et la digestion faciles des liquides ou des purées alimentaires, du bouillon, du lait, des œufs gobés crus : suivant le mot heureux de Guyon, il s'agit d'une « dysphagie buccale », et ce dégoût alimentaire caractéristique pour le pain et la viande suffit à débiliter profondément l'urinaire amaigri et jauni.

Dans les formes graves, la diarrhée et les vomissements sont les indices de l'urinémie progressive. Leur gravité dépend de leur intensité et de leur durée : les vomissements, quand ils deviennent fréquents et même incoercibles, ont une signification particulièrement grave. « Souvent, nous dit Guyon, ils compliquent la dysphagie buccale, et dès lors la nutrition du malade déjà compromise devient impossible. » L'amaigrissement est rapide; la peau se sèche et jaunit. La pâleur jaunâtre des urinaires, en route vers la cachexie, se révèle surtout au niveau des grands plis de la face; elle n'est ni la teinte sub-ictérique des pyohémiques, ni la nuance jaune paille des cancéreux. Cette cachexie urinaire, abandonnée à elle-même, n'a pas une marche nécessairement rapide : cet état d'équilibre rénal instable, avec urines troubles, frissonnements irréguliers, et dyspepsie croissante, peut se continuer pendant six, dix, douze, quinze mois et plus, pendant lesquels le malade achève de mourir empoisonné et inanitié; plus souvent il est à la merci d'une exacerbation spontanée qui aggrave brusquement les lésions rénales ou d'une intervention qui, incorrecte ou simplement inopportune, peut être suivie à bref délai d'une terminaison funeste. Le sujet succombe habituellement dans le coma urémique, que précèdent parfois des mouvements convulsifs et du délire tranquille; la dyspnée est constante, et, à la période ultime, peut présenter, comme nous l'avons vu chez deux de nos malades, le type respiratoire de Cheyne-Stokes; l'auscultation révèle souvent des râles humides et menus d'œdème pulmonaire : le choc cardiaque devient de plus en plus petit et irrégulier, les extrémités se refroidissent : c'est la fin.

Étiologie. — L'*infection urineuse aiguë* apparaît, dans la grande majorité des cas, à la suite de manœuvres chirurgicales sur l'urèthre ou la vessie. Chez un rétréci, atteint généralement d'une stricture étroite et vieille, on a entrepris la dilatation progressive; le canal a été fatigué par des séances trop rapprochées ou par des instruments de trop gros calibre ; parfois, il a fallu déployer quelque insistance pour introduire une bougie fine ; dans quelques cas, on a seulement cherché la voie et entr'ouvert l'entrée du rétrécissement : autant de circonstances où peuvent éclater, surtout dans le cas de vessie lasse et enflammée, déjà stagnante, un accès franc et typique de fièvre urineuse. On voit des malades qui ne peuvent, sans poussée fébrile, tolérer une tentative de dilatation. Il en est, aux reins préalablement tarés, qui ont payé de leur vie une séance de cathétérisme forcé.

L'uréthrotomie interne, en libérant la vessie, a bien souvent la valeur du plus sûr antifébrile : nous avons tous vu des rétrécis, en proie à des accès presque quotidiens, redescendre à la normale après incision de l'obstacle uréthral. Aseptiquement et méthodiquement exécutée, elle reste maintenant apyrétique, dans le plus grand nombre des cas : Guyon, dans ses leçons cliniques, tablant sur un total de 300 opérations, trouvait environ un fébricitant sur 3 opérés ; sur 62 sections internes; Desnos ne compte que 8 accès fébriles, soit 12 pour 100; nous-même, sur 22 uréthrotomies, nous n'avons que 3 cas de fièvre. Donc, l'asepsie de la verge et du canal, des instruments et de l'opérateur, l'emploi d'une petite lame et d'une petite sonde, ont fait baisser le taux des complications pyrétiques, sans les supprimer toutefois : trop souvent, en effet, la nécessité même de l'incision uréthrale indique un canal rétréci par une ou plusieurs coarctations, péniblement perméable aux bougies de faible calibre, et, partant, difficilement antiseptisé par les injections. Chez l'uréthrotomisé, l'accès éclate généralement avec son type aigu et rapide : le frisson est brusque, la chaleur ardente, la sueur profuse ; en vingt-quatre ou trente-six heures, la courbe est redescendue à la normale après une montée à 40 degrés et plus. Cette poussée fébrile se déclare le plus souvent à la fin du second jour, et surtout dans le courant du troisième ; « plus particulièrement, nous dit Guyon, dans la nuit du second au troisième jour ». Or, nous avons tous admis la pratique de ne laisser à demeure la sonde que vingt-quatre à trente-six heures : la fièvre apparaît donc dans les douze à dix-huit heures qui suivent son enlèvement.

La lithotritie, par brèves et multiples séances, était, de toutes les opérations, celle qui éveillait le plus sûrement la fièvre ; « je n'ai presque pas souvenance, disait Guyon, d'un opéré qui n'ait pas eu, soit à une séance, soit à une autre, une poussée fébrile. » Avec la litholapaxie, ces complications fébriles se font rares : si la séance est maintenant plus prolongée, elle a l'avantage d'être décisive ; le broiement est rapide et total ; le débarras de la vessie complet. Nous n'avons plus à redouter l'engagement secondaire des fragments dans l'urèthre, leur expulsion laborieuse, cause de maints accès fébriles : un malade, récemment lithotritié, se levait et pissait debout ; soudain, il ressentait une douleur vive dans l'urèthre profond, urinait un peu de sang, et évacuait douloureusement une petite pierre à arêtes irrégulières : à quelques heures de là, il frissonnait et était pris d'un accès habituellement franc et facilement jugé.

Le cathétérisme évacuateur, incorrect ou septique, provoque maintes fois le début de l'infection urineuse. Dans les rétentions aiguës, et dans l'hypothèse de voies supérieures saines, ce péril est à son minimum : la sonde a violenté le canal, l'a éraillé d'une menue fausse route ; la fièvre éclate par un ou plusieurs accès prompts et typiques ; la rétention une fois supprimée, l'état fébrile se termine rapidement. Par contre, voici un vieux rétréci, voici surtout un prostatique atteint d'une rétention chronique incomplète qui jusqu'à présent a évolué à l'état aseptique : l'hypertension vésicale s'étend aux uretères et aux reins ; la congestion réflexe a envahi tout l'appareil urinaire. Mais, en dépit de la gravité et de la complexité des lésions, les urines sont limpides et ne cultivent pas ; le malade est resté apyrétique. Vienne un cathétérisme fautif comme méthode ou comme asepsie : du jour au lendemain, tout l'arbre urinaire s'infecte ; la fièvre s'établit suivant le type rémittent, à paroxysmes ; la vie est gravement menacée.

De l'état rénal surtout dépend, en effet, la gravité de l'infection, qui, au lieu de se juger par un ou plusieurs accès francs, prend le type fébrile continu et réalise l'empoisonnement urineux progressif. Aussi les lésions anciennes de l'appareil urinaire sont-elles capables, même sans aucune provocation opératoire, de développer les accidents de l'*infection urineuse chronique*. Ce danger commence avec la rétention : du jour où un sujet ne vide plus sa vessie, où l'urine stagne, où les voies supérieures, uretère et bassinet, subissent le contre-coup de cette distension, il est exposé à l'urinémie lente, si l'affection suit son évolution spontanée et aseptique, à une septicémie urinaire redoutable, si une manœuvre chirurgicale est venue créer une occasion mécanique ou infectieuse. Un rétrécissement ancien, une hypertrophie prostatique, un calcul vésical, une tumeur du voisinage comprimant l'uretère : voilà les causes habituelles de ces infections chroniques. Le rétréci, tant qu'il garde une vessie musclée, lutte bien contre la rétention : aussi la période d'immunité est-elle chez lui relativement longue. Le prostatique y arrive plus vite, en raison de la moindre vigueur vésicale et de la sclérose vésico-rénale préexistante. Le calculeux reste souvent exempt de toute complication fébrile ou digestive jusqu'à une époque très avancée : ceux qui deviennent dyspeptiques et fébricitants ont de la cystite suppurée et font de la stagnation urinaire.

Pathogénie. — Deux doctrines pathogéniques sont en présence. L'une explique ces accidents par la résorption de l'urine en nature et son passage dans le torrent circulatoire : il s'agirait donc d'une véritable urinémie par absorption directe. L'autre attribue le rôle pathogène à la non-élimination des matériaux composants de l'urine : ce serait une urémie par rétention. La première hypothèse met surtout en cause les lésions des voies excrétoires, urèthre et vessie, points d'absorption spontanée ou provoquée des poisons urinaires ; la seconde vise les altérations des reins, organes sécréteurs. On pourrait donc, en une brève formule, distinguer : l'infection uréthro-vésicale par absorption urinaire ; l'infection rénale par rétention.

Velpeau, avec qui s'ouvre en 1833 l'histoire de l'infection urineuse, considérait l'urine « comme un des liquides les plus dangereux de l'économie ». « Serait-il donc étonnant, demandait-il, que quelques-uns de ses principes, forcés on ne sait comment de rentrer dans le torrent de la circulation, par suite de l'opération du cathétérisme pratiqué dans certaines conditions peu et mal connues, ne devinssent la cause de tous ces phénomènes? » Velpeau n'avait point voulu « s'égarer dans le champ des hypothèses » ; Civiale, après avoir écrit à ce sujet une excellente étude clinique, « s'abstient volontairement de catégoriser les faits ». Perdrigeon, en 1853, traduisit le « on ne sait comment » de son maître Velpeau par l'énoncé des deux doctrines de l'absorption et de la rétention. C'est dans l'un ou l'autre de ces camps qu'on se rangea dans la suite. Verneuil, dès 1856, avait, à propos d'un malade ayant succombé rapidement au cathétérisme, affirmé le rôle de la néphrite; Philips et Mauvais tendent à incriminer aussi le filtre excréteur; Marx, dont la thèse détaille les formes cliniques des accidents urineux, insiste sur la théorie rénale; Dolbeau la développe avec talent; Malherbe s'en déclare le « champion décidé ». De l'autre côté, de Saint-Germain, reflétant les opinions de Maisonneuve, conclut à l'absorption de l'urine; Sédillot, se basant sur la clinique et l'expérimentation, y voit la « seule et véritable origine des complications, dont la gravité est en rapport avec la quantité et les propriétés plus ou moins virulentes du liquide »; Reliquet apporte à l'appui de cette doctrine les résultats de sa pratique; en 1867, les expériences de Küss et Susini viennent montrer que si l'épithélium vésical sain et intact est infranchissable au contenu, il devient perméable à la suite de menues fissures ou de simples desquamations; Gosselin, sans nier le rôle du rein, n'hésite pas à affirmer l'absorption par la muqueuse uréthro-vésicale éraillée ou déchirée.

Actuellement, et sous l'influence surtout de l'école de Necker, notre doctrine s'est faite éclectique : à des formes cliniques diverses ne peut répondre un mode pathogénique constant. L'absorption urinaire est le facteur dominant. L'incision de l'uréthrotome, l'éraillure vésicale que peut créer un lithotriteur, les simples desquamations épithéliales qui se font dans une vessie rétentionniste ou calculeuse où croupit une urine altérée, dans un urèthre rétréci au niveau de la poche rétro-stricturale : autant de plaies, nettes ou menues, qui, comme tout trauma, ouvrent la porte à l'infection. Or, l'agent infectant, c'est ici l'urine. Saine et normale, elle ne possède pas de propriétés pathogènes ou septiques, capables d'expliquer la brusquerie et la gravité de ces accidents; sans doute, quoi qu'en aient dit Muron, Menzel, Gosselin et Robin, l'urine normale et acide est toxique : Feltz et Ritter en 1881 l'ont établi par leurs injections intra-veineuses; Bouchard vient de le confirmer par une étude magistrale. Mais cette toxicité est insuffisante pour rendre compte, dans la majorité des cas, de la violence de l'empoisonnement : que peut-il passer d'urines par ces menus traumas uréthro-vésicaux? Et comme nous sommes loin en clinique des injections massives du laboratoire! « L'homme, nous dit Bouchard, met en moyenne deux jours et quatre heures pour fabriquer la masse de poison urinaire capable de l'intoxiquer. »

Il faut donc que cette catégorie de malades présentent des urines d'une toxicité ou d'une septicité spéciales. Car, deux hypothèses peuvent se poser : s'agit-il d'une infection par les microbiens urinaires, ou d'une intoxication par les poisons solubles qu'ils sécrètent? En amont d'un rétrécissement, et dans l'ampoule uréthrale rétro-stricturale, dans la vessie rétentionniste d'un rétréci ou d'un prostatique, dans le bas-fond enflammé d'un calculeux, des fermentations secondaires s'exercent sur le résidu d'urine et élaborent des toxines dont la détermination reste encore à fixer : survient un trauma ou une altération spontanée de l'épithélium protecteur; la plaie ou le chorion muqueux dépouillé absorbent une dose de ces toxalbumines et l'organisme réagit par un accès dont la crise sudorale marque l'élimination finale. La gravité de l'empoisonnement variera suivant l'énergie et la quantité de la toxine absorbée;

au surplus, nous savons qu'à dose égale les poisons sont d'autant plus violents que l'élimination rénale est moindre : de là, des variétés individuelles dans l'intensité et la durée des symptômes. L'hypothèse cadre bien avec nos données actuelles. La rapidité d'apparition des accidents est une sérieuse raison en sa faveur : quand on voit le malade trembler la fièvre moins d'une heure parfois après la manœuvre qui a blessé l'urèthre ou la vessie, il est bien difficile de ne point penser à une intoxication. C'est l'argument de Koch : s'il s'agissait d'accidents infectieux, une période d'incubation serait nécessaire pour que les organismes pathogènes eussent le temps de se multiplier dans le torrent circulatoire.

Mais ce rôle des toxines, maintes fois vraisemblable, reste encore indémontré; au contraire, la preuve est faite de l'infection microbienne. La présence des microbes urinaires dans le sang a été constatée chez ces malades. L'urinaire arrivé à la période de rétention, surtout de rétention incomplète avec distension vésicale, se trouve dans des conditions particulières de réceptivité à l'invasion bactérienne : et Guyon les a bien établies. L'urine stagne dans la vessie, et la stase s'étend aux uretères, au bassinet et aux canalicules excréteurs. A ces troubles mécaniques s'ajoutent des lésions rénales qui ressemblent en tous points à celles qu'Albarran, après Straus et Germont, a réalisées expérimentalement par la ligature aseptique de l'uretère : c'est un processus de sclérose non inflammatoire. Tant qu'ils demeurent à cette période de simple dilatation aseptique, ces malades souffrent peu de leurs lésions rénales et ne consultent que pour des symptômes surajoutés : mais, un jour viendra où se fera l'infection de l'appareil urinaire. Que les micro-organismes pathogènes arrivent de l'urèthre ou soient apportés par les instruments, tout est prêt pour leur prolifération rapide, tout assure leur propagation aux uretères et aux reins.

Dans cette vessie mal vidée, les modifications vitales de la paroi, les déchets épithéliaux du contenu constituent un milieu favorable à leur culture, que suractive encore l'exhalation sanguine consécutive à la décompression trop brusque d'une évacuation artificielle. La multiplication des germes infectieux se fait avec une extrême activité dans l'urine : « une seule bactérie, nous dit Bouchard, donne naissance à 6 en une heure, à 36 en deux heures, à plus de 60 millions en dix heures, si bien qu'il y en a des milliards au bout de vingt-quatre heures ». Ces colonies microbiennes font d'autant plus aisément leur ascension vers le rein que la stase du courant uretéral ne les en éloigne plus : quand elles arrivent dans le bassinet et les canalicules, les lésions interstitielles du rein, l'artério-sclérose, et la congestion permanente de l'organe facilitent les progrès de la néphrite infectieuse ; et l'on comprend qu'à cet égard le prostatique soit plus menacé que le rétréci. Les troubles mêmes de l'état général, dus à la perturbation des actes digestifs, agissent ici comme circonstance aggravante. Ainsi le vieil urinaire passe de la dilatation aseptique à la période septique ; en clinique, la substitution de la polyurie trouble à la polyurie limpide marque ce passage.

Quel est le microbe de la cysto-néphrite infectieuse des urinaires? Hallé et Albarran avaient signalé le *bacterium pyogenes* comme sa cause presque constante; ce dernier, dans sa thèse, vient de montrer qu'elle peut être provoquée par des organismes variés agissant seuls ou associés, que la bactérie pyogène a un rôle presque exclusif dans les infections simples, et un rôle prépondérant dans les infections combinées. Ce micro-organisme, décrit par Clado sous le nom de bactérie septique de la vessie, et dont nous avons, à propos de l'infiltration urinaire, exposé les principaux caractères, a causé, à lui seul, 16 infections sur 25 étudiées par Albarran. Les 9 autres ont été produites : 7 fois par la même bactérie associée à un bacille court et grêle, à des micro-coques, ou au streptocoque pyogène, 2 fois par le seul streptocoque. Chez un de ces deux malades, la dilatation brusque de l'urèthre fut suivie de phlébite périprostatique : l'infection purulente survint, accompagnée de ses symptômes habituels, et à l'autopsie le streptocoque fut trouvé dans les viscères, y compris le rein. La pyohémie est ici entrée par l'urèthre, comme par une plaie banale ; et cette observation donne une confirmation intéressante de la théorie de la phlébite, autrefois invoquée par Chassaignac. Ce mode pyohémique de l'infection urinaire est rare, mais il est possible.

Les microbes arrivent au rein par voie ascendante urétérale ou par voie descendante circulatoire, comme le démontrent les néphrites produites par injection, dans le sang, de cultures des microbes urinaires. Souvent l'infection peut se faire par ce double mode. Quand les micro-organismes pénètrent

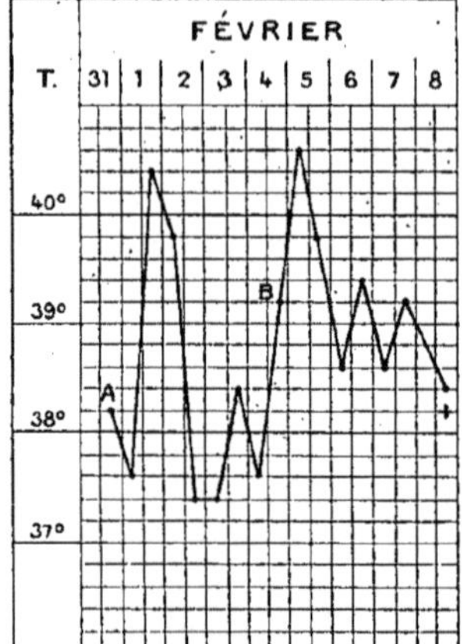

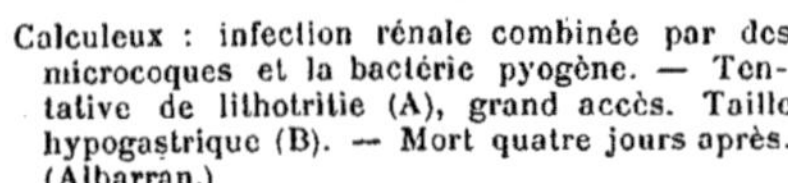

Calculeux : infection rénale combinée par des microcoques et la bactérie pyogène. — Tentative de lithotritie (A), grand accès. Taille hypogastrique (B). — Mort quatre jours après. (Albarran.)

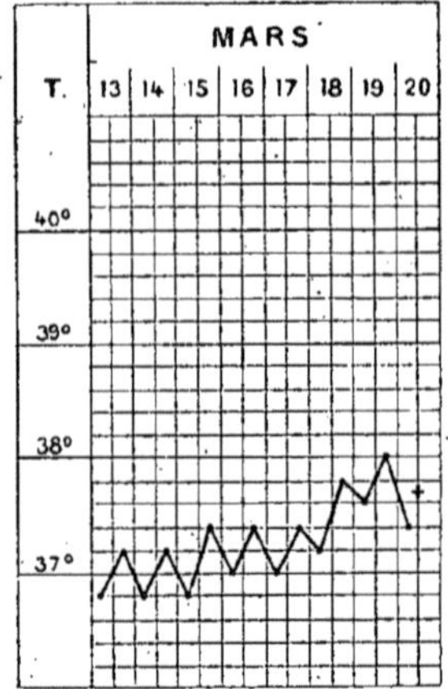

Infection combinée ascendante par le *bacterium pyogenes* et descendante par des microcoques. (Albarran.)

jusqu'au rein par ascension, ils produisent, suivant leur virulence, soit la sclérose simple avec foyers embryonnaires sans suppuration, soit la néphrite suppurée ; Albarran l'a bien étudié.

La fièvre est due à la pénétration des microbes et de leurs produits solubles dans le sang ; elle ne se subordonne aucunement à la lésion rénale. « Sur 20 observations avec autopsie histo-bactériologique, écrit Albarran, 5 ne présentent pas de néphrite suppurée, et chez tous la fièvre est vive, indiquant une intoxication grave : sur ces 5 malades, 4 présentent des lésions rénales descendantes, produites par l'élimination des microbes contenus dans leur sang comme cela est prouvé par les cultures faites avec le sang. Une fois, il n'existe même pas de lésion rénale : à la suite de l'uréthrotomie interne, le malade meurt en douze heures avec 41 degrés de température ; or, dans son urèthre et dans sa vessie, la bactérie pyogène qui l'a tué existait à l'état de pureté ; on la retrouvait dans le sang et dans les organes ». Par contre, sur 15 observations de néphrite suppurée, 8 fois le malade meurt après une longue période d'apyrexie. Au point de vue de la fièvre, le même organisme chez des malades différents agit d'une façon dissemblable ; Albarran le montre d'une façon nette par la comparaison des courbes appartenant à deux malades tués par la même infection combinée, et succombant l'un apyrétique, l'autre montant au delà de 40 degrés. Les vieux urinaires cachectiques ne font pas de réaction et meurent sans fièvre.

Quand les microbes s'éliminent par les reins, après avoir été absorbés dans les voies urinaires, « ils peuvent ne produire que de la congestion ou des hémorrhagies dans le cas d'infection foudroyante ; si l'élimination dure plus longtemps, on observe une néphrite diffuse avec prédominance des lésions hémorrhagiques épithéliales ou diapédétiques ; si l'infection est plus prolongée encore, il se produit une néphrite suppurée due à des embolies microbiennes ». Ces variétés présentent d'ailleurs les plus grandes analogies avec les néphrites médicales, et les symptômes de l'empoisonnement urineux prennent l'aspect clinique de l'urémie.

Au total, la pathogénie de l'infection urineuse ne comporte aucune doctrine exclusive. En présence d'un état fébrile aussi éphémère que l'accès urineux franc, il n'y a point à parler de lésion rénale : c'est peut-être une septicémie rapide d'ordre microbien, probablement une intoxication brève par leurs poisons solubles ; il s'agit en tout cas d'un état transitoire qui « commence avec l'absorption d'un produit pathologique et qui se termine dès que son élimination s'achève ». Devant les accès répétés, à évolution irrégulière, à succession imprévue et indépendante de toute provocation nouvelle, à complications graves et nombreuses, à terminaison souvent funeste, qui caractérisent les formes rémittentes aiguës, il est bien permis de penser que l'intoxication se renouvelle, mais il faut admettre aussi que l'élimination est insuffisante, et attribuer déjà un rôle aux lésions des reins. Dans les types chroniques, où l'intoxication continue se poursuit et s'achève presque fatalement dans une cachexie progressive, souvent apyrétique, où dominent les troubles digestifs, les phénomènes nerveux et dyspnéiques, ces lésions prennent le dessus et une véritable urémie termine la scène.

Diagnostic. — Le diagnostic d'un grand accès ou d'une série d'accès à type intermittent présente, chez les urinaires soumis à l'infection palustre, quelques difficultés : « Les médecins et les chirurgiens, nous dit Guyon, ont rencontré de ces pseudo-paludéens qui n'ont de paludique qu'une vessie qui a besoin d'être mise à sec ». Mais les intermittences sont irrégulières, la quinine ne « mord » point sur les accès, qui parfois s'entent sur un état fébrile continu. Le malade amaigri, dyspeptique, a le teint jauni de la cachexie urinaire, non le ton bronzé de l'impaludisme. Certains urinaires chroniques attirent l'attention sur leurs pesanteurs stomacales, sur leurs vomissements et leurs diarrhées, mais n'attachent aucune importance aux modifications de la miction; c'est affaire au clinicien de suppléer à cette ignorance ou à cette inattention : « il doit, nous dit Guyon, en présence de troubles digestifs mal caractérisés et que rien ne justifie, s'informer de la miction, et ceci surtout chez les vieillards ». L'albuminurie, la diminution de l'urée, la polyurie trouble, la présence de cylindres dans les urines, l'endolorissement des lombes, dans les cas graves le ballonnement rénal, permettront d'apprécier les lésions de l'appareil sécréteur.

Pronostic. — Le pronostic dépend absolument de la cause et de la forme des accidents. Aucune comparaison à établir entre le rétréci jeune, qui fait un accès après une séance de dilatation, et le vieux prostatique rétentionniste à accès subintrants. La température n'est point un élément décisif du pronostic : les chroniques meurent souvent dans l'apyrexie finale; la continuité des hautes températures, l'ascension sans arrêt, ou, au contraire, la descente vers l'hypothermie sont de fâcheux indices. L'irrégularité du pouls et sa petitesse, le ralentissement de la respiration, la dyspnée progressive, le coma annoncent la terminaison fatale. Il est difficile de prévoir et fixer la durée : des rémissions peuvent interrompre la marche des accidents au moment où ils paraissent le plus menaçants; d'autre part, l'état d'urémie lente peut se prolonger quelques semaines.

Traitement. — L'asepsie des instruments et des mains, l'antiseptisation de l'urèthre et de la vessie par injections, la désinfection des reins par l'acide borique ou le salol pris à l'intérieur : voilà la plus sûre prophylaxie de l'empoisonnement urineux. A cela s'ajoutent les règles opératoires spéciales formulées pour chaque intervention : petite sonde et étroite lame dans les uréthrotomies internes; évacuation méthodique et progressive chez le prostatique; abstention de tout contact opératoire violent ou prolongé sur l'urèthre ou la vessie. Nous avons l'habitude d'administrer le sulfate de quinine à titre préventif, et aux doses minimes de 30 centigrammes, deux ou trois jours avant l'opération, et de le continuer pendant les trois ou quatre jours qui suivent : à cette quantité, il agit comme tonique, plus que comme antifébrile. Un urinaire craint le froid : il faut donc fortement le couvrir au lit. Dès qu'il frissonne, tâchez de provoquer la sueur par les bouillottes à ses pieds et à ses côtés, par le thé au rhum très chaud, par les infusions de jaborandi. Une fois l'accès terminé, un purgatif salin aidera à l'élimination toxique complète. Chez les vieux urinaires qui ont de l'insuffisance rénale, le régime lacté, associé à l'eau de Vichy, et prescrit par petites doses espacées, constituera l'alimentation. En supprimant la rétention vésicale, on viendra au secours du rein. Ces points se rattachent à la thérapeutique des rétrécissements, de l'hypertrophie prostatique, des calculs vésicaux et de la pyélo-néphrite.

PROSTATE

CHAPITRE PREMIER

LÉSIONS TRAUMATIQUES DE LA PROSTATE

Les contusions de la prostate sont exceptionnelles : l'ogive pubienne protège la glande, peu vulnérable par les chutes ou les chocs sur le périnée. Au milieu de désordres considérables, alors que l'aponévrose moyenne est en lambeaux, alors même, comme l'a vu Chopart, que le canal a été entièrement détaché de l'extrémité antérieure de la glande, la prostate reste indemne.

L'histoire des plaies de la prostate a trouvé dans la description de Vidal et dans l'article de Velpeau ses documents restés classiques. Mais des lésions si dissemblables composent ce groupe qu'un tableau commun est bien artificiel; quelle analogie clinique établir entre la section nette et réglée de la taille et les dégâts contus d'une fausse route? Nous avons ailleurs, et à propos des traumatismes uréthraux, étudié ces dernières; nous nous limitons ici aux plaies qui atteignent la prostate de dehors en dedans. Le trocart, dans les ponctions recto-vésicales et périnéales, est l'instrument à peu près exclusif des piqûres prostatiques; les incisions de la taille constituent le type le plus fréquent des coupures : c'est dire que ces deux ordres de plaies sont, en majorité, d'origine chirurgicale. La glande est plus exposée aux plaies contuses accidentelles : un corps étranger fragile, introduit dans le rectum, peut la dilacérer par un de ses fragments; une esquille osseuse, consécutive à une fracture de la ceinture pelvienne, a parfois accroché et déchiré l'urèthre prostatique; dans le fait de Dugas, une branche d'arbre embrocha la glande et Velpeau a cité un cas d' « empalement » sur un échalas. Les blessures par armes à feu sont rares, mais possibles : Ricord a pratiqué par le périnée l'extraction d'une balle qui, après avoir traversé la fesse et l'os iliaque, était allée se loger très probablement dans l'épaisseur de la prostate, où le doigt introduit dans le rectum la sentait nettement.

Deux considérations dominent la symptomatologie de ces traumatismes et règlent leur thérapeutique : d'une part, le péril de l'infiltration urineuse, si le canal est entamé; d'autre part, le danger des hémorrhagies et surtout des phlébites infectieuses en un organe si richement vascularisé. L'uréthrorrhagie atteint parfois des proportions alarmantes; la plaie cutanée elle-même peut donner issue à un écoulement sanguin abondant; l'hémorrhagie est exposée à refluer vers la vessie si le col est sectionné. Il faut une plaie très étroite de la glande pour que les malades continuent à uriner, à jet total, par le méat;

dans la presque totalité des cas, l'urine s'engage dans la plaie, en quantité variable, suivant la grandeur de la brèche uréthrale, et y apparaît avec les premières contractions vésicales; si le col est intéressé en même temps que la prostate, il s'établit une incontinence. Les déchirures étendues, mâchées, accompagnées de blessures du lacis veineux ambiant, à trajet tortueux et peu propice à l'écoulement, sont surtout dangereuses au point de vue de l'infiltration urineuse. Les plaies haut situées, dépassant l'aponévrose périnéale supérieure, canalisent l'urine vers le fascia sous-péritonéal; celles qui demeurent dans les plans celluleux des étages moyen et inférieur poussent leurs fusées phlegmoneuses vers les fosses ischio-rectales. Il peut arriver que les plaies prostatiques intéressent les canaux éjaculateurs et entraînent leur oblitération secondaire; mais l'accident est rare et, depuis les exemples classiques de Lapeyronie et Demarquay, les observations sont muettes à ce sujet.

Aux cas simples, à trajet étroit et net, à uréthrorrhagie peu copieuse, convient et suffit la sonde à demeure, strictement aseptique et de moyen volume. Si la blessure est irrégulière; si le trajet est meurtri, suspect de souillure, inapte à l'écoulement facile de l'urine; si l'hémorrhagie est abondante, le plus sûr est de débrider et de régulariser la plaie, d'en faire l'exploration du doigt en la combinant à un cathétérisme prudemment mené, de forcipresser et de lier les points saignants, d'ébarber les portions contuses, de procéder à une désinfection attentive du foyer. Cela fait, et sous l'influence de la simple position en cuisses rapprochées, une sonde à demeure canalisant l'urine, il n'y a point de raison pour que la plaie ne guérisse avec la simplicité des incisions de la taille; si l'on est sûr de l'asepsie, il est logique de hâter et de régulariser le processus de cicatrisation par des sutures à étages réunissant successivement sur la sonde les tissus para-uréthraux, les tranches de la glande, les parties molles et la peau.

CHAPITRE II

AFFECTIONS INFLAMMATOIRES DE LA PROSTATE

I

PROSTATITE AIGUE ET ABCÈS DE LA PROSTATE — PÉRIPROSTATITE ET ABCÈS PÉRIPROSTATIQUE

Prostatite aiguë et abcès. — J.-L. Petit, Œuvres posthumes de chirurgie mises au jour par M. Lesne, maître en chirurgie. Paris, 1774, t. III. — Swediaur, Traité complet des maladies syphilitiques. Paris, 1817, t. I, p. 330. — Sœmmering, Traité des maladies de la vessie et de l'urèthre considérées particulièrement chez les vieillards. Traduit par Hollard. Paris, 1824, p. 142. — Home Everard, Practical observations on the treatment of the prostate gland. Traduit par Marchand. Paris, 1820. — Boyer, Traité des maladies chirurgicales et des opérations qui leur conviennent. Paris, 1824, t. IX, p. 110 et 186. — Lallemand, Observation sur les maladies des organes génito-urinaires. Paris, 1827, 1re partie, p. 97, 155,

157, 2e partie, p. 244, 404. — DUGAS, Fragments pour servir à l'histoire des maladies de la glande prostate. Thèse de Montpellier, 1832. — VERDIER, Abcès de la prostate. *Bull. de la Soc. anat.*, 1853, p. 106. — DEMARQUAY, Observation de phlegmon périprostatique. *Gaz. des hôp.*, 1856, p. 154. — FOURNIER, art. BLENNORHAGIE, Nouveau Dict. de méd. et de chirurgie pratiques. Paris, 1866, t. V. — DUBRUEIL, Abcès périprostatique et péri-uréthral, *Union méd.*, 1872, p. 375. — SOCIN, *Handbuch der allgemeinen und speciellen Chirurgie*. In *Pitha et Billroth*, t. III, 2e partie, 8e livraison, p. 19 à 24, 1875. — RELIQUET, Leçons sur les maladies des voies urinaires. Paris, 1878, 1er fasc., p. 83. — LANNELONGUE, Note sur les ganglions lymphatiques placés entre la vessie et le rectum. *Bull. et mém. de la Soc. de chir.*, t. IV, p. 600. Paris, 1878. — SEGOND, Des abcès chauds de la prostate et du phlegmon périprostatique. Thèse de Paris, 1880. — SEGOND, Des avantages de l'incision périnéale dans le traitement des suppurations prostatiques et périprostatiques. Société de chirurgie, 22 juillet, 1885. — GUYON, Leçons cliniques sur les affections chirurgicales de la vessie et de la prostate. Des prostatites aiguës, p. 974, 1030. Paris, 1888.

Dès le commencement du XVIIIe siècle, Colot soupçonne l'existence de l'inflammation prostatique : il trouve à l'autopsie d'un malade la prostate purulente; dans une autre observation, il signale sur le col de la vessie « des pointes et boutons qui se pourrissaient et tombaient dans la vessie, si bien qu'il s'en faisait une décharge ». Mais J.-L. Petit est, ainsi que l'a écrit Segond, le premier qui parle des abcès de la prostate en vrai chirurgien : le tome III de ses œuvres contient trois observations remarquables par le soin de la description clinique et par la correction de la thérapeutique. Desault, quelques années plus tard, décrit en quelques pages la rétention d'urine par le gonflement inflammatoire de la prostate. Un point surtout est original dans sa description : « La suppuration, écrit-il, ne paraît pas attaquer le corps même de la glande, mais se faire seulement dans ses enveloppes et dans le tisssu cellulaire qui unit les lobes qui la composent; c'est au moins ce que nous avons aperçu dans plusieurs cadavres ouverts publiquement dans l'amphithéâtre de l'Hôtel-Dieu. » Swediaur s'est borné à recopier la description de Desault; Everard Home et Sommering n'y ont rien ajouté. Plus tard, la bonne étude de Boyer a résumé les travaux antérieurs et mérite encore d'être consultée. Lallemand a apporté d'intéressantes observations; le travail de Verdier, la thèse de Dugas, l'article de Dictionnaire de Bégin valent une citation. Velpeau, en 1842, écrit dans le *Dictionnaire en 30 volumes* un bon article sur les suppurations de la prostate. Il faudrait, pour réunir une bibliographie complète, citer tous les auteurs qui ont écrit en pathologie urinaire : deux noms émergent de la littérature contemporaine, ce sont ceux de Guyon et de Segond qui, utilisant des documents semblables, ont donné, le premier dans ses *Leçons cliniques*, le second dans sa thèse inaugurale, une étude des inflammations suppurées de la prostate destinée à rester à peu près sans retouche.

Étiologie. — « Ayant fait attention, dit J.-L. Petit, sur la manière de pisser de ceux qui ont cette espèce de rétention, j'ai fait quelques remarques que je crois décisives : presque tous ont été attaqués de chaudepisse et très peu en ont été méthodiquement traités. » Telle est, en effet, la notion étiologique dominante : l'uréthrite est, dans un grand nombre de cas, la cause suffisante des phlegmasies prostatiques; dans la presque totalité des faits elle en est la cause prédisposante nécessaire. La plupart des facteurs étiologiques admis par les classiques ne sont que des causes secondes favorisant la propagation phlegmasique à la prostate.

De l'analyse des faits Segond a déduit un groupement méthodique des causes invoquées :

- A. Causes indirectes.
  - I. *Prostatites à frigore.*
  - II. *Prostatites métastatiques.* (Infection purulente, variole, oreillons.
- B. Causes directes.
  - I. *Prostatites traumatiques.*
    - Contusions de dehors en dedans : chocs, chutes, équitations.
    - Contusions de dedans en dehors : injection uréthrale poussée avec violence, cathétérisme brutal.
    - Plaies de dehors en dedans : fracture du bassin, chute sur un objet pointu, armes à feu, opération réglée comme la taille.
    - Plaies de dedans en dehors : cathétérisme, fausse route, stylet échappé des yeux de la sonde, migration des calculs, et, d'une manière générale, les opérations pratiquées au niveau de la région prostatique.
  - II. *Prostatites par propagation* . . . . .
    - Continuité. — Blennorrhagie, cystite, uréthrotomie interne, opérations diverses pratiquées sur l'urèthre.
    - Contiguïté. — Hémorrhoïdes, rétrécissement rectal, rectite, fistules, etc.
  - III. *Prostatites par irritation directe et par excès de congestion*. . . .
    - Cautérisation au nitrate d'argent solide, injections caustiques, cantharides, boissons alcooliques, balsamiques, calculs vésicaux et prostatiques. corps étrangers, bougies et sondes à demeure.
    - Équitation, marche, fatigues, constipation, superpurgation, habitudes sédentaires, état variqueux des veines du rectum, hypertrophie prostatique, excès de coït ou de masturbation, pollutions nocturnes.

Mais il s'agit de hiérarchiser ces causes plus que de les classer. Une notion est ici dominante : dans la grande majorité des faits, il existe une suppuration préalable, patente ou méconnue du canal de l'urèthre. Cette suppuration peut être soit de type aigu, comme dans la blennorrhagie jeune et franche, soit d'un type chronique comme dans la blennorrhée, surtout celle de l'urèthre profond, ou dans ces formes torpides qui suintent en amont d'un rétrécissement. Plus rarement l'inflammation antécédente siège au niveau du col. Dans ces conditions, toute influence capable de traumatiser, d'inoculer ou simplement de congestionner vivement la portion prostatique du canal, peut appeler sur la glande la propagation inflammatoire. Un groupe moins nombreux de faits répond à l'évolution suivante : il n'y a pas d'uréthrite préalable, pas de traumatisme capable d'avoir apporté avec lui une inoculation; mais la prostate est travaillée par un état irritatif et congestif chronique qui la met en instance d'inflammation. Survienne une poussée hypérémique plus vive, une influence phlogogène qui resterait sans effets sur une glande saine; ici, grâce peut-être aux pullulations des microbes normaux du canal que favorise cette perturbation vaso-motrice, elle enflamme et fait suppurer l'organe.

I. Prostatites de cause indirecte. — Ainsi le coup de froid peut déterminer une prostatite *à frigore* quand l'état subinflammatoire de la glande lui constitue une prédisposition : les observations en sont rares d'ailleurs. Verdier prétend avoir vu la prostatite survenir chez « des militaires qui, échauffés d'abord par la marche, mouillés par la pluie, avaient gardé pendant plusieurs jours leurs vêtements humides et s'étaient livrés à des excès de boisson pour se réchauffer et soutenir leurs forces » : voilà bien des raisons étiologiques invoquées; ces soldats n'étaient-ils pas peu ou prou blennorrhagiens? On trouve dans les cliniques de Gosselin une observation de prostatite ourlienne. Guyon a observé un abcès métastatique de la prostate survenu au cours d'une variole chez un homme de vingt-huit ans. En 1861, Desormeaux montrait à la Société de chirurgie les pièces d'un homme mort d'infection purulente : plusieurs veines des parois pelviennes étaient remplies de pus; la surface de la glande était cernée de petites taches grisâtres rondes, entourées d'aréoles d'un rouge livide, et son parenchyme était criblé d'abcès miliaires. Plus récemment, Socin a trouvé, à l'autopsie d'un sujet mort d'infection purulente, un abcès plus gros qu'un œuf de pigeon dans le lobe droit de la prostate.

II. Prostatite de cause directe. — 1° *Prostatites traumatiques.* — La ceinture osseuse et les tissus qui environnent la prostate lui fournissent une protection réellement efficace; puisque dans les ruptures de l'urèthre cet organe reste intact : de là la rareté des prostatites par contusion pure et simple. Cependant c'est une cause possible quoique exceptionnelle de suppuration de la glande : témoin le malade dont Barbier a présenté les pièces à la Société anatomique en 1874. La contusion de dedans en dehors par l'intermédiaire d'une sonde, d'un instrument malhabile, d'une injection forcée, joue plus souvent le rôle de cause déterminante dans la production des abcès prostatiques. Quand une injection violente inocule ainsi l'urèthre prostatique et la glande, il faut incriminer, plus que l'action caustique même du liquide, la force du jet et le transport mécanique du pus de l'avant-urèthre dans la portion profonde du canal. Guyon en cite un bel exemple : « Le patient, âgé de cinquante ans, crut devoir redouter des accidents vénériens à la suite d'un coït suspect. Il courut chez un pharmacien réclamer une injection abortive : il se poussa lui-même l'injection avec une énergie proportionnelle à ses craintes; dès le lendemain, tous les signes d'un abcès de la prostate se déclarèrent et, quelques semaines après, le malade mourait avec tous les symptômes de l'infection purulente. » La contusion chronique par ébranlement répété au niveau du périnée, ainsi que cela s'observe dans les courses prolongées à cheval; les plaies et fausses routes de la prostate; les diverses opérations portant sur le col vésical ou le canal prostatique; les éraflures dues aux calculs anguleux qui s'engagent dans la portion profonde de l'urèthre après la lithotritie : voilà autant de provocations traumatiques possibles de la suppuration prostatique.

2° *Prostatites par irritation directe et excès de congestion.* — Le tableau de Segond énonce les circonstances étiologiques nombreuses qui trouvent ici leur place. Encore convient-il de les subordonner. Il est incontestable, par exemple, que la prostatite cantharidienne, admise sur la foi des traités et par analogie avec la cystite de cette origine, demeure une espèce hypothétique. Les balsamiques et l'alcool n'ont jamais fait suppurer que des prostates menacées par l'uréthrite profonde. C'est faire beaucoup d'honneur aux superpurgations, à la constipation et aux habitudes sédentaires que de les ranger parmi les causes capables d'enflammer la glande. Les dissertations de Bosquillon sur les désavantages comparés de la masturbation et du coït peuvent être négligées : les excès de l'un et de l'autre n'ont d'autres résultats, par leur congestion répétée, que de mettre la glande en état d'opportunité inflammatoire. Les corps étrangers, les sondes à demeure sont assurément capables de faire suppurer la prostate; ils agissent ici par double influence, par excitation locale d'une part, et par inoculation de l'autre. Mais il est inexact d'attribuer une action nuisible à la simple causticité des injections : l'inoffensivité habituelle des instillations profondes au nitrate d'argent le prouve.

3° *Prostatites par propagation.* — Il peut arriver, mais bien rarement, que la prostate s'enflamme par contiguïté, consécutivement à des phlegmasies voisines, telles que la rectite, les fistules anales, les hémorroïdes. Dans les cas de ce genre, comme le dit Segond, « la participation du tissu cellulaire périprostatique ou mieux rétro-prostatique est un intermédiaire nécessaire entre l'inflammation de l'organe voisin et celle de la prostate. La péri-prostatite est alors chronologiquement antérieure à la prostatite et ne la provoque pas fatalement. » Les prostatites par continuité inflammatoire peuvent, à titre exceptionnel, succéder à une cystite du col. Elles se développent parfois sous l'influence d'un rétrécissement uréthral. Mais, c'est la blennorrhagie qui demeure, par excellence, la cause génératrice des inflammations prostatiques : sur 98 cas d'abcès de la prostate, relevés par Segond, l'uréthrite est notée 69 fois. Le plus souvent c'est au delà de la première quinzaine, et parfois plus tard, que les complications prostatiques se manifestent.

Anatomie pathologique. — L'inflammation du parenchyme prostatique, à ses premiers stades, est peu connue. Thompson qui a pu surprendre ces lésions initiales donne les détails suivants : « L'organe est gonflé, son volume augmente jusqu'à deux et quatre fois. Les vaisseaux sanguins extérieurs sont distendus par un sang noir. La muqueuse a une teinte plus foncée que d'habitude. La pression fait sourdre un fluide rougeâtre assez trouble, mélange de lymphe épanchée, de sérum, de sang venant des capillaires engorgés, de liquide prostatique, et d'une très petite quantité de pus. » Voillemier a pu aussi constater les modifications de la période inflammatoire : « La muqueuse de l'urèthre était enflammée dans toute son étendue, mais surtout dans sa moitié postérieure; les lobes latéraux de la prostate formaient deux tumeurs allongées, très proéminentes dans le canal, un peu irrégulières, mamelonnées et recouvertes d'une muqueuse fortement injectée. » Les deux lobes étaient bosselés : très probablement la phlegmasie avait déjà franchi les limites du tissu glandulaire, ainsi que l'indiquaient la tuméfaction générale de l'organe.

Quel est le point de départ de la phlegmasie? Velpeau, comparant les inflammations prostatiques aux phlegmasies de la parotide, ou de la mamelle, distinguait des formes à débuts variables, soit dans les éléments glandulaires mêmes, soit dans la trame conjonctive de la glande. Les auteurs qui ont écrit après Velpeau ont adopté ses divisions et décrit une forme muqueuse, une forme glanduleuse, une forme parenchymateuse. Les recherches histologiques contemporaines ont montré que la prostate n'échappe point à la loi commune des ssus glandulaires, que la lésion de l'élément épithélial est primordiale, que les altérations interstitielles, capable de prendre rapidement le caractère suppuratif, sont d'ordre secondaire. L'étiologie pouvait déjà faire pressentir ce mécanisme : du canal uréthral, la phlegmasie se propage aux conduits glandulaires. Lallemand avait du reste publié, dans son ouvrage sur les *Pertes séminales*, une série de nécropsies montrant nettement le tissu cellulaire gagné par l'inflammation des follicules muqueux « gorgés d'un liquide visqueux, puriforme, et ressemblant à des canaux qu'on aurait injectés avec de la cire ». Velpeau avait aussi produit une pièce concluante : « La prostate était aussi grosse qu'un œuf de poule, et renfermait une grande quantité de pus qui se trouvait infiltré dans son parenchyme, et non rassemblé en foyers; c'est-à-dire que ce pus se présentait sous la forme de petits grains disséminés au nombre de plusieurs centaines, autour et dans l'interstice des granulations de l'organe. »

Brissaud et Segond ont pu fournir une preuve histologique décisive. Chez un homme mort de broncho-pneumonie, et qui avait présenté des symptômes de prostatite aiguë, ils ont étudié le rôle considérable que joue l'élément sécréteur primitivement envahi et devenant le siège d'une prolifération épithéliale qui encombre les culs-de-sac. « Les tubes glandulaires en très grand nombre, dirigés parallèlement les uns aux autres, sont le siège d'une inflammation d'intensité variable suivant les points. La paroi interne de ceux qui sont le plus altérés se confond avec le tissu musculaire de la glande par une formation plus ou moins confluente de noyaux inflammatoires, formant des traînées vivement colorées par le carmin, et interposées aux éléments musculaires; mais, ce qu'il faut signaler surtout à ce point de vue, c'est l'inégalité du processus inflammatoire. Il se concentre par place sur certains groupes de canaux, tandis qu'il épargne absolument des groupes voisins. Dans cette partie de la glande il n'y a pas de suppuration. Dans la partie périphérique, c'est-à-dire dans la région des culs-de-sac, on observe des altérations analogues, quoique beaucoup plus prononcées, et là encore on reconnaît que certains groupes de culs-de-sac sont restés sains, alors que d'autres, tout à fait contigus, mitoyens, ont subi des modifications profondes. La paroi épithéliale est remplacée par une agglomération considérable d'éléments jeunes dont la masse remplit quelquefois tout le cul-de-sac glandulaire; sur certains points, même, cette prolifération intra-glandulaire a subi une transformation régressive qui ne permet plus de reconnaître dans le détritus aucun élément à configuration précise. Dans le tissu intra-glandulaire, on constate une néoplasie nucléaire des plus abondantes, infiltrée au pourtour des culs-de-sac. »

Quand le processus évolue vers la suppuration, les lésions peuvent se présenter sous trois types anatomiques. Dans une première série de cas, nous dit Segond, on constate les altérations d'une simple adénite : les glandes sont dilatées, et leurs orifices élargis laissent sourdre à la pression une quantité plus ou moins considérable de gouttelettes purulentes. On se gardera bien de prendre pour du pus du simple liquide prostatique obtenu par l'expression de la glande. Une deuxième forme correspond aux abcès miliaires : ce sont pour la plupart des collections intra-glandulaires. Leur nombre et leur volume sont très variables. Lallemand a vu une prostate ainsi criblée de trente locules purulentes. Entre cette forme multiloculaire et la troisième, caverne prostatique creusée par destruction en plein parenchyme, tous les types de transition peuvent être observés; la confluence progressive des abcès miliaires explique la création de ces cavités amples, anfractueuses, traversées de brides celluleuses. La chambre purulente communique presque toujours avec l'urèthre, généralement par une large embouchure, exceptionnellement par des criblures multiples de la muqueuse uréthrale. Dans quelques cas rares, on peut voir, comme sur une pièce remarquable de Guyon, « la prostate devenue le siège d'une excavation considérable qui entourait de toute part l'urèthre prostatique, de telle sorte que celui-ci, indemne, conservait sa forme tubulée au milieu du pus qui le baignait de tous côtés ».

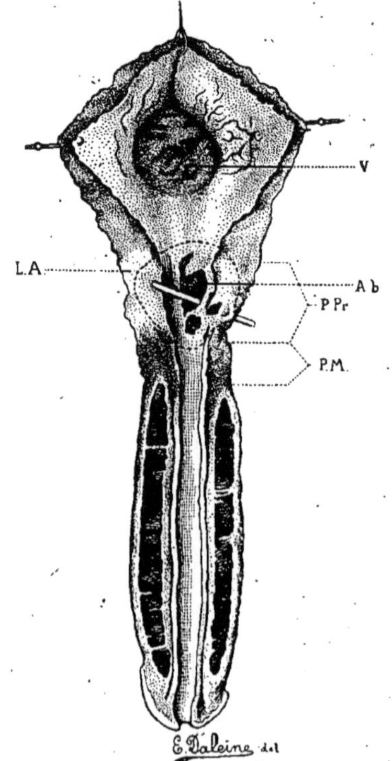

Fig. 144. — Abcès de la prostate, ouverts dans l'urèthre. (Guyon et Bazy.)

PPr. portion prostatique. — PM, portion membraneuse. — Ab, abcès de la prostate. — LA, limite de l'abcès. — Au niveau de la prostate on voit trois orifices de dimensions différentes, faisant communiquer l'abcès de la glande avec l'urèthre; une sonde passée à travers le plus grand des orifices se dirige vers le côté gauche, le pus s'est surtout dirigé de ce côté pour aller s'ouvrir du côté de la fesse à travers l'échancrure sciatique.

Lallemand le premier a décrit les lésions des canaux éjaculateurs : leur orifice uréthral peut être dilaté et ulcéré; la muqueuse qui les tapisse est rouge, tomenteuse, exulcérée; parfois ils baignent en plein pus : ailleurs ils sont complètement détruits. Les vésicules séminales elles-mêmes contiennent quelquefois des foyers purulents. Ces lésions peuvent troubler l'excrétion spermatique : Lallemand avait déjà noté l'émission d'un sperme « rouillé » pendant une prostatite aiguë; Reimonenq a vu l'éjaculation diminuée de moitié chez un malade qui, à la suite d'un abcès de la prostate, présentait une atrophie manifeste de la glande.

Péri-prostatite et phlegmon péri-prostatique. — Le travail suppuratif franchit souvent les limites de la glande : l'espace celluleux compris entre le rectum et l'aponévrose prostato-péritonéale lui constitue un foyer secondaire favorable. Ces suppurations péri-prostatiques peuvent succéder à l'inflammation d'un organe voisin, du rectum, de la vessie, des vésicules séminales. Mais leur forme la plus fréquente est celle qui se développe sous l'influence d'une uréthro-prostatite primitive.

La propagation du travail inflammatoire à la couche cellulaire rétro-prostatique peut se faire suivant divers modes. On sait la comparaison, chère aux classiques, entre la prostate et l'utérus; elle trouve ici une occasion nouvelle d'application : de même qu'on invoque dans l'histoire pathogénique des suppurations péri-utérines la migration soit par cellulite pure et simple, soit par voie veineuse, soit par la route des lymphatiques, de même nous retrouvons ces diverses théories pour le phlegmon péri-prostatique. Et, ici encore, il paraît conforme à la logique et à la vérité clinique d'admettre avec éclectisme ces différents modes. Dans certains cas, par exemple, l'inflammation parenchymateuse de la glande a manifestement rayonné au tissu cellulaire ambiant. Ailleurs, l'abcès péri-prostatique est d'origine phlébitique : des autopsies relatées par Segond, Carpentier-Méricourt, Moysant, montrent le riche réseau des sinus péri-prostatiques emplis de sang coagulé et de pus. Nous avons nous-même eu l'occasion de faire une constatation semblable chez un homme qui succomba à un phlegmon péri-prostatique dont les fusées purulentes s'étendaient jusque dans l'espace de Retzius.

Le système lymphatique doit être une route fréquemment suivie par le processus inflammatoire : nous savons la richesse du réseau de vaisseaux blancs qui, né de la muqueuse prostatique, se répand en nombreuses ramifications à la périphérie de la glande; de là, les troncs lymphatiques sillonnent sa face postérieure, s'anastomosent avec ceux des vésicules, et forment un plexus à mailles serrées qui monte jusqu'au cul-de-sac vésico-rectal. La lymphangite péri-prostatique a donc pour elle une forte probabilité anatomique; cliniquement, elle explique bien ces suppurations du tissu rétro-glandaire, sans abcès intermédiaire de l'organe, succédant à une lésion minime de la muqueuse uréthro-prostatique. L'adénite péri-prostatique est moins vraisemblable que l'angioleucite : les ganglions lymphatiques que Lannelongue a signalés sur les parties latérales du rectum et le long des uretères sont trop haut situés, et d'ailleurs trop inconstants, pour être considérés comme le siège des suppurations péri-prostatiques.

Au total, nous admettrons avec Segond et Guyon deux formes de phlegmons péri-prostatiques. Dans la première, phlegmon par diffusion, la collection purulente intra-prostatique rompt l'aponévrose postérieure et vient faire irruption dans le tissu cellulaire environnant. La seconde forme est représentée par le phlegmon par propagation, que celle-ci soit lymphatique, veineuse ou cellulaire. Tantôt, le phlegmon est péri-prostatique d'emblée : c'est-à-dire que la glande est simplement hyperhémiée ou enflammée à un léger degré et que le processus a, pour ainsi parler, sauté la prostate pour se montrer prépondérant dans la zone cellulaire ambiante. Tantôt, au contraire, l'inflammation a également intéressé les tissus prostatiques et péri-prostatiques : c'est alors une prostatite phlegmoneuse diffuse. — Ces collections siègent habituellement à la face postérieure de la prostate : elles sont parfois limitées en un point peu étendu qui répond au centre de la glande; plus souvent elles forment des nappes de pus qui la débordent largement. Desault avait déjà trouvé le tissu cellulaire « comme abreuvé d'une matière purulente ». Les fusées vers les traînées conjonctives du voisinage sont particulièrement redoutables. Les organes voisins peuvent rester indemnes en dépit de larges destructions du tissu cellulaire : quelques autopsies montrent les vésicules séminales, la prostate, le canal déférent, disséqués et baignés dans le pus, mais résistant à l'action ulcérative. Le rectum et l'urèthre sont plus exposés à ces altérations de voisinage : des clapiers aux trajets multiples peuvent se former, qui sont le siège d'une fistule anfractueuse et rebelle.

Symptomatologie. — Dans une forme atténuée, qui doit répondre à la simple hyperhémie de l'organe, le malade éprouve de la pesanteur vers le rectum : la défécation est douloureuse; il y a un peu de dysurie. Après cette manifestation sommaire et brève, la maladie peut tourner court. Mais plus souvent la symptomatologie se fait plus intense : à la sensation de lourdeur périnéo-anale, succède une douleur continue, pulsative, que le malade rapporte souvent au col, mais qui peut présenter des irradiations de voisinage vers les cuisses, les lombes, la verge. Cette douleur augmente lorsque le malade va à la selle. « Il lui semble, disait J.-L. Petit, et non Desault, à qui les classiques attribuent à tort cette comparaison, il lui semble avoir besoin de rendre un gros tampon de matières fécales qu'il s'imagine être toujours prêt à sortir du rectum. » La rétention plus ou moins complète de l'urine et les douleurs de la miction, voilà les deux symptômes fondamentaux de toute inflammation prostatique. Si la miction est restée encore possible, le jet est mince et la durée de l'acte est accrue d'autant. La muqueuse du col est presque toujours en pareil cas le siège d'une excitation vive qui rend les besoins d'uriner beaucoup plus fréquents, ce qui augmente encore la situation douloureuse du malade.

Chez de vieux urinaires, atteints de cystite chronique ou de blennorrhée, l'inflammation peut aboutir insidieusement à la formation d'un abcès prostatique : de là, ce précepte de Guyon et Segond considérant comme aussi urgent de toucher fréquemment la prostate des urinaires que d'ausculter le cœur des rhumatisants. Mais les formes aiguës franches sont plus généralement observées : un frisson violent, une soif vive, une céphalalgie intense semblent annoncer le début d'une grande pyrexie. Les élancements douloureux vers la région prostatique attirent sur ce point l'attention du médecin : les douleurs peuvent être extrêmes et la rétention assez complète pour obliger à la ponction vésicale.

La fièvre peut se présenter suivant des modalités que Guyon a bien distinguées. Le mouvement fébrile de la prostatite simple et du phlegmon péri-prostatique peu étendu est rarement intense : une élévation thermique brusque de 1 à 2 degrés se maintient pendant quelques jours et descend franchement à la période de défervescence. S'il arrive, plus tard, que la fièvre se prolonge avec des ascensions vespérales et des rémissions au matin, c'est que l'évacuation des abcès n'est point totale, et qu'il y a des stagnations purulentes : c'est le type de la fièvre de rétention. S'agit-il de prostatite traumatique, la fièvre peut monter brusquement et d'emblée à un chiffre très élevé, sans que cette poussée initiale comporte une gravité particulière : c'est un franc accès urineux. Le tracé prend-il la forme capricieuse, aux poussées irrégulières, de l'infection purulente, des complications phlébitiques sont à redouter. — Si la phlegmasie prostatique s'accentue, la symptomatologie croît en intensité. La soif est vive, la langue se couvre d'un enduit saburral; les douleurs augmentent et un foyer très douloureux se dessine sur le raphé entre le bulbe et l'anus; le croisement des jambes et la position assise éveillent de vives souffrances. Les efforts de la défécation exaltent les battements douloureux qui occupent la région prostatique. On voit les malades s'immobiliser en position accroupie et pelotonnée, « en chien de fusil ». La rétention est parfois totale. Des érections douloureuses compliquent le tableau.

Cette symptomatologie est, dans l'ensemble de ses traits, commune à toutes les phlegmasies de la glande ou de son enveloppe cellulaire. La différence ne s'accuse que par l'inégale intensité des phénomènes : la dysurie est peut-être moindre; la sensation de pesanteur plus diffuse, la défécation plus gênée dans la péri-prostatite que dans la prostatite. Mais ce ne sont que des nuances, incapables de fixer le diagnostic; et il faut le toucher rectal pour établir ici une distinction. L'index doucement mené trouve, dans la prostatite simple, la glande grossie, tendue, douloureuse, mais seule malade et gardant ses limites. Il rencontre au contraire, dans le phlegmon péri-prostatique, une plaque empâtée qui masque les contours de l'organe : des battements artériels sont perceptibles à ce niveau.

« On reconnaît, disait Desault, que la prostate est suppurée, lorsque les symptômes de l'inflammation se sont continués au delà du huitième jour de son invasion; qu'après avoir toujours été en croissant jusqu'à cette époque, ils ont ensuite semblé diminuer pour s'accroître de nouveau; que la fièvre a été avec des redoublements vers le soir, et souvent précédée de frissons. » En effet, la persistance des phénomènes aigus, les battements profonds, « cadencés » comme, dit Guyon, succédant à la tension gravative des premiers jours, le frissonnement répété signalent la formation probable du pus. Le toucher rectal fait-il percevoir un point mou, dépressible, à bords nets, dont la sensation « ressemble beaucoup à celle que donnerait un carré d'étoffe mal tendue sur un petit cadre rigide » : c'est que le doigt a rencontré un foyer de suppuration. Si à côté on sent une tumeur dure et convexe rappelant nettement le contour de la glande, c'est que la suppuration est intra-prostatique. Trouve-t-on, au contraire, une nappe diffuse à limites lointaines : c'est que la collection est péri-prostatique.

Les destinées d'une collection purulente prostatique ou rétro-prostatique diffèrent suivant la forme, suivant l'ampleur du foyer, suivant le traitement employé. Il est fréquent de voir les abcès intra-prostatiques se faire jour par l'urèthre : Segond a noté cette terminaison 55 fois sur 115 observations. Ordinairement, la collection purulente se crève spontanément ou sous l'influence d'un effort; souvent aussi, c'est le bec de la sonde qui bute contre l'abcès en saillie et qui l'ouvre. L'écoulement peut persister pendant un certain temps : le premier jet de chaque miction balaie le pus, et l'urine devient ensuite limpide; la sécrétion purulente, quand elle est assez copieuse, peut s'éjaculer par intervalles, sous la forme de vraies gorgées forçant le sphincter membraneux. Un abcès de la glande ainsi ouvert dans l'urèthre comporte souvent un pronostic bénin : en quelques semaines, la cavité se comble. Mais il arrive, par contre, que l'évacuation soit insuffisante, que la cicatrisation hâtive des lèvres de l'ouverture reproduise la caverne purulente ; que des trajets fistuleux se creusent dans le voisinage : si une intervention chirurgicale n'assure pas le libre écoulement du pus, c'est une menace possible de fistules à parcours multiples, d'infiltration urineuse et même d'infection purulente.

Le pus des abcès intra-prostatiques traverse parfois l'aponévrose prostato-péritonéale, trépane la paroi intestinale et se verse dans le rectum. Mais ces faits, comme l'observe Segond, appartiennent déjà à l'histoire des abcès péri-prostatiques. Or, une fois dans l'espace cellulaire périrectal, le pus peut prendre des chemins différents. Comme le fait prévoir l'anatomie topographique, il tendra surtout à se porter vers la partie inférieure de la loge, et gagnera le périnée antérieur ; en arrière, il n'aura pas de peine à perforer la paroi rectale ; en avant et en bas, il pourra doubler la face postérieure de la prostate et gagner ainsi l'urèthre membraneux, à moins qu'une caverne intra-glandaire ne lui ouvre un abord plus direct vers le canal prostatique ; sur les côtés, au contraire, les aponévroses latérales résistent et protègent l'espace pelvi-rectal supérieur. Segond, analysant 77 observations, a montré qu'il faut, au point de vue de la marche de la suppuration, distinguer : des cas fréquents (ouvertures rectales et uréthrales, fusées périnéales et ischio-rectales) ; des cas rares (fusées inguinales et obturatrices) ; des cas exceptionnels (ouvertures péritonéales, propagation prépéritonéale, fusées vers l'ombilic, la grande échancrure sciatique et même vers les fausses côtes). Limitons-nous aux cas fréquents : l'ouverture uréthrale a déjà été étudiée comme terminaison des abcès intra-prostatiques. L'ouverture rectale offre une grande fréquence : 43 faits sur 67 observations, 21 abcès étant ouverts à la fois dans l'urèthre et le rectum. Alors que l'ouverture simple dans le rectum, faite avant l'heure des larges décollements, peut être suivie d'une guérison rapide, l'ouverture simultanée dans le rectum et dans l'urèthre donne lieu à une fistule rebelle, compliquée par le passage partiel ou total des urines par l'anus. Lorsque le pus, triomphant de la faible résistance que lui opposent les limites inférieures de la région prostatique, a gagné la fosse ischio-rectale, il produit le plus souvent des décollements considérables, gagne tout l'espace pelvi-rectal inférieur, et prépare des fistules tenaces. Quand il fuse vers le périnée antérieur, si l'ouverture est précoce, la guérison peut être aisée ; quand l'incision retardée lui laisse le temps de commettre de larges dégâts, de dénuder, comme chez un malade de Guyon, toute la racine des corps caverneux, ou de disséquer, comme dans une observation de Demarquay, toute la peau du pénis, le pronostic s'assombrit singulièrement.

D'autres circonstances peuvent d'ailleurs l'aggraver : la destruction du parenchyme glandulaire et de la nappe cellulaire rétro-prostatique creuse une ample caverne incapable de comblement, carrefour de trajets fistuleux multiples, que le parcours irritant de l'urine blinde d'épaisses callosités. D'autre part, la richesse de la région en plexus veineux est une menace trop fréquemment réalisée de phlébite et d'infection purulente : sur 23 cas de mort relatés dans la thèse de Segond, 9 étaient dus à la pyohémie. La guérison néanmoins est la terminaison la plus fréquente : avec l'incision antiseptique précoce, elle doit désormais s'élever bien au-dessus de la moyenne enregistrée par Segond, qui notait déjà 70 guérisons complètes sur 114 observations.

Diagnostic. — Un blennorrhagien, généralement au déclin de son écoulement, parfois au cours d'un suintement chronique, éprouve dans le périnée une pesanteur douloureuse qu'il attribue à la marche, à la fatigue : c'est le commencement de la prostatite qu'accentuent bientôt le ténesme anal et vésical, la dysurie, la défécation pénible et douloureuse. La cystite du col complique souvent le tableau : quand elle est absente, la prostatite s'en distingue nettement par la moindre intensité des épreintes vésicales; par l'absence de ces besoins impérieux qui traduisent l'excitation du col, de la douleur terminale de la miction, des quelques gouttes sanglantes qui accompagnent parfois les dernières portions du jet; par la violence de la douleur périnéale; par la dysurie capable d'aller jusqu'à la rétention, dysurie qui reste rare dans la cystite du col, à moins qu'elle ne se complique d'un état congestif et spasmodique de la portion membraneuse; au surplus, le toucher rectal montre dans la cystite la prostate normale. La cowpérite, formant tumeur phlegmoneuse dans le périnée profond, capable d'entraîner une rétention complète, peut prêter à confusion; mais elle pointe de meilleure heure vers les téguments périnéaux, et le toucher rectal montre l'intégrité de la prostate.

S'agit-il d'un malade atteint de rétention, il faut d'abord, par l'étude des commémoratifs, éliminer deux hypothèses : ce n'est point un rétrécissement, le malade n'a pas un vieux passé uréthral; la chose ne sera point toujours aisée, car la prostatite peut survenir, à l'occasion d'une cause hyperhémiante, chez un blennorrhéen d'ancienne date; d'autre part, le malade n'est point à l'âge et n'accuse pas les troubles antécédents qui peuvent faire songer à l'hypertrophie prostatique. Ces points de l'interrogatoire une fois fixés, il faut procéder au toucher rectal, méthodique et doucement conduit : cette exploration est seule capable de révéler, comme nous l'avons décrit, si la tuméfaction est à l'état phlegmoneux ou offre déjà les caractères de l'abcès collecté; si elle se circonscrit aux limites de la glande ou si elle forme plastron dans la zone cellulaire rétro-prostatique. La diffusion de la cellulite péri-prostatique, aux fusées rapides et lointaines, est si grave qu'elle doit être reconnue dès la première heure, tenue en surveillance continue, et enrayée par l'intervention hâtive. L'examen rectal est obligé; le cathétérisme explorateur n'est point toujours nécessaire : quand il s'agit surtout d'un canal en pleine blennorrhagie, il faut autant que possible éviter cette manœuvre, capable de porter l'infection vers le col. C'est avec l'explorateur souple à boule olivaire que doit se faire l'examen uréthral : on peut choisir une olive grosse, des n°s 16 à 18. Le spasme membraneux arrête parfois l'instrument souple : il faut alors s'armer d'une sonde plus grosse ou d'un cathéter métallique, mais avec réserves; car ces traumatismes de l'urèthre prostatique font saigner le canal et amorcent la fausse route; en pareil cas, différez, mettez le malade au bain, prescrivez l'opium et les cataplasmes en permanence, laissez s'apaiser cet état congestif.

Traitement. — Au début des phlegmasies prostatiques, prescrivez des lavements à une température très élevée, à 50 degrés ou 55 degrés; faites recouvrir la région périnéale de compresses de tarlatane trempées d'eau à la même température : ainsi rétrocèdent maintes prostatites à phénomènes aigus et alarmants. La glande, baignée dans le liquide qui emplit l'ampoule rectale, se décongestionne vite : les douleurs s'apaisent, les épreintes s'atténuent, la miction devient plus facile, le gonflement diminue, les pulsations artérielles cessent. Une injection de morphine, l'application d'une pommade belladonée, cocaïnée, au besoin quelques sangsues au périnée : voilà les auxiliaires habituels de cet excellent antiphlegmasique trop négligé, l'eau chaude. En face d'une rétention d'urine absolue, le cathétérisme évacuateur devient indispensable : choisissez une petite sonde béquille, à un seul œil; les nos 14, 15, 16 passeront sans froisser le canal; une sonde Nélaton est souvent utilisable.

Cherchez chaque jour par le toucher rectal s'il n'y a pas de point ramolli, sinon fluctuant. Dès que la prostate suppure, n'attendez point : incisez au plus tôt et en bonne place. Dans la grande majorité des cas, attaquez la collection purulente par le périnée. L'indication de l'ouverture uréthrale est exceptionnelle : tout au plus doit-on l'admettre pour le cas hypothétique d'une petite poche fluctuante perçue par le cathétérisme au niveau de la portion prostatique, et que la pression de la sonde suffit à crever. L'incision des abcès par le rectum est réservée à ces faits rares où une collection limitée et superficielle de la face postérieure de la glande pointe franchement sous la muqueuse rectale : la pulpe du doigt rencontre sur la plaque dure du phlegmon un petit point dépressible; le périnée est peu tuméfié. Placez le malade dans la position de la taille; poussez l'index gauche jusqu'au point fluctuant; reconnaissez les pulsations des artères rectales qu'il faut fuir sous peine d'hémorrhagie grave; glissez sur l'index le bistouri, chemisé de gaze iodoformée jusqu'à 2 centimètres de sa pointe; ponctionnez d'un coup et incisez la poche fluctuante.

Hormis ces faits où une collection superficielle vient au-devant de vous par le rectum, préférez, comme l'a proposé Segond, l'incision méthodique par le périnée. Elle seule permet d'agir antiseptiquement et d'éviter les phlébites infectieuses, assure une ouverture suffisante, n'expose point aux hémorrhagies rectales parfois d'une abondance inquiétante. Chez un opéré de Guyon, il a fallu recourir au tamponnement pour arrêter un écoulement sanguin des plus inquiétants; Le Dentu relate un cas analogue; Guiard a récemment conté l'histoire d'un malade, chez qui la perte sanguine fut assez considérable pour abaisser la température axillaire de 39 à 36 degrés. Seule enfin l'ouverture périnéale prévient les fistules uréthro-rectales trop souvent incurables.

Les incisions courtes, ou mêmes les simples ponctions, dont nous parle Otto Stall, sont incapables d'assurer l'écoulement intégral du pus. Incisez couche par couche, méthodiquement, comme dans le premier temps de la taille prérectale; reconnaissez le bulbe et coupez les fibres les plus antérieures du sphincter anal. « Cela fait, nous dit Segond, il est prudent de laisser le bistouri pour la sonde cannelée : le bulbe est repoussé en avant, et, décollant pour ainsi dire la paroi antérieure du rectum, on chemine facilement jusqu'au foyer purulent que jalonne l'index de la main gauche, introduit dans le rectum dès le début; lorsque l'abcès est volumineux, il se laisse très vite atteindre; lorsqu'il est petit ou très haut situé, l'index gauche peut faciliter le travail de la main droite en accrochant pour ainsi dire le bord supérieur de la prostate pour l'abaisser vers le périnée. » Vous pourrez ainsi au grand jour ouvrir la collection dans tous ses foyers, explorer de l'index droit et débrider, en gardant le doigt gauche dans le rectum pour éviter toute lésion de la paroi, les clapiers secondaires, les abcès en bouton de chemise avec cavité intra-prostatique, vider la poche, la désinfecter par des irrigations, forcipresser et lier les vaisseaux qui donnent. Un tamponnement à la gaze iodoformée secouée assurera l'antisepsie, le drainage et l'hémostase secondaire ; des incisions libérales et promptes poursuivront les fusées purulentes.

La méthode, du reste, n'est point neuve : chez un soldat, Lallemand avait déjà pratiqué une véritable taille bilatérale pour évacuer un vaste foyer prostatique ouvert dans l'urèthre ; Demarquay avait plusieurs fois pris la route du périnée, pour vider des abcès de la glande. Au surplus, la voie est souvent désignée d'avance par le cheminement du pus vers le périnée. Si la suppuration se prolonge et si la fièvre persiste, n'en cherchez l'explication que dans l'insuffisante évacuation : élargissez le trajet périnéal et traquez les foyers secondaires ; le dilatateur gouttière de Tripier rend, à cet égard, des services signalés. Si une fistule périnéale ou rectale succède à la suppuration prostatique, comportez-vous ainsi que nous l'avons précisé.

II

PROSTATITE CHRONIQUE

Lagneau, Maladies vénériennes, Paris, t. I, p. 47, 1815. — Swédiaur, Traité complet des maladies syphilitiques, 4e éd., t. I, p. 157, 1809. — Hawkesworth Ledwich, Observations on subacute inflamm. of the prostate gland. *The Dublin quartely Journal of med. sc.*, t. XXIV, p. 30, août 1857. — Gross, Prostatorrhea. *North Amer. med. chir. Review*, juillet, 1860, et Chronic catarrh. of the prostate gland. *Medical Gaz. New- York*, t. VII, p. 665, 1880. — Bouloumié, Prostatite subaiguë. *Mém. de la Soc. méd. pratique*, 1874. — Guérin, Prostatite subaiguë. Thèse de Paris, 1879. — Périvier, Prostatite chronique d'origine hémorrhoïdaire. Thèse de Paris, 1882. — Finger, Prostatite et spermatocystite. *Wiener med. Presse* p. 597, 1885. — Tilden et Watson, Prostatit. chronic. *Boston med. and surg. Journal*, p. 496 1885. — Andrew Clarke, *British med. Journal*, p. 113, janvier 1886. — Guyon, Les prostatites chroniques. *Leçons chirurgicales sur les affections chirurgicales de la vessie et de la prostate*, p. 1030 à 1049. Paris, 1888. — Kirmisson et Desnos, Transformation fibreuse des tissus péri-prostatiques. *Annales des maladies des organes génito-urinaires*, février 1889.

L'histoire de la prostatite chronique ne commence qu'avec ce siècle. « Lagneau, nous dit Guyon, l'étudie parmi les complications de la blennorrhagie. Swédiaur attire l'attention sur la blennorrhée de la prostate et la distingue de la spermatorrhée. En 1857, Hawkesworth Ledwich isole nettement l'inflammation subaiguë de la prostate, « forme spéciale d'inflammation particulière dans ses causes, ses symptômes, ses conséquences ». Bien que cet état soit intermédiaire à l'inflammation aiguë et à l'hypertrophie chronique, il n'a pour cet auteur de relation causale avec aucune de ces affections. Depuis la publication de ce mémoire, la prostatite chronique a eu son chapitre spécial dans tous les livres qui ont traité de la question. Parmi les publications les plus intéressantes sur ce sujet, nous citerons les travaux de Gross (de Philadelphie) sur la prostatorrhée. » Guyon a fait des prostatites chroniques le sujet de récentes cliniques : leur clarté et leur sens critique n'ont pas peu contribué à fixer le tableau de cette affection dont la fréquence et la gravité sont exagérées par les malades et certains spécialistes. Il s'agit là, en effet, d'une espèce nosologique que l'indécision de ses symptômes et la rareté des contrôles anatomo-pathologiques exposent à maintes erreurs d'interprétation : l'inflammation chronique de la prostate est indéniable ; mais il s'agit d'en préciser les caractères, d'en limiter les effets, et de faire, en cette affection, la juste part de l'état moral du malade.

Étiologie. — La blennorrhagie est vraisemblablement la seule cause de la prostatite chronique : lorsque le gonocoque s'est cantonné dans l'arrière-canal, il risque de se propager, par raison de continuité anatomique, aux orifices glandulaires, aux glandules elles-mêmes, à la trame ambiante. Il y a donc uréthrite postérieure, uréthro-prostatite ; le col lui-même peut se mettre de la partie, la forme se complique : c'est une uréthro-prostato-cystite aux symptômes combinés. Faire aux injections irritantes, au coït, l'honneur de les considérer comme des facteurs étiologiques suffisants, c'est excéder la logique et les données cliniques. Ces causes ne sont capables que d'étendre, en arrière du sphincter membraneux, l'infection blennorrhagique. Quant à la masturbation, aux hémorrhoïdes, à la constipation habituelle, aux balsamiques, ces influences ne peuvent agir qu'en hyperhémiant le réseau veineux péri-prostatique, et en créant par là un état de vulnérabilité inflammatoire pour la glande. — Gross et Campbel Black ont cru pouvoir décrire des prostatites d'origine médullaire : il nous paraît n'y avoir là que des coïncidences morbides ; les malades qui se plaignent de la prostatite chronique se recrutent principalement parmi les nerveux ou les névropathes vrais. C'est surtout de vingt à quarante ans que la prostatite chronique se rencontre : c'est l'âge où la blennorrhagie sévit et où les fonctions génitales occupent et préoccupent le plus.

Anatomie pathologique. — Gross disait, en 1860, que l'anatomie pathologique de cette affection n'existait pas ; Verdier en avait pourtant donné une description que les classiques ont successivement transcrite : il signalait le volume et l'adhérence des prostates chroniquement enflammées, l'épaississement de leurs cryptes, la pâleur et les fongosités de la muqueuse des glandules, la dilatation de leur orifice extérieur, le liquide visqueux et gluant qui remplissait leur cavité. A vingt ans de distance, Béraud, dans sa thèse d'agrégation, recopiait cette description : malheureusement, les douze observations sur lesquelles est fondé le travail de Verdier sont inégalement valables ; quatre au moins se rapportent à des prostatites aiguës abcédées.

Le Dentu a précisé cette étude anatomique, que Thompson avait d'ailleurs déjà développée. Chez un homme de trente-deux ans, il a trouvé les lésions suivantes : dans son ensemble, la prostate était augmentée de volume, mais l'augmentation portait surtout sur le lobe droit représenté dans la figure ci-contre. Dans les deux lobes, le tissu normal était remplacé par un tissu aréolaire présentant par places des lacunes assez grandes pour contenir un grain de chènevis et même un gros pois ; ces lacunes irrégulières et formées manifestement par la fusion de plusieurs petites cavités moins spacieuses étaient remplies, comme toutes les aréoles de la glande, d'un liquide visqueux de la couleur du gros miel ; quelques-unes laissaient échapper du muco-pus. — Mais cette pièce ne suffit point pour fixer l'histoire anatomo-pathologique de la prostatite chronique : comme le disait déjà Le Dentu, — et la question n'a guère marché depuis, — il reste plus d'une lacune à combler. La phlegmasie envahit-elle inévitablement les culs-de-sac ; les ayant envahis, respecte-t-elle, comme l'estime Desnos, le tissu cellulaire péri-acineux pendant fort longtemps; l'élément musculaire subit-il des dégénérescences secondaires; comment se produit l'atrophie tardive de la glande, atrophie notée en maintes observations; la prostatorrhée répond-elle à des lésions glandulaires bien déterminées?

Thompson a rencontré dans l'épaisseur de la glande de petits abcès au nombre d'un ou deux ayant les dimensions d'un grain de sagou perlé ou d'un pois; dans d'autres circonstances, l'utricule prostatique était rempli de pus; enfin, il a vu des abcès spacieux largement communicants avec l'urèthre. Il y a donc des abcès chroniques de la prostate; et leur place naturelle est au chapitre des prostatites chroniques. Déjà, d'ailleurs, les classiques

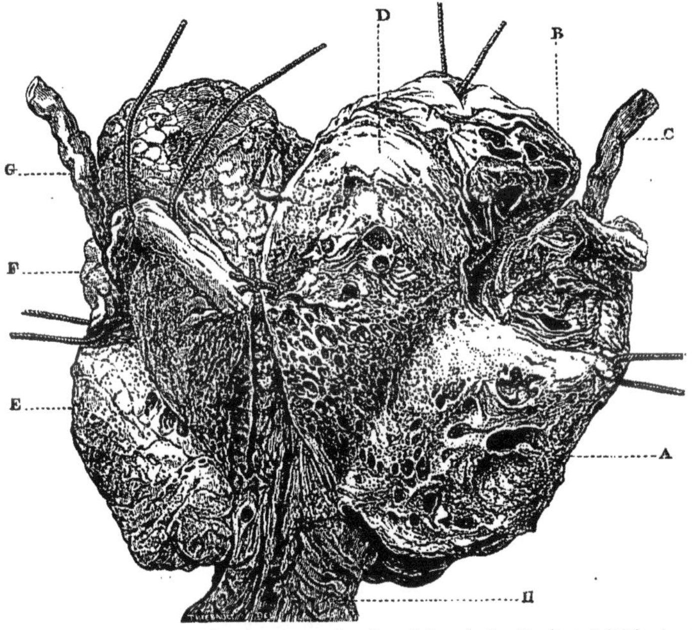

Fig. 145. — Lésions de la prostatite chronique : les deux lobes de la glande ont été fendus du côté de leur face postérieure; les moitiés internes de chaque lobe sont rabattues vers la ligne médiane. (Le Dentu.).

en avaient cité des exemples : « Il n'est pas rare, écrivait Civiale, de voir les abcès prostatiques, même considérables, ne causer pendant la vie que des sensations trop vagues et trop irrégulières pour les faire soupçonner; c'est ce qui arrive surtout lorsqu'il existe d'autres lésions, soit rétrécissement de l'urèthre, soit calcul vésical, auxquelles puissent être attribués les désordres généraux qu'on observe. Le 3 mars 1839, un vieillard de quatre-vingt-trois ans mourut d'épuisement à l'hôpital Necker; entre autres lésions de l'appareil urinaire, il présenta une collection purulente dans le lobe latéral gauche de la prostate. Pendant les vingt jours qu'il était resté dans l'établissement, on n'avait rien aperçu en lui qui pût faire soupçonner l'existence d'un abcès. »

Mais, là encore, l'anatomie pathologique reste en défaut. Comment, par exemple, interprtéer ces formes dont Le Dentu a fourni un si curieux exemple, « où le tissu prostatique est remplacé partiellement ou presque en entier par une vaste cavité pleine d'un liquide purulent ou muco-purulent qui ne communique avec la portion correspondante du canal que par un petit nombre d'orifices, de très faibles dimensions, dans lesquels il est impossible de ne pas reconnaître les bouches des canaux excréteurs de la glande ». Ces faits, demande Le Dentu, doivent-ils être envisagés comme des suppurations chroniques avec destruction de l'organe et organisation d'une paroi fibreuse, ou comme des exemples de kystes suppurés ? On peut supposer que la suppuration du canal gagne les culs-de sac, qu'à cette adénite gonococcique succèdent des abcès glandulaires, que ces menus abcès forment, par confluence, des collections croissantes : mais la démonstration histiologique en est encore à fournir, comme l'étude clinique reste à rédiger.

La tranformation fibreuse de la prostate et des tissus péri-prostatiques, à la suite des suppurations chroniques de cette glande, est un des faits les moins connus de la pathologie urinaire : cela tient, ainsi que l'observent Kirmisson et Desnos, à l'incomplète étude de ces abcès. Il ne s'agit plus ici de la prostatite folliculaire chronique, visée presque exclusivement par ce chapitre. « Les véritables abcès chroniques, nous disent Kirmisson et Desnos, sont de divers ordres : ou bien ils sont produits par des dépôts tuberculeux et affectent une marche et des caractères spéciaux, ou bien ils accompagnent des lésions graves de l'appareil urinaire, tels que des rétrécissements anciens et étroits, ou bien encore ils sont le reliquat d'un abcès chaud, dont l'évacuation s'est faite incomplètement. »

Tout reste encore à décrire : la marche, la terminaison, les suites éloignées de ces lésions chroniques. Thompson et quelques étrangers ont commencé à parler de l'atrophie tardive de ces prostates chroniquement enflammées ; le travail de Kirmisson et Desnos comble une de ces lacunes en nous signalant l'épaississement fibreux des parois rectales qui peut en résulter. Une longue durée de la suppuration semble nécessaire pour que ce processus atteigne son dernier terme : 15 ans dans un cas, 4 et 5 dans les autres. La région où s'ouvre la collection est indifférente : dans un cas la fistule se faisait jour en avant de l'anus, dans les autres le pus se déversait dans l'urèthre. Les foyers intra-prostatiques se vident peu à peu et entraînent une perte de substance du parenchyme : la rétraction progressive des parois cavitaires est une cause d'atrophie de la glande. Au contact du foyer inflammatoire sous-jacent, la nappe celluleuse prérectale et la paroi même du rectum subissent un épaississement fibreux ; peu à peu, toutes les tuniques semblent faire corps avec l'induration rétro-prostatique. Cette formation scléreuse se constitue d'abord en une demi-lune dont les pointes se perdent insensiblement sur les parois latérales ; tant que la suppuration persiste, et même après sa disparition, elle progresse et tend à compléter l'anneau rectal, sans aboutir cependant, dans la majorité des cas, à un rétrécissement vrai, gênant les fonctions de l'organe

Symptomatologie. — Un blennorrhagien a été atteint d'uréthrite postérieure : un jour il observe qu'après chaque selle une sorte de contraction spasmodique se produit dans le périnée, suivie de l'émission d'un liquide opalin, très semblable au sperme éjaculé, mais parfois plus concret : l'index rectal, appuyant la prostate vers le pubis, peut faire sourdre au méat un liquide analogue à celui d'une pseudo-éjaculation. Quelquefois l'explorateur à boule ramène du muco-pus de l'urèthre postérieur ou des deux portions du canal. Les symptômes fonctionnels peuvent être réduits au minimum. Un peu de pesanteur à l'anus ; parfois une irradiation douloureuse dans l'urèthre ; chez quelques malades une sensation de vraie souffrance au moment de l'éjaculation ; quelque fréquence dans les besoins de miction ; des érections incomplètes ; une émission de sperme qui est très hâtive ou retardante : c'est à peu près le tableau ordinaire. Mais sur cette symptomatologie atténuée vient s'exercer le travail grossissant de l'imagination, de la nervosité, des lectures extra-scientifiques, ou des consultations incompétentes. On sait combien l'adulte est sensible à tout ce qui menace sa capacité génitale : ceux-là sont des impréssionnables qui, en observation incessante de leur écoulement, arrivent à une véritable hypochondrie sexuelle. Il en est de ces prostatites chroniques comme du varicocèle : c'est dans le malade plus souvent que dans la maladie qu'on trouve la raison de l'exagération symptomatique. Guyon a bien montré que des sujets peuvent n'avoir aucun symptôme traduisant une lésion prostatique, quand l'examen de l'organe en découvre cependant : Hartmann explorant la prostate de 27 malades atteints d'uréthrite postérieure, trouva chez 10 la glande augmentée de volume et indurée; or, 6 d'entre eux n'éprouvaient aucun symptôme fonctionnel. D'autre part, chez mains sujets timorés, à écoulement chronique, présentant la syptomatologie complète de la prostatite chronique, le toucher rectal le plus attentif ne révèle aucune lésion. C'est néanmoins une exploration qu'il ne faut jamais négliger. Chez ces malades, on trouve habituellement une glande moins souple, indurée par places, quelquefois partiellement hypertrophiée, sensible à la pression.

Le diagnostic ne pourra s'appuyer ni sur les troubles de la miction, rares et médiocres, ni sur ceux de l'éjaculation : Finger et les Allemands disent bien qu'une spermato-cystite concomitante s'observe fréquemment, se traduisant par une induration et une lobulation de la vésicule ; mais le fait mérite confirmation. La sensibilité régionale, chez ces émotifs, ne fournira que des renseignements trompeurs; l'affaiblissement de la virilité n'est point significatif, et exprime simplement l'état nerveux. C'est par la constatation du liquide prostatique, éjaculé à gorgées brusques, assez fréquemment répétées, que le diagnostic s'affirmera surtout. L'écoulement ayant pour origine les glandes de Méry s'échappe par gouttes continues, comme tous ceux qui se font dans l'urèthre antérieur : c'est un caractère distinctif précieux. La spermatorrhée procède par éjaculation véritable, tandis que l'hypersécrétion prostatique sort par petites masses intermittentes, sous la pression du bol fécal, ou du toucher rectal. Le microscope ne permettra d'affirmer la nature prostatique de la sécrétion que si elle ne se mélange point trop à du pus. Le liquide montre alors des granulations graisseuses fines, quelques rares cellules épithéliales prismatiques, quelques gouttes hyalines d'une substance visqueuse, et, chez les gens âgés, des corpuscules concentriques de matière azotée, sympexions de Robin.

Quelques auteurs décrivent un diagnostic différentiel entre la prostatite chronique et la cystite cervicale : grâce à la proximité anatomique, les deux affections coexistent fréquemment ; la fréquence et la douleur des mictions dénoncent la participation du col vésical à la phlegmasie. De même, il est illusoire de vouloir écrire un tableau différentiel entre cette affection et l'uréthrite chronique : en l'absence de toute modification prostatique, appréciable au toucher rectal, de tout endolorissement bien localisé de la glande, on dira : uréthrite profonde et non prostatite. La tuberculose de la prostate prête souvent à confusion, quand elle prend une allure inflammatoire : visitez alors les épididymes et les vésicules séminales, qui montreront le plus souvent des bosselures décisives. — Quant aux abcès chroniques de la prostate, ils compliquent le plus souvent un état grave des voies urinaires : vieux rétrécissements de l'urèthre, calculs vésicaux. Ils n'entrent donc point en discussion diagnostique avec une affection qui, comme la prostatite chronique, tire surtout sa gravité de l'exagération mentale des malades. Cependant, il faut se méfier des allures sournoises que prennent certaines collections purulentes chroniques de la glande : palper la prostate de tout urinaire, c'est un précepte prudent ; un abcès chronique, s'il n'est point trop central, ou masqué par une nappe de cellulite dure, donnera à l'index une sensation révélatrice de ramollissement local.

Le traitement est d'abord un traitement moral. « Déclarez nettement, conseille Guyon, aux névropathes qu'ils ne sont pas prostatiques, et aux prostatiques qu'ils ne sont pas voués, par une insignifiante lésion, aux maux que subissent les névropathes. » Tonifiez les anémiques ; prescrivez aux nerveux l'hydrothérapie tiède, le plein air, l'exercice. Des lavements très chauds seront pris avec une canule à courant continu, dans laquelle passe pendant une dizaine de minutes un courant d'eau de 50 degrés. Si le canal est rétréci, calibrez-le par une intervention appropriée. Instillez dans l'urèthre profond le nitrate d'argent aux titres de 2, 3, et 5 pour 100.

CHAPITRE III

HYPERTROPHIE DE LA PROSTATE

L'hypertrophie prostatique n'a point une vieille histoire. Il faut une interprétation très complaisante du texte pour en trouver trace dans les écrits hippocratiques, et Mercier [1] nous paraît avoir discuté ce point avec une érudition lucide et décisive. Celse et Galien n'ont rien ajouté à ce qu'a dit Hippocrate. Les Arabes qui fleurirent aux xe, xie et xiie siècles, sont « un peu plus avancés » : ils parlent bien de la rétention d'urine produite par « des chairs exubérantes », mais ils ne spécifient point qu'il s'agisse d'une affection

(1) Mercier, *Recherches anatomiques, pathologiques et thérapeutiques sur les maladies des organes urinaires et génitaux considérées spécialement chez les hommes âgés*. Paris, 1841.

sénile; ce sont vraisemblablement les carnosités et caroncules qui font leur entrée dans l'histoire des rétrécissements uréthraux. Au milieu du XVIe siècle, André Lacuna publie sa « méthode pour connaître et extirper les caroncules qui naissent au col vésical »; il ne croit pas pouvoir faire à Dieu, mort pour le genre humain, une offrande plus agréable que son livre. En même temps que Lacuna — quelques-uns disent un an avant lui — Ferri écrit aussi sur la « callosité qui se développe à la région cervicale de la vessie ». Sur ces deux travaux qui, à la rigueur, appartiennent à l'histoire des obstructions prostatiques du col, bien que de prostate nul n'ait encore parlé, s'est échafaudée toute la doctrine erronée des caroncules de l'urèthre qui a si longtemps servi de thème aux dissertations sur les sténoses du canal.

Au commencement du XVIIe siècle, Riolan (1) dit que le col de la vessie peut être obstrué par une tumeur des glandes prostates : c'est la première fois que le mot apparaît et que la localisation anatomique se précise. Bartholin a remarqué que « des excroissances du col vésical sont de nature glanduleuse »; Santorini en a vu « formées de glandes agglomérées ». Mais c'est Morgagni qui donne la plus nette confirmation des découvertes de l'anatomiste français : « il a constaté que c'est chez les vieillards que se font les gonflements de la prostate (2) et que cette glande n'est pas toujours entièrement gonflée; il n'est pas rare suivant lui de ne voir que la partie supérieure affectée, ou bien dans tout son pourtour, ou bien dans un seul endroit : c'est ordinairement derrière le col de la vessie (3); elle forme alors une tumeur qui, si on la coupe en même temps que la partie voisine de la prostate, n'en est manifestement qu'une continuation (4). »

« J'ai ouvert plusieurs cadavres morts de la rétention d'urine que cause le gonflement de la prostate », écrit J.-L. Petit : si la partie nosographique écrite par ce clinicien pénétrant n'est point sans défauts, si prostates enflammées et prostates grosses s'y trouvent confondues, en revanche, son chapitre thérapeutique abonde en préceptes sages et encore valables. — En dépit des indications anatomiques de Morgagni, la topographie des lésions prostatiques garde chez les classiques du commencement du siècle, chez Desault et Boyer, une incertitude frappante; par « habitude ou par préjugé », on continue à décrire sous les noms de polypes, de fongus de la vessie, de squirrhes, des tumeurs de siège prostatique évident, et cependant le chirurgien en chef du « grand hospice d'humanité, ci-devant Hôtel-Dieu », trace, en vingt lignes (5), un tableau symptomatique remarquable de la « rétention d'urine produite par la vieillesse ».

Avec les travaux d'Ev. Home (6) et d'Amussat (7), la question entre dans sa phase contemporaine. La même année vit paraître, en 1841, le livre de

(1) RIOLAN, *Anthropographia*, lib. II, cap. XXVIII, 1649.
(2) MORGAGNI, *Epistolæ anatomo-medicæ*, 66, art. 12.
(3) MORGAGNI, *Epistolæ anatomo-medicæ*, 41, art. 17, 19.
(4) MORGAGNI, *Epistolæ anatomo-medicæ*, 41, art. 18.
(5) DESAULT, *De la rétention d'urine produite par la vieillesse. Œuvres chirurgicales.* 1re partie. An. VI, 1798, p. 128.
(6) EV. HOME, *Practical observations on the treatment of diseases of the prostate gland.* London, 1818, 2 vol.
(7) AMUSSAT, *Leçons sur les rétentions d'urine et sur les maladies de la prostate.* Paris, 1832.

Civiale sur les *Maladies du col de la vessie et de la prostate*, et les recherches de Mercier sur les *Maladies des organes urinaires considérées spécialement chez les hommes âgés*. « Jamais un livre n'a été plus fidèlement reproduit que le mien, écrivait Mercier dans sa lettre à Civiale; c'est à tel point que je suis obligé de rappeler qu'il a été publié avant même que le vôtre ne fût sous presse, pour que ceux qui plus tard verront le même millésime sur les deux ouvrages ne soient point tentés de me prendre pour un plagiaire sans valeur. » Entre ces deux hommes qui ont eu sur les progrès de la chirurgie urinaire une si décisive influence, une polémique s'allume, avivée par d'irritantes questions de priorité. Mercier, par « sept années d'investigations persévérantes au sein des hôpitaux et des amphithéâtres les plus riches », a constitué à coup sûr la plus exacte étude anatomique des déformations séniles de la prostate, a porté les premiers coups à l'étiologie banale alors courante, et a eu le mérite, avant Leroy, d'armer notre outillage des sondes coudées. A Civiale revient l'avantage d'une étude plus compréhensive, s'élevant au-dessus de l'obstacle mécanique d'ordre prostatique, établissant l'importance clinique de l'inertie vésicale et des lésions rénales; dans son livre se peuvent retrouver, soit nettement formulées, soit ingénieusement pressenties, maintes notions données plus tard comme neuves.

A la période actuelle, deux noms dominent ce point de la pathologie urinaire. Thompson [1] rédige un bon chapitre d'anatomie pathologique macroscopique, basé sur l'examen des pièces des principaux musées de Londres, et apporte à l'étude clinique de l'hypertrophie cette simplicité claire et cette vérité d'observation qui se retrouvent dans toutes ses œuvres. Guyon [2] écrit l'histoire naturelle des « prostatiques » et discerne des « formes morbides diverses dont l'hypertrophie de la glande est l'occasion »; il développe et documente l'idée de Civiale en montrant l'appareil urinaire tout entier solidaire de l'affection prostatique et le parallélisme des troubles fonctionnels n'étant que la conséquence du parallélisme des lésions; il fait de l'artério-sclérose le pivot anatomo-pathologique de ces lésions d'ensemble primitives et simultanées, établit le rôle de la congestion dans leur symptomatologie, et soumet à une judicieuse critique les entreprises opératoires contemporaines.

Anatomie pathologique. — Les formes de l'hypertrophie prostatique se rattachent à deux types, dont la distinction importe au double point de vue symptomatique et thérapeutique. Tantôt l'hypertrophie est générale : la glande est développée en masse. Tantôt, au contraire, la tuméfaction est partielle, ou tout au moins offre une localisation dominante, soit sur le lobe moyen, soit sur les lobes latéraux : la glande est plus déformée que grossie, le canal prostatique se dévie ou l'orifice du col s'encombre. Thompson, étudiant les collections anatomo-pathologiques des musées de Londres, a dressé l'échelle de fréquence des diverses espèces; nous lui juxtaposons, avec Desnos, les chiffres analogues fournis par les musées Dupuytren et Civiale :

(1) Thompson, *Traité pratique des maladies des voies urinaires*, 1881, p. 556, 734.
(2) Guyon, *Leçons cliniques sur les affections chirurgicales de la vessie et de la prostate*, 1888, p. 465, 608.

LOCALISATION DE L'HYPERTROPHIE.	THOMPSON.	MUSÉE DUPUYTREN.	MUSÉE CIVIALE.	TOTAL.
Hypertrophie générale de tous les lobes	74	7	9	91
Hypertrophie dominante du lobe moyen	79	8	6	33
Hypertrophie des lobes latéraux	5	5	7	17
Hypertrophie générale avec prédominance du lobe droit.	8	1	2	11
Hypertrophie générale avec prédominance du lobe gauche.	11	1	3	15
Commissure antérieure seule hypertrophiée . .	3	»	»	3
Lobes latéraux et commissure antérieure hypertrophiée, mais non la portion médiane	3	»	»	3
TOTAL DES PIÈCES	123	22	28	173

La forme de l'hypertrophie, déjà si importante au point de vue du cathétérisme, est devenue une notion pleine d'intérêt depuis nos entreprises de prostatectomie. L'avenir de ces interventions demeure encore en débats; en tous cas, leur succès se subordonne à la fréquence des hypertrophies partielles du col, seules ou surtout accessibles à notre extirpation par voie suspubienne. Les vitrines des musées ne sauraient à l'heure actuelle fournir des documents décisifs pour trancher cette question : elles réunissent surtout les formes exceptionnelles, les échantillons volumineux, les types hypertrophiques de lobes moyens; bien des prostates à lobes latéraux développés sont passées dans les hôpitaux qui n'ont pas été jugées dignes de la conservation. C'est donc à des séries plus riches et plus régulièrement constituées qu'il appartient de préciser ultérieurement cette topographie des lésions. Voici, par exemple, l'hypertrophie générale, « uniforme », disait Mercier, portant à peu près également sur tous les lobes : c'est une forme qui symptomatiquement est souvent moins menaçante par une sorte de compensation réciproque des lésions, mais qui, par contre, échappe à peu près à tout projet d'excision opératoire; or, tandis que les relevés de Thompson la signalent dans plus de la moitié des cas, les collections du musée Dupuytren et de l'hôpital Necker ne nous la montrent que dans un tiers des pièces recueillies. La tuméfaction prépondérante du lobe moyen est l'espèce thérapeutique intéressante et opérable : l'échelle de Thompson ne la mentionne que pour une moyenne de 15 pour 100; à considérer la série des pièces du musée Dupuytren, on la pourrait croire fréquente dans une proportion de 35 pour 100, ce qui parait dépasser largement la moyenne clinique.

Le poids des prostates grosses ne nous apprend pas grand chose : ce ne sont pas les glandes les plus lourdes qui sont les plus obstruantes. « Le poids le plus commun, nous dit Thompson, lorsque la maladie a existé depuis dix ou douze ans, semble être compris entre 34 et 46 grammes, c'est-à-dire plus du double du poids normal. » Il y a des exemples classiques de prostates plus pesantes : on en a recueilli de 288 et de 320 grammes. Il s'agit alors de glandes à développement « excentrique », qui refoulent la paroi du rectum et dessinent dans sa cavité un volumineux relief. « Bartholin, nous dit Mercier, croit en avoir trouvé une dont le volume égalait une tête d'homme, ce qui me semble empreint d'exagération, car le petit bassin n'aurait pu la contenir. » Le volume d'un fibrome massif conservé à l'University College atteint presque, au dire de Thompson, celui d'une noix de coco. Une prostate de même taille, signalée par Bell comme « monstrueuse » et « la plus grosse d'Angleterre » est au musée du College of Surgeons, à Édimbourg.

L'élément « déformation » prime de beaucoup l'élément « hypertrophie ». Or, cette action déformante peut porter, suivant la localisation anatomique du processus, soit sur le tronçon prostatique du canal, soit sur le méat interne et la région cervicale de la vessie.

Une modification de l'urèthre est à peu près constante : c'est l'allongement. Et cela s'explique : les hypertrophies, même partielles, s'associent presque toujours à un développement total de la glande, ainsi qu'il ressort du tableau de Thompson. La partie prostatique du canal, qui mesure normalement 3 centimètres, atteint souvent une longueur de 5, 6 et même 8 centimètres; ne voyons-nous pas, par analogie, la cavité des utérus fibreux s'allonger considérablement? Les lobes latéraux, en se développant, poussent l'une contre l'autre leurs « joues » convexes : telles deux amygdales tendant à s'adosser sur la ligne médiane. En même temps ils augmentent l'écart entre le plafond et le plancher du canal, si bien que la coupe transversale de l'urèthre prostatique prend la forme d'une fente verticale, allongée entre les deux lobes latéraux, étroite au maximum au niveau de leur adossement, mais présentant en haut et en bas un élargissement triangulaire qui répond à l'écart interlobaire. Ainsi se trouvent réservées deux rigoles prismatiques aux extrémités pubienne et rectale de la fente uréthrale, rigoles que pourront suivre l'urine ou la sonde : la première surtout répondant à la paroi supérieure moins déformée, reste, par excellence, au point de vue chirurgical, l'espace praticable.

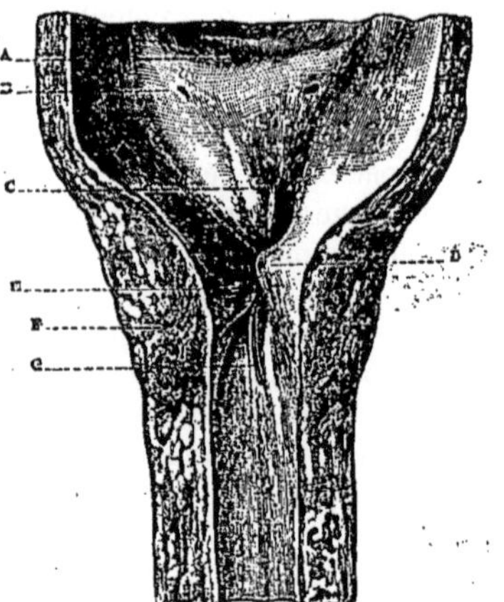

Fig. 146. — Déviation alterne de l'urèthre prostatique. (Voillemier.)

Donc allongement du canal prostatique, augmentation de son diamètre antéro-postérieur ou recto-pubien, diminution de ses dimensions transversales : voilà les conséquences habituelles de la tuméfaction totale; en même temps, la courbe du canal tend à s'accentuer d'autant plus fortement que le lobe moyen participe davantage à l'altération. Mais, en somme, ce n'est point de ces types réguliers et symétriques de l'hypertrophie en masse que résultent la miction la plus troublée ou le cathétérisme le plus difficile. Un balancement peut même s'établir entre les diverses lésions composantes. Mercier et Thompson ont admis, mais le cas demeure rare et discutable, que le lobe médian hypertrophié peut se « coincer » entre les latéraux tuméfiés, rouvrir le col et le maintenir ouvert. Ce qui est plus fréquent et plus vraisemblable, c'est de voir l'allongement du diamètre recto-pubien de l'urèthre compenser une barre prostique et l'empêcher, en exhaussant le méat interne, de devenir occlusive. Dodeuil en a publié une observation démonstrative.

L'hypertrophie se limite-t-elle ou devient-elle prédominante sur un lobe latéral, celui-ci fait « bosse » du côté de l'urèthre et refoule le lobe opposé. Les deux moitiés prostatiques peuvent être le siège de ce développement asymétrique; les formules émises à ce propos sont livrées au hasard des séries. Mercier, publiant les résultats de ses premières recherches, déclara n'avoir jamais rencontré ce type de développement que sur le lobe droit; Ev. Home, dans son premier travail, avait dit n'avoir trouvé de tumeurs latérales qu'au côté gauche du col; plus tard, Mercier reconnut que la moitié gauche était aussi exposée à l'hypertrophie, et, dans sa seconde étude, Ev. Home revint sur sa proposition : le tableau de Thompson montre d'ailleurs cette prédisposition à peu près égale des deux lobes. L'urèthre est dévié par une hypertrophie latérale, en une courbe dont la concavité embrasse la saillie du lobe correspondant. La déformation du canal se complique parfois : la courbure est toujours plus ou moins associée à une déviation par soulèvement que produit la tuméfaction du lobe moyen. Voillemier a signalé que les lobes peuvent « s'engrener » par une sorte d'emboîtement réciproque, en s'opposant deux tumeurs sur une des faces et une sur l'autre; il en résulte une déviation alterne de l'urèthre qui « marche en zigzag ».

Quand la maladie est localisée sur le lobe moyen, il peut se faire, comme le distingue Guyon, que ce lobe proémine du côté du canal ou du côté de la vessie. Du côté du canal, il accentue la courbure de la partie profonde et la

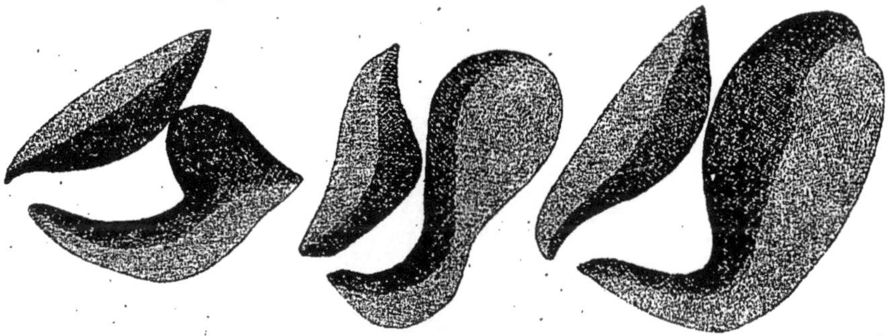

Fig. 147. — Schéma des déformations du plancher prostatique produites par l'hypertrophie du lobe moyen. (D'après Thompson.)

soulève vers le pubis. Ce changement de direction se dessine vers le milieu de a traversée prostatique : la paroi postérieure se porte en haut et se dresse en un vrai mur plus ou moins à pic; de la courbure progressivement accentuée jusqu'à la coudure angulaire, tous les degrés de déviation se peuvent observer. Cette déviation coudée de l'urèthre prostatique est une notion de majeure importance dans le cathétérisme : à la base de cette muraille plus ou moins abrupte, que figure le soulèvement de la portion sus-montanale, viendra buter et amorcer une fausse route tout instrument qui ne relèvera point assez le bec vers le plafond du canal. Ce soulèvement du plancher prostatique a encore pour conséquence d'élargir transversalement l'urèthre ; une section, suivant un plan transversal, figure une sorte de croissant à pointes tournées en bas, embrassant le lobe moyen qui la détermine. Ce dernier fait donc « croupe » saillante sur le milieu du canal : au niveau du sommet de sa courbe convexe, la juxtaposition des deux parois supérieure et inférieure est complète et l'obstruction à son maximum ; de part et d'autre, au contraire, au bas de chaque pente, une rigole latérale persiste qui mène à la vessie en contournant la saillie du lobe moyen ; le canal subit une bifurcation en Y. L'urine ou la sonde pourront suivre l'un ou l'autre de ces « fossés » praticables, mais bien souvent une saillie dominante d'un lobe latéral les rend inégalement perméables : la section du canal n'est plus un croissant à concavité inférieure et à pointes symétriques ; il est plus ou moins déjeté vers un côté, et c'est de ce côté que la voie reste libre.

Cette « croupe » du lobe moyen, faisant « d'os d'âne » sur le plancher de

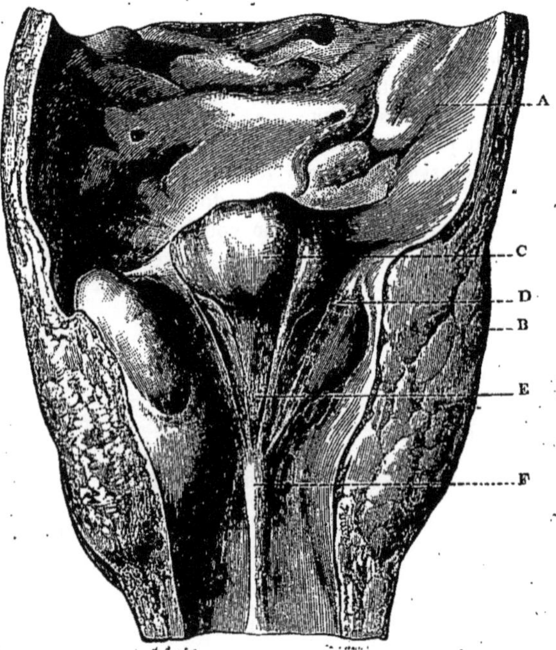

FIG. 148. — Fibrome de la base de la prostate (C), prolongé à droite et à gauche par des replis transversaux et relié au verumontanum par un plissement triangulaire.

l'urèthre prostatique, au lieu d'être sphérique et ovoïde, est parfois lobulée, cannelée de sillons qui convergent vers le verumontanum ; ainsi que le démontre bien la figure ci-jointe, empruntée à Voillemier, la crête uréthrale est le centre de rayonnement de plis muqueux, quelquefois doublés de tissu fibreux, qui vont se rattacher aux tumeurs de la base prostatique, quand ces dernières évoluent du côté de la cavité vésicale, et qui résultent du tiraillement de la muqueuse uréthrale. Entre ces plis qui ondulent la saillie du lobe médian, des sillons se creusent qui servent d'espaces de filtration à l'urine; Guyon donne le nom d'hypertrophie « en éventail » à cette forme aux plis radiés.

Le lobe moyen, au lieu de proéminer dans l'urèthre dévié, peut évoluer vers la vessie et déformer le méat uréthro-vésical. Quelquefois c'est une « barre transversale » qui s'élève au niveau du bord postérieur du col et fait « vanne » entre la vessie et l'urèthre. Nous touchons ici à une question longtemps restée en débat, rendue fameuse par l'étude de Guthrie, par la description exagérée de Mercier et par la thérapeutique abusive qui en fut le résultat: nous voulons parler des « valvules du col ». Sous ce nom, on a décrit et confondu des lésions dissemblables : 1° des replis muqueux doublés de muscle, sorte d'hypertrophie de la lèvre postérieure de l'orifice cervical, lésion possible mais assurément plus rare que ne l'estimait Mercier, et qui n'entre point dans les déformations séniles de la prostate; 2° des hypertrophies pseudo-valvulaires de la portion sus-montanale, des « barres » de tissu prostatique, à base compacte et large, à crête pleine et irrégulière. Guthrie nous en décrit une divisée en trois petites éminences. Pour ce second type, le nom de valvules est absolument déplacé. Ce n'est point par un jeu de soupape qu'elles peuvent déterminer l'obstruction cervicale : c'est par leur relief qu'elles « éclusent » le bas-fond approfondi des vieux prostatiques; leur face antérieure se détache du plancher uréthral presque à angle droit, la face postérieure descend insensiblement vers le trigone et paraît d'autant plus en saillie que le bas-fond est plus déprimé.

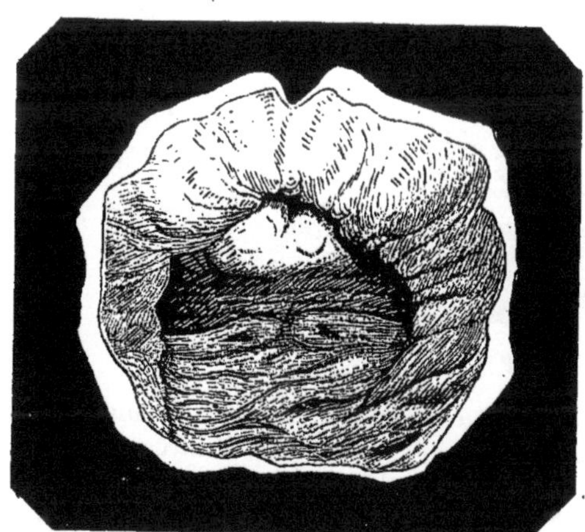

Fig. 149. — Type de déformation du méat cervical par le lobe moyen hypertrophié.

Plus souvent les tuméfactions de la base prostatique évoluent vers la vessie. Le lobe moyen, dont Ev. Home le premier a montré l'importance clinique et qui, composé de deux lobules allongés, forme coin entre l'urèthre et les canaux éjaculateurs, se trouve en rapport par sa base avec le fond vésical : c'est donc au-dessus du verumontanum, en plein col, que se traduisent les effets de son hypertrophie. Parfois il fait saillie en « croupion de poulet » plus ou moins proéminent vers la cavité vésicale : nous en avons vu un bel échantillon dans la collection de Thiersch, à Leipzig. Habituellement, il est sessile, implanté sur une base large; mais il peut s'attacher au col par un pied plus ou moins étroit. La pièce n° 71 du musée de Necker montre le lobe moyen saillant en forme de champignon pédiculé et bosselé; de chaque côté, une rigole profonde contourne l'obstacle. Quelques pièces rares, dont Vignard relate un exemple, signalent le développement d'un lobe moyen « gros comme un grain de raisin, mobile, pouvant obturer presque hermétiquement l'orifice uréthral ». Sir Paget a trouvé une tumeur qui mesurait 64 millimètres sur 37; elle ne se reliait à la vessie que par un pédicule, et se mouvait sur celui-ci à la façon d'une charnière; lorsqu'on la poussait, elle venait obstruer l'orifice uréthral ». Dans ces cas, absolument exceptionnels, le courant urinaire entraîne la tumeur qui forme soupape sur le méat cervical.

Les tumeurs prostatiques du col sont souvent multiples. Sur quelques pièces qui montrent un développement irrégulier des divers lobes, le méat

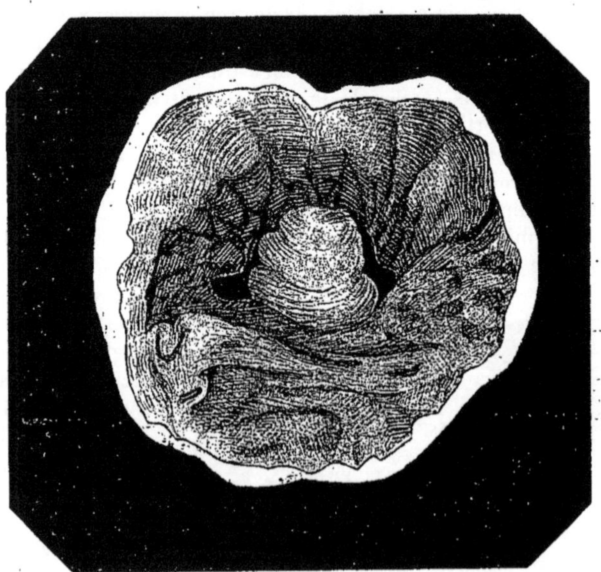

Fig. 150. — Lobe moyen « en croupion » faisant saillie vers la vessie.

cervical très déformé prend un contour allongé et sinueux. Quand elles sont menues, ces tumeurs siègent sur le col lui-même à l'entrée uréthrale; à mesure qu'elles grossissent, elles sont refoulées en haut et en arrière, vers la cavité vésicale, et soulèvent le bas-fond. « Ce qui prouve, dit Le Dentu, que ces tumeurs étaient primitivement plus rapprochées du col, c'est qu'elles sont reliées au verumontanum par des replis muqueux, parfois au nombre de dix; ces replis sont saillants, tendus, et la tumeur ressemble à un petit ballon retenu par des cordages : dans deux cas, nous l'avons vue fixée par deux replis épais transversaux qui partaient de la partie la plus élevée de ses côtés et allaient se confondre avec les parois de la vessie. »

Si l'on fait une coupe à travers la prostate hypertrophiée, on voit sur la surface de tranche se hernier de petites masses lobulées, juxtaposées, tassées en certains points, ayant une tendance à s'énucléer de leurs alvéoles. N'est-il point arrivé à des lithotomistes, à Fergusson entre autres, de voir ces corps spontanément expulsés sous le couteau pendant la taille prostatique? Leur volume est variable; quelques-uns ont les dimensions d'une noisette, d'autres celles d'un pois; il en est de moins volumineux. De forme généralement ovalaire ou légèrement allongée, ces masses se déforment parfois par pression réciproque. Leur teinte varie depuis une nuance gris jaunâtre pâle, « couleur de buffle », jusqu'au jaune très foncé. A côté peuvent s'apercevoir des territoires rouges d'hypérémie, quelquefois de menus îlots noirâtres. D'autres saillies lobulées analogues sont enfouies en plein parenchyme et paraissent non énucléables; mais la tendance générale de ces formations est de faire issue hors du parenchyme ambiant. La surface de section elle-même est en saillie au-dessus du niveau des bords de la capsule : il semble que le tissu prostatique soit à l'étroit dans sa gaine fibreuse, et que le débridement de l'incision l'ait brusquement décomprimé.

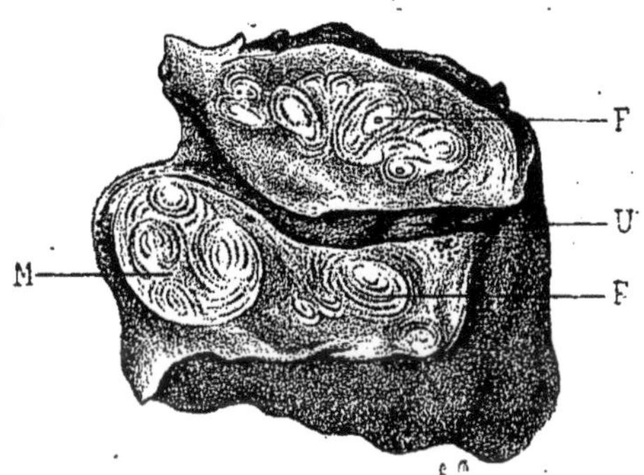

Fig. 151. — Coupe antéro-postérieure d'une prostate hypertrophiée. (Launois.)

U, urèthre. — F, fibromes glandulaires. — M, lobe moyen, faisant saillie dans la vessie et formé de fibromes glandulaires pressés les uns contre les autres.

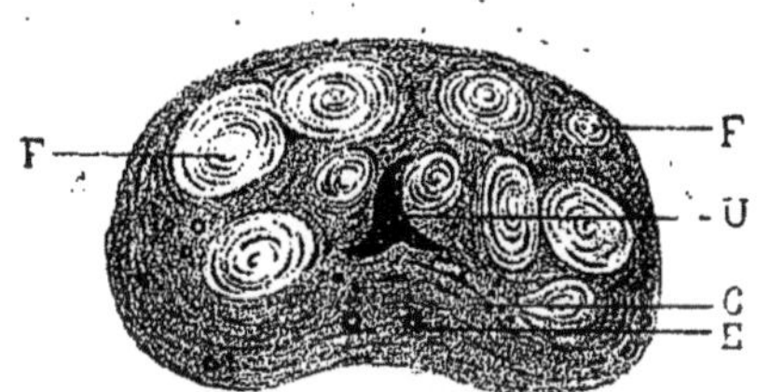

Fig. 152.— Coupe transversale d'une prostate hypertrophiée.

U, urèthre. — E, canaux éjaculateurs. — C, calculs. F, fibromes glandulaires.

Si l'on veut comprendre la signification histologique de ces masses lobulaires, il importe de suivre la glande aux divers âges de son évolution : Launois (1) a eu le mérite d'écrire cette histoire anatomique. Chez l'enfant, la prostate est surtout un organe glandulaire : de rares travées irrégulières, formées de fibres musculaires lisses et de tissu conjonctif, s'interposent entre les acini. A l'âge de la puberté, le volume de la glande a considérablement augmenté : le tissu glandulaire est très développé ; à la périphérie, une zone l'enveloppe, composée de fibres conjonctives, de fibres musculaires lisses et striées, entrecroisées dans tous les sens et contenant des plexus veineux déjà considérables. Mais la trame interglandulaire surtout est devenue intéressante : les travées inter-acineuses ont une épaisseur variable entre 6 et 20 μ; elles sont formées de fibres conjonctives peu serrées et de fibres lisses; à la périphérie, une zone marginale sépare la glande des tissus voisins.

A mesure que la prostate avance en âge, les travées conjonctives s'épaissis-

(1) Launois, *De l'appareil urinaire des vieillards*. Thèse de Paris, 1885.

sent et se composent presque en totalité de faisceaux de fibres adultes : ces fibres rayonnent en tous sens et se tassent à la périphérie, où elles forment une véritable capsule fibreuse. « Une espèce d'anneau conjonctif, en forme d'U, enserre l'urèthre, les canaux éjaculateurs et les culs-de-sac voisins ; de la face externe de cette anse se détachent des prolongements en tous sens ; ils viennent entre les vésicules glandulaires et les séparent les unes des autres sous forme de lobes ; à la périphérie, ils se confondent avec la capsule fibreuse de la prostate. »

Tel est le schéma de la lobulation de la glande à la période adulte. Vers

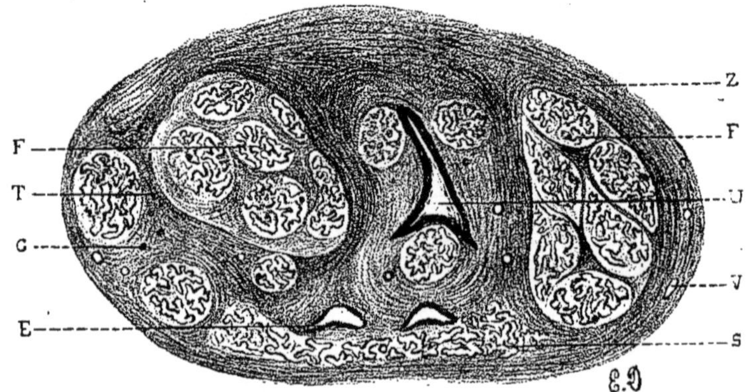

Fig. 153. — Coupe pratiquée à la partie moyenne d'une prostate hypertrophiée. (Launois.)

U, urèthre. — E, canaux éjaculateurs. — T, travées fibreuses. — C, calculs prostatiques. — Z, capsule fibro-musculaire. — V, veines périprostatiques. — F, fibromes glandulaires. — S, coupe des vésicules séminales.

l'âge de quarante-cinq à cinquante ans, apparaissent les signes de la sénilité prostatique ; ils ne sont que l'accentuation de cette formation lobulaire, et l'hypertrophie prostatique elle-même n'est que l'exagération de ce vieillissement de l'organe. Sur une coupe de la prostate sénile, nous retrouvons la même saillie de petites masses arrondies ou ovalaires, tranchant par leur coloration blanchâtre nette sur le fond gris du parenchyme. Elles sont donc le produit naturel des modifications que l'âge imprime au tissu prostatique. Une capsule les entoure, formée par une ceinture de couches conjonctives concentriques ; des travées partent de la face interne de la capsule et subdivisent la masse.

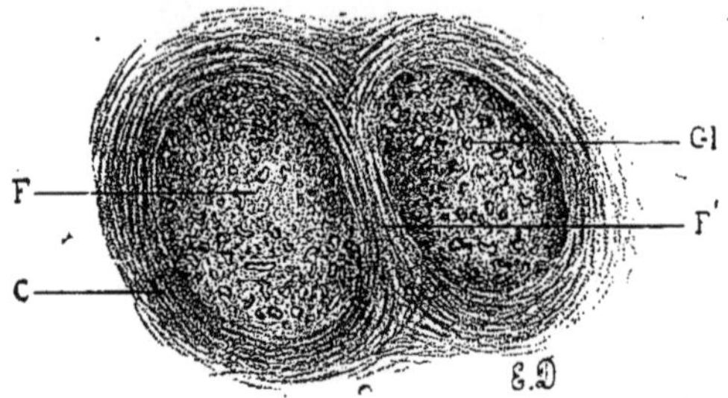

Fig. 154. — Coupe d'un fibrome glandulaire. (Launois.)

C, capsule fibreuse périphérique. — F', travée séparant deux fibromes. — F, stroma du fibrome. — Gl, culs-de-sac glandulaires.

Ces corps ovalaires offrent, ainsi que dans l'hypertrophie prostatique, une tendance spontanée à l'énucléation. Autour de la glande, une capsule fibreuse circulaire s'est organisée avec de nombreux prolongements ramifiés à l'intérieur. « Le centre même des petites masses lobulées est occupé par des culs-de-sac glandulaires très apparents et affectant une disposition arborescente; ces glandes sont disposées en groupes arrondis et enserrées dans des anneaux fibro-musculaires dépendant de la trame hypertrophiée. Entre les corps arrondis qui représentent à cet âge la glande, des espaces en forme de triangles curvilignes sont circonscrits par les cercles tangents. Dans ces espaces, il n'existe pas de glandes et l'on n'y trouve que des éléments conjonctifs sclérosés et un nombre restreint de fibres musculaires lisses, atrophiées. »

Donc, la lésion dominante de la prostate sénile est un processus de sclérose progressive. Ce travail de lobulation scléreuse de la glande aboutit à l'isolement de ces petites tumeurs, depuis longtemps connues des anatomo-pathologistes. Velpeau les a décrites sous le nom de « fibro-myomes » de la prostate : le premier, il inaugura le parallèle, brillamment développé par Thompson, entre ces corps fibreux de la prostate, et les fibromes de l'utérus. « Il y a, disait-il, de ces tumeurs fibreuses qui se développent du côté de la cavité vésicale, qui se pédiculisent absolument comme les polypes fibreux de l'utérus, en s'enveloppant de la muqueuse vésicale. Les corps fibreux peuvent se développer dans l'épaisseur même de la prostate; enfin, ils peuvent évoluer à la surface péritonéale et rectale de la glande et saillir au périnée, du côté du bassin ou du rectum. »

Comme l'a objecté Launois, ces formations sont de qualité histologique complexe : si le tissu conjonctif et les fibres lisses jouent un rôle considérable dans leur production, elles doivent néanmoins leurs caractères essentiels à l'élément glandulaire qui sert de noyau à la masse. Sans doute, la proportion de ces tissus composants peut varier; et Thompson a cru pouvoir distinguer les variétés d'hypertrophie, suivant que l'excès de développement porte sur l'ensemble des éléments, qu'il prédomine sur le stroma ou sur la glande. Les formes d'hyperplasie glandulaire dominante sont exceptionnelles : Virchow n'en a observé qu'un seul exemple; Salvioli, qui l'a décrite, la considère comme une rareté; Launois en a communiqué une observation. Mais il s'agit alors d'un véritable poly-adénome prostatique, d'un néoplasme de la glande qui ne mérite point de prendre place parmi les hypertrophies séniles. L'hyperplasie du tissu conjonctif constitue la lésion majeure; les fibres musculaires lisses sont généralement diminuées par la sclérose : le terme de fibrome glandulaire de la prostate, proposé par Launois, paraît bien formuler ces caractères.

Ces études histologiques nous permettent de pénétrer la nature même du processus qui caractérise l'hypertrophie prostatique. Admettre simplement avec Velpeau, avec Rokitansky, avec Thompson, l'analogie des tumeurs fibreuses prostatiques et des fibromes utérins, la justifier par l'équivalence morphologique des deux organes, par leur richesse commune en fibres musculaires, c'était demeurer dans l'hypothèse. Le problème restait constant au point de vue de l'histogénèse. Nos connaissances ne se sont précisées que par la notion de ce processus intime de sclérose, processus que nous avons rencontré non seulement dans la prostate elle-même, mais encore sur toute l'étendue de l'appareil urinaire.

Du côté de la vêssie, les lésions séniles se caractérisent par un épaississement pariétal, portant surtout sur la couche musculaire, hypertrophiée par la répétition des efforts expulsifs. Dans les vessies de vieillards, qui ont « souffert », pour employer l'expression de Ledran, qui ont eu à lutter contre un obstacle prostatique, l'épaisseur des parois vésicales est accrue, la face interne montre le relief de colonnes musculaires saillantes ; dans l'intervalle des colonnes, la couche musculaire est réduite à son minimum ; elle n'est composée que de quelques faisceaux espacés, séparés par du tissu cellulaire ; la muqueuse, mal soutenue, se déprime en cellules et tend à hernier à travers les fibres dissociées de la musculeuse. Des loges se forment ainsi, qui, à leur degré extrême de développement, constituent de véritables vessies accessoires. Morgagni connaissait ces poches vésicales ; Cruveilhier les a prises pour types des « hernies tuniquaires » ; Civiale et Le Dentu les ont bien décrites. Leur

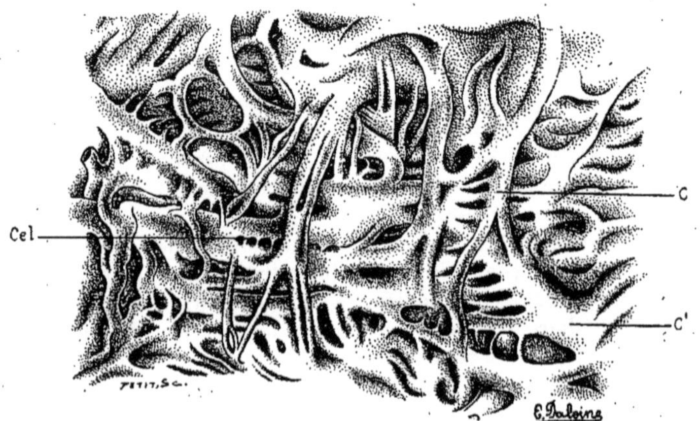

Fig. 155. — Face interne d'une vessie à colonnes. (Launois.)
C et C' colonnes. — *Cel*, cellules.

siège est variable ; on les rencontre surtout sur les parois postérieures et latérales. L'orifice de communication est tantôt large, tantôt étroit.

L'examen histologique des cellules montre, à côté de l'augmentation de volume des faisceaux musculaires, une production abondante de tissu scléreux et dense, insinué en fines bandelettes entre les faisceaux primitifs, ou s'interposant en bandes épaisses entre les faisceaux secondaires. Donc, les éléments contractiles sont étouffés dans une gangue de tissu conjonctif ; le muscle vésical est progressivement supprimé par la slérose, dont l'inégale répartition rend ses contractions incohérentes et dissociées ; la nappe conjonctive sous-muqueuse est épaissie. Les veines sont volumineuses, renflées en saillies moniliformes, parfois encombrées de coagulations sanguines, et s'anastomosent en plexus qui, au voisinage du col et de la prostate, prennent l'aspect d'un vrai tissu caverneux. Les artérioles montrent les lésions de l'endo-périartérite. Tel est le résultat de la sénilité vésicale : la sclérose s'établit dans l'organe, atteint sa contractilité, et favorise l'état congestif de son appareil vasculaire.

Ce processus de sclérose dystrophique s'étend parallèlement au rein du vieillard. L'atrophie rénale est la règle : du poids moyen de 160 à 170 grammes, l'organe descend à 100, 80 et même 60 grammes. A sa surface, des saillies le bossèlent, que séparent des sillons plus ou moins profonds, au niveau desquels la capsule est particulièrement adhérente. Le rein est rouge brun, parfois marbré de jaune, assez souvent criblé de petits kystes, surtout au niveau du bord convexe. La couche corticale est considérablement atrophiée. Le microscope montre une néphrite interstitielle, une sclérose portant surtout sur l'écorce. Dans le rein sénile, « nous trouvons, dit Launois, des altérations scléreuses non systématisées, localisées tantôt sous la capsule, tantôt autour des vaisseaux, tantôt autour des glandules et dans les glomérules, tantôt entre les tubes, et enfin simultanéité de ces diverses localisations ». Comme l'ont établi Lancereaux, Demange, Sadler, Duplaix, le processus scléreux a son origine dans les vaisseaux. Toutefois, ces altérations ne s'accompagnent pas de lésions très profondes des tubes urinifères; aussi peuvent-elles rester latentes : un état d'équilibre s'établit, mais il est instable. L'insuffisance rénale est menaçante; il suffit de complications inflammatoires pour la manifester brusquement.

Étiologie. — A considérer l'hypertrophie prostatique comme lésion isolée, primitive, ne se compliquant que secondairement, et par des effets purement mécaniques, d'altérations secondaires de la vessie et des reins, on se trouvait en face d'une étiologie hésitante et banale. De là un chapitre qui, de classique en classique, se transmet, inculpant sans preuves des agents irresponsables : « Il me semble préférable, déclarait Samuel Cooper, de confesser que l'étiologie de cette affection est inconnue. » La syphilis, la présence d'un calcul dans la vessie, les rétrécissements de l'urèthre, les lésions du canal prostatique, voilà des causes qu'Amussat avait, sur la foi des anciens, continué à admettre. Civiale et surtout Mercier en ont fait la discussion critique. Le virus syphilitique avait été surtout incriminé par J.-L. Petit : « Mais, demande Mercier, de paisibles habitants des campagnes qui n'ont jamais approché de la coupe empoisonnée, de pieux ecclésiastiques qui n'ont jamais enfreint leurs vœux de chasteté, Fothergill, ce célèbre médecin de Londres, qui n'avait jamais eu de commerce avec les femmes, pourquoi en ont-ils été victimes? » — « L'influence des excès de plaisirs, continue-t-il, ou des jouissances solitaires, n'est pas très aisée à apprécier; car il est difficile de savoir quelle fut au juste la mesure de chacun. » Pour Mercier, les uréthrites chroniques, les instruments, ne sont capables d'allumer dans la glande qu'une inflammation transitoire; il a vu, chez des sexagénaires, la prostate rester saine, en dépit d'un rétrécissement « presque capillaire »; il n'est malheureusement que trop commun, constate-t-il, de rencontrer des calculs « chez des vieillards affectés du gonflement de la prostate; mais en déduire, comme l'ont fait Amussat et Leroy, que les calculs sont cause de l'engorgement, n'est-ce pas juger avec une extrême précipitation? » En résumé, conclut Mercier, et devait-on conclure avec lui « de toutes les causes admises par les auteurs, il n'en est aucune dont le rôle soit démontré. »

Avec la notion contemporaine, surtout mise en lumière par Guyon, d'un processus de sclérose dystrophique capable de s'étendre, bien souvent à degrés inégaux, sur l'ensemble de l'appareil urinaire, l'étiologie se simplifie et les modes symptomatiques s'éclairent. Ce processus est en rapport avec l'évolution régressive de l'organisme ; il traduit la sénilité des organes. La sclérose est contemporaine et très vraisemblablement sous la dépendance de lésions généralisées des vaisseaux de petit calibre. L'artério-sclérose, cette vieillesse vasculaire, est donc à la base de l'affection : l'âge devient le facteur incontesté, et l'axiome de sir Benjamin Brodie s'affirme : « Quand les cheveux deviennent gris et rares, quand des dépôts athéromateux envahissent les tuniques artérielles, quand il se forme une zone blanche au pourtour de la cornée, à la même époque la prostate, d'ordinaire, s'accroît en volume. ». « Il faut avoir en moyenne au moins cinquante-cinq ans, nous dit Guyon, pour avoir le droit de devenir prostatique. » Mais, d'une part, tout vieillard n'est pas un prostatique obligé ; l'hypertrophie, d'après les chiffres de Thompson, ne survient que chez environ 34 pour 100 des hommes de soixante ans et au-dessus, et n'entraîne de symptômes positifs que chez quinze ou seize d'entre eux ; chose curieuse, au delà de soixante-dix ans, il semble qu'on ait franchi l'échéance et l'on ne devient que rarement prostatique après cet âge. D'autre part, cette sénilité vasculaire peut être prématurée, et le mot de Cabanis est ici plein d'à-propos : « On a l'âge de ses artères. » Nous comprenons donc qu'il y ait des prostatiques jeunes, à peau sèche et à artères dures, de bonne heure vieillis par l'alcool, les excès, l'arthritisme. Dès lors, toutes les conditions de raptus congestif vers les organes du petit bassin sont ramenées à leurs justes proportions : ce peuvent être des circonstances aggravantes, non des causes efficientes.

Cette conception apporte d'autres lumières. L'obstacle prostatique n'est point tout ; la sclérose vésico-rénale joue un rôle indéniable dans la forme et dans la gravité de l'affection. Une vessie, dont la musculature est étouffée par la prolifération conjonctive, se vide mal et, manquant de ressort, se défend peu contre la distension. Un rein scléreux, facile à hypérémier, fait aisément de la polyurie réflexe et de la néphrite ascendante.

Il faut garder néanmoins à la lésion prostatique sa place prépondérante : elle est la seule localisation manifeste du processus scléreux chez maints vieillards qui ont conservé une vessie musclée et des reins suffisants. C'est déjà une terminologie bien heurtée que de parler de « prostatisme vésical » ; elle paraît justifiée toutefois par cette catégorie de malades — et nous en avons vu quelques cas — qui, sans augmentation apparente de la prostate, ont une miction lente et retardée, un jet de faible projection, des besoins nocturnes fréquents, une susceptibilité extrême aux causes congestives. C'est alors l'état prostatique sans hyperthrophie ; encore convient-il de faire des réserves en pareil cas sur des déformations possibles du col, échappant à l'examen. Mais, décrire le prostatisme chez la femme devient un paradoxe : sans doute, ce sexe n'a point le privilège d'échapper à la sclérose vésico-rénale ; il est possible d'observer chez les vieilles les signes de la sénilité du muscle et des vaisseaux de la vessie, l'expulsion pénible et incomplète, la fréquence des mictions. Cependant, l'analogie symptomatique ne suffit pas à justifier l'identité de nature : le relâchement de la paroi vaginale antérieure, l'affaiblissement de la suspension utérine et des soutiens vésicaux, les déplacements de la matrice, les troubles réflexes issus de la sphère génitale, ne donnent-ils pas le plus souvent la raison suffisante de ces symptômes urinaires?

Symptomatologie. — L'évolution schématique de la maladie peut, comme le propose Guyon, être divisée en deux périodes : période prémonitoire et période d'état. La première est occupée par des symptômes d'ordre dynamique et de nature congestive ; elle est marquée par des troubles de la miction ; elle ne manque qu'exceptionnellement, se prolonge parfois indéfiniment et peut n'aboutir jamais à la seconde période. — Dans cette seconde phase, les phénomènes sont d'ordre mécanique : le prostatique est devenu rétentionniste et ne vide plus sa vessie ; sa rétention peut être complète ou incomplète ; un pas de plus, la vessie arrive à la distension et le malade à l'incontinence. Donc, troubles simples de la miction — fréquence surtout nocturne ; jet affaibli et lent ; impressionnabilité vive aux causes hypérémiantes — voilà la première étape du prostatisme ; rétention vésicale, voilà la seconde ; distension vésicale et incontinence, c'est la troisième phase. Mais ce n'est qu'un schème clinique ; l'ordre des symptômes, comme l'observait déjà Civiale, est souvent interverti : « Tantôt le trouble débute, disait-il, par l'incontinence, ainsi qu'on en voit des exemples dans les ouvrages de Guthrie et autres ; tantôt on voit apparaître d'abord la rétention complète ; quelquefois aussi les troubles persistent toujours à un degré moyen. » Ce tableau simplifié répond néanmoins à la moyenne des observations, permet d'embrasser l'ensemble des diverses catégories de prostatiques et a l'avantage de la commodité descriptive.

Un homme vieux, approchant généralement de la soixantaine, ou prématurément vieilli, — nous montrions récemment aux élèves un prostatique rétentionniste de quarante-deux ans — éprouve pendant la nuit, et surtout pendant la seconde moitié de la nuit, des besoins fréquents d'uriner : vers deux, trois, quatre, cinq heures du matin, le besoin se manifeste et se renouvelle parfois à plusieurs reprises rapprochées, même après avoir été satisfait. Le soulagement que produit la miction, nous dit Thompson, est moins complet. Chez quelques-uns, cette « pollakiurie », pour employer le terme commode des médecins, ne se montre qu'à l'heure du lever et pendant les soins de la toilette. — Cette fréquence nocturne de la miction a une signification importante : chez les artério-scléreux jeunes, elle peut être le seul symptôme constituant, pour ainsi parler, l'esquisse du prostatisme. Elle s'oppose nettement à l'état de veille et surtout d'activité musculaire : pendant le jour et par l'exercice, les mictions s'espacent normalement.

Mais l'expulsion urinaire n'est pas seulement fréquente ; elle devient difficile. La miction est en retard ; le malade, comme le disait déjà Desault, « est longtemps à attendre la première goutte des urines, et s'il fait des efforts pour en accélérer la sortie, il y met un nouvel obstacle ». C'est après avoir fait quelques pas dans sa chambre, après avoir fait quelque exercice, que le prostatique peut uriner ; il en est qui se trempent les mains dans l'eau froide, « dans un seau d'eau de puits », disait J.-L. Petit, qui se tiraillent la verge, qui marchent pieds nus sur le parquet, pour solliciter, par action réflexe, la contraction de leur vessie paresseuse, et provoquer une constriction vaso-motrice des plexus périprostatiques. « Il faut pisser debout ou à genoux, s'il se peut, dans un lieu frais, conseillait J.-L. Petit ; j'ai cru cette circonstance si nécessaire que j'ai recommandé à ceux qui pissent la nuit d'approcher leur pot de chambre de leurs cuisses et du scrotum ; le froid qu'ils sentent les excite à uriner, et plusieurs qui croyaient avoir tout pissé, ayant fait ce que je dis, ont rendu encore plus ou moins d'urine qui, sans cela, serait restée ; un cabaretier, à qui je conseillai d'aller pisser dans sa cave, y fit porter un pot de chambre pour y uriner pendant le jour. »

La miction est d'autant plus « retardante » que le malade résiste davantage au besoin : tel prostatique qui peut encore pisser « à première sommation », est obligé d'attendre plus longtemps s'il n'a point obéi immédiatement. J.-L. Petit l'avait observé avec un grand soin clinique et, depuis, on n'a fait que le rééditer : « Il faut ne point résister à la première envie d'uriner, disait-il ; pendant qu'on temporise, la vessie se remplit plus qu'il ne convient, ses fibres s'allongent, l'envie de pisser se passe et elle ne revient que parce qu'un surcroît d'urine a fait un nouvel effort contre les fibres vésicales; et, quand on satisfait à ce second avertissement, il arrive que l'on ne rend point toute l'urine et qu'il en reste au moins la quantité que la vessie a reçue entre les deux avertissements de pisser. »

Le jet est parfois modifié dans sa forme ; mais ces déformations n'ont point une valeur significative suffisante. Et Mercier a fait une judicieuse critique de ce détail symptomatique. Lacuna ne prétendait-il pas que l'urine s'échappe à gauche quand l'obstacle est à droite de l'urèthre, en haut quand il est en bas? « C'est une erreur, car c'est l'orifice externe du canal qui imprime au liquide sa forme et sa direction ». — La diminution dans la « portée » du jet est autrement importante : comme disait Civiale, les urines tombent au lieu d'être lancées. Desault avait bien décrit le mode de projection des prostatiques : « L'urine, au lieu de former l'arcade en sortant, tombe perpendiculairement entre les jambes, de sorte que le malade pisse sur ses souliers. » — Le rétréci a, comme le prostatique, le jet affaibli et à courte portée ; mais, s'il est jeune, la projection urinaire s'allonge sous la poussée contractile de la vessie ; chez le prostatique, la musculature vésicale est déficiente, et les efforts n'aboutissent trop souvent qu'à retarder la miction ou à provoquer l'issue de gaz ou de fèces par le rectum. Les malades, disait Desault, « ne sentent plus, en cessant de pisser, ce dernier coup de piston qu'ils sentaient dans leur jeunesse » ; cela traduit l'affaiblissement sénile des puissances expulsives accessoires et de la musculature périnéale.

Ces troubles de la miction sont nettement influencés par une série de conditions, auxquelles on a autrefois attribué l'importance de facteurs pathogènes suffisants. Tel, le repos, soit dans le décubitus, soit dans la station assise. La fréquence même des mictions pendant la seconde moité de la nuit, cette observation frappante d'une affection « nocturne », qui laisse au prostatique débutant la tranquillité de ses journées, voilà des raisons valables pour incriminer l'influence du sommeil et du repos au lit. Les sédentaires, condamnés à l'immobilisation du bureau ou du cabinet, ont dès longtemps — c'est de constatation vulgaire — la réputation d'être voués aux hémorrhoïdes et aux accidents prostatiques. Les sédentaires de l'établi ou de l'atelier n'y sont pas moins exposés : « Les cordonniers, écrivait Mercier, forment plus que le tiers de mes observations, et ce sont ceux qui généralement m'ont paru atteints de cette affection à l'âge le moins avancé ; l'un d'eux n'avait que quarante-cinq ans lorsqu'il en mourut. » Ce qui prouve, entre autres points, que l'histoire des prostatiques jeunes n'est point notion neuve. Mercier nous cite encore l'observation d'un tailleur « cul-de-jatte » qui mourut d'une hypertrophie prostatique ; c'est bien là le comble de la position assise ! mais ce tailleur avait déjà droit, de par son âge, à une grosse prostate : il avait soixante-douze ans. L'équitation, où la situation assise se complique de secousses pelviennes, a été fort incriminée par Ev. Home ; mais l'action musculaire qui l'accompagne nous paraît compenser largement ces influences hypérémiantes ; il faut, pour qu'elle soit nuisible, qu'elle devienne une fatigue, comme chez ce gentleman qui « parcourait, par pur plaisir, 100 milles par jour ! »

La constipation ; les excès de table ; les poussées hémorrhoïdaires ; les excitations sexuelles ; les refroidissements : autant de causes capables de donner une aggravation brusque à de légers symptômes. Ce prostatique était encore à la phase de simple dysurie : le voilà d'un coup en pleine rétention. « La constipation seule peut causer la rétention d'urine », disait J.-L. Petit. Les excès de boisson ne sont pas moins préjudiciables : nombre de prostatiques payent, d'une rétention aiguë, un abus d'alcool ; le champagne est, à cet égard, particulièrement périlleux ; J.-L. Petit nous conte l'histoire d'une rétention ainsi survenue, par congestion et inflammation de la glande, chez un malade « au ventre farci de ragoûts épicés, de vins et autres liqueurs ». Le même chirurgien est frappé des rétentions fréquentes chez les hémorrhoïdaires, « soit que les hémorrhoïdes compriment l'urèthre dans l'endroit où il n'est que membraneux, soit que les veines des environs du col de la vessie deviennent variqueuses ». Sir A. Cooper avait déclaré que le « gonflement de la prostate est toujours le résultat d'une vie licencieuse ». Mercier lui fait une objection : « Les hommes qui s'adonnent fortement aux travaux de cabinet sont plus exposés que les autres à cette affection, pendant leur vieillesse ; or, la nullité de la plupart de ces hommes en amour n'est-elle pas une vérité pour ainsi dire proverbiale ? » L'argument est étrange et peu valable : la vérité est que nous voyons souvent une crise brusque de rétention totale succéder, chez les vieux, à des imprudences génitales, à des rappels malsains de virilité, encouragés par les érections flasques du prostatisme.

« Quand on résiste au second ou au troisième avertissement, disait J.-L. Petit, la vessie n'est plus si sensible et l'on passe souvent plusieurs heures sans ressentir le besoin d'uriner ». A la retenue volontaire, succède trop fréquemment la rétention d'urine. Tel, le cas du célèbre mathématicien Tycho-Brahé qui, se trouvant dans un banquet à Prague, « s'efforça par scrupule, raconte Mercier, de retenir ses urines, et ne put ensuite les rendre lorsqu'il se trouva dans un lieu propice ». Le danger est d'autant plus grand que s'ajoutent l'action des mets excitants ou des alcools : « Plus d'une fois, nous dit Guyon, c'est en lui souhaitant bonne fête que l'on détermine chez un vieux prostatique sa première rétention ». Le voyage en chemin de fer, dans les compartiments français du moins, réunit à cet égard toutes les conditions requises : la position assise ; la trépidation du siège, origine de vives hypérémies pelviennes ; la retenue obligée ; l'alimentation irrégulière, tout concourt à provoquer la rétention : et les exemples en sont nombreux.

Quelle est donc la raison pathogénique capable d'expliquer ces variations soudaines de l'état prostatique? L'obstacle anatomique ne suffit pas, ou même n'intervient point à cette phase; car la disproportion est patente maintes fois, ainsi que Mercier et Civiale l'avaient noté, entre la gravité des troubles et le faible degré de l'hypertrophie constatée; au surplus, cette hypothèse d'une lésion fixe ne cadre pas avec le caractère éphémère de ces symptômes. Seule, la congestion, aux poussées promptes et mobiles, nous en fournit la clef : Guyon et Tuffier [1] ont bien établi ce point, d'ailleurs pressenti par les anciens. Desault signalait déjà « le gonflement variqueux des vaisseaux de la prostate et de ceux qui rampent dans le tissu cellulaire qui l'unit au col de la vessie et au commencement de l'urèthre. L'anatomie apprend que ces vaisseaux forment un plexus très sensible à l'œil, même dans l'état naturel et sans le secours des injections. Ce plexus vasculaire est susceptible d'une dilatation considérable, et souvent il présente des espèces de nodosités saillantes dans le col de la vessie et semblables à celles qui forment les varices dans les autres parties du corps ». Desault indique, avec netteté, que cet état hypérémique de la glande peut devenir « cause primitive de rétention », ou bien être « consécutif à la rétention d'urine qu'il entretient à son tour » : on n'a fait, depuis, que justifier cette formule. Everard Home attribue aussi une grande influence au retour pénible du sang du col vésical, chez le vieillard; Mercier note la « grande amplitude que prennent les plexus veineux périprostatiques.

Chez le vieillard, le système vasculaire à sang noir quintuple, décuple même ses dimensions premières : Gilette [2] a bien décrit ce riche réseau veineux pelvi-périnéal. Lenhossek [3], dans un travail peu connu en France et dont nous avons, avec Maubrac, contrôlé l'exactitude, a complété l'histoire des plexus veineux du bassin et des communications vasculaires de la prostate. Segond [4] a montré que cette glande n'est pas seulement en rapport intime avec les plexus qui recouvrent sa face supérieure et ses faces latérales, qu'elle est en outre traversée par le plexus veineux qui vient former le groupe sous-muqueux, prolongé d'avant en arrière dans la partie correspondante du canal et sur toute la surface du col vésical. Sur une coupe transversale, on voit, au centre, le plexus uréthral intra-prostatique; immédiatement au-dessous, un deuxième cercle correspond aux veinules qui occupent l'épaisseur de la muqueuse de l'utricule et des canaux éjaculateurs. Le développement de ce plexus intra-prostatique est en raison directe de l'âge : il est l'origine de ces hémorrhagies copieuses succédant à de menues déchirures. Il s'anastomose largement avec les veines périphériques, sinus à parois minces, facilement dilatables, adhérentes aux tissus cellulo-fibreux qu'elles traversent et qui maintiennent leur béance. C'est un lac cloisonné, de sang noir, dans lequel baigne la prostate, et où aboutissent, comme dans un carrefour commun, en avant les veines

(1) *Du rôle de la congestion dans les maladies des voies urinaires.* Thèse de Paris, 1885.

(2) Gilette, *Journal de l'anatomie et de la physiologie*, p. 470, 1869.

(3) Lenhossek, *Das venöse Convolut der Beckenhöhle.*

(4) Segond, *Des abcès chauds de la prostate et du phlegmon périprostatique.* Thèse de Paris, 1880, p. 103, 104.

de l'urèthre, celles du plexus de Santorini et du bulbe, en arrière les veines hémorrhoïdales.

Ce développement du système à sang noir n'est point suivi par l'appareil artériel : bien plus, ce dernier devient le siège d'une endartérite qui en rétrécit le calibre et affaiblit l'impulsion *a tergo*. On voit quel état de gêne circulatoire crée cette disposition ; on conçoit avec quelle facilité retentiront sur ce réseau, prêt à la stase, toute difficulté dans l'évacuation veineuse, tout raptus sanguin dans les viscères voisins, dont la circulation est solidaire de celle de la prostate. De par ces défectuosités de la circulation locale, les prostatiques sont, pour employer le mot de Guyon, des « congestifs » : les influences qui, chez les autres, ne déterminent que des variations physiologiques, provoquent chez eux des phénomènes pathologiques. Sous l'influence du repos au lit, le sang stagne dans les plexus pelviens ; mais, le seul décubitus ne suffit pas à expliquer cette fréquence des mictions : le sommeil y prend, probablement par exaltation de la réflectivité médullaire, une part indéniable ; des malades qui restent jour et nuit dans leur lit éprouvent des besoins nocturnes plus rapprochés. Un symptôme vient d'ailleurs souligner la nature congestive de ces troubles : ce sont les érections qui, comme les envies fréquentes d'uriner, se manifestent dans la seconde moitié de la nuit, et qui, comme elles, disparaissent avec la marche, avec les premières contractions des muscles des membres inférieurs ou de la paroi, auxiliaires puissants de la circulation veineuse.

Qu'une constipation habituelle, que des excès sexuels, que l'apparition d'un flux hémorrhoïdaire amènent de la stase dans les veines du petit bassin, les plexus péri-prostatiques et périvésicaux, en connexion vasculaire directe avec ces voies, subiront une dilatation congestive. De même, un refroidissement provoquant une hypérémie vésicale vive, des excès de boisson forçant la vessie à un fonctionnement exagéré, les fatigues d'un voyage, une station assise prolongée congestionneront cet appareil veineux à cours stagnant. Une retenue d'urine distend la vessie : la circulation pariétale est gênée, et, par contre-coup, se ralentit dans les sinus périprostatiques et les veines du col dont elle est tributaire. Ce n'est pas tout : la vessie, nous le savons, si obscurément sensible au contact, est particulièrement impressionnable à la distension ; sa sensibilité se traduit, par manifestation réflexe, sous forme d'hypérémie rénale et de polyurie : dès lors, un cercle vicieux se constitue qui enchaîne et entraîne la distension par la congestion et la congestion par la distension.

Dans la seconde période, nous dit Guyon, « les conséquences mécaniques de l'obstacle apporté par l'hypertrophie de la prostate et l'affaiblissement du muscle vésical se traduisent par la retenue de l'urine : la vessie est désormais incapable de suffire à ses fonctions. » Le prostatique peut y entrer d'un coup, par un accès de rétention aiguë : un malade, depuis quelque temps sujet à des mictions nocturnes fréquentes et difficiles, s'est exposé à l'une de ces influences hypérémiantes signalées ; lorsqu'il se présente au vase, l'impossibilité d'uriner est complète, et les efforts infructeux ne font qu'accentuer l'obstacle congestif ; le malade est anxieux, agité, va et vient dans sa chambre, se couche pour se relever ; les douleurs sont vives ; les besoins répétés et pressants. Le patient pousse, multiplie les essais et les attitudes; les crises se rapprochent; l'angoisse devient extrême. On comprend comme l'a écrit Civiale, que Montaigne, fixé par expérience sur l'intensité de ces douleurs, s'écrie : « Oh! que ce bon empereur qui faisait lier la verge à ses criminels pour les faire mourir était grand maître en la science de la bourrellerie! » L'excès même de l'angoisse fait perdre, surtout aux nerveux, toute endurance; les mains se promènent sur la verge, le périnée, l'hypogastre; le malade réclame, à tout prix, l'exonération vésicale. Et, de fait, comme disait Heister, « il faut pisser ou mourir ».

Après une crise aiguë, il est des malades qui restent à jamais rétentionnistes : ils sont condamnés à la sonde à perpétuité. Il semble que la vessie, comme le disait Desault, « ait perdu son ressort naturel ». Ces faits sont maintenant bien explicables : ils résultent d'une inégale répartition de la sclérose qui a eu le temps de frapper le muscle vésical plus que la prostate; une distension est venue qui a accentué l'insuffisance musculaire de la vessie. En pareil cas l' « inertie vésicale », pour parler comme Civiale, n'est cependant point toujours incurable : nous avons tous vu des prostatiques revenir à l'expulsion volontaire après quelques semaines de cathétérisme; le repos de la musculature et la décongestion de la paroi ont sauvegardé les fibres restées valides.

Plus souvent, la rétention est incomplète et s'établit insidieusement. C'est ce mode symptomatique que J.-L. Petit a décrit avec perspicacité : « cette espèce de rétention est bien longtemps à se former; dans tous ces cas, il reste de l'urine dans la vessie; si, chaque jour, cette quantité augmentait d'une goutte, il arriverait, par la suite, qu'il resterait dans la vessie un demi-quart, un quart ou un tiers d'urine, sans qu'on sentît le besoin d'uriner, ce qui habituerait les fibres de la vessie à ce degré de dilatation qui loin de diminuer augmenterait toujours; de manière qu'à la fin les fibres de la vessie, relâchées, paresseuses, et, pour ainsi dire paralytiques, n'auraient plus la force de chasser l'urine ».

Toutefois, notre pathogénie est différente : la rétention et la distension sont assurément chez maints prostatiques sous la dépendance de l'affaiblissement musculaire de la paroi vésicale; mais cet état « amyotrophique » est primitif: c'est une lésion contemporaine de l'hypertrophie de la glande, rattachée comme elle au processus de sclérose, et capable de prendre sur elle la priorité. Civiale avait déjà indiqué cette dissociation de la sclérose vésico-prostatique : « on rencontre des hommes, écrivait-il, chez lesquels l'excrétion de l'urine présente les plus grands désordres, quoique leur prostate n'offre qu'un commencement de tuméfaction sans complications; d'autres, au contraire, vident leur vessie assez facilement, ou même sans aucune difficulté, quoique l'hypertrophie partielle ou totale de la glande soit parvenue, chez eux, au point de former des tumeurs considérables au col vésical. » A côté de l'obstacle prostatique, il faut faire pour quelques cas une place considérable aux troubles de la « puissance expulsive » de la vessie, et Civiale propose pour décider la nature de la dysurie l'expérience suivante. « Il suffit d'introduire une sonde ordinaire dans la vessie, le malade étant couché sur le dos; si le viscère se contracte, le liquide est projeté avec force jusqu'à la dernière goutte; seulement, vers la fin, le jet s'étend moins loin. Dans le cas, au contraire, où la vessie a perdu sa puissance expulsive, en totalité ou en partie, il n'y a de projetées que les premières colonnes du liquide qui la surdistendait, et dès que l'élasticité a produit son effet, l'urine ne coule plus qu'en bavant, d'une manière fort lente; si l'on appuie la main sur l'hypogastre, ou qu'on engage le malade à tousser, à pousser, il se forme un jet, mais qui cesse aussitôt que la puissance accessoire n'agit plus. » Il est facile de rendre l'expérience plus précise : un tube manométrique adapté à la sonde mesurera exactement la poussée vésicale.

Il convient cependant de ne point exagérer la conception de Civiale. Dans la très grande majorité des cas, l'obstacle prostatique demeure, comme Mercier l'a défendu, la cause primitive et prépondérante des troubles fonctionnels : il trouve dans la sclérose vésicale un élément auxiliaire de stagnation urinaire et de distension passive; mais rien de plus. C'est lui qui, dans les déformations valvulaires du col, dans les types hypertrophiques « en barre transversale », écluse l'entrée uréthrale, l'élève de plus en plus vers le pubis, et, de plus en plus, approfondit le plancher vésical où l'urine commence à stagner par déclivité naturelle; si bien qu'alors le malade peut encore pisser, en position à genoux ou la tête penchée en avant, quoiqu'il ait cessé de pouvoir le faire debout. Les hypertrophies du lobe moyen en « croupion » ou « en champignon », les petites tumeurs multiples obstruant le col, les développements des lobes latéraux ne sont pas moins capables, par leur obstacle permanent, d'amener la rétention progressive et la distension lente de la vessie. Mesurez, en pareil cas, avant l'heure des dilatations extrêmes, l'effort expulsif de la musculature pariétale; maintes fois il est à peu près conservé.

La marche de la rétention chronique et progressive est sournoise, et il convient de ne s'y point méprendre. Tels malades, à vessies encore capables de réactions fonctionnelles vives, attireront d'emblée l'attention sur les troubles de leur évacuation urinaire : la fréquence, la difficulté, la lenteur, les retards de la miction se sont accentués, et s'exaltent encore sous l'influence des mêmes causes hypérémiantes. Mais, chez le prostatique rétentionniste, les journées et l'état de veille n'ont plus cette accalmie des premières périodes, qui tranchait d'une façon nette sur les troubles nocturnes. Les besoins se rapprochent et se renouvellent, souvent « avec une sorte de régularité d'horloge, » nous dit Guyon. La capacité fonctionnelle de la vessie subit une diminution graduelle : l'organe ne souffre que l'addition d'une faible quantité au « résidu » urinaire qui croupit; et cette quantité tolérée tend à baisser, à moins que les parois passives ne se laissent forcer par la distension.

D'autres prostatiques, arrivés à la phase de rétention, ont une vessie « atone » qui ne manifeste point. Ces malades souvent accusent des troubles étrangers à la sphère urinaire : c'est parce qu'ils digèrent mal, sont inappétents, maigrissent, ont la région lombaire endolorie et de petits accès fébriles, qu'ils vous consultent. Quant au dérangement de la fonction urinaire, il paraît maintes fois, au malade et au médecin, secondaire et négligeable. Or, prescrivez à ce prostatique latent de pisser à plein effort; après l'expulsion des dernières gouttes, introduisez dans la vessie une sonde molle; vous évacuerez un « culot » stagnant dans le bas-fond : la vessie a cessé de se vider complètement.

Il en est qui ne sont tirés de leur sécurité trompeuse que par l'apparition de l'*incontinence :* Guthrie, au dire de Civiale, en avait déjà rapporté des exemples. Mais, dans le groupe des prostatiques incontinents, il faut distinguer deux variétés : les uns ne sont atteints que d'*incontinence fausse;* ils éprouvent un besoin subit et pressant, « auquels il ne sauraient résister », disait Civiale; à peine s'est il fait sentir, que déjà l'urine s'échappe du méat et souille les vêtements; la vessie est intolérante, irritable, parfois enflammée par une cystite du col, mais elle reste vide : c'est, si l'on veut, de l'*incontenance* vésicale, non de l'*incontinence.* Le malade ressent l'envie d'uriner; il a conscience du liquide qui traverse le canal. — A l'inverse de cet état « où la vessie ne peut retenir », l'incontinence vraie des prostatiques représente, suivant le mot de Thompson, « l'état où la vessie retient trop ». Le mécanisme en est simple : une quantité résiduale stagne dans la vessie; celle-ci, aux parois scléreuses, subit une ectasie graduelle en rapport avec ce résidu urinaire croissant, et devient de plus en plus incapable de se vider. Rétention et distension s'enchaînent et s'aggravent mutuellement : un jour vient où, sous l'influence de la dilatation excentrique de la vessie, le col est forcé ; le viscère reste habituellement distendu, et ce n'est que le trop-plein qui s'écoule par une succession de gouttes. C'est d'abord pendant la nuit seulement, lorsque le sommeil abolit la volonté, que ce regorgement inconscient s'établit et mouille le malade; à la longue, l'incontinence devient diurne et continue. L'incontinence n'est donc le plus souvent chez le prostatique qu'un symptôme de rétention; les cas sont rares, et nous les avons mentionnés à propos de l'anatomie pathologique, où elle est explicable par la déformation seule de la région cervicale, par l'action du lobe moyen hypertrophié se « coinçant » entre les deux lobes latéraux et créant ainsi une sorte d'insuffisance valvulaire du col. C'est évidemment un abus de langage que d'employer à la fois le terme d'incontinence pour un état dans lequel la vessie est incapable de contenir et de retenir, et pour un autre dans lequel elle est pleine à déborder; nos vieux auteurs avaient, avec beaucoup de logique et de sens clinique, désigné ce dernier trouble sous le nom de *miction par regorgement.*

Quand l'incontinence vraie apparaît, dénonciatrice de la dilatation vésicale, la situation du prostatique est devenue grave. La distension de la vessie entretient dans le rein une congestion réflexe vive, et la polyurie est l'indice clinique de cette vascularisation rénale exagérée. Guyon et ses élèves, Jean, Bazy, ont montré que les malades qui ne vident point leur vessie rendent une quantité augmentée d'urine : 2000, 3000 grammes en vingt-quatre heures. La distension une fois supprimée, le chiffre quantitatif des urines se réduit notablement : un rétentionniste dont on met méthodiquement la vessie à sec tombe de 3000 grammes à 1^{kg},500. Tuffier, au surplus, a fourni la démonstration expérimentale de cette congestion vasomotrice réflexe. De même que l'incontinence, la polyurie est donc un signe de rétention : celle qui se rattache à des perturbations vasculaires fugaces ne comporte point une appréciation pronostique grave ; il n'en est plus de même de cette « polyurie trouble », bien décrite par

Guyon, aux urines copieuses, atteignant 4 et 5 litres, ne se dépouillant pas par le repos des éléments purulents qu'elle tient en suspension, révélatrice de lésions rénales définitives.

Il est exceptionnel qu'un prostatique atteigne cette période sans présenter des troubles généraux plus ou moins graves et de fâcheux augure. Ils sont fébriles ou apyrétiques : parfois, la fièvre apparaît sous le type d'accès francs, répétés; chez d'autres malades, elle est insidieuse, et l'on est surpris de trouver une élévation thermique vespérale montant à 38°,5, 39 degrés, 39°,5. Les troubles digestifs sont presque constants : tantôt, c'est de l'embarras gastrique, de la constipation, tantôt une dyspepsie, dont l'allure est banale, mais dont la ténacité doit attirer l'attention du clinicien sur les dérangements de l'évacuation urinaire. L'état d'urinémie s'accentue : la langue est empâtée et collante, la bouche sèche, la soif vive. Un pas de plus et le malade devient « un grand urinaire »: la langue, sèche et rouge, se rotit; faute de salive, la mastication est incomplète; l'état de « dysphagie buccale » de Guyon se dessine; le malade ne peut manger le pain et perd l'appétence pour la viande. Les nausées, parfois les vomissements viennent augmenter ce désordre de la nutrition. Les lombes endolories disent la souffrance des reins; la fièvre la souligne; la pâleur jaune du teint, l'amaigrissement, la sécheresse de la peau, expriment l'empoisonnement urineux.

Complications. — Trois complications peuvent se surajouter à ce tableau morbide : la néphrite, la cystite, les hématuries. Il y a; chez le prostatique rétentionniste, un état de congestion permanente de toutes les voies urinaires. De la prostate jusqu'au rein, tout l'appareil hypérémié est sous le coup de l'hémorraghie ou de l'inflammation.

Néphrite chez les prostatiques. — Les reins, doublement menacés par la sclérose sénile et par les congestions réflexes, d'origine vésicale, s'enflamment, parfois spontanément sous l'influence du progrès des lésions parenchymateuses que suractive et accélère un raptus congestif violent, plus souvent par cysto-néphrite ascendante. L'évolution de ces lésions rénales est quelquefois foudroyante : tel prostatique, bien portant en apparence, est pris de rétention aiguë, ou présente de la rétention chronique; on le sonde méthodiquement; en quatre ou cinq jours la vessie est évacuée; les urines n'ont point tardé à devenir purulentes, dès la seconde ou troisième journée; la cystite éclate, la langue se sèche, la soif est vive, les reins s'endolorissent, le malade tombe dans le coma et meurt d'urémie, ou mieux d'urinémie : à l'autopsie on trouve une néphrite et une cystite suppurée. Cette néphrite n'a point heureusement toujours une marche aussi rapidement irrémédiable : les lésions rénales se constituent sur un mode subaigu ou même chronique d'emblée; la fièvre urineuse lente apparaît avec son accompagnement caractéristique de troubles digestifs : un état d'équilibre très instable s'établit, qui reste à la merci d'une imprudence du malade ou d'une faute de thérapeutique.

Cystite. — La déchéance trophique de la paroi, au muscle étouffé par la sclérose, aux vaisseaux athéromateux prêts à la congestion, et la stagnation urinaire progressive, voilà des conditions opportunes pour « appeler et retenir » l'inflammation sur la vessie des prostatiques. Aussi, chez eux, la cystite se présente-t-elle avec une fréquence que ne connaît point la vessie des rétrécis, bien défendue par sa musculature. Et cette notion est si vraie qu'un adulte rétréci, devenu sur le tard prostatique, bénéficie souvent de l'hypertrophie vésicale préalable, capable de compenser un certain temps l'obstacle nouveau : telle, une myopie balance partiellement la presbytie.

La cystite des prostatiques est parfois spontanée, ou tout ou moins ne reconnaît comme cause appréciable qu'une de ces influences hypérémiantes que nous avons mentionnées : un excès de régime, un abus sexuel, une poussée congestive vers le petit bassin. Souvent la cystite éclate après le cathétérisme : la décompression vésicale trop soudaine qui hypérémie les plexus de la paroi privés d'un coup de contrepression ; le traumatisme d'une sonde mal dirigée; l'insuffisante asepsie de l'instrument surtout : telles sont les causes efficientes de la phlegmasie vésicale. Cela devient, nous dit Guyon « l'étincelle qui met le feu aux poudres, et inaugure la série des plus graves accidents ».

Deux formes s'observent : la cystite aiguë et la cystite chronique. La première vient soudainement aggraver un état prostatique jusqu'alors tolérable : ce malade qui vidait spontanément sa vessie par mictions répétées ou qui l'évacuait régulièrement à la sonde, voit brusquement les envies se rapprocher, impérieuses, demandant, sous peine de fausse incontinence, satisfaction immédiate; la poussée vésicale s'augmente et s'endolorit; les urines se troublent, la fièvre s'allume. Puis, peu à peu les phénomènes aigus s'amendent : dans les cas favorables et bien traités, l'urine se clarifie, les mictions se régularisent, le retour à l'état antérieur s'opère. — Mais, le plus souvent, l'affection passe à l'état chronique : cette chronicité peut d'ailleurs s'établir d'emblée. Le trouble croissant des urines en est le symptôme dominant : c'est le catarrhe vésical qui se constitue avec ses glaires purulentes, épaissies par la transformation ammoniacale, visqueuses et fétides. Des épisodes aigus, nés de poussées hypérémiques, peuvent de temps en temps venir aviver cet état chronique; tous les soins de la thérapeutique doivent tendre à désinfecter la vessie et à en écarter ces influences congestives. Grâce à ces précautions, un prostatique dont la vessie suppure peut être tenu dans une position de résistance, mais bien précaire : à plus ou moins longue échéance, l'inflammation ascendante risque de gagner le rein, et l'on verra se dessiner les symptômes de l'urinémie, promptement mortelle. Dans certains cas, les phénomènes douloureux de la cystite l'emportent sur l'état catarrheux : c'est alors le type de la « vessie irritable », impatiente de son contenu urinaire, se vidant par épreintes incessantes; à l'autopsie, on la trouve crispée, à parois épaissies, à cavité très réduite : nous en avons vu un bel échantillon dans la collection de Thiersch à Leipzig.

Hématurie. — L'hématurie est, après la rétention, une des complications les plus fréquentes de l'hypertrophie prostatique. Elle est rare pendant la première période de la maladie; elle apparaît le plus souvent dans la seconde période, alors que le prostatique ne vide plus sa vessie et que l'urine stagne dans le bas-fond vésical. Le pissement de sang chez le prostatique peut succéder à un cathétérisme, même prudent; parfois, il apparaît spontanément comme traduction symptomatique de l'état congestif de la vessie. A la suite d'une fatigue, d'une retenue prolongée, d'un excès de boisson ou de coït, un prostatique pisse du sang : ces hématuries spontanées, plus fréquentes que ne l'indiquent les classiques, peuvent prêter à confusion diagnostique avec celles qui accompagnent et révèlent les néoplasmes vésicaux : comme ces dernières, elles sont d'ordre congestif, et, partant mobiles; mais, elles n'en ont généralement ni l'abondance, ni la soudaineté souvent inexplicable. Et cela se comprend : si hypérémiées que puissent être ces tumeurs d'hypertrophie simple et la paroi vésicale d'un prostatique, elles ne présentent point les conditions de fragilité vasculaire des houppes néoplasiques, sensibles à la moindre vaso-dilatation.

Les pertes hématuriques incoercibles et mortelles sont rares : le *Boston medical*, de 1881, en rapporte une observation; le plus souvent, d'après la statistique de Benoît, l'hématurie s'arrête après une durée moyenne de deux à trois jours. C'est fréquemment après le premier cathétérisme, dans un cas de rétention, que se fait un écoulement d'urines noirâtres, fortement hématiques; plus souvent encore, c'est au cours d'une évacuation méthodiquement conduite que l'hématurie apparaît. Voici, par exemple, un rétentionniste dont la vessie distendue retient 2 à 3 litres d'urine; on fait l'évacuation, par cathétérisme intermittent et progressif, jusqu'à réduire à une minime quantité la retenue de l'urine : celle-ci s'est écoulée d'abord claire, puis rosée, puis sanguinolente, enfin c'est du sang pur qui est évacué. La disproportion est frappante entre le trauma du cathétérisme et l'abondante hématurie qui le suit. Pour qu'une insignifiante éraillure, accident négligeable d'exploration, pour qu'un cathétérisme correct puissent devenir les causes occasionnelles d'hémorrhagies semblables, il faut un état de fluxion des voies urinaires : nous savons que, chez le rétentionniste, depuis le glomérule jusqu'à la prostate, cette hypérémie préexiste. L'hématurie peut-elle être produite par l'extravasation sanguine au niveau du rein? C'est peu admissible, car cet organe laisse difficilement passer le fluide sanguin. Il faut, ainsi que le dit Tuffier, les lésions très étendues du carcinome rénal ou l'inflammation suraiguë d'une néphrite parenchymateuse pour provoquer une hémorrhagie abondante : le rein témoigne sa congestion par la polyurie plutôt que par l'hématurie. Cependant, dans un cas, Picard a noté des foyers hémorrhagiques disséminés dans le parenchyme rénal.

Les causes déterminantes de la rupture vasculaire dans ces voies urinaires hypérémiées sont multiples et de valeur discutable. Les uns voient dans l'hématurie le résultat d'une véritable expression de la muqueuse vésicale congestionnée, par la tunique musculaire revenant sur elle-même et vidant comme une éponge les plexus veineux gorgés de sang; quelques autres, dans les cas où l'atonie vésicale est complète et où la paroi est impuissante à se contracter, parlent d'une succion opérée par la vessie sur ses propres parois; d'autres font jouer un rôle considérable à la décompression brusque qui succède à l'évacuation, quelquefois incorrecte. On s'explique, en effet, que la vessie chroniquement distendue trouve, dans la masse liquide retenue, une contrepression positive : cet appui intérieur vient-il à être supprimé, les capillaires gorgés se dilatent ou se rupturent, et l'hémorraghie s'accentue à mesure que l'urine s'évacue.

Diagnostic. — Un homme vieux pisse plusieurs fois dans la seconde moitié de la nuit; son jet est retardant et sans portée; sa dysurie nocturne est très impressionnable aux causes d'hypérémie pelvienne; la quiétude des journées tranche avec l'état des nuits : il s'agit, sans nul doute, d'un prostatique à la première période qui vide encore sa vessie. Cette pollakiurie nocturne a une valeur significative moindre chez un sujet jeune. L'artério-sclérose prend, dans la pathologie contemporaine, un rôle majeur; et, de fait, le nombre est grand des hommes jeunes, ayant parfois à peine atteint la trentaine, qui ont des artères dures, à plateau net. Nous venons d'observer un jeune soldat, athéromateux à vingt et un ans; atteint d'ulcère perforant de l'estomac, polyurique, forcé de se lever trois à quatre fois par nuit; cependant, la prostate ne montrait chez lui aucune hypertrophie, rectalement appréciable : s'agit-il, en pareil cas, comme on l'a dit d'un « état prostatique sans hypertrophie », d'une sclérose vésicale en avance sur la lésion prostatique? La chose est très vraisemblable. Il faut se garder néanmoins de quelques erreurs : on nous citait naguère l'exemple d'un jeune artério-scléreux, considéré comme prostatique, et qui, au total, n'avait des mictions fréquentes que parce qu'il lui restait d'une vieille blennorrhagie une légère cystite du col. Les affections du gros intestin, les crises hémorrhoïdaires, peuvent retentir sur la vessie et la provoquer à des évacuations fréquentes; la pollakiurie des névropathes, ou simplement des nerveux, est connue. Pour obtenir du symptôme fréquence, son maximum de valeur diagnostique, il faut, avant tout détail, distinguer les mictions de nuit et les mictions de jour : seule la fréquence nocturne est décisive.

Les troubles de la nuit ont empiété sur le jour, aussi intenses, accompagnés parfois de poussées vésicales et rectales : le prostatique est probablement entré dans la période de la rétention. Une réserve est permise : une simple complication de cystite, chez un malade qui vide encore sa vessie, est capable de créer une intolérance vésicale continue, et de donner aux mictions diurnes et nocturnes cette égalité de fréquence. Mais, dans la majorité des cas, on peut dire qu'un malade qui pisse souvent, jour et nuit, et qui, point important, pisse abondamment, n'évacue plus complètement sa vessie. — Une crise de rétention aiguë se diagnostique aisément : l'âge du malade, son passé uréthral, les derniers faits qui ont précédé l'apparition de la rétention permettent de conclure à la nature de l'obstacle. En formule générale, la rétention des adultes signifie rétrécissement; celle des gens âgés hypertrophie prostatique; mais il y a des prostatiques jeunes et des rétrécis vieux. — Le diagnostic de la rétention chronique et lente doit s'appuyer sur l'exploration du bas-fond vésical : la percussion ne donne que des résultats insuffisants ou illusoires; seul, le toucher rectal, combiné à la palpation hypogastrique méthodiquement appuyée, qui profite des mouvements d'expiration pour plonger dans le bassin, permettra de reconnaître la procidence et la distension du plancher de la vessie.

On peut voir certains sujets arriver insidieusement à d'énormes dilatations qui élèvent leur vessie jusqu'à l'ombilic. Mais, ces malades sont le plus souvent incontinents : et ce trouble est, en l'espèce, significatif. Considérez au surplus la quantité d'urines excrétées : la polyurie accompagne ces distensions vésicales. Observez attentivement les troubles digestifs, dénonciateurs de l'épuration rénale insuffisante; prenez la température de ces malades : il s'agit souvent de dépister le trouble de l'excrétion urinaire, sous ces symptômes fébriles et digestifs capables d'égarer le diagnostic. A cette période surtout l'examen des urines est capital : il faut mesurer leur quantité, la polyurie révélant la congestion ou la néphrite latente; leur richesse en urée donnera le taux du fonctionnement rénal; les urines à glaires visqueuses, filantes, ammoniuriques, qui laissent leur dépôt purulent se « décanter » aisément révèlent la cystite; celles qui sont abondantes, troubles, analogues « au sirop d'orgeat étendu d'eau », et qui ne se dépouillent point de leur mélange purulent, traduisent l'inflammation secondaire des reins et assombrissent le pronostic.

Cet examen fonctionnel comporte, comme documents auxiliaires, l'exploration directe des organes. Le toucher rectal capable, comme nous l'avons vu, de reconnaître, par combinaison avec le palper hypogastrique, un bas-fond procident et distendu où l'urine stagne, ne donne sur la prostate elle-même que de médiocres renseignements. Ce ne sont pas les glandes, à saillie accentuée vers le rectum, qui sont les plus obturantes : à une prostate peu développée en masse peut correspondre une déformation uréthrale grave ou une obstruction de siège cervical. Ces dernières formes sont les plus intéressantes au point de vue de la thérapeutique radicale; or, l'index dans le rectum n'en a aucune perception. Bien plus « quand la tuméfaction se porte principalement, ou même exclusivement du côté du rectum, les explorations par l'anus peuvent, nous dit Civiale, faire croire à une maladie plus grave qu'elle ne l'est réellement : cet effet tient surtout à l'ypertrophie et à l'induration du tissu cellulaire compris entre le rectum et la glande, que le doigt ne saurait distinguer de celle-ci, et qui donnent à penser que la tumeur a beaucoup de volume, tandis qu'elle peut n'en avoir qu'un très médiocre. »

Le cathétérisme, même explorateur, n'est jamais, chez le prostatique, un acte sans périls : « Au lieu d'être votre première ressource, nous dit Guyon, il doit être réservé, au contraire, pour le dernier mot du diagnostic et bien souvent pour le premier acte du traitement. » Quand les symptômes révèlent une évacuation incomplète de la vessie, il devient nécessaire : être aseptique et méthodique, voilà ses qualités indispensables. Usez d'abord de l'explorateur à boule olivaire; aussi bien qu'un instrument métallique, et avec une moindre offensivité, il vous renseignera sur les déformations de la traversée prostatique. On commencera par en mesurer la longueur : l'instrument a senti l'étreinte douce de la région membraneuse; poussez-le d'avant en arrière jusqu'à ce qu'une sensation de liberté complète vous indique que le col est franchi; si cette sensation vous échappe, substituez à l'explorateur plein, comme le conseille Guyon, un explorateur perforé, analogue à ceux qui servent aux instillations; vous serez averti, par l'issue de l'urine, de l'arrivée de la boule dans la vessie; la distance de ce point, noté sur la tige de l'instrument, à celui qui marquait la région membraneuse, mesure la longueur de l'urèthre prostatique.

La saillie dominante d'un lobe latéral dévie à droite ou à gauche l'extrémité de l'instrument; la déformation symétrique des deux lobes la serre en un couloir étroit; le relief, brusquement relevé à pic, du lobe moyen, l'arrête à la base; mais ces sensations ne sont pas toujours aussi claires que le veut la théorie. L'exploration à la béquille métallique donne parfois de plus nettes impressions, la tige étant mieux en main; mais il faut, à son maniement, une grande délicatesse de touche. On peut, avec elle, apprécier mieux l'aplatissement latéral du canal par gonflement des lobes latéraux, les rigoles praticables qui correspondent alors aux extrémités pubienne et rectale de cette fente, et dans lesquelles l'instrument pénètre par abaissement ou relèvement du pavillon. L'inclinaison des anneaux à droite ou à gauche montre le déjettement du canal par un lobe latéral dominant; le mouvement de bascule qui relève le bec, pour pénétrer dans la vessie, permet de juger du relief du lobe médian. Une fois dans la vessie, si le bec renversé en bas peut accomplir librement un mouvement de rotation, c'est que le bas-fond est notablement déprimé; poussé depuis le col jusqu'à la rencontre de la paroi postérieure, l'instrument sert encore à mesurer l'ampliation vésicale.

Les hypertrophies partielles du col, sous forme de tumeurs ou de barres, sont d'un intérêt diagnostique prépondérant; elles constituent, par excellence, les « espèces opérables »: si nous étions capables d'en faire toujours le diagnostic précis, la décision thérapeutique serait mise hors de contestes. Sans doute, avec la sonde métallique béquillée, avec l'explorateur vésical de Thompson et de Guyon, il est possible de constater parfois l'existence d'un relief intra-vésical du lobe moyen. Une saillie en croupion peut être reconnue : « Vous vous en rendez assez facilement compte, nous dit Guyon, en répétant successivement la rotation du bec à droite et à gauche, et en constatant que la rotation complète est impossible, que vous êtes invariablement arrêté, soit d'un côté, soit de l'autre, lorsque vous appliquez assez intimement le bec de l'instrument contre le col, tandis qu'en l'enfonçant davantage, de 1, 2 ou 3 centimètres, vous obtenez une liberté complète et pouvez sans peine faire le tour entier. » Il est encore possible, en ramenant le bec de l'instrument contre le col qu'il accroche, et en mesurant pour chaque lobe latéral la différence d'affleurement de la tige au méat, d'apprécier l'inégale saillie de ces lobes dans la vessie. Mais Civiale l'avait déjà confessé : « Ces moyens d'exploration laissent encore beaucoup à désirer; le volume, le nombre, la direction de ces tumeurs dans la vessie sont difficilement appréciés ou ne le sont pas du tout; l'orifice interne de l'urèthre peut être très déformé sans que le passage de la sonde fournisse le moindre renseignement à cet égard ».

Pronostic et traitement. — Ces deux chapitres ne peuvent se séparer: l'avenir du prostatique dépend de l'opportunité et de la bonne direction thérapeutiques. La maladie n'est jamais, ne doit jamais être abandonnée à elle-même; son évolution spontanée est donc une histoire sans document ou sans intérêt.

L'hygiène des prostatiques est celle des artério-scléreux et des congestifs. Leur régime sera sobre et exclura l'alcool, les épices, les viandes noires, les excès; ce n'est point d'aujourd'hui que la remarque en est faite : J.-L. Petit signalait déjà la fréquence de cette affection « chez les enfants de la joie qui ne s'ennuient point à table ». Leur sommeil sera restreint aux utiles limites : n'accordez que sept à huit heures de lit; prescrivez dans la journée des promenades courtes et répétées; que le coucher soit toujours précédé d'un temps d'exercice. Le prostatique, surtout le sédentaire, ne doit point craindre le plein air; mais il doit éviter les refroidissements. Faites fonctionner la peau par les frictions sèches, par les bains alcalins, tièdes et courts; aidez à la régulation circulatoire par l'iodure de sodium, ce « pain des artério-scléreux », pris à la dose quotidienne de 20 à 30 centigrammes pendant des mois entiers. Les fonctions sexuelles, comme nous l'avons entendu dire à Guyon, « ne méritent aucun encouragement »; les érections flasques ne sont que des invitations décevantes : que de prostatiques atteints de rétention aiguë pour avoir cru à leurs promesses et les avoir aidées de tous les stimulants! La constipation engorge les plexus prostatiques : le rectum sera vidé régulièrement, et son exonération aidée par les lavements chauds portés haut dans le rectum avec la canule souple, par les laxatifs légers. Les retenues volontaires sont très préjudiciables : le prostatique doit prendre l'habitude de vider sa vessie toutes les deux ou trois heures; pour éloigner les mictions nocturnes, ne prescrivez jamais les narcotiques qui endorment le besoin, mais le préparent plus difficile à satisfaire.

Telles sont les ressources hygiéniques qui conviennent et suffisent à la période, souvent très prolongée, des troubles fonctionnels sans rétention : il faut savoir en continuer l'application persévérante; que de praticiens vont au-devant des complications en faisant au cathétérisme un appel prématuré! Dès que la rétention apparaît, la maladie prostatique entre dans sa phase chirurgicale vraie. Il faut évacuer par la sonde toute vessie incapable de se vider spontanément : c'est le moyen de combattre la stagnation urinaire et la distension vésicale, sources de congestion réflexe dans tout l'appareil urinaire; de prévenir les accidents inflammatoires que préparent les phénomènes congestifs; de sauvegarder le plus possible la contractilité vésicale, menacée par la sclérose sénile et la distension atrophiante; de protéger les uretères et les reins.

Les indications du cathétérisme se subordonnent à la situation clinique du prostatique. Tel malade, encore à la première période du prostatisme, est atteint de rétention incomplète aiguë, sans distension : il n'y a point à prendre immédiatement la sonde; prescrivez des bains, des cataplasmes, quelques lavements laudanisés, quelques sangsues au périnée, et vous verrez souvent, les plexus périprostatiques une fois décongestionnés, ces phénomènes d'ordre purement hypérémique disparaître. Sondez cependant si la situation se prolonge et s'aggrave. Tel autre présente une rétention aiguë, brusquement déclarée, complète d'emblée, aux symptômes vifs et pressants : videz sa vessie. Et, pour ces prostatiques qui n'ont point encore franchi la phase congestive de l'affection, qui ont de la « retenue » par hypérémie fugace, plutôt que de la rétention par lésions définitives, on verra souvent la vessie recouvrer la miction spontanée et totale après avoir exigé le cathétérisme évacuateur pendant quelques jours ou quelques semaines, à une condition toutefois : c'est que les prescriptions médicales et hygiéniques seront régulièrement continuées.

Certains malades, au contraire, après cette crise de rétention aiguë, resteront désormais justiciables du cathétérisme : ils sont entrés par ce début bruyant dans la « vie cathétérienne », pour parler comme les Anglais. Mais ce n'est point le type commun. Insidieusement, lentement, sans accès de rétention totale, le plus grand nombre des prostatiques deviennent « rétentionnistes ». N'attendez pas les poussées douloureuses et les phénomènes pressants d'une rétention aiguë : tel vieillard ne parle que de ses troubles digestifs ou de ses accès fébriles, et maints praticiens s'attardent à ces symptômes secondaires; dépistez le trouble urinaire originel. Ce prostatique ne vide pas sa vessie : il n'est plus seulement un malade « nocturne » et sa quiétude du jour est moins complète; la quantité d'urine évacuée à chaque miction diminue. Il s'agit de venir au plus tôt au secours de la vessie.

Ne laissez point le prostatique dépasser cette phase de stagnation simple sans distension. Sa vessie est encore capable d'une certaine besogne contractile ; elle ne se laisse point distendre, mais elle ne s'évacue que partiellement; déjà peut-être quelques symptômes digestifs disent le trouble de l'excrétion. Par le cathétérisme, mettez cette vessie au repos; épargnez-lui l'inertie prochaine, car elle sera bientôt au-dessous de sa tâche ; débarrassez-la de la quantité « croupissante » de son contenu, quantité qui ne ferait que croître de jour en jour; par là, vous sauvegardez les uretères et les reins, dont la vessie est la « gardienne » : or, c'est par le rein que meurent les malades à grosse prostate.

Que de vieillards rétentionnistes ne vivent que par la sonde et par la régulière évacuation vésicale ! Nous en avons tous vu qui, depuis longues années, dix ans, quinze ans et plus, ont pris l'habitude de laisser leur vessie reposée, de pisser par un urèthre de caoutchouc, et qui lui sont redevables de leur pleine santé intellectuelle et physique. Aux premiers jours, les phénomènes congestifs ont généralement nécessité quelques cathétérismes plus rapprochés; de temps à autre, une crise hypérémique provoquée par un écart d'hygiène, par une retenue prolongée, par un sondage irrégulier, peut troubler la tranquillité de cette « vie cathétérienne ». Mais quand elle est bien réglée et bien surveillée, il est fréquent de voir le nombre des évacuations tomber à cinq ou six dans les vingt-quatre heures, le malade prendre l'habitude et la tolérance parfaites de ces mictions artificielles; la nécessité le rend ingénieux et habile; mieux que le médecin, il finit par connaître son urèthre : tels ces prostatiques parisiens qui portent leur sonde en portefeuille et en usent dans les abris municipaux. Il en est chez lesquels s'observe la reprise spontanée de la miction complète; et ces retours à l'évacuation normale et volontaire peuvent persister pendant des années.

Mais voici un prostatique arrivé à la troisième période. La vessie n'a point été secourue à temps : de stagnante autrefois, elle est maintenant distendue; la palpation ou la percussion vous la montrent montant à l'ombilic ou au-dessus. Méfiez-vous de ces malades à vessie « forcée », de ceux surtout qui pissent leur trop-plein par regorgement. Les voies urinaires supérieures sont, grâce à la réplétion vésicale, livrées à la compression : de la prostate au rein, tout l'appareil congestionné est prêt à l'hémorrhagie ou à l'inflammation, et la polyurie est l'indice de cette hypérémie rénale. Chez un bon nombre de ces prostatiques, il s'est établi lentement et sans trouble bruyant un état aseptique de cachexie urinaire, une insuffisance rénale latente. Vienne, par le cathétérisme, une occasion de souillure : cet équilibre instable de l'épuration urinaire sera brusquement rompu; l'infection sera suraiguë et totale, car elle prendra possession d'un terrain malade, travaillé par la sclérose et la congestion, car la distance est faible entre cette hypérémie permanente et l'inflammation, et les trois organes de cette triade urinaire, prostate, vessie et reins, sont associés par une solidarité pathologique si intime qu'ils vont « flamber » du même coup.

La sonde est, pour ces malades, une arme à double tranchant, capable de les tuer en vingt-quatre heures ou de les ramener progressivement à la période tolérable de rétention pure et simple. Et votre responsabilité est d'autant plus grande que, comme l'observe Guyon, le contraste est plus complet entre l'état du malade avant l'intervention et celui qui peut rapidement lui succéder. Ce prostatique à vessie distendue ne se plaint que de mictions involontaires ou fréquentes ; son urine est limpide ; il n'a point les épreintes pénibles qui s'observent parfois dans la seconde période ; — or, quelques heures après votre cathétérisme, même très correctement conduit, il sera en pleine urémie, la langue sèche, le pouls petit et rapide, le cerveau délirant : abandonné à lui-même, il aurait à coup sûr vécu quelques mois, jusqu'à une crise spontanée. Donc, à la troisième période, il est des prostatiques dont la sonde doit s'écarter et qu'il faut laisser dégorger d'eux-mêmes leur trop-plein vésical : ne cathétérisez point ces malades à polyurie trouble, ni ces vieux à face jaunâtre et terreuse, à fonctions digestives profondément troublées, à langue pâteuse ou sèche, à soif vive, dysphagiques, qui font de la fièvre, maigrissent et pâlissent et dont l'état général n'est point amélioré par l'alimentation tonique, par la diète lactée, par l'hygiène. Si l'appétit et les forces se remontent, le cathétérisme a chances d'être toléré et efficace à la condition que la vessie soit, suivant la formule de Guyon et ainsi que nous le préciserons, vidée lentement, progressivement et antiseptiquement.

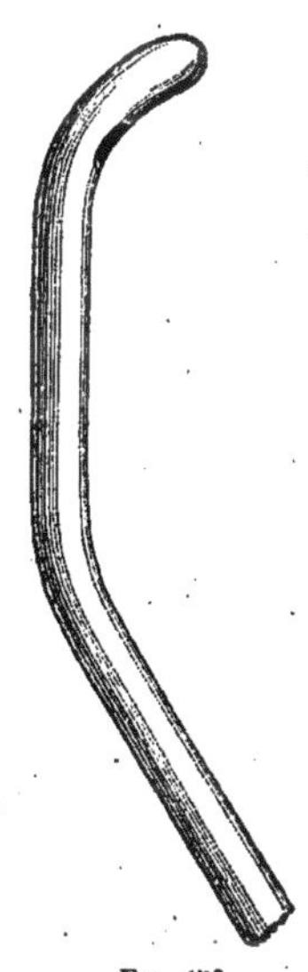
Fig. 156. Sonde bicoudée.

Avant de cathétériser un prostatique, il est bon de faire, à l'aide de l'explorateur à boule olivaire, la reconnaissance de son urèthre : on appréciera les ressauts, le calibre de la portion pénienne parfois réduit par un rétrécissement antérieur, la longueur de la traversée prostatique. Si l'on a pénétré sans arrêt, on passera avec la sonde de Nélaton. Chez les vieux à périnée flasque et gras, l'olive parfois butera dans le cul-de-sac bulbaire approfondi et se coiffera de la muqueuse : n'insistez pas, vous amorceriez la fausse route ; choisissez une sonde coudée qui fuie cet obstacle de la paroi inférieure. Chez tel autre, le canal prostatique se coude brusquement en un mur vertical que heurte la boule olivaire ; chez celui-ci, elle est arrêtée par des replis, par des lacunes valvulaires qui répondent soit à des orifices glandulaires dilatés, soit à l'hypertrophie des freins postérieurs du verumontanum ; en tout cas, doucement appuyée, elle ne chemine plus : ce sont encore des indications à suivre la paroi supérieure avec la sonde bicoudée souple. Le plus souvent, si vous avez choisi une olive à col flexible, vous la sentirez, sous la pression modérée de la tige, contourner l'obstacle ou l'escalader ; vous apprécierez le chemin suivi, et noterez si l'entrée s'est faite en franchissant directement l'arrêt, ou en le contournant de droite à gauche ou de gauche à droite.

La sonde de Nélaton, sonde de caoutchouc rouge, est assurément l'instrument de choix pour le prostatique. Ses qualités de souplesse et d'insinuation en font un vrai « passe-partout », capable de se glisser à travers toutes les sinuosités d'un canal sénile; peu offensive à l'urèthre, elle peut être confiée au malade, et ce n'est pas un de ses moindres avantages. Elle a toutefois de la peine à passer dans un urèthre rétréci, dans un canal dont la muqueuse est congestionnée ou le sphincter membraneux contracturé; elle peut s'accrocher à des brides en saillie; nous l'avons vue parfois arrêtée dans une portion prostatique fortement coudée. Munissez-la alors d'un mandrin auquel vous donnerez la courbure d'une sonde à grand rayon de Gely; ou bien recourez aux sondes en gomme coudées, au bec mousse et relevé. Mercier, par ses instruments coudés, a doté la chirurgie prostatique de ses plus ingénieuses ressources. La sonde coudée ne donne pas contre l'obstacle par son extrémité : elle se présente par son talon, obtus et mousse, tandis que son bec, qui garde dans les appareils en gomme une certaine souplesse, relevé et toujours tangent à la paroi supérieure, « paroi chirurgicale », glisse sur l'obstacle et le

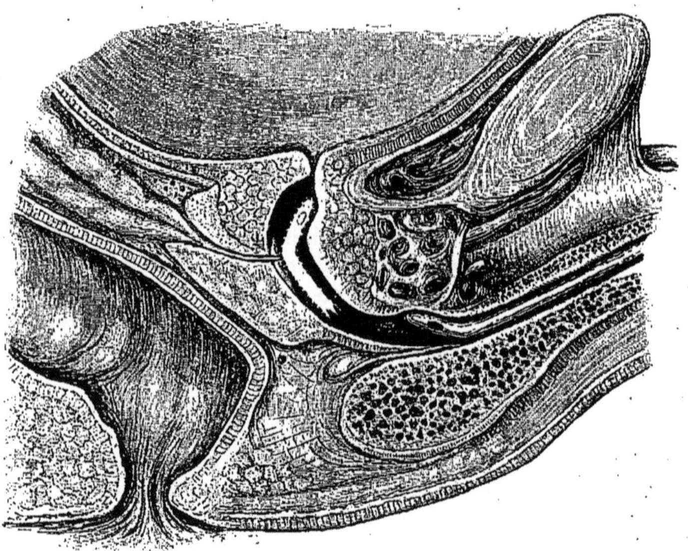

Fig. 157. — Cathétérisme avec une sonde-béquille, dans le cas d'hypertrophie portant sur le lobe moyen : le bec suit la paroi supérieure.

franchit. Si une coudure ne le relève point assez, employez les sondes bicoudées. Construisez-les extemporanément en poussant dans une sonde-béquille en gomme un mandrin également coudé que vous arrêtez à quelques centimètres de l'angle terminal : la sonde est ainsi infléchie par un double coude, tout en gardant à son extrémité une certaine souplesse. Au sortir de la région membraneuse, reculez le mandrin : cela exagère l'élévation du bec vers la paroi supérieure; combinez à ce retrait du mandrin un mouvement de propulsion, vous achevez le dégagement et franchissez l'obstacle. Ce n'est point seulement pendant la traversée prostatique que cette surélévation du bec est avantageuse : dès le passage dans la première portion, elle permet de fuir le cul-de-sac bulbaire, toujours déprimé chez les vieux urèthres et amorce possible de fausses routes.

Si le mandrin est poussé à fond, il raidit l'instrument souple. Cette fixité de la coudure constitue l'infériorité des sondes métalliques, à bec brièvement courbé ou coudé; leur angle d'inflexion n'a plus cette qualité d'accommodation au canal qui recommande les sondes en gomme. Mais ces dernières, malgré leur souplesse, et parfois à cause de leur souplesse, peuvent être arrêtées dans un couloir prostatique déformé et résistant; on ne passera qu'avec une certaine insistance, dont sont seuls capables les instruments métalliques ou mandrinés. Garder le contact avec la paroi supérieure, vraiment conductrice, « pont jeté sur les obstacles semés le long de la paroi inférieure », c'est encore et toujours le secret des cathétérismes inoffensifs. Chez les vieillards, on s'imposera, comme règle constante, de tendre fortement la verge et le canal, de façon à soutenir la paroi inférieure; faute de cette précaution, nous avons vu échouer maints praticiens, même avec la sonde souple.

C'est pour parer à la laxité de la paroi inférieure que Guyon conseille d'exécuter le « tour de maître du bulbe », qui facilite aux instruments à brusque coudure le passage de cette portion uréthrale. Présentez la sonde au méat, avec la concavité de sa courbure regardant le milieu de la cuisse droite du malade ; cheminez ainsi jusqu'au cul-de-sac bulbaire, que son coude aborde transversalement; à mesure que la sonde progresse, relevez la verge qui doit se trouver obliquement renversée vers l'abdomen quand vous serez au bulbe. Il s'agit maintenant « d'enfiler » l'orifice de la région membraneuse : l'instrument ne peut plus avancer en cette position; faites-le ou laissez-le évoluer d'un quart de cercle autour de son axe; il pivote, par son talon coudé, sur le cul-de-sac bulbaire transversalement sous-tendu en un plan lisse et régulier et lève son bec vers l'orifice sous-pubien; un petit ressaut et la tendance du pavillon à s'abaisser vous avertissent de son engagement. Aidez-le, au besoin, par une pression directe, à travers le périnée, sur le talon de l'instrument; et n'abaissez le pavillon, nous dit Guyon, que « lorsque l'instrument demande à avancer ». Glissez, n'appuyez pas.

Gardez-vous de la sonde de trousse chez les prostatiques : que d'échecs ou de fausses routes dus à l'insuffisance de sa longueur et de son diamètre de courbure! Recourez aux instruments à grand rayon, dont Gely a eu le mérite de fixer la formule; prenez une sonde dont la courbure moyenne répond à une circonférence de 10 à 13 centimètres de diamètre, et dont la longueur d'arc égale sensiblement le tiers de cette circonférence : vous pourrez avec elle passer à travers telle prostate déformée, infranchissable aux sondes coudées ou bicoudées. Parfois même il est avantageux de prendre un instrument dont la portion courbe présente une longueur exagérée, se rapprochant des trois cinquièmes d'un cercle : telle la sonde en S de J.-L. Petit, avec laquelle on « crochette » le malade par-dessous le pubis. A cet égard, les sondes en étain joignent à leur supériorité de glissement la qualité de pouvoir être façonnées, séance tenante, suivant la courbe voulue. Ce n'est point toujours à la traversée prostatique que se rencontrent les plus grandes difficultés du cathétérisme; il sera parfois plus malaisé de mener la sonde à grande courbure à l'orifice pubien que de lui faire franchir la région prostatique : que la main gauche collabore, soutienne la sonde, et la maintienne contre la paroi supérieure.

Être aseptique, voilà la qualité maîtresse du cathétérisme : la congestion vésico-rénale crée ici un état d'instance inflammatoire que peut allumer la moindre infection. Être lente et graduelle : à ce prix encore, l'évacuation sera inoffensive. Si, d'un seul coup, on supprime soudainement la contre-pression qu'exerce la masse liquide intra-vésicale sur les parois distendues et hypérémiées, gare à l'hématurie *ex vacuo* que cette décompression brusque provoque : l'urine brunit, à mesure que la vessie se vide et que ses vaisseaux pariétaux, désormais sans appui intérieur, se dilatent. Gare aux accidents douloureux et inflammatoires, capables de diffuser rapidement à tout l'arbre urinaire ; car le rein est solidaire de la distension vésicale : ces cysto-néphrites éclatant subitement après le cathétérisme sont pleines de péril pour le malade et pour la réputation du chirurgien.

Donc, ne sondez les prostatiques que dans l'horizontalité ; choisissez une sonde de petit calibre, des nos 15, 16 ou 17, monoculaire ; ou bien si elle est volumineuse, réglez-en le débit par le doigt faisant clapet sur l'orifice d'issue ; dans les cas de distension grande et de rétention ancienne, c'est en bavant par gouttes que l'urine doit sortir. Ne cherchez jamais à favoriser son issue par des pressions abdominales ou par des efforts du malade. Quand il s'agit d'une retenue récente, et non d'une rétention chronique, on pourra, en y mettant le temps et les précautions, donner au prostatique la satisfaction d'un débarras immédiat et complet. Pour une vessie anciennement distendue, il ne suffit pas de la vider lentement, il faut ne la vider qu'incomplètement : dans les premiers cathétérismes, arrêtez l'évacuation dès que le jet urinaire a perdu de sa pression initiale ; contentez-vous, toutes les quatre ou cinq heures, d'une vidange partielle, dont la quantité est impossible à fixer en formule, puisqu'elle dépend des boissons ingérées, de l'activité du rein, de la polyurie par congestion réflexe de cet organe, mais qui ne doit point dépasser en général la contenance de deux grands verres. Avant de retirer la sonde, injectez et abandonnez en pleine vessie une quantité d'eau boriquée stérile, représentant le quart environ du liquide enlevé ; en retirant l'instrument, lavez doucement le canal avec les quelques grammes de solution boriquée conservés dans la seringue. Graduellement, par soustractions successives, vous inspirant du processus même de l'affection qui n'est arrivé que progressivement à la distension, vous aurez réalisé la mise à sec de la vessie : suivant l'ancienneté du cas, vous y aurez mis une ou deux semaines.

Une faute a été commise : l'évacuation vésicale a été trop rapide ou trop complète ; l'asepsie n'a point été suffisante. Les urines se troublent ; le malade souffre ; un accès de fièvre urineuse se déclare : comme conséquence, les besoins de miction deviennent fréquents et impérieux. Ce prostatique, auquel suffisaient quatre ou cinq cathétérismes dans les vingt-quatre heures, devra être sondé toutes les deux ou trois heures ; si on ne le surveille point, il se sondera même plus souvent, aux premières épreintes vésicales ; il lassera son urèthre et sa vessie par ces passages réitérés ; l'état douloureux et inflammatoire ne fera que croître et empirer. Apaisez cette sensibilité vésicale exaltée, par des lavements laudanisés, par de larges cataplasmes sur l'abdomen, par des suppositoires belladonés et morphinés; chloralez le malade à petites doses fractionnées : cela permettra déjà de reposer la vessie, de supprimer les faux besoins et d'espacer les cathétérismes. Imposez une limite au nombre des sondages, et ne laissez point l'instrument aux mains du malade qui aura toujours tendance à en abuser; par des injections boriquées ou par des instillations argentiques, traitez la cystite; si des cathétérismes immodérés ont fatigué et enflammé l'urèthre, devenu moins facilement perméable à la sonde, laissez à demeure un Nélaton n° 14 ou 15. Vous pourrez voir les troubles digestifs s'atténuer, la langue redevenir humide, la fièvre tomber, les urines s'éclaircir. Tel prostatique est mal surveillé, inintelligent, a du tremblement sénile : si vous ne pouvez le sonder vous-même, placez une sonde à demeure. Recourez encore à ce moyen si l'urèthre est d'une traversée laborieuse, si la prostate saigne, si une fausse route a précédé le cathétérisme heureux : que l'œil de la sonde affleure seulement le méat interne; qu'elle soit de petit calibre, et bouchée d'un fausset qu'on retirera à chaque miction. Au bout de quelques jours, enlevez la sonde à demeure qui a eu le temps de frayer un chemin, et substituez-lui le cathétérisme répété; si les mêmes difficultés se reproduisent, replacez le Nélaton. Aucune formule ne peut fixer cette durée de séjour : cela dépend de la perméabilité de l'urèthre et de la contractilité vésicale.

Ni le Nélaton, aux mouvements sinueux et insinuants, ni la sonde béquillée ou bicoudée, ni le cathéter à grand rayon de Gely n'ont pu passer; la rétention est angoissante : videz la vessie par la ponction aspiratrice, inoffensive pourvu qu'elle soit aseptique. La région hypogastrique a été aseptisée : recherchez le bord supérieur de la symphyse, et à 2 ou 3 centimètres au-dessus, suivant la distension du globe vésical, plongez d'un coup l'aiguille n° 6 du Potain, flambée et ointe de vaseline aseptique; ne craignez point de vous enfoncer profondément, à 6 ou 8 centimètres, chez les obèses à graisse prévésicale épaisse. Vers la fin de l'écoulement, retirez un peu l'instrument, pour que sa pointe ne menace pas la paroi postérieure rapprochée; observez les mêmes règles que pour l'évacuation avec la sonde; poussez par l'aiguille une certaine quantité d'eau boriquée; retirez-la d'un trait, et couvrez son point de pénétration d'un nuage ouaté collodionné. Toutes les huit ou douze heures, suivant l'urgence des besoins, on peut réitérer la ponction. Par son action décongestionnante, elle prépare maintes fois la pénétration de la traversée prostatique : après deux, trois, quatre jours de ponctions, il arrivera souvent de passer, surtout avec une sonde du modèle Gely. On peut laisser cette dernière à demeure pendant douze à vingt-quatre heures : elle façonnera le trajet, qu'un Nélaton sur mandrin suivra aisément. La sonde de Julliard « offre cet avantage qu'une fois introduite dans la vessie, elle peut être immédiatement remplacée par une sonde flexible » : le cathéter métallique a pénétré; on retire le mandrin qui glisse à son intérieur, et l'on pousse le conducteur, tige d'argent de 70 centimètres environ; le cathéter est retiré, le conducteur restant en place; sur ce dernier, on coule une sonde flexible à bout coupé.

Mais le cathétérisme peut rester impossible, par suite de l'obstacle prostatique lui-même ou de fausses routes antérieures. Le cas est rare, mais s'observe. La ponction capillaire sus-pubienne n'est point un expédient qu'on puisse indéfiniment répéter : elle est douloureuse, le malade s'en lasse, et, en dépit de toute asepsie, le tissu cellulaire prévésical s'en irriterait. Au bout d'une semaine, si la prostate est décidément infranchissable, nous estimons qu'il faut se résoudre à donner à l'urine, par la taille hypogastrique, une issue large et permanente; et encore ce délai ne convient-il qu'aux malades apyrétiques, aux vessies saines et aux urines claires. Si le prostatique fait de la fièvre, si ses voies digestives et son état général s'altèrent, si les urines se troublent de pus, l'ouverture précoce de la vessie à l'hypogastre est une intervention rationnelle : Rohmer, Poncet, Richardson, Tédenat, ont ainsi sauvé des malades que la ponction capillaire eût laissé succomber; et nous pratiquions dès 1887, à la clinique de Montpellier, une cystotomie sus-pubienne chez un prostatique infranchissable.

La cystite grave, rebelle aux injections ou instillations argentiques, à l'évacuation méthodique, source d'épreintes vives, menace de complications rénales ascendantes que dénonce l'état général, est une autre indication que nous acceptons tous à la création d'un méat hypogastrique, d'autant que, suivant l'opinion de Socin, beaucoup de prostatiques souffrent plus de leur vessie que de leur prostate : ici, comme dans tous les grands états douloureux, la fistule urinaire permanente donne à la vessie le calme durable et préserve les reins. Il n'y a qu'une ombre au tableau : c'est le port de l'appareil récepteur, difficile à installer et à tolérer, comme nous venons de le voir chez un opéré de Tédenat. Pour ces deux indications, la voie hypogastrique nous paraît s'imposer sans conteste, et nous ne voyons pas quels arguments les partisans de la route périnéale peuvent mettre en balance : la vessie incisée à l'hypogastre est mise plus complétement au repos et mieux drainée par les tubes-siphons. De plus, dans le cas d'obstacle prostatique infranchissable à un cathéter directeur, l'incision périnéale manquera de guide et de précision. Enfin, même en opérant avec des intentions purement palliatives, le chirurgien n'abandonne point l'idée d'une intervention radicale, si elle est démontrée possible après l'ouverture de la vessie : or, à ce point de vue, l'incision sus-pubienne est autrement clairvoyante que la boutonnière faite au périnée.

Inciser la vessie pour de simples difficultés persistantes du cathétérisme, cela reste, par contre, une indication contestable. La sonde à demeure nous rend ici des services qui le plus souvent dispenseront d'une fistule sus-pubienne ou périnéale. Dans les cas rares où elle sera intolérée, où elle fera suppurer l'urèthre et menacera d'infecter le malade, où l'état de la vessie et des urines alcalines rendra son séjour douloureux et l'incrustera de phosphates, où malgré son emploi prolongé le malade n'arrivera pas à se sonder ou se sondera si difficilement qu'il sera, à chaque séance, menacé d'un échec ou d'une fausse route, il deviendra légitime d'ouvrir la vessie. Vignard (1) recommande, en pareille occurrence, la pratique de Harrison (2) : boutonnière périnéale, qui n'est qu'une uréthrotomie externe sur conducteur, au niveau de la portion membraneuse; dilatation à l'index ou incision au bistouri boutonné de l'angustie prostatique; et maintien, à ce niveau, d'un drain rigide laissé à

(1) VIGNARD, *De la prostatomie et de la prostatectomie*. Thèse de Paris, 1890.
(2) HARRISON, *Lectures on the surgical disorders of the urinary organs*, et Communications diverses.

demeure pendant sept à dix jours, destiné à aplanir progressivement l'obstacle, à « tunnelliser » d'une façon durable la prostate. A ce tube rigide se substitue un drain souple, placé comme le conseille Annandale. « Un cathéter en caoutchouc, de gros calibre, est coupé court, son extrémité arrondie introduite dans la vessie ; l'autre faisant saillie d'un demi-pouce hors de la plaie périnéale est adaptée à un tube de caoutchouc vulcanisé dur, long seulement d'un demi-pouce, lequel permet d'attacher solidement autour du cathéter un fil de soie muni de deux brides qui le maintiennent ; un tube à robinet permet de vider la vessie à volonté. » — Nous demandons pourquoi, dans ces cas, on abandonnerait systématiquement la voie hypogastrique. S'il est, à la cure radicale de l'hypertrophie prostatique, une indication rationnelle, n'est-elle point fournie par ces difficultés permanentes du cathétérisme? Or, d'une façon générale, le périnée n'est pas ici la route des interventions radicales et claires.

Si l'on veut poursuivre une intervention dite radicale, le procédé opératoire doit se subordonner d'ailleurs au type anatomique de l'hypertrophie partielle, et partant au diagnostic. Une « barre transversale » du col sera accessible et divisible par la prostatotomie périnéale d'Harisson : car nous avons décidément abandonné les aveugles divisions intra-uréthrales pour lesquelles Mercier, Civiale, Leroy d'Étioles et Gouley avaient imaginé leurs inciseurs ; et la galvanocaustie prostatique de Bottini n'a point encore fourni ses preuves décisives, en dépit des chiffres communiqués au Congrès de Berlin de 1890 et des résultats de Casper (1). Entre les deux lèvres de la barre sectionnée ou excisée, un drain volumineux s'interposera qui maintiendra la brèche praticable, et qui, par son action modelante sur le tissu glandulaire, achèvera la canalisation stable du tronçon prostatique. A ce but, conviendront bien le double tube en gomme de Harrison, analogue aux canules à trachéotomie, qui reste en place durant six à douze semaines, ou le « perineal drainage tube » de Watson, à œil large et de forme adaptée à l'urèthre postérieur. A côté des « barres » prostatiques vraies se rangent les valvules fibro-musculaires du col : elles existent, moins fréquentes à coup sûr que ne l'a voulu Mercier qui en a incisé ou cru inciser plus de quatre cents ; elles représentent, chez quelques rétrécis surtout, une saillie anormale de la lèvre postérieure du col, développée en soupape vers le bord antérieur ; elles constitueront, à titre d'ailleurs exceptionnel, une autre indication de la prostatotomie périnéale.

Au contraire, il semble rationnel d'attaquer par l'hypogastre tout fibrome prostatique à évolution intra-vésicale. L'exploration à la sonde coudée, manœuvrée bec en bas, révèle-t-elle la présence probable d'un lobe moyen saillant vers la vessie « en croupion de poulet », plus ou moins pédiculé, en champignon, en polype : le procédé sus-pubien devient le procédé obligé. Toutefois, ces hypertrophies du lobe médian s'associent fréquemment au développement des lobes latéraux et à la déformation de l'urèthre prostatique, lésions peu accessibles à la taille hypogastrique. Un fait récent de Schmidt (2) le montre bien : la cystotomie sus-pubienne a dû être suivie, après quatre semaines, d'une taille périnéale médiane avec dilatation forcée de la région prostatique.

(1) CASPER, *Berl. klin. Wochenschrift*, nos 21, 23 et 24, 1888.
(2) MEINHARDT SCHMIDT, *Deutsche Zeitschr. für Chir.*, XXVIII, p. 391, 1888.

Kümmel (¹) a bien proposé et réalisé la dilatation uréthrale par la boutonnière hypogastrique et le placement d'une grosse sonde à demeure. Il semble que, pour cette raison, comme l'indique Belfield (²), l'opération mixte, combinaison de la taille sus-pubienne avec la boutonnière périnéale, « deviendra la règle plutôt que l'exception ».

Pour cette taille hypogastrique, on laissera, comme l'a conseillé Vignard, le ballon de Pétersen à demeure pendant toute l'opération; la région du col est ainsi facilement abordée. La vessie est ouverte et deux fils suspenseurs en écartent les bords : l'œil et le doigt reconnaissent l'obstacle. Est-ce un lobe moyen, à pied étroit : excisez-le d'un coup de ciseaux, comme l'ont fait Mac Gill (³), Atkinson, Mayo Robson (⁴). La tumeur a-t-elle une assise large, l'anse galvano-caustique assurera une diérèse exsangue, comme l'ont vu Kummel, Schmidt et Guyon. L'incision préalable de la muqueuse et de la capsule facilite singulièrement l'énucléation des lobules en saillie et des masses fibreuses interstitielles; Mayo Robson y insiste. Plus malaisée est l'ablation de l'hypertrophie prostatique en forme annulaire; Mac Gill conseille d'inciser l'anneau en haut et en bas; chacune des moitiés latérales est alors enlevée aux ciseaux courbes ou énucléée avec le doigt.

Dans quelles proportions ces types anatomiques ont-ils chance de se présenter à l'opérateur? Voilà ce qui reste indécis : des statistiques, plus complètes que celles de Vignard, feront bien de nous le montrer. Dans le doute, à coup sûr, mieux vaudrait prendre la voie hypogastrique, mieux réglée, plus apte à une action palliative simple si l'intervention radicale est impossible : et que de fois le doute persistera-t-il sur la qualité exacte de l'obstacle prostatique! Dire traitement radical, c'est préjuger ici le rétablissement de la miction volontaire et normale. Or, combien de ces guérisons idéales? Vignard en compte 6 sur 57 opérations, tant périnéales que sus-pubiennes. Le mémoire de Belfield augmente leur nombre : Sur 133 prostatectomies, tant périnéales qu'hypogastriques ou combinées, le succès, c'est-à-dire la miction volontaire, se maintient 2 ans et plus dans 7 cas, de 18 mois à 2 ans dans 5, de 1 an à 18 mois dans 3, de 6 mois à 1 an dans 9, et au-dessous de 6 mois dans 5 : en tout 29 résultats radicaux, le quart à peine. Ils supposent, en effet, deux conditions : la suppression de l'obstacle prostatique; la conservation suffisante de la contractilité vésicale. Mais les formes d'hypertrophie accessibles à une action radicale demeurent la minorité, l'exception même, puisque Vignard, étudiant les pièces du musée Civiale, ne trouve que 3 fois sur 28 un obstacle limité à la région du col; les hypertrophies totales, celles des lobes latéraux, étendant leur action déformante ou rétrécissante à toute ou presque toute la portion prostatique de l'urèthre, ne sont-elles point hors d'atteinte opératoire? En admettant qu'un tube périnéal puisse alors être employé à la « tunnellisation », au calibrage du canal prostatique, le résultat sera-t-il stable? — D'autre part,

(¹) Kümmel, *Deutsche med. Woch.*, n° 16, p. 310, 1889, et *Centralblatt f. Chir.*, n° 29, 1889.

(²) Belfield, *The Amer. Journal of the med. sc.*, t. II, p. 439, novembre 1890.

(³) Mac Gill, *Brit. med. Journ.*, 19 nov. 1887, et Communication de 23 cas au Congrès de Berlin de 1890.

(⁴) Mayo Robson, *Congrès annuel de l'Association médicale britannique*. Glasgow, août 1888.

cette vessie de vieillard, sclérosée et « émusclée », a-t-elle gardé un suffisant pouvoir d'expulsion? Guyon a surtout fait valoir cet argument, et nous paraît l'avoir exagéré. Sans doute, à la dernière période de la distension, il n'y a plus à compter sur la vessie forcée et atone; mais, hormis ces cas avancés, on trouvera souvent des vessies simplement surmenées et capables de contractions actives, quand la taille hypogastrique les aura reposées. C'est dans la prostate, non dans la vessie, que l'intervention radicale trouve sa plus redoutable cause d'échec.

S'ensuit-il qu'il faille abandonner l'espoir de la cure opératoire de l'hypertrophie prostatique? Non, mais plutôt que, devant la médiocrité du résultat thérapeutique, il faut attendre pour l'intervention une indication formelle. Une cystite rebelle, des crises graves de cystalgie, une prostate infranchissable, des difficultés persistantes du cathétérisme, la complication d'un calcul chez un prostatique, ont, comme nous l'avons discuté, rendu nécessaire l'incision vésicale; dans la majorité des cas, on aura choisi la taille hypogastrique, réservant la section périnéale aux barres ou aux valvules. On devra désormais profiter de l'ouverture vésicale pour reconnaître l'obstacle prostatique et tenter sa suppression si elle est réalisable. Si elle est impossible, on s'en tiendra à la fistulisation palliative, et l'on pourra, à la façon de Poncet, suturer les bords vésicaux à la plaie cutanée : à défaut de résultat radical, l'intervention aura, du moins, été très secourable; elle serait un échec complet si on l'entreprenait sans l'excuse de ces complications.

CHAPITRE IV

CONCRÉTIONS ET CALCULS DE LA PROSTATE

LOUIS. *Mém. de l'Acad. roy. de chir.*, t. III, 1757. — MORGAGNI, *Lettres XLII* et *XLIV*. — CRUVEILHIER, *Anat. path.*, 39e livraison. — SMITH, *Dublin med. Journal*, vol. XXIII, p. 163, 1843. — LENOIR, *Gaz. des hôp.*, nos 15 et 19, 1846. — VIDAL, *Journal des connais. méd.*, déc. 1850. — DEMARQUAY, Nouveau procédé opératoire pour l'extraction des calculs de la prostate. *Bull. de la Soc. de chir.*, 1852. — LEBERT, Concrétions prostatiques. *Traité d'anat. path.* Paris, 1855. — THOMPSON, Concret. of the prost. Roy. med. and chir. Soc. June, 1857. *Brit. med. Journal*, 1833. — BOURDILLAT, Calculs de l'urèthre. Thèse de Paris, 1869. — MELISSON, Calculs hors de la vessie. Thèse de Paris, 1873. — LE FORT, Calculs de la prostate. *Bull. de la Soc. de chir.*, 24 juin 1874. — MALTESTE, Thèse de Paris, 1880. — RECLUS, Calculs multiples. *Rapport de la Soc. de chir.*, 21 octobre 1885.

1° *Concrétions et calculs d'origine endoprostatiques.* — « De toutes les glandes sans exception, écrit Robin, la plus communément affectée de calculs est la prostate : sur trois sujets ayant dépassé l'âge de trente à trente cinq ans, il en est généralement deux dont les conduits prostatiques renferment un certain nombre et quelquefois beaucoup de calculs. » Il est commun, en effet, après avoir incisé un urèthre d'observer, dans sa portion prostatique, aux environs du verumontanum, et dans les orifices des canaux prostatiques, de nombreux petits corps brunâtres ou noirâtres « dont les plus volumineux, nous dit Thompson, ont d'ordinaire la taille de grains de pavots : ils ne sont pas libres dans le canal, maïs en général ils occupent quelques-uns des orifices indiqués, quelquefois ils sont au-dessous de la couche épithéliale de la muqueuse que l'on aperçoit nettement au-dessus d'eux. » Une coupe transversale de la substance prostatique montre un nombre plus ou moins grand de ces corps, qui peuvent être semés dans toutes les parties de l'organe, d'autant plus petits qu'on s'éloigne plus de l'urèthre ; ils sont d'origine endoprostatique, et n'ont, par cette origine même, aucun rapport avec les calculs urinaires.

Ovoïdes, arrondies, prismatiques ou triangulaires, ces concrétions sont le plus souvent aplaties et leurs faces légèrement concaves. Elles ont souvent un aspect polyédrique dû à des pressions réciproques. Sur la coupe d'une prostate ainsi engorgée, elles apparaissent sous la forme d'un pointillé plus ou moins serré présentant une teinte rouge capucine. Leur nombre et leur volume semblent accrus au voisinage de la muqueuse uréthrale et de préférence autour du verumontanum. Vus au microscope, les plus petits de ces corpuscules sont allongés, réfringents, et à peine colorés ; leur centre est occupé par un petit noyau uni, très visible et plus foncé que les parties avoisinantes : autour de lui s'imbriquent une série de couches concentriques faciles à dis-

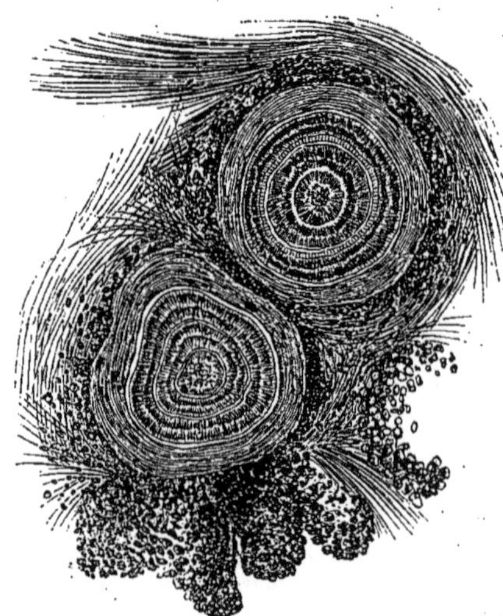

Fig. 158. — Deux concrétions de la prostate.

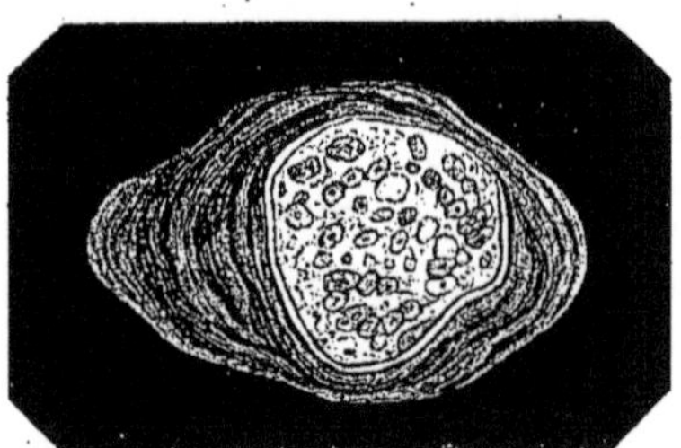

Fig. 159. — Concrétion prostatique à noyau considérable.

tinguer les unes des autres et dont l'ensemble donne à la concrétion azotée les apparences d'un grain d'amidon ou d'un système de Havers. A mesure que leur volume augmente, la coloration du noyau prend successivement les teintes jaune orangé, rouge acajou, brun hématosine : ce qui les a fait comparer à des graines de pavot, de tabac ou de café moulu. Les lignes concentriques gardent ordinairement leur éclat argenté ; parfois cependant les plus voisines du noyau semblent avoir subi une sorte d'infiltration pigmentaire qui ternit leur transparence. Dans la masse centrale, on distingue quelquefois des débris épithéliaux. Dans certains cas, elle est constituée par deux et même trois noyaux, ce qui donne à la concrétion l'aspect d'une capsule cartilagineuse. La proportion entre l'élément coloré ou central et l'élément clair ou périphérique est très variable : tantôt le noyau forme à lui seul presque tout le contenu de la cellule, tantôt son volume est très réduit par rapport à celui des zones périphériques. Écrasés entre deux lamelles, ces corps se dissocient suivant leurs lignes concentriques comme le ferait un bulbe de glaïeul.

L'analyse chimique de ces concrétions n'a donné que des résultats encore incertains. Elles se gonflent si on les imprègne d'acide acétique; lorsqu'elles sont opaques, l'action des acides chlorhydrique et acétique donne lieu à la production de gaz, ce qui ferait soupçonner la présence de sels calcaires. La teinture d'iode, employée avant comme après les acides, fait naître une coloration rougeâtre, caractéristique de l'action de ce réactif sur les substances azotées. Si l'on chauffe ces corps, ils se charbonnent, se boursouflent, et brûlent sans laisser de résidu bien appréciable. Aussi, Ch. Robin conclut-il à la nature azotée de ces produits, qu'ils soient transparents ou opaques, ambrés ou jaunâtres. Thompson résume dans les conclusions suivantes les résultats de l'analyse de 200 concrétions dures et foncées : « La partie constituante organique de la concrétion n'est pas un vrai corps protéique, mais elle appartient très probablement à cette classe de substances nitrogènes, quelquefois appelées dérivés protéiques, dont la fibrine, la gélatine, la chitine, sont des exemples ».

Ces concrétions doivent être regardées comme des produits physiologiques; mais leur processus de formation peut être activé par toutes les causes pathologiques capables de congestionner la glande. Leur production se rattache à l'évolution des éléments épithéliaux qui tapissent l'appareil glandulaire de la prostate. Au moment où se forment ces concrétions, on observe, nous décrit Launois, dans tous les culs-de-sac glandulaires, ou dans presque tous, les modifications suivantes : « Au lieu d'offrir un calibre central à peu près libre, ils montrent un épithélium à gros noyaux, à corps cellulaires déformés, empilés les uns à côté des autres. Ils sont presque aussi abondants qu'au moment du développement des glandes chez le fœtus à terme. En examinant un des culs-de-sac, son centre est occupé par une petite sphère colorée uniformément en rose par le carmin. Si nous regardons le même point à un grossissement de 700 à 800 diamètres, nous reconnaissons que la partie marginale du cul-

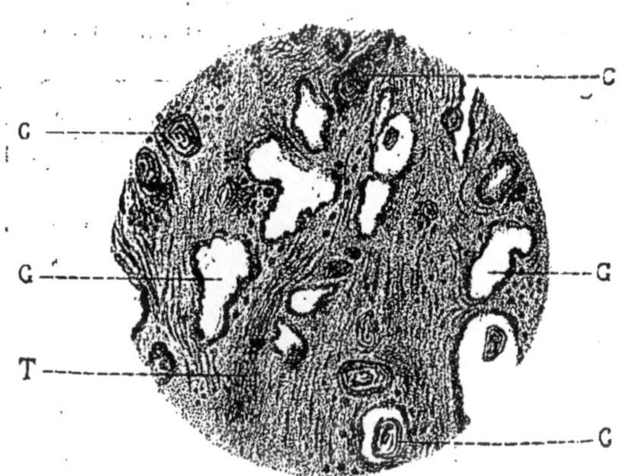

Fig. 160. — Coupe portant sur une prostate d'adulte de 35 ans. (Launois.)

T, travées fibro-musculaires. — GG, culs-de-sac glandulaires. CC, calculs prostatiques à couches concentriques.

de-sac est formée par un ou deux rangs de cellules cubiques ou arrondies, appliquées à la surface de la paroi fibreuse. La masse centrale de la concrétion paraît à peu près homogène, mais en examinant attentivement on y constate l'existence de quelques débris cellulaires. Ces petits corps ont presque l'aspect des vésicules que l'on rencontre dans la glande thyroïde chez l'adulte. Si nous examinons d'autres points, nous trouvons quelques-unes des concrétions avec leur aspect nettement stratifié. On remarque à la périphérie la désagrégation et la fusion des cellules épithéliales du cul-de-sac. Ces cellules disparaissent peu à peu vers le centre qui prend une consistance pierreuse et n'a plus sur nos préparations que la coloration jaune vif due à l'acide picrique. Nous savons que c'est là la réaction qui caractérise les globes épidermiques de l'épithéliome perlé. »

A côté de cette première variété, la prostate sénile en montre une seconde bien décrite aussi par Robin. Ce sont de vrais calculs d'un gris brun ou blanchâtre, d'aspect calcaire; ils offrent parfois une grande dureté et ont une surface rugueuse; on les rencontre surtout à la partie inférieure de la prostate, parfois dans les orifices des canaux éjaculateurs. Ces calculs sont généralement très nombreux et de petites dimensions. On en a compté 16, 29, 50, 200; dans un cas de Cruveilhier, la prostate tout entière était convertie en un tissu aréolaire dont les cellules, communiquant entre elles, étaient remplies de calculs; un foyer plus considérable que les autres regorgeait littéralement de ces corpuscules. Suivant leur nombre, ils sont arrondis, ovoïdes ou polyédriques; ils présentent parfois des facettes dues à des pressions réciproques; exceptionnellement on a observé des formes plus ou moins bizarres, celles d'une cornemuse, d'un cocon de ver à soie, d'un fragment de vermicelle; Jullien en a vu d'arborescents. Ces concrétions sont parfois constituées par du phosphate de chaux pur; plus souvent, ce sel est allié, en proportions diverses, à des carbonates calcaires.

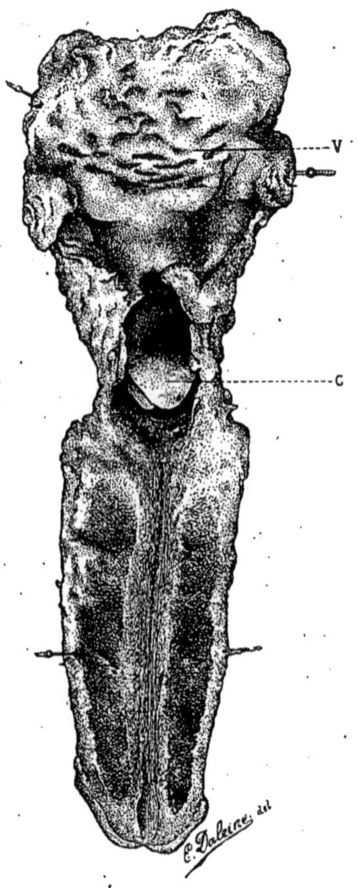

Fig. 161. — Énorme calcul de la prostate. (D'après la photographie d'une pièce appartenant au musée de Montpellier.)

V, vessie. — C, calcul.

Leur volume est généralement en raison inverse de leur nombre, variant des concrétions miliaires aux graviers volumineux atteignant la dimension d'une fève, d'une noix, d'un œuf de poule. « Le plus gros que nous avons rencontré, nous dit

Launois, avait la forme et le volume d'un gros grain de raisin et était situé à la partie inférieure du lobe gauche. Longuet a trouvé dans chacun des lobes latéraux un calcul oblong de la grosseur d'un haricot, entouré de mucus visqueux simulant une enveloppe membraneuse. Nous avons découvert dans les collections du musée de Montpellier une pièce, malheureusement sans histoire clinique, montrant en pleine prostate un calcul gros comme un œuf de poule : nous en figurons ci-joint le dessin. Ces gros calculs, qui peuvent s'observer à tous les âges, alors que la lithiase miliaire est le propre des glandes séniles, se constituent dans la prostate une véritable loge, aux parois indurées par la sclérose interstitielle et n'offrant plus trace de culs-de-sac glandulaires ni de fibres lisses.

La lithiase prostatique ne se traduit ordinairement par aucun symptôme; on ne la constate guère qu'à l'autopsie. Il est cependant des cas où elle donne lieu à des troubles fonctionnels plus ou moins graves : il s'agit alors, soit de concrétions petites, mais très nombreuses, soit d'un volumineux calcul. Ces troubles varient avec le siège de la production pierreuse. Si elle fait saillie du côté du rectum, elle détermine de la pesanteur périnéale, une gêne plus ou moins accentuée de la défécation, une sensation continue de corps étranger. Le toucher rectal, combiné au cathétérisme, permettra jusqu'à un certain point d'apprécier la forme, la consistance, et la limitation de la pierre incluse. Dans le cas de calculs multiples, le doigt sent quelquefois une crépitation spéciale comme s'il touchait un sac rempli de plomb de chasse.

Lorsque la pierre fait saillie du côté de la vessie ou de l'urèthre, on peut observer tous les accidents des tuméfactions prostatiques. Si elle est encore enkystée dans sa loge, le cathétérisme uréthral ne saurait mettre sur la voie du diagnostic; seul le toucher rectal combiné pourrait donner quelques renseignements. Aussi les surprises ne sont-elles pas rares. Maunder, en 1864, pratiquant la ponction rectale chez un homme de vingt-neuf ans affecté de rétention d'urine, tomba sur une tumeur pierreuse du lobe gauche de la prostate : séance tenante, il incisa le rectum et la glande et retira de celle-ci 50 pierres agglomérées en une seule masse. A l'époque où la taille périnéale était de pratique courante, l'incision de la prostate y révélait souvent la présence de graviers.

Tôt ou tard le calcul ulcère la paroi de sa loge et se fait jour sur les côtés du verumontanum ou dans les tissus prérectaux. Bérard, voulant remédier à une rétention d'urine par le cathétérisme, fut arrêté au seuil de la vessie par une petite concrétion très dure qu'il enleva par l'opération de la boutonnière. Les calculs déterminent maintes fois la suppuration de la glande. En 1860, Leroy d'Étiolles a présenté à la Société anatomique une prostate très hypertrophiée au sein de laquelle on avait trouvé un abcès renfermant plusieurs calculs. « Dans certains cas, nous dit Segond, toute la prostate est détruite : l'enveloppe fibreuse résiste seule et constitue une loge remplie de pus et de calculs en nombre variable. » Malteste en a publié dans sa thèse un exemple intéressant : le malade, étudiant en droit, souffrait depuis six ans; plusieurs fistules labouraient le périnée, et le diagnostic était possible par le toucher rectal : Duplay pratiqua l'extraction des calculs par le périnée et guérit le malade.

Le traitement varie avec la symptomatologie et la disposition des calculs. Dans la presque totalité des cas, la lithiase prostatique se dérobe à l'examen et, partant, à la thérapeutique; ou bien il s'agit d'une véritable gravelle de la glande, diffuse et bien tolérée, raisons suffisantes pour ne point intervenir. Si un calcul de petite taille proémine vers l'urèthre, on pourra en tenter le morcellement et l'extraction à l'aide des brise-pierres uréthraux : mais, ces manœuvres sont pénibles, aveugles, et capables de provoquer des accidents fébriles. Une pierre pointant vers le rectum semble solliciter l'incision sur la paroi antérieure de l'intestin; mais la plaie, probablement meurtrie par l'issue du calcul, est exposée à rester fistuleuse. Aussi, la voie périnéale est-elle le procédé de choix, et l'intervention réglée par Demarquay paraît la plus clairvoyante : incision demi-circulaire à 2 centimètres en avant de l'anus; division de la peau, du tissu cellulaire, du sphincter; dissection du rectum, dirigée par l'index gauche introduit dans l'anus; dégagement de la surface prostatique; incision sur le calcul et extraction.

2° *Calculs d'origine extra-prostatique.* — Les calculs prostatiques d'origine urinaire peuvent se former dans la glande même, grâce à une solution de continuité de la paroi uréthrale qui livre passage à l'urine dont les sédiments se déposent dans le tissu de l'organe : ce sont les « calculs autochtones »; ou bien des calculs émigrés de la vessie ou des reins se fixent dans la prostate à la faveur d'une lésion opératoire ou pathologique : ce sont, pour employer l'expression de Jullien, les « calculs exotiques ».

Bien des affections des voies urinaires peuvent produire une solution de continuité de l'urèthre prostatique : dilatation et ulcération en arrière d'un rétrécissement, lésions destructives des tissus sous-jacents, abcès, cavernes tuberculeuses, fongosités, fistules, corps étrangers, etc. Plus souvent encore faut-il incriminer les actes chirurgicaux : uréthrotomie externe, taille, fausses routes. Malgré la diversité de ces causes, le mécanisme du dépôt calcaire est toujours le même : l'urine stagne dans la dépression, les sels qu'elle contient se précipitent, incrustent d'abord les parois de la poche ou du trajet, et sur cette première assise viennent successivement se déposer de nouvelles couches. Ce n'est ordinairement qu'au bout de plusieurs années que la concrétion acquiert un volume considérable.

Les calculs exotiques, nés des reins ou de la vessie, arrivent dans la prostate formés de toute pièce. Généralement, c'est le chirurgien qui leur a ouvert la voie : au cours de la taille, un fragment de pierre, émietté par les tenettes, est abandonné dans le tissu prostatique, ou s'engage dans le trajet quelques jours après l'opération; ailleurs, comme Covillard en a publié un exemple, un trajet fistuleux a persisté dans lequel s'enclave, à plus ou moins longue échéance, un calcul d'origine rénale. Parfois, c'est le calcul lui-même qui se crée une voie à travers la muqueuse uréthrale et dans le tissu de la glande : cela s'observait surtout après les lithotrities en plusieurs séances; un morceau chassé avec force s'enclavait par ses angles dans la traversée prostatique.

Les symptômes sont ceux que nous avons déjà décrits pour les variétés précédentes. Il faut y ajouter les douleurs très vives qui accompagnent souvent l'arrivée du calcul dans le trajet prostatique, les alternatives fréquentes de poussées inflammatoires aiguës et de rémissions plus ou moins durables. En outre, la présence fréquente d'une fistule rectale viendra en aide au diagnostic. Très souvent, il existe en même temps des calculs dans la vessie; il importe dans ce cas de s'entourer de toutes les précautions nécessaires pour éviter des erreurs analogues à celle de Blandin qui, croyant avoir affaire à un calcul vésical, entreprit la taille sus-pubienne et s'aperçut alors que la pierre était logée dans la prostate : il dut faire une seconde opération par la voie rectale.

Le traitement ne diffère en rien de celui des calculs d'origine endoprostatique. Il peut se résumer en deux mots : s'il y a une fistule, suivre son trajet pour arriver sur le calcul; si les téguments sont intacts, intervenir par le périnée suivant le mode de la taille prérectale.

CHAPITRE V

KYSTES DE LA PROSTATE

CRUVEILHIER, *Anat. path.*, 26e et 29e livraison. — LODWELL, *Medico-chirurgical transactions*, vol. XXIX, 1846. — LE DENTU, Kyste de la prostate. *Bull. de la Société de chirurgie*, 1878. — BUTRUILLE, *Bull. de la Soc. anat.*, 4e série, t. III, p. 265, 1878. — PLANTY-MAUXION, Thèse de Paris, 1879. — ENGLISCH, cité par Albert, *Lehrbuch der Chirurgie und Operations Lehre*. Bd. IV, p. 184). — NICAISE, Rapport sur une observation des kystes hydatiques de Millet. *Bull. de la Soc. de chirg.*, 25 juin 1884. — DESNOS, Kyste de la prostate. *Bull. de la Soc. anat.*, 1888. — JULLIEN, art. KYSTES DE LA PROSTATE du *Nouv. Dict. de méd. et de chir. prat.*, t. XXIX. — DESNOS, art. KYSTES DE LA PROSTATE du *Dict. encycl. des sc. méd.*, 2e série, t. XXVII.

Un cul-de-sac de la glande a son canal excréteur obstrué; le liquide sécrété s'amasse et distend peu à peu la paroi; une poche se forme qui peut rester enfermée en plein parenchyme ou faire saillie sur l'une de ses faces libres, surtout sur l'urèthre ou la vessie : tel est, ici comme ailleurs, le mécanisme des kystes par rétention. C'est dans les prostates séniles et hypertrophiques que cette variété de tumeurs s'observe.

Cruveilhier, Le Dentu, Desnos, ont rapporté des exemples de dilatations kystiques très volumineuses. La pièce de Desnos montre toute la partie inférieure de l'organe convertie en une vaste poche de la grosseur d'une mandarine, creusée dans le parenchyme refoulé de la glande; les parois présentent des plis; cette cavité communique avec le canal prostatique par une dizaine de petits orifices, indépendants de ceux des canaux éjaculateurs; le liquide visqueux et filant contient des granulations graisseuses, des cellules épithéliales, des leucocytes et des globules rouges. La nature kystique de cette poche a été démontrée par l'examen histologique de Brault : les parois étaient formées d'un tissu conjonctif fibrillaire assez riche en cellules fusiformes; on trouvait à la face interne un épithélium irrégulier, cylindrique, cubique, bas ou polyédrique, disposé généralement sur une seule couche; les coupes de la prostate montraient, en outre, des glandes prostatiques à divers degrés de dilatation.

Quelques observations signalent la découverte nécropsique de menues tumeurs kystiques. Dolbeau a trouvé chez un homme de soixante ans deux kystes du volume d'un petit pois situés symétriquement de chaque côté du verumontanum. Le hasard des autopsies a fait rencontrer à Le Dentu deux tumeurs analogues; la seconde de ces pièces, recueillie sur un homme de quatre-vingt-cinq ans qui n'avait jamais présenté de troubles du côté des voies urinaires, présentait une petite tumeur régulièrement sphérique, en relief dans la vessie, immédiatement en arrière de la lèvre inférieure du col, contenant un liquide fluide et lactescent ayant tous les caractères de la sécrétion prosta-

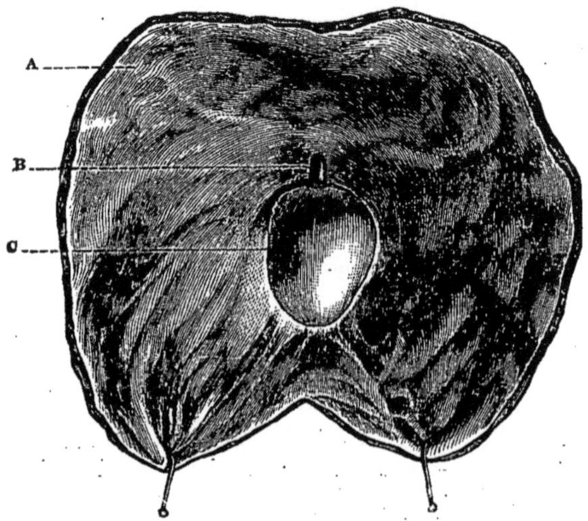

Fig. 162. — Kyste du lobe moyen de la prostate. Le Dentu.)

tique; deux petits fibromes du lobe médian faisaient saillie dans la partie supérieure de la poche.

A côté des kystes nés de la distension folliculaire, il faut signaler ceux qui résultent de l'oblitération de l'orifice de l'utricule prostatique. Le Dentu en a cité un exemple. Englisch dit avoir trouvé 5 fois sur 70 cadavres de nouveau-nés la distension kystique du *sinus pocularis* formant tumeur et capable d'expliquer quelquefois la rétention d'urine chez l'enfant de naissance.

Kystes hydatiques. — Si les kystes par rétention manquent d'histoire clinique et n'ont guère l'intérêt que d'espèces anatomo-pathologiques, les kystes hydatiques de la prostate sont rares et leurs exemples sont loin de présenter les garanties d'une observation sévère. En effet, les auteurs ne se sont pas préoccupés de savoir si ces kystes s'étaient primitivement formés dans le tissu même de la glande ou s'ils avaient d'abord pris naissance dans la gaine péri-prostatique ou même plus loin encore, dans l'atmosphère celluleuse qui garnit l'espace compris entre la vessie et le rectum. A l'occasion de son rapport sur un travail de Millet présenté à la Société de chirurgie le 25 juin 1884, Nicaise a réuni 33 observations de prétendus kystes de la prostate; mais une analyse minutieuse lui a montré que, sur ces 33 faits, 4 seulement pouvaient être considérés comme se rapportant à la glande elle-même. Et encore la vérification topographique n'a-t-elle pu être faite pour ces 4 cas : 2 en effet, l'un de Millet, l'autre de Tillaux, ont guéri.

Il ne reste donc que deux observations complètes. Elles méritent d'être reproduites et discutées. Dans la première, qui appartient à Lodwel, il s'agit d'un homme de soixante-quatre ans, qui entra à l'hôpital pour des accidents de rétention d'urine; le toucher rectal fit découvrir une tumeur volumineuse, offrant une élasticité obscure et située au niveau de la prostate; elle remplissait presque entièrement le bassin; la palpation de l'abdomen décela en outre deux petites tumeurs dans la direction de l'arc du côlon; le malade succomba quelques jours après. Les parois de la vessie présentaient une épaisseur considérable, et, au niveau de la prostate, il y avait une tumeur aussi grosse que la tête d'un fœtus à terme, qui n'était autre qu'un kyste hydatique. Les hydatides contenues dans cette poche étaient tellement comprimées les unes contre les autres que la coupe en paraissait uniforme. La substance de la prostate était perdue au sein de ce kyste. La portion prostatique de l'urèthre déformée avait été labourée en tous sens par le cathéter. Les deux tumeurs qu'on avait senties pendant la vie près de l'arc du côlon étaient comprises dans l'épaisseur de l'épiploon, et toutes deux renfermaient des hydatides dans un kyste épais et résistant. D'une observation aussi incomplète, il est difficile de conclure. « Qu'est-ce qui prouve, demande Le Dentu, que la prostate n'avait pas été aplatie, dissociée par la tumeur, sans que celle-ci s'y fût développée? » Il nous semble cependant que la destruction du tissu glandulaire « perdu au sein des kystes », la prédominance des lésions prostatiques sur celle des tissus voisins, rendent probable — mais probable seulement — l'origine intra-parenchymateuse de l'hydatide.

Le second fait vraisemblable a été publié en 1878 par Butruille : à l'autopsie, on trouva un kyste multiloculaire, transparent, occupant le segment antérieur de la prostate et séparé de l'urèthre par une mince couche de tissu glandulaire. Le kyste débordait en arrière la vessie, mais ne se confondait pas avec elle ni avec les vésicules séminales. La dissection permit de reconnaître la loge musculo-aponévrotique qui l'entourait, et l'examen histologique établit que le kyste avait pris naissance dans l'épaisseur même du tissu prostatique. Il est vrai qu'on ne trouva pas de crochets dans le liquide de la poche, pas plus d'ailleurs que dans une poche semblable occupant le poumon. Mais la blancheur des parois, l'absence d'épithélium, les caractères du liquide, ont paru justifier le diagnostic.

Bien que les autres observations publiées manquent de précision, il n'en subsiste pas moins ce fait que le petit bassin, et la région prostatique en particulier, sont un lieu de fixation possible pour les embryons d'échinocoques. Les matières stercorales séjournant toujours un peu dans l'ampoule rectale, le parasite qui s'y trouve mêlé peut aisément arriver au contact de la paroi intestinale et se fixer dans son épaisseur, ou bien la traverser pour aller ensuite se creuser une loge dans un organe ou un tissu plus ou moins éloigné. Cette conception est, dans le cas particulier, appuyée par l'observation suivante de Curling : à l'autopsie d'un homme de cinquante-huit ans, qui avait succombé à une rétention d'urine, on trouva, entre la vessie et le rectum, un kyste hydatique de la grosseur d'un œuf d'autruche; mais, ce qui nous intéresse plus directement, c'est que le rectum était fortement épaissi, et que ses parois contenaient aussi une hydatide du volume d'une noix qui n'avait aucun rapport avec le kyste prostatique.

La rareté des kystes prostatiques proprement dits devient alors explicable; l'embryon migrateur trouve tout de suite dans le tissu cellulaire lâche du petit bassin un milieu très favorable à sa fixation et à son accroissement; au contraire, il ne peut que difficilement traverser la loge aponévrotique qui entoure la prostate et, s'il y parvient, la texture serrée du parenchyme lui opposera le plus souvent une barrière infranchissable.

Avec un dossier aussi pauvrement documenté, il est difficile d'écrire l'histoire symptomatique des hydatides de la prostate, à moins de faire œuvre d'imagination. « S'ils n'échappent pas entièrement au malade et au chirurgien, nous dit Le Dentu, ils révèlent vaguement leur existence par les signes d'un rétrécissement de l'urèthre. » La dysurie, la rétention même, en peuvent être, *a priori*, la conséquence logique. Le toucher rectal seul, percevant une fluctuation nette, en l'absence des signes habituels d'un abcès, pourrait fixer le diagnostic; mais la poche peut être petite, non saillante sur le rectum; au surplus, ainsi que le fait observer Le Dentu, « nous ne connaissons pas de caractère permettant de distinguer d'une tumeur liquide intra-prostatique une cavité kystique développée entre la vessie et le rectum ». Quant à la thérapeutique éventuelle d'une lésion aussi obscure, la proposition qui nous semble la plus rationnelle serait l'ouverture large et le nettoyage de la poche par l'incision prérectale, telle que nous l'avons réglée pour les abcès prostatiques.

CHAPITRE VI

TUBERCULOSE DE LA PROSTATE

Verdier, Observ. et réfl. sur les phlegmons de la prostate. Paris, 1838. — Cruveilhier, *Anat. path.*, 39e livraison, 1842. — Ricord, *Union méd.*, 1849. — Vidal de Cassis, Traité de pathologie externe, 4e édit., t. IV. *Soc. de chir.* 1850, et *Gaz. des hôp.*, 1850, p. 440. — Dufour, Thèse de Paris, 1854. — Salleron, *Arch. génér. de méd.*, 1869. — Mougin, Thèse de Paris, 1873. — Barnier, Des tubercules du testicule. Thèse de Paris, 1873. — Margaud, De la suppuration chronique des voies séminales. Thèse de Paris, 1873. — Delfau, Tuberc. de la prostate. Thèse de Paris, 1874. — Stopfer, Essai de diagnostic de l'hématurie vésicale causée par la tuberculisation. Thèse de Paris, 1874. — Reclus, Tuberculose du testicule. Thèse de Paris, 1876. — Bierry, Tuberculose prim. des voies urinaires. Thèse de Paris, 1878. — Tapret, Tuberc. des voies urinaires. *Arch. gén. de méd.*, 1878. — Terrillon, Tuberc. génit. *Gazette des hôp.*, 1884, p. 122. — Powel, Thèse de Breslau, 1884. — Fernet, Infection tuberc. par les voies gén. *Bull. de la Soc. méd. des hôp.*, 26 décembre 1884. — Bouilly, Prost. tub. supp. grattage. *Bull. de la Soc. de chir.*, 1885, t. XI, p. 576. — Boursier, Cystite tub. Thèse de Paris, 1886. — Simmonds, Ueber Tuberc. des männl. genit. Apparats. *Deutsche Archiv für klin. Med.*, t. XXXVII, Heft vi. — Cayla, Thèse de Paris, 1887. — Roux, Excision de la vésicule séminale et du canal déférent. *Congrès français de chirurgie*, 1891, p. 668.

Société anatomique : CRUVEILHIER, 1828, p. 107. — MARJOLIN, 1838, p. 301. — DURAND, 1839, p. 23. — LOGERAIS, 1840, p. 79. — LEFEBVRE, 1845, p. 131. — VIARD, 1847, p. 328. — BAUCHET, 1850, p. 371. — BACQUIAS, 1851, p. 89. — POTAIN, 1852, p. 214. — DUFOUR, 1853, p. 157. — BLIN, 1853, p. 240. — VERNEUIL, 1854, p. 73. — POISSON, 1856, p. 104. — SIMON, 1858, p. 258. — OBÉDÉNARE, 1865, p. 636. — THORENS, 1872, p. 234. — LE COURTOIS, 1872, p. 346. — DUGUET, 1872. — PETIT, 1873, p. 42. — JEAN, 1878, p. 105. — CARRIÉ, 1878, p. 322. — JAMIN, 1882, p. 54. — AUDIN, 1888, p. 209.

Historique. — Bayle, Lloyd et quelques autres avaient signalé vaguement la tuberculose génitale et sa généralisation possible. Louis, le premier, donna à cette affection la place qu'elle mérite; mais il eut le tort d'énoncer la fameuse règle d'après laquelle « après quinze ans, il n'y a pas de tubercules dans un organe, s'il n'y en a pas dans les poumons ». Treize ans plus tard, vinrent les descriptions anatomo-pathologiques de Verdier (1838) et de Cruveilhier (1838-1842), dont Velpeau semble s'être désintéressé en écrivant son article PROSTATE (1842). Mais bientôt les travaux se multiplièrent; nous devons citer les nombreuses observations publiées dans les *Bulletins de la Société anatomique*, celles que Lebert consigna dans son *Traité d'anatomie pathologique générale et spéciale* (1853-1861), les faits de Bauchet, Viard (1847), Broca (1851), etc., la thèse de Dufour (1854), qui a fait époque, et surtout les remarquables travaux de Béraud, Robin et Vidal (1857), qui établirent définitivement l'existence d'une tuberculose primitive et isolée de la prostate. Signalons les observations de Sarazin (1860), Guerlain (1860), Mitscherlich (1864), Obédénare (1865), Sircdey (1867), Petit (1875), la thèse de Reclus (1876), qui, à l'occasion de l'orchite tuberculeuse, a traité incidemment le sujet, puis le mémoire très estimable de Tapret (1878), les thèses de Delfau (1874) et de Bierry (1878), enfin le chapitre de Le Dentu (1881).

Étiologie. — La tuberculose prostatique offre son maximum de fréquence à l'âge de la plus grande activité sexuelle, de vingt à quarante ans. Chez un sujet, souvent prédisposé par l'hérédité, une blennorrhagie chronique s'est installée dans l'arrière-urèthre et au niveau du col, défiant toute modification thérapeutique stable : c'est le début maintes fois observé, et il est malaisé de préciser à quel moment s'est fait le passage à la tuberculisation. Le malade était en puissance de bacilles, et la phlegmasie prolongée de l'urèthre prostatique a créé un appel sur ce lieu de moindre résistance; ou bien cette uréthrite était elle-même de nature bacillaire et l'invasion de la glande s'est faite par propagation. Chez quelques malades beaucoup plus rares, une irritation congestive banale paraît avoir déterminé sur la prostate la localisation tuberculeuse : on a incriminé — griefs d'ailleurs discutables — les excès de coït, la masturbation, la vie sédentaire, toute la série des congestions pelviennes. Enfin, la prostate peut être envahie par une dégénérescence secondaire à la tuberculisation d'organes voisins, — testicule, vessie ou reins — ou d'organes éloignés — péritoine, poumons, squelette, etc.

Anatomie pathologique. — Les altérations tuberculeuses de la prostate ne diffèrent en rien de celles qu'on observe dans les autres organes : même unité de processus, même diversité de manifestations suivant ses degrés. C'est dire qu'on y rencontre aussi bien la granulation grise que la masse caséeuse, l'infiltration diffuse, la caverne ou le tubercule crétacé. Tantôt il n'existe qu'une seule classe de ces lésions, tantôt on les y rencontre toutes associées.

Il semble résulter de l'analyse des faits publiés qu'on trouve à l'autopsie des lésions plus avancées lorsque la prostate est seule atteinte, et qu'inversement on observe les périodes de début dans les cas de tuberculose généralisée. Cette constatation n'a rien de surprenant, si l'on songe que l'allure rapide et précocement mortelle des altérations pulmonaires ne laisse pas le temps aux lésions prostatiques d'arriver aux périodes tardives, tandis que, si le processus reste localisé dans la glande, il peut atteindre avant la mort les dernières étapes de son évolution.

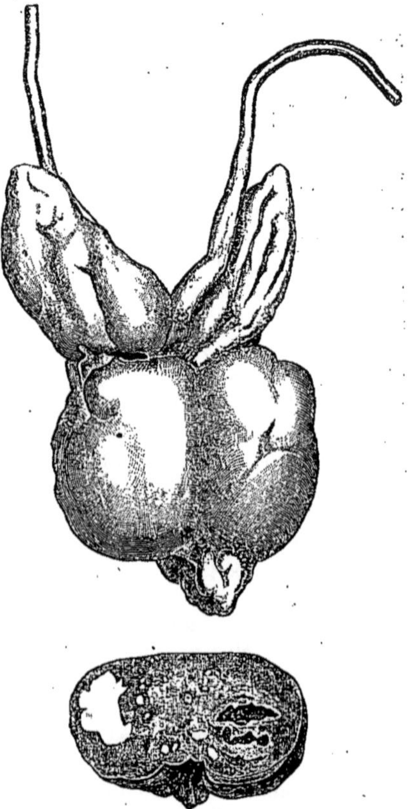

Fig. 165. — Tuberculose des organes génitaux. — La prostate, les vésicules séminales, surtout la gauche, les canaux déférents à leur origine, sont le siège de dépôts tuberculeux. — Sur une coupe de la prostate, on voit d'un côté une masse caséeuse, non encore ramollie ; de l'autre, des cavernes vides de leur contenu ; au milieu, des granulations et de petits noyaux tuberculeux. (Reclus.)

En général, le volume de la prostate a subi une augmentation plus ou moins considérable portant, soit sur la totalité de la glande, soit seulement sur l'un de ses lobes. Mais cette hypertrophie apparente ne dépend pas toujours du néoplasme lui-même ; elle peut être le fait d'une poussée inflammatoire surajoutée. Les lésions atteignent d'ordinaire les deux côtés à la fois, mais inégalement. La tuberculose primitive est le plus souvent bilatérale. La tuberculose secondaire se manifesterait parfois d'un seul côté. D'après Simmonds, le lobe le plus malade correspondrait au testicule le plus profondément affecté.

Le tubercule évolue, dans la prostate, suivant le processus général : la granulation grise est la formation initiale, mais il est rare de l'observer ; la granulation jaune, en voie de ramollissement, est plus fréquemment rencontrée ; ces nodules s'agglomèrent en masses caséeuses d'un blanc jaunâtre qui habituellement se liquéfient en un magma puriforme, constituant un abcès tuberculeux. La région histologique où se font les dépôts tuberculeux primitifs paraît être la zone périacineuse : Simmonds a précisé cette localisation des bacilles qui, aux phases initiales, se montrent entre l'épithélium et la couche conjonctive sous-jacente.

Le voisinage de l'urèthre et du rectum fait surtout l'intérêt de ces lésions.

Des amas de granulations grises, auxquels succèdent promptement des plaques de matières caséeuses, occupent parfois la portion sous-muqueuse de l'urèthre prostatique et soulèvent par places l'épithélium ; bientôt le couvercle épithélial se perfore ; des ulcères se creusent, aux bords plats surmontant un fond granuleux : c'est une sorte d'uréthrite ulcéreuse dont les lésions précoces, bien signalées par Dolbeau, assombrissent le pronostic. Ailleurs, une cavernule à marche progressive vers l'urèthre a fini par s'ouvrir dans le canal. Petites ou grandes, ces ulcérations uréthrales n'ont aucune tendance à l'oblitération spontanée : la porte reste ouverte aux infections septiques secondaires et à l'infiltration urineuse.

Quand le processus évolue en pleine glande, vers le rectum plus que vers l'urèthre, le ramollissement des noyaux tuberculeux peut cribler la prostate de menus abcès, — Lloyd en a compté plus de 30, — ou plus fréquemment, et par leur confluence progressive, la creuser d'une ou plusieurs poches aux parois anfractueuses. Broca a rapporté un cas de transformation calcaire de toute la glande devenue caverneuse : terminaison salutaire, mais exceptionnelle. Quelquefois, la sclérose de défense s'organise autour des noyaux caséeux enkystés ou des cavernules dont le contenu se résorbe; la rétraction fibreuse, la destruction partielle du tissu glandulaire, entraînent alors une réduction atrophique de la glande : les faits de Carrié et de Béraud, entre autres exemples, établissent ce procédé de cicatrisation. Mais, trop souvent, la caverne s'amplifie ; dans les cas extrêmes, on a vu la prostate réduite à une coque purulente, ainsi que Dufour et Durand en ont cité des observations. L'urèthre peut traverser intact ce cloaque ; maintes fois, il finit par être entamé. Des parcours fistuleux se creusent, dont les directions sont multiples : on en a vu — trajets rares — aboutir à l'hypogastre, à l'abdomen ; plus souvent, le rectum est perforé ; la grande majorité est constituée par les fistules périnéales, dont les orifices tendent à se rapprocher du pourtour de l'anus.

La localisation primitive et isolée dans la prostate est possible : Béraud et Robin citent un cas dans lequel la tuberculose mit six ans avant de se propager. Mais la constatation autopsique en est peu fréquente : la mort n'arrive ordinairement qu'à la suite d'une infection généralisée ; tous les organes peuvent être pris à des degrés divers, et il devient difficile de hiérarchiser chacune de ces lésions. Dans la plupart des cas, les malades qui ont des tubercules dans la prostate en ont aussi dans l'épididyme et le testicule, sans qu'il soit possible de préciser quel organe a commencé ; il est logique assurément de penser que le processus, parti de l'urèthre prostatique, suit les canaux éjaculateurs, les vésicules séminales et le cordon pour gagner le testicule ; et quelques faits, où la glande se montre caséifiée et abcédée alors que les noyaux épididymaires sont petits et crus, paraissent justifier cette hypothèse. Mais la disposition inverse s'observe plus fréquemment. Au surplus, comme l'a fait remarquer Reclus, les lésions du cordon ne sont ordinairement pas continues : les extrémités testiculaires et prostatiques peuvent présenter des lésions manifestes pendant que le trajet intermédiaire reste sain. Il faut bien admettre une inoculation à distance qui ne permet point de suivre le progrès de l'infection bacillaire. Les vésicules séminales peuvent être précocement tuberculisées ; et leur lésion doit être recherchée avec soin. Il est certain aussi que la lymphangite et l'adénite tuberculeuses jouent un rôle dans le développement de l'affection : Lannelongue a montré que les ganglions pelviens, situés entre la vessie et le rectum, sont envahis de bonne heure et deviennent l'origine des suppurations et des fistules de l'espace pelvi-rectal inférieur.

La prostate peut s'inoculer par infection descendante, d'origine rénale. Rayer avait signalé jadis ces tuberculoses débutant par le rein et gagnant de proche en proche l'uretère, la vessie et l'urèthre prostatique. Tapret a fait connaître de nombreux faits analogues ; les études de Durand-Fardel et de Cayla, mettant en lumière la tuberculose rénale primitive, ont établi cette origine urinaire de la prostatite bacillaire.

Quelle est la proportion de la tuberculose prostatique, par rapport à la uberculose pulmonaire? Voici les chiffres de Reclus : sur 100 phthisiques pulmonaires, 2 présentaient des lésions bacillaires dans l'appareil génito-urinaire. D'autre part, sur 30 sujets atteints de tuberculose de cet appareil, l'examen clinique en a révélé 16 frappés de lésions du côté des poumons et 14 indemnes. Une statistique de Jullien portant sur 41 cas, une de Desnos résumant 16 autopsies, confirment à peu près cette dernière proportion : la tuberculose génito-urinaire peut tuer sans se propager aux poumons ; cette généralisation est loin d'être la règle puisqu'elle ne s'observe guère cliniquement que dans la moitié des malades vivants ; elle est tardive puisqu'elle se constate dans les deux tiers environ des cas autopsiques.

Symptômes et diagnostic. — La forme uréthrale ou uréthro-cystique de l'affection se traduit par les signes fonctionnels ou physiques communs à toutes les phlegmasies chroniques de la portion profonde du canal. Chez un blennorrhagien scrofuleux, un écoulement bâtard, à froid, persiste ou récidive, en dépit du traitement le plus rationnel ; l'arrière-urèthre en est le siège : sa sécrétion se collecte derrière le sphincter membraneux et s'éjacule par gorgées intermittentes ; ou bien, les glandes prostatiques sont atteintes d'une hypersécrétion qui s'échappe par véritables décharges muco-purulentes, provoquées surtout par le passage du bol fécal ou le toucher rectal ; parfois, mais plus rarement, l'écoulement est entretenu par une cavernule prostatique qui se vide dans le canal. L'examen bactériologique de ce liquide, recueilli avec l'explorateur à boule, peut asseoir le diagnostic de nature en montrant le bacille de Koch. Les douleurs sont celles de l'uréthro-cystite : les envies sont fréquentes ; la miction, la fin des mictions surtout, est l'occasion de souffrances vives dénonçant l'extension néoplasique à la région cervicale. — L'hématurie est quelquefois précoce, analogue à l' « hémoptysie vésicale » des cystites tuberculeuses : généralement ce sont quelques stries sanglantes teintant les dernières gouttes ; plus rarement c'est une véritable uréthrorrhagie. La rétention complète peut s'observer : des crises aiguës de congestion parituberculeuse sont venues alors s'enter sur la néoplasie bacillaire.

Dans la forme rectale ou circonférentielle, où les lésions évoluent surtout vers les couches postérieures de la glande, l'affection passe longtemps inaperçue ; c'est pour une arrière-uréthrite, une induration épididymaire, une cystite que les malades consultent le médecin. On note quelquefois du ténesme rectal, de la pesanteur au périnée, de la constipation, une douleur plus ou moins vive au passage du bol fécal.

Ce n'est point sur cette symptomatologie que se basera un diagnostic. Le cathétérisme est peu instructif : dans la forme rectale ou même centrale, il ne donnera aucun renseignement; dans le type uréthral, en dehors de la récolte d'un échantillon purulent, il n'apportera que des données obscures, et expose en revanche à quelques inconvénients : le sphincter membraneux est contracturé et la traversée du canal prostatique douloureuse, le bec peut buter dans une menue caverne à fleur de muqueuse. Au toucher intra-rectal appartient le rôle décisif : c'est une habitude d'exploration maintenant établie que de palper la prostate de tout malade atteint d'une uréthro-cystite invétérée et rebelle, porteur de nodosités à l'épididyme et au testicule, ou de trajets fistuleux au périnée, de tout vieux pisseur de pus, en général de tout urinaire chronique. Le doigt, explorant la surface prostatique, constate son augmentation de volume totale ou partielle : çà et là, il peut trouver des points durs, des bosselures, des foyers limités de ramollissement, de vrais abcès; dans quelques cas, la glande est bourrée de granulations offrant au toucher « la sensation de grains de plomb incrustés dans un parenchyme élastique ou rénitent » ; lorsque la lésion est plus avancée, lorsque le pus a fait une destruction partielle de la glande, cette dernière paraît diminuée de volume, mal limitée, scléreuse.

Pronostic et traitement. — L'affection n'a point un cours régulier : telle forme centrale ou rectale arrive insidieusement à des collections purulentes graves; telle variété uréthro-cystique montre de bonne heure une symptomatologie vive et douloureuse. L'arrêt du processus, la guérison même par évolution scléreuse, ne sont point impossibles; comme le poumon, la prostate réserve de pareilles surprises à l'autopsie. C'est surtout par le traitement général qu'on peut aider à cette terminaison, heureuse mais insolite. Localement, par l'urèthre du moins, nous n'avons pas grande action : le nitrate d'argent n'a plus sur les formes uréthro-cystiques sa belle influence qui le recommande pour les phlegmasies chroniques de l'arrière-canal; bien plus, les instillations peuvent exaspérer le processus, en exulcérant la muqueuse, et cette impuissance thérapeutique devient, en l'espèce, une épreuve diagnostique. La castration d'un testicule suppurant, l'ouverture à l'hypogastre d'une vessie atteinte de cystite tuberculeuse, sont capables d'améliorer l'état prostatique, par la suppression d'un foyer voisin d'infection bacillaire.

L'action chirurgicale sur la prostate elle-même est légitime, tant que l'état général ou la gravité des lésions locales ne créent point de contre-indication respectable : il est loisible de marcher sur la glande, soit par l'incision médiane, soit par la taille prérectale, soit par le débridement des trajets fistuleux existants, de gratter à la cuiller tranchante tous les clapiers et les points fongueux. L'intervention de Bouilly est un exemple à suivre : après débridement au thermo de tout le parcours, depuis l'anus jusqu'à la racine des bourses, on tombe en avant de la région anale dans une vaste caverne qui remonte très haut le long de la paroi antérieure du rectum. On reconnaît facilement la région bulbeuse de l'urèthre; à partir de ce point, le canal est entouré de tissus enflammés et suppurés dans lesquels il est perdu. Toutes ces parties sont grattées à la cuiller, jusqu'à ce que les parois de la loge paraissent saines et résistantes, et, pendant qu'un doigt introduit dans le rectum contrôle les progrès de l'instrument, celui-ci ramène de grandes quantités de masses caséeuses crues et molles. L'urèthre se trouve isolé de toutes parts et traverse comme un pont la région grattée et vidée. Toute la cavité est bourrée à la gaze iodoformée; une sonde est placée à demeure jusqu'au dixième jour. En quatre mois, la vaste brèche était cicatrisée.

Roux, qui a eu deux fois l'occasion de rencontrer la tuberculose épididymaire propagée au canal déférent et combinée à celle de la vésicule séminale homonyme, chez des malades francs de poumons, a fait l'excision de la vésicule séminale et du conduit spermatique en totalité. Après castration, nous décrit-il, « au lieu de sectionner le cordon tout entier à l'entrée du canal inguinal, j'en sépare le *vas deferens*, sur lequel j'opère de douces tractions en refoulant l'atmosphère conjonctive et vasculaire avec une fine éponge, comme dans le raccourcissement des ligaments ronds de la femme. Tout le paquet vasculaire lié et sectionné, je parviens sans aucune peine à libérer ainsi le canal déférent sur une longueur de 6 à 7 centimètres. Je le sectionne alors en biais, pour contrôler plus tard si j'ai réellement enlevé ce conduit en totalité, puis je termine cette première partie de l'opération en plaçant ma *suture-pansement*, légèrement modifiée en ce sens que j'affronte les bords de la peau par un surjet et reviens sur mes pas dans un surjet profond comprenant cette fois une bandelette de gaze iodoformée appliquée sur la première ligne et voilà tout. Le malade est ensuite placé dans la position de la taille périnéale et maintenu dans une immobilité absolue par mon appareil gynécologique, qui vous présente le périnée comme un pupitre. Une incision d'environ 10 centimètres, à 2 ou 3 centimètres de la ligne médiane, analogue à la section pararectale de Wölfler, mais atteignant tout juste en arrière le niveau du coccyx, permet d'arriver très rapidement sur la prostate et la face antéro-latérale du rectum, dès qu'on a sectionné les fibres antérieures du releveur de l'anus.

« L'index gauche introduit dans le rectum va accrocher la vésicule séminale qu'il amène facilement dans le fond de la plaie où on la saisit dans une anse de fil. Une fois qu'on la tient de cette façon, on refoule avec le doigt, au fond de la plaie, sans difficulté aucune, tous les tractus conjonctifs qui la fixent en haut, soit du côté de la vessie, soit en arrière et de côté, et on attire enfin avec une extrême facilité le reste du canal déférent, qui présente la tranche oblique faite dans le canal inguinal. On tient maintenant la vésicule par son extrémité supérieure; le col est sectionné au ras de la prostate et je place alors des points au catgut sur la muqueuse, puis sur la musculaire, et enfin une dernière suture attire sur le tout les tissus voisins. »

CHAPITRE VII

CANCER DE LA PROSTATE

Cancer de la prostate. — MERCIER, Recherches sur les maladies des organes urinaires et génitaux chez les hommes âgés. Paris, 1841, p. 169. — CIVIALE, Traité pratique sur les maladies des organes génito-urinaires, 3ᵉ édit., t. II, p. 341, 342. Paris, 1858. — VIDAL, *Traité de pathologie externe*, 5ᵉ édit., t. V, 1860. — NÉLATON, *Éléments de pathologie chirurgicale*, t. V, p. 349, 1858. — LEBERT, *Anatomie pathologique*, t. II, p. 393. — BÉRAUD, Thèse d'agrégation de chirurgie, chap. III, p. 108-117, 1857. — JOHN ADAMS, Anatomy and diseases of the prostate gland, 2ᵉ edit. London, 1853. — GROSS, Diseases of the urinary organs. Philadelphie, p. 179, 1856. — HENRI THOMPSON, The diseases of the prostate gland. London, 1861, p. 262. — OSCAR WYSS, Die heterologen Neubildungen der Vorsteherdrüse. *Archiv für Anat. von Virchow*, 1866. — JACQUES JOLLY, Essai sur le cancer de la prostate. *Archives gén. de médecine*, 1869, t. XIII, p. 577 et 705, et t. XIV, p. 61 et 184. — VOILLEMIER et LE DENTU, Traité des maladies des voies urinaires, t. II. — THOMPSON, Traité pratique des maladies des voies urinaires, 2ᵉ édit. Traduction française. Paris, 1881, p. 738-754. — OSCAR KAPUSTE, Ueber den primären Krebs der Prostata. *Inaug. diss.* München, 1885. — GUYON, Leçons cliniques sur les affections chirurgicales de la vessie et de la prostate. De la carcinose prostato-pelvienne diffuse, p. 1049, 1095, 1888. — ENGELBACH, Les tumeurs malignes de la prostate. Thèse de Paris, 1888. — WIND, Die malignen Tumoren der Prostata im Kindesalter. *Diss. inaug.* München, 1888. — BUCHAL, Ueber den primären Krebs der Prostata. *Inaug. dissert.* Greifswald, 1889. — STEIN, Ueber die Extirpation der Prostata wegen maligner Neubildungen. *Archiv für klinische Chirurgie*, t. XXXIX, p. 537-554, 1889. — TOQUART, Cancer prostato-pelvien, *Journal de médecine de Bordeaux*, 30 août 1891.

Il ne faut point, dans l'historique du cancer de la prostate, reculer au delà du siècle : pour J.-L. Petit, pour Chopart, pour Desault, squirrhe de la prostate et hypertrophie prostatique sont termes synonymes. Lallemand, un des premiers, montra que cet engorgement squirrheux des vieux auteurs correspondait dans la majorité des cas à une hypertrophie simple et que le vrai cancer de la glande était rare. Velpeau mentionne le carcinome prostatique ; Mercier en rapporte 1 cas, Civiale en cite 3 exemples ; Vidal consacre 12 lignes à cette affection et Nélaton une demi-page. Cruveilhier n'a jamais rencontré de cancer authentique de la glande ; Béraud, dans sa thèse de concours, reproduit 8 faits, dont 2 doivent être éliminés ; l'annotateur de la dernière édition de Valleix accorde à la dégénérescence cancéreuse de la glande une brève mention. En face de cette pauvreté de la littérature chirurgicale française, des études de valeur avaient déjà eu le temps de se produire à l'étranger : en 1850, John Adams écrit la première monographie du cancer prostatique ; en 1855, Gross distingue le squirrhe de la glande et les autres espèces cancéreuses ; en 1861, Henry Thompson, dans une seconde édition, revue et augmentée, base sur l'analyse de 18 faits un travail d'ensemble qui est longtemps resté l'étude autorisée et partout reproduite. La littérature allemande compte dès 1866 un bon mémoire : celui d'Oscar Wyss, qui relate 2 observations inédites et réunit, en un tableau synoptique, un total de 28 faits ; cette étude mérite d'être consultée. En France, la monographie, soigneusement documentée et commentée de Jacques Jolly, réalise en 1869 une synthèse claire des travaux antérieurs : elle s'appuie sur 40 observations authentiques. La question, depuis, a été reprise par Jullien, dans le *Dictionnaire pratique*, par Voillemier et Le Dentu. L'étude de Guyon a apporté une notion originale sur les allures diffuses de la maladie, dont certains types justifient bien la dénomination de carcinose prostato-pelvienne. La thèse d'Engelbach est le reflet de ce point d'enseignement du chirurgien de Necker.

Étiologie. — Le cancer prostatique est rare, mais non exceptionnel. L'obscurité symptomatique, la négligence de l'exploration rectale, la propagation aux viscères et aux traînées lymphatiques du voisinage, expliquent que le carcinome de la glande reste parfois inaperçu ou indistinct. Depuis qu'on connaît mieux son histoire, sa fréquence est mieux reconnue. Tanchou avait autrefois trouvé 5 cancers prostatiques, sur 1904 hommes cancéreux; Thompson a fait de cette statistique fantaisiste une critique décisive. En dix ans, Wyss avait pu recueillir une dizaine de cas inédits; Jolly en avait ajouté 12, Jullien avait porté à 55 le nombre des cas observés jusqu'en 1882; Engelbach a pu réunir 41 cas nouveaux. Buchal a communiqué récemment 4 observations empruntées à Grawitz. Dubrueil nous a dit en avoir rencontré 3 dans sa carrière. Engelbach signale que sur 700 malades venus dans l'année à la consultation de Necker, 4 étaient atteints de carcinose prostatique; Stein signale 8 cas de carcinome et de sarcome de la glande observés à la clinique de Heidelberg, dans l'espace de huit années. « Le cancer de la prostate, disait Lebert, est encore plus rare que la tuberculose de cet organe » ; or nous savons maintenant combien les localisations tuberculeuses y sont communes et nous commençons à reconnaître que le cancer y est plus fréquent qu'on ne pensait.

Le cancer secondaire de la prostate est moins souvent observé. Jolly l'avait rencontré 6 fois sur 45 cas; Engelbach l'a trouvé 11 fois sur 62 observations suivies d'autopsie. Il peut prendre naissance de deux façons : par propagation d'une néoplasie émanée d'un organe voisin, ou bien par infection, la tumeur siégeant primitivement en un point plus ou moins éloigné mais sans connexion avec la glande. Bernett, Curling, Demarquay, ont rapporté des exemples de cancer rectal propagé à la prostate. Le cancer par infection à distance avait été mis en doute par nombre d'observateurs et entre autres par Broca; cependant, des exemples de Mercier, Langstaff et Guyot semblent établir la localisation secondaire sur la prostate au cours d'un carcinome de l'estomac; Reboul, en 1886, a montré à la Société anatomique, entre autres métastases consécutives à un sarcome de l'humérus, des tumeurs secondaires occupant la prostate.

L'enfance et la vieillesse sont les deux âges d'élection des néoplasies malignes de la prostate. Sur 55 observations, Jolly avait noté 7 cas de un à dix ans. Sur 89, Engelbach en signale 9 cas, dont 3 au-dessous d'un an. Il y a là évidemment une forte moyenne : « De toutes les parties du corps, disait Jolly, l'œil est peut-être la seule qui puisse soutenir la comparaison avec la prostate pour la fréquence de la dégénérescence cancéreuse chez l'enfant. » Au delà de la cinquantaine, se trouve l'autre maximum de fréquence : sur 55 cas, Jolly en signalait 21 apparus après cinquante ans; sur 89 malades, Engelbach en trouve 49, âgés de cinquante à quatre-vingts ans. Quant à pénétrer plus intimement les raisons de cette localisation cancéreuse, sur la prostate des tout jeunes ou des vieux, on ne peut que hasarder des hypothèses : chez les premiers, cette prédilection se rattache peut-être, suivant la théorie de Conheim, à des résidus cellulaires de l'évolution embryogénique; chez les vieillards, cela se rattache vraisemblablement à la congestion habituelle de l'organe, à ses modifications de tissu et à la prédisposition qui s'observe à cet âge pour les productions néoplasiques.

Anatomie pathologique. — Le sarcome et le carcinome sont les seules espèces néoplasiques dont la présence dans la prostate ait été confirmée par un examen histologique probant. Deux observations, dont l'une est due à Langstaff et dont l'autre appartient à Stafford, mentionnent bien l'existence d'un cancer mélanique de la glande; mais le fait demeure très douteux : comme le fait remarquer Thompson, de vieux foyers hémorrhagiques, extravasés dans la masse carcinomateuse, peuvent être pris à l'œil nu pour des dépôts mélanotiques. Sur 55 tumeurs examinées, Engelbach trouve 48 carcinomes et 7 sarcomes. S'il fallait dresser une échelle de fréquence des néoplasies prostatiques, les faits se classeraient dans l'ordre suivant. Le cancer encéphaloïde représente l'espèce la plus commune, celle qui fait les plus grosses tumeurs, aux tendances extensives les plus redoutables. Le sarcome embryonnaire vient ensuite, surtout observé chez l'enfant, constituant des masses considérables souvent creusées de cavités kystiques. Quelques faits bien observés signalent, en troisième ligne, le squirrhe de la glande dont Thompson n'avait cité qu'un seul cas authentique et que Jolly trouve noté 8 fois sur 40 observations. Le cancer colloïde est une variété exceptionnelle dont l'existence ne s'appuie que sur le cas de Curling; on cite une observation de sarcome ossifiant.

Il paraît probable que la néoplasie attaque plusieurs points à la fois, sinon la totalité de la glande. Rarement, un seul des lobes est atteint : sur 45 observations, Jolly notait ce siège isolé de la néoplasie 7 fois sur le lobe droit, et 5 fois sur le lobe gauche. Dans la presque totalité des faits, bien que l'affection ait pris un développement dominant sur l'un des lobes, la glande dans son ensemble paraît de bonne heure occupée par de menus dépôts cancéreux : la tuméfaction précoce des ganglions du petit bassin le démontre clairement.

Deux types anatomiques du cancer prostatique peuvent être décrits : ou bien la néoplasie n'a point eu le temps de sortir hors de la loge de la glande; ou bien, au contraire, la tumeur a diffusé dans tout le petit bassin. Dans le premier cas, on trouve une masse circonscrite, du volume moyen d'un œuf de poule, d'une mandarine, d'une grosse orange, de surface habituellement irrégulière, bosselée de larges lobes. Dans le second cas, la tumeur est énorme : de la masse centrale prostatique rayonnent des bosselures multiples; les ganglions pelviens dégénérés forment des chaînes à grains rapidement grossissants qui confinent à la tumeur prostatique. En quelques mois, on peut voir ces masses néoplasiques qui bourrent le petit bassin prendre contact avec sa paroi : elles ont une remarquable tendance à s'extériorer hors du pelvis, à s'échapper, pour ainsi parler, par toutes les échancrures, à pousser des prolongements vers le périnée, à contracter même des adhérences avec la paroi osseuse. Dans un cas rapporté par Guyon, « on a dû littéralement sculpter sur les os du bassin pour extraire les organes génito-urinaires de la cavité pelvienne ».

L'adénite et la lymphangite cancéreuses finissent par faire corps indistinct avec la masse prostatique originelle; des chapelets ganglionnaires irréguliers s'étendent en traînées vers les fosses iliaques, et peuvent même remonter jusqu'autour de l'aorte. L'urèthre postérieur est envahi; et les ganglions inguinaux se tuméfient. Les vésicules séminales sont souvent englobées de bonne heure dans la gangue néoplasique; les uretères, qui confinent à la base prostatique, sont toujours plus ou moins menacés : les observations récentes de Grawitz montrent l'hydronéphrose et la dilatation urétérale consécutives à la compression de leur embouchure. Souvent le rectum est simplement comprimé ou refoulé : quelques observations rares le montrent cependant envahi et ulcéré. Chose frappante, ce néoplasme aux qualités si envahissantes respecte ordinairement la vessie ou ne l'entame que très tardivement : quelquefois, la paroi vésicale est infiltrée en pleine épaisseur, et le néoplasme fait relief dans la vessie par quelque tubercule cancéreux occupant le bas-fond, le col ou l'embouchure des uretères; ailleurs, l'envahissement pariétal n'est que partiel, et la muqueuse demeure respectée. Quand la néoplasie se porte vers l'urèthre, il arrive que les fongosités pénètrent sa muqueuse, et rétrécissent ce conduit en un trajet sinueux où la sonde a peine à cheminer; parfois, un ulcère cancéreux détruit les parois uréthrales, et un abcès urineux se forme en ce point. Les vaisseaux sont surtout intéressés par les masses de lymphangite cancéreuse : si Moore a vu les artères iliaques traverser la néoplasie ganglionnaire, sans présenter aucune altération pariétale, on peut citer un cas où Guyon a noté l'obstruction vasculaire au point de contact de la masse carcinomateuse, et un autre où les vaisseaux étaient réellement envahis par des bourgeons végétant dans leur lumière : de là, l'apparition de thromboses et de *phlegmatia alba dolens*, observées dans quelques cas rares.

Symptomatologie. — Le cancer prostatique a parfois, comme certains cancers vésicaux, une marche insidieuse capable d'égarer le diagnostic. Dans le plus grand nombre des cas, écrivait Jolly, le cancer n'a pas même été soupçonné pendant la vie : c'est l'autopsie qui est venue révéler au chirurgien la cause des accidents qu'il avait observés. Mais il doit en être désormais du carcinome prostatique comme des tumeurs vésicales : notre observation mieux réglée raréfiera de plus en plus le groupe de ces cancers latents ou, plus exactement, ignorés. Le début est cependant quelquefois irrégulier. Tel malade qui n'a jamais eu d'affection des voies génito-urinaires raconte que depuis deux mois il a maigri d'une façon sensible; un mois après le début de l'amaigrissement, il a éprouvé des envies fréquentes d'uriner, une constipation opiniâtre, du ténesme rectal; les urines sont restées limpides. L'homme n'a jamais pissé de sang : l'urèthre est libre dans tout son parcours; c'est à peine si le cathéter à boule provoque une légère douleur au niveau de la région membraneuse. Et cependant le toucher rectal montre à Guyon une tumeur prostatique très volumineuse, logée dans la concavité du sacrum, touchant le coccyx en arrière, arrivant de chaque côté jusqu'à la branche ischio-pubienne, inégalement consistante, et dont il est impossible de dépasser la limite postérieure.

Dans un plus grand nombre d'observations, les symptômes subjectifs ne sont point réduits à cette pénurie : ils marchent parallèlement au développement des lésions anatomo-pathologiques. La dysurie marque le début habituel de l'affection : les mictions sont devenues fréquentes et difficiles; dans quelques cas rares, c'est par une rétention complète que la maladie s'annonce. Souvent, ces accidents dysuriques se dessinent à l'occasion d'une influence congestive analogue à celles qui déterminent les crises de rétention chez le prostatique. Les hématuries sont généralement précédées par la dysurie; il est assez fréquent de voir les premières gouttes sanglantes apparaître dans le paroxysme d'une miction difficile. Sur 79 observations explicites, Engelbach relève 21 cas d'hématurie : il s'agit parfois de pissements sanglants très légers accompagnant la fin de la miction; ailleurs, symptôme plus caractéristique, un caillot moulé dans l'urèthre prostatique est expulsé par le premier jet; quelquefois, le mélange noirâtre du sang et de l'urine est plus intense, et cela tient à ce que le sang de l'urèthre prostatique a reflué dans la vessie. Rarement l'hématurie a été assez abondante pour menacer la vie : Tyson, Langstaff, Thompson en ont cependant cité des exemples ; dans une observation d'Armitage, le malade aurait perdu en six jours 6 litres de sang d'une couleur lie de vin. Ces hématuries peuvent être consécutives à un traumatisme : le plus souvent, elles apparaissent spontanément ou plutôt à l'occasion d'une fatigue et d'une poussée congestive. — Les urines contiennent parfois une certaine quantité de pus : cela témoigne de la cystite concomitante; on peut, dans quelques cas rares, retrouver dans leur dépôt, des débris néoplasiques qui facilitent la diagnose.

Les phénomènes douloureux sont très importants à noter. Dans la sphère urinaire, ils peuvent accompagner la miction, sollicités parfois par la rétention et le cathétérisme, comme chez les malades de Thompson et Wyss. Les douleurs spontanées sont autrement significatives. Chez quelques malades, on les rencontre à la région sacrée; presque continues, elles sont encore augmentées par les efforts de défécation. Elles se localisent, chez d'autres, au niveau du périnée, de l'hypogastre et de la verge ou bien n'apparaissent que vers la fin de la miction et s'irradient vers le gland. Elles s'associent maintes fois à des irradiations caractéristiques, suivant le trajet du sciatique et de ses branches importantes et traduisant la compression du plexus sacré par la masse néoplasique : en l'espèce, elles sont un des signes décisifs.

Chez quelques malades, la tumeur semble présenter une évolution rectale dominante : les troubles de la défécation se combinent à ceux de la miction, et dans quelques faits rares, comme ceux de Fenwick (1), de Brault (2), de Letarouilly (3), attirent seuls l'attention. Les selles se raréfient et deviennent pénibles, la pesanteur périnéale s'accentue, le ténesme est incessant et s'accompagne de l'issue douloureuse de glaires dysentériformes ; parfois même,

(1) Fenwick, *British medical Journal*, octobre 1887.
(2) Brault, Thèse de Engelbach. Observ. XXV, p. 93.
(3) Letarouilly, Thèse de Paris, 1885.

ainsi qu'Oswald ([1]) en a relaté récemment un exemple, du sang pur s'évacue par l'anus. Quand le néoplasme emplit le petit bassin, l'oblitération du rectum devient presque complète : le malade présente alors les signes de l'obstruction intestinale chronique. L'amaigrissement est marqué, et le malade de Fenwick, arrivé à l'obstruction totale en demeurant robuste et gras, est à coup sûr une exception. Le teint pâlit et jaunit ; la diarrhée et les vomissements se montrent ; la cachexie s'accuse : elle est la résultante à la fois des troubles de la circulation des matières dans l'intestin, et des altérations rénales qui généralement marquent la fin de ces malades.

L'exploration directe de la prostate montre une glande presque toujours volumineuse : dans quelques cas rares, l'organe demeure assez peu développé pour que l'index le puisse contourner de toutes parts ; le diagnostic n'a alors d'autres éléments d'information que l'étude de la surface, qui se montre bosselée à larges lobes. Ordinairement, le doigt rencontre un néoplasme massif, développé vers la concavité du sacrum, parfois adossé solidement aux deux branches ischio-pubiennes, et dont les limites postéro-supérieures sont maintes fois inaccessibles ; quand l'index ne peut plus s'insinuer latéralement entre la masse et la paroi pelvienne, c'est qu'une jetée néoplasique a déjà fusé par l'échancrure sciatique. Le néoplasme, en son ensemble, formé de nodosités ganglionnaires grossissant jusqu'à la confluence, se montre composé de gros lobes agminés. La consistance est uniformément dure, surtout au début, quelquefois vraiment « ligneuse » ; mais la désintégration ne tarde point à ramollir partiellement la masse, et le doigt rencontre des bosselures molles et quasi fluctuantes tranchant sur la dureté ambiante.

La palpation hypogastrique doit s'associer au toucher rectal : la main gauche, déprimant l'hypogastre et profitant des expirations successives, aide l'index droit à dépasser la masse, à reconnaître le bas-fond vésical, les vésicules englobées, les chaînes d'adénite pelvienne : dans quelques faits d'ailleurs, la tumeur a eu le temps de proéminer au-dessus de la symphyse pubienne et de pousser vers la région iliaque, ou dans la zone sous-ombilicale, de massives traînées.

En palpant la région de l'aine, on peut trouver maintes fois des ganglions tuméfiés, libres ou adhérents. « Comment, ainsi que le demandait Jolly, comprendre l'envahissement des glandes inguinales qui ne reçoivent aucun rameau lymphatique émané de la prostate ou de la vessie ? » Deux hypothèses sont vraisemblables : parfois, la lympho-adénite cancéreuse se rattache à une propagation néoplasique vers l'urèthre profond, dont les vaisseaux blancs sont des affluents des glandes internes de l'aine ; pour d'autres cas, il faut bien croire, avec Broca, à une marche « à contre-courant », à un véritable reflux de la dégénérescence cancéreuse qui remonte des ganglions pelviens aux iliaques et des iliaques aux inguinaux profonds et superficiels.

Diagnostic. — Le cancer de la prostate, écrivait Jolly, n'a point de signe pathognomonique : et, de fait, son diagnostic, du moins son diagnostic précoce, ne peut s'affirmer que par le groupement de symptômes qui, à l'état

([1]) Oswald, *Medical Times and Gazette*, 13 octobre 1883.

isolé, demeureraient sans valeur décisive. Quand un malade, aux deux extrêmes de la vie, enfant ou vieillard, présente cette triade symptomatique, la dysurie, l'hématurie et les douleurs irradiées vers l'anus, le périnée et surtout le long des sciatiques, les présomptions sont suffisantes pour attirer l'attention du clinicien sur la prostate, et le déterminer au toucher rectal. Mais la carcinose prostatique a des débuts parfois décevants : tel malade, nous l'avons vu, avec des troubles mictionnels réduits au minimum, frappe surtout par son amaigrissement et sa cachexie rapidement progressive ; ailleurs, c'est l'obstruction rectale qui prédomine ; dans quelques cas rares la néoplasie maligne est vraiment aiguë : chez un enfant de huit ans, qu'il fallut sonder pour une rétention, le périnée s'enfle si promptement que Langstaff croit à un abcès ; on le ponctionne et ne retire que du sang ; mais par l'orifice de ponction exubère une tumeur fongueuse, un sarcome globo-cellulaire à marche suraiguë.

Mais demeurons dans les cas moyens : la miction était difficile, quelques hématuries se sont montrées, des élancements douloureux vers le plexus sacré ont mis sur la voie ; l'index a reconnu une tumeur prostatique. De deux hypothèses, l'une : ou bien, la tuméfaction est strictement prostatique, nous entendons que les contours de la glande restent encore nettement appréciables ; ou bien, le néoplasme, massif, à limites peu accessibles, s'est « extériorisé » hors de la loge, la tumeur est pelvienne plus que prostatique. Dans le premier cas, et s'il s'agit d'un vieillard, le diagnostic peut hésiter entre le cancer de la glande et la simple hypertrophie ; dans le second, ce diagnostic différentiel est hors de propos. C'est sur l'intensité et les lointaines irradiations des douleurs, c'est surtout sur les bosselures irrégulières de l'organe que se basera l'affirmation de la nature cancéreuse de la tuméfaction ; l'évolution rapide et progressive viendra de plus en plus confirmer cette opinion.

Les néoplasmes du bas-fond vésical se distingueront aisément, grâce au double toucher : les hématuries abondantes, durables et tenaces des tumeurs de la vessie ne ressemblent point aux uréthrorrhagies rapides de la carcinose prostatique ; la glande reste indemne et se retrouve souple et régulière au-devant de l'induration du plancher vésical ; la néoplasie ne s'étend que par progrès lents, ayant le temps de tuer par hémorrhagie ou par néphrite avant de former une tumeur massive, et respecte les ganglions. — La tuberculose de la prostate est facile à reconnaître : elle est surtout une affection d'adulte et sévit peu aux âges où se voit le cancer ; l'organe, médiocrement augmenté, montre des nodules indurés, peu volumineux, dépassant rarement les dimensions d'un haricot, enchâssés dans le parenchyme ambiant resté sain ; les vésicules, souvent tuberculisées, donnent au doigt la sensation de cylindres irréguliers, durs, « injectés au suif » ; les épididymes sont fréquemment noueuses. — Jolly a consacré une vingtaine de lignes au diagnostic différentiel des calculs vésicaux et du cancer prostatique : les physionomies cliniques sont si dissemblables que c'est espace perdu ; un gros calcul de la prostate pourrait à la rigueur créer quelques difficultés : mais combien ce cas est rare, d'ailleurs aisé à reconnaître par l'exploration au cathéter qui, en toute autre circonstance, n'est ici que d'une médiocre utilité diagnostique ; Billroth a pu cependant, chez un malade, déterminer la nature de l'affection par l'examen de fragments néoplasiques ramenés dans l'œil de la sonde.

Entre un cancer de la prostate et une tumeur maligne de la paroi antérieure du rectum, l'hésitation est parfois possible, surtout dans ces formes rares où l'obstruction intestinale prime tout symptôme. Dans les cas habituels, ce sont les troubles de la miction qui éclairent sur le siège prostatique de la néoplasie ; l'index reconnaît d'ailleurs la souplesse et la liberté de la muqueuse rectale ; la paroi est refoulée, non envahie. Quand le néoplasme de la glande a eu le temps d'infiltrer les tuniques du rectum, la distinction, *a priori*, peut paraître obscure ; mais, à cette phase, l'extension lointaine aux chaînes ganglionnaires pelviennes, le volume de la masse carcinomateuse enclavée dans le bassin, sont des caractères propres au cancer prostatique : les néoplasies malignes du rectum n'ont pas, à un égal degré, cette tendance à la diffusion lymphatique.

Les masses, grossement et irrégulièrement lobées de la carcinose prostato-pelvienne, ne peuvent laisser aucun doute sur la nature de l'affection ; les troubles initiaux de la miction permettent d'en rattacher le développement central à la prostate, alors perdue dans la gangue néoplasique. Le doigt intra-rectal apprécie la proéminence de la tumeur vers le rectum, l'étendue de ses limites supérieures, son contact avec les parois latérales du pelvis. La palpation hypogastrique combinée fait reconnaître les ganglions iliaques, volumineux, étalés en chaînes obliques, descendant vers des masses profondes intra-pelviennes. L'exploration de l'aine révèle l'engorgement, souvent précoce, et habituellement bilatéral, des glandes internes du triangle de Scarpa. L'examen de l'urine et le dosage de l'urée apprendront surtout l'état du fonctionnement rénal ; le « ballottement » permettra de constater l'état hydronéphrotique, quand il y a compression urétérale.

Pronostic et traitement. — Le premier est fatalement grave, nous dit Guyon ; le second est toujours inutile en tant, du moins, que traitement curatif. On peut assurément se rallier à cette formule pessimiste, mais avec quelques nuances. Chez l'enfant, par exemple, on observe de véritables cancers aigus, des sarcomes « galopants » de la glande : dans le cas de Brée et dans celui de Solly, l'enfant paraissait en pleine santé trois mois avant la mort. Un adolescent observé par West, jusque-là bien portant, est atteint de rétention soudaine ; une hématurie abondante suit le cathétérisme ; à ce moment, la prostate ne présente aucune tumeur appréciable : trois semaines après, il succombe ; et l'on trouve, avec une pyélo-néphrite ascendante, la glande grosse comme une orange, sarcomateuse. Chez un jeune homme, traité par Czerny, le sarcome prostatique n'avait montré ses premiers signes que neuf semaines avant : en trois semaines on vit, nous dit Stein, la tumeur « croître à vue d'œil ».

Chez le vieillard, l'affection paraît procéder par progrès plus lents, sans qu'il soit bien facile d'établir des moyennes. Le malade de Rollet faisait remonter à neuf années ses douleurs et sa dysurie ; un des patients de Billroth souffrait depuis cinq ans ; un de Czerny, depuis trois. Le cancer prostatique, aux fusées lymphatiques précoces, n'a probablement point d'aussi longues échéances ; on peut supposer qu'il est venu en pareil cas se greffer sur une affection antécédente des voies urinaires, dont les premiers troubles étaient l'expression. Stein fixe entre un et deux ans les limites d'évolution d'une néoplasie maligne de la prostate : acceptons le chiffre comme répondant à la majorité des observations. Mais l'encéphaloïde marche plus vite que le squirrhe; un cathétérisme inopportun hâte parfois les progrès du mal; enfin, l'allure s'accélère et la terminaison se précipite si des troubles fonctionnels secondaires interviennent, comme l'urémie par hydronéphrose ou l'obstruction intestinale par imperméabilité rectale.

Calmer la douleur par la morphine, en suppositoires ou en injections; combattre la constipation; parer à la rétention d'urine par un cathétérisme qui demande à être prudemment mené, sous peine de provoquer des hémorrhagies graves, ou même, comme cela est arrivé à Czerny, de passer dans le rectum à travers le néoplasme ramolli : voilà les secours palliatifs habituels. Quand l'obstruction intestinale domine la scène, l'anus iliaque rend des services : il assure la circulation stercorale et épargne à la tumeur recto-prostatique les froissements douloureux du bol fécal. Barwell a obtenu ainsi une trêve passagère, chez un malade dont Oswald (1) a relaté l'histoire; Fenwick (2), qui a pratiqué deux fois la colotomie lombaire, signale dans un cas une amélioration qui se maintenait encore quelques mois après. L'intervention par l'anus iliaque est d'autant plus légitime que certaines formes sont de vraies néoplasies prostato-rectales.

Küchler (3), le premier, eut, dès 1866, l'idée de l'extirpation de la prostate et la réalisa sur le cadavre; à Billroth (4) revient l'honneur de la première prostatectomie pour carcinome de la glande. Viennent ensuite : la seconde opération de Billroth, rapportée par Winivarter (5), les deux cas de Demarquay (6), ceux de Spanton (7), Harrison (8), et Leisrink (9), enfin les trois interventions de Czerny, relatées par Stein. Établissons dès l'abord que la voie hypogastrique est exceptionnelle, qu'elle ne permet l'ablation de la glande qu'au prix de tractions violentes; comme il appert des expériences et des recherches cadavériques de Glück et Zeller; même aidée de la résection temporaire de la symphyse, à la façon de Niehans, elle demeure une intervention gênée et périlleuse. Czerny, qui commença l'opération, chez un de ses malades, par la cystotomie sus-pubienne, reconnut, avec le doigt, une tumeur grosse comme une pomme, émanée du lobe gauche de la glande, encroûtée de concrétions phosphatiques, dont l'abord et l'ablation par l'hypogastre demeurèrent impossibles : il se détermina à inciser le périnée. Chez un patient dont l'urèthre était imperméable, le même opérateur commença au contraire par une boutonnière périnéale, et, n'obtenant point une évacuation vésicale satisfaisante, compléta son drainage par l'incision hypogastrique; mais, ici, l'inter-

(1) Oswald, *Medic. Times and Gazette*, 13 octobre 1883.
(2) Fenwick, *British med. Journal*, 22 octobre 1887.
(3) Küchler, *Deutsche klinik. Jahrg.* Bd. XVIII, p. 458, 1866.
(4) Billroth, *Chirurgische Erfahrungen. Langenbeck's Archiv*, p. 548, Bd. X.
(5) Winivarter, *Beiträge zur statistik der Carcinome*, p. 272.
(6) Demarquay, *Gazette médicale de Paris*, p. 382, année 1873.
(7) Spanton, *Lancet*, 24 juin, p. 1032, 1882.
(8) Harrison, *The Lancet*, 20 septembre, 1884.
(9) Leisrink, *Archiv für klin. Chirurgie*, p. 578, Bd. XXVIII.

vention ne visait que l'évacuation de la vessie, et, en pareil cas, l'ouverture à l'hypogastre garde évidemment ses avantages.

La taille haute conviendrait encore à une tumeur à évolution intra-vésicale dominante, appartenant au lobe moyen ou à la région juxta-cervicale du plancher de la vessie : telle cette masse carcinomateuse, « de la grosseur de la phalangette du pouce », proéminente au niveau du col, que Harrison enleva par la boutonnière périnéale, et qui pendant quatorze mois demeura sans récidive, ce qui est le plus gros succès de ce groupe d'intervention; la taille par l'hypogastre donnerait, pour un cas analogue, autant de commodité opératoire, avec plus de clairvoyance dans l'exploration. Chez un de ses opérés, Czerny a pu gratter ainsi à la cuiller et à l'ongle une petite tumeur née du lobe gauche, et cautériser sa base d'implantation : quatre semaines après, le malade sortait en bon état, avec la plaie abdominale complètement cicatrisée. Mais Stein n'est explicite ni sur la qualité histologique du cas, ni sur les suites thérapeutiques.

La voie périnéale demeure, pour les néoplasmes prostatiques massifs, le procédé d'élection. L'incision de la taille prérectale conviendrait à merveille : Spanton, Leisrink et Czerny ont entaillé le périnée par une incision en arc, décrite en avant de l'anus; celle de Leisrink allait d'une tubérosité ischiatique à l'autre. La taille médiane qu'a employée Billroth, donne un jeu opératoire étroit; à l'exemple de Czerny, on pourrait se donner du jour par la résection du coccyx et le prolongement de l'incision jusqu'à la racine des bourses. La taille des parties molles est, en l'espèce, le détail secondaire; la difficulté commence avec l'arrivée sur le néoplasme. Il est des cas relativement simples, dont un fait de Demarquay constitue le type : il s'agit de carcinomes rectaux, s'étant propagés à la prostate; en même temps que la tumeur rectale, le chirurgien enlève plus ou moins profondément l'écorce prostatique entamée.

Mais autre chose est l'extirpation totale de la glande; sur le cadavre, elle est réalisable; on peut concevoir et exécuter, avec correction suffisante, le plan suivant : dégagement du rectum; section transversale de la portion membraneuse; libération latérale de la prostate; section transversale de l'entonnoir vésical, plus ou moins à ras du col, et en respectant les embouchures urétérales; suture de la tranche uréthrale à la coupe cervicale de la vessie. Il est loisible même de proposer cette intervention par la voie sacrée : nous l'avons expérimenté sur le cadavre.

En réalité, sur le vivant et pour la glande cancéreuse, ce programme ne peut être suivi. Billroth s'est contenté chez son second malade de gratter à la cuiller tranchante la masse néoplasique; Spanton ne put qu'enlever une partie de la tumeur et trouva d'ailleurs un prolongement gros comme le poing qui montait en arrière de la symphyse. Demarquay vit mourir en sept jours un malade à qui il enleva la partie inférieure du rectum, la prostate, les vésicules séminales, le fond de la vessie et presque tout l'urèthre membraneux. Leisrink, qui, après excision méthodique du canal prostatique, avait pu suturer les deux coupes, uréthrale et vésicale, n'en perdit pas moins son opéré au quatorzième jour. Un des deux malades à qui Czerny a fait une résection totale de la glande a failli mourir de collapsus; l'hémorrhagie a été considérable; la réunion des deux ranches irréalisable : le malade a pu résister jusqu'au quatre-vingt-dixième jour. Chez son second opéré, dont la vessie a été coupée en travers à la limite supérieure du trigone, la suture de l'avant-paroi vésicale avec le bord correspondant de l'urèthre a été possible, mais la demi-circonférence inférieure n'a pu être réunie : douze heures après le malade succombait, et l'autopsie montrait la désunion de la suture. Donc, en face de résultats thérapeutiques à peu près nuls, des risques opératoires graves : voilà le bilan des opérations pour néoplasmes encore limités à la prostate. Théoriquement, on peut accepter l'intervention aux phases précoces; mais l'incertitude du diagnostic à cette période rend platonique cet acquiescement à la prostatectomie pour néoplasie maligne. Contre les formes diffuses, à traînées ganglionnaires lointaines et promptes, toute intervention radicale est contre-indiquée.

TABLE DES MATIÈRES

du tome VII.

TROISIÈME PARTIE

MALADIES DES RÉGIONS (*SUITE*)

MALADIES DU RECTUM ET DE L'ANUS

(M. Potherat.)

MÉSENTÈRE — PANCRÉAS — RATE

(M. Quénu.)

FOIE

(**M. Paul Segond.**)

BASSIN

(**M. Charles Walther.**)

APPAREIL URINAIRE

REIN — URETÈRES — VESSIE — CAPSULES SURRÉNALES

(**M. Tuffier.**)

REIN

URETÈRE

VESSIE

CAPSULES SURRÉNALES

APPAREIL URINAIRE

URÈTHRE ET PROSTATE

(**M. Émile Forgue.**)

URÈTHRE

PROSTATE

23496. — Imprimerie Lahure, 9, rue de Fleurus, à Paris.

www.ingramcontent.com/pod-product-compliance
Ingram Content Group UK Ltd.
Pitfield, Milton Keynes, MK11 3LW, UK
UKHW020257200726
13857UKWH00001B/5